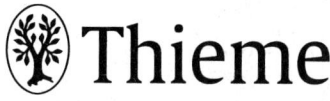

... und noch mehr Tipps für die Prüfungsvorbereitung

Das Repetitorium MEDI-LEARN hat fast alle seit 1981 gestellten Prüfungsfragen analysiert. Im 2. Staatsexamen sind das mehr als 15.000 Fragen.
Dabei wurde festgestellt, dass sich im Fach Innere Medizin 72% aller bisher gestellten Fragen durch wenige Themen abdecken lassen.
Die „Top-Themen" enthalten diejenigen Stichworte, die in diesem Zeitraum mit mindestens 10 Fragen vertreten waren.

Die Top-Themen der Prüfung

Thema	Anteil
Diabetes mellitus	3,2%
Chronische Niereninsuffizienz	2,9%
Kollagenosen	2,7%
Arterielle Hypertonie	2,6%
Rhythmusstörungen	2,0%
Vitien	2,0%
Herzinsuffizienz	2,0%
Ulcus pepticum	2,0%
Chronische Niereninsuffizienz	1,9%
Infektionskrankheiten	1,9%
Tuberkulose	1,7%
Asthma bronchiale	1,6%
Nephro- und Urolithiasis	1,6%
Nierentumoren	1,5%
Bronchialkarzinome	1,5%
Anämie	1,4%
HIV-Infektion und AIDS	1,3%
Chronische Polyarthritis (rheumatoide Arthritis)	1,3%
Myokardinfarkt	1,3%
Syphilis	1,3%
Harnwegsinfektionen	1,3%
M. Crohn/Colitis ulcerosa	1,3%
Arthritis urica	1,2%
Gallensteine	1,1%
Non-Hodgkin-Lymphome	1,1%
Hyperthyreosen	0,9%
AVK	0,9%
Erkrankungen der Nebennieren	0,9%
Schilddrüsenkarzinome	0,8%
Arthrosen	0,8%
Akutes Nierenversagen	0,8%
Lungenembolie	0,8%
Koronarinsuffizienz	0,8%
Kolonkarzinome	0,8%
Hyperparathyreoidismus	0,7%
Pneumonien	0,7%
Anorexia nervosa	0,7%
Pankreatitis	0,7%
Leukämie	0,6%
Arterielle Embolien	0,6%
Nephrotisches Syndrom	0,6%
Leberzirrhose	0,6%
Gonorrhoe	0,6%
Osteoporose	0,6%
Spondylitis ankylosans	0,6%
Chronische Bronchitis	0,6%
Maligne Tumoren der Leber	0,6%
Magenkarzinom	0,6%
Phäochromozytom	0,5%
Divertikulose	0,5%
Therapie der Phlebothrombose	0,5%
Epidemiologie Infektionskrankheiten	0,4%
Typhus abdominalis	0,4%
Perikarditis	0,4%
Borreliosen	0,4%
Adipositas	0,4%
Windpocken / Zoster - internist. Aspekte	0,4%
Pankreaskarzinom	0,4%
Euthyreote Struma	0,4%
Amöbiasis	0,4%
Botulismus	0,3%
Borreliose	0,3%
Infektionen mit A-Streptokokken	0,3%
Hyperkaliämie	0,3%
Thyreoitiden	0,3%
Pneumokoniosen	0,3%
Metabolische und genetisch bedingte Lebererkrankungen	0,3%
Infektiöse Mononukleose	0,3%
Karzinome des Gallesystems	0,3%
Nierenarterienstenose	0,3%
Salmonellosen	0,3%
Infektionen mit Staphylococcus aureus	0,3%
Candida-Infektionen	0,3%
Echinococcus-Infektionen	0,3%
Plasmozytome	0,3%
Pneumothorax	0,2%
Symptomatik und Diagnostik der Sarkoidose	0,2%
Bakteriurie	0,2%
Tetanus	0,2%
Subakute bakt. Meningitiden (Borreliose, Leptospirose, Syphilis, Tuberkulose)	0,2%
Herpes - internist. Aspekte	0,2%
Internist. Aspekte der Masern	0,2%
Hypophysenvorderlappentumoren	0,2%
Achalasie	0,2%
Virushepatitis	0,2%
Infektionen mit B-Streptokokken	0,2%
Summe	71,8,0%

Fragenanteil pro Kapitel Innere Medizin

Die Darstellung des prozentualen Fragenanteils pro Kapitel empfehlen wir als Grundlage Ihrer Lernplanung.

Kapitel		Anteil
1	Herz und Gefäße	18,6 %
2	Blut- und Lymphsystem	10,5 %
3	Atmungsorgane	10,1 %
4	Verdauungsorgane	13,7 %
5	Endokrine Organe, Stoffwechsel und Ernährung	11,7 %
6	Niere, Harnwege, Wasser- und Elektrolythaushalt	9,4 %
7	Bewegungsapparat	10,7 %
8	Immunsystem und Bindegewebe	1,1 %
9	Infektionskrankheiten	11,7 %
10	Psychosomatische Krankheiten	2,5 %

Für die Hinweise danken wir:

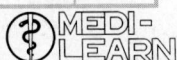

Bahnhofstr. 26 b 35037 Marburg Tel. 06421/681668 Fax 06421/961910 http://www.medi-learn.de

Original-Prüfungsfragen
mit Kommentar

GK 3
Innere Medizin

13. Auflage

Bearbeitet von W. Leps und M. Lohr

Georg Thieme Verlag
Stuttgart · New York

Dr. med. Wolfgang Leps
Eisenacher Str. 84
10781 Berlin

Dr. med. Matthias Lohr
Zähringer Platz 10
78464 Konstanz

1. Auflage 1982
2. Auflage 1984
3. Auflage 1986
4. Auflage 1987
5. Auflage 1990
6. Auflage 1991
7. Auflage 1993
8. Auflage 1994
9. Auflage 1996
10. Auflage 1997
11. Auflage 1998
12. Auflage 2000
13. Auflage 2001

Die Deutsche Bibliothek – CIP-Einheitsaufnahme
Original-Prüfungsfragen mit Kommentar GK 3.
– Stuttgart ; New York : Thieme
(Schwarze Reihe)
Innere Medizin / bearb. von W. Leps und M. Lohr.
– 13. Aufl. – 2001
ISBN 3-13-112873-9

© 2001 Georg Thieme Verlag, Rüdigerstr. 14,
D-70469 Stuttgart
Unsere Homepage: http://www.thieme.de

Satz: Hagedorn Kommunikation, Viernheim
Druck und Bindung: Universitätsdruckerei H. Stürtz AG,
Würzburg
Printed in Germany

Autoren und Verlag haben sich bei der Zusammenstellung der Fragen, bei der Zuordnung der Lösungen und bei der Kommentierung von Fragen und Lösungen um größtmögliche sachliche Richtigkeit bemüht. Dennoch wird eine Gewähr für die in diesem Band enthaltenen Angaben nicht übernommen. Für Inhalt und Formulierung der Prüfungsfragen zeichnet das IMPP verantwortlich.

Das Werk, einschließlich aller seiner Teile, ist urheberrechtlich geschützt. Jede Verwertung außerhalb der engen Grenzen des Urhebergesetzes ist ohne Zustimmung des Verlages unzulässig und strafbar. Das gilt insbesondere für Vervielfältigungen, Übersetzungen, Mikroverfilmungen und die Einspeicherung und Verarbeitung in elektronischen Systemen.

ISBN 3-13-112873-9

Vorwort

Dieser Band enthält kommentierte Original-Prüfungsfragen zum Fachgebiet „Innere Medizin" für den zweiten Abschnitt der Ärztlichen Prüfung.
Zur Umfangsreduktion werden inhaltsgleiche Fragen aus den Examina vor Herbst 1992 in zusätzlichen Lerntexten abgehandelt, die das erforderliche Wissen zum Erkennen von Richtig- bzw. Falschaussagen sämtlicher bis zu diesem Termin gestellten Prüfungsfragen vermitteln.
Die einzelnen Fragengebiete sind thematisch geordnet, damit inhaltliche Zusammenhänge besser erkennbar werden und der Lernzielbereich gedächtnisfreundlich erschlossen werden kann.
In den ausführlichen Lerntexten und Kommentaren werden pathophysiologische Grundlagen wiederholt, um das entsprechende Krankheitsbild zu erläutern.
Zahlreiche Abbildungen und Tabellen ermöglichen einen raschen Überblick und erleichtern das Lernen. Das Buch kann aufgrund eines umfangreichen Sachwortverzeichnisses auch als Kurznachschlagewerk verwendet werden.
Verständnisgewinn beim Durcharbeiten und ein erfolgreiches Studium wünschen

Berlin, Konstanz, im Juni 2001

Wolfgang Leps
Matthias Lohr

Anmerkung der Redaktion

Zur besseren Übersicht über die Schwerpunkte des umfangreichen Prüfungswissens wurden Fragen und Kommentare mit Ausrufezeichen gekennzeichnet. Diese gehören Stoffgebieten an, zu denen wiederholt in verschiedener Form Fragen gestellt werden.

! wiederholt geprüfter Stoff
!! sehr wichtiger, häufig geprüfter Stoff

Inhalt

Lerntextverzeichnis		IX
Bearbeitungshinweise		XV

1	**Herz und Gefäße**	2, **210**
1.1	Herzinsuffizienz	2, **210**
1.2	Herzrhythmusstörungen	5, **219**
1.3	Koronarerkrankungen	13, **237**
1.4	Myokarderkrankungen	21, **254**
1.5	Perikard	22, **258**
1.6	Infektiöse Endokarditis	24, **263**
1.7	Erworbene Klappenfehler	26, **268**
1.8	Angeborene Herzfehler	29, **282**
1.9	Arterielle Hypertonie	30, **288**
1.10	Arterielle Hypotonie	32, **296**
1.11	Angiologie (arterielles System)	33, **299**
1.12	Angiologie (venöses System)	37, **315**

2	**Blut- und Lymphsystem**	38, **321**
2.1	Erkrankungen des erythrozytären Systems	38, **321**
2.2	Erkrankungen des granulozytären Systems	38, **321**
2.3	Erkrankungen des lymphatischen Systems	38, **321**
2.4	Erkrankungen, die mehrere Zellsysteme betreffen	38, **321**
2.5	Maligne Erkrankungen	47, **349**
2.6	Hämorrhagische Diathesen	54, **371**

3	**Atmungsorgane**	60, **387**
3.1	Störungen der Atmung	60, **387**
3.2	Krankheiten der unteren Atemwege	63, **395**
3.3	Krankheiten des Lungenparenchyms	67, **408**
3.4	Krankheiten des kleinen Kreislaufs	71, **418**
3.5	Neoplasmen der Bronchien und der Lunge	73, **426**
3.6	Tuberkulose	76, **433**
3.7	Sarkoidose	77, **437**
3.9	Mediastinum	78, **440**

4	**Verdauungsorgane**	80, **444**
4.1	Ösophagus	80, **444**
4.2	Magen	82, **450**
4.3	Dünndarm	85, **458**
4.4	Kolon	88, **465**
4.5	Leber	99, **487**
4.6	Gallesystem	108, **516**
4.7	Pankreas	112, **526**

5	**Endokrine Organe, Stoffwechsel und Ernährung**	115, **534**
5.1	Hypophyse und Hypothalamus	115, **534**
5.2	Schilddrüse	119, **544**
5.3	Nebennieren	124, **556**
5.4	Testes, Ovarien, Brustdrüsen	127, **567**
5.5	Epithelkörperchen, metabolische Osteopathien	129, **574**
5.6	Endokrines Pankreas und Kohlenhydratstoffwechsel	131, **583**
5.7	Stoffwechsel und Ernährung	136, **598**

6	**Niere, Harnwege, Wasser- und Elektrolythaushalt**	138, **609**
6.1	Allgemeines	138, **609**
6.2	Erkrankungen	140, **614**
6.6	Störungen des Wasserhaushalts	151, **643**
6.7	Störungen des Natrium- und Wasserhaushaltes – spezielle Formen	151, **644**
6.8	Kalium	152, **646**
6.9	Kalzium und Phosphat	154, **649**
6.11	Säure-Basen-Haushalt	154, **651**

7	**Bewegungsapparat**	155, **653**
7.1	Entzündliche Gelenkerkrankungen	155, **653**
7.2	Arthropathien bei Stoffwechselerkrankungen	165, **680**
7.3	Degenerative Gelenkerkrankungen	166, **682**
7.5	Degenerative Veränderungen der Wirbelsäule	167, **687**
7.6	Wirbelsäulenerkrankungen bei metabolischem Grundleiden	168, **688**
7.7	Knochentumoren, Wirbelmetastasen	169, **693**
7.8	Erkrankungen der Muskulatur	169, **693**
7.9	Erkrankungen der Sehnen, Sehnenscheiden und Bursen	171, **697**
7.13	Systemerkrankungen des Binde- und Stützgewebes mit fakultativen Manifestationen am Bewegungsapparat	172, **698**
7.14	Systemische Begleiterscheinungen außerhalb des Bewegungsapparates bei Erkrankungen des Bewegungsapparates	177, **710**

8	**Immunsystem und Bindegewebe**	177, **711**
8.1	Immundefekte	177, **711**
8.2	Autoimmunerkrankungen	179, **713**

Die **halbfett** gedruckten Seitenzahlen beziehen sich auf den Kommentarteil.

9	**Infektionskrankheiten**	180, **716**		**10**	**Psychosomatische Krankheiten**	202, **778**
9.2	Bakterielle Infektionskrankheiten	180, **716**		10.3	Psychosomatische Aspekte spezieller Krankheitsbilder und Symptome	202, **778**
9.3	Infektionen durch fakultativ pathogene Bakterien	188, **739**		**11**	**Fragen/Kommentare Examen Frühjahr 2001**	794, **809**
9.4	Virusinfektionen	193, **751**				
9.5	Pilzinfektionen	197, **765**				
9.6	Infektionen durch Protozoen	198, **766**				
9.7	Wurminfektionen	201, **776**				

Abbildungsverzeichnis   **835**

Bildanhang   **839**

Sachverzeichnis   **889**

Die **halbfett** gedruckten Seitenzahlen beziehen sich auf den Kommentarteil.

Lerntextverzeichnis

1 Herz und Gefäße
1.1 Herzinsuffizienz
Herzinsuffizienz: Schweregrade und Symptomatik I.1 — 210
Therapie der chronischen Herzinsuffizienz I.2 — 210
Herzinsuffizienz: Ödempathogenese I.3 — 212
Herzinsuffizienz: Pathogenese I.4 — 212
Herzinsuffizienz – Therapeutika I.5 — 217

1.2 Herzrhythmusstörungen
Paroxysmale supraventrikuläre Tachykardie I.6 — 219
Präexzitationssyndrome I.7 — 220
Vorhofflimmern I.8 — 221
Vorhofflattern I.9 — 223
Therapie tachykarder Herzrhythmusstörungen I.10 — 224
Ventrikuläre Extrasystolen I.11 — 226
Hypokaliämie I.12 — 227
EKG bei Elektrolytverschiebungen I.13 — 227
Bradykardie I.14 — 229
Blockierungen I.15 — 230
Adams-Stokes-Anfälle I.16 — 234
Syndrom des kranken Sinusknotens I.17 — 234
Künstliche Herzschrittmacher I.18 — 236

1.3 Koronarerkrankungen
Myokardiale Ischämie I.19 — 237
Nicht kardiale Ursachen für Schmerzen im Thoraxraum I.20 — 238
Angina pectoris I.21 — 240
Belastungs-EKG I.22 — 241
Herzinfarkt I.23 — 242
Prophylaxe und Therapie der Angina pectoris I.24 — 247
Therapie des Myokardinfarkts I.25 — 247
Komplikationen nach Myokardinfarkt I.26 — 250
Aneurysma nach Myokardinfarkt I.27 — 250
Lungenödem I.28 — 251
Koronarspasmus I.29 — 253

1.4 Myokarderkrankungen
Kardiomyopathien I.30 — 254
Dilatative Kardiomyopathie I.31 — 255
Hypertrophisch obstruktive Kardiomyopathie I.32 — 258

1.5 Perikard
Perikarderguss I.33 — 258
Pericarditis constrictiva I.34 — 262

1.6 Infektiöse Endokarditis
Endokarditis I.35 — 263
Myokarditis I.36 — 267
Infektiös-toxische Diphtheriemyokarditis I.37 — 268

1.7 Erworbene Klappenfehler
Aortenstenose I.38 — 268
Aortenklappeninsuffizienz I.39 — 271
Mitralstenose I.40 — 274
Mitralstenose – Befund und Therapie I.41 — 275
Mitralinsuffizienz I.42 — 277
Morbus Barlow I.43 — 279
Trikuspidalinsuffizienz I.44 — 280

1.8 Angeborene Herzfehler
Vorhofseptumdefekt I.45 — 282
Ventrikelseptumdefekt I.46 — 284
Ductus Botalli apertus I.47 — 285
Fehler mit „Links-Rechts-Shunt" I.48 — 286
Fehler mit „Rechts-Links-Shunt" I.49 — 286
Zyanose I.50 — 287
Aortenisthmusstenose I.51 — 287
Subclavian-steal-Syndrom I.52 — 288

1.9 Arterielle Hypertonie
Hypertonie I.53 — 288
Blutdruckamplitude I.54 — 294
Hyperkinetisches Herzsyndrom I.55 — 294
Renovaskuläre Hypertonie I.56 — 294

1.10 Arterielle Hypotonie
Hypotonie I.57 — 296
Behandlung der Hypotonie I.58 — 298

1.11 Angiologie (arterielles System)
Lipoproteine und Atherogenese I.59 — 299
Embolie I.60 — 300
Differenzialdiagnostische Kriterien bei Gefäßverschlüssen I.61 — 301
Arterielle Embolie: Symptome, Therapie I.62 — 301
Schwere Lungenembolie I.63 — 302
EKG-Veränderungen bei Lungenembolie I.64 — 303
Angina abdominalis I.65 — 305
Mesenterialarterienverschluss I.66 — 305
Arterielle Verschlusskrankheit I.67 — 306
Riesenzellarteriitis I.68 — 309
Wegener-Granulomatose I.69 — 310
Angioneuropathien I.70 — 311
Raynaud-Syndrom I.71 — 311
Aneurysmen I.72 — 313
Periarteriitis nodosa I.73 — 314
Endangiitis obliterans I.74 — 314
Arteriovenöse Fisteln I.75 — 315

1.12 Angiologie (venöses System)
Tiefe Beinvenenthrombose I.76 — 315
Differenzialdiagnose Thrombophlebitis vs. Phlebothrombose I.77 — 317
Venöse Insuffizienz I.78 — 317
Postthrombotisches Syndrom I.79 — 319
Verschlüsse großer Organvenen I.80 — 320
Kompartment-Syndrom I.81 — 320

2 Blut- und Lymphsystem
2.4 Erkrankungen, die mehrere Zellsysteme betreffen

Leukozytose II.1	322
Eosinophilie und Eosinopenie II.2	323
Retikulozytose II.3	323
Morbus Wilson II.4	323
Porphyrien II.5	323
Akute intermittierende Porphyrie II.6	324
Anämie durch Enzymdefekte der aeroben Glykolyse II.7	327
Glukose-6-P-Dehydrogenase-Mangel II.8	328
Thalassämien II.9	329
Thalassaemia major – Therapie II.10	329
Kongenitale Sphärozytose II.11	330
Wärmeautoantikörperanämie II.12	331
Kälteagglutininkrankheit II.13	332
Eisenmangelanämie II.14	335
Erythropoetin II.15	338
Schwangerschaftsanämie II.16	339
Megaloblastäre Anämie II.17	340
Sideroachrestische Anämie II.18	342
Paroxysmale nächtliche Hämoglobinurie II.19	344
Agranulozytose II.20	345
Panzytopenie – auslösende Medikamente II.21	346
Panmyelopathie II.22	346
Osteomyelofibrose II.23	346
Splenomegalie II.24	348

2.5 Maligne Erkrankungen

Leukämien II.25	350
Chronisch myeloische Leukämie II.26	354
Chronisch lymphatische Leukämie II.27	357
Zytostatische Therapie II.28	361
Meningeosis leucaemica II.29	362
Polycythaemia vera II.30	362
Morbus Hodgkin II.31	364
Non-Hodgkin-Lymphome II.32	367
Plasmozytom (syn. Morbus Kahler, multiples Myelom) II.33	367
Makroglobulinämie Waldenström II.34	370

2.6 Hämorrhagische Diathesen

Thrombozytopenien II.35	373
Koagulopathien II.36	373
Idiopathische thrombozytopenische Purpura II.37	374
Willebrand-Jürgens-Syndrom II.38	376
Hämophilie A und B II.39	378
Phasentests II.40	381
Gerinnungsinhibitoren II.41	381
DIC II.42	383

3 Atmungsorgane
3.1 Störungen der Atmung

Auskultationsbefunde III.1	387
Atmungstypen III.2	390
Dyspnoe III.3	391
Respiratorische Globalinsuffizienz III.4	392
Normwerte des Säure-Basen-Status III.5	392
Diffusionsstörungen der Atemgase III.6	393
Schlafapnoesyndrom III.7	394

3.2 Krankheiten der unteren Atemwege

Pathogenese der chronischen Bronchitis III.8	396
Ursachen der Bronchialobstruktion III.9	398
Obstruktive Ventilationsstörungen III.10	398
Lungenemphysem III.11	401
Asthma bronchiale III.12	403
Dyspnoe bei Asthma bronchiale III.13	405
Provokationstests III.14	405
Bronchiektasen III.15	407
Mukoviszidose III.16	408
Atelektase III.17	408

3.3 Krankheiten des Lungenparenchyms

Lobärpneumonie III.18	409
Pneumocystis-carinii-Pneumonie III.19	411
Restriktive Ventilationsstörungen III.20	413
Lungenfibrose III.21	415
Asbestose III.22	416
Pleuramesotheliom III.23	417
Silikose III.24	417

3.4 Krankheiten des kleinen Kreislaufs

Pulmonale Hypertonie III.25	418
Cor pulmonale III.26	419
Diagnostik des Cor pulmonale III.27	419
Lungenembolie III.28	422
Schocklunge III.29	424
Lungenödem III.30	425

3.5 Neoplasmen der Bronchien und der Lunge

Bronchialkarzinom – Pathogenese III.31	426
Bronchialkarzinom – Einteilung und Symptomatik III.32	426
Bronchialkarzinom – Röntgendiagnostik III.33	428

3.6 Tuberkulose

Tuberkulose III.34	433

3.7 Sarkoidose

Sarkoidose III.35	437

3.9 Mediastinum

Pneumothorax III.36	440
Pleuraerguss III.37	443

4	**Verdauungsorgane**				Akromegalie-Begleitsymptome V.9	542
4.1	**Ösophagus**				Hypophysärer Zwergwuchs V.10	543
	Idiopathischer diffuser			**5.2**	**Schilddrüse**	
	Ösophagusspasmus IV.1	445			Jodmangelstruma V.11	544
	Achalasie IV.2	446			Hyperthyreose-Symptomatik V.12	545
	Refluxösophagitis IV.3	447			Behandlung der	
4.2	**Magen**				Schilddrüsenunterfunktion V.13	546
	Chronische Gastritis IV.4	451			Behandlung der	
	Gastroduodenale Ulkuskrankheit IV.5	452			Schilddrüsenüberfunktion V.14	547
	Magenpolypen IV.6	456			Thyreotoxische Krise V.15	549
4.3	**Dünndarm**				Symptome der endokrinen	
	Malassimilationssyndrom IV.7	458			Ophthalmopathie V.16	549
	Einheimische Sprue IV.8	460			Endokrine Ophthalmopathie V.17	550
	Whipple-Erkrankung IV.9	461			Autonomes	
	Exsudative Enteropathie IV.10	462			Schilddrüsengewebe V.18	551
	Karzinoid-Syndrom IV.11	464			Struma nodosa – Sonographie V.19	552
4.4	**Kolon**				Schilddrüsenszintigraphie V.20	552
	Irritables Kolon – Reizmagen IV.12	465			Unterfunktionssyndrome der	
	Colitis ulcerosa IV.13	468			Schilddrüse → Myxödem	
	Morbus Crohn IV.14	470			(Hypothyreose) V.21	552
	Ischämische Kolitis IV.15	476			Immunpathogenese von	
	Pseudomembranöse				Schilddrüsenerkrankungen V.22	554
	Enterokolitis IV.16	477			Thyreoiditis de Quervain V.23	554
	Kolonpolypen IV.17	478			Bösartige Schilddrüsentumoren V.24	555
	Kolonkarzinom IV.18	480		**5.3**	**Nebennieren**	
4.5	**Leber**				Nebennierenrindeninsuffizienz V.25	557
	Hepatitis B IV.19	487			Addison-Krise V.26	560
	Chronisch aktive Hepatitis IV.20	489			Ektop produzierte Hormone V.27	561
	Hepatitis C IV.21	493			Hyperaldosteronismus V.28	561
	Hepatitis A IV.22	495			Cushing-Syndrom	
	Leberzirrhose IV.23	496			(Hyperkortizismus) V.29	563
	Primär biliäre Leberzirrhose IV.24	500			Nebenwirkungen von	
	Pfortaderhochdruck				Glucocorticoiden V.30	565
	(Portale Hypertension) IV.25	502			Langzeitbehandlung mit	
	Therapie der				Corticoiden V.31	565
	Ösophagusvarizenblutung IV.26	505			Überproduktion von	
	Hepatische Enzephalopathie IV.27	506			Katecholaminen V.32	566
	Alkoholhepatitis IV.28	507		**5.4**	**Testes, Ovarien, Brustdrüsen**	
	Leberzellkarzinom IV.29	508			Störungen der	
4.6	**Gallesystem**				Geschlechtsentwicklung V.33	567
	Cholelithiasis IV.30	517			Hypogonadismus V.34	569
	Gallenblasenkarzinom IV.31	525			Amenorrhoe V.35	571
4.7	**Pankreas**				Gynäkomastie V.36	572
	Akute Pankreatitis IV.32	526		**5.5**	**Epithelkörperchen,**	
	Chronische Pankreatitis IV.33	528			**metabolische Osteopathien**	
	Pankreaskarzinom IV.34	532			Osteoporose V.37	574
					Symptome und Therapie der	
5	**Endokrine Organe, Stoffwechsel**				Osteoporose V.38	574
	und Ernährung				Wirkungen von Vitamin D V.39	575
5.1	**Hypophyse und Hypothalamus**				Hyperparathyreoidismus V.40	575
	Multiple endokrine Neoplasie V.1	535			Renale Osteopathie V.41	576
	Diabetes insipidus V.2	535			Hypoparathyreoidismus V.42	579
	ADH-Mehrsekretion V.3	539			Pseudohypoparathyreoidismus V.43	579
	HVL-Insuffizienz V.4	540			Hyperkalzämie V.44	581
	Sheehan-Syndrom V.5	540			Vitamin D-Überdosierung V.45	581
	Kraniopharyngeom V.6	541			Calcitonin/C-Zellkarzinom V.46	583
	Hyperprolaktinämiesyndrom V.7	541				
	Akromegalie V.8	542				

5.6 Endokrines Pankreas und Kohlenhydratstoffwechsel

Pathogenetische Faktoren des primären Diabetes mellitus V.47	583
Diabetes-Diagnostik V.48	585
Diabetes-Manifestationsfaktoren V.49	586
Diabetes mellitus – Operationsvorbereitung V.50	587
Hyperosmolar-hyperglykämisches Koma V.51	588
Diabetisches Spätsyndrom V.52	589
Ketoazidotisches Koma V.53	593
Insulintherapie V.54	595
Diabetesbehandlung in der Schwangerschaft V.55	596

5.7 Stoffwechsel und Ernährung

Hungerstoffwechsel V.56	598
Hypoglykämie V.57	598
Steatorrhoe V.58	601
Zöliakie und einheimische Sprue V.59	601
Primäre Hyperlipoproteinämien V.60	602
Sekundäre Hyperlipoproteinämien V.61	602
Metabolisches Syndrom V.62	606
Hyperurikämie V.63	607

6 Niere, Harnwege, Wasser- und Elektrolythaushalt

6.1 Allgemeines

Differenzialdiagnose Proteinurie VI.1	609
Hyposthenurie VI.2	612

6.2 Erkrankungen

Chronische Niereninsuffizienz VI.3	614
Hepatorenales Syndrom VI.4	614
Akutes Nierenversagen VI.5	617
Akute Glomerulonephritis VI.6	620
Minimal-changes-Glomerulonephritis VI.7	621
Goodpasture-Syndrom VI.8	621
Berger-Nephritis (IgA-Nephritis) VI.9	622
Perimembranöse Glomerulonephritis VI.10	623
Nephrotisches Syndrom VI.11	626
Akute interstitielle Nephritis VI.12	628
Papillennekrose der Niere VI.13	631
Harnweginfektion VI.14	632
Akute Pyelonephritis VI.15	632
Chronische Pyelonephritis VI.16	633
Diagnostik der Nierenarterienstenose VI.17	634
Niereninfarkt VI.18	635
Nierenzellkarzinom VI.19	635
Nierenamyloidose VI.20	636
Diabetische Nephropathie – Stadien VI.21	637
Renal-tubuläre Azidose VI.22	637
EPH-Gestose VI.23	642

6.8 Kalium

Ursachen einer Hypokaliämie VI.24	647

6.9 Kalzium und Phosphat

Hyperkalzämie – Ursachen und Symptome VI.25	649

6.11 Säure-Basen-Haushalt

Metabolische Alkalose VI.26	652

7 Bewegungsapparat

7.1 Entzündliche Gelenkerkrankungen

Rheumatoide Arthritis VII.1	653
Felty-Syndrom VII.2	666
Fibromyalgiesyndrom VII.3	667
Spondylitis ankylosans (Morbus Bechterew) VII.4	669
Therapie bei Spondylitis ankylosans VII.5	672
Arthritis psoriatica VII.6	673
Reiter-Syndrom VII.7	676
HLA-B27-assoziierte Erkrankungen VII.8	677
Postinfektiöse reaktive Arthritiden VII.9	677
Bakterielle Arthritis VII.10	678

7.2 Arthropathien bei Stoffwechselerkrankungen

Arthritis urica VII.11	680
Chondrokalzinose VII.12	681

7.3 Degenerative Gelenkerkrankungen

Arthrosis deformans großer Gelenke VII.13	682
Interphalangealarthrose VII.14	685

7.5 Degenerative Veränderungen der Wirbelsäule

Spondylosis hyperostotica VII.15	687

7.6 Wirbelsäulenerkrankungen bei metabolischem Grundleiden

Osteomalazie VII.16	688
Osteoporose VII.17	690

7.8 Erkrankungen der Muskulatur

Polymyalgia rheumatica VII.18	693

7.9 Erkrankungen der Sehnen, Sehnenscheiden und Bursen

Karpaltunnel-Syndrom VII.19	697

7.13 Systemerkrankungen des Binde- und Stützgewebes mit fakultativen Manifestationen am Bewegungsapparat

Lupus erythematodes VII.20	698
Progressive systemische Sklerodermie VII.21	703
Wegener-Granulomatose VII.22	705
Raynaud-Phänomen VII.23	708

7.14 Systemische Begleiterscheinungen außerhalb des Bewegungsapparates bei Erkrankungen des Bewegungsapparates

Sicca-Syndrom VII.24	710

8	**Immunsystem und Bindegewebe**			9.4	**Virusinfektionen**	
8.1	**Immundefekte**				Herpes zoster IX.24	751
	Komplementsystem VIII.1	711			Infektiöse Mononukleose IX.25	753
8.2	**Autoimmunerkrankungen**				Zytomegalie IX.26	754
	Immunthrombozytopenien VIII.2	713			Influenza IX.27	755
					Frühsommer-Meningoenzephalitis (FSME) IX.28	756
9	**Infektionskrankheiten**				Tollwut IX.29	756
9.2	**Bakterielle Infektionskrankheiten**				HIV-Infektion und AIDS IX.30	757
	Lyme-Borreliose IX.1	716		9.6	**Infektionen durch Protozoen**	
	Typhus abdominalis IX.2	718			Amöbiasis IX.31	766
	Leptospirose IX.3	721			Lambliasis IX.32	769
	Botulismus IX.4	723			Kala Azar IX.33	769
	Shigellenruhr IX.5	724			Kryptokokkose IX.34	771
	Campylobacter-Infektion IX.6	725			Malaria IX.35	771
	Cholera IX.7	726				
	Q-Fieber IX.8	727		**10**	**Psychosomatische Krankheiten**	
	Lepra IX.9	729		10.3	**Psychosomatische Aspekte spezieller Krankheitsbilder und Symptome**	
	Listeriose IX.10	729				
	Milzbrand IX.11	730			Herzneurose X.1	779
	Aktinomykose IX.12	731			Angstneurose X.2	780
	Legionellose IX.13	731			Zwangsneurose X.3	782
	Tetanus IX.14	733			Hyperventilationssyndrom X.4	782
	Lues IX.15	733			Anorexia nervosa X.5	783
	Meningokokkensepsis IX.16	736			Bulimia nervosa X.6	786
	Ornithose IX.17	737			Adipositas X.7	787
9.3	**Infektionen durch fakultativ pathogene Bakterien**				Infarkt-Persönlichkeit X.8	788
					Colitis ulcerosa X.9	788
	Streptokokkenangina IX.18	739			Essenzielle Hypertonie X.10	789
	Klebsiella pneumoniae IX.19	743			Ulcus duodeni X.11	789
	Liquorbefund bei tuberkulöser Meningitis IX.20	743			Asthma bronchiale X.12	789
	Diphtherie IX.21	747				
	Escherichia coli-Infektionen IX.22	748				
	Yersiniose IX.23	749				

Bearbeitungshinweise

In den Original-Aufgabenheften, die die Grundlage der Prüfung bilden, sind die Fragen nicht nach Fächern, sondern nach Aufgaben-Typen geordnet.

Zur Prüfungsvorbereitung erscheint eine fachbezogene Fragenordnung, wie sie in diesem Band praktiziert wird, geeigneter.

Im Examen Frühjahr 2000 wurden die Fragen vom IMPP erstmals nach inhaltlichen Gesichtspunkten sortiert.

Die Lösung zu jeder Frage ist am Unterrand derselben Seite vermerkt.

Es ist zweckmäßig, beim ersten Durchgang die falsch beantworteten Fragen zu markieren, um sie kurz vor dem Prüfungstermin zu wiederholen.

Aber Vorsicht! Manche Fragen werden im Examen wortgetreu wiederholt, doch kann die Reihenfolge der möglichen Antworten geändert sein.

Aufgabentypen:

Aufgabentyp A: Einfachauswahl

Erläuterung: Bei diesem Aufgabentyp ist von den fünf mit (A) bis (E) gekennzeichneten Antwortmöglichkeiten eine einzige auszuwählen, und zwar entweder die allein bzw. am ehesten zutreffende Aussage oder die einzig falsche bzw. am wenigsten zutreffende Aussage.
Wenn die Falschaussage zu markieren ist, enthält der Vorsatz ein fettes (im Originalheft noch unterstrichenes) **nicht** oder einen ähnlichen deutlichen Hinweis.

Lesen Sie immer alle Antwortmöglichkeiten durch, bevor Sie sich für eine Lösung entscheiden!

Aufgabentyp B: Aufgabengruppe mit gemeinsamem Antwortangebot – Zuordnungsaufgaben –

Erläuterung: Jede dieser Aufgabengruppen besteht aus:
a) einer Liste mit nummerierten Begriffen, Fragen oder Aussagen (Liste 1 = Aufgabengruppe)
b) einer Liste von 5 durch die Buchstaben (A)–(E) gekennzeichneten Antwortmöglichkeiten (Liste 2)
Sie sollen zu jeder nummerierten Aufgabe der Liste 1 aus der Liste 2 *eine* Antwort (A) bis (E) auswählen, die Sie für zutreffend halten oder von der Sie meinen, dass sie im engsten Zusammenhang mit dieser Aufgabe steht.

Bitte beachten Sie, dass jede Antwortmöglichkeit (A) bis (E) für mehrere Aufgaben der Liste 1 die Lösung darstellen kann.

Aufgabentyp C: Kausale Verknüpfung

Erläuterung: Bei diesem Typ besteht die Aufgabe aus zwei Aussagen, die mit „weil" verknüpft sind. Jede der beiden Aussagen kann unabhängig von der anderen richtig oder falsch sein. Wenn beide Aussagen richtig sind, so kann die Verknüpfung durch „weil" richtig oder falsch sein. Dabei muss Aussage 2 nicht die alleinige Begründung von Aussage 1 sein! Ein gegebenenfalls vorangestellter Sachverhalt ist bei der Beurteilung zu berücksichtigen. Nach Prüfung entnehmen Sie den richtigen Lösungsbuchstaben dem Lösungsschema:

Antwort	Aussage 1	Aussage 2	Verknüpfung
A	richtig	richtig	richtig
B	richtig	richtig	falsch
C	richtig	falsch	–
D	falsch	richtig	–
E	falsch	falsch	–

Aufgabentyp D: Aussagenkombination

Erläuterung: Bei diesem Aufgabentyp ist die Richtigkeit mehrerer nummerierter Aussagen zu beurteilen. Es können je nach den vorgegebenen Aussagenkombinationen A bis E eine einzige, mehrere, alle oder keine der Aussagen richtig sein. Eine Aufgabe wird als **richtig gelöst** gewertet, wenn der Lösungsbuchstabe markiert wurde, der für die **zutreffende Beurteilung aller Aussagen** als richtig oder falsch steht.

Allen Aufgabentypen gemeinsam ist, dass am Ende eine und nur eine der fünf möglichen Lösungen (A) bis (E) zu markieren ist. Die beste Antwort ist diejenige, die im Vergleich der fünf Antwortmöglichkeiten die Aufgabe **am umfassendsten beantwortet**. Eine Mehrfachmarkierung wird als falsch gewertet. Das Fehlen einer Markierung wird in gleicher Weise falsch gewertet wie eine Markierung an falscher Stelle. Man sollte also, auch wenn man eine Aufgabe nicht lösen kann, in jedem Falle eine Lösung raten, weil man so eine 20%-Chance hat, die richtige Lösung zu treffen.

Fragen

Lösungsschema

Aufgabentyp C – Kausale Verknüpfung
Siehe Bearbeitungshinweise

Antwort	Aussage 1	Aussage 2	Verknüpfung
A	richtig	richtig	richtig
B	richtig	richtig	falsch
C	richtig	falsch	–
D	falsch	richtig	–
E	falsch	falsch	–

1 Herz und Gefäße

1.1 Herzinsuffizienz

1.1 Welches Kriterium sollte als entscheidender Maßstab für eine erfolgreiche Therapie einer Herzinsuffizienz mit herzwirksamen Glykosiden angesehen werden?

(A) Bradykardie (< 60/min)
(B) Verlängerung der PQ-Zeit und ST-Senkung im EKG
(C) Rückgang von Ödemen und Stauungszeichen
(D) Erreichen des therapeutischen Blutspiegels
(E) Blutdruckanstieg

1.2 Zur Therapie der Herzinsuffizienz werden orale Herzglykosidzubereitungen eingesetzt, deren beiden wichtigsten Vertreter (1) und (2) folgende pharmakokinetische Eigenschaften aufweisen:

	(1)	(2)
Resorptionsquote	90–100%	60–80%
Abklingquote pro Tag	7%	25%
Erhaltungsdosis pro Tag	0,07–0,1 mg	0,15–0,4 mg
Plasmaeliminationshalbwertzeit	6–9 Tage	1,5–2 Tage

Welche Aussage trifft zu?

(A) Substanz (1) entspricht Digoxin, (2) Digitoxin.
(B) Substanz (1) entspricht Digitoxin, (2) Digoxin.
(C) Substanz (1) entspricht g-Strophanthin, (2) Digoxin.
(D) Substanz (1) entspricht Digoxin, (2) g-Strophanthin.
(E) Weder Substanz (1) noch (2) entspricht Digoxin.

Folgende Angaben beziehen sich auf die Aufgaben Nr. 1.3 und Nr. 1.4.

Eine 75-jährige Patientin wurde wegen Herzinsuffizienz mit der Erhaltungsdosis von tgl. 2 × 0,1 mg β-Methyldigoxin und zweimal wöchentlich mit 100 mg Spironolacton und 100 mg Hydrochlorothiazid behandelt. Sie klagt über Oberbauchschmerzen, Übelkeit und Gewichtsabnahme. Sie macht bei der Aufnahmeuntersuchung einen beeinträchtigten Eindruck, hat keine Ödeme. RR 145/90 mmHg, Körpertemperatur 38 °C, Serumkalium 3,5 mmol/l, Serumcalcium 2,1 mmol/l.

1.3 Das EKG (Ableitungen gemäß Cabrerakreis in Abb. 1 des Bildanhangs) dieser Patientin läßt welche Beurteilung bzw. Diagnose am ehesten zu?

(A) Digitaliswirkung
(B) akuter Herzhinterwandinfarkt
(C) abgelaufener Herzhinterwandinfarkt
(D) Perikarditis
(E) Hypokalzämie

1.4 Welche der folgenden Maßnahmen ist bei dieser Patientin **kontraindiziert**?

(A) Absetzen von Digoxin und Hydrochlorothiazid
(B) parenterale Calciumsubstitution
(C) Gabe von Kaliumchlorid-Tabletten
(D) Überwachung durch einen Herzmonitor
(E) Gabe von Lidocain beim Auftreten ventrikulärer Extrasystolen

1.5 Welches der folgenden Symptome bzw. Befunde spricht differentialdiagnostisch eher für ein Asthma cardiale als für ein Asthma bronchiale?

(A) Dyspnoe
(B) Hustenattacken des Patienten
(C) feinblasige Nebengeräusche basal über der Lunge
(D) periphere Zyanose
(E) Angstzustand des Patienten

1.1 (C)   1.2 (B)   1.3 (A)   1.4 (B)   1.5 (C)

1.1 Herzinsuffizienz

[H92] [F86]

1.6 Welches der folgenden Symptome paßt **nicht** zur Diagnose „akute Linksherzinsuffizienz"?

(A) Husten
(B) Atemnot
(C) Tachykardie
(D) periphere Zyanose
(E) Polyurie

[H00]

1.7 Bei Herzinsuffizienz werden zur Kompensation des abfallenden Herzzeitvolumens verschiedene kardiovaskuläre und neurohumorale Mechanismen aktiviert.

Dabei kommt es **nicht**

(A) zum Frank-Starling-Mechanismus
(B) zu zunehmender peripherer Vasodilatation
(C) zum Anstieg des atrialen natriuretischen Peptids
(D) zur Freisetzung von Noradrenalin
(E) zur Aktivierung des Renin-Angiotensin-Aldosteron-Systems

[F00]

1.8 Bei einem 56-jährigen Patienten mit chronischer Herzinsuffizienz finden Sie eine Proteinurie von 0,8 g/d.

Im Rahmen Ihrer differentialdiagnostischen Überlegungen denken Sie am ehesten an ein/e

(A) nephrotisches Syndrom bei Nierenvenenthrombose
(B) Eiweißausscheidung infolge Kardiolipinantikörper
(C) hypoxische Tubulusschädigung mit gestörtem Haarnadelgegenstromsystem
(D) stauungsbedingte harmlose Proteinurie
(E) Konstellation, die der weiteren Abklärung durch Nierenbiopsie bedarf

[F91]

1.9 Welcher Befund bei den aufgeführten nicht-invasiven Untersuchungen ist für eine manifeste linksventrikuläre Herzinsuffizienz **am wenigsten** spezifisch?

(A) Röntgen: Verbreiterung des Herzschattens
(B) EKG: schüsselförmige ST-Senkung
(C) Echokardiographie: Abnahme der Verkürzungsfraktion
(D) Radionuklidventrikulographie: Abnahme der Ejektionsfraktion
(E) Auskultation: 3. HT, basale feinblasige RG über den Lungen

[F91]

1.10 Beurteilen Sie die Zuordnung von Proteinaseinhibitor und klinischer Manifestation bei dessen Mangel!

(1) α_1-Antitrypsin → Emphysem
(2) C-1-Esterase-Inhibitor → Ödem
(3) Antithrombin III → Thrombose

(A) nur 1 ist richtig
(B) nur 3 ist richtig
(C) nur 1 und 2 sind richtig
(D) nur 2 und 3 sind richtig
(E) 1–3 = alle sind richtig

[F00]

1.11 Was ist **keine** Ursache des kardialen Lungenödems?

(A) neu aufgetretenes Vorhofflimmern mit Tachyarrhythmie bei Patienten mit eingeschränkter linksventrikulärer Funktion
(B) akuter Myokardinfarkt
(C) körperliche Überanstrengung bei Mitralstenose
(D) hypertensive Krise mit diastolischer linksventrikulärer Dysfunktion
(E) akutes Lungenversagen (ARDS)

1.6 (E) 1.7 (B) 1.8 (D) 1.9 (B) 1.10 (E) 1.11 (E)

1 Herz und Gefäße

F91
1.12 Welche Aussage trifft **nicht** zu?

Mit dem Einsatz von ACE-Hemmern bei schwerer Herzinsuffizienz erhofft man sich folgende therapeutische Effekte:

(A) Abnahme der Nachlast
(B) Abnahme der Vorlast
(C) positiv inotrope Eigenwirkung
(D) Verbesserung der Überlebensrate
(E) Verbesserung der Lebensqualität

H95
1.13 Bei folgenden Krankheitsbildern können Hyperzirkulation und Herzinsuffizienz mit Ödemneigung beobachtet werden:

(1) Hyperthyreose
(2) chronischer Alkoholismus
(3) Myxödem
(4) Beriberi

(A) nur 2 ist richtig
(B) nur 4 ist richtig
(C) nur 1, 2 und 4 sind richtig
(D) nur 2, 3 und 4 sind richtig
(E) 1–4 = alle sind richtig

H99
1.14 Welche der folgenden Substanzgruppen ist am wirkungsstärksten bei der diuretischen Therapie der akuten Herzinsuffizienz

(A) Methylxanthine
(B) Thiazidderivate
(C) Schleifendiuretika
(D) Aldosteronantagonisten
(E) Carboanhydrasehemmer

F95
1.15 Welche Aussage trifft **nicht** zu?

Bei Herzinsuffizienz

(A) ist die Pumpleistungsfähigkeit des Herzens vermindert
(B) wird trotz Minderdurchblutung der Nieren das Glomerulumfiltrat durch Konstriktion der Vasa efferentia möglichst lange konstant gehalten
(C) ist die Reninsekretion des juxtaglomerulären Apparates der Niere supprimiert
(D) erhöht sich der Gesamtnatriumbestand des Körpers
(E) kann sich infolge einer gesteigerten Sekretion von ADH eine Hyponatriämie entwickeln

H95
1.16 Welche der folgenden Zuordnungen von herzwirksamem Medikament (orale Therapie) und unerwünschter Wirkung trifft **nicht** zu?

(A) ACE-Hemmer – Kreatininanstieg im Serum
(B) Chinidinbisulfat – QT-Verlängerung im EKG
(C) Amiodaron – Mikroablagerungen in der Kornea
(D) Verapamil – AV-Überleitungsverlängerung
(E) Nifedipin – Bradykardie

F96
1.17 Welche Aussage trifft **nicht** zu?

Regelmäßige körperliche Aktivität gilt als sinnvolle Maßnahme bei Patienten mit koronarer Herzkrankung, wobei folgende Wirkungsmechanismen zugrunde liegen:

(A) Ökonomisierung der Muskelarbeit
(B) Verbesserungen des Fettstoffwechsels
(C) Verbesserungen hämorheologischer Eigenschaften
(D) günstige Wirkungen auf den Blutdruck
(E) Auflösung von atheromatösen Plaques

1.12 (C)   1.13 (C)   1.14 (C)   1.15 (C)   1.16 (E)   1.17 (E)

> F96

1.18 Eine Halsvenenstauung kann verursacht werden durch ein/e

(1) Altersemphysem der Lunge
(2) Rechtsherzinsuffizienz
(3) retrosternale Struma
(4) Pfortaderthrombose
(5) vergrößertes Herzzeitvolumen

(A) nur 1 und 3 sind richtig
(B) nur 2 und 3 sind richtig
(C) nur 3 und 5 sind richtig
(D) nur 1, 2 und 5 sind richtig
(E) nur 2, 3 und 4 sind richtig

1.2 Herzrhythmusstörungen

> H00

1.19 Chronischer Alkoholismus sowie eine akute Erhöhung der Blutalkoholkonzentration können kardiale Funktionsstörungen hervorrufen.

Was ist als Folge **am wenigsten** wahrscheinlich?

(A) Sinustachykardie
(B) Vorhofflimmern
(C) ventrikuläre Extrasystolen
(D) vergrößertes linksventrikuläres Kammervolumen mit reduzierter Auswurffraktion
(E) AV-Block III. Grades

> F93

1.20 Eine schwere autonome Neuropathie bei Diabetes mellitus kann bei folgenden kardiovaskulären Symptomen vermutet werden:

(1) Ruhetachykardie
(2) posturale (orthostatische) Hypotension
(3) aufgehobene respiratorische Arrhythmie

(A) nur 1 ist richtig
(B) nur 2 ist richtig
(C) nur 1 und 3 sind richtig
(D) nur 2 und 3 sind richtig
(E) 1–3 = alle sind richtig

> H99

1.21 Was trifft **nicht** zu?

Zur Akutbehandlung von tachykarden supraventrikulären Rhythmusstörungen eignen sich:

(A) herzwirksame Glykoside
(B) Calciumantagonisten vom Verapamiltyp
(C) Calciumantagonisten vom Nifedipintyp
(D) Adenosin
(E) Elektrotherapie (Overdrive Pacing, Kardioversion)

> H00

1.22 Durch welche der Maßnahmen kann für sich allein die Unterbrechung einer regelmäßigen paroxysmalen supraventrikulären Tachykardie bei einer 30-jährigen Patientin **nicht** erfolgen?

(A) manuellen Druck auf die A. carotis dextra
(B) manuellen Druck auf die A. carotis sinistra
(C) rasche intravenöse Injektion von 6 mg Adenosin
(D) langsame intravenöse Injektion von Adrenalin 1 : 1000
(E) intravenöse Injektion von 5 mg Verapamil

> H00

1.23 Wenn bei einem Patienten mit chronischer obstruktiver Atemwegserkrankung die Anfallsbehandlung einer bekannten paroxysmalen supraventrikulären Tachykardie nach Ausschluss eines Präexzitationssyndroms erfolgt, kommt von den folgenden Arzneistoffen hierfür am ehesten in Frage:

(A) Verapamil
(B) Propranolol
(C) Sotalol
(D) Metoprolol
(E) Amlodipin

1.18 (B)   1.19 (E)   1.20 (E)   1.21 (C)   1.22 (D)   1.23 (A)

Folgende Angaben beziehen sich auf die Aufgaben Nr. 1.24, Nr. 1.25 und Nr. 1.26.

Ein 34-jähriger Patient berichtet, er habe ca. 2–3 mal im Monat unter sehr schnellem Herzklopfen zu leiden, das manchmal nur einige Minuten anhalte, aber auch schon fast eine Stunde angedauert habe. Während dieser Zustände fühle er sich matt, habe Atemnot und etwas Schwindelgefühl. Im Anschluß daran müsse er öfter größere Mengen Urin lassen, der fast wasserhell sei.

1.24 Nach der Anamnese handelt es sich am ehesten um ein/e

(A) sog. Halswirbelsäulensyndrom
(B) Hyperventilationssyndrom
(C) Hyperthyreose
(D) Phäochromozytom
(E) paroxysmale Tachykardie

1.25 Nach dem EKG (50 mm/s) in Abb. 2 des Bildanhangs handelt es sich um

(A) einen intermittierenden Linksschenkelblock
(B) einen intermittierenden Rechtsschenkelblock
(C) eine atrio-ventrikuläre Dissoziation
(D) ein intermittierendes Wolff-Parkinson-White-Syndrom
(E) eine Interferenzdissoziation

1.26 Das elektrokardiographische Kurvenbild (siehe Abb. 2 des Bildanhangs) ist im Zusammenhang mit der Anamnese wie folgt zu bewerten:

(A) Es ist bei dem vorliegenden Krankheitsbild charakteristisch und läßt eine pathogenetische Deutung zu.
(B) Es ist ein Zufallsbefund, dem keine Bedeutung zukommt.
(C) Es kommt überwiegend bei Patienten mit Phäochromozytom zur Beobachtung.
(D) Es stellt den Übergang der Hyperventilation in die normale Atmung dar.
(E) Derartige EKG-Kurvenbilder sind Ausdruck eines sog. hypersensitiven Karotissinus beim HWS-Syndrom.

1.27 Welche Aussage trifft **nicht** zu?

Zu den Zeichen des WPW-Syndroms im EKG gehören:

(A) Verkürzung der PQ-Zeit ≤ 0,12 Sekunden
(B) pathologisch deformierte P-Welle
(C) träger R-Anstieg
(D) Verlängerung der QRS-Dauer ≥ 0,11 Sekunden
(E) paroxysmale supraventrikuläre Tachykardien

1.28 Ein WPW-Syndrom ist im Oberflächen-EKG erkennbar an einer zusätzlichen δ-Welle

(A) vor der P-Welle
(B) in der P-Welle
(C) zu Beginn des QRS-Komplexes
(D) während der ST-Strecke
(E) während der T-Welle

1.29 Was trifft **nicht** zu?

Hochfrequenzablationstechniken haben sich bewährt bei

(A) ektopen Vorhoftachykardien
(B) WPW-Syndrom
(C) LGL-Syndrom
(D) ventrikulären Extrasystolen
(E) AV-Knoten-Reentrytachykardien

1.30 Unter absoluter Arrhythmie bei Vorhofflimmern versteht man

(A) unregelmäßige Folge der im EKG morphologisch meist normalen QRS-Komplexe
(B) gehäuft auftretende ventrikuläre Extrasystolen
(C) plötzlich einsetzendes Kammerflimmern
(D) Wechsel zwischen 2:1- und 3:1-AV-Überleitung
(E) totale Blockierung der AV-Überleitung

1.24 (E)   1.25 (D)   1.26 (A)   1.27 (B)   1.28 (C)   1.29 (D)   1.30 (A)

1.2 Herzrhythmusstörungen

[F96]

1.31 Ein Vorhofflimmern mit absoluter Arrhythmie kann ausgelöst werden durch

(1) Lungenembolie
(2) Mitralklappeninsuffizienz
(3) Sinusknotensyndrom
(4) Alkoholmyokardiopathie
(5) Hyperthyreose

(A) nur 1 und 3 sind richtig
(B) nur 2, 4 und 5 sind richtig
(C) nur 1, 2, 4 und 5 sind richtig
(D) nur 2, 3, 4 und 5 sind richtig
(E) 1–5 = alle sind richtig

[F00]

1.32 Abb. 3 und Abb. 4 des Bildanhangs zeigen das EKG (50 mm/s) eines 45-jährigen Patienten mit dilatativer Kardiomyopathie. Die medikamentöse Behandlung erfolgt mit Digoxin, Furosemid, ACE-Hemmer.

Es handelt sich um

(A) AV-Block II. Grades mit Wenckebach-Periodik
(B) Vorhofflattern mit 3:1-Überleitung
(C) absolute Arrhythmie bei Vorhofflimmern
(D) Sinusrhythmus mit Vorhofextrasystolie
(E) einfache AV-Dissoziation

[H00]

1.33 Welche der folgenden Beurteilungen ist dem Elektrokardiogramm (siehe Abb. 5 des Bildanhangs) **nicht** zu entnehmen?

(A) Bigeminus
(B) Zeichen der Herzglykosidwirkung
(C) Vorhofflimmern
(D) AV-Block III. Grades
(E) rechtsventrikuläre Extrasystolie

[H98]

1.34 Welches der folgenden Arzneimittel ist am effektivsten bei der medikamentösen Kardioversion des Vorhofflimmerns?

(A) Propafenon
(B) Propranolol
(C) Nifedipin
(D) Captopril
(E) Atropin

[H00]

1.35 Welcher der folgenden Arzneistoffe kann zur Akutbehandlung von Vorhofflimmern mit schneller Überleitung bei Patienten ohne Herzinsuffizienz oder WPW-Syndrom eingesetzt werden?

(A) Verapamil
(B) Nifedipin
(C) Lidocain
(D) Prazosin
(E) Atropin

[H00]

1.36 Ein 75-jähriger Patient, bei dem seit mehreren Jahren Vorhofflimmern bekannt ist, kommt mit einer wahrscheinlich tachyarrhythmisch bedingten Herzinsuffizienz zur stationären Aufnahme (Kammerfrequenz zwischen 140–180/min). Neben der Herzinsuffizienz besteht seit Jahren eine obstruktive Atemwegserkrankung.

Welches der folgenden vom Patienten in die Klinik mitgebrachten Medikamente kann in therapeutischer Dosierung **keinen** ungünstig beschleunigenden Einfluss auf die Herzfrequenz haben:

(A) Digoxin (Lanicor®)
(B) Fenoterol (Berotec®)
(C) Etilefrin (Effortil®)
(D) Theophyllin (Bronchoretard®)
(E) Nifedipin (Adalat®)

[H96]

1.37 Welche Aussage trifft **nicht** zu?

Bei Vorhofflattern

(A) treten die Flatterwellen gewöhnlich mit einer Frequenz zwischen 250 und 350/min auf
(B) ist die 2:1-Überleitung beim unbehandelten Patienten am häufigsten
(C) werden zur medikamentösen Kardioversion häufig Klasse Ia-Antiarrhythmika wie Chinidin und Disopyramid kombiniert mit Digitalis gegeben
(D) ist der Übergang in Kammerflimmern die häufigste Komplikation
(E) kann durch körperliche Belastung oder emotionalen Streß die Kammerfrequenz sprunghaft auf über 200/min ansteigen

---

1.31 (E)   1.32 (C)   1.33 (D)   1.34 (A)   1.35 (A)   1.36 (A)   1.37 (D)

F97

Ordnen Sie den Wirkungsmechanismen der Klassen von Antiarrhythmika nach Vaughan-Williams (Liste 1) die Arzneistoffe (Liste 2) zu!

Liste 1

1.38 I: direkter Membraneffekt (Natriumkanalblocker)

1.39 II: Beta-Adrenozeptorenblocker

1.40 III: Verlängerung der Repolarisation (Hemmung des Kaliumauswärtsstroms)

1.41 IV: Calciumantagonisten

Liste 2

(A) Propranolol, Atenolol
(B) Verapamil, Gallopamil, Diltiazem
(C) Amiodaron
(D) Chinidin, Lidocain, Propafenon
(E) Amrinon, Dobutamin

H00

1.42 Eine ernste Nebenwirkung der Antiarrhythmika ist die proarrhythmische. Diese kann sich elektrokardiographisch ankündigen oder durch laborchemische Veränderungen begünstigt werden.

Was gehört **nicht** dazu?

(A) Bradykardie
(B) Hypokaliämie
(C) QT-U-Abnormität
(D) neu aufgetretene ventrikuläre Extrasystoliesalven
(E) physiologische respiratorische Arrhythmie

H93

1.43 Ein 56-jähriger Patient berichtet drei Wochen nach einem großen Vorderwandinfarkt über häufig auftretende Schwindelepisoden. Es wird im 24-h-Langzeit-EKG wiederholt die unten wiedergegebene Rhythmusstörung festgestellt.

Beurteilen Sie die folgenden Aussagen:

(1) Es handelt sich um paroxysmales Vorhofflimmern mit aberranter Leitung.
(2) Es handelt sich um eine kurzfristige ventrikuläre Tachykardie.
(3) Eine arrhythmieverstärkende Wirkung ist bei Behandlung mit Antiarrhythmika nicht ausgeschlossen.
(4) Koronare und linksventrikuläre Angiographie sowie elektrophysiologische Untersuchung sollten möglichst bald durchgeführt werden.
(5) Bei regelmäßiger ambulanter Langzeit-EKG-Kontrolle kann mit dem Beginn einer antiarrhythmischen Therapie noch abgewartet werden.

(A) nur 1 und 5 sind richtig
(B) nur 2 und 4 sind richtig
(C) nur 1, 3 und 5 sind richtig
(D) nur 2, 3 und 4 sind richtig
(E) nur 2, 3 und 5 sind richtig

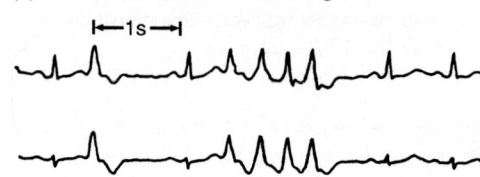

[F00]

1.44 Koronarkranke haben nach abgelaufenem Myokardinfarkt ein erhöhtes Risiko, am plötzlichen Herztod zu sterben, wenn sie im Langzeit-EKG häufig ventrikuläre Extrasystolen (mehr als 10/h) oder sog. komplexe ventrikuläre Rhythmusstörungen (ventrikuläre Paare und Salven) aufweisen.

Welches Arzneimittel ist bei diesen Patienten zur Prävention des plötzlichen Herztodes am ehesten zu empfehlen?

(A) Lidocain
(B) Betarezeptorenblocker
(C) Calciumantagonisten vom Nifedipin-Typ
(D) Chinidin
(E) Flecainid

[F93]

1.45 Bei einem wegen Belastungsdyspnoe seit langem digitalisierten Patienten kommt es im Verlauf einer „Darmgrippe" mit profusen Durchfällen schließlich zu Herzrhythmusstörungen (ventrikuläre Extrasystolen).

Als Ursache dafür kommt am ehesten in Betracht:

(A) Hypokaliämie infolge enteraler Kaliumverluste
(B) unzureichende Glykosidresorption
(C) Enterotoxine
(D) bakterielle Superinfektion bei viraler Enteritis
(E) Veränderungen des Säurebasenhaushaltes

[F95]

1.46 Bei der Behandlung der akuten Hyperkaliämie mit Herzrhythmusstörungen sind folgende Maßnahmen sinnvoll:

(1) parenterale Zufuhr von Glucose und Insulin
(2) Einlauf (Klysma) mit Kationenaustauschern
(3) Zufuhr von Natriumbicarbonat
(4) intravenöse Injektion von Calciumgluconat (10%) oder Calciumchlorid (5%)

(A) nur 1 ist richtig
(B) nur 3 ist richtig
(C) nur 1 und 2 sind richtig
(D) nur 2 und 3 sind richtig
(E) 1–4 = alle sind richtig

[F93]

1.47 Welche Aussage trifft **nicht** zu?

Eine verlängerte QT-Zeit (auch als TU- oder QTU-Anomalie bezeichnet) kann

(A) angeboren sein (z.B. Romano-Ward-Syndrom)
(B) auf eine Therapie mit Chinidin zurückzuführen sein
(C) Folge einer Hypermagnesiämie sein
(D) bei Hypokalzämie vorkommen
(E) bei Hypokaliämie vorkommen

[H96]

1.48 Eine 64-jährige Patientin mit Angina pectoris klagt über Müdigkeit, Meteorismus und eine Neigung zu Unterschenkelödemen. Wegen einer hartnäckigen Obstipation wurden jahrelang Laxantien eingenommen.

Das EKG (siehe Abb. 6 des Bildanhangs) spricht u.a. für

(A) Herzinsuffizienz
(B) Hypokaliämie
(C) AV-Block II. Grades Mobitz-Typ I
(D) Hyperkalzämie
(E) Cor pulmonale

1.44 (B)   1.45 (A)   1.46 (E)   1.47 (C)   1.48 (B)

F96
Folgende Angaben beziehen sich auf die Aufgaben Nr. 1.49 und Nr. 1.50.

Ein 67-jähriger, vor 10 Jahren einseitig nephrektomierter, herzinsuffizienter Patient (Lungenstauung, Fußrücken- und Knöchelödeme) wird zur Klärung von „Herzstolpern" eingewiesen. Er bekommt als Erhaltungsdosis Digoxin $2 \times 0,1$ mg/d. RR 115/60 mmHg, Puls 58/min. Laborwerte: Serumkonzentration von Natrium 135 mmol/l, Kalium 3,6 mmol/l, Calcium 2,3 mmol/l, Kreatinin 212 µmol/l (24 mg/l). Proteinurie von 0,7 g/d.

1.49 Welche Aussagen treffen auf diesen Patienten am ehesten zu?

(1) Die Höhe der Serumkreatininkonzentration ist durch die Herzinsuffizienz zumindest mitbedingt.
(2) Die Befundkonstellation wird durch die Nephrektomie hinreichend erklärt.
(3) Das Fehlen eines Hochdrucks spricht gegen eine Nierenerkrankung.
(4) Die Ödeme sind Ausdruck eines nephrotischen Syndroms.
(5) Die Höhe der Serumkreatininkonzentration sollte unabhängig von der zugrundeliegenden Ursache zur Bestimmung der Digoxinkonzentration Anlaß geben.

(A) nur 1 und 2 sind richtig
(B) nur 1 und 5 sind richtig
(C) nur 2 und 4 sind richtig
(D) nur 2, 3 und 5 sind richtig
(E) 1–5 = alle sind richtig

1.50 Welche der folgenden Aussagen zur Therapie trifft am ehesten zu?

(A) Zunächst sollte ein Calciumpräparat i. v. gegeben werden.
(B) Die bisherige Digoxinerhaltungsdosis muß erhöht werden.
(C) Der Serumkaliumwert verbietet die Anwendung von Thiaziddiuretika ohne zusätzliche Kaliumzufuhr.
(D) Im Hinblick auf die Herzrhythmusstörung ist ein β-Rezeptorenblocker indiziert.
(E) Im Hinblick auf den Serumkreatininwert und die Ödeme sind Hungern und Dursten angebracht.

F94
1.51 Welche Aussage trifft **nicht** zu?

Bei Bradykardie können differentialdiagnostisch folgende Herzrhythmusstörungen in Betracht kommen:

(A) Kammerflimmern
(B) AV-Knotenrhythmus
(C) AV-Block
(D) Vorhofflimmern
(E) Sinusrhythmus bei Vagotonie

H00
1.52 Welches der folgenden antianginös wirkenden Pharmaka ist bei Sinusbradykardie mit einer Herzfrequenz unter 50/min kontraindiziert?

(A) Nifedipin
(B) Isosorbiddinitrat
(C) Glyceroltrinitrat
(D) Molsidomin
(E) Propranolol

F94
1.53 Ein 72-jähriger Patient berichtet, daß er beim Abschließen seiner Wohnungstür und Kopfwenden zu einer Begleitperson im Treppenhaus ohnmächtig zusammengebrochen sei. Er sei vor der Tür liegend erwacht, als die Begleitperson sich über ihn beugte.

Die klinische Untersuchung ergibt einen regelmäßigen Puls von 52/min bei einem seitengleichen Blutdruck von 165/70 mmHg, unauffälliges Verhalten der Muskeleigenreflexe, keine neurologischen Ausfälle.

Welches Krankheitsbild liegt am ehesten vor?

(A) Kardiomyopathie
(B) Karotissinus-Syndrom
(C) Blutdruckkrise
(D) Hirnembolie (transitorisch-ischämische Attacke)
(E) orthostatische Fehlregulation

1.49 (B)   1.50 (C)   1.51 (A)   1.52 (E)   1.53 (B)

[H94]

1.54 Die typische vago-vasale Reaktion ist gekennzeichnet durch

(1) unveränderte oder ansteigende Herzfrequenz
(2) abfallende Herzfrequenz
(3) abfallenden systolischen und ansteigenden diastolischen Druck
(4) unveränderten diastolischen Druck
(5) abfallenden systolischen und diastolischen Druck

(A) nur 2 ist richtig
(B) nur 5 ist richtig
(C) nur 1 und 3 sind richtig
(D) nur 2 und 4 sind richtig
(E) nur 2 und 5 sind richitg

[H97]

1.55 Welche Aussage trifft **nicht** zu?

Ein AV-Block I. Grades im Ruhe-EKG kann beobachtet werden bei

(A) Hochleistungssportlern
(B) Behandlung mit Herzglykosiden
(C) Behandlung mit Antiarrhythmika
(D) rheumatischer oder viraler Myokarditis
(E) respiratorischer Arrhythmie

[H99]

Folgende Angaben beziehen sich auf die Aufgaben Nr. 1.56, Nr. 1.57 umd Nr. 1.58.

Ein 68-jähriger Patient berichtet, er sei in den letzten Wochen wiederholt ohnmächtig geworden. Solche Ohnmachten träten vorwiegend in Ruhe, weniger bei körperlicher Belastung auf. Angehörige berichten über eine auffallende Blässe während der immer nur kurz dauernden Ohnmachten.

Die klinische Untersuchung ergibt:

Bradykardie von 52/min; RR 180/80 mmHg. Rauhes, niederfrequentes Frühsystolikum über dem Erb-Punkt, fehlende Fußpulse, Strömungsgeräusche über beiden Karotiden. Im Elektrokardiogramm AV-Block I. Grades, überdrehter Linkstyp, Rechtsschenkelblock.

1.56 Worum handelt es sich am ehesten?

(A) rezidivierende zerebrale Ischämie infolge Karotisstenose
(B) hypersensibler Karotissinus mit reflektorischer Asystolie
(C) intermittierend auftretender AV-Block III. Grades
(D) rezidivierende Hirnembolien bei Arteriosklerose
(E) paroxysmale ventrikuläre Tachykardie mit tachykardiebedingtem Herzminutenvolumenmangel

1.57 Wodurch läßt sich die bei diesem Patienten wahrscheinlichste Diagnose sichern?

(A) Langzeitspeicherelektrokardiographie
(B) Karotis-Sinus-Druckversuche
(C) Aortenbogenangiographie zur Darstellung der Karotiden und Vertebralarterien
(D) Untersuchung der Gefäße des Augenhintergrundes
(E) Phonokardiographie

1.58 Worin besteht die Therapie?

(A) Atropin als Dauermedikation
(B) Gabe von Antiarrhythmika, z.B. Chinidin
(C) Antikoagulantientherapie mit Phenprocoumon
(D) Implantation eines Herzschrittmachers
(E) operative Revision der Arteria carotis

1.54 (E)   1.55 (E)   1.56 (C)   1.57 (A)   1.58 (D)

1.59 Was trifft **nicht** zu?

Beurteilen Sie die Zuordnungen der klinischen Formen von Synkopen und der pathophysiologischen wahrscheinlichen Ursachen!

(A) Anstrengungssynkope – Aortenstenose
(B) Miktionssynkope – verminderter venöser Rückstrom
(C) Hustensynkope – Vorlastminderung des Herzens
(D) vasovagale Synkope – starker Schmerz oder Aufregung
(E) Karotissinussynkope – periphere Neuropathie

Folgende Angaben beziehen sich auf die Aufgaben Nr. 1.60 und Nr. 1.61.

Ein 75-jähriger Patient berichtet, dass er vor einigen Wochen plötzlich einen Leistungsknick erlitten hätte. Er könne sich körperlich kaum noch belasten, ohne Atemnot und Schwindelgefühl zu bekommen. Es sei eine Nykturie aufgetreten. Puls regelmäßig 38/min; Blutdruck 180/80 mmHg; erster Herzton von wechselnder Lautstärke; intermittierender dritter Herzton auskultierbar.

1.60 Welches Krankheitsbild liegt wahrscheinlich vor?

(A) Sinusknotensyndrom
(B) Hirntumor mit Hirndruckzeichen
(C) AV-Block III. Grades
(D) Phäochromozytom
(E) Herzdekompensation bei arterieller Hypertonie

1.61 Worin besteht die Therapie?

(A) kochsalzarme Kost und Digitalisgabe
(B) hirnchirurgischer Eingriff
(C) Gabe von Atropin als Langzeitmedikation
(D) operative Entfernung einer Nebenniere
(E) Herzschrittmacherimplantation

1.62 Plötzliche Schwindelanfälle können verursacht sein durch:

(1) Asystolie (Adams-Stokes-Anfall)
(2) paroxysmale Tachykardie
(3) Karotissinussyndrom
(4) zerebrale Durchblutungsstörungen
(5) Innenohrreizung (M. Menière)

(A) nur 3 und 5 sind richtig
(B) nur 1, 2, 3 und 4 sind richtig
(C) nur 1, 2, 4 und 5 sind richtig
(D) nur 1, 3, 4 und 5 sind richtig
(E) 1 – 5 = alle sind richtig

1.63 Welche Aussage trifft **am wenigsten** zu?

Das Sinusknotensyndrom geht einher mit

(A) SA-Blockierungen
(B) Sinusknotenstillstand
(C) Bradykardien
(D) Vorhofextrasystolen und Ersatzrhythmen
(E) ventrikulären Tachykardien

1.64 Eine Symptomatik von Schwindelzuständen, die im einzelnen mit persistierender Sinusbradykardie, wechselnden Phasen von Tachykardie und Bradykardie, intermittierendem Vorhofflimmern und mangelndem Frequenzanstieg unter Belastung einhergehen, kennzeichnet das

(A) Karotissinus-Syndrom
(B) Sinusknoten-Syndrom
(C) Hyperventilationssyndrom
(D) Schrittmachersyndrom
(E) WPW-Syndrom

1.59 (E)   1.60 (C)   1.61 (E)   1.62 (E)   1.63 (E)   1.64 (B)

[H97]

Folgende Angaben beziehen sich auf die Aufgaben Nr. 1.65 und Nr. 1.66.

Ein 69-jähriger Patient klagt seit einigen Wochen immer wieder über bevorzugt bei körperlicher Ruhe auftretende Schwindelzustände. Außerdem bemerkte er ein Stolpern des Herzens und zeitweise ein Herzrasen.

Klinisch findet sich ein uncharakteristisches systolisches Geräusch über der Herzbasis. Das Herz zeigt einen langsamen, regelmäßigen Rhythmus mit nicht atemsynchronen Frequenzschwankungen zwischen 48 und 60/min, unterbrochen durch einzelne Extrasystolen.

1.65 Die bei diesem Patienten am wahrscheinlichsten vorliegende Diagnose läßt sich sichern durch

(A) Karotis- und Vertebralisangiographie
(B) Lungenfunktionsprüfung
(C) Nachweis myokardspezifischer Antikörper im Serum
(D) Langzeitelektrokardiographie
(E) Koronarangiographie

1.66 Die Therapie besteht in

(A) Gabe von bronchodilatatorisch wirksamen Medikamenten
(B) koronarchirurgischem Eingriff
(C) medikamentöser Beeinflussung des Hirngewebsstoffwechsels
(D) Herzschrittmacherimplantation
(E) Gabe von Herzglykosiden und Glucocorticoiden

1.3 Koronarerkrankungen

[H00]

1.67 Ein Schmerz in der Brust ist **am wenigsten** wahrscheinlich auf eine stenosierende Koronarsklerose zurückzuführen, wenn folgende anamnestische Angabe gemacht wird:

(A) Atemabhängigkeit
(B) Abhängigkeit von Kälteexposition
(C) Abhängigkeit von körperlicher Belastung
(D) Zusammenhang mit reichlichem Essen
(E) Zusammenhang mit psychischer Belastung

[F94]

1.68 Welche Aussage trifft **nicht** zu?

Die Differentialdiagnose rezidivierender Präkordialschmerzen umfaßt:

(A) Adams-Stokes-Anfälle
(B) Angina pectoris
(C) Refluxösophagitis
(D) rezidivierende Lungenembolien
(E) Mitralklappenprolaps-Syndrom

[H94]

1.69 Ein 48-jähriger Sportler gibt an, daß er in der neuen Saison nach den ersten 300 bis 500 m Skilanglauf wegen Engegefühl hinter dem Brustbein anhalten müsse. Nach kurzer Pause könne er ohne jegliche Beschwerden weiterlaufen.

Es handelt sich am ehesten um

(A) funktionelle Herzbeschwerden
(B) Angina pectoris
(C) Interkostalneuralgie
(D) Refluxösophagitis
(E) ausstrahlende Schmerzen bei Zervikalsyndrom

[H98]

1.70 Eine 23-jährige bisher anscheinend gesunde Patientin klagt über anfallsweise Schmerzen im Bereich des Herzens, die mit Kribbeln an Händen und Füßen sowie einem Gefühl der Enge über der Brust einhergehen.

Welche der folgenden Erkrankungen ist **am wenigsten** wahrscheinlich?

(A) Angina pectoris vera
(B) Herzneurose
(C) Hyperventilationssyndrom
(D) Hypokalzämie
(E) psychovegetativ bedingte Kreislaufstörung (Effort-Syndrom)

1.65 (D) 1.66 (D) 1.67 (A) 1.68 (A) 1.69 (B) 1.70 (A)

1 Herz und Gefäße

[H98]
1.71 Welche Aussage trifft **nicht** zu?

Manifestationen der koronaren Herzkrankheit sind:

(A) hypertrophische Kardiomyopathie
(B) Herzinsuffizienz
(C) Angina pectoris
(D) Myokardinfarkt
(E) Herzrhythmusstörungen

[H95]
1.72 Welche Aussage trifft **nicht** zu?

Ein Schmerz in der Brust ist wahrscheinlich auf eine stenosierende Koronarsklerose zurückzuführen, wenn folgende anamnestische Angaben oder Symptome vorliegen:

(A) Atemabhängigkeit
(B) Abhängigkeit von Kälteexposition
(C) Abhängigkeit von körperlicher Belastung
(D) Zusammenhang mit dem Essen
(E) Zusammenhang mit psychischer Belastung

[H00]
1.73 Welche der folgenden Aussagen zum Herzinfarkt trifft **nicht** zu?

(A) Dem Infarkt können für Tage bis Wochen prämonitorische pektanginöse Beschwerden vorausgehen.
(B) Für den akuten Herzinfarkt ist der heftige, oft von Vernichtungsgefühl begleitete Präkordialschmerz typisch, der länger als 1/2 Stunde andauert.
(C) Nicht selten geht das Infarktereignis mit Schockzeichen (Blässe, kalter Schweiß, Dyspnoe) oder Oberbauchsymptomen (Übelkeit) einher.
(D) Bei der Herzauskultation können Tachykardie, Extrasystolie, Galopprhythmus oder Perikardreiben auffallen.
(E) Bei Patienten unter 40 Jahren ist mit einem schmerzlosen, im EKG aber nachweisbaren Infarkt häufiger zu rechnen als im höheren Alter.

[F93]
1.74 Ein 52-jähriger, deutlich übergewichtiger, beruflich und privat stark geforderter Filialleiter bemerkt seit drei Wochen mit zunehmender Häufigkeit punktförmig stechende Schmerzen im 5. ICR links in der Medioklavikularlinie. Diese Beschwerden würden besonders ausgeprägt am Abend und während der Nacht auftreten. Er hat Angst vor einem drohenden Herzinfarkt.

Welche diagnostische Maßnahme zum Ausschluß einer koronaren Herzkrankheit ist bei normalem Ruhe-EKG vorrangig indiziert?

(A) 24-h-Langzeit-EKG
(B) Echokardiographie
(C) Belastungs-EKG
(D) Thalliummyokardszintigraphie
(E) Koronarangiographie

[H95]
1.75 Welche Aussage trifft **nicht** zu?

Eine Belastungselektrokardiographie ist kontraindiziert

(A) bei schwerer Herzinsuffizienz
(B) während der ersten 1–2 Wochen nach Myokardinfarkt
(C) bei stabiler Angina pectoris
(D) bei signifikanter Aortenstenose
(E) bei florider Myokarditis

[F99]
1.76 Die Abb. 7 und Abb. 8 des Bildanhangs zeigen die Brustwandableitungen in Ruhe und bei 75 Watt Ergometerbelastung eines 50-jährigen Mannes, der seit 3 Wochen zunehmende Belastungs-Angina pectoris angibt.

Welche Aussage trifft zu?

(A) Das Belastungs-EKG zeigt einen Normalbefund, weitere Diagnostik ist vorerst nicht notwendig.
(B) Das Belastungs-EKG ist nicht sicher pathologisch.
(C) Das Belastungs-EKG sollte Anlaß zur Koronarangiographie sein.
(D) Die erreichte maximale Pulsfrequenz (135/min) ist zur Ischämieauslösung zu niedrig.
(E) Der Patient sollte zusätzlich mit 150 Watt belastet werden.

1.71 (A)   1.72 (A)   1.73 (E)   1.74 (C)   1.75 (C)   1.76 (C)

[F98]

1.77 Die allgemein anerkannte medikamentöse Therapie der instabilen Angina pectoris besteht in einer Kombination von

(1) Nitraten
(2) Acetylsalicylsäure
(3) Streptokinase
(4) β-Rezeptorenblockern

(A) nur 1 und 3 sind richtig
(B) nur 2 und 3 sind richtig
(C) nur 1, 2 und 4 sind richtig
(D) nur 2, 3 und 4 sind richtig
(E) 1–4 = alle sind richtig

[F95]

Ordnen Sie den Infarktlokalisationen der Liste 1 die jeweils entsprechenden EKG-Ableitungen der Liste 2 zu, in denen pathologische Q-Zacken auftreten!

Liste 1

1.78 Hinterwand

1.79 Lateralwand

1.80 Vorderwand

Liste 2

(A) I, aVL, V_6
(B) V_1–V_5
(C) II, III, aVF
(D) V_{3R}, V_{4R}
(E) V_1, V_2

[H95]

1.81 Das Elektrokardiogramm ist typisch für:

(A) Rechtsherzhypertrophie
(B) Digitalisintoxikation
(C) Hinterwandinfarkt
(D) Myokarditis
(E) Linksschenkelblock

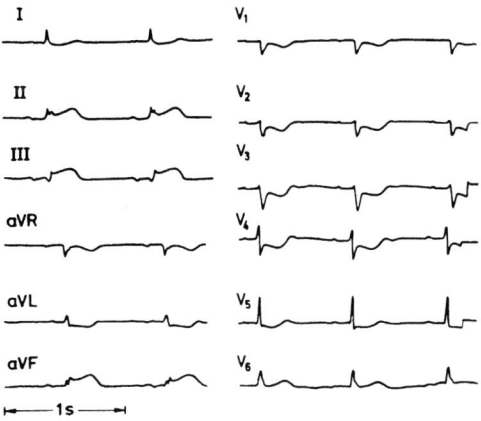

[H99]

1.82 Was trifft **nicht** zu?

Das Elektrokardiogramm (siehe Abb. 9 des Bildanhangs) zeigt:

(A) Indifferenz – bis beginnende Linkslage des QRS-Hauptvektors
(B) Sinusrhythmus
(C) Hinterwandinfarktnarbe
(D) Endstreckenveränderungen über dem linken Ventrikel
(E) Linkshypertrophiezeichen

1 Herz und Gefäße

[F00]

1.83 Welche der folgenden Zuordnungen von Herzinfarktlokalisationen zum Auftreten pathologischer Q-Zacken in einzelnen EKG-Ableitungen ist **unzutreffend**?

(A) Q in V1–V6, I und aVL – ausgedehnter Vorderwandinfarkt
(B) Q in V1–V3, I und aVL – anteroseptaler Infarkt
(C) Q in V5–V6, I und aVL – anterolateraler Infarkt
(D) Q in V1–V2, I und aVR – Hinterwandinfarkt (posterior)
(E) Q in II, III und aVF – Hinterwandinfarkt (inferior)

[H96]

1.84 Welche Aussage trifft **nicht** zu?

Im Verlauf eines transmuralen Myokardinfarkts kommt es typischerweise zur Erhöhung der Serumkonzentration von

(A) Kreatinkinase (CK)
(B) Lactatdehydrogenase (LDH)
(C) Aspartataminotransferase (GOT)
(D) saurer Phosphatase (SP)
(E) Troponin T

[H00]

1.85 Nach welchem der folgenden Ereignisse bleibt die Serumaktivität der Kreatinkinase (CK) wahrscheinlich innerhalb des Referenzbereiches?

(A) akutem Herzinfarkt
(B) Einführen eines zentralen Venenkatheters
(C) Elektrokardioversion
(D) intramuskulärer Injektion
(E) generalisiertem epileptischem Anfall

[H98]

Folgende Angaben beziehen sich auf die Aufgaben Nr. 1.86, Nr. 1.87 und Nr. 1.88.

Ein 75-jähriger Patient kollabiert beim Zertrennen von Pappkartons. Er ist ansprechbar, gibt keine Schmerzen an. Seine Extremitäten sind kalt, die Haut ist blaß, schweißbedeckt, die Halsvenen sind deutlich sichtbar gefüllt. Puls 55/min, RR 80/50 mmHg.

Abb. 10 des Bildanhangs zeigt das EKG.

1.86 Die Diagnose lautet:

(A) vasovagale Synkope bei hypersensiblem Karotissinus
(B) Adams-Stokes-Äquivalent
(C) Herzvorderwandinfarkt
(D) Schock bei intestinaler Blutung
(E) Herzhinterwandinfarkt

1.87 Die therapeutische Erstmaßnahme ist:

(A) Atemspende und externe Herzmassage
(B) intrakardiale Injektion von $1/2$ mg Digoxin
(C) Legen einer temporären Schrittmachersonde und Stimulierung des Herzens mit einer Frequenz von 70/min
(D) rasche Infusion von 500 ml niedermolekularer kolloidaler Plasmaersatzlösung zur Verbesserung der Mikrozirkulation
(E) rasche Infusion von 500 ml hochmolekularer kolloidaler Plasmaersatzlösung

1.88 Nach Einleitung der therapeutischen Erstmaßnahmen erholt sich der Patient relativ rasch.

Folgende Aussage zur Prognose trifft am ehesten zu:

(A) Bei Meiden mechanischer Einflüsse auf die Karotiden ist ein Rezidiv der Erkrankung wenig wahrscheinlich.
(B) Die Implantation eines Herzschrittmachers wird Rezidive sicher vermeiden.
(C) Ist eine operative Versorgung der Blutungsquelle nach Beseitigung der Schocksymptomatik möglich, so ist die Prognose gut.
(D) Die Prognose ist eher ungünstig, da es sich offenbar um ein Pumpversagen des Herzens handelt.
(E) Wenn der Patient die ersten fünf Tage stationärer Behandlung überlebt, ist eine vollständige Wiederherstellung seiner Leistungsfähigkeit zu erwarten.

1.83 (D)   1.84 (D)   1.85 (B)   1.86 (E)   1.87 (C)   1.88 (D)

1.3 Koronarerkrankungen

[H98]

Folgende Angaben beziehen sich auf die Aufgaben Nr. 1.89 und Nr. 1.90.

Eine 69-jährige Patientin bekommt, nachdem sie tagsüber Wäsche gewaschen und gebügelt hat, gegen 20.00 Uhr im Sitzen rasch zunehmende retrosternale Schmerzen mit Ausstrahlung in den Oberbauch. Die Anamnese ergibt eine arterielle Hypertonie und vor ca. 1 Woche eine Erkältung mit Husten und Halsschmerzen ohne Fieber.

Befunde: RR 140/70 mmHg; Puls 80/min; Adipositas; flache, frequente Atmung; geringe Lippenzyanose; feinblasige Nebengeräusche über beiden Lungenunterfeldern, die nach einem Hustenstoß verschwinden; Unterschenkelödeme bei Varizen beiderseits.

Es ergab sich der EKG-Befund in Abb. 11 des Bildanhangs.

1.89 Um welches Krankheitsbild handelt es sich am ehesten?

(A) Lungenödem bei Dekompensation eines Herzvitiums
(B) Angina pectoris bei hypertoner Krise
(C) Lungenembolie
(D) Pericarditis sicca
(E) Herzhinterwandinfarkt

1.90 Welcher der folgenden Komplikationsmöglichkeiten müssen die stationäre Beobachtung und Therapie besonders Rechnung tragen?

(A) Zunahme der respiratorischen Insuffizienz
(B) Entstehung eines Spontanpneumothorax
(C) Auftreten von Herzrhythmusstörungen
(D) Rezidiv einer Thromboembolie
(E) Entwicklung eines Perikardergusses

[F98]

1.91 Ein seit 2 Jahren kurzatmiger 54-jähriger Patient (nach seinen Angaben 20 Zigaretten, ca. 7 Flaschen Bier und einige Schnäpse tgl.) wurde wegen eines akuten Herzhinterwandinfarkts aufgenommen. Der Patient war nach dem Infarkt weder bewußtlos noch ateminsuffizient.

Unter der Therapie mit 1 g Lidocain und 0,25 mg Digoxin tgl. stabile Kreislaufverhältnisse, Blutgaswerte und Serumelektrolyte im Normbereich. Am dritten Behandlungstag wird der Patient zunehmend motorisch unruhig und ängstlich, ist örtlich desorientiert und hat offenbar Trugwahrnehmungen. Puls 90/min, RR 115/80 mmHg, zentraler Venendruck 0,7 kPa (7 cm H_2O). Bei der Auskultation von Herz und Lunge einzelne grobblasige RG über dem linken Lungenoberlappen.

Welche ist die wahrscheinlichste Ursache der starken Unruhe des Patienten?

(A) Digitalisintoxikation
(B) Infarktrezidiv
(C) Lungenödem
(D) Alkoholentzugsdelir
(E) Lidocainintoxikation

[H96]

1.92 Welche Aussage trifft **nicht** zu?

Der rechtsventrikuläre Herzinfarkt

(A) ist hämodynamisch durch einen erhöhten Druck im rechten Vorhof und erhöhten enddiastolischen Druck der rechten Kammer gekennzeichnet
(B) zeigt im EKG neben den Zeichen eines akuten Hinterwandinfarktes ST-Anhebungen rechts präkordial in V_{R3}–V_{R6}
(C) tritt typischerweise in Assoziation mit einem akuten Linksschenkelblock auf
(D) zeigt in der Radionuklidventrikulographie eine Reduktion von rechts-ventrikulärer Ejektionsfraktion und Herzwandbeweglichkeit
(E) zeigt im Echokardiogramm eine Dilatation des rechten Ventrikels und einen regionalen Kontraktionsverlust

---

1.89 (E)   1.90 (C)   1.91 (D)   1.92 (C)

[H97]

1.93 Welche Aussage trifft **nicht** zu?

Die thrombolytische Therapie des akuten Myokardinfarktes ist indiziert

(A) bei Patienten mit Rechtsherzinfarkt
(B) bei Patienten mit transmuralem Infarkt
(C) bei Infarkt im Bereich der Vorderwand binnen 6 Stunden
(D) bei Infarkt im Bereich der Hinterwand nach 12 Stunden
(E) bereits innerhalb der ersten Stunde nach Infarktereignis

[H99]

1.94 Was trifft **nicht** zu?

Eine Antikoagulation mit Phenprocoumon (z.B. Marcumar®) wird heute für notwendig erachtet

(A) während der ersten 6 Monate nach Ballondilatation einer Koronargefäßstenose
(B) bei allen mechanischen Klappenprothesen in Trikuspidal-, Mitral- und Aortenposition
(C) zur Vorbereitung einer Kardioversion eines seit 4 Wochen bestehenden Vorhofflimmerns
(D) während der ersten Monate nach Lungenembolie
(E) bei chronischem Vorhofflimmern mit eingeschränkter links-ventrikulärer Funktion

[F98]

1.95 Welche Aussage trifft **nicht** zu?

Für eine rechtzeitig durchgeführte thrombolytische Therapie (innerhalb 3 Stunden) beim akuten Herzinfarkt mit Streptokinase i.v. oder Urokinase i.v. gilt:

(A) Die Therapie sollte nicht durchgeführt werden, wenn zuvor i.m. Injektionen, z.B. zur Schmerzlinderung, gegeben wurden.
(B) Lichtmikroskopisch erkennbare Herzmuskelveränderungen (wellige Deformation, Myokardzelleosinophilie) können zur Rückbildung gebracht werden
(C) Die rechtzeitig durchgeführte Therapie kann trotz Infarktausbildung zur Verbesserung der Langzeitprognose beitragen.
(D) Die erfolgreiche Therapie kann in der Akutphase des Infarktes zu einem rascheren Anstieg und früheren Maximum der Serumaktivität der CK und der Myoglobinkonzentration führen.
(E) Während der thrombolytischen Therapie muß mit ventrikulären Arrhythmien gerechnet werden.

[F97]

1.96 Welche Aussage trifft **nicht** zu?

Der Erfolg einer thrombolytischen Therapie des akuten Myokardinfarktes kann kontrolliert werden durch

(A) Verlauf der Schmerzsymptomatik
(B) Änderung des ST-Streckenverlaufes im EKG
(C) Koronarangiographie
(D) Verlaufskinetik der CK-MB
(E) Verlaufskinetik der partiellen Thromboplastinzeit

[F99] [F97]

1.97 Welche Aussage trifft **nicht** zu?

Zu den Kontraindikationen der thrombolytischen Therapie des akuten Myokardinfarktes gehören:

(A) refraktäre Hypertonie mit Retinopathia angiospastica
(B) akuter hämorrhagischer Hirninfarkt
(C) unmittelbar vorausgegangener Unfall (SHT)
(D) Verdacht auf Aortendissektion
(E) vorausgegangene i.v.-Injektion von Morphin

1.93 (D)   1.94 (A)   1.95 (B)   1.96 (E)   1.97 (E)

1.3 Koronarerkrankungen

1.98 Was ist **keine** Kontraindikation der thrombolytischen Therapie des akuten Myokardinfarktes?

(A) refraktäre maligne Hypertonie mit hypertensiver Retinopathie Stadium III–IV nach Keith-Wagener
(B) akuter hämorrhagischer Hirninfarkt
(C) unmittelbar vorausgegangenes Schädel-Hirn-Trauma
(D) Verdacht auf Aortendissektion
(E) vorausgegangene intravenöse Injektion von Morphin

1.99 Welche Aussage trifft **nicht** zu?

Im Verlauf eines Myokardinfarkts kann es kommen zu:

(A) Lungenödem
(B) Pericarditis epistenocardica
(C) akuter Mitralinsuffizienz
(D) idiopathischer dilatativer Kardiomyopathie
(E) Herzwandruptur

Folgende Angaben beziehen sich auf die Aufgaben Nr. 1.100, Nr. 1.101 und Nr. 1.102.

Ein 59-jähriger Patient, bisher nie ernsthaft krank gewesen, wird als Notfall eingewiesen. Er berichtet, er sei wegen Atemnot und mit einem Druckgefühl über der Brust aufgewacht, die Atemnot habe sich immer mehr gesteigert.

Klinisch: Blutdruck 180/105 mmHg, Puls 132/min regelmäßig. Über allen Lungenfeldern fein- bis mittelblasige Rasselgeräusche; beim Husten schaumiges, leicht rötlich tingiertes Expektorat.

1.100 Es handelt sich am ehesten um ein/e

(A) hypertone Krise bei globaler Herzinsuffizienz
(B) Lungenembolie
(C) Lungenödem
(D) Lobärpneumonie
(E) Entleerung einer tuberkulösen Kaverne

1.101 Worin besteht die Erstversorgung?

(A) rasche Blutdrucksenkung durch intravenös applizierbare Antihypertensiva, z.B. Clonidin
(B) Infusion von 40 Mio. Einheiten Penicillin G Natrium
(C) Legen eines intravenösen Verweilkatheters und rasche Infusion von 500 ml eines Plasmaersatzmittels
(D) sublinguale Gabe von Glyceroltrinitrat, intravenöse Gabe eines rasch wirksamen Saluretikums und eines herzwirksamen Glykosids
(E) Gabe von Expektorantien sowie Unterweisung des Patienten bezüglich hygienischer Vorsichtsmaßnahmen bei der Expektoration, um eine Ausbreitung der Infektion zu verhindern

1.102 Ursächlich liegt dem Krankheitsbild am ehesten zugrunde ein/e

(A) chronische Nierenerkrankung
(B) Herzinfarkt
(C) Thrombose der tiefen Beinvenen
(D) tuberkulöser Primärkomplex
(E) Status asthmaticus

1.98 (E)   1.99 (D)   1.100 (C)   1.101 (D)   1.102 (B)

[F95] [F92]

1.103 Ein 65-jähriger Mann wurde vor einigen Tagen mit den Zeichen eines akuten Vorderwandinfarktes in die Klink aufgenommen. Nach zunächst komplikationslosem Verlauf traten während der letzten 24 Stunden ein Perikardreibegeräusch und Pleuraschmerzen auf, die durch Schmerzmittel und Antiphlogistika nur wenig zu beeinflussen waren. Ein Tag später sank der Blutdruck plötzlich auf nicht meßbare Werte, wobei ausgeprägte Halsvenenstauung und elektromechanische Dissoziationen auffielen.

Welche ist die wahrscheinlichste Ursache dieser akuten Infarktkomplikation?

(A) akute Mitralinsuffizienz nach Ruptur eines Papillarmuskels
(B) Ventrikelseptumruptur
(C) Herzwandruptur
(D) Infarktausdehnung
(E) rechtsventrikulärer Infarkt

[H93]

1.104 Sie vermuten als Quelle einer arteriellen Embolie einen Thrombus im linken Ventrikel über einem Infarktgebiet.

Zur Sicherung der Verdachtsdiagnose machen Sie vorrangig folgende Untersuchung:

(A) Linksherzkatheterisierung
(B) Koronarangiographie
(C) Ventrikelinnenraumszintigraphie
(D) Echokardiographie
(E) Thorax-CT

[H95]

1.105 Ein 52-jähriger Patient wird schweißbedeckt als Notfall eingewiesen. Von den Angehörigen ist zu erfahren, daß der Patient beim Rasenmähen über Atemnot, Oppressionsgefühl und Husten geklagt hat. Der Zustand habe sich dann rasch verschlechtert.

Bei Aufnahme frequente, rasselnde Atmung, reichlich rötlich-schaumiges Expektorat, bei der Auskultation diffuse mittel- und grobblasige Rasselgeräusche über allen Lungenfeldern; Herzfrequenz 132/min, regelmäßig. RR 105/90 mmHg. Temperatur 37,8 °C rektal.

Welche ist die Verdachtsdiagnose?

(A) akuter Anfall eines Athma bronchiale
(B) schwere, viral bedingte Tracheobronchitis
(C) lobäre Pneumonie
(D) Lungenödem infolge Herzinfarktes
(E) Spontanpneumothorax

[H97]

1.106 Welche der folgenden bewegungstherapeutischen Maßnahmen ist im Sinne einer möglichen Prävention von Herz- und Kreislaufkrankheiten am zweckmäßigsten?

(A) atemgymnastische Übungen mit vertieftem Inspirium
(B) tägliche submaximale Ausdauerübungen von ca. 10 Minuten
(C) passive Bewegungsübungen
(D) rein isometrisches Muskeltraining
(E) Schnellkraftübungen

[H95]

1.107 Der therapeutische Effekt eines regelmäßigen körperlichen Trainings bei Patienten mit überstandenem Myokardinfarkt besteht in:

(A) vermindertem Anstieg von Herzfrequenz und systolischem Blutdruck bei submaximaler Belastung
(B) koronarangiographisch nachweisbarer Abnahme atherosklerotischer Wandveränderungen
(C) Abnahme der Reinfarkthäufigkeit um etwa 50%
(D) Myokardhyperplasie
(E) Koronargefäßneubildung

1.103 (C)   1.104 (D)   1.105 (D)   1.106 (B)   1.107 (A)

[H95]

1.108 Ein 55-jähriger Mann (1,76 m, 73 kg) mit bisher unauffälligem Status nach Herzinfarkt vor 8 Wochen fragt seinen Arzt, ob er den Schwimmsport wieder aufnehmen kann.

Welche Aussagen treffen zu?

(1) Es sollte eine körperliche Leistungsfähigkeit von mindestens 75 Watt über 2 Minuten nachgewiesen sein.
(2) Unter optimalen Bedingungen werden erste Schwimmübungen unter telemetrischer Kontrolle des EKG vorgenommen werden.
(3) Nach kühlen Bädern besteht eine größere Gefahr orthostatischer Dysregulation als nach warmen Bädern.

(A) nur 1 ist richtig
(B) nur 1 und 2 sind richtig
(C) nur 1 und 3 sind richtig
(D) nur 2 und 3 sind richtig
(E) 1–3 = alle sind richtig

[H96]

1.109 Folgende Kriterien zwingen zur Unterbrechung krankengymnastischer Übungen bei der Frühmobilisation von Herzinfarktpatienten:

(1) Pulsfrequenzanstieg von mehr als 30/min auf > 100/min
(2) gehäuftes Auftreten multifokaler Extrasystolen
(3) Pulsverlangsamung um mehr als 10/min

(A) nur 1 ist richtig
(B) nur 2 ist richtig
(C) nur 3 ist richtig
(D) nur 1 und 3 sind richtig
(E) 1–3 = alle sind richtig

[F95]

1.110 Welche Aussage trifft **nicht** zu?

Ein Koronarspasmus

(A) kann Ursache einer Ruhe-Angina pectoris sein
(B) kann Ursache eines Myokardinfarktes oder eines plötzlichen Herztodes sein
(C) tritt nur an normalen Koronargefäßen ohne arteriosklerotische Wandveränderungen auf
(D) kann mit ST-Anhebung im EKG einhergehen
(E) ist mit Calciumantagonisten und Nitraten zu behandeln

1.4 Myokarderkrankungen

[F94]

1.111 Der Nachweis eines kompletten Linksschenkelblockes bei einem 40-jährigen Patienten lediglich mit Zeichen der leichten Herzinsuffizienz (NYHA I–II) spricht am wahrscheinlichsten für

(A) dilatative Kardiomyopathie
(B) hypertrophe obstruktive Kardiomyopathie
(C) hypertrophe nichtobstruktive Kardiomyopathie
(D) Aortenstenose
(E) Aorteninsuffizienz

[F99]

1.112 Welche Aussage trifft **nicht** zu?

Der intraventrikuläre Druckgradient der hypertrophen obstruktiven Kardiomyopathie kann zunehmen unter

(A) körperlicher Belastung
(B) Digitalisierung
(C) Therapie mit Sympathomimetika
(D) arterieller Hypertonie
(E) Therapie mit β-Rezeptorenblockern

1.5 Perikard

[H94]

Folgende Angaben beziehen sich auf die Aufgaben Nr. 1.113 und Nr. 1.114.

Ein 33-jähriger, bisher leistungsfähiger Patient klagt nach einem Erkältungsinfekt über heftige retrosternale Schmerzen, die belastungsunabhängig sind und seit 2 Tagen bestehen. Seine Körpertemperatur beträgt 38,6 °C rektal, bei der Auskultation fällt ein lageabhängiges Herzgeräusch auf. Die Serumenzymaktivitäten GOT, CK und LDH sind geringfügig erhöht.

1.113 Welches Krankheitsbild ist am wahrscheinlichsten?

(A) Mediastinitis
(B) hämolytische Krise
(C) Pericarditis sicca
(D) Lungenembolie
(E) eingeklemmte Hiatushernie

1.114 Worin besteht die Therapie?

(A) Antibiotika
(B) Bluttransfusion
(C) Bettruhe und Antiphlogistika
(D) Antikoagulantien
(E) Fundoplicatio

[F00]

1.115 Was kommt als Ursache einer Perikardtamponade **nicht** in Frage?

(A) urämische Perikarditis
(B) akute Linksherzinsuffizienz
(C) Aortendissektion
(D) Malignome, Metastasen
(E) exsudative Perikarditis (Virusinfektion, Tbc)

[F00]

1.116 Ein auch geringer Perikarderguss kann kostengünstig und sicher nachgewiesen werden mit der

(A) Magnetresonanztomographie
(B) Computertomographie
(C) konventionellen Röntgenthoraxuntersuchung
(D) Echokardiographie
(E) Szintigraphie

[H99]

1.117 Ein 36-jähriger Patient erkrankt aus vollem Wohlbefinden mit einem heftigen Brustschmerz stichartigen Charakters, der in die linke Schulter und den Rücken ausstrahlt. In ruhiger Rückenlage lassen die Schmerzen etwas nach. Der untersuchende Arzt hört leise Herztöne mit einem uncharakteristischen systolisch-diastolischen Geräusch. Körpertemperatur um 38,5 °C. BSG leicht erhöht, Serumaktivität der CK (Kreatinkinase) auch nach 6 Stunden noch im Bereich der Norm, Blutleukozytose von $10\,000 \cdot 10^6/l$. EKG (siehe Abb. 12 des Bildanhangs).

Es handelt sich am wahrscheinlichsten um

(A) funktionelle Herzbeschwerden
(B) Myokardinfarkt
(C) Perikarditis
(D) Lungenembolie
(E) dekompensierte Aorteninsuffizienz

[H00]

1.118 Welcher der folgenden Befunde weist **am wenigsten** auf einen tamponierenden Perikarderguss hin?

(A) zunehmende Bradykardie
(B) Blutdruckabfall
(C) gestaute Halsvenen
(D) echofreie Zone zwischen Perikard und Epikard
(E) leise Herztöne

[H00]

1.119 Eine neu aufgetretene periphere Niedervoltage (Niederspannung im EKG) ist bei vorhandenem elektrischen Alternans typisch für

(A) großen Perikarderguss
(B) Vorhofflimmern
(C) Hämochromatose
(D) infektiöse Endokarditis
(E) Endomyokardfibrose

1.113 (C)   1.114 (C)   1.115 (B)   1.116 (D)   1.117 (C)   1.118 (A)   1.119 (A)

[F94]

1.120 Bei welcher der folgenden endokrinen Erkrankungen ist ein begleitender Perikarderguß am wahrscheinlichsten?

(A) Akromegalie
(B) Morbus Cushing
(C) Hypothyreose
(D) Hyperthyreose
(E) Phäochromozytom

[H00]

1.121 Mit welcher der folgenden endokrinologischen Erkrankungen ist am häufigsten ein Perikarderguss assoziiert?

(A) Hyperthyreose
(B) Hypothyreose
(C) Phäochromozytom
(D) chronischer Nebenniereninsuffizienz
(E) Hypogonadismus

[H97]

Folgende Angaben beziehen sich auf die Aufgaben Nr. 1.122 und Nr. 1.123.

Eine 67-jährige Patientin bekommt, nachdem sie tagsüber Wäsche gewaschen und gebügelt hat, abends im Sitzen zunehmende retosternale Schmerzen mit Ausstrahlung zwischen beide Schulterblätter. Die auch in Atemruhe vorhandenen Schmerzen verstärken sich beim Einatmen. Die Anamnese ergibt eine arterielle Hypertonie und vor ca. 3 Wochen eine Erkältung mit Husten und Halsschmerzen ohne Fieber.

Befunde: RR 180/88 mmHg, Puls 72/min; Adipositas; flache, frequente Atmung; geringe Lippenzyanose; vereinzelt feinblasige Rasselgeräusche über beiden Lungenunterfeldern; bei der Herzauskultation lageabhängiges Systolikum schabenden Charakters; Unterschenkelödeme bei Varizen beiderseits.

EKG: siehe Abb. 13 des Bildanhangs.

1.122 Um welches Krankheitsbild handelt es sich am ehesten?

(A) Lungenödem bei kardialer Dekompensation
(B) Angina pectoris bei hypertensiver Krise
(C) Lungenembolie
(D) Perikarditis
(E) anteroseptaler Myokardinfarkt

1.123 Eine stationäre Beobachtung und Therapie muß besonders zwei der folgenden Komplikationsmöglichkeiten Rechnung tragen:

(1) zunehmende respiratorische Insuffizienz
(2) Entstehung eines Spontanpneumothorax
(3) Entwicklung von Herzrhythmusstörungen
(4) Rezidiv einer Thromboembolie
(5) Entwicklung eines Perikardergusses
(6) Entwicklung von Pleuraergüssen

(A) nur 1 und 4 sind richtig
(B) nur 1 und 6 sind richtig
(C) nur 2 und 3 sind richtig
(D) nur 3 und 5 sind richtig
(E) nur 4 und 6 sind richtig

[H99]

1.124 Ein 40-jähriger Patient hat ausgeprägte Belastungsdyspnoe, Ruhetachykardie sowie obere und untere Einflußstauung. Die Röntgenaufnahmen des Thorax geben Hinweise, die auf die Ursache der klinischen Symptomatik schließen lassen (siehe Abb. 14 und Abb. 15 des Bildanhangs).

Welche der genannten Diagnosen ist die wahrscheinlichste?

(A) Koronargefäßsklerose
(B) verkalkte Aortenklappenstenose
(C) verkalkte Pleuraplaques
(D) Pericarditis constrictiva
(E) schwere Mistralstenose

1.120 (C)   1.121 (B)   1.122 (D)   1.123 (D)   1.124 (D)

[H98]

Folgende Angaben beziehen sich auf die Aufgaben Nr. 1.125 und Nr. 1.126.

Ein Patient im mittleren Lebensalter leidet seit einigen Monaten unter zunehmender Atemnot und Vergrößerung des Leibesumfanges. Er klagt über unregelmäßiges Herzklopfen.

Sie finden eine absolute Arrhythmie mit einer Frequenz um 110/min ohne Pulsdefizit, Blutdruck seitengleich 130/100 mmHg.

Auskultatorisch ist über Herzspitze und normaler Herzdämpfung ein deutlicher 3. Herzton wahrnehmbar.

Die Halsvenen sind auch im Sitzen gestaut, bds. bestehen Pleuraergüsse, rechts stärker als links. Klinisch nachweisbarer Aszites. Im Urin Eiweißausscheidung von 2,6 g/l.

1.125 Es handelt sich am ehesten um ein/e

(A) kardiale Dekompensation bei arterieller Hypertonie
(B) exsudative Gastroenteropathie
(C) Lebervenenthrombose
(D) Pericarditis constrictiva
(E) nephrotisches Syndrom

1.126 Die wahrscheinlichste Diagnose kann bestätigt werden durch

(A) quantitative Bestimmung der Eiweißausscheidung im Stuhl
(B) vergleichende Venendruckmessungen im Liegen an oberer und unterer Körperhälfte
(C) Röntgenaufnahmen des Herzens mit Hartstrahltechnik
(D) Nierenbiopsie
(E) Leberbiopsie

[F94]

1.127 Wenn bei einem Patienten obere und untere Einflußstauung beobachtet werden, kommen als gemeinsame Ursache in Betracht:

(1) retrosternale Struma
(2) Pfortaderthrombose
(3) Rechtsherzinsuffizienz
(4) Pericarditis constrictiva (Panzerherz)
(5) gesteigertes Herzminutenvolumen

(A) nur 3 ist richtig
(B) nur 2 und 4 sind richtig
(C) nur 3 und 4 sind richtig
(D) nur 1, 2 und 3 sind richtig
(E) nur 2, 4 und 5 sind richtig

1.6 Infektiöse Endokarditis

[H93]

1.128 Welche Aussage trifft **nicht** zu?

Zu den typischen Zeichen einer Endocarditis lenta gehören:

(A) Fieber
(B) Milzvergrößerung
(C) wechselndes Herzgeräusch
(D) Anstieg des Antistreptolysintiters (ASO)
(E) Erythrozyturie

[H94]

1.129 Welche Aussage trifft **nicht** zu?

Prädisponierende Faktoren für die Erkrankung an einer bakteriellen Endokarditis sind:

(A) vorbestehende Herzklappenerkrankungen
(B) angeborene Shuntvitien
(C) dilatative Kardiomyopathie mit relativer Mitralinsuffizienz
(D) Drogenabhängigkeit
(E) Herzklappenprothesen

1.125 (D) 1.126 (C) 1.127 (C) 1.128 (D) 1.129 (C)

1.6 Infektiöse Endokarditis

[H95]

1.130 Welche Aussage trifft **nicht** zu?

Prädisponierend für eine bakterielle Endokarditis sind:

(A) vorbestehende Klappenläsion, z. B. nach rheumatischer Karditis
(B) künstliche Klappenprothese, z. B. bei Aortenstenose
(C) akute Perimyokarditis, z. B. bei Influenza
(D) Drogenabhängigkeit, z. B. von Heroin
(E) kongenitales Herzvitium, z. B. offener Ductus Botalli

[H97]

1.131 Akute Folgen einer floriden bakteriellen (Klappen-)Endokarditis sind:

(1) Sehnenfadenabriß
(2) Klappenstenosen
(3) Embolien
(4) Verkalkungen der Schließungsränder

(A) nur 1 und 2 sind richtig
(B) nur 1 und 3 sind richtig
(C) nur 1 und 4 sind richtig
(D) nur 2 und 3 sind richtig
(E) nur 3 und 4 sind richtig

[H98]

Folgende Angaben beziehen sich auf die Aufgaben Nr. 1.132 und Nr. 1.133.

Ein 32-jähriger drogenabhängiger Mann klagt seit 10 Tagen über Fieberperioden, Abgeschlagenheit, Herzklopfen und zunehmende Atemnot schon bei geringer Anstrengung. Am Morgen des Aufnahmetages sei es plötzlich zu heftigen Schmerzen im linken Bein gekommen.

Untersuchung: Herzfrequenz regelmäßig 92/min, RR 130/55 mmHg, gießendes Sofortdiastolikum über dem Erb-Punkt und rauhes, niederfrequentes Frühsystolikum über der Herzbasis mit Fortleitung in die Karotiden; Pulse der linken unteren Extremität nicht tastbar; Hb 115 g/l (Referenzbereich 140–175 g/l), Leukozyten 16 400 · 10^6/l. Im Differentialblutbild Linksverschiebung, toxische Granulationen; BSG 58/80 mm, Antistreptolysintiter 1 : 320.

1.132 Es handelt sich am ehesten um ein/e

(A) kombiniertes Mitralvitium mit peripherer arterieller Embolie
(B) Erstmanifestation einer Endocarditis rheumatica
(C) akute infektiöse Endokarditis
(D) Aneurysma dissecans der Aorta
(E) leukozytoklastische Vaskulitis

1.133 Sie erwarten in den während des Fieberanfalls mehrfach entnommenen Blutkulturen am ehesten folgenden Befund:

(A) kein Bakterienwachstum
(B) spärliches Wachstum von Staphylococcus epidermidis
(C) Staphylococcus aureus
(D) Kolibakterien der Gruppe O 111
(E) Streptococcus pneumoniae

[F93]

1.134 Welcher der folgenden serologischen Befunde hat die höchste Aussagefähigkeit bei rheumatischer Karditis?

(A) erhöhte Blutkörperchensenkungsgeschwindigkeit
(B) Nachweis antinukleärer Antikörper
(C) Anitstreptolysintiteranstieg
(D) positiver Rheumafaktor
(E) Nachweis des C-reaktiven Proteins

[H94]

1.135 Die valvuläre Endocarditis rheumatica

(1) ist Folge eines rheumatisch-allergischen Prozesses
(2) betrifft am häufigsten die Mitralklappe
(3) weist etwa 1–3 mm große Wärzchen am freien Klappenrand auf
(4) führt durch die leichte Ablösung warziger Klappenauflagerungen oft zu Embolien

(A) nur 1 und 2 sind richtig
(B) nur 2 und 4 sind richtig
(C) nur 1, 2 und 3 sind richtig
(D) nur 1, 3 und 4 sind richtig
(E) 1–4 = alle sind richtig

1.130 (C)   1.131 (B)   1.132 (C)   1.133 (C)   1.134 (C)   1.135 (C)

1.136 Welche Aussagen treffen für die Endocarditis fibroplastica Löffler zu?

(1) Eine Bluteosinophilie ist obligat.
(2) Mitral- und Aortenklappe sind am häufigsten befallen.
(3) Sie entwickelt sich typischerweise im parietalen Endokard.
(4) Es kommt zur Thrombenbildung.
(5) Es kommt zu Ulzerationen.

(A) nur 1 und 2 sind richtig
(B) nur 2 und 5 sind richtig
(C) nur 3 und 4 sind richtig
(D) nur 1, 2 und 4 sind richtig
(E) nur 1, 3 und 4 sind richtig

1.137 Welche Aussage trifft **nicht** zu?

Dem klinischen Bild einer akuten Perimyokarditis können zugeordnet werden:

(A) anamnestisch ein grippaler Infekt
(B) plötzlicher Beginn mit Präkordialschmerzen
(C) Herzrhythmusstörungen (ventrikulär oder supraventrikulär)
(D) akute Linksherzinsuffizienz bei schwerer Verlaufsform
(E) bakterielle Endokarditis als typische Komplikation

1.138 Welche Aussage trifft **am wenigsten** zu?

Die rheumatische Karditis

(A) äußert sich z.B. in Herzvergrößerung, Herzrhythmusstörungen und EKG-Veränderungen
(B) beruht auf einer Immunreaktion, wobei Antikörper kardiale Gewebsstrukturen angreifen
(C) ist von einer Coxsackievirusmyokarditis abgrenzbar
(D) wird durch den Nachweis von A-Streptokokken in der Blutkultur diagnostisch verifiziert
(E) spricht in der Regel auf eine antiphlogistische Therapie (Glucocorticoide, Acetylsalicylsäure) an.

1.139 Wodurch wird die Diphtheriemyokarditis ausgelöst?

(A) Hypoxidose
(B) funktionelle Überlastung wegen sekundärer Hypertonie
(C) Superinfektion durch Streptokokken
(D) Toxine
(E) massive Bakteriämie

1.7 Erworbene Klappenfehler

1.140 Funktionelle Strömungsgeräusche des Herzens kommen **nicht** vor

(A) als Perikardreiben
(B) bei Anämie
(C) bei Hyperthyreose
(D) im 3. Trimenon einer Schwangerschaft
(E) bei hohem Fieber

1.141 Welches Herzvitium ist am ehesten vereinbar mit den Zeichen einer nur geringen Linksherzvergrößerung im Röntgenbild des Thorax und einer ausgeprägten Linkshypertrophie im EKG?

(A) Aortenstenose
(B) Aorteninsuffizienz
(C) Mitralstenose
(D) Mitralinsuffizienz
(E) Ventrikelseptumdefekt

1.142 Welche Aussage trifft **nicht** zu?

Für die symptomatische Aortenklappenstenose gilt:

(A) Die Belastungssynkope ist durch mangelnden Herzfrequenzanstieg bedingt.
(B) Angina pectoris gehört zu den typischen Symptomen.
(C) Nach Entwicklung einer Linksherzinsuffizienz beträgt die durchschnittliche Lebenserwartung weniger als 3 Jahre.
(D) Körperliche Belastung und sportliches Trainingsprogramm sind kontraindiziert.
(E) Mit einem plötzlichen Herztod ist zu rechnen.

1.7 Erworbene Klappenfehler

[H96]
Ordnen Sie jedem der in Liste 1 genannten Klappenfehler den charakteristischen Auskultationsbefund der Liste 2 zu!

Liste 1

1.143 Aortenstenose

1.144 Mitralstenose

Liste 2

(A) systolisches Spindelgeräusch
(B) systolisches Decrescendogeräusch
(C) diastolisches Intervallgeräusch
(D) systolisch-diastolisches Spindelgeräusch
(E) diastolisches Sofortgeräusch

[I198]
1.145 Welche Aussage trifft **nicht** zu?

Bei Patienten mit valvulärer Aortenstenose ist die Indikation zur Operation gegeben, wenn

(A) eine Angina pectoris auftritt
(B) sich eine Belastungsdyspnoe entwickelt
(C) Synkopen beobachtet werden
(D) Verkalkungen der Aortenklappe nachweisbar sind
(E) der mittlere Druckgradient 70 mmHg (9,3 kPa) beträgt

[F93]
1.146 Welche Befunde würden Sie bei einem 20-jährigen Mann als absolute Kontraindikation zur aktiven Teilnahme an Leichtathletikwettkämpfen ansehen?

(1) hypertrophe obstruktive Kardiomyopathie
(2) Aortenklappenstenose
(3) Blutdruckspitzen von 220/115 mmHg bei körperlicher Vollbelastung
(4) vereinzelte monotope ventrikuläre Extrasystolen
(5) Aortenisthmusstenose

(A) nur 1 ist richtig
(B) nur 2 und 3 sind richtig
(C) nur 1, 2 und 5 sind richtig
(D) nur 1, 3 und 4 sind richtig
(E) 1–5 = alle sind richtig

[H96]
1.147 Welche Aussage trifft **nicht** zu?

Die isolierte schwere Aortenklappeninsuffizienz ist durch folgende Befunde charakterisiert:

(A) Vergrößerung des linken Ventrikels
(B) große Blutdruckamplitude
(C) diastolisches Sofortgeräusch über der Aorta
(D) sichtbare arterielle Pulsationen
(E) erhöhter präsystolischer Druckgradient an der Aortenklappe

[F00]
1.148 Bei der schematischen Darstellung des Auskultationsbefundes eines organischen Herzgeräusches am 3. ICR links parasternal (siehe Abb. 16 des Bildanhangs) handelt es sich um:

(A) Mitralstenose
(B) Ductus Botalli
(C) Aortenklappeninsuffizienz
(D) Vorhofseptumdefekt
(E) Mitralklappeninsuffizienz

[H94]
1.149 Ein hochfrequentes sofortdiastolisches Decrescendogeräusch mit Auskultationsmaximum über dem Erbschen Punkt und mit Fortleitung zur Herzspitze bedeutet am ehesten:

(A) Mitralinsuffizienz
(B) Ventrikelseptumdefekt
(C) Pulmonalinsuffizienz
(D) Aorteninsuffizienz
(E) hypertrophe obstruktive Kardiomyopathie

[F95]
1.150 Welche Aussage trifft **nicht** zu?

Bei schwerer Aortenklappeninsuffizienz können folgende Befunde erhoben werden:

(A) diastolischer Blutdruck entspricht näherungsweise dem enddiastolischen linksventrikulären Druck
(B) lauter diastolischer Klappenöffnungston
(C) hochfrequentes diastolisches Sofortgeräusch
(D) erhöhte Blutdruckamplitude
(E) pulssynchrone Bewegung von Kopf, Oberkörper und Extremitäten

---

1.143 (A)   1.144 (C)   1.145 (D)   1.146 (C)   1.147 (E)   1.148 (C)   1.149 (D)   1.150 (B)

F99

1.151 Ein hochfrequentes diastolisches Decrescendogeräusch sofort im Anschluß an den 2. Herzton ist typisch für

(A) Mitralinsuffizienz
(B) Aortenklappeninsuffizienz
(C) Mitralstenose
(D) Trikuspidalinsuffizienz
(E) Vorhofseptumdefekt

F99

1.152 Welche Aussage trifft **nicht** zu?

Mit Linksherzhypertrophie können einhergehen:

(A) Aortenklappenstenose
(B) Subaortenstenose
(C) hypertrophe obstruktive Kardiomyopathie
(D) isolierte Mitralklappenstenose
(E) reine Mitralklappeninsuffizienz

F98

1.153 Bei Patienten mit Vorhofflimmern und Mitralstenose ist ein lautes präsystolisches Geräusch zu erwarten,

weil

mit zunehmender Stenosierung der Mitralklappe der Druck im linken Vorhof ansteigt.

F98

1.154 Eine 38-jährige Frau wird bewußtlos in die Klinik eingewiesen. Sie ist wegen einer absoluten Arrhythmie bei Mitralvitium auf Marcumar® eingestellt. Aus dem Antikoagulantienpaß geht hervor, daß der Quickwert vor 2 Tagen 36% betrug.

Welche beiden Maßnahmen sind zunächst erforderlich?

(1) Bestimmung des Quickwertes
(2) Lumbalpunktion
(3) Ableitung eines EEG
(4) Computertomographie des Schädels

(A) nur 1 und 2 sind richtig
(B) nur 1 und 3 sind richtig
(C) nur 1 und 4 sind richtig
(D) nur 2 und 3 sind richtig
(E) nur 3 und 4 sind richtig

H99

1.155 Bei einem Patienten mit Mitralstenose, Dyspnoe und absoluter Arrhythmie bei Vorhofflimmern (Kammerfrequenz um 125/min in Ruhe) sind Antikoagulantien in erster Linie indiziert zur

(A) Inotropiesteigerung des linken Ventrikels
(B) Vorlastsenkung zur Therapie der Dyspnoe
(C) Kammerfrequenzsenkung
(D) Lungenembolieprophylaxe
(E) Prophylaxe arterieller Embolien

H99

1.156 Was trifft **nicht** zu?

Ein 43-jähriger Patient wird mit einem akuten Lungenödem und Tachyarrhythmia absoluta um 160/min aufgenommen. Es besteht der Verdacht auf eine Mitralstenose.

Folgende Maßnahmen sind initial indiziert:

(A) Hochlagerung des Oberkörpers
(B) intravenöse Injektion eines Herzglykosids
(C) intravenöse Injektion eines Schleifendiuretikums
(D) Sedierung durch Gabe von Opiaten
(E) Gabe von Lidocain als intravenöse Bolusinjektion

F98

1.157 Welche Aussage trifft **nicht** zu?

Als Ätiologie für eine Mitralinsuffizienz kommen in Frage:

(A) bakterielle Endokarditis
(B) rheumatische Endokarditis
(C) Septum secundum-Defekt
(D) Dilatation des Anulus fibrosus
(E) Mitralklappenprolaps

F94

1.158 Ein hochfrequentes holosystolisches vom 1. Herzton nicht abgesetztes 3/6 Geräusch mit Punctum maximum über der Herzspitze spricht für

(A) Mitralinsuffizienz
(B) Mitralstenose
(C) Aorteninsuffizienz
(D) Aortenstenose
(E) Ventrikelseptumdefekt

1.151 (B)   1.152 (D)   1.153 (D)   1.154 (C)   1.155 (E)   1.156 (E)   1.157 (C)   1.158 (A)

[H98]

1.159 Bei einem 60-jährigen Patienten waren bei Klinikaufnahme ein hochfrequentes bandförmiges systolisches Geräusch mit Punctum maximum über der Herzspitze, ferner ein 3. Herzton und über der Lunge feinblasige Nebengeräusche zu hören. Bei Klinikentlassung war keiner der genannten Auskultationsbefunde mehr nachweisbar.

Der kardiale Auskultationsbefund ist somit am wahrscheinlichsten zu deuten als

(A) Perikardreibegeräusch
(B) relative Mitralinsuffizienz
(C) Trikuspidalinsuffizienz
(D) dekompensierte Aorteninsuffizienz
(E) Mitralstenose mit pulmonaler Hypertonie

[H98]

1.160 Bei einer 35-jährigen, 1,80 m großen, asthenischen Patientin, die über Leistungsschwäche, Herzrhythmusstörungen und belastungsunabhängige Schmerzen in der Herzgegend klagt, stellen Sie bei der Auskultation über der Herzspitze einen mesosystolischen Klick sowie ein spätsystolisches Crescendogeräusch fest.

Es handelt sich am wahrscheinlichsten um eine(n)

(A) Vorhofseptumdefekt
(B) Mitralklappenstenose
(C) Aortenklappenstenose
(D) Mitralklappenprolaps
(E) Ventrikelseptumdefekt

[F95]

1.161 Als Ursachen einer Trikuspidalinsuffizienz kommen in Betracht:

(1) infektiöse Endokarditis
(2) Ebstein-Anomalie
(3) Karzinoid
(4) rechtsventrikuläre Dilatation
(5) rezidivierende Lungenembolien

(A) nur 1 ist richtig
(B) nur 4 ist richtig
(C) nur 1 und 4 sind richtig
(D) nur 2, 3, 4 und 5 sind richtig
(E) 1–5 = alle sind richtig

[F93]

1.162 Für welchen Herzfehler ist die Atemabhängigkeit des Auskultationsbefundes besonders typisch (pathognomonisch)?

(A) Mitralinsuffizienz
(B) Aortenklappenstenose
(C) Trikuspidalinsuffizienz
(D) Ventrikelseptumdefekt
(E) offener Ductus Botalli

1.8 Angeborene Herzfehler

[F98]

1.163 Welche Aussage trifft **nicht** zu?

Findet sich ein frühsystolisches Geräusch über dem II. ICR links parasternal, so sprechen für das Vorliegen eines Vorhofseptumdefektes und gegen ein akzidentelles Geräusch:

(A) Lageabhängigkeit und brummender Charakter des Systolikums
(B) fixierte, weite Spaltung des II. Herztones mit Betonung des zweiten Spaltungsanteils
(C) rSR'-Konfiguration des QRS in der EKG-Ableitung V_1
(D) bis zur Lungenperipherie nachweisbare Gefäßüberfüllung im Röntgenbild des Thorax
(E) Nachweis eines Auswaschphänomens (Verdünnung von Echokontrast) am Vorhofseptum bei der Kontrastechokardiographie

[H96]

1.164 Auf welche Konstellation deutet das Auftreten eine Zyanose bei einem Patienten mit bekanntem Vorhofseptumdefekt hin?

(A) gleichzeitige eigenständige Lungenerkrankung
(B) Shunt-Umkehr
(C) Linksherzversagen
(D) Zunahme des Links-Rechts-Shunts
(E) Auftreten einer begleitenden Anämie

H94

1.165 Anläßlich der Musterungsuntersuchung wird bei einem jungen Mann ein lautes Systolikum mit punct. max. im 3.–4. ICR links parasternal auskultiert. Der 2. HT ist atemverschieblich gespalten.

Welcher Herzfehler kommt am ehesten in Frage?

(A) Vorhofseptumdefekt
(B) Ventrikelseptumdefekt
(C) valvuläre Pulmonalstenose
(D) Mitralstenose
(E) M. Fallot

F95

1.166 Welcher angeborene Herzfehler ist bei folgenden Symptomen am wahrscheinlichsten?

Lautes rauhes systolisches Geräusch mit p.m. über dem 3.–4. ICR links parasternal, tastbares Schwirren, gespaltener 2. Herzton, röntgenologisch leichte Herzvergrößerung, vermehrte Lungengefäßzeichnung.

(A) Ventrikelseptumdefekt
(B) Ductus arteriosus persistens
(C) Mitralinsuffizienz
(D) Transposition der großen Gefäße
(E) Pulmonalstenose

1.9 Arterielle Hypertonie

F00

1.167 Welche der folgenden endokrinen Krankheiten verursacht **keinen** Bluthochdruck?

(A) Cushing-Syndrom
(B) Conn-Syndrom
(C) Phäochromozytom
(D) Addison-Krise
(E) Akromegalie

F98

1.168 Welche Aussage trifft **nicht** zu?

Zu den Ursachen einer sekundären arteriellen Hypertonie gehören:

(A) Coarctatio aortae
(B) hypertrophe Kardiomyopathie
(C) Phäochromozytom
(D) primärer Aldosteronismus
(E) Nierenarterienstenose

H97

Folgende Angaben beziehen sich auf die Aufgaben Nr. 1.169, Nr. 1.170 und Nr. 1.171.

Bei einem 50-jährigen Kaufmann (168 cm groß, 80 kg schwer), der tgl. etwa 50 Zigaretten raucht, haben sich während der letzten Monate zunehmend Schmerzen im Bereich von Hüfte und Gesäß rechts sowie der linken Wade entwickelt, die nach einer Gehstrecke von 300–500 m auftreten. Eine Ruhepause von einigen Minuten führt jeweils zu Beschwerdefreiheit.

Die klinische Untersuchung ergibt Blutdruckwerte um 190/120 mmHg. Strömungsgeräusche über beiden Femoralarterien auskultierbar, Leistenpuls rechts schwächer als links. A. poplitea links und Fußpulse links nicht tastbar. Finger-Boden-Abstand 18 cm, Lasègue negativ, Muskeleigenreflexe lebhaft bis gesteigert, keine Sensibilitätsstörungen im Bereich der unteren Extremitäten. Leber 14 cm in der MCL, Milz nicht palpabel.

Labor: Serumtransaminasen und alkalische Phosphatase normal, γ-GT 80 U/l (erhöht), Hyperlipoproteinämie Typ IV, pathologische Glucosetoleranz im oralen Belastungstest, BSG 8/15 mm, rotes und weißes Blutbild unauffällig, Proteinurie von 0,4 g/d, im Urinsediment 13 Erythrozyten/Blickfeld.

1.169 Was ist die wahrscheinlichste Ursache der Beschwerden?

(A) Bandscheibenvorfall
(B) Panarteriitis nodosa
(C) arterielle Verschlußkrankheit
(D) Endangiitis obliterans (v. Winiwarter-Buerger)
(E) diabetische Mikroangiopathie

1.170 Welche der folgenden Untersuchungen trägt zur Feststellung einer etwaigen malignen Verlaufsform des bestehenden Hochdrucks am wenigsten bei?

(A) Nierenfunktionsprüfung (z.B. endogene Kreatininclearance)
(B) EEG
(C) EKG
(D) Augenhintergrundspiegelung
(E) Röntgenaufnahme der Sella turcica

1.165 (B)   1.166 (A)   1.167 (D)   1.168 (B)   1.169 (C)   1.170 (E)

1.9 Arterielle Hypertonie

1.171 Bei Berücksichtigung der übrigen Befunde darf hinsichtlich der Leber angenommen werden eine

(A) akute Alkoholhepatitis
(B) chronisch aktive Hepatitis
(C) Fettleber
(D) portale Hypertension bei Herzinsuffizienz
(E) aktive Leberzirrhose

H97

1.172 Den in Abb. 17 des Bildanhangs gezeigten Augenhintergrundveränderungen liegt am wahrscheinlichsten zugrunde:

(A) renale Anämie
(B) nephrotisches Syndrom
(C) Amyloidose
(D) renale Hypertonie
(E) renaler sekundärer Hyperparathyreoidismus

F00

1.173 Welches Symptom ist bei Patienten mit jahrelang bestehender essentieller Hypertonie **nicht** zu erwarten?

(A) Belastungsdyspnoe
(B) Kopfschmerzen
(C) Schwindelgefühl
(D) Präkordialschmerzen
(E) Nierenklopfschmerz

H93

1.174 Welche Aussage trifft **nicht** zu?

Die hypertensive Krise

(A) ist eine durch Blutdrucksteigerung hervorgerufene lebensbedrohliche Situation
(B) kann sich bei Hypertonie jedweder Genese entwickeln
(C) ist durch fibrinoide Arteriolonekrosen der Vasa afferentia der Niere charakterisiert
(D) führt zur Erniedrigung von Herzschlagvolumen und Herzindex
(E) kann mit Nifedipin, Clonidin oder Diazoxid behandelt werden

F95

1.175 Welche Aussage trifft **nicht** zu?

Für die maligne Hypertonie gilt:

(A) Sie ist abhängig vom Renin-Angiotensin-System.
(B) Ihre Prognose ist ohne Behandlung schlecht.
(C) Sie kann sich aus einer essentiellen Hypertonie entwickeln.
(D) Patienten mit Nierenerkrankungen sind vor ihr geschützt.
(E) Ihr Beginn ist manchmal plötzlich.

H95

1.176 In welcher der folgenden Situationen ist eine zügige medikamentöse Senkung des Blutdrucks bei ausgeprägter Hypertonie (210/110 mmHg) hinsichtlich eines Organversagens am gefährlichsten?

(A) Linksherzinsuffizienz mit Lungenödem
(B) dissoziierendes Aortenaneurysma
(C) Phäochromozytom
(D) hypertensive Enzephalopathie
(E) zunehmende Niereninsuffizienz

F93

1.177 Häufigste Ursache der renovaskulären Hypertonie ist

(A) die arteriosklerotische Nierenarterienstenose
(B) die fibromuskuläre Dysplasie der Nierenarterie
(C) ein Aneurysma der Nierenarterie
(D) die Panarteriitis nodosa
(E) eine arterio-venöse Fistel

1.171 (C)   1.172 (D)   1.173 (E)   1.174 (C)   1.175 (D)   1.176 (E)   1.177 (A)

F96

1.178 Ein 56-jähriger Patient hat eine schwer einstellbare Hypertonie. Bei bekanntem und ausreichend kollateralisiertem Aortenverschluß mit Einbeziehung der linken Nierenarterie lag die Serumkreatininkonzentration bisher bei 115 µmol/l (13 mg/l). Wegen der nicht befriedigenden Blutdruckeinstellung mit Prazosin (Minipress®), Atenolol (Tenormin®) und Furosemid (Lasix®) erfolgte eine zusätzliche antihypertensive Medikation, worunter die Serumkreatininkonzentration auf 203 µmol/l (23 mg/l) anstieg.

Ein Präparat welcher der folgenden Medikamentengruppen ist wahrscheinlich verabreicht worden?

(A) zentral wirksame Sympatholytika
(B) Calciumantagonisten
(C) ACE-Hemmer
(D) Natriumnitroprussid
(E) kaliumsparende Diuretika

H93

1.179 Bei Verabreichung welches der folgenden Antihypertensiva besteht bei beidseitiger Nierenarterienstenose die Gefahr eines akuten Nierenversagens?

(A) Dihydralazin
(B) α-Methyldopa
(C) ACE-Hemmer
(D) Diuretika
(E) Calciumantagonisten

H94

1.180 Ein 60-jähriger Patient mit chronischer obstruktiver Bronchitis, dessen Hochdruckkrankheit mit 3 × 5 mg Adalat® und 3 × 10 mg Dociton® behandelt wird, klagt über Luftnot und „musikalische" Geräusche beim Atmen.

Therapeutisch empfehlen Sie die

(A) vorübergehende Unterbrechung der Nifedipintherapie
(B) Unterbrechung der Propranololtherapie
(C) Gabe von Diuretika
(D) Gabe von Herzglykosiden
(E) Gabe von Nitropräparaten

1.10 Arterielle Hypotonie

F99 H96 **!!**

1.181 Die Durchführung eines Schellong-Testes ist indiziert bei Verdacht auf

(A) arterielle Hypertonie
(B) orthostatische Kreislaufregulationsstörungen
(C) chronisch venöse Insuffizienz
(D) Herzinsuffizienz
(E) arterielle Verschlußkrankheit

F00

1.182 Eine sympathikotone Kreislaufreaktion im Schellong-Test ist gegeben, wenn beim Wechsel vom Liegen zum Stehen

(A) die Herzfrequenz ansteigt und der Blutdruck abfällt
(B) die Herzfrequenz überschießend ansteigt und der Blutdruck abfällt
(C) der Blutdruck abfällt und die Herzfrequenz nicht ansteigt
(D) die Herzfrequenz und der Blutdruck sofort ansteigen
(E) der Blutdruck nach einem kurzen Blutdruckabfall ansteigt und die Herzfrequenz sofort ansteigt

F94

1.183 Bei einer Schocksituation sprechen ein erhöhter rechtsatrialer Druck und ein normaler Pulmonalarteriendruck für:

(A) Blutungsschock
(B) Lungenödem
(C) septischen Schock
(D) Herzbeuteltamponade
(E) Papillarmuskelabriß

F98

1.184 Welche Aussage trifft **nicht** zu?

Der zentralvenöse Druck ist erhöht bei

(A) Trikuspidalstenose
(B) rechtsventrikulärer Insuffizienz
(C) Perikardtamponade
(D) akuter Lungenstauung (Lungenödem)
(E) Panzerherz

1.178 (C)   1.179 (C)   1.180 (B)   1.181 (B)   1.182 (C)   1.183 (D)   1.184 (D)

F99

1.185 Eine 20-jährige Patientin leidet an orthostatischen Kreislaufstörungen.

Welche der folgenden physikalisch-therapeutischen Maßnahmen ist sinnvoll?

(A) 20 minütige warme Bäder
(B) heiße Moorpackungen
(C) kalte Kneipp-Güsse
(D) temperaturansteigende Armbäder
(E) Kohlensäurebäder

1.11 Angiologie (arterielles System)

H94

1.186 Bei welcher der nachfolgend genannten Frauen besteht das geringste Risiko für Thrombosen und Embolien bei Anwendung oraler Kontrazeptiva?

(A) 21-jährige, die vor 3 Jahren im Anschluß an eine Griechenlandreise an einer Hepatitis A erkrankt war
(B) 25-jährige mit Diabetes mellitus Typ I (IDDM) mit proliferativer Retinopathie
(C) 28-jährige mit postpartaler Beckenvenenthrombose vor einem Jahr
(D) 35-jährige mit unzureichend oder nicht behandelter Hypertonie (z.B. RR 170/100 mmHg)
(E) 42-jährige starke Raucherin (2 Päckchen Zigaretten tgl.)

F95

1.187 Welche Aussage trifft **nicht** zu?

Zur Diagnose der Lungenembolie sind geeignet:

(A) EKG
(B) Perfusionsszintigraphie
(C) Blutgasanalyse
(D) Spirometrie
(E) Pulmonalisangiographie

F96

1.188 Welche Aussage zur Lungenembolie trifft **nicht** zu?

(A) Im Rahmen chronisch rezidivierender Lungenembolien kommt es im allgemeinen zu deutlich höheren rechtsventrikulären Drucksteigerungen als bei einer akuten erstmaligen Lungenembolie.
(B) Fehlende Rechtsherzbelastungszeichen schließen eine fulminante Lungenembolie aus.
(C) Eine Lungenembolie darf nur diagnostiziert werden, wenn klinische Zeichen einer Thrombose vorhanden sind.
(D) Bei einer akuten Lungenembolie findet sich häufig eine Veränderung des Lagetyps im EKG.
(E) Ein altersentsprechender normaler paO$_2$ in der Blutgasanalyse spricht gegen eine massive Lungenembolie.

F95

1.189 Welche Aussage trifft **nicht** zu?

Eine akute schwere Lungenembolie bei einem Patienten ohne vorbestehende Herzerkrankung kann zu den folgenden EKG-Veränderungen führen:

(A) tief negative T-Wellen und ST-Streckensenkungen in den Ableitungen V_4–V_6
(B) inkompletter oder kompletter Rechtsschenkelblock
(C) tiefe S-Zacke in I
(D) Auftreten eines $S_I Q_{III}$-Musters
(E) Sinustachykardie

1 Herz und Gefäße

[H97]

Folgende Angaben beziehen sich auf die Aufgaben Nr. 1.190 und Nr. 1.191.

Bei einer 39-jährigen Kellnerin entstand in Verbindung mit Temperaturen um 38 °C eine schmerzhafte Schwellung des linken Beines. Sie wurde vor einer Woche wegen akuter Dyspnoe notfallmäßig hospitalisiert. Sie klagt jetzt über Husten und atemabhängige Schmerzen in der rechten Brust. Abb. 18 des Bildanhangs zeigt den Befund der Pulmonalisangiographie bei Behandlungsbeginn und Abb. 19 des Bildhangs die akutelle Thoraxaufnahme.

1.190 Welche Diagnose ist zu stellen?

(A) oberflächliche Thrombophlebitis
(B) Lungenabszeß
(C) Lungeninfarkt
(D) Bronchuskarzinom
(E) bakterielle Pneumonie

1.191 Welche der nachstehenden EKG-Veränderungen ist während des Krankheitsverlaufs dieser Patientin nicht zu erwarten?

(A) Tachykardie
(B) Extrasystolie
(C) inkompletter Rechtsschenkelblock
(D) R-Verlust in V_1–V_3
(E) S_I–Q_{III}-Typ

[H93]

1.192 Bei einem 50-jährigen Patienten, der an einem Mitralvitium leidet, ist im Bereich des rechten Beins ab Oberschenkelmitte ein akutes arterielles Verschlußsyndrom eingetreten.

Welche der folgenden Maßnahmen ist in erster Linie indiziert?

(A) intramuskuläre Verabreichung von Heparin
(B) systemische Thrombolyse mit Urokinase
(C) Hochlagerung des rechten Beins
(D) Embolektomie
(E) Behandlung mit Prostavasin® i.v.

[F99]

1.193 Bei einem 64-jährigen Mann zeigt die mechanische Stufenoszillographie beiderseits an den Oberschenkeln normale Amplituden und verminderte Ausschläge am rechten Unterschenkel. Die Femoralispulse sind beiderseits tastbar.

Wo sitzt der Verschluß?

(A) in der A. iliaca externa
(B) in der A. femoralis superficialis
(C) in der A. femoris profunda
(D) in der A. tibialis anterior
(E) in 2 Unterschenkelarterien (A. tibialis posterior, A. fibularis)

[H95]

1.194 Welche Aussage trifft **nicht** zu?

Zur Beurteilung des Ausmaßes und der Lokalisation einer arteriellen Verschlußkrankheit sind geeignet:

(A) Lagerungsprobe nach Ratschow
(B) Oszillographie
(C) Dopplersonographie
(D) Venendruckmessung
(E) Arteriographie

[F99] [F95] **!!**

1.195 Die Lagerungsprobe nach Ratschow wird verwendet zur Erkennung einer

(A) venösen Rückflußbehinderung
(B) diabetischen Neuropathie
(C) arteriellen Verschlußkrankheit
(D) Sklerodermie
(E) primären Varikose

[H99]

1.196 Was trifft **nicht** zu?

Folgende Methoden sind zur Erkennung von Stenosen oder Verschlüssen der den Kopf versorgenden Gefäße geeignet:

(A) seitenvergleichende Palpation der Aa. temporales
(B) Auskultation der Aa. carotides
(C) Phlebodynamometrie
(D) Magnetresonanzangiographie
(E) Farbduplexsonographie

1.190 (C)   1.191 (D)   1.192 (D)   1.193 (B)   1.194 (D)   1.195 (C)   1.196 (C)

1.197 Abb. 20 des Bildanhangs zeigt

(A) den Zustand nach einer Verbrennung
(B) das Raynaud-Phänomen
(C) die Folgen einer arteriellen Verschlußkrankheit
(D) den Zustand bei postthrombotischem Syndrom
(E) eine akute Gicht

1.198 Bei Patienten im Stadium IIb einer arteriellen Verschlußkrankheit eignen sich besonders für eine perkutane transluminale Angioplastie (PTA)

(A) kurze Stenosen in der A. iliaca
(B) Verschlüsse der A. radialis bzw. ulnaris
(C) kurze Verschlüsse der Unterschenkelarterien
(D) Verschlüsse der A. femoralis von 15–25 cm Länge
(E) Verschlüsse der A. poplitea und ihrer Abgänge

1.199 Ein 50-jähriger Patient hat seit 6 Monaten eine arterielle Verschlußkrankheit vom Oberschenkeltyp im Stadium II nach Fontaine (Gehstrecke ca. 100 m). Die A. femoralis superficialis ist auf eine Länge von 4 cm verschlossen.

Welche Maßnahme ist indiziert?

(A) Bypass-Operation
(B) Angioplasie (PTA)
(C) Prostaglandin-E_1-Infusionen
(D) intraarterielle Behandlung mit einem ATP-Adenosingemisch (Laevadosin®)
(E) nur Gehtraining

1.200 Eine 60-jährige Patientin leidet an einer peripheren arteriellen Verschlußkrankheit der Beine Stadium II nach Fontaine.

Welche der folgenden physikalisch-therapeutischen Maßnahmen hat den größten Behandlungserfolg?

(A) diadynamische Reizströme an den Beinen
(B) Bindegewebsmassage der Beinzonen des Rückens
(C) temperatursteigende Fußbäder zur Gefäßerweiterung
(D) Intervallgehtraining
(E) Fußwechselbäder

Folgende Angaben beziehen sich auf die Aufgaben Nr. 1.201 und Nr. 1.202.

Eine 29-jährige philippinische Krankenschwester, die seit 2 Jahren in Deutschland auf einer geburtshilflichen Station arbeitet, fühlt sich krank und nimmt an Gewicht ab. Sie klagt über lageabhängigen Schwindel, Sehstörungen sowie über ein unangenehmes Kältegefühl im Bereich der rechten Hand. Sie gibt an, die Hand ermüde beim Schreiben schnell. Der Radialispuls ist rechts gegenüber links abgeschwächt, wiederholte Messungen zeigen eine deutliche Differenz des Blutdrucks zwischen rechtem Arm und rechtem Bein. Röntgenaufnahmen der Halswirbelsäule sind unauffällig. BSG 60/90 mm.

1.201 Für welche der angegebenen Erkrankungen ist diese Symptomatik am ehesten typisch?

(A) Subklavia-Anzapf-Syndrom
(B) Karpaltunnelsyndrom
(C) Morbus Raynaud
(D) Takayasu-Syndrom
(E) Listeriose

1.202 Welche der genannten Maßnahmen führt zur Sicherung der Diagnose?

(A) Aortenbogenangiographie
(B) Bestimmung der Kälteagglutinine
(C) wiederholte Blutkulturen
(D) Schellong-Test
(E) Adson-Test

1.203 Welche Aussage trifft **nicht** zu?

Die Diagnose der Arteriitis temporalis stützt sich auf folgende Symptome und Befunde (ACR-Kriterien):

(A) Alter der Patienten bei Erstmanifestation 50 Jahre
(B) neu aufgetretene Kopfschmerzen
(C) klinische Auffälligkeiten der Temporalarterien (Druckschmerz, Schwellung, Pulslosigkeit)
(D) BSG 50 mm/1. Std. n. Westergren
(E) Histologie einer leukozytoklastischen Vaskulitis

1.197 (C)   1.198 (A)   1.199 (∗∗∗)   1.200 (D)   1.201 (D)   1.202 (A)   1.203 (E)

[H95]

1.204 Eine 64-jährige Patientin leidet seit Monaten unter heftigen Schläfenkopfschmerzen, Schmerzen beim Kauen und allgemeinem Krankheitsgefühl. Sie nimmt 10 kg an Gewicht ab und der Hausarzt stellt eine BSG von 65/90 mm fest. Schließlich entsteht ein schlecht heilendes Hautulkus (siehe Abb. 21 des Bildanhangs).

Um welche Krankheit handelt es sich mit größter Wahrscheinlichkeit?

(A) multiples Myelom mit extraossärer Beteiligung
(B) Mycosis fungoides
(C) kutane Leishmaniose
(D) Arteriitis cranialis (Riesenzellarteriitis)
(E) Hauttuberkulose

[F96]

1.205 Die größte diagnostische Relevanz für die Wegener-Granulomatose hat der Nachweis von

(A) Angiotensinkonvertase
(B) HLA-B27
(C) S_m-Antikörpern
(D) Zentromerenantikörpern
(E) c-ANCA (antineutrophile zytoplasmatische Antikörper)

[F97]

1.206 Die Diagnostik des Raynaud-Syndroms erfolgt nach Kälteprovokation als sog.

(A) Lagerungsverschluß nach Ratschow
(B) Trendelenburg-Versuch
(C) Nielsen-Test (Fingerplethysmographie)
(D) Lasègue-Manöver
(E) Ehrlich-Fingerversuch

[F96]

1.207 Welche Aussage trifft **nicht** zu?

Das sekundäre Raynaud-Syndrom kommt vor bei

(A) progressiver Systemsklerose
(B) Z. n. Armvenenthrombose (Paget-v. Schroetter-Syndrom)
(C) Thrombangiitis obliterans (M. Winiwarter-Buerger)
(D) Mischkollagenose (Sharp-Syndrom)
(E) berufsbedingte Mikrotraumen, z.B. Preßlufthammerarbeiten

[H95]

1.208 Für die palpable Purpura (Abb. 22 des Bildanhangs zeigt einen Fall) gilt:

(1) Sie ist Leitsymptom der chronischen Veneninsuffizienz (CVI).
(2) Sie wird meistens durch die arteriosklerosebedingte arterielle Verschlußkrankheit (AVK) hervorgerufen.
(3) Ein hierbei typischer histopathologischer Befund ist die leukozytoklastische Vaskulitis.

(A) nur 1 ist richtig
(B) nur 2 ist richtig
(C) nur 3 ist richtig
(D) nur 1 und 3 sind richtig
(E) nur 2 und 3 sind richtig

[H97]

Folgende Angaben beziehen sich auf die Aufgaben Nr. 1.209 und Nr. 1.210.

Ein 49-jähriger Patient erkrankt plötzlich mit heftigen retrosternalen Schmerzen, die in den Hals und zwischen beide Schulterblätter ausstrahlen. Kurz nach dem akuten Schmerzereignis tritt eine Schwäche im rechten Arm auf, die bei der Erstuntersuchung 3 Stunden nach Schmerzbeginn nicht mehr nachweisbar ist. Zu diesem Zeitpunkt fehlen allerdings die arteriellen Pulse am linken Arm. 2 Stunden später ist der Femoralispuls bds. nicht zu tasten und die Urinproduktion versiegt.

Die bei der Aufnahmeuntersuchung bestimmten Enzyme CK und CK-MB sind auch bei Kontrolle 6 Stunden später grenzwertig erhöht.

1.209 Es handelt sich am ehesten um ein/e/n

(A) Aneurysma dissecans der Aorta
(B) Koronarinfarkt bei rezidivierender arterieller Embolie
(C) appositionell wachsende Thrombose der terminalen Aorta
(D) Nierenvenenthrombose
(E) Ruptur eines Aneurysmas der Aorta abdominalis

1.210 Die Diagnose läßt sich sichern durch

(A) EKG
(B) Infusionsurographie
(C) wiederholte Bestimmung der Serumenzyme CK und CK-MB
(D) farbcodierte Duplexsonographie
(E) Erstellung eines Gerinnungstatus

1.204 (D)   1.205 (E)   1.206 (C)   1.207 (B)   1.208 (C)   1.209 (A)   1.210 (D)

1.12 Angiologie (venöses System)

[H95]

1.211 Ein 49-jähriger Patient erkrankt plötzlich mit heftigen retrosternalen Schmerzen mit Ausstrahlung in den Hals. Nach einer Stunde kommt es zu einer flüchtigen rechtsseitigen Parese. Bei der Untersuchung fehlen die arteriellen Pulse am linken Arm.

Welche ist die wahrscheinlichste Diagnose?

(A) Herzinfarkt
(B) fortschreitende Thrombose der A. carotis communis sinistra
(C) Adams-Stokes-Anfall
(D) Aneurysma dissecans der Aorta
(E) ventrikuläre paroxysmale Tachykardie

[F00]

1.212 Eine Blutdruckdifferenz zwischen dem linken und rechten Arm ist bei Auftreten einer akuten thorakalen Schmerzsymptomatik hinweisend für

(A) akuten Herzinfarkt
(B) Lungenembolie
(C) Pneumothorax
(D) Perikardtamponade
(E) Aortendissektion

[F00]

1.213 Für welche der folgenden Diagnosen sprechen die Symptome pulsierender Exophthalmus, konjunktivale Gefäßinjektion, Chemosis, auskultatorisches Schwirren über dem Auge?

(A) A. carotis-Sinus cavernosus-Fistel
(B) okuläre Myositis
(C) Venenthrombose im Retroorbitalraum
(D) retrobulbärer Orbitatumor
(E) endokrine Orbitopathie

[H95]

1.214 Bei einer 45-jährigen Frau treten 14 Tage nach Knöchelfraktur rechts Schmerzen in der linken Wade in Ruhe und beim Gehen auf, der linke Unterschenkel ist gering geschwollen.

Welche Maßnahme ist zunächst indiziert?

(A) Kompressionsverband am linken Unterschenkel mit dem Rat, viel zu laufen
(B) Bettruhe und Tieflagern des linken Beins
(C) Phlebographie
(D) Gabe eines Diuretikums
(E) Arteriographie des linken Beins

[F95]

1.215 Welche Aussage trifft **nicht** zu?

Zur Behandlung einer frischen (4–8 Tage alten) Phlebothrombose sind geeignet:

(A) Heparin
(B) Acetylsalicysäure (2 × 500 mg)
(C) Urokinase
(D) Streptokinase
(E) Plasminogenaktivator (tPA)

[H00]

1.216 Welches Ulkus ist besonders schmerzhaft?

(A) Malum perforans
(B) Ulcus durum
(C) exulzerierte Pyodermie (Ecthyma simplex)
(D) exulzerierte Atrophie blanche (Livedovaskulitis)
(E) exulzeriertes Basaliom (Ulcus rodens)

1.211 (D)   1.212 (E)   1.213 (A)   1.214 (C)   1.215 (B)   1.216 (D)

2 Blut- und Lymphsystem

2.1 Erkrankungen des erythrozytären Systems

2.2 Erkrankungen des granulozytären Systems

2.3 Erkrankungen des lymphatischen Systems

2.4 Erkrankungen, die mehrere Zellsysteme betreffen

F97

2.1 Die Zahl der Retikulozyten sagt etwas aus über die

(A) Regeneration der Erythropoese
(B) Zahl der Retikulumzellen im Knochenmark
(C) Sequestrationsfunktion der Milz
(D) Phagozytosefähigkeit des retikulo-endothelialen Systems
(E) Bildung der neutrophilen Granulozyten

F97

2.2 Welche Aussage trifft **nicht** zu?

Im peripheren Blut des Erwachsenen ist das Vorkommen folgender Zellen physiologisch:

(A) stabkerniger Granulozyt
(B) basophiler Granulozyt
(C) Monozyt
(D) natürliche Killerzelle
(E) Erythroblast

H98

2.3 Zellkernlos sind:

(A) hämatopoetische Stammzellen
(B) Promyelozyten
(C) orthochromatische Erythroblasten
(D) Makrophagen
(E) Thrombozyten

F98

2.4 Der Myeloblast ist die determinierte Stammzelle der

(A) Erythropoese
(B) Granulozytopoese
(C) Thrombopoese
(D) Lymphozytopoese
(E) gesamten Hämatopoese

F00

2.5 Zellkerne finden sich in

(A) Megakaryozyten
(B) Retikulozyten
(C) Erythrozyten
(D) Thrombozyten
(E) Fragmentozyten

H99

2.6 Wenn Jolly-Howell-Körperchen im Blutausstrich vorhanden sind, kommen sie ausschließlich vor in

(A) Granulozyten
(B) Erythrozyten
(C) Thrombozyten
(D) Lymphozyten
(E) Plasmazellen

F96

2.7 Welche Aussage trifft **nicht** zu?

Eine Leukozytopenie ist typisch für

(A) viele Virusinfektionen
(B) einige bakterielle Infektionen (z. B. Typhus, Paratyphus, M. Bang)
(C) Behandlung mit Zytostatika
(D) Coma diabeticum
(E) systemischen Lupus erythematodes

F93

2.8 Welche Aussage trifft **nicht** zu?

Eine Bluteosinophilie findet sich häufig bei

(A) bronchopulmonaler Aspergillose
(B) flüchtigem Lungeninfiltrat (Löffler-Syndrom)
(C) Periarteriitis nodosa mit Lungenbeteiligung
(D) allergischer Granulomatose Churg-Strauss
(E) Asbestose

2.1 (A)   2.2 (E)   2.3 (E)   2.4 (B)   2.5 (A)   2.6 (B)   2.7 (D)   2.8 (E)

2.4 Erkrankungen, die mehrere Zellsysteme betreffen

2.9 Welche Aussage trifft **nicht** zu?

Ein therapeutischer Aderlaß kann indiziert sein bei

(A) primärer Hämochromatose
(B) Polyglobulie, z.B. bei chronischer obstruktiver Bronchitis
(C) Porphyria cutanea tarda
(D) akuter intermittierender Porphyrie
(E) Polycythaemia (rubra) vera

2.10 Die für die Differentialdiagnose der Anämien bedeutsamen Erythrozytenindizes sind folgendermaßen definiert:

(1) mittleres korpuskuläres Volumen

$$MCV = \frac{\text{Hämatokrit}}{\text{Erythrozytenkonzentration}}$$

(2) mittleres korpuskuläres Hämoglobin

$$MCH = \frac{\text{Hämoglobinkonzentration}}{\text{Erythrozytenkonzentration}}$$

(3) mittlere korpuskuläre Hämoglobinkonzentration

$$MCHC = \frac{\text{Hämatokrit}}{\text{Hämoglobinkonzentration}}$$

(A) nur 1 ist richtig
(B) nur 3 ist richtig
(C) nur 1 und 2 sind richtig
(D) nur 2 und 3 sind richtig
(E) 1–3 = alle sind richtig

2.11 Welche Aussage trifft **nicht** zu?

Für die differentialdiagnostischen Überlegungen bei Anämien ist die Bestimmung von folgenden Parametern geeignet:

(A) MCH (HbE)
(B) Hämiglobinkonzentration
(C) Retikulozytenzahl
(D) Erythrozytenmorphe im Blutausstrich
(E) Serumeisenkonzentration

2.12 Die Befundkonstellation Hb 67 g/L (Referenzbereich 120–180 g/L), MCV 122 fL, Retikulozyten 2‰, LDH 1430 U/L (Referenzbereich 180–350 U/L) ist typisch für

(A) Thalassämie
(B) Bleianämie
(C) perniziöse Anämie
(D) Coombs-positive hämolytische Anämie
(E) akute Blutungsanämie

2.13 Beispiel für eine extrakorpuskulär-hämolytische Anämie ist die

(A) Anämie bei Glucose-6-Phosphat-Dehydrogenase-Mangel
(B) hereditäre Sphärozytose
(C) Thalassämie
(D) mikroangiopathische hämolytische Anämie
(E) Sichelzell-Anämie

2.14 Bei einem 28-jährigen Mann, dessen Vater aus Sardinien stammt, treten zwei Tage nach dem Verzehr eines Bohnengerichts Fieber, Bauchschmerzen und Ikterus auf. Der Urin ist dunkel gefärbt. In den Erythrozyten sind bei Supravitalfärbung Heinz-Innenkörper nachweisbar.

Es handelt sich am wahrscheinlichsten um

(A) Lebensmittelvergiftung (enterotoxinbildende Staphylokokken)
(B) Salmonellose
(C) akute Hepatitis
(D) Favismus (Glucose-6-phosphat-Dehydrogenase-Mangel)
(E) Bleivergiftung

2.15 Welcher Befund ist bei einer unbehandelten Thalassaemia major (Colley-Anämie) **am wenigsten** zu erwarten?

(A) Hepatosplenomegalie
(B) Targetzellen im Blutausstrich
(C) Ferritinkonzentration im Serum erniedrigt
(D) Anisozytose im Blutausstrich
(E) Hämoglobin-F-Konzentration erhöht

2.9 (D) 2.10 (C) 2.11 (B) 2.12 (C) 2.13 (D) 2.14 (D) 2.15 (C)

2 Blut- und Lymphsystem

F99

2.16 Ein 10-jähriger Junge mit seit Jahren bekannter Anämie (Hb um 100 g/l) wurde nach mit Bauchschmerzen und Fieber einhergehender Verschlechterung des Allgemeinzustandes stationär aufgenommen. Bei der Untersuchung des Kindes fielen Konjunktivenikterus, Splenomegalie und Tachykardie auf. Wegen eines Hb-Wertes von 47 g/l erfolgte die sofortige Transfusion von Erythrozytenkonzentrat. Abb. 23 des Bildanhangs zeigt den Blutausstrich.

Welche der folgenden Aussagen hinsichtlich des weiteren Vorgehens trifft zu?

(A) Nach Durchführung einer Knochenmarkspunktion und Bestimmung des Vitamin B_{12}-Spiegels sollte über eine Behandlung entschieden werden.
(B) Therapie ist bei dieser Erkrankung die Splenektomie.
(C) Außer Bluttransfusionen ist keine weitere Behandlungsmöglichkeit gegeben.
(D) Das Kind sollte bis zur Normalisierung des Blutbildes mit Eisen substituiert werden.
(E) Zunächst ist eine Mineralocorticoidtherapie indiziert.

F00

Folgende Angaben beziehen sich auf die Aufgaben Nr. 2.17, Nr. 2.18 und Nr. 2.19.

Eine 18-jährige Schülerin erkrankt an einem fieberhaften Infekt mit Schnupfen und Husten. Hinzu kommen später kolikartige Oberbauchschmerzen und ein Ikterus. Die Milz ist um 2 cm unter dem Rippenbogen verbreitert tastbar. Die Sonographie ergibt mehrere Gallenblasenkonkremente.

Laborbefunde:
Serumbilirubinkonzentration 68 µmol/L (40 mg/L), davon direktes Bilirubin 10 µmol/L (6 mg/L),
Serumaktivitäten von GOT 25 U/L (Referenzbereich 6–27 U/L),
alkalischer Phosphatase 170 U/L (normal bis 200 U/L),
LDH 600 U/L (Referenzbereich 20–240 U/L).
Hämatologische Befunde:
Hb 120 g/L (Referenzbereich 120–160 g/L),
Erythrozyten $3,8 \cdot 10^{12}$/L, MCH 32 pg, Retikulozyten 300‰,
osmotische Resistenz der Erythrozyten vermindert,
Leukozyten $9000 \cdot 10^6$/L,
Thrombozyten $200\,000 \cdot 10^6$/L.
Abbildung Nr. 19 des Bildanhangs zeigt die Erythrozytenmorphologie im Blutausstrich.

2.17 Es handelt sich um eine

(A) autoimmunhämolytische Anämie
(B) Infektanämie bei Cholezystitis
(C) paroxysmale nächtliche Hämoglobinurie (Marchiafava)
(D) Kugelzellanämie (hereditäre Sphärozytose)
(E) fetale Erythroblastose

2.18 Welche Veränderung ist im Blutbild dieser Patientin (siehe Abbildung Nr. 19 des Bildanhangs) **nicht** zu sehen?

(A) Normoblast
(B) Polychromasie
(C) Targetzellen
(D) Mikrosphärozyten
(E) Anisozytose

2.19 Welche Therapie ist indiziert?

(A) Splenektomie, ggf. Cholezystektomie
(B) Eisensubstitution
(C) Glucocorticoidtherapie
(D) Austauschtransfusionen
(E) Immunglobulintherapie

H00

2.20 Bei der Kugelzellanämie

(A) ist die Retikulozytenzahl typischerweise vermindert
(B) ist die Überlebenszeit der Erythrozyten verlängert
(C) ist die Splenektomie kontraindiziert
(D) treten Gallensteine gehäuft bereits im Jugendalter auf
(E) ist ein Enzymdefekt der Erythrozyten krankheitsursächlich

---

2.16 (B) 2.17 (D) 2.18 (C) 2.19 (A) 2.20 (D)

2.4 Erkrankungen, die mehrere Zellsysteme betreffen

[F94]

2.21 Eine 18-jährige Patientin kommt mit einer typischen Gallenkolik. Sonographisch finden Sie eine Steingallenblase und eine Splenomegalie (Länge 14 cm). Eine Cousine der Patientin wurde bereits cholezystektomiert. Im Blutbild (siehe Abb. 24 des Bildanhangs) sehen Sie vor allem einzelne für die Erkennung charakteristische Erythrozyten neben einer deutlichen Anisozytose, Polychromasie und dem Auftreten von Erythroblasten.

Die wahrscheinlichste Diagnose lautet:

(A) nächtliche Hämoglobinurie (Typ Marchiafava)
(B) familiäre Hypercholesterinämie
(C) Mukoviszidose
(D) mikroangiopathische hämolytische Anämie
(E) Kugelzellanämie

[H00]

2.22 Welche der folgenden Angaben über die autoimmunhämolytische Anämie durch Wärmeantikörper trifft **nicht** zu?

(A) Thrombozytopenie bei schwerem Verlauf
(B) Milzexstirpation als Therapie der ersten Wahl
(C) direkter Coombs-Test fast immer positiv
(D) indirekter Coombs-Test kann positiv sein
(E) maligne Lymphome als Grundleiden möglich

[F93]

2.23 Welche der folgenden Aussagen über autoimmunhämolytische Anämien (AIHA) trifft **nicht** zu?

(A) Wärmeautoantikörper können bei der antihypertensiven Therapie mit α-Methyldopa auftreten.
(B) Eine AIHA kann sich als akute intravasale Hämolyse nach Kälteexposition manifestieren.
(C) Erythrozyten von AIHA-Patienten können aufgrund ihrer Antikörperbeladung von Makrophagen phagozytiert werden.
(D) AIHA sind im fortgeschrittenen Alter häufig mit Neoplasien vergesellschaftet.
(E) Die Therapie der ersten Wahl bei einer AIHA durch Wärmeautoantikörper ist die Splenektomie.

[F93]

2.24 Bei welcher der folgenden Erkrankungen ist das Auftreten einer autoimmunhämolytischen Anämie am wahrscheinlichsten?

(A) akute lymphatische Leukämie
(B) chronische myeloische Leukämie
(C) kleinzelliges Bronchuskarzinom mit Knochenmarksinfiltration
(D) hereditäre Elliptozytose
(E) Mykoplasmenpneumonie

[H00]

2.25 Ein Blutausstrich zeigt schon bei schwacher Vergrößerung eine auffällige Veränderung (siehe Abb. 25 des Bildanhangs). Der Patient leidet unter Schmerzen in den Fingern, die sich teils blass, teils bläulich verfärben. Er trägt fast immer Handschuhe.

Sie stellen die Diagnose:

(A) Polycythaemia vera
(B) essenzielle Thrombozythämie
(C) autoimmunhämolytische Anämie durch Wärmeantikörper
(D) Kälteagglutininkrankheit
(E) Endangiitis obliterans

[H98]

2.26 Welche Aussage trifft **nicht** zu?

Folgende Befunde stützen die Diagnose einer hämolytischen Anämie:

(A) deutliche Erniedrigung der Haptoglobinkonzentration (S)
(B) Erhöhung der Retikulozytenzahl im Blut
(C) erhöhte Serumaktivität der LDH
(D) erniedrigte Eisenkonzentration im Serum
(E) erhöhte Konzentration des indirekten Bilirubins (S)

2.21 (E)   2.22 (B)   2.23 (E)   2.24 (E)   2.25 (D)   2.26 (D)

F98

2.27 Für eine AB0-Blutgruppenbestimmung vor einer geplanten Bluttransfusion sind folgende Ansätze vorzunehmen:

(1) Bestimmung der Erythrozyteneigenschaften mit Iso-Antiseren der Spezifitäten Anti-B, Anti-A, Anti-AB
(2) Bestimmung von HbA_1 und HbA_2
(3) Bestimmung der Serumeigenschaften mit Testblutkörperchen der Gruppenzugehörigkeit A (A_1 und A_2), B und 0

(A) nur 1 ist richtig
(B) nur 2 ist richtig
(C) nur 1 und 3 sind richtig
(D) nur 2 und 3 sind richtig
(E) 1 – 3 = alle sind richtig

H00

2.28 Welche Überlegung bei Gabe einer Einheit (500 mL) Vollblut bei einer normalgewichtigen Frau trifft **nicht** zu?

(A) Es ist Pflicht des Arztes, Personalangaben auf der Blutkonserve und Patientenidentifikationsdaten zu vergleichen.
(B) Wenn die Patientin die Blutgruppe A rh-negativ hat, ist bei Gabe von Blut der Gruppe 0 rh-negativ ein lebensbedrohlicher Transfusionszwischenfall kaum zu erwarten.
(C) Falls eine schwere Linksherzinsuffizienz vorliegt, ist die Gefahr eines Lungenödems bei rascher Transfusion gegeben.
(D) Wenn die Patientin die Blutgruppe A rh-negativ hat, kann ohne Bedenken Blut der Gruppe A Rh-positiv gegeben werden.
(E) Die Patientin ist über Komplikationsmöglichkeiten der Übertragung von Blut angemessen aufzuklären.

H98

2.29 Welche Aussage trifft **nicht** zu?

Maßnahmen bei sog. Fehltransfusion (Blutgruppeninkompatibilität) sind die Gabe von:

(A) Osmodiuretika (Sorbit, Mannit)
(B) Lysinchlorid
(C) Glucocorticoiden
(D) Natriumbicarbonat
(E) Volumenersatzmitteln

H99

2.30 Eine hypochrome Anämie kann folgende Ursachen haben:

(1) Eisenverluste (z.B. gynäkologische Blutungen, Gravidität, gastrointestinale Blutungen)
(2) chronische Polyarthritis (rheumatoide Arthritis)
(3) Thalassaemia minor

(A) nur 1 ist richtig
(B) nur 2 ist richtig
(C) nur 3 ist richtig
(D) nur 1 und 3 sind richtig
(E) 1 – 3 = alle sind richtig

H97

2.31 Welche Aussage trifft **nicht** zu?

Eine 31-jährige Patientin hat eine Anämie (Hämoglobinkonzentration 80 g/l, Erythrozytenzahl $3,5 \times 10^{12}/l$). Die Serumeisenkonzentration ist erniedrigt (220 µg/l).

Folgende Schritte sind zur Klärung der Ursache der Anämie sinnvoll:

(A) Bestimmung von Erythropoetin im Serum
(B) Bestimmung von Ferritin im Serum
(C) Untersuchung des Stuhls auf Blut
(D) gynäkologische Anamnese
(E) Inspektion eines Blutausstrichs

H97

2.32 Eine Anämie mit den Parametern Hb 83 g/l, MCH 21 pg, MCV 65 fl wird bezeichnet als:

(A) hypochrom normozytär
(B) normochrom mikrozytär
(C) hypochrom mikrozytär
(D) normochrom normozytär
(E) hypochrom makrozytär

2.4 Erkrankungen, die mehrere Zellsysteme betreffen

F00

2.33 Welche Diagnose ist bei einer Anämie mit der Befundkonstellation: Hb 82 g/L (Referenzbereich 140–160 g/L), MCH 19 pg, MCV 62 fL, Ferritin (S) 9 µg/L (Referenzbereich 30–120 µg/L) am wahrscheinlichsten?

(A) refraktäre Anämie
(B) refraktäre Anämie mit Ringsideroblasten
(C) Coombs-positive hämolytische Anämie
(D) perniziöse Anämie
(E) Eisenmangelanämie

F97

2.34 Eine Ferritinkonzentration im Serum von < 12 µg/l ist bei erniedrigter Hämoglobinkonzentration beweisend für eine

(A) sideroachrestische Anämie
(B) Tumoranämie
(C) Eisenmangelanämie
(D) aplastische Anämie
(E) Thalassämie

H96

2.35 Welche Aussage trifft **nicht** zu?

Ursachen einer hypochromen (mikrozytären) Anämie können sein:

(A) chronische Infektionen
(B) substantielles Lungenemphysem
(C) Refluxösophagitis
(D) Thalassaemia minor
(E) Zöliakie

H98

2.36 Das Blutbild (siehe Abb. 26 des Bildanhangs) ist typisch für

(A) Malaria tropica
(B) Eisenmangelanämie
(C) Elliptozytose
(D) autoimmunhämolytische Anämie
(E) Glucose-6-phosphat-Dehydrogenase-Mangel

H96

2.37 Bei einer 46-jährigen Frau entwickelt sich auf dem Boden einer Hypermenorrhöe bei Uterus myomatosus eine schwere Anämie. Nach Uterusexstirpation finden sich folgende Blutwerte: Hb 80 g/l, Erythrozyten $3,5 \times 10^{12}$/l, Hämatokrit 0,22.

Welcher Behandlungsvorschlag ist richtig?

(A) 3 × 1 Tablette eines Kombinationspräparates das zweiwertige Eisen (20 mg), Vitamin B_{12} (0,1 mg) und Folsäure (5 mg) enhält für 4 Wochen
(B) Gabe von Erythrozytenkonzentraten bis zur Normalisierung der Blutbildwerte
(C) Gabe von Vollblut bis zur Normalisierung der Blutbildwerte
(D) täglich 2 × 1 Tablette einer zweiwertigen Eisenverbindung (50 mg), für mindestens 3 Monate nüchtern einzunehmen
(E) intravenöse Applikation einer dreiwertigen Eisenverbindung (täglich 100 mg) für 6 Wochen

F99

2.38 Welche Aussage trifft **nicht** zu?

Das Vorhandensein einer diagnostisch relevanten Zahl von makrozytären Erythrozyten ist mit folgenden Diagnosen vereinbar:

(A) myelodysplastisches Syndrom vom Typ der refraktären Anämie
(B) autoimmunhämolytische Anämie mit Retikulozytenvermehrung
(C) Eisenmangelanämie erheblichen Grades
(D) Anämie bei Folsäuremangel
(E) nutritiv-toxische Schädigung der Erythropoese bei chronischem Alkoholabusus

F00

2.39 Was hat für die Anämie als Begleiterscheinung der chronischen Niereninsuffizienz ursächlich die **geringste** Bedeutung?

(A) Blutverluste und häufige Blutentnahmen
(B) inadäquate Erythropoetinproduktion
(C) verkürzte Erythrozytenüberlebenszeit
(D) kompensatorischer Hypersplenismus
(E) toxische Wirkungen von Urämiegiften und Aluminium

2.33 (E) 2.34 (C) 2.35 (B) 2.36 (B) 2.37 (D) 2.38 (C) 2.39 (D)

2 Blut- und Lymphsystem

F97

2.40 Welche Aussage trifft **nicht** zu?

Zu den Wirkungen von rekombinantem humanem Erythropoetin gehören:

(A) Steigerung der Erythropoese
(B) Besserung der körperlichen Leistungsfähigkeit
(C) arterielle Hypertonie
(D) Hirsutismus
(E) Thromboseneigung

H93

2.41 Die häufigste der genannten Komplikationen bei der Behandlung der renalen Anämie mit rekombinantem humanem Erythropoetin ist

(A) Bluthochdruck
(B) Leukozytose
(C) Thrombozytose
(D) akutes Nierenversagen
(E) Erythrozyturie

F94

2.42 Für die Begleitanämie bei chronischen Erkrankungen (Infekte, Entzündungen, Tumoren, ausgenommen Blutverlust) gilt:

(1) Das Serumeisenspiegel ist erniedrigt.
(2) Das Speichereisen im Knochenmark ist erhöht.
(3) Das Serumferritin ist erniedrigt.

(A) nur 1 ist richtig
(B) nur 1 und 2 sind richtig
(C) nur 1 und 3 sind richtig
(D) nur 2 und 3 sind richtig
(E) 1–3 = alle sind richtig

F98

2.43 Welche der folgenden Zuordnungen trifft **nicht** zu?

(A) sideroachrestische Anämie – Ringsideroblasten im Knochenmark
(B) Eisenmangelanämie – Serumeisen- und Serumferritinkonzentration erniedrigt
(C) Infektanämie – Serumeisenkonzentration erhöht, Serumferritinkonzentration erniedrigt
(D) Thalassaemia major – Serumeisen- und Serumferritinkonzentration erhöht
(E) hämolytische Anämie – Retikulozytose

H94

2.44 Welche Aussage trifft **nicht** zu?

Für die typische Infekt-, Entzündungs- und Tumor-Anämie gilt:

(A) Es handelt sich um eine häufig vorkommende Form der Anämie.
(B) Im Knochenmark sind Sideroblasten vermindert und Speichereisen erhöht (innerer Eisenmangel).
(C) Diagnostisch entscheidend ist der Nachweis einer Hämolyse mit Vermehrung des indirekten Serumbilirubins, der LDH und der Retikulozyten.
(D) Eine Eisentherapie ist unwirksam.
(E) Eine Vitamin B_{12}- und Folsäuretherapie ist unwirksam.

H94

2.45 Für die Schwangerschaftsanämie gilt:

(A) Kennzeichnend ist die Immunhämolyse.
(B) Sie ist die Folge eines erworbenen Transferrinmangels.
(C) Ursache ist ein im Schwangerschaftsverlauf absinkender Erythropoetinspiegel, der zur Reduktion der Erythropoese führt.
(D) Hauptursache ist die Rhesusinkompatibilität mit dem Kind.
(E) Bei Anämie in der Schwangerschaft ist orale Substitution von Eisen, ggf. Vitamin B_{12} und Folsäure sinnvoll.

F99

2.46 Welche Aussage trifft **nicht** zu?

Ein Retikulozytenanteil von 79% der Erythrozyten im Blut bei einem unbehandelten Patienten ist mit folgenden Diagnosen vereinbar:

(A) autoimmunhämolytische Anämie
(B) Kälteagglutininkrankheit
(C) perniziöse Anämie
(D) Blutungsanämie
(E) malignes Lymphom mit sekundärer hämolytischer Anämie

2.40 (D)   2.41 (A)   2.42 (B)   2.43 (C)   2.44 (C)   2.45 (E)   2.46 (C)

2.4 Erkrankungen, die mehrere Zellsysteme betreffen

[F95]

2.47 Für welche der folgenden Erkrankungen sprechen die Zungenveränderungen (siehe Abb. 27 des Bildanhangs) am ehesten?

(A) Mundsoor
(B) Scharlach
(C) perniziöse Anämie
(D) Duodenalulkus
(E) Myxödem

[F98]

2.48 Eine 70-jährige Frau hat sich nach einer Durchfallepisode nicht mehr richtig erholt, bemerkt zunehmende körperliche Schwäche und wird bettlägerig. Sie hat in letzter Zeit ein pelziges Gefühl in beiden Händen. Der Appetit war zwar normal, aber sie konnte wegen Zungenbrennens keine Gewürze essen. Der Hausarzt hat eine Rektoskopie durchgeführt, konnte aber den geplanten Kontrastmitteleinlauf wegen des schlechten Allgemeinzustandes nicht durchführen und überweist die Patientin deswegen mit der Diagnose: „Anämie bei positivem Hämoccult®". Bei der Untersuchung findet sich folgendes Blutbild: Hb 91 g/l, Erythrozyten $2,2 \times 10^{12}$/l, MCV 120 fl, MCH 41 pg, Retikulozyten 3 ‰.

Welche ist die wahrscheinlichste Diagnose?

(A) Eisenmangelanämie
(B) Colitis ulcerosa
(C) Pankreatitis
(D) Morbus Crohn
(E) perniziöse Anämie

[F93]

2.49 Ein 80-jähriger Patient mit perniziöser Anämie hat einen Hämatokrit von 15 % (0,15).

Eine zu rasche Bluttransfusion zur Anhebung des Hk sollte unterbleiben wegen der Gefahr einer/s

(A) Hyperkaliämie
(B) Hyperkalzämie
(C) Lungenödems
(D) febrilen Transfusionsreaktion
(E) Hypothermie

[F94]

2.50 Welcher Befund ist charakteristisch für die paroxysmale nächtliche Hämoglobinurie (Marchiafava)?

(A) Nachweis eines Enzymdefektes im Erythrozytenstroma
(B) Nachweis inkompletter Wärmeantikörper im Serum
(C) verminderte Säureresistenz der Erythrozyten
(D) Nachweis eines pathologischen Hämoglobins in der Hämoglobinelektrophorese
(E) pathologischer sphärischer Index (Kugelform der Erythrozyten)

[H94]

2.51 Welche Aussage trifft **nicht** zu?

Für die Sichelzellkrankheit gilt:

(A) Es handelt sich um eine X-chromosomal vererbte Hämoglobinopathie.
(B) Fieber, Infekte und Sauerstoffmangel fördern die Sichelzellbildung.
(C) Sichelzellthromben führen zu Infarkten in verschiedenen Organen und Körperregionen.
(D) Bei Sichelzellkrisen sind Austauschtransfusionen wirksam.
(E) Trotz heutiger Therapiemöglichkeiten erreichen nur wenige Patienten ein hohes Erwachsenenalter.

[F00]

2.52 Ein 15-jähriges Mädchen erkrankt akut an einer schweren Diarrhö, kurz danach stellen sich ausgedehnte Ekchymosen ein. Bei der stationären Aufnahme ist sie afebril, RR 140/100 mmHg. Die Laborbefunde ergeben eine Anämie, Thrombozytopenie, eine leichte Hyperbilirubinämie sowie Serumkonzentrationen des Kreatinins von 620 µmol/L (70 mg/L) und des Harnstoffs von 30 mmol/L (1,8 g/L). Blutkulturen sind negativ. Der periphere Blutausstrich zeigt die in Abb. 28 des Bildanhangs dargestellten Veränderungen.

Welche Diagnose stellen Sie?

(A) Sepsis
(B) disseminierte intravaskuläre Koagulation
(C) maligne Hypertonie
(D) hämolytisch-urämisches Syndrom
(E) leukozytoklastische Vaskulitis

2.47 (C)   2.48 (E)   2.49 (C)   2.50 (C)   2.51 (A)   2.52 (D)

H96

Folgende Angaben beziehen sich auf die Aufgaben Nr. 2.53 und Nr. 2.54.

35-jährige Sekretärin. In der Kindheit mehrmals Mandelentzündungen, sonst immer gesund. Vor 16 Tagen rasch zunehmende Halsschmerzen mit Schluckbeschwerden, starkem Krankheitsgefühl, Fieber bis 39 °C. Erhielt vom Hausarzt Penicillin G 1 Mega i. m. 10 Tage lang, nahm zusätzlich nicht-rezeptpflichtige Schmerzmittel. Nach wenigen Tagen Besserung und Fieberabfall, einige Tage später erneut Halsschmerzen und Fieberanstieg bis auf 40 °C mit Kopf- und Gliederschmerzen. Klinikaufnahme einer schwerkranken Patientin mit Exsikkose, starken entzündlichen Veränderungen an beiden Tonsillen. Milz nicht sicher tastbar.

2.53 Welche der folgenden Untersuchungen sollte auf jeden Fall zunächst durchgeführt werden?

(A) Bestimmung des Antistreptolysintiters (ASL)
(B) Blutkörperchensenkungsgeschwindigkeit (BSG)
(C) Leukozytenzählung
(D) Untersuchung auf heterophile Antikörper
(E) sonographische Bestimmung der Milzgröße

2.54 Die genannten Untersuchungen ergaben:
ASL 450 E/ml
BSG 60/90 mm
Leukozyten 1100×10^6/l
Mononukleoseschnelltest negativ
Milz leicht vergrößert

Folgende zusätzliche Untersuchungen sind sinnvoll, um zu einer Diagnose zu kommen:

(1) nochmalige Bestimmung des ASL nach 7 Tagen
(2) Bestimmung der alkalischen Leukozytenphosphatase
(3) Wiederholung der Leukozytenzählung und mikroskopische Untersuchung des gefärbten Blutausstrichs
(4) Titerbestimmung der Antikörper gegen Epstein-Barr-Virus
(5) morphologische Knochenmarksuntersuchung

(A) nur 4 ist richtig
(B) nur 2 und 3 sind richtig
(C) nur 3 und 5 sind richtig
(D) nur 1, 3 und 4 sind richtig
(E) nur 2, 4 und 5 sind richtig

H95

2.55 Eine Anämie mit Granulozytopenie und Thrombozytopenie ist **am wenigsten** wahrscheinlich bei

(A) akuter Leukämie
(B) Panmyelophthise (aplastische Anämie)
(C) perniziöser Anämie
(D) Kälteagglutininkrankheit
(E) Osteomyelosklerose

H96

2.56 Ein 55-jähriger Patient wird wegen zunehmender Ermüdbarkeit und Druck im Oberbauch stationär eingewiesen. Bei der Untersuchung findet sich ein Tumor im linken Abdomen, der bis in die Nabelhöhe herabreicht.

Hb 85 g/l, Leukozyten $14\,800 \times 10^6$/l, Thrombozyten $100\,000 \times 10^6$/l, im Differentialblutbild einzelne Normoblasten und Linksverschiebung der Granulozyten bis zu den Myelozyten, normaler Lymphozytenanteil. Bei der Knochenmarkpunktion wird zellarmes Material aspiriert.

Welche der folgenden Diagnosen ist am wahrscheinlichsten?

(A) chronische myeloische Leukämie
(B) Osteomyelosklerose
(C) Haarzellenleukämie
(D) Felty-Syndrom
(E) M. Hodgkin

H98

2.57 Welche Aussage trifft **nicht** zu?

Bei Agranulozytose

(A) sind Ulzera der Schleimhäute ein typischer Befund
(B) ist die Auslösung durch Medikamente häufig
(C) ist die Splenektomie die Therapie der Wahl
(D) ist die Erkennung der Noxe wesentlich
(E) sind Erythrozyten und Thormbozyten in der Regel normal

2.53 (C)   2.54 (C)   2.55 (D)   2.56 (B)   2.57 (C)

[H98]

2.58 Eine 25-jährige Patientin wird mit Fieber um 40 °C und petechialen Blutungen aufgenommen. Es finden sich eine Thrombozytenzahl von 15 000 × 10^6/l, eine Anämie mit einem Hämoglobinwert von 90 g/l (Referenzbereich 123–153 g/l) und eine Leukozytenzahl von 2500 × 10^6/l.

Welche beiden Grunderkrankungen kommen differentialdiagnostisch in Betracht?

(1) akute (allergische) Agranulozytose
(2) aplastische Anämie (Panmyelophthise)
(3) akute Leukämie
(4) idiopathische thrombozytopenische Purpura (M. Werlhof)

(A) nur 1 und 2 sind richtig
(B) nur 1 und 3 sind richtig
(C) nur 2 und 3 sind richtig
(D) nur 2 und 4 sind richtig
(E) nur 3 und 4 sind richtig

[H00] **!**

2.59 Eine bis ins Becken reichende Milz wird beobachtet bei

(A) Eisenmangelanämie
(B) perniziöser Anämie
(C) Sepsis
(D) chronischer myeloischer Leukämie
(E) Blutungsanämie

2.5 Maligne Erkrankungen

[F98]

2.60 Eine 18-jährige Laborarbeiterin in einer chemischen Fabrik bemerkt seit 3 Wochen Abgeschlagenheit und seit 14 Tagen Fieber bis zu 38,5 °C sowie zunehmende Hals- und Schluckschmerzen. Vor 1 Tag sei Nasenbluten hinzugetreten. Bei der Untersuchung ist der Rachen gerötet, und die Tonsillen haben gelbliche Beläge. An den Unterschenkeln sind einzelne Petechien aufgetreten.

Auf welche der genannten Krankheiten weist der Zahnfleischbefund (siehe Abb. 29 des Bildanhangs) bei dieser Patientin hin?

(A) Parodontose infolge Fehlernährung
(B) chronische Bleivergiftung
(C) Stomatitis nach Virusinfekt
(D) akute Leukämie
(E) allergische Reaktion bei neuer Zahnpasta

[H00]

2.61 Eine 35-jährige Frau erkrankt aus voller Gesundheit akut mit Fieber und Abgeschlagenheit. Die Milz ist 3 cm unter dem Rippenbogen tastbar, Abb. 30 des Bildanhangs zeigt die Veränderungen des Mundes.

Laborbefunde: Hb 100 g/L (Referenzbereich 120–160 g/L),
Leukozyten 20 000 · 10^6/L (im Ausstrich 80 % monozytäre Zellen),
Thrombozyten 70 000 · 10^6/L.

Ihre Verdachtsdiagnose lautet:

(A) Herpes-Virus-Infektion
(B) akute Monozytenleukämie
(C) Soormykose
(D) infektiöse Mononukleose
(E) chronische myeloische Leukämie

[F94]

2.62 Ein 25-jähriger Student erkrankt plötzlich mit Fieber, Blässe, Schwäche, Zahnfleischbluten. Hb 90 g/l, Leukozyten 29 000 × 10^6/l, Thrombozyten 26 000 × 10^6/l. Einen Ausschnitt des Blutbilds finden Sie in Abb. 31 des Bildanhangs.

Sie vermuten eine

(A) Mononukleose
(B) Lymphogranulomatose
(C) akute myeloische Leukämie
(D) chronische lymphatische Leukämie
(E) aplastische Anämie

[F00]

2.63 Der Hiatus leucaemicus charakterisiert die

(A) chronische myeloische Leukämie
(B) chronische lymphatische Leukämie
(C) Prolymphozytenleukämie
(D) Polycythaemia rubra vera
(E) akute myeloische Leukämie

2.58 (C)   2.59 (D)   2.60 (D)   2.61 (B)   2.62 (C)   2.63 (E)

2 Blut- und Lymphsystem

H98

2.64 Im Blutausstrich sind in undifferenzierten Zellen Auer-Stäbchen vorhanden.

Für welche Diagnose ist dieser Befund beweisend?

(A) akute myeloische Leukämie
(B) akute undifferenzierte Leukämie
(C) akute lymphatische Leukämie
(D) Plasmazellenleukämie
(E) myeloproliferatives Syndrom

H99

2.65 Was trifft **nicht** zu?

Die folgenden Erkrankungen sind zum Zeitpunkt der Diagnosestellung mit der Befundkonstellation Hb 91 g/l, Leukozyten 2200 · 10^6/l, Thrombozyten 79 000 · 10^6/l vereinbar:

(A) akute lymphatische Leukämie
(B) akute myeloische Leukämie
(C) chronische lymphatische Leukämie
(D) perniziöse Anämie
(E) myelodysplastisches Syndrom

H93

Ordnen Sie den Erkrankungen der Liste 1 die für sie jeweils charakteristischen hämatologischen Befunde der Liste 2 zu!

Liste 1

2.66 Polycythaemia vera

2.67 chronische lymphatische Leukämie (CLL)

2.68 chronische myeloische Leukämie (CML)

2.69 akute myeloische Leukämie (AML)

Liste 2

(A) Auerstäbchen
(B) Eosinophilen- und Basophilenvermehrung
(C) Lymphozyten 10 000 × 10^6/l
(D) Hämatokrit 0,58
(E) Gesamteiweiß 90 g/l

H94

2.70 Welche Aussage trifft **nicht** zu?

Diagnostische Kriterien einer chronischen myeloischen Leukämie sind:

(A) Fehlen der alkalischen Leukozytenphosphatase
(B) Trisomie 21
(C) Leukozytose
(D) pathologische Linksverschiebung im Differentialbild
(E) Translokation t (9; 22) (Philadelphiachromosom)

F95

Ordnen Sie den Erkrankungen der Liste 1 die jeweils zutreffenden Angaben der Liste 2 zu!

Liste 1

2.71 akute myeloische Leukämie (AML)

2.72 chronische myeloische Leukämie (CML)

2.73 M. Hodgkin Stadium IA

2.74 Polycythaemia vera

Liste 2

(A) Heilungsrate mit Chemotherapie bei etwa 20%
(B) terminale Blastenkrise die Regel
(C) Aderlässe als Therapie
(D) Spontanheilung häufig
(E) etwa 80% Heilung durch Strahlentherapie

2.64 (A) 2.65 (C) 2.66 (D) 2.67 (C) 2.68 (B) 2.69 (A) 2.70 (B) 2.71 (A) 2.72 (B) 2.73 (E) 2.74 (C)

2.5 Maligne Erkrankungen

[F97]

2.75 Ein 46-jähriger Mann hat linksseitige Oberbauchschmerzen und Fieber 38,5 °C.
Blutbild: Hb 142 g/l, Leukozyten 110 000 × 10^6/l, Thrombozyten 145 000 × 10^6/l.
Differenzierung: Myeloblasten 1 %, Promyelozyten 4 %, Granulozyten 55 %, Eosinophile 1 %, Basophile 4 %, Monozyten 1 %, Lymphozyten 6 %, 1 Erythroblast.
Abb. 32 des Bildanhangs zeigt einen repräsentativen Ausschnitt des Blutbildes.

Welche Diagnose ist am wahrscheinlichsten?

(A) leukämoide Reaktion
(B) akute myeloische Leukämie
(C) Osteomyelosklerose
(D) chronische myeloische Leukämie
(E) Knochenmarkskarzinose

[F98]

2.76 Der erniedrigte Index der alkalischen Granulozytenphosphatase (ALP-Index) ist charakteristisch für eine

(A) Polycythaemia vera
(B) Osteomyelosklerose
(C) chronische myeloische Leukämie
(D) Eisenmangelanämie
(E) metabolische Alkalose

[F97]

2.77 Welche Aussage trifft **nicht** zu?

Der Unterscheidung einer Leukozytose bei bakteriellen Infektionen von einer Leukozytose bei chronischer myeloischer Leukämie (CML) dienen folgende Merkmale:

(A) Bei der CML reicht die Linksverschiebung weiter nach links und umfaßt unreifere Zellen wie Promyelozyten.
(B) Für die Akutphase bakterieller Infektionen ist eine zusätzliche Lymphozytose typisch.
(C) Für bakterielle Infektionen ist eine toxische Granulation in den Neutrophilen typisch.
(D) Bei der CML sind auch Eosinophile und Basophile vermehrt.
(E) Bei der CML ist die alkalische Phosphatase in den Granulozyten vermindert.

[F99]

2.78 Eine 82-jährige Patientin hat eine Pneumonie und Fieber bis 39 °C, Hb 112 g/l (Referenzbereich 120–160 g/l), Leukozyten 69 000 × 10^6/l, Thrombozyten 145 000 × 10^6/l. Abb. 33 des Bildanhangs zeigt den Blutausstrich.

Wie lautet die Diagnose?

(A) chronische myeloische Leukämie
(B) reaktive Leukozytose bei Lobärpneumonie
(C) chronische lymphatische Leukämie
(D) infektiöse Mononukleose
(E) akute myeloische Leukämie

[H99]

2.79 Für welche der folgenden malignen Systemerkrankungen bietet Chemotherapie die größte Chance einer Heilung?

(A) Plasmozytom
(B) Polycythaemia vera
(C) akute myeloische Leukämie M_3
(D) chronische lymphatische Leukämie
(E) lymphoplasmozytoides Immunozytom vom Typ M. Waldenström

[F94]

2.80 Welche Aussage trifft **nicht** zu?

Für die chronische lymphatische Leukämie gilt

(A) kommt bei Kindern nicht vor
(B) autoimmunhämolytische Anämie als Komplikation
(C) Antikörpermangelsyndrom als Komplikation
(D) im Blutbild Gumprecht-Schollen
(E) im Knochenmark sog. Philadelphia-Chromosom

[H94]

2.81 Welche Aussage trifft **nicht** zu?

Für die chronische lymphatische Leukämie (CLL) gilt:

(A) Sie gehört zu den Non-Hodgkin-Lymphomen hohen Malignitätsgrades.
(B) Es besteht praktisch immer eine Lymphozytose.
(C) Die Krankheit ist ausnahmslos unheilbar.
(D) Der Altersgipfel liegt jenseits von 60 Jahren.
(E) Häufig besteht ein Immunglobulinmangel.

2.75 (D) 2.76 (C) 2.77 (B) 2.78 (C) 2.79 (C) 2.80 (E) 2.81 (A)

[H99]

2.82 Eine 65-jährige Patientin kommt zu Ihnen mit Halslymphknotenschwellungen und einem Zoster. Im Blut besteht eine Leukozytose ($88\,000 \cdot 10^6/l$), im Serum ist IgG auf 5,3 g/l vermindert. Abb. 34 des Bildanhangs zeigt einen repräsentativen Blutausstrich.

Sie diagnostizieren eine

(A) Mononukleose
(B) akute myeloische Leukämie
(C) HIV-Infektion im Stadium der Lymphadenopathie
(D) chronische lymphatische Leukämie
(E) Immunschwäche Typ Common Variable Immunodeficiency (CVID)

[F93]

Folgende Angaben beziehen sich auf die Aufgaben Nr. 2.83 und Nr. 2.84.

Eine 80 Jahre alte Heimbewohnerin wird von Ihnen ambulant wegen Herzinsuffizienz und Diabetes mellitus medikamentös und diätetisch behandelt. Das Blutbild zeigt $30\,000 \times 10^6/l$ Leukozyten, davon im Ausstrich 15% Segmentkernige und 80% Lymphozyten. Hämoglobin und Thrombozytenzahl sind normal. Sie tasten schmerzfreie Lymphknoten von 1–2 cm Durchmesser beiderseits am Hals und axillär. Die Milz überragt den Rippenbogen palpatorisch um 2 cm.

2.83 Welche Erkrankung ist am wahrscheinlichsten?

(A) Mononukleose (Pfeiffersches Drüsenfieber)
(B) Agranulozytose
(C) erworbenes Immundefektsyndrom vom Typ AIDS
(D) chronische lymphatische Leukämie
(E) Morbus Hodgkin

2.84 Welche Therapie ist sofort einzuleiten?

(A) Granulozytentransfusion
(B) aktive Immunisierung gegen Epstein-Barr-Virus
(C) total nodale Strahlentherapie einschließlich der Milz
(D) Chemotherapie mit Chlorambucil und Glucocorticoid per os
(E) Keine der Maßnahmen (A)–(D) ist erforderlich.

[H97]

2.85 Abb. 35 des Bildanhangs zeigt das Blutbild eines 74jährigen Mannes mit einer massiven Splenomegalie von derber Konsistenz, Längsdurchmesser 22 cm.

Hb 98 g/l, Leukozyten $49\,000 \times 10^6/l$, Thrombozyten $100\,000 \times 10^6/l$, BSG 90 mm in der ersten Stunde.

Welche Diagnose ist am wahrscheinlichsten?

(A) chronische myeloische Leukämie
(B) chronische lymphatische Leukämie
(C) akute lymphatische Leukämie
(D) Plasmazellenleukämie
(E) Mononukleose

[F00]

2.86 Bei einer chronischen lympathischen Leukämie sind im peripheren Blutausstrich **am wenigsten** wahrscheinlich zu erwarten:

(A) Lymphozyten
(B) Gumprecht-Kernschatten
(C) Prolymphozyten
(D) Promyelozyten
(E) Thrombozyten

[F97]

2.87 Welches der folgenden Non-Hodgkin-Lymphome weist zum Zeitpunkt der Diagnosestellung immer eine Knochemarkbeteiligung auf?

(A) lymphoplasmozytisches Lymphom (Immunozytom)
(B) zentrozytisches Lymphom (Mantelzell-Lymphom)
(C) chronische lymphatische Leukämie
(D) zentroblastisch-zentrozytisches Lymphom
(E) hochmalignes B-Zell-Lymphom

[H97]

2.88 Für welche der folgenden Krankheiten gilt der therapeutische Grundsatz: So spät wie möglich und so wenig wie möglich behandeln?

(A) akute lymphatische Leukämie
(B) chronische lymphatische Leukämie
(C) akute myeloische Leukämie
(D) chronische myeloische Leukämie
(E) leukämisch verlaufendes Zentroblastom

2.82 (D)   2.83 (D)   2.84 (E)   2.85 (B)   2.86 (D)   2.87 (C)   2.88 (B)

2.5 Maligne Erkrankungen

[H93]

2.89 Welche der folgenden Erkrankungen ist bei Frühdiagnose durch intensive Chemotherapie heilbar?

(A) chronische lymphatische Leukämie
(B) Mycosis fungoides
(C) Makroglobulinämie (M. Waldenström)
(D) Plasmozytom (multiples Myelom)
(E) keine der Erkrankungen (A)–(D)

[H93]

2.90 Welche der folgenden malignen Erkrankungen ist durch Zytostatika potentiell heilbar?

(A) nichtkleinzelliges Bronchialkarzinom
(B) Melanom
(C) Pankreaskarzinom
(D) Hodenkarzinom
(E) Blasenkarzinom

[H96]

2.91 In der Behandlung solider maligner Tumoren spielt die adjuvante Chemotherapie eine Rolle.

Mit diesem Begriff bezeichnet man

(A) die gleichzeitige Anwendung mehrerer Zytostatika
(B) den Versuch, nicht nachweisbare Mikrometastasen nach vollständiger operativer Tumorentfernung zu vernichten
(C) die simultane Radio- und Chemotherapie inkurabler Tumoren
(D) die palliative Chemotherapie, wenn der Allgemeinzustand eine Operation nicht zuläßt
(E) die Tumorverkleinerung durch Zytostatika vor einer operativen Tumorentfernung

[F99]

2.92 Welche Aussage trifft **nicht** zu?

Bei einem 50-jährigen Patienten wird eine Erythrozytose festgestellt: Erythrozyten $6,8 \times 10^{12}/l$, Hb 210 g/l, Hk 0,58.

Folgende zusätzliche Befunde sprechen für eine Polycythaemia vera:

(A) Leukozyten $22\,000 \times 10^6/l$
(B) Milz inspiratorisch 12 cm unter dem Rippenbogen tastbar
(C) Blutvolumen 96 ml/kgKG (normal 68 ml/kg)
(D) Thrombozyten $680\,000 \times 10^6/l$
(E) arterieller O_2 Partialdruck 6,7 kPa ≙ 50 mmHg (normal 10 kPa ≙ 75 mmHg)

[F99]

2.93 Welche Aussage trifft **nicht** zu?

Zur Behandlung der Polycythaemia vera haben folgende Therapiemöglichkeiten Aussicht auf eine Reduktion des Hämoglobins:

(A) Aderlässe
(B) Hydroxyurea (Litalir®)
(C) Busulfan (Myleran®)
(D) Glucocorticoide (Prednison)
(E) radioaktiver Phosphor (^{32}P)

[H97]

2.94 Welche Aussage trifft **nicht** zu?

Bei folgenden malignen Erkrankungen ist mit Knochenmetastasen oder osteolytischen Herden zu rechnen:

(A) Polycythaemia vera
(B) Mammakarzinom
(C) Prostatakarzinom
(D) Plasmozytom (multiples Myelom)
(E) Bronchialkarzinom

2.89 (E)   2.90 (D)   2.91 (B)   2.92 (E)   2.93 (D)   2.94 (A)

2 Blut- und Lymphsystem

F99

2.95 Pathologisch vergrößerte Lymphknoten zervikal links und axillär links; histologisch Knochenmarkbefall nachgewiesen; in der Anamnese Nachtschweiß und Fieber.

Welches Stadium eins M. Hodgkin liegt gemäß der Ann-Arbor-Klassifikation vor?

(A) II A
(B) III B
(C) III E, B
(D) IV A
(E) IV B

F98

2.96 Bei einer 30-jährigen Patientin, die kürzlich von 56 kg auf 50 kg Gewicht abgenommen hat, tasten Sie mehrere kirschgroße Halslymphknoten, von denen Sie einen exstirpieren. Der Pathologe beschreibt eine Eosinophilenvermehrung sowie mehrere Reed-Sternberg-Riesenzellen, aber keine Verkäsung. Die zusätzliche Diagnostik (Röntgen, Computertomographie, Knochenszintigraphie, Knochenmarkhistologie) ergibt keine weitere Beteiligung.

Die wahrscheinlichste Diagnose lautet:

(A) Sarkoidose (M. Boeck)
(B) M. Hodgkin Stadium I B
(C) hochmalignes Non-Hodgkin-Lymphom Stadium II
(D) Toxoplasmose
(E) frische Lymphknotentuberkulose

F94

2.97 Beim Morbus Hodgkin gehören folgende 3 nicht anderweitig erklärbare Symptome zur sogenannten B-Symptomatik:

(1) BSG über 50 mm in der ersten Stunde
(2) Nachtschweiß
(3) Schmerz hinter dem Brustbein beim Trinken hochprozentigen Alkohols
(4) Gewichtsverlust von mehr als 10% in 6 Monaten
(5) Fieber über 38 °C

(A) nur 1, 2 und 3 sind richtig
(B) nur 1, 3 und 4 sind richtig
(C) nur 1, 3 und 5 sind richtig
(D) nur 1, 4 und 5 sind richtig
(E) nur 2, 4 und 5 sind richtig

H93

2.98 Welche der folgenden Erkrankungen zählt **nicht** zu den Non-Hodgkin-Lymphomen niedrigen Malignitätsgrades?

(A) zentroblastisch-zentrozytisches Lymphom (cb/cc Lymphom)
(B) Mycosis fungoides
(C) chronische lymphatische Leukämie (CLL)
(D) lymphoblastisches Lymphom
(E) Haarzellenleukämie

H97

2.99 Typische Befunde für eine Haarzell-Leukämie sind:

(1) Splenomegalie
(2) generalisierte Schwellung peripherer Lymphknoten
(3) meist erhebliche Leukozytose ($> 100000 \times 10^6/l$)
(4) Knochenmarkinfiltration
(5) erhebliche Fibrose des Knochenmarkes

(A) nur 1, 2 und 4 sind richtig
(B) nur 1, 3 und 4 sind richtig
(C) nur 1, 4 und 5 sind richtig
(D) nur 2, 3 und 5 sind richtig
(E) nur 3, 4 und 5 sind richtig

F96

2.100 Für welche der folgenden Erkrankungen spricht das Elektropherogramm (siehe Abb. 36 des Bildanhangs)?

(A) Antikörpermangel-Syndrom
(B) nephrotisches Syndrom
(C) Leberzirrhose
(D) Amyloidose
(E) Plasmozytom

2.95 (E)   2.96 (B)   2.97 (E)   2.98 (D)   2.99 (C)   2.100 (E)

2.5 Maligne Erkrankungen

[H99]
2.101 Was trifft **nicht** zu?

Bei einem Patienten von 60 Jahren ohne wesentliche Beschwerden finden Sie eine BSG von 100/120 mm n.W., ein Gesamteiweiß im Serum von 80 g/l und 25% Gammaglobuline mit schmaler Zacke in der Elektrophorese.

Von folgenden Untersuchungen ist ein weiterer Aufschluß über die Erkrankung zu erwarten:

(A) Bestimmung des C-reaktiven Proteins
(B) Röntgenaufnahmen vom Schädel
(C) Kreatinin- und Calciumkonzentration im Serum
(D) zytologische Knochenmarkuntersuchung
(E) Immunelektrophorese von Serum und Urin

[F96]
2.102 Ein 74-jähriger Patient klagt seit zwei Wochen über ausgeprägte Nacken- und Hinterkopfschmerzen mit Schmerzausstrahlung in beide Schultern. Die weiteren Untersuchungen zeigen folgende Befunde: BSG 120/145 mm, Hb 105 g/l, Erythrozyten $3{,}2 \times 10^{12}/l$, Serumgesamteiweißkonzentration 81 g/l, Serumkalziumkonzentration 2,6 mmol/l; alkalische Phosphatase 128 U/l (normal bis 200 U/l). Die Röntgenuntersuchung der HWS ergibt einen keilförmigen Zusammenbruch des 3. HWK.

Welche der folgenden Erkrankungen steht am ehesten mit dem Auftreten des obigen Krankheitsbildes in Zusammenhang?

(A) Diabetes mellitus
(B) Rhabdomyolyse bei Drogenmißbrauch
(C) Plasmozytom (M. Kahler)
(D) akute Glomerulonephritis
(E) Obstruktion durch benigne Prostatahyperplasie

[H99]
2.103 Folgende Befunde eines Patienten entsprechen den drei Kriterien (nach Ossermann), von denen mindestens zwei zur sicheren Diagnose des Plasmozytoms erfüllt sein müssen:

(1) im Röntgenbild sichtbare Osteolysen
(2) 35% Plasmazellen im Knochenmark
(3) monoklonales IgG-Protein im Serum (36 g/l)
(4) Hyperkalzämie (2,6 mmol/l)
(5) Anämie (100 g/l)

(A) nur 1, 2 und 3 sind richtig
(B) nur 1, 2 und 4 sind richtig
(C) nur 1, 4 und 5 sind richtig
(D) nur 2, 3 und 5 sind richtig
(E) nur 3, 4 und 5 sind richtig

[F00]
2.104 Ein Plasmozytom (multiples Myelom) gilt als gesichert, wenn mindestens 2 von den folgenden 3 Hauptkriterien (Ossermann-Kriterien) erfüllt sind:

(1) Nachweis von Osteolysen
(2) Serumkreatininkonzentration $> 133\,\mu mol/L$ (15 mg/L)
(3) Leukozytopenie $< 2500 \cdot 10^6/L$
(4) mindestens 10 bis 20% Plasmazellen im Knochenmark
(5) monoklonales Immunglobulin im Serum oder Urin

(A) nur 1, 2 und 3 sind richtig
(B) nur 1, 3 und 5 sind richtig
(C) nur 1, 4 und 5 sind richtig
(D) nur 2, 4 und 5 sind richtig
(E) nur 3, 4 und 5 sind richtig

[F95]
2.105 Welche Aussage trifft **nicht** zu?

Folgende Erkrankungen gehen häufig mit einer Lymphknotenvergrößerung einher:

(A) Morbus Hodgkin
(B) Plasmozytom (multiples Myelom)
(C) Immunozytom (Morbus Waldenström)
(D) infektiöse Mononukleose
(E) chronische lymphatische Leukämie

2.101 (A)   2.102 (C)   2.103 (A)   2.104 (C)   2.105 (B)

[H94]

2.106 Eine IgM-Paraproteinämie (M. Waldenström) ist Ausdruck des folgenden Non-Hodgkin-Lymphoms:

(A) Plasmozytom
(B) zentrozytisch-zentroblastisches Lymphom
(C) Haarzell-Leukämie
(D) lymphoblastisches Lymphom
(E) lympho-plasmozytoides Immunozytom

[F93]

2.107 Ein 76-jähriger Mann ist beim Heben eines schweren Korbes plötzlich in sich zusammengesunken, und die gezielte Befragung ergibt, daß er seither etwa 3 cm kleiner ist. Er hat Rückenschmerzen, BSG 100/143 mm, Gesamteiweiß 93 g/l.

Welche Krankheit ist am wahrscheinlichsten?

(A) Altersosteoporose
(B) metastasiertes Prostatakarzinom
(C) Plasmozytom
(D) Bandscheibenprolaps
(E) Spondylolisthesis

[F94]

2.108 Welche Aussage trifft **nicht** zu?

Notfallsituationen beim multiplen Myelom (Plasmozytom) sind:

(A) hyperkalzämisches Koma
(B) Herzwandruptur
(C) Hyperviskositätssyndrom
(D) Querschnittslähmung
(E) akutes Nierenversagen

[F98]

2.109 Bei einem 65-jährigen Patienten mit Knochenschmerzen und einer Plasmazellvermehrung von 20% im Knochenmarksaspirat besteht der Verdacht auf ein Plasmozytom. Röntgenologisch sind jedoch keine Knochenherde nachweisbar. Elektrophorese und Immunelektrophorese des Serums sind unauffällig. Die Blutsenkungsgeschwindigkeit n. W. beträgt 17/30 mm.

Die Diagnose Plasmozytom könnte gesichert werden durch

(A) Bestimmung des Calciums im Serum
(B) Rektumbiopsie
(C) quantitative Bestimmung der Immunglobuline im Serum
(D) Immunelektrophorese des Urins
(E) Histologie eines Lymphknotens

2.6 Hämorrhagische Diathesen

[F00]

2.110 Welche der folgenden Untersuchungen ist für die Differentialdiagnose der Hauptgruppen hämorrhagischer Diathesen **unwichtig**?

(A) Bilirubindifferenzierung: direkt – indirekt
(B) partielle Thromboplastinzeit (PTT)
(C) Thrombozytenzahl
(D) Rumpel-Leede-Test
(E) Thromboplastinzeit (Quick-Test)

[H94]

2.111 Bei einer bisher gesunden 38-jährigen Frau (Tonsillektomie und Hepatitis A als Kind) traten erstmals vor einigen Tagen spontan Hämatome an Armen und Beinen sowie zahlreiche Petechien an Ober- und Unterschenkel auf.

Welche der folgenden Diagnosen kommt in Betracht?

(1) idiopathische thrombozytopenische Purpura
(2) akute myeloische Leukämie
(3) von Willebrand-Syndrom (Typ III)
(4) Vitamin K-Mangel

(A) nur 1 und 2 sind richtig
(B) nur 1 und 3 sind richtig
(C) nur 2 und 3 sind richtig
(D) nur 3 und 4 sind richtig
(E) nur 1, 3 und 4 sind richtig

2.106 (E)   2.107 (C)   2.108 (B)   2.109 (D)   2.110 (A)   2.111 (A)

2.6 Hämorrhagische Diathesen

[F94]

2.112 Petechiale Blutungen an Stamm und unteren Extremitäten sind typisch für

(1) idiopathische thrombozytopenische Purpura
(2) arzneimittelinduzierte thrombozytopenische Purpura
(3) Hämophilie A
(4) Hämophilie B
(5) Panmyelopathie (aplastische Anämie)

(A) nur 1 ist richtig
(B) nur 1 und 2 sind richtig
(C) nur 3 und 4 sind richtig
(D) nur 1, 2 und 5 sind richtig
(F) nur 3, 4 und 5 sind richtig

[H93]

2.113 Hauptabbauort der Thrombozyten bei idiopathischer thrombozytopenischer Purpura ist:

(A) Knochenmark
(B) Leber
(C) Milz
(D) Lunge
(E) Lymphknoten

[H98]

2.114 Ein 37-jähriger Mann bemerkt zunächst etwas Nasenbluten beim Ausschneuzen, zwei Tage später zunehmend eine feinfleckige, reizlose Rötung beider Unterschenkel und verstärktes Auftreten „blauer Flecke". Zwei Wochen vorher war er wegen einer seit Jahren bekannten chronischen Polyarthritis auf ein anderes Medikament eingestellt worden. Thrombozyten $9000 \times 10^6/l$, normales Blutbild.

Welche der folgenden Maßnahmen ist für die Differentialdiagnose zwischen einer arzneimittelinduzierten und einer idiopathischen (Autoimmun-)-Thrombozytopenie am besten geeignet?

(A) zytologische Untersuchung des aspirierten Knochenmarks
(B) histologische Untersuchung des durch Stanzbiopsie entnommenen Knochenmarks
(C) Identifikation des neuen Medikaments
(D) Therapieversuch mit Prednison
(E) sonographische Bestimmung der Milzgröße

[F98]

2.115 Eine 50-jährige Frau bemerkt zunächst Zahnfleischbluten beim Zähneputzen, zwei Tage später zunehmend eine feinstfleckige, reizlose Rötung beider Unterschenkel und „blaue Flecke" an den Oberschenkeln. Zwei Wochen vorher war sie wegen einer seit Jahren bekannten Herzrhythmusstörung auf ein neues Medikament eingestellt worden. Rotes und weißes Blutbild unauffällig, Thrombozyten $10000 \times 10^6/l$.

Welche zwei Erkrankungen kommen differentialdiagnostisch primär in Betracht?

(1) akute myeloische Leukämie
(2) Panmyelopathie (aplastische Anämie)
(3) arzneimittelinduzierte Thrombozytopenie
(4) akute Autoimmunthrombozytopenie (ITP)
(5) arzneimittelinduzierte vaskuläre Purpura

(A) nur 1 und 4 sind richtig
(B) nur 2 und 5 sind richtig
(C) nur 3 und 4 sind richtig
(D) nur 3 und 5 sind richtig
(E) nur 4 und 5 sind richtig

[H98]

2.116 Bei einer 30-jährigen Frau wird eine idiopathische thrombozytopenische Purpura festgestellt. Die Thrombozytenzahl variiert zwischen $9000 \times 10^6/l$ und $20000 \times 10^6/l$, die Blutungsneigung ist gering.

Folgende Behandlung kommt in erster Linie in Frage:

(A) Gabe von Prednisolon 1–2 mg/kgKG
(B) Splenektomie
(C) Plasmapherese
(D) Thrombozytentransfusion
(E) Gabe von Zytostatika

2.112 (D)   2.113 (C)   2.114 (C)   2.115 (C)   2.116 (A)

H97

Ordnen Sie die labormedizinischen Untersuchungen (Liste 2) den mit ihnen erfaßten Störungen der Blutgerinnung (Liste 1) zu!

Liste 1

2.117 Erhöhung von Fibrinogenspaltprodukten

2.118 Faktor II, V, VII-Mangel

2.119 Thrombozytenfunktionsstörung

Liste 2

(A) Thromboplastinzeit (Quick-Wert, INR-Wert)
(B) Blutungszeit
(C) partielle Thromboplastinzeit
(D) Thrombinzeit
(E) Thrombozytenzählung

F97

2.120 Welche Aussage trifft **nicht** zu?

Typische Blutungsmanifestationen sind bei

(A) Thrombozytopenie – Petechien
(B) von Willebrand- – Schleimhautblutungen
      Syndrom
(C) Thrombozytopathie – Gelenkblutungen
(D) Hämophilie A – Muskelhämatome
(E) M. Osler – Epistaxis

H93

2.121 Folgende Tests sind zur Überwachung einer Heparinbehandlung geeignet:

(1) partielle Thromboplastinzeit
(2) Thromboplastinzeit
(3) Thrombinzeit

(A) nur 1 ist richtig
(B) nur 2 ist richtig
(C) nur 1 und 3 sind richtig
(D) nur 2 und 3 sind richtig
(E) 1 – 3 = alle sind richtig

F96

2.122 Heparin hemmt (in Verbindung mit Antithrombin III)

(1) Faktor IIa (Thrombin)
(2) Faktor Xa
(3) die Thrombozytenaggregation

(A) Keine der Aussagen 1 – 3 ist richtig.
(B) nur 1 ist richtig
(C) nur 3 ist richtig
(D) nur 1 und 2 sind richtig
(E) nur 1 und 3 sind richtig

H95

2.123 Bei einem 14-jährigen Jungen wurden nach mehrfachen Kniegelenksblutungen Gerinnungsuntersuchungen vorgenommen:
partielle Thromboplastinzeit 59 s (Referenzwert 23 – 35 s), Thromboplastinzeit 100 %, Blutungszeit n. Duke normal, Faktor VIII 80 %, Faktor IX 5 %, Thrombozyten $205\,000 \times 10^6/l$.

Welche Diagnose trifft zu?

(A) von Willebrand-Syndrom
(B) Verdacht auf Leberinsuffizienz (chronische Hepatitis)
(C) Verbrauchskoagulopathie
(D) Hämophilie A
(E) Hämophilie B

F95

2.124 Welche Aussage trifft **nicht** zu?

Bei einem Patienten mit v. Willebrand-Syndrom (Typ I) sind folgende Befunde zu erwarten:

(A) Verminderung der Thrombozytenzahl
(B) Verminderung des von Willebrand-Faktors
(C) verlängerte Blutungszeit
(D) Verminderung des Faktors VIII
(E) Verminderung der ristocetininduzierten Thrombozytenaggregation

---

2.117 (D) 2.118 (A) 2.119 (B) 2.120 (C) 2.121 (C) 2.122 (D) 2.123 (E) 2.124 (A)

2.6 Hämorrhagische Diathesen

[H95]
2.125 Welche hämorrhagische Diathese wird typischerweise erst durch eine Blutung in Verbindung mit operativen Eingriffen erkannt?

(A) v. Willebrand-Syndrom
(B) Hämophilie A
(C) Hämophilie B
(D) Afibrinogenämie
(E) Vitamin-K-Mangel

[F96]
2.126 Welche Aussage trifft **nicht** zu?

Aufgrund folgender Situation kann der Quickwert der Thromboplastinzeit unter 50% erniedrigt sein:

(A) Verbrauchskoagulopathie
(B) akute gelbe Leberdystrophie bei Virushepatitis
(C) Leberzirrhose
(D) arzneimittelallergische thrombozytopenische Purpura
(E) Dauerbehandlung mit Phenprocoumon (Marcumar®)

[F99]
2.127 Welche Aussage trifft **nicht** zu?

Aufgrund folgender Situationen kann der Quick-Wert der Thromboplastinzeit unter 35% erniedrigt sein:

(A) akute disseminierte intravasale Gerinnung
(B) fulminante Virushepatitis
(C) dekompensierte Leberzirrhose
(D) akute idiopathische thrombozytopenische Purpura
(E) Dauerbehandlung mit Vitamin K-Antagonisten

[H98]
2.128 Welche Aussage trifft **nicht** zu?

Nach Organtransplantationen bestehen unter der immunsuppressiven Behandlung mit Ciclosporin A folgende Gefahren:

(A) Nephrotoxizität (vor allem bei Kombinationstherapie)
(B) Hepatotoxizität (vor allem bei vorgeschädigter Leber)
(C) Neurotoxizität (Kopfschmerzen, Parästhesien, Hörminderung)
(D) Thrombozytose
(E) Bluthochdruck

[H95]
2.129 Beurteilen Sie folgende Aussagen zur Blutgerinnung bzw. deren Störungen:

(1) Im Verlauf der Thrombolysetherapie mit Streptokinase oder Urokinase kommt es zu einer Verlängerung der Thrombinzeit.
(2) Die Blutungszeit ist bei plasmatischen Gerinnungsstörungen typischerweise deutlich verlängert.
(3) Für ausgeprägte Thrombozytopenien sind petechiale Blutungen typisch.

(A) Keine der Aussagen 1–3 ist richtig.
(B) nur 1 und 2 sind richtig
(C) nur 1 und 3 sind richtig
(D) nur 2 und 3 sind richtig
(E) 1–3 = alle sind richtig

[H00]
2.130 Kontraindikation einer Fibrinolysehemmung durch Tranexamsäure bzw. p-Aminomethylbenzoesäure ist die

(A) Blutung bei fibrinolytischer Therapie
(B) Gerinnungshemmung durch Heparin
(C) disseminierte intravasale Gerinnung bei Sepsis
(D) Therapie mit oralen Antikoagulantien
(E) Therapie mit Antikörper gegen thrombozytäre Glykoprotein-IIb/IIIa-Rezeptoren (Abciximab)

2.125 (A)   2.126 (D)   2.127 (D)   2.128 (D)   2.129 (C)   2.130 (C)

2 Blut- und Lymphsystem

[H99]

2.131 Eine angeborene oder erworbene Verminderung der Antithrombin-III-Konzentration im Plasma bedingt ein/e

(A) milde Blutungsneigung
(B) erhöhte Thrombosegefahr
(C) gesteigerte Empfindlichkeit gegenüber Heparin
(D) vermindertes Ansprechen auf Phenprocoumon (Marcumar®)
(E) lebensbedrohliche hämorrhagische Diathese

[H00]

2.132 Eine angeborene oder erworbene Verminderung der Plasminogenkonzentration im Blut führt bei den betroffenen Patienten zu

(A) Blutungsneigung
(B) erhöhter Infektionsgefahr
(C) erhöhter Thrombosegefahr
(D) gesteigertem Ansprechen auf Streptokinase
(E) gesteigertem Umsatz von Fibrinogen

[H98]

2.133 Welche Aussage trifft **nicht** zu?

Mit einer Thromboseneigung können einhergehen:

(A) Antithrombin-III-Mangel
(B) Protein-C-Mangel
(C) Protein-S-Mangel
(D) Faktor-X-Mangel
(E) Faktor V-Leiden

[F98]

2.134 Eine 60-jährige diabetische Patientin wurde im Schock (Blutdruck 80/65 mmHg, kaltschweißig, Anurie) mit einer supraventrikulären Tachykardie (Herzfrequenz um 240/min) aufgenommen. Nach Behebung der mehrstündigen Tachykardie normalisierten sich die Kreislaufverhältnisse, die Patientin blieb jedoch bis zum nächsten Tag anurisch. Die dargestellten Veränderungen (siehe Abb. 37 des Bildanhangs) entstanden nach etwa einwöchigem stationärem Aufenthalt.

Es handelt sich dabei am wahrscheinlichsten um

(A) Nekrosen als Folge von im Verlaufe einer Verbrauchskoagulopathie gebildeten Mikrothromben
(B) die Folgen einer diabetischen Mikroangiopathie
(C) das Stadium IV (n. Fontaine) einer chronischen arteriellen Verschlußkrankheit
(D) die Folge fehlerhafter Lagerung der Arme während des Kreislaufschocks
(E) die Folge einer Thrombangiitis obliterans

[F98]

2.135 7 Monate nach der durch Laparotomie mit Splenektomie gesicherten Diagnose einer Lymphogranulomatose (M. Hodgkin) im Stadium III A und unmittelbar nach Abschluß der Kombinationstherapie mit Zytostatika und Bestrahlung entwickelte ein junger Mann im Anschluß an einen grippalen Infekt eine foudroyante Sepsis, der er innerhalb eines Tages unter den Zeichen einer Verbrauchskoagulopathie erlag.

Welcher der folgenden Erreger kommt ursächlich am ehesten in Frage?

(A) Candida albicans
(B) Salmonella typhi
(C) Streptococcus pneumoniae
(D) Rickettsia prowazekii
(E) Staphylococcus epidermidis

2.131 (B)   2.132 (C)   2.133 (D)   2.134 (A)   2.135 (C)

2.6 Hämorrhagische Diathesen

2.136 Ein 70-jähriger Patient mit metastasiertem Prostatakarzinom hat eine hämorrhagische Diathese mit flächenhaften Hautblutungen. Laborwerte: Hb 120 g/L (Referenzbereich 140–180 g/L), Thrombozyten 50 000 · 10^6/L, Quickwert 50%, partielle Thromboplastinzeit 90 s, Fibrinogen deutlich vermindert (0,5 g/L), Fibrinogenspaltprodukte vermehrt.

Blutungsursache ist wahrscheinlich ein/e

(A) urämische Angiopathie
(B) Knochenmarkverdrängung
(C) Faktor-XIII-Mangel
(D) Verbrauchskoagulopathie (DIC)
(E) metastatisch bedingte Leberinsuffizienz

2.137 Welche Aussage trifft **nicht** zu?

Epistaxis kann ein Hinweis sein für

(A) Wegener-Granulomatose
(B) M. Osler
(C) M. Addison
(D) von Willebrand-Syndrom
(E) M. Waldenström

2.138 Anläßlich einer Einstellungsuntersuchung fallen Ihnen Veränderungen im Mundbereich des Patienten auf (siehe Abb. 38 des Bildanhangs).

An welche Erkrankung ist in erster Linie zu denken?

(A) Polyposis intestinalis (Peutz-Jeghers-Syndrom)
(B) hereditäre Teleangiektasie (M. Osler)
(C) Leberzirrhose
(D) anaphylaktoide Purpura (M. Schoenlein-Henoch)
(E) Plummer-Vinson-Syndrom

2.139 Bei einer 26-jährigen Patientin wird zufällig eine Thrombozytopenie um 40 000 × 10^6/l festgestellt. Die Anamnese ergibt, daß die Patientin 2 Fehlgeburten und vor 8 Monaten eine spontane Unterschenkelvenenthrombose links hatte. Ansonsten war die Patientin stets gesund. Medikamente wurden nicht eingenommen. Laboruntersuchungen: ANA positiv (Titer 1:400, homogenes Kernfluoreszenzmuster), aPTT auf 50 s verlängert, Cardiolipinantiköper stark positiv (für Treponema pallidum spezifische Antikörperreaktionen jedoch negativ)

Um welches Krankheitsbild handelt es sich?

(A) chronische Polyarthritis
(B) Antiphospholipidantikörper-Syndrom
(C) Mischkollagenose
(D) M. Werlhof
(E) Non-Hodgkin-Lymphom niedriger Malignität

2.140 Ein 65-jähriger übergewichtiger Alkoholiker mit langjährigem Raucherhusten wird wegen zunehmender Dyspnoe und Beinödemen aufgenommen.

RR 180/100 mmHg, Hb 200 g/l, Hk 0,59, Erythrozyten 6,8 × 10^{12}l, Leukozyten 6000 × 10^6/l, Thrombozyten 250 000 × 10^6/l, Quickwert 100%, Cholinesterase (S) 3800 U/l (normal 1200–3800 U/l).

Die Diagnose lautet am ehesten:

(A) dekompensierte Leberzirrhose bei Alkoholabusus
(B) Linksherzinsuffizienz bei Hypertonie
(C) Polycythaemia vera
(D) symptomatische Polyglobulie und Cor pulmonale bei chronisch obstruktiver Bronchitis
(E) Eythroleukämie

2.136 (D)   2.137 (C)   2.138 (B)   2.139 (B)   2.140 (D)

| H95 |

2.141 Bei einem beschwerdefreien 25-jährigen Lehrer wurde anläßlich einer Einstellungsuntersuchung eine Polyglobulie (Hb 190 g/l, Erythrozyten $6,5 \times 10^{12}/l$) festgestellt. Medikamentenanamnese negativ.

Welche der folgenden Untersuchungen halten Sie zur Klärung für **nicht** angebracht?

(A) Nierensonographie
(B) Lungenfunktionsprüfung
(C) sonographische Milzgrößenbestimmung
(D) Schilling-Test
(E) Bestimmung des Plasmavolumens

| F96 |

2.142 Bei einem jungen Mann tritt eine Zyanose auf. Es finden sich keine Hinweise für das Vorliegen einer kardiovaskulären oder pulmonalen Erkrankung. Das venöse Blut hat einen bräunlichen Ton, der sich auch nach Schütteln mit Luft nicht ändert.

Welche ist die wahrscheinlichste Diagnose?

(A) Polyzythämie
(B) Hämoglobinämie
(C) Methämoglobinämie
(D) Bleivergiftung
(E) Vitamin-C-Mangel

3 Atmungsorgane

3.1 Störungen der Atmung

| H94 |

3.1 Welche Aussage trifft **nicht** zu?

Die Totalkapazität der Lunge

(A) ist das Maß der Restriktion der Lungen
(B) besteht aus Vitalkapazität und Residualvolumen
(C) wird spirometrisch bestimmt
(D) ist abhängig von Größe und Gewicht des Untersuchten
(E) ist bei Zwerchfellhochstand vermindert

| F94 |

3.2 Welche Aussage trifft **nicht** zu?

Die Vitalkapazität

(A) ist die Summe von Residualvolumen und inspiratorischem Reservevolumen
(B) korreliert mit Alter, Körpergröße und Geschlecht
(C) wird spirometrisch bestimmt
(D) ist abhängig von der Kooperation des Untersuchten
(E) wird unter Berücksichtigung von Referenzwerten zur Beurteilung der Lungenfunktion herangezogen

| F97 |

3.3 Bei den meisten obstruktiven Atemwegserkrankungen ist bei der klinischen Untersuchung des Thorax nachweisbar:

(A) verstärkte Bronchophonie
(B) verlängertes Inspirium
(C) beidseitige Dämpfung
(D) Giemen, Pfeifen und Brummen
(E) Bronchialatmen

| F97 |

3.4 Welches Symptom würden Sie bei diesem Patienten (siehe Röntgenbilder in Abb. 39 des Bildanhangs) erwarten?

(A) Aszites
(B) Dysarthrie
(C) Paraplegie
(D) inspiratorischer Stridor
(E) Dysphagie für feste und flüssige Speisen

| H96 |

3.5 Welche Aussage trifft **nicht** zu?

Beurteilen Sie die folgenden Zuordnungen von Auskultationsphänomen und Krankheitsbild:

(A) Distanzgiemen – Asthma bronchiale
(B) grobblasige Rasselgeräusche – Bronchiektasen
(C) inspiratorisches Knisterrascheln und „Schneeballknirschen" – Lungenfibrose
(D) Bronchialatmen – Pleuraerguß
(E) stark abgeschwächtes Atemgeräusch – schweres Lungenemphysem

---

2.141 (D)   2.142 (C)   3.1 (C)   3.2 (A)   3.3 (D)   3.4 (D)   3.5 (D)

3.1 Störungen der Atmung

F95

3.6 Bei welcher Pneumonie läßt sich auskultatorisch typischerweise ein Bronchialatmen feststellen?

(A) Bronchopneumonie
(B) interstitielle Pneumonie
(C) abszedierende Pneumonie
(D) Lobärpneumonie
(E) Bronchopneumonie mit Pleuraerguß

H93

3.7 Welche Aussage trifft **nicht** zu?

Der Stimmfremitus ist abgeschwächt oder aufgehoben bei

(A) Pneumothorax
(B) Pleuraerguß
(C) Pneumonie
(D) großem Tumor
(E) Emphysemlunge

F93

3.8 Beurteilen Sie die Richtigkeit der Zuordnung!

(1) Cheyne Stokes-Atmung – periodische ab- und zunehmende Atemtiefe
(2) Kussmaul-Atmung – vertiefte Azidoseatmung
(3) Biot-Atmung – irreguläre Apnoephasen

(A) nur 1 ist richtig
(B) nur 2 ist richtig
(C) nur 1 und 2 sind richtig
(D) nur 2 und 3 sind richtig
(E) 1 – 3 = alle sind richtig

F94

3.9 Welche Aussage trifft **nicht** zu?

Akute Atemnot kann auftreten als Folge von

(A) Lungenembolie
(B) Linksherzinsuffizienz
(C) metabolischer Alkalose
(D) Pneumothorax
(E) Atemwegsobstruktion

H93

3.10 Welche Aussage trifft **nicht** zu?

Häufige Ursachen einer Hämoptoe sind:

(A) Bronchitis
(B) Bronchiektasen
(C) Asthma bronchiale
(D) Bronchuskarzinom
(E) Lungentuberkulose

F98

3.11 Welche Aussage trifft **nicht** zu?

Bei einem 70-jährigen Patienten mit Bluthusten können folgende Untersuchungen für die diagnostische Abklärung sinnvoll sein:

(A) Bronchoskopie
(B) Computertomographie des Thorax
(C) Lungenperfusionsszintigraphie
(D) Ganzkörperplethysmographie
(E) Färbung des Sputums nach Ziehl-Neelsen

F99

3.12 Welche der folgenden Befundkonstellationen der Blutgasanalyse beschreibt eine respiratorische Globalinsuffizienz?

(A) PaO_2 erniedrigt – $PaCO_2$ erniedrigt
(B) PaO_2 normal – $PaCO_2$ erhöht
(C) PaO_2 erniedrigt – $PaCO_2$ normal
(D) PaO_2 erniedrigt – $PaCO_2$ erhöht
(E) PaO_2 erhöht – $PaCO_2$ erhöht

H99

3.13 Als respiratorische Globalinsuffizienz bezeichnet man

(A) eine Verminderung des O_2-Partialdrucks bei Verminderung des CO_2-Partialdrucks im arteriellen Blut
(B) eine Verminderung des O_2-Partialdrucks bei Erhöhung des CO_2-Partialdrucks im arteriellen Blut
(C) pathologische Werte für pH, Basenüberschuss, CO_2-Partialdruck bei normalem O_2-Partialdruck im arteriellen Blut
(D) eine kombinierte obstruktive und restriktive Ventilationsstörung
(E) eine Verminderung des arteriellen O_2-Partialdrucks unter 5,3 kPa (40 mmHg), unabhängig vom arteriellen CO_2-Partialdruck

3.6 (D)   3.7 (C)   3.8 (E)   3.9 (C)   3.10 (C)   3.11 (D)   3.12 (D)   3.13 (B)

H96
3.14 Was versteht man unter respiratorischer Partialinsuffizienz?

(A) eine Verminderung des Sauerstoffpartialdrucks bei normalem oder erniedrigtem CO_2
(B) eine lediglich restriktive Ventilationsstörung
(C) eine kombinierte obstruktive und restriktive Ventilationsstörung
(D) eine Verminderung des Sauerstoffpartialdrucks bei erhöhtem CO_2-Partialdruck
(E) pathologische Werte für pH, Basenüberschuß und CO_2-Partialdruck bei normalem Sauerstoffpartialdruck

F94
3.15 Bei einem 60-jährigen Raucher mit chronischer Bronchitis entwickeln sich innerhalb weniger Monate Trommelschlegelfinger.

Dieser Befund spricht am ehesten für:

(A) Entwicklung eines allergischen Asthma bronchiale
(B) Entwicklung einer Rechtsherzinsuffizienz
(C) Anstieg des arteriellen CO_2-Drucks
(D) Entwicklung eines Bronchialkarzinoms
(E) rezidivierende Lungenembolien

H95
3.16 Bei einer Patientin finden Sie das in der Abb. 40 des Bildanhangs dargestellte Erscheinungsbild der Hände.

Welche der folgenden Erkrankungen ist als Ursache der Veränderungen am wahrscheinlichsten?

(A) chronische Nierenerkrankung (Glomerulonephritis, interstitielle Nephritis)
(B) chronische Polyarthritis (rheumatoide Arthritis)
(C) chronische pulmonale Erkrankung (Emphysem, Lungenfibrose)
(D) Pericarditis constrictiva
(E) Ostitis fibrosa generalisata

F93
3.17 Ein 50-jähriger Patient mit chronischer obstruktiver Bronchitis und extrathorakaler Struma berichtet über zunehmende Belastungsdyspnoe.

Welches Testergebnis ist zur Erfassung einer funktionell wirksamen Trachealstenose am aussagefähigsten?

(A) Vitalkapazität erniedrigt
(B) inspiratorischer Einsekundenwert erniedrigt
(C) exspiratorischer Einsekundenwert erniedrigt
(D) Residualvolumen erhöht
(E) CO-Diffusionskapazität erniedrigt

H94
3.18 Welche Aussage trifft **nicht** zu?

Die Diffusionskapazität der Lunge ist bei

(A) Lungenemphysem – erniedrigt
(B) Lungenfibrose – erhöht
(C) Asthma bronchiale – normal
(D) Schlafapnoe-Syndrom – normal
(E) Pickwick-Syndrom – normal

F94
3.19 Welche der folgenden Zuordnungen trifft hinsichtlich der Therapie **nicht** zu?

(A) Hypoxie – Sauerstoffinsufflation
(B) Hyperkapnie – Bikarbonatgabe
(C) Bronchospasmus – Sympathomimetika
(D) bronchiale Hypersekretion – Atemgymnastik, Drainagelagerung
(E) Asthma bronchiale – Glucocorticoide (inhalativ)

F98
3.20 Welche Aussage trifft **nicht** zu?

Die bronchoalveoläre Lavage (BAL) dient zur

(A) Therapie der Alveolarproteinose
(B) Therapie des Alveolarzellkarzinoms
(C) Diagnostik der exogenen allergischen Alveolitis
(D) Diagnostik der Tuberkulose
(E) Diagnostik der Sarkoidose

3.14 (A)   3.15 (D)   3.16 (C)   3.17 (B)   3.18 (B)   3.19 (B)   3.20 (B)

3.2 Krankheiten der unteren Atemwege

3.21 Perfusionsausfälle bei der Lungenperfusionsszintigraphie können folgende Ursachen haben:

(1) Lungenembolie
(2) Lungentumor
(3) Lungenfibrose
(4) Lungenemphysem
(5) pulmonale Hypertonie

(A) nur 1 und 3 sind richtig
(B) nur 2 und 4 sind richtig
(C) nur 1, 2 und 3 sind richtig
(D) nur 1, 3 und 5 sind richtig
(E) 1–5 = alle sind richtig

3.22 Welche Aussage trifft **nicht** zu?

Zum Schlafapnoe-Syndrom gehören folgende Symptome und Befunde:

(A) Schnarchen
(B) Atemstillstände im Schlaf
(C) morgendliche Zerschlagenheit
(D) Einschlafneigung tagsüber
(E) chronische Sinusitis

3.23 Das wichtigste Therapieverfahren beim obstruktiven Schlafapnoesyndrom ist:

(A) Einsetzen eines nasopharyngealen Tubus
(B) nasale kontinuierliche Überdruckbeatmung (nCPAP)
(C) nächtliche Sauerstoffinsufflation
(D) trizyklische Antidepressiva
(E) Atemanaleptika

3.24 Eine Frau bemerkte bei ihrem 50-jährigen Ehemann (170 cm/98 kg, Raucher) seit 1–2 Jahren eine zunehmende Neigung zum Schnarchen und zur periodischen Atmung im Schlaf. Tagsüber schlief der Patient oft ein und entwickelte eine zunehmende Zyanose. Grund der Krankenhausaufnahme waren Beinödeme.

Bei dem Krankheitsbild handelt es sich am wahrscheinlichsten um

(A) Panzerherz (Pericarditis constrictiva)
(B) Cushing-Syndrom
(C) Pickwick-Syndrom
(D) Hirntumor
(E) Medikamentenintoxikation

3.2 Krankheiten der unteren Atemwege

3.25 Eine Spirometrie mit Messung von Vitalkapazität (VK), absoluter Sekundenkapazität (FEV$_1$) und maximalem Atemstrom (peak flow) trägt wesentlich bei zur Erkennung von

(1) akuter Sarkoidose
(2) obstruktiver Bronchitis
(3) Lungenemphysem
(4) Bronchuskarzinom

(A) nur 2 und 3 sind richtig
(B) nur 1, 2 und 3 sind richtig
(C) nur 1, 3 und 4 sind richtig
(D) nur 2, 3 und 4 sind richtig
(E) 1–4 = alle sind richtig

3.26 Die WHO-Definition der chronischen Bronchitis orientiert sich an

(A) Reizhusten
(B) Atemnot
(C) Auswurf
(D) Zyanose
(E) Bronchialgeräuschen

3.21 (E) 3.22 (E) 3.23 (B) 3.24 (C) 3.25 (A) 3.26 (C)

3 Atmungsorgane

[H96]
3.27 Welche Aussage trifft **nicht** zu?

Eine Verringerung der Vitalkapazität kommt bei folgenden Erkrankungen vor:

(A) Pleuraerguß
(B) Hyperventilationssyndrom
(C) Lungenfibrose
(D) ausgedehnte Pneumonie
(E) schwere Obstruktion mit Lungenüberblähung

[F98]
3.28 Reversibilität einer Atemwegsobstruktion wird geprüft durch Messung der

(A) Einsekundenkapazität vor und nach Gabe von Fenoterol
(B) Einsekundenkapazität vor und nach Gabe von Propranolol
(C) Einsekundenkapazität vor und nach Gabe von Acetylcholin
(D) Vitalkapazität vor und nach Gabe von Carbachol
(E) Vitalkapazität vor und nach Gabe von Histamin

[F99]
3.29 Welche Aussage trifft **nicht** zu?

Die Obstruktion segmentaler Bronchien durch Schleimpfröpfe (mucoid impaction) kommt vor bei

(A) Asthma bronchiale
(B) chronischer Bronchitis
(C) akutem Lungenödem
(D) Mukoviszidose
(E) Bronchiektasen

[H95]
3.30 Welche Aussage trifft **nicht** zu?

Die chronische Bronchitis

(A) geht in der Regel mit einer obstruktiven Ventilationsstörung einher
(B) kann bereits im Frühstadium an den charakteristischen Veränderungen der Thoraxröntgenaufnahme erkannt werden
(C) findet sich häufiger bei Rauchern als bei Nichtrauchern
(D) ist häufigste Ursache des zentrilobulär destruktiven Lungenemphysems
(E) geht immer mit vermehrter Bronchialsekretion einher

[H96]
3.31 Welche Aussage trifft **nicht** zu?

Therapeutische Prinzipien bei der Behandlung einer infektexazerbierten chronischen obstruktiven Lungenerkrankung mit CO_2 Retention sind:

(A) inhalative β_2-Sympathomimetika
(B) Glukocorticoide
(C) Theophyllin
(D) Antibiotika
(E) hochdosierter Sauerstoff

[F98]
3.32 Bei einem 60-jährigen Patienten mit bekannter obstruktiver Ventilationsstörung, der mit einem fieberhaften Infekt der oberen Luftwege und zunehmender Bewußtseinstrübung in lebensbedrohlichem Zustand eingewiesen wird, finden sich die folgenden arteriellen Blutgaswerte:
paO_2 6,7 kPa (50 mmHg), $paCO_2$ 8 kPa (60 mmHg), pH 7,22. Ein Behandlungsversuch mit Atemanaleptika blieb erfolglos.

Welche therapeutische Maßnahme erscheint vordringlich?

(A) O_2-Applikation per Nasensonde
(B) Gabe von Glucocorticoiden
(C) Intubation und Beatmung
(D) Tracheotomie
(E) Gabe von Antibiotika

3.27 (B)   3.28 (A)   3.29 (C)   3.30 (B)   3.31 (E)   3.32 (C)

3.2 Krankheiten der unteren Atemwege

[H97]

3.33 Welche Aussage trifft **nicht** zu?

Typische Untersuchungsbefunde beim ausgeprägten Lungenemphysem sind:

(A) faßförmiger Thorax
(B) verminderte Atemdifferenz des Brustumfangs
(C) verstärkter Stimmfremitus
(D) hypersonorer Klopfschall
(E) Verkleinerung der absoluten Herzdämpfung

[H99]

3.34 Welche Diagnose ist aufgrund der Thoraxaufnahmen in Abb. 41 und Abb. 42 des Bildanhangs naheliegend?

(A) Vitium cordis
(B) Lungenemphysem
(C) Thoraxmißbildung
(D) Lungenödem
(E) Aortenaneurysma

[F99]

3.35 „Pink puffer" und „blue bloater" sind charakteristische klinische Erscheinungsformen bei

(A) Bronchialkarzinom
(B) Miliartuberkulose
(C) Lungenemphysem
(D) Lungenfibrose
(E) Bronchiektasen

[F95]

3.36 Eine reversible Atemwegsobstruktion kann bei Patienten mit bronchialer Hyperreaktivität ausgelöst werden durch

(1) körperliche Anstrengung
(2) Inhalationsallergene
(3) enterale Allergene
(4) Betarezeptorenblocker
(5) Einatmen kalter Luft

(A) nur 2 ist richtig
(B) nur 2 und 3 sind richtig
(C) nur 1, 2 und 4 sind richtig
(D) nur 1, 3 und 5 sind richtig
(E) 1–5 = alle sind richtig

[F96]

3.37 Welche Aussage trifft **nicht** zu?

Typische Symptome eines akuten Asthmaanfalls sind:

(A) Schmerzen
(B) Angst
(C) Luftnot
(D) Tachypnoe
(E) Tachykardie

[F97]

3.38 Eine 43-jährige Patientin mit langjährig bestehendem Asthma bronchiale wird im Rahmen einer akuten Infektexazerbation als Notfall aufgenommen. Die Patientin ist zum Aufnahmezeitpunkt orthopnöisch, erschöpft und nur noch bedingt anamnestizierbar. Es besteht eine diskrete zentrale Zyanose, Blutdruck 100/60 mmHg. Herzfrequenz 130/min.

Welche der folgenden Blutgaskonstellationen paßt zu diesem Fallbeispiel?

(A) unauffällige Blutgaswerte
(B) pO_2 9,3 kPa (70 mmHg), pCO_2 4,0 kPa (30 mmHg)
(C) pO_2 5,3 kPa (40 mmHg), pCO_2 4,7 kPa (35 mmHg)
(D) pO_2 6,7 kPa (50 mmHg), pCO_2 6,7 kPa (50 mmHg)
(E) pO_2 14,0 kPa (105 mmHg), pCO_2 3,3 kPa (25 mmHg)

[F95]

3.39 Für die Allgemeinmaßnahmen bei chronischen obstruktiven Atemwegserkrankungen sind folgende Gesichtspunkte bedeutsam:

(1) Mit einem systematischen Training können die erhöhten Strömungswiderstände in den Atemwegen günstig beeinflußt werden.
(2) Allgemein roborierende Maßnahmen (z.B. Klimakuren, Hydrotherapie) können den häufig zugrundeliegenden bronchitischen Prozeß günstig beeinflussen.
(3) Bei beginnender respiratorischer Insuffizienz ist eine absolute körperliche Schonung indiziert.

(A) nur 3 ist richtig
(B) nur 1 und 2 sind richtig
(C) nur 1 und 3 sind richtig
(D) nur 2 und 3 sind richtig
(E) 1–3 = alle sind richtig

3.33 (C)   3.34 (B)   3.35 (C)   3.36 (E)   3.37 (A)   3.38 (D)   3.39 (B)

3 Atmungsorgane

[F98]

3.40 Welche Aussage trifft **nicht** zu?

Die medikamentöse Basistherapie des intrinsischen Asthma bronchiale erfolgt mit

(A) Beclometasondipropionat
(B) Propranolol
(C) Salbutamol
(D) Theophyllin
(E) Salmeterol

[F94]

3.41 Als häufigste unerwünschte Begleiterscheinung von inhalierbaren topischen Glucocorticoiden gilt:

(A) Steroidakne
(B) Mundsoor
(C) Gewichtszunahme
(D) Katarakt
(E) Hypokaliämie

[H00]

3.42 Eine bisher nie ernstlich erkrankte 29-jährige Frau bemerkte erstmals beim Joggen im letzten Winter Reizhusten und Luftnot. Jetzt wacht sie fast jede Nacht gegen 4 Uhr mit hartnäckigem Reizhusten auf.

Es handelt sich am wahrscheinlichsten um

(A) latente Herzinsuffizienz
(B) Bronchiektasen
(C) Asthma bronchiale
(D) nervösen Reizhusten
(E) allergische Alveolitis

[F00]

3.43 Welcher der nachfolgenden Arzneistoffe ist beim Asthma bronchiale kontraindiziert?

(A) Salbutamol
(B) Propranolol
(C) Salmeterol
(D) Formoterol
(E) Fenoterol

[F00]

3.44 Welches der folgenden Symptome ist bei Theophyllinüberdosierung **am wenigsten** wahrscheinlich?

(A) Unruhe und Schlaflosigkeit
(B) Tachykardie
(C) Tremor
(D) Oligurie
(E) Nausea

[H98]

3.45 Welche Aussage trifft **nicht** zu?

Ein 40-jähriger Patient mit schwerem behandlungsbedürftigem Asthma wird mit dem Verdacht auf Hyperthyreose eingewiesen.

Folgende „Hyperthyreosesymptome" können auch Folge der Asthmatherapie dieses Patienten mit β-Sympathomimetika, Theophyllin und Glucocorticoiden sein:

(A) Herzklopfen und Herzstolpern
(B) Appetitsteigerung
(C) feinschlägiger Fingertremor
(D) Schlaflosigkeit und innere Unruhe
(E) tastbares Schwirren der vergrößerten Schilddrüse

[F00]

3.46 Bei dem in Abb. 43 des Bildanhangs gezeigten radiologischen Befund handelt es sich um

(A) Lungenzysten
(B) Bronchopneumonie mit positivem Bronchoaerogramm
(C) ösophago-bronchiale Fistel
(D) kleinkavernöse Lungentuberkulose
(E) Bronchiektasen

[F97]

3.47 Abb. 44 des Bildanhangs zeigt das morgendliche Sputum eines 62-jährigen Patienten mit chronischem Husten.

Welche Diagnose ist am wahrscheinlichsten?

(A) Lungenabszeß
(B) Bronchuskarzinom
(C) Bronchiektasen
(D) Lungentuberkulose
(E) Lungengangrän

3.40 (B)   3.41 (B)   3.42 (C)   3.43 (B)   3.44 (D)   3.45 (E)   3.46 (E)   3.47 (C)

3.3 Krankheiten des Lungenparenchyms

[F93]

3.48 Welche Aussage trifft **nicht** zu?

Bei der Alveolarproteinose

(A) wird Surfactant im Alveolarbereich gespeichert
(B) ist der klinische Verlauf oft symptomarm
(C) treten gelegentlich Symptome wie bei einem Tumor auf: Husten, Dyspnoe, Fieber
(D) besteht eine große Proteinurie
(E) können bioptisch in den Alveolen PAS-positive Granula nachgewiesen werden

[F93]

3.49 Die Befundkonstellation:

chronisch-obstruktive Bronchitis, biliäre Leberzirrhose, Sterilität bei männlichen Patienten, exogene Pankreasinsuffizienz ist charakteristisch für

(A) Alkoholismus
(B) Mukoviszidose
(C) Ochronose
(D) Sarkoidose
(E) Malabsorptionssyndrom

3.3 Krankheiten des Lungenparenchyms

[H95]

3.50 Die im folgenden genannten Erkrankungen weisen in der Regel einen typischen Sputumbefund auf.

Welche der folgenden Kombinationen trifft **nicht** zu?

(A) chronische Bronchitis – weißlich, gelblich
(B) akutes Herzversagen mit Lungenödem – schaumig
(C) Bronchiektasen – dreischichtig
(D) Lungengangrän – eitrig, putride
(E) Bronchopneumonie – zäh, glasig

[H95]

3.51 Ein bisher gesunder 17-jähriger Schüler erkrankt nach einem Frankreichaufenthalt mit Husten, Fieber und Kopfschmerzen an einer interstitiellen Pneumonie.

Welcher der genannten Erreger ist am wahrscheinlichsten?

(A) Legionella pneumophila
(B) Streptococcus pneumoniae
(C) Haemophilus influenzae
(D) Mycoplasma pneumoniae
(E) Staphylococcus aureus

[H94]

3.52 Folgende Symptome passen zu einer Lobärpneumonie:

(1) hohes Fieber
(2) Herpes labialis
(3) Giemen und Brummen bei der Auskultation
(4) umschriebene Dämpfung bei der Perkussion

(A) nur 1 und 3 sind richtig
(B) nur 1, 2 und 3 sind richtig
(C) nur 1, 2 und 4 sind richtig
(D) nur 2, 3 und 4 sind richtig
(E) 1–4 = alle sind richtig

[F00]

3.53 Bei der Lungenauskultation einer 30-jährigen Patientin sind Bronchialatmen und feinblasige klingende Rasselgeräusche hinweisend für:

(A) Atelektase
(B) Lungenfibrose
(C) Lobärpneumonie
(D) Bronchiektasen
(E) Pleuraerguss

[H99]

3.54 Was trifft **nicht** zu?

Für die Lobärpneumonie gilt:

(A) grampositive Kokken als häufigste Erreger
(B) akuter Beginn mit Fieber, Husten und Auswurf
(C) oft Auftreten eines Herpes labialis
(D) oft mit begleitender Pleuritis
(E) typische nosokomiale Erkrankung des Schulkindes

3.48 (D) 3.49 (B) 3.50 (E) 3.51 (D) 3.52 (C) 3.53 (C) 3.54 (E)

| H99 |

3.55 Was trifft **nicht** zu?

Abb. 45 des Bildanhangs zeigt die Thoraxübersichtsaufnahme einer 50-jährigen Patientin.

Aufgrund dieses Röntgenbildes ist an folgende Diagnosen zu denken:

(A) Miliartuberkulose
(B) Lobärpneumonie
(C) Alveolarzellkarzinom
(D) metastasiertes Mammakarzinom (Lymphangiosis carcinomatosa)
(E) Lungensarkoidose

| H96 |

3.56 Die kalkulierte antibiotische Therapie von ambulant erworbenen Pneumonien („community-acquired") sollte wegen der Vielzahl der möglichen Erreger durchgeführt werden mit

(A) Rifampicin
(B) Flucloxacillin
(C) einem oralen Cephalosporin
(D) einem Cephalosporin der 3. Generation (parenteral)
(E) einem Makrolid (z. B. Erythromycin)

| H97 |

3.57 25-jähriger Landwirt, seit 5 Tagen Krankheitsgefühl, Glieder- und Gelenkbeschwerden, Temperaturen bis 38 °C. Auf dem Weg zum Hausarzt Mopedunfall, Sturz mit Prellung der linken Thoraxseite. Hausarzt veranlaßt Einweisung zur stationären Behandlung. Temperatur 39,5 °C, trockener Husten, kein Auswurf. Gesamtleukozytenzahl 8000 × 10^6/l, BSG 60/90 mm. Druckschmerz im Bereich der gesamten linken Thoraxhälfte, dort seit Unfall atemabhängige Schmerzen, auskultatorisch und perkutorisch kein sicherer Seitenunterschied, röntgenologisch keine Fraktur. Die Thoraxübersichtsaufnahme ergibt den Befund in Abb. 46 des Bildanhangs.

Welche Diagnose ist am wahrscheinlichsten?

(A) Mykoplasmenpneumonie
(B) Lungenkontusion
(C) Lungeninfarkt
(D) Pneumozystenpneumonie
(E) Fettembolie

| F96 |

3.58 Eine Pneumonie durch Pneumocystis carinii zeigt auf der Röntgenaufnahme des Thorax typischerweise folgenden Befund:

(A) Bild einer Lobärpneumonie
(B) eine interstitielle Zeichnungsvermehrung
(C) Zeichen eines alveolären Lungenödems
(D) pleurale Verschwielungen
(E) Kavernenbildung

| F99 |

3.59 Eine 43-jährige Patientin leidet seit 5 Jahren unter gehäuften und prolongierten bronchopulmonalen Infektionen. Bereits zweimal kam es zu Bronchopneumonien (Erreger: Haemophilus influenzae). Bei einer erneuten eitrigen Bronchitis fiel dem Hausarztvertreter eine Abnormität in der Serumelektrophorese auf (siehe Abb. 47 des Bildanhangs).

Es handelt sich ursächlich um:

(A) Alpha-1-Antitrypsinmangel
(B) Hypogammaglobulinämie
(C) Komplement-C3-Defekt
(D) Akutphasereaktion bei Plasmozytom
(E) Hypalbuminämie

| F99 |

3.60 Bei welcher Pneumonieform darf so gut wie immer mit einer Pneumokokkenätiologie gerechnet werden?

(A) Retentionspneumonie
(B) Beatmungspneumonie
(C) Aspirationspneumonie
(D) Infarktpneumonie
(E) Lobärpneumonie

3.55 (B)   3.56 (E)   3.57 (A)   3.58 (B)   3.59 (B)   3.60 (E)

3.3 Krankheiten des Lungenparenchyms

[H96]

3.61 Welche Aussage zur Inhalationsbehandlung trifft zu?

(A) Für die Therapie der chronischen Bronchitis haben sich Behandlungen mit Bittersalz ($MgSO_4$) bewährt.
(B) Je kleiner die Aerosolpartikel sind, desto besser werden sie speziell im Nasenrachenraum abgelagert.
(C) Die kurörtliche Behandlung in Gradierwerken hat sich als ineffiziente Form der Freiluftinhalation erwiesen.
(D) Apparative Inhalationen durch Dampf- oder Düsenvernebler beinhalten das Risiko einer Infektion.
(E) Dosieraerosole werden zur Verbesserung der therapeutischen Wirkung vorzugsweise über Gesichtsmaske inhaliert.

[H98] **!**

3.62 Welche Aussage trifft **nicht** zu?

Häufige Erreger nosokomialer Pneumonien sind:

(A) Pseudomonas aeruginosa
(B) Mycoplasma pneumoniae
(C) Staphylococcus aureus
(D) Klebsiella pneumoniae
(E) Enterobacter spp.

[F98]

Folgende Angaben beziehen sich auf die Aufgaben Nr. 3.63, 3.64 und 3.65.

Ein 17-jähriger Patient erkrankte ohne Prodromi 2 Tage zuvor mit Temperaturen um 38 °C, Husten mit reichlich blutigem Auswurf, ausgeprägter Atemnot. Klinisch finden sich über beiden Lungen mittel- bis grobblasige Rasselgeräusche, Atemfrequenz 36/min, Herzfrequenz 120/min rhythmisch, Blutdruck 160/100 mmHg beiderseits, Leber 5 cm unterhalb des Rippenbogens, Milz nicht palpabel. Keine Ödeme. Proteinurie von 0,8 g/d, ausgeprägte Erythrozyturie. In der Abb. 48 des Bildanhangs ist der Röntgenbefund des Thorax (Liegendaufnahme) wiedergegeben.

3.63 Welche Erkrankung ist am wahrscheinlichsten?

(A) Myokarditis
(B) Lungenembolie
(C) atypische Pneumonie
(D) dekompensierte Mitralstenose
(E) Goodpasture-Syndrom

3.64 Welche diagnostischen Maßnahmen sind vordringlich?

(A) Echokardiographie und Pulmonalarteriendruckmessung
(B) Schichtaufnahmen der Lunge und Bronchoskopie
(C) Bestimmung glomerulärer Basalmembranantikörper im Serum und Nierenbiopsie
(D) Ultraschall-Doppleruntersuchung beider Beine, gegebenenfalls Phlebographie
(E) Thalliumszintigraphie und Myokardbiopsie

3.65 Welche therapeutischen Maßnahmen sind indiziert?

(A) Digitalisierung und Diuretikagabe
(B) Infusionsbehandlung mit Urokinase, dann Heparinisierung
(C) Gabe von Mykostatika
(D) Gabe von Cyclophosphamid, Prednison und Plasmapherese
(E) hochdosiert Penicillin und akute Kommissurotomie

[F96]

3.66 Welche der folgenden Tierarten ist am häufigsten Ursache für die Entwicklung einer exogen allergischen Alveolitis?

(A) Vögel
(B) Katzen
(C) Hunde
(D) Meerschweinchen
(E) Hamster

3.61 (D)   3.62 (B)   3.63 (E)   3.64 (C)   3.65 (D)   3.66 (A)

F00

3.67 Für die Farmerlunge trifft **nicht** zu, dass sie

(A) eine kontagiöse Lungenerkrankung ist
(B) im chronischen Stadium durch eine Lymphozytose bei der bronchoalveolären Lavage (BAL) gekennzeichnet ist
(C) zu einer restriktiven Ventilationsstörung führen kann
(D) zu einer Einschränkung des Gasaustausches führen kann
(E) mit präzipitierenden Antikörpern gegen thermophile Aktinomyzeten einhergeht

F95

3.68 Welche Aussage trifft **nicht** zu?

Rauchinhalation bei einem schweren Brand kann an der Lunge verursachen:

(A) Lungenödem
(B) Schocklunge (ARDS)
(C) Atelektasen
(D) Alveolitis
(E) Lungenemphysem

H95

3.69 Welche Aussage trifft **nicht** zu?

Mit folgenden Schädigungen ist bei einem 55-jährigen Patienten mit einer Anamnese von 30 Jahren inhalativen Rauchens zu rechnen:

(A) Bronchialkarzinom
(B) periphere arterielle Durchblutungsstörungen
(C) ischämische Herzmuskelerkrankung
(D) chronische pulmonale Obstruktion
(E) Lungenfibrose

F96

3.70 Bei der Gabe welches Zytostatikums muß man am ehesten mit einer Lungentoxizität (Alveolitis, Fibrose) rechnen?

(A) Vincristin
(B) Cyclophosphamid
(C) Adriamycin
(D) Bleomycin
(E) Etoposid

F99

3.71 Welche Aussage trifft **am wenigsten** zu?

Folgende Medikamente können Auslöser interstitieller Lungenerkrankungen, z.B. der fibrosierenden Alveolitis sein:

(A) Zytostatika (z.B. Bleomycin)
(B) Immunsuppressiva (z.B. Methotrexat)
(C) Glucocorticoide (z.B. Prednison)
(D) Antirheumatika (z.B. Penicillamin)
(E) Antiarrhythmika (z.B. Amiodaron)

H00

3.72 Welcher der folgenden Parameter liegt bei der fortgeschrittenen diffusen Lungenfibrose typischerweise im Normbereich?

(A) relative Einsekundenkapazität (FEV_1/VK%)
(B) Vitalkapazität (VK)
(C) CO-Diffusionskapazität
(D) arterieller Sauerstoffpartialdruck
(E) Totalkapazität

H93

3.73 Welche Aussage trifft **nicht** zu?

Asbestexposition ist Ursache für

(A) Pneumokoniose
(B) Pleuramesotheliome
(C) Peritonealmesotheliome
(D) obstruktive Atemwegserkrankungen
(E) Pleuraverkalkungen

H99

3.74 Was trifft **nicht** zu?

Asbestfeinstaubexposition ist die Ursache von

(A) Bronchialkarzinom
(B) Pleuraplaques
(C) Pleuramesotheliom
(D) Peritonealmesotheliom
(E) exogener allergischer Alveolitis

3.67 (A) 3.68 (E) 3.69 (E) 3.70 (D) 3.71 (C) 3.72 (A) 3.73 (D) 3.74 (E)

3.4 Krankheiten des kleinen Kreislaufs

[H98]

3.75 Die primäre pulmonale Hypertonie ist die Folge einer

(A) chronischen obstruktiven Bronchitis
(B) Linksherzinsuffizienz
(C) erworbenen Herzklappenerkrankung
(D) Thoraxdeformität
(E) obliterierenden Erkrankung der mittleren und kleinen Pulmonalarterien

[H98]

3.76 Welche Aussage trifft **nicht** zu?

Zu den Symptomen einer schweren pulmonalen Hypertonie gehören:

(A) Hämoptyse
(B) präkordialer Belastungsschmerz
(C) Cheyne-Stokes-Atemtyp
(D) periphere Ödeme
(E) Hepatomegalie

[H93]

Ordnen Sie den Erkrankungen der Liste 1, die bei einem ca. 50-jährigen Patienten mit akut aufgetretenem linksseitigem Thoraxschmerz differentialdiagnostisch in Frage kommen, die jeweils am ehesten zutreffende Befundkonstellation der Liste 2 zu!

Liste 1

3.77 Lungenembolie

3.78 Pneumothorax

3.79 Pleuropneumonie

3.80 Herzinfarkt

3.81 Neuralgie

Liste 2

(A) CK normal, Leukozytose, Fieber, pO_2 reduziert, Auswurf, links feinblasige Rasselgeräusche und Pleurareiben
(B) CK normal, ∅ Leukozytose, ∅ Fieber, pO_2 deutlich reduziert, Auskultation o.B.
(C) CK erhöht, geringe Leukozytose, kein Fieber, pO_2 normal, Atemgeräusche normal
(D) CK normal, ∅ Leukozytose, ∅ Fieber, pO_2 reduziert, Atemgeräusch links aufgehoben
(E) CK normal, ∅ Leukozytose, ∅ Fieber, pO_2 normal, normaler Auskultationsbefund

[F95]

3.82 Welche der folgenden Erkrankungen können Ursache eines chronischen Cor pulmonale sein?

(1) rezidivierende Lungenarterienembolie
(2) Tuberkulose
(3) Silikose
(4) chronisch-obstruktives Lungenemphysem
(5) interstitielle Lungenfibrose

(A) nur 3 und 5 sind richtig
(B) nur 1, 2 und 4 sind richtig
(C) nur 1, 3 und 4 sind richtig
(D) nur 2, 3, 4 und 5 sind richtig
(E) 1 – 5 = alle sind richtig

[H97]

3.83 Welche Aussage trifft **nicht** zu?

Zu den typischen klinischen Symptomen und Befunden eines dekompensierten Cor pulmonale chronicum gehören:

(A) Dyspnoe
(B) Lungenstauung
(C) periphere Ödeme
(D) Vergrößerung des rechten Ventrikels
(E) Trikuspidalinsuffizienz

3.75 (E) 3.76 (C) 3.77 (B) 3.78 (D) 3.79 (A) 3.80 (C) 3.81 (E) 3.82 (E) 3.83 (B)

[F00]

3.84 Einer 56-jährigen Frau wurde vor 14 Tagen eine Endoprothese der rechten Hüfte eingesetzt. Sie ist danach bereits aufgestanden und hat sich gut erholt. Das rechte Bein ist abends immer etwas dicker geworden. Vor 4 Tagen hatte sie vorübergehend plötzliche Atemnot. Die körperliche Untersuchung zeigt eine deutliche Lippenzyanose, der rechte Oberschenkelumfang ist 3 cm größer als der linke. Auskultatorisch ist über der Lunge kein pathologischer Befund zu erheben. Abb. 49 des Bildanhangs zeigt die wegen Temperaturerhöhung auf 38,4 °C angefertigte Röntgenaufnahme des Thorax.

Welche Diagnose ist am wahrscheinlichsten?

(A) Lobärpneumonie
(B) Lungenembolie
(C) Sarkoidose
(D) Tuberkulose
(E) Bronchuskarzinom

[H00]

3.85 Bei einer Lungenembolie nach Hysterektomie folgt bei einer 50-jährigen Patientin im Anschluss an die Akuttherapie eine Antikoagulation mit:

(A) Hirudin, z. B. 4–6 Wochen
(B) Ticlopidin, z. B. 1–2 Monate
(C) Vitamin-K-Antagonisten, z. B. 3–6 Monate
(D) Glycoprotein IIb/IIIa-Inhibitoren, z. B. 1–2 Jahre
(E) Acetylsalicylsäure, z. B. 2–3 Jahre

[F97]

3.86 Welche Aussage trifft **nicht** zu?

Klinische Zeichen der Lungenembolie sind:

(A) Dyspnoe, Tachypnoe
(B) Husten
(C) Tachykardie, Herzrhythmusstörungen
(D) Blutdruckanstieg
(E) atemabhängige Thoraxschmerzen

[F97]

3.87 Die Zunahme des pulmonalen Wassergehalts bei der sog. Schocklunge (ARDS) hat folgende Konsequenz:

(A) Zunahme der Lungen-Compliance
(B) Verlängerung der alveolokapillaren O_2-Transferstrecke (Abfall des arteriellen pO_2)
(C) Zunahme des arteriellen pCO_2 infolge alveolärer Hypoventilation
(D) vermehrte radiologische Transparenz der Lungenperipherie infolge Vasokonstriktion
(E) Polyglobulie infolge Gewebshypoxie

[H93]

3.88 Welche Aussage trifft **nicht** zu?

Folgen einer Intoxikation mit Nitrosegasen können sein:

(A) Atemwegsreizung
(B) Lungenödem
(C) Epiglottitis
(D) eosinophile Pneumonie
(E) Bronchiolitis

[H97]

3.89 Welche Aussage trifft **nicht** zu?

Das akute Lungenödem kann Folge sein einer/s

(A) Linksherzinsuffizienz
(B) intrazerebralen Blutung
(C) Bronchospasmus
(D) Reizgasinhalation
(E) Übertransfusion

3.84 (B)   3.85 (C)   3.86 (D)   3.87 (B)   3.88 (D)   3.89 (C)

3.5 Neoplasmen der Bronchien und der Lunge

3.90 Ein 50-jähriger Patient (Raucher, chronisch Bronchtis, rezidvierende Mgenulzera, arterielle Verschlußkrankheit der Beie) leidet seit 6 Monaten unter zunehmender Kachexie, Myasthenie und polyneuritischen Schmerzen, besonders der Beine. Laborchemisch fällt u. a. eine erhebliche Hyperkalzämie auf.

Ursächlich kommt am ehesten in Frage ein(e)

(A) subklinischer Diabetes mellitus
(B) primär endokrinologische Erkrankung
(C) Endangiitis obliterans
(D) kleinzelliges Bronchuskarzinom
(E) progressive Muskeldystrophie

3.91 Destruktion der ersten und häufig auch der zweiten Rippe findet man bei

(A) Zustand nach Blalock-Taussig-Anastomose
(B) peripherem Lungenkarzinom (Pancoast-Tumor)
(C) Aortenisthmusstenose
(D) Aortenaneurysma
(E) Lungenspitzentuberkulose

3.92 Neu aufgetretener Reizhusten, der länger als 3 Wochen bei einem 50-jährigen Raucher andauert, sollte zunächst Anlaß geben zur

(A) Bronchoskopie
(B) Röntgenaufnahme des Thorax
(C) Bestimmung der neuronspezifischen Enolase
(D) Lungenfunktionsprüfung
(E) Sonographie des Thorax

3.93 Welche Aussage zum Bronchialkarzinom trifft zu?

(A) Die Diagnose des peripheren Bronchialkarzinoms ist meistens eine Frühdiagnose.
(B) Bei unauffälligem Röntgenbild des Thorax ist ein zentrales Bronchialkarzinom ausgeschlossen.
(C) Nichtkleinzellige Bronchialkarzinome sprechen schlechter auf eine Chemotherapie an als kleinzellige.
(D) Nichtkleinzellige Bronchialkarzinome wachsen rascher und metastasieren früher als kleinzellige.
(E) Nur kleinzellige Bronchialkarzinome zeigen paraneoplastische Syndrome, z. B. die hypertrophische Osteoarthropathie.

3.94 Wofür spricht ein sanguinolenter Pleuraerguß am ehesten?

(A) Pleuritis tuberculosa
(B) Herzinsuffizienz
(C) Bronchopneumonie
(D) systemischer Lupus erythematodes
(E) Bronchuskarzinom mit Pleurabeteiligung

3.95 Eine 58-jährige Patientin mit bekanntem systemischen Lupus erythematodes und langjähriger Raucheranamnese (30 Packyear) war zuletzt unter 100 mg Azathioprin und 7,5 mg Prednison zufriedenstellend eingestellt. Wegen neu aufgetretener, rechtsseitiger atemabhängiger Thoraxschmerzen suchte sie ihren Internisten auf, der nach Auskultation eine Pleuritis bei SLE vermutete. Als nach Erhöhung der Prednisondosis auf 50 mg die Beschwerden nicht besser wurden, veranlaßte er eine Röntgenaufnahme des Thorax (siehe Abb. 50 und Abb. 51 des Bildanhangs).

Um welche Erkrankung handelt es sich am ehesten?

(A) Pleuritis und Lungenbeteiligung bei SLE
(B) Erstmanifestation eines Bronchialkarzinoms
(C) pneumonisches Infiltrat
(D) Tuberkulosereaktivierung unter Immunsuppression
(E) Teratom des Mediastinums

3.90 (D) 3.91 (B) 3.92 (B) 3.93 (C) 3.94 (E) 3.95 (B)

> [H95]

3.96 Eine 35-jährige, bislang gesunde Patientin (Nichtraucherin) klagt seit 8 Wochen über trockenen Reizhusten und Belastungsdyspnoe. Radiologisch findet sich eine einseitig helle Lunge.

Der Befund läßt am ehesten vermuten:

(A) Asthma bronchiale
(B) atypische Pneumonie
(C) zentraler Bronchustumor
(D) rezidivierende Lugnenembolien
(E) Spannungspneumothorax

> [F97]

3.97 Abb. 52 des Bildanhangs zeigt einen 61-jährigen Patienten, der wegen eines Reizhustens zunächst das Rauchen aufgab und dann wegen zunehmender Kurzatmigkeit ärztliche Behandlung aufsuchte. Wegen rheumatischer Beschwerden hatte der Patient seit einem Jahr wiederholt Analgetika eingenommen.

Welche der folgenden Aussagen zur Symptompathologie trifft bei diesem Patienten **nicht** zu?

(A) Der Patient bietet das Bild einer Einflussstauung mit Ausbildung einer Sahli-Venengirlande.
(B) Eine verhärtete und vergrößerte Leber mit Knotenbildung spricht am ehesten für eine Stauungszirrhose.
(C) Die Entstehung der Vorwölbung in der Leistenregion links könnte mit einem chronischen Husten zusammenhängen.
(D) Trommelschlegelfinger (-zehen) und Uhrglasnägel an den Extremitäten wären typisch für ein Pierre-Marie-Bamberger-Syndrom (hypertrophische Osteoarthropathie).
(E) Heiserkeit der Stimme wäre verdächtig auf eine Rekurrensparese.

> [H99]

3.98 Ein 44-jähriger Arzt hat seit 6 Wochen etwas Reizhusten und gelegentlich Nachtschweiß. Er veranlaßt eine Thoraxaufnahme, die eine deutliche Vergrößerung des linken Hilus und eine Aufspreizung der Tracheabifurkation ohne sonstige Lungenveränderungen zeigt. Bei der Bronchoskopie wird ein nichtobturierender Tumor des linken Hauptbronchus entdeckt, der sich histologisch als Bronchuskarzinom vom kleinzelligen Typ erweist.

Welche therapeutische Strategie ist als wirksamste angebracht?

(A) Pneumonektomie und adjuvante Zytostatikatherapie
(B) Pneumonektomie, Nachbestrahlung
(C) nur Megavoltbestrahlung
(D) Polychemotherapie kombiniert mit Strahlentherapie
(E) zunächst keine Therapie, Entscheidung über palliative Chemo- oder Strahlentherapie erst bei ausgeprägter Symptomatik

> [H97]

3.99 Ein 72-jähriger Mann hat bei zunehmender Appetitlosigkeit in $1/2$ Jahr 10 kg an Gewicht abgenommen. Wegen einer chronischen Bronchitis hat er schon seit 15 Jahren Husten mit gelblichem Auswurf. Vor 40 Jahren wurde eine Tuberkulose durchgemacht, die ausheilte. Die Untersuchung ergibt trockene und feuchte Nebengeräusche über sämtlichen Lungenabschnitten bei wenig verschieblichen Lungengrenzen, Lippenzyanose und Uhrglasnägel.

Die Abb. 53 des Bildanhangs zeigt das Röntgenbild des Thorax.

Welche Diagnose ist am wahrscheinlichsten?

(A) Viruspneumonie
(B) Aspergillose
(C) Bronchuskarzinom
(D) Tuberkulose
(E) Lungenembolie

3.5 Neoplasmen der Bronchien und der Lunge

[F95]

3.100 Beim Auftreten folgender Krankheitszeichen sollten Sie ein Röntgenbild des Thorax veranlassen:

(1) Erythema nodosum
(2) Rekurrensparese
(3) Horner-Syndrom
(4) Hämoptoe
(5) Nachtschweiß

(A) nur 1 ist richtig
(B) nur 4 und 5 sind richtig
(C) nur 2, 3 und 4 sind richtig
(D) nur 2, 3, 4 und 5 sind richtig
(E) 1–5 = alle sind richtig

[F98]

3.101 Welche Aussage trifft **nicht** zu?

Mögliche Paraneoplasien des Bronchialkarzinoms sind:

(A) hypertrophische Osteoarthropathie (Marie-Bamberger)
(B) Lambert-Eaton-Syndrom
(C) Pseudopelade Brocq
(D) Schwartz-Bartter-Syndrom (SIADH)
(E) Thrombophlebitis migrans, Venenthrombosen

[F95]

3.102 Bei einem Patienten mit kleinzelligem Bronchialkarzinom findet sich eine Serumnatriumkonzentration von 121 mmol/l.

Welche ist die wahrscheinlichste Ursache?

(A) natriumarme Ernährung
(B) Trinken von natriumarmem Mineralwasser
(C) Syndrom der inadäquaten ADH-Sekretion (SIADH)
(D) Lebermetastasen
(E) Knochenmetastasen

[F98]

3.103 Ein 27-jähriger Patient (siehe Abb. 54 des Bildanhangs) klagt über seit 6 Wochen bestehende Leistungsminderung und Gewichtsabnahme; in den letzten 14 Tagen vor der Untersuchung trat auch Hustenreiz auf. Die Röntgenuntersuchung des Thorax zeigt eine beiderseitige Hilusverbreiterung und pulmonale Rundherde, BSG 23/50 mm n.W., β-HCG (humanes Choriongonadotropin) erheblich erhöht.

Welche ist die wahrscheinlichste Diagnose?

(A) Nierenzellkarzinom
(B) Prostatakarzinom
(C) Morbus Hodgkin
(D) maligner Hodentumor
(E) Bronchialkarzinom

[F99]

3.104 Welcher Lungentumor spricht am besten auf eine zytostatische Polychemotherapie mit nachfolgender Strahlentherapie an?

(A) Plattenepithelkarzinom
(B) Adenokarzinom
(C) kleinzelliges Bronchuskarzinom
(D) Bronchuskarzinoid
(E) großzelliges Karzinom

[F98]

3.105 Bei einem 57-jährigen Nichtraucher wird ein 2 cm im Durchmesser messendes Bronchialkarzinom (Plattenepithelkarzinom) in der Peripherie des rechten Lungenoberlappens diagnostiziert. Das prätherapeutische Staging ergibt $T_1N_0M_0$.

Welche Therapie wird unter kurativen Gesichtspunkten durchgeführt?

(A) Oberlappenresektion rechts
(B) Pneumektomie rechts
(C) Strahlentherapie des Primärtumors und des Mediastinums
(D) primäre Polychemotherapie
(E) Keilexzision des Tumors, nachfolgende Monochemotherapie

3.100 (E)　　3.101 (C)　　3.102 (C)　　3.103 (D)　　3.104 (C)　　3.105 (A)

3.6 Tuberkulose

H00

3.106 Ein 32-jähriger Patient klagt über Husten mit gelb-grünlichem Auswurf, über Fieber, starkes Schwitzen und Gewichtsverlust. Die Ziehl-Neelsen-Färbung des Sputums ist positiv. Abb. 55 des Bildanhangs zeigt das Röntgenbild der Lunge.

Die Diagnose lautet:

(A) kavernöse Lungentuberkulose
(B) Legionellenpneumonie
(C) bronchiolo-alveoläres Karzinom
(D) Sarkoidose
(E) Ornithose

H99

3.107 Beweisend für eine aktive Lungentuberkulose ist der/die

(A) positive Mendel-Mantoux-Test bei 1,0 TE
(B) positive Ziehl-Neelsen-Färbung im frischen Morgensputum
(C) Kavernenbildung im Lungenoberlappen
(D) histologischer Befund eines verkäsenden Granuloms
(E) kultureller Nachweis von Mycobacterium tuberculosis

H96

3.108 Bei einer 37-jährigen Patientin wurden wegen des Verdachts auf eine chronische Bronchitis Röntgenbilder des Thorax angefertigt (siehe Abb. 56 und Abb. 57 des Bildanhangs).

Die wahrscheinlichste Diagnose lautet:

(A) beidseitige Lobärpneumonie
(B) zystische Lungendegeneration
(C) Lymphangiosis carcinomatosa
(D) alveoläres Lungenödem
(E) Lungentuberkulose mit bronchogener Streuung

H95

3.109 Eine erstmals aufgetretene unkomplizierte Lungentuberkulose wird in der Regel antituberkulös behandelt für mindestens

(A) 3 Monate
(B) 6 Monate
(C) 12 Monate
(D) 24 Monate
(E) 36 Monate

H95

3.110 Die akute Lungentuberkulose wird in der Regel bei Kurzzeittherapie initial behandelt mit einer antituberkulotischen

(A) Viererkombination
(B) Zweierkombination
(C) Monotherapie
(D) Dreierkombination und Prednison
(E) Zweierkombination und Prednison

F96

3.111 Welche Aussage trifft **nicht** zu?

Antituberkulotika der 1. Wahl (Kurzzeittherapie) bei Lungentuberkulose sind:

(A) INH (Isoniazid)
(B) DDS (Dapson)
(C) RMP (Rifampicin)
(D) PZA (Pyrazinamid)
(E) EMB (Ethambutol)

F00

3.112 Welches der folgenden Arzneimittel zur Behandlung der Lungentuberkulose erfordert während der Therapie eine regelmäßige augenärztliche Untersuchung?

(A) Rifampicin (RMP)
(B) Isoniazid (INH)
(C) Streptomycin (SM)
(D) Ethambutol (EMB)
(E) Pyrazinamid (PZA)

3.106 (A)   3.107 (E)   3.108 (E)   3.109 (B)   3.110 (A)   3.111 (B)   3.112 (D)

> F98

3.113 Welche Aussage trifft **nicht** zu?

Während der medikamentösen Therapie der Lungentuberkulose mit Isoniazid, Ethambutol, Rifampicin und Streptomycin sind folgende Kontrolluntersuchungen notwendig:

(A) Prüfung des Farbsehens
(B) Bestimmung der Transaminasen
(C) Mendel-Mantoux-Test
(D) Sputumbakteriologie
(E) Hörtest

> H94

3.114 Was ist eine käsige Pneumonie?

(A) Sonderform der Viruspneumonie
(B) Pneumokokkenpneumonie mit ausbleibender Lösung
(C) Lungenmanifestation einer Wegener-Granulomatose
(D) Aspirationspneumonie bei Säuglingen
(E) tuberkulöse Pneumonie

> H93 H88

3.115 Welche Aussage über die Miliartuberkulose trifft **nicht** zu?

(A) Relativ oft ist die Leber klinisch inapparent beteiligt.
(B) Die Miliartuberkulose befällt bevorzugt jüngere Menschen oder resistenzgeminderte ältere Menschen.
(C) Eine gleichzeitige Meningitis ist nicht selten.
(D) Bei den meisten Patienten lassen sich mikroskopisch Mykobakterien im Sputum nachweisen.
(E) Häufiger als bei anderen Tuberkuloseformen ist der Tuberkulintest negativ.

3.7 Sarkoidose

> F00

3.116 Ein 52-jähriger Lehrer mit rezidivierenden Iridozyklitisschüben beider Augen und transitorischen Arthralgien wird Ihnen vom Augenarzt zur weiteren Abklärung vorgestellt. Bei der Untersuchung überrascht Sie der Befund im Röntgenbild des Thorax (siehe Abb. 58 des Bildanhangs).

An welches Krankheitsbild denken Sie in erster Linie?

(A) kleinzelliges Bronchialkarzinom
(B) Sarkoidose Stadium II–III
(C) akute Linksherzinsuffizienz
(D) Vorhofseptumdefekt
(E) Silikotuberkulose

> F94

3.117 Was vermuten Sie, wenn bei einer Patientin mit Sarkoidose gleichzeitig eine sekundäre Amenorrhoe auftritt?

(A) primäre Hypothyreose
(B) Hypoparathyreoidismus
(C) Granulome in Hypothalamus oder Hypophyse
(D) primäre Ovarialinsuffizienz
(E) Pseudohypoparathyreoidismus

> F95

3.118 Folgende Erkrankungen können zu einer Beteiligung der Lungenhiluslymphknoten führen:

(1) Morbus Hodgkin
(2) Sarkoidose
(3) Tuberkulose
(4) Silikose
(5) Bronchialkarzinom

(A) nur 2 ist richtig
(B) nur 2 und 5 sind richtig
(C) nur 1, 2 und 5 sind richtig
(D) nur 1, 3 und 4 sind richtig
(E) 1–5 = alle sind richtig

F99
3.119 Die medikamentöse Therapie der Sarkoidose erfolgt mit

(A) Cephalosporinen
(B) Glucocorticoiden
(C) Amphotericin B
(D) Chloroquin
(E) Rifampicin

H97
3.120 Bei einer 22-jährigen Medizinstudentin wurde anläßlich einer Routineuntersuchung der Röntgenbefund in Abb. 59 des Bildanhangs erhoben. Zu diesem Zeitpunkt fühlte sie sich völlig gesund. Zu Beginn ihres Studiums war sie BCG-geimpft worden. 4 Wochen vor der Untersuchung hatte sie Gelenkschmerzen, leichtes Fieber und bläulich-rote, leicht schmerzende Flecken an beiden Unterschenkeln, die sich nur langsam zurückbildeten.

Differentialdiagnostisch denken Sie in erster Linie an

(A) Lungentuberkulose
(B) Morbus Hodgkin
(C) Erkrankung aus dem rheumatischen Formenkreis
(D) Lues
(E) Morbus Boeck

F96
3.121 Eine 33-jährige Patientin hat seit 3 Tagen Temperaturen bis 40 °C und zunehmend schmerzhafte Schwellungen der Sprung-, Knie- und Ellenbogengelenke.

BSG 65/105 mm, Leukozyten 14 000 × 10^6/l mit Linksverschiebung, Hb 140 g/l. Bei der Untersuchung fallen die subjektiv schmerzhaften Veränderungen an den Unterschenkeln (siehe Abb. 60 des Bildanhangs) auf.

Welche der folgenden Erkrankungen ist am wahrscheinlichsten?

(A) Schub einer chronischen Polyarthritis (rheumatoide Arthritis)
(B) akute Gicht mit kutanen Tophi
(C) akute Sarkoidose (Löfgren-Syndrom)
(D) akute Thrombophlebitis
(E) systemischer Lupus erythematodes

F93
3.122 Welche Aussage trifft **nicht** zu?

Zum Krankheitsbild einer akuten Sarkoidose gehören:

(A) Fieber
(B) Keratoderma blenorrhagicum
(C) akute Arthritis, Arthralgien
(D) BSG-Erhöhung, Leukozytose
(E) bihiläre Lymphadenopathie

3.8 Mediastinum

H00
3.123 Die Abb. 61 des Bildanhangs zeigt das Röntgenbild eines 21-jährigen Patienten.

Welche Diagnose muss gestellt werden?

(A) Hiluslymphknotentuberkulose links
(B) Mediastinaltumor
(C) linksseitiges zentrales Bronchialkarzinom
(D) Lungenembolie
(E) Pneumothorax

H00
3.124 Ein 18-jähriger leptosomer Patient klagt über plötzlich einsetzende Thoraxschmerzen und zunehmende Atemnot. Bei der Untersuchung findet sich über der rechten Lungenhälfte ein hypersonorer Klopfschall, das Atemgeräusch ist dort kaum hörbar.

Welche der folgenden Erkrankungen liegt vor?

(A) Herzinfarkt
(B) Lungenembolie
(C) akute Pankreatitis
(D) Status asthmaticus
(E) Pneumothorax

3.8 Mediastinum

3.125 Welche Aussage trifft **nicht** zu?

Ein akuter Spannungspneumothorax ist gekennzeichnet durch:

(A) Atemnot
(B) Mediastinalverdrängung zur gesunden Seite hin
(C) tiefstehendes Zwerchfell auf der betroffenen Seite
(D) Einflußstauung
(E) periphere Ödeme

3.126 Die Abb. 62 des Bildanhangs zeigt den Röntgenbefund eines 23-jährigen Patienten mit rezidivierendem Fieber, Gewichtsverlust und starkem nächtlichen Schwitzen.

Welche ist die wahrscheinlichste Diagnose?

(A) intrathorakale Struma
(B) mediastinales Neurinom
(C) Sarkoidose
(D) Lymphknotentuberkulose
(E) malignes Lymphom

3.127 Welche Aussage trifft **nicht** zu?

Bei einem ausgedehnten Pleuraerguß sind typische Befunde der körperlichen Untersuchung im Stehen oder Sitzen:

(A) Klopfschallverkürzung über dem Erguß
(B) abgeschwächtes Atemgeräusch über dem Erguß
(C) verstärkter Stimmfremitus über dem Erguß
(D) betroffene Thoraxseite bei der Atmung nachschleppend
(E) Zwerchfell der betroffenen Seite nicht abgrenzbar

3.128 Welche Aussage trifft **nicht** zu?

Ursachen eines Pleuraexsudates können sein:

(A) Pneumonie
(B) Pleuramesotheliom
(C) Tuberkulose
(D) kardiale Insuffizienz
(E) Bronchialkarzinom

3.129 Welche Aussage trifft **nicht** zu?

Ein exsudativer Pleuraerguß kann bedingt sein durch

(A) Tuberkulose
(B) Bronchialkarzinom
(C) Pneumonie
(D) Rechtsherzinsuffizienz
(E) systemischen Lupus erythematodes

3.130 Was ist als Ursache von Pleuraergüssen **am wenigsten** wahrscheinlich?

(A) Herzinsuffizienz
(B) nephrotisches Syndrom
(C) chronische Sarkoidose
(D) Lupus erythematodes visceralis
(E) Überwässerung bei Dialysepatienten

3.131 Ein exsudativer Pleuraerguß wird beobachtet bei

(1) nephrotischem Syndrom
(2) Pankreatitis
(3) Pleuramesotheliom

(A) nur 2 ist richtig
(B) nur 3 ist richtig
(C) nur 1 und 3 sind richtig
(D) nur 2 und 3 sind richtig
(E) 1–3 = alle sind richtig

4 Verdauungsorgane

4.1 Ösophagus

H95

4.1 Welche Aussage trifft **nicht** zu?

Folgende Organveränderungen gehen häufig mit einer Dysphagie einher:

(A) Ösophagusvarizen
(B) Plummer-Vinson-Syndrom
(C) Megaösophagus
(D) Schatzki-Ring mit Durchmesser unter 13 mm
(E) stenosierendes Übergangsulkus bei Endobrachyösophagus

H95

4.2 Ein 46-jähriger Patient klagt über Schluckbeschwerden (retrosternales Druckgefühl und Schmerzen nach der Nahrungsaufnahme), die seit mehreren Monaten an Intensität zunehmen. Seit etwa 4 Wochen kann er kaum noch feste Kost zu sich nehmen, es kommt zunehmend häufig zur Regurgitation. Gewichtsabnahme von 8 kg im letzten halben Jahr.

Folgende Erkrankungen kommen in Frage:

(1) Kardiakarzinom des Magens
(2) Refluxösophagitis Stadium IV
(3) Achalasie
(4) Ösophaguskarzinom

(A) nur 1 und 3 sind richtig
(B) nur 1, 2 und 4 sind richtig
(C) nur 1, 3 und 4 sind richtig
(D) nur 2, 3 und 4 sind richtig
(E) 1–4 = alle sind richtig

H00

4.3 Die Achalasie des Ösophagus

(A) beruht auf einer Schädigung des N. hypoglossus
(B) manifestiert sich meist im ersten Lebensjahr
(C) führt häufig zu einer Dilatation des Ösophagus
(D) ist in der Regel mit einer Hiatushernie verknüpft
(E) kann die Komplikation einer Bougierungstherapie sein

F95

4.4 Bei einer 30-jährigen Frau treten zunächst in größeren Abständen, dann aber fast täglich beim Essen Dysphagie und Odynophagie auf. Die Schluckbeschwerden können sowohl durch flüssige als auch durch feste Nahrung ausgelöst werden. Sie sind oft von einer Regurgitation begleitet, ohne daß die Speisereste sauer schmecken.

Bei dieser Symptomatik denken Sie in erster Linie an

(A) Achalasie
(B) distales Ösophaguskarzinom
(C) Refluxkrankheit
(D) Hiatushernie
(E) Sklerodermie

F96

4.5 Welche Aussage trifft **nicht** zu?

Für die Achalasie gilt:

(A) Ein Leitsymptom ist die Dysphagie.
(B) Die Relaxation des unteren Ösophagussphinkters fehlt oder ist inkomplett, die Peristaltik im tubulären Ösophagus ist unkoordiniert.
(C) Die gestörte Peristaltik fördert die Bildung von Ösophagusvarizen.
(D) Es besteht die Gefahr pulmonaler Komplikationen (Aspiration).
(E) Typisch im Röntgenbild ist die spindelförmige Einengung im unteren Ösophagus mit gleichzeitiger proximaler Dilatation (Megaösophagus).

4.1 (A)   4.2 (E)   4.3 (C)   4.4 (A)   4.5 (C)

H99

4.6 Ein 43-jähriger Patient klagt schon seit längerer Zeit über wechselnden Druck in der Brust links, ausstrahlend in Rücken und linke Schulter. Die Beschwerden sind lageabhängig, d. h. sie sind im Liegen stärker als im Sitzen und treten auch nach dem Essen auf. Weil der Patient einen Herzinfarkt durchgemacht hatte, wird er unter der Verdachtsdiagnose Reinfarkt eingewiesen.

Bei der Untersuchung normale Temperaturen, RR 140/80 mmHg, Puls um 80/min, Klagen über Schmerzen und Brennen hinter dem Brustbein im flachen Liegen. Im EKG Zeichen eines alten Hinterwandinfarktes, Serumaktivität der CK 6 Stunden nach Beginn der zunehmenden Beschwerdesymptomatik im Normbereich, normale Leukozytenwerte. Die Zunge ist stark belegt. Auf gezieltes Befragen gibt der Patient an, unter rezidivierenden Oberbauchbeschwerden zu leiden.

Es handelt sich am wahrscheinlichsten um

(A) Angina pectoris
(B) Reinfarkt
(C) Perikarditis
(D) Lungenembolie
(E) Refluxösophagitis

F97 *!*

4.7 Ein 42-jähriger Patient, Raucher, klagt seit längerem über retrosternales Druckgefühl. Er berichtet ferner über vermehrtes Aufstoßen und über lästiges Sodbrennen. Nach Ausschluß einer koronaren Herzkrankheit wird eine Ösophagogastroskopie durchgeführt, die im distalen Ösophagus folgende Veränderungen zeigt (siehe Abb. 63 des Bildanhangs).

Welche Diagnose ist zu stellen?

(A) Refluxösophagitis
(B) Schatzki-Ring
(C) Zenker-Divertikel
(D) Hiatushernie
(E) Achalasie

H96 *!*

4.8 Ein 65-jähriger Patient kam zur Untersuchung wegen einer progredienten Dysphagie für feste Speisen und eines Gewichtsverlustes von 8 kg. Eine Refluxerkrankung der Speiseröhre ist anamnestisch nicht bekannt. Die Ösophagogastroduodenoskopie zeigte im distalen Drittel des Ösophagus eine nicht zu passierende Engstellung mit aufgeworfenem Randwall. Die Biopsie ergab eine diffuse Entzündung. Es wurde eine Therapie mit einem Histamin-H_2-Rezeptor-Antagonisten eingeleitet.

Die nächste Maßnahme bei diesem Patienten sollte sein:

(A) eine erneute Endoskopie nach 12-wöchiger Behandlung mit einem Histamin-H_2-Rezeptor-Antagonisten
(B) Stuhluntersuchung auf okkultes Blut
(C) eine erneute Endoskopie mit Biopsie nach Dilatation der Engstellung
(D) weitere diagnostische Maßnahmen nur, wenn keine symptomatische Besserung eintritt
(E) keine weiteren diagnostischen Maßnahmen

F99 *!*

4.9 Ein 58-jähriger Patient kommt zur Untersuchung wegen zunehmender Dysphagie für feste Speisen mit einem Gewichtsverlust von 11,5 kg während der letzten sechs Monate. Er gibt an, daß bei ihm seit mehr als zehn Jahren eine Refluxerkrankung der Speiseröhre bekannt sei. Die körperliche Untersuchung ergibt einen unauffälligen Befund. Die Laboruntersuchungen sind bis auf eine mäßiggradig ausgebildete hypochrome Anämie mit einem Hämoglobinwert von 107 g/l unauffällig. Die Ösophagogastroduodenoskopie zeigt eine Barrett-Epithelmetaplasie im Bereich des Ösophagus mit einem dort exophytisch wachsenden Tumor, dessen histologische Untersuchung ein Adenokarzinom nachweist.

Welche der folgenden Untersuchungen ist am besten geeignet, die Möglichkeit einer kurativen Operation in dieser Situation zu beurteilen?

(A) Bronchoskopie
(B) Endosonographie des Ösophagus
(C) Röntgenkontrastdarstellung des Ösophagus
(D) selektive Angiographie der Arteria coeliaca
(E) Mediastinoskopie

4.6 (E)   4.7 (A)   4.8 (C)   4.9 (B)

[H93]

4.10 Welche Aussage trifft **nicht** zu?

Bei folgenden Erkrankungen können Ulzera im Ösophagus auftreten:

(A) Herpes simplex
(B) Morbus Crohn
(C) Refluxösophagitis
(D) Candidamykose
(E) Mediastinallymphom

[F95]

4.11 Eine 25-jährige ledige Patientin leidet seit ca. zwei Jahren unter Engegefühl im Hals, unabhängig von der Nahrungsaufnahme. Das Symptom tritt tageweise auch nicht auf. Erstmalig wurde es nach der Geburt ihres ersten Kindes bemerkt. BSG, Schilddrüsenbefund und T_4-Wert im Normbereich; Röntgen-Ösophaguspassage unauffällig.

Welche der folgenden Diagnosen ist am wahrscheinlichsten?

(A) psychogenes Globusgefühl
(B) Rekurrensparese
(C) retrosternale Struma
(D) Hyperthyreose
(E) Kehlkopftumor

4.2 Magen

[F97]

4.12 Ein 45-jähriger Mann kommt mit akuter Hämatemesis zur Aufnahme. Eine Ulkuskrankheit ist nicht bekannt, und Medikamente werden nicht eingenommen. Er trinkt normalerweise 2–3 Whisky täglich und hat in den letzten beiden Wochen seinen Alkoholkonsum erheblich gesteigert. In den 3 zurückliegenden Tagen hatte er morgendliche Übelkeit und Erbrechen.

Welche Diagnose ist am wahrscheinlichsten?

(A) Ulcus ventriculi
(B) intestinales Lymphom
(C) akute Pankreatitis
(D) Mallory-Weiss-Syndrom
(E) foveoläre Hyperplasie (M. Ménétrier)

[H00] [H97] **!!**

4.13 Die Diagnose einer Typ-B-Gastritis nach Infektion mit Helicobacter pylori erfolgt durch

(A) pH-Metrie
(B) Magensekretkultur
(C) Schilling-Test
(D) Biopsieentnahme und Ureasetest
(E) Wasserstoffexhalationstest

[H96] **!!**

4.14 Die Besiedlung des Magens mit Helicobacter pylori

(A) wird im Magensaft diagnostiziert
(B) ist die häufigste Ursache für dyspeptische Beschwerden
(C) kann bei langjährigem Befall zur chronischen Gastritis Typ B führen
(D) wird wesentlich von der Art der Ernährung beeinflußt
(E) kann wegen Einschränkung der Säureproduktion das Risiko einer Entstehung von Magenkarzinomen vermindern

[F97] **!!**

4.15 Ein 40-jähriger Mann hat starke Schmerzen im Epigastrium, als deren Ursache endoskopisch ein Ulcus duodeni mit histologischem Nachweis von Helicobacter pylori gefunden wurde. Der Patient berichtet ferner, in den letzten 10 Jahren bereits zweimal an Zwölffingerdarmgeschwüren gelitten zu haben. Er war damals erfolgreich mit H_2-Rezeptorenblockern behandelt worden.

Sie behandeln den Patienten mit

(A) strenger diätischer Einstellung
(B) H_2-Rezeptorenblocker und Sucralfat
(C) Protonenpumpenhemmer, Amoxicillin und Metronidazol
(D) Protonenpumpenhemmer und Antazida
(E) selektiver proximaler Vagotomie

[F96] **!!**

4.16 Die höchste Eradikationsrate von Helicobacter pylori nach einer zweiwöchigen Behandlung wird erreicht mit

(A) Metronidazol als Monotherapie
(B) Schichtgitterantazida
(C) Amoxcillin und Omeprazol
(D) Wismut und Sucralfat
(E) Schichtgitterantazida und Neomycin

4.10 (A)   4.11 (A)   4.12 (D)   4.13 (D)   4.14 (C)   4.15 (C)   4.16 (C)

4.17 Welche zwei der folgenden Methoden sind geeignet, die Eradikation von Helicobacter pylori vier Wochen nach einer vorausgegangenen Therapie zu überprüfen?

(1) pH-Metrie
(2) Gastroskopie ohne Biopsie
(3) Ureasetest in der Magenschleimhaut
(4) Kultur nach Aspiration von Magennüchternsaft
(5) ^{13}C-Harnstoffatemtest

(A) nur 1 und 2 sind richtig
(B) nur 1 und 3 sind richtig
(C) nur 2 und 4 sind richtig
(D) nur 3 und 4 sind richtig
(E) nur 3 und 5 sind richtig

4.18 Welche Aussage trifft für den Helicobacter pylori zu?

(A) Mit einer Kombination von Protonenpumpeninhibitor und Antibiotika kann er in den meisten Fällen eradiziert werden.
(B) Durch eine starke und über 2 Wochen anhaltende Stimulation der Säureproduktion durch Gastrin oder ein Analogon wird er in 90% der Fälle eradiziert.
(C) Seine Eradikation hat keinen Einfluß auf die Abheilung von peptischen Ulzera.
(D) Das Eradizieren von H. pylori ist ein wesentliches therapeutisches Prinzip bei der Non-Ulcus-Dyspepsie.
(E) Eine 4wöchige Behandlung mit einem H$_2$-Histaminrezeptorantagonisten reicht aus, um H. pylori zu eradizieren.

4.19 Ein 43-jähriger Mann erbricht ohne Prodromi kaffeesatzartiges Blut und kollabiert.

Welche der folgenden Krankheiten kommt als Ursache **nicht** in Frage?

(A) peptisches Ulkus
(B) Leiomyom des Magens
(C) Ösophagusvarizen
(D) erosive Gastritis
(E) atrophische Gastritis vom Perniziosa-Typ

4.20 Ein 45-jähriger Mann stellt sich in der Notaufnahme eines Krankenhauses vor und gibt an, daß er seit 3 Tagen eine schwarze Masse im Stuhl beobachte. Bei der rektalen Untersuchung ist Teerstuhl nachweisbar. Es finden sich weiterhin zahlreiche Spidernaevi der Haut des Oberkörpers und eine Vergrößerung von Leber und Milz.

Blutdruck 115/75 mmHg, Puls 88/min.
Laboruntersuchungen: Hb 92 g/l, Erythrozyten $2{,}5 \times 10^{12}$/l, Leukozyten 4800×10^6/l, Thrombozyten $40\,000 \times 10^6$/l.

Was sollte die nächste Maßnahme sein?

(A) Transfusion von Thrombozyten und Anhebung der Thrombozytenzahl auf wenigstens $70\,000 \times 10^6$/l
(B) Durchführung einer Angiographie der viszeralen Gefäße (Zöliakographie)
(C) Ösophagogastroduodenoskopie
(D) parenterale Gabe eines Protonenpumpeninhibitors, z. B. Omeprazol
(E) Legen einer Sengstakensonde mit Blockade des Magen- und Ösophagusballons

4.21 Ätiologische Faktoren für die Entstehung, das Wiederauftreten oder die verzögerte Heilung eines Ulcus duodeni sind:

(1) Einnahme von Acetyldigoxin als Dauertherapie
(2) Anazidität des Magensaftes
(3) inhalatives Rauchen
(4) Polytraumatisierung oder Verbrennungen
(5) psychische Konfliktsituationen

(A) nur 2 ist richtig
(B) nur 1 und 4 sind richtig
(C) nur 4 und 5 sind richtig
(D) nur 3, 4 und 5 sind richtig
(E) 1–5 = alle sind richtig

4.17 (E) 4.18 (A) 4.19 (E) 4.20 (C) 4.21 (D)

4 Verdauungsorgane

[F00] !!

4.22 Eine 72-jährige Patientin nimmt wegen schwerer degenerativer Wirbelsäulenveränderungen ein nichtsteroidales Antiphlogistikum (NSAR) zweimal täglich. Seit zwei Wochen klagt sie über zunehmende epigastrische Schmerzen, die durch die Einnahme von Antazida nur unwesentlich gebessert werden. Endoskopisch findet sich ein 1 cm großes Magengeschwür. Die histologische Untersuchung bestätigt das Vorliegen eines benignen Ulcus ventriculi und einer Helicobacter pylori-positiven Gastritis.

Welche Empfehlung geben Sie?

(A) Umstellung auf ein anderes nichtsteroidales Antiphlogistikum und Fortsetzung der Antazidabehandlung
(B) Einleitung einer Eradikationstherapie und nach Abheilung des Ulkus Beginn einer Misoprostol-Prophylaxe, falls NSAR weiter gegeben werden müssen
(C) Absetzen von NSAR und Einstellung auf Methotrexat
(D) Monotherapie mit Histamin-H2-Rezeptorantagonisten
(E) Durchführung einer selektiven Vagotomie

[F00] !!

4.23 Eine 74-jährige Patientin wird wegen Meläna notfallmäßig eingewiesen. Die körperliche Untersuchung ist bis auf einen raschen Puls unauffällig. Bei der Laboruntersuchung fällt ein Hämoglobinwert von 80 g/L (Referenzbereich 120–160 g/L) auf. Eine Ösophagogastroduodenoskopie zeigt ein 1 cm großes Ulcus ventriculi mit einem Gefäßstumpf und frischem Blut im Magen.

Welches Vorgehen wählen Sie?

(A) Abschluss der Endoskopie und weitere klinische Beobachtung des Patienten
(B) Einleitung einer Therapie mit H2-Rezeptorantagonisten
(C) Einleitung einer interventionellen endoskopischen Therapie und anschließende Säureblockade mit einem Protonenpumpenhemmer
(D) Legen einer Magensonde und kontinuierliche Spülungen mit Eiswasser
(E) Überweisung zur Vagotomie

[H99] [F97] !!

4.24 Eine 62-jährige Frau mit rheumatoider Arthritis hat seit 2 Tagen eine Meläna, keine Übelkeit, kein Erbrechen. Ihre Medikation besteht aus Diclofenac 3 × 50 mg und Prednisolon 10 mg/d.

Welche Diagnose ist am wahrscheinlichsten?

(A) Ulcus ventriculi
(B) Non-ulcer-Dyspepsie
(C) Refluxösophagitis Stadium III
(D) Mallory-Weiss-Syndrom
(E) foveoläre Hyperplasie (M. Ménétrier)

[F99] !!

4.25 Welche der folgenden Erkrankungen ist durch eine Röntgenübersichtsaufnahme (Thorax, Abdomen) sicherer zu diagnostizieren als durch Sonographie?

(A) Cholezystolithiasis
(B) Pyelonephritis mit Nierenbeckenausgußstein
(C) freie Perforation eines Magenulkus
(D) Aszites bei Rechtsherzinsuffizienz
(E) Perikarderguß bei Urämie

[F94]

4.26 Bei der Diagnose eines Zollinger-Ellison-Syndroms muß an folgende Erkrankung gedacht werden:

(A) Diabetes mellitus
(B) Lupus erythematodes
(C) chronische Polyarthritis
(D) multiple endokrine Neoplasie (MEN I)
(E) paraneoplastisches Syndrom

[H95]

Manche gastroenterologische Erkrankungen haben charakteristische kutane Manifestationen.

Ordnen Sie die Erkrankungen der Liste 2 den Hauterscheinungen der Liste 1 zu!

4.22 (B)   4.23 (C)   4.24 (A)   4.25 (C)   4.26 (D)

Liste 1

4.27 Acanthosis nigricans

4.28 Dermatitis herpetiformis

Liste 2

(A) Karzinoid
(B) Magenkarzinom
(C) M. Crohn
(D) einheimische Sprue
(E) Colitis ulcerosa

F00 F95 **!**

4.29 Postprandiales Völlegefühl im Oberbauch, Erbrechen von Nahrungsresten des Vortages und Gewichtsabnahme sprechen für

(A) Magenausgangsstenose
(B) psychogenes Erbrechen
(C) Ösophaguskarzinom
(D) Traktionsdivertikel des Ösophagus
(E) morgendliches Erbrechen bei Alkoholikern

H00

4.30 Welche der folgenden Erkrankungen des Magens geht **nicht** mit einem erhöhten Karzinomrisiko einher?

(A) perniziöse Anämie mit chronisch-atrophischer Gastritis
(B) Magenpolypen
(C) Riesenfaltengastritis (M. Ménétrier)
(D) Zustand nach Magenresektion (Billroth II)
(E) Magendivertikel

H94

4.31 Welche Aussage zum (Früh-)Dumping-Syndrom trifft zu

(A) Es tritt häufiger nach Magenresektion vom Typ Billroth I als nach Billroth II-Resektion auf.
(B) Es ist charakterisiert durch Blutdruckanstieg und kolikartige Schmerzen im Oberbauch.
(C) Antazida bessern die Beschwerden.
(D) Die Diät sollte kohlenhydrat- und flüssigkeitsreich sein.
(E) Die Beschwerden verschwinden bei einem großen Teil der Patienten nach einigen Wochen bis Monaten spontan.

4.3 Dünndarm

H00

4.32 Ein 40-jähriger Patient erkrankt akut mit starken Schmerzen im Abdomen. Außer einer Appendektomie vor 6 Jahren hatte er keine wesentlichen Vorerkrankungen.

Bei der Untersuchung ist das Abdomen gebläht und diffus druckschmerzhaft.

Laborbefunde: BSG 10/22 mm, Leukozyten $11\,100 \cdot 10^6/L$ mit unauffälligem Differenzialblutbild, Hämoglobin und Erythrozyten normal.

Anamnese und Symptome sprechen zusammen mit dem auf der Übersichtsaufnahme (siehe Abb. 64 des Bildanhangs) erhobenen Befund am ehesten für

(A) Divertikulitis im Sigmabereich
(B) perforiertes Ulcus ventriculi
(C) Schmerzen bei irritablem Kolon
(D) Dünndarmileus
(E) mechanischen Dickdarmverschluss durch Rektumkarzinom

H99

4.33 Was trifft **nicht** zu?

Eine Ileumresektion

(A) von 80–100 cm führt zu wäßrigen Diarrhöen wegen Gallensäurenmalabsorption
(B) von mehr als 100 cm verursacht eine Fettmalabsorption, und die Patienten sollten eine Diät mit mittelkettigen Fettsäuren erhalten
(C) begünstigt die Resorption von Oxalaten und kann zur Nierensteinbildung führen
(D) begünstigt die Ausbildung von Cholesteringallensteinen
(E) erfordert bei Patienten mit Morbus Crohn, daß Vitamin B_{12} per os substituiert wird

---

4.27 (B)   4.28 (D)   4.29 (A)   4.30 (E)   4.31 (E)   4.32 (D)   4.33 (E)

4 Verdauungsorgane

4.34 Welche der nachfolgend genannten Untersuchungsmethoden ist die geeignetste zur Diagnose einer bakteriellen Überbesiedlung des Dünndarms?

(A) Schilling-Test
(B) Glucose-H_2-Atemtest
(C) endoskopische Biopsie
(D) Untersuchung des Stuhls auf pathogene Keime
(E) D-Xylose-Toleranztest

4.35 Welche Aussage trifft **nicht** zu?

Abb. 65 des Bildanhangs zeigt einen Befund, der Folge sein kann eines/r

(A) paralytischen Ileus
(B) Magenulkusperforation
(C) Laparoskopie
(D) perforierenden Bauchverletzung
(E) stumpfen Bauchtraumas

4.36 Welche Aussage trifft **nicht** zu?

Für die einheimische Sprue gilt:

(A) Sie ist Ursache einer Steatorrhoe.
(B) Sie kann Ursache einer Anämie sein.
(C) Der D-Xylose-Resorptionstest fällt pathologisch aus.
(D) Die Dünndarmbiopsie spielt eine bedeutende Rolle für die Diagnosestellung.
(E) Antibiotika sind ein wichtiger Bestandteil der Therapie.

4.37 Welche Aussage trifft für die Zöliakie **nicht** zu?

(A) Es besteht eine Unverträglichkeit gegenüber Gluten.
(B) Symptome sind ein vorgewölbtes Abdomen, fehlende bzw. unzureichende Gewichtszunahme, Inappetenz und Durchfälle.
(C) Die Diagnosestellung erfolgt durch eine Rektumbiopsie.
(D) Die Therapie besteht in einer gliadinfreien Diät.
(E) Bei konsequenter Diät ist die Prognose gut.

4.38 Welche der folgenden Zuordnungen von Erkrankung und Behandlung trifft **nicht** zu?

(A) einheimische Sprue – glutenfreie Kost
(B) Antibiotika assoziierte Kolitis – Glucocorticoide
(C) chronische Pankreatitis – fettarme Diät
(D) Helicobacter-pylori-positive Antrumgastritis – Wismutsalze
(E) wäßrige Diarrhö bei Verner-Morrison-Syndrom (Vipom) – Somatostatinanaloge

4.39 Was trifft **nicht** zu?

Eine Steatorrhö kann auftreten bei

(A) Sprue (glutensensitive Enteropathie)
(B) Helicobacter pylori-Gastritis
(C) vorausgegangener Dünndarmresektion von mehr als 50%
(D) chronischer kalzifizierender Pankreatitis
(E) Verschlußikterus

4.40 Eine 24-jährige Frau klagt seit Jahren über Durchfälle, sie ist leicht ermüdbar und hat Schmerzen im Rücken und in den Hüftgelenken.

Welcher der folgenden Befunde paßt **nicht** zu Ihrer Verdachtsdiagnose Sprue?

(A) Hb 106 g/l (Referenzbereich 123–153 g/l), Serumeisen 5 µmol/l (Referenzbereich 13–32 µmol/l), mittleres Erythrozytenvolumen (MCV) vermindert
(B) Calcium 1,95 mmol/l, alkalische Serumphosphatase 412 U/l (Referenzwert 80–290 U/l)
(C) Stuhlfettausscheidung 15 g/d (normal < 7 g/d)
(D) Druckschmerz im linken Unterbauch und Schleimauflagerungen auf dem Stuhl
(E) Zottenatrophie der Duodenumschleimhaut, interepitheliale T-Lymphozytenvermehrung

---

4.34 (B)   4.35 (A)   4.36 (E)   4.37 (C)   4.38 (B)   4.39 (B)   4.40 (D)

4.3 Dünndarm

4.41 Ein 53-jähriger Mann stellt sich bei Ihnen vor wegen Gewichtsverlust, wässriger Durchfälle und abdomineller Beschwerden. Die Symptome begannen etwa 8 Monate zuvor, und zwischenzeitlich hat der Patient 10 kg an Gewicht verloren. Er klagt ferner über Körpertemperaturerhöhung und Gelenkschmerzen im Bereich beider Knie- und Schultergelenke. Schüttelfrost, Augen- oder Hautentzündungen sind nicht aufgetreten. Bei der körperlichen Untersuchung stellen Sie deutliches Untergewicht, Lymphknotenvergrößerungen und ein perikardiales Reibegeräusch fest. Das Abdomen zeigt einen mäßigen Meteorismus, die rektale Untersuchung ist unauffällig.

Welche Verdachtsdiagnose ist am wahrscheinlichsten?

(A) chronische Shigelleninfektion
(B) Morbus Whipple
(C) chronische Pankreatitis mit Pankreasinsuffizienz
(D) Kollagenkolitis
(E) Amöbenruhr

4.42 Bei welcher der folgenden Erkrankungen ist das Risiko für die Entstehung von Karzinomen **nicht** erhöht?

(A) einheimische Sprue
(B) Colitis ulcerosa
(C) Morbus Whipple
(D) alkoholische Leberzirrhose
(E) familiäre Kolonpolypose

4.43 Bei einem Patienten mit massiven Beinödemen und Wadenkrämpfen ohne sonstige wesentliche klinische Symptomatik wird ein Serumalbumin von 21 g/l gefunden. Das Gammaglobulin beträgt 11 g/l, die Proteinausscheidung im Urin 0,2 g/d.

Es handelt sich wahrscheinlich um ein(e)

(A) idiopathische Hypalbuminämie
(B) intermittierendes nephrotisches Syndrom
(C) exsudative Gastroenteropathie
(D) Leberzirrhose
(E) Mukoviszidose

4.44 Eine 48-jährige Frau klagt über intermittierende krampfartige Bauchschmerzen und Durchfälle in den letzten Monaten. Bei der Untersuchung fallen eine Stauung der Jugularvenen, ein Herzgeräusch, verdächtig auf eine Pulmonalstenose, und eine große Leber auf.

Anamnese und Befund sprechen für:

(A) Morbus Crohn
(B) familiäre Polypose
(C) diabetische autonome Neuropathie
(D) metastasiertes Karzinoid
(E) nichtokklusive intestinale Ischämie

4.45 Diarrhöe ist ein häufiges Symptom bei

(A) chronischer Bleivergiftung
(B) akuter intermittierender Porphyrie
(C) Karzinoid-Syndrom
(D) Hypothyreose
(E) Divertikulose des Sigma

4.41 (B)   4.42 (C)   4.43 (C)   4.44 (D)   4.45 (C)

[H93]

4.46 Ein 55-jähriger Patient wird wegen akuter Bauchschmerzen und Diarrhoe mit geringen Blutbeimengungen stationär aufgenommen. Er gibt an, daß seit 6 Monaten uncharakteristische abdominelle Beschwerden nach den Mahlzeiten aufträten und etwa 1 Stunde anhielten. Selten seien sie mit Übelkeit und Erbrechen verbunden. Aus Furcht vor diesen Schmerzen habe er weniger und zeitweise überhaupt nicht mehr gegessen und seither 15 kg an Gewicht abgenommen.

An Vorkrankheiten sind eine essentielle Hypertonie, ein Hinterwandinfarkt vor 2 Jahren und eine Claudicatio intermittens bekannt.

Bei der körperlichen Untersuchung war das Abdomen gebläht und diffus druckschmerzhaft, keine Resistenz, keine Abwehrspannung. Die Darmgeräusche waren zunächst lebhaft und wurden im weiteren Beobachtungsverlauf spärlich.
Röntgenaufnahme und Ultraschalluntersuchung des Abdomens unauffällig, Leukozyten $13500 \times 10^6/l$.
Der Patient wird noch am gleichen Tag laparotomiert.

Welche der folgenden Befunde ist am wahrscheinlichsten?

(A) perforiertes peptisches Ulkus
(B) Zökalvolvulus
(C) ischämische Nekrose des Dünndarms
(D) akute Pankreatitis mit Milzabseß
(E) rechtsseitiges Ureterkonkrement

4.4 Kolon

[H96]

4.47 Welche Aussage trifft **nicht** zu?

Mit einer Darmatonie können einhergehen:

(A) Pneumonie
(B) Gallenkoliken
(C) Ureterkoliken
(D) Bleikoliken
(E) akut intermittierende Porphyrie

[F00] **!!**

4.48 Für das irritable Kolon ist typisch:

(A) Die Beschwerden halten selten länger als 5 Minuten an.
(B) Die Beschwerden wecken den Patienten in der Nacht.
(C) Blutig-wässerige Durchfälle treten auf.
(D) Bauchschmerzen bessern sich oft nach Defäkation.
(E) Es kommt zu Appetitminderung und Gewichtsverlust.

[H98] **!!**

4.49 Eine 54-jährige Patientin in gutem Allgemeinzustand (Größe 162 cm, Gewicht 60 kg) klagt seit Jahren über vermehrte Blähungen, wechselnde Schmerzen im linken Unterbauch und Obstipation mit schafkotförmigen Stühlen, weshalb sie Laxantien anwendet.

Bei der Untersuchung werden folgende Pathologika gefunden:

Hämoccult®-Test positiv; gestielter Polyp von 1 cm Durchmesser im Colon descendens; mehrere Divertikel im Sigma ohne Zeichen einer Divertikulitis; Melanosis coli; Hämorrhoiden Grad I.

Die subjektiven Beschwerden sind am ehesten zurückzuführen auf

(A) den Polypen
(B) die Sigmadivertikulose
(C) die Melanosis coli
(D) eine funktionelle Störung (Colon irritabile)
(E) das Hämorrhoidalleiden

[H98] **!!**

4.50 Was hat für die positive Diagnose des irritablen Kolons die größte Bedeutung?

(A) Anamnese
(B) klinische Untersuchung
(C) Laboruntersuchungen
(D) Kolonkontrasteinlauf
(E) Koloskopie mit Biopsien

4.46 (C)   4.47 (D)   4.48 (D)   4.49 (D)   4.50 (A)

F98 !!

4.51 Welche der folgenden Aussagen zur Epidemiologie des irritablen Kolons (Reizdarmsyndrom) in Deutschland trifft zu?

(A) Dessen Symptome treten bei etwa 20% der Erwachsenen auf.
(B) Die Erstmanifestation betrifft typischerweise Patienten, die älter als 50 Jahre sind.
(C) Es wird 5mal häufiger bei Männern als bei Frauen diagnostiziert.
(D) Das Krankheitsbild ist mit einer deutlich erhöhten Inzidenz an Dickdarmkarzinomen verbunden.
(E) Es ist die häufigste zur Frühinvalidität führende Darmerkrankung.

H97 !

Folgende Angaben beziehen sich auf die Aufgaben Nr. 4.52 und Nr. 4.53.

Eine 65-jährige Patientin leidet seit vielen Jahren an Blähungen, Bauchschmerzen, die sich nach dem Stuhlgang bessern, sowie Stuhlverstopfung. Die Beschwerden nahmen in letzter Zeit zu. Außerdem bemerkt sie gelegentlich Auflagerungen von hellrotem Blut auf dem Stuhl. Es wurde deshalb eine Koloskopie durchgeführt, nachdem die Proktoskopie lediglich Hämorrhoiden I° ergeben hatte.

4.52 Die Abb. 66 des Bildanhangs zeigt den Befund, es handelt sich dabei um

(A) reizloses Kolondivertikel
(B) ein Kolonkarzinom
(C) eine fäkale Impaktation des Rektums
(D) Schistosomiasis
(E) M. Crohn

4.53 Welche Therapie empfehlen Sie dieser Patientin?

(A) operative Entfernung des Befundes (siehe Abb. 50 des Bildanhangs)
(B) endoskopische Ausräumung der Stuhlpartikel
(C) Gabe von Aminosalicylaten (z.B. Azulfidine®, Salofalk®)
(D) Glucocorticoidklysmen
(E) schlackenreiche Kost, keine speziellen Maßnahmen

F95 !

4.54 In welchem der folgenden Organe ist eine Divertikelbildung am wahrscheinlichsten?

(A) Ösophagus
(B) Magen
(C) Duodenum
(D) Jejunum/Ileum
(E) Colon sigmoideum

F95 !

4.55 Für Kolondivertikel gilt:

(A) Sie treten bevorzugt im Sigma und im Colon descendens auf.
(B) Eine Kolondivertikulose verursacht in den meisten Fällen Beschwerden.
(C) Kolondivertikel sollten zur Vermeidung von Komplikationen chirurgisch behandelt werden.
(D) Eine Divertikulitis ist nach Lokalisation und Art der Beschwerden in der Mehrzahl der Fälle von einer Appendizitis nicht zu unterscheiden.
(E) Kolondivertikel sollten mit Wärmeapplikation behandelt werden.

H95 !

4.56 Ein 63-jähriger Wirtschaftsprüfer, bei dem vor 4 Jahren eine Sigmadivertikulose diagnostiziert wurde, hat seit 3 Tagen krampfartige abdominelle Beschwerden und Völlegefühl. Bei der Untersuchung besteht bei weichen Bauchdecken ein Druckschmerz im linken Unterbauch. Rektal tastet man eine schmerzhafte Resistenz durch die Rektumwand. Die Körpertemperatur ist auf 38,2 °C erhöht, und das Blutbild zeigt eine Leukozytose von 14000 × 10^6/l mit Linksverschiebung. Sonographisch findet sich eine Wanddicke des Colon sigmoideum von 10 mm, durch eine Abdomenübersichtsaufnahme im Stehen wird freie Luft unter dem Zwerchfell ausgeschlossen.

Welche Maßnahme ist als nächste zu veranlassen?

(A) glucocorticoidhaltige Klysmen
(B) explorative Laparotomie
(C) Nahrungskarenz, parenterale Flüssigkeitszufuhr und Gabe von Antibiotika
(D) Kolonkontrasteinlauf
(E) Laparoskopie

4.51 (A) 4.52 (A) 4.53 (E) 4.54 (E) 4.55 (A) 4.56 (C)

4 Verdauungsorgane

F98 !

4.57 Eine 24-jährige Frau, die bisher ausschließlich in Deutschland gelebt hat, sucht Sie wegen Diarrhöen auf. Sie gibt an, daß sie tgl. 6–8 breiige Stühle mit Blutbeimengungen habe, sie klagt auch über Tenesmen. Die körperliche Untersuchung ist unauffällig. Bei der rektalen Untersuchung finden sich geringe Mengen frischen Blutes.

Was ist die Verdachtsdiagnose?

(A) innere Hämorrhoiden
(B) Morbus Crohn
(C) Erstmanifestation einer einheimischen Sprue
(D) Colitis ulcerosa
(E) ischämische Kolitis

H00 !!

4.58 Für die chirurgische Therapie der Colitis ulcerosa gilt **nicht**:

(A) Die Proktokolektomie beseitigt das Substrat der Krankheit.
(B) Durch eine ileoanale Anastomose mit Ileum-Pouch wird die Kontinenz trotz Proktokolektomie gewahrt.
(C) Darmfisteln sind bei Colitis ulcerosa die häufigste Operationsindikation.
(D) Schwere Dysplasien der Kolonschleimhaut während der Remissionsphase sind eine Indikation zur Proktokolektomie.
(E) Das toxische Megakolon erfordert häufig eine akute operative Intervention.

H95

4.59 Eine 21-jährige Studentin hatte 4 Wochen lang blutige Durchfälle und Tenesmen. Ein Auslandsaufenthalt war nicht vorausgegangen. Die körperliche Untersuchung war bis auf den Nachweis von frischem Blut bei der rektalen Untersuchung unauffällig. Die Sigmoidoskopie zeigte die typischen Veränderungen einer Colitis ulcerosa bis in Höhe von 25 cm, oberhalb davon unauffällige Schleimhaut. Auf eine Therapie mit Sulfasalazin trat rasche Besserung ein.

Nach 4 Wochen stellt sich die Patientin erneut vor mit Fieber und einer Leukopenie von $900 \times 10^6/l$ mit deutlicher Verminderung der neutrophilen Granulozyten.

Welche weitere Therapie wählen Sie für die Grunderkrankung, nachdem das Sulfasalazin sofort abgesetzt wurde?

(A) Gabe von Levamisol
(B) parenterale Ernährung
(C) Einleitung einer Therapie mit Ciclosporin
(D) Gabe von Azathioprin in Kombination mit Prednison
(E) Gabe von Prednison

H99 !!

4.60 Ein 34-jähriger Mann leidet an einem Morbus Crohn, der sowohl Ileum als auch Kolon befallen hat. Wegen einer Exazerbation mit gleichzeitiger Bildung einer Analfistel wurde er hochdosiert mit Glucocorticoiden und zusätzlich mit Sulfasalazin behandelt. Die Beschwerden besserten sich, die Steroiddosis wurde auf 20 mg/d Prednisolon reduziert.

Er sucht erneut seinen Arzt auf, da er starkes Brennen beim Wasserlassen verspürt. Eine Urinkultur enthält massenhaft Escherichia coli, eine daraufhin eingeleitete hochdosierte Antibiotikatherapie bringt keine wesentliche Besserung des Befundes und der Beschwerden.

Die wahrscheinliche Erklärung hierfür ist:

(A) Der M. Crohn hat durch Ureterkompression zu einem Harnstau in der linken Niere geführt.
(B) Es hat sich eine kolo-vesikale Fistel gebildet.
(C) Die Behandlung mit Sulfasalazin hat den Körper so geschwächt, daß er die Infektion nicht überwindet.
(D) Es handelt sich um einen M. Crohn der Urethra.
(E) Die Urethritis ist direkte Folge der Analfistel.

4.57 (D)   4.58 (C)   4.59 (E)   4.60 (B)

4.4 Kolon

H94 !!

4.61 Eine 23-jährige Patientin leidet seit etwa einem halben Jahr an 4–6 Durchfällen pro Tag ohne Blutbeimengung und an Schmerzen im rechten Unterbauch. Das Allgemeinbefinden ist herabgesetzt. Endoskopisch ist das Rektum frei, im Colon ascendens finden sich die dargestellten Veränderungen (siehe Abb. 67 des Bildanhangs).

Es handelt sich am wahrscheinlichsten um:

(A) chronische Salmonellose
(B) ischämische Kolitis bei Einnahme von Antikonzeptiva
(C) Nahrungsmittelallergie
(D) Colitis ulcerosa
(E) M. Crohn

F99 !!

4.62 Bei einer 24-jährigen Patientin ist seit vier Jahren ein Morbus Crohn des terminalen Ileums und des Colon ascendens bekannt.

Die Erkrankung ist mit Sulfasalazin, 2 g pro Tag, seit drei Jahren behandelt und in Remission geblieben. Es besteht Kinderwunsch.

Welche der folgenden Aussagen trifft zu?

(A) Diese Patientin darf wegen der Gefahr der akuten Exazerbation des Morbus Crohn nicht schwanger werden.
(B) Sulfasalazin kann während der gesamten Schwangerschaft eingenommen werden.
(C) Metronidazol und Azathioprin könnten während der Frühschwangerschaft eingenommen werden.
(D) Die Entbindung sollte bei Patientinnen mit Morbus Crohn grundsätzlich durch eine Sektio erfolgen.
(E) Bei akuten Exazerbationen in Schwangerschaft und Stillperiode wäre Ciclosporin Mittel der Wahl.

H99

4.63 Was trifft **nicht** zu?

Beurteilen Sie die Zuordnungen von bei Nierenerkrankungen häufig verwendeten Medikamenten und deren unerwünschten Wirkungen:

(A) Ciclosporin A – Hirsutismus
(B) Erythropoetin – Blutdruckanstieg
(C) Aminoglykosid-antibiotika – Innenohrschädigung
(D) Diuretika – hypertone Hyperhydratation
(E) Cyclophosphamid – Alopezie

F00 !!

4.64 Eine 24-jährige Patientin hatte bereits seit Monaten einen Arzt wegen Durchfällen aufsuchen wollen, da sie täglich bis zu 25 Entleerungen von breiiger Konsistenz aber ohne Blutbeimengungen hat. Jetzt traten schmerzhafte umschriebene Veränderungen an beiden Unterschenkeln hinzu (siehe Abb. 68 des Bildanhangs).

Welche der folgenden Erkrankungen ist am wahrscheinlichsten?

(A) Morbus Reiter
(B) familiäre Polyposis mit maligner Entartung
(C) Morbus Crohn
(D) Amöbenruhr
(E) Shigellose

H00 F98 !!

Folgende Angaben beziehen sich auf die Aufgaben Nr. 4.65, Nr. 4.66 und Nr. 4.67.

Eine 27-jährige Frau fühlt sich seit einigen Monaten nicht mehr recht wohl: Sie ist appetitlos und ermüdet leicht. Es entwickelt sich eine Diarrhö unterschiedlicher Stärke ohne Blutbeimengungen. Sie klagt ferner über gelegentliche Bauchschmerzen im Unterbauch besonders rechts.

Sie geht schließlich zum Arzt, weil sich an den Streckseiten der Unterschenkel schmerzhafte rote Beulen gebildet haben.

4.65 Bei dieser Anamnese ist in erster Linie zu denken an

(A) chronische Appendizitis
(B) chronische Divertikulitis
(C) Colitis ulcerosa
(D) Morbus Crohn
(E) chronische Salmonellose

4.61 (E) 4.62 (B) 4.63 (D) 4.64 (C) 4.65 (D)

4.66 Bei der Untersuchung der Patientin fällt Ihnen auf, dass sie blass ist, ihr Gewicht beträgt 49 kg bei 168 cm Körpergröße. Das Hb liegt bei 96 g/L (Referenzbereich 120–160 g/L) und das MCH bei 21 pg. Die BSG ist mit 36/78 mm n.W. erhöht. Bei der Palpation tasten Sie einen druckdolenten Tumor im rechten Unterbauch.

Welche Untersuchung gibt Ihnen den zuverlässigsten Aufschluss über die Art der Erkrankung?

(A) Zöliakographie
(B) Abdomenübersichtsaufnahme
(C) Kolonkontrasteinlauf
(D) hohe Koloskopie und Ileoskopie
(E) Stuhlkultur, Widal-Reaktion

4.67 Nach Vorgeschichte und Befunden ist die Therapie der Wahl:

(A) eine Operation
(B) die Behandlung mit Vancomycin
(C) die Gabe von Glucocorticoiden
(D) eine Behandlung mit Cotrimoxazol oder Ciprofloxacin
(E) nur symptomatische Behandlung mit Formuladiät, Eisensubstitution und Antidiarrhoika

F96 *!!*
4.68 Welche Aussage trifft **nicht** zu?

Für die chronisch entzündlichen Darmerkrankungen M. Crohn und Colitis ulcerosa gilt:

(A) Bei M. Crohn ist im Gegensatz zur Colitis ulcerosa die Fistelbildung eine häufige Komplikation.
(B) Im akuten Schub einer Colitis ulcerosa oder eines M. Crohn kann ein Erythema nodosum auftreten.
(C) Verwandte I. Grades von Patienten mit M. Crohn und Colitis ulcerosa leiden überdurchschnittlich häufig ebenfalls an einer chronisch entzündlichen Darmerkrankung.
(D) Nach einer Resektion ist die Rezidivrate bei M. Crohn hoch, während die Proktokolektomie die Colitis ulcerosa heilt.
(E) Der entzündliche Darmprozeß bei M. Crohn und bei Colitis ulcerosa wird durch Diät wesentlich beeinflußt.

H93 *!!*
Ordnen Sie den Befunden der Liste 1 die jeweils am besten passende Diagnose der Liste 2 zu!

Liste 1

4.69 diskontinuierlich verdickte Darmwand, isolierte Ulzera, Rektum nicht betroffen, perianale Fistelbildung

4.70 vermehrte Segmentation des Kolons, kleine Stuhlvolumina mit Schleimbeimengungen ohne Blutspuren

Liste 2

(A) ischämische Kolitis
(B) Colon irritabile
(C) M. Crohn
(D) Cholera
(E) Colitis ulcerosa

F97
4.71 Eine 72-jährige Patientin mit diätetisch eingestelltem Diabetes mellitus wird wegen Herzinsuffizienz und Vorhofflimmern stationär aufgenommen. Es wird eine Therapie mit Digitalis und einem Diuretikum eingeleitet. Nach 3 Tagen entwickelt die Patientin heftige Schmerzen im linken Unterbauch und setzt mehrere dünnflüssige blutige Stühle ab. Kein Fieber, spontane Rückbildung der Symptome innerhalb weniger Tage.

Welche Diagnose ist in erster Linie in Erwägung zu ziehen?

(A) Sigmadivertikulitis
(B) ischämische Kolitis
(C) pseudomembranöse Kolitis
(D) Polyposis coli
(E) Colitis ulcerosa

4.4 Kolon

[F00] **!**

4.72 Was ist als Symptom beim akuten Mesenterialarterienverschluss **nicht** zu erwarten?

(A) Schock, Leukozytose und metabolische Azidose
(B) heftige krampfartige abdominelle Beschwerden
(C) schmerzloser Abgang von Blut bei unauffälligem Untersuchungsbefund des Abdomens
(D) plötzlicher Beginn von abdominellen Schmerzen bei einem Patienten mit Vorhofflimmern
(E) allmähliches Verschwinden der Darmgeräusche

[F93] **!**

4.73 Eine 75-jährige Patientin hat seit einigen Tagen krampfartige Unterbauchbeschwerden. Mit dem letzten Stuhlgang ging reichlich dunkles Blut ab. Eine Darmerkrankung ist nicht bekannt. Wegen Hypertonie bei allgemeiner Gefäßsklerose nimmt sie einen Kalziumantagonisten und wegen Einschlafstörungen ein Baldrianpräparat.

Bei der körperlichen Untersuchung findet sich ein mäßiger Druckschmerz im linken Unterbauch. Es ist keine Resistenz palpabel, und es besteht keine Abwehrspannung, die Peristaltik ist lebhaft.

Die Laboruntersuchungen einschließlich des roten und des weißen Blutbildes sind normal.

Eine hohe Koloskopie zeigt ein Ödem und submukosale Blutungen im Bereich der Kolonschleimhaut vor allem in der Region der linken Kolonflexur.

Welche Diagnose stellen Sie?

(A) pseudomembranöse Kolitis
(B) Amöbenkolitis
(C) ischämische Kolitis
(D) Kollagenkolitis
(E) akute Divertikulitis

[H97]

4.74 Die sog. kollagene Kolitis

(A) gehört zu den Kollagenosen
(B) ist histologisch durch ein breites subepitheliales Kollagenband charakterisiert
(C) äußert sich klinisch durch das Leitsymptom Meläna
(D) ist endoskopisch eindeutig durch Ulcerationen zu erkennen
(E) zeichnet sich durch ungewöhnlich zahlreiche Kryptenabszesse aus

[H95] **!**

4.75 Eine 62-jährige bisher gesunde Ärztin hatte wegen einer Blasenentzündung 3mal 500 mg Amoxicillin über 7 Tage eingenommen, wobei die letzte Medikamenteneinnahme vor 5 Tagen erfolgte. Seit 3 Tagen hat sie krampfartige abdominelle Schmerzen und Durchfall mit Blutbeimengungen. Bei der körperlichen Untersuchung war die Temperatur auf 38 °C erhöht und der Bauch diffus druckschmerzhaft. Bei den Laboruntersuchungen fiel eine Leukozytose (10 200 × 10^6/l) auf. Röntgenübersichtsaufnahme und Ultraschalluntersuchung des Abdomens waren unauffällig.

Welche Verdachtsdiagnostik ist zu stellen?

(A) Colitis ulcerosa
(B) Shigellose
(C) Kollagenkolitis
(D) pseudomembranöse Kolitis
(E) ischämische Kolitis

[F95] **!**

4.76 Welche Aussage trifft **nicht** zu?

Für die pseudomembranöse Kolitis gilt:

(A) Die Erkrankung wird nur durch oral eingenommene Antibiotika ausgelöst.
(B) Auslösendes Antibiotikum kann Ampicillin sein.
(C) Die Symptome können auch nach Beendigung der Antibiotikatherapie auftreten.
(D) Trotz unauffälligen rektoskopischen Befunds können höhere Kolonabschnitte fibrinöse Schleimhautbeläge aufweisen.
(E) Die Behandlung mit Vancomycin ist die Therapie der Wahl.

4.72 (C)   4.73 (C)   4.74 (B)   4.75 (D)   4.76 (A)

F97

Folgende Angaben beziehen sich auf die Aufgaben Nr. 4.77 und 4.78.

Eine 40-jährige Patientin berichtet, daß vor 5 Tagen nach starkem Pressen beim Stuhlgang Schmerzen im After aufgetreten seien. Die Schmerzen sind jetzt besonders beim Stuhlgang so stark, daß sie sich kaum auf die Toilette zu gehen traut. Außerdem hat sie einen Streifen hellroten Blutes auf dem Stuhl gesehen. Abb. 69 des Bildanhangs zeigt den Befund.

4.77 Es handelt sich um

(A) perianale Thrombose
(B) Hämorrhoiden 3. Grades
(C) Lipome
(D) Analfissur
(E) Analkarzinom

4.78 Wie behandeln Sie diese Patientin am wirkungsvollsten?

(A) Dilatation des Analsphinkters (Analdehner)
(B) Gummibandligatur
(C) Hämorrhoidenoperation nach Parks
(D) Hämorrhoidenzäpfchen
(E) Roßkastanienpräparat

F97 **!!**

4.79 Welche Aussage trifft **nicht** zu?

Beurteilen Sie in der angegebenen klinischen Situation das richtige Vorgehen!

(A) Zustand nach Abtragung eines gestielten Sigmapolypen (tubulovillöses Adenom) bei einem 40-jährigen Mann: jährliche Untersuchungen auf okkultes Blut im Stuhl und totale Koloskopie alle 3–5 Jahre
(B) Zustand nach Abtragen eines hyperplastischen Polypen im Rektum bei einer 70-jährigen Frau: keine weiteren Nachuntersuchungen erforderlich
(C) Zustand nach Abtragen eines entzündlichen Pseudopolypen bei einer 26-jährigen Frau mit einer seit 12 Jahren bestehenden aktiven Pancolitis ulcerosa: jährliche Koloskopie mit Stufenbiopsie zur Erkennung dysplastischer Veränderungen
(D) Zustand nach Abtragen eines adenomatösen Polypen bei einem 27-jährigen Mann mit Hunderten von flachen Adenomen im Kolon: totale Kolektomie mit Proktomukosektomie und ileoanaler Anastomose
(E) Zustand nach Abtragung eines solitären juvenilen Polypen im Rektum bei einem 4-jährigen Knaben; jährliche Koloskopie bis zum 14. Lebensjahr

F00 **!!**

4.80 Ein 68-jähriger Patient wird wegen des Abgangs von Blut mit dem Stuhl koloskopiert. Bei der bis zum Zäkum durchgeführten Koloskopie findet sich lediglich ein 2 cm großer Polyp im Sigma in 25 cm Höhe. Der Polyp wird vollständig mit der elektrischen Schlinge abgetragen. Histologisch ergibt sich ein tubuläres Adenom ohne Hinweis auf maligne Veränderungen.

Welche Empfehlung geben Sie dem Patienten?

(A) regelmäßige koloskopische Kontrolle alle 3 Monate
(B) jährliche Computertomographie des Abdomens
(C) Durchführung einer erneuten Koloskopie in 3–4 Jahren
(D) jährliche Ultraschalluntersuchungen des Abdomens
(E) keine weiteren Untersuchungen erforderlich

4.77 (D)   4.78 (A)   4.79 (E)   4.80 (C)

4.4 Kolon

[H97] **!!**

4.81 Bei einer 68-jährigen Patientin findet sich im Rahmen einer Vorsorgeuntersuchung 2 × ein positiver Test auf okkultes Blut im Stuhl. Bei der zunächst durchgeführten Sigmoidoskopie findet sich bei 26 cm proximal des Analringes der in Abb. 70 des Bildanhangs wiedergegebene Befund.

Welche Diagnose stellen Sie?

(A) größeres Blutkoagel
(B) großer Sigmapolyp
(C) größeres, blutbedecktes Ulkus
(D) makroskopisch eindeutiges Sigmakarzinom
(E) große Divertikelöffnung

[H97] **!!**

Folgende Angaben beziehen sich auf die Aufgaben Nr. 4.82 und Nr. 4.83.

Eine 18-jährige Schülerin kommt in Ihre Sprechstunde, weil sie bisweilen Blut im Stuhl bemerkt. Sie erinnert sich, daß ihr Vater bereits im Alter von 35 Jahren an einem Darmkrebs gestorben ist. Die Rektoskopie ergibt den Befund in Abb. 71 des Bildanhangs.

4.82 Wie lautet die Diagnose?

(A) Colitis ulcerosa
(B) Peutz-Jeghers-Syndrom
(C) familiäre Adenomatose („Polypose")
(D) Morbus Crohn
(E) juvenile Polypen

4.83 Welches therapeutische Vorgehen empfehlen Sie der Patientin?

(A) Proktokolektomie
(B) endoskopische Polypektomie und regelmäßige Nachkontrollen
(C) Behandlung mit Salazosulfapyridin (Azulfidine®)
(D) keine besondere Behandlung außer jährlichen endoskopischen Kontrollen
(E) Klysmen mit Zytostatika

[H99] **!**

4.84 Ein 61-jähriger Mann litt in den beiden letzten Monaten wiederholt an rektalem Blutabgang. Endoskopisch zeigt sich ein exophytisch wachsender Tumor acht Zentimeter oberhalb des Anus. Die histologische Untersuchung bestätigt das Vorliegen eines Adenokarzinoms. Die rektale Endosonographie zeigt, daß der Tumor die Muscularis propria penetriert. Ein Befall der regionalen Lymphknoten ist nicht nachweisbar; ebenso ergibt sich kein Anhalt für Fernmetastasen ($T_3N_0M_0$).

Welches Behandlungsprogramm würden Sie empfehlen?

(A) palliative Tumorresektion
(B) Operation, gefolgt von Chemotherapie und Strahlentherapie
(C) alleinige Chemotherapie
(D) Strahlentherapie und Chemotherapie ohne Operation
(E) alleinige Strahlentherapie

[H00] **!!**

4.85 Ein 61-jähriger Patient kommt wegen seit 2 Monaten bestehender rektaler Blutungen in Ihre Sprechstunde. Die körperliche Untersuchung einschließlich der rektalen Untersuchung ist unauffällig. Bei der Koloskopie findet sich in 25 cm Höhe ein nicht stenosierendes Adenokarzinom des Sigmas. Die Operation (Hemikolektomie) bestätigt das Sigmakarzinom mit Befall der regionären Lymphknoten (UICC-Stadium III).

Welches Vorgehen empfehlen Sie?

(A) Einleitung einer Strahlentherapie
(B) Eileitung einer Strahlentherapie mit zusätzlicher Infusion von Levamisol
(C) Einleitung einer adjuvanten zytostatischen Therapie mit 5-Fluorouracil und Leucovorin
(D) Chemotherapie mit Toxiden
(E) keine weiteren Maßnahmen bis auf dreimonatige koloskopische Kontrolluntersuchungen

---

4.81 (B)   4.82 (C)   4.83 (A)   4.84 (B)   4.85 (C)

4 Verdauungsorgane

[F94] !!
4.86 Welche Aussage trifft **nicht** zu?

Die Inzidenz des Kolonkarzinoms ist gesteigert in Verbindung mit folgenden Faktoren:

(A) familiäre Polypose
(B) ausgedehnte chronische Colitis ulcerosa
(C) villöse Adenome
(D) Gardner-Syndrom
(E) asiatische Abstammung

[F95] !!
4.87 Ein 67-jähriger Mann kommt wegen Schwindel und Abgeschlagenheit in die Sprechstunde. Es fällt eine Hautblässe auf, der eine hypochrome Anämie mit einer Hämoglobinkonzentration von 70 g/l entspricht. Die CEA-Konzentration im Serum ist auf das Dreifache der Norm erhöht. Es bestehen keine weiteren Beschwerden. Der Stuhlgang ist normal und enthält zur Zeit der Untersuchung kein sichtbares Blut, der Urin ist unauffällig.

Aus diesen Angaben stellen Sie die Verdachtsdiagnose:

(A) Zökumkarzinom
(B) perniziöse Anämie
(C) Hämorrhoiden
(D) Sprue
(E) Ösophaguskarzinom

[F98]
Folgende Angaben beziehen sich auf die Aufgaben Nr. 4.88 und Nr. 4.89.

Eine 50-jährige Patientin ohne nennenswerte Vorerkrankungen klagt über eine allgemeine erhebliche Leistungsminderung. Innerhalb von 6 Monaten wurde ohne erkennbare Ursache eine Gewichtsabnahme von 70 auf 60 kg registriert (Körpergröße 170 cm). Die klinische Untersuchung erbringt einen altersentsprechenden Befund ohne Besonderheiten.

Laborbefunde: BSG 40/60 mm n. W., Hb 125 g/l, Erythrozyten $4,2 \cdot 10^{12}$/l, Fibrinogen 6,5 g/l (normal bis 4 g/l), Eisenkonzentration (S) 7,2 µmol/l (normal 9–27 µmol/l), Kupferkonzentration (S) 34,6 µmol/l (normal 16–31 µmol/l). Harnstatus, weißes Blutbild, Transaminasen, alkalische Phosphatase, Serumelektrolyte und Kreatinin im Normbereich.

4.88 Als Ursache dieses Krankheitsbildes kommen in Frage:

(1) Tumorerkrankung
(2) chronische Entzündung
(3) Beginn der Menopause
(4) vegetative Dystonie
(5) sog. Autoaggressionskrankheit

(A) nur 1 ist richtig
(B) nur 2 und 3 sind richtig
(C) nur 1, 2 und 5 sind richtig
(D) nur 2, 4 und 5 sind richtig
(E) 1–5 = alle sind richtig

4.89 Welche Behandlungsmethode ist richtig?

(A) Eisensubstitution
(B) Verordnung eines Tranquilizers, Kontrolluntersuchung in 4 Monaten
(C) Kur in einem Kneipp-Bad
(D) Gabe von Anabolika
(E) Keine der Maßnahmen (A)–(D) ist richtig.

[F95]
4.90 Eine 63-jährige Frau erhält von ihrem Frauenarzt anläßlich der jährlichen Vorsorgeuntersuchung auch drei Briefchen für den Hämoccult®-Test. Dieser ist in zwei Proben positiv. Die Patientin hat keine Beschwerden seitens des Darmes, kein sichtbares Blut im Stuhl.

Welche Untersuchung sollte unbedingt durchgeführt werden?

(A) hohe Koloskopie, um ein Karzinom nicht zu übersehen
(B) Wiederholung des Hämoccult®-Testes, bei negativem Ausfall keine weiteren Untersuchungen
(C) Bestimmungen des CEA, bei negativem Ausfall keine weiteren Untersuchungen
(D) proktologische Untersuchung
(E) Ultraschalluntersuchung auf Kokardenphänomen im Kolon

4.86 (E)   4.87 (A)   4.88 (C)   4.89 (E)   4.90 (A)

4.91
Die jährliche Untersuchung auf okkultes Blut im Stuhl wird zum Screening für Kolonkarzinome empfohlen.

Nicht ausreichend ist diese Maßnahme für

(A) einen 45-jährigen Mann mit Colon irritabile
(B) einen 45-jährigen Mann, bei dem vor 6 Monaten ein hyperplastischer Rektumpolyp abgetragen worden war
(C) eine 55-jährige asymptomatische Frau, deren Schwester an einem Mammakarzinom erkrankte und deren Vater und deren Bruder an einem Kolonkarzinom verstarben
(D) einen 56-jährigen Mann, der vor 2 Jahren wegen einer Amöbenkolitis stationär behandelt worden war
(E) einen asymptomatischen 68-jährigen Mann

4.92 Welche Aussage trifft **nicht** zu?

Typische Nebenwirkungen einer zytostatischen Therapie bei soliden Tumoren sind:

(A) Brechreiz
(B) Hirsutismus
(C) Alopezie
(D) Granulozytopenie
(E) Appetitlosigkeit

4.93
Anläßlich einer zahnärztlichen Untersuchung wurde an der Wangenschleimhaut eines 25-jährigen Chemiefacharbeiters, der sich gesund fühlt (Leistungsschwimmer), der in Abb. 72 des Bildanhangs gezeigte Befund festgestellt.

Welche Diagnose ist am wahrscheinlichsten?

(A) Nebennierenrindeninsuffizienz (M. Addison)
(B) Pigmentfleckenpolypose (Peutz-Jeghers-Syndrom)
(C) Candidosis (Mundsoor)
(D) Incontinentia pigmenti (Typ Bloch-Sulzberger)
(E) chronische Schwermetallvergiftung

4.94
Ein 28-jähriger Patient hat seit einem Jahr intermittierende Durchfälle, teilweise mit Blut- und Schleimbeimengungen. Die Häufigkeit der Durchfälle hat in letzter Zeit zugenommen, er müsse jetzt tgl. bis zu 10mal auf die Toilette, wobei sich immer nur kleine Mengen Stuhl sowie Blut und Schleim entleeren (siehe Abb. 73 des Bildanhangs). Das Allgemeinbefinden ist, bis auf Unterbauchschmerzen, nicht wesentlich beeinträchtigt, es besteht kein Fieber.

Es handelt sich wahrscheinlich um

(A) chronische Salmonellose (Dauerausscheidung)
(B) irritables Kolon
(C) Shigellose (Ruhr)
(D) einheimische Sprue
(E) hämorrhagische Proktitis bzw. Proktosigmoiditis

4.95
Die Defäkation wird durch das sog. Kontinenzorgan reguliert, das u.a. aus dem inneren und dem äußeren Analsphinkter und der Puborektalisschlinge besteht.

Welche der folgenden Aussagen trifft zu?

(A) Beim M. Hirschsprung kontrahieren sich die Sphinkteren reflektorisch, wenn Stuhl in die Ampulle eintritt.
(B) Bei einer frischen, schmerzhaften Analfissur ist der Tonus der Analsphinkteren deutlich herabgesetzt.
(C) Innere Hämorrhoiden I. Grades haben bereits einen wesentlichen Einfluß auf die Analsphinkterfunktion.
(D) Mit dem äußeren Analsphinkter gelingt es, den andrängenden Rektuminhalt (Luft, Stuhl) kurzfristig zurückzuhalten.
(E) Bei Querschnittsgelähmten wird die Kontinenz durch den äußeren Analsphinkter aufrechterhalten.

4.91 (C)   4.92 (B)   4.93 (B)   4.94 (E)   4.95 (D)

[H95]

4.96 Die Diagnose der spontanen bakteriellen (primären) Peritonitis erfordert die bakteriologische Untersuchung des Aszites.

Welcher der genannten Keime wird dabei beim Erwachsenen am häufigsten nachgewiesen?

(A) Streptococcus pneumoniae
(B) Streptococcus pyogenes
(C) Escherichia coli
(D) Campylobacter jejuni
(E) Mycobacterium tuberculosis

[H95]

4.97 Ein bisher gesunder und beschwerdefreier 69-jähriger Mann wurde vor 4 Monaten wegen eines positiven Tests auf okkultes Blut im Stuhl untersucht. Damals waren eine Rektosigmoidoskopie und eine Röntgendoppelkontrastuntersuchung des gesamten Dickdarms ohne pathologischen Befund. Bei der jetzigen Untersuchung ist wiederum okkultes Blut im Stuhl nachweisbar, und die Hämoglobinkonzentration liegt bei 90 g/l.

Unter welcher Verdachtsdiagnose sollte in Anbetracht der anamnestischen Angaben die totale Koloskopie erfolgen?

(A) Blutung aus Sigmadivertikeln
(B) Ulcus duodeni
(C) Angiodysplasie des Kolons
(D) ischämische Kolitis
(E) Lymphom des Kolons

[F95]

4.98 Welche Aussage trifft **nicht** zu?

Folgende Erkrankungen werden durch eine adjuvante Bewegungstherapie günstig beeinflußt:

(A) alimentäres Übergewicht
(B) arterielle Hypertonie
(C) dekompensierte Leberzirrhose
(D) depressive Verstimmtheit
(E) primäre Osteoporose

[F98]

4.99 Sichtbare Knoten in der Analregion werden vielfach global als äußere Hämorrhoiden bezeichnet. Mit dem Hämorrhoidalplexus hängt jedoch nur eine der folgenden Veränderungen zusammen:

(A) Marisken
(B) perianale Thrombose
(C) prolabierte hypertrophe Analpapille
(D) Analprolaps
(E) Condylomata acuminata

[H00] *!*

4.100 Eine 32-jährige Frau bemerkt, dass sich vor einigen Monaten Knoten am After gebildet haben. Diese machen ihr zwar keine Beschwerden, beunruhigen sie aber. Schließlich geht sie zu ihrem Hausarzt, der Gebilde in der Analgegend sieht (siehe Abb. 74 des Bildanhangs).

Es handelt sich um

(A) äußere Hämorrhoiden
(B) Marisken (Hautfalten)
(C) akute perianale Thrombose
(D) Analkarzinom
(E) Analprolaps

[F94]

4.101 Welche Aussage trifft **nicht** zu?

Die chronische Obstipation kann folgende Ursachen haben:

(A) schlackenarme Ernährung
(B) herabgesetzte Rektumsensitivität nach habituellem Unterdrücken des Stuhldrangs
(C) Einnahme von Medikamenten, wie Antazida, Sedativa, Anticholinergika
(D) Diabetes mellitus mit autonomer Neuropathie
(E) Gallensäureverlustsyndrom, z. B. nach Ileumresektion

4.5 Leber

H93 !!

4.102 Ein 38-jähriger Patient mit einer chronischen aktiven Hepatitis B seit 2 Jahren fragt nach einer Therapie.

Laboruntersuchungen:
Hämoglobin 136 g/l, Erythrozyten $4,5 \times 10^{12}$/l, Leukozyten 6800×10^6/l, Thrombozyten $380\,000 \times 10^6$/l, SGOT 180 U/l, SGPT 260 U/l, alkalische Phosphatase 190 U/l, Hepatitis B-Antigen positiv, HBV-DNS 80 ng/l.

Welche Therapie würden Sie vorschlagen?

(A) keine Therapie und weitere Beobachtung
(B) Behandlung mit Alpha-Interferon
(C) Behandlung mit D-Penicillamin
(D) kombinierte Behandlung mit Glucocorticoiden und Ursodesoxycholsäure
(E) Gabe von Azathioprin in hoher Dosierung

H95 !!

4.103 Eine 30-jährige Krankenschwester sucht wegen einer seit 3–4 Monaten bestehenden Müdigkeit und Leistungsschwäche ärztlichen Rat. Sie hat einen Konjunktivenikterus und eine Hepatosplenomegalie. Die Transaminasen sind auf das 7fache der Norm erhöht, Serumbilirubinkonzentration 48 μmol/l (Referenzbereich 3–17 μmol/l). Die serologische Untersuchung ergibt den Nachweis von HBs-Ag, HBe-Ag, Anti-HBc und HBV-DNA. Die histologische Untersuchung eines Leberpunktates zeigt Mottenfraßnekrosen.

Welche der genannten Maßnahmen erachten Sie in dieser Situation am sinnvollsten?

(A) Beginn einer Therapie mit Prednison 60 mg/d und Imurek 50 mg/d für 6 Monate
(B) keine Behandlung sondern Vereinbarung einer Kontrolluntersuchung in 3 Monaten
(C) Einleitung einer Therapie mit Interferon alpha 2b
(D) Beginn einer Therapie mit Aciclovir
(E) Gabe von 10 mg Prednison jeden 2. Tag über 3 Monate

H93 !!

4.104 Eine Virushepatitis kann bei Neugeborenen auftreten, wenn die Mutter zum Zeitpunkt der Entbindung an Hepatitis erkrankt ist.

Welche der nachfolgenden Aussagen trifft zu?

(A) Eine neonatale Hepatitis ist häufig bei Hepatitis A der Mutter und selten bei Hepatitis B der Mutter.
(B) Eine neonatale Hepatitis ist sowohl häufig bei Hepatitis A sowie auch bei Hepatitis B der Mutter.
(C) Eine neonatale Hepatitis ist selten bei Hepatitis A der Mutter und häufig bei Hepatitis B der Mutter.
(D) Das Risiko einer neonatalen Hepatitis ist sowohl bei Hepatitis A als auch bei Hepatitis B sehr gering.
(E) Keine der Aussagen (A)–(D) trifft zu.

F99 !!

4.105 Bei einer 43-jährigen Patientin fielen erstmals vor gut einem Jahr erhöhte Serumtransaminasen auf. Wiederholte Überprüfungen ergaben Werte für die Aktivität der GOT zwischen 45 und 85 und die der GPT zwischen 64 und 125 U/l. Alkoholkonsum ca. 8 bis 4 Liter Wein täglich. Bei der körperlichen Untersuchung ist der Leberrand 2 cm unter dem Rippenbogen rechts in der Medioklavikularlinie zu tasten, die Konsistenz ist vermehrt. Milz nicht tastbar.

Laborbefunde (Serum/Plasma): Bilirubin 24 μmol/l (14 mg/l), GOT 48 U/l (Referenzwert 6–27 U/l), GPT 72 U/l (Referenzwert 10–31 U/l), alkalische Phosphatase 195 U/l (normal bis 200 U/l), Gesamteiweiß 81 g/l, in der Elektrophorese Gammaglobulinfraktion 30%, Quick-Wert 80%, HBsAg negativ.

Der in Abb. 75 des Bildanhangs wiedergegebene histologische Befund (Leberblindpunktion) spricht unter Berücksichtigung der übrigen Befunde am ehesten für das Vorliegen einer

(A) chronischen persistierenden Hepatitis
(B) chronischen aktiven Hepatitis
(C) destruierenden, nichteitrigen Cholangitis
(D) Alkoholhepatitis
(E) Leberbeteiligung bei M. Boeck

[H98] !

4.106 Ein 22-jähriger Mann, der sich über ein Jahr intravenös Drogen verabreicht hatte und jetzt drogenfrei ist, wird von Ihnen untersucht. Der körperliche Untersuchungsbefund ist unauffällig, die Serumtransaminasen und das Serumbilirubin liegen im Normbereich.

Serologische Befunde:
Oberflächenantigen (HBs-Ag): positiv
e-Antigen (HBe-Ag): negativ
Antikörper gegen das Kernantigen (anti HBc-Ag): positiv
Antikörper gegen das Oberflächenantigen (anti HBs-Ag): negativ
Antikörper gegen das e-Antigen (anti HBe-Ag): positiv

Welche der folgenden Aussagen trifft zu?

(A) Der Patient befindet sich in der Inkubationszeit einer akuten Hepatitis B und ist hochgradig infektiös.
(B) Der Patient befindet sich in der Inkubationszeit einer Hepatitis B, ist gering infektiös und wird eine milde Verlaufsform einer chronischen Hepatitis entwickeln.
(C) Der Patient ist ein chronischer Hepatitis-B-Virusträger und als geringgradig infektiös anzusehen.
(D) Der Patient hat eine Hepatitis B folgenlos überstanden.
(E) Bei dem Patienten kann HBV-DNA nicht nachgewiesen werden.

[H96] !!

4.107 Welche Aussage trifft **nicht** zu?

Der Nachweis von HBV-DNA im Serum durch PCR (Polymerasekettenreaktion) kann in Frage kommen

(A) zur quantitativen Bewertung der Infektiosität von Patienten mit Hepatitis B
(B) zur Kontrolle der Wirksamkeit einer Interferontherapie
(C) zur Kontrolle der akuten Hepatitis B-Impfung
(D) bei Verdacht auf das Vorliegen einer HB_e-Ag Minusvariante (Präcorestopcodon-Mutante des HBV)
(E) bei Patienten mit Verdacht auf eine chronische Hepatitis, wenn allein anti HB_c nachgewiesen werden kann

[F93] !!

4.108 Eine 22-jährige Medizinstudentin war an einer akuten Hepatitis B erkrankt. 6 Monate nach Beginn der Erkrankung fühlt sie sich immer noch krank, und die Transaminasen sind weiterhin erhöht (SGPT 150 U/l, SGOT 110 U/l). Sie hat zwischenzeitlich ihr Studium wegen allgemeiner Leistungsschwäche aufgegeben und ist nach Hause zurückgekehrt.

Sie sucht Sie nun in der Sprechstunde auf.

Welche ihrer folgenden Fragen ist mit „ja" zu beantworten?

(A) Ist eine passive Immunisierung mit Hepatitis-B-Hyperimmunglobulin angezeigt?
(B) Soll eine Leberbiopsie durchgeführt werden?
(C) Soll sofort eine Therapie mit Glucocorticoiden (Prednison 75 mg) eingeleitet werden?
(D) Soll ich mein Studium trotz ausgeprägter Allgemeinsymptome ohne weiteres wieder aufnehmen?
(E) Soll eine Therapie mit Lävuloseinfusionen über 6 Wochen erfolgen?

[F97] !

4.109 Den Angehörigen der Heil- und Pflegeberufe wird vom Arbeitgeber, z.B. von den Krankenhäusern, die aktive Hepatitis-B-Schutzimpfung angeboten.

Mit welchen Nachteilen hat man zu rechnen, wenn man die Impfung verweigert und später durch berufliche Exposition an einer akuten bzw. chronischen Hepatitis B erkrankt?

(1) keine Krankengeldzahlung
(2) Kündigung des Arbeitsverhältnisses durch den Arbeitgeber
(3) keine Anerkennung als Berufskrankheit durch die Berufsgenossenschaft
(4) keine Schadensersatzpflicht seitens des Arbeitgebers
(5) mögliche Beschränkung der Berufsausübung bei fortdauernder Infektiosität, z.B. in operativen Fächern

(A) Keine der Aussagen (1)–(5) ist richtig.
(B) nur 3 ist richtig
(C) nur 2 und 3 sind richtig
(D) nur 4 und 5 sind richtig
(E) 1–5 = alle sind richtig

4.106 (C)   4.107 (C)   4.108 (B)   4.109 (D)

F98

4.110 Schutzimpfungen gegen das Hepatitis-B-Virus schützen gleichzeitig gegen die Infektion mit dem Hepatitis-D-Virus,

weil

das Hepatitis-D-Virus als defektes RNA-Virus für seine Replikation auf das Hepatitis-B-Virus angewiesen ist.

H97 *!*

4.111 Die Behandlung mit Interferon α kommt in Frage bei

(A) Hepatitis A
(B) akuter Hepatitis B
(C) chronischer Hepatitis C
(D) alkoholbedingter Leberzirrhose
(E) Autoimmunhepatitis (lupoide Hepatitis)

H98 *!*

4.112 Bei der folgenden Virusinfektionen kann die Diagnose der akuten Erkrankung mittels des quantitativen Nachweises von Virus-RNA, z.B. durch die PCR, angezeigt sein?

(A) Herpesenzephalitis
(B) Hepatitis B
(C) Hepatitis C
(D) infektiöse Mononukleose
(E) Exanthema subitum

F99 *!!*

4.113 Ein 21-jähriger Student stellt sich bei Ihnen vor, da eine Untersuchung beim Blutspendedienst des Roten Kreuzes ein positives Testergebnis für anti-HCV ergeben hat. Der Patient fühlt sich wohl und hat niemals Bluttransfusionen erhalten oder sich intravenös Drogen injiziert.

Die Laboruntersuchungen ergeben Normalbefunde für Transaminasen, alkalische Phosphatase, γ-GT und Bilirubin.

Welche der folgenden Untersuchungen ist in dieser Situation zu veranlassen?

(A) Leberblindpunktion
(B) Bestimmung von HCV-RNA durch PCR
(C) Bestimmung von anti-HEV
(D) Bestimmung von Delta-Antigen (HDV und anti-HDV)
(E) Ösophagogastroduodenoskopie

F00 *!*

4.114 Eine 34-jährige Patientin ermüdet seit 1/2 Jahr schneller als früher und klagt über Druckgefühl im Oberbauch. Der in Abb. 76 des Bildanhangs wiedergegebene repräsentative Ausschnitt des histologischen Befundes einer Leberblindpunktion spricht am ehesten für

(A) Leberzirrhose
(B) akute Virushepatitis
(C) chronische Hepatitis
(D) granulomatöse Hepatitis (z.B. M. Boeck)
(E) Leberzelladenom

F93 *!!*

4.115 Bei einem 34-jährigen Patienten wurde eine Leberbiopsie durchgeführt, die histologisch eine postnekrotische Zirrhose ergab.

Folgende Viren könnnten für diesen Prozeß verantwortlich sein:

(1) Hepatitis A (HAV)
(2) Hepatitis B (HBV)
(3) Hepatitis C (HCV)
(4) Zytomegalie (CMV)

(A) nur 1 ist richtig
(B) nur 1 und 2 sind richtig
(C) nur 2 und 3 sind richtig
(D) nur 2, 3 und 4 sind richtig
(E) 1–4 = alle sind richtig

4.110 (A)   4.111 (C)   4.112 (C)   4.113 (B)   4.114 (C)   4.115 (C)

F98 *!*

4.116 Ein 52-jähriger Rechtsanwalt wird wegen kolikartiger Leibschmerzen und Fieber von 38,5 °C aufgenommen.

Anamnese: seit einem Jahr gelegentliches Druckgefühl im Oberbauch und Neigung zu Stuhlunregelmäßigkeiten, mitunter auch morgens Übelkeit. Seinen Mitarbeitern sei die in letzter Zeit eher depressiv veränderte Stimmungslage aufgefallen, seine geistige Beweglichkeit habe nachgelassen.

Untersuchung: meteoristisch geblähtes Abdomen, Leber druckschmerzhaft vergrößert (17 cm in MCL).

Laborbefunde: BSG 37/58 mm n. W., Hb 152 g/l, Leukozyten 16000 · 10^6/l mit geringer Linksverschiebung im Differentialblutbild, im Serum GOT 220 U/l (Referenzbereich 5–13 U/l), GPT 78 U/l (Referenzbereich 4–11 U/l), alkalische Phosphatase 530 U/l (Referenzbereich 30–115 U/l), Bilirubin 86 µmol/l (50 mg/l); Quickwert 64%.

Sonographiebefund: vergrößerte Leber mit regelmäßigen und leicht vergröberten Strukturechos. Kein Anhalt für Aszites, unauffällige Gallenwege und Pfortader, Solitärstein der Gallenblase.

Welche Diagnose ist am wahrscheinlichsten?

(A) akute Virushepatitis
(B) alkoholtoxische Hepatitis
(C) fortgeschrittene, dekompensierte Leberzirrhose
(D) Gallenblasenempyem
(E) akute intermittierende Porphyrie

H97

Folgende Angaben beziehen sich auf die Aufgaben Nr. 4.117 und Nr. 4.118.

Ein 39-jähriger Mann kommt in die Notaufnahme eines Großstadtkrankenhauses wegen Übelkeit, Erbrechens und Oberbauchschmerzen nach einem Alkoholexzeß. Er gibt an, daß er seit 10 Jahren Alkohol trinke, wobei die tägliche Menge auf etwa 100 g geschätzt wird. Bei der körperlichen Untersuchung fällt ein Konjunktivenikterus auf und eine Vermächtigung der Extremitätenmuskulatur. Lebersternchen, Aszites und Palmarerythem sind nicht nachweisbar, Herz- und Lungenbefund unauffällig. Es findet sich ein geringer Druckschmerz im rechten Oberbauch, die Gesamtspanne der Leber beträgt perkutorisch 14 cm, die Milz ist nicht tastbar.

Laborbefunde: Erythrozyten 3,1 × 10^{12}/l, Hämoglobin 121 g/l, alkalische Phosphatase (S) 180 U/l (normal), GOT (S) 160 U/l (Referenzbereich 6–28 U/l) GPT (S) 64 U/l (Referenzbereich 6–28 U/l), Bilirubin (S) 70 µmol/l (41 mg/l)

4.117 Welche Diagnose ist am wahrscheinlichsten?

(A) Hepatitis A
(B) Alkoholhepatitis
(C) akute Cholezystitis
(D) akute alkoholinduzierte Pankreatitis mit sekundärer Cholestase
(E) Rezidiv einer chronischen Hepatitis B

4.118 Welche der folgenden Untersuchungen ist **am wenigsten** geeignet, die Erkrankung weiter abzuklären?

(A) Hepatitisserologie
(B) Sonographie des Oberbauches
(C) Leberblindpunktion
(D) i.v. Cholangiographie
(E) Gerinnungsparameter, z.B. Quickwert

H95 *!!*

4.119 Welche Aussage trifft **nicht** zu?

Für eine Leberzirrhose typische Veränderungen des Integuments sind:

(A) Palmarerythem
(B) Café-au-lait-Flecken
(C) Naevi aranei (Spider-Naevi)
(D) Weißnägel
(E) Atrophie der Haut (Geldscheinhaut)

4.116 (B)   4.117 (B)   4.118 (D)   4.119 (B)

[F94]

4.120 Welche Aussage trifft **nicht** zu?

Für die Differentialdiagnose des Aszites kommen in Betracht:

(A) Pfortaderthrombose
(B) nephrotisches Syndrom
(C) Herzinsuffizienz
(D) Leberzirrhose
(E) primärer Hyperaldosteronismus (Conn-Syndrom)

[F99]

4.121 Eine als alkoholabhängig bekannte 46-jährige Frau erkrankt nach einem Alkoholexzeß an Gelbsucht, diffusen Leibschmerzen und Fieber. Im Blut werden Anämie, Leukozyten und Hyperlipoproteinämie festgestellt.

Es handelt sich wahrscheinlich um ein(e)

(A) Zieve-Syndrom
(B) akute Cholezystitis
(C) infarziertes Leberadenom
(D) Reye-Syndrom
(E) Mallory-Weiss-Syndrom

[H97] !

4.122 Welche Aussage trifft **nicht** zu?

Die primäre biliäre Zirrhose kann folgende Veränderungen der Laborparameter hervorrufen:

(A) erhöhte Serum-IgM-Konzentration
(B) Fehlen einer Alpha 1-Zacke im Elektropherogramm
(C) Nachweis antimitochondrialer Antikörper
(D) erhöhte Serumbilirubinkonzentration
(E) erhöhte Serumaktivität der alkalischen Phosphatase

[F99] !

Folgende Angaben beziehen sich auf die Aufgaben Nr. 4.123 und 4.124.

Eine 52-jährige Frau fühlt sich seit ca. 2 Jahren etwas weniger leistungsfähig. Seit 1 Jahr bemerkt sie eine zunehmende Gelbfärbung der Konjunktiven und in den letzten Monaten auch der Haut. Seit dieser Zeit besteht ein langsam zunehmender Juckreiz am ganzen Körper. Die Stuhlfarbe ist in den letzten Monaten heller, der Urin dunkler geworden, keine Bauchschmerzen, kein Fieber. Bei der Untersuchung fallen die in Abb. 77 des Bildanhangs wiedergegebenen Veränderungen an der Handinnenfläche auf.

4.123 Es handelt sich dabei am ehesten um

(A) Gichttophi
(B) Xanthome
(C) Psoriasisherde
(D) Hautveränderungen bei progressiver Systemsklerose
(E) ein chronisches Ekzem

4.124 Welche der folgenden Erkrankungen ist am wahrscheinlichsten?

(A) chronische aktive Hepatitis B
(B) M. Gilbert-Meulengracht
(C) M. Wilson
(D) primäre biliäre Leberzirrhose
(E) chronische bakterielle Cholangitis

[H96] !

4.125 Welche Aussage über die Leberzirrhose mit Pfortaderhochdruck trifft **nicht** zu?

(A) Die häufigste Ursache ist der Alkohol.
(B) Die gefährlichste Komplikation ist die Ösophagusvarizenblutung.
(C) Fast alle Patienten weisen eine Mangelernährung auf.
(D) Ein Aszites bessert sich häufig nach Sklerosierung der Ösophagusvarizen.
(E) Kollateralenbildung bei Pfortaderhochdruck fördert die Entstehung einer Enzephalopathie.

4.120 (E)   4.121 (A)   4.122 (B)   4.123 (B)   4.124 (D)   4.125 (D)

| H98 | **!!** |

4.126 Die spontane bakterielle Peritonitis bei alkoholtoxischer Leberzirrhose ist eine ernste Erkrankung, und in manchen Untersuchungsserien wird eine Letalität von bis zu 50% berichtet.

Welche Aussage trifft **nicht** zu?

(A) Der niedrige Proteingehalt der Aszitesflüssigkeit (< 10 g/l) begünstigt die Ausbildung der spontanen bakteriellen Peritonitis u.a. wegen verminderter Konzentrationen an Komplement und Fibronektin.
(B) Bei Granulozytenzahlen über 250 · 10^6/l Aszites muß eine Infektion vermutet werden.
(C) Cefotaxim gilt als die bessere Behandlung gegenüber einer Kombination von Ampicillin und Aminoglykosiden.
(D) Die Indikation zur antibiotischen Behandlung hat den Nachweis von Bakterien in Routinekulturen des Aszites zur unabdingbaren Voraussetzung.
(E) Der häufigste nachweisbare Erreger ist Escherichia coli.

| H96 | **!!** |

4.127 Bei dem in Abb. 78 des Bildanhangs wiedergegebenen 40-jährigen Patienten liegt folgende Erkrankung vor:

(A) Cushing-Syndrom
(B) adrenogenitales Syndrom
(C) Hypothyreose
(D) fortgeschrittene Leberzirrhose
(E) intestinale Lipodystrophie (M. Whipple)

| F00 | **!!** |

4.128 Welche der folgenden Veränderungen ist **keine** Manifestation eines Pfortaderhochdruckes?

(A) Ösophagusvarizen
(B) Aszites
(C) Spider-Nävi
(D) Splenomegalie
(E) Caput medusae

| H96 | **!** |

4.129 Abb. 79 des Bildanhangs gibt den Abdominalbefund einer 36-jährigen Patientin wieder.

Folgende Erkrankungen können Ursache dieser Veränderungen sein:

(1) beiderseitige Nierenvenenthrombose
(2) isolierte Milzvenenthrombose
(3) Budd-Chiari-Syndrom
(4) Panzerherz mit oberer und unterer Einflußstauung
(5) Leberzirrhose

(A) nur 4 ist richtig
(B) nur 1 und 5 sind richtig
(C) nur 3 und 5 sind richtig
(D) nur 1, 2, 3 und 5 sind richtig
(E) 1 – 5 = alle sind richtig

| F98 | **!!** |

4.130 Welche Aussage trifft **nicht** zu?

Als notfallmäßige Behandlungsmaßnahmen bei Ösophagusvarizenblutung kommen in Frage:

(A) endoskopische Sklerosierung
(B) Bluttransfusion
(C) TIPS (transjugulärer intrahepatischer portokavaler Shunt)
(D) Sperroperationen (Ösophagusdissektion, Varizenligatur)
(E) intravenöse Infusion von Epinephrin

[H99] **!!**

4.131 Ein 45-jähriger Mann stellt sich in der Notaufnahme eines Krankenhauses vor und gibt an, daß er seit 3 Tagen eine schwarze Masse im Stuhl beobachte. Bei der rektalen Untersuchung ist Teerstuhl nachweisbar. Es finden sich weiterhin zahlreiche Spider-naevi der Haut des Oberkörpers und eine Vergrößerung von Leber und Milz.

Blutdruck 115/75 mmHg, Puls 88/min.
Laboruntersuchungen: Hb 92 g/l, Erythrozyten $2,5 \cdot 10^{12}/l$, Leukozyten $4800 \cdot 10^6/l$, Thrombozyten $40\,000 \cdot 10^6/l$.

Was sollte die nächste Maßnahme sein?

(A) Transfusion von Thrombozyten und Anhebung der Thrombozytenzahl auf wenigstens $70\,000 \cdot 10^6/l$
(B) Angiographie der viszeralen Gefäße (Zöliakographie)
(C) Ösophagogastroduodenoskopie
(D) Gabe eines Protonenpumpeninhibitors, z.B. Omeprazol
(E) Legen einer Sengstakensonde mit Blockade des Magen- und Ösophagusballons

[H99] **!!**

4.132 Eine durch Berechnung begrenzte Eiweißaufnahme mit der Nahrung ist unbedingt notwendig bei

(A) Gallenerkrankungen
(B) Pankreaserkrankungen
(C) Leberzirrhose mit Enzephalopathie
(D) enteralem Eiweißverlustsyndrom
(E) nephrotischem Syndrom bei minimal proliferierender intrakapillärer Glomerulonephritis

[F92] **!**

4.133 Ein Patient mit bekannter Leberzirrhose und chronischer hepatischer Enzephalopathie wird in komatösem Zustand Grad IV aufgenommen. Am Tag zuvor hat er etwa eine Tasse einer kaffeesatzartigen Flüssigkeit erbrochen. Bei der Aufnahme: RR 130/80 mmHg, Hb 110 g/l, MCH (Hb$_g$) 36 pg.

Von nachfolgenden therapeutischen Maßnahmen ist eine Besserung der Bewußtseinslage zu erwarten:

(1) hochdosiert Vitamin B_{12} i.m.
(2) Gabe eines Laxans (z.B. Lactulose)
(3) gegebenenfalls Maßnahmen zur Stillung einer intestinalen Blutung
(4) Gabe eines schlecht resorbierbaren Breitbandantibiotikums (z.B. Neomycin)
(5) Gabe von 80 mg Furosemid (Lasix®) i.v.

(A) nur 3 und 5 sind richtig
(B) nur 1, 2 und 4 sind richtig
(C) nur 2, 3 und 4 sind richtig
(D) nur 1, 3, 4 und 5 sind richtig
(E) 1–5 = alle sind richtig

[H92] **!**

4.134 Eine 47-jährige Patientin kommt wegen zunehmendem Ikterus, Inappetenz, subfebrilen Temperaturen, verstärktem Schwitzen und Schmerzen im rechten Oberbauch zur Aufnahme. Auffallende Befunde bei der körperlichen Untersuchung: gedunsenes Gesicht, Parotisschwellung; vermehrt Teleangiektasien; Leber 3–4 cm unter dem Rippenbogen rechts zu tasten, Leberkonsistenz deutlich vermehrt; Klopfschmerz im Bereich des Rippenbogens rechts; Milz unter dem Rippenbogen links anstoßend zu tasten. Sonographie: Befund wie bei Cholezystolithiasis; extrahepatische Gallengänge nicht erweitert; mäßige Vergrößerung der Pankreaskopfregion.

Laborbefunde: Bilirubin 274 µmol/l (160 mg/l); GOT 56 U/l, GPT 23 U/l, γ-GT 760 U/l, alkalische Phosphatase auf das 3fache des Normalwertes erhöht; Leukozyten $14\,300 \times 10^6/l$, MCH 35 pg, Serum-IgA deutlich vermehrt.

Welche Erkrankung liegt wahrscheinlich vor?

(A) akute Virushepatitis mit Cholestase
(B) mechanischer Gallenwegsverschluß durch Choledocholithiasis
(C) Alkoholhepatitis
(D) Verschlußikterus durch Pankreaskopfkarzinom
(E) Leberzirrhose mit Cholestase bei Morbus Wilson

4.131 (C)   4.132 (C)   4.133 (C)   4.134 (C)

[F99] !
4.135 Bei einem 62-jährigen Patienten ist seit mehreren Jahren eine Leberzirrhose bekannt. Er klagt jetzt über Zunahme der Oberbauchbeschwerden, deutliche Gelbfärbung der Augenbindehäute und eine Gewichtsabnahme von 5 kg innerhalb der letzten zwei Monate.

Welcher der folgenden Befunde spricht gegen eine Leberzirrhose als alleinige Krankheitsursache?

(A) tastbare Milzvergrößerung
(B) Darstellung von Ösophagusvarizen im Röntgenbild
(C) Nachweis einer Erhöhung von α_1-Fetoprotein im Serum (5facher oberer Normwert)
(D) Laparoskopiebefund in Abb. 80 des Bildanhangs
(E) Vermehrung von Plasmazellen im Sternalpunktat

[F96] !!
4.136 Welche Aussage trifft **nicht** zu?

Bei der Diagnostik des hepatozellulären Karzinoms

(A) kann die Oberbauchsonographie den ersten Hinweis auf eine fokale solide Raumforderung in der Leber geben
(B) ist das α-Fetoprotein im Serum häufig erhöht
(C) ist das Serumferritin häufig erhöht
(D) ist die hepatobiliäre Sequenzszintigraphie mit beschleunigter Exkretionsphase charakteristisch
(E) werden angiographisch typischerweise Neovaskularisation und arteriovenöse Shuntbildung gefunden

[H99]
4.137 Was trifft **nicht** zu?

Beurteilen Sie die Zuordnungen von Erkrankungen und den jeweils (vor allem als Verlaufsparameter) charakteristischen serologischen Befunden!

(A) Plasmozytom – monoklonaler M-Gradient
(B) hepatozelluläres Karzinom – IgM-Paraprotein
(C) Hodenseratom – Erhöhung von β-HCG
(D) Prostatakarzinom – Erhöhung der PSA
(E) Kolonkarzinom – Erhöhung des CEA

[H98] !!
4.138 Ein Patient mit Leberzirrhose, bis dahin relativ beschwerdefrei, bekommt innerhalb weniger Wochen Leibschmerzen, eine rasch zunehmende Lebervergrößerung, Fieber und zunehmenden blutigen Aszites.

Die wahrscheinlichste Diagnose ist

(A) Hepatitis
(B) Cholangitis
(C) Leberabszeß
(D) Pfortaderthrombose
(E) primäres Leberzellkarzinom

[H98] !!
4.139 Welche der folgenden Aussagen zum primären Leberzellkarzinom trifft zu?

(A) Eine Leberpunktion aus einem karzinomverdächtigen Bezirk unter laparoskopischer Sicht ist kontraindiziert.
(B) Eine Erhöhung des karzinoembryonalen Antigens über mindestens das Dreifache des oberen Normalwertes wird praktisch immer beobachtet.
(C) Mit einer sonographischen Untersuchung kann bei posthepatitischer Zirrhose das Auftreten eines primären Leberzellkarzinoms ab einem Durchmesser von ca. 1 cm aufgrund des typischen Reflexverhaltens mit hoher Wahrscheinlichkeit erkannt werden.
(D) Eine Leberzirrhose mit nachweisbarem HB_e-Ag und anti HB_c-Ag ist prädisponierender Faktor für die Entstehung eines hepatozellulären Karzinoms.
(E) Ein primäres Leberzellkarzinom kann aufgrund des typischen Serumenzymmusters (GOT, GPT, AP, γ-GT) mit hoher Wahrscheinlichkeit von Metastasen in der Leber abgegrenzt werden.

[F97]
4.140 Bei einem 65-jährigen Patienten mit Gewichtsverlust und Anämie wurde anläßlich einer Oberbauchsonographie eine solitäre echoreiche Raumforderung von ca. 3 cm ⌀ mit echoarmem Randsaum im rechten Leberlappen nachgewiesen.

Welche Diagnose ist am wahrscheinlichsten?

(A) Hämangiom
(B) Echinococcus granulosus
(C) fokalnoduläre Hyperplasie
(D) Metastase eines Kolonkarzinoms
(E) Leberabszeß

4.135 (D) 4.136 (D) 4.137 (B) 4.138 (E) 4.139 (D) 4.140 (D)

4.5 Leber

H96

4.141 Welche Aussage trifft **nicht** zu?

Solitäre Hämangiome der Leber

(A) sind meistens klein (< 4 cm)
(B) entarten häufig zu Hämangiomsarkomen
(C) stellen sich im nativen CT meist als hypodense Raumforderung dar mit sog. Irisblendenphänomen nach Kontrastmittelgabe
(D) können durch Blutpoolszintigraphie mit $^{99\,m}$Tc-markierten Erythrozyten nachgewiesen werden
(E) sind bei oberflächlicher Lage durch ein stumpfes Bauchtrauma rupturgefährdet

---

H94

4.142 Eine 54-jährige Frau kommt zur Aufnahme, da sie vor 4 Tagen an Dunkelfärbung des Urins und später auftretendem Konjunktivenikterus erkrankte. Vor gut 4 Monaten war sie wegen eines Mitralklappenersatzes im Ausland operiert worden und bekam dabei mehrere Bluttransfusionen.

Seit 1 Jahr wird sie mit Digitoxin (0,1 mg/d) behandelt und erhält seit 3 Wochen wegen Herzrhythmusstörungen Prajmaliumbitartrat (Neo-Gilurytmal®). Bei der Aufnahme klagt die ikterische Patientin über Juckreiz.

Laborbefunde (S): Bilirubin 109 µmol/l (64 mg/l), GOT 180 U/l, GPT 270 U/l, alkalische Phosphatase 360 U/l (normal unter 200 U/l), γ-GT 250 U/l. Hepatitisserologie antiHBc und antiHBs positiv. Im Differentialblutbild 9% eosinophile Granulozyten.

Welche der folgenden Erkrankungen ist am wahrscheinlichsten?

(A) akute Virushepatits Typ B
(B) akuter Schub bei chronischer Hepatitis Typ B
(C) Arzneimittelschädigung der Leber durch Prajmaliumbitartrat
(D) Arzneimittelreaktion der Leber auf Digitoxin
(E) Frühform einer nicht eitrigen destruierenden Cholangitis (primär biliäre Leberzirrhose)

F97

4.143 Welche Aussage trifft **nicht** zu?

Die fokalnoduläre Hyperplasie der Leber

(A) tritt meistens als solitäre Raumforderung auf
(B) betrifft typischerweise Frauen, die Ovulationshemmer einnehmen
(C) ist eine obligate Präkanzerose
(D) zeigt bei der hepatobiliären Sequenzszintigraphie oft einen charakteristischen Befund: Hyperfusion in der Perfusionsphase und Retention in der Exkretionsphase
(E) kann durch Computertomographie nach Kontrastmittelgabe diagnostiziert werden

---

H94 ‼

4.144 Bei einer 37-jährigen Patientin fällt bei einer Untersuchung eine Transaminasenerhöhung auf das 5fache der Norm auf. Es geht ihr subjektiv gut, sie erwähnt lediglich gelegentliches Hautjucken. Wegen Kopfschmerzen nimmt sie Paracetamol. Wegen einer schweren postpartalen Blutung hatte sie vor 8 Jahren Bluttransfusionen erhalten. Bei der Untersuchung sieht man mehrere Spinnennävi an Brust und Rücken, die Leberhöhe beträgt 15 cm in der Medioklavikularlinie, die Milz ist eben palpabel.

Laborbefunde: Hk 0,37, Thrombozyten 120 000 ×10^6/l, Thromboplastinzeit (Quick) 60%, Serumbilirubin 20,5 µmol/l (12 mg/l), alkalische Phosphatase 500 U/l, HB$_S$Ag negativ.

Welche der folgenden Krankheiten ist differentialdiagnostisch **am wenigsten** wahrscheinlich?

(A) primär biliäre Zirrhose
(B) chronische aktive Hepatitis vom Autoimmuntyp
(C) posttransfusionelle Hepatitis C
(D) Hämochromatose
(E) medikamenteninduzierte Lebererkrankung

4.141 (B)   4.142 (C)   4.143 (C)   4.144 (D)

H99

Folgende Angaben beziehen sich auf die Aufgaben Nr. 4.145 und Nr. 4.146

Ein Student bemerkt nach einem alkoholreichen Abend, daß seine Augen gelb sind und sein Urin dunkler geworden ist. Auch in den folgenden Tagen ist er abgeschlagen, leidet unter Appetitlosigkeit und Kopfschmerzen.

Alle untersuchten Serumenzyme liegen im Normbereich, die Serumbilirubinkonzentration ist auf 68 µmol/l (40 mg/l) – davon 55 µmol/l (32 mg/l) indirekt – erhöht.

4.145 Welche der folgenden Untersuchungen ist zu veranlassen?

(A)   rotes Blutbild mit Retikulozytenbestimmung
(B)   Laparoskopie
(C)   Cholangiographie
(D)   ERCP
(E)   Gallensonde und Gallensaftanalyse

4.146 Auch dieses Untersuchungsergebnis ist unauffällig.

Welche Diagnose stellen Sie?

(A)   hämolytische Anämie
(B)   Hepatitis A
(C)   Icterus intermittens juvenilis (M. Gilbert-Meulengracht)
(D)   konstitutionelle Hyperbilirubinämie (Dubin-Johnson-Syndrom)
(E)   infektiöse Mononukleose

4.6 Gallesystem

H95

4.147 Eine 32-jährige Patientin kommt mit folgender Anamnese zur Aufnahme: seit 8 Jahren wiederholt heftige Schmerzen im Abdomen, vor 6 Jahren Appendektomie, vor 4 Jahren Cholezystektomie (steinfreie Gallenblase), vor 2 Jahren Laparotomie wegen nicht bestätigtem Verdacht auf Volvulus, seit 5 Monaten Ausbleiben der Periodenblutung. Jetzt traten vor 4 Tagen erneut starke Schmerzen im mittleren Abdomen auf, vor 2 Tagen beginnende Parese beider Beine.

An welche Diagnose ist in erster Linie zu denken?

(A)   extrauterine Gravidität
(B)   Alkoholpankreatitis mit Polyneuropathie
(C)   Postcholezystektomiesyndrom
(D)   akute intermittierende Porphyrie
(E)   Bandscheibenvorfall L_5/S_1 mit beginnender Querschnittslähmung

H97   **!!**

4.148 Welche Aussage trifft **nicht** zu?

Bei folgenden Patienten kann aufgrund der Anamnese und des klinischen Verlaufes eine Indikation zur laparoskopischen Cholezystektomie gestellt werden:

(A)   42-jährige Frau, die in den letzten 5 Monaten zweimal wegen einer Gallenkolik stationär behandelt worden war
(B)   57-jähriger Typ II-Diabetiker mit symptomatischen Gallensteinen
(C)   57-jähriger Patient mit Zustand nach akuter Pankreatitis vor 3 Monaten bei bekannter Cholezystolithiasis und sonographisch unauffälligem Gallengang
(D)   52-jähriger Patient (Gallensteinträger) mit Zustand nach akuter Cholezystitis, die nach 7 tägiger stationärer Behandlung vollständig abgeklungen ist
(E)   42-jährige Frau mit Cholezystolithiasis und akut aufgetretenem Verschlußikterus mit sonographisch nachgewiesener Vergrößerung des Pankreaskopfes auf das Doppelte

4.6 Gallesystem

[F96] **!!**
4.149 Ein 49-jähriger Patient hatte eine Cholezystektomie wegen einer Cholezystolithiasis mit Choledocholithiasis und Verschlußikterus. Das intraoperative Cholangiogramm zeigte unauffällige Abflußverhältnisse im Gallengang, und der Patient wurde nach Entfernung der T-Drainage aus dem Krankenhaus entlassen. Nach 2 Monaten stellte der Patient sich zu einer Kontrolluntersuchung vor und gab an, daß er sich wohlfühle. Bei der Ultraschalluntersuchung fand sich ein etwa 6 mm großer Stein im Ductus choledochus.

Welches Vorgehen würden Sie vorschlagen?

(A) Relaparotomie mit Choledochusrevision
(B) weitere Beobachtung mit regelmäßigen Ultraschalluntersuchungen alle 2 Monate
(C) ERCP mit Sphinkterotomie und Steinextraktion
(D) Behandlung mit Ursodesoxycholsäure
(E) extrakorporale Stoßwellenlithotripsie

[H98] **!!**
4.150 Bei einer 38-jährigen Frau werden bei einer gründlichen Untersuchung sonographisch einige kleine Gallensteine entdeckt, die ihr jedoch noch nie Beschwerden bereitet hatten.

Welche Aussage trifft zu?

(A) Die Wahrscheinlichkeit, daß die Gallensteine in der Zukunft Symptome machen werden, liegt bei über 90%.
(B) Bei einer Steingallenblase ist das Risiko eines Gallenblasenkarzinoms zwar erhöht, es ist aber insgesamt außerordentlich niedrig.
(C) Die Wahrscheinlichkeit, daß die Gallensteine schwere Komplikationen verursachen, liegt bei über 50%.
(D) Eine Cholezystektomie verlängert statistisch gesehen die Lebenserwartung der Patientin.
(E) Wegen der Gefahr eines Gallensteinileus ist der Patientin eine Cholezystektomie anzuraten.

[H98] **!!**
4.151 Welche Aussage trifft **nicht** zu?

Ein 62-jähriger Patient mit Gallensteinen entwickelt akute Oberbauchschmerzen und einen Ikterus. Sie vermuten einen Verschluß des Gallenganges und empfehlen dem Patienten eine stationäre Einweisung zur ERCP mit Papillotomie und Steinextraktion. Der Patient fragt Sie nach dem Komplikationsrisiko der genannten Prozedur.

Auf folgende Komplikationen ist der Patient hinzuweisen:

(A) Blutungen
(B) Ösophagusperforation
(C) Pankreatitis
(D) Fieber
(E) Cholangitis

[F98] **!!**
4.152 Eine 58-jährige Patientin kommt wegen rezidivierender Schmerzen im mittleren bis rechten Oberbauch, die häufig zusammen mit Übelkeit und Brechreiz auftraten, zur Untersuchung. Sie gibt an, in den letzten sechs Monaten 2–3 kg an Gewicht abgenommen zu haben. Bei der körperlichen Untersuchung ist kein auffälliger Befund zu erheben.

Die Ultraschalluntersuchung des Abdomens ergibt auf einem Querschnitt der Oberbauchregion den Befund in Abb. Abb. 81 des Bildanhanges.

Dieser Befund spricht am ehesten für das Vorliegen einer/s

(A) Cholezystolithiasis
(B) Choledocholithiasis
(C) solidem Tumors im Bereich der Gallenblase
(D) Pankreaskopftumors
(E) Milzzyste

4.149 (C)   4.150 (B)   4.151 (B)   4.152 (A)

F96 **‼**

4.153 Bei einer 47-jährigen Frau werden im Rahmen einer abdominellen Sonographie zufällig drei haselnußgroße Gallensteine entdeckt. Sie sind klinisch stumm, es bestehen keine Beschwerden im Oberbauch.

Wie gehen Sie bei diesem Befund weiter vor?

(A) Sie verzichten auf eine Behandlung dieses Befundes
(B) Sie leiten eine orale Lysebehandlung mit Urso- oder Chenodesoxycholsäure ein.
(C) Sie veranlassen eine akute Lyse mit Monooktanoat oder Methyl-tert-butyl-Äther über einen Gallenblasenkatheter.
(D) Sie empfehlen eine laparoskopische Cholezystektomie.
(E) Sie überweisen die Patientin zur Stoßwellenlithotripsie.

F94

4.154 Eine Frau ist im letzten Trimenon schwanger, als sie plötzlich, ähnlich wie bei der vorherigen Gravidität, ohne wesentliche Beschwerden eine Gelbsucht bemerkt. Die alkalische Phosphatase und γ-GT sind deutlich, die Transaminasen leicht erhöht.

Worum handelt es sich am wahrscheinlichsten?

(A) akute gelbe Leberatrophie
(B) Rezidiv einer infektiösen Hepatitis
(C) Steinverschluß des Ductus choledochus
(D) intrahepatische Cholestase
(E) Hämolyse bei Rhesusfaktorinkompatibilität

H94 **‼**

Folgende Angaben beziehen sich auf die Aufgaben Nr. 4.155, Nr. 4.156 und Nr. 4.157.

Eine 37-jährige Patientin, die vor 3 Wochen entbunden hat und gegenwärtig stillt, sucht Sie wegen akuter Oberbauchbeschwerden auf, die in die rechte Schulter ausstrahlen und die in der vergangenen Nacht so stark waren, daß sie mit dem Ehemann aus einem Urlaubsort im Schwarzwald abreiste. Die Patientin gibt an, daß ähnliche Symptome, wenn auch weniger intensiv, mehrfach in der Schwangerschaft aufgetreten seien.

4.155 Was wird die körperliche Untersuchung mit größter Wahrscheinlichkeit zeigen?

(A) Druckschmerz im Oberbauch, Konjunktivenikterus
(B) deutliche Vergrößerung von Milz und Leber
(C) rechtsseitiges Pleurareiben, flache Atmung
(D) absolute Arrhythmie, Halsvenenstauung
(E) Blut am Handschuh bei der Rektumuntersuchung

4.156 Von welcher der nachfolgenden aufgeführten Untersuchungen erwarten Sie eine weitere diagnostische Klärung?

(A) Oberbauchsonographie
(B) Ableitung eines Elektrokardiogramms
(C) Röntgen Thorax
(D) Pelviskopie
(E) Ösophagogastroduodenoskopie

4.157 Welche der folgenden Diagnosen ist am wahrscheinlichsten?

(A) frisches Ulcus ventriculi
(B) akuter Hinterwandinfarkt
(C) Cholezystolithiasis (multiple Gallensteine)
(D) Pleuritis
(E) Pankreatitis

4.153 (A)   4.154 (D)   4.155 (A)   4.156 (A)   4.157 (C)

F97 **!!**

4.158 Eine 37-jährige Patientin, die vor 3 Wochen entbunden hat und gegenwärtig stillt, sucht Sie auf wegen Übelkeit und akuter Oberbauchbeschwerden auf, die in der vergangenen Nacht so stark waren, daß sie mit dem Ehemann aus einem Urlaubsort im Schwarzwald abreiste. Die Patientin gibt an, daß ähnliche Symptome, wenn auch weniger intensiv, mehrfach in der Schwangerschaft aufgetreten seien. Die Beschwerden besserten sich jeweils bei Nahrungskarenz. Bei der Untersuchung Druckschmerz im Oberbauch und Konjunktivenikterus.

Welche Maßnahmen leiten Sie ein?

(A) sofortige Einweisung in die nächstgelegene Frauenklinik
(B) Überweisung an einen niedergelassenen Gastroenterologen zur Durchführung einer endoskopischen-retrograden Pankreatikographie (ERP)
(C) Durchführung eines Perfusionszintigramms der Lungen beim Radiologen
(D) Einweisung mit dem Notarztwagen unter Verdacht auf einen Myokardinfarkt
(E) stationäre Einweisung unter dem Verdacht auf eine Cholezystitis mit Begleitpankreatitis

F94

Folgende Angaben beziehen sich auf die Aufgaben Nr. 4.159 und Nr. 4.160.

Bei einem 40-jährigen Bankangestellten werden bei einer Lebensversicherungsuntersuchung zwei Spinnennävi auf der Schulter festgestellt. Die Leberhöhe beträgt 13 cm in der Medioklavikularlinie, der Rand ist derb. Die Milz ist eben palpabel. Die gezielte Anamnese ergibt, daß er bis zu 2 Flaschen Wein pro Woche trinkt und in letzter Zeit vermehrt Juckreiz verspürt. Als Kind hatte er eine Hepatitis.

Vor 10 Jahren entwickelte er blutige Durchfälle, die über ca. 5 Monate anhielten. Endoskopisch wurde die Diagnose einer Colitis ulcerosa gestellt und mit Azulfidine behandelt. Seither ist der Stuhlgang normal.

Laborbefunde: GOT 100 U/l, GPT 40 U/l, alkalische Phosphatase 1200 U/l, Gesamtbilirubin 17 µmol/l (10 mg/l), Serumcholesterin 8,3 mmol/l (3,2 g/l), antimitochondriale Antikörper negativ, HB$_S$-Antigen negativ.

4.159 Welche Diagnose ist am wahrscheinlichsten?

(A) Pericholangitis
(B) Choledocholithiasis
(C) alkoholische Hepatitis
(D) primär biliäre Zirrhose
(E) primär sklerosierende Cholangitis

4.160 Welche der folgenden Untersuchungen ist am zuverlässigsten geeignet, die bei diesem Patienten wahrscheinlichste Diagnose zu bestätigen?

(A) Funktionsszintigraphie mit ^{99m}Technetium-HIDA
(B) Leberbiopsie
(C) orale Cholezystographie
(D) i.v. Choleszystcholangiographie
(E) endoskopische retrograde Cholangiographie

F93

4.161 Welche Aussage trifft **nicht** zu?

Zur Entwicklung einer akuten Cholezystitis können beitragen:

(A) ausgedehnte abdominelle Operationen
(B) Hepatitis A
(C) Verbrennungen
(D) Cholelithiasis
(E) Polytrauma

H93

4.162 Dihydroxygallensäuren verursachen Diarrhöen aufgrund einer

(A) Verschiebung des intestinalen pH-Wertes in den sauren Bereich
(B) Freisetzung von Motilin
(C) vermehrten Wasser- und Elektrolytsekretion im Kolon
(D) Steigerung der intestinalen Durchblutung
(E) Verminderung der intestinalen Durchblutung mit Auslösung einer Ischämie

H95 **!!**

4.163 Welche der folgenden Erkrankungen läßt sich sonographisch **nicht** erfassen?

(A) Gallenblasenstein
(B) erosive Gastritis
(C) lebernaher Gallengangstein
(D) akute Pankreatitis
(E) subkapsuläres Milzhämatom

4.158 (E)   4.159 (E)   4.160 (E)   4.161 (B)   4.162 (C)   4.163 (B)

H96

4.164 Bei einer 54-jährigen Patientin war vor 4 Jahren eine Cholezystektomie wegen Cholelithiasis durchgeführt worden. Sie erkrankt jetzt nach einem beschwerdefreien Intervall an einem schmerzlosen Ikterus, Gesamtbilirubin 257 µmol/l (150 mg/l).

Welche der folgenden Erkrankungen ist differentialdiagnostisch **am wenigsten** wahrscheinlich?

(A) präpapilläres Konkrement
(B) infektiöse Hepatitis
(C) akute hämorrhagische Pankreatitis
(D) Pankreaskopfkarzinom
(E) Karzinom der Papilla Vateri

F91

4.165 Für das Gallenblasenkarzinom gilt:

(A) Es wird meist frühzeitig aufgrund eines Ikterus diagnostiziert.
(B) Es werden gleichzeitig Gallensteine gleichhäufig wie bei der Durchschnittsbevölkerung gefunden.
(C) Es spricht im Vergleich zu anderen malignen gastrointestinalen Geschwülsten relativ gut auf eine Therapie mit 5-Fluorouracil an.
(D) Im Gegensatz zum Gallensteinleiden sind Männer etwas häufiger befallen als Frauen.
(E) Nach einer Erkennung sind meistens nur noch palliative Maßnahmen möglich.

4.7 Pankreas

F00 H95 **!**

4.166 Ein Alkoholiker wird nachts mit heftigen Oberbauchschmerzen in die Notaufnahme eingewiesen. Das Gesicht ist gerötet, der Bauch ist mäßiggradig elastisch gespannt, ohne lokalen Druckschmerz. Es sind keine Darmgeräusche zu hören. Bei der Abdomenleeraufnahme im Stehen ist keine freie Luft unter dem Zwerchfell sichtbar, es besteht aber ein linksseitiger Pleuraerguss.

Ihre Verdachtsdiagnose lautet:

(A) akute Pankreatitis
(B) Ulkusperforation
(C) Gallenkolik
(D) Herzvorderwandinfarkt
(E) Alkoholhepatitis

H00 **!!**

4.167 Ein 40-jähriger Mann, der ca. 10 Flaschen Bier täglich trinkt, erkrankt mit starken Schmerzen im Oberbauch. Die Serumaktivität der Amylase ist deutlich erhöht, Darmgeräusche sind nur ganz vereinzelt hörbar.

Welche der folgenden therapeutischen Maßnahmen ist **kontraindiziert**?

(A) Legen einer Magensonde
(B) Nahrungskarenz
(C) Schaffung eines zentralvenösen Zugangs
(D) Gabe von Morphin zur Schmerzbekämpfung
(E) Gabe von Spasmolytika

H99 **!!**

4.168 Ein Alkoholiker wird nachts mit heftigen Oberbauchschmerzen in die Notaufnahme eingewiesen. Das Gesicht ist gerötet, der Bauch ist mäßig gespannt, aber kein lokaler Druckschmerz. Es sind keine Darmgeräusche zu hören. Bei der Abdomenleeraufnahme im Stehen ist keine freie Luft unter dem Zwerchfell sichtbar, es besteht aber ein linksseitiger Pleuraerguß. Sie haben Laboruntersuchungen veranlaßt und erwarten eine Erhöhung der Serumaktivität bzw. der Konzentration der/des

(A) Amylase
(B) CK-MB
(C) sauren Phosphatase
(D) alkalischen Phosphatase
(E) Blutzuckers

F96 **!**

4.169 Welche Aussage trifft **nicht** zu?

Bei folgenden Erkrankungen kann die Amylasekonzentration im Serum erhöht sein:

(A) Pankreatitis
(B) Pankreaspseudozyste
(C) Pankreaskarzinom
(D) Parotitis
(E) Leberinsuffizienz

4.164 (C)   4.165 (E)   4.166 (A)   4.167 (D)   4.168 (A)   4.169 (E)

4.7 Pankreas

[F98] !

4.170 Ein 45-jähriger Mann wird wegen einer schweren durch ein Gallensteinleiden ausgelösten Pankreatitis stationär behandelt. Zwei Tage nach der Aufnahme fällt die Hämoglobinkonzentration von 137 g/l auf 80 g/l ab. Der Patient ist tachykard und die Magensonde fördert frisches Blut. Bei der Ösophagogastroduodenoskopie finden sich geringe Ösophagusvarizen, aber ausgeprägte Fundusvarizen.

Welche Komplikation der Pankreatitis ist als die Ursache der Blutung anzusehen?

(A) chronische Hepatitis B
(B) alkoholinduzierte Lebererkrankung
(C) kavernöse Transformation der Portalvene
(D) Thrombose der Milzvene
(E) Thrombose der Arteria mesenterica inferior

[H99] !!

Folgende Angaben beziehen sich auf die Aufgaben Nr. 4.171 und Nr. 4.172.

Ein 41-jähriger Gastwirt kommt wegen rezidivierender Schmerzen im Mittelbauch zur Untersuchung. Die Schmerzen bestehen seit drei Jahren. Seit einem Jahr traten zunehmend breiige glänzende, voluminöse Stühle auf. Innerhalb des letzten Jahres hat er ca. 8 kg an Gewicht abgenommen. Körperliche Untersuchung: Gewicht 82 kg, Größe 181 cm; Leber 3 cm unter dem Rippenbogen rechts in der Medioklavikularlinie konsistenzvermehrt zu tasten, übriger Abdominalbefund unauffällig.

4.171 Um welche der nachfolgend genannten Erkrankungen handelt es sich am wahrscheinlichsten?

(A) Colitis ulcerosa
(B) chronische Pankreatitis
(C) hepatozelluläres Karzinom
(D) Mukoviszidose
(E) einheimische Sprue

4.172 Welche der folgenden Untersuchungen trägt zur Bestätigung der Verdachtsdiagnose **am wenigsten** bei?

(A) Schleimhautbiopsie aus dem oberen Jejunum
(B) endoskopische retrograde Pankreatikographie
(C) Abdomenleeraufnahme im ersten schrägen Durchmesser
(D) Elastase-1-Bestimmung im Stuhl
(E) Chymotrypsinbestimmung im Stuhl

[F00] !

4.173 Welcher Nahrungsbestandteil muss bei der exokrinen Pankreasinsuffizienz in der Diät reduziert werden?

(A) Fett
(B) Stärke
(C) Zucker
(D) Eiweiß
(E) Gluten

[H93] !

4.174 Ein Patient mit alkoholinduzierter chronischer Pankreatitis fragt Sie, ob er den Konsum von Alkohol einstellen muß.

Welche Antwort geben Sie?

(A) Ja, unbedingt, da nur dann eine Rückbildung der Veränderung zu erreichen ist und ein Diabetes mellitus vermieden werden kann.
(B) Nein, da die Erkrankung auch bei Abstinenz fortschreitet.
(C) Ja, da der Fortschritt der Erkrankung bei Abstinenz wesentlich langsamer erfolgt.
(D) Nein, kleine Mengen Alkohol (bis zu 25 g pro Tag) können weiterhin aufgenommen werden, da toxische Wirkungen erst bei einer Dosis von 60 g Alkohol pro Tag zu erwarten sind.
(E) Ja, da es sonst zu einer vermehrten Bildung des so genannten Pankreassteinproteins (PSP) kommt.

[H98] !

4.175 Welche der folgenden Aussagen zur chronischen Pankreatitis trifft **nicht** zu?

(A) Eine Steatorrhö entwickelt sich erst nach Absinken der Pankreasenzymsekretion auf ca. 15 % der Norm.
(B) Trotz der Malabsorption für Fette ist eine Malabsorption fettlöslicher Vitamine selten.
(C) Der pankreoprive sekundäre Diabetes mellitus verläuft ohne diabetestypische vaskuläre Veränderungen.
(D) Intensität und Häufigkeit der Schmerzattacken nehmen mit zunehmender Pankreasinsuffizienz oft ab.
(E) Alkoholkarenz mindert die Häufigkeit von Schmerzattacken.

4.170 (D)   4.171 (B)   4.172 (A)   4.173 (A)   4.174 (C)   4.175 (C)

4 Verdauungsorgane

H97 !

Folgende Angaben beziehen sich auf die Aufgaben Nr. 4.176 und Nr. 4.177.

Ein 45-jähriger alkoholabhängiger Patient sucht Sie wegen schlechten Allgemeinbefindens und Gewichtsverlustes auf. Er gibt außerdem an, mehrere Episoden heftiger Oberbauchschmerzen durchgemacht zu haben. Sein Gewicht 60 kg bei 175 cm, die Leber vergrößert und konsistenzvermehrt, kein Aszites. Aktivitäten von Transaminasen und alkalischer Phosphatase im Serum mäßig erhöht, Chymotrypsin im Stuhl vermindert.

4.176 Welche Erkrankung ist für diese Befunde mit großer Wahrscheinlichkeit verantwortlich?

(A) chronische Cholezystitis
(B) Leberzellkarzinom
(C) chronische kalzifizierende Pankreatitis
(D) alkoholbedingte Malabsorption
(E) M. Whipple

4.177 Durch welche der folgenden Maßnahmen läßt sich die Diagnose am besten sichern?

(A) Sonographie des Abdomens
(B) Ösophagogastroduodenoskopie
(C) Leberblindpunktion
(D) Bestimmung des α-Fetoproteins
(E) i.v.-Cholezystcholangiographie

H00 !

4.178 Ein 20 Jahre alter Mann leidet (seit vielen Jahren) unter rezidivierenden bronchopulmonalen Infektionen, respiratorischer Insuffizienz und Maldigestionssyndrom.

Welche Grundkrankheit ist am wahrscheinlichsten?

(A) alkoholtoxischer Leberparenchymschaden
(B) chronische Pankreatitis
(C) zystische Fibrose
(D) einheimische Sprue
(E) A-β-Lipoproteinämie

F99

4.179 Welche der folgenden Tumoren metastasiert am häufigsten in der Leber?

(A) Prostatakarzinom
(B) Pankreaskarzinom
(C) Ovarialkarzinom
(D) Schilddrüsenkarzinom
(E) Medulloblastom

H98 !

Folgende Angaben beziehen sich auf die Aufgaben Nr. 4.180 und Nr. 4.181.

Ein 58-jähriger Patient klagt über Appetitlosigkeit, Gewichtsabnahme, Oberbauchschmerzen, allgemeine Schwäche und subfebrile Temperaturen. In den letzten Tagen hätten sich seine Augen etwas gelblich verfärbt und sein Urin sei dunkler als sonst gewesen. Magen und Dickdarm waren endoskopisch unauffällig. Röntgenologisch war im duodenalen C eine Doppelkontur sichtbar, die Gallenblase stellte sich nicht dar. Sonographisch multiple echoarme Leberherde und Raumforderung im Pankreaskopf.

Die Laparoskopie ergab folgendes Bild (siehe Abb. 82 des Bildanhangs).

4.180 Worum handelt es sich am ehesten?

(A) Leberzirrhose
(B) Lebermetastasen
(C) Kalkspritzer auf der Leber nach Pankreatitis
(D) chronische Cholezystitis mit Netzverwachsung
(E) Leberabszesse bei Cholangitis

4.181 Sie veranlassen

(A) eine hochdosierte Therapie mit Breitbandantibiotika
(B) nur palliative Maßnahmen, da Prognose infaust
(C) eine Cholezystektomie
(D) die Infusion hepatotroper Substanzen
(E) Nulldiät, parenterale Ernährung („Hyperalimentation")

4.176 (C)   4.177 (A)   4.178 (C)   4.179 (B)   4.180 (B)   4.181 (B)

[F95] **!**

4.182 Ein 58-jähriger Mann kommt in die Sprechstunde, weil er gelb geworden sei. Wesentliche Beschwerden hat er nicht, er fühle sich lediglich etwas müde und habe ein paar Kilo an Gewicht abgenommen. Die körperliche Untersuchung ergibt außer dem Ikterus keine Besonderheiten.

Laborbefunde im Serum:
Bilirubin 170 µmol/l (Referenzbereich 3 – 17 µmol/l)
alkalische Phosphatase 550 U/l (Referenzbereich 30 – 120 U/l)
Gamma-GT 870 U/l (Referenzbereich 6 – 28 U/l)
ALT (GPT) 50 U/l (Referenzbereich 6 – 23 U/l)
AST (GOT) 45 U/l (Referenzbereich 6 – 20 U/l)
CA 19 – 9 deutlich erhöht

Aufgrund dieser Befunde ist am wahrscheinlichsten:

(A) Pankreaskopfkarzinom
(B) Gallenblasenkarzinom
(C) hämolytische Anämie
(D) Gallengangskonkrement
(E) akute Hepatitis

[H96] **!**

4.183 Ein 67-jähriger Mann, der deutlich ikterisch ist, stellt sich in Ihrer Sprechstunde vor und gibt an, daß er in den letzten 3 Monaten 8 kg an Gewicht verloren habe. Seit 2 Wochen werden acholische Stühle beobachtet. Abdominelle Schmerzen werden verneint. Bei der körperlichen Untersuchung stellen Sie neben dem Gewichtsverlust und der ausgeprägten Gelbsucht eine weiche palpable Resistenz im rechten Oberbauch fest.

Welche Verdachtsdiagnose stellen Sie?

(A) chronische Pankreatitis mit Striktur des Ductus pancreaticus
(B) Pankreaskopfkarzinom
(C) Cholezystolithiasis mit Porzellangallenblase
(D) Verdacht auf Choledocholithiasis
(E) Gallenblasenkarzinom

[H96] **!**

4.184 Ein 60-jähriger Mann klagt über bohrende Schmerzen im Oberbauch, die in den Rücken ausstrahlen, Appetitlosigkeit und Gewichtsverlust. Sonographisch ist der Pankreaskopf vergrößert. Sie vermuten ein Pankreaskarzinom.

Welche der folgenden Untersuchungen ist **am wenigsten** geeignet, die Diagnose zu erhärten?

(A) endoskopische retrograde Cholangiopankreatographie (ERCP)
(B) Bestimmung des Tumormarkers CA 19 – 9
(C) Feinnadelpunktion unter sonographischer Kontrolle
(D) Computertomographie
(E) Bestimmung von Amylase und Lipase im Serum

5 Endokrine Organe, Stoffwechsel und Ernährung

5.1 Hypophyse und Hypothalamus

[H93]

5.1 Bei der multiplen endokrinen Neoplasie Typ I (Werner-Syndrom) können folgende endokrine Organe betroffen sein:

(1) C-Zellorgan der Schilddrüse
(2) Nebenschilddrüsen
(3) Nebennierenmark
(4) Hypophysenvorderlappen
(5) Inselzellorgan des Pankreas

(A) nur 1 und 2 sind richtig
(B) nur 1 und 3 sind richtig
(C) nur 1, 2 und 3 sind richtig
(D) nur 2, 4 und 5 sind richtig
(E) 1 – 5 = alle sind richtig

4.182 (A)   4.183 (B)   4.184 (E)   5.1 (D)

F00

5.2 Ein 65-jähriger Mann hatte 6 Jahre lang wegen eines zwanghaften Durstgefühls bei einer täglichen Flüssigkeitszufuhr von 5–6 Litern auch viel Bier getrunken. Er klagt bei der Krankenhausaufnahme über seit etwa 4 Wochen bestehende Kopfschmerzen und Sehverschlechterung. Bei der Untersuchung wurden eine beidseitige Optikusatrophie, kein Nystagmus und keine Augenmuskellähmung festgestellt.

Wofür sind Vorgeschichte und Befunde charakteristisch?

(A) chronischer Alkoholismus mit Wernicke-Enzephalopathie
(B) suprasselläre Erkrankung mit Diabetes insipidus
(C) chronische Niereninsuffizienz
(D) Diabetes mellitus mit Hirnnervenbeteiligung
(E) Nebenschilddrüsenadenom

H94

5.3 Welche Aussage trifft **nicht** zu?

Abbruchkriterien des Durstversuches zur Abklärung eines Diabetes insipidus sind:

(A) Temperaturanstieg auf 38,5 °C
(B) Verlust von 5% des Körpergewichts
(C) Kreislaufinstabilität
(D) Eintrübung des Bewußtseins
(E) relative Dichte des Urins von 1,005 bei Versuchsbeginn

F96

5.4 Eine 38-jährige Patientin klagt über Durst und Kopfschmerzen. Sie riecht nach Bier.

Welche der folgenden Aussagen zur Möglichkeit einer endokrinen Ursache des Zustandes trifft **nicht** zu?

(A) Ein Serumkalziumwert von 3,45 mmol/l würde eine Polyurie von 3 bis 4 Litern pro Tag erklären.
(B) Alkohol hemmt die Sekretion von antidiuretischem Hormon und führt dadurch zur Polyurie.
(C) Beim Diabetes insipidus nimmt die Patientin im Durstversuch etwa so viel Kilogramm an Körpergewicht ab, wie sie an Litern ausscheidet; die Serumosmolalität kann auf über 300 mosm/kg ansteigen.
(D) Eine Glukosurie von 1,2 g pro Tag bewirkt eine osmotische Polyurie.
(E) Bei psychogener Polydipsie führt die Infusion von 2,5% NaCl-Lösung in der Regel zu einem Anstieg der Urinosmolalität auf über 600 mosm/kg.

F93

5.5 Ein Patient mit Diabetes insipidus centralis scheidet täglich fast 20 l Urin aus und muß entsprechend viel Flüssigkeit trinken.

Welcher der folgenden Befunde paßt **nicht** zum Krankheitsbild dieses Patienten?

(A) Serumnatriumkonzentration normal oder leicht erhöht
(B) Serumosmolarität normal oder leicht erhöht
(C) Serumnatriumkonzentration stark erniedrigt
(D) Urinosmolarität niedrig (weniger als 100 mosmol/l)
(E) Plasmavasopressinkonzentration stark erniedrigt

5.1 Hypophyse und Hypothalamus

[H95]

5.6 Ein 65-jähriger Mann hat seit 6 Jahren ein quälendes, zwanghaftes Durstgefühl. Bei der Krankenhausaufnahme klagte er über seit 4 Wochen bestehende Kopfschmerzen und Sehstörungen. Bei der Untersuchung wurde eine beidseitige Optikusatrophie, aber kein Nystagmus und keine Augenmuskellähmung festgestellt.

Welche der folgenden diagnostischen Maßnahmen ist **nicht** sinnvoll?

(A) Bestimmung der Natriumkonzentration oder der Osmolalität im Serum
(B) Bestimmung der Osmolalität oder des spezifischen Gewichts des Urins
(C) Bestimmung des Plasmavolumens
(D) Bestimmung der Urinmenge
(E) seitliche Röntgenaufnahme des Schädels

[F94]

5.7 Welche Aussage trifft **nicht** zu?

Ein zentraler Diabetes insipidus kann auftreten nach bzw. bei

(A) adrenogenitalem Syndrom
(B) Enzephalitis
(C) M. Hand-Schüller-Christian (multifokale Langerhanszellgranulomatose)
(D) Tuberkulom
(E) Operationen im Hypophysenbereich

[F99]

5.8 Ein 58-jähriger Patient wird wegen endogener Depression mit Doxepin (Aponal®) behandelt. Nach 3wöchiger Therapie traten Gehstörungen, Verwirrtheit und Somnolenz auf. Die Serumnatriumkonzentration liegt bei 119 mmol/l, Ödeme bestehen nicht.

Es handelt sich bei dem Krankheitsbild am ehesten um

(A) eine ernährungsbedingte Hyponatriämie
(B) ein Syndrom der inadäquaten ADH-Sekretion (SIADH)
(C) eine hypertone Dehydratation
(D) eine isotone Hyperhydratation
(E) einen zentralen Diabetes insipidus

[F96]

5.9 Ein seit etwa einem Jahr wegen endogener Depression mit Lithium behandelter 39-jähriger Patient klagt über vermehrten Durst und wird wegen einer Serumkreatininkonzentration von 133 µmol/l (15 mg/l) bei einer Serumnatriumkonzentration von 130 mmol/l zur internistischen Untersuchung überwiesen.

Aus dem 24-h-Urin wird eine endogene Kreatininclearance mit 40 ml/min errechnet. Das Urinvolumen während der 24 h betrug 4 l mit einer relativen Dichte von 1,003 g/l.

Als Ursache der Nierenfunktionseinschränkung mit Verminderung der glomerulären Filtrationsrate und des Konzentrationsvermögens kommt am ehesten in Frage:

(A) psychogene Polydipsie
(B) Behandlung mit Lithium
(C) zentraler Diabetes insipidus
(D) idiopathischer renaler Diabetes insipidus
(E) osmotische Diurese

[F96]

5.10 Neben Apoplexie und Schädelhirntrauma ist eine häufige Ursache des Syndroms der inadäquaten ADH-Sekretion (Schwartz-Bartter-Syndrom):

(A) kleinzelliges Bronchuskarzinom
(B) Hyperthyreose
(C) Medikamentenwirkung trizyklischer Antidepressiva
(D) interstitielle Nephritis
(E) hypokaliämische Alkalose

[H96]

5.11 Welche Aussage trifft **nicht** zu?

Ursachen eines akuten Hypopituitarismus (Hypophysenapoplexie) können sein:

(A) Einblutung in einen Hypophysentumor
(B) septischer Schock mit Verbrauchskoagulopathie
(C) postpartaler Blutungsschock
(D) hypertensive Krise ohne Organbeteiligung
(E) Schädel-Hirn-Trauma

5.6 (C)   5.7 (A)   5.8 (B)   5.9 (B)   5.10 (A)   5.11 (D)

| H00 |

5.12 Zu den Leitsymptomen der Hypophysenvorderlappeninsuffizienz gehört **nicht**:

(A) Adynamie
(B) starke Braunfärbung der Haut
(C) Amenorrhö bei der Frau
(D) Ausfall der Sekundärbehaarung
(E) Potenzstörung beim Mann

| F00 |

5.13 Welches ist das Frühsymptom der chronischen Hypophysenvorderlappeninsuffizienz bei einer Frau?

(A) Hyperpigmentation der Haut
(B) stammbetonte Adipositas
(C) arterielle Hypertonie
(D) Galaktorrhö
(E) Amenorrhö

| H93 |

5.14 Welche Aussage trifft **nicht** zu?

Zur Diagnose der Akromegalie eignen sich folgende Laborparameter/Funktionstests:

(A) Somatomedin C (IGF I)
(B) Wachstumshormon (STH)
(C) oraler Glucosetoleranztest mit gleichzeitiger STH-Bestimmung
(D) GHRH-Test
(E) Hungerversuch

| F96 |

5.15 Welche Verdachtsdiagnose stellen Sie (siehe Abb. 83 und Abb. 84 des Bildanhangs)?

(A) Cushing-Syndrom
(B) Hyperandrogenisierung
(C) Akromegalie
(D) Alkoholismus
(E) Morbus Paget

| H96 |

Folgende Angaben beziehen sich auf die Aufgaben Nr. 5.16 und 5.17.

Die 51-jährige Patientin (siehe Abb. 85 des Bildanhangs) klagt über bewegungsabhängige Schmerzen in den Kniegelenken, Kopfschmerzen und Schweißneigung.

5.16 Welche Aussage trifft **nicht** zu?

Folgende für die zugrundeliegende Erkrankung typische Veränderungen sind sichtbar:

(A) betonter Supraorbitalwulst
(B) tiefe Nasolabialfalte
(C) Prognathie
(D) Progenie
(E) Schilddrüsenvergrößerung

5.17 Welche Aussage trifft **nicht** zu?

Folgende Maßnahmen sind zur Sicherung der Verdachtsdiagnose indiziert:

(A) oraler Glucosetoleranztest mit Wachstumshormonbestimmung
(B) Phosphatbestimmung im Serum
(C) ophthalmologische Untersuchung
(D) Röntgenaufnahme des Schädels im seitlichen Strahlengang
(E) Durstversuch

| F99 |

5.18 Ein 38-jähriger Büroangestellter klagt über Schmerzen im Lendenwirbelsäulenbereich und in den Kniegelenken. Er fällt Ihnen durch grobe Gesichtszüge auf.

Welches der nachfolgenden Symptome paßt **nicht** zu der Verdachtsdiagnose Akromegalie?

(A) verstärkte Schweißneigung
(B) Verdickung der Fingerweichteile
(C) tastbar vergrößerte Schilddrüse
(D) Stirnkopfschmerzen
(E) zunehmende Pigmentierung der Handlinien

5.12 (B)   5.13 (E)   5.14 (E)   5.15 (C)   5.16 (C)   5.17 (E)   5.18 (E)

> F96

5.19 Eine 16-jährige Patientin (Größe 151 cm) kommt mit der Frage, ob der bei ihr bestehende Minderwuchs hormonell behandelt werden kann. Sie menstruiert seit dem 11. Lebensjahr regelmäßig und ist seit einem Jahr nicht mehr gewachsen. Das im Röntgenbild bestimmte Knochenalter beträgt 17 Jahre.

Welche der folgenden Überlegungen trifft zu?

(A) Die Patientin wird spontan noch mehrere Zentimeter wachsen, da sie die mittlere statistisch zu erwartende Größe (Vater 180 cm, Mutter 152 cm) noch nicht erreicht hat.
(B) Eine Behandlung mit menschlichem Wachstumshormon, 2×5 mg pro Woche, ist sinnvoll.
(C) Der Versuch einer Beschleunigung des Größenwachstums mit Schilddrüsenhormonen ist aussichtsreich.
(D) Eine Hormonbehandlung ist sinnlos, da man annehmen muß, daß die entscheidenden Epiphysenfugen schon knöchern durchbaut sind.
(E) Eine hochdosierte Östrogenbehandlung wird die endgültige Körpergröße erhöhen.

5.2 Schilddrüse

> H00

5.20 Wodurch kann das Volumen der Schilddrüse in der Regel am genauesten bestimmt werden?

(A) Schilddrüsenszintigraphie mit ^{99m}Tc
(B) Sonographie
(C) Röntgenaufnahme mit Hartstrahltechnik
(D) Schilddrüsenszintigraphie mit ^{125}Iod
(E) Funktionsszintigramm

> F99

5.21 Welche Aussage trifft **nicht** zu?

Zu den mechanischen Komplikationen der blanden Struma zählen:

(A) Pelottierung der Trachea
(B) Tracheomalazie
(C) obere Ösophagusvarizen
(D) obere Einflußstauung
(E) Ösophagusdivertikel

> F00

5.22 Eine Mutter von 5 Kindern im Alter zwischen 4 und 16 Jahren hat eine Schilddrüsenvergrößerung bei normaler Funktion. Sie fragt nach Möglichkeiten zur Strumaprophylaxe für ihre Kinder.

Welche der folgenden Empfehlungen sollten Sie **nicht** geben?

(A) Eine Strumaprophylaxe ist sinnvoll.
(B) Sie empfehlen den Gebrauch von iodiertem Speisesalz.
(C) Bei geringem Salzkonsum im Haushalt sollte eine Iodprophylaxe mit Ioditabletten gewählt werden.
(D) Sie verschreiben für alle 5 Kinder je 1 Tablette Levothyroxin à 50 µg pro Tag.
(E) Sie befürworten den Verzehr von Seefisch.

> F94

5.23 Welche der folgenden Aussagen zur Jodversorgung der Bevölkerung in Deutschland trifft zu?

(A) Die Jodversorgung der Bevölkerung ist seit etwa 10 Jahren ausreichend.
(B) Die Jodversorgung der Bevölkerung ist für das öffentliche Gesundheitswesen ohne Bedeutung, da keine Jodmangelkrankheiten bekannt sind.
(C) In der Schwangerschaft ist die Jodversorgung der Mutter ohne Bedeutung für das Kind, da Jod die Plazenta nicht passiert.
(D) Der Jodgehalt der sog. Vollwertkost ist geeignet, Jodmangelkrankheiten zu beseitigen.
(E) Der Jodgehalt der Nahrung ist weiterhin unzureichend, so daß Jodmangelkrankheiten in Deutschland zu beobachten sind.

5.19 (D)   5.20 (B)   5.21 (E)   5.22 (D)   5.23 (E)

[F97]

5.24 Welche Aussage zur Hypothyreose trifft **nicht** zu?

(A) Die Hashimoto-Thyreoiditis gehört zu den häufigen Ursachen der erworbenen Hypothyreose.
(B) Kälteintoleranz ist ein typisches Symptom der Hypothyreose.
(C) Die Screeningmethode mit Bestimmung des TSH-Wertes bei Neugeborenen ist ein etabliertes Verfahren, um angeborene Hypothyreosen zu entdecken.
(D) Die Hypothyreose geht meist mit Struma einher.
(E) Bei älteren Patienten ist es sinnvoll, die Substitutionstherapie mit Levothyroxin einschleichend zu beginnen (z.B. 25 µg/Tag) und alle 14 Tage zu steigern.

[H00]

5.25 Was spricht **gegen** die Diagnose einer primären Hypothyreose?

(A) Hörstörung
(B) Obstipation
(C) Hypercholesterinämie
(D) erniedrigte TSH-Konzentration im Serum
(E) erniedrigte fT4-Konzentration im Serum

[F95]

5.26 Welche der folgenden Zuordnungen trifft **nicht** zu?

	Schilddrüsenerkrankung	Kennzeichen
(A)	Struma nodosa colloides	– oft Erhöhung des TSH-Spiegels
(B)	dekompensiertes autonomes Schilddrüsenadenom	– meist starke Erhöhung von T_3/T_4 im Serum
(C)	medulläres Schilddrüsenkarzinom	– gehäuft in Kombination mit einem Phäochromozytom
(D)	papilläres Schilddrüsenkarzinom	– bevorzugt lymphogene Metastasierung
(E)	follikuläres Schilddrüsenkarzinom	– überwiegend hämatogene Metastasierung

[H00]

5.27 Welches der folgenden Symptome haben Hyperventilationssyndrom und Hyperthyreose **nicht** gemeinsam?

(A) Tachykardie
(B) Exophthalmus
(C) innere Unruhe des Patienten
(D) Hyperhidrosis
(E) lebhafte Muskeleigenreflexe

[F97]

5.28 Fehler in der Strumatherapie sind:

(1) in jedem Fall eine TSH-Suppression ohne Berücksichtigung der Verträglichkeit anzustreben
(2) die Levothyroxindosis von der T_4-Konzentration im Serum abhängig zu machen
(3) jede Knotenstruma, Strumen mit regressiven Veränderungen oder jede Struma im Alter medikamentös zu behandeln
(4) Kontrolle des Therapieerfolges mit dem Szintigramm anstatt mit der Sonographie vorzunehmen

(A) nur 1 ist richtig
(B) nur 3 ist richtig
(C) nur 1 und 2 sind richtig
(D) nur 2 und 4 sind richtig
(E) 1 – 4 = alle sind richtig

[F97]

5.29 Außer durch Thyroxin ist die medikamentöse Verkleinerung einer euthyreoten Struma möglich durch:

(A) Lithium
(B) Jodid
(C) Thiouracil
(D) Thiamazol
(E) Bromocriptin

5.24 (D)   5.25 (D)   5.26 (A)   5.27 (B)   5.28 (E)   5.29 (B)

5.2 Schilddrüse

[F93]

5.30 Prüfen Sie die Aussage zur Therapie der Hyperthyreose in der Schwangerschaft!

(1) Die medikamentöse antithyreoidale Therapie der Hyperthyreose in der Schwangerschaft ist wegen der teratogenen Wirkung antithyreoidaler Substanzen kontraindiziert.
(2) Die Behandlung mit radioaktivem Jod in der Schwangerschaft ist kontraindiziert.
(3) Die operative Therapie bei großer Struma mit Tracheaeinengung ist in der Schwangerschaft kontraindiziert.
(4) Die antithyreoidale Therapie der Hyperthyreose in der Schwangerschaft soll mit der niedrigstmöglichen Dosis durchgeführt werden.
(5) Die antithyreoidalen Medikamente passieren die Plazenta.

(A) nur 1 ist richtig
(B) nur 2 ist richtig
(C) nur 1 und 5 sind richtig
(D) nur 2 und 3 sind richtig
(E) nur 2, 4 und 5 sind richtig

[H99]

5.31 Welche Aussage zur Therapie der Hyperthyreose trifft **nicht** zu?

(A) Die Immunthyreopathie vom Typ Morbus Basedow wird ein bis zwei Jahre thyreostatisch therapiert. Danach ist ein Auslaßversuch indiziert.
(B) Zur Therapie der disseminierten Autonomie der Schilddrüse ist die Radioiodtherapie ein geeignetes Verfahren.
(C) Bei multifokaler Autonomie der Schilddrüse ist die medikamentöse Dauertherapie die Therapie der Wahl.
(D) Für die Behandlung der unifokalen Autonomie bei jüngeren Patienten kommt eine Schilddrüsenoperation in Betracht.
(E) Die Agranulozytose ist eine seltene, aber ernste Nebenwirkung der medikamentösen thyreostatischen Therapie.

[F91]

5.32 Bei einem komatösen Patienten sprechen folgende Befunde für eine thyreotoxische Krise:

(1) Ödeme
(2) Hyperpyrexie
(3) Bradyarrhythmia absoluta
(4) profuse Schweißneigung

(A) nur 2 und 3 sind richtig
(B) nur 2 und 4 sind richtig
(C) nur 1, 3 und 4 sind richtig
(D) nur 2, 3 und 4 sind richtig
(E) 1–4 = alle sind richtig

[H99]

5.33 Was trifft **nicht** zu?

Bei einem 45-jährigen Patienten ist im Laufe des vergangenen Jahres ein 3 × 4 cm großer Schilddrüsenknoten entstanden. Der Patient klagt über unregelmäßigen Herzschlag und belastungsabhängigen retrosternalen brennenden Schmerz. Wegen des Verdachts auf eine koronare Herzkrankung soll eine Koronarangiographie durchgeführt werden.

Vor der Herzkatheteruntersuchung muß die Schilddrüsenerkrankung abgeklärt werden; denn

(A) Herzrhythmusstörungen können auch bei 45-jährigen Folge einer Schilddrüsenüberfunktion sein
(B) eine Koronarsklerose kann Folge einer Hyperthyreose sein
(C) ein unentdecktes autonomes Adenom kann nach Gabe iodhaltiger Kontrastmittel zur kritischen Hyperthyreose führen
(D) im Falle einer Struma maligna verschlechtert eine vorausgegangene Untersuchung mit iodhaltigen Kontrastmitteln die Möglichkeit des Nachweises radioiodspeichernder Metastasen
(E) eine vorausgegangene Zufuhr von iodhaltigen Kontrastmitteln kann eine dringliche Radioiodbehandlung der Schilddrüsenerkrankung praktisch unmöglich machen

5.30 (E)   5.31 (C)   5.32 (B)   5.33 (B)

[F99]

5.34 Welcher der folgenden Befunde ist bei einer Schilddrüsenüberfunktion für die Zuordnung zur Gruppe des Basedow-Typs (Immunthyreopathie) in Abgrenzung z. B. von der funktionellen Autonomie **nicht** brauchbar?

(A) verdickte äußere Augenmuskeln im Computertomogramm
(B) endokrine Orbitopathie (Exophthalmus)
(C) Nachweis von TSH-Rezeptorantikörpern
(D) prätibiales Myxödem
(E) erhöhter T_4/TBG-Quotient

[H98]

5.35 Ursachen der in Abb. 86 des Bildanhangs dargestellten Augenveränderungen können sein:

(1) dekompensiertes autonomes Adenom
(2) hormonaktiver Hypophysentumor
(3) medulläres Schilddrüsenkarzinom

(A) Keine der Aussagen 1–3 ist richtig.
(B) nur 2 ist richtig
(C) nur 3 ist richtig
(D) nur 2 und 3 sind richtig
(E) 1–3 = alle sind richtig

[H93]

5.36 Die endokrine Orbitopathie

(1) ist ein obligates Symptom des M. Basedow
(2) ist ein typisches Symptom des M. Basedow
(3) kann bei M. Basedow der Hyperthyreose vorausgehen
(4) wird kausal mit antithyreoidalen Substanzen behandelt

(A) nur 1 ist richtig
(B) nur 2 ist richtig
(C) nur 1 und 4 sind richtig
(D) nur 2 und 3 sind richtig
(E) nur 2 und 4 sind richtig

[F96]

5.37 Welche Aussage trifft **nicht** zu?

Die endokrine Orbitopathie

(A) kann lokal mit Augensalbe, nächtlichem Okklusivverband und Kopfhochlagerung behandelt werden
(B) wird systemisch mit Glucocorticoiden behandelt
(C) kann durch eine externe Retrobulbärbestrahlung in Ergänzung zur Glucocorticoidtherapie sinnvoll behandelt werden
(D) mit schwergradigem Exophthalmus wird durch Radiojodtherapie behoben
(E) kann bei drohendem Visusverlust durch Orbitadekompression chirurgisch behandelt werden

[H97]

5.38 Welche Aussage zur endokrinen Orbitopathie trifft **nicht** zu?

(A) Sie findet sich häufig bei der Schilddrüsenautonomie.
(B) Doppelbilder sind typisch bei der schwergradigen Form.
(C) In schwergradigen Stadien kann eine systemische Glucocorticoidtherapie Erfolg bringen.
(D) Die Retrobulbärbestrahlung ist eine Therapiemöglichkeit.
(E) Die Dekompressionsoperation ist nur in schwerstgradigen Stadien (z. B. mit Bedrohung des Sehnervs) indiziert.

[H95]

5.39 Welche Aussage trifft **nicht** zu?

Die Ultraschalluntersuchung der Schilddrüse erlaubt die

(A) dreidimensionale Größenbestimmung des Organs
(B) Erkennung von Schilddrüsenzysten
(C) Erkennung und Lokalisation von soliden Knoten
(D) Erkennung von Verkalkungen in einer Struma
(E) Abbildungen von retrosternalen Schilddrüsenanteilen

5.34 (E)   5.35 (A)   5.36 (D)   5.37 (D)   5.38 (A)   5.39 (E)

F95

5.40 Generalisierte zerebrale Krampfanfälle sind als Symptom einer endokrinen Grundkrankheit möglich. Bei welchen endokrinen Krankheiten sind sie typisch?

(1) Hyperthyreose mit Ophthalmopathie
(2) Klinefelter-Syndrom
(3) organischer Hyperinsulinismus
(4) chronischer Hypoparathyreoidismus

(A) nur 3 ist richtig
(B) nur 1 und 2 sind richtig
(C) nur 3 und 4 sind richtig
(D) nur 1, 3 und 4 sind richtig
(E) nur 2, 3 und 4 sind richtig

H98

5.41 In Ihre Sprechstunde kommt in Begleitung ihrer Tochter eine 61-jährige Patientin (siehe Abb. 87 des Bildanhangs), die über zunehmende Ermüdbarkeit, Dyspnoe und pektanginöse Zustände klagt. Aus ihrem Bekanntenkreis habe sie sich in letzter Zeit immer mehr zurückgezogen, weil sie auch Schwierigkeiten mit dem Hören habe.

Welche der folgenden Erkrankungen ist am wahrscheinlichsten?

(A) Myasthenia gravis
(B) hypertrophische obstruktive Kardiomyopathie
(C) systemischer Lupus erythematodes
(D) QT-Syndrom (Jervell-Lange-Nielsen-Syndrom)
(E) primäre Hypothyreose

F99

5.42 Eine 31-jährige Frau klagt über Müdigkeit, Nachlassen der Konzentrationsfähigkeit und ziehende unbestimmte Gelenkbeschwerden.

Was spricht gegen die Verdachtsdiagnose einer primären sog. idiopathischen Schilddrüsenunterfunktion?

(A) Die Haut ist blaß, kühl und wirkt verdickt.
(B) Die Schilddrüse ist nicht tastbar.
(C) Thyreoglobulinantikörper und mikrosomale Antikörper sind hochtitrig nachweisbar.
(D) Die Herzfrequenz ist 56/min, im Elektrokardiogramm sind die T-Wellen beinahe isoelektrisch.
(E) Der basale TSH-Spiegel ist nicht erhöht.

F95

5.43 Welche Aussage trifft **nicht** zu?

Im Langzeitverlauf zeigt die Thyreoiditis de Quervain

(A) zumeist eine Restitutio ad integrum
(B) für gewöhnlich eine Dauer von Wochen bis Monaten
(C) bei etwa 10% der Patienten eine subklinische Hypothyreose
(D) bei etwa 20% der Patienten eine maligne Entartung
(E) häufig sonographisch nachweisbare regressive Veränderungen

H97

5.44 Welche Aussage zur Schilddrüsendiagnostik trifft **nicht** zu?

(A) Die TSH (Thyreotropin)-Konzentration im Plasma ist bei Überfunktion der Schilddrüse typischerweise erniedrigt.
(B) Die Bestimmung des freien Thyroxins (fT_4) ist der Bestimmung des Gesamtthyroxins (tT_4) vorzuziehen.
(C) Die Sonographie ist eine wesentliche Untersuchungsmethode zur Strumadiagnostik.
(D) Die Feinnadelaspiration von Schilddrüsenläsionen ist eine geeignete Methode zur Abschätzung des Malignitätsrisikos.
(E) Die Aussagekraft einer Schilddrüsenszintigraphie zum Nachweis einer Autonomie ist beim Vorliegen eines normalen basalen TSH-Wertes am größten.

F96

5.45 Welche Aussage trifft **nicht** zu?

Die sonographisch gezielte Feinnadelpunktion der Schilddrüse mit zytologischer Beurteilung erlaubt mit hinreichender Sicherheit folgende Diagnosen:

(A) Schilddrüsenzyste
(B) subakute Thyreoiditis de Quervain
(C) Hashimoto-Thyreoiditis
(D) folliküläres Adenom der Schilddrüse
(E) entdifferenziertes Schilddrüsenkarzinom

5.40 (C) 5.41 (E) 5.42 (E) 5.43 (D) 5.44 (D) 5.45 (D)

F00
5.46 Der beste Tumormarker beim medullären Schilddrüsenkarzinom ist

(A) Thyreoglobulin
(B) Calcitonin
(C) Ca19-9
(D) TPA (tissue polypeptide antigen)
(E) AFP (Alphafetoprotein)

F93
5.47 Bei welchem endokrin aktiven Tumor sollte auf jeden Fall eine Familienuntersuchung veranlaßt werden?

(A) medullärem Schilddrüsenkarzinom
(B) Prolaktinom
(C) Nebenschilddrüsenadenom
(D) STH produzierendem Hypophysenadenom
(E) Glukagonom

F95
5.48 Welche Aussage trifft **nicht** zu?

Für das medulläre Schilddrüsenkarzinom gilt:

(A) Entstehung durch maligne Entartung der Calcitonin produzierenden parafollikulären Zellen der Schilddrüse
(B) kann Manifestation einer multiplen endokrinen Neoplasie Typ II sein
(C) totale Thyreoidektomie als Therapie der Wahl
(D) Radiojodtherapie als Alternative zur Thyreoidektomie bei älteren Patienten
(E) Nachsorge umfaßt regelmäßige Kontrollen der Tumormarker Calcitonin (Pentagastrintest) und CEA

5.3 Nebennieren

F93
Ordnen Sie den verschiedenen Ursachen des Cushing-Syndroms (Liste 1) die zugehörigen funktionellen Befunde (Liste 2) zu!

Liste 1

5.49 zentrales Cushing-Syndrom (M. Cushing)

5.50 Cushing-Syndrom bei Nebennierenrindenadenom

5.51 durch Glucocorticoide medikamentös bedingtes Cushing-Syndrom

Liste 2

(A) Nüchterncortisol im Serum erhöht, Plasma-ACTH supprimiert
(B) Nüchterncortisol im Serum erniedrigt, Plasma-ACTH supprimiert
(C) Nüchterncortisol im Serum erhöht, Plasma-ACTH erhöht
(D) Nüchterncortisol im Serum normal, Plasma-ACTH normal
(E) Nüchterncortisol im Serum erniedrigt, Plasma-ACTH erhöht

H97
5.52 Die Konstellation einer reaktiv erhöhten ACTH-Konzentration bei erniedrigter Cortisolkonzentration im Plasma beweist:

(A) primäre NNR-Insuffizienz
(B) sekundäre NNR-Insuffizienz
(C) ektopes Cushing-Syndrom
(D) Paraneoplasie
(E) Mikroadenom der Hypophyse

H94
5.53 Welcher Test wird zum Ausschluß eines Cushing-Syndroms durchgeführt?

(A) Pentagastrin-Test
(B) Dexamethason-Kurztest
(C) Schellong-Test
(D) TRH-Test
(E) LHRH-Test

5.46 (B)   5.47 (A)   5.48 (D)   5.49 (C)   5.50 (A)   5.51 (B)   5.52 (A)   5.53 (B)

5.3 Nebennieren

H99

5.54 Was trifft **nicht** zu?

Ein 25-jähriger nordfriesischer Bauer kommt wegen rapider Gewichtsabnahme von 8 kg und seit etwa 24 Stunden bestehender Verwirrtheit mit deliranten Phasen zur Notaufnahme. Aufgrund einer deutlichen Pigmentzunahme, besonders auch der Handlinien, denken Sie an eine Addisonkrise.

Folgende Beschwerden und Befunde passen zu Ihrer Annahme:

(A) Erbrechen, pseudoperitonitische Oberbauchschmerzen
(B) extreme Muskelschwäche, schmerzhafte Crampi
(C) Hypotonie, hypovolämischer Schock
(D) Hyponatriämie, Hyperkaliämie
(E) Hyperglykämie, Ketoazidose

H99

5.55 Für welche der folgenden endokrinen Krankheiten ist ein komatöser Zustand als Ausdruck einer lebensbedrohlichen kritischen Exazerbation **am wenigsten** charakteristisch?

(A) Morbus Addison
(B) Myxödem
(C) Diabetes mellitus
(D) Cushing-Syndrom
(E) Hyperthyreose

F99

5.56 Ein 23-jähriger Mann klagt seit 12 Monaten über zunehmende Ermüdbarkeit und Muskelschwäche. Die Haut und die Innenseite der Unterlippe seien dunkler geworden. Er hat 6 kg an Gewicht abgenommen. Es besteht keine Zunahme des Durstgefühls.

Welche der nachfolgenden Diagnosen paßt am besten zu dem Symptomenkomplex?

(A) Diabetes mellitus Typ I
(B) primäre Nebennierenrindeninsuffizienz
(C) primärer Hyperparathyreoidismus
(D) komplette Hypophysenvorderlappeninsuffizienz
(E) primäre Hypothyreose

F94

5.57 Eine 46-jährige Bäuerin bemerkte vor etwa 12 Jahren den Beginn eines allmählichen Verfalls ihrer körperlichen Leistungsfähigkeit mit einem Gewichtsverlust von ca. 9 kg. Die ausgeprägte Hyperpigmentation der Haut wurde mit der Sonnenexposition bei der Feldarbeit erklärt. Bei einem Infekt der oberen Luftwege traten Übelkeit, Erbrechen, abdominelle Schmerzen und Schwindel auf.

Welche Verdachtsdiagnose stellen Sie?

(A) Gastroenteritis bei Hämochromatose
(B) dekompensierte Nebennierenrindeninsuffizienz
(C) Hypothyreose
(D) vertebrobasiläre Insuffizienz
(E) maligner Tumor im Magen-Darm-Trakt

H93

5.58 Beim Morbus Addison (primäre Nebennierenrindeninsuffizienz) ist die Gabe folgender Medikamente notwendig:

(1) Hydrocortison
(2) Epinephrin
(3) Fludrocortison
(4) Testosteron

(A) nur 2 ist richtig
(B) nur 1 und 2 sind richtig
(C) nur 1 und 3 sind richtig
(D) nur 1 und 4 sind richtig
(E) 1 – 4 = alle sind richtig

H93

5.59 Folgende, wahrscheinlich auf Autoimmunprozessen beruhende Endokrinopathien können in Kombination auftreten:

(1) insulinpflichtiger Diabetes mellitus
(2) Morbus Addison
(3) Autoimmunparathyreoiditis (sog. idiopathischer Hypoparathyreoidismus)
(4) Autoimmunthyreoiditis

(A) nur 1 und 2 sind richtig
(B) nur 1 und 3 sind richtig
(C) nur 1, 2 und 4 sind richtig
(D) nur 2, 3 und 4 sind richtig
(E) 1 – 4 = alle sind richtig

5.54 (E) 5.55 (D) 5.56 (B) 5.57 (B) 5.58 (C) 5.59 (E)

5 Endokrine Organe, Stoffwechsel und Ernährung

F00

5.60 Welche Trias ist typisch für den primären Hyperaldosteronismus?

(A) arterielle Hypertonie, Hypokaliämie, metabolische Alkalose
(B) Hypokaliämie, metabolische Azidose, arterielle Hypertonie
(C) Hypotonie, Hyponatriämie, allgemeine Schwäche
(D) Erniedrigung der Plasmareninaktivität, metabolische Alkalose, orthostatische Dysregulation
(E) Hypotonie, Hyponatriämie, metabolische Azidose

H93

5.61 Ursache einer Hyperkaliämie bei gut eingestelltem Diabetes mellitus und noch normaler oder nur geringfügig eingeschränkter Nierenfunktion ist am wahrscheinlichsten:

(A) primärer Hyperaldosteronismus (Conn-Syndrom)
(B) sekundärer Hyperaldosteronismus
(C) hyporeninämischer Hypoaldosteronismus
(D) kaliumreiche Ernährung
(E) Hyperventilationstetanie

H00

5.62 Eine 22-jährige Patientin sucht wegen Gewichtszunahme und Muskelschwäche einen Arzt auf.

Welche anamnestische Angabe dieser Patientin passt **nicht** zur Vermutungsdiagnose (siehe Abb. 88 des Bildanhangs)?

(A) sekundäre Amenorrhö seit etwa 1 Jahr
(B) neu aufgetretene Gesichtsakne
(C) ausgeprägte orthostatische Beschwerden (Blutdruck im Stehen 90/60 mmHg, Herzfrequenz 108/min)
(D) depressive Verstimmung
(E) Hämatombildung nach kleinen Traumen

H97

5.63 Welche Aussage trifft **nicht** zu?

Für Anamnese und Befund beim Cushing-Syndrom sind charakteristisch:

(A) Neigung zu Sugillationen
(B) Rückenschmerzen
(C) emotionale Labilität, Depression, suizidale Gefährdung
(D) Libido- und Potenzverlust, sekundäre Amenorrhoe
(E) muskuläre Pseudohypertrophie

H94

5.64 Die Abb. 89 und Abb. 90 des Bildanhangs zeigen Veränderungen des Gesichts einer jungen Frau im Laufe eines Jahres nach einer Operation.

Ursache dieser Veränderungen könnten sein:

(1) operative Entfernung eines Hypophysenvorderlappenadenoms
(2) Thyreoidektomie
(3) einseitige Adrenalektomie

(A) nur 1 ist richtig
(B) nur 2 ist richtig
(C) nur 3 ist richtig
(D) nur 1 und 3 sind richtig
(E) 1–3 = alle sind richtig

H99

5.65 Was trifft **nicht** zu?

Zur Lokalisationsdiagnostik eines Phäochromozytoms werden durchgeführt:

(A) Magnetresonanztomographie
(B) Computertomographie
(C) Etagenblutabnahme für Plasmakatecholamine
(D) Szintigraphie mit ^{123}I-Metaiodobenzylguanidin
(E) Dopplersonographie

5.60 (A)   5.61 (C)   5.62 (C)   5.63 (E)   5.64 (D)   5.65 (E)

5.4 Testes, Ovarien, Brustdrüsen

[H98]

5.66 Ein 24-jähriger, 189 cm großer und 94 kg schwerer Lagerarbeiter sucht wegen Kinderlosigkeit seiner Ehe Ihre Sprechstunde auf. Seit dem 15. Lebensjahr besteht eine Schwellung beider Brustdrüsen.

Welche der angeführten Methoden würden Sie zur Sicherung der Verdachtsdiagnose bei diesem Patienten einsetzen (siehe Abb. 91 des Bildanhangs)?

(A) Dexamethason-Suppressionstest mit Cortisolbestimmung
(B) Wachstumshormonbestimmung unter oraler Glucosebelastung
(C) HCG-Stimulationstest
(D) Karyogramm
(E) Leberblindpunktion

[F97]

5.67 Der 21-jährige Patient (siehe Abb. 92 des Bildanhangs) ist bis zum 17. Lebensjahr gewachsen. Er rasiert sich zweimal in der Woche.

Welcher zusätzliche pathologische Befund ist zu erwarten?

(A) Geschlechtschromatin positiv
(B) Testosteronspiegel erhöht
(C) offene Epiphysenfugen im Röntgenbild
(D) Gonadotropinspiegel erniedrigt
(E) Karyogramm 47, XYY

[F97]

5.68 Welche Aussage trifft **nicht** zu?

Das Klinefelter-Syndrom ist charakterisiert durch

(A) Chromosomenstörung, die zur Hodendysgenesie führt
(B) sekundären Hypogonadismus
(C) einen meist normalen Pubertätseintritt
(D) Androgenmangel unterschiedlichen Schweregrades
(E) Azoospermie, selten Oligo- und Asthenospermie

[F96]

5.69 Eine isosexuelle vorzeitige Pubertät (Pubertas praecox oder Pseudopubertas praecox) wird beim männlichen Geschlecht beobachtet bei

(1) adrenogenitalem Syndrom
(2) Pinealom
(3) Leydigzelltumor
(4) Retentio testis

(A) nur 1 und 2 sind richtig
(B) nur 1 und 3 sind richtig
(C) nur 2 und 4 sind richtig
(D) nur 1, 2 und 3 sind richtig
(E) 1 – 4 = alle sind richtig

[H00]

5.70 Ein 18-jähriger Hauptschüler ohne qualifizierenden Abschluss kommt wegen uncharakteristischer Leistungsschwäche und wegen seines Aussehens in die Sprechstunde. Die Untersuchung ergibt u. a., dass die Hoden etwa erbsgroß tastbar sind.

Welchen der angeführten Befunde (Beschwerden) erwarten Sie bei der Annahme eines primären Hypogonadismus **nicht**?

(A) fehlender Bartwuchs, hohe Stimme
(B) Unterlänge bis zur Symphyse 92 cm, Oberlänge 84 cm
(C) pelzkappenförmiger Haaransatz ohne Geheimratsecken
(D) schmächtiges Muskelrelief, Antriebsarmut
(E) Klagen über nachlassende Libido

[H98]

5.71 Das Frühsymptom des sekundären männlichen Hypogonadismus ist:

(A) Ausfall der sekundären Geschlechtsbehaarung
(B) Hodenatrophie
(C) feine Fältelung der Haut
(D) Libido- und Potenzverlust
(E) Entwicklung einer Gynäkomastie

5.66 (D) 5.67 (A) 5.68 (B) 5.69 (D) 5.70 (E) 5.71 (D)

[F94]

Ordnen Sie den Krankheiten der Liste 1 die Symptome der Liste 2 zu!

Liste 1

5.72 postpuberal aufgetretener männlicher Hypogonadismus

5.73 präpuberal aufgetretener männlicher Hypogonadismus

Liste 2

(A) Struma diffusa
(B) Unterlänge > 5 cm über Oberlänge
(C) Verlust von Libido und Potenz
(D) Hypertrichose
(E) Rot-Grün-Blindheit

[H00]

5.74 Ein 25-jähriger Patient (187 cm, 90 kg) kommt wegen einer beidseitigen Gynäkomastie in Ihre Sprechstunde.

Was kommt als Erklärung **nicht** in Betracht?

(A) hormonaktiver Hodentumor
(B) Klinefelter-Syndrom (XXY-Konstellation)
(C) persistierende Pubertätsgynäkomastie
(D) Aldosteron produzierendes Nebennierenrindenadenom (Conn)
(E) Drogenkonsum

[F94]

5.75 Welche Aussage trifft **nicht** zu?

Ursachen einer Gynäkomastie können sein:

(A) primärer Hypogonadismus
(B) sekundärer Hypogonadismus
(C) östrogenbildende Tumoren
(D) choriongonadotropinbildende Tumoren
(E) Hyperparathyreoidismus

[H95]

5.76 Ein 50-jähriger Mann kommt wegen einer im Verlaufe eines Jahres entstandenen beidseitigen Gynäkomastie in Ihre Sprechstunde.

Welche der aufgeführten diagnostischen Maßnahmen sind erforderlich?

(1) gezielte Medikamenten- und Genußmittelanamnese (z. B. Digitalis, Spironolactone, Alkohol etc.)
(2) palpatorischer und sonographischer Nachweis eines Brustdrüsenkörpers beidseits
(3) palpatorische und sonographische Untersuchung der Hoden
(4) Bestimmung von Testosteron und Östradiol i. S.
(5) Bestimmung von β-HCG und Gonadotropinen i. S.

(A) nur 1 und 3 sind richtig
(B) nur 2 und 3 sind richtig
(C) nur 3 und 4 sind richtig
(D) nur 3, 4 und 5 sind richtig
(E) 1–5 = alle sind richtig

[H94]

5.77 Welche der nachfolgenden Erkrankungen können bei einem Mann mit einer Gynäkomastie einhergehen?

(1) Klinefelter-Syndrom (Trisomie XXY)
(2) Leberzirrhose
(3) Bronchuskarzinom
(4) Hodeninsuffizienz nach Orchitis

(A) nur 1 ist richtig
(B) nur 2 ist richtig
(C) nur 1 und 4 sind richtig
(D) nur 1, 3 und 4 sind richtig
(E) 1–4 = alle sind richtig

5.72 (C)   5.73 (B)   5.74 (D)   5.75 (E)   5.76 (E)   5.77 (E)

[H95]

5.78 Hirsutismus oder Hypertrichose mit Oligomenorrhoe oder Amenorrhoe sind zu erwarten bei

(1) angeborenem adrenogenitalem Syndrom (21-Hydroxylase-Mangel)
(2) erworbenem adrenogenitalem Syndrom (z. B. NNR-Karzinom)
(3) primärer Nebennierenrindeninsuffizienz (M. Addison)
(4) Cushing-Syndrom der erwachsenen Patientin
(5) testikulärer Feminisierung

(A) nur 5 ist richtig
(B) nur 1 und 2 sind richtig
(C) nur 1, 2 und 4 sind richtig
(D) nur 1, 2, 3 und 4 sind richtig
(E) nur 1, 2, 4 und 5 sind richtig

5.5 Epithelkörperchen, metabolische Osteopathien

[F93]

5.79 Welche Aussage trifft **nicht** zu?

Ursachen einer sekundären Osteoporose können sein:

(A) männlicher Hypogonadismus
(B) Malabsorption
(C) Hypercortisolismus
(D) Glukagonom
(E) Ovarektomie bds.

[F97]

5.80 Bei einer Patientin mit häufiger depressiver Verstimmung und chronischer Obstipation findet sich in der Sonographie des Abdomens eine beidseitige Nephrolithiasis. BSG 5/10 mm n.W., Serumeiweißkonzentration und Elektrophorese normal. Die Calciumkonzentration im Serum beträgt 3,1 mmol/l, die Phosphatkonzentration 0,7 mmol/l (Referenzbereich 0,8–1,6 mmol/l). Das Parathormon im Serum liegt bei 155 ng/l (normal 55 ng/l).

Welche Erkrankung vermuten Sie bei der Patientin?

(A) Vitamin D-Mangel
(B) sekundärer Hyperparathyreoidismus
(C) primärer Hyperparathyreoidismus
(D) Sarkoidose mit Hyperkalzämie
(E) Hyperkalzämie bei Makroglobulinämie Waldenström

[H95]

5.81 Welche Aussage trifft **nicht** zu?

Charakteristische Laborbefunde des primären Hyperparathyreoidismus sind:

(A) erhöhte Serumkonzentration von Parathormon
(B) verminderte Serumkonzentration von 1,25-(OH)$_2$-Cholecalciferol (Calcitriol)
(C) Hypophosphatämie
(D) Hyperkalzurie
(E) Hyperkalzämie

[F99]

5.82 Für die komplexe Pathogenese der renalen Osteopathie hat neben der Hyperphosphatämie die Störung des Vitamin-D$_3$-Metabolismus eine entscheidende Bedeutung.

Diese besteht bei der chronischen Niereninsuffizienz in der Verminderung von

(A) Vitamin D$_3$ (Cholecalciferol)
(B) 25-Hydroxy-Vitamin-D$_3$ (Calcidiol)
(C) 1,25-Dihydroxy-Vitamin-D$_3$ (Calcitriol)
(D) Vitamin-D$_3$-transportierendem Protein
(E) 24,25-Dihydroxy-Vitamin-D$_3$ (Hydroxycalcidiol)

[F97]

5.83 Bei einem Patienten mit chronischer Niereninsuffizienz im Stadium der kompensierten Retention mit einer Kreatininkonzentration im Serum von 663 μmol/l (75 mg/l) treten nach einer Prellung atemabhängige Schmerzen im Bereich des rechten Rippenbogens auf. Die Kalziumkonzentration im Serum beträgt 1,9 mmol/l, Phosphat 2,1 mmol/l (65 mg/l), alkalische Phosphatase 560 U/l (normal 200), Leucinaminopeptidase (LAP) 25 U/l (normal < 35), γ-GT 15 U/l (normal < 35).

Welche Ursache der geklagten Schmerzen vermuten Sie bei der Vorgeschichte des Patienten und den vorliegenden Befunden?

(A) primärer Hyperparathyreoidismus mit Knochenzysten (M. Recklinghausen mit sog. braunen Tumoren)
(B) Gallensteine im Ductus choledochus
(C) sekundärer Hyperparathyreoidismus mit Rippenfraktur
(D) intrahepatische Cholestase
(E) Interkostalneuralgie

H98
5.84 Welche Aussage trifft **nicht** zu?

Bei einer 30-jährigen Patientin mit chronischer terminaler Niereninsuffizienz (Patientin befindet sich im Dialyseprogramm) machen folgende Veränderungen das Vorliegen eines sekundären Hyperparathyreoidismus wahrscheinlich:

(A) erniedrigte Serumkonzentration von 1,25-$(OH)_2$-Vitamin D_3
(B) niedrignormale Serumcalciumkonzentration (2,2 mmol/l)
(C) erhöhte Serumphosphatkonzentration (3,5 mmol/l)
(D) erhöhte Serumaktivität der alkalischen Phosphatase
(E) calciumhaltiger Gallenblasensolitärstein

F00
5.85 Eine 39-jährige Patientin ist seit 6 Jahren strenge Vegetarierin (Veganerin), nachdem sie sich damals wegen Übergewichts unwohl fühlte. Sie stellt sich jetzt wegen Knochenschmerzen, insbesondere im Bereich der Kniegelenke, vor. Die Serumcalciumkonzentration liegt bei 2,3 mmol/L und die Serumphosphatkonzentration bei 1,0 mmol/L (beide im Referenzbereich). Die Aktivität der alkalischen Phosphatase (S) beträgt 280 U/L (normal bis 200 U/L). Die Serumparathormonkonzentration liegt bei 167 pg/mL (normal bis 50 pg/mL), 1,25-Dihydroxycholecalciferol (Vitamin-D-Hormon)-Konzentration im Serum < 15 pg/mL (Referenzbereich 19–67 pg/mL).

Welche der folgenden Erkrankungen liegt vor?

(A) primärer Hyperparathyreoidismus
(B) sekundärer Hyperparathyreoidismus
(C) primärer Hypoparathyreoidismus
(D) sekundärer Hypoparathyreoidismus
(E) Cholestase infolge Raumforderung im Pankreaskopfbereich

F97
5.86 Eine 27-jährige Patientin war bisher nie krank gewesen. Sie stellt sich wegen seit 1 Jahr bestehender Schmerzen in der Arm- und Beinmuskulatur vor. Bei der klinischen Untersuchung findet sich außer einer Hyperreflexie der Muskeleigenreflexe (Bizeps-, Patellar-, Achillessehnenreflex) und einem positiven Chvostek-Zeichen kein krankhafter Befund. Bei normalem Gesamteiweiß finden sich im Serum eine Calciumkonzentration von 1,2 mmol/l und eine Phosphatkonzentration von 1 mmol/l. Blutgasanalyse: pH 7,35; Bicarbonat 22,5 mmol/l, pCO_2 4,9 kPa (37 mmHg). Die CK ist auf 825 U/l erhöht (normal bis 75 U/l), die LDH auf 1250 U/l (normal bis 240 U/l).

Welche Ursache liegt den Symptomen und Befunden zugrunde?

(A) Dermatomyositis
(B) Polymyalgia rheumatica
(C) Rhabdomyolyse infolge rezidivierender tetanischer Anfälle bei primärem Hypoparathyreoidismus
(D) sekundärer Hyperparathyreoidismus
(E) Hyperventilation bei psychischer Erregung

H00
5.87 Was zählt **nicht** zu den Symptomen bzw. Befunden im Sinne der Albrightschen hereditären Osteodystrophie beim Pseudohypoparathyreoidismus?

(A) Kleinwuchs
(B) rundes Gesicht
(C) geistige Retardierung
(D) Hexadaktylie
(E) subkutane Verkalkungen

F93
5.88 Welche Aussage trifft **nicht** zu?

Typische Stigmata (Zeichen der Albrightschen hereditären Osteodystrophie) beim Pseudohypoparathyreoidismus sind:

(A) rundes Gesicht
(B) Knollennase
(C) verkürzter 4. Strahl (Brachymetakarpie und -tarsie)
(D) Minderwuchs
(E) Verkalkungen (subkutan, Basalganglien)

5.84 (E)   5.85 (B)   5.86 (C)   5.87 (D)   5.88 (B)

[H97]

5.89 Eine Hyperkalzämie mit adäquat supprimierten Parathormonwerten ist typisch für

(A) primären Hyperparathyreoidismus
(B) sekundären Hyperparathyreoidismus
(C) Paraneoplasie
(D) Hypoparathyreoidismus
(E) Rachitis

[F93]

5.90 Welche Aussage trifft **nicht** zu?

Typische Symptome einer schweren Hyperkalzämie sind:

(A) Appetitlosigkeit
(B) Muskelschwache
(C) Depression
(D) Durchfälle
(E) Polyurie

[H00]

5.91 Bei welcher der folgenden endokrinen Erkrankungen ist Muskelschwäche als Warnsymptom im Sinne einer drohenden kritischen Exazerbation **am wenigsten** wahrscheinlich?

(A) Morbus Addison
(B) Hyperthyreose
(C) Hypoparathyreoidismus
(D) Hyperparathyreoidismus
(E) Hyperkalzämiesyndrom

[F98]

5.92 Welche Aussage trifft **nicht** zu?

Für eine hyperkalzämische Krise typische Symptome sind:

(A) Erhöhung der Körpertemperatur
(B) Bewußtseinsstörung (Somnolenz, delirante Zustände)
(C) Tachykardie
(D) Karpopedalspasmen
(E) Exsikkose

[H97]

5.93 Welche Aussage trifft **nicht** zu?

Als Ursache für die Bewußtseinsstörung eines 47-jährigen komatösen Patienten kommen in Frage:

(A) Hyperkalzämie von 4,15 mmol/l
(B) Niereninsuffizienz mit 336 µmol/l (38 mg/l) Kreatinin und 15 mmol/l (900 mg/l) Harnstoff im Serum
(C) Hypoglykämie mit 1,4 mmol/l (0,25 g/l) Glucose im Blut
(D) Diabetes mellitus mit 42 mmol/l (7,5 g/l) Glucose im Blut, Blut-pH 6,9
(E) Hyperthyreose mit 380 nmol/l (295 µg/l) Thyroxin im Serum, Referenzbereich 65–154 nmol/l (50–120 µg/l)

[F93]

5.94 Welche Aussage trifft **nicht** zu?

Erhöhte Calcitoninspiegel können auftreten bei:

(A) ektopem Phäochromozytom
(B) medullärem Schilddrüsenkarzinom
(C) Pankreaskopfkarzinom
(D) C-Zellhyperplasie
(E) Bronchuskarzinom

5.6 Endokrines Pankreas und Kohlenhydratstoffwechsel

[F96]

5.95 Eine Unterscheidung des Diabetes mellitus Typ I (IDDM) vom Typ II (NIDDM) ist möglich durch den Nachweis

(A) von Inselzellantikörpern und Insulinautoantikörpern i.S.
(B) glycosylierter Blutproteine, z.B. HbA$_{1c}$
(C) pathologischer Blutzuckerwerte im oralen Glucosetoleranztest
(D) einer erhöhten Nierenschwelle für Glucose
(E) einer Verlangsamung der Nervenleitgeschwindigkeit

5.89 (C)   5.90 (D)   5.91 (C)   5.92 (D)   5.93 (B)   5.94 (C)   5.95 (A)

5 Endokrine Organe, Stoffwechsel und Ernährung

[F99]

5.96 Welche Aussage trifft **nicht** zu?

An der Pathogenese des Diabetes mellitus Typ II sind beteiligt:

(A) eine vermehrte Glucoseproduktion der Leber
(B) die Insulinresistenz der Leberzellen
(C) eine vermehrte Glucoseproduktion der Muskelzellen
(D) die Insulinresistenz der Muskelzellen
(E) eine relativ zu geringe Insulinsekretion des Pankreas

[H98]

5.97 Für die Pathogenese des Diabetes mellitus Typ II (NIDDM) sind folgende Störungen bedeutsam:

(1) Insulinresistenz des peripheren Gewebes
(2) relativ verminderte Insulinsekretion des Pankreas
(3) vermehrte Glucoseproduktion der Leber

(A) nur 1 ist richtig
(B) nur 2 ist richtig
(C) nur 3 ist richtig
(D) nur 1 und 3 sind richtig
(E) 1–3 = alle sind richtig

[H94]

5.98 Welche Aussage trifft **nicht** zu?

Folgende Befunde sind für den unbehandelten Insulinmangeldiabetes typisch:

(A) Hyperglykämie
(B) Ketonurie
(C) verminderte Mobilisation von freien Fettsäuren
(D) Glucosurie
(E) Polyurie

[F94]

5.99 Eine 24-jährige Frau (168 cm groß, 50 kg schwer) kommt wegen allgemeiner Schwäche, einer Gewichtsabnahme von 7 kg in zwei Monaten und einem Durstgefühl in die Sprechstunde.

Für welche der folgenden Erkrankungen kann die Vorgeschichte sprechen?

(1) Hyperthyreose
(2) Diabetes mellitus
(3) primärer Hyperparathyreoidismus
(4) Anorexia nervosa

(A) nur 4 ist richtig
(B) nur 1 und 3 sind richtig
(C) nur 2 und 4 sind richtig
(D) nur 1, 2 und 3 sind richtig
(E) 1–4 = alle sind richtig

[H99]

Folgende Angaben beziehen sich auf die Aufgaben Nr. 5.100 und Nr. 5.101.

Ein 31-jähriger Patient mit seit 3 Jahren bekanntem Diabetes mellitus wird in exsikkotischem und komatösem Zustand in die Klinik gebracht. Unter anderem werden folgende Laborbefunde erhoben: Blutzucker 50,0 mmol/l (9 g/l), Blut-pH 6,9, Bicarbonat (S) 10 mmol/l, paCO$_2$ 2,1 kPa (16 mmHg), Kreatinin (S) 177 µmol/l (20 mg/l), Kalium (S) 7,0 mmol/l, Hb 175 g/l (Referenzbereich 130–170 g/l), Blaseninhalt 200 ml Urin; Glucose- und Acetonnachweis im Urin stark positiv.

5.100 Die Hyperkaliämie ist wahrscheinlich Folge einer

(A) überhöhten Kaliumzufuhr
(B) metabolischen Azidose
(C) diabetischen Glomerulosklerose
(D) gesteigerten anaeroben Glykolyse
(E) vermehrten zellulären Glucoseaufnahme

5.101 Welche der folgenden Aussagen trifft für diesen Patienten **nicht** zu?

(A) Es handelt sich wahrscheilich um ein hyperosmolares Koma.
(B) Wesentliches Therapieziel ist die Rehydrierung.
(C) Die Insulintherapie hat mit Altinsulin zu erfolgen.
(D) Die Gabe von Bicarbonat ist indiziert.
(E) Im Therapieverlauf kann eine massive Kaliumsubstitution erforderlich werden.

5.96 (C)   5.97 (E)   5.98 (C)   5.99 (D)   5.100 (B)   5.101 (A)

[H95]

5.102 Der „diabetische Fuß" ist ein Sammelbegriff für folgende Befunde bei Patienten mit Diabetes mellitus:

(1) Gangrän im Fußbereich
(2) trophische Ulzera im Fußbereich
(3) obliterierende Arteriosklerose im Unterschenkelbereich
(4) Neuropathie
(5) Osteoarthropathie Typ Charcot

(A) nur 1 und 3 sind richtig
(B) nur 2, 4 und 5 sind richtig
(C) nur 1, 2, 3 und 4 sind richtig
(D) nur 1, 2, 3 und 5 sind richtig
(E) 1 – 5 = alle sind richtig

[H00]

5.103 Bei dem 64-jährigen Patienten mit den in Abb. 93 des Bildanhangs gezeigten, nicht schmerzenden Veränderungen sollte in erster Linie gefahndet werden nach einer

(A) progressiven systemischen Sklerose
(B) diabetischen Polyneuropathie
(C) Tumorkrankheit
(D) chronischen venösen Insuffizienz
(E) Thrombangiitis obliterans

[F97]

5.104 Das abgebildete schmerzlose Ulkus am Fuß eines 65-jährigen Mannes (siehe Abb. 94 des Bildanhangs) ist am wahrscheinlichsten die Folge

(A) eines postthrombotischen Syndroms
(B) einer diabetischen Mikroangiopathie
(C) einer obliterierenden Makroangiopathie
(D) eines Erysipels
(E) einer arteriellen Embolie

[H96]

5.105 Welche Aussage trifft **nicht** zu?

Der klassische diabetische neuropathische Fuß weist unter anderem folgende Merkmale auf:

(A) tastbare Fußpulse
(B) normale oder erhöhte Hauttemperatur
(C) Druckstellen an Groß- und Kleinzehenballen
(D) Demineralisation und erhöhte Fragilität des Fußskeletts
(E) Blässe

[H96]

5.106 Eine wesentliche Ursache des diabetischen Fußes ist die Neuropathia diabetica. Durch schmerzarme Verletzungen oder Geschwüre entstehen bakterielle Weichteil- und Knocheninfektionen. Komplikationen können vermieden werden, wenn die kalkulierte Antibiotikatherapie den Hauterreger einbezieht.

Welcher Keim ist das?

(A) Streptococcus pyogenes
(B) Pseudomonas aeruginosa
(C) Bacteroides species
(D) Staphylococcus aureus
(E) Haemophilus influenzae

[F98]

5.107 Eine diabetische Nephropathie ist eher unwahrscheinlich bei

(A) Fehlen einer diabetischen Retinopathie
(B) Vorliegen einer arteriellen Hypertonie
(C) einer persistierenden Albuminurie > 0,2 g/l
(D) einer Diabetesdauer von mehr als 10 Jahren
(E) hyporeninämischem Hypoaldosteronismus eines älteren Patienten mit Diabetes Typ II (NIDDM)

[F94]

5.108 Welche Aussage trifft **nicht** zu?

Zu den Befunden bei einer diabetischen Nephropathie können gehören:

(A) Proteinurie
(B) Azotämie
(C) Zylindrurie
(D) Hyperkalzurie
(E) Isosthenurie

[F99]

5.109 Welche der folgenden renalen Veränderungen tritt im Verlauf des Diabetes mellitus als erste auf?

(A) Mikroalbuminurie
(B) Abfall der glomerulären Filtrationsrate
(C) Hämaturie
(D) akute Papillenspitzennekrose
(E) renale Hypertonie

5.102 (E) 5.103 (B) 5.104 (B) 5.105 (E) 5.106 (D) 5.107 (***) 5.108 (D) 5.109 (A)

5 Endokrine Organe, Stoffwechsel und Ernährung

[F00]

5.110 Sie betreuen seit mehreren Jahren eine 51-jährige Diabetikerin. Im Laufe der vergangenen Monate konnten Sie einen völligen Rückgang der bisherigen Glucosurie feststellen. Die Patientin wird morgens mit 24 E und abends mit 12 E Depot-Insulin behandelt. Die Blutzuckerwerte liegen postprandial zwischen 8,3 und 13,9 mmol/L (1,5–2,5 g/L), Serumkreatinin 212 µmol/L (24 mg/L). Die Achillessehnenreflexe sind nicht auslösbar, Blutdruck 160/110 mmHg. Geringe Erythrozyturie, Proteinurie von 3,5 g/d, Glucose und Aceton im Urin negativ. Die Abb. 95 des Bildanhangs zeigt den Augenhintergrundsbefund.

Welche Aussage trifft auf diese Patientin zu?

(A) Das tubuläre Transportmaximum für Glucose (Tm_G) ist erniedrigt.
(B) Bei der Patientin ist mit einer Glomerulosklerose (Kimmelstiel-Wilson) zu rechnen.
(C) Die Nierenfunktionseinschränkung ist für die Prognose der Patientin von untergeordneter Bedeutung.
(D) Im Zusammenhang mit den Augenhintergrundsveränderungen weist die Mikrohämaturie auf eine Blutgerinnungsstörung (Thrombozytopenie) hin.
(E) Im Augenhintergrund sind als Folge einer renalen Hypertonie sog. cotton-wool-Herde zu sehen.

[F00]

5.111 Was ist als kardiovaskuläre Manifestation der diabetischen autonomen Neuropathie **nicht** zu erwarten?

(A) Ruhetachykardie
(B) Herzrhythmusstörungen
(C) ausgeprägte respiratorische Arrhythmie
(D) subjektiv geminderte Wahrnehmbarkeit von Angina pectoris
(E) orthostatische Hypotonie

[F96]

5.112 Welche Aussage trifft **nicht** zu?

Folgende Symptome und Befunde bei einem 53-jährigen Patienten mit Diabetes mellitus können durch eine autonome diabetische Neuropathie bedingt sein:

(A) dyspeptische Beschwerden
(B) Ruhetachykardie
(C) eingeschränkte Dunkeladaptation der Augen
(D) Kußmaul-Atmung
(E) lange Zeitintervalle zwischen den einzelnen Miktionen infolge herabgesetzten Harndrangs

[H93]

5.113 Welche Aussage trifft **nicht** zu?

Zu den Manifestationen und Assoziationen des Diabetes mellitus zählen:

(A) Cheiroarthropathie
(B) Psoriasisarthritis
(C) Spondylosis hyperostotica
(D) Polyneuropathie
(E) Mikroangiopathie

[H97]

5.114 Welche Aussage trifft **nicht** zu?

Im Verlaufe eines Diabetes mellitus sind folgende Organveränderungen möglich:

(A) Pankreas – Insulitis
(B) Leber – Steatose
(C) Lunge – Alveolarproteinose
(D) Niere – Glomerulosklerose
(E) Magen – Gastroparese

[H93]

5.115 HbA_{1c}

(A) ist ein fötales Hämoglobin
(B) wird im Urin nachgewiesen
(C) ist eine glukosilierte Hämoglobinfraktion
(D) kommt ausschließlich bei Diabetikern vor
(E) ersetzt die Blutzuckerbestimmung bei Diabetikern

5.110 (B)   5.111 (C)   5.112 (D)   5.113 (B)   5.114 (C)   5.115 (C)

5.6 Endokrines Pankreas und Kohlenhydratstoffwechsel

[H99]

5.116 Welcher Befund ist bei einem 60-jährigen Patienten (176 cm, 74 kg) mit seit 7 Jahren bekannten Diabetes mellitus Typ II **nicht** mit dem Begriff „gute" Einstellung vereinbar?

(A) Nüchternblutzucker 5,6 mmol/l (1 g/l)
(B) Blutzucker 2 Stunden postprandial 8,3 mmol/l (1,5 g/l)
(C) HbA$_1$c 13% (normal 6–8%)
(D) Harnzuckerausscheidung von 1 g/d
(E) Cholesterin (S) 5,46 mmol/l (2,1 g/l)

[H94]

5.117 Welche der folgenden therapeutischen Maßnahmen haben sich neben der Gabe von Altinsulin beim ketoazidotischen Coma diabeticum bewährt?

(1) Kaliumzufuhr ca. 2 Stunden nach Behandlungsbeginn
(2) Infusion normotoner Lösungen
(3) CO_2-Beatmung
(4) forcierte Diurese
(5) Gabe von Phosphatbindern (z. B. Aludrox®)

(A) nur 1 und 2 sind richtig
(B) nur 1 und 5 sind richtig
(C) nur 1, 2 und 3 sind richtig
(D) nur 2, 3 und 4 sind richtig
(E) 1–5 = alle sind richtig

[F96]

5.118 Welche Aussage trifft **nicht** zu?

Die Ketoazidose in Verbindung mit diabetischem Präkoma/Koma weist typischerweise folgende Blutveränderungen auf:

(A) Verminderung des pH-Wertes
(B) Erhöhung des CO_2-Partialdruckes
(C) Verminderung des Standardbicarbonats
(D) Verschiebung des Basenüberschusses zur negativen Seite
(E) Erhöhung der freien Fettsäuren

[F94]

5.119 Bei welcher der folgenden Erkrankungen hat sich körperliches Training als besonders wirksam erwiesen?

(A) euthyreote Struma
(B) primäre Hypothyreose
(C) Phäochromozytom
(D) Diabetes mellitus
(E) Osteomalazie

[H95]

5.120 Ein 24-jähriger Mann (Büroangestellter, 170 cm, 61 kg) wird seit 6 Jahren wegen eines Diabetes mellitus mit Insulin behandelt. Er scheidet täglich zwischen 16 und 20 g Glucose im Urin aus. Er injiziert sich täglich am Morgen einmal 28 E langwirksames Insulin.

Beurteilen Sie die folgenden Aussagen:

(1) Wiederholte Hyperglykämien um 16,5 mmol/l (3 g/l) und Azetonurien sind mit dem Begriff „mäßige" Diabeteseinstellung noch vereinbar.
(2) Besteht die Glucosurie unverändert weiter, so wird sein Körpergewicht bei Ernährung mit 7980 kJ (1900 kcal) pro Tag nicht zunehmen.
(3) Die Stoffwechselführung wäre bei Injektion von morgens 20 E und abends 12 E eines Intermediärinsulins sehr wahrscheinlich besser.
(4) Der Patient sollte mit einem Sulfonylharnstoffderivat behandelt werden.

(A) nur 4 ist richtig
(B) nur 1 und 2 sind richtig
(C) nur 2 und 3 sind richtig
(D) nur 1, 2 und 3 sind richtig
(E) nur 1, 2 und 4 sind richtig

[H95]

5.121 Eine 33-jährige Patientin mit Diabetes mellitus Typ I ist in der 33. Schwangerschaftswoche.

Welches Kriterium weist auf eine falsche Diabeteseinstellung mit Gefährdung des Föten hin?

(A) HbA$_{1c}$ 13% (normal 6–8%)
(B) Nüchternblutzucker 3,33 mmol/l (0,6 g/l)
(C) Blutdruck RR 105/70 mmHg
(D) Gewichtszunahme von bisher 9 kg
(E) Glucosurie von 4 g/d

5.116 (C) 5.117 (A) 5.118 (B) 5.119 (D) 5.120 (C) 5.121 (A)

> F97

5.122 Das Auftreten von Blutzuckerspitzen in Verbindung mit der Nahrungsaufnahme (ausgeprägter Anstieg der postprandialen Blutzuckerkonzentration) kann gemindert werden durch präprandiale Einnahme von

(A) Trypsin
(B) Lipase
(C) Acarbose
(D) Asparaginase
(E) Saccharin

> F99

5.123 Eine 60-jährige Patientin (162 cm, 77 kg) wird mit Fieber, Husten, Tachypnoe sowie feinblasigen Rasselgeräuschen links basal aufgenommen. Zusätzlich finden sich eine bisher nicht bekannte Hyperglykämie von 26,6 mmol/l (4,8 g/l) und im Urin eine Glucoseausscheidung von 25 g/d sowie Aceton.

Welche Aussage zur Therapie dieser Patientin trifft zu?

(A) Wegen der akuten fieberhaften Erkrankung ist eine Behandlung mit Insulin kontraindiziert.
(B) Die Patientin wird nach Überstehen der fieberhaften Erkrankung höchstwahrscheinlich eine insulinabhängige Diabetikerin sein.
(C) Der Insulinbedarf wird durch akute fieberhafte Erkrankungen meist vermindert.
(D) Die Patientin sollte nach Überwindung der akuten fieberhaften Erkrankung eine isokalorische Diabetesdiät einhalten.
(E) Ohne interkurrente Erkrankung und nach Gewichtsreduktion auf ca. 60 kg besteht möglicherweise nur ein durch Diät und ggf. Sulfonylharnstoffderivate zu behandelnder Diabetes mellitus.

> H98

5.124 Welche Form der Diabetestherapie kann zu Unterzuckerung führen?

(A) bedarfsgerechte Diabetikerkost
(B) Thiazolidindione (z. B. Troglitazon)
(C) Sulfonylharnstoffe (z. B. Glimepirid)
(D) Biguanide (Metformin)
(E) α-Glucosidasehemmer (Acarbose)

5.7 Stoffwechsel und Ernährung

> F99

5.125 Bei einem bewußtlos aufgefundenen Patienten bestätigt sich der Verdacht auf eine Hypoglykämie (Blutzucker 1,7 mmol/l = 0,3 g/l).

Welche der folgenden Ursachen kommt als Erklärung für die Hypoglykämie **nicht** in Frage?

(A) organischer Hyperinsulinismus bei Inselzelladenom
(B) vorausgegangene Insulininjektion
(C) Einnahme von Sulfonylharnstoffderivaten
(D) 48 stündige Nahrungskarenz bei einem Stoffwechselgesunden
(E) chronischer Alkoholismus mit Marasmus

> H94

5.126 Welche Aussage trifft **nicht** zu?

Zu Übergewicht kommt es

(A) manchmal vor Beginn einer Pubertätsmagersucht
(B) bei Cushing-Syndrom
(C) bei einigen Patienten mit Insulinom
(D) als Erstmanifestation eines Diabetes mellitus Typ I
(E) bei Prader-Willi-Labhart-Syndrom

> H93

5.127 Welche der folgenden Erkrankungen kommt als Ursache der dargestellten Veränderungen (siehe Abb. 96 und Abb. 97 des Bildanhangs) am ehesten in Frage?

(A) chronische Polyarthritis (rheumatoide Arthritis)
(B) Diabetes mellitus
(C) familiäre Hypercholesterinämie
(D) Gicht
(E) fibröse Osteodystrophie (M. Recklinghausen)

> H98

5.128 Die in Abb. 98 des Bildanhangs erkennbaren periorbitalen Hautveränderungen einer 31-jährigen Patientin sprechen für

(A) progressive Systemsklerose
(B) primäre Hypercholesterinämie
(C) hepatolentikuläre Degeneration (M. Wilson)
(D) Hyperthyreose
(E) Porphyria cutanea tarda

5.122 (C) 5.123 (E) 5.124 (C) 5.125 (D) 5.126 (D) 5.127 (C) 5.128 (B)

[H99]

5.129 Die Abb. 99 des Bildanhangs zeigt eine Hautveränderung am Ellenbogen eines 19-jährigen Patienten mit pektanginösen Beschwerden.

Welche der folgenden Aussagen trifft **nicht** zu?

(A) Der Patient hat wahrscheinlich eine Hyperlipoproteinämie.
(B) Im Serum dieses Patienten ist eine milchige Trübung (Hyperchylomikronämie) zu erwarten.
(C) Prädilektionsstellen für Veränderungen wie in Abb. 99 des Bildanhangs sind auch Knie und Handrücken.
(D) Der Patient hat ein hohes Herzinfarktrisiko.
(E) Die Untersuchung weiterer Familienmitglieder ist sinnvoll.

[H99]

5.130 Ein 54-jähriger Geschäftsmann kommt wegen zunehmender Müdigkeit und Leistungsminderung zur Durchuntersuchung. Er ist 173 cm groß und wiegt seit 6 Jahren 85 kg.

Sie finden perkussorisch eine auf 17 cm Höhe vergrößerte Leber. Blutdruck 195/100 mmHg, Herzfrequenz 88/min regelmäßig. Harnsäure 518 mmol/l (87 mg/l); Cholesterin 8 mmol/l (3,1 g/l); Blutzucker 2 Std postprandial 12 mmol/l (2,1 g/l); Urinzuckerausscheidung 3 g/d.

Was ist für diesen Patienten zunächst die Therapie der Wahl?

(A) Gabe von Antihypertensiva und oralen Antidiabetika
(B) kohlenhydrat-, fett- und natriumarme hypokalorische Kost, körperliche Aktivität
(C) kohlenhydrat- und fettarme Diät, Insulin und Antihypertensiva, vermehrte körperliche Belastung
(D) orale Antidiabetika, Allopurinol, lipidsenkende Medikamente und Natriumrestriktion
(E) purinarme isokalorische Kost, orale Antidiabetika, Antihypertensiva und lipidsenkende Medikamente

[F99]

5.131 Wegen zunehmender Müdigkeit und Leistungsminderung kommt ein 55-jähriger Bauingenieur (80 kg, 168 cm) in die Sprechstunde. Die Untersuchung ergibt eine Hypertonie von 190/105 mmHg und eine 2 QF unterhalb des Rippenbogens tastbare, konsistenzvermehrte Leber. Bei den Laborwerten finden sich eine Urinzuckerausscheidung von 3 g/d, ein Blutzuckerwert 2 Stunden postprandial von 11,7 mmol/l (2,1 g/l), eine Serumcholesterinkonzentration von 8 mmol/l (3,1 g/l) und ein Harnsäurespiegel von 518 µmol/l (87 mg/l).

Was ist für diesen Patienten zunächst die Therapie der Wahl?

(A) purinarme isokalorische Kost, ein orales Antidiabetikum, ein Antihypertensivum und ein lipidsenkendes Medikament
(B) orales Antidiabetikum, Urikostatikum, lipidsenkendes Medikament und Natriumrestriktion
(C) kohlenhydrat- und fettarme Diät, Insulin und Antihypertensiva
(D) hypokalorische, natriumarme Diabetesdiät
(E) medikamentöse Therapie mit einem Antihypertensivum und oralem Antidiabetikum

[F99]

5.132 Als Grundstörung beim metabolischen Syndrom gilt die

(A) zelluläre Insulinresistenz
(B) Porphyrinstoffwechselstörung
(C) Hyperfibrinolyse
(D) Erhöhung des HDL-Cholesterins
(E) Acetonämie

[F98]

5.133 Welche Aussage trifft **nicht** zu?

Zum Vollbild des metabolischen Syndroms gehören:

(A) Adipositas mit androider Fettverteilung
(B) Hyperthyreose
(C) essentielle Hypertonie
(D) Dyslipoproteinämie (Hypertriglyceridämie, niedriges HDL-Cholesterin)
(E) Typ II-Diabetes (NIDDM)

5.129 (B)   5.130 (B)   5.131 (D)   5.132 (A)   5.133 (B)

[H99]

5.134 Was trifft **nicht** zu?

Das metabolische Syndrom ist charakteristisch durch

(A) Insulinresistenz des insulinabhängigen Gewebes
(B) arterielle Hypertonie
(C) stammbetonte Adipositas
(D) erhöhte Serumkonzentration von HDL-Cholesterin
(E) Hypertriglyceridämie

[F00]

5.135 Zum metabolischen Syndrom gehört **nicht**:

(A) Dyslipoproteinämie
(B) arterielle Hypertonie
(C) Hyperglykämie
(D) Übergewicht
(E) Cushing-Syndrom

[F98]

5.136 Welche Aussage trifft **nicht** zu?

Für ein körperliches Training bei Patienten mit metabolischem Syndrom gilt:

(A) Es kann mit einer Verbesserung der Gewebsempfindlichkeit für Insulin gerechnet werden.
(B) Das Risiko in bezug auf hypoglykämische Reaktionen ist bei der üblichen Trainingsintensität als gering zu veranschlagen.
(C) Das Risiko einer Koronararteriensklerose muß in Betracht gezogen werden.
(D) Die Belastung soll deutlich oberhalb der anaeroben Schwelle, z.B. mit einer Plasmalaktatkonzentration von 7 mmol/l, durchgeführt werden.
(E) Isotonische Belastungen werden günstiger als isometrische Belastungen beurteilt.

[H95]

5.137 Welche Aussage trifft **nicht** zu?

Folgende Diätvorschriften sind bei einem 40-jährigen, 178 cm großen Mann mit einem Gewicht von 95 kg im Rahmen der Behandlung einer Arthritis urica angezeigt:

(A) Reduktionskost
(B) purinarme Kost
(C) Verbot bzw. zumindest starke Einschränkung von Alkohol
(D) reichlich Flüssigkeitszufuhr
(E) Meiden von Milchprodukten

6 Niere, Harnwege, Wasser- und Elektrolythaushalt

6.1 Allgemeines

[H95]

6.1 Der plasmaonkotische Druck wird in erster Linie bestimmt durch

(A) die Blutfette
(B) die Globulinkonzentration
(C) die Albuminkonzentration
(D) die Natriumkonzentration
(E) das Intravasalvolumen

[H94]

6.2 Bei einem 18-jährigen Patienten mit plötzlich aufgetretenen Ödemen beider Unterschenkel liegt mit einer Eiweißausscheidung im Urin von mehr als 3 g/d ein nephrotisches Syndrom vor. Die Untersuchung des Eiweißmusters im Urin zeigt, daß es sich um eine selektive Proteinurie (vorwiegend Albumin, Transferrin) handelt.

Dieser Befund spricht am ehesten für:

(A) membranoproliferative Glomerulonephritis
(B) Amyloidose
(C) Bence-Jones-Proteinurie
(D) Minimalläsionenglomerulonephritis (minimal change-Nephritis)
(E) interstitielle Nephritis

5.134 (D)   5.135 (E)   5.136 (D)   5.137 (E)   6.1 (C)   6.2 (D)

6.3 Welche Aussage trifft **nicht** zu?

Ursachen einer isolierten Proteinurie können sein:

(A) Rechtsherzdekompensation
(B) glomeruläre Nierenschädigung
(C) tubuläre Nierenschädigung
(D) Orthostase
(E) eiweißreiche Kost

H99

6.4 Was trifft **nicht** zu?
Für die Differentialdiagnose der Proteinurie gilt:

(A) Bence-Jones-Proteine im Urin sind typisch für das multiple Myelom.
(B) Eine erhöhte Eiweißausscheidung im Harn kann renale und extrarenale Ursachen haben.
(C) Für tubuläre Schäden sind Harnproteine mit niedrigem Molekulargewicht typisch.
(D) Die orthostatische Proteinurie ist Folge einer arteriellen Hypotonie und geht mit Kollapszuständen einher.
(E) Die Mikroalbuminurie ist ein wichtiger Hinweis auf die beginnende diabetische Nephropathie.

H98

6.5 Die Kochsalzzufuhr muß bei Patienten mit chronischen Nierenerkrankungen eingeschränkt werden, wenn folgende Komplikationen vorliegen:

(1) hochgradige Retention harnpflichtiger Substanzen
(2) Ödeme
(3) Hyperkaliämie und metabolische Azidose
(4) arterielle Hypertonie

(A) Keine der Aussagen 1–4 ist richtig.
(B) nur 1 ist richtig
(C) nur 3 ist richtig
(D) nur 1 und 3 sind richtig
(E) nur 2 und 4 sind richtig

F99 !

6.6 Eine signifikante Bakteriurie im Mittelstrahlurin liegt vor bei

(A) 10^5 Keimen/ml
(B) 10^4 Keimen/ml
(C) 10^3 Keimen/ml
(D) 10^2 Keimen/ml
(E) 10 Keimen/ml

H93

6.7 Welche der folgenden Erkrankungen ist am häufigsten Ursache schmerzfreier rezidivierender Mikro- und Makrohämaturie?

(A) IgA-Nephritis (Berger)
(B) nephrotisches Syndrom bei Nephritis mit Minimalveränderungen (Minimalläsionenglomerulonephritis)
(C) Reiter-Syndrom
(D) Nierenamyloidose
(E) Diabetes insipidus renalis

F98

6.8 Bei einer 67-jährigen Patientin mit normaler Nierenfunktion wird die Diagnose eines Leiomyosarkoms gestellt, das den linken Ureter ummauert und die linke Niere infiltriert hat. Bei der operativen Entfernung des Sarkoms muß daher die linke Niere ebenfalls entfernt werden.

Welche Serumkreatininkonzentration ist postoperativ bei unkompliziertem Verlauf am ehesten zu erwarten?

(A) 44 µmol/l (5 mg/l)
(B) 133 µmol/l (15 mg/l)
(C) 460 µmol/l (52 mg/l)
(D) 663 µmol/l (75 mg/l)
(E) 884 µmol/l (100 mg/l)

F98

6.9 Eine 36-jährige Patientin klagt seit 3 Tagen über häufigen Harndrang (Pollakisurie) sowie Brennen bei der Miktion (Dysurie). Im Mittelstrahlurin finden sich folgende Befunde: Eiweiß negativ, Zucker negativ, im Sediment 2 Leukozyten und 3 Erythrozyten pro Gesichtsfeld (Auszählung von 10 Gesichtsfeldern mit dem 40er Objektiv).

Diese Befunde sprechen für eine

(A) Harnwegsinfektion
(B) asymptomatische Bakteriurie
(C) Reizblase
(D) Pyelonephritis
(E) Nierentuberkulose

6.3 (E) 6.4 (D) 6.5 (E) 6.6 (A) 6.7 (A) 6.8 (B) 6.9 (C)

F95

Folgende Angaben beziehen sich auf die Aufgaben Nr. 6.10 und Nr. 6.11.

Eine 17-jährige Schülerin stellt sich wegen Müdigkeit bei ihrem Arzt vor. Fieber, Rückenschmerzen, Dysurie oder Pollakisurie werden verneint. Im Urin werden erstmals über 10^5 Keime/ml Escherichia coli und $5 \times 10^6/l$ Leukozyten gefunden; kein Nachweis von Eiweiß oder Zylindern im Urin.

6.10 Die wahrscheinlichste Diagnose lautet:

(A) behandlungsbedürftige Harnwegsinfektion
(B) asymptomatische Bakteriurie
(C) symptomatische Bakteriurie
(D) akute Pyelonephritis
(E) akute Glomerulonephritis

6.11 Folgendes Vorgehen ist zu empfehlen:

(A) strikte Bettruhe
(B) antibiotische Therapie
(C) reichliche Flüssigkeitszufuhr, Urinkontrolle nach 1 Woche
(D) i. v. Pyelographie
(E) Zystoskopie

F93

6.12 Welche Aussage trifft **nicht** zu?

Typische Erkrankungen mit verminderter osmotischer Konzentrierfähigkeit in der Niere sind:

(A) Diabetes insipidus renalis
(B) hypokaliämisch bedingte Nephropathie
(C) hyperkalzämische Nephropathie
(D) doppelseitige Nierenarterienstenose
(E) Analgetikanephropathie mit Papillennekrose

F90

6.13 Eine 63-jährige Patientin, die vor 2 Jahren wegen eines Korpuskarzinoms bestrahlt wurde, kommt mit allgemeinem Krankheitsgefühl in Ihre Behandlung. Bei einer Urinausscheidung von 2,5 l/d betragen im Serum Harnstoff-N 26 mmol/l (740 mg/l) und Kreatinin 707 µmol/l (80 mg/l).

Welche Aussage trifft zu?

(A) Der Kreatininwert ist typisch für einen rasch zerfallenden Tumor mit hohem Katabolismus.
(B) Der Befund spricht am ehesten für eine Nierenamyloidose.
(C) Trotz der Polyurie kann es sich um eine obstruktive Uropathie im Rahmen des Grundleidens handeln.
(D) Wahrscheinlich liegt eine akute Strahlenzystitis vor.
(E) Die Kreatinin-Clearance beträgt etwa 50 ml/min.

6.2 Erkrankungen

H97 !

6.14 Welche Aussage trifft **nicht** zu?

Auslösende Faktoren des hepatorenalen Syndroms können sein:

(A) Albumininfusionen wegen Hypoproteinämie
(B) Aszitesbehandlung durch hohe Dosen von Diuretika
(C) Punktion großer Aszitesmengen
(D) massive Diarrhö
(E) gastrointestinale Blutung

H96 !

6.15 Beim hepatorenalen Syndrom handelt es sich um

(A) ein toxisches akutes Nierenversagen bei alkoholischer Fettleber
(B) eine chronische Nierenfunktionsstörung bei Lebervenenthrombose (Budd-Chiari-Syndrom)
(C) ein funktionelles, im Prinzip reversibles, progredientes Nierenversagen bei dekompensierter Leberzirrhose
(D) ein nephrotisches Syndrom bei persistierender Hepatitis B
(E) eine sog. biliäre Nephrose (Nierenfunktionsstörung bei Verschlußikterus)

6.10 (B) 6.11 (C) 6.12 (D) 6.13 (C) 6.14 (A) 6.15 (C)

[H94]

6.16 Bei der ambulanten Kontrolluntersuchung eines Patienten mit chronischer Niereninsuffizienz finden Sie eine Abnahme des Harnstoff-N im Serum, obwohl das Serumkreatinin mit 530 µmol/l (60 mg/l) unverändert hoch geblieben ist.

Wodurch wird dieser Befund erklärt?

(A) Eiweißmangelernährung
(B) Verbesserung der Nierenfunktion
(C) interkurrenter Infekt
(D) Abnahme der renalen Durchblutung
(E) Exsikkose

[F95] !!

6.17 Bei fortgeschrittener Niereninsuffizienz kommt es zu

(1) respiratorischer Azidose
(2) metabolischer Azidose
(3) Hyperkaliämie
(4) Hyperphosphatämie
(5) Hypomagnesiämie

(A) nur 1 und 3 sind richtig
(B) nur 1 und 5 sind richtig
(C) nur 2 und 5 sind richtig
(D) nur 2, 3 und 4 sind richtig
(E) nur 2, 3 und 5 sind richtig

[F00] !!

6.18 Welche der folgenden Veränderungen des Säure-Basen-Haushaltes ist die am ehesten typische metabolische Folgeerscheinung der fortgeschrittenen chronischen Niereninsuffizienz?

(A) pH 7,32 pCO_2 7,3 kPa (55 mmHg) HCO_3^- 32 mmol/L   BE 5
(B) pH 7,30 pCO_2 3,7 kPa (28 mmHg) HCO_3^- 14 mmol/L   BE −12
(C) pH 7,39 pCO_2 5,3 kPa (40 mmHg) HCO_3^- 23 mmol/L
(D) pH 7,44 pCO_2 4,3 kPa (32 mmHg) HCO_3^- 16 mmol/L   BE −3
(E) pH 7,48 pCO_2 5,9 kPa (44 mmHg) HCO_3^- 30 mmol/L

[H98] !!

6.19 Ein erwachsener Patient mit fortgeschrittener chronischer Niereninsuffizienz (Serumkreatinin 398 µmol/l ≙ 45 mg/l) braucht zur täglichen Elimination von 600 mosmol ein Urinvolumen pro 24 Std. von ca.

(A) 250 ml
(B) 500 ml
(C) 1000 ml
(D) 2000 ml
(E) 4000 ml

[F00] !

6.20 Welche Veränderung gehört **nicht** zum Bild der Urämie?

(A) Neuropathie
(B) Osteopathie
(C) Perikarditis
(D) Lungenödem (fluid lung)
(E) portale Hypertension

[H00] !!

6.21 Welche der folgenden Veränderungen ist beim sekundären Hyperparathyreoidismus bei fortgeschrittener Niereninsuffizienz **nicht** zu erwarten?

(A) Verlust von Hemmwirkung des Calcitriol auf die Parathormonsekretion
(B) verminderte 1α-Hydroxylation von 25-OH-Vitamin D_3
(C) verminderte intestinale Calciumaufnahme
(D) erhöhte Serumaktivität der alkalischen Phosphatase
(E) Hypophosphatämie

6.16 (A)   6.17 (D)   6.18 (B)   6.19 (D)   6.20 (E)   6.21 (E)

H00 !!

6.22 Ein 50-jähriger Patient stellt sich wegen in den letzten Monaten wiederholt aufgetretener linksseitiger Nierenkoliken mit Abgang von Grieß im Harn vor. Bei der Ultraschalluntersuchung des Abdomens finden sich im Bereich der linken Nierenkelche drei kleine Verdichtungen mit positivem Schallschatten. Laboruntersuchungen: Serumkalziumkonzentration 3,2 mmol/L, Serumphosphatkonzentration 0,6 mmol/L (18 mg/L), Serumaktivität der alkalischen Phosphatase 200 U/L (Referenzbereich 60–200 U/L), Serumkreatininkonzentration 88 µmol/L (10 mg/L).

Welche der folgenden Diagnosen ist am wahrscheinlichsten?

(A) idiopathische Hyperkalzurie
(B) primärer Hyperparathyreoidismus
(C) sekundärer Hyperparathyreoidismus
(D) Oxalose
(E) Xanthinsteine der Niere

F96

6.23 Ein seit etwa einem Jahr wegen endogener Depression mit Lithiuim behandelter 39-jähriger Patient klagt über vermehrten Durst und wird wegen einer Serumkreatininkonzentration von 133 µmol/l (15 mg/l) bei einer Serumnatriumkonzentration von 130 mmol/l zur internistischen Untersuchung überwiesen. Aus dem 24-h-Urin wird eine endogene Kreatininclearance mit 40 ml/min errechnet. Das Urinvolumen während der 24 h betrug 4 l mit einer relativen Dichte von 1,003 g/l.

Als Ursache der Nierenfunktionseinschränkung mit Verminderung der glomerulären Filtrationsrate und des Konzentrationsvermögens kommt am ehesten in Frage:

(A) psychogene Polydipsie
(B) Behandlung mit Lithium
(C) zentraler Diabetes insipidus
(D) idiopathischer renaler Diabetes insipidus
(E) osmotische Diurese

H96 !!

6.24 Bei einem 74-jährigen Patienten kommt es zwei Tage nach einer i.v. Pyelographie, vor der er 12 Stunden dursten mußte, zur Abnahme des Urinvolumens auf weniger als 600 ml/24 Stunden und zum Anstieg der Serumkreatininkonzentration zunächst auf 221 µmol/l (25 mg/l). Innerhalb der folgenden Tage steigt sie weiter an auf 495 µmol/l (56 mg/l), die Serumkaliumkonzentration beträgt dabei 5,7 mmol/l. Die tägliche Urinmenge liegt jetzt zwischen 500 und 1200 ml. Die Urinosmolarität beträgt 312 mosm/l, die Natriumkonzentration im Urin schwankt um einen Wert von 80 mmol/l.

Welche der folgenden Erkrankungen liegt vor?

(A) chronische Niereninsuffizienz auf dem Boden einer Glomerulonephritis
(B) Oligurie infolge Dehydratation
(C) oligurisches akutes Nierenversagen
(D) nicht-oligurisches akutes Nierenversagen
(E) postrenale Azotämie

H96 !!

Folgende Angaben beziehen sich auf die Aufgaben Nr. 6.25 und Nr. 6.26.

Ein 24-jähriger amerikanischer Student stellt sich wegen eines Rezidivs einer bekannten und bereits operativ behandelten Analfistel zum Ausschluß einer Ileitis regionalis (M. Crohn) vor. Die körperliche Untersuchung erbringt keinen auffälligen Befund: Laborchemisch sind BSG, Blutbild sowie Eiweiß, Elektrophorese, Transaminasen, Harnsäure und Kreatinin im Serum im Normalbereich. Nach 3 Tagen berichtet der Patient über eine Harnmenge von weniger als 100 ml/24 Stunden und ein allgemeines Unwohlbefinden. Eine Kontrolle der Serumkreatininkonzentration ergibt jetzt einen Wert von 292 µg/l (33 mg/l), LDH 1852 U/l (normal bis 240 U/l), CK 22000 U/l (normal bis 75 U/l).

Der Patient gibt auf gezieltes Befragen an, daß er bis vor einem Jahr Leistungssport betrieben hatte. 2 Tage zuvor war er 2 Stunden lang Wasserski gefahren.

6.25 Welche ist die wahrscheinlichste Ursache für die Komplikation und die laborchemischen Befunde?

(A) Unterkühlung
(B) Dehydratation
(C) Rhabdomyolyse
(D) Drogenmißbrauch
(E) Hämolyse

6.26 Welches Krankheitsbild liegt vor?

(A) akute Glomerulonephritis
(B) akutes Nierenversagen
(C) Lungenembolie
(D) interstitielle Nierenerkrankung bei Sichelzellanämie
(E) Polymyositis

[F94]

Folgende Angaben beziehen sich auf die Aufgaben Nr. 6.27 und Nr. 6.28.

Bei einem 37-jährigen bisher gesunden Bergmann tritt nach einer Verschüttung von wenigen Stunden eine Anurie (Urinvolumen < 100 ml/d) auf. Zu Blutverlusten war es nicht gekommen. Der Blutdruck liegt bei 135/80 mmHg. Die Analyse des Urins ergibt eine Natriumkonzentration von 50 mmol/l und eine Osmolalität von 300 mosmol/l. Die Serumkreatininkonzentration liegt bei 354 μmol/l (40 mg/l).

6.27 Um welche der folgenden Erkrankungen handelt es sich am ehesten?

(A) akutes myoglobinurisches Nierenversagen (Crush-Niere)
(B) akutes Nierenversagen nach Kreislaufschock
(C) akute interstitielle Nephritis
(D) akute Glomerulonephritis
(E) prärenales Nierenversagen infolge Dehydratation

6.28 Welche Therapie ist bei dem Patienten zunächst angezeigt?

(A) Dialysebehandlung
(B) Verabreichung von Thiaziddiuretika (z.B. Esidrix®)
(C) Volumensubstitution, Alkalisierung, Infusion von Osmodiuretika und Dopamin
(D) Digitalisierung, Anwendung eines ACE-Hemmstoffes (z.B. Captopril)
(E) Bluttransfusion, Gabe von Aldosteronantagonisten und Breitbandantibiotika

[F97] **!!**

6.29 Die isosthenurische Polyurie im letzten Stadium des akuten Nierenversagens vor einsetzender Restitution der Nierenfunktion kann führen zu

(1) Hypokaliämie
(2) Hyponatriämie
(3) Exsikkose
(4) Hypoproteinämie

(A) nur 1 ist richtig
(B) nur 2 und 3 sind richtig
(C) nur 2 und 4 sind richtig
(D) nur 1, 2 und 3 sind richtig
(E) 1–4 = alle sind richtig

[H97] **!!**

6.30 Welche Aussage trifft **nicht** zu?

Mögliche Risikofaktoren für ein durch ionische Röntgenkontrastmittel induziertes akutes Nierenversagen sind:

(A) Diabetes mellitus mit Mikroangiopathie
(B) Plasmozytom (multiples Myelom)
(C) arterielle Hypertonie mit Azotämie
(D) Überwässerung (Hypoosmolalität)
(E) Sichelzellanämie

[H98] **!**

6.31 Welche Aussage trifft **nicht** zu?

Wichtige Ursachen der Nierenschädigung bei multiplem Myelom (sog. Myelomniere) sind:

(A) Ausscheidung von Leichtketten im Urin (Bence-Jones-Proteinurie)
(B) Infektionen
(C) Hyperkalzurie
(D) Hyperlipidämie
(E) Amyloidose

F99 !
6.32 Welche Aussage trifft **nicht** zu?

Ursachen einer Einschränkung der Nierenfunktion beim multiplen Myelom mit dem Risiko eines akuten Nierenversagens sind:

(A) Hyperkalzämie
(B) Bence-Jones-Proteinurie
(C) Infiltration des Nierengewebes mit Myelomzellen
(D) Amyloidose
(E) zirkulierende Antibasalmembranantikörper

H94 !
Folgende Angaben beziehen sich auf die Aufgaben Nr. 6.33 und Nr. 6.34.

Bei einem 77-jährigen Patienten tritt postoperativ eine Oligurie (Urinvolumen < 400 ml/d) auf. Der Blutdruck beträgt 110/70 mmHg. Die Analyse des Urins ergibt eine Natriumkonzentration von 20 mmol/l, eine Osmolalität von 950 mosmol/kg; die Serumkreatininkonzentration liegt bei 354 μmol/l (40 mg/l).

6.33 Um welche der folgenden Erkrankungen handelt es sich?

(A) akutes Nierenversagen nach Kreislaufschock
(B) akutes toxisches Nierenversagen
(C) akute interstitielle Nephritis
(D) akute Glomerulonephritis
(E) funktionelles Nierenversagen infolge Dehydration

6.34 Welche der folgenden Therapiemaßnahmen ist bei der vorliegenden Erkrankung angezeigt?

(A) Dialysebehandlung
(B) Verabreichung von Schleifendiuretika
(C) intravenöse Gabe von Dopamin
(D) Digitalisierung
(E) Volumensubstitution

H96 !
6.35 Welche Zylinder im Urin sind für die akute Glomerulonephritis besonders charakteristisch?

(A) Erythrozytenzylinder
(B) Leukozytenzylinder
(C) Epithelzylinder
(D) hyaline Zylinder
(E) Myoglobinzylinder

H94 !!
6.36 Bei Vorliegen einer Minimalläsionenglomerulonephritis (minimal-change-Nephritis) gilt als Therapie der ersten Wahl die Verordnung von:

(A) Schleifendiuretika
(B) Immunsuppressiva
(C) Prednisolon
(D) erhöhter Eiweißzufuhr
(E) Cholesterin-Senkern

F00 !!
6.37 Bei welcher Erkrankung liegt der Nierenbeteiligung eine Antibasalmembranantikörperbildung pathogenetisch zugrunde?

(A) systemischer Lupus erythematodes
(B) Goodpasture-Syndrom
(C) Purpura Schoenlein-Henoch
(D) gemischte Kryoglobulinämie
(E) Wegener-Granulomatose

F93 !!
6.38 Welcher der folgenden Befunde spricht gegen die Annahme einer rapid-progressiv verlaufenden Glomerulonephritis?

(A) Proteinausscheidung weniger als 5 g/d
(B) Urinausscheidung weniger als 100 ml/d
(C) positiver Rheumafaktor
(D) Nachweis von Escherichia coli im Mittelstrahlurin (10^4 Keime/ml)
(E) Nachweis einer selektiv mikromolekular-tubulären Proteinurie

F93 !!
6.39 Bei Patienten mit Nephritis und Hämoptysen, bei denen die immunfluoreszenzmikroskopische Untersuchung des Nierengewebes eine lineare Ablagerung von IgG (gegen die Basalmembran gerichtete Antikörper) zeigt, handelt es sich wahrscheinlich um:

(A) Nephritis mit Minimalveränderungen (minimal change lesion)
(B) akute Poststreptokokkenglomerulonephritis
(C) Goodpasture-Syndrom
(D) M. Kimmelstiel-Wilson
(E) Nierenbeteiligung bei Lupus erythematodes visceralis

6.32 (E)   6.33 (E)   6.34 (E)   6.35 (A)   6.36 (C)   6.37 (B)   6.38 (E)   6.39 (C)

6.2 Erkrankungen

[F98]

6.40 Welche ist die häufigste Form der Glomerulonephritis im Erwachsenenalter?

(A) Glomerulonephritis mit Minimalveränderungen (Minimal-Change-Nephritis)
(B) IgA-Nephritis (M. Berger)
(C) perimembranöse Glomerulonephritis
(D) akute Poststreptokokkenglomerulonephritis
(E) membranoproliferative Glomerulonephritis

[F00] *!*

6.41 Die IgA-Nephritis (M. Berger) als häufigste glomeruläre Nierenerkrankung ist im Frühstadium gekennzeichnet durch:

(A) symptomatische Bakteriurie
(B) Mikro- und Makrohämaturie
(C) rasch progredienten Nierenfunktionsverlust
(D) generalisierte Ödeme
(E) distale renal-tubuläre Azidose

[F95]

6.42 Bei Patienten mit chronischer Glomerulonephritis und Hypertonie

(A) beschleunigt die Hypertonie die Destruktion des Nierenparenchyms
(B) führt konsequente Behandlung von Hypertonie zur Normalisierung der Nierenfunktion
(C) ist eine Nierenarterienstenose in den meisten Fällen Ursache der Hypertonie
(D) ist die Plasmareninkonzentration oder -aktivität niedrig
(E) ist das Herzminutenvolumen in der Frühphase der chronischen Niereninsuffizienz reduziert

[F97]

6.43 Welches klinische Symptom ist bei dem in Abb. 100 des Bildanhangs als repräsentativer Ausschnitt gezeigten histologischen Befund im glomerulären Bereich am wahrscheinlichsten?

(A) Dysurie
(B) Oligo-Anurie
(C) Chylurie
(D) Nierenkolik
(E) Makrohämaturie

[H91]

Ordnen Sie den Nierenerkrankungen (Liste 1) die jeweils am ehesten zutreffenden sonographisch erhobenen Befunde (Liste 2) zu!

Liste 1

6.44 unilaterale Nierenarterienstenose

6.45 chronische Pyelonephritis

6.46 chronische mesangioproliferative Glomerulonephritis

Liste 2

(A) beiderseits kleine, relativ glatt begrenzte Nieren
(B) grobe Narben im Nierenparenchym bei einseitig verkleinerter Niere
(C) einseitige kleine Niere mit glatter Begrenzung, normale kontralaterale Niere
(D) beiderseits große, glatt begrenzte Nieren
(E) zystische Veränderungen in beiderseits vergrößerten Nieren

[H99]

6.47 Was trifft **nicht** zu?

Eine perkutane Nierenbiopsie ist aus diagnostischen oder therapeutischen Gründen angezeigt bei Patienten mit

(A) nephrotischem Syndrom
(B) Verdacht auf Abstoßung eines Nierentransplantats
(C) Verdacht auf rapid progressive Glomerulonephritis
(D) akutem Nierenversagen unklarer Ursache
(E) Nierenzysten

[F96] *!!*

6.48 Welche Aussage trifft **nicht** zu?

Folgende Merkmale finden sich gehäuft bei nephrotischem Syndrom?

(A) Hypalbuminämie
(B) Hyperkalzurie
(C) Hyperkoagulabilität des Blutes
(D) Mangel an thyroxinbindendem Globulin im Plasma
(E) Hyperlipidämie

6.40 (B)   6.41 (B)   6.42 (A)   6.43 (B)   6.44 (C)   6.45 (B)   6.46 (A)   6.47 (E)   6.48 (B)

6.49 Ein nephrotisches Syndrom mit Eiweißausscheidung im Urin von mehr als 3,5 g/d ist **am wenigsten** wahrscheinlich bei:

(A) Amyloidose der Niere
(B) diabetischer Nephropathie
(C) Lupusnephritis
(D) Glomerulonephritis mit Minimalveränderungen („Minimal-change-Nephritis")
(E) interstitieller Nephritis

6.50 Welche der folgenden Aussagen über das nephrotische Syndrom trifft in der Regel zu?

(A) Hauptursache ist ein intestinaler Eiweißverlust.
(B) Das Plasmavolumen ist vermehrt.
(C) Die distale tubuläre Natriumreabsorption ist erhöht.
(D) Die Aldosteronsekretion der Nebennieren ist vermindert.
(E) Von den Plasmaeiweißen sind vor allem die α_2- und β-Globuline erniedrigt.

6.51 Bei einem 16-jährigen Patienten treten zum zweitenmal innerhalb von 5 Jahren ausgeprägte Unterschenkelödeme auf, die sich bei der Erstmanifestation rasch und vollständig unter der Behandlung mit Prednisolon zurückgebildet hatten.

Welche der folgenden Erkrankungen liegt den Ödemen am wahrscheinlichsten zugrunde?

(A) mangelnde Eiweißzufuhr
(B) eiweißverlierende Enteropathie
(C) nephrotisches Syndrom bei Glomerulonephritis mit Minimalveränderungen (Minimal-Change-Nephritis)
(D) Eiweißsynthesestörung bei fortgeschrittener Leberzirrhose
(E) dilatative Kardiomyopathie

6.52 Womit ist bei der Lipoidnephrose mit nephrotischem Syndrom **am wenigsten** zu rechnen?

(A) Ödeme
(B) Makrohämaturie
(C) Hypovolämie
(D) Proteinurie
(E) Besserung der Symptomatik unter Glucocorticoidbehandlung

6.53 Für welche der folgenden Erkrankungen spricht das Elektropherogramm (siehe Abb. 101 des Bildanhangs)?

(A) Antikörpermangelsyndrom
(B) nephrotisches Syndrom
(C) Leberzirrhose
(D) Makroglobulinämie Waldenström
(E) Plasmozytom

6.54 Welche Aussage trifft **nicht** zu?

Die tubulo-interstitielle Nephritis kann auftreten als Folge von

(A) Kadmiumintoxikation
(B) Hypokaliämie
(C) Hypokalzämie
(D) Nierentransplantatabstoßung
(E) Analgetikaabusus

6.49 (E)   6.50 (C)   6.51 (C)   6.52 (B)   6.53 (B)   6.54 (C)

| F00 | ‼️

6.55 Eine 63-jährige adipöse Frau leidet unter Hüftschmerzen (Coxarthrose). Der Hausarzt verordnete ein nichtsteroidales Antirheumatikum, zusätzlich nimmt sie wegen einer Hypertonie einen Calciumantagonisten ein. 3 Monate später treten Schwellungen beider Beine auf. Laborchemisch fallen ein Serumkreatinin von 262 µmol/L (30 mg/L), ein Serumalbumin von 20 g/L sowie eine Proteinurie von 10 g/d auf, ferner sind granulierte Zylinder und Erythrozyten im Urin nachweisbar. Nierenbioptisch ist der in der Abb. 102 des Bildanhangs dargestellte Befund repräsentativ.

Wie lautet die wahrscheinlichste Diagnose?

(A) Amyloidose
(B) nephrotisches Syndrom bei interstitieller Nephritis nach Einnahme nichtsteroidaler Antirheumatika
(C) minimal change-Nephropathie
(D) Stauungsödeme
(E) membranöse Glomerulonephritis

| F00 | ‼️

Folgende Angaben beziehen sich auf die Aufgaben Nr. 6.56 und Nr. 6.57.

Ein 68-jähriger Patient litt bisher gelegentlich unter Rückenbeschwerden in Höhe der LWS bei Spondylosis deformans. Wegen einer plötzlich aufgetretenen akuten Ischialgie rechts wurde er von seinem Hausarzt mit nichtsteroidalen Antiphlogistika behandelt, worauf sich die Ischialgie rasch besserte. Am 4. Tag der Behandlung traten Exanthem sowie Ödem im Bereich beider Unterschenkel und eine leichte Schwellung der Hände und des Gesichtes auf, kein Fieber. Bei dem bisher normotonen Patienten wird jetzt ein Blutdruck von 170/105 mmHg gemessen. Die blutchemischen Analysen sind unauffällig bis auf eine Serumkreatininkonzentration von 165 µmol/L (19 mg/L), BSG 26/42 mm. Im Urin ist der Nachweis von Eiweiß schwach positiv, von Zucker negativ; im Sediment einige Erythrozyten, keine Zylinder.

6.56 Die Diagnose lautet:

(A) nephrotisches Syndrom
(B) akute Glomerulonephritis
(C) Nierenschädigung bei Arzneimittelreaktion
(D) Nephrosklerose bei essentieller Hypertonie
(E) Ödeme bei akuter Herzinsuffizienz

6.57 Die wichtigste therapeutische Maßnahme besteht in:

(A) Verabreichung von Herzglykosiden
(B) Verordnung einer salzarmen Diät
(C) Verordnung von Diuretika
(D) Absetzen der Antiphlogistika
(E) Verabreichung von Antihypertensiva

| H95 | ‼️

6.58 Welche Aussage trifft **nicht** zu?

Eine akute abakterielle interstitielle Nephritis kann hervorgerufen werden durch:

(A) β-Lactamantibiotika, z.B. Methicillin
(B) nichtsteroidale Antiphlogistika
(C) Alkoholabusus
(D) Streptokokkeninfektionen, z.B. Scharlach
(E) Nierentransplantatabstoßung

| F94 | ‼️

6.59 Welche Aussage trifft **nicht** zu?

Eine akute interstitielle (abakterielle) Nephritis kann verursacht werden durch:

(A) Antibiotika (z.B. Penicilline)
(B) Antimalariamittel
(C) Sulfonamide
(D) Prednisolon
(E) nichtsteroidale Antirheumatika

6.55 (B)   6.56 (C)   6.57 (D)   6.58 (C)   6.59 (D)

F99 **!!**

6.60 Eine 54-jährige Patientin wurde wegen einer Harnwegsinfektion mit Ciprofloxacin behandelt, woraufhin Dysurie und Pollakisurie abklangen. Am 5. Tag der Behandlung klagt sie über Müdigkeit und Übelkeit und bemerkt eine Zunahme der Urinmenge, so daß sie nachts aufstehen muß.

Die Körpertemperatur beträgt 38,5 °C, im Urin kommt es erneut zu Proteinurie (1 g/d), Leukozyturie und Mikrohämaturie. Die vorher normale Serumkreatininkonzentration beträgt 177 µmol/l (20 mg/l), im Blutbild ist eine Eosinophilie von 10% auffällig.

Welche Diagnose ist am wahrscheinlichsten?

(A) akute nichtbakterielle interstitielle Nephritis
(B) Poststreptokokkenglomerulonephritis
(C) paranephritischer Abszeß
(D) systemischer Lupus erythematodes
(E) Urosepsis

H98

6.61 Welche Aussage trifft **nicht** zu?

Beurteilen Sie die Zuordnungen von primären oder sekundären Nephropathien und ihren Manifestationen bzw. Komplikationen!

(A) Phenacetinnephropathie – Urotheltumor
(B) polyzystische Nierendegeneration – Hämaturie
(C) progressive Systemsklerosen – Nephrolithiasis
(D) Alport-Syndrom – Schwerhörigkeit
(E) Oxalose – Herzrhythmusstörungen

H95

6.62 Welche Aussage trifft **nicht** zu?

Beurteilen Sie folgende Störungen der Harnausscheidung bzw. Miktion:

(A) Eine Pollakisurie ist oft Zeichen einer akuten Entzündung der ableitenden Harnwege.
(B) Die Dysurie gehört zu den typischen Zeichen de nephrotischen Syndroms.
(C) Eine Oligurie infolge einer Exsikkose ist ein typisches Beispiel für eine prärenal bedingte Funktionsstörung.
(D) Bei plötzlich einsetzender Anurie muß differentialdiagnostisch immer eine obstruktive Uropathie als Ursache in Erwägung gezogen werden.
(E) Verlängerung der Miktionsintervalle und Wahrnehmungsverlust der Blasenfüllung können auf eine autonome Neuropathie bei Diabetes mellitus hinweisen.

H00 **!!**

6.63 Welcher der folgenden Erreger ist die **am wenigsten** wahrscheinliche Ursache der bakteriellen interstitiellen Nephritis?

(A) Escherichia coli
(B) Enterococcus faecalis
(C) Proteus mirabilis
(D) Klebsiella pneumoniae
(E) Streptococcus pyogenes

F95

6.64 Welche Aussage trift **nicht** zu?

Folgende Erkrankungen begünstigen das Auftreten einer Pyelonephritis:

(A) Nierenbeckensteine
(B) benigne Prostatahyperplasie mit Restharnbildung
(C) eitrige Tonsillitis (Streptokokkenangina)
(D) vesiko-ureteraler Reflux
(E) multiple Sklerose

6.60 (A)   6.61 (C)   6.62 (B)   6.63 (E)   6.64 (C)

6.2 Erkrankungen

[F97]

6.65 Bei einer 54-jährigen Patientin, bei der seit dem 19. Lebensjahr eine arterielle Hypertonie ohne zusätzliche Erkrankungen bekannt ist, wurde vor 8 Jahren eine Kreatininkonzentration im Serum von 115 µmol/l (13 mg/l) beobachtet. Jetzt findet sich eine Kreatininkonzentration im Serum von 362 µmol/l (41 mg/l). Der Blutdruck liegt trotz Therapie mit einem Kalziumantagonisten, einem postsynaptischen Alpharezeptorenblocker und einem Schleifendiuretikum bei 160/110 mmHg. Die Eiweißausscheidung im Urin beträgt 1,5 g/d. Im Urinsediment findet sich eine Mikrohämaturie (8 Erythrozyten/Gesichtsfeld). Die Sonographie der Nieren zeigt beidseitig etwas verkleinerte Nieren ohne grobe Veränderungen der Nierenoberfläche.

Welche Diagnose trifft am ehesten zu?

(A) Nephrosklerose
(B) chronische Poststreptokokkenglomerulonephritis
(C) nephrotisches Syndrom
(D) Zystennieren
(E) chronische Pyelonephritis

[F96] *!*

6.66 Welche Aussage trifft **nicht** zu?

Im Verlaufe der folgenden Erkrankungen ist die Entwicklung einer Nierenamyloidose möglich:

(A) Hepatitis A
(B) Plasmozytom
(C) rheumatoide Arthritis
(D) familiäres Mittelmeerfieber
(E) Bonchiektasen

[F93]

6.67 Welche Aussage trifft **nicht** zu?

Für die diabetische Nephropathie (Glomerulosklerose) gilt:

(A) Auftreten bei etwa der Hälfte der Patienten mit Diabetes mellitus Typ I (IDDM)
(B) Auftreten typischerweise nach einer Dauer des Diabetes mellitus Typ I (IDDM) von 4–5 Jahren
(C) Mikroalbuminurie ist ein wichtiges Frühzeichen.
(D) Röntgenkontrastmittelgabe ist potentiell nephrotoxisch.
(E) Augenhintergrundsveränderungen fast immer gleichzeitig nachweisbar.

[H92] *!*

6.68 Eine rezidivierende Bildung von kalziumphosphathaltigen Nierensteinen kommt vor bei

(1) primärem Hyperparathyreoidismus
(2) distaler renal-tubulärer Azidose
(3) Behandlung mit Thiaziddiuretika

(A) nur 1 ist richtig
(B) nur 2 ist richtig
(C) nur 1 und 2 sind richtig
(D) nur 1 und 3 sind richtig
(E) 1–3 = alle sind richtig

[H98] *!*

6.69 Bei einem subjektiv beschwerdefreien Patienten mit chronischer Niereninsuffizienz, renaltubulärer Azidose (RTA) und Hypokalzämie kann die Korrektur der metabolischen Azidose durch Gabe von Natriumzitrat/Zitronensäure (z.B. Acetolyt®) zu welchem der folgenden Symptome führen?

(A) Tetraplegie
(B) Tetanie
(C) spontanes Babinski-Phänomen
(D) Abschwächung oder Fehlen der Bauchdeckenreflexe
(E) Seitengleiche Abschwächung der Muskeleigenreflexe

[H99] *!!*

6.70 Die Lebenserwartung der Patienten im chronischen Hämodialyseprogramm hat sich in den letzten Jahren deutlich verbessern lassen, dennoch ist es nicht immer gelungen, die Prognose einzelner primärer oder sekundärer Nierenerkrankungen günstiger zu gestalten.

Welche der hier genannten Erkrankungen hat die beste Prognose?

(A) autosomal-dominante polyzystische Nierendegeneration
(B) primäre Oxalose
(C) multiples Myelom mit Nierenbeteiligung
(D) diabetische Nephropathie
(E) Amyloidose

6.65 (A)   6.66 (A)   6.67 (B)   6.68 (C)   6.69 (B)   6.70 (A)

6 Niere, Harnwege, Wasser- und Elektrolythaushalt

[H95] !

6.71 Bei welcher Nephropathie findet sich typischerweise im Erwachsenenalter ein pathologischer Tastbefund bei der Palpation des Abdomens?

(A) kongenitale Zystennieren (dominante Form)
(B) Nierenbeckenkarzinom
(C) Nierenvenenthrombose
(D) Amyloidniere
(E) Plasmozytomniere

[F97] !

6.72 Dem Sonographiebefund der Niere in Abb. 103 des Bildanhangs entspricht am ehesten folgende Diagnose:

(A) Harnstauungsniere
(B) Markschwammniere
(C) Zystenniere
(D) Nierentuberkulose
(E) Nierenzyste

[H99] !

6.73 Bei einem 55-jährigen Patienten findet sich eine Serumkreatininkonzentration von 160 µmol/l (18 mg/l). Der Patient klagt über Druck im Oberbauch. Seit einem Jahr ist eine Hypertonie mit Blutdruckwerten um 170/105 mmHg bekannt. Bei der klinischen Untersuchung finden sich palpable Resistenzen beidseits im Hypochondrium. Die Ultraschalluntersuchung zeigt den in der Abb. 103 des Bildanhangs wiedergegebenen Befund.

Was liegt am wahrscheinlichsten vor?

(A) Hepatosplenomegalie
(B) Phäochromozytom
(C) Zystennieren
(D) Magenkarzinom
(E) Kolonkarzinom

[H96]

6.74 Ein 50-jähriger Mann mit terminaler Niereninsuffizienz infolge einer polyzystischen Nierendegeneration erkrankt an Fieber, Müdigkeit und Abgeschlagenheit. In der Urinkultur sind Colibakterien nachweisbar. Nach einer 10 tägigen Behandlung mit Antibiotika ist der Patient beschwerdefrei, das Fieber ist abgeklungen. Zwei Wochen später tritt erneut ein Fieberschub auf und der Patient klagt über Schmerzen in der Flanke.

Welche der folgenden Ursachen ist die wahrscheinlichste?

(A) Nierenkarzinom
(B) perinephritischer Abszess
(C) Hydronephrose
(D) Prostataadenom
(E) Ureterstein

[H94]

6.75 Eine 35-jährige Patientin mit chronischer Pyelonephritis (Therapie zunächst mit Cotrimoxazol, jetzt mit Nitrofuran) entwickelt symmetrische basale Lungeninfiltrationen mit Reizhusten und Dyspnoe. Das Herz ist radiologisch unauffällig, RR 160/100 mmHg. Die Infiltrationen persistieren trotz Therapie mit Erythromycin, Serumkreatininkonzentration 250 µmol/l (28 mg/l).

Ätiologisch ist am wahrscheinlichsten ein(e)

(A) Goodpasture-Syndrom
(B) medikamentös-toxische Alveolitis
(C) Linkherzinsuffizienz
(D) „fluid lung" (interstitielles Lungenödem)
(E) Mykoplasmenpneumonie

[F94]

6.76 Welche der folgenden Maßnahmen sind bei der Behandlung der Präeklampsie (Ödem, Proteinurie, Hochdruck) indiziert?

(1) stationäre Aufnahme mit Bettruhe, evtl. Gabe von Alpha-Methyldopa
(2) ambulante Behandlung mit Diuretika, keine Bettruhe
(3) Entbindung möglichst bei reifem Kind

(A) Keine der Maßnahmen 1–3 ist richtig.
(B) nur 2 ist richtig
(C) nur 3 ist richtig
(D) nur 1 und 3 sind richtig
(E) nur 2 und 3 sind richtig

6.71 (A)   6.72 (C)   6.73 (C)   6.74 (B)   6.75 (B)   6.76 (D)

H98

6.77 Bei einem 54-jährigen Patienten erfolgte vor 6 Monaten eine endoskopische Nierensteinentfernung links. Aufgrund der Harnsteinanalyse wird er seither mit Uralyt-U® zur Harnalkalisierung behandelt.

Um welche Art Steine handelte es sich am ehesten?

(A) Oxalatsteine
(B) Calciumphosphatsteine
(C) Dihydroxyadeninsteine
(D) Harnsäuresteine
(E) Struvitsteine

F94

6.78 Bei einem 47-jährigen Patienten finden Sie im i.v. Ausscheidungsurogramm einen erbsgroßen Steinschatten im rechten Nierenbecken.

Welcher der folgenden Befunde kann dadurch erklärt werden?

(A) 3–5 Erythrozyten pro Gesichtsfeld im Urin
(B) Serumkreatinin 186 µmol/l (21 mg/l)
(C) Proteinurie von 3,5 g/d
(D) Pollakisurie
(E) erniedrigte Inulinclearance

H00 !

6.79 Die Therapie rezidivierender Uratsteine besteht in

(A) einer Einschränkung der Flüssigkeitszufuhr
(B) der Verordnung von Thiaziddiuretika
(C) einer Anhebung des Urin-pH durch Alkaligabe
(D) einer Ansäuerung des Harns
(E) der Verordnung von D-Penicillamin

6.6 Störungen des Wasserhaushalts

F91

6.80 Die empfehlenswerte tägliche Wasserzufuhr (einschließlich des Wassergehalts der Nahrung) bei körperlicher Ruhe und normaler Körpertemperatur beträgt bei einem nierengesunden Erwachsenen

(A) 5–10 ml/kg Körpergewicht
(B) 10–15 ml/kg Körpergewicht
(C) 30–45 ml/kg Körpergewicht
(D) 80–90 ml/kg Körpergewicht
(E) 100–120 ml/kg Körpergewicht

H92

6.81 Als Bilanzierungsprinzip hinsichtlich des Wasserhaushaltes gilt für den normothermen erwachsenen Patienten mit akutem Nierenversagen:

(A) überhaupt keine Flüssigkeitszufuhr
(B) 400–500 ml/d plus Ausscheidung des Vortages
(C) 2500 ml/d
(D) soviel Flüssigkeit, daß das Körpergewicht etwas zunimmt
(E) Flüssigkeit ad libitum

6.7 Störungen des Natrium- und Wasserhaushaltes – spezielle Formen

F95 !

6.82 Welche der folgenden Zuordnungen von schweren Veränderungen im Elektrolythaushalt und klinischen Folgeerscheinungen trifft **nicht** zu?

(A) Hyperkalzämie – Polyurie
(B) Hypernatriämie – Ödeme
(C) Hyperkaliämie – spitze T-Wellen und verbreiterte QRS-Komplexe im EKG
(D) Hypokaliämie – Extrasystolen, flache T-Wellen
(E) Hypokalzämie – gesteigerte neuromuskuläre Erregbarkeit

H96 !

6.83 Eine Serumnatriumkonzentration von 115 mmol/l

(A) ist mit dem Leben unvereinbar
(B) kann Hinweis auf ein kleinzelliges Bronchuskarzinom sein
(C) bewirkt eine Wasserverschiebung vom Intrazellulärraum in den Extrazellulärraum
(D) geht mit Urinhypoosmolalität < 100 mosm/kg einher, falls ein SIADH (Schwartz-Bartter-Syndrom) vorliegt
(E) wird als Hypernatriämie bezeichnet

6.77 (D)   6.78 (A)   6.79 (C)   6.80 (C)   6.81 (B)   6.82 (B)   6.83 (B)

6.84 Ein ambulant vorbehandelter Patient mit chronischer Rechtsherzinsuffizienz wird stationär aufgenommen. Sie finden leichte Ödeme und eine Serumnatriumkonzentration von 128 mmol/l.

Welche Aussage trifft zu?

(A) Die sofortige Infusion 10%iger NaCl-Lösung zum Ausgleich der Hyponatriämie ist erforderlich.
(B) Es handelt sich um eine Fehlbestimmung, da eine Hyponatriämie dieses Ausmaßes mit dem Leben nicht vereinbar ist.
(C) Infolge dieser Hyponatriämie ist Digitalis unwirksam.
(D) Es handelt sich um eine Normvariante, die keiner weiteren Beachtung bedarf.
(E) Eine vorübergehende Restriktion der Flüssigkeitszufuhr ist in der Regel das geeignete Mittel zur Korrektur der Elektrolytstörung.

6.85 Neben Apoplexie und Schädelhirntrauma ist eine häufige Ursache des Syndroms der inadäquaten ADH-Sekretion (Schwartz-Bartter-Syndrom):

(A) kleinzelliges Bronchuskarzinom
(B) Hyperthyreose
(C) Medikamentenwirkung trizyklischer Antidepressiva
(D) interstitielle Nephritis
(E) hypokaliämische Alkalose

6.86 Ein Patient hat wegen eines Brechdurchfalls mehrere Tage nur süßen Tee und Wasser zu sich genommen. Bei der Untersuchung finden Sie u.a. eine Serumnatriumkonzentration von 219 mmol/l.

Es handelt sich bei diesem Laborbefund am ehesten um

(A) eine therapeutisch belanglose Normvariante
(B) eine Fehlbestimmung
(C) eine sog. Verdünnungshyponatriämie
(D) einen Befund, der in der Regel mit einer Hypochlorämie einhergeht
(E) ein typisches Zeichen einer hypotonen Dehydration

6.87 Was ist **keine** Manifestation der Überhydrierung eines an- oder oligurischen Patienten?

(A) periphere Ödeme und Anasarka
(B) interstitielles Lungenödem
(C) alveoläres Lungenödem
(D) hämolytische Anämie
(E) Gewichtszunahme

6.88 Das Syndrom der inadäquaten ADH-Sekretion (SIADH) ist charakterisiert durch eine

(A) Hyponatriämie
(B) Hypernatriämie
(C) erniedrigte Sekretion von ADH
(D) erhöhte Plasmaosmolalität
(E) vermehrte Diurese bei erniedrigter ADH-Sekretion

6.89 Ein 58-jähriger Patient wird wegen endogener Depression mit Doxepin (Aponal®) behandelt. Nach 3wöchiger Therapie treten Gehstörungen, Verwirrtheit und Somnolenz auf. Die Serumnatriumkonzentration liegt bei 119 mmol/l. Ödeme bestehen nicht.

Es handelt sich bei dem Krankheitsbild am ehesten um

(A) eine ernährungsbedingte Hyponatriämie
(B) ein Syndrom der inadäquaten ADH-Sekretion (SIADH)
(C) eine hypertone Dehydratation
(D) eine isotone Hyperhydratation
(E) einen zentralen Diabetes insipidus

6.8 Kalium

6.90 Was trifft **nicht** zu?

Folgende Befunde sind typisch für den primären Hyperaldosteronismus (Conn-Syndrom):

(A) Hypokaliämie
(B) Hypochlorämie
(C) Hyporeninämie
(D) Bluthochdruck
(E) Ödeme

6.84 (E)   6.85 (A)   6.86 (B)   6.87 (D)   6.88 (A)   6.89 (B)   6.90 (E)

6.8 Kalium

[H95]

6.91 Bei welcher der folgenden Erkrankungen ist das Auftreten eines generalisierten Pruritus **am wenigsten** wahrscheinlich?

(A) Leberzirrhose (Cholestase)
(B) Niereninsuffizienz (Urämie)
(C) Nebennierenrindeninsuffizienz
(D) Lymphogranulomatose (M. Hodgkin)
(E) Arzneimittelallergie

[F00] !

6.92 Welche der folgenden Substanzen hat diuretische und kaliumretinierende Wirkungen?

(A) Dopamin
(B) Amilorid
(C) Furosemid
(D) Metoprolol
(E) Acetazolamid

[F99]

Folgende Angaben beziehen sich auf die Aufgaben Nr. 6.93 und Nr. 6.94.

Ein 68-jähriger Patient erhielt wegen anhaltenden Erbrechens bei Pylorusstenose eine Magensonde. Die über die Sonde abgeleitete Flüssigkeit wurde über mehrere Tage durch die intravenöse Gabe von 5%iger Glucoselösung ersetzt.

6.93 Welcher der folgenden Laborbefunde paßt **am wenigsten** zu der zu erwartenden Befundkonstellation?

(A) Serumkalium 3,2 mmol/l
(B) Serumnatrium 124 mmol/l
(C) Serumosmolalität 282 mosm/kg
(D) Blut – pH 7,5
(E) Blutzucker 17,4 mmol/l (3,17 g/l)

6.94 Welche Therapie halten Sie in dem geschilderten Fall für empfehlenswert?

(A) Infusion hochprozentiger Glucoselösung
(B) Restriktion von osmotisch frei verfügbarem Wasser und Infusion von 0,9%iger NaCl-Lösung mit Kaliumsubstitution
(C) kaliumbindende Kunstharze, z.B. Resonium®A (Natriumpolystyrolsulfonat) oder Calciumserdolit
(D) Diuretika zum Ausgleich der Elektrolytstörung
(E) Infusion von 1,4%iger Natriumbicarbonatlösung

[F96]

6.95 Welche Aussage trifft **nicht** zu?

Die differentialdiagnostischen Überlegungen bei der Hypokaliämie umfassen:

(A) Cushing-Syndrom
(B) Laxantienabusus
(C) Natriuretika
(D) metabolische Azidose
(E) chronisches Erbrechen

[H96]

6.96 Bei metabolischer Azidose mit gleichzeitiger Anurie besteht besonders die Gefahr einer

(A) Hypokaliämie
(B) Hyperkaliämie
(C) Hyponatriämie
(D) Hyperkalzämie
(E) Hypomagnesiämie

[F93]

6.97 Was kommt als Ursache einer Hypokaliämie **nicht** in Frage?

(A) renal-tubuläre Azidose
(B) Laxantienabusus
(C) Diuretikaabusus
(D) Nebennierenrindeninsuffizienz
(E) übermäßiger Lakritzegenuß

[H94]

Ordnen Sie den Elektrolytstörungen der Liste 1 die entsprechenden ursächlichen Kofaktoren der Liste 2 zu!

Liste 1

6.98 Hyperkaliämie

6.99 Hypernatriämie

Liste 2

(A) Thiazidbehandlung
(B) Azidose
(C) Alkalose
(D) parenterale Gabe von Natriumbikarbonat (8,4%ig)
(E) Laxantienabusus

6.91 (C)   6.92 (B)   6.93 (E)   6.94 (B)   6.95 (D)   6.96 (B)   6.97 (D)   6.98 (B)   6.99 (D)

6.9 Kalzium und Phosphat

6.100 Welche Aussage trifft **nicht** zu?

Für eine hyperkalzämische Krise typische Symptome sind:

(A) Erhöhung der Körpertemperatur
(B) Bewußtseinsstörung (Somnolenz, delirante Zustände)
(C) Tachykardie
(D) Karpopedalspasmen
(E) Exsikkose

6.101 Mit der Möglichkeit tetanischer Anfälle ist zu rechnen bei

(A) Hypermagnesiämie
(B) Vitamin-D-Intoxikation
(C) Hyperkapnie
(D) Massivtransfusion von Zitratblut
(E) Ketoazidose

6.102 Bei welcher der folgenden Erkrankungen ist eine Hyperkalzämie am ehesten zu erwarten?

(A) Sarkoidose
(B) Nebennierenrindeninsuffizienz
(C) einheimische Sprue
(D) Karzinoid-Syndrom
(E) exokrine Pankreasinsuffizienz

6.103 Eine Hypercalciämie findet sich **nicht** bei:

(A) Sarkoidose
(B) primärem Hyperparathyreoidismus
(C) metastasiertem Mammakarzinom
(D) Vitamin-D-Überdosierung
(E) respiratorischer Alkalose (Hyperventilation)

6.11 Säure-Basen-Haushalt

6.104 Typische Ursachen einer metabolischen Azidose sind:

(1) Niereninsuffizienz
(2) Diabetes mellitus
(3) chronisches Erbrechen
(4) alvoläre Hypoventilation

(A) nur 3 ist richtig
(B) nur 4 ist richtig
(C) nur 1 und 2 sind richtig
(D) nur 1 und 3 sind richtig
(E) 1–4 = alle sind richtig

Ordnen Sie jeder der in Liste 1 genannten Störungen des Säure-Basen-Haushalts die für sie charakteristische Befundkonstellation im arteriellen Blut (Liste 2) zu!

Liste 1

6.105 metabolische Azidose

6.106 metabolische Alkalose

Liste 2

(A) $pH < 7{,}36$ $pCO_2 < 5{,}3$ kPa (40 mmHg) BE negativ
(B) $pH < 7{,}36$ $pCO_2 > 5{,}9$ kPa (44 mmHg) BE positiv
(C) $pH = 7{,}4$ $pCO_2 = 5{,}3$ kPa (40 mmHg) BE = 0
(D) $pH > 7{,}44$ $pCO_2 < 4{,}8$ kPa (36 mmHg) BE negativ
(E) $pH > 7{,}44$ $pCO_2 > 5{,}3$ kPa (40 mmHg) BE positiv

6.107 Bei der dekompensierten metabolischen Azidose ist im Blut:

(A) pCO_2 erhöht
(B) pO_2 erhöht
(C) Pufferbasen erhöht (BE positiv)
(D) aktueller pH-Wert im Normbereich
(E) Standardbicarbonat vermindert

6.100 (D)   6.101 (D)   6.102 (A)   6.103 (E)   6.104 (C)   6.105 (A)   6.107 (E)

> H91

6.108 Bei einem pH von 7,36 (Normalwert) finden sich im arteriellen Blut ein pCO_2 von 3,7 kPa (28 mmHg) und eine Bicarbonatkonzentration von 14 mmol/l.

Um welche Störung des Säure-Basen-Haushalts handelt es sich?

(A) metabolisch kompensierte respiratorische Azidose
(B) respiratorisch kompensierte metabolische Azidose
(C) akute respiratorische Alkalose
(D) metabolische Alkalose
(E) respiratorische Azidose

7 Bewegungsapparat

7.1 Entzündliche Gelenkerkrankungen

> F97 ‼

7.1 Welche Aussage trifft **nicht** zu?

Kriterien der chronischen Polyarthritis (rheumatoide Arthritis) sind:

(A) Morgensteifigkeit in betroffenen Gelenken
(B) Kreuzschmerzen in den frühen Morgenstunden
(C) symmetrische Arthritis der Fingergrundgelenke
(D) Vorhandensein von Rheumaknoten
(E) typischer Röntgenbefund (gelenknahe Osteoporose)

> F00 ‼

7.2 Welche der folgenden Krankheitserscheinungen ist **kein** gemeinsames Symptom der chronischen Polyarthritis (rheumatoide Arthritis) und des systemischen Lupus erythematodes?

(A) symmetrischer arthritischer Gelenkbefall
(B) Raynaud-Syndrom bei digitaler Vaskulitis
(C) Fieber, Gewichtsabnahme, Nachtschweiß
(D) Hautblässe
(E) Schmetterlingserythem im Gesicht

> F96 ‼

Ordnen Sie den Krankheitsbildern der Liste 1 die charakteristischen Röntgenbefunde der Liste 2 zu!

Liste 1

7.3 chronische Polyarthritis (rheumatoide Arthritis)

7.4 Polyarthrose der Fingergelenke

Liste 2

(A) Gelenkknorpelverkalkung
(B) Erosionen der subchondralen Grenzlamelle
(C) periostale Verknöcherungen
(D) Gelenkspaltverschmälerung und osteophytäre Randanbauten
(E) endostale Rarefizierung der Kompaktlamellen

> F99 ‼

7.5 Abb. 104 des Bildanhangs zeigt den Finger einer Patentin mit einer rheumatischen Erkrankung.

Es handelt sich dabei um eine/n

(A) Heberden-Knoten
(B) Daktylitis
(C) Knopflochdeformität
(D) Strecksehnenruptur
(E) Schwanenhalsdeformität

> F00 ‼

7.6 Welcher der folgenden Befunde der Synoviaanalyse ist bei einer chronischen Polyarthritis (rheumatoide Arthritis) zu erwarten?

(A) Antistreptolysintiter 1:1200
(B) negativ doppelbrechende Kristalle
(C) grampositive Kokken
(D) LE-Zellen
(E) Leukozytenzahl $13\,500 \cdot 10^6/L$, davon 85% Granulozyten, Rheumafaktor positiv

---

6.108 (B) 7.1 (B) 7.2 (E) 7.3 (B) 7.4 (D) 7.5 (E) 7.6 (E)

7 Bewegungsapparat

F00 !!

7.7 Welche Manifestation oder welcher Laborbefund gehört **nicht** zur Diagnose bzw. Überwachung der chronischen Polyarthritis (rheumatoide Arthritis)?

(A) Morgensteifigkeit der Gelenke
(B) Arthritis der Fingergrundgelenke
(C) positiver Rheumafaktor
(D) Antistreptolysintiteranstieg
(E) erhöhtes C-reaktives Protein

F99 !!

7.8 Welche Aussage trifft **nicht** zu?

Das typische Gelenkpunktat einer floriden chronischen Polyarthritis (rheumatoide Arthritis) enthält:

(A) mehr als $5000 \cdot 10^6$ Leukozyten/l
(B) überwiegend Granulozyten
(C) Rhagozyten
(D) Harnsäurekristalle
(E) Rheumafaktor

F00 !

7.9 Welche der folgenden Aussagen über Rheumafaktoren trifft **nicht** zu?

Sie sind

(A) der chronischen Polyarthritis assoziiert
(B) IgM-Antikörper gegen aggregiertes humanes IgG
(C) zu einem geringen Prozentsatz in der Normalpopulation vorhanden
(D) bei Kollagenosen und chronischen bakteriellen Infektionen gegenüber der Normalpopulation gehäuft nachweisbar
(E) ein genetischer Marker für entzündliche rheumatische Erkrankungen

F97 !

7.10 Bei der chronischen Polyarthritis (rheumatoide Arthritis) ist/sind typischerweise nachweisbar:

(A) Granulozytenantikörper
(B) HLA-B-27
(C) erhöhte Harnsäurekonzentration im Serum
(D) Rheumafaktoren
(E) Antistreptolysintiteranstieg

H96 !!

7.11 Welche Aussage trifft **nicht** zu?

Eine Arthritis führt zu folgenden Veränderungen in der Synovialflüssigkeit:

(A) Abnahme der Proteinkonzentration
(B) Abnahme der Hyaluronsäurekonzentration
(C) Abnahme der Viskosität
(D) Anstieg der Immunglobulinkonzentration
(E) Anstieg der Leukozytenzahl

F96 !!

7.12 Welche Aussage trifft **nicht** zu?

Häufige Symptome der chronischen Polyarthritis (rheumatoide Arthritis) an den Fingergrund- und -mittelgelenken sind:

(A) Bewegungsschmerzen
(B) Morgensteifigkeit
(C) teigige Schwellungen
(D) herabgesetzte Griffstärke
(E) Rötung

H97 !!

7.13 Welche Aussage trifft **nicht** zu?

Folgende klinische Befunde sind typisch für eine chronische Polyarthritis (rheumatoide Arthritis) der Hände:

(A) symmetrische Schwellungen der Fingermittelgelenke und Fingergrundgelenke
(B) Querdruckschmerzhaftigkeit der Fingergrundgelenke
(C) Fingergelenksbefall im Strahl (Wurstfinger)
(D) Ulnardeviation der Fingergrundgelenke
(E) Knopflochdeformität

H97 !!

7.14 Die bilaterale, ulnarseitig betonte Karpalgelenksarthritis ist ein besonders typisches Symptom der

(A) Borrelienarthritis
(B) Psoriasisarthritis
(C) chronischen Polyarthritis (rheumatoide Arthritis)
(D) reaktiven Arthritis nach Harnwegsinfekt (M. Reiter)
(E) Arthritis urica

7.7 (D)   7.8 (D)   7.9 (E)   7.10 (D)   7.11 (A)   7.12 (E)   7.13 (C)   7.14 (C)

7.1 Entzündliche Gelenkerkrankungen

F99 **!!**

7.15 Welche Aussage trifft **am wenigsten** zu?

Folgende Symptome bzw. Befunde gehören zur chronischen Polyarthritis (rheumatoide Arthritis)

(A) Schmerzen frühmorgens und in Ruhe
(B) symmetrischer Befall der Fingergrundgelenke und Fingermittelgelenke
(C) erhöhtes C-reaktives Protein
(D) positive Rheumafaktoren
(E) klinisch manifeste Sakroiliitis

H99 **!!**

7.16 Was trifft **nicht** zu?

Hinweise auf eine aggressive Verlaufsform der chronischen Polyarthritis (rheumatoide Arthritis) sind:

(A) akuter Erkrankungsbeginn
(B) hohe Rheumafaktortiter
(C) genetische Disposition (DRB 1-Allele)
(D) Befall von mehr als 20 Gelenken
(E) Vorhandensein extraartikulärer Manifestationen und tastbarer Rheumaknoten

H98 **!!**

7.17 Eine 45-jährige Sekretärin kommt mit einer seit 4 Wochen bestehenden Kniegelenksschwellung links. Vor etwa 1 Jahr hatte sie auch im rechten Knie schon einmal vorübergehend eine schmerzhafte Schwellung gehabt. Wegen mäßiger degenerativer Veränderungen wurde bereits die Diagnose eines aktivierten Stadiums einer Kniegelenksarthrose gestellt.

Die Anamnese ergab ferner vor etwa $1^1/_2$ Jahren eine Sehnenscheidenentzündung an der Streckseite des rechten Handgelenks, als Folge der Überanstrengung beim Schreibmaschinenschreiben erklärt, sowie vom Zahnarzt als Kiefergelenksbeschwerden gedeutete kurzfristige Zahnschmerzen.

Weitere Befunde: BSG 11/21 mm, Rheumafaktor negativ.

Welche Diagnose ist am wahrscheinlichsten?

(A) chronische Polyarthritis (rheumatoide Arthritis)
(B) Polymyalgia rheumatica
(C) akuter Gelenkrheumatismus (rheumatisches Fieber)
(D) generalisierte Fibromyalgie
(E) systemischer Lupus erythematodes

F96 **!!**

7.18 Welche Diagnose ist aufgrund der gezeigten Veränderungen (siehe Abb. 105 des Bildanhangs) am wahrscheinlichsten?

(A) chronische Polyarthritis (rheumatoide Arthritis)
(B) Gicht
(C) Chondrokalzinose
(D) Sklerodermie
(E) Polyarthrose

F93 **!!**

7.19 Welche Behandlungsmaßnahme gehört **nicht** zur Therapie der chronischen Polyarthritis (rheumatoide Arthritis)?

(A) Radiosynoviorthese mit Yttrium-90
(B) Glucocorticoide intraartikulär
(C) Gabe von Goldpräparaten
(D) Kalzitoningabe
(E) Synovektomie

H94 **!!**

7.20 Welche der aufgeführten Maßnahmen sind bei einer akuten Kniegelenksarthritis im Rahmen einer chronischen Polyarthritis (rheumatoide Arthritis) indiziert?

(1) Kryotherapie
(2) Hochfrequenzelektrotherapie (VHF-Mikrowelle)
(3) Gabe nichtsteroidaler Antiphlogistika

(A) nur 1 ist richtig
(B) nur 2 ist richtig
(C) nur 1 und 3 sind richtig
(D) nur 2 und 3 sind richtig
(E) 1 – 3 = alle sind richtig

H98 **!!**

7.21 Welche Aussage trifft **nicht** zu?

Folgende Maßnahmen gehören zur Therapie der chronischen Polyarthritis (rheumatoide Arthritis):

(A) krankengymnastische Bewegungsübungen
(B) Erlernen von Gelenkschutzmaßnahmen
(C) funktionsgerechte Lagerung der Gelenke
(D) Langzeittherapie mit Allopurinol
(E) niedrig dosierte Gabe von Methotrexat

7.15 (E)   7.16 (A)   7.17 (A)   7.18 (A)   7.19 (D)   7.20 (C)   7.21 (D)

F97 **!!**

7.22 Eine 52-jährige Patientin mit langjähriger chronischer Polyarthritis, Befall fast aller Extremitätengelenke und Zustand nach prothetischem Ersatz des rechten Hüftgelenkes, erleidet einen schweren Schub der rheumatoiden Arthritis mit starker Entzündung und Ergußbildung in beiden Kniegelenken.

Was ist bei der Lagerung zu beachten?

(A) Rolle unter die Kniegelenke
(B) Hochlagerung des rechten Beines
(C) Streckstellung beider Kniegelenke
(D) Stufenbettlagerung
(E) stabile Seitlagerung

F98 **!!**

7.23 Ein 53-jähriger Mann leidet seit mehreren Jahren an einer chronischen Polyarthritis. Er klagt über eine plötzlich aufgetretene Unfähigkeit, den 4. und 5. Finger rechts zu strecken (siehe Abb. 106 des Bildanhangs).

Passiv ist eine Streckung in den Fingergrundgelenken möglich. Die Diagnose lautet:

(A) Karpaltunnelsyndrom
(B) Dupuytren-Kontraktur
(C) Medianuslähmung
(D) Fingerstrecksehnenruptur
(E) obere Plexuslähmung

H98 **!!**

7.24 Eine 45-jährige Patientin mit einer aktiven chronischen Polyarthritis (rheumatoide Arthritis), BSG 80/110 mm, möchte auf eigene Kosten zu einer Fangokur nach Abano Terme reisen.

Welchen Rat geben Sie ihr?

(A) Sie können selbstverständlich fahren, sollten aber die Kurdauer auf 14 Tage beschränken.
(B) Sie dürfen nur jeden 2. Tag heißen Fango anwenden.
(C) Bei engmaschigen ärztlichen Kontrollen bestehen keine Bedenken.
(D) Verzichten Sie auf heißen Fango und baden Sie statt dessen täglich in heißen Quellen.
(E) Eine Fangobadekur ist wegen der hohen Aktivität der Erkrankung kontraindiziert.

H97 **!**

7.25 Welche Aussage trifft **nicht** zu?

Bei der chronischen Polyarthritis (rheumatoide Arthritis) sind folgende Maßnahmen im Rehabilitationsprogramm angezeigt:

(A) Lagerung der Extremitäten in funktionsgerechter Gelenkstellung
(B) Thermal- und Schwefelbadekuren zur Dämpfung von Phasen akuter Krankheitsaktivität
(C) tägliche Bewegungsübungen zur Prävention von Gelenkversteifungen und Muskelatrophie der Kontrakturantagonisten
(D) funktionelle Ergotherapie und Gelenkschutzübungen
(E) Korrektur von Fehlstellungen und Gelenkmobilisierung durch Anpassung dynamischer Schienen

H00 **!**

7.26 Welche der folgenden Aussagen zur lokalen Kryotherapie bei akuten Gelenkentzündungen trifft **nicht** zu?

(A) Sie wird zur Schmerzstillung eingesetzt.
(B) Sie wird zur Entzündungshemmung eingesetzt.
(C) Therapieziel ist die Erzeugung einer reaktiven Hyperämie.
(D) Sie detonisiert die Muskulatur.
(E) Sie erleichtert die anschließende Krankengymnastik.

H94 **!!**

7.27 Welche Aussage trifft **nicht** zu?

Folgende langwirkende krankheitsverlaufsmodifizierende Antirheumatika (Basistherapeutika) werden bei der chronischen Polyarthritis (rheumatoide Arthritis) eingesetzt:

(A) Chloroquin
(B) Goldpräparate
(C) Salazosulfapyridin
(D) D-Penicillamin
(E) Pyrimethamin

7.22 (C) 7.23 (D) 7.24 (E) 7.25 (B) 7.26 (C) 7.27 (E)

7.1 Entzündliche Gelenkerkrankungen

[H99]
7.28 Welches der folgenden langwirksamen Antirheumatika (Basistherapeutika) führt am wahrscheinlichsten zum Auftreten einer membranösen Glomerulonephritis mit nephrotischem Syndrom?

(A) Hydroxychloroquin (Quensyl®)
(B) Gold (Tauredon®)
(C) Methotrexat (Lantarel®)
(D) Azathioprin (Imurek®)
(E) Cyclophosphamid (Endoxan®)

[H99] !!
7.29 Für welches der folgenden Medikamente ist eine Wirksamkeit bei der chronischen Polyarthritis (rheumatoide Arthritis) wissenschaftlich **nicht** bewiesen?

(A) Antimalariamittel, z.B. Resochin®
(B) Sulfasalazin, z.B. Azulfidine® RA
(C) Harpagophyti radix, z.B. Doloteffin®
(D) radioaktives Yttrium (^{90}Y)
(E) Goldpräparate, z.B. Ridaura®

[F97] !!
7.30 Welches der folgenden Basistherapeutika bzw. Immunsuppressiva gilt heute für die Therapie der rheumatoiden Arthritis als das wirkungsvollste und preiswerteste Medikament?

(A) Aurothiomalat
(B) Azathioprin
(C) Methotrexat
(D) Cyclosporin A
(E) Hydroxychloroquin

[H99] !!
7.31 Was trifft **nicht** zu?

Unter der zur Therapie der chronischen Polyarthritis (rheumatoide Arthritis) üblichen wöchentlichen Dosis von 10 mg Methotrexat ist das Risiko einer Knochenmarksuppression gering.

Es steigt jedoch bei

(A) einer Begleitmedikation mit Co-Trimoxazol
(B) gleichzeitiger Gabe von Goldsalzen
(C) Folsäuremangel
(D) Vorliegen einer Niereninsuffizienz
(E) Gabe von Leukovorin (Citrovorumfaktor)

[H97] !!
7.32 Zu den sog. Basistherapeutika der chronischen Polyarthritis (rheumatoide Arthritis), die die systemische Entzündung und die Gelenkdestruktion unterdrücken, zählen

(A) nichtsteroidale Antiphlogistika
(B) Goldsalze
(C) Colchicin
(D) Myotonolytika
(E) Xanthinoxidasehemmer

[F99] !!
7.33 Welche Aussage trifft **nicht** zu?

Maßnahmen zur Therapie des akuten Schubes einer chronischen Polyarthritis (rheumatoide Arthritis) sind:

(A) nichtsteroidale Antiphlogistika
(B) Glucocorticoide
(C) Allopurinol
(D) Kryotherapie
(E) Bewegungsübungen

[F98] !!
7.34 Welche Aussage trifft **nicht** zu?

Die Therapie der chronischen Polyarthritis (rheumatoide Arthritis) erfolgt mit

(A) nichtsteroidalen Antiphlogistika
(B) Glucocorticoiden
(C) Sulfasalazin
(D) Allopurinol
(E) bestimmten Antimalariamitteln

[H98] !!
7.35 Die systemische Entzündungsaktivität der chronischen Polyarthritis (rheumatoide Arthritis) kann objektiviert und im Verlauf dokumentiert werden durch:

(A) Immunelektrophorese
(B) C-reaktives Protein (CRP)
(C) Antistreptolysintiter
(D) antinukleare Antikörper
(E) HLA-B27

7.28 (B)   7.29 (C)   7.30 (C)   7.31 (E)   7.32 (B)   7.33 (C)   7.34 (D)   7.35 (B)

7 Bewegungsapparat

F95 /

7.36 Ein Patient mit chronischer Polyarthritis (rheumatoide Arthritis) bekommt plötzlich Asthmaanfälle.

Welches der eingenommenen Medikamente könnte am ehesten als Auslöser in Frage kommen?

(A) Auranofin (Ridaura®)
(B) Indometacin (Amuno®)
(C) Tilidin (Valoron N®)
(D) D-Penicillamin (Trolovol®)
(E) Chloroquin (Resochin®)

F97 /

7.37 Eine 18-jährige Frau hatte vor 14 Tagen eine heftige Angina tonsillaris, die inzwischen abgeklungen ist. Wegen seit 3 Tagen bestehenden Fiebers bis 39 °C und eines sehr schmerzhaften rechten Handgelenks (siehe Abb. 107 des Bildanhangs) wird erstmals der Arzt aufgesucht. BSG 60/120 mm, neutrophile Leukozytose von 19 000 x 16^6/l, im Rachenabstrich Nachweis β-hämolysierender Streptokokken der Gruppe A.

Welche Diagnose ist am wahrscheinlichsten?

(A) chronische Polyarthritis (rheumatoide Arthritis)
(B) rheumatisches Fieber
(C) Löfgren-Syndrom (akuter M. Boeck)
(D) eitrige Arthritis
(E) systemischer Lupus erythematodes

F99 /

7.38 Für das rheumatische Fieber gilt:

(1) Reaktion auf Infektion mit Beta-hämolysierenden Streptokokken Typ A.
(2) Typische Hautveränderung ist das Erythema anulare.
(3) Es besteht die nicht unerhebliche Gefahr einer bleibenden Schädigung betroffener Gelenke.
(4) Therapeutisch werden Penicillin und Salicylate gegeben, bei Karditis zusätzlich auch Glucocorticoide.

(A) nur 1 und 3 sind richtig
(B) nur 1, 2 und 3 sind richtig
(C) nur 1, 2 und 4 sind richtig
(D) nur 1, 3 und 4 sind richtig
(E) nur 2, 3 und 4 sind richtig

F98 /

7.39 Welche Aussage trifft **nicht** zu?

Das akute rheumatische Fieber

(A) kann mit Gelenk-, Herz-, Nieren- und Nervenbeteiligung verbunden sein
(B) stellt ein postinfektiöses Syndrom nach einer Infektion mit A-Streptokokken dar
(C) beruht auf einem Autoimmungphänomen infolge partieller Antigengemeinschaft von A-Streptokokken mit körpereigenen Gewebedeterminanten
(D) kann zu einem Mitralvitium führen
(E) spricht prompt auf eine Penicillinbehandlung an

F00 /

7.40 Charakteristisch für die rheumatische Karditis ist

(A) das positive Ergebnis von Blutkulturen
(B) die normale oder nur gering erhöhte BSG
(C) der Nachweis von Antikörpern gegen A-Streptokokken (Anti-Streptolysin O, Anti-DNase B)
(D) der progredient tödliche Verlauf
(E) der Sektionsbefund ulzerös-polypöser Klappenveränderungen

H00 //

7.41 Welche rheumatische Erkrankung ist u.a. durch eine Milzvergrößerung mit Blutgranulozytopenie charakterisiert?

(A) systemischer Lupus erythematodes
(B) Sjögren-Syndrom
(C) Felty-Syndrom
(D) rheumatisches Fieber
(E) Weichteilrheumatismus

7.36 (B)   7.37 (B)   7.38 (C)   7.39 (E)   7.40 (C)   7.41 (C)

7.1 Entzündliche Gelenkerkrankungen

7.42 Welche Befunde gehören zur Trias des Felty-Syndroms?

(1) seropositive rheumatoide Arthritis
(2) lachsfarbenes, flüchtiges Exanthem
(3) Leukopenie
(4) Splenomegalie
(5) Akrodermatitis atrophicans

(A) nur 1, 2 und 3 sind richtig
(B) nur 1, 3 und 4 sind richtig
(C) nur 1, 4 und 5 sind richtig
(D) nur 2, 4 und 5 sind richtig
(E) nur 3, 4 und 5 sind richtig

7.43 Welche Aussage trifft **nicht** zu?

Das primäre Fibromyalgie-Syndrom (Synonyme: Weichteilrheumatismus, generalisierte Tendomyopathie) zeichnet sich aus durch:

(A) Schlafstörungen, leichte Ermüdbarkeit
(B) druckschmerzhafte Sehnenansatzpunkte
(C) erhöhte Serumkonzentration der CK
(D) normale Blutsenkungsgeschwindigkeit
(E) bevorzugtes Betroffensein von Frauen

7.44 Welche Aussage trifft **nicht** zu?

Kennzeichen der primären generalisierten Fibromyalgie (Weichteilrheumatismus) sind:

(A) hochgradige Druckschmerzhaftigkeit an definierten Sehnenansatzpunkten
(B) normale Entzündungsparameter (BSG, CRP)
(C) Fehlen von Rheumafaktoren und antinukleären Antikörpern
(D) meistens Frauen zwischen der 3. und 5. Dekade betroffen
(E) eindeutige HLA-Assoziation

7.45 Was trifft **nicht** zu?

Die primäre generalisierte Fibromyalgie geht einher mit

(A) multiplen tendomyalgischen Druckpunkten
(B) Müdigkeit, Schlafstörungen
(C) funktionellen Beschwerden, z. B. Colon irritabile
(D) Erhöhung von Myoglobin und CK im Serum
(E) Schmerzen im Bereich mehrerer Körperregionen

7.46 Welche Aussage trifft **nicht** zu?

Eine Sakroiliitis findet sich gehäuft bei folgenden Erkrankungen:

(A) Arthritis psoriatica
(B) rheumatisches Fieber
(C) Spondylitis ankylosans
(D) enteropathische Arthropathie bei Morbus Crohn
(E) Reiter-Syndrom bei reaktiver Arthritis infolge Chlamydieninfektion

7.47 Bei welcher der folgenden rheumatischen Erkrankungen findet sich eine Uveitis anterior (Iridozyklitis) am häufigsten?

(A) Fingerpolyarthrose
(B) Spondylitis ankylosans
(C) adulte chronische Polyarthritis (rheumatoide Arthritis)
(D) systemischer Lupus erythematodes
(E) progressive Systemsklerose

7.42 (B)   7.43 (C)   7.44 (E)   7.45 (D)   7.46 (B)   7.47 (B)

7.48 Welche Aussage trifft **nicht** zu?

Folgende Befunde finden sich häufig bei einer Spondylitis ankylosans bzw. sind diagnostisch richtungsweisend:

(A) Kalkaneodynie
(B) Mennell-Zeichen
(C) antizytoplasmatische Antikörper (ANCA) nachweisbar
(D) HLA-B27 vorhanden
(E) im Röntgenbild Gelenkspaltverschmälerung, Erosionen und Sklerosierung der Iliosakralgelenke

7.49 Röntgenleitbefund der Spondylitis ankylosans sind:

(A) Keilwirbel
(B) Fischwirbel
(C) Schmorl-Knötchen
(D) Syndesmophyten
(E) Osteophyten

Ordnen Sie den aufgeführten Krankheitsbildern der Liste 1 die typischerweise nachweisbaren Befunde der Liste 2 zu!

Liste 1

7.50 chronische Polyarthritis (rheumatoide Arthris)

7.51 Spondylitis ankylosans (M. Bechterew)

Liste 2

(A) antimitochondriale Antikörper
(B) Antikörper gegen Doppelstrang-DNA
(C) Basalmembranantikörper
(D) Rheumafaktoren
(E) HLA-B27

7.52 Der lageunabhängige Rückenschmerz während der frühen Morgenstunden der Nachtruhe ist besonders typisch für

(A) statische Wirbelsäulenerkrankungen
(B) degenerative Wirbelsäulenerkrankungen
(C) Spondylitis ankylosans
(D) Spondylosis hyperostotica
(E) Spondylitis tuberculosa

7.53 Chronische Rückenschmerzen mit Ausstrahlung in die Thoraxzirkumferenz beim Atmen und eine Differenz des Thoraxumfanges zwischen maximaler Inspiration und Exspiration von 3 cm sprechen in erster Linie für

(A) Spondylosis hyperostotica
(B) degenerative Bandscheibenveränderungen mit Wurzelkompression
(C) Osteoporose
(D) Spondylitis ankylosans
(E) Pleuritis tuberculosa

7.54 Welche der folgenden Untersuchungen ist typischerweise pathologisch bzw. positiv bei Vorliegen einer isolierten floriden Sakroiliitis?

(A) Ott-Zeichen
(B) Mennell-Zeichen
(C) Lasègue-Zeichen
(D) Schober-Test
(E) Seitbeugen der Lendenwirbelsäule

7.55 Welche Aussage trifft **nicht** zu?

Zur Behandlung der Spondylitis ankylosans gehören folgende Maßnahmen

(A) Atemgymnastik
(B) Wirbelsäulengymnastik
(C) Thermalbewegungsbäder
(D) apparative Extension der Wirbelsäule
(E) Gabe nichtsteroidaler Antiphlogistika

7.48 (C)   7.49 (D)   7.50 (D)   7.51 (E)   7.52 (C)   7.53 (D)   7.54 (B)   7.55 (D)

7.1 Entzündliche Gelenkerkrankungen

F00 !!

7.56 Die Behandlung der Spondylitis ankylosans stützt sich auf

(A) aktive Bewegungstherapie
(B) kochsalzarme Diät
(C) Gefäßtraining nach Schoop
(D) Bindegewebsmassage
(E) Antihistaminika

F98 !

7.57 Ein 25-jähriger Mann mit einer ankylosierenden Spondylitis (M. Strümpell-Marie-Bechterew) soll am folgenden Tag zu einer Moorbadekur fahren, erkrankt aber plötzlich an einer Iridozyklitis.

Welches Vorgehen ist richtig?

(A) Der Patient kann die Kur beginnen mit der Auflage, die Moorbäder nicht zu heiß zu nehmen.
(B) Die Entscheidung über die Kur fällt der Badearzt am Ort.
(C) Man gibt Antiphlogistika und wartet mit dem Kurantritt drei Tage ab.
(D) Die Kur muß wegen Kurunfähigkeit unterbleiben.
(E) Es wird anstelle der Moorbadekur eine Schwefelbadekur durchgeführt.

F94 !

7.58 Für die häufigste Form der Arthritis psoriatica (Typ IV n. Wright) ist typisch:

(A) Befall von Fingern und Zehen im Strahl
(B) Antistreptolysintiter positiv
(C) Rheumafaktoren positiv
(D) antinukleäre Antikörper positiv
(E) Granulozytenantikörper (c-ANCA) positiv

F95 !!

7.59 Seit längerer Zeit bestehende Schmerzen und Schwellungen an den Endgelenken der 2.–5. Finger beiderseits findet man typischerweise bei

(1) chronischer Polyarthritis (rheumatoide Arthritis)
(2) Fingergelenkspolyarthrose
(3) Arthritis urica
(4) Arthritis psoriatica

(A) nur 1 ist richtig
(B) nur 2 und 3 sind richtig
(C) nur 2 und 4 sind richtig
(D) nur 1, 2 und 3 sind richtig
(E) nur 1, 3 und 4 sind richtig

H94 !

7.60 Gelenkbeschwerden können vorkommen bei

(1) Sklerodermie
(2) Lupus erythematodes disseminatus
(3) Dermatomyositis
(4) Gonorrhö
(5) Psoriasis

(A) nur 1 und 2 sind richtig
(B) nur 2 und 3 sind richtig
(C) nur 1, 3 und 4 sind richtig
(D) nur 1, 2, 4 und 5 sind richtig
(E) 1–5 = alle sind richtig

H97 !!

Ordnen Sie die in Liste 2 aufgeführten Befunde den Krankheitsbildern in Liste 1 zu!

Liste 1

7.61 chronische Polyarthritis (rheumatoide Arthritis)

7.62 Psoriasisarthritis (Arthritis psoriatica)

Liste 2

(A) verruköse Endokarditis
(B) Sakroiliitis
(C) Fingerpolyarthrose
(D) atlanto-axiale Dislokation
(E) Spondylolisthesis

7.56 (A)   7.57 (D)   7.58 (A)   7.59 (C)   7.60 (E)   7.61 (D)   7.62 (B)

| F00 | **!!**

7.63 Das Reiter-Syndrom ist gekennzeichnet durch

(A) Versiegen von Tränenfluss und Speichelsekretion
(B) nächtliche Schmerzen des 1.–4. Fingers, Sensibilitätsstörungen in diesem Bereich und Daumenballenatrophie
(C) Urethritis, Arthritis und Konjunktivitis
(D) Weiß- bzw. Blauwerden der Finger unter Kälteeinfluss
(E) schmerzende Oberschenkeladduktoren, Reithosenanästhesie

| H00 | **!!**

7.64 Was ist als Begleitsymptom bzw. -befund bei der in Abb. 108 des Bildanhangs dargestellten Systemerkrankung **am wenigsten** wahrscheinlich?

(A) genitale Aphthen
(B) Iridozyklitis
(C) Oligoarthritis
(D) Sicca-Symptomatik
(E) sterile Pustulationen der Haut

| F97 |

7.65 Welche der folgenden Gelenkerkrankungen ist mit dem HLA-B-27 assoziiert?

(A) Gichtarthritis
(B) Chondrokalzinose
(C) Yersinienarthritis
(D) Borrelienarthritis
(E) rheumatisches Fieber

| H97 | **!**

7.66 Welche Aussage trifft **nicht** zu?

Zu den mit dem HLA-B-27 assoziierten seronegativen Spondylarthritiden gehören:

(A) Borrelienarthritis
(B) Spondylitis ankylosans
(C) Arthritis psoriatica
(D) Sakroiliitis bei Morbus Crohn
(E) Reiter-Syndrom

| F96 | **!**

7.67 Die HLA-B27-Assoziation einer reaktiven Arthritis bedeutet, daß

(A) die Kinder des Patienten mit 50%iger Wahrscheinlichkeit im Laufe ihres Lebens die gleiche Erkrankung erwerben werden
(B) bestimmte Antirheumatika nicht gegeben werden dürfen
(C) durch Transfusion HLA-differenten Blutes die Krankheit verschlimmert wird
(D) aufgrund einer immungenetischen Disposition nach bestimmten Infektionen (Yersinien, Salmonellen, Chlamydien u.a.) eine rheumatische Erkrankung gehäuft auftritt
(E) die HLA-Bestimmung einen wertvollen Verlaufsparameter darstellt

| F95 |

7.68 Welche Aussage trifft **nicht** zu?

Für eine reaktive Arthritis, ausgelöst durch z.B. Yersinien- oder Chlamydieninfektion, gilt als typisch:

(A) Mono- und Oligoarthritis
(B) Urethritis und Konjunktivitis (Reiter-Syndrom)
(C) Rheumafaktor positiv
(D) Serumkonzentration des C-reaktiven Proteins erhöht
(E) HLA-B27 häufig nachweisbar

| F94 | **!**

7.69 Eine 17-jährige Schülerin hat eine akute Durchfallerkrankung durchgemacht. Nach einem beschwerdefreien Intervall von 8 Tagen treten Schmerzen, Schwellung, Rötung und Funktionsbehinderung im Bereich des linken Kniegelenkes, linken Fußgelenkes und rechten Handgelenkes auf.

Welche Diagnose ist am wahrscheinlichsten?

(A) rheumatisches Fieber
(B) reaktive Arthritis
(C) juvenile chronische Arthritis
(D) Psoriasisarthropathie
(E) systemischer Lupus erythematodes

7.63 (C)   7.64 (D)   7.65 (C)   7.66 (A)   7.67 (D)   7.68 (C)   7.69 (B)

F93

7.70 Fallbeschreibung: Vor 1 Woche hochakuter, fieberhafter (mit Schüttelfrost) Beginn einer einseitigen Kniegelenksentzündung mit starken Schmerzen, Schwellung und Rötung. Laborbefunde: Serumharnsäure normal, BSG erhöht, Leukozytose mit Linksverschiebung im Blutbild.

Welche der folgenden diagnostischen Maßnahmen ist am vordringlichsten?

(A) Bestimmung des Rheumafaktors
(B) bakteriologische Untersuchung des Kniegelenkpunktats
(C) Untersuchung des Kniegelenkpunktats auf Kristalle
(D) Bestimung des Antistreptolysintiters
(E) Keine der Maßnahmen (A)–(D) dürfte diagnostisch weiterbringen.

H93 !

7.71 Charakteristische Symptome und Befunde einer akuten infektiösen Arthritis sind:

(1) Ruheschmerzen
(2) Überwärmung
(3) Schwellung
(4) tastbares Bewegungsreiben
(5) Röntgen: osteophytäre Randanbauten

(A) nur 3 ist richtig
(B) nur 1, 2 und 3 sind richtig
(C) nur 1, 2 und 5 sind richtig
(D) nur 1, 3 und 4 sind richtig
(E) 1 – 5 = alle sind richtig

H95

7.72 Welche Aussage trifft **nicht** zu?

Ein kultureller Erregernachweis aus betroffenen Gelenken ist möglich bei Arthritis im Kindes- bzw. Erwachsenenalter nach Infektion mit

(A) Haemophilus influenzae
(B) Staphylococcus aureus
(C) Streptococcus pneumoniae
(D) Chlamydia trachomatis
(E) Mycobacterium tuberculosis

H94

7.73 Welche Aussage trifft **nicht** zu?

Bei folgenden Erkrankungen lassen sich aus dem Gelenkerguß kulturell Erreger nachweisen:

(A) Yersinienarthritis
(B) Streptokokkenarthritis
(C) Gonokokkenarthritis
(D) Arthritis tuberculosa
(E) Staphylokokkenarthritis

7.2 Arthropathien bei Stoffwechselerkrankungen

H98 !

7.74 Ein 32-jähriger Mann (Größe 180 cm, Gewicht 100 kg) kommt notfallmäßig in die Sprechstunde und berichtet über plötzlich in der Nacht aufgetretene heftigste Schmerzen in der linken großen Zehe. Bei der Untersuchung finden Sie eine Rötung, Schwellung und Druckschmerzhaftigkeit des Großzehengrundgelenkes.

Welche ist die klinisch wahrscheinlichste Diagnose?

(A) akuter Bandscheibenvorfall
(B) akute Myositis
(C) venöse Insuffizienz
(D) Gichtarthritis
(E) Multiple Sklerose

H99 !

7.75 Wodurch läßt sich eine Gichtarthritis beweisen?

(A) Hypercholesterinämie
(B) BSG-Erhöhung
(C) Oxalatkristalle im Urin
(D) Nachweis negativ-doppelbrechender Kristalle in der Synovialflüssigkeit
(E) Vorhandensein von HLA-B27

7.70 (B)   7.71 (B)   7.72 (D)   7.73 (A)   7.74 (D)   7.75 (D)

H93

7.76 Folgende Erkrankungen führen zu sekundären degenerativen Arthropathien:

(1) Chondrokalzinose
(2) Colitis ulcerosa
(3) Ochronose (Alkaptonurie)

(A) nur 1 ist richtig
(B) nur 1 und 2 sind richtig
(C) nur 1 und 3 sind richtig
(D) nur 2 und 3 sind richtig
(E) 1–3 = alle sind richtig

7.3 Degenerative Gelenkerkrankungen

H95 !

7.77 Der Anlaufschmerz (starker Gelenkschmerz für wenige Gelenkbewegungen nach längerem Liegen oder Sitzen) ist ein typisches Kriterium für

(A) die chronische Polyarthritis (rheumatoide Arthritis)
(B) die Arthrose
(C) die Arthritis urica
(D) eine akute traumatische Gelenkschädigung
(E) keine der in (A)–(D) genannten Erkrankungen

H95 !

7.78 Welche der folgenden Veränderungen bei einer Arthritis sind so typisch, daß sie die differentialdiagnostische Abgrenzung gegenüber einer Arthrose erlauben?

(1) Druckschmerz bei Palpation
(2) Bewegungsschmerz bei Belastung
(3) BSG-Erhöhung über 50 mm/h
(4) Leukozytenzahl über 10000×10^6/l bei mehr als 75% Granulozyten in der Synovialflüssigkeit
(5) Bewegungsbehinderung bei passiver Prüfung der Gelenkbeweglichkeit

(A) nur 1 und 2 sind richtig
(B) nur 3 und 4 sind richtig
(C) nur 3 und 5 sind richtig
(D) nur 1, 2 und 4 sind richtig
(E) nur 2, 4 und 5 sind richtig

H98 !

7.79 Welche Aussage trifft **nicht** zu?

Ein 63-jähriger Patient leidet bereits seit mehreren Jahren an einer beidseitigen Coxarthrose. Seit einigen Wochen sind die Schmerzen in der rechten Hüfte beim Gehen verstärkt, außerdem bestehen auch Schmerzen in Ruhe und nachts. Die Gabe eines nichtsteroidalen Antirheumatikums hat keine ausreichende Linderung der Beschwerden erbracht.

Folgende therapeutische Maßnahmen sind zu erwägen:

(A) systemische Glucocorticoidtherapie
(B) Gehstütze
(C) Gabe von Analgetika
(D) Hüftgelenksendoprothese
(E) Krankengymnastik

F95 !

7.80 Welche Behandlung wird bei einer aktivierten Arthrose des Kniegelenkes im Gegensatz zu einer Arthritis bei chronischer Polyarthritis **nicht** eingesetzt?

(A) krankengymnastische Bewegungsübungen
(B) Ergotherapie mit Gelenkschutztraining
(C) Gabe nichtsteroidaler Antiphlogistika
(D) Glucocorticoide intraartikulär
(E) Sulfasalazingabe

F95 !!

7.81 Welche Aussage trifft **nicht** zu?

Folgende Merkmale unterscheiden eine chronische Polyarthritis von einer Polyarthrose:

(A) Morgensteifigkeit länger als 1 Stunde
(B) synoviale Pannusbildung
(C) subchondrale Sklerosierung des Knochens im Röntgenbild
(D) Usurierung des Knochens im Röntgenbild
(E) Erhöhung der Serumkonzentration des C-reaktiven Proteins

7.76 (C)   7.77 (B)   7.78 (B)   7.79 (A)   7.80 (E)   7.81 (C)

7.5 Degenerative Veränderungen der Wirbelsäule

[H95] *!*
7.82 Welche Aussage trifft **nicht** zu?

Folgende Situationen stellen eine absolute oder zumindest relative Kontraindikation für eine lokale Kälteanwendung dar:

(A) ausgeprägte cold pressure Reaktion (kälteinduzierter Blutdruckanstieg)
(B) Weichteilhämatome
(C) Kälteurtikaria
(D) Raynaud-Syndrom
(E) Kryoglobulinämie

[F97] *!*
7.83 Welche Aussage trifft **nicht** zu?

Folgenden balneologischen Behandlungsmöglichkeiten sind die typischen Indikationen zugeordnet:

(A) Kohlensäurebäder – Herz-Kreislauf-Erkrankungen
(B) Jodbäder – Leber-Gallen-Erkrankungen
(C) Schwefelbäder – Hauterkrankungen
(D) Moorfreibäder – gynäkologische Erkrankungen
(E) Solebewegungsbäder – Erkrankungen des Bewegungsapparates

[F99] *!!*
7.84 Welche Aussage trifft **nicht** zu?

Folgende Befunde gehören zur Fingergelenkspolyarthrose:

(A) Verdickung der Fingerendgelenke
(B) Verdickung der Fingermittelgelenke
(C) Verdickung der Daumensattelgelenke
(D) deutlich erhöhte BSG (> 50 mm/h n.W.)
(E) Gelenkspaltverschmälerung und subchondrale Sklerosierung im Röntgenbild

[F99] *!!*
7.85 Für welche der folgenden Diagnosen spricht die in Abb. 109 des Bildanhangs gezeigte Hand?

(A) chronische Polyarthritis (rheumatoide Arthritis)
(B) Gicht (Arthritis urica)
(C) Interphalangealarthrose (Fingerpolyarthrose)
(D) Arthritis psoriatica
(E) Ochronose

[H98] *!!*
7.86 Welcher Röntgenbefund ist typisch für eine Fingerpolyarthrose?

(A) periostale Verkalkungen
(B) Lamellierung der Kompakta
(C) gelenknahe Osteoporose und Grenzlamellendefekte
(D) Gelenkknorpelverkalkung
(E) subchondrale Sklerosierung und Osteophyten

[F98] *!!*
7.87 Welche Aussage trifft **nicht** zu?

Folgende Laboruntersuchungen sind für die Differentialdiagnose zwischen chronischer Polyarthritis (rheumatoide Arthritis) und Fingerpolyarthrose hilfreich:

(A) BSG
(B) Serumeisenkonzentration
(C) Antistreptolysintiter
(D) Rheumafaktoren
(E) C-reaktives Protein (CRP)

7.5 Degenerative Veränderungen der Wirbelsäule

[H00] *!!*
7.88 Welche der folgenden Krankheiten ist eine Indikation für die klassische Massage?

(A) Muskelverspannungen bei degenerativen Wirbelsäulenveränderungen
(B) Thrombophlebitis
(C) Morbus Sudeck
(D) Polymyositis
(E) Polymyalgia rheumatica

7.82 (B)   7.83 (B)   7.84 (D)   7.85 (C)   7.86 (E)   7.87 (C)   7.88 (A)

F99

7.89 Eine vermeintliche Spondylitis ankylosans bei einem älteren Patienten ist unwahrscheinlich, wenn die BSG normal ist, sich massive Spondylophyten besonders im BWS- und HWS-Bereich, weniger jedoch in der LWS finden und die Iliosakralgelenke unauffällig sind.

Um welche der folgenden Diagnosen handelt es sich dann am ehesten?

(A) Spondylitis psoriatica
(B) Spondylosis hyperostotica
(C) Reiter-Syndrom mit Wirbelbeteiligung
(D) Spondylitis bei Colitis ulcerosa
(E) Chondrocalcinose

H96

7.90 Ein 36-jähriger Mann klagt über tiefsitzende Kreuzschmerzen mit Ausstrahlung in beide Gesäßhälften und dadurch bedingte Durchschlafstörungen. Bei der Untersuchung finden sich eine geringe Einschränkung der Lendenwirbelsäulenbeweglichkeit und ein positives Mennell-Zeichen. Die Blutsenkungsgeschwindigkeit beträgt 5/11 mm.

Welche der folgenden Erkrankungen kommt ursächlich **nicht** in Betracht?

(A) Spondylosis deformans
(B) Spondylitis ankylopoetica
(C) Bandscheibenvorfall
(D) Spondylosis hyperostotica
(E) Plasmozytom (multiples Myelom)

7.6 Wirbelsäulenerkrankungen bei metabolischem Grundleiden

H00 **‼**

7.91 Eine Tendenz zur Osteomalazie mit einem erhöhten Risiko von Frakturen wird beobachtet unter chronischer Therapie mit

(A) Herzglykosiden
(B) Östrogenen bei Frauen nach der Menopause
(C) nichtsteroidalen Antirheumatika
(D) Phenytoin bei Kindern und Jugendlichen
(E) Hydrochlorothiazid

F98

7.92 Eine 52-jährige Sekretärin fällt beim Aufstehen auf ihren Schreibtisch. Anschließend hat sie gürtelförmige Schmerzen, die von der Wirbelsäule her ausstrahlen. Röntgenologisch wird die Diagnose einer Wirbelfraktur (BWK 12) gestellt. In den folgenden Monaten bestehen erhebliche Schmerzen im Rücken, besonders beim Bücken und nach dem Aufstehen.

BSG 12/20 mm n.W., Serumcalcium 2,45 mmol/l.

Welcher der folgenden Befunde paßt **nicht** zur Annahme einer primären Osteoporose (Involutionsosteoporose)?

(A) alkalische Phosphatase im Serum 560 U/l (normal < 170 U/l)
(B) Größenabnahme von 162 cm auf 156 cm
(C) radiologisch verminderte Schattendichte aller Wirbelkörper
(D) bikonkave Verformung mehrerer Lendenwirbelkörper
(E) Klopfschmerzhaftigkeit aller Dornfortsätze

H99 **‼**

7.93 Eine 70-jährige Patientin stellt sich wegen Schmerzen und Schwäche vor. Sie berichtet über vor 2 Monaten plötzlich aufgetretene Schmerzen, vorzugsweise im Bereich der Schultern und Hüften mit Ausstrahlung in die Arme und Beine. Die Nachtruhe ist durch die Schmerzen gestört, früh morgens hat sie Schwierigkeiten, in Gang zu kommen.

Auf welche der folgenden Erkrankungen trifft diese Symptomatologie **am wenigsten** zu?

(A) Osteoporose
(B) Riesenzellarteriitis
(C) paraneoplastisches Syndrom
(D) Polymyositis
(E) Polymyalgia rheumatica

F93

7.94 Welche Aussage trifft **nicht** zu?

Folgende Erkrankungen führen zu einer Gelenkbeteiligung:

(A) Hämophilie
(B) alkoholtoxische Pankreatitis
(C) Hyperparathyreoidismus
(D) Hämochromatose
(E) akute Sarkoidose (Löfgren-Syndrom)

7.89 (B)   7.90 (E)   7.91 (D)   7.92 (A)   7.93 (A)   7.94 (B)

7.8 Erkrankungen der Muskulatur

[H99]

7.95 Ein 48-jähriger Patient klagt über Mattigkeit und langsam zunehmende Schmerzen, Morgensteifigkeit und Schwellung in den Fingergrundgelenken des 2. und 3. Strahles beidseits. Die Laborbefunde zeigen eine leichte Erhöhung des CRP (10 mg/l), eine Serumharnsäure von 476 µmol/l (Referenzbereich 180–420 µmol/l) ein Serumeisen von 231 µmol/l (Referenzbereich 11–29 µmol/l) und ein Ferritin von 878 µg/l (Referenzbereich 11–111 µg/l).

An welcher der folgenden Erkrankungen leidet der Patient?

(A) Bouchard-Arthrose
(B) chronische Polyarthritis (rheumatoide Arthritis)
(C) Gicht
(D) Hämochromatose
(E) rheumatisches Fieber (Jaccoud-Arthritis)

[H93]

7.96 Welche Aussage trifft **nicht** zu?

Zur klinischen Diagnose des M. Paget (Osteodystrophia deformans) passen folgende Befunde:

(A) erhöhte alkalische Phosphatase im Serum
(B) einseitige Coxa vara
(C) Säbelscheidentibia
(D) hohe Blutdruckamplitude und erhöhtes Herzminutenvolumen
(E) Café-au-lait-Flecken

7.7 Knochentumoren, Wirbelmetastasen

[H92]

7.97 Welcher der folgenden Tumoren ist durch (postoperative) Zytostatikatherapie potentiell heilbar?

(A) Rektumkarzinom
(B) Pankreaskarzinom
(C) Prostatakarzinom
(D) Nebennierenrindenkarzinom
(E) Osteosarkom

7.8 Erkrankungen der Muskulatur

[H00] **!!**

7.98 Eine charakteristische Manifestation der Polymyalgia rheumatica ist die

(A) symmetrische Polyarthritis kleiner Gelenke
(B) Daktylitis
(C) Sakroiliitis
(D) Schmerzhaftigkeit von Schulter- und Hüftbereich
(E) Wadenmuskelatrophie

[F93]

7.99 Welche der folgenden Zuordnungen trifft **nicht** zu?

(A) Polymyositis – Muskelschwäche in den Beinen
(B) Dermatomyositis – lilarötliches Gesichtserythem
(C) Myositis ossificans – Aortenverkalkung
(D) Polymyalgia rheumatica – Muskelschmerzen im Schulter-, Nacken- und Beckenbereich
(E) generalisierte Tendomyopathie – schmerzhafte Sehnenansätze

[H97] **!!**

7.100 Welche Aussage trifft **nicht** zu?

Zur Diagnose einer Polymyalgia rheumatica passen:

(A) ziehende Schulter-Nackenschmerzen
(B) Gewichtsabnahme
(C) Schmerzen beim Kauen
(D) Alter über 50 Jahre
(E) normale Serumkonzentration des C-reaktiven Proteins

7.95 (D)   7.96 (E)   7.97 (E)   7.98 (D)   7.99 (C)   7.100 (E)

7 Bewegungsapparat

7.101 Eine 57-jährige Frau klagt seit etwa 3 Monaten über starke Schmerzen in der Schultermuskulatur, die sie vor allem in den frühen Morgenstunden aufwachen lassen und nach dem Aufstehen noch quälen, bis sie sich dann im Laufe des Tages bessern. Die Beweglichkeit in den Schultern ist schmerzhaft eingeschränkt und die Muskulatur im Schulter- und Oberarmbereich druckschmerzhaft. Die Patientin vermutet, daß sie sich beim Frühjahrsputz ihrer Wohnung übernommen habe.

Wegen Verdachts auf Periarthropathia humeroscapularis war bereits erfolglos eine physikalische Therapie verordnet worden, das Allgemeinbefinden der Patientin hatte sich dabei sogar verschlechtert. Auf gezieltes Fragen gab sie schließlich an, daß sie einige Tage auch im Rücken und Oberschenkelbereich Schmerzen gehabt hätte. BSG 60/100 mm, Serumkonzentration von Kreatinkinase und Aldolase normal.

Welche Diagnose ist am wahrscheinlichsten?

(A) Periarthropathia humeroscapularis
(B) Polymyositis
(C) Polymyalgia arteriitica (rheumatica)
(D) muskuläre Überbeanspruchung
(E) Schulter-Hand-Syndrom

7.102 Therapie der Wahl bei Polymyalgia rheumatica sind:

(A) Betablocker
(B) Glucocorticoide
(C) Alkylantien
(D) Goldpräparate
(E) Immunglobuline

Ordnen Sie den Erkrankungen (Liste 1) die entsprechenden Behandlungen (Liste 2) zu!

Liste 1

7.103 Polymyalgia rheumatica mit Augenbeteiligung

7.104 Spondylitis ankylosans ohne Uveitis

Liste 2

(A) physikalische Therapie und nichtsteroidale Antiphlogistika
(B) Allopurinol
(C) Myotonolyticum
(D) systemische Glucocorticoidtherapie für mindestens 1 Jahr
(E) Ciclosporin

7.105 Mit welcher Erkrankung ist die Polymyalgia rheumatica am häufigsten vergesellschaftet?

(A) rheumatoider Arthritis
(B) Fibromyalgie
(C) Arteriitis temporalis Horton
(D) Schilddrüsenmalignom
(E) Hypothyreose

7.106 Welche Aussage trifft **nicht** zu?

Folgende Symptome und Veränderungen gehören zur Riesenzellarteriitis:

(A) Polymyalgia rheumatica
(B) Subfebrilität
(C) Arteriitis temporalis
(D) Erythema nodosum
(E) erhöhtes C-reaktives Protein

7.101 (C)   7.102 (B)   7.103 (D)   7.104 (A)   7.105 (C)   7.106 (D)

[H99] **!!**
7.107 Was trifft **nicht** zu?

Als Komplikation einer histologisch gesicherten Arteriitis temporalis bei einer 74-jährigen Patientin mit neu aufgetretenen heftigen links fronto-temporalen Kopfschmerzen sind zu befürchten:

(A) Amaurosis fugax
(B) akute transitorische ischämische Attacke oder Apoplexie
(C) Glaucoma chronicum simplex
(D) Augenmuskelparesen
(E) Schmerzen beim Kauen, Zungenbrennen

[H97] **!!**
7.108 Wo ist am ehesten mit der Entwicklung einer Arteriitis gigantocellularis Horton zu rechnen?

(A) A. femoralis
(B) Aortenbogen
(C) Koronararterie
(D) intrarenale Arterienäste
(E) A. temporalis

[F99] **!!**
7.109 Welche Aussage trifft **nicht** zu?

Für die Diagnose einer Arteriitis temporalis (M. Horton) sprechen:

(A) frontotemporaler Kopfschmerz
(B) hohe BSG
(C) druckschmerzhafte und geschwollene A. temporalis
(D) Alter unter 50 Jahre
(E) plötzliche einseitige Erblindung

[F97] **!**
7.110 Welche Aussage trifft **nicht** zu?

Folgende Symptome bzw. Befunde passen zur Diagnose einer Polymyositis:

(A) Myalgien der proximalen Extremitätenmuskulatur
(B) Muskelschwäche
(C) Muskelatrophie
(D) Erhöhung der CK-Konzentration im Serum
(E) Muskelfaszikulationen

[F98] **!!**
7.111 Welche Aussage trifft **nicht** zu?

Beurteilen Sie die Zuordnungen von Diagnose und Befund!

(A) Polymyalgia rheumatica — Schmerzen im Schultergürtel- und/oder Beckenbereich
(B) Dermato-Polymyositis — erhöhte Aldolaseaktivität (S)
(C) Fibromyalgie — Druckschmerz an mehr als 10 definierten Druckpunkten
(D) chronische Polyarthritis (rheumatoide Arthritis) — Schmetterlingserythem
(E) rheumatisches Fieber — Rheumaknötchen

7.9 Erkrankungen der Sehnen, Sehnenscheiden und Bursen

[H93]
7.112 Die Abb. 110 des Bildanhangs stammt von einem 51-jährigen Patienten. Die erkennbare Veränderung des Muskelprofils geht mit Parästhesien und Hypästhesie in den Fingern I–III einher.

Welche Aussage trifft **nicht** zu?

(A) Es handelt sich wahrscheinlich um ein Karpaltunnelsyndrom.
(B) Die Veränderung kann Symptom bei Akromegalie sein.
(C) Die Veränderung wird bei Hypothyreose überzufällig häufig angetroffen.
(D) Die Störung lässt sich operativ durch Umlagerung des N. ulnaris rasch bessern.
(E) Die Störung gehört zu den durchaus geläufigen Symptomen bei chronischer Polyarthritis.

[F94]

7.113 Welche Aussage trifft **nicht** zu?

Für das Supraspinatussehnensyndrom gilt:

(A) bei der Bewegungsprüfung schmerzhafter Bogen (painful arc)
(B) eine der Ursachen einer akuten Schultersteife
(C) verursacht durch primäre Arthrose des Schultergelenks (Omarthrose)
(D) periartikuläre Verkalkung als möglicher Röntgenbefund
(E) Ruptur der Supraspinatussehne führt zum Hochstand des Humeruskopfes

[H94]

7.114 Welche der folgenden Behandlungen ist im akuten Stadium einer Bursitis subdeltoidea in der Regel als erster Behandlungsversuch angezeigt?

(A) Muskelmassage
(B) lokale Kryotherapie
(C) Bindegewebsmassage
(D) Saugglockenvakuummassage
(E) Phonophorese

7.13 Systemerkrankungen des Binde- und Stützgewebes mit fakultativen Manifestationen am Bewegungsapparat

[F98] **!!**

7.115 Welcher der folgenden Befunde ist für den systemischen Lupus erythematodes typisch?

(A) granulomatöse interstitielle Nephritis
(B) verminderte Serumkomplementkonzentration C3
(C) Bence-Jones-Proteinurie
(D) retroperitoneale Fibrose
(E) Kryoglobulinämie Typ I

[H00] **!!**

7.116 Eine fieberhafte Polyarthritis mit unklarem Exanthem des Gesichtes, des Halsausschnittes und der Arme mit deutlicher Verschlechterung durch Sonneneinwirkung, einer Allergieneigung seit einiger Zeit und auffallendem Haarausfall

(A) erfordert bei Rheumafaktornachweis keine weiteren Untersuchungen, weil die Diagnose einer chronischen Polyarthritis (rheumatoide Arthritis) sicher ist
(B) sollte Anlass zur Bestimmung der Urinporphyrine sein
(C) sollte in erster Linie Anlass zur Allergietestung sein
(D) gibt Veranlassung, das Serum auf antinukleäre Faktoren (ANA) zu untersuchen
(E) macht eine Untersuchung auf Muskelenzymaktivitäten und antimitochondriale Antikörper im Serum erforderlich

[H00] **!!**

7.117 Was ist als Manifestation des systemischen Lupus erythematodes **am wenigsten** wahrscheinlich?

(A) sklerosierende Cholangitis
(B) fibrinöse Perikarditis
(C) Glomerulonephritis
(D) Polyserositis
(E) Polyarthritis

[F97] **!!**

7.118 Bilaterale Pleuraergüsse und basale Plattenatelektasen bei einer 25-jährigen Patientin mit Abgeschlagenheit, Arthralgien und Gesichtserythem deuten hin auf:

(A) progressive Systemsklerose
(B) systemischen Lupus erythematodes
(C) Dermatomyositis
(D) adultes Still-Syndrom
(E) mikroskopische Panarteriitis

7.13 Systemerkrankungen des Binde- und Stützgewebes

F00

7.119 Die Gabe welches der zur Behandlung eines systemischen Lupus erythematodes eingesetzten Arzneimittels ist während der Schwangerschaft am ehesten vertretbar?

(A) Azathioprin
(B) Methotrexat
(C) Cyclophosphamid
(D) Prednison
(E) Ciclosporin A

F96

7.120 Photosensibilität ist ein charakteristisches Merkmal

(1) der akuten intermittierenden Porphyrie
(2) der Porphyria cutanea tarda
(3) des systemischen Lupus erythematodes
(4) des Karzinoid-Syndroms
(5) des Erythema chronicum migrans

(A) nur 4 ist richtig
(B) nur 1 und 2 sind richtig
(C) nur 2 und 3 sind richtig
(D) nur 1, 2 und 4 sind richtig
(E) 1 – 5 = alle sind richtig

H93

7.121 Welche Aussage trifft **nicht** zu?

Die klinische Manifestation eines systemischen Lupus erythematodes wird durch folgende Faktoren begünstigt:

(A) grippale Infekte
(B) Sonnenexposition
(C) Schwangerschaft und Entbindung
(D) östrogenhaltige orale Kontrazeptiva
(E) Alter jenseits des 50. Lebensjahres

F95

7.122 Welche Komplikation bestimmt neben bakteriellen Infektionen an erster Stelle die Prognose eines systemischen Lupus erythematodes (SLE)?

(A) Pleuroperikarditis
(B) Nephritis
(C) Thrombozytopenie
(D) sekundäres Sjögren-Syndrom
(E) Arthritis

H95 **!!**

7.123 Bei einer 23-jährigen Patientin wird die Diagnose eines nephrotischen Syndroms gestellt. Gleichzeitig liegen eine Polyserositis (Pleuritis, Perikarditis, Aszites) und Gelenkbeschwerden vor. Der Anti-ds-DNA-Antikörpertiter ist positiv.

Welche Erkrankung ist zu diagnostizieren?

(A) diabetische Glomerulosklerose
(B) Minimalläsionenglomerulonephritis
(C) Lupusnephritis
(D) Nierenvenenthrombose
(E) Amyloidose

F96

7.124 Welche Aussage trifft **nicht** zu?

Folgende Antikörper finden sich gehäuft beim systemischen Lupus erythematodes:

(A) Kardiolipin-Antikörper
(B) ss-DNA-Antikörper (Antikörper gegen denaturierte DNS)
(C) ds-DNA-Antikörper (Antikörper gegen native DNS)
(D) c-ANCA (antineutrophile zytoplasmatische Antikörper)
(E) Sm-Antikörper

F00 **!!**

7.125 Antinukleäre Antikörper sind

(A) Antiphospholipidantikörper
(B) Rheumafaktoren
(C) nicht differenzierbar in dsDNA- und ENA-Antikörper
(D) bei systemischem Lupus erythematodes meist negativ
(E) kein immunologischer Marker der Arteriitis temporalis

7.119 (D)   7.120 (C)   7.121 (E)   7.122 (B)   7.123 (C)   7.124 (D)   7.125 (E)

| H93 | **!!** |

7.126 Welche Aussage trifft **nicht** zu?

Bei klinischem Verdacht auf systemischen Lupus erythematodes läßt sich die Diagnose durch folgende Laboruntersuchungen erhärten:

(A) Nachweis hochtitriger antinukleärer Antikörper (ANA)
(B) Verminderung der Serumkomplementkomponente C4
(C) Erhöhung der totalen hämolytischen Serumkomplementaktivität (CH50)
(D) Nachweis einer Leukozytopenie
(E) Nachweis einer Thrombozytopenie

| F96 | **!** |

7.127 Welche Aussage trifft **nicht** zu?

Folgende Befunde passen zu einer progressiven Systemsklerose:

(A) Sklerophonie
(B) Ösophagusmotilitätsstörungen
(C) Proteinurie > 3,5 g/d
(D) Sklerodaktylie
(E) Teleangiektasien

| H96 | **!** |

7.128 Eine 52-jährige Frau, die schon seit vielen Jahren, auch im Sommer, über kalte Finger klagte und vor 15 Jahren eine Erfrierung ihrer beiden Hände hatte, bemerkt seit 3 Jahren anfallsweises Blaßwerden der 2.–5. Finger mit anschließender schmerzhafter zyanotischer Verfärbung. In letzter Zeit sei die Beweglichkeit der Hände und Finger eingeschränkt, an den Fingerspitzen sind Geschwüre aufgetreten.

Die Untersuchung zeigt neben den Veränderungen in Abb. 111 des Bildanhangs eine verdickte und wenig verschiebliche Haut an Händen und Unterarmen. Die Fingerpulse sind nicht tastbar.

Es handelt sich am ehesten um

(A) eine chronische Kälteagglutininkrankheit
(B) eine diabetische Mikroangiopathie
(C) eine progressive Sklerodermie
(D) Erfrierungsfolgen
(E) Fingerkuppen bei Subklavia-Anzapf-Syndrom

| F98 | **!** |

7.129 Welche Aussage trifft **nicht** zu?

Die 42-jährige Patientin (siehe Abb. 112 des Bildanhangs) klagt seit 9 Jahren zunehmend über ein Spannungsgefühl im Gesicht, in den Händen und Waden. Anfallsweises Blaßwerden der Finger mit Akrozyanose war vorausgegangen.

Im jetzigen Stadium der Erkrankung ist mit folgenden Befunden zu rechnen:

(A) Belastungsdyspnoe
(B) Dysphagie
(C) Beugekontrakturen der Finger
(D) Antikörper gegen die Topoisomerase I
(E) histologisch entzündliche Veränderungen neben Einzelfasernekrosen und Muskelfaserregeneraten in der Muskelbiopsie

| F94 | **!** |

7.130 Ein 38-jähriger Patient konsultiert Sie nach einem grippalen Infekt mit blutiger Nasensekretion wegen eines rechtsseitigen Hörsturzes und eines roten, lichtempfindlichen rechten Auges. Außerdem fühlt er sich abgeschlagen und hat 3 kg Gewicht abgenommen. Die serologische Untersuchung ergibt einen positiven c-ANCA (Titer 1:50).

Welche weiteren Untersuchungen sind zur diagnostischen Abklärung eines M. Wegener angezeigt?

(1) Nasenschleimhautbiopsie
(2) Röntgenaufnahme des Thorax
(3) CT des Kopfes und der Nasennebenhöhlen
(4) Urinstatus

(A) nur 1 ist richtig
(B) nur 3 ist richtig
(C) nur 2 und 4 sind richtig
(D) nur 3 und 4 sind richtig
(E) 1–4 = alle sind richtig

7.126 (C)   7.127 (C)   7.128 (C)   7.129 (E)   7.130 (E)

7.13 Systemerkrankungen des Binde- und Stützgewebes

7.131 Welche Aussage trifft **nicht** zu?

Beurteilen Sie die Zuordnungen von Vaskulitisform und Gefäßbefallstyp:

(A)	Morbus Wegener	– kleine Arterien und Kapillaren
(B)	mikroskopische Polyangiitis	– kleine Arterien und Kapillaren
(C)	klassische Panarteriitis nodosa	– mittelgroße Arterien
(D)	Purpura Schoenlein-Henoch	– mittelgroße und große Arterien
(E)	Takayasu-Arteriitis	– große Arterien

7.132 Welche der folgenden Untersuchungen ist bei einem Patienten mit Wegener-Granulomatose und Nierenbeteiligung zur Beurteilung der Krankheitsaktivität am besten geeignet?

(A) Serumkreatininkonzentration
(B) Urinsediment
(C) ANCA (antineutrophile zytoplasmatische Antikörper)
(D) ANA (DNA-Antikörper)
(E) Immunelektrophorese

Folgende Angaben beziehen sich auf die Aufgaben Nr. 7.133 und Nr. 7.134.

Ein 50-jähriger Patient stellt sich bei einem Arzt für Hals-Nasen-Ohren-Heilkunde wegen rezidivierender Schleimhautentzündungen vor. Bei der Untersuchung findet sich eine umschriebene Nekrose mit beginnender Perforation des Nasenseptums. Die Röntgenaufnahme des Thorax zeigt multiple rundliche, unscharfe Infiltrate in der Lunge sowie eine komplette Atelektase des Mittellappens. Zwei Tage später kommt es bei dem Patienten zu Fieber bis 39 °C und einem akuten Nierenversagen.

7.133 Welche der folgenden Erkrankungen ist am wahrscheinlichsten?

(A) systemischer Lupus erythematodes
(B) Panarteriitis nodosa
(C) Wegener-Granulomatose
(D) metastasierter Nierentumor
(E) Goodpasture-Syndrom

7.134 Die optimale Behandlung besteht in der Verabreichung von

(A) Immunglobulinen
(B) Antibiotika
(C) D-Penicillamin
(D) Cyclophosphamid und Glucocorticoiden (Fauci-Schema)
(E) Diuretika

7.135 Welches der folgenden Arzneimittel ist zur stadienabhängigen Behandlung der Wegener-Granulomatose **ungeeignet**?

(A) Glucocorticoide
(B) Colchicin
(C) Methotrexat
(D) Cyclophosphamid
(E) Cotrimoxazol

7.136 Ein 52-jähriger Patient leidet in den letzten 6 Wochen unter verstopfter Nase mit blutigem Schnupfen, Abgeschlagenheit, 3 kg Gewichtsverlust und zeitweiligen Arthralgien. Nach dem Auftreten einer beidseitigen schweren Konjunktivitis (siehe Abb. 113 des Bildanhangs) mit vermehrtem Augentränen und Lichtscheu sucht er einen Augenarzt auf, der eine beginnende Episkleritis diagnostiziert und den Patienten wegen einer BSG von 56/110 mm und einem CRP von 85 mg/l (Norm < 5 mg/l) zur weiteren Abklärung zum Internisten schickt.

Um welche Erkrankung handelt es sich mit größter Wahrscheinlichkeit?

(A) allergische Konjunktivitis (z.B. bei Pollenallergie)
(B) Sjögren-Syndrom
(C) Pemphigus vulgaris
(D) systemischer Lupus erythematodes
(E) Wegener-Granulomatose

7.131 (D)   7.132 (C)   7.133 (C)   7.134 (D)   7.135 (B)   7.136 (E)

F97 !

7.137 Welche Erkrankung mit Nierenbeteiligung (sog. sekundäre Nephropathie) ist als Ursache der in Abb. 114 des Bildanhangs gezeigten Augenveränderungen am wahrscheinlichsten?

(A) Sklerodermie
(B) Gicht
(C) Wegener-Granulomatose
(D) Diabetes mellitus
(E) Amyloidose

H97 !

7.138 Welche Aussage trifft **nicht** zu?

Folgende Befunde passen zu einer c-ANCA positiven, primär systemischen Vaskulitis (M. Wegener, mikroskopische Polyangiitis):

(A) sensible Polyneuropathie
(B) rapid progrediente Glomerulonephritis
(C) irreguläre Lungeninfiltrate
(D) nicht wegdrückbare Papeln im Bereich der Unterschenkel
(E) vermindertes gesamthämolytisches Komplement (CH50)

H94 !

7.139 Welche der folgenden Zuordnungen trifft **nicht** zu?

(A) Panarteriitis nodosa – Polyneuropathie, arterielle Mikroaneurysmen
(B) Wegener-Granulomatose – Nachweis von Antikörpern gegen Doppelstrang-DNA
(C) progressive Sklerodermie – verdicktes Zungenbändchen
(D) Vasculitis allergica – nicht wegdrückbare Papeln
(E) Riesenzellarteriitis – schmerzhafte A. temporalis

H98 !

7.140 Welche Aussage trifft **nicht** zu?

Eine 28-jährige Patientin stellt sich wegen in letzter Zeit gehäuft auftretender Durchblutungsstörungen an den Fingern beider Hände vor.

Unter der Annahme eines Raynaud-Phänomens sind zu bestimmen:

(A) antinukleäre Antikörper
(B) Rheumafaktoren
(C) Yersinienantikörper
(D) Kryoglobuline
(E) Antikörper gegen Topoisomerase I

H00 !

7.141 Welche Erkrankung hat häufig eine Raynaud-Symptomatik?

(A) Lichen sclerosus et atrophicus
(B) rheumatisches Fieber
(C) Sklerodermie en coup de sabre
(D) progressive systemische Sklerose
(E) Lichen nitidus

F96

7.142 Welche Aussage trifft **nicht** zu?

Das sekundäre Raynaud-Syndrom kommt vor bei

(A) progressiver Systemsklerose
(B) Z. n. Armvenenthrombose (Paget-v.-Schroetter-Syndrom)
(C) Thrombangiitis obliterans (M. Winiwarter-Buerger)
(D) Mischkollagenose (Sharp-Syndrom)
(E) berufsbedingten Mikrotraumen, z.B. Preßlufthammerarbeiten

7.137 (C) 7.138 (E) 7.139 (B) 7.140 (C) 7.141 (D) 7.142 (B)

> F95

7.143 Ein 50-jähriger Patient entwickelt folgendes Krankheitsbild: Abgeschlagenheit, Müdigkeit, Arthralgien, Myalgien, Hodenschmerzen, Gewichtsabnahme von 5 kg innerhalb 6 Wochen. Blutdruckanstieg auf 170/110 mmHg und Parästhesien im linken Fuß mit Fußheberschwäche. Bei den Laboruntersuchungen finden sich ausgeprägte Entzündungszeichen (BSG 70/90 mm, CRP 70 mg/l), Erythrozyturie, ein Serumkreatininanstieg auf 203 μmol/l (Referenzbereich 36–106 μmol/l) und negative Antikörperbefunde für ANA, ANCA, AMA, Rheumafaktoren und Borrelien.

Um welche der folgenden Erkrankungen handelt es sich mit größter Wahrscheinlichkeit?

(A) Riesenzellarteriitis
(B) Polymyositis
(C) Hyperthyreose
(D) Pan(Poly)arteriitis nodosa
(E) Wegener-Granulomatose

> H95

7.144 Bei welcher der folgenden Infektionskrankheiten ist das Auftreten eines Erythema nodosum am wahrscheinlichsten?

(A) Yersiniose (Yersinia enterocolitica)
(B) Meningokokkenmeningitis
(C) Listeriose
(D) Zytomegalie
(E) Q-Fieber

7.14 Systemische Begleiterscheinungen außerhalb des Bewegungsapparates bei Erkrankungen des Bewegungsapparates

> H95

7.145 Welche Aussage trifft **nicht** zu?

Ein Sjögren-Syndrom wird bei folgenden Erkrankungen angetroffen:

(A) Lupus erythematodes
(B) progressive Sklerodermie
(C) chronische Polyarthritis (rheumatoide Arthritis)
(D) Polymyalgia arteriitica (rheumatica)
(E) Dermatomyositis/Polymyositis

> H98 !

7.146 Die Trias Erythema nodosum, Oligoarthritis (meist in den Sprunggelenken) und bihiläre Lymphadenopathie ist typisch für

(A) Wegener-Granulomatose
(B) Löfgren-Syndrom
(C) Still-Syndrom
(D) Lupus erythematodes
(E) Kartagener-Syndrom

> H00

7.147 Einer 46-jährigen Patientin wurde vor einigen Monaten die rechte Mamma amputiert. Danach hat sich ein Lymphödem des rechten Armes entwickelt.

Welche der folgenden Maßnahmen ist an dem erkrankten Arm indiziert?

(A) Ultraschalltherapie
(B) manuelle Lymphdrainage
(C) heiße Fangopackungen
(D) temperaturansteigende Armbäder
(E) Kurzwellendurchflutungen

8 Immunsystem und Bindegewebe

8.1 Immundefekte

> F92

8.1 Welche Aussage trifft **nicht** zu?

Zur Abklärung eines erworbenen Antikörpermangelsyndroms bei einem 55-jährigen Patienten sind folgende Untersuchungen sinnvoll:

(A) quantitative Proteinausscheidung im 24 Stunden-Urin
(B) CD4/CD8-Ratio (Helferzellen/Suppressorzellen)
(C) Knochenmarkbiopsie
(D) Abdomensonographie
(E) Bence-Jones-Protein-Nachweis im Urin

7.143 (D)   7.144 (A)   7.145 (D)   7.146 (B)   7.147 (B)   8.1 (B)

H94
8.2 Das C-reaktive Protein

(A) ist ein Rheumafaktor mit diagnostischer Bedeutung für eine chronische Polyarthritis (rheumatoide Arthritis)
(B) ist ein Zeichen für die entzündliche Aktivität mit Spezifität für rheumatische Erkrankungen
(C) ist ein Zeichen für die entzündliche Aktivität ohne Spezifität für rheumatische Erkrankungen
(D) ist ein Antikörper gegen Streptokokkentoxine
(E) ist ein Autoantikörper gegen die C_3-Konvertase

H94
8.3 Das Reinke-Ödem der Stimmlippen kann zur Erstickung führen,

weil

das Reinke-Ödem wegen des kongenitalen Defektes des C_1-Inhibitors oft mit einer rasch zunehmenden Raumforderung verbunden ist.

H93
8.4 Beurteilen Sie die folgenden Zuordnungen immunpathologischer Reaktionen nach Coombs und Gell!

(1) Typ I Reaktion   – Asthma bronchiale
    (Sofortreaktion)
(2) Typ II Reaktion   – Immunhämolyse
    (zytotoxische Reaktion)
(3) Typ III Reaktion   – Arthus-Reaktion
    (intermediäre Reaktion)
(4) Typ IV Reaktion   – Tuberkulin-
    (verzögerte Reaktion)   reaktion

(A) nur 1 ist richtig
(B) nur 3 ist richtig
(C) nur 1 und 4 sind richtig
(D) nur 2 und 3 sind richtig
(E) 1–4 = alle sind richtig

H93
8.5 Folgende, wahrscheinlich auf Autoimmunprozessen beruhende Endokrinopathien können in Kombination auftreten:

(1) insulinpflichtiger Diabetes mellitus
(2) Morbus Addison
(3) Autoimmunparathyreoiditis (sog. idiopathischer Hypoparathyreoidismus)
(4) Autoimmunthyreoiditis

(A) nur 1 und 2 sind richtig
(B) nur 1 und 3 sind richtig
(C) nur 1, 2 und 4 sind richtig
(D) nur 2, 3 und 4 sind richtig
(E) 1–4 = alle sind richtig

H93
8.6 Die akute Graft-versus-host-Erkrankung (GVHD)

(1) ist Folge einer Reaktion der Empfängerlymphozyten mit dem übertragenen fremden Gewebe
(2) ist in der Regel ein milde verlaufendes Krankheitsbild
(3) ist eine Reaktion der übertragenen Spenderlymphozyten mit dem Gewebe des Empfängers
(4) kann durch Gammabestrahlung von Blutpräparaten verhindert werden

(A) nur 1 und 2 sind richtig
(B) nur 3 und 4 sind richtig
(C) nur 1, 2 und 3 sind richtig
(D) nur 2, 3 und 4 sind richtig
(E) 1–4 = alle sind richtig

8.2 (C)   8.3 (E)   8.4 (E)   8.5 (E)   8.6 (B)

8.2 Autoimmunerkrankungen

[F95]

8.7 Bei folgenden systemischen Vaskulitiden finden sich vermehrt Autoantikörper mit Spezifität für zytoplasmatische Granulozytenantigene (ANCA):

(1) Riesenzellarteriitis
(2) Wegener-Granulomatose
(3) rapid progrediente nekrotisierende Glomerulonephritis mit extrakapillären Halbmonden
(4) mikroskopische Form der Panarteriitis nodosa (mPAN)
(5) Endangiitis obliterans

(A) nur 1 ist richtig
(B) nur 1, 2 und 4 sind richtig
(C) nur 2, 3 und 4 sind richtig
(D) nur 2, 4 und 5 sind richtig
(E) 1 – 5 = alle sind richtig

[H95]

8.8 Welches Medikament hat die Prognose ANCA-positiver Vaskulitiden (z.B. M. Wegener) entscheidend verbessert?

(A) Levamisol
(B) Ciclosporin A
(C) Metamizol
(D) Cyclophosphamid
(E) Pentoxifyllin

[H92]

8.9 Eine 20-jährige Frau klagt über zunehmende Müdigkeit, Krankheitsgefühl, Leistungsminderung und Gelenkschmerzen. Die Symptome begannen schleichend vor etwa 3 Monaten. Eine Lebererkrankung ist der Patientin nicht bekannt. Medikamente werden nicht eingenommen.

Bei der körperlichen Untersuchung finden sich einzelne Spidernävi, eine Hepatomegalie, jedoch kein Aszites. Die Laboruntersuchungen ergeben erhöhte Werte für SGOT (220 U/l) und SGPT (300 U/l), alkalische Phosphatase mit 90 U/l normal, Hepatitisantigene nicht nachweisbar.

Mit welchem der folgenden Befunde ist das Krankheitsbild am wahrscheinlichsten assoziiert?

(A) erhöhte Werte für Gallsäuren und Lipoprotein X im Serum
(B) Nachweis von Antikörpern gegen glatte Muskulatur (SMA) und Kernantigen (ANA)
(C) Nachweis von Mallory-Körperchen in Leberepithelien
(D) verminderte Ausscheidung von Kupfer im Urin
(E) α_1-Antitrypsin-Mangel

[H93]

8.10 Eine hochdosierte i.v. Gammaglobulin-Therapie (400 mg/kg tgl.) ist kontraindiziert bei:

(A) variablem Immundefektsyndrom (CVID)
(B) kongenitaler Agammaglobulinämie
(C) Pneumonie im Rahmen eines Myeloms
(D) selektivem IgA-Mangel
(E) Immunthrombozytopenie (Morbus Werlhof)

[H95]

8.11 Ein 47-jähriger Patient konsultiert den Arzt 14 Tage nach einem grippalen Infekt wegen Taubheitsgefühl und Kribbeln in beiden Füßen. Außerdem bemerkt er kleine nicht wegdrückbare Papeln (hämorrhagisch, 3 – 5 mm Durchmesser) im distalen Bereich beider Unterschenkel.

Welche Form der Vaskulitis ist am wahrscheinlichsten?

(A) Endangiitis obliterans
(B) Wegener-Granulomatose
(C) Riesenzellarteriitis
(D) leukozytoklastische Vaskulitis (Vasculitis allergica)
(E) Kaposi-Sarkom

8.7 (C)   8.8 (D)   8.9 (B)   8.10 (D)   8.11 (D)

F98
8.12 Welche Aussage trifft **nicht** zu?

Hochdosierte i.v. IgG-Infusionen (0,4 g/kg/Tag) gelten als ein anerkanntes Therapieprinzip bei

(A) idiopathischer Thrombozytopenie im Kindesalter
(B) Serum-IgG-Verminderung < 5 g/l bei variablem Immundefektsyndrom mit rezidivierenden bronchopulmonalen bakteriellen Infekten
(C) mukokutanem Lymphknoten-Syndrom (Kawasaki-Syndrom)
(D) sekundärem IgA-Mangel
(E) sekundärem Antikörpermangel bei Myelom oder Non-Hodgkin-Lymphom mit erhöhter respiratorischer Infektanfälligkeit

F98
8.13 Der selektive IgA-Mangel bei Kindern muß kontinuierlich mit Immunglobulinen behandelt werden,

weil

beim selektiven IgA-Mangel überdurchschnittlich viele rezidivierende virale und bakterielle Infekte der oberen Luftwege auftreten.

F98
8.14 Prione als proteinhaltige Partikel, nach heutiger Kenntnis frei von DNA und RNA, werden für folgende mit ZNS-Schäden einhergehende Erkrankungen verantwortlich gemacht:

(1) Creutzfeld-Jacob-Krankheit
(2) Morbus Alzheimer
(3) bovine spongiforme Enzephalopathie (BSE)
(4) Morbus Binswanger (Multiinfarktdemenz)

(A) nur 1 und 3 sind richtig
(B) nur 2 und 4 sind richtig
(C) nur 1, 2 und 3 sind richtig
(D) nur 2, 3 und 4 sind richtig
(E) 1 – 4 = alle sind richitg

H98
8.15 Welche Aussage trifft **nicht** zu?

Nach Organtransplantationen bestehen unter der immunsuppressiven Behandlung mit Ciclosporin A folgende Gefahren:

(A) Nephrotoxizität (vor allem bei Kombinationstherapie)
(B) Hepatotoxizität (vor allem bei vorgeschädigter Leber)
(C) Neurotoxizität (Kopfschmerzen, Parästhesien, Hörminderung)
(D) Thrombozytose
(E) Bluthochdruck

9 Infektionskrankheiten

9.2 Bakterielle Infektionskrankheiten

H97 **!!**
9.1 Welche Aussage trifft **nicht** zu?

Die Diagnose einer Neuroborreliose

(A) kann durch Liquorkultur erfolgen
(B) ist durch den Nachweis erregerspezifischer Antikörper im Liquor unter Berücksichtigung des Serum/Liquor-Index auch bei fehlendem Erregernachweis möglich.
(C) beruht immunologisch auf Antikörperbildung gegen Borrelienantigene (sog. outer surface-Proteine, Flagellin)
(D) muß eine serologische Kreuzreaktivität mit dem Erreger der FSME berücksichtigen
(E) kann außer durch direkten Erregernachweis zuverlässig auch durch PCR erfolgen

H99
9.2 Was trifft **nicht** zu?

Manifestationen einer Infektion mit Borrelia burgdorferi sind:

(A) Lymphogranuloma inguinale
(B) Meningoradikulitis
(C) Perimyokarditis
(D) Monarthritis des Knies
(E) Akrodermatitis chronica atrophicans

8.12 (D)   8.13 (D)   8.14 (A)   8.15 (D)   9.1 (D)   9.2 (A)

9.2 Bakterielle Infektionskrankheiten

F93 **!!**

9.3 Wenige Wochen nach einem Kurzurlaub im Bayerischen Wald finden sich bei dem Patienten die auf Abb. 115 des Bildanhanges wiedergegebenen, rötlichen, „ringförmigen" Hautveränderungen.

Ursächlich für das Krankheitsbild ist aller Voraussicht nach:

(A) HIV
(B) Treponema pallidum
(C) Borrelia burdorferi
(D) Parvovirus B19
(E) Epstein-Barr-Virus

F99 **!!**

Ordnen sie die in Liste 1 genannten Erreger den in Liste 2 genannten kutanen Manifestationen zu!

Liste 1

9.4 Borrelia burgdorferi

9.5 Staphylokokken

Liste 2

(A) Erythema infectiosum
(B) Erythema anulare
(C) Impetigo contagiosa
(D) Erythema chronicum migrans
(E) Erythrodermia desquamativa

F99 **!!**

Folgende Angaben beziehen sich auf die Aufgaben Nr. 9.6 und Nr. 9.7.

Ein 7-jähriges Mädchen wird Ihnen in der Praxis vorgestellt, da es aus voller Gesundheit heraus seit gestern nicht mehr das rechte Auge schließen kann, ihm beim Essen die Suppe aus dem rechten Mundwinkel herausläuft und beim Lachen der rechte Mundwinkel nicht mitgeht. Keine Schmerzen, kein allgemeines Krankheitsgefühl. Bei Ihrer Untersuchung kann das rechte Auge willentlich nur unvollkommen geschlossen werden, dabei weicht der Augapfel nach oben ab, die Stirn kann rechts nicht, wohl aber links gerunzelt werden; beim Versuch, die Oberlippe aktiv hochzuziehen, bleibt die rechte Nasolabialfalte verstrichen, beim Versuch des Pfeifens entweicht die Luft unwillkürlich aus dem rechten Mundwinkel. Sonst bei der eingehenden Ganzkörperuntersuchung keinerlei Auffälligkeiten.

9.6 Welche ist die wahrscheinlichste Ursache der beschriebenen Symptomatik?

(A) virale Hirnstammenzephalitis
(B) Poliomyelitis
(C) Tumor im Hirnstammbereich
(D) Felsenbeinosteomyelitis, ausgehend von eitriger Otitis media
(E) Borreliose

9.7 Welche Maßnahme führt am ehesten zur Erhärtung der wahrscheinlichsten Diagnose?

(A) Elektroenzephalographie
(B) kraniale Magnetresonanztomographie
(C) kraniale Computertomographie („Knochenfenster")
(D) Bestimmung von Blutsenkungsgeschwindigkeit, C-reaktivem Protein und großem Blutbild
(E) Lumbalpunktion mit nachfolgender Liquordiagnostik

F93 **!**

9.8 Welche Verdachtsdiagnose haben Sie bei folgendem Krankheitsbild: Roseolen an der Bauchhaut, Milztumor, Fieber vom Kontinua-Typ, relative Bradykardie und Somnolenz?

(A) Salmonellenenteritis
(B) paralytischer Ileus
(C) Typhus abdominalis
(D) Ileitis terminalis (Morbus Crohn)
(E) infektiöse Mononukleose

9.3 (C)   9.4 (D)   9.5 (C)   9.6 (E)   9.7 (E)   9.8 (C)

9 Infektionskrankheiten

[H96] !

9.9 Eine 23-jährige Studentin erkrankte während einer längeren Indienreise an langsam ansteigendem Fieber, Herpes labialis und geringfügigem Husten. Ein Arzt in Bombay veranlaßte außer einem Malariaausstrich (negativ), einer Stuhluntersuchung unter dem Mikroskop (Zysten von Entamoeba histolytica nachweisbar) und einem Blutbild (unauffällig) keine weiteren Laboruntersuchungen und begann eine Therapie mit einem Tetracyclin. Als es nach 4 Tagen nicht zur Entfieberung kam, flog die Patientin zurück und wurde direkt ins Krankenhaus aufgenommen. Sie hatte Körpertemperaturen zwischen 38,6 °C und 39,7 °C bei befriedigendem Allgemeinzustand, keine Durchfälle, geringfügige Hepatosplenomegalie, auf der Bauchhaut fünf linsengroße rötliche Herde.

BSG 20/40 mm, Leukozyten $6200 \times 10^6/l$, davon 12 % Stabkernige, 60 % Segmentkernige, 20 % Lymphozyten, 8 % Monozyten, SGOT 40 U/l, SGPT 16 U/l.

Welche Erkrankung ist am wahrscheinlichsten?

(A) Fleckfieber
(B) Dengue
(C) Thyphus/Parathyphus
(D) invasive intestinale Amöbiasis
(E) Malaria tertiana

[H00] !

9.10 Welche der angegebenen Maßnahmen ist bei einem Patienten mit 3-tägiger Fieberanamnese zur Sicherung der Verdachtsdiagnose eines Typhus abdominalis am ehesten geeignet?

(A) Blutkulturen
(B) Blutsenkung
(C) Komplementbindungsreaktion
(D) Antikörpernachweis (Widal-Reaktion)
(E) Stuhlkultur

[H99] [H96] !

9.11 Welches der folgenden Symptome spricht bei einem unklaren Fieber differentialdiagnostisch gegen Typhus abdominalis?

(A) Fieber als Kontinua
(B) Milzschwellung
(C) Eosinophile im Blutbild
(D) relative Bradykardie
(E) Roseolen der Bauchhaut

[F97] !

9.12 Welches der folgenden Symptome paßt **nicht** zum klinischen Vollbild des Typhus?

(A) Tachykardie von 140/min.
(B) Kontinua von 40 °C
(C) Milzschwellung
(D) Roseolen
(E) Somnolenz

[F98] !

9.13 Welche Aussage trifft **nicht** zu?

Der Typhus abdominalis

(A) verläuft als zyklische Infektionskrankheit in regelhaft definierten Stadien
(B) führt während der Fieberphase zu einer septischen Generalisierung mit hoher Letalität
(C) geht im Stadium der Organmanifestation mit Geschwürbildung im Dünndarm und erbsbreiartigen Stuhlentleerungen einher
(D) kann Komplikationen in Form von Blutungen, Darmperforation, Myokarditis und Psychosen verursachen
(E) hinterläßt in 3–6 % der Fälle ein Dauerausscheidertum

[F00] [F95] !

9.14 Eine Spontanheilung ist am ehesten zu erwarten bei

(A) Meningitis durch Haemophilus influenzae
(B) Meningokokkenmeningitis
(C) Pneumokokkenmeningitis
(D) Meningitis tuberculosa
(E) Leptospirenmeningitis

[F97] !

9.15 Ende August erkrankt ein junger Mann vom Lande mit hohem Fieber, Konjunktivitis, Wadenschmerzen, Kopfschmerzen, leichtem Meningismus und einem flüchtigen Exanthem. BSG 38/72 mm, Leukozyten $13000 \times 10^6/l$ mit Linksverschiebung im Differentialblutbild, geringe Proteinurie. Durch Lumbalpunktion wird eine lymphozytäre Meningitis (500×10^6 Zellen/l) nachgewiesen.

Welche Erkrankung liegt am ehesten vor?

(A) Poliomyelitis
(B) Coxsackievirusinfektion
(C) Meningokokkenmeningitis
(D) Zeckenenzephalitis
(E) Leptospirose

9.9 (C)   9.10 (A)   9.11 (C)   9.12 (A)   9.13 (B)   9.14 (E)   9.15 (E)

9.2 Bakterielle Infektionskrankheiten

[F97] *

9.16 Welche Aussage trifft **nicht** zu?

Die Niereninsuffizienz bei der renalen Manifestation einer Leptospirose kann

(A) ebenso wie die schwere hämorrhagische Diathese und die akute Leberentzündung (z. B. bei Morbus Weil) zum Tode führen
(B) häufig eine chronische Niereninsuffizienz mit Dauerdialysepflichtigkeit bewirken
(C) mit einer passageren Dialyse gut beherrscht werden
(D) im Überlebensfalle folgenlos abklingen
(E) als Ausdruck der Organmanifestation im Rahmen der zyklischen Infektionskrankheit Leptospirose aufgefaßt werden

[F95] *

Folgende Angaben beziehen sich auf die Aufgaben Nr. 9.17 und Nr. 9.18.

Ein jungen Mann ist in seinem Urlaub nach Ghana gefahren, erkrankte dort nach einer Woche an profusen wäßrigen Durchfällen ohne Fieber, die 6 Tage anhielten und ihn so mitnahmen, daß er nach Hause flog, obwohl die Diarrhöe bereits wieder nachließ.

Bei der Untersuchung ist das Abdomen druckempfindlich und weich, vermehrte Darmgeräusche hörbar. Endoskopisch normale Kolonschleimhaut.

Sie finden folgende Laborwerte: Hb 189 g/l, Hk 0,62, Erythrozyten $6,8 \times 10^{12}$/l, Serumnatrium 130 mmol/l, Serumcalcium 2,7 mmol/l.

9.17 Es handelt sich am ehesten um eine

(A) Amöbenruhr
(B) Ruhr
(C) Salmonellose
(D) Lambliasis (Giardia lamblia)
(E) Reisediarrhöe (Escherichia coli)

9.18 Indiziert ist:

(A) Antibiotikabehandlung (Tetracycline)
(B) Therapie mit Metronidazol (Clont®)
(C) Behandlung mit Stopfmitteln wie Loperamid (Imodium®) oder Diphenoxylat (Reasec®)
(D) Gabe von Adsorbentien (Aktivkohle)
(E) Flüssigkeitssubstition mit Elektrolyt-Glucoselösung

[H00] **

9.19 Welche Aussage über die Reisediarrhö trifft zu?

(A) Reisediarrhö kann durch prophylaktische Einnahme von Carbo medicinalis verhindert werden.
(B) Reisediarrhö verläuft meist mit hohem Fieber.
(C) Sie hat eine hohe Tendenz zur Selbstheilung.
(D) Ihre durchschnittliche Dauer beträgt 2 Wochen.
(E) Ihr Auftreten ist nach dem Bundesseuchengesetz meldepflichtig.

[F95]

9.20 Ein 22-jähriger Handelsvertreter klagte seit einem Tag über leichte Übelkeit, Durst und zunehmende körperliche Schwäche. Wegen verschwommenen Sehens, Doppelbildern und Schluckstörungen wurde schließlich der Arzt aufgesucht.

Bei der Untersuchung ist der Patient voll orientiert, die grobe Kraft in den Extremitäten ist bei noch erhaltenen Muskeleigenreflexen gemindert. Es bestehen Akkommodationsschwäche, Ptosis der Augenlider und Strabismus paralyticus. Normaler Augenhintergrund, auffällig trockene Mundschleimhaut.

Um welche Erkrankung handelt es sich am wahrscheinlichsten?

(A) Methylalkoholvergiftung
(B) Botulismus
(C) Zeckenenzephalitis
(D) Atropinvergiftung
(E) tuberkulöse Meningitis

[F99] *

9.21 Welches der folgenden Symptome ist typisch für Botulismus?

(A) Hyperpyrexie
(B) Doppelbilder
(C) Halluzinationen
(D) Nackensteife
(E) Trismus

9.22 Ein Patient erkrankt an Botulismus. Er hat in der fraglichen Zeit unterschiedliche Nahrungsmittel gegessen.

Welches Nahrungsmittel ist in diesem Zusammenhang besonders verdächtig?

(A) selbst eingeweckte grüne Bohnen
(B) handelsübliche Kondensmilch
(C) selbstgekochtes Gulasch
(D) selbstgekochte Salzkartoffeln
(E) selbstgekelterter Apfelsaft

9.23 Ein 20-jähriger Tourist erkrankt im Spätsommer 3 Tage nach dem Verzehr von mayonnaisehaltigem Fleischsalat in einem Bahnhofsrestaurant akut mit kolikartigen Bauchschmerzen und wäßrigem Durchfall, gefolgt von Fieber. Die sehr schmerzhaften Stuhlentleerungen werden schließlich blutig-schleimig.

Welche der folgenden Diagnosen ist am wahrscheinlichsten?

(A) Staphylokokkenenterotoxinvergiftung
(B) Typhus abdominalis
(C) Shigellenruhr
(D) Paratyphus
(E) Amöbenruhr

9.24 Welche Aussage trifft **nicht** zu?

Für die akute Shigellenruhr gilt:

(A) häufig Fieber
(B) meist Tenesmen
(C) in der Bundesrepublik Deutschland als Todesursache selten
(D) schlechtes Ansprechen auf die Behandlung mit Breitspektrumantibiotika
(E) charakteristische Ulzerationen der Dickdarmschleimhaut

9.25 Welche Aussage trifft **nicht** zu?

Eine systemische Antibiotikatherapie sollte wegen mangelnder Wirksamkeit unterbleiben bei

(A) respiratorischen Virusinfektionen
(B) unkomplizierter Enteritis durch Salmonellen
(C) Shigellosen
(D) unkomplizierten Verbrennungen und Verbrühungen
(E) infektiöser Mononukleose

9.26 Welche Aussage trifft **nicht** zu?

Blutige Stühle treten auf bei

(A) Cholera
(B) Amöbenruhr
(C) Shigellenruhr
(D) Typhus
(E) Colitis ulcerosa

9.27 Welche Aussage zur Cholera trifft **nicht** zu?

(A) Sie wird durch kontaminiertes Trinkwasser oder Lebensmittel übertragen.
(B) Sie ist eine schwere Gastroenteritis mit Ulzera der Darmschleimhaut.
(C) Sie geht mit einem Elektrolyt- und Wasserverlust infolge der Einwirkung des Toxins Choleragen einher.
(D) Sie erfordert als wichtigste Therapiemaßnahme die orale oder parenterale Rehydratation.
(E) Sie hinterlässt praktisch kein Dauerausscheidertum.

9.28 Die Cholera bedroht das Leben des Kranken durch

(A) den extremen intestinalen Elektrolyt- und Wasserverlust
(B) Einwirkung des Choleratoxins auf Herz und ZNS
(C) multiple Perforationen des Dünndarms
(D) Invasion des Erregers und Sepsis
(E) massive Darmblutungen

9.22 (A)   9.23 (C)   9.24 (D)   9.25 (C)   9.26 (A)   9.27 (***)   9.28 (A)

9.2 Bakterielle Infektionskrankheiten

[H91]
9.29 Welche Manifestation bzw. welcher Befund ist für eine lepromatöse Lepra **nicht** typisch?

(A) Nachweis von säurefesten Bakterien in großer Anzahl in Hautskarifikationen
(B) chronische Rhinitis mit Ulzerationen der Nasenschleimhaut
(C) diffuse Hautinfiltrate und subkutane Knotenbildung
(D) scharf begrenzte makulo-anästhetische Hautherde (hypopigmentiert oder erythematös)
(E) „Leprareaktion" mit Auftreten von Fieber, Herdexazerbation und Erythema nodosum leprosum

[F98] **!**
9.30 Welche Aussage über Infektionen mit Listeria monocytogenes trifft **nicht** zu?

(A) Die wichtigste Form beim Erwachsenen ist die hämatogen entstandene Meningoenzephalitis.
(B) Als häufige Grundkrankheiten finden sich Leberzirrhose bzw. Alkoholismus, Tumoren, Immunschwäche.
(C) Sie können bei Schwangeren asymptomatisch oder uncharakteristisch als grippaler Infekt verlaufen.
(D) Infektionen des Neugeborenen kommen diaplazentar oder während der Geburt zustande.
(E) Therapie der Wahl ist die Gabe von Cephalosporinen.

[H98] **!**
9.31 Welche Aussage trifft **nicht** zu?

Folgende Erreger werden durch sexuelle Kontakte übertragen:

(A) Neisseria gonorrhoeae
(B) Chlamydia trachomatis
(C) Listeria monocytogenes
(D) Trichomonas vaginalis
(E) Haemophilus ducreyi

[H91]
9.32 Welche Aussage über den Milzbrand trifft **nicht** zu?

(A) Milzbrand ist eine typische Erkrankung von Landwirten, Fleischern, Tierärzten und Personen, die mit Tierhäuten zu tun haben.
(B) Die häufigste klinische Form ist der Hautmilzbrand (Pustula maligna).
(C) Der Hautmilzbrand hat unbehandelt eine günstige Prognose ohne nennenswerte Letalität.
(D) Die Milzbranderreger können von unerfahrenen Untersuchern mit dem apathogenen Bacillus cereus oder anderen aeroben Sporenbildnern verwechselt werden.
(E) Therapie der Wahl ist die Gabe von Penicillin.

[F89]
9.33 Welche der folgenden Aussagen zur Aktinomykose trifft **nicht** zu?

(A) Die zervikofaziale Form, z.T. mit fistelnden Prozessen im Kieferbereich, ist am häufigsten.
(B) Sie ist eine Pilzinfektion, die häufig durch das Kauen von Grashalmen entsteht.
(C) Der histologisch charakteristische Befund ist das Vorkommen von Drusen im Eiter oder in Gewebsproben.
(D) Eine Anzüchtung des Erregers ist durch spezielle anaerobe Kulturverfahren möglich.
(E) Therapie der ersten Wahl ist die Gabe von Penicillin G.

[F00] **!**
9.34 Die Legionellenpneumonie betrifft überwiegend ältere abwehrgeschwächte Patienten und ist eine lebensbedrohliche Erkrankung.

Die Antibiotikatherapie der Wahl besteht in der Gabe von

(A) Cephalosporin der 3. Generation (+ Aminoglykosid)
(B) Carbapenem
(C) Acylureidopenicillin (+ Tazobactam)
(D) Makrolid (+ Rifampicin)
(E) Tetracyclin

9.29 (D)   9.30 (E)   9.31 (C)   9.32 (C)   9.33 (B)   9.34 (D)

[F95]

9.35 Bei einer 72-jährigen Frau mit bekannter chronischen lymphatischer Leukämie kommt es zu einer fieberhaften Pneumonie mit schwerem Husten, Verwirrtheitszuständen, Leibschmerzen und Durchfällen.

Welche Infektion ist am ehesten anzunehmen?

(A) Legionellose
(B) Listeriose
(C) Typhus abdominalis
(D) Borreliose
(E) Aktinomykose

[F98]

9.36 Die oft tödlich verlaufende Legionellenpneumonie bedarf einer sofortigen parenteralen Antibiotikatherapie mit

(A) einem der Drittgenerationscephalosporine
(B) einem Acylureidopenicillin mit Zusatz von β-Lactamase-Inhibitor
(C) einem Carbapenem (Imipenem, Meropenem)
(D) Erythromycin
(E) hochdosiertem Ampicillin

[H98] !

9.37 Welche Aussage trifft **nicht** zu?

Häufige Erreger nosokomialer Pneumonien sind:

(A) Pseudomonas aeruginosa
(B) Mycoplasma pneumoniae
(C) Staphylococcus aureus
(D) Klebsiella pneumoniae
(E) Enterobacter spp.

[F00] !

9.38 Die Pneumonie durch Mycoplasma pneumoniae betrifft vor allem Kinder, Jugendliche und jüngere Erwachsene.

Zur Therapie geeignete Antibiotika sind:

(A) Penicillin G/V
(B) Ampicillin oder Amoxycillin
(C) Makrolide oder Doxycyclin
(D) Cephalosporine (1.–3. Generation)
(E) Carbapeneme

[F99] [H94]

9.39 Als „Risus sardonicus" bezeichnet man folgende Symptome:

(A) Schlucklähmung bei Botulismus
(B) Zuckungen der Gesichtsmuskeln bei Tetanie
(C) häufiges Grimassieren bei Chorea minor
(D) Gesichtsmuskelkrampf bei Tetanus
(E) Gesichtsasymmetrie bei Fazialislähmung

[F93]

9.40 Welche Aussage bezüglich Treponema pallidum (TP) trifft zu?

(A) TP lässt sich leicht durch Aufdrücken eines Objektträgers auf den Primäreffekt (Ulcus durum) und anschließende Methylenblaufärbung des so gewonnenen Präparats nachweisen.
(B) TP (grampositiv) lässt sich unter dem Mikroskop am besten in der Gram-Färbung nachweisen.
(C) TP stellt sich bei der mikroskopischen Untersuchung im Dunkelfeld regungslos dar.
(D) TP findet sich in großer Anzahl in Condylomata lata.
(E) Zur serologischen Untersuchung der durch TP verursachten Syphilis ist heutzutage die Wassermann-Reaktion die Methode der 1. Wahl.

[F00] !

9.41 Als Ausheilkriterium einer früher durchgemachten Syphilis (Lues) gilt:

(A) klinische Beschwerdefreiheit
(B) negativ gewordene Kardiolipin-Mikroflokkungsreaktion (VDRL-Test)
(C) negativer Ausfall treponemenspezifischer Antikörperreaktionen (FTA-ABS-Test)
(D) Fortbestehen treponemenspezifischer Antikörperreaktionen (TPHA-Test)
(E) eiweißfreier Liquor cerebrospinalis

9.35 (A)   9.36 (D)   9.37 (B)   9.38 (C)   9.39 (D)   9.40 (D)   9.41 (B)

9.2 Bakterielle Infektionskrankheiten

9.42 Welche Aussage trifft **nicht** zu?

Eine Assoziation mit malignen Erkrankungen besteht bei

(A) Thrombophlebitis migrans
(B) Mesaortitis luica
(C) Polymyositis
(D) Syndrom der inadäquaten ADH-Sekretion
(E) Cushing-Syndrom

9.43 Die häufigste Erregerspezies bei Harnwegsinfektionen ist

(A) Pseudomonas aeruginosa
(B) Klebsiella pneumoniae
(C) Escherichia coli
(D) Enterokokken
(E) Staphylococcus aureus

9.44 Bei einer 41-jährigen Patientin mit seit Wochen bestehenden dysurischen Beschwerden findet sich im Urin eine sehr geringe Proteinurie bei signifikanter Leukozyturie. Im Urinsediment massenhaft Leukozyten, keine Zylinder, keine Erythrozyten, keine Bakterien, Färbung nach Ziehl-Neelsen und Kultur im Eiernährmedium nach Löwenstein-Jensen negativ.

Welche Keime kommen als Ursache des Harnwegsinfekts in Frage?

(1) Chlamydia trachomatis
(2) Mycoplasma hominis
(3) Mycobacterium tuberculosis

(A) Keine der Aussagen 1–3 ist richtig.
(B) nur 2 ist richtig
(C) nur 3 ist richtig
(D) nur 1 und 2 sind richtig
(E) nur 2 und 3 sind richtig

9.45 Unkomplizierte Harnwegsinfektionen werden am häufigsten hervorgerufen durch

(A) Staphylokokken
(B) Klebsiellen
(C) Pseudomonas
(D) Escherichia coli
(E) Streptokokken

9.46 Welche Aussage trifft **nicht** zu?

Anaerobe Mikroorganismen sind wesentlich beteiligt an:

(A) Durchwanderungsperitonitis
(B) Gasödem
(C) Aspirationspneumonie
(D) Harnwegsinfektionen
(E) Aktinomykose

9.47 Bei der Patientin besteht eine Meningokokkensepsis mit den abgebildeten Hauterscheinungen (siehe Abb. 116 des Bildanhangs).

Welche Komplikation muß in Betracht gezogen werden?

(A) Hyperthyreose
(B) Ovarialinsuffizienz
(C) akute Nebennierenrindeninsuffizienz
(D) primäre Hypothyreose
(E) primärer Hyperparathyreoidismus

9.48 Tularämie wird in Europa bevorzugt übertragen von

(A) Hunden
(B) Feldhasen
(C) Meerschweinchen
(D) Schweinen
(E) Rindern

> H93

9.49 Als die Ehefrau eines Taubenzüchters während dessen Abwesenheit die Tauben versorgt, bekommt sie Fieber und verliert in wenigen Wochen deutlich an Gewicht.

Welche Untersuchung ist für die Frage Taubenzüchterlunge am informativsten?

- (A) Leukozytenzählung und Differentialblutbild
- (B) Sputumuntersuchung
- (C) Stuhluntersuchung auf Blut
- (D) Ouchterlony-Test
- (E) Nachweis antizytoplasmatischer Antikörper (ACPA)

> F95

9.50 Welche Aussage trifft **nicht** zu?

Typische Symptome einer akut beginnenden Ornithose sind:

- (A) hohes Fieber
- (B) heftige Kopfschmerzen
- (C) massive Hämoptoe
- (D) starker Reizhusten
- (E) Schüttelfrost

9.3 Infektionen durch fakultativ pathogene Bakterien

> H94

9.51 Die typischen Erreger einer Tonsillitis sind

- (A) B-Streptokokken
- (B) D-Streptokokken
- (C) nichthämolysierende Streptokokken
- (D) anaerobe Streptokokken (Peptostreptokokken)
- (E) keine der Erreger (A)–(D)

> H93

9.52 Ein 10-jähriges Mädchen klagt bei Körpertemperaturen zwischen 38,0 und 39,5 °C über Abgeschlagenheit und schwer zu lokalisierende Gliederschmerzen. Die Racheninspektion zeigt eine fleckige, intensive Rötung des weichen Gaumens und geschwollene Tonsillen mit eitrigen stippchenförmigen Belägen. Die Unterkieferwinkellymphknoten sind druckschmerzhaft vergrößert.

Was ist die Therapie der ersten Wahl?

- (A) Gabe eines Oralpenicillins (z. B. Penicillin V)
- (B) Gabei eines penicillinasefesten Penicillins (z. B. Dicloxacillin)
- (C) Gabe eines Tetrazyklins (z. B. Doxycyclin)
- (D) Rachenspülung mit adstringierenden Mundwässern
- (E) parenterale Therapie mit einem Gyrasehemmstoff (z. B. Ciprofloxacin)

> F96

9.53 Welche Aussage trifft **nicht** zu?

Bei folgenden Erregern von bakteriellen Luftwegsinfektionen gibt es weltweit Penicillinresistenzen:

- (A) Moraxella catarrhalis
- (B) Staphylococcus aureus
- (C) Streptococcus pyogenes
- (D) Haemophilus influenzae
- (E) Mycoplasma pneumoniae

> H99

9.54 Welcher der folgenden Erreger hat die **geringste** Neigung zur Persistenz im Organismus?

- (A) Mycobacterium tuberculosis
- (B) Streptococcus pneumoniae
- (C) Toxoplasma gondii
- (D) Varicella-Zoster-Virus
- (E) HIV (humanes Immundefizienzvirus)

9.49 (D)   9.50 (C)   9.51 (E)   9.52 (A)   9.53 (C)   9.54 (B)

[H95]

9.55 Welche Aussage zur Staphylokokkensepsis trifft **nicht** zu?

(A) Ausgangspunkt sind meist Eiterungen von Haut oder Weichteilen.
(B) Häufig kommt es zu septischen Metastasen.
(C) Häufig liegt gleichzeitig auch eine septische Endokarditis vor.
(D) Meist besteht eine ausgeprägte Granulozytopenie.
(E) Durch Absiedlung in die Nieren kann es zu einer Niereninsuffizienz kommen.

[F99] !

9.56 Lebensmittelvergiftungen haben ein verschieden langes Intervall zwischen Toxinaufnahme und Erkrankungsbeginn.

Für welches Toxin kommt ein Abstand von weniger als 6 Stunden zwischen Verzehr des toxinhaltigen Lebensmittels und Beginn der Krankheitserscheinungen am ehesten in Betracht?

(A) Toxin von Clostridium botulinum (in geringer Dosis)
(B) Toxin von Clostridium perfringens
(C) Enterotoxin von Escherichia coli (ETEC)
(D) Staphylokokkenenterotoxin
(E) Exotoxin von Shigella dysenteriae

[F98]

9.57 Die eitrige Parotitis betrifft häufig Patienten mit allgemeiner Abwehrschwäche. Eine eitrige Einschmelzung läßt sich in der Regel verhindern, wenn unverzüglich eine wirksame Therapie eingeleitet wird gegen

(A) Streptococcus pyogenes A
(B) Staphylococcus aureus
(C) Streptococcus pneumoniae
(D) Haemophilus influenzae
(E) Escherichia coli und andere Enterobakterien

[H98]

9.58 Eine 20-jährige Frau wurde wegen schwerer Anorexia nervosa über einen zentralen Venenkatheter parenteral ernährt. Am Ende der 2. Behandlungswoche hatte die Patientin plötzlich einen Anstieg der Körpertemperatur auf 39 °C, in den nächsten Stunden fiel der Blutdruck auf hypotensive Werte, die Harnproduktion ließ deutlich nach. Bauch weich ohne Druckschmerz, keine Herzrhythmusstörung, leichte Dyspnoe.

An welches Krankheitsbild ist vor allem zu denken?

(A) Mesenterialinfarkt
(B) akute Glomerulonephritis
(C) Sepsis durch gramnegative Bakterien
(D) Gefäßperforation durch den Katheter
(E) Harnleiterobstruktion

[F94]

9.59 Welche Aussage trifft **nicht** zu?

Typische Erreger für die Auslösung eines septischen Schocks sind:

(A) Escherichia coli
(B) Klebsiella pneumoniae
(C) Proteus mirabilis
(D) Pseudomonas aeruginosa
(E) Streptococcus faecalis

[H00] !

9.60 Für welchen der folgenden Erreger ist die Auslösung eines septischen Schocks **am wenigsten** wahrscheinlich?

(A) Escherichia coli
(B) Klebsiella pneumoniae
(C) Proteus mirabilis
(D) Pseudomonas aeruginosa
(E) Enterococcus faecium

| H00 | !

9.61 Eine wesentliche Ursache des diabetischen Fußes ist die Neuropathia diabetica. Durch schmerzarme Verletzungen oder Geschwüre entstehen bakterielle Weichteil- und Knocheninfektionen, deren kalkulierte Antibiotikatherapie den Haupterreger einzubeziehen hat.

Welcher Keim ist das?

(A) Streptococcus pyogenes
(B) Pseudomonas aeruginosa
(C) Bacteroides species
(D) Staphylococcus aureus
(E) Haemophilus influenzae

| F98 | !

9.62 7 Monate nach der durch Laparotomie mit Splenektomie gesicherten Diagnose einer Lymphogranulomatose (M. Hodgkin) im Stadium III A und unmittelbar nach Abschluß der Kombinationstherapie mit Zytostatika und Bestrahlung entwickelt ein junger Mann im Anschluß an einen grippalen Infekt eine foudroyante Sepsis, der er innerhalb eines Tages unter den Zeichen einer Verbrauchskoagulopathie erlag.

Welcher der folgenden Erreger kommt ursächlich am ehesten in Frage?

(A) Candida albicans
(B) Salmonella typhi
(C) Streptococcus pneumoniae
(D) Rickettsia prowazekii
(E) Staphylococcus epidermidis

| F87 |

9.63 Welche Aussage über Klebsiella pneumoniae trifft **nicht** zu?

(A) Klebsiellen sind gramnegative Stäbchen mit einer höheren Atemwegspathogenität als Escherichia coli.
(B) Klebsiellen sind fast immer sensibel auf Ampicillin.
(C) Eine Klebsiellensepsis führt oft zum septischen Schock.
(D) Klebsiellen können insbesondere bei Säuglingen schwer verlaufende Enteritiden verursachen.
(E) Klebsiellen können in Kliniken gehäuft zu Harnwegs- und Wundinfektionen führen.

| F95 | !

9.64 Welche Aussage trifft **nicht** zu?

Bei der tuberkulösen Meningitis findet man folgende Liquorveränderungen:

(A) Pleozytose mononukleärer Zellen
(B) verminderter Zuckergehalt
(C) erhöhter Eiweißgehalt
(D) verminderter Chloridgehalt
(E) milchig trübes Aussehen

| H97 | !

9.65 Welche Aussage trifft **nicht** zu?

Die seröse Form der Meningitis (Liquorpleozytose unter 1000/3 Zellen) ist zu erwarten bei:

(A) viralen Erregern
(B) Borrelien
(C) Streptokokken der Gruppe B
(D) Mycobakterium tuberculosis
(E) Leptospiren

| H94 | !

9.66 Welche Diagnose ist am wahrscheinlichsten, wenn bei einem Patienten mit lymphozytärer Meningitis nach 10 tägigem Verlauf mit deutlicher klinischer Verschlechterung eine Abduzensparese auftritt?

(A) Leptospirose
(B) Listeriose
(C) Poliomyelitis
(D) Toxoplasmose
(E) Tuberkulose

| H00 | !!

9.67 Welcher der folgenden Erreger ist **am wenigsten** wahrscheinlich die Ursache einer eitrigen Meningitis?

(A) Neisseria meningitidis
(B) Streptococcus pneumoniae
(C) Haemophilus influenzae Typ b
(D) Streptococcus agalactiae (B-Streptokokken)
(E) Streptococcus sanguis (vergrünende Streptokokken)

9.61 (D) 9.62 (C) 9.63 (B) 9.64 (E) 9.65 (C) 9.66 (E) 9.67 (E)

9.3 Infektionen durch fakultativ pathogene Bakterien

[F93]
9.68 Welche Aussage trifft **nicht** zu?

Eine abgeschwächte Tuberkulinreaktion oder eine Tuberkulinanergie kann die Folge sein von

(A) schwerer Tuberkulose
(B) Pollinosis
(C) Sarkoidose
(D) Masern
(E) AIDS

[F99] **!**
9.69 Welche Aussage trifft **nicht** zu?

Folgende Symptome bzw. Befunde passen zum Krankheitsbild der Meningitis tuberculosa:

(A) Abduzensparese
(B) langsamer Beginn der Erkrankung über 2 Wochen
(C) positiver Tuberkulintest
(D) Liquorzucker 0,56 mmol/l (0,1 g/l)
(E) Liquorzellzahl 13 333 · 10^6/l (40 000 Drittelzellen), davon 98% segmentkernige Leukozyten

[H98] **!**
9.70 Bei dem 15-jährigen Jungen, der 6 Wochen zuvor mit seinen Eltern aus Indien gekommen ist, hat sich die Schwellung im Halsbereich (siehe Abb 117 des Bildanhangs) entwickelt. Der Patient hat abends leicht erhöhte Körpertemperatur, schwitzt nachts auffällig und hat wenig Appetit.

Welche der folgenden Erkrankungen ist am wahrscheinlichsten?

(A) Pfeiffersches Drüsenfieber
(B) Morbus Hodgkin
(C) Halslymphknotentuberkulose
(D) Malaria
(E) Leishmaniose (Orientbeule)

[H99]
9.71 Welche der folgenden Bakterienarten ist säurefest und aus Magennüchternsaft kulturell anzüchtbar?

(A) Staphylococcus aureus
(B) Helicobacter pylori
(C) Tropheryma whippeli
(D) Salmonella typhi
(E) Mycobacterium tuberculosis

[H94]
9.72 Welche Aussage trifft **nicht** zu?

Blutkulturen sind eine wichtige diagnostische Maßnahme bei

(A) Verdacht auf bakterielle Endokarditis
(B) Verdacht auf Cholangitis
(C) Patienten mit Leukämie und hohem Fieber
(D) Verdacht auf Typhus abdominalis
(E) Verdacht auf Miliartuberkulose

[F98]
9.73 Welche der folgenden Mykobakterienarten ist obligat pathogen?

(A) M. avium
(B) M. simiae
(C) M. bovis
(D) M. marinum
(E) M. kansasii

[H99] **!**
9.74 Als lebenswichtige Erstmaßnahme bei der Therapie einer Rachendiphtherie ist zu veranlassen:

(A) unverzüglicher Einsatz von Gentamicin
(B) Gabe von Antitoxin
(C) Durchführung der aktiven Diphtherieschutzimpfung
(D) systemische Glucocorticoidgabe
(E) Tonsillektomie

[H96]
9.75 Bei welcher lebensbedrohlichen Infektionskrankheit hat auch heute noch die Gabe von Antitoxin (in Form von antitoxischem Pferdeserum) absoluten Vorrang vor zusätzlich sinnvollen Antibiotikagaben?

(A) pseudomembranöse Enterokolitis
(B) Tetanus
(C) Gasödem
(D) Cholera
(E) Diphtherie

9 Infektionskrankheiten

[H97] !

9.76 Enterohämorrhagische Escherichia coli (EHEC) sind Ursache von blutigen Diarrhöen.

Sie unterscheiden sich von Escherichia coli der normalen Darmflora durch

(A) das Vorhandensein von durch Bakteriophagen kodierten Verotoxinen (Shiga-Toxine I und II)
(B) ihre Labilität in der Gram-Färbung
(C) die Nichtanzüchtbarkeit in der Stuhlkultur
(D) Ureasebildung
(E) den vorwiegend parenteralen Übertragungsweg

[H96] !

9.77 Die Reisediarrhö, d.h. das Auftreten lästiger Durchfälle bei Reisen in tropische und subtropische Länder, beruht vorwiegend auf einer Infektion mit

(A) enteropathogenen Escherichia coli (EPEC)
(B) enterotoxinbildenden Escherichia coli (ETEC)
(C) enteroinvasiven Escherichia coli (EIEC)
(D) enterohämorrhagischen Escherichia coli (EHEC)
(E) Salmonella typhi

[F97] !

9.78 Welche Komplikation ist bei einer Infektion mit enterohämorrhagischen Kolibakterien (EHEC), z.B. mit Escherichia coli Serovar 0157:H7 besonders zu beachten?

(A) akute Appendizitis
(B) chronische Cholezystitis
(C) hämolytisch-urämisches Syndrom
(D) M. Reiter
(E) Alport-Syndrom

[F94]

Ordnen sie den Bakterien (Liste 1) die durch sie verursachten Gelenkerkrankungen (Liste 2) zu!

Liste 1

9.79 Yersinia enterocolitica

9.80 β-hämolysierende Streptokokken

Liste 2

(A) rheumatisches Fieber
(B) chronische Polyarthritis
(C) Arthritis psoriatica
(D) postinfektiös-reaktive Arthritis (symptomatische Arthritis)
(E) Polyarthrose

[F00] [H96] !

9.81 Einer der Gründe für die kombinierte Anwendung von Antibiotika ist die Erzielung eines synergistischen Effektes.

Bei welcher Kombination kann in der Regel mit einer synergistisch-bakteriziden Wirkungspotenzierung gerechnet werden?

(A) β-Lactam-Antibiotikum mit einem Aminoglykosid
(B) β-Lactam-Antibiotikum mit einem Makrolid
(C) Fluorochinolon mit einem Makrolid
(D) Aminoglykoside untereinander
(E) β-Lactam-Antibiotikum und Tetracyclin

[F99] !

9.82 Zu den Zooanthroponosen zählt üblicherweise **nicht**:

(A) Brucellose (Brucella sp.)
(B) Psittakose (Chlamydia psittaci)
(C) Chlamydienpneumonie (Chlamydia pneumoniae)
(D) Hantavirus-pulmonales Syndrom (Hantavirus)
(E) Leptospirose (Leptospira interrogans)

9.76 (A)   9.77 (B)   9.78 (C)   9.79 (D)   9.80 (A)   9.81 (A)   9.82 (C)

9.4 Virusinfektionen

9.83 Bei Infektionskrankheiten zeigt das Exanthem in der Regel an:

(A) die Abheilung
(B) das Stadium der Generalisation
(C) einen malignen Verlauf der Krankheit
(D) den Beginn der Ansteckungsfähigkeit
(E) das Ende der Ansteckungsfähigkeit

9.84 Welche der folgenden Zuordnungen von Erreger und pathologisch-anatomischem Befund trifft **nicht** zu?

(A) Herpes-simplex-Virus (HSV) – Bläschen im Lippenbereich
(B) Zytomegalie-Virus (CMV) – Malakoplakie
(C) Tropheryma whippelii – Verplumpung von Jejunalzotten mit Lymphangiektasie
(D) Salmonella typhi – Schwellung der Peyer-Plaques
(E) Papilloma-Virus – bowenoide Papulose im Perinealbereich

9.85 Bei welcher der folgenden Erkrankungen des zentralen Nervensystems wird die enzymatische Amplifikation von DNA-Sequenzen (PCR) zur Sicherung der Diagnose am sinnvollsten eingesetzt?

(A) Multiple Sklerose
(B) Herpes-simplex-Enzephalitis
(C) M. Alzheimer
(D) Meningokokkenmeningitis
(E) Poliomyelitis

9.86 Welche Aussage trifft **nicht** zu?

Bei folgenden Erkrankungen können Ulzerationen im Ösophagus auftreten:

(A) Herpes-simplex-Virus-Infektion
(B) Morbus Crohn
(C) Refluxösophagitis
(D) Candidamykose
(E) Mediastinalemphysem

9.87 Welche Aussage trifft **nicht** zu?

Bei folgenden Infektionskrankheiten kommt es zu einem Anstieg der Aktivität der Serumtransaminasen:

(A) infektiöse Mononukleose
(B) Zoster
(C) Virushepatitis
(D) Gelbfieber
(E) Morbus Weil (Leptospirose)

9.88 Ein 25-jähriger Mann erkrankt zwei Wochen nach einer Italienreise mit Fieber von 39,5 °C, Gliederschmerzen, Halsschmerzen mit weißlichen Belägen auf den Tonsillen, generalisierter Lymphknotenschwellung und Milzschwellung.

Welche Maßnahme ist für die Diagnosestellung am wichtigsten?

(A) Leukozytenzählung, Differentialblutbild
(B) Röntgenaufnahme des Thorax
(C) Rachenabstrich auf Diphtherie
(D) Bestimmung des Antistreptolysintiters
(E) Urinstatus

9.89 Welche Aussage trifft **nicht** zu?

Ikterus mit deutlicher Erhöhung der Transaminasenaktivität (GOT, GPT) im Serum ohne Zeichen der extrahepatischen Cholestase kann auftreten bei

(A) infektiöser Mononukleose
(B) Behandlung mit Tuberkulostatika
(C) wiederholter Halothannarkose
(D) hereditärer Sphärozytose
(E) Leptospirose (M. Weil)

9.83 (B) 9.84 (B) 9.85 (B) 9.86 (E) 9.87 (B) 9.88 (A) 9.89 (D)

9 Infektionskrankheiten

F95 !

9.90 Mit der Pathogenese welcher Tumoren werden Epstein-Barr-Viren assoziiert?

(1) lymphoepitheliales Karzinom des Nasenrachenraumes
(2) Zervixkarzinome des Uterus
(3) Harnblasenkarzinom
(4) afrikanische Form des Burkitt-Lymphoms

(A) nur 2 ist richtig
(B) nur 4 ist richtig
(C) nur 1 und 4 sind richtig
(D) nur 1, 2 und 4 sind richtig
(E) nur 1, 3 und 4 sind richtig

F96

9.91 Welche der folgenden Virusinfektionen führt bei AIDS-Patienten am häufigsten zur Erblindung?

(A) Herpes simplex (HSV)
(B) Varizellen, Zoster (VZV)
(C) infektiöse Mononukleose (EBV)
(D) Zytomegalie (CMV)
(E) Papilloma-Virus-Infektion (HPV)

H97

Folgende Angaben beziehen sich auf die Aufgaben Nr. 9.92 und Nr. 9.93.

Eine 57-jährige Patientin erkrankt unter Frösteln, Fremdkörpergefühl in den Augen, Husten, Schnupfen und retrosternalem Brennen beim Einatmen; sie hat 39,8 °C rektal.

9.92 Die wahrscheinlichste Diagnose ist:

(A) Lobärpneumonie
(B) Lungenembolie mit nachfolgender Infarktpneumonie
(C) Virusgrippe
(D) entzündlicher Schub einer Emphysembronchitis
(E) Angina pectoris bei fieberbedingter Tachykardie

9.93 Welche der folgenden Maßnahmen ist am besten geeignet, die Diagnose zu stellen?

(A) Elektrokardiographie
(B) Lungenfunktionsprüfung
(C) sorgfältige Erhebung von Anamnese und klinischem Befund
(D) Röntgenaufnahme des Thorax
(E) Lungenszintigraphie

H92

9.94 Welche Aussage trifft **nicht** zu?

Die Zeckenenzephalitis (FSME)

(A) wird durch Borrelien verursacht
(B) verläuft typischerweise biphasisch
(C) kann als enzephalomyelitische Form mit schlaffen Paresen einhergehen
(D) hinterläßt eine lebenslange Immunität
(E) kann durch eine aktive Immunisierung verhindert werden

F00

9.95 Keinen Lebendimpfstoff gibt es zur Prophylaxe von

(A) Gelbfieber
(B) Masern
(C) Mumps
(D) Röteln
(E) Tollwut

F97

9.96 Welche Aussage über Lassa trifft **nicht** zu?

(A) Es ist eine Arenavirus-Infektion aus der Gruppe der hämorrhagischen Fieber.
(B) Das Erregerreservoir sind bestimmte Nagetierarten.
(C) Es kommt in Westafrika (Sierra Leone, Nigeria) vor.
(D) Die Erkrankung hat eine signifikante Letalität.
(E) Durch Impfung ist eine sichere Prophylaxe möglich.

F98

9.97 Welche Aussage trifft **nicht** zu?

Zu den international melde- und überwachungspflichtigen (WHO) seuchenhaften Erkrankungen gehören:

(A) Pest
(B) Cholera
(C) Gelbfieber
(D) Typhus exanthematicus (Läusefleckfieber)
(E) Ebolaviruserkrankung

9.90 (C)   9.91 (D)   9.92 (C)   9.93 (C)   9.94 (A)   9.95 (E)   9.96 (E)   9.97 (D)

9.4 Virusinfektionen

9.98 Welche Aussage trifft **nicht** zu?

Folgende Erkrankungen treten gehäuft bei AIDS auf:

(A) invasives Zervixkarzinom
(B) progressive multifokale Leukenzephalopathie
(C) Kryptosporidiose
(D) Retinoblastom
(E) Non-Hodgkin-Lymphom

9.99 Welche Aussage trifft **nicht** zu?

Zur Abgrenzung der manifesten AIDS-Erkrankung von den Vorstadien dienen die folgenden AIDS-definierenden Krankheitsbilder:

(A) Mundsoor
(B) Pneumozystispneumonie
(C) ZNS-Toxoplasmose
(D) Erkrankungen durch Mycobacterium avium-intracellulare
(E) Kaposi-Sarkom

9.100 Welche der folgenden Virusinfektionen führt bei AIDS-Patienten am häufigsten zur Erblindung?

(A) Herpes simplex (HSV)
(B) Varizellen, Zoster (VZV)
(C) infektiöse Mononukleose (EBV)
(D) Zytomegalie (CMV)
(E) Papilloma-Virus-Infektion (HPV)

9.101 Ein AIDS-Patient, der seit 3 Jahren das Vollbild der Erkrankung bietet und eine Vielzahl von Komplikationen durchgemacht hat, hat im Laufe der letzten 10 Wochen zunehmendes mittelgradiges Fieber bekommen. Es kam zu einer erheblichen Gewichtsabnahme. Die Röntgenaufnahmen des Thorax sind unauffällig. Bei einer Sternalpunktion finden sich viele Zellen, die massiv mit säurefesten Stäbchen beladen sind.

Welche Infektion ist am wahrscheinlichsten?

(A) Miliartuberkulose
(B) Infektion durch Mycobacterium avium-intracellulare
(C) Nocardiose
(D) Lepra lepromatosa
(E) Infektion durch atypische Corynebakterien

9.102 Ein AIDS-Patient, der vor einem Jahr eine Pneumozystenpneumonie durchgemacht hatte (CD4 Zellen 35×10^6/l, starker Gewichtsverlust), entwickelt binnen einer Woche Fieber und zunehmende Kopfschmerzen. Er wirkt leicht desorientiert, es kommt zu einem epileptiformen Krampf. Bei der Computertomographie stellt sich ein haselnußgroßer Herd mit großem perifokalem Ödem und ringförmiger Kontrastmittelanreicherung im linken Schläfenlappen dar.

Welche der folgenden Erkrankungen ist am wahrscheinlichsten?

(A) Toxoplasmenenzephalitis
(B) Hirnlymphom
(C) Herpesenzephalitis
(D) Encephalomyelitis disseminata
(E) Kaposi-Sarkom des Gehirns

Ordnen Sie den in Liste 1 aufgeführten Immundefizienzen die am ehesten entsprechenden Aussagen aus Liste 2 zu!

Liste 1

9.103 AIDS

9.104 Postsplenektomie-Syndrom

9.105 zytostatikainduzierte Leukozytopenie

Liste 2

(A) führt typischerweise zu gramnegativer Sepsis
(B) äußert sich charakteristischerweise mit Pneumocystispneumonie
(C) führt häufig zu Bronchiektasien
(D) ist insbesondere Kollagenosen-assoziiert
(E) ist wegen Sepsis mit Streptococcus pneumoniae gefürchtet

9.98 (D)   9.99 (A)   9.100 (D)   9.101 (B)   9.102 (A)   9.103 (B)   9.104 (E)   9.105 (A)

| F95 | !!

9.106 Welche der folgenden Zuordnungen von verschiedenen Formen der sekundären, d.h. nicht angeborenen Immundefizienz mit den jeweils charakteristischen Infektionen trifft **nicht** zu?

(A) Pneumocystis-carinii-Pneumonie – T-Zell-Defekt
(B) Staphylokokkeninfektion der Haut und Schweißdrüsen – Granulozytopenie
(C) Sepsis durch gramnegative Darmbakterien – Granulozytopenie
(D) ZNS-Toxoplasmose – B-Zell-Defekt
(E) rezidivierende Sinusitis und Otitis media – B-Zell-Defekt

| H93 | !!

9.107 Welche der genannten klinischen Manifestationen ist beim Vollbild des erworbenen Immundefektsyndroms AIDS am häufigsten?

(A) Kaposi-Sarkom
(B) Pneumozystispneumonie
(C) Zytomegalieretinitis
(D) Herpesenzephalitis
(E) Zoster generalisatus

| F93 | !!

9.108 Ein 30-jähriger Mann wird zum Internisten überwiesen. Sein Hausarzt hat ihn wegen rezidivierenden Mundsoors seit 4 Monaten erfolglos mit unterschiedlichen lokalen Antimykotica (Nystatin, Amphotericin B) behandelt. Es kam nach kurzer Besserung immer wieder zum Auftreten von massiven, deutlich schmerzhaften Belägen.

Welche Erkrankung ist am wahrscheinlichsten?

(A) Hypogammaglobulinämie
(B) Besiedlung durch einen besonders virulenten Candidastamm
(C) lymphatische Leukämie
(D) AIDS
(E) Nebenniereninsuffizienz

| H98 | !

9.109 Welches der genannten Virostatika ist für die Behandlung einer Zytomegalie bei AIDS geeignet?

(A) Aciclovir
(B) Ganciclovir
(C) Zidovudin
(D) Didanosin
(E) Amantadin

| F99 | !!

9.110 Ein 38-jähriger Patient mit AIDS klagt über heftige Schmerzen beim Schlucken. Endoskopisch finden sich im Ösophagus ausgedehnte weißliche Beläge. Biopsien und Abstriche werden entnommen.

Aufgrund des endoskopischen Befundes ist vor Eingang der Untersuchungsergebnisse als Arzneistoff einzusetzen:

(A) Ciprofloxacin
(B) Aciclovir
(C) Fluconazol
(D) Ganciclovir
(E) Griseofulvin

| H93 |

9.111 Welche Aussage trifft **nicht** zu?

Eine Infektion mit Coxsackieviren kann zu folgenden Erkrankungen führen:

(A) eitrige Meningitis
(B) akute zerebelläre Ataxie
(C) fieberhafte Enteritis
(D) Herpangina
(E) Pleurodynie

9.106 (D)   9.107 (B)   9.108 (D)   9.109 (B)   9.110 (C)   9.111 (A)

9.5 Pilzinfektionen

> F95

9.112 Das Mitführen von Medikamenten für den Erkrankungsfall (Stand by-Therapie) während eines Aufenthalts in tropischen und subtropischen Ländern ist sinnvoll bezüglich

(1) Hepatitis A
(2) Reisediarrhö
(3) Gelbfieber
(4) Malaria tropica
(5) Chagas-Krankheit

(A) nur 2 und 4 sind richtig
(B) nur 3 und 5 sind richtig
(C) nur 4 und 5 sind richtig
(D) nur 1, 3 und 5 sind richtig
(E) 1–5 = alle sind richtig

> F94

9.113 Bei einer bisher gesunden 20-jährigen Studentin, die vor einer Woche mit dem Flugzeug aus Pakistan zurückgekommen war, hatten sich unter Beeinträchtigung ihres Allgemeinzustandes schubweise an Kopf und Rumpf die abgebildeten Hautveränderungen (siehe Abb. 118 des Bildanhangs) entwickelt. Die Patientin ist bewußtseinsklar, mit Fieber von 38,5 °C, an Mundschleimhaut und weichem Gaumen sind einzelne Bläschen und Petechien zu sehen.

(A) Die Patientin ist sofort dem Gesundheitsamt zu melden.
(B) Bei dieser Erkrankung kann ein lokalisiertes endogenes Spätrezidiv auftreten.
(C) Als wichtigste Komplikation ist mit einem unter dem Bilde einer Verbrauchskoagulopathie verlaufenden hämolytisch-urämischen Syndrom zu rechnen.
(D) Die Patientin sollte mit einem Hyperimmunglobulin in Kombination mit Glucocorticoiden behandelt werden.
(E) Es handelt sich wahrscheinlich um Masern.

> F96

9.114 Der Mumps manifestiert sich als

(A) nekrotisierende Pankreatitis
(B) eitrige Meningitis
(C) serofibrinöse Sialadenitis
(D) granulomatöse Orchitis
(E) mesangioproliferative Glomerulonephritis

> H95

9.115 Eine 40-jährige Lehrerin bekommt auf dem Rückflug vom Urlaub auf Java im Flugzeug plötzlich hohes Fieber. 2 Tage später wird die Patientin bei Weiterbestehen von bis auf 40 °C erhöhten Körpertemperaturen mit heftigen Kopf- und Rückenschmerzen sowie erheblichem Krankheitsgefühl wegen Verdachts auf Malaria in die Klinik eingewiesen, zumal sie im Urlaub keine Malariaprophylaxe durchgeführt hatte.

Aufnahmebefund: diskretes Exanthem, Konjunktivitis, sonst keine katarrhalischen Erscheinungen, Leber geringfügig vergrößert, Milz nicht tastbar. Beim Messen des Blutdrucks kommt es zu einem positiven Rumpel-Leede-Phänomen.

Laboruntersuchung: Leukozyten $3200 \times 10^6/l$, im Differentialblutbild ausgeprägte Granulozytopenie und vereinzelte aktivierte Lymphozyten, Thrombozyten $90\,000 \times 10^6/l$, im „Dicken Tropfen"-Präparat keine Plasmodien nachweisbar, alle anderen Laborwerte im Normalbereich.

24 Std. nach der Aufnahme wird nochmals eine Fieberspitze von 40 °C registriert, danach entfiebert die Patientin spontan am 5. Tag der Erkrankung.

Welche der folgenden Erkrankungen hat vorgelegen?

(A) Wolhynisches Fieber (Fünftagefieber)
(B) Malaria
(C) Amöbenleberabszeß
(D) Dengue
(E) Zytomegalie

9.5 Pilzinfektionen

> F94 !

9.116 Welche Aussage über Candida albicans trifft **nicht** zu?

(A) Schleimhautinfektionen können Folge einer Antibiotikatherapie sein.
(B) Eine Candidaseptikämie kann von einem Venenkatheter ausgehen.
(C) Bei myeloischer Insuffizienz kann es zu einer Candidaösophagitis kommen.
(D) Candida albicans ist eine besonders häufige Ursache schwerer Enteritiden.
(E) Candida albicans kommt ohne klinische Symptome in der Mundhöhle von Gesunden vor.

9.112 (A)   9.113 (B)   9.114 (C)   9.115 (D)   9.116 (D)

| F93 | !

9.117 Welche Aussage trifft **nicht** zu?

Für eine Sepsis durch Candida albicans gelten folgende Aussagen:

(A) Eine wichtige Eintrittspforte sind Venenkatheter.
(B) Die Erreger lassen sich nur schwer in der Blutkultur nachweisen.
(C) Der quantitative Nachweis von Candidaantigen im Blut ist möglich.
(D) Gelegentlich findet sich eine Absiedlung in die Retina.
(E) Die Candidasepsis ist in den letzten Jahren die häufigste Sepsisform geworden.

| F97 | !

9.118 Welche Aussage trifft **nicht** zu?

Die Diagnose der Invasivität einer Candidamykose erfolgt durch

(A) Nachweis von Candidaantigen im Serum
(B) Nachweis eines Titeranstieges von Candidaantikörpern
(C) Bestimmung der D-Arabinitolkonzentration im Serum
(D) Blutkultur
(E) Stuhlkultur

| F00 |

9.119 Für welches der möglichen Krankheitsbilder einer Aspergillose (A. fumigatus, A. niger) ist eine Operation die Therapie der 1. Wahl, da die alleinige systemische Antimykotikagabe in der Regel wirkungslos bleibt?

(A) Aspergillus-Otomykose
(B) Aspergillus-Bronchiolitis
(C) Aspergillus-Pneumonie
(D) Aspergillom
(E) Aspergillus-Keratitis

9.6 Infektionen durch Protozoen

| F94 | !!

9.120 Mittel der Wahl zur Therapie eines Amöbenleberabszesses ist:

(A) Chinidin
(B) Pyrimethamin
(C) Chlorhydroxychinolin
(D) Metronidazol
(E) Choramphenicol

| F00 | !

9.121 Welche ist die häufigste Spätkomplikation einer Infektion mit Entamoeba histolytica?

(A) Amöbenlungenabszess
(B) Amöbenleberabszess
(C) Kolonperforation
(D) toxisches Megakolon
(E) Amöbennierenabszess

| F93 |

9.122 Welche Aussage trifft für die Amöbenruhr **nicht** zu?

(A) Sie wird von Entamoeba histolytica verursacht.
(B) Die Übertragung erfolgt meist durch verunreinigte Nahrungsmittel oder Trinkwasser.
(C) Es kommt zu flaschenförmigen Kolonulzera mit unterminierten Rändern.
(D) Durch extraintestinale Absiedlung des Erregers entstehen u.a. sog. Leberabszesse.
(E) Ruhramöben sind mit charakteristischen Geißeln ausgestattet.

9.117 (E)   9.118 (E)   9.119 (D)   9.120 (D)   9.121 (B)   9.122 (E)

9.6 Infektionen durch Protozoen

9.123 Ein 32-jähriger Sportlehrer erkrankt 3 Wochen nach einer Indien- und Nepalreise, während der er mehrmals Episoden von Durchfall hatte (Malariaprophylaxe mit Mefloquin), an binnen 3 Tagen ansteigendem hohen Fieber und wird am 4. Krankheitstag zur Abklärung in die Klinik eingewiesen.

Bei der Aufnahme bestehen Schmerzen im rechten Oberbauch und ein geringer Pleuraschmerz rechts beim Atmen. Die Lungenauskultation ist unauffällig, die Leber ist geringgradig vergrößert, die Milz nicht tastbar. Das Abdomen ist druckempfindlich, insbesondere besteht ein erheblicher Druck- und Klopfschmerz der Leber.

Labor: BSG 55/85 mm, Leukozyten 12 000 · 10^6/l mit Linksverschiebung, GOT 35 U/l (Referenzwert 6–27 U/l), GPT 32 U/l (Referenzwert 10–31 U/l), AP 180 U/l (Referenzwert 80–220 U/l), Bilirubin 17,1 µmol/l (10 mg/l), ansonsten keine Auffälligkeiten.

An welche Erkrankung ist bei diesem Patienten in erster Linie zu denken?

(A) Hepatitis A
(B) Typhus abdominalis
(C) Malaria tertiana
(D) Amöbenleberabszeß
(E) Gallenblasenempyem

9.124 Welche Aussage trifft **nicht** zu?

Für die Lambliasis (Giardiasis) gilt:

(A) Giardia lamblia gehört mit in das Erregerspektrum der Reisediarrhoe.
(B) Die Infektion erfolgt am häufigsten über kontaminiertes Trinkwasser oder Speisen.
(C) Bei symptomatischem Verlauf ist eine Therapie mit Metronidazol in der Regel erfolgreich.
(D) Sie kann ein reversibles Malabsorptions-Syndrom verursachen.
(E) Der Prädilektionsort für Lamblien ist die Schleimhaut des mittleren und distalen Kolons.

9.125 Welche Aussage zur Toxoplasmose trifft **nicht** zu?

(A) Die Infektion des Menschen mit Toxoplasma gondii ist häufig, es kommt aber nur selten zu klinischen Erscheinungen.
(B) Die Erwachsenentoxoplasmose verläuft am häufigsten als Lymphadenitis toxoplasmotica und bedarf beim Immunkompetenten keiner Therapie.
(C) Die geschlechtliche Vermehrung der Protozoen erfolgt im Katzendarm.
(D) Die konnatale Infektion kann eine Augentoxoplasmose zur Folge haben.
(E) Neben der Primärinfektion während einer Schwangerschaft kann auch eine endogene Reaktivierung bei späteren Schwangerschaften zur diaplazentaren Infektion und damit zur Fruchtschädigung führen.

9.126 Was ist Kala Azar?

(A) die südamerikanische mukokutane Leishmaniose
(B) die viszerale Leishmaniose
(C) die kutane Leishmaniose der Alten Welt (Orientbeule)
(D) eine Sonderform der Infektion mit Leishmania tropica (lupoide Leishmaniose)
(E) die diffuse kutane Leishmaniose (leproide Leishmaniose)

9.127 Drei Monate nach einem Mittelmeerurlaub erkrankt ein 45-jähriger Patient mit Fieber, Lymphknotenschwellungen axillär und inguinal, Anschwellen von Leber und Milz. Das Allgemeinbefinden ist nur leicht beeinträchtigt. Hämatologische Befunde: Hb 110 g/l (Referenzbereich 130–170 g/l), Erythrozyten 3,6 · 10^{12}/l, Leukozyten 3000 · 10^6/l, Thrombozyten 70 000 · 10^6/l. Im Knochenmarksausstrich (siehe Abb. 119 des Bildanhangs) ist ein pathognomonischer Befund zu erheben.

Welche Diagnose ist zu stellen?

(A) Thalassämie (Mittelmeeranämie)
(B) Malaria tertiana
(C) Zytomegalie
(D) viszerale Leishmaniose (Kala Azar)
(E) AIDS

9.123 (D) 9.124 (E) 9.125 (E) 9.126 (B) 9.127 (D)

9 Infektionskrankheiten

[F94]

9.128 Bei welcher der folgenden Erkrankungen ist eine Sekundärinfektion mit Cryptococcus neoformans am häufigsten?

(A) metastasiertes Mammakarzinom
(B) Schädelbasisbruch
(C) AIDS
(D) akute myeloische Leukämie
(E) Agammaglobulinämie

[H98] **!**

9.129 Welche Aussage über die Kryptokokkose trifft **nicht** zu?

(A) Infektionen mit Cryptococcus neoformans sind eine typische Komplikation bei schwerer Immunabwehrschwäche (AIDS).
(B) Eine Meningoenzephalitis führt unbehandelt fast immer zum Tode.
(C) Die Symptome einer Kryptokokkenmeningitis können denen einer tuberkulösen Meningitis ähneln.
(D) Wegen der hohen Infektionsgefahr müssen Patienten mit Kryptokokkose streng isoliert werden.
(E) Die Therapie besteht in einer Kombination von Amphotericin B und Fluorcytosin.

[H94] **!!**

9.130 Welche sind die zwei Haupttodesursachen bei Malaria tropica?

(A) akutes Nierenversagen und zentrales Koma
(B) Leberinsuffizienz und Verbrauchskoagulopathie
(C) Pneumonie und Schock
(D) Exsikkose und Blutverlust
(E) Hämolyse und Milzruptur

[H96] **!!**

Folgende Angaben beziehen sich auf die Aufgaben Nr. 9.131 und Nr. 9.132.

Ein 35-jähriger Geschäftsmann erkrankt 2 Wochen nach der Rückkehr aus Ostafrika mit Gliederschmerzen, Kopfschmerzen und Fieber. Nach Einnahme von Grippemitteln leichte Besserung. Einige Tage später Gelbfärbung der Skleren, wegen zunehmender Gelbsucht und Apathie am Samstagabend Klinikeinweisung.

Aufnahmebefund: Somnolent, örtlich und zeitlich nicht voll orientiert, deutlicher Ikterus von Haut und Skleren, Leber leicht vergrößert, Körpertemperatur 39,5°C.

9.131 Folgende Diagnosen kommen in Frage:

(1) akute Virushepatitis mit Übergang in Koma
(2) Malaria tropica
(3) Malaria tertiana
(4) Leptospirose

(A) nur 1 und 3 sind richtig
(B) nur 2 und 3 sind richtig
(C) nur 1, 2 und 4 sind richtig
(D) nur 2, 3 und 4 sind richtig
(E) 1–4 = alle sind richtig

9.132 Aus dem Notfallabor erhalten Sie 2 Stunden später folgende Werte:

Leukozyten $7600 \times 10^6/l$, Hb 90 g/l, Harnstoff-N 12,6 mmol/l (Referenzbereich 1,8–8,8 mmol/l), Serumkalium 4,9 mmol/l, GPT 110 U/l (Referenzbereich 6–20 U/l).
Einen repräsentativen Ausschnitt aus dem angefertigten Blutausstrich sehen Sie in Abb. 120 des Bildanhangs. Die Bewußtseinsstörung des Patienten hat weiter zugenommen.

Welche Maßnahmen sind in dieser Situation angezeigt?

(A) sofortige Gabe von Prednison, symptomatische Therapie mit Infusionen und Wärmeableitung
(B) symptomatische Therapie mit Infusionen und Wärmeableitung, Isolierung im Einzelzimmer mit Schleuse
(C) Chiningabe per infusionem und symptomatische Therapie
(D) Abnahme einer Blutkultur, sofortige Gabe von Erythromycin, symptomatische Therapie
(E) Abnahme einer Blutkultur, Durchführung einer Lumbalpunktion, hochdosierte Gabe von Penicillin, symptomatische Therapie

---

9.128 (C) 9.129 (D) 9.130 (A) 9.131 (C) 9.132 (C)

9.7 Wurminfektionen

9.133 Bei welcher der folgenden klinischen Konstellationen erscheint eine Malaria **am wenigsten** wahrscheinlich?

(A) unregelmäßiges, relativ niedriges (38–38,8 °C) Fieber 14 Tage nach Badeaufenthalt in Kenia (Mombasa)
(B) zwei Fieberschübe in dreitägigem Abstand 3 Wochen nach Urlaubsreise in Italien (Neapel und Rom)
(C) hohes und unregelmäßiges Fieber mit Ikterus bei einem Flugbegleiter der Linie Frankfurt – Dar es Salaam
(D) regelmäßige Fieberschübe bei einem nigerianischen Studenten, der seit 6 Monaten in Deutschland lebt
(E) hohes Fieber bei einem Geschäftsmann, der bis vor 14 Tagen in Nigeria war (3 Wochen lang) und nur während des Aufenthaltes dort alle 7 Tage prophylaktisch 2 Tbl. Resochin® einnahm

9.134 Welche Aussage trifft **nicht** zu?

Folgende Befunde passen zu einer akuten Malaria:

(A) Lebervergrößerung
(B) BSG 30/50 mm
(C) 7500 × 10^6/l Blutleukozyten
(D) Eosinophilie von 12% im Differentialblutbild
(E) GOT(S) 45 U/l (Referenzbereich 6–28 U/l)

9.135 Wo können Malariaparasiten beim Menschen nachgewiesen werden?

(A) in Leukozyten
(B) im Sputum
(C) in Erythrozyten
(D) in Darmepithelien
(E) im Urin

9.7 Wurminfektionen

9.136 Echinokokkuszysten (Echinococcus granulosus) sind die Folge einer Infektion mit:

(A) Larven des Schweinebandwurms
(B) Larven des Schafbandwurms
(C) Larven des Fischbandwurms
(D) Larven des Rinderbandwurms
(E) keinem der Parasiten (A)–(D)

9.137 Ein 40-jähriger Entwicklungshelfer hat ein Jahr lang an der Küste von Kamerun unter recht primitiven Bedingungen in einem Dorf im tropischen Urwald gelebt. Bei der Nachuntersuchung nach dem Tropenaufenthalt fiel eine Eosinophilie von 8% im Differenzialblutbild auf. 3 Monate nach seiner Rückkehr erkrankte der Patient an einer Urtikaria mit hoher Bluteosinophilie. Einen Monat später kam es zu einer kurz anhaltenden Schwellung am rechten Unterarm, zwei Wochen darauf zu einer ebenso flüchtigen Schwellung an der rechten Schulter. Kurze Zeit danach stellte sich der Patient in einer Universitätsklinik vor, weil, wie er berichtete, tags zuvor ein Wurm unter der Bindehaut des rechten Auges erschienen sei. Die körperliche Untersuchung ergibt außer Kratzspuren der Haut wegen Juckreizes keine Besonderheiten, Augen unauffällig. BSG 10/20 mm, Bluteosinophilie von 26%, sonst normale Laborwerte.

Welche Erkrankung liegt mit größter Wahrscheinlichkeit vor?

(A) Loiasis (Loa loa)
(B) Chagas-Krankheit (Trypanosoma cruzi)
(C) Bilharziose (Schistosoma mansoni)
(D) Trichinose (Trichinella spiralis)
(E) chronische taktile Halluzinose (Dermatozoenwahn)

9.138 Bei welcher Bandwurmart kann der Mensch durch unmittelbare Wiederaufnahme von Eiern des bei ihm parasitierenden Wurms zum Finnenträger werden?

(A) Diphyllobothrium latum
(B) Taenia saginata
(C) Taenia solium
(D) Echinococcus cysticus
(E) Echinococcus multilocularis

9.133 (B)   9.134 (D)   9.135 (C)   9.136 (E)   9.137 (A)   9.138 (C)

[H99]

9.139 Ein Patient kommt beunruhigt zum Arzt mit einem Gefäß, das ein Gebilde enthält (siehe Abb. 121 des Bildanhangs), welches beim letzten Stuhlgang mitabgegangen ist. Er berichtet, kleinere Teile davon schon früher ausgeschieden zu haben, aber nie so ausgeprägt. Er leidet seit einigen Monaten an Appetitlosigkeit und einem unbestimmten Druckgefühl im Leib.

Welche Diagnose ist am wahrscheinlichsten?

(A) irritables Kolon (Colica mucosa)
(B) pseudomembranöse Kolitis
(C) Taeniasis
(D) Enteritis regionalis (M. Crohn)
(E) intestinale Mykose

[F99]

9.140 Zur Durchwanderung der Lunge durch die Wurmlarven kommt es bei Befall mit

(A) Enterobius vermicularis
(B) Ascaris lumbricoides
(C) Taenia solium
(D) Taenia saginata
(E) Trichuris trichiura

10 Psychosomatische Krankheiten

10.3 Psychosomatische Aspekte spezieller Krankheitsbilder und Symptome

[F93]

10.1 Bei Patienten mit funktionellen Abdominalbeschwerden stehen folgende psychopathologische Merkmale im Vordergrund:

(A) hysterisch-demonstrative Charakterzüge
(B) offene Aggressivität
(C) zwanghafte Strukturen
(D) schizoide Persönlichkeitsmerkmale
(E) Verwahrlosungstendenzen

[H96]

10.2 Ein 45-jähriger Patient klagt über Zunahme seiner Stuhlfrequenz und -menge. Die Stuhlfettausscheidung beträgt 22 g/24 Std. Röntgenologisch finden sich Divertikel im Dünn- und Dickdarm sowie Kontrastmittelausflockung im Dünndarm.

Welche der folgenden Krankheiten kann diesen Symptomen **nicht** zugrunde liegen?

(A) einheimische Spue
(B) chronische Pankreatitis
(C) irritables Kolon
(D) Syndrom der blinden Schlinge
(E) intestinale Lipodystrophie (M. Whipple)

[H93] [F84]

10.3 Die ängstlich-hypochondrische Verarbeitung des Krankheitsgeschehens wird am ehesten beobachtet bei Patienten mit

(A) Herzneurose
(B) Colitis ulcerosa
(C) Anorexia nervosa
(D) Ulcus ventriculi
(E) Ekzem

[F96]

10.4 Ein 35-jähriger Patient klagt seit Monaten über stechende, lokalisierte Schmerzen in der Herzgegend. Der Schmerz dauert oft über Stunden an und wird durch körperliche Belastung nicht verstärkt, kann aber durch Streß ausgelöst werden.

Um welches Krankheitsbild handelt es sich am ehesten?

(A) funktionelle Herzbeschwerden
(B) Pericarditis sicca
(C) Angina pectoris vera
(D) Ösophagitis bei Ösophagusdivertikel
(E) spontane Rippenfraktur

9.139 (C)   9.140 (B)   10.1 (C)   10.2 (C)   10.3 (A)   10.4 (A)

10.3 Psychosomatische Aspekte spezieller Krankheitsbilder und Symptome

[H96]

10.5 Myokardinfarkt und Herzneurosen zeigen bei den betroffenen Patienten in der Regel folgende Gemeinsamkeit:

(A) ausgeprägte Veränderungen der ST-Strecke im EKG
(B) plötzlicher Beginn der Symptome
(C) Erkrankungsgipfel im gleichen Lebensalter
(D) begleitende Ängste, die sich im Laufe der Zeit auf verschiedene Lebensbereiche ausdehnen, z. B. Agoraphobie
(E) übereinstimmende Persönlichkeitsstruktur (Leistungsmotivation, Konkurrenzstreben)

[H97]

10.6 Für Patienten mit Herzneurose ist typisch:

(A) hohes Herzinfarktrisiko
(B) Ohnmachten durch Kreislaufkollaps
(C) Streßtod im akuten Herzanfall
(D) zunehmende hypochondrische Selbstbeobachtung und Aktivitätseinschränkung
(E) suchtartige Abhängigkeit von Beruhigungsmitteln

[F98]

10.7 Ein 27-jähriger Patient, bisher ohne Vorkrankheiten, welcher früher der Drogenszene angehörte, klagt schon seit einigen Jahren über immer wiederkehrende Schmerzen in der linken Brustseite, vor allem abends und in Ruhe. Nach körperlicher Belastung werden sie nicht bemerkt. Die Schmerzen bessern sich, wenn er den linken Arm im Schultergelenk streckt. Die Schmerzen sind jetzt besonders heftig in der linken Brustseite wieder aufgetreten und strahlen in den linken Arm vorzugsweise ulnar aus. Der Patient ist sehr erregt, läuft im Zimmer umher, schwitzt leicht. Der Puls beträgt 120/min. Auskultatorisch reine Herztöne. Der Blutdruck beträgt 110/80 mmHg. CK, BSG, Temperatur ergeben normale Werte. Im EKG normaler Erregungsablauf.

Es handelt sich am wahrscheinlichsten um:

(A) funktionelle Herzbeschwerden
(B) Myokardinfarkt
(C) Perikarditis
(D) Lungenembolie
(E) Morbus Scheuermann

[F99]

10.8 Ein 48-jähriger Sportler gibt an, daß er in der neuen Saison nach den ersten 300 bis 500 m Skilanglauf wegen Engegefühls hinter dem Brustbein anhalten müsse. Nach kurzer Pause könne er ohne jegliche Beschwerden weiterlaufen.

Es handelt sich am ehesten um

(A) funktionelle Herzbeschwerden
(B) Angina pectoris
(C) Interkostalneuralgie
(D) Refluxösophagitis
(E) ausstrahlende Schmerzen bei Zervikalsyndrom

[H99]

10.9 Eine 25-jährige Patientin läuft aufgeregt im Zimmer umher, atmet tief und hochfrequent und wirkt angstgetrieben. Sie klagt auf Befragen über ein Gürtelgefühl über der Brust, pektanginöse Beschwerden, Kopfleere und Kribbeln in den Händen und Füßen. Sie kenne das schon, in letzter Zeit sei es auch schon zu Verkrampfungen der Hände und Füße während derartiger Zustände gekommen. Anläßlich einer ambulanten notfallmäßigen EKG-Ableitung habe man vor Jahren von einer Herzmuskelschwäche gesprochen. Belastungsabhängige Zeichen einer Herzinsuffizienz (z. B. Belastungsdyspnoe) werden verneint; keine Operationen in der Anamnese.

Welche der folgenden Maßnahmen ist zunächst indiziert?

(A) Rückatmen aus einer Plastiktüte
(B) Therapie mit Calcium p.o.
(C) vorübergehend Zufuhr reinen Sauerstoffs
(D) Verabreichung von Glyceroltrinitrat
(E) rasche Sättigung mit herzwirksamen Glykosiden

10.5 (B)   10.6 (D)   10.7 (A)   10.8 (B)   10.9 (A)

F96

10.10 Für Patienten mit Anorexia nervosa ist charakteristisch, dass

(A) sie schon vor der Pubertät untergewichtig waren
(B) wegen der begleitenden phobischen Komponente schon sehr früh ein Arzt aufgesucht wird
(C) Triebdurchbrüche wegen der oral-aggressiven Grundstörung meist auf aggressivem Gebiet erfolgen
(D) sie zur Gewichtsreduktion auch Abführmittel einsetzen
(E) die Krankheit ausschließlich in der Pubertät vorkommt und sich als harmlose, vorübergehende Störung mit hoher Spontanheilungsrate erweist

H92

Die folgenden Angaben beziehen sich auf die Aufgaben Nr. 10.11 und Nr. 10.12.

Ein intelligent wirkendes 19-jähriges Mädchen erscheint, offensichtlich etwas widerwillig, in Begleitung ihrer Mutter.

Größe 1,68 m, Gewicht 33 kg, vor einem Jahr noch 60 kg. Obstipation, gegen die reichlich Laxantien genommen werden.

Das Mädchen wirkt motorisch agil, aber nicht besonders gesprächig, etwas eigensinnig. Sie fühlt sich nicht krank, ißt nach ihrer Meinung ausreichend, nach Auskunft der Mutter zeitweilig wenig. Die Mutter hat den Verdacht auf heimliches Erbrechen. Die Patientin negiert das. Die Mutter äußert ihren Ärger, daß die Patientin gelegentlich nachts den Kühlschrank leerplündert.

Untersuchung:
Gynäkologisch im wesentlichen o.B., kleines inneres Genitale, Hymen intakt. – Klinisch kein Anhalt für Tumor oder chronischen Infekt. Blutbild, Senkungsreaktion, Röntgen-Thorax o.B. Außer hochgradiger Kachexie kein pathologischer Befund.

10.11 Welche Aussage trifft zu?

Die Therapie sollte in diesem Stadium der Erkrankung

(A) auf jeden Fall in den Händen des Hausarztes liegen, damit die Patientin der Familie nicht entzogen wird
(B) den Versuch machen, die Unterentwicklung der Geschlechtsorgane durch endokrine Substitution aufzuheben, um der Patientin die Identifizierung mit ihrer weiblichen Rolle zu erleichtern
(C) vorwiegend darauf gerichtet sein, der Patientin durch autogenes Training eine entspannte Beziehung zu ihrem eigenen Körper zu vermitteln
(D) nur für den Fall stationär erfolgen, dass die Patientin in eine Fachklinik nahe dem Wohnort aufgenommen werden kann, damit die Einflussnahme der Mutter auf die Patientin erhalten bleibt
(E) stationär erfolgen mit dem vordringlichen Ziel, eine Gewichtszunahme zu erzielen

10.12 Welche der folgenden Aussagen zu dem geschilderten Krankheitsbild ist **falsch**?

(A) Die Letalität liegt bei 5–10%.
(B) Die Therapiekooperation der Patientin ist gering.
(C) Es besteht Rezidivgefahr.
(D) Auch bei Heilung der Körpersymptome kann eine psychosoziale Fehlentwicklung stattfinden.
(E) Die Rate der Spontanremissionen liegt bei 70–80%.

F93 H86

10.13 Welche der folgenden Aussagen über Patientinnen mit Anorexia nervosa trifft **nicht** zu?

(A) Ablehnung der weiblichen Rolle, insbesondere ihrer sexuellen Aspekte, ist psychodynamisch häufig zu finden.
(B) Die Umwelt wird über die verminderte Nahrungsaufnahme oft getäuscht.
(C) Es kommt mitunter zu oralen Triebdruchbrüchen mit hyperphagem Eßverhalten (Bulimie).
(D) Fehlende Krankheitseinsicht und Kampf um die Magerkeit führen gelegentlich zu ärgerlichen Reaktionen bei Ärzten und Pflegepersonal.
(E) Bei einsetzendem Gewichtsverlust werden die Patientinnen apathisch und schläfrig.

10.10 (D)   10.11 (E)   10.12 (E)   10.13 (E)

[F99]

10.14 Eine kachektische 20-jährige Patientin sieht sich selbst nicht als krank und gibt an, daß sie ausreichend esse und nicht erbreche. Ihre Angehörigen berichten, daß sie Nahrung verstecke und den Eindruck zu geben versuche, sie habe diese gegessen. Die Patientin versäumt mehrere Behandlungstermine.

Welche der genannten Diagnosen ist am wahrscheinlichsten?

(A) Hypophysenvorderlappeninsuffizienz
(B) Malignom
(C) Anorexia nervosa
(D) Malabsorptionssyndrom
(E) symbiotischer Wahn

[F98]

10.15 Eine 17-jährige Patientin kommt wegen einer seit 5 Monaten bestehenden Amenorrhö in die Sprechstunde. Sie fühlt sich leistungsfähig, gibt aber an, in 6 Monaten bei einer Größe von 168 cm von 61 kg auf 43 kg an Gewicht abgenommen zu haben. Sie finden einen Blutdruck von 90/60 mmHg bei einer Herzfrequenz von 64/min.

Welche der folgenden Erkrankungen liegt mit größter Wahrscheinlichkeit vor?

(A) primäre Nebennierenrindeninsuffizienz
(B) Enteritis regionalis (M. Crohn)
(C) Anorexia nervosa
(D) Hyperthyreose
(E) Diabetes mellitus

[F95]

10.16 Die psychogene Magersucht (Anorexia nervosa)

(A) hat eine Prävalenzrate von etwa 1% bei weiblichen Jugendlichen
(B) hat eine Letalität unter 1%
(C) tritt nur vor der Pubertät auf
(D) betrifft vor allem Knaben
(E) ist einer Therapie leicht zugänglich

[H95]

10.17 Ein agiles 17-jähriges Mädchen wiegt 34 kg bei 1,64 m. Auf Befragen werden sekundäre Amenorrhö, Kälteempfindlichkeit und Obstipation angegeben. Arterielle Hypotonie, neurologischer Befund unauffällig, Axillar- und Pubesbehaarung normal. Die Patientin fühlt sich wohl und sieht eigentlich keinen Anlaß für eine ärztliche Behandlung.

Welche Erkrankung ist am wahrscheinlichsten?

(A) Sprue
(B) Panhypopituitarismus
(C) primäres Myxödem
(D) Diabetes insipidus
(E) Anorexia nervosa

[F97]

10.18 Welche Aussage trifft **nicht** zu?

Bei Patientinnen mit Anorexia nervosa gelten folgende Auffälligkeiten als typisch:

(A) Appetitstörung
(B) sekundäre Amenorrhö
(C) promiskuitives Verhalten
(D) proviziertes Erbrechen
(E) Laxantienabusus

[H96]

10.19 Eine 17-jährige Patientin kommt zu Ihnen in die Praxis. Sie ist 172 cm groß und wiegt 42 kg. Ansonsten ist der körperliche Untersuchungsbefund unauffällig.

Welche anamnestische Angabe oder welcher weitere Befund paßt **nicht** zu Ihrer Vermutungsdiagnose Anorexia nervosa?

(A) Die Mutter berichtet, sie habe zufällig beobachtet, wie ihre Tochter den Eisschrank „leer" aß.
(B) Trotz glaubhafter Angaben, genügend zu essen, nimmt sie weiter an Gewicht ab.
(C) Bei der Perimetrie ist eine bitemporale Gesichtsfeldeinschränkung nachweisbar.
(D) Die Serumkaliumkonzentration beträgt 2,7 mmol/l.
(E) BSG 3/7 mm, RR 110/70 mmHg

10 Psychosomatische Krankheiten

[H94]

10.20 Eine kachektische 20-jährige Patientin sieht sich selbst nicht krank und gibt an, daß sie ausreichend esse und nicht erbreche. Ihre Angehörigen berichten, daß sie Nahrung verstecke und den Eindruck zu geben versuche, sie habe diese gegessen. Die Patientin versäumt mehrere Behandlungstermine.

Welche der genannten Diagnosen ist am wahrscheinlichsten?

(A) Hypophysenvorderlappeninsuffizienz
(B) Malignom
(C) Anorexia nervosa
(D) Malabsorptions-Syndrom
(E) Paranoia

[H90]

10.21 Welche Aussage trifft **nicht** zu?

Für das Krankheitsbild der Anorexia nervosa gilt:

(A) In vielen Fällen fehlt ein Krankheitsbewußtsein.
(B) Typisch ist der Krankheitsbeginn nach dem 28. Lebensjahr.
(C) Obstipation ist ein häufiges Begleitsymptom.
(D) In über 90% der Fälle haben die Patientinnen eine sekundäre Amenorrhö.
(E) Gesteigerte Aktivität ist ein häufiges Begleitsymptom.

[H92]

10.22 Welche der folgenden Aussagen über Anorexia nervosa trifft zu?

(A) Die Hauptsymptome sind erhebliche bis extreme Gewichtsabnahme, Obstipation, Amenorrhö.
(B) Das Geschlechtsverhältnis ist ca. 2 erkrankte Frauen auf 1 erkrankten Mann.
(C) Der Beginn der Erkrankung liegt im Mittel um das 30. Lebensjahr.
(D) Charakteristische Persönlichkeitsmerkmale der Patienten sind niedrige Intelligenz und distanzloses Verhalten.
(E) Wegen der Schwere der Erkrankung besteht eine hohe Motivation der Patienten für Therapie.

[F00]

10.23 Welche Aussage zur Prognose der Anorexia nervosa trifft **nicht** zu?

(A) Bei leichten Formen (geringe Gewichtsabnahme, später Krankheitsbeginn) sind spontane Besserungen möglich.
(B) Viele Patientinnen mit Pubertätsmagersucht bleiben unverheiratet.
(C) Viele Patientinnen bleiben auch nach der Phase der Magersucht psychisch auffällig.
(D) Bei einigen Patientinnen entwickelt sich ein schizophrenieartiges Krankheitsbild.
(E) Die Lebenserwartung ist normal.

[H99]

10.24 Was trifft **nicht** zu?

Die Hyperphagie bei Adipösen kann sein:

(A) Symptom bei Insulinom
(B) Symptom im Rahmen eines Diabetes mellitus Typ IIb
(C) Reaktion auf unspezifische emotionale Spannungen (z.B. Angst, Langeweile)
(D) Symptom einer zugrundeliegenden psychischen Krankheit
(E) Hinweis auf eine Anorexia nervosa

[H94]

10.25 Eine forciert durchgeführte Gewichtsreduktion beim Adipösen führt gelegentlich zu

(A) Colitis ulcerosa
(B) M. Crohn
(C) epileptischen Anfällen
(D) depressiven Reaktionen
(E) Deprivation

10.20 (C)   10.21 (B)   10.22 (A)   10.23 (E)   10.24 (E)   10.25 (D)

[F92] [F86]

10.26 Welche der folgenden Aussagen zur Fettsucht trifft **nicht** zu?

(A) Patienten mit Fettsucht neigen dazu, ihr wahres Eßverhalten vor sich und anderen zu verheimlichen.
(B) Wegen des Gefühls mangelnder Sättigung entwickeln Patienten mit Fettsucht überzufällig häufig Magenulzera und ulzeröse Kolitis.
(C) Die Hyperphagie dient bei Fettsüchtigen häufig der Abwehr von Ärger und Unlustaffekten.
(D) Bei der Gewichtsreduktion fettsüchtiger Patienten besteht die Gefahr depressiver Reaktionen.
(E) Die psychogene Fettsucht läßt sich durch Verhaltenstherapie zur Selbstkontrolle des Eßverhaltens günstig beeinflussen.

[H91]

10.27 Welche Aussage trifft **nicht** zu?

Zur Rehabilitation und Rezidivprophylaxe bei Herzinfarktpatienten kommen folgende psychotherapeutische Einwirkungen in Betracht:

(A) Aufdeckung und Bearbeitung verdrängter Konflikte in tiefenpsychologisch fundierter Psychotherapie
(B) Befreiung von akuter Angst und Bearbeitung depressiver Reaktionen in stützenden Gesprächen
(C) Teilnahme an themenzentrierten Gruppen
(D) Änderung der Lebensführung im Hinblick auf Arbeitsbelastung, Eßgewohnheiten etc. durch beratende Gespräche
(E) sog. Primärtherapie (Urschrei)

[H92]

10.28 Soweit psychosomatische Aspekte bei Patienten mit Colitis ulcerosa von Bedeutung sind, treffen folgende Aussagen zu:

(1) Einem Colitisschub gehen oft imaginierte oder reale Trennungen von zentral wichtigen Beziehungspersonen voraus.
(2) Es besteht eine rivalisierende Beziehung zum zentral wichtigen Partner.
(3) Eine emotional stabile und auf Dauer ausgerichtete Beziehung zum Behandler kann freie Intervalle verlängern.

(A) nur 1 ist richtig
(B) nur 2 ist richtig
(C) nur 3 ist richtig
(D) nur 1 und 2 sind richtig
(E) nur 1 und 3 sind richtig

[F94]

Aus psychosomatischer Sicht lassen unterschiedliche Erkrankungen verschiedenartige psychodynamische Konfliktschwerpunkte erkennen.

Ordnen Sie die in Liste 2 aufgeführten psychodynamischen Vorgänge schwerpunktmäßig den Erkrankungen der Liste 1 zu!

Liste 1

10.29 Asthmaanfall

10.30 Migräne

Liste 2

(A) orale Fixation
(B) Mobilisierung von Trennungsängsten
(C) überforderndes Leistungsstreben
(D) Abwehr von Unlustaffekten
(E) anale Fixation

10.26 (B)   10.27 (E)   10.28 (E)   10.29 (B)   10.30 (C)

[H95]

10.31 Ein 55-jähriger Patient klagt seit einigen Wochen über zunehmende Kopfschmerzen mit Konzentrationsstörungen. Sie traten in zeitlichem Zusammenhang mit dem Tode seiner Mutter auf. Der klinisch-neurologische Befund ist regelrecht. Testpsychologisch deutliche Ausfälle im Kurzzeitgedächtnis.

Worum handelt es sich am ehesten?

(A) Spannungskopfschmerzen
(B) Migräne
(C) Hirntumor
(D) funktionelle Symptomatik
(E) Arteriitis temporalis

[F97]

10.32 Welche Aussage trifft **nicht** zu?

Hinter Leistungsverlust und körperlichen Beschwerden kann sich eine sog. larvierte Depression verbergen.

Zu den häufigsten anamnestischen Angaben gehören:

(A) das Gefühl, keine Luft zu bekommen
(B) Druckgefühl im Magen und Rumoren im Leib
(C) die Wahrnehmung von blitzähnlichen Lichterscheinungen
(D) die Empfindung von Kribbeln und Brennen in Arm und Bein
(E) ein Engegefühl im Brustbereich und Herzschmerzen

[H97]

10.33 Welche Aussage trifft **nicht** zu?

Zu den Zeichen des sog. Burn-out-Phänomens bei helfenden und sozialen Berufen, z.B. Stationsarzt, gehören (nach Cherniss):

(A) innerer Widerstand, täglich zur Arbeit zu gehen
(B) sozialer Rückzug von den Kollegen
(C) mangelnde Initiative, verringerte Effizienz
(D) reduziertes Engagement für die Patienten
(E) besondere Einsatzbereitschaft bei nächtlichen Notfällen

[H95]

10.34 Eine 51-jährige Patientin klagt über ein seit acht Monaten bestehendes unangenehmes Kloßgefühl im Hals. Die Menopause trat im 49. Lebensjahr ein.

Welche der folgenden Aussagen trifft auf diese Patientin **nicht** zu?

(A) Es kann sich um ein psychogenes Globusgefühl („Globus hystericus") handeln.
(B) Die Schilddrüse sollte palpatorisch sowie ggf. funktionsanalytisch und szintigraphisch untersucht werden.
(C) Hinter diesem Symptom können verschiedenartige organische Erkrankungen, gelegentlich sogar einmal eine koronare Herzerkrankung, verborgen sein.
(D) Eine etwaige Behandlung mit konjugierten Östrogenen (z.B. Presomen®) sollte abgesetzt werden, da Östrogene ein Strumawachstum begünstigen können.
(E) Ein Ösophagusdivertikel sollte ausgeschlossen werden.

10.31 (C)   10.32 (C)   10.33 (E)   10.34 (D)

Kommentare

1 Herz und Gefäße

1.1 Herzinsuffizienz

**Herzinsuffizienz: — I.1
Schweregrade und Symptomatik**

Schweregrade der systolischen Dysfunktion (revidierte Fassung der New York Heart Association):
Stadium I: Keine Symptome bei gewohnter körperlicher Betätigung.
Stadium II: Symptome nur bei stärkeren Graden der gewohnten Belastung: geringgradig eingeschränkte physische Leistungsfähigkeit.
Stadium III: Symptome unter geringer Belastung, nicht aber in Ruhe: erheblich eingeschränkte physische Leistungsfähigkeit. Bereits bei leichten Graden der gewohnten Tätigkeit treten Beschwerden auf (Erschöpfung, Dyspnoe, Herzrhythmusstörungen oder Angina pectoris).
Stadium IV: Symptome in Ruhe, Zunahme bei jeder Belastung, Unfähigkeit zu physischer Leistung, Bettlägrigkeit.

Linksherzinsuffizienz
Symptome und Befunde
- Schwäche, Ermüdbarkeit
- Belastungsdyspnoe, Orthopnoe
- Rasselgeräusche, Husten
- Lungenödem
- Zyanose

Rechtsherzinsuffizienz
Symptome und Befunde
- Venenstauung im großen Kreislauf, z. B. hepatojugulärer Reflux
- Vergrößerung des Abdomens (Aszites)
- Stauungsleber
- Stauungsgastritis
- Stauungsnieren (→ Proteinurie)
- Ödeme (Fußgelenke und Füße)
- Gewichtszunahme
- gestaute, erweiterte Halsvenen

Gemeinsame Symptome
- eingeschränkte Leistungsfähigkeit
- Nykturie, Oligurie
- Rhythmusstörungen
- (Belastungs-)Tachykardie
- Herzvergrößerung
- Pleura- und Perikarderguss
- periphere Zyanose
- Verminderung der zentralvenösen Ruhe-Sauerstoffsättigung

Pathophysiologische Befunde bei der manifesten Herzinsuffizienz:
Erhöht sind endsystolisches Restvolumen und enddiastolisches Volumen sowie der Füllungsdruck des insuffizienten Ventrikels. Häufig besteht ein erhöhtes venöses Blutangebot am Herzen bei gleichzeitig erhöhtem Gesamtblutvolumen.
Vermindert sind die Kontraktilität des Myokards und das kardiale Auswurfvolumen bei gleichzeitig erhöhtem totalen peripheren Widerstand.
Das Verhältnis von Schlagvolumen zu enddiastolischem Volumen wird zunehmend kleiner, und es besteht ein verlangsamter isovolumetrischer Druckanstieg in der Kammer. Die Kreislaufzeit ist verlängert.

Therapie der chronischen Herzinsuffizienz – I.2
- Schonung, erhöhte Oberkörperlagerung
- Beseitigung auslösender Faktoren (Infekte, Arrhythmie)
- **Kochsalz- und Flüssigkeitsbeschränkung**
- ergänzende Maßnahmen (Pleurapunktion, Antikoagulanzien)
- **ACE-Inhibitoren oder AT II-Antagonisten**
- **Diuretika**
- **Herzglykoside**

Die **allgemeine Therapie der chronischen Herzinsuffizienz** beinhaltet vor allem in der Phase der Dekompensation körperliche Schonung. Strenge Bettruhe ist nicht sinnvoll, da hierdurch das Auftreten von Thromboembolien (durch die eingeleitete diuretische Therapie gefördert) und Bronchopneumonien begünstigt wird. Als Dauerdiät für Herzkranke anwendbar ist die **natriumreduzierte** Kost, die ca. 5 g Kochsalz pro Tag enthält. Grundnahrungsmittel wie Brot, Gemüse sowie die Mehlzubereitungen können beibehalten werden. Im Zentrum der Maßnahme steht die Vermeidung von allen salzhaltigen Speisen und Gewürzen. Ergänzende Maßnahmen sind die Punktion von Pleuraergüssen oder eines Perikardergusses. Wichtig ist bei allen schweren Herzinsuffizienzen, vor allem bei denjenigen mit Vorhofflimmern, eine Prophylaxe mit Antikoagulanzien, um Embolien zu verhindern.

Die **medikamentöse Therapie der chronischen Herzinsuffizienz** zielt zum einen auf eine **Stärkung der Kontraktionskraft** und zum anderen auf eine **Entlastung des Herzens**.
Die **Entlastung des Herzens** erfolgt **bei der symptomatischen Herzinsuffizienz** heute bei vorhandener Verträglichkeit in erster Linie mit **Angiotensin-Conversions-Enzym-Inhibitoren** oder **Angiotensin II-Antagonisten**, für deren hochdosierte Gabe eine Zunahme der Überlebensraten nachgewiesen wurde. **Im fortgeschrittenen Stadium** der Herzinsuffizienz wird die **Dreier-Kombination von Digitalis, Diuretikum und ACE-Inhibitor** empfohlen.

1.1 Herzinsuffizienz

Die medikamentöse Behandlung erfolgt ab NYHA-Stadium II (zunächst Monotherapie):
1. **Entlastung des Herzens** vorrangig durch
   - **Diuretika** (vorzugsweise Vorlastsenkung) bzw.
   - **Vasodilatatoren**
     - ACE-Hemmer oder Angiotensin II-Antagonisten (Vor- und Nachlastsenkung)
     - Nitrate (vorzugsweise Vorlastsenkung)
2. **Steigerung der Kontraktionskraft** durch positiv inotrope Substanzen (z. B. Digitalis)
3. **Frequenznormalisierung** (Rhythmisierung) durch Digitalis, Antiarrhythmika, Schrittmachertherapie.

β-Rezeptoragonisten **(β-Sympathomimetika)** und **Phosphodiesterasehemmer** werden nur bei akuter schwerer Herzinsuffizienz eingesetzt, die durch andere konservative Maßnahmen nicht zu beeinflussen ist.
Für die Gabe von **ACE-Hemmern** oder Angiotensin II-Antagonisten spricht ein gleichzeitig bestehender Bluthochdruck (Nachlasterhöhung) oder eine Linksherzinsuffizienz nach Herzinfarkt!
Für die Gabe von **Diuretika** sprechen Volumenüberlastung und Ödeme sowie Bedenken gegen Digitalis (Kontraindikationen).
Für **Digitalis** sprechen Tachyarrhythmie bei Vorhofflimmern, Neigung zu Herzrasen und Kontraktionsschwäche mit verminderter Auswurffraktion.
Für die Gabe von **Nitraten** sprechen: dominierendes Rückwärtsversagen mit Lungenstauung oder eine bestehende Kontraindikation für ACE-Hemmer (hier führt die Kombination von Isosorbiddinitrat und Hydralazin zur Prognoseverbesserung).
Aktuelle Studienergebnisse (**CIBIS- und Kopernikus-Studie**) weisen für die **Gabe von Betablockern** (Bisoprolol, Carvedilol) **bei stabiler Herzinsuffizienz im Stadium II-III** (NYHA) eine Abnahme der Mortalität nach. Die Steigerung der Ejektionsfraktion tritt erst nach mehreren Wochen ein. Beta-Rezeptorblocker müssen dabei einschleichend (möglichst stationär) verabreicht werden.

H00

Frage 1.1: Lösung C

Die **herzkraftsteigernde Wirkung** von Digitalisglykosiden führt zum Rückgang der Transsudation von Plasmaflüssigkeit in die Alveolen und das Interstitium, der sich klinisch als Abnahme von Stauungszeichen und Ödemen manifestiert.
Digitalisglykoside führen auch zur **Abnahme der Impulsrate im Sinusknoten** und zur **Verlangsamung der Erregungsleitung im Atrioventrikulärknoten (AV-Knoten)**. Es resultiert eine **Abnahme der Herzfrequenz** bis zum AV-Block unterschiedlichen Grades. Die **therapeutische Breite** der Herzglykoside ist **gering**. Die **toxische Grenze** liegt **bei 150 bis 200%** der **Vollwirkdosis**, wobei die Glykosidtoleranz mit zunehmender Schwere der Herzinsuffizienz (Abnahme der ATPase-Moleküle) abnimmt. Die **Therapiesicherheit** wird durch **Blutspiegelbestimmungen** von Herzglykosiden erhöht.

F97

Frage 1.2: Lösung B

F98

Frage 1.3: Lösung A

Die **therapeutische Breite der Herzglykoside ist gering** (toxische Grenze ist 150–200% der Vollwirkdosis).
Patienten mit verminderter Glykosidtoleranz können bereits vor dem Erreichen der Vollwirkdosis Zeichen einer Glykosidintoxikation entwickeln.
Zunahme der Glykosidempfindlichkeit (= verminderte Glykosidtoleranz) bei
- **Kalium-** oder **Magnesiummangel** (Diuretika, Abführmittel, Durchfälle, Erbrechen)
- **Hyperkalzämie** (deshalb digitalisierten Patienten nie Calcium i. v. geben!)
- arterieller Sauerstoffmangel bei Drucksteigerung im Lungenkreislauf
- Nierenfunktionsstörungen (Kumulation von **Digoxin**)
- Lebererkrankungen (Kumulation von **Digitoxin**, Methyldigoxin)
- Hypothyreose (verlangsamter Metabolismus)

Tab. 1.1 Herzglykoside

Glykosid	Resorptionsquote	Sättigungsdosis	Abklingquote/Tag	Erhaltungsdosis
Digitoxin	90–100%	1,4–1,8 mg	7%	0,07–0,1 mg (1 Dosis)
Digoxin	60–80%	1,2–1,6 mg	25%	0,15–0,4 mg p.o. (2 Dosen)
Acetyldigoxin	90%	1,2–1,6 mg	20%	0,2–0,3 mg (1–2 Dosen)
Methyldigoxin	95%	1,2–1,6 mg	20%	0,1–0,2 mg (2 Dosen)
Lanatosid C	30%	1,6 mg	25%	2–3 × 0,25 mg (2–3 Dosen)
Strophanthin	3%	0,6 mg	40%	2–3 × 0,125 mg i.v. (2–3 Dosen)

- frischer Myokardinfarkt, Myokarditis (ektope Reizbildung!)
- Mitralklappenverengung (Gefahr des Lungenödems)

Zeichen einer Glykosidintoxikation:
- Störungen des **Magen-Darm-Traktes** (Nausea, Vomitus)
- Störungen des **Zentralnervensystems** (z.B. Verwirrtheit, Gelb-Sehen)
- **Herzrhythmusstörungen** (Extrasystolie, charakteristische Kombination von ventrikulären Tachykardien und **AV-Blockierung** I. bis III. Grades), **muldenförmige ST-Senkung**

Bei der Patientin besteht ein **grenzwertig verminderter Kalium-Wert,** der durch die Gabe von Kalium-Tabletten ausgeglichen werden kann. Zur **Therapie** einer akuten Digitalisvergiftung kann **Digitalis-Antidot** eingesetzt werden.

Zu **(B)** und **(C):** Der **Hinterwandinfarkt** führt zu infarkttypischen Veränderungen in den Extremitätenableitungen II, III und aVF sowie den Brustwandableitungen V_7 und V_9.

Zu **(D):** Der **Außenschichtschaden** führt zur ST-Elevation ohne typ. Infarktstadien, ubiquitär oder in wechselnden Ableitungen, später gleichschenklig negative T-Welle.

Zu **(E):** **Hypokalzämie** führt im EKG zur QT-Zeit-Verlängerung.

F98

Frage 1.4: Lösung B

Siehe Kommentar zu Frage 1.3.

---**Herzinsuffizienz: Ödempathogenese**---I.3---

Bei der Herzinsuffizienz ist der **ZVD erhöht,** was über einen Anstieg des Kapillardruckes zum Austreten von Flüssigkeit ins Interstitium führt.

Das **prätibiale Ödem** kann zunächst nachts verschwinden (Entlastung des Herzens durch Bettruhe), persistiert im fortgeschrittenen Stadium jedoch.

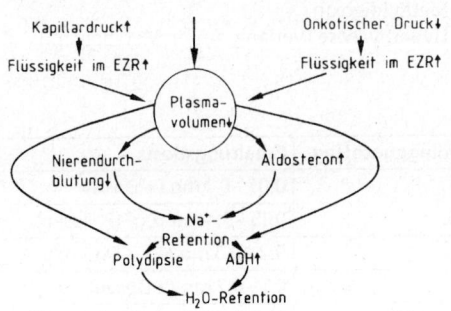

Abb. 1.1 Ödempathogenese

Jede Zunahme der interstitiellen Flüssigkeit ist nur auf Kosten des Plasmavolumens möglich. Die Verminderung des Plasmavolumens führt zu einer Abnahme der Nierendurchblutung mit konsekutiv verminderter Natrium- und Wasserausscheidung. Durch das verminderte Plasmavolumen kommt es zu subjektivem Durstempfinden, was zur Erhöhung der Wasserzufuhr führt. Gleichzeitig nimmt auch die Sekretion von Aldosteron zu, was die Mehrresorption von Wasser und Natrium weiter fördert. Das vermehrte Plasmavolumen stimuliert Dehnungsrezeptoren im linken Vorhof. Über nervale Leitung zum Hypothalamus wird dort die Ausschüttung von ADH aktiviert. Somit findet auch eine gesteigerte Resorption von Wasser im distalen Tubulus und den Sammelrohren statt.

F94

Frage 1.5: Lösung C

Während die **obstruktiv induzierte Dyspnoe beim Asthma bronchiale** mit erschwerter Ausatmung und demzufolge mit expiratorischem Stridor (pfeifendes Atemgeräusch) und anderen **trockenen Rasselgeräuschen (Giemen und Brummen)** einhergeht, auskultiert man beim **Asthma cardiale,** das durch Transsudation von Plasmaflüssigkeit in die Alveolen und das Interstitium verursacht wird, **feinblasige (feuchte) Rasselgeräusche** v.a. basal über der Lunge.

Ursache des Asthma cardiale ist eine vermehrte Stauung im kleinen Kreislauf. Die Anfälle treten meist nachts im Liegen bei Zunahme des venösen Rückflusses bzw. des zentralen Blutvolumens auf.

H92   F86

Frage 1.6: Lösung E

Bei der **akuten Linksherzinsuffizienz** kommt es durch die verminderte Auswurffraktion des linken Herzens zu verminderter Nierendurchblutung. Dieses akute prärenale Nierenversagen geht mit einer **Oligurie** einher. Diese bewirkt eine Überwässerung des Organismus und begünstigt die Entstehung des Lungenödems.

Siehe auch Lerntext I.1.

---**Herzinsuffizienz: Pathogenese**---I.4---

Herzinsuffizienz bezeichnet die Unfähigkeit des Herzens, das vom Organismus benötigte Herzzeitvolumen zu fördern. Den **Insuffizienzgrad** bestimmt man am enddiastolischen Füllungsdruck der Ventrikel, der vermehrt ist, weil das insuffiziente Herz weniger Blut auswirft. Ebenso sind endsystolisches und enddiastolisches Ventrikelvolumen vermehrt. Im Rahmen einer Herz-

insuffizienz führt die Zunahme des Kapillardrucks zur Filtration von Flüssigkeit in den interstitiellen Raum. Dabei kommt es erst nach Überschreiten der Transportkapazität des Lymphgefäßsystems zur peripheren Ödembildung.
Filtration > Resorption + Lymphabfluss → Ödem.
Die Kontraktionsgeschwindigkeit ist vermindert, da eine reduzierte maximale Druckanstiegsgeschwindigkeit eine verlängerte Anspannungszeit zur Folge hat. Ebenso ist die maximale Schlagarbeit reduziert und fällt weiter ab, wenn ein bestimmter optimaler diastolischer Füllungsdruck überschritten wird. Die Kreislaufzeit ist verlängert.
Die **Minderung des HZV** bezeichnet man als forward failure, die **venöse Stauung** vor dem Herzen als backward failure.
Pathogenese der Herzinsuffizienz:
1. *mechanisch hämodynamische Ursachen:*
- Klappenfehler → Druckbelastung, Volumenbelastung
- Pericarditis constrictiva → Füllungs- und Kontraktionsbehinderung
2. *myokardiale Ursachen:*
- Kardiomyopathie (Myokarditis, Toxine, Amyloid)
- Myokarddegeneration bei Koronarinsuffizienz
- Speicherkrankheiten (Hämochromatose etc.)
3. *Rhythmusstörungen*
Um die Dekompensation zu verzögern, kommen am Myokard v. a. drei Mechanismen in Betracht:
- vermehrte adrenerge Stimulation durch erhöhten Sympathikotonus → Tachykardie
- Frank-Starling-Mechanismus
- Hypertrophie

Weitere physiologische Kompensationsmechanismen:
- **Aktivierung des Renin-Angiotensin-Aldosteron-Systems (RAAS):**
  - Angiotensin II → Vasokonstriktion → Nachlastzunahme
  - Aldosteron → Natrium- und Wasserretention → Vorlastzunahme
- **volumeneliminierend und vasodilatierend wirksame Gegenregulationen:**
  Hierzu zählen das atriale natriuretische Peptid (**ANP**), vasodilatatorisch wirkende Prostaglandine (**Prostaglandin E_2 und Prostazyklin**) sowie **Bradykinin** und **Dopamin**.

Zu Beginn der myokardialen Insuffizienz führt der erhöhte Sympathikotonus zu einer gesteigerten Reninsekretion, die über Stimulation des Renin-Angiotensin-Aldosteron-Systems zur vermehrten Natrium- und Wasserretention sowie peripherer Vasokonstriktion führt. Die daraus resultierende Dehnung der Herzvorhöfe und die Natriumretention bewirken eine vermehrte Sekretion von **atrialem natriuretischem Peptid (ANP)**, das durch hemmende Wirkung auf das Renin-Angiotensin-Aldosteron-System eine natriuretisch diuretische Wirkung aufweist und zugleich arteriolär und venös vasodilatierend wirkt. Mit zunehmender Herzinsuffizienz nimmt zwar der ANP-Spiegel zu, die renale Wirkung nimmt jedoch im Vergleich zu normalen Personen deutlich ab, sodass letztlich ein Überwiegen vasokonstriktorisch wirkender Hormone (**Angiotensin II und Noradrenalin**) besteht. Die chronische Aktivierung des Renin-Angiotensin-Systems kann insbesondere bei Patienten mit schwerer Herzinsuffizienz so stark sein, dass trotz vorhandener Natrium-Retention aufgrund vermehrter Wassereinlagerung eine Hyponatriämie im Sinne einer Verdünnungs-Hyponatriämie eintreten kann. Als Ursache hierfür wird eine inadäquat hohe Sekretion von antidiuretischem Hormon (**ADH**) angesehen, die auf eine Sensitivitätsänderung der Osmorezeptoren zurückzuführen ist.

Die Kompensationsmechanismen des Organismus haben nicht selten überschießende Wirkung und führen zu negativen Folgeerscheinungen, die viele Symptome und Beschwerden der Herzinsuffizienz bedingen:
- Die **Sympathikusstimulation** erhöht nicht nur die Kontraktionsleistung des Herzens und seine Frequenz, sondern steigert auch den peripheren Widerstand und damit die Nachlast. Die chronisch erhöhten Katecholaminkonzentrationen führen zu einer verminderten Dichte an myokardialen β_1-Rezeptoren im Sinne einer „**Down-Regulation**". Bei den β_2-Rezeptoren kommt es zur **Rezeptorentkoppelung**, die eine bezogen auf die Zahl besetzter β-Rezeptoren verminderte Stimulation der Adenylatzyklase beschreibt. Die Katecholamine wirken dadurch am Herzen immer weniger inotrop, erhöhen jedoch über die **Stimulation vaskulärer** α-Adrenozeptoren, die keiner Down-Regulation oder Entkopplung unterliegen, den peripheren Widerstand und führen somit zu einer Nachlasterhöhung des Herzens.
- Der überhöhte diastolische Kammerdruck kann einen Rückstau auslösen (→ **Lungen-, Leberstauung, periphere Ödeme**).
- Eine überschießende Natrium- und Wasserretention kann insbesondere bei der gleichzeitig bestehenden Erhöhung des hydrostatischen Drucks zur **Ergussbildung in Pleura, Bauchraum und Perikard** führen.
- Es besteht eine Umverteilung der Organdurchblutung, wobei vor allem die Hautdurchblutung (→ **Hitzeintoleranz**) und Nierendurchblutung stark abnehmen.

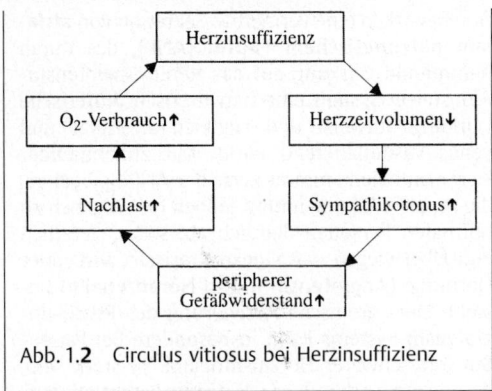

Abb. 1.2 Circulus vitiosus bei Herzinsuffizienz

H00

Frage 1.7: Lösung B

Siehe Lerntext I.4.

H00

Frage 1.7: Lösung B

Siehe Lerntext I.4.

F00

Frage 1.8: Lösung D

Zu **(D):** Bei diesem Patienten besteht eine **geringgradige Proteinurie**, die die anamnestisch bekannte Herzinsuffizienz (kardiale Stauung → Stauungsnieren → prärenale Proteinurie) begleitet.
Zu **(A):** Beim nephrotischen Syndrom beträgt die Proteinurie mehr als 3 g/d.
Zu **(B):** Erhöhte Kardiolipinantikörper finden sich bei Syphilis und dem Antiphospholipid-Antikörper-Syndrom sowie beim systemischen Lupus erythematodes.
Die gesunde Basalmembran der glomerulären Kapillarschlingen der Niere verhindert den Übertritt von hochmolekularen Proteinen in den Harn. Die täglich filtrierte Albuminmenge beträgt etwa 1–2 g. Durch Molekulargewicht-bezogene tubuläre Rückresorption ist die tägliche Proteinausscheidung im Harn jedoch begrenzt (< 150 mg/d).
Als Proteinurie bezeichnet man eine Eiweißausscheidung im Urin von mehr als 250 mg/d.
Formen der Proteinurie:
- **Funktionelle Proteinurien** treten in der Schwangerschaft, bei Fieber, schwerem Schock, Nierenvenenthrombose und kardialer Stauung (Stauungsniere) auf.
- **Tubuläre Proteinurie**
Die tubuläre Proteinurie ist durch Störungen der tubulären Rückresorption der normalerweise glomerulär filtrierten niedermolekularen Plasmaproteine bedingt. Charakteristischerweise fehlen den geringen Eiweißmengen (< 2 g täglich) die Albumine. Diese Störung findet sich vor allem bei der renal tubulären Azidose, der Zystinose, beim Fanconi-Syndrom und tubulointerstitiellen Nephritiden.
- **Glomeruläre Proteinurie**
Die glomeruläre Proteinurie wird durch eine erhöhte Durchlässigkeit der Glomerulumkapillaren für Protein bedingt. Starke pathologische Veränderungen der Glomerula vermindern deren Selektivität, sodass der Anteil der Globuline an den ausgeschiedenen Proteinen steigt.
Ursächlich kommen Zysten, Pyelonephritiden, Obstruktion der Harnwege sowie arteriosklerotische Läsionen in Betracht.
- **Präglomeruläre Proteinurie**
Bei der **orthostatischen Proteinurie** verschwindet die Eiweißausscheidung im Urin nach längerem konsequenten Liegen. Sie ist vermutlich durch einen erhöhten Druck in der V. cava inferior bedingt. Bei der Marschhämoglobinurie kommt es infolge besonderer Disposition der Patienten zur Traumatisierung von Erythrozyten in den Fußsohlen mit nachfolgender Hämoglobinurie. Auch unter Arbeit ist eine hypoxisch bedingte Permeabilitätserhöhung Ursache einer geringgradigen Proteinurie. Die Bence-Jones-Proteinurie tritt bei etwa 50 % aller Plasmozytome auf und scheint für die Entstehung der Myelomniere, einer progredienten Niereninsuffizienz der Plasmozytompatienten, von Bedeutung zu sein. Es handelt sich dabei meistens um die leichten Ketten eines IgG, die glomerulär filtriert werden.
- **Postrenale Proteinurie**
Bei entzündlichen Erkrankungen der ableitenden Harnwege können Immunglobuline in den Harn sezerniert werden. Auch Zellabstoßung, Blut- und Lymphübertritt können dabei zur postrenalen Proteinbeimengung führen.

F91

Frage 1.9: Lösung B

Zu **(B):** Das EKG ermöglicht, Hinweise auf eine Links- und/oder Rechtsherzbelastung, Myokardhypertrophie oder koronare Herzerkrankung als Pathomechanismen einer Herzinsuffizienz zu finden. Die hier beschriebene muldenförmige ST-Senkung tritt insbesondere bei einer Digitalis-Überdosierung auf!
Zu **(C):** Bei der Herzinsuffizienz findet man im Ultraschallbefund eine Abnahme der systolischen Verkürzungsfraktion, häufig gepaart mit segmentalen Kontraktionsstörungen.
Zu **(E):** Der protodiastolische Galopp entsteht durch die Wahrnehmung eines Extratons im ersten Drittel der Diastole als Folge einer beschleunigten Füllung der linken Kammer bei erhöhtem Druck vor dem linken Vorhof. Am besten ist dieser Ton in Linkssei-

tenlage über der Herzspitze oder der Medioklavikularlinie auskultierbar. Feinblasige Rasselgeräusche über der Lunge hört man insbesondere bei der Inspiration, bei geringem Insuffizienzgrad nur paravertebral. Sie sind das Korrelat der Lungenstauung.

> **!** Merke: Auch bei einem normalen Röntgenbefund bleibt die Diagnose einer Lungenstauung, die auskultatorisch festgestellt wurde, bestehen!

F91

Frage 1.10: Lösung E

Zu **(1)**: Eine seltene Ursache des **Lungenemphysems** ist der **angeborene Mangel an α_1-Proteinase-Inhibitor**, einer homozygot auftretenden schweren Erkrankung mit panlobulärem Emphysem, Destruktion des gesamten Azinus, insbesondere der Alveolen. Homozygote Phänotypen produzieren nur etwa 15% des α_1-Antitrypsins eines Gesunden, Heterozygote etwa die Hälfte. Die daraus resultierende verminderte Antiproteaseaktivität reicht nicht aus, um die Proteasen, die z.B. im Rahmen von Infektionen aus neutrophilen Granulozyten freigesetzt werden, zu neutralisieren.
Der veraltete Terminus α_1-Antitrypsin wird heute zugunsten der Antielastase nicht mehr verwendet, da insbesondere Elastasen inaktiviert werden.
Zu **(2)**: Bei Patienten mit **C_1-Inhibitor-Mangel** findet man das Auftreten eines hereditären Angioödems (angioneurotisches Ödem). Das Angioödem wird vermutlich durch ein abnormes Spaltprodukt von Komplement C_2 verursacht, das unter dem Einfluss von C_1 und Plasmin auf C_{2b} entsteht.
Zu **(3)**: Ein **angeborener Mangel an Antithrombin III** geht mit einer erhöhten Thromboseneigung einher, da beim Fehlen dieses Inhibitors eine Aktivierung des plasmatischen Gerinnungssystems nicht ausreichend kompensiert werden kann.

F00

Frage 1.11: Lösung E

Das Lungenödem bezeichnet ein meist akutes, in manchen Fällen aber auch subakutes oder chronisches Krankheitsbild, das mit einer Vermehrung seröser Flüssigkeit in den Alveolen und im interstitiellen Lungengewebe einhergeht.
Ursachen:
Kardial
- Aortenklappenfehler
- körperliche Überanstrengung bei Mitralstenose (die schwere Form neigt zur Wandverdickung der Pulmonalgefäße mit erhöhter Drucktoleranz!) (C)
- akuter Myokardinfarkt (B)

- Herzrhythmusstörungen (u.a. Eintreten von Vorhofflimmern bei Mitralstenose) (A)
- (Links-)Herzinsuffizienz ($\rightarrow$ Transsudation von Plasmaflüssigkeit in die Alveolen und das Interstitium), u.a. auch bei hypertensiver Krise.

Extrakardial
- verminderter kolloidosmotischer Druck des Blutes (Niereninsuffizienz, Urämie, Leberzirrhose, Verbrennungen)
- verminderter Alveolardruck
- allergisch-toxische Permeabilitätssteigerung der Lungenkapillaren (Reizgase, Heroinintoxikation, Alkylphosphatesterintoxikation)
- infektiöse Lungenerkrankungen (Pneumonie)
- zentrales Lungenödem (Hirntumoren, infektiöse Enzephalitiden)
- Schädel-Hirn-Trauma ($\rightarrow$ Vasomotorenzentrum gestört $\rightarrow$ Kapillarpermeabilität $\uparrow$)

Zu **(D)**: Auslösemechanismen eines Lungenödems können auch hypertone Krisen mit diastolischer linksventrikulärer Funktionsstörung ($\rightarrow$ erhöhter Lungenvenendruck) sein, wenn das pulmonale Gefäßbett auf die Drucksteigerung nicht vorbereitet ist.
Zu **(E)**: Das Syndrom der akuten respiratorischen Insuffizienz des Erwachsenen (ARDS = acute respiratory distress syndrome) tritt bei vorher herz- und lungengesunden Patienten auf. Pathologisch-anatomisch findet sich ein nicht kardiales Lungenödem, dessen Ursache eine Schädigung der Kapillarendothelzellen der Lungen mit Permeabilitätserhöhung ist.

F91

Frage 1.12: Lösung C

Zu **(A)** und **(B)**: **ACE-Hemmstoffe** reduzieren die Aldosteron-Sekretion und erhöhen den Bestand vasodilatatorischer Faktoren des Kinin- und Prostaglandinsystems (verzögerter Abbau von Bradykinin). Die durch das Angiotensin II bedingte Steigerung der Vor- und Nachlast wird durch ACE-Hemmer vermindert.
Zu **(D)**: Behandelt man Patienten mit ACE-Inhibitoren, bessern sich die Symptome der Herzinsuffizienz. In der 1987 veröffentlichten **Konsensusstudie** an 35 skandinavischen Kliniken mit 253 randomisierten Patienten der Stadien III und IV der Herzinsuffizienz konnte gezeigt werden, dass die Gabe von ACE-Hemmern **(Enalapril)** zusätzlich zur konventionellen Therapie die Mortalität innerhalb einer Beobachtungszeit von 6 Monaten auf 26% gegenüber 44% senkte.
Zu **(E)**: Vorteilhaft wurde insbesondere die Verbesserung der körperlichen Belastbarkeit sowie die Linderung der im Rahmen der Herzinsuffizienz auftretenden Beschwerden gewertet.
Zu **(C)**: Eine **positiv inotrope Eigenwirkung** ist z.B. für Digitalis nachgewiesen. Siehe Lerntext I.2.

H95

Frage 1.13: Lösung C

Pathogenetische Faktoren von Kardiomyopathien:
- **primäre Kardiomyopathie:** idiopathisch, Ätiologie unbekannt
- **sekundäre Kardiomyopathie** durch
- **Toxine:** Arsen, Kobalt, **Alkohol**, Medikamente, z.B. Daunorubicin (= Adriamycin) u.a. Anthracycline, Mitoxantron
- **Endokrinopathie: Hypo-/Hyperthyreose**, Phäochromozytom, Akromegalie
- **Stoffwechselstörungen:** Hämochromatose, **Beriberi** (Mangel an Vitamin B_1)
- **Systemerkrankungen:** z.B. M. Boeck (Sarkoidose), Amyloidose, Sklerodermie u.a. Kollagenosen (→ Karditis)
- **Virusinfektionen:** z.B. rekurrierende Coxsackie-Virusinfekte, CMV-Virusinfektion
- **Myokarditiden** anderer Ursache
- **Strahleneinwirkung** auf das Mediastinum
- **Myokardbeteiligung** bei Muskeldystrophie vom Typ Duchenne.

Zu **(1)** und **(3)**: Bei der **Hyperthyreose** nimmt durch T_3-Wirkung die Katecholamin-Empfindlichkeit zu, was am Herzmuskel eine Tachykardie (**Hyperzirkulation**) zur Folge hat. Es besteht eine erhöhte Neigung zu supraventrikulären Herzrhythmusstörungen und Vorhofflimmern. Das Auftreten einer Myokarddilatation wird nur bei unbehandelten vorgeschädigten Herzen beobachtet. Bei der unbehandelten angeborenen **Hypothyreose** findet sich demgegenüber ein Myxödemherz, das durch Kardiomegalie, **Bradykardie** und digitalisrefraktäre Herzinsuffizienz gekennzeichnet ist.

H99

Frage 1.14: Lösung C

Bei **akuter Linksherzinsuffizienz mit Lungenödem** ist die intravenöse Gabe von **Schleifendiuretika** wie Furosemid als wichtigste notfalltherapeutische Maßnahme unbestritten.
Diuretika **vermindern das Blutvolumen** und führen dadurch zu einer **Reduktion der Vorlast**. Auch beim Fehlen von Stauungssymptomen kann die Gabe von Diuretika in der **Therapie der chronischen Herzinsuffizienz** (u.a. Thiazide) aufgrund ihrer **Gefäß erweiternden Eigenschaften** (**Reduktion der Nachlast**) sinnvoll sein, insbesondere wenn gleichzeitig ein Bluthochdruck besteht.
Einteilung der Diuretika
Schleifendiuretika
- Schnell wirksame Diuretika ⇒ Furosemid (z.B. Lasix®), Etacrynsäure (z.B. Hydromedin®), Piretanid (Arelix®)

Thiazide und Analoga
- Mittellang wirkende Saluretika (< 24 h) ⇒ Hydrochlorothiazid (Esidrix®), Xipamid (Aquaphor®)
- Lang wirkende Saluretika (> 48 h) ⇒ Chlorthalidon (Hygroton®)

Kalium sparende Diuretika
- Aldosteronantagonisten ⇒ (z.B. Spironolakton®)
- aldosteronunabhängig: Hydrochlorothiazid + Amilorid (z.B. Moduretik®) oder Hydrochlorothiazid + Triamteren (Dytide H®)

Zu **(A)**: Das in Kaffeebohnen und auch in Teeblättern enthaltene **Coffein** ist ein zentral wirksames **Methylxanthin**. Am Herzen wirkt Coffein **kontraktionskraftsteigernd**. Sauerstoffverbrauch und Herzfrequenz nehmen zu.

Zu **(E)**: **Carboanhydrasehemmer** sind in der heutigen Zeit als Diuretika obsolet. Die Mehrzahl der verfügbaren Diuretika sind Weiterentwicklungen der Carboanhydrasehemmer vom Typ des Acetazolamids (Diamox®), das heute wegen seiner nur schwach ausgeprägten Wirkung keine wesentliche Bedeutung mehr hat.

F95

Frage 1.15: Lösung C

Die verminderte Pumpleistung des linken Herzens bei Herzinsuffizienz (A) führt zu:
- unzureichender arterieller Blutversorgung in der Peripherie,
- Rückstau des arteriellen Blutes über den Vorhof in die Lunge,
- Belastung des rechten Herzens bei erheblichem Rückstau.

Zu Beginn der myokardialen Insuffizienz führt der erhöhte Sympathikotonus zu einer **gesteigerten** (nicht supprimierten, wie in (C) behauptet) **Reninsekretion**, die über Stimulation des Renin-Angiotensin-Aldosteron-Systems zur vermehrten Natrium- und Wasserretention (D) sowie zu peripherer Vasokonstriktion führt. Die Autoregulation der Niere (B) ist zu Beginn der Herzinsuffizienz noch intakt und sorgt für ein konstantes Glomerulumfiltrat. Die Verminderung des Herzzeitvolumens führt neben der Aktivierung des Renin-Angiotensin-Aldosteron-Systems (RAAS) außerdem zu einer vermehrten ADH-Sekretion und somit zur Natrium- und Wasserretention. Eine Hyponatriämie (E) ist dann als Verdünnungshyponatriämie wegen der relativ stärkeren Wasserretention zu verstehen.
Siehe Lerntext I.4.

> H95

Frage 1.16: Lösung E

Zu **(A):** Für Captopril wird eine Proteinurie bei etwa 1 – 2 % der Behandelten beschrieben. Etwa 0,1 – 0,2 % können im weiteren Verlauf eine **Niereninsuffizienz entwickeln**.
Zu **(C):** Amiodaron führt bei etwa 90 % der Erwachsenen zu reversiblen Mikroablagerungen in der Kornea, die allerdings nur bei etwa 1 % der Behandelten Sehstörungen hervorrufen.
Zu **(E):** Dihydropyridine, z. B. Nifedipin, können nach der Einnahme zu „**Herzklopfen**" (RR-Abfall führt zu **reflektorischer Tachykardie**), Wärmegefühl und Hypotension führen (etwa 14 % der Fälle).

> F96

Frage 1.17: Lösung E

Die Bewegungstherapie richtet sich nach dem Ausmaß der Koronarinsuffizienz und nach der Funktion des linken Ventrikels und ist deshalb individuell zu dosieren. Angestrebt wird ein **30-minütiges Bewegungstherapieprogramm,** dass anfangs unter ärztlicher Aufsicht 1- bis 2-mal täglich durchgeführt wird, wobei die Herzfrequenz zwei Drittel des Maximalwerts beim Belastungstest nicht übersteigen soll.
Durch positive Beeinflussung des Blutzucker- und Fettstoffwechsels (B) sowie Verbesserung der rheologischen Eigenschaften des Blutes (C) und **Trainingseffekt** (RR sinkt, (D)) wird eine präventive Wirkung auf Gefäßverschlüsse und Stressbelastungen (Katecholaminexzess) erreicht.

> F96

Frage 1.18: Lösung B

Zu **(1):** Das Altersemphysem der Lunge bedingt keine pulmonale Hypertonie oder expiratorische Erhöhung des intrathorakalen Drucks (COLD)!
Ursachen der Rechtsherzinsuffizienz können sein:
- Pulmonalklappenstenose
- Pulmonalarterienstenose
- Trikuspidalklappenstenose bzw. -insuffizienz
- Pulmonalerkrankungen mit pulmonaler Hypertonie (→ Cor pulmonale)
- Speicherkrankheiten
- Pericarditis constrictiva
- Hämatoperikard
- Endomyokardfibrose
- Lungenembolie
- Myokarderkrankungen
- erhöhter Sauerstoffbedarf bzw. -mangel (Schock)

Rechtsherzinsuffizienz führt zu:
- Blutstauung im venösen Kreislaufbereich (sichtbar als Halsvenenstauung) durch das vor dem insuffizienten rechten Ventrikel gestaute Blut
- Venendruck steigt, da Venolentonus und Blutvolumen zunehmen
- in die Lunge ausgeworfenes Schlagvolumen sinkt → vermindertes Angebot von sauerstoffangereichertem Blut an die linke Herzkammer

Zu **(3):** Mechanische Komplikationen einer (retrosternalen) Struma:
- Verdrängung und Kompression der Trachea → Dysphagie, inspiratorischer Stridor, obere Einflussstauung, obere Ösophagusvarizen, Trachealpelottierung, Säbelscheidentrachea, Tracheomalazie

Zu **(4):** Der Pfortaderverschluss führt zum Hypersplenismus und Pfortaderhochdruck, der zur Kollateralbildung (→ portokavaler Shunt) disponiert. Man findet klinisch: Ösophagusvarizen, Caput medusae, Hämorrhoiden sowie Anämie, Leukopenie, Thrombopenie, Diarrhö, Malabsorption und Blutungen in den Magen-Darm-Trakt.

Zu **(5):** Ein **vermindertes** Herzzeitvolumen bei globaler Herzinsuffizienz kann eine Halsvenenstauung verursachen.

--- **Herzinsuffizienz – Therapeutika** --- I.5

Digitalispräparate:
Seit der **RADIANCE-Studie** (1993) weiß man, dass nach dem Absetzen von Digoxin die Sterblichkeit von Patienten mit einer Herzinsuffizienz zunimmt, auch wenn sie weiterhin mit ACE-Hemmern und Diuretika behandelt werden. Die wesentliche **Wirkung der Digitalispräparate** besteht darin, die Kontraktionskraft der Herzmuskulatur zu steigern (positiv inotroper Effekt). Diese Wirkung führt zunächst zu einer vermehrten Auswurfleistung des Herzens unter gleichzeitiger Normalisierung der Herzgröße. Zugleich resultiert eine Umverteilung des Blutes aus dem Venensystem und eine vermehrte Kochsalz- und Wasserausscheidung mit entsprechender Verminderung des Blutvolumens sowie weiterer Abnahme des Venendrucks. Die Ödemflüssigkeit kann in das Gefäßsystem zurückkehren und durch die Nieren ausgeschieden werden. Unter der Therapie mit Digitalis nimmt die Herzfrequenz ab. Organe und periphere Gewebe werden wieder ausreichend mit Sauerstoff versorgt, und die Atemnot und Stauungszeichen (Lebergröße, Körpergewicht, Ödeme) bilden sich zurück.
Da auch die Myokardfaserspannung, die dem Sauerstoffverbrauch proportional ist, im Verlauf der Behandlung abnimmt, resultiert eine Zunahme der Leistung des Herzmuskels ohne entsprechende Steigerung des kardialen Sauerstoffverbrauchs (Ökonomisierung der Herzarbeit).

β-Sympathomimetika und Phospodiesterasehemmstoffe:
β-Rezeptoragonisten **(β-Sympathomimetika)** und **Phosphodiesterasehemmer** werden nur kurzfristig bei akuter schwerer Herzinsuffizienz eingesetzt, die durch andere Maßnahmen nicht zu beeinflussen ist. Mit zunehmender Schwere der Herzinsuffizienz führt der erhöhte Katecholaminspiegel zu einer Abnahme der myokardialen β-Rezeptorendichte (Down-Regulation). Die **intravenöse Gabe zusätzlicher Katecholamine** führt in diesen Fällen nur zu einer **temporären** Verbesserung der Kreislaufsituation.

Zur Therapie des akuten Herzversagens **(kardiogener Schock)** können sowohl **Dobutamin,** das im Vergleich zu Dopamin weniger Gefäß engstellend wirkt, als auch **Dopamin** eingesetzt werden. **Phosphodiesterasehemmstoffe** führen zu einer zellulären Zunahme von cAMP, die ähnliche Effekte wie eine β-Adrenorezeptor-Erregung hat. Amrinon oder Milrinon sind auch bei einer Downregulation der β-Rezeptoren noch wirksam. Dennoch scheinen sie nicht in der Lage zu sein, die Letalität des kardiogenen Schocks zu vermindern.

Diuretika:
Sämtliche Diuretika können in der Therapie der Herzinsuffizienz eingesetzt werden. Beim **Lungenödem** (akute Linksherzinsuffizienz) ist die intravenöse Gabe von Furosemid als wichtigste notfalltherapeutische Maßnahme unbestritten. Aber auch bei der chronischen Herzinsuffizienz werden moderne Diuretika seit mehr als einem Vierteljahrhundert in Klinik und Praxis eingesetzt.

Diuretika **vermindern das Blutvolumen** und führen dadurch zu einer **Reduktion der Vorlast.** Auch beim Fehlen von Stauungssymptomen ist die Gabe von Diuretika aufgrund ihrer **Gefäß erweiternden Eigenschaften (Reduktion der Nachlast)** sinnvoll, insbesondere wenn gleichzeitig ein Bluthochdruck besteht. Diuretika, die eine erhöhte Kochsalzausscheidung bewirken, nennt man auch **Saluretika.**

ACE-Hemmer:
Wirkung der ACE-Hemmer:
- Hemmung der Bildung von Angiotensin II
- Abnahme der Salz- und Wassereinlagerung
- Abnahme der erleichterten präsynaptischen Noradrenalin-Freisetzung
- Abnahme der Myokardhypertrophie und Zunahme der Koronarreserve
- Abnahme der myokardialen Dilatation und Wandspannung
- Hemmung des Abbaus von Bradykinin und dadurch
- verstärkte Gefäß weitstellende Wirkung von PGI_2
- Zunahme der Durchblutung der Skelettmuskulatur

Für **ACE-Hemmer** wurde in verschiedenen Studien nachgewiesen, dass sie – allerdings meist in hohen Dosierungen – eine Reduktion der Sterblichkeit bei schwerer Herzinsuffizienz um bis zu 30 % erzielen.

Bei der **Therapie der manifesten Herzinsuffizienz** führt sowohl die Herabsetzung des peripheren Gefäßwiderstands (Nachlast) als auch die Erweiterung der Kapazitätsgefäße (Vorlast des Herzens) zu einem Anstieg des Herzminutenvolumens bei gleichzeitiger Abnahme der Herzfrequenz. Diese Wirkung ist schon bei niedriger Dosierung festzustellen. Bei der Herzinsuffizienz werden u.a. die unerwünschten Wirkungen von Angiotensin II (arterielle Gefäßengstellung) durch Absenken des Angiotensin II-Spiegels aufgehoben. Langfristige Wirkungen der **ACE-Inhibition** sind Gefäß- (Endothelzelldysfunktion wird behoben), Herz- und Nierenprotektion durch Abnahme des intraglomerulären Drucks. Die **Koronarreserve** steigt an (Herzprotektion), und glomerulosklerotische Prozesse werden verlangsamt. Nach einem Herzinfarkt bremsen sie vermutlich durch ihre gewebeständige Wirkung bei einem Teil der Patienten ungünstige Umbauvorgänge des Herzens (Remodeling) und verhindern so das Voranschreiten einer Linksherzinsuffizienz (SOLVD-Studie).

ACE-Inhibitoren sind vor allem zur Prophylaxe und Therapie der hypertensiven Herzkrankheit geeignet. Dies gilt insbesondere beim gleichzeitigen Vorliegen einer Herzschwäche oder eines Diabetes mellitus. Im Gegensatz zu β-Adrenozeptor-Antagonisten und Diuretika verhalten sie sich stoffwechselneutral.

Bei der stabilen chronischen Herzinsuffizienz finden sich in klinischen Studien Hinweise, dass die zusätzliche Gabe von **Beta-Rezeptorenblockern ohne intrinsische sympathomimetische Aktivität** (*Carvedilol, Metroprolol, Bisoprolol*) neben einer ACE-Hemmer-Basismedikation die Prognose herzinsuffizienter Patienten verbessern kann. Die erwünschte Steigerung der Ejektionsfraktion tritt dabei erst nach Wochen ein. Beta-Rezeptorenblocker müssen einschleichend verabreicht werden. Die Therapie sollte stationär unter Beobachtung möglicher Nebenwirkungen (Bradykardie, Hypotonie oder Bronchoobstruktion) eingeleitet werden.

1.2 Herzrhythmusstörungen

[H00]

Frage 1.19: Lösung E

Alkoholtoxisch können Herzrhythmusstörungen (Tachykardie (A), Vorhofflimmern (B), SVES und VES (C)) bei Herzgesunden als „Holiday-heart-syndrome" nach übermäßigem Alkoholkonsum auftreten.
Im Rahmen der **alkoholtoxischen Kardiomyopathie** besteht eine progrediente Erweiterung der Herzhöhlen ohne wesentliche Zunahme der Herzwanddicke (D). Die systolische **Verkürzungsfraktion** ist deutlich **vermindert**.
Zu **(E):** Im **EKG** finden sich dabei ventrikuläre Extrasystolen und Tachykardien, Schenkelblock sowie gelegentlich auch Hypertrophiezeichen.

[F93]

Frage 1.20: Lösung E

Die **autonome diabetische Neuropathie** betrifft sowohl das sympathische als auch das parasympathische Nervensystem. Typisches Merkmal ist der **Verlust der Herzfrequenzvarianz**, der die in der Frage genannten Symptome ((1)–(3)) verursacht. Im Rahmen der diabetischen Neuropathie kommt es gehäuft zum **plötzlichen Herztod** und zu **stummen** Myokardinfarkten.

Paroxysmale supraventrikuläre Tachykardie — I.6

Symptomatik: schlagartiger Beginn; Dauer Sekunden bis Stunden. Die Frequenz springt innerhalb eines Herzzyklus auf meist **160–220 Schläge/min**, was beim Betroffenen zu Schwindelgefühl, Angst, Atemnot und Angina pectoris-Symptomatik führen kann.
Einteilung:
- ektope atriale Tachykardie
- AV-Knoten-Reentrytachykardie (Reentry innerhalb des AV-Knotens)
- AV-junktionale-Reentrytachykardie bei Präexitationssyndromen

Akut-Therapie supraventrikulärer Tachykardien:
Bei **kreislaufstabilen Patienten** (Mehrzahl d. F.):
- **Vagusreizung:** Valsalva-Manöver (= Pressen nach maximaler Inspiration ⇒ intrathorakale Drucksteigerung), Massage eines Karotissinus, Bulbus-Druck, Eiswasser trinken
- **Adenosin** (Adrekar®) als **Bolus i. v.** wirkt v. a. durch Induktion eines transienten AV-Blocks ⇒ in bis zu 90 % der Fälle wird die Tachykardie terminiert (Präparat der **1. Wahl**/American Heart Association)
- parenterale Gabe von Verapamil (z. B. Isoptin®) unter EKG-Kontrolle (gleiche Wirksamkeit), bei **Kreislaufinstabilität, Herzinsuffizienz** und **Präexitationssyndrom kontraindiziert!** Vorsicht bei Betablocker-Langzeit-Medikation (⇒ schwere Bradykardie auslösbar!)
- beim Vorliegen eines **Präexitationssyndroms** ⇒ **vorzugsweise Ajmalin** oder andere **Klasse I Antiarrhythmika**, Betablocker (z. B. Metroprolol)

Elektrotherapie:
- **Overdrive-Pacing** zur Terminierung einer kreisenden Erregung bei Therapieresistenz
- **Elektrokardioversion** als **Therapie der 1. Wahl bei Kreislaufinstabilität**

Intervallbehandlung:
- **Prophylaxe** mit Betarezeptorenblockern, Verapamil (kontraindiziert bei Präexitationssyndrom!), Digitalis (im Kindesalter) oder Klasse-IA-Antiarrhythmika
- **Selektive Hochfrequenz-(HF)-Katheterablation** insbesondere bei rezidivierender AV-Knoten-Reentrytachykardie oder WPW-Tachykardien.
- **Operative Durchtrennung** akzessorischer Bahnen (z. B. Kent-Bündel) bei therapierefraktären AV-Knoten-Reentrytachykardien bei WPW-Syndrom
- **Dauertherapie** ⇒ z. B. Verapamil oder alternativ Betablocker

[H99]

Frage 1.21: Lösung C

Siehe Lerntext I.6.
Zu **(C):** Calciumantagonisten vom **Dihydropyridin-Typ** senken den Blutdruck rasch, wobei durch **kompensatorische Sympathikus-Aktivierung** (⇒ **Noradrenalin-Freisetzung**) eine **Reflextachykardie** resultiert.

[H00]

Frage 1.22: Lösung D

Siehe Lerntext I.6.

[H00]

Frage 1.23: Lösung A

Siehe Lerntext I.6.
Zu **(A):** Die parenterale Gabe von Verapamil (z. B. Isoptin®) unter EKG-Kontrolle eignet sich zur Akuttherapie von supraventrikulären Tachykardien. Sie ist bei **Kreislaufinstabilität, Herzinsuffizienz** und **Präexitationssyndrom kontraindiziert!**

Zu **(B)**, **(C)** und **(D)**: Betablocker wie Sotalol, Propranolol oder Metoprolol weisen eine unterschiedlich ausgeprägte bronchokonstriktorische Wirkung auf und sind daher bei Patienten mit chronisch obstruktiver Atemwegserkrankung zu meiden.

Zu **(E)**: Bei Dihydropyridinen wurden als Nebenwirkung einzelne Fälle von Rhythmusstörungen (auch ventrikuläre Tachykardien und Vorhofflimmern) beschrieben.

Präexzitationssyndrome — I.7

Beim **WPW-Syndrom** (Wolff-Parkinson-White) weist der QRS-Komplex meist eine Deltawelle auf, welche die Ursache des bis auf über 0,09 s verlängerten QRS-Intervalles ist.

Wahrscheinlich ist die Verformung des QRS-Komplexes Folge einer Kombinationssystole, bei der ein Teil der Kammer über das aberrierende Bündel vorzeitig erregt wird, der Rest der Reizleitung aber über das His-Bündel erfolgt. Die PQ-Zeit ist auf weniger als 0,12 s verkürzt.

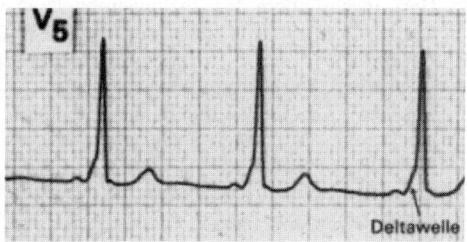

Abb. 1.3 EKG beim WPW-Syndrom

Das **LGL-Syndrom** (Lown-Ganong-Levine) zeigt einen normalen QRS-Komplex bei gleichzeitig verkürzter PQ-Zeit.

Beim **Mahaim-Syndrom** tritt eine Deltawelle bei normaler PQ-Zeit auf.

Patienten mit Präexzitationssyndrom neigen zum gehäuften Auftreten von paroxysmalen Tachykardien.

Durch kongenitale Anomalien (Kent-, James-, Mahaim-Bündel) kann die im AV-Knoten physiologisch verzögerte Erregungsausbreitung vorzeitig das Kammermyokard erreichen. Diese schnellere Überleitung kommt durch zusätzliche Erregungswege zustande, die den AV-Knoten umgehen können.

Die vorzeitige Kammererregung *(Präexzitation)* erfolgt beim Wolff-Parkinson-White (WPW)-Syndrom über das Kent-Bündel, während sie beim Lown-Ganong-Levine (LGL)-Syndrom über James-Fasern vermittelt wird. Dies führt zu einer unterschiedlichen QRS-Morphologie beider Syndrome.

Reentry beim WPW-Syndrom

Beim WPW-Syndrom besteht eine kreisende Erregung als Ursache der Tachykardien. Tritt eine Vorhofextrasystole zu einem Zeitpunkt auf, an dem die akzessorische Leitungsbahn noch refraktär ist, wird sie blockiert. Die Erregung wird durch den AV-Knoten zu den Ventrikeln geleitet und kann bei Erregbarkeit des Gewebes retrograd über die akzessorische Bahn wieder auf das Vorhofgewebe treffen und von dort aus eine erneute Kammererregung einleiten. Anatomisch bewegt sich dieser Impuls auf einer **Kreisbahn:** Vorhof → AV-Knoten → His-Bündel/Purkinje-Fasern → Ventrikel → akzessorische Verbindung → Vorhof usw.

> F96

Frage 1.24: Lösung E

Siehe Lerntext I.7.

> F96

Frage 1.25: Lösung D

Zu **(D)**: Das EKG zeigt ein **intermittierendes WPW-Syndrom** (erkennbar am 1. und 2. QRS-Komplex).

Bei einigen Patienten, die zum gehäuften Auftreten von **paroxysmalen Tachykardien** neigen, bestehen im Sinne einer angeborenen Anomalie **zusätzliche Erregungsleitungswege** (Kent-, James-, Mahaim-Bündel), über die die im AV-Knoten physiologisch verzögerte Erregungsausbreitung vorzeitig die Ventrikelmuskulatur erreicht.

WPW-Syndrom (Wolff-Parkinson-White):
- **PQ-Zeit verkürzt** ($< 0,12$ s), QRS-Komplex meist mit einer **Deltawelle** und einem auf über 0,09 s verlängerten QRS-Intervall. Ein **intermittierendes Auftreten** ist möglich.
- **Typ A** (positive Deltawelle in V_1 und V_6) wird als sternal positiv bezeichnet.
- **Typ B** (Deltawelle in V_1 negativ und in V_6 positiv) wird als sternal negativ bezeichnet.
- Diese Verformung des QRS-Komplexes tritt vermutlich als Folge **einer ventrikulären Kombinationssystole** auf, bei der ein Teil der Kammer über das aberrierende Bündel vorzeitig erregt wird, der Rest der Reizleitung aber über das His-Bündel erfolgt.

Zu **(A)**: Linksschenkelblock → QRS-Zeit $\geq 0,12$ s (**inkomplett 0,10–0,11 s**), verspäteter Beginn der endgültigen Negativitätsbewegung, breite und tiefe S-Zacke in $V_{1,2}$, aufgesplitteter Kammerkomplex („abgebrochener Zuckerhut") in $V_{5/6}$

Zu **(B)**: Rechtsschenkelblock → QRS-Zeit $\geq 0,12$ s (**inkomplett 0,10–0,11 s**), M-förmig aufgesplitteter Kammerkomplex in V_1

Zu **(E)**: Interferenzdissoziation → Nebeneinanderbestehen **zweier Herzautomatiezentren unterschiedlicher Frequenz** (z. B. Sinusknoten und AV-Knoten), wobei das schnellere die Kammer erregt, während die Vorhöfe, durch eine retrograde Blockierung geschützt, dem Sinusknoten folgen.

1.2 Herzrhythmusstörungen

[F96]
Frage 1.26: Lösung A

Siehe Lerntext I.7.

[F97]
Frage 1.27: Lösung B

WPW-Syndrom (Wolff-Parkinson-White): PQ-Zeit verkürzt (< 0,12 s) (A), QRS-Komplex meist mit einer **Deltawelle** träge ansteigend (C) und einem auf über 0,09 s verlängerten QRS-Intervall (D). Ein intermittierendes Auftreten ist möglich. Es besteht eine Neigung zu paroxysmalen Tachykardien (E).

[H99]
Frage 1.28: Lösung C

Die **vorzeitige Kammererregung** (**Präexzitation**) erfolgt beim Wolff-Parkinson-White (**WPW**)-**Syndrom** über das Kent-Bündel. Die Verformung des QRS-Komplexes tritt vermutlich als Folge **einer ventrikulären Kombinationssystole auf,** bei der ein Teil der Kammer über das aberrierende Bündel vorzeitig erregt wird, der Rest der Reizleitung aber über das His-Bündel erfolgt. Dabei ist die **PQ-Zeit verkürzt** (< 0,12 Sek.), und zu Beginn des QRS-Komplexes lässt sich eine **Deltawelle** mit einem auf über 0,09 Sekunden verlängerten QRS-Intervall nachweisen. Ein intermittierendes Auftreten ist möglich.
- **Typ A** (positive Delta-Welle in V_1 und V_6) wird als sternal positiv bezeichnet
- **Typ B** (Delta-Welle in V_1 negativ und in V_6 positiv) wird als sternal negativ bezeichnet.

[H99]
Frage 1.29: Lösung D

Bei ektopen **Vorhoftachykardien** ist in geeigneten Fällen (Lokalisation des Fokus über invasive Ableitungstechniken) eine Radiofrequenzablation des Fokus möglich. Die **selektive Hochfrequenz-(HF)-Katheterablation** ist insbesondere bei rezidivierender AV-Knoten-Reentrytachykardie oder WPW-Tachykardien sowie anderen Formen der aberranten Erregungsleitung indiziert.
Zu **(D): Ventrikuläre Extrasystolen** haben ihren multifokalen Ursprungsort unterhalb des His-Bündels. Die Anwendung von Hochfrequenzablationstechniken ist dabei nicht indiziert. Eine symptomatische Behandlung der ventrikulären Extrasystolie mit Antiarrhythmika ist möglich, jedoch sind Antiarrhythmika nur in seltenen Fällen indiziert, unter Abwägung des Nutzens und der Gefahr proarrhythmischer Nebenwirkungen.

Vorhofflimmern — I.8

Die Ursache des Vorhofflimmerns ist fast immer in einer Myokardschädigung zu suchen.
Ursachen von Vorhofflimmern
- Mitralvitien
- arterielle Hypertonie
- koronare Herzkrankheit
- Hyperthyreose
- Perikarditis, Myokarditis
- Holiday-heart-syndrome
- Sinusknotensyndrom
- Präexzitationssyndrom
- Vorhofmyxom

Bei vielen älteren Patienten ist die Ursache des Vorhofflimmerns in einer Vorschädigung des Myokards begründet. Die Mitralklappeninsuffizienz kann über Hypertrophie und Dilatation des linken Vorhofs, vermutlich durch einen Mikroreentry, ebenfalls zum Vorhofflimmern führen.
Wegen der **Gefahr arterieller Embolien** müssen die Patienten **lebenslang mit Antikoagulanzien behandelt werden.**
Die hohe Flimmerfrequenz von 350–400 Schlägen in der Minute ermöglicht keine hämodynamisch wirksame Vorhofkontraktion. Dadurch fällt das Schlagvolumen des Herzens um etwa 20 %. Unregelmäßige Überleitungen im AV-Knoten führen zur **absoluten Arrhythmie,** die mit 40–180 ventrikulären Herzaktionen in der Minute einhergeht. Anstelle von P-Wellen sieht man im EKG neben meist normalen Kammerkomplexen feinschlägige Flimmerwellen von wechselnder Amplitude.

[F00]
Frage 1.30: Lösung A

Zu **(A):** Beim **Vorhofflimmern** besteht eine hohe Flimmerfrequenz von 350–400/min, die keine wirksamen Vorhofkontraktionen mehr ermöglicht. Dadurch nimmt die Leistung des Herzens ab. Unregelmäßige Überleitung im AV-Knoten führt zur **absoluten Arrhythmie mit 40 bis 180 ventrikulären Herzaktionen/min.** Anstelle von P-Wellen sieht man im EKG neben den Kammerkomplexen **feinschlägige Flimmerwellen** mit wechselnder Amplitude.
Zu **(D):** Es besteht ein AV-Block II. Grades:
- Typ I (Wenckebach) ⇒ Die Überleitungszeit wird zunehmend länger, bis ein Kammerkomplex ganz ausfällt.
- Typ II (Mobitz) ⇒ Nur jede 2., 3. oder 4. Vorhoferregung wird übergeleitet (2:1-Block, 3:1-Block, 4:1-Block).

Zu **(E):** Es besteht ein AV-Block III. Grades.

F96

Frage 1.31: Lösung E

Ursachen des Vorhofflimmerns:
- **idiopathisch** (etwa 10% d. F.)
- **kardial bei** Mitralvitium (2), rheumatischer Herzerkrankung, KHK, Herzinfarkt, Linksherzinsuffizienz, Kardiomyopathien (4), Myo-/Perikarditis, Sick-Sinus-Syndrom (3), Präexzitations-Syndrom
- **extrakardial** bei arterieller Hypertonie, Lungenembolie (1), Hyperthyreose (5), alkoholtoxisch als „Holiday-heart-syndrome" oder nach Einnahme von β-Sympathomimetika

Beim **Vorhofflimmern** besteht eine hohe Flimmerfrequenz von 350–400/min, die keine wirksamen Vorhofkontraktionen mehr ermöglicht. Dadurch nimmt die Leistung des Herzens ab. Unregelmäßige Überleitung im AV-Knoten führt zur **absoluten Arrhythmie mit 40 bis 180 ventrikulären Herzaktionen/min**.

F00

Frage 1.32: Lösung C

Im **EKG** findet sich eine Arrhythmia absoluta bei Vorhofflimmern. Die Flimmerwellen weisen eine wechselnde Amplitude auf. Die elektrische Aktivität der Vorhöfe zeigt keine Regelmäßigkeit. Die unregelmäßige Überleitung im AV-Knoten führt zur absoluten Arrhythmie mit 40 bis 180 ventrikulären Herzaktionen/min. Kardiale Ursachen sind u. a. Mitralvitium, Linksherzinsuffizienz, Kardiomyopathien, Myo-/Perikarditis, KHK, Herzinfarkt, Sick-Sinus-Syndrom, Präexzitations-Syndrom.
Zu **(A):** Beim **AV-Block II. Grades, Typ I (Wenckebach)** wird die Überleitungszeit zunehmend länger, bis ein Kammerkomplex ganz ausfällt.
Zu **(B):** Vorhofflattern ist an sägezahnartigen Flatterwellen erkennbar. Gleichzeitig findet sich ein AV-Block mit 2:1-, 3:1-, 4:1- oder 5:1-Überleitung (Kammerfrequenz entsprechend reduziert), der auch variieren kann. Die QRS-Komplexe sind üblicherweise normal ausgebildet. Die Vorhoffrequenz liegt zwischen 250 und 350 Schlägen/min. Die Ventrikelfrequenz hängt von der AV-Knotenüberleitung ab und liegt charakteristischerweise zwischen 150 und 220 Schlägen/min.
Zu **(D): Supraventrikuläre Extrasystolen** können aus dem AV-Knoten, Vorhofmyokard und Sinusknoten stammen. Im EKG finden sich vorzeitig einfallende P-Zacken mit normalem QRS-Komplex.
Zu **(E): Die einfache atrioventrikuläre Dissoziation** bezeichnet einen unkoordinierten Schlagrhythmus von Ventrikel und Vorhof des Herzens infolge vorübergehenden Sich-Überschneidens zweier fast gleichfrequent wirksamer Schrittmacher (Sinus- u. AV-Knoten) ohne Leitungsblock.

H00

Frage 1.33: Lösung D

Zu **(D):** Beim **AV-Block III. Grades** besteht eine **AV-Dissoziation**, wobei Vorhöfe und Ventrikel unabhängig voneinander kontrahieren.
Zu **(A)** und **(B): Digitalis-Wirkung** kann sich im EKG u. a. als muldenförmige ST-Senkung, als Verlängerung des P-R-Intervalls sowie in unterschiedlichen SA- oder AV-Block-Bildern manifestieren. Digitalis steigert die Automatie der Purkinje-Fasern und kann einen Reentry-Mechanismus verstärken, was gekoppelte Extrasystolen (z. B. **ventrikulärer Bigeminus**), ventrikuläre Tachykardie oder Kammerflimmern zur Folge haben kann.
Zu **(C):** Vorhofflimmern ist v. a. in Ableitung V_1 erkennbar.
Zu **(E):** Der Ursprungsort ventrikulärer Extrasystolen lässt sich wie folgt ermitteln:
- **Rechter Ventrikel:** Linksschenkelblock-Muster (typische Kerbung der R-Zacke in Abl. V_6 erkennbar)
- **Linker Ventrikel:** Rechtsschenkelblock-Muster
- **Apikal:** in Abl. I, II, III und aVF überwiegend negativ
- **Basal:** in Abl. I, II, III und aVF überwiegend positiv
- **Septal:** QRS-Komplex kaum deformiert

H98

Frage 1.34: Lösung A

Mit **Antiarrhythmika der Klasse III** (repolarisationshemmende Substanzen wie Sotalol 3–4 × 80 mg/Tag, Amiodaron 200–400 mg/Tag nach Aufsättigung mit 600 mg/Tag über 2 Wochen) oder **der Klasse Ic** (z. B. **Propafenon** (A) oder Flecainid) lässt sich bei akutem Vorhofflimmern eine Rhythmisierung in 50–70% der Fälle erreichen.
Zu **(B): Propranolol** gehört als Betablocker ohne repolarisationshemmende Eigenschaften zu den Klasse II-Antiarrhythmika.
Indikation: Situation mit erhöhter Sympathikusstimulation, supraventrikuläre Tachykardien, Sinustachykardie bei Hyperthyreose und hyperkinetisches Herzsyndrom.
Zu **(C): Nifedipin** hat keinen direkten Einfluss auf das Reizleitungssystem des Herzens, kann allerdings reflektorisch zu einer Zunahme der Herzfrequenz und der AV-Überleitung führen.
Zu **(D): Captopril** gehört zur Gruppe der ACE-Hemmer, die vorwiegend zur Behandlung der Herzinsuffizienz und arteriellen Hypertonie eingesetzt werden.
Zu **(E): Atropin** wird als Parasympatholytikum zur temporären Behandlung bedrohlicher bradykarder Herzrhythmusstörungen eingesetzt.

| H00 |

Frage 1.35: Lösung A

Zur Senkung der Kammerfrequenz bei rascher Überleitung wird **Verapamil bei Arrhythmia absoluta** eingesetzt und ist innerhalb von Minuten wirksam. Die Regularisierung von Vorhofflimmern (Überführen in einen Sinusrhythmus) kann durch folgende Maßnahmen erfolgen:
- z. B. Digitalisbehandlung (z. B. Digitoxin) in Verbindung mit Chinidin-Bisulfat
- oder Kombinationstherapie mit Chinidin und Verapamil
- oder Einzeldosen von Propafenon oder Flecainid
- EKG-getriggerte Elektrokonversion

Verapamil und Digitalis sind bei Präexzitationssyndrom mit Vorhofflimmern kontraindiziert, da durch Verkürzung der Refraktärzeit im akzessorischen Bündel Kammerflimmern induziert werden kann.

| H00 |

Frage 1.36: Lösung A

Zu **(A): Digitalisbedingte Arrhythmien** treten **erst bei Glykosidintoxikation** auf und können jede Erscheinungsform annehmen: Extrasystolie, ventrikulärer Bigeminus, charakteristische Kombination von ventrikulären Tachykardien, SA- und AV-Blockierung.
Zu **(B): Beta-2-Sympathomimetika** (Fenoterol) wirken bronchodilatatorisch (relativ hoher Beta-2-Effekt und geringerer kardiostimulatorischer Beta-1-Effekt) auf den Bronchospasmus. Als unerwünschte Nebenwirkung gilt Herzrasen.
Zu **(C): Sympathomimetika** wie Etilefrin (z. B. Effortil) erhöhen die Herzfrequenz durch Stimulation Beta-adrenerger Rezeptoren.
Zu **(D):** Bei einer **Theophyllin-Serumkonzentration** über 20 mg/l treten Sinustachykardie, tachykarde Herzrhythmusstörungen und Agitiertheit auf.
Zu **(E): Dihydropyridine** wie Nifedipin können zur Tachykardie führen.

--- **Vorhofflattern** --- I.9

Vorhofflattern tritt meist nur bei Patienten mit vorbestehender organischer Herzerkrankung auf. Dabei beträgt die Vorhoffrequenz zwischen 250 und 350 Schläge in der Minute und wird durch eine physiologische 2:1-Blockierung der AV-Überleitung mit einer Frequenz von 125 bis 150 Kammerschlägen pro Minute übergeleitet. Im EKG werden die Flatterwellen oft vom QRS-Komplex und der nachfolgenden T-Welle überlagert. Durch Karotissinusdruck bzw. das Valsalvamanöver kann der Vagotonus erhöht werden, um den AV-Knoten zu blockieren. Dabei tritt ein Wechsel der AV-Blockierungen von 2:1 nach 4:1 auf, wobei die sägezahnartigen Flatterwellen deutlich sichtbar werden.
Bei Vorhofflattern: **Gefahr** der **1:1-Überleitung** mit bedrohlicher Kammertachykardie ⇒ Daher regularisieren oder in ein (stabileres) Vorhofflimmern überführen.
Therapie:
- **Digitalisierung** überführt durch positiv bathmotrope Wirkung (⇒ Verlangsamung der AV-Überleitung) Vorhofflattern meist in Vorhofflimmern mit Senkung der Kammerfrequenz
- **Verapamil** (Isoptin® (5–10 mg über 3–10 min i. v.) ⇒ Normalisierung der Kammerfrequenz bei Tachyarrhythmie
- **EKG-getriggerte Elektrokonversion**
- **Vorhofstimulation**
- **Hochfrequenzstromablation** (Maßnahme der Wahl)

| H96 |

Frage 1.37: Lösung D

Vorhofflattern führt zu sägezahnartigen Flatterwellen im EKG mit einer Frequenz von 250–350 Aktionen/min (A). Meist besteht ein **AV-Block mit 2:1-Überleitung** (B), und die Kammerfrequenz ist entsprechend reduziert. Beim 2:1-Block schlagen die Kammern mit einer Frequenz zwischen 125 und 150/min.
Bei Vorhofflattern besteht die **Gefahr** der **1:1-Überleitung** mit bedrohlicher Kammertachykardie (Kammerflattern, nicht Kammerflimmern!) (D). Therapieziel ist daher die Frequenz-Regularisierung durch Konversion in den Sinusrhythmus.
I. Normalisierung der Kammerfrequenz:
- **Digitalisierung** überführt durch negativ bathmotrope Wirkung (→ Verlangsamung der AV-Überleitung) Vorhofflattern meist in Vorhofflimmern mit Senkung der Kammerfrequenz

II. Überführung in einen Sinusrhythmus durch:
- **EKG-getriggerte Elektrokardioversion**
- **Digitalisbehandlung** (z. B. Digitoxin 0,07–0,1 mg/d) in Verbindung mit **Chinidin**-Bisulfat (4 mal 200–400 mg/d) oder
- **Kombinationstherapie** mit **Chinidin** (200 mg) und **Verapamil** (80 mg)
- **bei Vorhofflattern auch durch Vorhofstimulation**

III. Thromboembolieprophylaxe:
mit Marcumar (bei **kurzer Anamnese** auch Heparin) oder beim **Fehlen weiterer Risikofaktoren** mit **ASS** (300 mg/d) für mindestens 2 Wochen vor und 3 Wochen nach der Kardioversion.

Therapie tachykarder Herzrhythmusstörungen

I.10

Vorbedingung der antiarrhythmischen Therapie ist die eindeutige kardiologische **Diagnose der Herzrhythmusstörung**, wobei auf Grund der allen Antiarrhythmika eigenen proarrhythmischen (Arrhythmie begünstigenden) Wirkungen die Indikationsstellung streng erfolgen muss. Die Diagnostik umfasst die Interpretation des Elektrokardiogramms, des Langzeit-EKGs sowie spezieller extra- und intrakardialer Herzstromableitungen, die auch mit einer elektrischen Stimulation des Herzens verbunden sein können.

Eine **Behandlungsbedürftigkeit** tachykarder Herzrhythmusstörungen besteht bei
1. subjektiv als nicht tolerierbar empfundenen Beschwerden (z. B. Herzstolpern)
2. hämodynamischen Auswirkungen (Blutdruckabfall)
3. lebensbedrohlichen Herzrhythmusstörungen

Nach **Vaughan Williams** werden Antiarrhythmika in verschiedene Klassen eingeteilt:
- **Klasse I-Antiarrhythmika: Natriumkanalblocker**
  Klasse I-Antiarrhythmika binden an den **aktiven** Natriumkanal. Sie wirken daher umso stärker, je mehr Kanäle geöffnet sind. Je mehr Aktionspotentiale pro Zeiteinheit (= schnelle Herzfrequenz) stattfinden, desto stärker ist demzufolge auch ihre Wirksamkeit.
  Das Abdissoziieren von der Bindungsstelle am Kanal bestimmt dessen **Erholungszeit,** die normalerweise 0,02 s beträgt. Stoffe der **Gruppe Ib** (Lidocain 0,2 s) verlängern sie am wenigsten. **Typ Ia** (Chinidin 5 s) stärker, **Typ Ic** (Flecainid 15 s) am stärksten. Daraus erklärt sich, dass Substanzen vom **Typ Ib** bereits bei normaler Herzfrequenz von der Bindungsstelle am Kanal abdissoziieren und den Ablauf normaler Erregungen kaum beeinflussen, während hochfrequente Erregungen (schnelle Herzfrequenz) blockiert werden. Dagegen ist die Wirkung bei Substanzen vom **Typ Ic** schon bei normaler Herzfrequenz sichtbar und führt im EKG zu typischen Veränderungen. Mit der Hemmung des Natrium-Einstroms ist auch eine Minderung der Kontraktionskraft verbunden. Entsprechend der Intensität der Na^+-Blockade ergibt sich hierfür folgende Reihenfolge: **Ib > Ia > Ic.**
- **Klasse II-Antiarrhythmika: Beta-Rezeptorenblocker**
  Beta-Blocker **vermindern die adrenerge Stimulation des Herzens.** In Situationen mit erhöhter **sympathikoadrenerger** Stimulation senken sie die Flimmerbereitschaft.
- **Klasse III-Antiarrhythmika: repolarisationshemmende Substanzen**
  Amiodaron **verlängert** das **Aktionspotenzial** und führt dadurch zu einer **Verlängerung der Refraktärzeit.** Hierdurch wird die Myokardzelle vor vorzeitigen Extrastimuli geschützt.
  Auch der Beta-Blocker Sotalol wird zu den **Klasse III-Antiarrhythmika** gezählt, da er ebenso wie die anderen Substanzen dieser Klasse zu einer Verlängerung der Aktionspotenzialdauer führt. Der durch klinische Studien belegte günstige Effekt im Sinne der Verhinderung von **Herzrhythmusstörungen nach einem Herzinfarkt (Postinfarkt-Arrhythmien)** scheint allerdings auf der Beta-blockierenden Substanzwirkung zu beruhen, da die Verabreichung des rechtsdrehenden Isomers (D-Sotalol), das nur die antiarrhythmische Wirkung, nicht jedoch Beta-blockierende Eigenschaften aufweist, zu keinem Therapieeffekt hinsichtlich einer Abnahme der Sterblichkeit führte.
- **Klasse IV-Antiarrhythmika: Calcium-Antagonisten**
  Verapamil, Gallopamil und Diltiazem haben eine antiarrhythmische Wirkung auf Vorhofarrhythmien.

Auslösung bzw. Begünstigung von Herzrhythmusstörungen durch Antiarrhythmika (proarrhythmischer Effekt):
Grundsätzlich kann jede therapeutische Gabe von Antiarrhythmika zu einer Verschlechterung der Arrhythmiesituation führen. Man geht von einer durchschnittlichen Häufigkeit der **paradoxen arrhythmogenen Eigenwirkung der Antiarrhythmika** von etwa 10 % aus.
In diesem Zusammenhang soll eine der größten Studien bzgl. der Prognose von Patienten mit ventrikulären Herzrhythmusstörungen erwähnt werden. In der **CAST-Studie (CAST = Cardiac arrhythmia suppression trial)** wurden Patienten nach Myokardinfarkt mit einem Antiarrhythmikum der **Klasse Ic** (Flecainid, Encainid und Moricizin) oder mit einem unwirksamen **Plazebo**präparat behandelt. Trotz Berücksichtigung der Effizienzkriterien (Abnahme der Rhythmusstörungen im Langzeit-EKG) zeigte sich, dass unter der im Mittel 10 Monate dauernden Therapie in der Flecainid/Encainid-Gruppe **4,5 %** der Patienten verstarben gegenüber **1,2 %** in der Plazebogruppe. Daraufhin wurde die Therapie abgebrochen. Trotz Kritik an den Auswahlkriterien und der Zusammensetzung der Patientengruppe wird von einer **proarrhythmischen Wirkung** der untersuchten Antiarrhythmika ausgegangen.

Die Behandlung von Patienten mit klinisch **anhaltenden ventrikulären Tachykardien,** nach tachykardem **Herzstillstand** sowie bei erheblichen Arrhythmie-induzierten Symptomen kann allerdings die Gabe von Antiarrhythmika rechtfertigen. Nicht indiziert erscheint jedoch die antiarrhythmische Therapie bei symptomlosen Patienten ohne wesentliche Beeinträchtigungen, die einzelne, aber auch komplexe Extrasystolen aufweisen.

Therapeutisches Vorgehen
Arrhythmien **ventrikulären Ursprungs** können zunächst empirisch mit Antiarrhythmika der Klassen Ib oder beim Fehlen von entsprechenden Gegenanzeigen mit Klasse III-Antiarrhythmika behandelt werden. Calcium-Antagonisten werden zur Anfallstherapie und Antiarrhythmika der Klasse Ia zur vorbeugenden Behandlung **supraventrikulärer** Tachyarrhythmien eingesetzt. Bei einer Kombinationstherapie dürfen **nur** Substanzen mit unterschiedlichen Wirkungsmechanismen aus verschiedenen Klassen kombiniert werden.

F97

Frage 1.38: Lösung D

Klasse I-Antiarrhythmika: Natriumkanalblocker
Klasse I-Antiarrhythmika binden an den **aktiven** Natriumkanal. Je mehr Aktionspotenziale pro Zeiteinheit (= schnelle Herzfrequenz) stattfinden, desto stärker ist demzufolge auch ihre Wirksamkeit.
Mit der Natrium-Einstromhemmung ist auch eine **mindernde Wirkung auf die Kontraktionskraft** verbunden. Entsprechend der **Intensität der Na$^+$-Blockade** ergibt sich hierfür folgende Reihenfolge: Ib > Ia > Ic.

Gruppe Ia (Chinidin, Procainamid, Disopyramid):
- **Chinidin** vermindert die Depolarisationsgeschwindigkeit bzw. Leitungsgeschwindigkeit im His-Purkinje-System (→ Ausbreitungsgeschwindigkeit der Erregung im Herzmuskel sinkt). Die **Refraktärphase** des Herzens wird **verlängert**, und die **Dauer des** Aktionspotenzials **nimmt zu.**

Gruppe Ib (Lidocain, Mexiletin):
- **Lidocain** verkürzt die Repolarisation und damit die Dauer des Aktionspotenzials und erhöht die diastolische Reizstromschwelle (→ **Automatiebereitschaft sinkt**). Es kommt zu einer **Unterdrückung heterotoper Reizbildungszentren** im His-Purkinje-System. Im geschädigten Myokardgewebe wird die **Leitungsgeschwindigkeit** vermindert.

Gruppe Ic (Ajmalin, Flecainid, Lorcainid):
- Durch Substanzen dieser Gruppe nehmen die **Anstiegssteilheit** des Aktionspotenzials und die Leitungsgeschwindigkeit ab. Die Repolarisation und damit die Dauer des Aktionspotenzials werden nicht beeinflusst. Die Refraktärzeit wird nur gering beeinflusst.

F97

Frage 1.39: Lösung A

Klasse II-Antiarrhythmika: Beta-Rezeptorenblocker (Beta-Blocker **ohne** partiell agonistische Aktivität) wirken
- **negativ bathmotrop** → Verminderung der Erregbarkeit des Herzens
- **negativ chronotrop** → Verlangsamung der Herzfrequenz
- **negativ dromotrop** → Verlangsamung der Leitungsgeschwindigkeit

In Situationen mit erhöhter Sympathikus-Stimulation senken sie auf diese Weise die Flimmerbereitschaft.
Bei Patienten mit Zustand nach Herzinfarkt können Beta-Blocker ohne partiell agonistische Aktivität das Risiko eines plötzlichen Herztodes vermindern.
Beta-Blocker dürfen nicht abrupt abgesetzt werden, da das Herz sonst schutzlos mit einer erhöhten **Flimmerbereitschaft** gegenüber adrenergen Stimuli reagiert!

F97

Frage 1.40: Lösung C

Klasse III-Antiarrhythmika: repolarisationshemmende Substanzen
- **Amiodaron** verlängert das **Aktionspotenzial** und führt dadurch zu einer **Verlängerung der Refraktärzeit.** Hierdurch wird die Myokardzelle vor vorzeitigen Extrastimuli geschützt.
- Auch der Beta-Blocker **Sotalol** wird zu den **Klasse III-Antiarrhythmika** gezählt, da er ebenso wie die anderen Substanzen dieser Klasse zu einer Verlängerung der Aktionspotenzialdauer führt. Der durch klinische Studien belegte günstige Effekt im Sinne einer Verminderung von **Herzrhythmusstörungen nach einem Herzinfarkt (Postinfarkt-Arrhythmien)** scheint allerdings auf der Beta-blockierenden Substanzwirkung zu beruhen, da die Verabreichung des rechtsdrehenden Isomers (D-Sotalol), das nur die antiarrhythmische Wirkung, nicht jedoch Beta-blockierende Eigenschaften ausweist, zu keinem Therapieeffekt hinsichtlich einer Abnahme der Sterblichkeit führte.

F97

Frage 1.41: Lösung B

Klasse IV-Antiarrhythmika: Calcium-Antagonisten
Calcium-Antagonisten blockieren den langsamen **Ca^{2+}-Einstrom** an kardialen Zellmembranen und bewirken damit eine **Unterdrückung** langsamer Ak-

tionspotenziale, die unter Normalbedingungen im Sinus- und AV-Knoten entstehen, aber auch krankhaft im Bereich von Herzinfarkten vorkommen. Durch **Zunahme der effektiven Refraktärzeit in Zellen des AV-Knotens** werden die Kammern vor höherfrequenten Vorhoferregungen geschützt (Siebfunktion).

Tab. 1.2 Antiarrhythmika

Klasse	Wirkstoffe
Klasse I **Natriumkanalhemmer**	
Klasse Ia (Aktionspotenzialdauer ↑)	Chinidin, Disopyramid, Ajmalin
Klasse Ib (Aktionspotenzialdauer ↓)	Lidocain, Mexiletin
Klasse Ic (geringe Beeinflussung der Aktionspotenzialdauer)	Propafenon Flecainid
Klasse II **Beta-Rezeptorenblocker**	Propranolol, Metoprolol, Atenolol
Klasse III **Kaliumkanalhemmer** (Repolarisationszeit ↑)	Amiodaron, Sotalol
Klasse IV **Ca^{2+}-Antagonisten**	Verapamil, Gallopamil, Diltiazem

H00

Frage 1.42: Lösung E

Grundsätzlich kann jede therapeutische Gabe von Antiarrhythmika zu einer Verschlechterung der Arrhythmiesituation führen (u.a. CAST-Studie = Cardiac Arrhythmia Suppression Trial)! Man geht von einer durchschnittlichen Häufigkeit der **paradoxen arrhythmogenen Eigenwirkung der Antiarrhythmika** von etwa 10 % aus.
Zu **(C)**: **Erworbene Verlängerung der QT-Zeit** durch Antiarrhythmika (z.B. Chinidin), trizyklische Antidepressiva, Phenothiazine und Störungen, die mit einer Verlängerung des PR-Intervalls (> 0,45 s) einhergehen, können zur ventrikulären **Torsades de Pointes-Tachykardie** disponieren.
Zu **(E)**: Die respiratorische Sinusarrhythmie mit Frequenzzunahme bei Einatmung und -abnahme bei Ausatmung hat keinen Krankheitswert.

── Ventrikuläre Extrasystolen ──── I.11

Ventrikuläre Extrasystolen haben ihren Ursprungsort unterhalb des His-Bündels. Sie können auch ohne myokardiale Grunderkrankung bei „Herzgesunden" auftreten. Der Sinusknoten wird in der Regel nicht retrograd erregt, was zur kompensatorischen postextrasystolischen Pause führt, die der Patient als Herzstolpern empfindet. Nur bei Sinusbradykardie kann die Kammer schon wieder erregbar sein, sodass dann keine Normalaktion ausfällt (interponierte ES).
Wichtig: Bei gehäuftem Auftreten von ventrikulären Extrasystolen besteht die Gefahr, dass eine früh einfallende ES in die vulnerable Phase von T (R- auf T-Phänomen) fällt und damit Kammerflimmern auslöst. Früh einfallende Extrasystolen können zur frustranen Ventrikelkontraktion führen, wenn die diastolische Füllung nicht ausreicht (→ arterielles Pulsdefizit).
Einteilung:
- monomorphe VES: gleichartig deformierte QRS-Komplexe
- polymorphe VES: aufgrund polytoper Reizursprünge unterschiedliche QRS-Formen (organische Ursache)
- nach der Herzschlagfolge: **Bigeminus, Trigeminus und Salven**

Ursachen der ventrikulären Extrasystolie:
- organische Herzleiden: Myokarditis, Myokardfibrose, Kardiomyopathie
- Herzinsuffizienz und Digitalismedikation, andere Medikamente (z.B. Psychopharmaka)
- Myokardinfarkt, besonders in den ersten Stunden bis Tagen
- Hypokaliämie
- Hypothermie

H93

Frage 1.43: Lösung D

Im vorliegenden **EKG** findet sich eine **interponierte Kammer-Extrasystole** mit kompensatorischer Pause, die von einer normalen Herzaktion gefolgt wird, der sich eine kurzdauernde **Kammertachykardie** (2) anschließt. Es fallen die schenkelblockartig deformierten Kammerkomplexe (QRS > 0,12 s) auf. **Kammertachykardien** bezeichnen eine anfallsweise auftretende rhythmische Folge von Kammer-Extrasystolen mit beschleunigter Frequenz bei normaler Sinusaktivität.

F00

Frage 1.44: Lösung B

In kontrollierten Studien nahm die Zahl tödlicher Reinfarkte **unter der Gabe von Beta-Rezeptorenblockern** (ohne partiell agonistische Aktivität) ab. Zugleich fand sich eine Reduktion des plötzlichen Herztods, vor allem im ersten Jahr nach dem Infarkt (B).
Zu **(A)**, **(D)** und **(E)**: Studien zur Nutzen-Risiko-Relation der antiarrhythmischen Pharmakotherapie

zeigen, dass bei Postinfarktpatienten mit asymptomatischen nicht anhaltenden ventrikulären Rhythmusstörungen von einer antiarrhythmischen Therapie mit Klasse-I-Antiarrhythmika selbst bei wirksamer Suppression keinerlei Nutzen – sondern eher Schaden – zu erwarten ist.

Zu **(C)**: Bei der instabilen Angina pectoris und im akuten Stadium des Myokardinfarktes sind kurz wirksame Dihydropyridine (keine antiarrhythmische Eigenwirkung) derzeit sogar kontraindiziert, da sie über eine prognostisch ungünstige Wirkung verfügen.

EKG: T-Abflachung, ST-Senkung, U-Welle, Extrasystolen

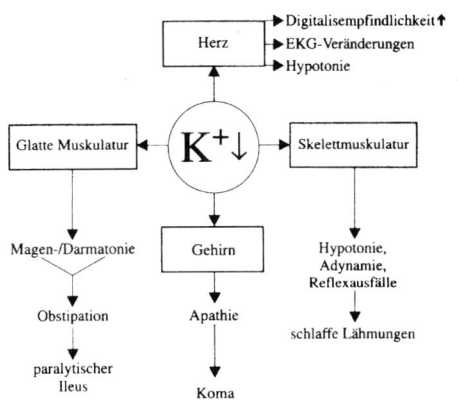

Abb. 1.4 Auswirkungen des Kaliummangels

Hypokaliämie — I.12

Plasmakonzentration unter 3,5 mmol/l
Drei **Ursachen** kommen in Betracht:
I. *unzureichende Kaliumzufuhr* (< 40 mval/d) bei Anorexia mentalis, chronischem Alkoholismus und rezidivierendem Erbrechen
II. *Verteilungsstörungen*: Bei Alkalosen wird Kalium aus dem EZR in die Zellen verlagert. Bei der Insulinbehandlung des Coma diabeticum führt die erhöhte Kaliumaufnahme in die Zellen zur Hypokaliämie.
III. *vermehrter Kaliumverlust*:
 a) renale Genese: Saluretika, Nierenerkrankung mit Kaliumverlust (potassium-loosing nephritis), Bartter-Syndrom
 b) hormonelle Genese: Überfunktion der Nebennierenrinde → Mineralocorticoidexzess → distal tubuläre Kaliumsekretion
 c) intestinale Genese: Erbrechen, Durchfälle, Fisteln, Zollinger-Ellison-Syndrom

Zur Diagnosestellung:
Urin – Kalium bestimmen!
$K^+ > 20$ mval/l → renaler Verlust,
$K^+ < 20$ mval/l → extrarenaler Verlust wahrscheinlich

Symptomatik

Blut-$K^+\downarrow \rightarrow \dfrac{K^+ \text{ im IZR}}{K^+ \text{ im EZR}} \uparrow \rightarrow$ Ruhepotenzial $\uparrow \rightarrow$

Abnahme der neuromuskulären Erregbarkeit → Lähmung

Da das Membranpotenzial bei akuter Hypokaliämie zunehmend negativ wird (< −95 mV), nimmt der zur Depolarisation notwendige Reiz zu. Aktionspotenziale entstehen nur, wenn die Membran auf das Schwellenwertpotenzial (∼ −50 mV) depolarisiert werden kann. Die Erregbarkeit des neuromuskulären Gewebes nimmt daher ab. Beim Hyperpolarisationsblock tritt eine schlaffe Lähmung auf.
Dies erklärt: Adynamie → Paresen; Obstipation → paralytischer Ileus; Abschwächung bis Fehlen von Reflexen.

EKG bei Elektrolytverschiebungen — I.13

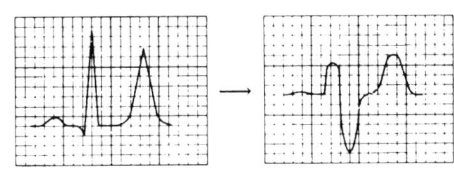

Abb. 1.5 Hyperkaliämie

Als EKG-Veränderungen bei der **Hyperkaliämie** treten zuerst *hohe, spitze T-Wellen* vor allem in den *präkardialen Ableitungen* auf.
Bei einem etwas höheren Serumkaliumspiegel flachen die P-Welle und die R-Zacke ab. Der QRS-Komplex wird deutlich breiter, es entwickeln sich breite S-Zacken. Eine Verbreiterung der T-Welle wird ebenfalls beobachtet.

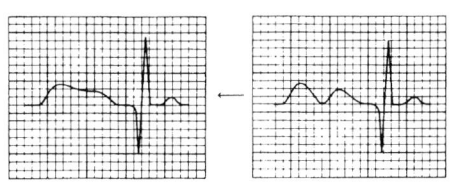

Abb. 1.6 Hypokaliämie

Die erste Veränderung im EKG bei **Hypokaliämie** sind *breite U-Wellen*, besonders in den *mittleren* präkordialen Ableitungen.
Mit weiterer Abnahme des Serumkaliumwertes kann die *T-Welle* in den meisten Ableitungen *abgeflacht oder negativ* werden. *Gesenkte ST-Strecken* werden nahezu immer registriert. Die

U-Welle verschmilzt oft mit der T-Welle zu einer einzigen breiten Welle. Als Folge *erscheint* das QT-Intervall nunmehr verlängert (in Wirklichkeit handelt es sich ja um ein *QU*-Intervall).

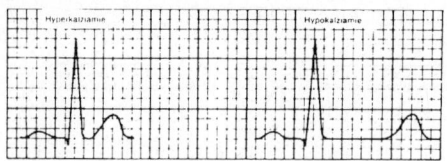

Abb. 1.7 Hyperkalziämie und Hypokalziämie

Störungen des Serumkalziumspiegels beeinflussen vor allem das *QT-Intervall*. Bei **Hyperkalzämie** ist das QT-Intervall *verkürzt*. Bei **Hypokalzämie** ist es *verlängert*. In *beiden* Fällen ist die QT-Veränderung im Wesentlichen durch eine Veränderung der *ST-Strecken*länge verursacht und nicht durch eine Verbreiterung der T-Welle. Die T-Welle ist in der Regel unverändert.

F93

Frage 1.45: Lösung A

Die Diarrhöe führt über Kaliummangel (A) zur gesteigerten Glykosidempfindlichkeit des Herzens, die sich u. a. in einer Neigung zu ventrikulären Rhythmusstörungen äußert.

F95

Frage 1.46: Lösung E

Die Patienten müssen sich **kaliumarm ernähren** (Meiden von Obst und Gemüsen). Durch die Gabe von **Kationen-Austauscherharzen** (z. B. Natriumpolystyrol-Sulfonat) werden im Darm Kaliumionen mit höherer Affinität als Natriumionen an anionische Reste (Carboxylate, Sulfonate) gebunden (2). Durch die Infusion von einer **Glucoselösung mit Altinsulin** lässt sich der Kalium-Spiegel senken, da unter Insulin-Wirkung Kaliumionen zusammen mit Glucose ins Zellinnere befördert werden und damit der Kaliumspiegel im Blut sinkt (1).
Auch die Infusion einer isotonen Lösung mit **Natriumhydrogenkarbonat** ($NaHCO_3$) führt zu einem ähnlichen Effekt (3).
In dringenden Fällen können Calcium-Salze (**z. B. Calcium-Glukonat**) i. v. injiziert werden, um die Wirkung von Kalium am Herzen durch funktionellen Antagonismus mit Calcium zu ersetzen (4).
Bei einer Niereninsuffizienz muss meistens hämodialysiert werden, um überschüssiges Kalium aus dem Körper zu entfernen.

F93

Frage 1.47: Lösung C

Veränderte Wiederholungsfrage!
Ursachen des QT-Syndroms:
- **angeboren beim Romano-Ward-Syndrom (A)** bzw. Jervell-Lange-Nielsen-Syndrom
- **erworben bei:**
- Elektrolytstörungen (z. B. Hypokaliämie (E), Hypomagnesiämie (C), Hypokalzämie (D))
- Stoffwechselstörungen (z. B. Hypothyreose)
- Bradyarrhythmien (z. B. Sick-Sinus-Syndrom, schwerer AV-Block), ZNS-Störungen (z. B. intrakranielle Blutungen)
- Medikamente (z. B. Chinidin (B) als Antiarrhythmikum der Klasse Ia, trizykl. Antidepressiva)

H96

Frage 1.48: Lösung B

Hypokaliämie-EKG → T-Abflachung, ST-Senkung, U-Welle, Extrasystolen
Siehe Lerntext I.13.
Zu **(C):** AV-Block II. Grades
- **Typ I** → **Die Überleitungszeit wird zunehmend länger, bis ein Kammerkomplex ganz ausfällt.** Dann folgt nach einer Pause die neue Periode bei zunächst wieder „erholtem" AV-Knoten.
- **Typ II** → **Nur jede 2., 3. oder 4. Vorhoferregung wird ständig übergeleitet** (2:1-Block, 3:1-Block, 4:1 Block). Bei dieser Form, die überwiegend bei älteren Menschen als Folge einer Koronargefäßsklerose vorkommt, ist die Implantation eines Herzschrittmachers indiziert.

Zu **(D):** EKG-Veränderungen bei Hyperkalzämie: Verkürzung der relativen QT-Dauer, PQ-Verlängerung, negatives T in II u. III.
Zu **(E):** Zeichen des Cor pulmonale: Steiltyp bis (pathologischer) Rechtstyp, Rechtsverspätung bei Schenkelblock, P-pulmonale, abnorme Rechtsabweichung des P-Vektors und der QRS-Achse in der Frontalebene, deutliches S in I und Q in III, nach links verschobene QRS-Übergangszone mit R/S-Quotient in V_5 und V_6.

❗ Merke: Kalium (engl. pottassium) → **no pott** (assium), **no T (ea), but U** (wave).

F96

Frage 1.49: Lösung B

Eine Verminderung der Nierenfunktion erfordert eine Dosisanpassung von Digitalis und Diuretika entsprechend der Serumkreatininkonzentration. Bei manifester Niereninsuffizienz sollte auf **Digitoxin**, das bis zu 70% hepatisch eliminiert wird, umgestellt werden oder die Digoxindosis an das Serumkreatinin (Serumkreatinin korreliert direkt mit der Abklingquote des Digoxins) angepasst werden.

Zunahme der Glykosidempfindlichkeit bei:
- Kalium- oder Magnesiummangel (Diuretika, Abführmittel, Durchfälle, Erbrechen)
- Hyperkalzämie (digitalisierten Patienten nie Calcium i.v. geben!)
- **Nierenfunktionsstörungen** (Kumulation von Digoxin)
- Lebererkrankungen (Kumulation von **Digitoxin**, **Methyldigoxin**)
- Hypothyreose (verlangsamter Metabolismus)
- frischer Myokardinfarkt, Myokarditis (ektope Reizbildung!)
- Mitralklappenverengung (Gefahr des Lungenödems)

Zeichen einer Glykosidintoxikation:
- **Herzrhythmusstörungen** (Extrasystolen, ventrikuläre Tachykardien, AV-Blockierung (80% der Fälle))
- den **Magen-Darm-Trakt** betreffende Störungen (z.B. Übelkeit und Brechreiz)
- das **Zentralnervensystem** betreffende Störungen (z.B. Verwirrtheit, Gelb-Sehen)

F96

Frage 1.50: Lösung C

Zu **(C):** Thiazide steigern die renale Natrium- und Wasserausscheidung durch verminderte Reabsorption von NaCl im distalen Tubulus. Sie verlieren ihre saluretischen Effekt bei eingeschränkter Nierenfunktion mit einer Serum-Kreatinin-Konzentration > 2 mg/dl. **Häufigste Nebenwirkung** nach Dauereinnahme ist die **Hypokaliämie**. Durch Abnahme der renalen Calciumelimination kann eine Hyperkalzämie resultieren.

Zu **(B):** Die **Ausscheidung von Digoxin** erfolgt überwiegend **renal**. Bei gleichzeitigem Vorliegen einer Niereninsuffizienz sollte entweder ganz auf Digitoxin übergegangen werden oder aber die Digoxindosis muss dem Serumkreatinin angepasst werden, da eine direkte Beziehung zwischen Serumkreatinin und Abklingquote von Digoxin besteht.

Zu **(A):** Die intravenöse Applikation von Calcium ist bei digitalisierten Patienten wegen der Erhöhung der Glykosidempfindlichkeit obsolet!

Zu **(D):** Da die Rhythmusstörung wahrscheinlich durch eine relative Digoxin-Überdosierung verursacht wurde, ist durch Reduktion der Dosis oder Umstellung auf Digitoxin-Medikation eine kausale Therapie der Rhythmusstörung möglich.

Diuretika bei Niereninsuffizienz:
- Plasmakreatinin > 1,5 mg/100 ml bzw. 133 mmol/l → **Kalium sparende Diuretika** vermeiden
- Plasmakreatinin > 2,5 mg/100 ml bzw. 221 mmol/l → **Thiazide** und Analoga nicht ausreichend wirksam
- Plasmakreatinin 1,5–15 mg/100 ml bzw. 133–1326 mmol/l → **Schleifendiuretika** wie Furosemid

--- **Bradykardie** --- I.14 ---

Unter **Sinusbradykardie** versteht man eine vom Sinusknoten ausgehende Verminderung der Herzfrequenz (< 50/min Am. Coll. of Cardiol.). Da die Diastolendauer verlängert ist, resultiert ein großes Schlagvolumen. Das Herzminutenvolumen ist erst bei weniger als 40 Schlägen/min vermindert. Die Abnahme der Sinusknotenfrequenz wird durch eine vermehrte vagale Freisetzung von Acetylcholin hervorgerufen, das die Kaliumleitfähigkeit erhöht, wodurch sich das Membranpotenzial dem Kaliumgleichgewichtspotenzial annähert. Hieraus resultiert eine Hyperpolarisation am Ende der Repolarisationsphase, sodass das Schwellenpotenzial später erreicht wird, und die Frequenz abnimmt.

Ein **erhöhter Vagotonus** tritt bevorzugt bei **Sportlern**, in der Rekonvaleszenz nach fieberhaften Infekten, bei **Hypothyreose**, Hypothermie und im Rahmen gastrointestinaler Erkrankungen **(Peritonealreiz)** auf. Ein erhöhter Hirndruck kann über eine **Stimulation des Vaguskerns** zu einer Sinusbradykardie führen. Beim hyperreaktiven Karotissinus kann bereits der Druck eines Rasierapparates oder eine Kopfwendung eine über den N. vagus vermittelte Asystolie oder Sinusbradykardie mit Vasodilatation und Hypotension auslösen. Weitere klinische Beispiele sind Schluck- und Miktionssynkopen sowie Synkopen bei Pleurapunktionen. Die häufigste Ursache reversibler Sinusbradykardien sind **Pharmaka**, die entweder indirekt über das vegetative Nervensystem (z.B. Beta-Rezeptorenblocker) oder direkt auf die Automatie des Sinusknotens einwirken.

[F94]

Frage 1.51: Lösung A

Zu **(A)** und **(D)**: Im Gegensatz zum Kammerflimmern, bei dem der Ort der ektopen Reizbildung das ventrikuläre Myokard ist, kann Vorhofflimmern mit einer Bradykardie einhergehen. Je nach Anzahl der unregelmäßigen Überleitungen im AV-Knoten kann die absolute Arrhythmie bei Vorhofflimmern sowohl mit einer Bradykardie als auch mit einer **Tachykardie** einhergehen.

Zu **(B)**: Bei einer Unterbrechung der atrioventrikulären Überleitung kann ein sekundäres Erregungsbildungszentrum im Bereich des AV-Knotens (→ AV-Knotenrhythmus) oder auch ein tertiäres im Bereich des His-Purkinje-Systems zum führenden Reizbildungszentrum werden. Auf Grund der Befähigung zur Spontandepolarisation resultiert beim sekundären Erregungsbildungszentrum eine ventrikuläre Frequenz von 40–60/min, bei einem tertiären Zentrum finden sich nur 20–40 Ventrikelaktionen pro Minute (Indikation für die Implantation eines permanenten Schrittmachers).

Zu **(C)**: Ein AV-Block liegt vor, wenn die Erregungsleitung von den Vorhöfen zu den Ventrikeln verzögert oder aufgehoben ist. Man unterscheidet drei Blockierungsgrade.
Siehe Lerntext I.15.

Zu **(E)**: Siehe Lerntext I.14.

[H00]

Frage 1.52: Lösung E

Der häufigste Grund, der zum Absetzen oder zur Dosisreduktion von Betablockern zwingt, ist als Nebenwirkung die **Sinusbradykardie** (insbesondere bei älteren Patienten). Die übrigen in der Frage genannten Präparate sind vasoaktiv wirksam.

[F94]

Frage 1.53: Lösung B

Der beschriebene Fall mit dem Auftreten einer kardialen Synkope nach Kopfwendung ist für das **Karotissinussyndrom** typisch. Die Patienten geben das Auftreten von Schwindelgefühl oder Synkopen bei spontanen Kopfdrehbewegungen, beim Rasieren oder einengenden Kragen an.

Die Überempfindlichkeit der Barorezeptoren im Bereich der Karotisgabel führt in Verbindung mit einer übersteigerten vagalen Reaktion zu klinischen Symptomen, die nach Karotisreizung insbesondere bei älteren Menschen (Arteriosklerose) auftreten.

Beim **kardioinhibitorischen Typ** (90% d. F.) führt Vagusreizung zu Asystolie oder Bradykardie, beim **vasodepressorischen Typ (10% d. F.)** resultiert ein Blutdruckabfall (> 50 mmHg) ohne wesentliche Bradykardie. Nach **einseitiger Karotissinusmassage** (Karotisdruckversuch) resultiert eine Asystolie von mehr als 3 Sekunden Dauer, die mit einem Blutdruckabfall verbunden sein kann. Eine Schrittmachertherapie ist nur bei Beschwerden in der Anamnese (Schwindel, Synkopen) indiziert.

[H94]

Frage 1.54: Lösung E

Man unterscheidet bei der **Orthostasereaktion**:
- **hypertone Reaktion**: Anstieg von Herzfrequenz und Blutdruck
- **sympathikotone Reaktion**: Herzfrequenzanstieg und Abfall des systolischen Blutdrucks
- **asympathikotone Reaktion**: tiefer Abfall des systolischen und des diastolischen Blutdrucks ohne Anstieg der Herzfrequenz
- **vagovasale Reaktion: Abfall von Blutdruck und Herzfrequenz**

Eine **Orthostasereaktion** ist als **normal** zu bewerten, **wenn** die Herzfrequenz um nicht mehr als 20 Schläge/min ansteigt und sich der systolische Blutdruck um nicht mehr als 10 mmHg nach oben oder unten verändert. Bewusstseinsstörungen bis zur **Synkope** sind unter Orthostase zu erwarten, wenn ein sehr **ausgeprägter Druckabfall in der Frühreaktion** stattfindet oder eine **vagovasale Spätreaktion** resultiert. Darüber hinaus **können** sie jedoch auch bei einer **asympathikotonen Reaktion** und bei ausgeprägtem Abfall des arteriellen Drucks im Rahmen einer sympathikotonen Reaktion vorkommen. **Die primär neurogene Form der asympathikotonen Hypotonie** wird als **Shy-Drager-Syndrom** bezeichnet.

Blockierungen — I.15

Sinuatrialer Block (SA-Block): („Sick-Sinus-Syndrom")

Es handelt sich um einen regelmäßig wiederkehrenden (partiellen SA-Block) oder dauernden Ausfall der Vorhoferregung (totaler SA-Block) mit einem gewöhnlich vom AV-System ausgehenden Ersatzrhythmus. Ein partieller regelmäßiger 2:1-SA-Block zeigt im EKG das Bild einer Sinusbradykardie mit 30–40 Schlägen/min. Der totale SA-Block ohne Ersatzrhythmus lässt jede Herzerregung im EKG vermissen; auch die Vorhoferregung fehlt (totaler Vorhof- und Kammerblock). Die häufigsten Ursachen sind die Diphtherie bei Jugendlichen und Koronarsklerose bei Erwachsenen, daneben auch Überdosierung von Digitalis und Antiarrhythmika!

Eine im EKG erkennbare Blockierung kann im AV-Knoten, im His-Bündel oder in den Faszikeln der intraventrikulären Reizleitung lokalisiert sein.

AV-Block:
Ein AV-Block liegt vor, wenn die Erregungsleitung von den Vorhöfen zu den Ventrikeln verzögert oder aufgehoben ist.
Man unterscheidet drei Blockierungsgrade:
Block **I. Grades:**
PQ-Zeit > 0,20 sec → Verzögerung der Überleitung
Block **II. Grades:**
Typ Mobitz 1 (Wenckebach-Periodik): Die PQ-Zeit wird zunehmend länger, bis ein Kammerkomplex ganz ausfällt. Dann folgt nach einer Pause die neue Periode bei zunächst „erholtem" AV-Knoten.
Typ Mobitz 2: Nur jede 2., 3. oder 4. Vorhoferregung wird übergeleitet (2:1-Block, 3:1-Block, 4:1-Block).
Block **III. Grades:**
Totaler Block zwischen Vorhöfen und Kammern. Vorhöfe und Kammern schlagen vollständig dissoziiert voneinander im Rhythmus der eigenen Schrittmacher. (P-Zacken und QRS-Komplexe sind ohne gegenseitige Beziehung.)
Ursachen:
Block I. Grades: Harmlose AV-Überleitungsstörungen 1. Grades kommen bei Leistungssportlern und starker Vagotonie vor. Auch zum Digitalis-EKG gehört die lange PQ-Zeit (neben muldenförmiger ST-Senkung und verkürzter QT-Dauer). Bei älteren Menschen sklerosieren die den AV-Knoten versorgenden Gefäße, was zu einer AV-Blockierung führt. Bei jüngeren Menschen ist auch an eine Myokarditis bei rheumatischem Fieber zu denken!
Block II. Grades *Typ 1:* Die klinische Bedeutung dieses Blocks liegt darin, dass sie auf eine unerkannte rheumatische Myokarditis hinweisen kann, die eine besondere Affinität zum Gewebe des AV-Systems aufweist. Auch Digitaliswirkung ist in Betracht zu ziehen.

Typ 2: Die Rhythmusstörung des AV-Blocks 2. Grades Typ 2 entsteht gewöhnlich auf Grund einer Koronarsklerose bei älteren Menschen und hat eine schlechte Prognose. Die Implantation eines Schrittmachers ist indiziert.
Totaler Block III. Grades: Bei totalem AV-Block (III°) schlagen Vorhöfe und Kammern unabhängig voneinander in ihrer eigenen Frequenz. Folgen hierbei Vorhof- und Kammeraktion kurz aufeinander, entsteht ein besonders lauter 1. Herzton, „bruit de canon" oder Kanonenschlag genannt. Ursachen des totalen AV-Blocks sind bei jungen Menschen gewöhnlich infektiös toxische Erkrankungen, insbesondere Diphtherie, Stoffwechselerkrankungen (Amyloidose, Hämochromatose) oder Kardiomyopathien. Ein angeborener totaler AV-Block ist selten und meist mit Ventrikelseptumdefekt verbunden. Beim Erwachsenen ist der totale AV-Block meist Ausdruck einer koronaren Herzerkrankung und tritt als Komplikation beim Hinterwandinfarkt auf.
Eine häufige Ursache des totalen AV-Blocks ist der intraventrikuläre trifaszikuläre Block.
Schenkelblöcke
Man unterscheidet unifaszikulären, bi- und trifaszikulären Block mit unterschiedlichen Schweregraden: Grad I → inkompletter, Grad II → intermittierender, Grad III → permanenter Block. Durch meist einseitige Leitungsverzögerung wird ein Ventrikel nach dem anderen erregt, sodass der QRS-Komplex aufgesplittet scheint. Ein Vorstadium des trifaszikulären ist der bisfaszikuläre Block (Kombination von überdrehtem Linkstyp und Rechtsschenkelblock), der aus einer Blockierung des hinteren Astes des linken Schenkels und des rechten Schenkels resultiert.
Ursächlich kommen entzündliche und degenerative Myokarderkrankungen sowie Herzüberlastung durch Klappenfehler in Betracht.

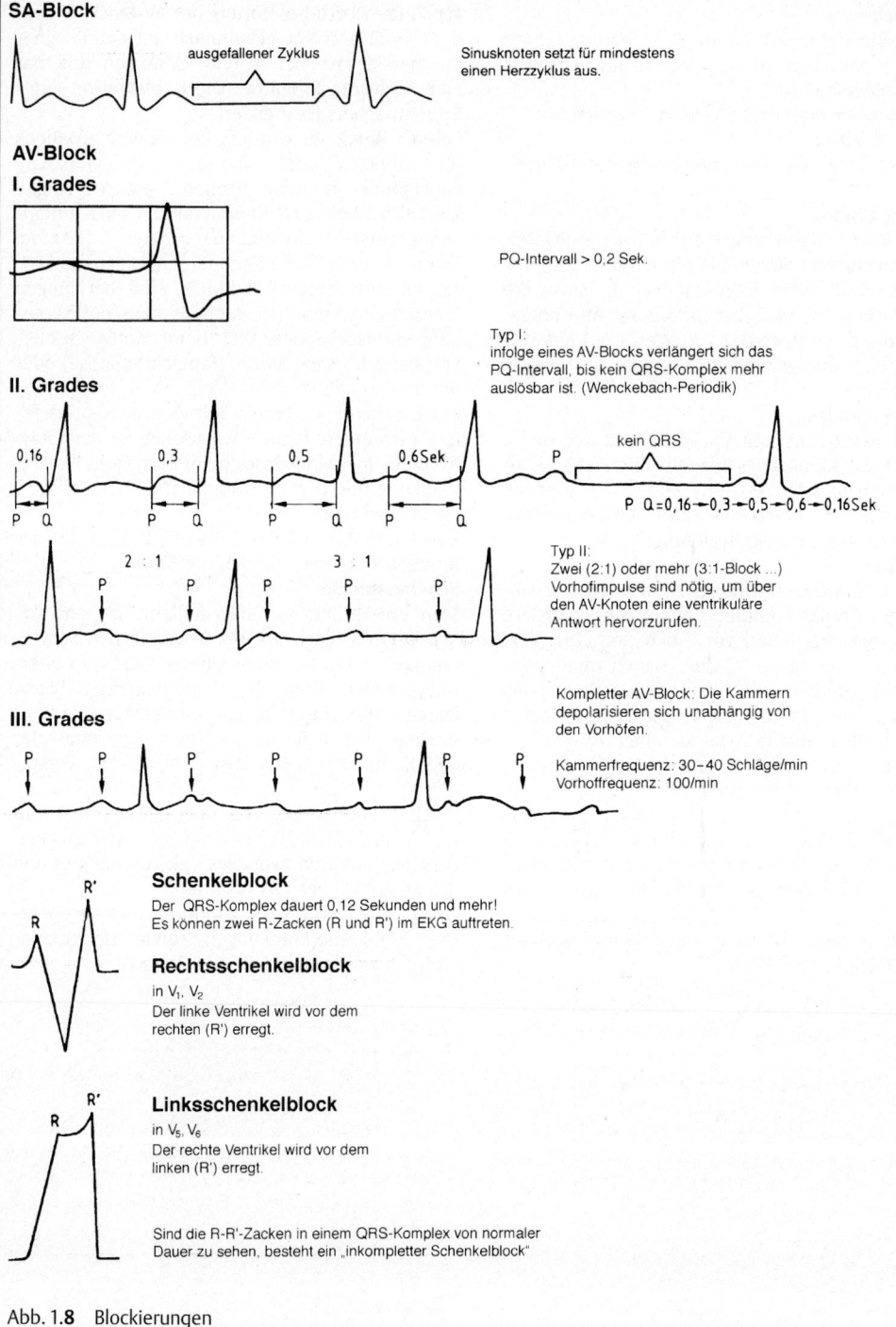

Abb. 1.8   Blockierungen

1.2 Herzrhythmusstörungen

H97

Frage 1.55: Lösung E

Beim AV-Block kann die Blockierung im AV-Knoten, im His-Bündel oder in den Faszikeln der intraventrikulären Reizleitung lokalisiert sein.
Der **Block I. Grades mit regelmäßiger Verzögerung der Überleitungszeit bei erhaltener 1:1-Zuordnung von Vorhof- und Kammerkomplexen** ist eine harmlose AV-Überleitungsstörung, die u.a. bei starker Vagotonie (Leistungssportler (A)), Koronarsklerose und Digitalismedikation (B) auftritt. Unter den Antiarrhythmika können außer Digitalis insbesondere auch Betablocker und Calcium-Antagonisten AV-Blockierungen verursachen (C). AV-Blockierungen gehören auch zu den unspezifischen Zeichen einer entzündlichen Herzerkrankung (D).
Während die respiratorische Arrhythmie (E) als eine Sinusarrhythmie mit inspiratorischer Frequenzzunahme physiologisch auftritt, wird die nicht respiratorische Arrhythmie als Vorstadium des kranken Sinusknotens (Schwankungsbreite der RR-Intervalle > 0,16 s) gewertet.

H99

Frage 1.56: Lösung C

Anamnese und Befund weisen den Weg zur Diagnose! Die kurz dauernden Ohnmachten treten anamnestisch wiederholt aus völliger Ruhe (kein Anhalt für Karotisstimulation) auf. Zusätzlich besteht eine anhaltende Bradykardie bei einem AV-Block I. Grades. Daher ist am ehesten ein intermittierend auftretender AV-Block III. Grades als Auslöser für die geschilderte Symptomatik (**Morgagni-Adams-Stokes-Anfälle**) anzunehmen.
Zu (B): Bei **Karotissinussyndrom** besteht eine Überempfindlichkeit der Barorezeptoren im Bereich der Karotisgabel meist arteriosklerotischer Genese. Symptomatik: **Synkopen** (Asystolie > 3 Sekunden und/oder Blutdruckabfall) **durch Bewegungen, die mit mechanischer Reizung des Karotissinus** verbunden sind.
Zu (C): Blockierungsgrade des AV-Blocks:
- **Block I. Grades mit regelmäßiger Verzögerung der Überleitungszeit** ⇒ harmlose AV-Überleitungsstörung, u.a. bei starker Vagotonie (Leistungssportler) Koronarsklerose, Digitalismedikation
- **Block II. Grades:**
  Typ I (Wenckebach) ⇒ Die Überleitungszeit wird zunehmend länger, bis ein Kammerkomplex ganz ausfällt.
  Typ II ⇒ **Nur jede 2., 3. oder 4. Vorhoferregung wird ständig übergeleitet** (2:1-Block, 3:1-Block, 4:1-Block).
- **Block III. Grades mit AV-Dissoziation**
  Befunde: Dissoziation zwischen Arterien- und Jugularvenenpuls; bei höhergradiger AV-Blockierung: **Morgagni-Adam-Stokes-Anfälle**

H99

Frage 1.57: Lösung A

Die **Nachweisdiagnostik** erfolgt durch EKG-Registrierung von AV-Blockierungen im Ruhe-EKG sowie im Langzeit-EKG möglichst in Korrelation mit der Symptomatik. Man sieht eine **Verlängerung der PQ-Zeit über 0,2 s bei AV-Block I. Grades. Der intermittierende AV-Block III. Grades** (totaler AV-Block) ist durch das zeitweise Auftreten einer vollständigen Unterbrechung der AV-Überleitung mit kompletter Dissoziation von P-Wellen und QRS-Komplexen gekennzeichnet. Bei höhergradigen AV-Blockierungen und schwerwiegender Symptomatik (Synkope, Reanimation) kann eine **elektrophysiologische Untersuchung** mit Bestimmung der intraventrikulären Leitungsparameter indiziert sein. Insbesondere der Nachweis von intraventrikulären Leitungsstörungen deutet bei klinischer Symptomatik auf einen prognostisch ungünstigen höhergradigen AV-Block hin.

H99

Frage 1.58: Lösung D

Symptomatische AV-Blockierungen und Bradykardien werden durch eine **Herzschrittmacher-Implantation** behandelt!
Indikationen für Schrittmachertherapie:
- Sinusknotensyndrom
- AV-Block II. Grades Typ II oder III.Grades
- Block mit rezidivierenden Adams-Stokes-Anfällen oder äquivalenten Symptomen
- Bradyarrhythmia absoluta
- Herzfrequenz < 35/min
- sonstige Indikationen

Auswahl des Gerätes
- **Zweikammer-Schrittmachersysteme** (**AV-sequenzielle Schrittmacher**) bei Patienten mit AV-Blockierung

Ventrikel-Demand-(VVI)-Schrittmacher bei Bradyarrhythmia absoluta und bei Patienten mit überwiegend normalem Sinusrhythmus und nur intermittierend auftretenden Bradykardien (z.B. Karotissinusyndrom).

H99

Frage 1.59: Lösung E

Zu **(E)**: Die **Karotissinus-Synkope** resultiert aus einer Verminderung des systemischen arteriellen Druckes auf Grund einer peripheren Vasodilatation und ist häufig von einer Herzfrequenz-Verlangsamung begleitet.

Zu **(A)**: Eine **Anstrengungssynkope** kann durch kardiale Ausflussbehinderung bedingt sein. Die Anstrengungssynkope ist Folge einer zerebralen Ischämie, die durch die Unfähigkeit, das Herzzeitvolumen zu steigern, in Verbindung mit einer durch die Belastung ausgelösten peripheren Vasodilatation entsteht.

Zu **(B)** und **(C)**: Die **Husten- und Miktionssynkope** oder eine durch das **Valsalva-Manöver** ausgelöste Synkope werden durch eine Verminderung des venösen Rückstromes verursacht. Hierbei kommt es durch den intrathorakalen Druckanstieg zu einer Begrenzung des venösen Rückflusses, was dann zu einem verminderten Herzzeitvolumen und einem Absinken des arteriellen Mitteldruckes führt.

Zu **(D)**: Die **vasovagale Synkope** wird durch zentrale Vagus-Wirkung und auch durch Schmerzreize ausgelöst.

F00

Frage 1.60: Lösung C

Die **klinische Symptomatik** mit **plötzlich eingeschränkter Leistungsfähigkeit, Belastungsdyspnoe, Nykturie** (nächtliche Rückresorption von Ödemen) sowie der Auskultation eines **3. Herztons** (Ventrikelschwingungen beim frühdiastolischen Bluteinstrom als Folge eines erhöhten Ventrikelfüllungsdrucks) bei **hämodynamisch relevanter Bradykardie** (HF 38/min) sprechen für eine **kardiale Dekompensation bei AV-Block III. Grades.**

Zu **(A)**: Leitsymptome des Sinusknotensyndroms sind anfallsweise Palpitationen und Schwindelattacken, in fortgeschrittenen Fällen rezidivierende Synkopen.

F00

Frage 1.61: Lösung E

Symptomatische AV-Blockierungen und Bradykardien werden durch eine **Herzschrittmacher-Implantation** behandelt (E)! Durch Gabe von Atropin lässt sich nur in der akuten Situation eine vorübergehende hämodynamische Besserung erreichen (C). Die Digitalisgabe ist bei bradykarden Rhythmusstörungen und AV-Blockierungen > I. Grades kontraindiziert (A).

---**Adams-Stokes-Anfälle**---------I.16---

Adams-Stokes-Anfälle treten am häufigsten bei arteriosklerotischen und rheumatischen Herzmuskelveränderungen auf. Die Diagnose kann klinisch durch Feststellen des primären Aussetzens der Ventrikelfunktion (Pulslosigkeit) während mehrerer Sekunden bis zu einer Minute gestellt werden. Die Patienten sind über diesen Zeitraum bewusstlos, und es kommt zu langsam zunehmender Zyanose und bei längerer Anfallsdauer auch zu Muskelkrämpfen. Gleichzeitig besteht eine vorübergehende Apnoe mit nachfolgender Hyperventilation.

Ursächlich ist eine periodische Überleitungsstörung vom Vorhof auf den Ventrikel, bei der die Ventrikeltätigkeit bis zum Einsetzen eines ventrikulären Ersatzrhythmus aussetzt und das Herzminutenvolumen in dieser präautomatischen Pause auf den Nullwert absinkt. Besonders häufig finden sich diese Anfälle beim Übergang von unvollständiger AV-Blockierung (AV-Block I. und II. Grades) zum totalen AV-Block. Lang dauernde Anfälle können tödlich enden.

Kurz dauernde **(synkopale)** kardiovaskulär bedingte **Bewusstseinsverluste** können auch bei Herzinsuffizienz, Herzinfarkt, Vitien und beim Karotissinussyndrom auftreten. Hierbei führt die mechanische Reizung des Karotissinus zur Senkung des Blutdrucks, Bradykardie und peripherer Vasodilatation. Patienten, die unter einem Karotissinussyndrom leiden, zeigen bei verschiedenen Bewegungen, die mit mechanischer Reizung des Karotissinus verbunden sind, Zustände von Bewusstlosigkeit.

F96

Frage 1.62: Lösung E

Bei den unter (1) bis (3) genannten Krankheitsbildern führt eine Abnahme des Herzzeitvolumens zur Minderperfusion des Gehirns (4), die sich initial als Vertigo äußert und zum Kreislaufkollaps führen kann. Bei der paroxysmalen Tachykardie werden insbesondere mit zunehmendem Lebensalter anhaltende Frequenzen über 160/min schlecht toleriert.

Zu **(5)**: Die Menière-Krankheit ist durch Anfälle von Vertigo, Hörverlust und Ohrensausen (typ. Trias) charakterisiert. Ein endolymphatischer Hydrops führt dabei zu einem Vestibularissyndrom mit Drehschwindel, Schallempfindungsschwerhörigkeit (mit positivem Recruitment), vegetativen Störungen (Übelkeit, Erbrechen) und einem Spontannystagmus meist zur kranken Seite.

---**Syndrom des kranken Sinusknotens**---I.17---

Formvarianten des Syndroms des kranken Sinusknotens
- **persistierende Sinusbradykardie mit Beschwerden**
- intermittierender Sinusstillstand oder SA-Block
- Tachykardie-Bradykardie-Syndrom
- Sinusstillstand → langsamer Ersatzrhythmus im Wechsel mit supraventrikulären Tachykardien oder Vorhofflattern/Vorhofflimmern. Nach der Tachykardie folgt eine asystolische

Pause, bevor der bradykarde Sinusrhythmus wieder einsetzt (→ rezidivierende Vertigo, Synkopen).
Ursachen:
KHK, Kardiomyopathien, Myokarditis, Degeneration des Reizleitungssystems (Morbus Lenegre und Morbus Lev)
Diagnostisches Merkmal:
Im Belastungs-EKG oder nach der Injektion von 2 mg Atropin i. v. (Atropintest) fehlt ein adäquater Frequenzanstieg.

F99
Frage 1.63: Lösung E

Die Rhythmusstörung beim Sinusknotensyndrom haben ihren Ursprung oberhalb des AV-Knotens. Es können bradykarde Rhythmusstörungen in Form von Sinusbradykardie (C), intermittierendem Sinusarrest (B), intermittierenden oder permanenten sinuatrialen (SA-)Blockierungen (A) mit Ersatzrhythmen oder Vorhof-Extrasystolie (D) beobachtet werden. Tachykarde Rhythmusstörungen beim Sinusknotensyndrom sind primär **supra**ventrikulären Ursprungs (E).

F98
Frage 1.64: Lösung B

Siehe Lerntext I.17.
Zu **(A):** Beim **Karotissinussyndrom** besteht eine Überempfindlichkeit der Barorezeptoren im Bereich der Karotisgabel **(meist arteriosklerotischer Genese)**.
- **kardioinhibitorischer Typ** (etwa 90 % d. F.): Vagusreizung führt zu Asystolie oder Bradykardie
- **vasodepressorischer Typ** (etwa 10 % d. F.): RR-Abfall um > 50 mmHg ohne wesentliche Bradykardie

Symptomatik:
Synkopen (Asystolie > 3 Sekunden und/oder Bludruckabfall) durch Bewegungen, die mit mechanischer Reizung des Karotissinus verbunden sind. Tachykardien gehören nicht zum klinischen Bild des Karotissinussyndroms.
Zu **(D): Schrittmachersyndrom**
Befunde: Palpitation, Abfall des arteriellen Blutdruckes, Synkopen
Schrittmacherinduzierte Tachykardien können entstehen:
- wenn der **Ventrikelimpuls retrograd** zur **Vorhofkontraktion** führt und diese nach dem programmierten AV-Intervall eine Ventrikelstimulation hervorruft
- **bei ventrikulären** bzw. **AV-Knotenextrasystolen**

Zu **(E):** Beim WPW-Syndrom können anfallsartig (paroxysmal) supraventrikuläre Tachykardien mit Frequenzen zwischen 150 und 250/min auftreten. Im Rahmen des WPW-Syndroms kommt es jedoch nicht zu bradykarden Herzrhythmusstörungen.

H97
Frage 1.65: Lösung D

Bei diesem Patienten liegt vermutlich ein **Tachykardie-Bradykardie-Syndrom** als Formvariante des **Syndroms des kranken Sinusknotens** vor.
Formvarianten des **Syndroms des kranken Sinusknotens**
- persistierende Sinusbradykardie mit Beschwerden
- intermittierender Sinusstillstand oder SA-Block
- Tachykardie-Bradykardie-Syndrom
- Sinusstillstand → langsamer Ersatzrhythmus im Wechsel mit supraventrikulären Tachykardien oder Vorhofflattern/Vorhofflimmern. Nach der Tachykardie folgt eine asystolische Pause, bevor der bradykarde Sinusrhythmus wieder einsetzt (→ rez. Vertigo, Synkopen).

Ursachen: KHK, Kardiomyopathien, Myokarditis, Degeneration des Reizleitungssystems (M. Lenegre und M. Lev)
Diagnostisches Merkmal: Im Belastungs-EKG oder nach der Injektion von 2 mg Atropin i. v. fehlt ein adäquater Frequenzanstieg.
Kurzdauernde (synkopale) **kardiovaskulär bedingte Bewusstseinsverluste** können auch bei **Adams-Stokes-Anfall** (meist beim Übergang von unvollständiger Blockierung (AV-Block I. und II. Grades) zum totalen AV-Block), Herzinsuffizienz, Herzinfarkt, Vitien und beim **Karotissinus-Syndrom** auftreten.

H97
Frage 1.66: Lösung D

Symptomatische AV-Blockierungen und Bradykardien werden durch eine **Herzschrittmacher-Implantation** behandelt!
Indikationen für Schrittmachertherapie:
- Sinusknotensyndrom
- AV-Block 2. Grades Typ II oder 3. Grades
- Block mit rez. Adams-Stokes-Anfällen oder äquivalenten Symptomen
- Bradyarrhythmia absoluta
- Herzfrequenz < 35/min
- sonstige Indikationen

Auswahl des Gerätes
- **Vorhof-Demandschrittmacher:** AAI-Stimulation bei intermittierenden Sinusknoten-Funktionsstörungen. (Sinusbradykardie, Sinusknotenstillstand) bei intakter AV-Überleitung

- **Zweikammer-Schrittmachersystem** (AV-sequenzielle Schrittmacher) bei Patienten mit AV-Blockierung
- **Ventrikel-Demand-(VVI)-Schrittmacher** (häufigster implantierter Typ) bei Bradyarrhythmia absoluta und bei Patienten mit überwiegend normalem Sinusrhythmus und nur intermittierend auftretenden Bradykardien (z. B. Karotissinussyndrom).

Künstliche Herzschrittmacher — I.18

Indikation:
- Sinusknotensyndrom etwa 40 %
- AV-Block etwa 30 %
- Bradyarrhythmia absoluta etwa 15 %
- sonstige Indikationen

Die Therapie mit implantierten Herzschrittmachern erfolgt hauptsächlich zur Behandlung symptomatischer bradykarder Herzrhythmusstörungen und nur in Ausnahmefällen, wenn die medikamentöse Therapie versagt, zur Behandlung tachykarder Herzrhythmusstörungen.

Die **antibradykarde Herzstimulation** kann entweder passager über einen transvenös in den rechten Ventrikel eingeführten Elektrodenkatheter mit einem externen Stimulationsgerät oder permanent durch einen implantierten Herzschrittmacher erfolgen. Heute werden fast ausnahmslos Bedarfs-Schrittmacher **(Demand-Schrittmacher)** verwendet, die erst in Funktion treten, wenn die Herzeigenfrequenz von der vorprogrammierten Schrittmacherfrequenz abweicht.

Vorteil der **Zweikammer-Schrittmachersysteme** ist, dass die Vorhof-Kammer-Kontraktionssequenz definiert ist, was zu einer besseren Kammerfüllung und größerem Schlagvolumen führt. Die Bezeichnung als physiologischer Schrittmacher ist allerdings nicht gerechtfertigt, da eine Frequenzadaptation unter Belastung nur dann möglich ist, wenn die patienteneigene Vorhoffrequenz adäquat reagiert.

Schrittmacherinduzierte Tachykardien können auftreten, wenn der Ventrikelimpuls retrograd zu einer Vorhofkontraktion führt und diese wiederum nach dem eingestellten AV-Intervall eine Ventrikelstimulation hervorruft. Auch ventrikuläre oder AV-Knotenextrasystolen können zu Schrittmacher-Tachykardien führen. Die klassische Kontraindikation für die bifokale Stimulation besteht in chronischem aber auch paroxysmalem Vorhofflimmern.

Beim **VVI-Schrittmacher** wird das Herz über eine Elektrode im rechten Ventrikel immer dann erregt, wenn eine vorprogrammierte Zeitspanne seit der letzten spontanen ventrikulären Erregung überschritten wird. Indiziert ist er insbesondere bei der Bradyarrhythmia absoluta und bei Patienten mit überwiegend normalem Sinusrhythmus und nur intermittierend auftretenden Bradykardien (z. B. Karotissinussyndrom).

VVI-Systeme können sich allerdings hämodynamisch dann ungünstig auswirken, wenn der Patient einen extrem langsamen Sinusrhythmus hat. Resultiert dabei eine Interferenz zwischen Vorhofkontraktion (Eigenaktion des Patienten) und Kammerkontraktion (stimulierte Aktion) kann es zum Auftreten eines **Schrittmacher-Syndromes** kommen. Fällt eine Vorhofkontraktion zeitlich mit einer Ventrikelsystole zusammen, kontrahieren sich die Vorhöfe gegen die geschlossenen AV-Klappen, und es treten so genannte *Vorhofpfropfungswellen* auf (→ jugulare Venenpulsation). Es resultiert eine Behinderung der diastolischen Kammerfüllung mit Verminderung des Schlagvolumens und Abfall des arteriellen Blutdruckes. Die Patienten berichten über Schwächegefühl sowie störende Pulsationen, die intrathorakal und im Halsbereich empfunden werden. Zusätzlich wird ein vasodepressorischer Reflex diskutiert, der durch ein Überdehnen der Vorhöfe mit Erregung linksatrialer Niederdruckrezeptoren zustande kommt.

Frequenzadaptive Systeme bestimmen die Stimulationsfrequenz nach dem Ausmaß körperlicher Belastung. Als Parameter wird ein Anstieg der Bluttemperatur, Muskelpotenziale der Skelettmuskulatur oder die QT-Zeit im Elektrokardiogramm benutzt.

Antitachykarde Herzschrittmacher-Systeme erkennen tachykarde Herzaktionen und können diese durch eine programmierte Anzahl von Extrastimuli mit unterschiedlichen Vorzeitigkeitsintervallen (Burst) durch Erzeugen eines bidirektionalen Blocks im Reentry-Kreis terminieren. Patienten mit rezidivierenden, lebensbedrohlichen ventrikulären Tachykardien und schlechter Ventrikelfunktion können durch die Implantation eines **internen Kardioverter-Defibrillators** eine Verbesserung ihrer ohnehin begrenzten Lebenserwartung erreichen.

Schrittmacher-implantierte Patienten sind über mögliche Störungen ihres Herzschrittmachers durch starke Magnetfelder aufzuklären. Auch wird nach externer Defibrillation im Rahmen der Reanimation eine Überprüfung des Herzschrittmachers erforderlich.

Schrittmacher-EKG:
Das Schrittmacher-EKG ist geprägt von dem Nebeneinander von Spontanaktionen und elektrisch ausgelösten Erregungen. Herzschrittmacherstimuli sind mit 0,5–1,0 ms nur von kurzer

Dauer und fallen im EKG meist nur als **senkrechte Spikes** auf. Das Bild eines stimulierten QRS-Komplexes durch die im Endokard des rechten Ventrikels verankerte Elektrode ist **linksschenkelblockartig.**

Funktionsschemata

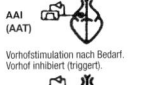
AAI (AAT)
Vorhofstimulation nach Bedarf. Vorhof inhibiert (triggert).

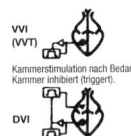
VVI (VVT)
Kammerstimulation nach Bedarf. Kammer inhibiert (triggert).

VAT
Vorhofgesteuerte Kammerstimulation. Kammer nicht inhibiert.

VDD
Vorhofgesteuerte Kammerstimulation nach Bedarf. Kammer inhibiert.

DVI
Sequentielle Vorhof- und Kammerstimulation nach Bedarf. Kammer inhibiert.

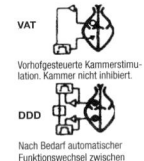
DDD
Nach Bedarf automatischer Funktionswechsel zwischen reiner Vorhofstimulation, Vorhof- und Kammerstimulation vorhofgesteuerter Kammerstimulation. Vorhof und Kammer inhibiert.

Abb. 1.9 Schrittmachersysteme

1.3 Koronarerkrankungen

Myokardiale Ischämie — I.19

Gefäßregulation
Die **Koronargefäßregulation erfolgt überwiegend metabolisch; neurohumoralen Einflüssen** wird lediglich eine modifizierende Wirkung zugeschrieben.
In den letzten Jahren konnte gezeigt werden, dass das **Endothel** nicht nur hinsichtlich der Kontrolle der Blutgerinnung, sondern auch bezüglich der Vasomotion aktiv ist. Im Endothel werden sowohl **Prostazyklin** als auch **EDRF** (= Endothelium derived relaxing factor = Stickstoffmonoxid) gebildet, die über eine Stimulation der Adenylatzyklase an den glatten Muskelzellen der Gefäßwand eine Relaxation bewirken. Myokardiale Hypoxie führt über eine Aktivierung des Kallikrein-Systems auch zur vermehrten Bildung von Bradykinin, das ebenfalls eine koronargefäßdilatierende Wirkung hat.
Acetylcholin, Serotonin, Thrombin, Vasopressin und PAF (Platelet activating factor) bewirken bei intaktem Endothel über eine Freisetzung von EDRF eine Erweiterung (Dilatation) der Koronargefäße. **Im Falle einer Schädigung des Endothels führen sie jedoch zu einer Engstellung der Koronargefäße!**
Die vasorelaxierend wirkenden Substanzen Prostazyklin und Stickstoffmonoxid werden bei geschädigtem Endothel vermindert produziert und/oder schneller abgebaut.
Bei **arteriosklerotischen Gefäßwandschäden** dominieren vasokonstriktive gegenüber dilatierenden endothelialen Mechanismen. Die **Blockade der Synthese des gefäßrelaxierend wir-** **kenden Stickstoffmonoxids (EDRF)** führt zu einer Steigerung des peripheren Gefäßtonus. Auch das von Endothelzellen synthetisierte vasokonstriktorisch wirksame **Endothelin** führt zu einer zunehmenden Einschränkung der vasalen Dilatationskapazität.
Bei einer **Koronargefäß-Minderdurchblutung** ist das **Sauerstoffangebot kleiner als der Sauerstoffbedarf,** und es kommt unter Belastung oder bereits in Ruhe zu einem Sauerstoffmangel im Herzmuskelgewebe, der mit **Angina pectoris** einhergehen kann. Als Folge der größeren Druckbelastung ist der primäre Manifestationsort einer **Myokardischämie** das subendokardiale Myokard.

Pathomechanismen der Koronarinsuffizienz
Bei der Koronarinsuffizienz besteht ein Missverhältnis zwischen Sauerstoffangebot und -bedarf des Herzmuskels. Dies kann bedingt sein durch:
- **Tachykardie,** da hierbei die Diastolendauer abnimmt, was zu einer Herabsetzung der Bluteinstromzeit in die Koronargefäße führt
- **Hypertonie** und Tachykardie
- **Zunahme der myokardialen Komponente des Koronarwiderstandes** bei Herzhypertrophie, Myokarditis, Perikarditis, Ventrikeldilatation und Myokardfibrosierung als Folge eines gestörten Kontraktions- bzw. Relaxationsablaufes
- **Aortenvitien** führen durch erniedrigten arteriellen Druck und erhöhten intramuralen Widerstand (Hypertrophie) zur Verminderung der Koronardurchblutung.
- **Sklerotische Veränderungen** der Koronargefäße führen durch Stenosierung zur druckpassiven Verminderung der Strömung distal der Stenose (→ Minderdurchblutung).
- **Erkrankung der kleinen intramuralen Gefäße (small vessel disease)** ohne Stenosen der großen epikardialen Koronararterien
- **Koronargefäßspasmen** als Ursache myokardialer Ischämie (u. a. bei der Prinzmetal-Angina)
- **Unzureichende Sauerstoffversorgung des arteriellen Blutes,** wie sie bei Lungenfunktionsstörungen, Kohlenmonoxidvergiftung oder schwerer Anämie auftreten kann, führt ebenfalls zu myokardialen Ischämie.

Risikofaktoren der koronaren Herzkrankheit
Risikofaktoren I. Ordnung:
Fettstoffwechselstörungen (LDL ↑, HDL ↓, Triglyceride ↑), Zigarettenrauchen, Bluthochdruck, Diabetes mellitus, metabolisches Syndrom.
Risikofaktoren II. Ordnung:
Übergewicht, Bewegungsmangel sowie emotionaler Stress mit der so genannten Typ A-Persönlichkeitsstruktur (Ehrgeiz, Aggressivität, Hektik) oder Typ B-Persönlichkeit (distressed personali-

ty), Hyperfibrinogenämie (> 300 mg/dl), Hyperhomocystinämie, Lipoprotein (a) ↑, Antiphospholipid-AK, genetische t-PA-Defekte.
Beim Auftreten von **2 Risikofaktoren I. Ordnung** nimmt das Infarktrisiko im Vergleich zu einer Normalperson um den 4fachen Wert zu. Das Vorliegen von **3 Risikofaktoren I. Ordnung** erhöht das Infarktrisiko um den Faktor 10.
Entsprechend der Querschnittsverminderung in Prozent lassen sich **4 Schweregrade von Koronarstenosen** unterscheiden:
Grad I: 25–49%
Grad II: 50–74%
Grad III: 75–99% (→ kritische Stenose)
Grad IV: 100% (= kompletter Verschluss)
Bei einer Einengung des Gefäßlumens um mehr als 75% (= **kritische Stenose**) und dem Fehlen von kompensatorisch wirkenden Kollateralen ist die Koronarreserve erschöpft, und es resultiert eine belastungsabhängige Angina pectoris.

H00

Frage 1.67: Lösung A

Auslösende Faktoren für den **Angina pectoris-Anfall** (Leitsymptom der Koronarinsuffizienz) sind körperliche Anstrengung. (C), Kälteexposition (B), psychischer Stress (E) sowie ein „voller Magen" (D) (⇒ Roemheld-Syndrom).
Zu **(A):** Auf **nicht kardiale Ursachen von Thoraxschmerzen** weisen **atemabhängige Schmerzen** hin:
- **intrathorakal:** Pleuritis, Lungenembolie, Pneumothorax; Pleurodynie (Virusinfektion), Mediastinitis, Mediastinaltumor, Aneurysma dissecans, Ösophaguserkrankungen
- **vertebragene Thoraxschmerzen** (u.a. bei Osteochondrose, M. Bechterew), Thoraxwandsyndrom, Tietze-Syndrom (idiopathische Chondritis)
- **funktionelle Thoraxschmerzen** (Da Costa-Syndrom)
- **Oberbaucherkrankungen** (Pankreatitis, Gallenkolik)

F94

Frage 1.68: Lösung A

Siehe zunächst Lerntext I.20.
Zu **(A):** **Adams-Stokes-Anfälle** treten am häufigsten bei arteriosklerotischen und rheumatischen Herzmuskelveränderungen auf. Die Diagnose kann klinisch durch Feststellen des primären Aussetzens der Ventrikelfunktion (Pulslosigkeit) während mehrerer Sekunden bis zu einer Minute gestellt werden. Die Patienten sind über diesen Zeitraum bewusstlos, es kommt zur langsam zunehmenden Zyanose und bei längerer Anfallsdauer auch zu Muskelkrämpfen. Gleichzeitig besteht eine vorübergehende Apnoe mit nachfolgender Hyperventilation.
Ursächlich ist eine periodische Erregungsüberleitungsstörung vom Vorhof auf den Ventrikel, bei der die Ventrikeltätigkeit bis zum Einsetzen eines ventrikulären Ersatzrhythmus aussetzt und das Herz-Minuten-Volumen in dieser präautomatischen Pause auf den Nullwert absinkt. Besonders häufig finden sich diese Anfälle beim Übergang von unvollständiger Blockierung (AV-Block I. und II. Grades) zum totalen AV-Block. Lang dauernde Anfälle können dabei tödlich ausgehen.
Zu **(E):** Das **Mitralklappenprolapssyndrom** (Morbus Barlow) tritt häufiger bei Frauen als bei Männern auf. Während einzelne Fälle myxomatöse Degenerationen der Mitralklappensegel aufweisen (z.B. Marfan-Syndrom), findet sich in anderen Fällen sowohl eine Verkürzung als auch Elongation der Chordae tendineae, zum Teil auch mit anderen Abnormitäten der Papillarmuskeln vergesellschaftet.
Die Mehrzahl der Patienten weist nur eine geringe Symptomatik (z.B. Palpitation) auf. Es treten lediglich öfter als bei gesunden Kontrollgruppen Arrhythmien und Repolarisationsstörungen im EKG auf. Bisweilen lässt sich ein Klappenprolaps auch im Bereich anderer Ostien feststellen. Die Patienten weisen öfter Skelettanomalien, Thoraxdeformitäten und zerebrovaskuläre Ereignisse als die übrige Bevölkerung auf.
Im **Echokardiogramm** lässt sich das Durchhängen des posterioren Mitralsegels oder auch beider Mitralsegel nach posterior während der späten und mittleren Systole darstellen.
Auskultatorisch lässt sich ein meso- bis spätsystolischer Klick und ein spätsystolisches apikales Regurgitationsgeräusch („whooping" oder „hoking") auskultieren. Click und Geräusch variieren mit der Körperlage und treten in Orthostase verstärkt auf.
Der Verlauf des Mitralklappenprolapssyndroms ist günstig, es besteht keine nennenswerte kardial bedingte Leistungseinschränkung. Dennoch weisen viele Träger dieser Anomalie gelegentlich **Thoraxschmerzen und psychovegetative Störungen** wie bei funktionellen kardiovaskulären Syndromen auf.

**Nicht kardiale Ursachen für Schmerzen — I.20
im Thoraxraum**

- **Erkrankungen des Nervensystems:**
 Tabes dorsalis, Tumoren und Metastasen des Zentralnervensystems, Interkostalneuralgien, Herpes zoster
- **Erkrankungen des Bewegungsapparates:**
 Zervikalsyndrom, Schulter-Arm-Syndrom, Spondylosis deformans, Rippenfrakturen, Tumoren und Metastasen im Wirbel- und Rip-

penbereich, Myalgie, Periarthritis humeroscapularis, Brachialgia paraesthetica nocturna
- **Erkrankungen der Lungen und des Mediastinums:**
Lungenembolie, chronisches Cor pulmonale, Pleuritis, Spontanpneumothorax, Mediastinalemphysem, Tumoren, Metastasen, Pneumonien, Dermoidzysten
- **Erkrankungen des Zwerchfells:**
Zwerchfellhernien
- **Erkrankungen des Ösophagus:**
Refluxösophagitis, Divertikel, Ösophaguspasmen, Ösophagusstriktur, Fremdkörper, Ösophaguskarzinom
- **Erkrankungen des Verdauungstraktes:**
Ulcus duodeni et ventriculi, Magenkarzinom, Kolonspasmus, Gallenkolik, Pankreatitis
- **Erkrankungen des Herzens:**
angeborene und erworbene Herzfehler, Perikarditis, Myokarditis, Hypertensionsherz, vor allem als Folge der hypertonen Krise, Mitralklappenprolaps
- **Erkrankungen der Aorta und der großen Gefäße:**
Aneurysmen der Aorta verschiedenster Genese, Mesaortitis luica, Medionecrosis aortae zystica idiopathica, Aneurysma dissecans, Dysphagia lusoria, Aortenbogensyndrom

H94

Frage 1.69: Lösung B

Zu **(A):** Patienten mit einer **Herzneurose** leben in ständiger Angst vor einem Hezstilland bzw. einer Herzerkrankung. Meist handelt es sich dabei um angstneurotische Personen, die über **Palpitationen, Herzbeschleunigung oder pektanginöse Symptome** berichten. Typisch ist für diese Patienten das Vermeiden von Situationen, die mit Belastung einhergehen. Demgegenüber neigen Patienten, die unter einer echten Koronarsklerose leiden, oft zur Dissimulation der entsprechenden kardialen Symptomatik.
Zu **(B):** Die **Angina pectoris vera** wird durch eine Myokardischämie ausgelöst und vom Patienten als Engegefühl, dumpf, bohrend oder ziehend beschrieben, und als retrosternales Druckgefühl empfunden, das typischerweise bei körperlicher Belastung auftritt und mit Angstsensationen verbunden ist. Die Schmerzdauer beträgt in der Regel weniger als **15 Minuten. Typischerweise sistieren die Beschwerden rasch bei Aussetzen der körperlichen Aktivität.** Selten beobachtet man das sog. **Walking-through-Phänomen,** bei dem die Angina pectoris unter Fortführung der körperlichen Belastung rückläufig ist.

Zu **(C):** Lang andauernde meist bewegungs- oder atemabhängige Thoraxschmerzen treten bei **vertebragener Genese** auf.
Zu **(D):** Im Rahmen einer **Refluxösophagitis** tritt als typisches Symptom (zu 75%) ein retrosternal brennend empfundener Schmerz („heart-burn") v.a. nach den Mahlzeiten oder im Liegen auf.
Zu **(E):** Beim **Zervikalsyndrom** können Schmerzen auftreten, die in die Thoraxregion ausstrahlen und meist bewegungsabhängig sind.

H98

Frage 1.70: Lösung A

Sowohl das Alter der Patientin wie auch die geschilderte Symptomatik (Kribbelparästhesien) sprechen gegen das Vorliegen einer Angina pectoris vera.
Zu **(B):** Der **herzphobische Anfall** beginnt mit unspezifischen Vorzeichen wie allgemeiner Unsicherheit und Angespanntheit. Die Patienten sind **tachykard** und empfinden **starke Todesangst.** Im Rahmen der sympathikotonen Reaktionslage finden sich **Blutdruckanstieg, Schweißausbruch** und **frequente Atmung.** Nach solch einem 5 bis 60 Minuten dauernden Anfall, den der Patient bei vollem Bewusstsein erlebt, fixiert sich seine Aufmerksamkeit und Angstbereitschaft erneut auf das Herz.
Zu **(C):** Die **Hyperventilationstetanie** ist gekennzeichnet durch eine **unphysiologische Steigerung der Atmung,** die dem Patienten selbst nicht bewusst ist. Typischerweise haben die Patienten **Angst, hochfrequente Atmung, Parästhesien, kollaptische Zustände** und klagen über **Engegefühl in der Brust,** verbunden mit Hand- und Fußkrämpfen.
Zu **(D): Hypokalzämie** kann einhergehen mit
- **neuromuskulären Symptomen** (gesteigerte Erregbarkeit, Tetanie, Parästhesien, Karpopedalspasmen, Laryngospasmus mit Dyspnoe, Krampfanfälle, Verwirrtheit, Psychosen)
- **intestinalen Symptomen** (Diarrhö)
- **ektodermalen Symptomen** (trockene Haut, Ekzeme, Alopezie, brüchige Nägel, Katarakt)
- **kardiovaskulären Symptomen** (QT-Verlängerung, Herzinsuffizienz, Rhythmusstörungen, Hypotonie).

Zu **(E):** Typisch für die **psychovegetativ bedingte Kreislaufstörung** (Effort- oder **Da Costa-Syndrom**) ist ein meist spontan, belastungsunabhängig auftretendes Beklemmungsgefühle mit Stichen in der Herzgegend, Tachykardie, Extrasystolie, Müdigkeit, Schwindelgefühl sowie Lufthunger (Seufzeratmung bis Hyperventilation), der je nach Ausprägung von tetanischen Symptomen begleitet sein kann.

Frage 1.71: Lösung A

Zu den möglichen **Komplikationen der koronaren Herzkrankheit** zählen insbesondere im Rahmen eines Moykardinfarkts:
- **Herzrhythmusstörungen**
- **Linksherzinsuffizienz** durch Minderperfusion bzw. Verlust kontraktilen Gewebes (⇒ Lungenödem)
- **Pericarditis epistenocardica** (Frühperikarditis) bzw. Postmyokardinfarktsyndrom („Dressler-Syndrom")

bei **ausgedehnter Nekrose:**
- **Ventrikelseptumruptur** nach anteroseptalem Infarkt, **Herzwandruptur, Herzwandaneurysma**
- Papillarmuskelnekrose/-abriss mit akuter **Mitralinsuffizienz** (⇒ neu auftretendes Systolikum)

Zu **(A):** Herzhypertrophie, Aortenvitien sowie ein gestörter Kontraktions- bzw. Relaxationsablauf können **Ursachen aber nicht Folge einer Koronarinsuffizienz** sein.

Die **hypertrophische Kardiomyopathie** ist als **asymmetrische Hypertrophie des linken Ventrikels** im Septumbereich oder mesoventrikulären Myokard **mit oder ohne Obstruktion der linksventrikulären Ausflussbahn** (diast. Füllung des linken Ventrikels erschwert) definiert und häufig **autosomal-dominant** vererbt (Mutation des β Myosin-Gens auf Chromosom 14).

Frage 1.72: Lösung A

Angina pectoris-Anfall (Leitsymptom der Koronarinsuffizienz)
- Sekunden bis wenige Minuten anhaltender meist retrosternaler Schmerz (auch Druck- bzw. Engegefühl!)
- Ausstrahlung in den linken Arm (ulnar bis zu den Fingern) oder auch Hals, Unterkiefer, Schultergegend, rechter Arm bzw. Oberbauch möglich!
- rasches Abklingen nach Ruhigstellung und Nitroglyzeringabe
- oft Angstgefühl mit Sympathikotonus

auslösende Faktoren:
- **psychischer Stress** (E), **körperliche Anstrengung** (C), **Kälteexposition** (B) oder **voller Magen** (Roemheld-Syndrom) (D)

Differenzialdiagnosen bei Thoraxschmerzen:
kardiale Ursachen:
KHK, Herzinfarkt, hypertensive Krise, Aortenvitien, hypertrophische Kardiomyopathie, Perikarditis, Bland-White-Garland-Syndrom (Fehlabgang der linken Koronararterie aus der A. pulmonalis)
nicht kardiale Ursachen:
- **intrathorakal:** Pleuritis, Lungenembolie, Pneumothorax (A) **(atemabhängige Schmerzen)**, Pleurodynie (Virusinfektion), Mediastinitis, Mediastinaltumor, Aneurysma dissecans, Ösophaguserkrankungen
- **vertebragen** (Osteochondrose, M. Bechterew), Thoraxwandsyndrom, Tietze-Syndrom (idiopathische Chondritis)
- **funktionell** (Da-Costa-Syndrom)
- **Oberbaucherkrankungen** (Pankreatitis, Gallenkolik)

Angina pectoris — I.21

Angina pectoris
Bei einem arteriosklerotisch eingeengten Gefäß kann die Zunahme der myokardialen Komponente des Koronarwiderstands nicht durch eine Herabsetzung des Gefäßwiderstands kompensiert werden, sodass die Koronardurchblutung nicht mehr dem Sauerstoffbedarf des Herzmuskels angepasst werden kann. Die lokal eingeschränkte Kontraktilität führt zur weiteren Mehrbelastung des linken Ventrikels. Dadurch nimmt der Koronarwiderstand weiter zu und die Blutversorgung des ischämischen Bereiches weiter ab, was zu weiterer Verminderung der Kontraktilität führt (Circulus vitiosus). **Koronargefäßspasmen** können auch ohne vorbestehende Arteriosklerose schwere Angina pectoris-Anfälle zur Folge haben. Auch Muskelbrücken, die über einem Koronargefäß lokalisiert sind, können in seltenen Fällen, z.B. bei hypertoniebedingter Hypertrophie des linken Ventrikels, Angina pectoris-Anfälle auslösen.

Beim typischen Angina pectoris-Anfall besteht ein Sekunden bis wenige Minuten anhaltender Schmerz, der typischerweise retrosternal lokalisiert ist und in den linken Arm ausstrahlen kann. Ein rasches Abklingen kann nach Ruhigstellung und Nitroglyzerin-Gabe erwartet werden. Solche Anfälle können auch bei Anämie, Insulinhypoglykämie und Hyperthyreose auftreten.

Verlaufsformen der Angina pectoris:
- **stabile Angina pectoris** (auch stumme Ischämie!) sowie konstante Angina pectoris bei schwerer, leichter oder geringster Belastung
- **instabile Angina pectoris** (Infarktrisiko 20–25%)

Hierzu zählt jede Erstangina, die Crescendo-Angina und die in Ruhe auftretende Angina pectoris. Bei zunehmender Anfallsfrequenz spricht man auch von einem **Präinfarktsyndrom**.
Sonderformen sind die **Prinzmetalangina** (reversible ST-Anhebung ohne Enzymgleistung), die **Angina decubitus** (eine aus dem Schlaf heraus auftretende Angina pectoris) und die **„Walking through-Angina"**, bei der die Symptomatik zu Beginn einer Belastung besteht und nach weiterer Belastung wieder verschwindet.

1.3 Koronarerkrankungen

Frage 1.73: Lösung E

Zu **(E):** Bedingt durch die altersmäßige Zunahme von Stoffwechselstörungen (Diabetes mellitus, toxische Polyneuropathien u. a.) treten stumme Myokardinfarkte im höheren Lebensalter häufiger auf.
Zu **(A):** Etwa zwei Drittel der Infarkt-Patienten erleben vorangehende Symptome Tage bis Wochen vor dem Ereignis in Form der Crescendo-Angina, Kurzatmigkeit oder Müdigkeit.
Zu **(B)** und **(C): Symptomatik des typischen Myokardinfarkts:**
- Anhaltende, dumpfe **Schmerzen im Oberbauch, Brustkorb oder Halsbereich**
- Ausstrahlung in die **Ulnarseite** der Arme
- oft **Schweißausbruch**, Übelkeit und Atembeklemmung
- ggf. **Zeichen der akuten Linksherzinsuffizienz**

Zu **(D): Auskultation:**
- **Galopprhythmus** (Herzinsuffizienz), Tachy- oder Bradykardie
- Feuchte Rasselgeräusche bei Lungenstauung bzw. Lungenödem
- Neu auftretendes Systolikum bei Ventrikelseptumperforation oder Mitralinsuffizienz (Papillarmuskelnekrose oder Dilatation des Herzens mit relativer Klappeninsuffizienz)
- Perikardreiben bei **Pericarditis epistenocardica**

Frage 1.74: Lösung C

Das Ruhe-EKG ist bei etwa 50% der Patienten mit Angina pectoris unauffällig. In diesen Fällen dient das Belastungs-EKG zur diagnostischen Abklärung des Befundes (C).
Ebenso wie im Belastungs-EKG lassen sich ST-Streckenveränderungen auch im Langzeit-EKG aufzeichnen, was u. a. zur Diagnostik stummer Myokardischämien oder der Prinzmetal-Angina genutzt werden kann. Bei der Prinzmetal-Angina treten Koronarspasmen in Ruhe auf, wobei die körperliche Leistungsfähigkeit normal sein kann. Meistens weisen diese Patienten auch ein normales Belastungs-EKG auf.

Belastungs-EKG — I.22

Ausbelastungsfrequenz:
- maximale HF = 220 − Lebensalter
- submaximaler HF = 200 − Lebensalter

Auch bei submaximaler Belastung erhält man bei 15% der Patienten ein unauffälliges **Belastungs-EKG** trotz Vorliegen einer KHK.
Kontraindikationen:
- nachgewiesene Hauptstammstenosen
- **instabile Angina pectoris** und frischer Herzinfarkt

- entzündliche Herzerkrankungen
- manifeste Herzinsuffizienz oder **Herzfehler** (Aortenstenose, HOCM), Aneurysmen
- Hypertonie (diastolisch > 115 mm Hg)
- VES hoher LOWN-Klassifizierung, Vorhofflimmern, SA-/AV-Block > I. Grades, Schenkelblock

Befunde bei KHK:
- **horizontale oder deszendierende reversible ST-Senkung von mindestens 0,1 mV (Extremitätenableitung) oder mindestens 0,2 mV (Brustwandableitungen)**
- **ST-Hebung** > 0,1 mV bei Koronarspasmus (Prinzmetal-Angina), Aneurysma und Infarkt
- träge aszendierende ST-Strecke (nach dem J-Punkt noch 0,1 mV unter der Nulllinie)

Abbruchkriterien:
- Ischämie-Zeichen (ST-Senkung, ST-Hebung) oder Angina pectoris, Vertigo
- schwerwiegende Rhythmusstörungen, Schenkelblock, AV- oder SA-Block > I. Grades
- Blutdruckabfall oder Ausbleiben des systolischen Blutdruckanstiegs (Herzinsuffizienz)
- Blutdruckanstieg > 240 mm Hg systolisch oder > 120 mm Hg diastolisch
- fehlender Frequenzanstieg
- muskuläre Insuffizienz

Frage 1.75: Lösung C

Zu **(C):** Die stabile Angina pectoris stellt keine Kontraindikation, sondern eine **Indikation** für ein Belastungs-EKG dar. Ziel ist der Nachweis oder Ausschluss kardialer Ischämie-Zeichen unter körperlicher Belastung. So kann auch festgestellt werden, auf welcher Belastungsstufe Ischämiezeichen auftreten und somit die Dringlichkeit einer invasiven Diagnostik abgeschätzt werden. Eine Kontraindikation wäre beispielsweise **instabile** Angina pectoris, da hierbei das Risiko einer irreversiblen Schädigung (z. B. Myokardinfarkt, ischämisch ausgelöste maligne Rhythmusstörungen) im Vergleich zum diagnostischen Nutzen zu groß wäre. Zu den weiteren Kontraindikationen zählen eine manifeste oder dekompensierte Herzinsuffizienz (A), ein frischer (bis 2 Wochen alter) Myokardinfarkt (B), floride entzündliche Herzerkrankungen (E), schwere linksventrikuläre Ausflussbehinderungen wie z. B. Aortenstenose (D) oder die hypertrophe obstruktive Kardiomyopathie (HOCM).
Siehe Lerntext I.22.

F99

Frage 1.76: Lösung C

Bei diesem Patienten besteht anamnestisch der klinische Verdacht auf eine **instabile Angina pectoris** (zunehmende Angina pectoris-Symptomatik bei körperlicher Belastung). Unter Belastung weist er eine **ischämieverdächtige Reaktion** im EKG auf.

Belastungs-EKG-Befunde bei KHK:
- **horizontale** oder **deszendierende** reversible **ST-Senkung von mindestens 0,1 mV (Extremitätenableitungen)** oder mindestens **0,2 mV (Brustwandableitungen)**
- **ST-Hebung** > 0,1 mV bei Koronarspasmus (Prinzmetal-Angina), Aneurysma und Infarkt
- **träge aszendierende ST-Strecke** (80 ms nach dem J-Punkt noch 0,1 mV unter der Nulllinie)

Beachte: Ein **rasch aszendierender ST-Streckenverlauf**, der 80 ms nach dem J-Punkt (Beginn der ST-Strecke) die PQ-Strecke erreicht, ist **tachykardiebedingt!**

Weiterführende Diagnostik
- **Koronarangiographie**
- **Koronargefäß-Angioskopie, -Sonographie** und **-Dopplerflussmessung**
- **Nuklearmedizinische Diagnostik** (u. a. Myokardperfusionsszintigraphie, SPECT, Radionuklidventrikulographie (RNV), Positronen-Emissionstomographie)

F98

Frage 1.77: Lösung C

Therapie der instabilen Angina pectoris:
Die medikamentöse Therapie richtet sich nach den Therapieprinzipien der stabilen Angina pectoris (Acetylsalicylsäure (2), Nitrate (1), Beta-Rezeptorenblocker (4)). Initial ist eine stationäre Behandlung (intravenöse Antikoagulation mit Heparin und Dauerinfusion von Nitrovasodilatatoren) erforderlich. Es besteht die Indikation zur Koronarangiographie.
Für die instabile Angina pectoris besteht keine Indikation zur Thrombolysetherapie (3), da zahlreiche Studien hierfür keinen Vorteil nachweisen konnten. Kurz wirksame Calciumantagonisten vom Dihydropyridin-Typ senken den Blutdruck rasch, wobei durch kompensatorische Sympathikus-Aktivierung (→ Noradrenalin-Freisetzung) eine Reflextachykardie auftreten kann. Wegen einer möglichen Zunahme des kardialen Risikos werden sie derzeit bei der Behandlung der instabilen Angina pectoris nicht mehr eingesetzt.
Diskutiert wird derzeit eine chronisch-intermittierende Urokinasetherapie für Patienten, bei denen eine interventionelle oder chirurgische Therapie nicht möglich erscheint.

— Herzinfarkt — I.23 —

Herzinfarkt
Als Folge einer absoluten Koronarinsuffizienz kommt es beim Verschluss von Hauptstämmen der Kranzarterien zur Nekrose der Herzmuskulatur (→ *Infarkt*).

Klinische Stadien des Herzinfarktes:
I. Stadium der Ischämie und Nekrose (maximale Gefährdung innerhalb der ersten 48 Stunden)
II. Stadium der Vernarbung (30–50 Tage)
III. Stadium der Rehabilitation (Umstellung auf den Alltag)
IV. Stadium der Prophylaxe

Symptomatik: Intensität und Dauer dr pektanginösen Beschwerden nehmen bei einer goßen Zahl von Patienten in den Tagen unmittelbar vor em Infarkt zu.
Die **Präinfarktangina** muss zur sofortigen stationären Einweisung des Patienten Anlass geben. Es besteht die Indikation zur Koronarangiographie nach Infarktausschluss. Auf Belastungs-EKG-Untersuchungen ist zu verzichten! Während beim typischen Angina pectoris-Anfall der Schmerz Sekunden bis wenige Minuten anhält, ist für den **Herzinfarkt** ein länger andauernder Präkardialschmerz typisch, der auch nach mehrmaliger Nitro-Therapie fortbesteht.
Die Patienten klagen oft über **anhaltende, dumpfe Schmerzen** im epigastrischen Raum, die von **Übelkeit** und **Orthopnoe** begleitet sind. Der Puls ist oft **beschleunigt**, kann jedoch auch sehr bradykard sein. Der Blutdruck kann hypo-, normo- oder hyperton sein. Die Inspektion zeigt meist einen schwerkranken Patienten, dessen Sympathikusüberaktivität sich im Rahmen von Schmerzen und Angst in einer kalten, feuchten Haut sowie Übelkeit niederschlägt. Nicht selten kommt es zur akuten Linksherzinsuffizienz begleitet von Orthopnoe.
Bei über 90% aller Infarktkranken kommt es innerhalb der ersten drei Stunden zum Aftreten einer **ventrikulären Extrasystolie**.
33% der Patienten weisen eine **Sinustachykardie** auf. **Vorhofflimmern** wird in 7–24% der Fälle beobachtet, **Kammertachykardien** treten in 4–10% der Fälle auf. Daneben finden sich **AV-Blokkierungen** in 25% der Fälle, ein bifaszikulärer Block (20%) und **Kammerflimmern** in 10–15% der Fälle. Im Rahmen der notärztlichen Tätigkeit gibt man daher beim Auftreten erster Rhythmusstörungen nach einem Herzinfarkt sofort einen Lidocain-Bolus i. v.

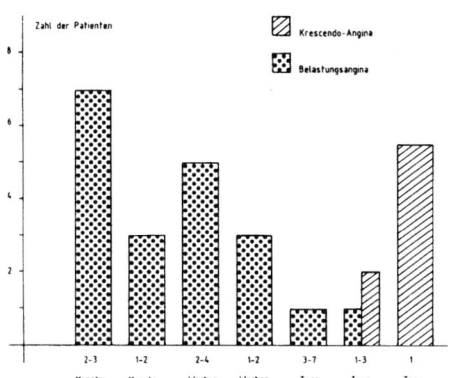

Abb. 1.10 Kardiale Symptomatik bei Patienten vor Herzinfarkt. Es zeigt sich, dass Intensität und Dauer der Beschwerden bei einer großen Zahl von Patienten in den Tagen unmittelbar vor dem Infarkt zunehmen. (Simon H., Silberhorn, M. [1979], Dtsch. Med. Wochenschr. 104:573)

Beim Auftreten einer akuten Linksherzinsuffizienz im Rahmen des Infarktgeschehens lässt sich fast immer ein **Galopprhythmus** nachweisen, der präsystolisch durch einen Vorhofton (4. Herzton) und in schweren Fällen auch protodiastolisch (3. Herzton) in Erscheinung tritt. Im Folgestadium eines Herzinfarktes tritt in 10–20% der Fälle ein systolisch-diastolisches Reibegeräusch als Hinweis auf eine **Pericarditis epistenocardiaca** auf. Sie gilt jedoch nicht als komplizierende Erkrankung des frischen Herzinfarktes.
Der **stumme, symptomlose Myokardinfarkt** tritt häufig bei älteren Patienten mit Diabetes mellitus auf. Im Rahmen der diabetes bedingten Polyneuropathie ist die Schmerzübertragung zum ZNS gestört, sodass dieser Infarkt oft erst zufällig im Rahmen von EKG-Untersuchungen entdeckt wird und durch Enzymdiagnostik gesichert werden kann. Nach heutiger Einschätzung ist die Zahl von stummen Myokardinfarkten allerdings noch größer als bisher angenommen wurde. Dabei ist zu beachten, dass bei etwa 5% autoptisch gesicherter Infarkte zuvor keine EKG-Veränderungen nachweisbar waren.

Infarktdiagnostik im EKG
Veränderungen in folgenden Ableitungen
I, aVL → hoher anterolateraler Infarkt
I, aVL, V_5 u. V_6 → anterolateraler Infarkt
V_2 bis V_4 → anteroseptaler Infarkt
I, aVL, V1 bis V_5 → ausgedehnter Vorderwandinfarkt
II, III, aVF → Hinterwandinfarkt
II, III, aVF, V_5 u. V_6 → posterolateraler Infarkt

EKG bei transmuralem Infarkt:
Stadium I: T-Überhöhung, ST-Hebung
Stadium I: R-Verlust und terminal negative T-Zacke
Stadium I: tiefes Q und T-Normalisierung

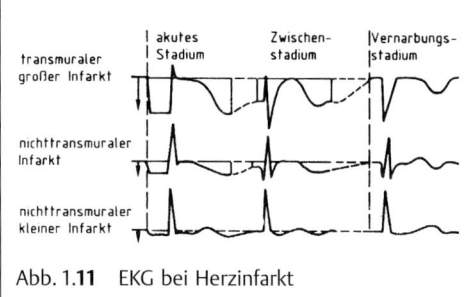

Abb. 1.11 EKG bei Herzinfarkt

F95
Frage 1.78: Lösung C

Nach dem Auftreten von **pathologischen Q-Zacken** in den verschiedenen EKG-Ableitungen kann eine **grobe Lokalisation des Infarktes** vorgenommen werden:
- anteriorer Infarkt: V_3–V_4
- anterolateraler Infarkt: V_5–V_6
- anteroseptaler Infarkt: V_2–V_3
- **Vorderwand:** V_1–V_5
- **Lateralwand:** I, aVL, V_6
- inferiorer Infarkt (**Hinterwand**): II, III, aVF
- posteriorer Infarkt: R 0,03 s in V_1, R/S > 1 in V_1–V_2

In koronarangiographischen Untersuchungen bei Patienten mit akutem Myokardinfarkt zeigt sich, dass sowohl bei einem totalen oder subtotalen Verschluss des Ramus interventricularis anterior der linken Kranzarterie als auch bei einem Verschluss der rechten Kranzarterie die ST-Segment-Hebung das häufigste EKG-Zeichen ist.

F95
Frage 1.79: Lösung A

Siehe Kommentar zu Frage 1.78.

F95
Frage 1.80: Lösung B

Siehe Kommentar zu Frage 1.78.

H95
Frage 1.81: Lösung C

Zu (C): **Infarkttypen:**
- **transmuraler Infarkt** („Q-Zacken-Infarkt" mit Q ≥ 0,04 s)
  - **akutes Stadium** → ST-Hebung, T-Überhöhung („Erstickungs-T")

- **Zwischenstadium** → R-Verlust, terminal negatives T
- **chronisches Stadium** → evtl. T-Normalisierung, die tiefe Q-Zacke persistiert meist
- **subendokardialer Infarkt („nicht Q-Zacken-Infarkt")** → ST-Senkungen ohne pathologische Q-Zacke, T-Inversion, Diagnosestellung durch Serologie
- Hinterwand-Lokalisation: → **ST-Hebung in Ableitung II, III, aVF**, $V_{7/8}$.

Zu (A): Rechtsherzhypertrophie → R in V_1 und R in $V_5 \geq 1{,}05$ mV

Zu (B): Digitalisintoxikation → T spitz negativ, totaler AV-Block, Bigeminus, polymorphe Extrasystolen, ggf. Knotentachykardie, Kammerflattern/-flimmern

Zu (D): EKG bei Myokarditis:
- Sinustachykardie, Arrhythmien, Extrasystolen
- ST-Senkung, T-Negativierung
- monoplastische Veränderung der ST-Strecke ohne R-Verlust und path. **Q bei Myoperikarditis**
- ggf. Niedervoltage (Herzinsuffizienz, Perikarderguss)
- bei Diphtherie und Borreliose → Erregungsleitungsstörungen (AV-Block)

Zu (E): Kompletter Linksschenkelblock (unifaszikulärer oder bifaszikulärer Block) → QRS-Zeit > 0,11 s (inkomplett < 0,11 s), verspäteter Beginn der endgültigen Negativitätsbewegung, breite und tiefe S-Zacke in $V_{1,2}$, aufgesplitteter Kammerkomplex („abgebrochener Zuckerhut") in $V_{5/6}$.

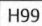

Frage 1.82: Lösung C

Der Sokolow-Lyon Index weist im vorliegenden Fall eine **Linkshypertrophie** (Summe aus SV_1 + RV_5 mindestens 3,5 mV) aus, die von Endstreckenveränderungen über dem linken Ventrikel begleitet wird. Der **elektrische Alternans in Ableitung III** resultiert vermutlich aus der bestehenden Herzmuskelhypertrophie, da hierbei geringgradige Störungen in der intraventrikulären Erregungsleitung innerhalb der drei Faszikel zur regelmäßigen Reduktion der R-Amplitude jedes 2. QRS-Komplexes führen können.
Die **ST-Aszension von überhöhtem Abgang** in V_1 bis V_3 beinhaltet nicht notwendigerweise eine Erregungsrückbildungsstörung. Sie kann Ausdruck einer bei diesem Patienten bestehenden vegetativen Reaktionslage sein.

Zu (C): Typisches Zeichen eines abgelaufenen Hinterwandinfarkts wäre ein pathologisches Q in den Ableitungen II, III und aVF.

Frage 1.83: Lösung D

Transmuraler Infarkt („„Q-Zacken –Infarkt" mit Q $\geq 0{,}04$ sec.)
- Akutes Stadium → ST-Hebung, T-Überhöhung („Erstickungs- T")
- Zwischenstadium → R-Verlust, terminal negatives T
- Chronisches Stadium → evtl. T-Normalisierung, die tiefe Q-Zacke persistiert meist.

Infarktlokalisation im EKG
(aus: Thiemes Innere Medizin, 1. Aufl., Georg Thieme Verlag, Stuttgart, New York, 1999)

EKG-Ableitung	Vorderwandinfarkt	anteroseptaler Infarkt	apikaler Infarkt	anterolateraler Infarkt	inferolateraler Infarkt	posteriorer Infarkt	inferiorer Infarkt
I	leichte V.	leichte V.		leichte V.			
II					deutliche V.		deutliche V.
III					deutliche V.		deutliche V.
aVR							
aVL	leichte V.	leichte V.		leichte V.			
aVF					deutliche V.		deutliche V.
V_1	leichte V.	leichte V.				deutliche V. (invers)	
V_2	deutliche V.	deutliche V.				deutliche V. (invers)	
V_3	deutliche V.	deutlche V.	deutliche V.				
V_4	deutliche V.		deutliche V.				
V_5	leichte V.		deutliche V.	deutliche V.	deutliche V.		
V_6	leichte V.			deutliche V.	deutliche V.		
Gefäßverschluss	RIVA (LAD)	RSA, mittlerer RIVA	mittlerer RIVA, distaler RIVA, RD II	RD I, RD II	PLA I, PLA II oder distale RCA	distaler RCX, PLA II	RCA, RIVP, distaler RCX

V. = Veränderungen, R. = Ramus, RIVA = Ramus interventricularis anterior, LAD = left anterior descending, RD = Ramus diagonalis, PLA = Ramus posterolateralis sinister, RSA: Rami septales anteriores, RCX = Ramus circumflexus, LCA = Hauptstamm der linken Koronararterie, RIVP = Ramus interventicularis posterior, RCA = rechte Koronararterie.

[H96]

Frage 1.84: Lösung D

Siehe auch Tabelle 1.3.
Herzmuskelspezifische Enzyme:
- relativ spezifisch: **Isoenzym LDH$_1$** (B) der Laktatdehydrogenase (LDH) = **α-Hydroxybutyratdehydrogenase** (α-HBDH)
- Isoenzym **CK-MB** (A) der Kreatinkinase (CK), **CK-MB erhöht** (gemessen innerhalb von 6–36 h) > 8% **der Gesamt-CK** → Myokardinfarkt oder Herzkontusion, Myokarditis, nach Herzoperation
- **Troponin T** (E) und **I** ↑ → **kardiales Troponin, frühzeitige Notfalldiagnostik!**

Anfangsstadium:
Kardiales Troponin T und I (1–4 h nach Infarktbeginn erhöht); herzspezifische CK-MB und unspezifische GOT (AST) (C) erhöht.

Spätstadium:
- relativ herzspezifische LDH$_1$ und unspezifische Gesamt-LDH erhöht
- Die **Enzyme** steigen **nach dem Troponin-Wert** in alphabetischer Reihenfolge an → **2. CK, 3. GOT, 4. LDH**.
- **Quotient CK/GOT** < 10 beim Herzinfarkt (bei Skelettmuskelschäden > 10), gleichzeitiger Anstieg der GPT bei Lebererkrankungen, aber auch infolge Leberstauung bei dekompensierter (Rechts-)Herzinsuffizienz.
- **Quotient LDH/HBDH** < 1,3 bei **Herzinfarkt** oder Hämolyse.

Zu (D): Erhöhte Werte der **sauren Phosphatase** findet man u.a. bei Prostatakarzinom, Gaucher-Syndrom, Osteopathien, Thrombozytopenie (mit Plättchenzerfall), Thrombose und Embolie.

[H00]

Frage 1.85: Lösung B

Während die unter (A), (C), (D) und (E) aufgeführten Items mit der Freisetzung von Creatinkinase aus Muskelzellen einhergehen, ist dies beim Legen eines zentralen Venenkatheters nicht zu erwarten, da hierbei kein Muskelgewebe verletzt wird.

Tab. 1.3 Enzymveränderungen bei Myokardinfarkt

Enzym	Anstieg (h)	Maximum (h)	Rückbildung (Tage)
Gesamt-CK	4–8	16–36	3–6
CK-MB	4–8	12–18	2–3
GOT (AST)	4–8	16–48	3–6
LDH gesamt	6–12	24–60	7–15
LDH$_1$ (α-HBDH)	6–12	40–72	10–20
Troponin T, I	1–4	14–32	10–14

(herzspezifische Enzyme fettgedruckt)

Nomenklatur: Creatininkinase (CK), CK-MB (Myokardtyp), LDH gesamt (= Laktat-Dehydrogenase), LDH1 (= α-HBDH) in Herzmuskelzellen und Erythrozyten, HBDH = Hydroxybutyrat-Dehydrogenase, GOT (= Aspartat-Aminotransferase)

[H98]

Frage 1.86: Lösung E

Zu **(E)**: Im **EKG** findet sich ein **akuter Hinterwandinfarkt** mit ausgedehnter Elevation der ST-Strecke in II, III und aVF sowie als dessen mögliche Komplikation ein **AV-Block II. Grades, Typ I.** Die Überleitungszeit wird dabei zunehmend länger, bis ein Kammerkomplex ganz ausfällt.
Ein **AV-Block bei Hinterwandinfarkt** tritt zwischen dem 1. und 3. Tag nach dem Infarkt in etwa 60% der Fälle ein und bildet sich in den meisten Fällen innerhalb von etwa 4 Tagen wieder zurück.
Zu **(A)** und **(D)**: Die EKG-Veränderungen weisen eindeutig auf einen Infarkt hin, typische retrosternale Schmerzen mit Ausstrahlung gehören nicht zwingend zum Bild des Herzinfarktes. Sie können insbesondere bei Diabetikern fehlen. Beim hypovolämischen Schock z.B. infolge einer intestinalen Blutung wäre zudem eine Tachykardie mit positivem Schock-Index zu erwarten.
Zu **(B)**: Als **Adams-Stokes-Anfall** wird das **Aussetzen der Ventrikelfunktion** (Pulslosigkeit) während mehrerer Sekunden bis zu einer Minute bezeichnet. Solche Anfälle treten meist beim Übergang von unvollständiger Blockierung **(AV-Block I. und II. Grades)** zum totalen AV-Block auf.
Symptomatik: vorübergehende **Bewusstlosigkeit** und **Apnoe** mit **langsam zunehmender Zyanose**, bei längerer Anfallsdauer auch **Muskelkrämpfe**, nachfolgende Hyperventilation. Lang dauernde **Adams-Stokes-Anfälle** können letal enden!
Für die sichere Dauertherapie **symptomatischer AV-Blockierungen** kommt nur eine Schrittmacherimplantation in Betracht.
Zu **(C)**: Die infarkttypischen ST-Streckenveränderungen sind als Hebungen in den Hinterwandableitungen II, III und aVF sowie spiegelbildlich als Senkungen über den entgegengesetzten Vorderwandableitungen I und aVL zu erkennen. Dort wären beim Vorderwandinfarkt **Hebungen** zu erwarten.

[H98]

Frage 1.87: Lösung C

Das **Legen einer transvenösen, temporären Schrittmachersonde** wird als Sofortmaßnahme im Krankenhaus erforderlich, wenn eine Bradykardie, **Blutdruckabfall** (hier: 80/50 mmHg) oder Extrasystolie eintreten oder wenn gleichzeitig eine Herzinsuffizienz besteht. Beim Vorliegen einer Herzinsuffizienz kann der Patient unter dem Schutz des temporären Schrittmachers rekompensiert werden.

H98
Frage 1.88: Lösung D

Neben Herzrhythmusstörungen ist das Auftreten einer **linksventrikulären Funktionseinschränkung** (⇒ kardiogener Schock bei **ausgedehnter Nekrose**) als **prognostisch ungünstiges Zeichen** zu werten. Etwa 30% aller Infarktpatienten sterben innerhalb der ersten 24 Stunden.

H98
Frage 1.89: Lösung E

Die Anamnese (rasch zunehmende retrosternale Schmerzen mit Ausstrahlung in den Oberbauch) und das EKG mit infarkttypischen Veränderungen in den Ableitungen II, III und aVF erlauben die Diagnose eines Hinterwandinfarkts (E) im Übergangsstadium. Rasselgeräusche, die verschwinden, wenn man den Patienten husten lässt, haben keine pathologische Bedeutung!
Zu (C): Klinische Befunde der **Lungenembolie**, die in Abhängigkeit vom Schweregrad auftreten, umfassen sämtliche Grade der **Dyspnoe, Tachypnoe, Tachykardie, Thoraxschmerz** (oft inspiratorisch zunehmender pleuritischer Schmerz), **Husten,** Hämoptoe, ggf. **Zyanose, Rechtsherzinsuffizienz-Zeichen.**
Auskultation: ggf. akzenturierter P_2, 4. (3.) Herzton, Rasselgeräusche, Pleurareiben, Ergusszeichen.
EKG (oft nur **flüchtige Veränderungen!**):
- meist **Sinustachykardie** (auch Bradykardie bei massiver Lungenembolie möglich)
- T-Inversion (symmetrisch negativ) in Abl. III.

Typische Rechtsbelastungszeichen sind nur bei etwa **25% der Fälle** nachweisbar:
- **S_I Q_{III}-Typ (in Abl. I tiefe S-Zacke, in Abl. III tiefes Q) mit Verschiebung des R/S-Übergangs nach links** und **tiefen S-Zacken in V_4, V_5** (Drucksteigerung im kleinen Kreislauf → Dilatation des rechten Ventrikels → Rotation des Herzens um die Längsachse nach rechts)
- **inkompletter** oder selten auch kompletter **Rechtsschenkelblock**
- **P dextrokardiale** bei akuter Überlastung des rechten Vorhofs
- **Rhythmusstörungen,** u. a. **Extrasystolie.**

Zu (D): Bei einer **trockenen Perikarditis** bestehen Fieber, zunehmende Dyspnoe, Tachypnoe, stechende Schmerzen v. a. bei Inspiration oder Husten. Bei der **Auskultation** bestünde ein ohrnahes **systolisch-diastolisches Reibegeräusch im Herzrhythmus** in Sternalnähe, ohne Geräuschänderung bei Atempause.
EKG bei **Begleitmyokarditis** → Außenschichtschaden → **ST-Elevation ohne typ. Infarktstadien, ubiquitär oder in wechselnden Ableitungen,** später gleichschenklig negative T-Welle.

H98
Frage 1.90: Lösung C

Gefährlichster Zeitraum sind die ersten 72 Stunden, in denen die meisten Patienten an einem **Kammerflimmern** sterben!
Siehe auch Lerntext I.26.

F98
Frage 1.91: Lösung D

Wenn beim Alkoholkranken der Alkoholkonsum reduziert oder eingestellt wird, stellen sich innerhalb kurzer Zeit die typischen **Symptome des Prädelirs** (Tremor der Hände, Schwitzen, Tachykardie, Übelkeit, Erbrechen, Schwächegefühl, Schlafstörungen, Myoklonien und Reflexsteigerung) ein.
Beim **Alkoholentzugsdelir** treten **zusätzlich optische und akustische Halluzinationen,** Agitiertheit und **motorische Unruhe, Desorientierung** (zu Ort und Zeit, nicht zur Person) und **Temperaturerhöhung** auf. Durch eine pathologisch erhöhte Empfindlichkeit von Benzodiazepinrezeptoren gehen bis zu 20% der Delirien initial mit einem Grandmal-Anfall einher.
Das Delirium tremens bedarf intensivmedizinischer Überwachung. Günstig wirkt eine Kombination von Clomethiazol (Distraneurin®), das gleichzeitig antikonvulsiv wirkt, und einem Neuroleptikum (das insbesondere antipsychotisch wirkt).

H96
Frage 1.92: Lösung C

Ein rechtsventrikulärer Herzinfarkt kann zu einer Rechtsherzinsuffizienz führen, die mit einem erhöhten enddiastolischen Druck der rechten Kammer aufgrund der reduzierten Auswurffraktion einhergeht. Dies lässt sich ebenso wie die Hypokinesie der Ventrikelwand in einer Radionuklidventrikulographie nachweisen.
Typische EKG-Veränderungen sind neben Zeichen eines akuten Hinterwandinfarktes (in II, III und aVF) vor allem ST-Hebungen rechts präkordial in V_{R3}–V_{R6} (Brustwandableitungen rechte Thoraxseite analog V_3–V_6).
Der linke Tawara-Schenkel ist bei einem Rechtsherzinfarkt nicht betroffen, sodass ein Linksschenkelblock nicht zu erwarten ist.
Vollständige Leitungsunterbrechung im rechten Tawara-Schenkel (oder einem seiner Hauptäste), wie sie beim rechtsventrikulären Infarkt auftreten kann, führt zu Störung der Erregung des rechten Ventrikels, der dabei verspätet über intakte Leitungssysteme oder myokardial vom rechtzeitig depolarisierten linken Ventrikel erregt wird.
Es resultiert ein **Rechtsschenkelblock.**

EKG: QRS rechtstypisch u. verbreitert (> 0,12 Sek.); R in rechtspräkoridaler Ableitung plump, oft gesplittet; ST-T gegensinnig zu R, in V_1–V_3 verspätete Ankunft des neg. Potenzials.

Prophylaxe und Therapie der Angina pectoris — I.24

Nitrate
Die **nitratinduzierte Gefäßerweiterung** resultiert aus einer Stimulation der Guanylatzyklase durch Stickstoffmonoxid (NO), das nach der Reduktion aus Nitrat über das Nitrit gebildet wird.

Wirkungen der Nitrate
- hauptsächlich Vorlast-Senkung durch Erweiterung der venösen Gefäße (Venodilatation)
- Füllungsdruck und Wandspannung des Herzens nehmen ab (Sauerstoff-Bedarf sinkt)
- EDRF-Substitution (endothelabhängiger Relaxationsfaktor)
- effektiv bei Angina pectoris aber auch stummer Myokardischämie
- Koronargefäß-Erweiterung auch im Bereich von Verengungen
- Aortendruck nimmt ab (Nachlast-Senkung).

Molsidomin ist die inaktive Vorstufe aktiver Metaboliten, die über eine **NO-Freisetzung**, die jedoch nicht enzymatisch erfolgt, ihre Wirkung entfalten. Die Senkung der Vorlast ist stärker ausgeprägt als bei Nitraten.

Calciumantagonisten
Calciumantagonisten können zur Anfallsprophylaxe der Angina pectoris eingesetzt werden. Sie wirken durch

- **Senkung des myokardialen Sauerstoffverbrauchs** durch Verminderung der Nachlast und geringere Reduktion der Vorlast des Herzens; Senkung der Herzfrequenz durch Calciumkanalblocker vom Verapamil-Typ
- **Senkung des Koronargefäßwiderstandes** führt zu einer Verbesserung der myokardialen Sauerstoffzufuhr durch Verhinderung von Koronarspasmen.
- Erhöhung der Sauerstoffmangel-Toleranz der Herzmuskelzellen

Die **Calciumantagonisten** Verapamil und Diltiazem haben je nach Dosierung eine negativ inotrope Wirkung auf den Herzmuskel, die mit einer Verminderung des Sauerstoffbedarfs einhergeht, wirken jedoch in Dosierungen, die bereits die kardiale Erregungsbildungs- und -leitungsgeschwindigkeit hemmen, nur mäßig stark erweiternd auf die glatte Gefäßmuskulatur. Die Dihydropyridin-Derivate Nifedipin und Nitrendipin sind demgegenüber in therapeutischer Dosierung stark wirksame Vasodilatatoren, die vorrangig bei der vasospastischen Angina pectoris eingesetzt werden. Hinsichtlich der **glattmuskulär dilatierenden Wirkungsstärke an Arteriolen** gilt die Reihenfolge **Nifedipin > Verapamil > Diltiazem**.

Beta-Adrenozeptor-Antagonisten
Beta-Adrenozeptor-Antagonisten senken den Sauerstoffbedarf des Herzmuskels bereits unter Ruhebedingungen durch eine Verminderung von Herzfrequenz, Kontraktionskraft und Schlagvolumen. Insbesondere bei physischen und psychischen Belastungen führt die Abschirmung der Stresshormone Adrenalin und Noradrenalin vom Herzmuskel zu einer Ökonomisierung der Herzarbeit mit vermindertem myokardialen Sauerstoffverbrauch.

Differenzialtherapeutische Überlegungen
Bei der **unter Belastung auftretenden Angina pectoris** wird die Behandlung mit einem Nitrat eingeleitet. Werden die Anfälle nicht vollständig unterdrückt, so wird ergänzend ein Beta-Adrenozeptor-Antagonist oder ein Calciumkanalblocker gegeben.

Bei der Ruhe-Angina pectoris erfolgt die Therapie mit Nitraten und Calciumkanalblockern und wird bei Herzinsuffizienz durch Diuretika ergänzt. Spasmen der Koronargefäße werden durch Calciumkanalblocker vom Dihydropyridin-Typ sehr gut beeinflusst.

Die **instabile Angina pectoris** bedarf der stationären Behandlung, da ihr fast immer kritische Koronargefäßverengungen zugrunde liegen.

Eine Behandlung mit **Thrombozytenaggregationshemmern** ist vor allem bei instabiler Angina pectoris und nach einem Myokardinfarkt durchzuführen. Durch die Einnahme von niedrig dosierter **Acetylsalicylsäure** kann die Häufigkeit von Reinfarkten in den ersten beiden Jahren nach einem Myokardinfarkt gesenkt werden. Dies gilt vor allem dann, wenn mit der Therapie innerhalb der ersten 6 Monate nach Infarkt begonnen wird.

Therapie des Myokardinfarkts — I.25

Etwa 30% aller Infarktpatienten sterben innerhalb der ersten 24 Stunden. Die häufigste Todesursache ist dabei das Kammerflimmern. Weitere 5–15% versterben im Krankenhaus (Klinikletalität). – In den ersten 4 Wochen versterben somit bis zu 45% aller Patienten. Das Risiko für **tödliche Arrhythmien** ist unmittelbar nach dem Infarkteintritt am größten. Daher hängt die Überlebenschance vom Zeitintervall bis zur Verfügbarkeit einer effektiven Therapie ab. Weitere 5 bis 10% der Infarktpatienten versterben innerhalb von 2 Jahren nach einem Herzinfarkt an **plötzlichem Herztod**.

Bei zunehmender Angina-pectoris-Symptomatik (Präinfarkt-Stadium) daher sofort Krankenhauseinweisung!

1. Allgemeinmaßnahmen
- Bettruhe, ggf. mit erhöhtem Oberkörper
- psychische Abschirmung, medikamentöse Beruhigung (Sedierung mit Diazepam)
- Sauerstoff-Gabe
- Nitro-Infusion unter Blutdruckkontrolle (Nitrate entlasten das Herz)
- bei starken Schmerzen: Opiate, z. B. Morphin
- leichte Kost, Stuhlregulierung

2. Reperfusionstherapie
Konservative Therapie mit Aktivatoren der Fibrinolyse (Thombolyse):
Durch die fibrinolytische Therapie lässt sich die Früh- und Einjahres-Sterblichkeit nach einem Herzinfarkt senken!
Voraussetzungen: Frischer Infarkt möglichst innerhalb der ersten 6 Stunden und das Fehlen von Kontraindikationen.
Substanzen:
- Streptokinase
- APSAC = Acylierter Plasminogen-Streptokinase-Aktivator-Komplex
- Urokinase
- „tissue-type plasminogen activator" = t-PA

Erfolgsraten:
Eine Rekanalisation durch **Auflösen des Thrombus** tritt in 60–80% der Fälle ein, wobei die *intrakoronare* **Lysebehandlung** über einen Herzkatheter bessere Erfolgsraten zeigt als die *intravenöse* Anwendung. Die Infarkt-Sterblichkeit wird am stärksten (40%) durch fibrinolytische Therapie und zusätzliche Behandlung mit Acetylsalicylsäure in niedriger Dosis gesenkt (Ergebnisse der ISIS-II-Studie).

3. Prophylaxe einer koronaren Rethrombose
Nach erfolgreicher Reperfusionstherapie wird eine gerinnungshemmende Therapie mit Heparin eingeleitet und nach einigen Tagen mit ASS oder Cumarinen (Vitamin K-Antagonisten) fortgesetzt.

4. Therapie von Komplikationen:
Rhythmusstörungen und (Links-)Herzinsuffizienz sind die häufigsten Komplikationen nach Herzinfarkt.
In der Frühphase des Herzversagens stellt die erhöhte Sympathikusaktivität einen wichtigen Kompensationsmechanismus dar. Mit zunehmender Schwere der Herzinsuffizienz führt der erhöhte Katecholaminspiegel jedoch zu einer Abnahme der myokardialen Betarezeptorendichte (Down-Regulation). Die **intravenöse Gabe zusätzlicher Katecholamine** führt in diesen Fällen nur zu einer temporären Verbesserung der Kreislaufsituation. Zur Therapie des akuten Herzversagens **(kardiogener Schock)** können sowohl **Dobutamin**, das im Vergleich zu Dopamin weniger gefäßengstellend wirkt, als auch **Dopamin** eingesetzt werden.

Phosphodiesterasehemmer führen zu einer zellulären Zunahme von cAMP, die ähnliche Effekte wie eine Beta-Adrenorzeptor-Erregung hat. Amrinon oder Milrinon sind auch bei einer Downregulation der β-Rezeptoren noch wirksam. Dennoch scheinen sie nicht in der Lage zu sein, die Letalität des kardiogenen Schocks zu vermindern.

Medikamente, die bei Infarktpatienten die Prognose verbessern:
- Betablocker ohne partiell agonistische Aktivität senken die Häufigkeit arrhythmiebedingter plötzlicher Todesfälle nach Herzinfarkt.
- Thrombozytenaggregationshemmer: z. B. Acetylsalicylsäure
- ACE-Hemmer können die Entwicklung einer Linksherzinsuffizienz verzögern. In der SOLVD- und SAVE-Studie wurde gezeigt, dass ACE-Hemmer bei Patienten mit vermindertem kardialem Auswurfvolumen Mortalität und Reinfarktrate senken.

H97

Frage 1.93: Lösung D

Reperfusionstherapie (senkt Früh- und Einjahres-Sterblichkeit):
- Durch frühzeitige **pharmakologische Lyse innerhalb der ersten 6 Stunden nach dem Myokardinfarkt** kann durch **Reperfusion** eine Funktionsverbesserung des Herzmuskels erreicht werden.
- **Voraussetzungen:** Frischer Infarkt möglichst innerhalb der ersten 6 Stunden ((C)–(E)) und das Fehlen von Kontraindikationen (u. a. i.m. Injektion → Blutungsgefahr bei Lysetherapie), die Lokalisation des Infarktes ist für die Indikation zur Lyse-Therapie unerheblich ((A)–(D))

Substanzen: Streptokinase (1,5 Mio. E p.infus.), APSAC = acylierter Plasminogen-Streptokinase-Aktivator-Komplex (30 mg Eminase® als Bolus) oder Gewebeplasminogenaktivator **rt-PA** (Actilyse®) 50 mg als Bolus, dann 100 mg p.infus. über 1 h

Erfolgsraten:
- **Auflösen des Thrombus** in bis zu 80% der Fälle, wobei die intrakoronare **Lysebehandlung** bessere Erfolgsraten zeigt als die intravenöse Anwendung.
- Die Infarkt-Sterblichkeit wird am stärksten (40%) durch fibrinolytische Therapie und zusätzliche Behandlung mit Acetylsalicylsäure in niedriger Dosis gesenkt. Die Ergebnisse der **ISIS-II-Studie** wurden mit Streptokinase und Aspirin® 160 mg/d erzielt.

1.3 Koronarerkrankungen

[H99]
Frage 1.94: Lösung A

Nach der Ballondilatation erhalten die Patienten zur Prophylaxe von Akutkomplikationen und im Rahmen der Therapie einer gesicherten KHK **100 mg Acetylsalicylsäure** täglich für mindestens 6 Monate. Hierdurch wird die Mortalität bei KHK, insbesondere nach einem Myokardinfarkt gesenkt.
Bei mechanischen Klappenprothesen, Vorhofflimmern und bei allen deutlichen Kontraktionsstörungen (EF < 40%) erfolgt eine Dauerantikoagulanzienbehandlung mit **Cumarinen** zur Prophylaxe linksventrikulärer Thromben.

[F98]
Frage 1.95: Lösung B

Siehe Kommentar zu Frage 1.93.
Zu **(B):** Wellige Deformation und Myokardzelleosinophilie sind Zeichen der bereits vorhandenen Zellnekrose und damit irreversibel.
Zu **(A):** Vorausgegangene i.m. Injektionen stellen wegen des erheblichen Blutungsrisikos eine relative Kontraindikation für eine systemische Lyse-Therapie dar. Deswegen und wegen der unspezifischen CK-Erhöhungen durch i.m. Injektionen haben diese bei Verdacht auf einen Myokardinfarkt in jedem Fall zu unterbleiben.
Zu **(C):** Randomisierte Studien (z.B. GUSTO-I, ISIS II, ISIS III) und Meta-Analysen zeigen den prognostischen Nutzen der Reperfusionstherapie mit verschiedenen Fibrinolytika.
Zu **(D)** und **(E):** Nach erfolgter Wiedereröffnung des Koronargefäßes gelangen die Enzyme der nekrotischen Herzmuskelzellen sofort vermehrt in den Blutkreislauf. Es können ventrikuläre Reperfusionsarrhythmien auftreten, da insbesondere die nur teilweise nekrotisierten Myokardareale ein arrhythmogenes Substrat darstellen.

[F97]
Frage 1.96: Lösung E

Vor der **fibrinolytischen Therapie** sind als Gerinnungsparameter mindestens die Thrombozytenzahl, PTT, Quick-Wert, Thrombinzeit und der Fibrinogenspiegel zu bestimmen.
Der **Erfolg der Fibrinolysetherapie** wird an einem **hohen und frühen Gipfel der CK-MB**-Werte (D) **mit schneller Normalisierung** des **Enzymwerts (Verlaufskinetik)** erkannt und kann mittels Koronarangiographie (C) definitiv bewertet werden. Hinweise auf eine **erfolgreiche Reperfusionstherapie** lassen sich auch aus einer **Abnahme der Beschwerdesymptomatik** (A) und **Rückbildung der Infarktzeichen im EKG** erhalten (B).

Zu **(E):** Die **partielle Thromboplastinzeit (PTT)** kann als Kontrollparameter unter Heparin- und thrombolytischer Therapie verwendet werden. Die Veränderung dieses Laborwerts ist von der Dauer, nicht jedoch vom Erfolg der thrombolytischen Therapie abhängig.

[F99] [F97]
Frage 1.97: Lösung E

Kontraindikationen zur Thrombolyse nach Myokardinfarkt:
absolute Kontraindikationen:
- aktive innere Blutung
- Verdacht auf Aortendissektion
- traumatische kardiopulmonale Reanimation
- frische Kopfverletzung, intrakranielles Neoplasma
- diabetische hämorrhagische Retinopathie oder andere hämorrhagische Augenerkrankungen
- Schwangerschaft
- vorangegangene allergische Reaktion auf ein Thrombolytikum (Streptokinase oder APSAC)
- Blutdruck > 200/120 mmHg
- anamnestisch eruierbarer Schlaganfall mit bekannter hämorrhagischer Genese
- Verletzungen oder Operation, die weniger als 2 Wochen zurückliegen und die zu Nachblutungen führen könnten
- hoher Antistreptokinasetiter (Kontraindikation für Streptokinasetherapie)

relative Kontraindikationen:
- Verletzungen oder Operation, die mehr als 2 Wochen zurückliegen (gilt nicht für Low-dose-Heparingabe)
- chronische schwere Hypertonie mit oder ohne medikamentöse Therapie in der Vorgeschichte
- aktives peptisches Ulkus (lokales Blutungsrisiko)
- Schlaganfall in der Anamnese
- bekannte hämorrhagische Diathese oder Einnahme von Antikoagulanzien
- ausgeprägte Leberfunktionsstörungen (Verstärkung des Hämostasedefektes)
- frühere Behandlung mit Streptokinase oder APSAC (vor allem im Zeitraum von 6–9 Monaten)
- vorausgegangene i.m.-Injektion, Arterienpunktion
- floride Endokarditis (Blutungs- und Embolierisiko)

Zu **(E):** Wegen der Blutungsgefahr stellen vorausgegangene i.m.-Injektionen eine relative Kontraindikation dar, nicht jedoch intravenöse Injektionen oder venöse Punktionen.

H00

Frage 1.98: Lösung E

Zu den **Kontraindikationen zur Anwendung von Antithrombotika und Fibrinolytika** zählen:
- Blutungen in das ZNS (B), (C)
- Schwer einstellbarer arterieller Bluthochdruck (intrakranielles Blutungsrisiko) (A)
- Aortendissektion (hohes Blutungsrisiko) (D)
- Bekannte hämorrhagische Diathese
- Gastrointestinale Läsionen (Ulzera, Tumoren, Polypen)
- Schwere Leberparenchymschäden
- Ösophagusvarizen
- Schwere Nierenfunktionsstörungen
- Schwere Zerebralsklerose bzw. Verwirrtheitszustände
- Schwere diabetische Retinopathie
- Bakterielle Endokarditis (Blutungs- und Embolierisiko)
- Schwangerschaft (besonders 1. Trimenon)

Komplikationen nach Myokardinfarkt — I.26

Frühkomplikationen:
- **Herzrhythmusstörungen** bei über 95 % der Infarktpatienten nachweisbar
  - Warnarrhythmien ⇒ polymorphe VES, R-auf-T-Phänomen und Couplets
  - supraventrikuläre und **ventrikuläre Extrasystolie** (> 95 %) in der akuten Postinfarktphase.
  - ventrikuläre Tachykardie und **Kammerflimmern** (4 – 18 %)
  - Vorhofflimmern mit absoluter Tachyarrhythmie (ungünstige Prognose)
  - Sinusbradykardie, AV-Blockierung
- **Linksherzinsuffizienz** (⇒ Lungenödem, kardiogener Schock)
- **Pericarditis epistenocardica** (Frühperikarditis)

bei **ausgedehnter Nekrose:**
- **Ventrikelseptumruptur** nach anteroseptalem Infarkt (⇒ neu auftretendes Systolikum)
- Papillarmuskelnekrose/-abriss mit akuter **Mitralinsuffizienz** (⇒ neu auftretendes Systolikum)
- **Herzwandruptur** ⇒ Hämoperikard

Spätkomplikationen (im Stadium II):
- Postmyokardinfarktsyndrom = „Dressler-Syndrom": **Autoimmunperikarditis** (etwa 2 – 6 Wochen nach Infarkt)
- **rezidivierende Arrhythmien**
- **Herzinsuffizienz** durch Verlust kontraktilen Gewebes
- **Herzwandaneurysma** (10 %); EKG ⇒ persistierende ST-Hebung, path. Q-Zacken
- persistierende Angina pectoris und Infarktrezidiv
- arterielle Embolien, Lungenembolien (oft als Infarktrezidiv fehlgedeutet)

Aneurysma nach Myokardinfarkt — I.27

Aneurysmen des linken Ventrikels treten postinfarziell (10 – 15 %) innerhalb der ersten 6 Monate nach dem Infarktereignis auf. Betroffen ist überwiegend der Vorderwandspitzenbereich des linken Ventrikels, seltener der posterolaterale oder posteroinferiore Bereich. Eine Indikation zur Operation besteht vor allem bei zunehmender Herzinsuffizienz mit wachsender diastolischer Volumenbelastung des Ventrikels. Arrhythmien, Angina pectoris und tachykarde Rhythmusstörungen lassen sich bei 40 % der Patienten nachweisen.

Insbesondere der Randbereich zwischen aneurysmatischem und gesundem Herzmuskelgewebe wird für die Entstehung von **Reentry-Arrhythmien** verantwortlich gemacht. Diese ventrikulären Arrhythmien sind oft therapierefraktär, lassen sich jedoch nach der Aneurysmaresektion nahezu vollständig beheben. Die postoperative Letalität liegt bei 5 %, die 1-Jahresspätletalität bei etwa 10 %. Bei 80 % der Patienten lässt sich die Ventrikelfunktion postoperativ bessern.

Da die koronare Herzkrankheit die häufigste Ursache von Ventrikelaneurysmen ist, ist die **Kombination einer aortokoronaren Bypass-Operation mit der Aneurysmaresektion** oft angezeigt. Bei Verlust von mehr als 50 % der kontraktilen Muskelmasse des linken Ventrikels sind die Resektion oder Revaskularisationsversuche risikoreich und in der Regel abzulehnen.

F99

Frage 1.99: Lösung D

Siehe Lerntext I.26.
Zu **(D):** Die **idiopathische dilatative Kardiomyopathie** (IDC) ist eine Erkrankung unbekannter Ätiologie. Sie zählt zu den **primären Kardiomyopathien**, die **nicht durch eine Koronarsklerose,** Vitien, Hypertonie oder Perikarderkrankungen bedingt sind und zu einer progredienten Erweiterung der Herzhöhlen ohne wesentliche Zunahme der Herzwanddicke führen.

F99

Frage 1.100: Lösung C

Zu **(C):** Die geschilderte Symptomatik spricht in Verbindung mit dem Auskultationsbefund vorrangig für das Auftreten einer akuten Linksherzinsuffizienz als Frühkomplikation eines Myokardinfarkts. Transsudation von Plasmaflüssigkeit in die Alveolen und das Interstitium führt dabei zum Lungenödem.
Zu **(B):** Differenzialdiagnostisch kommt als Krankheitsbild auch eine akute Lungenembolie in Betracht, wenn über akute unspezifische kardiopul-

monale Symptome geklagt wird. Allerdings bestehen im vorliegenden Fall keine Hinweise auf gleichzeitig prädisponierende Faktoren (z. B. Immobilisierung, Bein- und Beckenvenenthrombose). Auch wird die Trias Thoraxschmerz, Dyspnoe und Hämoptoe nur bei etwa einem Viertel der Patienten angetroffen.

Zu **(A)**: Bei der Hochdruckkrise besteht ein plötzlich auftretender starker Blutdruckanstieg, der über eine druckpassive Erweiterung der zerebralen Arteriolen zur Hochdruckenzephalopathie mit Hirndrucksymptomatik führt. Sowohl die Höhe des gemessenen unbehandelten Blutdruckwerts (180/105), der einer mittelgradigen Hypertonie entspricht, als auch das Fehlen von Kopfschmerzen, Erbrechen oder Sehstörungen sprechen nicht für eine hypertensive Krise als Krankheitsursache.

F99

Frage 1.101: Lösung D

Siehe Lerntext I.25.

F99

Frage 1.102: Lösung B

Siehe Kommentar zu Frage 1.100.

F95 F92

Frage 1.103: Lösung C

Das perikardiale Reibegräusch im Rahmen einer Pericarditis epistenocardica tritt nach transmuralen Infarkten auf. Für die Herzwandruptur in der Folgezeit sprechen zusätzlich das Alter des Patienten (65 Jahre) und der Zeitraum innerhalb der ersten Woche nach Infarkteintritt. Als **elektromechanische Dissoziation** wird der plötzliche **Blutdruckabfall mit Pulslosigkeit und Bewusstseinsverlust bei gleichzeitig elektrokardiographisch weiter bestehendem Sinusrhythmus** bezeichnet. Eine Herzdruckmassage des Hämoperikards führt zu keinem tastbaren peripheren Puls.

Zu **(A)**: Der **Papillarmuskelabriss** führt zu einem therapierefraktären Lungenödem.

Zu **(B)**: Die **Ventrikelseptumruptur** führt zu einem plötzlich auftretenden holosystolischen Geräusch mit Herzinsuffizienz und Lungenödemneigung.

Zu **(D)** und **(E)**: Der **kardiogene Schock** bei Verlust von etwa 40% des kontraktilen Gewebes führt zur Kreislaufzentralisation, die von einer Tachykardie mit Herzfrequenzen von über 100 pro Minute begleitet wird. Es besteht jedoch **keine** elektromechanische Entkoppelung!

H93

Frage 1.104: Lösung D

Intrakardiale Thromben bilden sich
- im linken Vorhof bei Mitralstenose
- im linken Ventrikel bei Zustand nach Myokardinfarkt mit und ohne Aneurysmabildung
- im linken Ventrikel im Rahmen einer kongestiven Kardiomyopathie.

45% der an den Folgen eines akuten Myokardinfarktes verstorbenen Patienten weisen intraventrikuläre parietale Thromben auf. Je größer der Infarkt, desto größer ist auch die Wahrscheinlichkeit einer **Thrombenbildung**. Sie kommt **besonders häufig bei einer herabgesetzten kardialen Pumpleistung mit gleichzeitiger Dilatation und im Bereich aneurysmatischer Ausbuchtungen** vor. Intraventrikuläre Thromben liegen nahezu ausschließlich im apikalen Bereich des linken Ventrikels, während linksatriale Thromben vorwiegend im Herzohr lokalisiert sind. Methode der Wahl zum Nachweis der Thromben ist die Echokardiographie (D). Allerdings lässt sich die Validität der 2 D-Echokardiographie in der Diagnostik von intrakardialen Thromben auch in prospektiven Studien nur schwer prüfen, da zum Teil spontane Rückbildungen bei frischen und chronischen Myokardinfarkten beobachtet werden konnten, die unabhängig von einer Antikoagulanzien-Therapie und ohne systemische Embolisation auftraten. Insbesondere kleine, intratrabekulär gelegene Thromben, wie sie häufig bei den dilatativen Kardiomyopathien vorkommen, entziehen sich der echokardiographischen Diagnostik.

Lungenödem — I.28

Ursachen:

Kardial
- Aortenstenose, Aorteninsuffizienz
- leichte Mitralstenose (die **schwere Form** neigt zur **Wandverdickung der Pulmonalgefäße** mit erhöhter Drucktoleranz)
- **Herzinfarkt**
- Herzrhythmusstörungen
- (Links-)Herzinsuffizienz ($\rightarrow$ Transsudation vom Plasmaflüssigkeit in die Alveolen und das Interstitium)

Extrakardial
- verminderter kolloidosmotischer Druck des Blutes (Niereninsuffizienz, Urämie, Leberzirrhose, Verbrennungen)
- verminderter Alveolardruck
- allergisch-toxische Permeabilitätssteigerung der Lungenkapillaren (Reizgase, Heroinintoxikation, Alkylphosphatester)
- infektiöse Lungenerkrankungen (Pneumonie)
- zentrales **Lungenödem** (Hirntumoren, infektiöse Enzephalitiden, SH-Trauma)

Leitsymptome:
- zunehmende, hochgradige Dyspnoe, Tachypnoe und Orthopnoe
- Distanzrasseln und rötlich-schaumiges Sputum bei alveolärem Lungenödem
- Hustenreiz, v. a. bei toxischem Lungenödem, aber auch bei Asthma cardiale
- Angst, mit dem Gefühl des Erstickens und Schweißausbruch
- Zyanose, Blässe
- Puls tachykard, Hypotonie (Herzinsuffizienz)
- Röntgenbild: vorwiegend perihilär angeordnete, schmetterlingsförmige Verschattung

Therapie
- sitzende Lagerung (Oberkörper hoch, Beine hängen lassen) (hydrostatischer Druck in Lungengefäßen)
- Sauerstoff-Gabe, Sedierung
- Nitrat (Senkung des venösen Rückstroms, Pulmonalarteriendruck sinkt)
- forcierte Diurese (2 bis 3 Ampullen Furosemid i. v.)
- blutiger (bei Polyglobulie) oder unblutiger Aderlass (Staubinden an den Oberschenkeln)
- evtl. Überdruckbeatmung (PEEP)
- symptomatisch: Senkung des Hypertonus; Behandlung von Herzrhytmusstörungen, bei Herzinsuffizienz (Dobutamin (4–6 µg/kg/min), Dopamin (3–6 µg/kg/min)

H95
Frage 1.105: Lösung D

Wegweisendes Symptom für die Diagnose im Sinne der Fragestellung ist das **plötzlich unter Belastung aufgetretene „Oppressionsgefühl"**, das mit den **klinischen Zeichen einer akuten kardialen Dekompensation** (Hf ↑, RR ↓) verbunden ist. Der geringfügige Temperaturanstieg kann auf die vorausgegangene körperliche Belastung oder die begleitende Stressreaktion im Rahmen des Krankheitsgeschehens zurückführbar sein.

Unter dem **Lungenödem** versteht man ein meist **akutes,** in manchen Fällen aber auch **subakutes** oder **chronisches Krankheitsbild,** das mit einer Vermehrung seröser Flüssigkeit in den Alveolen und im insterstitiellen Lungengewebe einhergeht.

Zu **(E):** Am Spontanpneumothorax erkranken typischerweise jüngere Männer. Bei der Auskultation sind über der betroffenen Lunge keine oder verminderte Atemgeräusche wahrnehmbar, der Klopfschall ist hypersonor.
Siehe auch Lerntext I.28.

H97
Frage 1.106: Lösung B

Zur **Prävention von Herz- und Kreislaufkrankheiten** eignet sich regelmäßiges submaximales Ausdauertraining (B). Auch in der Rehabilitation nach einem Herzinfarkt folgt der **Frühmobilisation** auf der Intensivstation die **Bewegungstherapie im Rahmen** der **Anschlussheilbehandlung** (Rehabilitationsklinik).

Zu den präventiven Maßnahmen zählen auch ambulante Koronarsportgruppen sowie die **Sekundärprävention** (Verhindern der Arteriosklerose-Progression) durch **Reduktion von Risikofaktoren.**

H95
Frage 1.107: Lösung A

Zu **(A):** Längere Bettruhe (> 3 Tage) führt zu einer raschen **körperlichen Dekonditionierung** mit der Entwicklung einer **orthostatischen Hypotonie** und erhöhter Herzfrequenz während körperlicher Anstrengung. Die körperliche Aktivität sollte daher nach einem Herzinfarkt langsam gesteigert werden, wobei Faktoren wie das Alter, das Ausmaß der Schädigung Arryhthmien und Herzinsuffizienz das **Rehabilitationsprogramm** beeinflussen. Innerhalb von 6 Wochen nach einem akuten Myokardinfarkt lässt sich auch ein **symptomlimitierter Belastungstest** durchführen. Eine gute körperliche Belastbarkeit ohne EKG-Veränderungen kennzeichnet dabei Patienten mit einer guten Prognose.

Zu **(B):** Eine **Regression arteriosklerotischer Läsionen** ist u. a. bei der Behandlung einer Hypercholesterinämie nachweisbar.

Zu **(C):** Die **therapeutische Sekundärprävention des Spätrezidivs** eines Myokardinfarktes erfolgt heute in erster Linie durch die Gabe von Acetylsalicylsäure, die die Reinfarkthäufigkeit in den ersten beiden Jahren nach einem Myokardinfarkt sicher senkt, vor allem dann, wenn mit der Therapie innerhalb der ersten 6 Monate nach dem Infarkt begonnen wird.

Zu **(D):** Die Vergrößerung des Herzens beim gesunden Sportler ist durch Hypertrophie der Herzmuskelzellen bedingt. Während Hypertrophie eine Größenzunahme der Zellen im Sinne der Anpassung an vermehrte Leistung ist, bezeichnet die Hyperplasie eine Zellvermehrung.

Zu **(E):** Ein wesentlicher Reiz für die **Angiogenese** ist die lokale **Ischämie.**

1.3 Koronarerkrankungen

H95

Frage 1.108: Lösung B

Rehabilitation nach Myokardinfarkt
Anschlussheilbehandlung (Rehabilitationsklinik):
- Bewegungstherapie (hierzu können auch telemetrisch überwachte **Schwimmübungen** gehören)

Wiedereingliederung:
- ambulante Koronarsportgruppen
- Sekundärprävention (Verhindern der Arteriosklerose-Progression durch Reduktion von Risikofaktoren).

Die körperliche Aktivität sollte nach der Entlassung vom Krankenhaus in Abhängigkeit vom jeweiligen Befund während der nächsten 3 bis 6 Wochen langsam gesteigert werden. Auch gegen die Wiederaufnahme von sexueller Aktivität parallel zu anderen mäßig körperlich belastenden Aktivitäten bestehen keine Einwände. 6 Wochen nach einem akuten Infarkt können die meisten Patienten wieder zu einer völlig normalen körperlichen Aktivität zurückkehren. Ein regelmäßiges Übungsprogramm, das an den Lebensstil, Alter und Herzstatus angepasst ist, kann protektiv wirken.

Zu **(1):** Eine körperliche Belastung von 75 Watt entspricht raschem Gehen und kann als Voraussetzung für die Aufnahme sportlicher Aktivität gesehen werden. Die Belastung muss dabei stets symptomorientiert sein.

Zu **(3): Wärmeeinwirkung** → Gefäßerweiterung (→ Gefahr der orthostatischen Dysregulation), vermehrte Perspiration, Steigerung der Atemfrequenz, Abnahme der Muskelaktivität.

Kälteapplikation → Gefäßkonstriktion, drosselt Schweißsekretion, reduziert die Atemfrequenz, steigert die Muskelaktivität.

H96

Frage 1.109: Lösung E

Die Frühmobilisation muss unterbrochen werden bei:
- Angina pectoris unter Belastung, Reinfarkt
- Herzfrequenzanstieg > 20 Schläge/min oder > 100/min
- Pulsverlangsamung > 10/min unter Belastung
- Kollapsneigung oder Blutdruckanstieg > 180 mmHg
- deutlicher Linksherzinsuffizienz mit Belastungsdyspnoe
- schweren Rhythmusstörungen (ventrikuläre Salven oder Tachykardien, gehäufte ventrikuläre Extrasystolen, Vorhofflimmern und -flattern, höhergradige AV-Blockierungen)

Koronarspasmus

Koronargefäßspasmen treten sowohl an normalen, als auch an arteriosklerotisch veränderten Gefäßen auf. Je nach zeitlicher Dauer und anatomischer Ausdehnung resultieren unterschiedliche Krankheitsbilder. Der Anteil von Koronarspasmen bei der Angina pectoris wird auf etwa 3–5% geschätzt.

Typisch für die spasmusinduzierte **Angina pectoris** ist, dass sie meist in Ruhe, häufig zu denselben Tageszeiten und nicht selten mit typischen Intervallen auftritt. Das Abklingen des Schmerzes dauert in der Regel länger als bei der normalen Angina pectoris.

Gleichzeitig mit den Schmerzen sind im EKG ST-Streckenveränderungen, sowohl in Form von ST-Hebungen als auch von ST-Senkungen, zu beobachten.

Aus einem Koronargefäßspasmus kann sich ein **Myokardinfarkt** oder ein **plötzlicher Herztod** entwickeln.

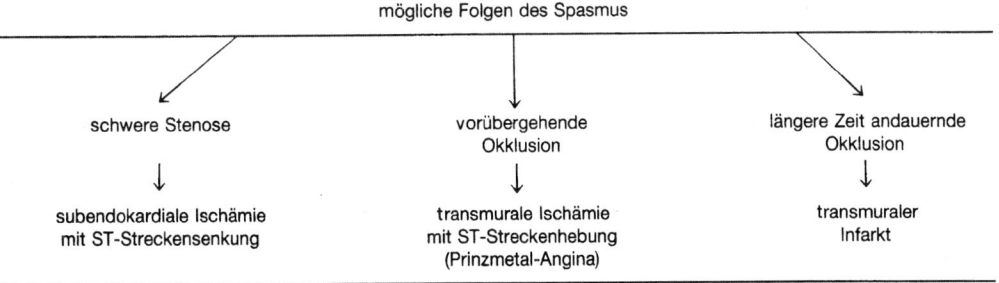

Abb. 1.12 Mögliche Folgen eines Koronarspasmus in Abhängigkeit von Intensität und Ausdehnung (nach McAlpine WA [1979] Mod. Med., 47:32)

F95

Frage 1.110: Lösung C

Siehe auch Lerntext I.29
Zu **(A)** und **(C)**: Koronargefäßspasmen können auch ohne vorbestehende Arteriosklerose schwere Angina pectoris-Anfälle zur Folge haben. Koronargefäßspasmen treten sowohl an normalen als auch an arteriosklerotisch veränderten Gefäßen auf.
Zu **(E)**: Nitro-Präparate sind in der Anfallsbehandlung der Angina pectoris das Mittel der Wahl. Die nitratinduzierte Gefäßerweiterung resultiert aus einer Stimulation der Guanylatzyklase durch Stickstoffmonoxid (NO), das nach der Reduktion aus Nitrat über das Nitrit gebildet wird.

Wirkungen der Nitrate
- hauptsächlich Vorlast-Senkung durch Erweiterung der venösen Gefäße (Venodilatation)
- Füllungsdruck und Wandspannung des Herzens nehmen ab (Sauerstoffbedarf sinkt).
- EDRF-Substitution (endothelabhängiger Relaxationsfaktor)
- hocheffektiv bei Angina pectoris aber auch stummer Koronar-Minderdurchblutung
- Koronargefäß-Erweiterung auch im Bereich von Verengungen
- Aortendruck nimmt ab (Nachlast-Senkung)

Calciumkanalblocker wirken durch
- Senkung des myokardialen Sauerstoffverbrauchs durch Verminderung der Nachlast als Folge der Gefäß erweiternden Eigenschaften; auch geringere Reduktion der Vorlast des Herzens; Senkung der Herzfrequenz durch Calciumkanalblocker vom Verapamil-Typ
- Senkung des Koronargefäßwiderstandes führt zu einer Verbesserung der myokardialen Sauerstoffzufuhr durch **Verhinderung von Koronarspasmen**
- Erhöhung der Sauerstoffmangel-Toleranz der Herzmuskelzellen

Hinsichtlich der glattmuskulär erschlaffenden Wirkungsstärke an Arteriolen gilt die Reihenfolge Nifedipin > Verapamil > Diltiazem.

1.4 Myokarderkrankungen

Kardiomyopathien — I.30

Definition
In der Klassifikation der WHO/ISFC Task Force von 1995 wird der Begriff Kardiomyopathie auf **Herzmuskelerkrankungen mit kardialer Dysfunktion** erweitert, wobei nach Form zwischen der **dilatativen**, der **hypertrophischen**, der **restriktiven** und der **arrhythmogenen rechtsventrikulären Kardiomyopathie** unterschieden wird.

Kardiomyopathien mit bekannter Ätiologie
- Die **ischämische Kardiomyopathie** ist durch eine gestörte linksventrikuläre Funktion charakterisiert, die nicht alleine durch das Ausmaß der koronaren Herzkrankheit zustande kommt, sondern als Folge ventrikulärer Strukturveränderung (remodelling) auftritt.
- Die **hypertensive Kardiomyopathie** bezeichnet eine hypertensive Herzkrankheit (Hypertonieherz) in Verbindung mit einer Herzinsuffizienz.
- Eine **valvuläre Kardiomyopathie** besteht, wenn die ventrikuläre Funktion disproportional zur Klappenläsion gestört ist.
- **Metabolische Kardiomyopathien** treten bei endokrinen Erkrankungen (z. B. Thyreotoxikose, Diabetes mellitus, Phäochromozytom, Akromegalie), Speicherkrankheiten (z. B. Glykogenspeicherkrankheit, Nieman-Pick Krankheit), Mangelkrankheiten (z. B. Selendefizienz, Beri-beri-Krankheit, Carnitinmangel, Kwashiorkor) und Amyloidosen auf.
- Die **inflammatorische Kardiomyopathie** bezeichnet eine **Myokarditis** in Verbindung mit kardialer Dysfunktion.

Kardiomyopathien treten auch im Rahmen von **Systemkrankheiten** (z. B. Lupus erythematodes, Dermatomyositis), **Muskeldystrophien** (z. B. Typ Duchenne, Becker), bei **myotoner Dystrophie** und **neuromuskulären Erkrankungen** (z. B. Friedreich's Ataxie) sowie nach **Toxinexposition** (z. B. Alkohol, Adriamycin), peripartal und im Rahmen von **Überempfindlichkeitsreaktionen** auf.

Nicht klassifizierbare Kardiomyopathien lassen sich keiner der zuvor genannten Gruppen eindeutig zuordnen. Hierzu werden mitochondriale Erkrankungen des Myokards, die Fibroelastose oder auch Kardiomyopathien mit mehr als einer Krankheitsursache (z. B. Amyloidose und hypertensive Herzkrankheit) gezählt.

Die **ätiologische Klassifikation** unterscheidet zwischen primären und sekundären Kardiomyopathien. Bei den primären Kardiomyopathien können extrakardiale pathogenetische Faktoren (z. B. systemische Erkrankungen) ätiologisch ausgeschlossen werden. Sekundäre Kardiomyopathien treten dagegen als Herzbeteiligung bei einer extrakardialen Erkrankung auf.

1.4 Myokarderkrankungen

Dilatative Formen	Hypertrophe Formen	Restriktive Formen
Dilatation des linken Ventrikels	**mit Obstruktion:** idiopathische, hypertrophe Subaortenstenose (IHSS) bzw. hypertrophe, obstruktive Kardiomyopathie (HOCM) **ohne Obstruktion:** ventrikuläre Hypertrophie	gesteigerte Steifheit der Ventrikelwand (reduzierte ventrikuläre Füllung)
Auswurffraktion ↓↓↓ Kammervolumen ↑↑↑ Füllungsdruck ↑	↑ ↔↓ ↑↑↑	↔ ↓ ↑↑↑
systol. Pumpinsuffizienz +++ diastol. Stauungsinsuffizienz +	– +++	– +++
Symptome: Dyspnoe, Müdigkeit, Orthopnoe, Beinödeme, Aszites, Palpitationen, systemische bzw. Lungenembolien	Dyspnoe, Angina pectoris, Schwindel, Synkope, Palpitationen	Ödeme, Aszites, Dyspnoe
Klinische Zeichen: Kardiomegalie, S_3, S_4, Pulsus alternans, Geräusch, Trikuspidal-, Mitralinsuffizienz, oft niedriger Blutdruck	zwei-(drei-)gipfliger Herzspitzenstoß, geringgradige Kardiomegalie, steiler Anstieg Karotispuls, S_4, (S_3), Systolikum linkssternal (↑ bei Vasalva), evtl. Schwirren	Halsvenen gefüllt (Einflussstauung), Kussmaulzeichen: Venendruck bei Inspiration ↑ statt ↓, Ödeme, Aszites, Leber ↑, gering bis mittelgradige Kardiomegalie, leise Herztöne, S_3
EKG: Sinustachykardie, Ventrikel ↑, Vorhof ↑, Arrhythmien, Schenkelblock, Rückbildungsstörungen	Linksventrikuläre Hypertrophie, abnorme Q-Zacken (Verwechslung mit Infarkt)	Niedervoltage, Reizleitungsstörung (intraventrikulär, AV) Rückbildungsstörungen, Arrhythmien

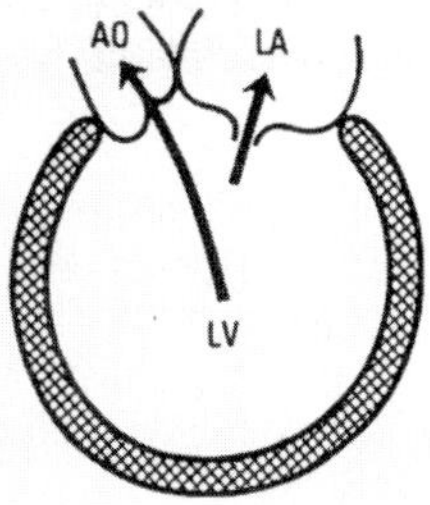

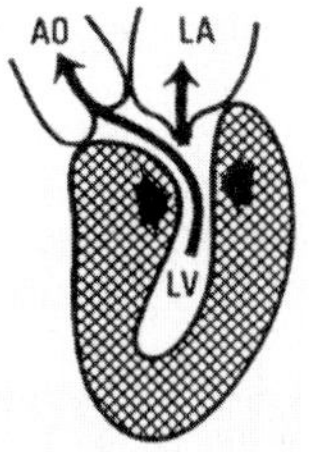

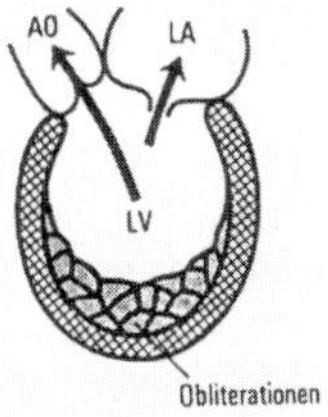

Abb. 1.13 Kardiomyopathie (aus Droste/von Planta, Memorix. Konstanten der Klinischen Medizin, VCH Verlagsgesellschaft, 1993)

Dilatative Kardiomyopathie — I.31

Definition
Die **dilatative Kardiomyopathie** (DCM) ist eine Herzmuskelerkrankung, die sich als progrediente Dilatation des Herzens mit generalisierter oder regional betonter Kontraktionsminderung des linken und ggf. auch des rechten Ventrikels manifestiert.

Epidemiologie
Die **Inzidenz** der dilatativen Kardiomyopathie wird mit 6 bis 8 Neuerkrankungen auf 100.000 Einwohner im Jahr angegeben. Sie ist die häufigste Form aller Kardiomyopathien.
Die Erkrankung betrifft überwiegend Männer. Das **Manifestationsalter** liegt in der Mehrzahl der Fälle zwischen dem 20. und 50. Lebensjahr.

Ätiologie
Die Ätiologie der dilatativen Kardiomyopathie ist in der Mehrzahl der Fälle unbekannt (**idiopathische dilatative Kardiomyopathie**).
- Für eine **genetisch determinierte familiäre Form** der dilatativen Kardiomyopathie spricht, dass 10 bis 20% der Patienten mindestens einen Verwandten mit DCM in ihrer Familie aufweisen. Es besteht eine genetische Heterogenität, da unterschiedliche Vererbungsmuster beschrieben wurden. Ein spezieller ACE-Genotyp (DD) lässt sich bei einigen Patienten nachweisen. Die Gendefekte können sowohl die nukleäre DNA als auch die mitochondriale DNA betreffen. Auch Dystrophin-Gen-Mutationen

(= myozytenstabilisierendes Protein) sind nachweisbar.
- Die Angaben zur **Prävalenz viraler Genome im Myokard** von Patienten mit dilatativer Kardiomyopathie weisen zum Teil erhebliche Unterschiede auf. In Endomyokardbiopsien konnten bei einem Teil der Patienten virus- oder autoimmunassoziierte Veränderungen festgestellt werden.
- Es gibt Hinweise auf eine mögliche kausale Beziehung zwischen einer autoantikörpervermittelten Wirkung (z.B. Hemmung des mitochondrialen ADP/ATP-Trägerproteins) und Abnahme der linksventrikulären Pumpfunktion.

Symptomatik, klinische Befunde
- allmähliche Leistungsabnahme mit den Zeichen einer zunehmenden Herzinsuffizienz; auch akuter Verlauf mit rasch progredienter Symptomatik möglich
- Dyspnoe, Orthopnoe ggf. Ruhezyanose
- in einigen Fällen anhaltende präkordiale Schmerzen durch eingeschränkte Koronarreserve
- Ruhetachykardie, Herzrhythmusstörungen, supraventrikuläre und ventrikuläre Extrasystolie, Couplets, rezidivierende nicht anhaltende ventrikuläre Tachykardien, Tachyarrhythmia absoluta bei Vorhofflimmern oder seltener bradykarde Rhythmusstörungen
- Seltener als bei der hypertrophischen Kardiomyopathie treten Synkopen auf.
- Myokarddilatation mit hebendem Herzspitzenstoß außerhalb der Medioklavikularlinie
- Auskultation: neu auftretende systolische Geräusche bei rel. Klappeninsuffizienz; bei dekompensierter Herzinsuffizienz ⇒ Galopprhythmus (3. Herzton/Vorhof)
- mit zunehmender Herzinsuffizienz resultieren niedriger Blutdruck mit enger Pulsamplitude (HZV ↓) sowie Atrophie der Skelettmuskulatur (kardiale Kachexie)
- Stauungszeichen können mitunter trotz erheblicher Kardiomegalie nur geringgradig ausgeprägt sein.

Diagnostik
Die **Ausschlussdiagnostik** bei DCM betrifft andere Ursachen für ein ventrikuläres Versagen (u. a. koronare Herzerkrankung, alkoholbedingte Kardiomyopathie, systemische Hypertonie, primäre Klappenerkrankung).

EKG
- Häufige Befunde sind Niedervoltage, ventrikuläre Hypertrophie-Zeichen, Linkstyp oder überdrehter Linkstyp, Sinustachykardie, kompletter Linksschenkelblock (selten RSB), Vorhofflimmern, unspezifische Kammerendteilveränderungen und ventrikuläre Herzrhythmusstörungen.
- Pathologische Q-Zacken in den präkordialen Ableitungen und Pseudoinfarktmuster können einen zurückliegenden Herzinfarkt vortäuschen.

Echokardiographie
- Dilatierte Ventrikel mit verminderter systolischer Verkürzungsfraktion, **Hypokinesie** der Ventrikelwände
- Vorhofdilatation durch rel. Klappeninsuffizienz meist proportional zur ventrikulären Dilatation
- Reduzierte Verkürzungsfraktion
- Farbdopplerechokardiographie zum frühzeitigen Nachweis einer relativen Klappeninsuffizienz
- Ausschluss einer primären Klappenerkrankung oder segmentaler Wandbewegungsstörung bei Infarkt
- Nachweis wandständiger Thromben
- Nachweis eines verdickten Myokards bei myokardialen Speicherkrankheiten
- Verlaufskontrolle

Röntgen-Thoraxaufnahme
- progrediente Kardiomegalie (Herz-Thorax-Quotient > 0,5), meist mit Beteiligung aller vier Herzkammern
- Zeichen eines erhöhten Pulmonalvenendrucks (u. a. verbreiterte, gestaute Lungenvenen)
- ggf. Pleuraergussbildung bevorzugt auf der rechten Seite
- ggf. interstitielles Lungenödem (gestaute Lymphspalten als horizontale „Kerley-B-Linien" laterobasal sichtbar, unscharfe Hilusvergrößerung, Milchglaszeichnung)

Beachte: Stauungszeichen können auch bei massiver Kardiomegalie noch fehlen, solange ausschließlich ein Vorwärtsversagen besteht!

Linksherzkatheter, Ventrikulographie
- meist deutlich verminderte Auswurffraktion
- Nachweis enddiastolisch stark dilatierter, hypokinetischer Ventrikel
- Herzzeitvolumen in Ruhe normal oder bereits vermindert; geringer bis fehlender Anstieg unter Belastung
- mit Fortschreiten der Erkrankung zunehmend hoher enddiastolischer Druck und hohes enddiastolisches Volumen im linken Ventrikel

Myokardbiopsie
Die Abgrenzung von Patienten mit infiltrativen bzw. sekundären Kardiomyopathien kann eine Myokardbiopsie erfordern. Auf Grund möglicher Komplikationen ist sie nur in den Fällen indiziert, deren Klärung therapeutische Konsequenzen hätte.

Prognose
Die Erkrankung verläuft in den meisten Fällen progredient. Je jünger die Patienten sind, um so schlechter ist die Prognose. Ohne Herztransplantation sterben mehr als 60% der Patienten inner-

halb von fünf Jahren. Die Patienten sind neben der Entwicklung einer terminalen Herzinsuffizienz insbesondere durch maligne Arrhythmien (plötzlicher Herztod) und thromboembolische Komplikationen gefährdet.
Die 10-Jahres-Überlebensrate beträgt zwischen 10 und 30% mit einer jährlichen Mortalität von etwa 10%. Nur in Einzelfällen wird eine Stabilisierung des Krankheitsbildes erreicht.

Therapie
Die Therapie orientiert sich an der Schwere der Kontraktionsstörung und beinhaltet auch die Elimination von Noxen und Risikofaktoren für einen progredienten Verlauf.
Eine symptomatische Beeinflussung der Herzinsuffizienz kann ab dem Studium II NYHA durch den Einsatz von **Diuretika** (bei Stauungssymptomen) und **ACE-Inhibitoren** erreicht werden. Ab Stadium IV NYHA oder Stadium III NYHA mit Vorhofflimmern werden zusätzlich **Digitalisglykoside** eingesetzt.
- Für die Gabe von **ACE-Hemmern** bei schwerer Herzinsuffizienz wurde in verschiedenen Studien nachgewiesen, dass sie zu einer Reduktion der Sterblichkeit führen.
- Für Patienten, deren Herzinsuffizienz mit **Beta-Rezeptorenblockern** (u. a. Metoprolol, Bisoprolol, Celiprolol) behandelt wurde, weist eine Metaanalyse von Studien der Jahre 1975 bis 1997 eine Abnahme der Mortalität aus (Effect of Beta-Blockade on Mortality in Patients with Heart failure: A Meta-Analysis of randomized Clinical Trials). Allerdings tolerieren nicht alle Patienten mit einer Herzinsuffizienz Beta-Rezeptorenblocker in gleicher Weise.
- Der Einsatz des Beta-Rezeptorenblockers **Metoprolol** bei Patienten mit dilatativer Kardiomyopathie führt zu einer Verbesserung der Lebensqualität und zur Reduktion von Herztransplantationen, nicht aber von Todesfällen (Metroprolol in dilated Cardiomyopathy trial, 1996).
- **Carvedilol**, ein Beta-Rezeptorenblocker mit vasodilatierenden Eigenschaften durch alpha-1-Rezeptoren-Blockade führt zu einer Verbesserung der systolischen linksventrikulären Funktion.
- Der Calciumantagonist **Diltiazem** (3 x 90 mg/Tag) verbessert bei Patienten mit dilatativer Kardiomyopathie die Herzfunktion und Belastbarkeit (Diltiazem in dilated Cardiomyopathy trial, 1996).
- Ein therapeutischer Effekt wird auch für die additive Gabe des Calciumantagonisten **Amlodipin** (5–10 mg/Tag) zur konventionellen Therapie der Herzinsuffizienz (einschließlich ACE-Hemmer) bei Patienten mit nicht ischämisch bedingter Herzinsuffizienz beschrieben (Praise-Studie).
- Bei Vorhofflimmern und/oder schweren linksventrikulären Kontraktionsstörungen (Auswurffraktion < 40%) ist eine Dauerprophylaxe mit Cumarinen indiziert (Zielwert 2,5 bis 3,5)

Herztransplantation
Die Indikation zur Herztransplantation ist in Abhängigkeit vom klinischen Bild und Krankheitsverlauf zu stellen
Insbesondere jüngere Patienten (< 60. Lebensjahr) im NYHA-Stadium III mit deutlicher Progredienz sollten beim Fehlen von Kontraindikationen bereits frühzeitig auf diesen Eingriff vorbereitet werden, da die 5-Jahres-Überlebensrate hierdurch auf bis zu 70% gesteigert werden und die Lebensqualität der Patienten deutlich verbessern kann.
Auf Grund des Mangels an Spenderorganen für eine Herztransplantation werden derzeit weitere kardiochirurgische Verfahren wie die **dynamische Kardiomyoplastik** oder die **partielle linksventrikuläre Resektion nach Batista** als organerhaltende operative Maßnahme bei terminaler Herzinsuffizienz evaluiert.

F94

Frage 1.111: Lösung A

Ursachen des kompletten **Linksschenkelblocks** sind schwere Herzerkrankungen, die mit Koronarinsuffizienz, Hypertrophie oder Dilatation des linken Ventrikels einhergehen.
Zu Beginn einer **dilatativen Kardiomyopathie** (A) weisen die Patienten meist nur belastungsabhängige Beschwerden auf. Im Rahmen dieser „noch kompensierten" Herzinsuffizienz findet man allerdings bereits typische elektrokardiographische (kompletter Linksschenkelblock, ventrikuläre Herzrhythmusstörungen) und echokardiographische Veränderungen.
Die übrigen genannten Herzerkrankungen führen zur **Myokardhypertrophie** mit den entsprechenden **Linkshypertrophiezeichen im EKG ($S_{V1} + R_{V5} > 3,5$ mV).** Typisch für die Volumenhypertrophie (z. B. Aorteninsuffizienz) sind betonte Q-Zacken und im Gegensatz zur Druckhypertrophie (z. B. Aortenstenose) erst später T-Negativierungen. Ein kompletter Linksschenkelblock ist dabei nicht obligat.

Hypertrophisch obstruktive Kardiomyopathie — 1.32

Die **hypertrophische Kardiomyopathie** bezeichnet eine asymmetrische Hypertrophie des linken Ventrikels, die vor allem im Septumbereich mit und ohne Obstruktion der linksventrikulären Ausflussbahn auftreten kann. Die **hypertrophisch obstruktive Kardiomyopathie** wird in der Mehrzahl der Fälle autosomal dominant vererbt.
Klassifikation der hypertrophischen Kardiomyopathie:
Hypertrophisch obstruktive Kardiomyopathie (HOCM):
- idiopathische hypertrophische Subaortenstenose
- mesoventrikuläre Obstruktion

Hypertrophische nicht obstruktive Kardiomyopathie (HNCM):
- asymmetrische Septumhypertrophie
- apikale Hypertrophie

Pathogenese der hypertrophisch obstruktiven Kardiomyopathie:
Durch eine **Septumhypertrophie** und die nach anterior verlagerte Mitralklappe kommt es zur endsystolischen Einengung der linksventrikulären Ausflussbahn mit Ausbildung eines intraventrikulären Druckgradienten, der im Unterschied zur Aortenklappenstenose zunimmt, wenn durch Abnahme des venösen Rückstromes das Ventrikelvolumen vermindert ist. Gleichzeitig besteht eine **diastolische Relaxationsstörung**.
Unabhängig davon, ob der messbare intraventrikuläre Gradient bei der **HOCM** Folge einer mechanischen Obstruktion ist oder durch eine fortgesetzte isometrische Kontraktion während der späten Systole entsteht, gilt eine **systolische Druckdifferenz zwischen Ein- und Ausflusstrakt** als **diagnostischer Marker der HOCM**.
Negativ inotrope Einflüsse führen zu einer Minderung des Gradienten.
Die systolische Obstruktion der linksventrikulären Ausflussbahn nimmt zu, wenn **positiv inotrope Substanzen** wie Digitalis oder Sympathomimetika verabreicht werden. Eine Verstärkung dieser dynamischen Obstruktion resultiert auch aus einer Verminderung der Vorlast und Nachlast (z.B. durch Nitrate).
Die Patienten sind insbesondere durch das Auftreten ventrikulärer Arrhythmien gefährdet. Ohne Therapie beträgt die jährliche Sterberate etwa 3,5 %. Die Diagnosestellung ist heute vor allem durch echokardiographische Bildgebung vereinfacht.
Die **diastolische Füllung der Herzinnenräume** ist durch die hypertrophen Muskelmassen deutlich erschwert, sodass ein Ausfall der Vorhofkontraktion zu einem kritischen Abfall des Herzzeitvolumens führen kann.

F99

Frage 1.112: Lösung E

Die **hypertrophische Kardiomyopathie** bezeichnet eine asymmetrische Hypertrophie des linken Ventrikels, die vor allem im Septumbereich mit und ohne Obstruktion der linksventrikulären Ausflussbahn auftreten kann. Sie wird in der Mehrzahl der Fälle autosomal dominant vererbt.
Durch eine **Septumhypertrophie** und die nach anterior verlagerte Mitralklappe kommt es zur endsystolischen Einengung der linksventrikulären Ausflussbahn mit **Ausbildung eines intraventrikulären Druckgradienten**, der im Unterschied zur Aortenklappenstenose zunimmt, wenn durch Abnahme des venösen Rückstromes das Ventrikelvolumen vermindert ist. Gleichzeitig besteht eine diastolische Relaxationsstörung.
- **Negativ inotrope Einflüsse** (wie z.B. **Therapie mit Beta-Rezeptorenblockern** (E)) führen zu einer Minderung des Gradienten.
- Die **systolische Obstruktion der linksventrikulären Ausflussbahn nimmt zu,** wenn **positiv inotrope Substanzen** wie Digitalis (B) oder Sympathomimetika (C) verabreicht werden. Eine Verstärkung dieser dynamischen Obstruktion resultiert auch aus einer Verminderung der Vorlast und Nachlast (z.B. durch Nitrate).

1.5 Perikard

Perikarderguss — 1.33

Die physiologische intraperikardiale Flüssigkeit (etwa 20 ml) setzt die Reibung mit den umgebenden Strukturen des Perikards auf ein Minimum herab.
Nimmt durch krankhafte Veränderungen die Steifheit des Perikards zu **(Pericarditis constrictiva)**, wird die normale diastolische Füllung des Herzens erschwert. Ähnliches geschieht bei einer Volumenzunahme der intraperikardialen Flüssigkeit. Entwickelt sich ein Perikarderguss rasch, können bereits 250 ml zur lebensbedrohlichen **Herzbeuteltamponade** führen. Langsam zunehmende Flüssigkeitsansammlungen bis 1000 ml können dagegen bei gleichzeitiger Dehnung des Herzbeutels ohne nennenswerte hämodynamische Auswirkungen bleiben.
Für die klinischen Belange wird eine semiquantitative Differenzierung zwischen einer
- unbedeutenden (< 50 ml),
- einer geringen (< 100 ml),
- einer mäßigen bis deutlichen (< 300 ml)
- und einer erheblichen (> 400 ml) Ergussmenge vorgezogen.

Mit der Herz-Ultraschalluntersuchung lassen sich kleinere Ergüsse beim liegenden Patienten im diaphragmalen Bereich aus subkostaler Schallposition lokalisieren.

Mit zunehmender Ausdehnung des Ergussvolumens findet man eine deutliche Perikardseparation, und es kommt zum Bild des schwingenden Herzens („swinging heart").

Da es neben der **exsudativen Form** der Perikarditis auch die **Pericarditis sicca** gibt, die im Herz-Ultraschallbild nicht zu einer Perikardseparation führt, schließt ein normales Echokardiogramm die Diagnose der akuten Perikarditis nicht aus. Die Echokardiographie ist jedoch mit ihrer hohen Sensitivität und Spezifität die Methode der Wahl, um die sichere Diagnose auch kleiner Perikardergüsse zu stellen.

Ursachen für eine Perikarditis:
- **Infektionen** mit Viren, Bakterien, Tbc, Rickettsien, Pilzen, Aktinomyzeten, Parasiten
- **autoimmune Formen** bei Myokardinfarkt (Dressler-Syndrom = Postmyokardinfarkt-Syndrom), Postkardiotomiesyndrom, Kollagenosen (z.B. Lupus erythematodes, PCP, Panarteriitis nodosa) akutem rheumatischem Fieber
- **Varia:** Urämie (z.B. nephrotisches Syndrom), Neoplasmen, Traumen, Radiatio, Chyloperikard, Cholesterinperikarditis, Myxödem, Addison-Krise, idiopathisch

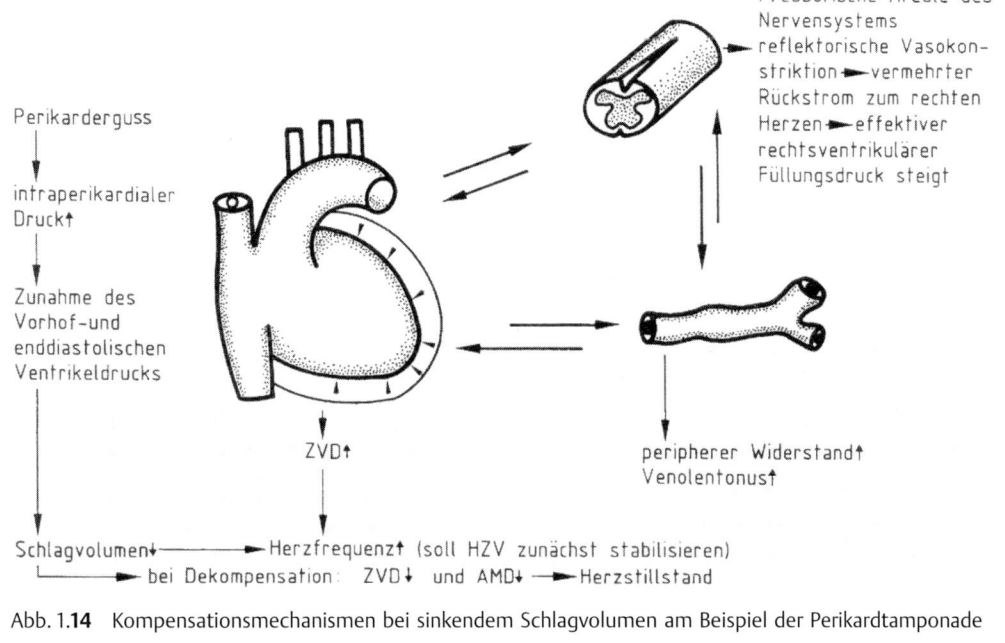

Abb. 1.14 Kompensationsmechanismen bei sinkendem Schlagvolumen am Beispiel der Perikardtamponade

H94

Frage 1.113: Lösung C

Von der chronischen **Verlaufsform** der Perikarditis wird die **akute** Perikarditis abgegrenzt. Die akute Entzündung des Perikards manifestiert sich als **Pericarditis sicca** oder **Pericarditis exsudativa**.

Zu **(C):** Für die Pericarditis sicca ist ein **stechender retrosternaler Schmerz typisch, der sich im Liegen bei tiefer Inspiration und beim Husten verstärkt,** während im Sitzen oftmals eine Erleichterung verspürt wird. Die Diagnose ist bei Nachweis des klassischen Perikardreibens gesichert.

Zu **(A):** Die **Mediastinitis** ist ein schweres Krankheitsbild mit septischen Temperaturen, **Tachypnoe,** retrosternalen bis in den Hals ausstrahlenden Schmerzen, das von Entzündungszeichen über dem Jugulum und oberer Einflussstauung begleitet sein kann.

Zu **(D):** Bei der massiven **Lungenembolie** besteht eine plötzlich einsetzende Atemnot.

Zu **(E): Hiatushernien** führen zu einem schmerzhaften Druckgefühl hinter dem Sternum, zu **Passagestörungen** und je nach Raumforderung auch zu kardiopulmonalen Symptomen.

H94

Frage 1.114: Lösung C

Die **Therapie** der akuten Perikarditis besteht in der Gabe nicht steroidaler Antiphlogistika und körperlicher Schonung (C).

F00

Frage 1.115: Lösung B

Ätiologie der Perikardtamponade
- akute Perikarditis (90%), chronische Linksherz (B)- oder Niereninsuffizienz (Urämie) (A), Tuberkulose, Virusinfektion (E), Chyloperikard, bei rheumatischem Fieber, Tumorperikarditis (u.a. Bronchialkarzinom) (D), Postkardiotomie-Syndrom, Churg-Strauss-Syndrom, Whipple-Krankheit
- **Hämatoperikard** bei Herzwandruptur (Myokardinfarkt), traumatisch, Aneurysma-Ruptur (auch Aortendissektion (C)), perforierender Myokardabszess

F00

Frage 1.116: Lösung D

Diagnostik des Perikardergusses
- **Echokardiographie** (D): auch kleinere Ergüsse (> 30 ml) feststellbar; mit zunehmender Ausdehnung des Ergussvolumens deutliche **Perikardseparation, „swinging heart"**
- **EKG:** wie Perimyokarditis (Außenschichtschaden), bei starkem **Perikarderguss Niederspannungs-EKG**, gelegentlich **elektrisches Alternans** (von Schlag zu Schlag wechselnde Position des Herzens ⇒ alternierende Verminderung der QRS-Amplitude)
- bei **Herzbeuteltamponade** ⇒ **elektromechanische Dissoziation** → RR sinkt mit Pulslosigkeit bei gleichzeitig weiterbestehendem **Sinusrhythmus im EKG**
- **Röntgen Thorax** (C): Vergrößerung des Herzschattens mit typischer Zeltform („Bocksbeutel") ab etwa 200 ml Ergussmenge
- **Rechtsherzkatheter:** ZVD ansteigend (RR abfallend), Druck im rechten Vorhof nimmt zu, Angleichung der Druckwerte im rechten Vorhof, rechten Ventrikel und der A. pulmonalis (diastolisch)
- **Zytologische Untersuchung des Punktats** (maligne Zellen, Erregernachweis)

H99

Frage 1.117: Lösung C

Diagnostik der Perikarditis
- **Auskultation:** ohrnahes **systolisches-diastolisches Reibegeräusch im Herzrhythmus** in Sternalnähe, ohne Geräuschänderung bei Atempause (**typischer Befund**)
- **EKG bei Begleitmyokarditis** ⇒ Außenschichtschaden ⇒ **konkav verlaufende ST-Elevation ohne typische Infarktstadien**, ubiquitär oder in wechselnden Ableitungen, später gleichschenklig negative T-Welle

- **Labor:** BSG ↑, Leuko- bzw. Lymphozytose, serologische und mikrobiologische Untersuchungen ggf. positiv, meist Nachweis myokardialer Autoantikörper und zirkulierender Immunkomplexe.

Leise Herztöne können bei einer Perikarditis für eine Ergussbildung sprechen. Meist bestehen Schmerzen, die typischerweise in vornübergebeugter Lage oder durch Stillhalten nachlassen. Der **perikardiale Schmerz ist stechend, brennend oder schneidend** und wird durch Husten, Schlucken und tiefes Atmen verschlimmert.

Zu (D): Leitsymptome der **Lungenembolie** sind Tachypnoe, Dyspnoe, Husten, Throaxschmerz und Tachykardie. Im EKG gelten Befunde wie Rechtstyp (Hauptvektor von QRS in Abl. III und aVF), S_1Q_{III}-Typ, Rechtsschenkelblock und P pulmonale als typisch für die akute Lungenembolie, wenngleich mehrere dieser Befunde bei lediglich etwa 25% der Patienten mit gesicherter Lungenembolie nachzuweisen sind.

Zu (E): Auskultationsbefund bei schwerer hämodynamisch wirksamer **Aortenklappeninsuffizienz:** hochfrequentes „gießendes" **Sofortdiastolikum** von Decrescendocharakter mit p.m. über dem 3. ICR links sowie systolisches Austreibungsgeräusch und niederfrequentes rollendes spätdiastolisches Geräusch (Austin-Flint-Geräusch).

H00

Frage 1.118: Lösung A

Klinische Zeichen eines Perikardergusses:
- obere **Einflussstauung** mit Anschwellen der Jugularvenen
- ZVD ↑, **Blutdruckabfall** durch kleine Auswurfmenge
- **Venendruck paradox** (steigt inspiratorisch, sinkt exspiratorisch)
- **Pulsus paradoxus** (syst. Druck ↓ bei Inspiration), **Tachykardie**
- **leise Herztöne**, ggf. protodiastolischer Galopp
- **Dyspnoe**, Zyanose, **ggf. kardiogener Schock**
- bei längerer Dauer ⇒ Leber- und Nierenstauung (**Proteinurie**)
- **Echokardiographie:** mit zunehmender Ausdehnung des Ergussvolumens deutliche **Perikardseparation, „swinging heart"**

Mechanische Störungen der Ventrikelfüllung führen über ein vermindertes Herzzeitvolumen zur arteriellen Hypotonie. Dabei bewirkt der Barorezeptorreflex eine **Erhöhung des Sympathikotonus** mit peripherer Konstriktion und positiv chronotroper und inotroper Wirkung am Herzen. Katecholamine führen beim kardiogenen Schock zum Herzfrequenzanstieg (Adrenalin) sowie Engerstellen der Arteriolen und venösen Kapazitätsgefäße (Noradrenalin).

1.5 Perikard

[H00]

Frage 1.119: Lösung A

EKG bei Perikarderguss:
- **Außenschichtschaden** wie bei Perimyokarditis (ST-Elevation ohne typische Infarktstadien, ubiquitär oder in wechselnden Ableitungen, später gleichschenklig negative T-Welle)
- bei starkem **Perikarderguss** ⇒ **Niederspannungs-EKG**, gel. **elektrischer Alternans** (von Schlag zu Schlag wechselnde Position des Herzens ⇒ alternierende Verminderung der QRS-Amplitude).

[F94]

Frage 1.120: Lösung C

Bei einer lang anhaltenden Hypothyreose (C) kann sich ein **Hydroperikard** ebenso wie ein Pleuraerguss entwickeln. Diese Komplikationen treten jedoch nur selten auf.
Nach Braunwald (Heart Disease) weisen bei Langzeitbeobachtungen nahezu ein Drittel aller Patienten, die an einer Hypothyreose leiden, kleine Perikardergüsse auf. Ursache dafür scheint ein Anstieg der Kapillarpermeabilität im Rahmen der Grunderkrankung zu sein. Weitere Stoffwechselerkrankungen, die mit einer Perikarditis einhergehen können, sind der **Morbus Addison** und das **diabetische Koma**. Auch eine **Cholesterin-Perikarditis** wird beschrieben.

[H00]

Frage 1.121: Lösung B

Ätiologie des Perikardergusses: Akute Perikarditis (90%), Herz- oder Niereninsuffizienz (Urämie), Tbc, Virusinfekte, Chyloperikard, bei rheumatischem Fieber, Tumorperikarditis (u.a. Bronchialkarzinom), Postkardiotomie-Syndrom, Churg-Strauss-Syndrom, Whipple-Krankheit.
Zu **(B):** Patienten mit **Hypothyreose** sind bradykard in Folge verminderter Schilddrüsenhormonspiegel und eingeschränkter adrenerger Stimulation. Das Herz erscheint vergrößert, zum Teil durch eine Dilatation, hauptsächlich jedoch auf Grund eines **Perikardergusses mit hohem Eiweißgehalt**. Perikard- und Pleuraergüsse entwickeln sich langsam, respiratorische und hämodynamische Komplikationen sind selten.

[H97]

Frage 1.122: Lösung D

Die Symptome der Patientin mit stechenden retrosternalen Schmerzen, die sich unter Inspiration verstärken, Tachypnoe sowie das schabende Systolikum und der Infekt in der Anamnese sprechen für das Vorliegen einer Perikarditis (D).

Befunde bei Pericarditis fibrinosa/sicca (trockene Perikarditis):
- Fieber, Dyspnoe, Tachypnoe, stechende Schmerzen v. a. bei Inspiration oder Husten
- bei Übergang von trockener zu feuchter Perikarditis nehmen Schmerzen und Reibegeräusch ab

Diagnostik:
- **Auskultation:** ohrnahes systolisch-diastolisches Reibegeräusch in Sternalnähe ohne Geräuschänderung bei Atempause
- **EKG** (Begleitmyokarditis → Außenschichtschaden): ST-Elevation ohne typische Infarktstadien, ubiquitär oder in wechselnden Ableitungen, später gleichschenklig negative T-Welle
- **Labor:** BSG erhöht, Leuko- bzw. Lymphozytose, serologische und mikrobiologische Untersuchungen ggf. positiv, meist Nachweis myokardialer Autoantikörper und zirkulierender Immunkomplexe
- **Echokardiographie:** Ergussnachweis bei Übergang in eine feuchte Perikarditis (→ Perikardseparation)

[H97]

Frage 1.123: Lösung D

Zu **(5):** Entwickelt sich ein **Perikarderguss** rasch **(Herzbeuteltamponade)**, können bereits 300 ml zur lebensbedrohlichen Herzbeuteltamponade führen. Langsam zunehmende Flüssigkeitsansammlungen bis 1000 ml können dagegen bei gleichzeitiger Dehnung des Herzbeutels ohne nennenswerte hämodynamische Auswirkungen bleiben **(chronischer Perikarderguss)**.

Klinische Zeichen:
- obere **Einflussstauung** mit Anschwellen der Jugularvenen
- ZVD steigt, **Blutdruckabfall** durch kleine Auswurfmenge
- **Venendruck paradox** (steigt inspiratorisch, sinkt exspiratorisch = Kussmaul'scher Venenpuls)
- **Pulsus paradoxus** (syst. Druck sinkt bei Inspiration), Tachykardie
- **leise Herztöne**, ggf. protodiastolischer Galopp
- **Dyspnoe**, Zyanose, **ggf. kardiogener Schock**
- bei längerer Dauer → Leber- und Nierenstauung **(Proteinurie)**

Diagnostik:
- **Echokardiographie:** auch kleinere Ergüsse (> 30 ml) feststellbar; mit zunehmender Ausdehnung des Ergussvolumens deutliche **Perikardseparation**, „swinging heart"
- **EKG:** wie Perimyokarditis (Außenschichtschaden), bei starkem **Perikarderguss** → Niederspannungs-EKG, gel. **elektrischer Alternans** (von Schlag zu Schlag wechselnde Position des Herzens → alternierende Verminderung der QRS-Amplitude), ggf. **Rhythmusstörungen;** bei

Herzbeuteltamponade → elektromechanische Dissoziation → RR sinkt mit Pulslosigkeit bei gleichzeitig weiterbestehendem **Sinusrhythmus im EKG**.

---- **Pericarditis constrictiva** ---------------- **I.34** ----

Nimmt durch krankhafte Veränderungen die Steifheit des Perikards zu, so wird bereits die normale diastolische Füllung des Herzens erschwert **(Pericarditis constrictiva)**. Die narbig verdickten, zum Teil verkalkten Perikardblätter lassen sich echokardiographisch und röntgenologisch nachweisen. Hypotonie, kleines Schlagvolumen und Tachykardie sowie Jugularvenenstauung, Hepatomegalie und Aszites lassen sich bei diesen Patienten feststellen. Da sich der Ventrikel in der Diastole nicht mehr ausdehnen kann (Ventrikelfüllung sinkt), besteht die einzige Therapie in der Resektion der Perikardschwielen bzw. einer Fensterung des Perikards. Insbesondere bei der tuberkulösen Perikarditis kann die rechtzeitige Perikardektomie die Bildung eines **Panzerherzens** verhindern. In diesem Fall ist die Behandlung mit der Dreierkombination Isoniazid, Rifampicin und Etambutol für 6 bis 9 Monate erforderlich.
Bei eitrigen Perikarditiden kann antibiotisch behandelt werden.

Ursachen einer Perikarditis:
- **idiopathisch**
- **Infektionen** mit
  Viren (Erregerspektrum wie bei Myokarditis), Bakterien (oft bei Tbc), Rickettsien, Aktinomyzeten, Parasiten, Mykosen
- **Autoimmune Formen** bei Kollagenosen (z.B. Lupus erythematodes, rheumatoide Arthritis, Panarteriitis nodosa), akutem rheumatischem Fieber (⇒ Pankarditis), allergische Perikarditis bei Serumkrankheit
- **periinfarziell:**
  ⇒ **Perikarditis epistenocardica** bei Myokardinfarkt (= Frühperikarditis innerhalb weniger Tage),
  ⇒ **Dressler-Syndrom** = Postmyokardinfarktsyndrom (> 2 Wochen) ⇒ Spätperikarditis/Pleuritis (BSG ↑, Leukozytose, Antikörper gegen Herzmuskelantigene)
  ⇒ **Postkardiotomie-Syndrom** nach herzchirurg. Eingriffen
- **Stoffwechselstörungen:**
  Urämie (z.B. nephrotisches Syndrom), **Cholesterinperikarditis**, Myxödem, Addison-Krise
- **Neoplasmen, Radiatio, Trauma**

Man unterscheidet als **Folgezustand der chronisch konstriktiven Perikarditis:**
- **Accretio:** Adhäsionen des Perikards an Nachbarorganen
- **Concretio:** Verklebung der Perikardblätter

- **Constrictio:** „Panzerherz" mit schwielig schrumpfendem Perikardbeutel

Bei der **Pericarditis constrictiva** führt die Einengung des Herzens durch den narbig geschrumpften Herzbeutel zur Behinderung der diastolischen Ventrikelfüllung mit Zeichen der Einflussstauung und bei längerem Bestehen zur Herzmuskelatrophie.
Im Rahmen einer **Pericarditis constrictiva** kommt es zu:
- erhöhtem Venendruck
- Lebervergrößerung mit Aszitesbildung
- Ödembildung, Stauungsproteinurie (Hypoproteinämie)
- Pulsus paradoxus (inspiratorisch kleiner werdender Puls)
- Als klinisches Zeichen der Rechtsherzbelastung mit Überfüllung des großen Kreislaufs kann es auch zur Bildung von Pleuratranssudat, Aszites und Stauungsstraßen der Leber (Fehldiagnose: Leberzirrhose) kommen.

H99

Frage 1.124: Lösung D

Unter allmählicher **Perikardvernarbung**, die zu einer **konstriktiven Perikarditis** führt, ist die einzige frühe Auffälligkeit eine Erhöhung des diastolischen Ventrikeldrucks sowie des pulmonalvenösen Drucks. Dieser führt zu Dyspnoe und Orthopnoe. Die venöse Drucksteigerung im großen Kreislauf bedingt Hypervolämie, gestaute Halsvenen, Pleuraergussbildung, Hepatomegalie, Aszites und periphere Ödeme.
Im **Thoraxröntgenbild** finden sich als Folge der Pericarditis constrictiva calcarea Hinweise auf eine Perikardverkalkung (**Kalkspangenbildung**). Eine Perikardverkalkung kommt in etwa 50% der konstriktiven Perikarditisfälle vor und wird häufig am besten auf der Seitenaufnahme gesehen. Die Herzsilhouette kann dabei klein, normal groß oder groß sein.

H98

Frage 1.125: Lösung D

Zu **(D):** Die Summe der Einzelbefunde (mittleres Lebensalter, langsame Beschwerdezunahme über mehrere Monate, 3. Herzton als „pericardial knock", zunehmende Atemnot, Halsvenenstauung, normale Herzdämpfung, Aszites, Pleuraergüsse, Proteinurie) führt bei dieser Frage zur richtigen Lösung, u.a. auch, da jede „Rechtsherzinsuffizienz" bei normaler Herzgröße als Hinweis auf eine konstriktive Perikarditis gilt!
Bei der Pericarditis constrictiva (narbiger Folgezustand der akuten Perikarditis) führt die Einengung

des Herzens durch den narbig geschrumpften Herzbeutel zur Behinderung der diastolischen Ventrikelfüllung. Dies zeigt sich an Zeichen der Rechtsherzbelastung (z. B. Einflussstauung), Herzinsuffizienz. Bei längerem Bestehen kommt es u. U. zur Herzmuskelatrophie.
Im Rahmen einer **Pericarditis constrictiva** kommt es zu:
- **erhöhtem Venendruck**
- **Leberstauung** („cirrhose cardiaque") mit Aszitesbildung
- **Ödembildung, Stauungsproteinurie** (Hypoproteinämie)
- **Dyspnoe** (pulmonaler Rückstau)
- Bildung von **Pleuratranssudat**
- Abnahme des HZV → Leistungsschwäche
- **Pulsus paradoxus** (inspiratorisch kleiner werdender Puls)
- **Venendruck paradox** (steigt inspiratorisch, sinkt exspiratorisch)

Diagnostik:
- Auskultation: leiser 1. und 2. Herzton, oft früh einfallender **3. Herzton als „pericardial knock"** (DD Mitralvitium)
- **Rö.-Thorax** (in 2 Ebenen): Perikardverkalkungen (50 %), ggf. Herzschattenverkleinerung
- **Echokardiographie:** echodichte Perikardverkalkungen, Perikardschwielen → Bewegungsamplitude der Hinterwand des linken Ventrikels sinkt

Herzkatheterbefund:
- Druck im rechten Vorhof und rechten Ventrikel (enddiastolisch) ↑
- Angleichung der enddiastolischen Druckwerte in allen vier Herzräumen und im Truncus pulmonalis.

Zu **(A):** Gegen eine kardial dekompensierte Hypertonie spricht, dass bei diesem Patienten eine deutliche Diskrepanz zwischen der nur geringgradig ausgeprägten **diastolischen Hypertonie** und den **deutlich ausgeprägten Herzinsuffizienzzeichen** besteht. Dennoch ist eine vorbestehende **Hypertonie** als disponierender extrakardialer Faktor für die Genese des Vorhofflimmerns zu werten. Die **Mikroalbuminurie** könnte dabei auch als Frühsymptom der **Hypertonie-induzierten arterio-arteriolosklerotischen Schrumpfniere** auftreten.
Schweregrade der Hypertonie nach dem **diastolischen Druck**:
- Grenzwerthypertonie: 90–94 mmHg
- leichte Hypertonie: 95–104 mmHg
- mittelschwere Hypertonie: 105–114 mmHg
- schwere Hypertonie: > 115 mmHg

Zu **(C):** Eine Lebervenenthrombose, auch als Budd-Chiari-Syndrom bezeichnet, tritt im Rahmen vermehrter Koagulabilität des Blutes, z. B. bei myeloproliferativen Erkrankungen auf. Es kommt dabei zu Hepatomegalie, abdominellen Schmerzen und massivem Aszites bis hin zum akuten Leberversagen. Kardiale Symptome fehlen dabei.

Zu **(E):** Beim nephrotischen Syndrom führt eine **starke Proteinurie** (> 3–3,5 g/d) zu Hypoproteinämie mit hypoproteinämischen Ödemen. Weitere Symptome sind Hyperlipoproteinämie, häufig arterielle Hypertonie, Infektanfälligkeit wegen IgG-Mangels. Kardiale Symptome fehlen dabei.

H98

Frage 1.126: Lösung C

Übersichtsaufnahmen des Thorax werden meist in **Hartstrahltechnik** (100–120 kV) durchgeführt. Dies führt zu einer
- Verringerung der Bewegungsunschärfe
- Verminderung der Strahlenbelastung
- Verringerung des Kontrastes Weichteile – Knochen.

Im vorliegenden Fall sind **Perikardverkalkungen** als bestätigender Befund zu erwarten.

F94

Frage 1.127: Lösung C

Zu **(1)** und **(2):** Kompression im Bereich des Mediastinums führt zur oberen Einflussstauung. Bei der **Pfortaderthrombose** treten **portaler Hochdruck, Aszites und Milzvergrößerung** als Ausdruck der unteren Einflussstauung auf.
Zu **(3)** und **(4): Verminderung der Pumpleistung des rechten Ventrikels** führt zum **Stau im gesamten venösen Kreislaufbereich.** Das in die Lunge ausgeworfene Schlagvolumen sinkt ab, was zu vermindertem Blutangebot an den linken Ventrikel führt. **Das venöse System kann das vor dem insuffizienten rechten Ventrikel gestaute Blut druckpassiv aufnehmen.** Daher kommt es auch zu keiner sekundären Linksbelastung. Der **Venendruck steigt bei der dekompensierten Rechtsherzinsuffizienz an,** da kompensatorisch der Venolentonus sowie das Blutvolumen zunehmen.

1.6 Infektiöse Endokarditis

──Endokarditis──────────────I.35─

Formen der Endokarditis
- **Akute bakterielle Endokarditis** → meist Folge einer akuten **Sepsis** mit Besiedlung **vorgeschädigter** (> 50 %), aber auch gesunder **Klappen** (native valve endocarditis) durch hochpathogene Keime **(meist Staphylokokken;** Letalität: 20–40 %).
- **subakute bakterielle Endokarditis** (= Endocarditis lenta = schleichende Endokarditis) → transiente Bakteriämien → Besiedlung **meist vorgeschädigter Klappen** (> 90 %) mit langsamem Verlauf (> **6 Wochen**) vorwiegend durch **Streptococcus viridans** (80 %).

Erregerhäufigkeit:
- hämolysierende Streptokokken (Str. viridans) am häufigsten
- Staphylokokken (etwa 20%)
- Enterokokken, gramnegative Bakterien und Pilze etwa 10%

speziell
- **Fixer-Endokarditis** bei Drogenabhängigkeit **durch intravenöse Infektion** (v. a. **Staph. aureus**, Streptokokken der Gruppe A, gramnegative Stäbchen) → bevorzugt Klappen des rechten Herzens (20%) → **Trikuspidalinsuffizienz.**
- **Prothesenendokarditis** nach **Herzklappenersatz** (3%) oder auch Phlebitis durch Venenkatheter v.a. durch **Staph. epidermidis, Staph. aureus,** gramnegative Stäbchen, Enterokokken

Labor:
- BSG ↑, CRP ↑, **Leukozytose** mit Linksverschiebung, normochrome normozytäre **Anämie**
- **zirkulierende Immunkomplexe, Kryoglobuline,** antiendotheliale oder antisarkolemmale Antikörper
- **kultureller Erregernachweis im Blut** (bester Entnahmezeitpunkt: Fieberanstieg)

Einteilung der Streptokokken
- **Serogruppen A** → **Str. pyogenes** → Angina, Scharlach, Erysipel, Phlegmone, Impetigo contagiosa, Ekthyma, Wund- und Weichteilinfektionen, „streptococcal toxic shock syndrome"; hyperergische **Folgekrankheiten** → rheumatisches Fieber, Poststreptokokken-Glomerulonephritis
- **Serogruppe B** → **Str. agalactiae** → Endometritis puerperalis, Neugeborenensepsis, -meningitis
- **Serogruppe C, G** → **Str. equisimilis** → eitrige Infektionen (wie **Serogruppe A,** ohne Folgekrankheiten)
- **Serogruppe D** → **Enterococcus faecalis** bzw. **faecium, Str. bovis** → Cholecystitis, Cholangitis, Endokarditis, Harnwegsinfekte
- kein **Gruppenantigen** → Pneumokokken → Pneumonie, Meningitis, (Str. pneumoniae)-Sepsis, Infektionen des oberen Respirationstrakts
  - hämolysierende, vergründende **Streptokokken** → Str. viridans
  - nicht hämolysierende Streptokokken mit unterschiedlichen Gruppenantigenen → Str. salivarius, Str. mitior, Str. mutans, Str. sanguis → Endocarditis lenta

Bei der **Pathogenese der bakteriellen Endokarditis** spielen 4 Faktoren eine Rolle:
1. **bereits vorgeschädigte Herzklappen,** die die laminare Strömung des Blutes verändern
2. **Thrombozyten-Fibrin-Thromben,** die an verletzten Endothelstellen anhaften
3. **Bakteriämien,** die im Rahmen von chronischen Streuherden auftreten können
4. die körpereigene **Abwehr** (Höhe des Titers von agglutinierenden Antikörpern gegen die verschiedenen Erreger)

Durch die schnelle Zerstörung der Herzklappen lassen sich oft bereits innerhalb weniger Tage **neue Herzgeräusche** im Sinne einer Klappeninsuffizienz sowie Zeichen der Herzinsuffizienz nachweisen. Als Ausdruck abgelaufener Embolien treten im Rahmen der akuten Endokarditis apoplektische Insulte, im Bereich der Haut Petechien und purpuraähnliche Veränderungen auf.

Symptomatik:
- **Allgemeinsymptome:**
  Fieber, Tachykardie, Schwitzen, Schwächegefühl, Appetitlosigkeit, Gewichtsverlust
- **kardiale Symptome:**
  - wechselndes Herzgeräusch (Herzgeräusch eines vorbestehenden rheumatischen Klappenfehlers ändert sich im Rahmen der Endokarditis)
  - Herzinsuffizienzzeichen
  - echokardiographischer Nachweis von Klappenvegetationen und Klappendefekten
- **arterielle Embolien**
- **Haut:**
  - Petechien
  - Osler-Splits → kleine, schmerzhafte rote Knötchen, die v.a. an Fingern und Zehen auftreten
- **Splenomegalie**
- **bakterielle Mikroembolien** (z.B. embolische Herdenzephalitis)
- **Nierenbeteiligung** mit Erythrozyturie und Proteinurie:
  Herdnephritis (oft) oder Glomerulonephritis

H93

Frage 1.128: Lösung D

Siehe auch Lerntext I.35.
Zu **(D)**: Die **rheumatische Endokarditis** tritt als **Folge einer Infektion mit beta-hämolysierenden Streptokokken der Gruppe A** auf. Hierbei nimmt als typischer Befund der Titer von Antikörpern, die sich gegen Streptokokken-Antigene richten **(Anti-Streptolysin 0)** anfangs deutlich zu, bevor er sich im weiteren Verlauf der Erkrankung wieder normalisiert. Das rheumatische Fieber befällt das ganze Herz mit Endo-, Myo- und Perikarditis (= **Pankartitis**). Während die Myokarditis dabei relativ selten Symptome macht, wird der Verlauf der Erkrankung im Wesentlichen von der Endokarditis und den dar-

aus resultierenden Klappenfehlern bestimmt. Es treten Wärzchen am Endokard auf: **Endocarditis verrucosa rheumatica,** und **Aschoff-Knötchen** am Myokard. Bevorzugte Stellen sind Bindegewebszwickel zwischen Aorten- und Mitralklappe. Die beiden häufigsten Vitien, die resultieren, sind daher das kombinierte Mitralvitium und das **Aorten-Mitralvitium.** Dabei überwiegt eine Schrumpfung der Klappen in Mittelstellung unter Ausbildung eines **kombinierten Mitralvitiums (Insuffizienz und Stenose).**

H94

Frage 1.129: Lösung C

Siehe auch Kommentar zu Frage 1.130.
Die bakterielle Endokarditis enwickelt sich bevorzugt auf einem vorgeschädigten Klappenapparat. Kausalpathogenetisch wirksam sind dabei eine Blutströmungsbehinderung (auch Shuntvitien!) und vermehrte Plättchenaggregation, die eine bakterielle Besiedlung der defekten Herzklappe begünstigen.
Zu **(C):** Unter einer relativen Mitralinsuffizienz versteht man eine funktionelle Insuffizienz bei **intakter** Mitralklappe und Erweiterung des linken Ventrikels. Die Mitralklappe ist also nicht geschädigt und stellt damit keinen prädisponierenden Faktor für die bakterielle Endokarditis dar.

H95

Frage 1.130: Lösung C

Endokarditis-disponierende Faktoren:
- **vorgeschädigte Herzklappen,** die die laminare Strömung des Blutes verändern (erworbene oder angeborene **Klappenfehler** (A), offener Ductus Botalli (E), Mitralklappenprolaps mit syst. Geräuschbefund, kalzifizierende Klappenveränderungen, Marfan-Syndrom, HOCM)
- **Thrombozyten-Fibrinthromben,** die an geschädigten Endothelstellen anhaften (→ nicht bakterielle Vegetation)
- **Bakteriämien,** transitorisch oder im Rahmen von chronischen Streuherden
- **Virulenz der Erreger und Resistenzschwächung** (AIDS, Diabetes mellitus, Lebererkrankungen, Verbrennungen)

Speziell:
- **Drogenabusus** (D) → **Fixer-Endokarditis** durch intravenöse Infektion (v. a. **Staphylococcus aureus,** Streptokokken Gr. A, gramnegative Stäbchen) → bevorzugt Klappen des rechten Herzens (20%) → **Trikuspidalinsuffizienz**
- **Prothesenendokarditis** nach **Herzklappenersatz** (3%) oder auch Phlebitis durch Venenkatheter v. a. durch **Staph. epidermidis, Staph. aureus,** gramnegative Stäbchen, Enterokokken

besonders hohes Endokarditisrisiko:
Zustand nach bakterieller Endokarditis, künstl. Herzklappenersatz, systemisch pulmonaler Shunt
Endokarditisprophylaxe ist nicht erforderlich bei
- Vorhofseptumdefekt vom Sekundumtyp
- Mitralklappenprolaps ohne Klappeninsuffizienz
- Z. n. aortokoronarer Bypass-Op.

H97

Frage 1.131: Lösung B

Folgen der akuten Endokarditis
- meist **septische Temperaturen** (morgens ↓, abends ↑), Schwitzen, Tachykardie, Schwäche, Appetitlosigkeit
- gel. **Anämie**
- arterielle **Embolien** (3) (→ neurolog. Ausfälle)
- schmerzhafte **Osler-Knötchen** (5%) **an den Endphalangen** durch **kutane Mikroembolien**
- toxisch-allergische **Vaskulitis** → **Janeway-Flecke:** purpuraähnliche Veränderungen **an Hand- und Fußsohlen**
- **Hämaturie** als Zeichen einer Nierenbeteiligung (Glomerulonephritis, Immunkomplexnephritis)
- gel. Splenomegalie (septisch weich)
- **schnelle Zerstörung der Herzklappen und Sehnenfadenabrisse** (1) → oft bereits innerhalb weniger Tage neue Herzgeräusche im Sinne einer **Klappeninsuffizienz** sowie Zeichen der **Herzinsuffizienz.**

Zu **(2):** Erworbene Klappenstenosen treten in der Regel infolge der **rheumatischen Endokarditis** auf.

H98

Frage 1.132: Lösung C

Dieser Patient weist eine typische Anamnese (Drogenabhängigkeit, Fieberperioden, Tachykardie, Abgeschlagenheit) und die Befunde (Herzgeräusche, Leukozytose mit Linksverschiebung, BSG ↑) einer **akuten bakteriellen Endokarditis** (C) auf, die meist Folge einer akuten Sepsis mit Besiedlung vorgeschädigter Klappen (native valve endocarditis) durch hochpathogene Keime (meist Staphylokokken; Letalität: 20–40%) ist.
Prädilektionsorte: Mitralklappe > Aortenklappe > Trikuspidalklappe > Pulmonalklappe.
Labor:
- BSG ↑, CRP ↑
- Leukozytose mit Linksverschiebung
- normochrome normozytäre Anämie
- zirkulierende Immunkomplexe, Kryoglobuline
- antiendotheliale oder antisarkolemmale Antikörper
- kultureller Erregernachweis im Blut (bester Entnahmezeitpunkt: Fieberanstieg)

Die fehlenden Pulse und Schmerzen im linken Bein deuten auf einen akuten embolischen Arterienverschluss hin als Folge der Endokarditits

Zu **(D):** Das Aneurysma dissecans der Aorta tritt überwiegend im mittleren bis fortgeschrittenen Erwachsenenalter auf und wird durch eine Medionecrosis aortae cystica idiopathica, eine Arteriosklerose oder eine Mesaortitis luica ausgelöst. Die akute Dissektion geht mit retrosternalem Vernichtungsschmerz einher. Begleitend können Paresen als Folge zentraler Embolisation auftreten, bei Abklemmung der aortalen Seitenäste kommt es zu absteigenden Ischämiesymptomen (u. a. mit ein- oder beidseitiger Pulslosigkeit der Arme). Bei einer akuten Ruptur kommt es zur Schocksymptomatik.

H98

Frage 1.133: Lösung C

Häufigste Erreger der **Fixer-Endokarditis** sind v. a. Staphylococcus aureus, Streptokokken der Gruppe A und gramnegative Stäbchen.

F93

Frage 1.134: Lösung C

Die **rheumatische Pankarditis** kann sich etwa 2–3 Wochen nach einer Streptokokkeninfektion im Rahmen des **rheumatischen Fiebers** manifestieren.
Akutes rheumatisches Fieber
Hauptkriterien (n. Jones):
- Polyarthritis, Karditis, Chorea minor, Noduli rheumatici, Erythema anulare marginatum

Nebenkriterien:
- Fieber, Gelenkschmerzen, verlängerte PQ-Zeit, erhöhte BSG, erhöhtes CRP, Leukozytose

Die **Diagnosestellung** ist sicher, wenn 2 Hauptkriterien oder 1 Hauptkriterium und 2 Nebenkriterien erfüllt sind und ein vorausgegangener Streptokokkeninfekt bestand.
Ein **Anti-Streptolysintiteranstieg** (ASO oder ASL) über 300 IE, der im Gegensatz zur unkomplizierten Streptokokkenangina nicht abfällt, sichert die Diagnose.

Zu **(B):** **Antinukleäre Antikörper** sind beim Lupus erythematodes, der in mehr als 30% der Fälle mit einer Karditis einhergeht, nachzuweisen.

Zu **(D):** Der **Rheumafaktor** ist bei der primär chronischen Polyarthritis in der Mehrzahl der Fälle (70 bis 80%) nachweisbar.

H94

Frage 1.135: Lösung C

Das rheumatische Fieber befällt das ganze Herz mit Endo-, Myo- und Perikarditis **(Pankarditis)**. Während die Myokarditis dabei relativ selten Symptome macht, wird der **Verlauf** der Erkrankung **im We**sentlichen von der Endokarditis und den daraus resultierenden Klappenfehlern bestimmt.

Die rheumatische Endokarditis tritt als Folge einer Infektion mit beta-hämolysierenden Streptokokken der Gruppe A auf. Es bilden sich Wärzchen am Endokard: **Endocarditis verrucosa rheumatica,** und Aschoff-Knötchen am Myokard. Bevorzugte Stellen sind die Bindegewebszwickel zwischen Aorten- und Mitralklappe. **Auskultatorisch** finden sich ein Vorhofton bzw. 3. HT, im EKG Erregungsausbreitungs- und -rückbildungsstörungen bzw. Rhythmusstörungen bis hin zu Blockbildern. **Therapeutisch** werden Antibiotika und Corticoide eingesetzt.

Die **rheumatische Endokarditis** spielt sich hauptsächlich am Klappenschließungsrand der **Mitralklappe** ab. Durch Gefäßeinsprossung und bindegewebige Vernarbung kommt es infolge horizontaler Schrumpfung zur **Stenose,** bei vertikaler Schrumpfung zur **Insuffizienz** der Klappensegel. Dabei überwiegt eine Schrumpfung der Klappen in Mittelstellung unter **Ausbildung eines kombinierten Mitralvitiums** (Insuffizienz und Stenose). In etwa **30%** der Fälle kommt es zum gleichzeitigen Befall von Aorten- und Mitralklappe. Wesentlich seltener sind kombinierte Aortenvitien und Vitien des rechten Herzens.

Zu **(4):** Bei der **bakteriellen Endokarditis** können je nach Zustand der erkrankten Herzklappen kleinere arterielle Embolien bei etwa der Hälfte der Fälle durch abgelöste Thromben vom Klappenrand auftreten. Auch finden sich **Mikroembolien (Osler Splits)** an Fingern, Zehen und an der Retina.

F93

Frage 1.136: Lösung E

Die sehr seltene **Endocarditis fibroplastica** Löffler scheint eine Unterkategorie des **hypereosinophilen Syndroms** mit Herzbeteiligung zu sein. Es besteht eine Leukozytose mit Eosinophilie (1) ohne Fieber. Der Klappenapparat bleibt von dieser Erkrankung meist verschont (2), während das Endokard einschließlich des darunter liegenden Myokards stark verdickt ist. Zusätzlich treten Hepatosplenomegalie und eine lokalisierte Infiltration anderer Organe auf. Im Rahmen der sich ausbildenden Endokardfibrose entwickelt sich eine therapierefraktäre Herzinsuffizienz mit Einflussstauung vor dem rechten Herzen.

Die Patienten bedürfen permanenter Embolie-Prophylaxe mittels Antikoagulation. Unter frühzeitig einsetzender immunsuppressiver Therapie lässt sich die ungünstige Prognose der Erkrankung etwas verbessern.

Myokarditis — I.36

Myokarditis bezeichnet eine entzündliche Erkrankung des Myokards, die in Verbindung mit kardialer Dysfunktion nach **WHO**-Kriterien (WHO/ISFC Task Force, 1995) als **inflammatorische Kardiomyopathie** definiert wird.

Die **histopathologische Einteilung** der Myokarditis erfolgt auf der Grundlage von Myokardbiopsien nach den Kriterien der Dallas-Klassifikation in fünf Stadien:
- aktive Myokarditis mit entzündlichem Infiltrat und benachbarter Myozytolyse sowie interstitiellem Ödem
- unverändert aktive Myokarditis bei der Kontrollbiopsie
- abheilende Myokarditis mit spärlichem überwiegend interstitiellem lymphozytären Infiltrat ohne Myozytolyse
- abgeheilte Myokarditis (Narbenzustand, histologisch ähnlich der dilatativen Kardiomyopathie)
- Grenzbefund ohne sichere Zuordnung (Kontrollbiopsie erforderlich)

Ätiologie
Infektiöse Myokarditiden
- **Viren:** Enteroviren wie Coxsackie A und B (bes. häufig), Influenza-, Adeno-, Zytomegalie-, Arbo-, Ebstein-Barr-, Rabies-, Mumps-, Röteln-, Poliomyelitis-, Hepatitis A und B-, Echo-, Retroviren (HIV) u.a.
- **Bakterien:**
  - septische Infektion mit Staphylokokken, beta-hämolysierende Streptokokken A, Pseudomonas, Pneumokokken
  - seltener: Diphtherie (Exotoxinwirkung), Typhus, Tuberkulose, Lues u.a.
  - Spirochäten (z.B. Leptospirose, Borrelia burgdorferi (Borreliose = Lyme-Erkrankung))
  - Rickettsien (z.B. Q-Fieber), Chlamydien
- **Protozoen** (z.B. Toxoplasmose, Chagas-Krankheit (Trypanosomiasis), Malaria, Leishmaniose)
- **Parasiten** (z.B. Trichinen, Askarien, Echinokokken u.a.)
- **Mykosen** (z.B. Aspergillose, Candidose)

Nicht infektiöse Myokarditiden
- **entzündlich-immunologisch bei systemischer Grunderkrankung:** Kollagenosen, Vaskulitiden, rheumatoider Arthritis, Sarkoidose, Dressler-Syndrom, M. Crohn, M. Whipple
- allergisch-hyperergische Reaktion auf Medikamente
- idiopathische autoimmune Myokarditis

Symptome und klinische Befunde der aktiven Virusmyokarditis
- Schwächegefühl, Abgeschlagenheit, Leistungsknick, Fieber, Gliederschmerzen, Palpitationen, thorakale bzw. kardiale Schmerzen
- Ruhetachykardie, Herzrhythmusstörungen, supraventrikuläre und ventrikuläre Extrasystolie, rez. Tachykardien
- Dyspnoe, ggf. auch Orthopnoe und niedriger Blutdruck mit enger Pulsamplitude durch Herzinsuffizienz
- bei Kardiomegalie: hebender Herzspitzenstoß außerhalb der Medioklavikularlinie
- Auskultation: neu auftretende systolische Geräusche bei rel. Klappeninsuffizienz; bei dekomp. Herzinsuffizienz ⇒ Galopprhythmus (3. Herzton/Vorhofton)

Labordiagnostische Hinweise
- BSG beschleunigt, CRP sowie kardiales Troponin T ↑ (sensitiv), CK/CK-MB erhöht oder kaum verändert, α_2-Makroglobulin ↑,
- positive Virusserologie kardiotroper Viren (wenig spezifisch)
- positiver IgM-Antikörpernachweis im ELISA
- Nachweis antimyolemmaler (AMLA) oder antisarkolemmaler Antikörper (ASA)
- CMV-early Antigen (pp65, EDTA-Blut) ist für Cytomegalie spezifisch
- Virusnachweis aus Rachenspülwasser oder Perikarderguss

Nachweisdiagnostik
- Myokardbiopsie zum Nachweis viraler Genome

F94

Frage 1.137: Lösung E

Eine Myokarditis mit entzündlicher perikardialer Begleitreaktion wird Perimyokarditis genannt. Die gleichzeitige Beteiligung von Endo- und Perikard ist insbesondere bei rheumatischen und bakteriellen Formen häufig. Meist geht der Myokarditis ein „grippaler Infekt" (A) voraus, der u.a. durch Enteroviren (z.B. Coxsackieviren A und B) bedingt war. Die akute Symptomatik kann Herzschmerzen (B), Fieber und Herzrhythmusstörungen (C) umfassen. Oft bestehen Symptome kardialer Links- und Rechtsherzinsuffizienz (D) mit Dyspnoe, Venendrucksteigerung, Hepatomegalie und Unterschenkelödemen.

F99

Frage 1.138: Lösung D

Pathogenese der rheumatischen Endokarditis: Infektion mit **beta-hämolysierenden Streptokokken der Gruppe A** → nach einem Intervall von 10–20 Tagen postinfektiöse (Bildung kreuzreagierender

Antikörper) streptokokkenallergische Zweiterkrankung (B): **Endocarditis verrucosa rheumatica** (Endo-, Myo- und Perikarditis = **Pankarditis**).
Prädilektionsort: Bindegewebszwickel zwischen Aorten- und Mitralklappe, hauptsächlich Klappenschließungsrand der **Mitralklappe** → meist **Ausbildung eines kombinierten Mitralvitiums** (Insuffizienz und Stenose); in 30% der Fälle gleichzeitiger Befall von Aorten- und Mitralklappe.
Diagnostik: Nachweis erhöhter **Antistreptolysintiter** (bei mehr als 90% der Pat. positiv); **Erregernachweis** im Rachenabstrich oder aus Blut **nur** in der Akutphase, bei Reinfektion oder Erregerpersistenz möglich (D).
Therapie: Penicillin G bis zu 5 Mio. IE/d über 14 Tage, um residuelle Streptokokken zu eliminieren, anschließend Sekundärprophylaxe per os (über mehrere Jahre!) und antiinflammatorische Behandlung mit **Acetylsalicylsäure** (2–3 g/d) oder Corticosteroiden (E).

Infektiös-toxische Diphtheriemyokarditis — I.37

Ätiologie
Die Diphtheriemyokarditis kann als Begleiterkrankung im Rahmen einer akuten Diphtherie auftreten.

Pathophysiologie
Das Exotoxin des Corynebacterium diphtheriae gelangt hämatogen ins Myokard und führt durch Blockade des kardialen oxidativen Stoffwechsels und Hemmung der intrazellulären Proteinsynthese zu einer toxisch bedingten Myokarditis. Im akuten Stadium dominiert die Myozytolyse. Die rechte Herzkammer dilatiert dabei meist stärker als die linke. Bereits in der ersten Krankheitswoche kann es neben den klinischen Zeichen einer schweren Herzinsuffizienz auch zu AV-Blockierungen kommen. Schenkelblock, ST-Streckenveränderungen und T-Zackenveränderungen sind ebenso wie supraventrikuläre und ventrikuläre Arrhythmien ein häufig anzutreffender Befund. Auch bis zur 8 Wochen nach Krankheitsbeginn ist bei unbehandelten Fällen das Auftreten einer Spätmyokarditis möglich. Histopathologisch resultiert nach Ausheilen der Infektion eine feinretikuläre Fibrose.

Diagnostik
Der Keimnachweis erfolgt durch einen Rachen- oder Nasenabstrich vor Therapiebeginn. Das Abstrichmaterial soll dabei unter den anhaftenden Belägen entnommen werden.

Therapie
- Bettruhe
- schnellstmögliche Antitoxinbehandlung
- Penicillin G 2–4 Mill. IE oder Erythromycin 3–4 x 200 mg für 1 bis 2 Wochen.

H00
Frage 1.139: Lösung D
Siehe Lerntext I.37.

1.7 Erworbene Klappenfehler

H00
Frage 1.140: Lösung A

Zu **(B) bis (E): Funktionelle Strömungsgeräusche** sind nicht wie z. B. Herzklappenfehler organisch verursacht. Sie treten am klinisch gesunden Herzen, v. a. bei Kindern und Jugendlichen, in Folge vermehrten Durchflusses (Tachykardie bei Hyperthyreose (C) oder hohem Fieber (E)), erhöhter Strömungsgeschwindigkeit oder bei Änderung der Blutviskosität (z. B. bei Anämie (B)) auf. Sie sind meist von geringer Fortleitungstendenz und von haltungsabhängiger Intensität (u. a. in der Schwangerschaft (D)).

Zu **(A): Perikardreiben** ist ein organisch (meist durch entzündlichen Prozess) bedingtes hochfrequentes, kratzendes Geräusch, das man am besten hört, wenn der Patient nach vorne gebeugt ist oder auf Händen und Knien in Exspiration die Luft anhält.

Aortenstenose — I.38

Die Aortenstenose ist meist **rheumatisch** bedingt.
Blutfluss: linker Ventrikel → Aortenklappe → Aorta → großer Kreislauf
Auskultation:
- rauhes, systolisches Spindelgeräusch über dem Herzen, fortgeleitet in die Karotiden, Jugulum und Rücken, paradoxe Spaltung des 2. Herztons

Pathophysiologie der Aortenstenose:
- Druckbelastung des linken Ventrikels → Hypertrophie
- Druckanstieg im linken Vorhof
- niedriger Druck in der Aorta mit kleiner Amplitude
- langsamer, systolischer Druckanstieg mit spätem Gipfel und verlängerte Auswurfphase
- erhöhter diastolischer Druck im linken Ventrikel auch ohne Dekompensation
- poststenotische Aortendilatation
- Pulsus parvus et tardus

Mögliche Symptome:
Symptome treten erst bei höhergradiger Stenose auf!
- **Angina pectoris, Synkopen,** Schwindelgefühl (zerebrale Perfusion vermindert),
- **Herzrhythmusstörungen,** (→ plötzlicher Herztod), Lungenstauung mit **Dyspnoe**

- **Pulsus parvus** (kleine Blutdruckamplitude) **et tardus** (langsamer systolischer Druckanstieg mit spätem Gipfel)
- hebender Herzspitzenstoß (Linkshypertrophie im Stad. **II–III**), **systolisches Schwirren** rechts parasternal und über den Karotiden
- terminal: **Linksherzinsuffizienz**

Prognose:
- ungünstiger als bei Aorteninsuffizienz
- Rhythmusstörungen (20% sudden death)
- bei Synkopen → **mittlere Überlebenswahrscheinlichkeit 2–4 Jahre**
- bei beginnender Rechtsherzinsuffizienz < 1 Jahr
- linksventrikuläre Funktion korreliert mit Operationsrisiko und Langzeitergebnis
- **10-Jahres-Überlebensrate nach Klappenersatz** etwa 65%

Indikation zur Operation:
- **Kinder** mit angeborener Klappenstenose (z.B. bikuspidale Aortenklappe) → **Klappen erhaltende Rekonstruktion** unmittelbar indiziert
- **Erwachsene** mit erworbener Klappenstenose → **Klappenersatz** bei
  - erstem Auftreten **von Symptomen (Symptomentrias:** Angina pectoris, **Schwindel und** Synkopen, **Dyspnoe)**
  - transvalvulärem Gradienten von > **50 mmHg**

Ballonvalvuloplastik nur bei Kontraindikation für Operation

Tab. 1.4 Schweregradeinteilung der Aortenstenose auf Grund der Hämodynamik (maximaler Druckgradient zwischen linkem Ventrikel und Aorta)

I	< 40 mmHg
II	40–80 mmHg
III	81–120 mmHg
IV	> 120 mmHg

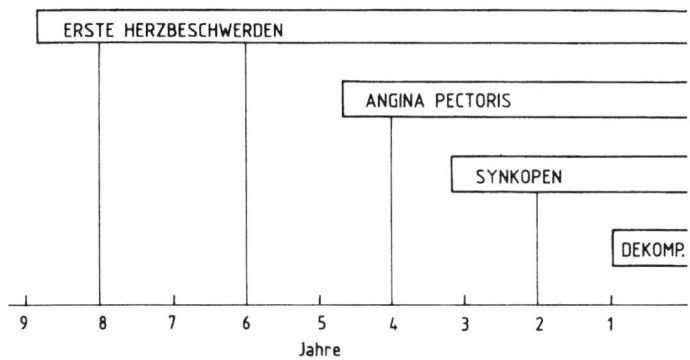

Abb. 1.15 Spontanverlauf bei Aortenstenose. Dabei ist vor allem zu achten auf die Beziehung zwischen Angina, Synkopen und kardialer Dekompensation zum tödlichen Ausgang. (Nach Segal, et al. [1956] Am. J. Med. 21:200)

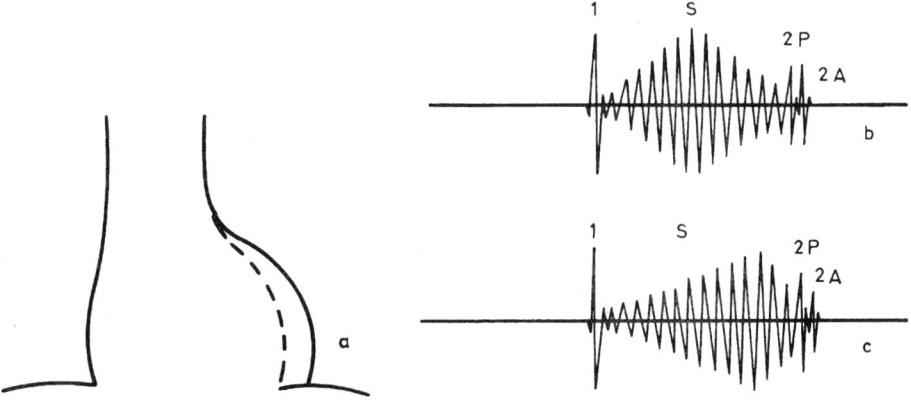

Abb. 1.16 Aortenstenose **a** relative Herzdämpfung, **b** Herzgeräuschbild, 1 = 1. Ton; S = systolisches Geräusch; 2 P = pulmonales Segment des 2. Tones; 2 A = aortales Segment des 2. Tones, mittelschwere Aortenstenose, **c** Herzgeräuschbild bei schwerer Aortenstenose (aus Fritze, 1983)

F93

Frage 1.141: Lösung A

Bei der **valvulären Aortenstenose** besteht eine konzentrische Hypertrophie des linken Ventrikels, die im kompensierten Zustand **im Röntgen-Thorax oft nur als vermehrte Rundung der Randkontur an der Herzspitze sichtbar** wird. Demgegenüber ist die poststenotische Erweiterung der Aorta ascendens meist gut erkennbar.

F98

Frage 1.142: Lösung A

Zu (A): Bei Belastung muss das Herzzeitvolumen erhöht werden. Dies wird durch die stenosierte Klappe eingeschränkt (fixiertes HZV). Man vermutet, dass dabei linksventrikuläre Barorezeptoren stimuliert werden können, die eine paradoxe reflektorische Vasodilatation auslösen. Der daraus resultierende Blutdruckabfall führt ebenso wie das unzureichende HZV zur Synkope.
Siehe Lerntext I.38.

H96

Frage 1.143: Lösung A

Auskultationsbefund bei Aortenstenose:
- rauhes **systolisches Spindelgräusch** p.m. über dem **II. ICR rechts parasternal,** fortgeleitet in die **Karotiden,** Jugulum und Rücken
- **aortaler Ejektion-Click** (kann im Stadium III fehlen)
- atemvariable **Spaltung des 2. Herztons**

bei hochgradiger Stenose (Geräuschmaximum verlagert sich in die Spätsystole):
- **Abschwächung des 1. und des 2. Herztons** (reduziertes Schlagvolumen)
- **präsyst. Extraton** (Vorhofton)
- **paradoxe Spaltung des 2. Herztons** (Pulmonalisanteil vor Aortenklappenanteil)

H96

Frage 1.144: Lösung C

Auskultationsbefund bei Mitralstenose:
- präsystolisches Crescendogeräusch (fehlt bei Vorhofflimmern)
- paukender 1. Herzton
- Mitralöffnungston (MÖT)
- **niederfrequentes diastolisches Intervallgeräusch, diastolisches Graham-Steel-Geräusch** (frühdiastolisches Decrescendo-Geräusch im 2.–3. Zwischenrippenraum links parasternal) **bei rel. Pulmonalklappeninsuffizienz**

Zu (E): Aortenklappeninsuffizienz
- **hochfrequentes** „gießendes", **Sofortdiastolikum** von Decrescendocharakter mit p.m. über dem 3. ICR links

Bei **schwerer** Aortenklappeninsuffizienz zusätzlich:
- systolisches Austreibungsgeräusch, Pendelblutvolumen ist so groß, dass die insuffiziente Aortenklappe für das vergrößerte Schlagvolumen relativ zu eng wird (= relative Stenose)
- niederfrequentes rollendes (spät-)diastolisches Geräusch → Austin-Flint-Geräusch als Folge der Öffnungsbehinderung des Mitralsegels durch das regurgitierende Blut (funktionelle Mitralstenose)

H98

Frage 1.145: Lösung D

Bei erwachsenen Patienten mit Aortenstenose ist die Indikation zur Operation gegeben, wenn erste Symptome auftreten (**Symptomtrias:** Angina pectoris (A), Schwindel und Synkopen (C), Dyspnoe (B)) und der **transvalvuläre Gradient** einen Wert von > 50 mmHg übersteigt (E).

F93

Frage 1.146: Lösung C

Die unter (1), (2) und (5) genannten Krankheitsbilder sind absolute Kontraindikationen für die Teilnahme am Leistungssport. Die Einengung der Ausstrombahn des linken Ventrikels führt zur konzentrischen Hypertrophie des Myokards. Mit zunehmender systolischer Wandspannung besteht unter Belastung sowohl die Gefahr des kardialen Vorwärtsversagens (→ akute Linksherzinsuffizienz) als auch ein gesteigerter myokardialer Sauerstoffverbrauch, der mit dem Risiko myokardialer Ischämien einhergeht. Die Neigung zu ventrikulären Herzrhythmusstörungen ist dabei deutlich erhöht.
Zu (3): Hier besteht eine **relative Kontraindikation.**
Zu (4): Monotope ventrikuläre Extrasystolen (VES) können auch bei Herzgesunden auftreten. Beim Auftreten von polytopen VES würde eine Abklärungsdiagnostik voranzustellen sein!

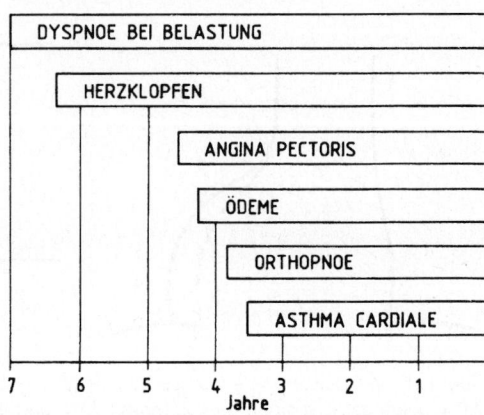

Abb. 1.17 Spontanverlauf der Aorteninsuffizienz (nach Segal, et al. [1956] Am J Med 21:200)

1.7 Erworbene Klappenfehler

Tab. 1.5 Auskultationsbefunde bei Klappenfehlern

Aortenstenose	• rauhes **systolisches Spindelgeräusch** p.m. über dem **2. ICR rechts parasternal,** fortgeleitet in die **Karotiden,** Jugulum und Rücken • **aortaler Ejektion-Click** (kann im Stadium III fehlen) • atemvariable **Spaltung des 2. Herztons** **Bei hochgradiger Stenose** (Geräuschmaximum verlagert sich in die Spätsystole): • **Abschwächung des 1. und des 2. Herztons** (reduziertes Schlagvolumen), **präsystolischer Extraton** (Vorhofton), • **paradoxe Spaltung des 2. Herztons** (Pulmonalisanteil vor Aortenklappenanteil)
Aorteninsuffizienz	• hochfrequentes „gießendes" **Sofortdiastolikum** von Decrescendocharakter mit p.m. über dem 3. ICR links Bei **schwerer** Aortenklappeninsuffizienz zusätzlich: • systolisches Austreibungsgeräusch, das Pendelvolumen ist so groß, dass die insuffiziente Aortenklappe für das vergrößerte Schlagvolumen relativ zu eng wird (= relative Stenose) • niederfrequentes rollendes (spät-)diastolisches Geräusch → Austin-Flint-Geräusch als Folge der Öffnungsbehinderung des Mitralsegels durch das regurgitierende Blut (funktionelle Mitralstenose)
Mitralstenose	• präsystolisches Crescendogeräusch (fehlt bei Vorhofflimmern) • paukender 1. Herzton • Mitralöffnungston (MÖT) • **niederfrequentes diastolisches Intervallgeräusch, diastolisches Graham-Steel-Geräusch** (frühdiastolisches Decrescendogeräusche im 2. und 3. Zwischenrippenraum links parasternal) **bei relativer Pulmonalklappeninsuffizienz**
Mitralinsuffizienz	• leiser 1. Herzton • holosystolisches, gießendes Geräusch mit p.m. im 5. ICR links parasternal über der Herzspitze • kann von einem 3. Herzton als Füllungston begleitet sein
Trikuspidalinsuffizienz	• **holosystolisches Geräusch** über der Trikuspidalklappe, das mit Einatmung lauter wird
Trikuspidalstenose	• rollendes, leises **Diastolikum** mit p.m. am linken unteren Sternalrand, wird lauter bei Inspiration
Pulmonalinsuffizienz	• leises Früh-/Mesosystolikum • gespaltener 2. Herzton
Pulmonalstenose	• exspiratorisch weite Spaltung des 2. Herztons, inspiratorische Zunahme • frühsystolischer Klick bei **valvulärer** Pulmonalstenose leichten und mittleren Grades • ein vierter Galopp-Ton bei Pulmonalstenose schweren Grades • systolisches Austreibungsgeräusch umso lauter und länger, je stärker die Pulmonalstenose ausgeprägt ist.

Aortenklappeninsuffizienz — I.39

Auskultation:
Sofortdiastolikum über dem 3. ICR links systolisches Austreibungsgeräusch bei hämodynamisch wirksamer Aortenklappeninsuffizienz
Hierbei ist das Pendelblutvolumen so groß, dass die insuffiziente Aortenklappe für das vergrößerte Schlagvolumen relativ zu eng wird (→ relative Stenose).
Pathophysiologie
- Die defekte Herzklappe bewirkt einen Rückstrom von Blut in den linken Ventrikel während der Diastole → RR diastolisch ↓.
- Infolge großen Schlagvolumens steigt der Druck systolisch stark an, was auf das Pendelblut zurückzuführen ist.
- daher: Pulsus celer et altus, große Blutdruckamplitude!
- Dilatation von Aorta ascendens sowie exzentrische Hypertrophie und Dilatation des linken Ventrikels

Das **Sofortdiastolikum der Aortenklappeninsuffizienz** ist am deutlichsten über der Auskultationsstelle der Aortenklappen, meist aber auch in der Gegend des Erb-Punktes auskultierbar. Es wird lauter, wenn am sitzenden oder auf der linken Seite liegenden Kranken auskultiert wird.
Die **große Blutdruckamplitude** führt zu charakteristischen Phänomenen. Dabei zeigen die großen Arterien (Aa. carotides, Aa. brachiales) systolisch ruckartige oder hüpfende Pulsationen. Über

die Arterien hinaus bis in die kapillären Stromgebiete lassen sich Pulsationen nachweisen. Bisweilen kann man bei einer hochgradigen Aortenklappeninsuffizienz ein herzschlagsynchrones ständiges Kopfnicken **(Musset-Zeichen)**, das durch große Blutvolumenschwankungen in den arteriellen Kopfgefäßen verursacht wird, feststellen.

Schweregradeinteilung einer Aorteninsuffizienz auf Grund der Aortographie

I diastolisch zurückfließendes Kontrastmittel in der darauffolgenden Systole ausgewaschen, unvollständige Anfärbung des linken Ventrikels

II diastolisch zurückfließendes Kontrastmittel in den 1–2 darauffolgenden Systolen ausgewaschen,
vollständige, aber schwache Anfärbung des linken Ventrikels,
Aorta stärker kontrastiert als Ventrikel

III diastolisch zurückfließendes Kontrastmittel in den folgenden 4–5 Systolen ausgewaschen,
vollständige und starke Anfärbung des linken Ventrikels,
gleichstarke Anfärbung von Aorta und linken Ventrikel

IV diastolischer Rückfluß mit unvollständiger Auswaschung des Kontrastmittels in den folgenden 7–8 Systolen,
vollständige und starke Anfärbung des linken Ventrikels, die stärker ist als diejenige der Aorta

Tab. 1.6 Herzfehler und primäre Belastungsart des Herzens

Herzfehler	Belastungsart
INSUFFIZIENZEN	
Aortenklappe →	Volumenbelastung links
Pulmonalklappe →	Volumenbelastung rechts
Mitralis →	Volumenbelastung links Druckbelastung rechts
Trikuspidalis →	Volumenbelastung rechts
STENOSEN	
Aortenklappe →	Druckbelastung links
Pulmonalklappe →	Druckbelastung rechts
Mitralis →	Druckbelastung rechts
Trikuspidalis →	–
SHUNTS	
offener Ductus arteriosus →	Volumenbelastung links Druckbelastung rechts
Ventrikelseptumdefekt →	Volumenbelastung links Druckbelastung rechts
Fallot-Tetralogie →	Druckbelastung rechts (Volumenbelastung links)
Vorhofseptumdefekt →	Volumenbelastung rechts

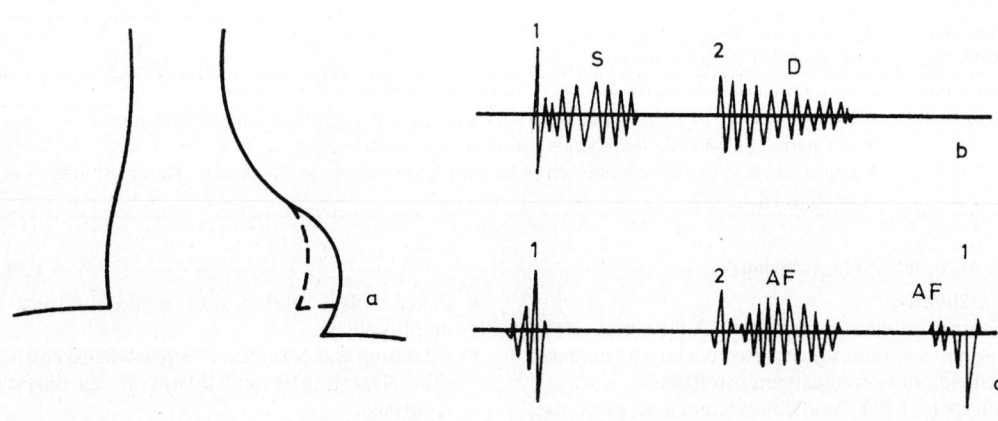

Abb. 1.18 Aortenklappeninsuffizienz **a** relative Herzdämpfung, **b** Herzgeräuschbild, 1 = 1. Ton; S = systolisches Geräusch; 2 = s. Ton; D = diastolisches Geräusch, Geräuschbild über der Auskultationsstelle der Aortenklappe, **c** Herzgeräuschbild, 1 = 1. Ton; 2 = 2. Ton; AF = Austin-Flint-Geräusch, Geräuschbild über der Herzspitze. Bisweilen ist zusätzlich ein spätdiastolisches Geräusch wie bei Mitralstenose zu hören, ohne dass eine organische Mitralstenose vorliegen muss. Dieses **Austin-Flint-Geräusch** ist Folge der behinderten Öffnung der Mitralklappe, durch das regurgitierende Blut entsteht dadurch eine Art funktionelle Mitralstenose.

1.7 Erworbene Klappenfehler

H96

Frage 1.147: Lösung E

Siehe Lerntext I.39
Zu **(E)**: Ein erhöhter präsystolischer Druckgradient findet sich bei der Aortenstenose:
- langsamer systolischer Druckanstieg mit spätem Gipfel, verlängerte Austreibungszeit
- (auch prä-)systolischer Druckgradient (abhängig vom HZV) zwischen linkem Ventrikel und Aorta

Zu **(A)** und **(B)**: Die defekte Herzklappe bewirkt einen Rückstrom von Blut in den linken Ventrikel, der diastolische Druck sinkt dabei. Das große Schlagvolumen führt dazu, dass der systolische Druck stark ansteigt. Daher kommt es zu einer großen Blutdruckamplitude, einer Dilatation und konzentrischen Hypertrophie des linken Ventrikels.

Zu **(D)**: Die große Blutdruckamplitude führt zu charakteristischen Phänomenen:
- systolische hüpfende Pulsation der Karotiden
- Pulsationen nachweisbar bis in die kapillären Stromgebiete
- manchmal bei ausgeprägter Insuffizienz pulssynchrones Kopfnicken.

F00

Frage 1.148: Lösung C

- Auskultationsbefund **bei schwerer hämodynamisch wirksamer** Aortenklappeninsuffizienz: hochfrequentes „gießendes" **Sofortdiastolikum** von Decrescendocharakter mit p.m. über dem 3. ICR links
- **systolisches Austreibungsgeräusch, niederfrequentes rollendes (spät-)diastolisches Geräusch** (Austin-Flint-Geräusch)

Zu **(A)**: Bei der Mitralstenose lassen sich charakteristischerweise ein präsystolisches Crescendogeräusch (fehlt bei Vorhofflimmern), paukender 1. Herzton, Mitralöffnungston (MÖT), niederfrequentes Protodiastolikum, **diastolisches Graham-Steel-Geräusch** bei relativer Pulmonalklappeninsuffizienz auskultieren.

Zu **(B)**: Ein ausgeprägter **Ductus Botalli** kann schon im Säuglingsalter zu einem kontinuierlichen Maschinengeräusch (Systolikum und Diastolikum links parasternal im 2. ICR) führen.

Zu **(D)**: Auskultationsbefund beim Ostium-secundum-Defekt:
- nieder- bis mittelfrequentes spindelförmiges **Frühsystolikum über dem 2. ICR links parasternal** (relative Pulmonalstenose)
- atmungsabhängige **(fixierte) weite Spaltung des 2. Herztones** mit Betonung des Spaltungsanteils

Zu **(E)**: Auskultationsbefund **bei Mitralinsuffizienz**:
leiser 1. Herzton, holosystolisches gießendes Geräusch über der Herzspitze mit Fortleitung in die Axilla, **3. Herzton** als Kammerdehnungston, zusätzlich niederfrequentes kurzes diastolisches Geräusch (nach 3. Herzton) bei schwerer Mitralinsuffizienz (Pendelblutvolumen T → relative Mitralstenose)

H94

Frage 1.149: Lösung D

Für die **Aortenklappeninsuffizienz** ist ein frühdiastolisch beginnendes Decrescendogeräusch von hoher Frequenz über dem Erb-Punkt charakteristisch, dessen Länge mit dem Schweregrad der Erkrankung korreliert. Das leise hochfrequente diastolische Geräusch ist am besten in aufrechter, nach vorn übergebeugter Haltung des Patienten über der Herzspitze auskultierbar. Dabei weist insbesondere ein holodiastolisches Geräusch auf eine hochgradige Aortenklappeninsuffizienz hin. Bei der Auskultation findet sich oft ein dritter Herz- und ein frühsystolischer Austreibungston, ein Vorhofton nur gelegentlich.

Zu **(A)**: **Mitralinsuffizienz**: bandförmiges mit dem 1. Herzton einsetzendes Holsystolikum, evtl. 3. Herzton

Zu **(B)**: **Mittelgroßer VSD**: hochfrequentes, protosystolisches Crescendo/Decrescendo, 2. Herzton nicht fixiert gespalten

Zu **(C)**: **Pulmonalinsuffizienz**: leises Früh-/Mesosystolikum, gespaltener 2. Herzton

Zu **(E)**: **Hypertrophe obstruktive Kardiomyopathie**: spindelförmiges Systolikum, oft 4. Herzton

F95

Frage 1.150: Lösung B

Zu **(A)**: Pathophysiologie der Aortenklappeninsuffizienz:
Systolischer und diastolischer Druck sind im linken Vorhof und Ventrikel leicht erhöht. Der **hohe systolische Druckanstieg** bedingt die verlängerte Auswurfphase.
- Die defekte Herzklappe bewirkt einen Rückstrom von Blut in den linken Ventrikel während der Diastole → RR diastolisch ↓.
- Infolge großen Schlagvolumens steigt der Druck systolisch stark an, was auf das Pendelblut zurückzuführen ist. Der **diastolische Blutdruck** ist durch den Rückstrom von Blut in den linken Ventrikel **niedrig!**
- Daher: Pulsus celer et altus, **große Blutdruckamplitude!**
- Dilatation von Aorta ascendens sowie Hypertrophie und Dilatation des linken Ventrikels.

Zu **(D)** und **(E)**: Die **große Blutdruckamplitude** führt zu charakteristischen Phänomenen. Dabei zeigen die großen Arterien (Aa. carotides, Aa. brachiales) **systolisch ruckartige oder hüpfende Pulsationen**. Über den Arterien hinaus bis in die kapillären Stromgebiete lassen sich Pulsationen nachweisen.

Bisweilen kann man **bei einer hochgradigen Aortenklappeninsuffizienz** ein herzschlagsynchrones ständiges **Kopfnicken (Musset-Zeichen)**, das durch große Blutvolumenschwankungen in den arteriellen Kopfgefäßen verursacht wird, feststellen.

Zu **(B)** und **(C)**: Für die **Aortenklappeninsuffizienz** ist ein **frühdiastolisch beginnendes Decrescendogeräusch von hoher Frequenz** über dem Erb'schen Punkt charakteristisch, dessen Länge mit dem **Schweregrad** der Erkrankung korreliert. Das **leise hochfrequente diastolische Geräusch** ist am besten in aufrechter, nach vorn übergebeugter Haltung des Patienten über der Herzspitze auskultierbar. Dabei weist insbesondere ein **holodiastolisches Sofortgeräusch** auf eine **hochgradige Aortenklappeninsuffizienz** hin. Bei der Auskultation findet sich oft ein dritter Herz- **und** ein frühsystolischer **Austreibungston**, ein Vorhofton nur **gelegentlich**.

F99
Frage 1.151: Lösung B

Auskultationsbefund bei Aortenklappeninsuffizienz:
- hochfrequentes „gießendes" **Sofortdiastolikum von Decrescendocharakter** mit p.m. über dem 3. ICR links
- bei **schwerer hämodynamisch wirksamer** Aortenklappeninsuffizienz zusätzlich: **systolisches Austreibungsgeräusch, niederfrequentes rollendes (spät-)diastolisches Geräusch** (Austin-Flint-Geräusch)

Zu **(A)**: leiser 1. Herzton, holosystolisches gießendes Geräusch über der Herzspitze mit Fortleitung in die Axilla, 3. Herzton als Kammerdehnungston; zusätzlich niederfrequentes kurzes diastolisches Geräusch (nach 3. HT) bei schwerer Mitralinsuffizienz (Pendelblutvolumen ↑ → relative Mitralstenose)

Zu **(C)**: präsystolisches Crescendogeräusch (fehlt bei Vorhofflimmern), paukender 1. Herzton, Mitralöffnungston (MÖT), **niederfrequentes Protodiastolikum,** diastolisches Graham-Steel-Geräusch bei rel. Pulmonalklappeninsuffizienz

Zu **(D)**: holosystolisches Geräusch über der Trikuspidalklappe, das mit Einatmung lauter wird

Zu **(E): Befunde beim Ostium secundum-Defekt: nieder- bis mittelfrequentes spindelförmiges Frühsystolikum** über dem 2. ICR links parasternal (rel. Pulmonalstenose); atmungsabhängige (fixierte) weite **Spaltung des 2. Herztones** mit Betonung des Spaltungsanteils

── **Mitralstenose** ──────────── I.40 ─

Auskultation:
präsystolisches Crescendo (fehlt bei Vorhofflimmern), paukender 1. Herzton, Mitralöffnungston sowie Protodiastolikum

Pathophysiologie:
- Druckanstieg im linken Vorhof → Hypertrophie und Dilatation des linken Vorhofs
- Rückstau in den Lungenkreislauf → Lungengefäßwiderstand ↑ → Druckbelastung des rechten Ventrikels (→ Rechtshypertrophie) sowohl in der Systole als auch in der Diastole → bei Dekompensation: relative Trikuspidalinsuffizienz und Rückstau in den großen Kreislauf → Stauungsorgane, Venenstauung und Ödeme der abhängigen Körperpartien
- Der Druck im linken Ventrikel bleibt normal, das Schlagvolumen unverändert.
- Es besteht ein diastolischer Druckgradient zwischen linkem Vorhof und Ventrikel, der während der frühen Diastole und Vorhofkontraktion zunimmt.
- poststenotisch: leichte Atrophie des linken Ventrikels

Komplikation: Vorhofflimmern, absolute Arrhythmie mit arteriellen Embolien

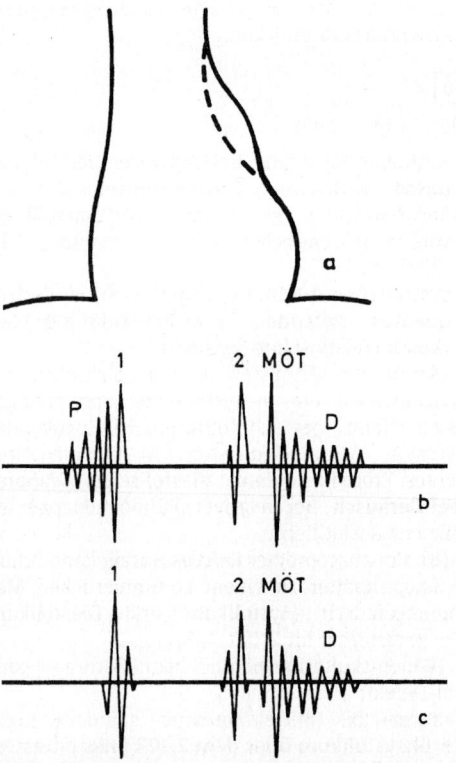

Abb. 1.19 Mitralstenose **a** relative Herzdämpfung, **b** Herzgeräuschbild, **P** = präsystolisches Geräusch, 1 = 1. Ton; 2 = 2. Ton; MÖT = Mitralöffnungston; D = diastolisches Intervallgeräusch, **c** Herzgeräuschbild bei Vorhofflimmern 1 = 1. Ton; 2 = 2. Ton; D = diastolisches Intervallgeräusch (aus Fritze, 1983)

Mitralstenose – Befund und Therapie — I.41

Symptome der Mitralstenose:
Dyspnoe, Husten, Müdigkeit, Abgeschlagenheit, Angina pectoris, Embolisationen, Kachexie, Hämoptyse. Hämoptysen treten bei der schweren Mitralstenose auf. Leistungsabfall und Palpitationen treten meist als Ausdruck paroxysmaler supraventikulärer Tachykardien oder bei Vorhofflimmern in Verbindung mit Schwindelattacken auf. In seltenen Fällen kann es durch Schädigung des Nervus recurrens auch zur Heiserkeit kommen.

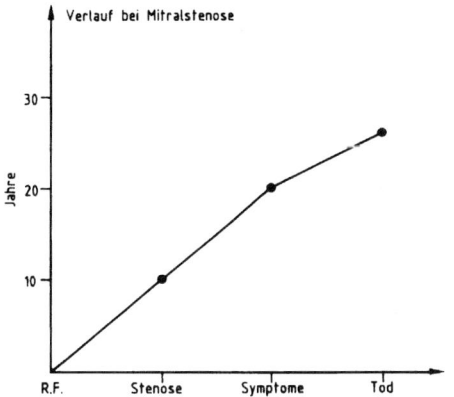

Abb. 1.**20** Spontanverlauf bei Mitralstenose ohne kardiochirurgische Intervention. R.F. = rheumatisches Fieber

Auskultatorisch ist der **1. Herzton auffällig laut und paukend.** Er ist am deutlichsten über der Herzspitze und wie das präsystolisch gelegene, diastolische Füllungsgeräusch der linken Kammer am besten in linker Seitenlage des Kranken zu hören. Der **1. Herzton** ist deswegen so laut, weil zu Beginn der Systole die Ventrikelfüllung infolge verzögerten Zuflusses noch nicht beendet ist. Die noch in den Ventrikel vorgewölbte Mitralklappe wird durch die einsetzende Kammerkontraktion besonders heftig zum Verschluss gebracht. Außerdem soll die verminderte Ventrikelfüllung zu einem schnelleren Druckanstieg und damit zu zusätzlicher Beschleunigung des Mitralklappenschlusses führen. Durch beide Mechanismen wird der **1. Herzton** paukend und kann auch verspätet einfallen, weil bei hochgradiger Stenose der Druck in der linken Kammer zeitlich länger ansteigen muss, um den erhöhten Vorhofdruck zu übersteigen und die Mitralklappe zu schließen. Bei reiner Mitralstenose ist in der Systole kein Strömungsgeräusch zu hören.

Der **2. Herzton ist wegen des erhöhten Drucks im Lungenkreislauf in der Regel besonders laut.** In den meisten Fällen einer Mitralstenose ist abgesetzt vom **2. Herzton** ein **Mitralöffnungston** zu hören, dem mit einem zeitlichen Intervall das diastolische Füllungsgeräusch folgt. Dieses Geräusch entsteht durch Wirbelbildung an der verengten Mitralklappe und hat wegen des mit dem Bluteinstrom in den linken Ventrikel abnehmenden Drucks im linken Vorhof Decrescendocharakter. Ihm folgt **präsystolisch in Crescendoform das Austreibungsgeräusch (Intervallgeräusch),** das durch die mit der Entleerung des linken Vorhofs zunehmende Beschleunigung des Blutstroms durch das verengte Ostium verursacht wird. Am Ende dieses präsystolischen Geräusches setzt der **1. Herzton** ein. Bei Vorhofflimmern ist wegen der fehlenden Kontraktion des linken Vorhofs dieses präsystolische Geräusch nicht zu hören.
Zunehmender Rückstau des Blutes in die Lungengefäße kann zum Übertritt von Blut aus den Gefäßen in die Alveolen, zu **Hämoptysen** und schließlich zum bedrohlichen **Lungenödem** mit massivem Rasseln über allen Lungenabschnitten, hochgradiger Atemnot und blutig-schaumigem Auswurf führen.
Bei der **Mitralstenose** kommt es zur Drucksteigerung im Lungenkreislauf mit präkapillärer pulmonaler Hypertonie und Abnahme des Herzminutenvolumens. Hierdurch wird der Patient vor dem Auftreten eines Lungenödems geschützt. Tritt im Stadium einer derartigen Kompensation jedoch ein plötzliches Vorhofflimmern mit schneller Überleitung auf die Kammer auf, resultiert ein Lungenödem als Folge der Verkürzung der diastolischen Füllungszeit.

Therapie:
Um Flüssigkeit aus dem gesamten Kreislauf und damit auch aus den pulmonalen Gefäßen zu entziehen, ist die Gabe eines rasch und schnell wirkenden Diuretikums erforderlich. Die Gabe von Morphin bzw. Opiaten beim Lungenödem wirkt vorwiegend über Dämpfung des übererregten Atemzentrums. Als Folge der hierdurch durchbrochenen Sympathikotonie resultiert auch eine Umverteilung des Blutvolumens von pulmonal nach peripher. Gleichzeitig erhöht Morphin die Furosemid-induzierte Diurese. Digitalis wird bei Vorhofflimmern eingesetzt.

Tab. 1.7 Gegenüberstellung klinischer Symptome (New York Heart Association) und hämodynamischer Befunde in ihrer Beziehung zum Schweregrad der Mitralstenose und ihrer Bedeutung für die Operationsindikation (nach DERRA)

Stadium:	Klappenöffnungsfläche (cm^2) normal 4–6 cm^2	Klinische Symptome					Hämodynamische Befunde		
		Leistungseinschränkung	Dyspnoe	Lungenödem	Hämoptyse	Zyanose	„PC"-Druck mmHg	syst. PA-Druck mmHg	Herzindex l/min
I	> 2,5	0	0	0	0	0	< 15	30	~ 4,2
II	1,5–2,5	(+)	(+)	0	0	0	15–20	30–40	~ 4,2
III	0,8–1,5	+	+	+	(+)	(+)	20–30	40–70	~ 3,0
IV	< 0,8	+	+	+	+	+	> 30	> 70	< 3,0

F99
Frage 1.152: Lösung D

Zu (A) und (B): **Aortenstenose** und **Subaortenstenose** subvalvuläre Aortenstenose mit membranösem Diaphragma oder fibrösem (fibromuskulärem) Ring im linksventrikulären Ausflusstrakt kurz unterhalb der Aortenklappe) führen als Folge der Druckbelastung zur **konzentrischen Hypertrophie**.
Zu (C): Bei der hypertrophisch obstruktiven Kardiomyopathie (HOCM) besteht eine **symmetrische Hypertrophie des linken Ventrikels** im Septumbereich oder mesoventrikulären Myokard **mit Obstruktion der linksventrikulären Ausflussbahn** (diast. Füllung des linken Ventrikels erschwert).
Zu (D): Die **Mitralstenose** ist charakterisiert durch pulmonale Stauung mit **Rechtsherzbelastung** (rechtsventrikuläre Hypertrophie).
Zu (E): **Aorten-** und **Mitralinsuffizienz** führen als Folge der linksventrikulären Volumenbelastung zur **exzentrischen Hypertrophie**.

F98
Frage 1.153: Lösung D

Das bei der Mitralstenose präsystolische Crescendogeräusch (Aussage 1) resultiert aus der mit einer verstärkten Kontraktion einhergehenden Entleerung des linken Vorhofs, wodurch der Blutstrom eine zunehmende Beschleunigung durch das verengte Ostium erfährt. Es fehlt daher bei Vorhofflimmern!
Weitere Auskultationsbefunde bei Mitralstenose sind:
- **paukender** 1. Herzton
- Mitralöffnungston (MÖT)
- niederfrequentes Protodiastolikum und ein diastolisches Graham-Steel-Geräusch bei rel. Pulmonalklappeninsuffizienz.

Invasive Diagnostik (Herzkatheter):
- **Druck im linken Vorhof** (Aussage 2), im Lungenkreislauf, später auch im rechten Herzen erhöht
- **diastolischer Druckgradient** zwischen linkem Vorhof und Ventrikel, der während der frühen Diastole und Vorhofkontraktion zunimmt, ggf. Nachweis einer begleitenden Mitralinsuffizienz und anderer Klappenfehler.

F98
Frage 1.154: Lösung C

Vorhofflimmern kann zu arteriellen **Embolien** führen. Patienten mit Vorhofflimmern sollten daher mit Vitamin K-Antagonisten antikoaguliert werden. **Quick-Wert-Kontrolle:** Die **Laborüberwachung der oralen Antikoagulation** erfolgt durch die **Thromboplastinzeit-Bestimmung** (syn. Prothrombinzeit) **nach Quick**. Üblich sind Angaben in Prozent der Norm. **Therapeutisches Ziel bei Vorhofflimmern** ist die **Einstellung des Quickwertes auf 15–25%** der Gerinnbarkeit eines Normalplasmapools (100%).
Differenzialdiagnostisch sind im vorliegenden Fall als mögliche **Ursache der Bewusstlosigkeit** ein zerebraler Infarkt durch **Embolie der intra- oder extrakranialen Arterien** bei grenzwertig mangelhaft eingestellter Antikoagulanzientherapie oder eine **zerebrale Blutung** auszuschließen.
Gerinnungsstörungen sind Kontraindikationen für eine Lumbalpunktion (2). Eine Massenblutung muss zuvor durch ein CT oder MRT ausgeschlossen werden, um eine plötzliche transtectorielle Kleinhirneinklemmung zu vermeiden. Das **CT** kann die Therapie leiten (z.B. Ausschluss einer Blutung beim akuten Schlaganfall vor Einleitung einer Antikoagulanzientherapie) oder mittels intravenöser Infusion eines jodierten Kontrastmittels die Darstellung von Blutgefäßen, Gefäßmissbildungen, vaskulären Tumoren und Abschnitten, in denen die Blut-Hirn-Schranken-Funktion gestört ist, ermöglichen.

1.7 Erworbene Klappenfehler

[H99]

Frage 1.155: Lösung E

Medikamentöse Therapie der Mitralstenose:
- **Diuretika** zur Beseitigung der Lungenstauung
- **Digitalis** bei Vorhofflimmern (Kammerfrequenz ↓) und Rechtsherzinsuffizienz
- **Antikoagulanzien** (z.B. Marcumar®), Versuch der **medikamentösen Konversion** mit 2 mal 0,25 g Chinidin (Chinidin-Duriles®) über 3 Tage; bei Erfolglosigkeit ⇒ **elektrische Konversion** in Kurznarkose nach Digitalispause von 2 bis 4 Tagen.

Ist die Mitralstenose mittelschwer, empfehlen einige Autoren die prophylaktische Antikoagulation bereits bei bestehendem Sinusrhythmus, um der Gefahr einer möglichen Thrombenbildung im Vorhof zu begegnen.

[H99]

Frage 1.156: Lösung E

Dem kardiogenen Schock können myokardiale, mechanische oder rhythmogene Ursachen zugrunde liegen. Bei diesem Patienten hat die absolute Arrhythmie im Rahmen der Mitralstenose (HZV ↓) zum Auftreten einer akuten Herzinsuffizienz mit Lungenödem geführt.

Therapieziele bei Tachyarrhythmia absoluta

I. **Normalisierung der Kammerfrequenz bei Tachyarrhythmie durch:**
- **Digitalisierung** (Digoxin 0,4–1,2 mg i.v.) führt durch positiv bathmotrope Wirkung (Überleitungsverlangsamung im AV-Knoten) u.a. zur Senkung der Kammerfrequenz
- **Antiarrhythmika wie Verapamil** (Isoptin® (5–10 mg über 3–10 min i.v.)) führen zur Normalisierung der Kammerfrequenz bei Tachyarrhythmie

II. **Regularisierung von Vorhofflimmern** → Überführen in einen Sinusrhythmus durch Medikation (auch zur Rezidiv-Prophylaxe geeignet):
- z.B. **Digitalisbehandlung** (z.B. Digitoxin 0,07–0,1 mg/d) in Verbindung mit **Chinidin**-Bisulfat (4 mal 200–400 mg/d) oder **Kombinationstherapie mit Chinidin** (200 mg) und Verapamil (80 mg)
- **EKG-getriggerte Elektrokonversion** mit 25–50 J

III. **Thromboembolieprophylaxe** mit Marcumar (bei kurzer Anamnese auch Heparin) oder beim Fehlen weiterer Risikofaktoren mit ASS (300 mg/d) für mindestens 2 Wochen vor und 3 Monaten nach der Kardioversion

Therapie des akuten Lungenödems
- **sitzende Lagerung** (Oberkörper hoch, Beine hängen lassen) hydrostatischer Druck in Lungengefäßen ↓
- **Sauerstoff-Gabe**
- **Nitrate** (Senkung des venösen Rückstroms, Pulmonalarteriendruck ↓)
- **Sedierung** (Morphin (4–8 mg langsam i.v.) oder Diazepam (3–5 mg ebenfalls langsam i.v.))
- **forcierte Diurese** (2 bis 3 Amp. Furosemid i.v.)
- blutiger (bei Polyglobulie) oder unblutiger Aderlass (Staubinden an den Oberschenkeln)
- evtl. **Überdruckbeatmung** (PEEP)
- **symptomatisch:** Senkung des **Hypertonus**; Behandlung von **Herzrhythmusstörungen** bei **Herzinsuffizienz** (**Dobutamin** (4–6 µg/kg/min), **Dopamin** (3–6 µg/kg/min))

Zu **(E)**: Lidocain kann nach wiederholter Defibrillation als prophylaktische Maßnahme gegen Kammerflimmern und zur Therapie von ventrikulären Extrasystolen eingesetzt werden.

Mitralinsuffizienz — I.42

Auskultation:
Bei der **Mitralinsuffizienz** hört man über dem 5. ICR links parasternal unmittelbar nach dem leisen 1. Herzton ein holosystolisches, gießendes Geräusch über der Herzspitze, das von einem 3. Herzton als Füllungston begleitet sein kann.
Da während der Systole Blut durch die **insuffiziente Mitralklappe** in den linken Vorhof gelangt, kommt es zu einem **holosystolischen Geräusch**. Je schwerer die Mitralinsuffizienz ist, desto bandförmiger und weniger akzentuiert ist das holosystolische Sofortgeräusch über der Herzspitze.
Der 3. Herzton ist ein Zeichen der linksventrikulären Volumenbelastung **(Kammerdehnungston)**. Er ist hörbar, weil den linke Ventrikel vom Vorhof unter erhöhtem Druck und rascher als normal Blut erhält. Bei hochgradiger Mitralinsuffizienz kann die normal weite Mitralklappe für das vermehrte diastolische Durchflussvolumen relativ zu eng sein. Es kommt dann zum Auftreten eines diastolischen Strömungsgeräusches von kurzer Dauer.

Pathophysiologie:
- Bei normalem Druck im linken Ventrikel ist der systolische Gipfel früh und fällt vorzeitig ab (→ Auswurfphase verkürzt).
- Bei erhöhtem Druck im linken Vorhof kurz vor der Systole kommt es zum anschließenden steilen Druckabfall.
- Während der Systole strömt ein Teil des Blutes in den Vorhof → Hypertrophie und Dilatation des Vorhofs.
- Durch die Regurgitation von Pendelblut nimmt das enddiastolische Volumen des linken Ventrikels zu (Hypertrophie → Dilatation).
- Allmählich resultiert eine Linksherzinsuffizienz mit Rückstau von Blut in den Lungenkreislauf (→ Rechtsherzversagen).

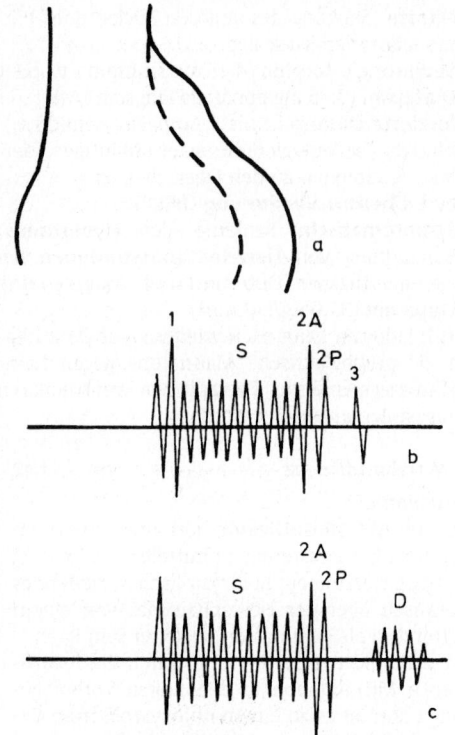

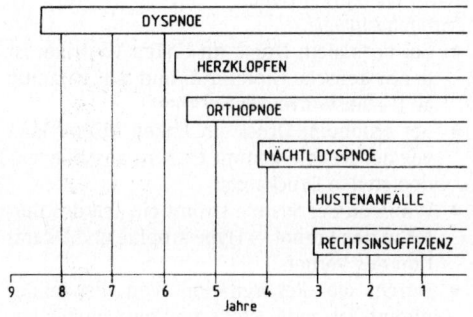

Abb. 1.21 Mitralinsuffizienz **a** relative Herzdämpfung, **b** Herzgeräuschbild. 1 = 1. Ton; S = systolisches Geräusch; 2 A = aortales Segment des 2. Tones; 2 P = pulmonales Segment des 2. Tones; 3 = Kammerdehnungston; **c** Herzgeräuschbild bei hochgradiger Mitralinsuffizienz. 1 = 1. Ton; S = systolisches Geräusch; 2 A = aortales Segment des 2. Tones; 2 P = pulmonales Segment des Tones; D = diastolisches Ströumgsgeräusch (aus Fritze, 1983)

Abb. 1.22 Spontanverlauf bei Mitralinsuffizienz (nach Bentivoglio et al. [1961] Am J Med 30:372)

F98

Frage 1.157: Lösung C

Ursachen der Mitralinsuffizienz:
- **angeboren** (selten, u. a. beim Endokardkissendefekt (Ostium primum-Vorhofseptumdefekt) oder beim Bland-White-Garland-Syndrom);
- **meist erworben**
  - nach rheumatischer (B) und/oder bakterieller Endokarditis (A)
  - Papillarmuskelnekrose bei Herzinfarkt
  - HOCM, dilatative Kardiomyopathie (Dilatation des Anulus fibrosus (D) → sekundäre Mitralinsuffizienz)
  - Mitralklappentrauma (Kommissurotomie)
  - Sonderform: Mitralklappenprolaps-Syndrom (E).

Zu (C): Der Septum secundum-Defekt liegt kranial der Fossa ovalis und reicht nicht bis zur AV-Klappenebene.

F94

Frage 1.158: Lösung A

Zu **(A)**: Bei der Mitralinsuffizienz hört man über dem 5. ICR links parasternal unmittelbar nach dem leisen 1. Herzton ein holosystolisches, gießendes Geräusch über der Herzspitze, das von einem 3. Herzton als Füllungston begleitet sein kann.

Zu **(B)**: Bei der Mitralstenose hört man ein präsystolisches Crescendo (fehlt bei Vorhofflimmern), einen lauten paukenden 1. Herzton mit p.m. über der Herzspitze, einen Mitralöffnungston sowie ein Protodiastolikum.

Zu **(C)**: Bei der **Aorteninsuffizienz** wird ein **Sofortdiastolikum über dem 3. ICR links parasternal** auskultiert. Ein systolisches Austreibungsgeräusch tritt bei hämodynamisch wirksamer Aortenklappeninsuffizienz auf. Das Sofortdiastolikum der Aortenklappeninsuffizienz ist am deutlichsten über der Auskultationsstelle der Aortenklappen, meist aber auch in der Gegend des Erb-Punktes auskultierbar. Es wird lauter, wenn am sitzenden oder auf der linken Seite liegenden Kranken auskultiert wird.

Zu **(D)**: Bei der **Aortenstenose** entsteht das **systolische Geräusch (2. ICR rechts parasternal)** während der Austreibungszeit der Ventrikel und nimmt mit der Austreibungsgeschwindigkeit zu bzw. ab. Dadurch erklärt sich das **spindelförmige** Geräusch. Zum frühsystolischen aortalen Ejektionsklick kommt es bei der valvulären Aortenstenose, sofern die Klappen noch beweglich sind. Die Lautstärke dieses Geräusches erklärt sich aus dem hohen Druck, unter dem das Blut durch die Klappenstenose gepresst wird. Bisweilen ist es so laut, dass es ohne Stethoskop auf Distanz hörbar ist.

Zu **(E)**: Der **Ventrikelseptumdefekt** führt zu einem **rauhen holosystolischen Geräusch mit Punctum maximum links parasternal im 4. ICR** mit Ausstrahlung nach rechts parasternal und Richtung Herzspitze.

H98

Frage 1.159: Lösung B

Zu **(B)**: Im vorliegenden Fall ist als Ursache des Auskultationsbefunds eine **relative Mitralinsuffizienz** im Rahmen einer **dekompensierten Herzinsuffizienz** (feinblasige RGs) anzunehmen. Für eine geringgradige Mitralinsuffizienz spricht, dass das systolische Geräusch rein hochfrequent ist. Nimmt der Rückfluss zu, entwickelt das Geräusch mehr tiefe und mittlere Frequenzen.
Der **dritte Herzton** – bedingt durch Ventrikelschwingungen beim frühdiastolischen Bluteinstrom – tritt bei Erwachsenen als Folge eines erhöhten Ventrikelfüllungsdrucks meist im Rahmen einer **Herz-** und/oder einer **Mitralinsuffizienz** auf. Nach kardialer Rekompensation unter medikamentöser Therapie ist dieser Auskultationsbefund rückläufig. Pathogenetisch kann eine **passagere Mitralinsuffizienz** auch auf eine **Papillarmuskeldysfunktion** als Folge eines Herzinfarktes oder eine Myokardischämie während eines Angina pectoris-Anfalles zurückführbar sein. Während der Systole zieht dabei der normal kontrahierende Papillarmuskel die Mitralsegel zu seiner Seite, während das andere Segel in den linken Vorhof prolabiert, da ihm das Widerlager des ihm gegenüberstehenden Segels fehlt.
Zu **(C)**: Auskultationsbefund bei **Trikuspidalinsuffizienz:**
holosystolisches Geräusch über der Trikuspidalklappe, das mit Einatmung lauter wird.
Zu **(D)**: Auskultationsbefunde bei **schwerer Aorteninsuffizienz:**
- **hochfrequentes Sofortdiastolikum** von Decrescendocharakter mit p.m. über dem 3. ICR links
- **systolisches Austreibungsgeräusch**
- **niederfrequentes rollendes (spät-)diastolisches Geräusch** → **Austin-Flint-Geräusch** als Folge der Öffnungsbehinderung des Mitralsegels **durch** das regurgitierende Blut (funktionelle Mitralstenose)

Zu **(E)**: Auskultationsbefunde bei **Mitralstenose:**
- präsystolisches Crescendogeräusch (fehlt bei Vorhofflimmern)
- paukender 1. Herzton
- Mitralöffnungston (MÖT)
- niederfrequentes Protodiastolikum
- diastolisches Graham-Steel-Geräusch bei rel. Pulmonalklappeninsuffizienz

---
Morbus Barlow — I.43

Das **Mitralklappenprolapssyndrom (Morbus Barlow)** tritt häufiger bei Frauen als bei Männern auf. Während einzelne Fälle myxomatöse Degeneration der Mitralklappensegel aufweisen (z. B. Marfan-Syndrom), findet sich in anderen Fällen sowohl Verkürzung als auch Elongation der Chordae tendinae, die zum Teil auch mit anderen Abnormitäten der Papillarmuskeln vergesellschaftet sind.
Die **Mehrzahl der Fälle** weist **nur eine geringe Symptomatik** auf. Es treten lediglich öfter als bei gesunden Kontrollgruppen **Arrhythmien** und Repolarisationsstörungen im EKG und als Folge ventrikulärer Tachykardien **hirnischämische Ereignisse (TIA = transitorisch ischämische Attacken)** auf. Auch finden sich beim Auftreten einer Mitralinsuffizienz vermehrt Endokarditiden nach entsprechender Erregerexposition. Bisweilen lässt sich ein Klappenprolaps auch im Bereich anderer Ostien feststellen. Die Patienten leiden öfter unter Skelettanomalien, Thoraxdeformitäten und cerebrovaskulären Ereignissen als die übrige Bevölkerung.
Im **Echokardiogramm** lässt sich das Durchhängen des posterioren Mitralsegels oder auch beider Mitralsegel nach posterior während der späten und mittleren Systole darstellen.
Auskultatorisch lässt sich ein meso- bis spätsystolischer Klick und ein spätsystolisches apikales Regurgitationsgeräusch („whooping" oder „hoking") auskultieren. Klick und Geräusch variieren mit der Körperlage und treten in Orthostase verstärkt auf.
Der **Verlauf** des Mitralklappenprolapssyndroms ist günstig, es besteht keine nennenswerte kardial bedingte Leistungseinschränkung. Dennoch weisen viele Träger dieser Anomalie gelegentlich Thoraxschmerzen und psychovegetative Störungen wie bei funktionellen kardiovaskulären Syndromen auf.
Die **Behandlung** besteht nur in Fällen schwerster Mitralinsuffizienz im operativen Klappenersatz. Je nach Art der beobachteten Herzrhythmusstörungen kann die Gabe von Beta-Rezeptorenblockern oder anderen wirksamen Antiarrhythmika erforderlich werden.

H98
Frage 1.160: Lösung D

Zu **(D):** Beim Mitralklappenprolaps (Morbus Barlow) besteht eine systolische Vorwölbung des hinteren oder beider Mitralsegel in den linken Vorhof.
Typische Befunde:
- hochfrequenter, systolischer Zusatzton bei der Auskultation **(mesosystolischer Klick), systolisches Geräusch** wechselnden Charakters, **spätsystolisches Geräusch mit Crescendocharakter**
- Neigung zu **Herzrhythmusstörungen** (selten ventrikuläre!) oder Repolarisationsstörungen
- **atypische Thoraxschmerzen** oder Palpitationen
- echokardiographisch nachweisbare abnorme Beweglichkeit des Mitralsegels

Zu **(B):** Auskultationsbefunde bei **Mitralstenose:**
- **präsystolisches Crescendogeräusch (fehlt bei Vorhofflimmern)**
- paukender 1. Herzton
- Mitralöffnungston (MÖT)
- niederfrequentes Protodiastolikum
- diastolisches Graham-Steel-Geräusch bei relativer Pulmonalklappeninsuffizienz

Zu **(C):** Auskultationsbefund bei **Aortenstenose**
- rauhes **systolisches Spindelgeräusch** p.m. über dem **2. ICR rechts parasternal**, fortgeleitet in die **Karotiden**, Jugulum und Rücken
- **aortaler Ejektion-Click** (kann im Stadium III fehlen)
- atemvariable **Spaltung des 2. Herztons**
- bei hochgradiger Stenose (Geräuschmaximum verlagert sich in die Spätsystole): **Abschwächung des 1. und 2. Herztons** (reduziertes Schlagvolumen), **präsystolischer Extraton** (Vorhofton), **paradoxe Spaltung des 2. Herztons** (Pulmonalisanteil vor Aortenklappenanteil)

Zu **(E):** Der **Ventrikelseptumdefekt** führt zu einem **rauhen holosystolischen Geräusch mit Punctum maximum links parasternal im 4. ICR** mit Ausstrahlung nach rechts parasternal und Richtung Herzspitze.

---Trikuspidalinsuffizienz---I.44---

Die **Trikuspidalinsuffizienz** ist fast immer eine relative Insuffizienz durch eine Dilatation der rechten Herzkammer mit Überdehnung des Klappenansatzringes auf dem Boden eines anderen kardialen Grundleidens.
Solche Grundleiden sind erworbene Herzfehler z.B. der Mitralklappe, angeborene Herzfehler oder pulmonale Affektionen, die sekundär zur Pulmonalhypertonie führen, in seltenen Fällen auch eine Endokarditis (z.B. Fixer-Endokarditis).
Bei der **Trikuspidalklappeninsuffizienz** kommt es zum systolischen Blutrückstrom in den rechten Vorhof, der sich bis in den venösen Teil des Kreislaufs fortpflanzen kann. Dabei imponiert die systolische Pulswelle als positiver Venenpuls und kann auch als positiver Leberpuls sicht- und fühlbar werden.
Durch den Blutrückstrom besteht eine **Volumenbelastung des rechten Ventrikels und rechten Vorhofs** mit konsekutiver Hypertrophie und Dilatation des rechten Ventrikels.
Typischerweise finden sich **Pulsationen der Halsvenen,** die rechts früher und deutlicher zu sehen sind als links. Ursache hierfür ist der unterschiedliche anatomische Verlauf der Vv. jugulares.
Bei der Trikuspidalklappeninsuffizienz tritt der Aszites zeitlich vor der Ödembildung auf.
Die Patienten können ohne Atemnot (keine Lungenstauung) flach im Bett liegen. Besteht der **Aszites** bei gleichzeitiger Lebervergrößerung und bei Fehlen von Ödemen, so nennt man dies den trikuspidalen Stauungstyp, der differenzialdiagnostisch von der primär hepatischen Genese eines Aszites abzugrenzen ist.
Die **pulsierende Leber** ist palpatorisch deutlich vergrößert, epigastrische Pulsationen weisen auf die Hypertrophie des rechten Ventrikels hin. Die relative Herzdämpfung ist bei der Perkussion nach rechts verbreitert, die absolute Herzdämpfung kann nach beiden Seiten verbreitert sein.
Bei der **Auskultation** der Trikuspidalinsuffizienz ist der 1. Herzton normal laut. Während der ganzen Systole hört man ein hochfrequentes Geräusch mit Punctum maximum über der Auskultationsstelle der Trikuspidalklappe. Bei der Einatmung wird dieses Geräusch lauter, weil während der Inspiration mehr Blut in den kleinen Kreislauf gelangt.

1.7 Erworbene Klappenfehler

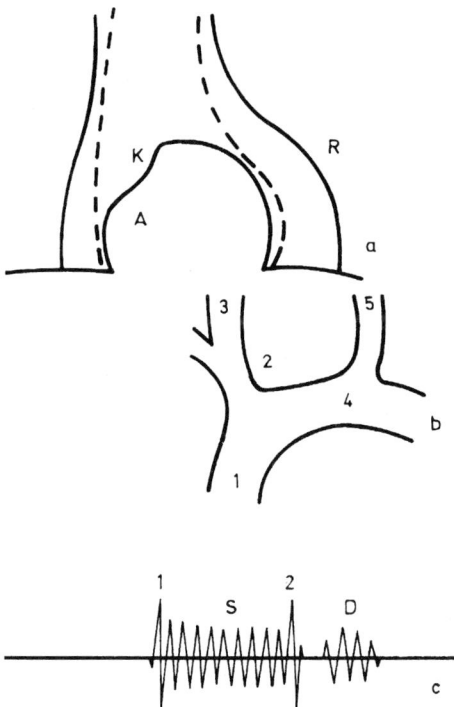

Abb. 1.23 Trikuspidalinsuffizienz **a** relative Herzdämpfung, R = Grenze der relativen Herzdämpfung; A = Grenze der absoluten Herzdämpfung; K = KRÖNIG-Treppe, **b** Skizze des Venenverlaufes, 1 = V. cava superior; 2 = V. brachiocephalica dextra; 3 = V. jugularis int.- dext.; 4 = V. brachiocephalica sin.; 5 = V. jugularis int. sin. **c** Herzgeräuschbild, 1 = 1. Ton; S = systolisches Geräusch; 2 = 2. Ton; D = diastolisches Intervallgeräusch (aus Fritze, 1983)

F95

Frage 1.161: Lösung E

Siehe Lerntext I.44.

Zu **(1):** Die bakterielle Endokarditis befällt meistens das linke Herz, ein Befall der Trikuspidalklappe ist selten, kommt aber gehäuft bei der Fixer-Endokarditis vor.

Zu **(2):** Die Ebstein-Anomalie bezeichnet eine seltene angeborene Herzmissbildung mit **Deformierung der in den rechten Ventrikel verlagerten Trikuspidalklappe** (Klappeninsuffizienz mit Vergrößerung des rechten Vorhofs und angrenzenden Ventrikelmyokards) sowie einem **offenen Foramen ovale**.

Zu **(3):** Beim **Karzinoid-Syndrom** (Serotonin produzierender Tumor) resultiert eine **Endokardfibrose der rechten Herzhälfte** mit Schließunfähigkeit der beteiligten Herzklappen.

Zu **(4):** Bei einer rechtsventrikulären Dilatation kommt es durch Überdehnung des Klappenansatzringes zur **relativen** Trikuspidalinsuffizienz.

Zu **(5):** Rezidivierende Lungenembolien können über Widerstandserhöhung im Lungenkreislauf durch Gefäßeinengung zum chronischen **Cor pulmonale mit Dilatation des rechten Ventrikels** führen. Dabei kommt es durch die Überdehnung des Klappenansatzrings zur **relativen** Trikuspidalinsuffizienz.

F93

Frage 1.162: Lösung C

Bei der **Trikuspidalinsuffizienz** auskultiert man ein blasendes, **holosystolisches Geräusch** links neben dem unteren Sternalrand, das im typischen Fall bei der Inspiration (→ vermehrte Füllung des rechten Herzens) zu- und bei der Exspiration abnimmt.

1.8 Angeborene Herzfehler

Tab. 1.8 Auskultationsbefunde bei angeborenen Herzfehlern

Vorhofseptumdefekt	• exspiratorisch weite Spaltung des 2. Herztones • frühsystolisch pulmonaler Klick möglich • häufig 3. Herzton als pathologischer Füllungston • systolisches Austreibungsgeräusch bei relativer Pulmonalstenose • oft mesodiastolisches trikuspidales Rollen bei relativer Trikuspidalstenose • beim Ostium-primum-Defekt (ASD I) mit kongenitaler Mitralinsuffizienz zusätzlich holosystolisches apikales Rückstromgeräusch
Ventrikelseptumdefekt	• holosystolisches Rückstromgeräusch mit p.m. über Erb, mit zunehmendem Pulmonaldruck leiser werdend • systolisches pulmonales Austreibungsgeräusch bei großem Links-Rechts-Shunt • protodiastolisches Rückstromgeräusch bei relativer Pulmonalinsuffizienz oder Kombination von VSD und Aorteninsuffizienz • mesodiastolisches Rollen bei relativer Mitralstenose • 2. Herzton exspiratorisch oft weit und respiratorisch variabel gespalten, wobei die Spaltungsweite mit zunehmendem Pulmonaldruck enger und der Pulmonalschluss lauter wird • frühsystolischer pulmonaler Klick bei pulmonalem Hochdruck auf • 3. Herzton als pathologischer Füllungston bei großem Links-Rechts-shunt
Ductus arteriosus Botalli persistens	• kontinuierliches systolisch-diastolisches Maschinengeräusch im 2. ICR
Fallot-Tetralogie	• 2. Ton verstärkt, meist einfach auskultierbar • frühsystolischer Klick bei Fallot-Tetralogie schweren Grades • systolisches pulmonales Austreibungsgeräusch, mit zunehmendem Schweregrad leiser und kürzer werdend
Transposition der großen Gefäße ohne VSD	• reine Herztöne und Atemgeräusche auskultierbar!
Aortenisthmusstenose	• systolisches Geräusch paravertebral • häufig frühsystolischer Klick

Vorhofseptumdefekt — I.45

Ein Vorhofseptumdefekt mit Persistenz des Ostium secundum in der **Mitte** des Vorhofseptums (in der Gegend des Foramen ovale) führt zu vermehrter Lungendurchströmung mit Widerstandserhöhung und Rechtsherzbelastung mit entsprechenden Zeichen im **EKG** und Röntgenbild.

Der Vorhofseptumdefekt vom Sekundumtyp zeigt im EKG in aller Regel einen Steil- oder Rechtstyp mit inkomplettem bzw. komplettem Rechtsschenkelblock, während der Vorhofseptumdefekt vom Primum-Typ eine Kombination von überdrehtem Linkstyp mit einem inkompletten Rechtsschenkelblock aufweist. Vor allem bei älteren Patienten kommen häufig supraventrikuläre Rhythmusstörungen einschließlich Vorhofflimmern vor.

Röntgen-Thorax: Die typischen Zeichen beim Vorhofseptumdefekt vom Sekundumtyp sind das prominente Pulmonalissegment sowie die deutlich vermehrte Lungendurchblutung. In der seitlichen Aufnahme fällt die Anhebung des rechtsventrikulären Auswurftraktes auf.

Auskultation: Fast immer auskultiert man ein protomesosystolisches Geräusch als Hinweis auf eine funktionelle Pulmonalstenose. Der 2. Herzton ist durch den verzögerten Pulmonalklappenverschluss meist weit gespalten und weist keine Atemabhängigkeit auf. Bei Jugendlichen fällt häufig noch ein diastolisches Geräusch auf, das ein Einströmungsgeräusch über der Trikuspidalklappe darstellt. Ein betonter 2. Herzton ist nur bei den Patienten zu hören, bei denen es schon zur Ausbildung einer pulmonalen Hypertonie gekommen ist.

Beim **Ostium secundum-Defekt** erhält der linke Ventrikel wenig Volumen, da das Blut vom linken in den rechten Vorhof fließt. Daher ist auch der enddiastolische Druck im linken Ventrikel eher niedrig. Ein erhöhter enddiastolischer Druck im linken Ventrikel wäre demgegenüber typisch für eine Aortenklappeninsuffizienz oder Linksherzinsuffizienz.

Der häufigste Vorhofseptumdefekt ist der **Ostium secundum-Defekt.** Dieser Defekt reicht im Gegensatz zum Ostium primum-Defekt nicht bis zur Klappenebene.

Patienten mit einem Sekundumdefekt können jahrzehntelang beschwerdefrei bleiben, sodass oft erst im 3. bis 4. Lebensjahrzehnt eine Belastungsdyspnoe auftritt.

Einteilung der Vorhofseptumdefekte
Ostium primum-Defekt:
- AV-klappennaher Endokardkissendefekt
- zentrale Vorhofseptumanteile intakt
- meist kombiniert mit Fehlbildung der Mitralklappe (= partieller AV-Kanal)
- in das Ventrikelseptum übergehend (= kompletter AV-Kanal)

1.8 Angeborene Herzfehler

Ostium secundum-Defekt:
- liegt zentral
- häufigster Typ
- in etwa 25 % der Fälle mit Lungenvenenfehlmündung kombiniert

Sinus venosus-Defekt:
- nahe der Mündung der V. cava superior und posterior
- selten
- in etwa 93 % der Fälle mit Lungenvenenfehleinmündung kombiniert

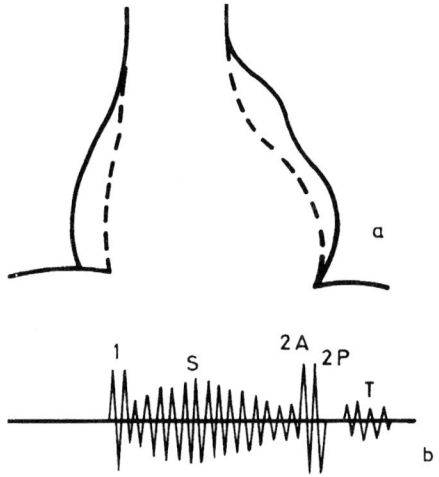

Abb. 1.24 Vorhofseptumdefekt **a** relative Herzdämpfung, **b** Herzgeräuschbild, 1 = 1. Ton; S = systolisches Geräusch; 2 A = aortales Segment des 2. Tones; 2 P = pulmonales Segment des 2. Tones; T = Trikuspidalströmungsgeräusch (aus Fritze, 1983)

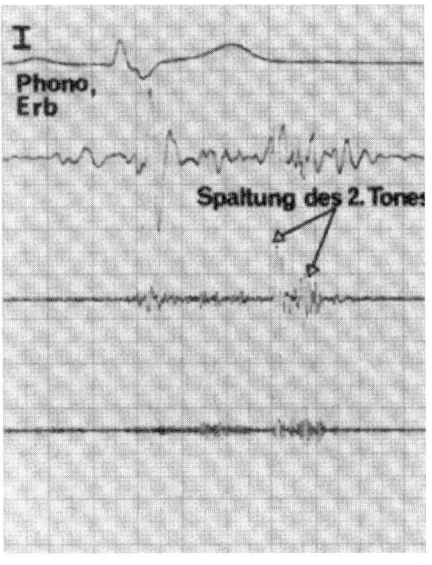

Abb. 1.25 Phonokardiographischer Befund bei einer Patientin mit einem Vorhofseptumdefekt vom Sekundumtyp. Zu beachten ist vor allem der weitgespaltene 2. Ton (Pfeil) (aus Simon, 1982 Differentialdiagnose der Kardiologie)

F98

Frage 1.163: Lösung A

Befunde beim Ostium secundum-Defekt:
- Links-Rechts-Shunt → verstärkte Pulsation des rechten Ventrikels
- Erhöhung des Blutdurchflusses im kleinen Kreislauf
- Rechtsherzbelastung mit Rechtshypertrophie

Auskultationsbefunde:
- nieder- bis mittelfrequentes spindelförmiges **Frühsystolikum über dem 2. ICR links parasternal** (rel. Pulmonalstenose)
- atmungsunabhängige **(fixierte) weite Spaltung des 2. Herztones** mit Betonung des Spaltungsanteils

Röntgen:
- **verstärkte Pulmonalarteriengefäßzeichnung** im Röntgenbild des Thorax
- Erweiterung des Pulmonalissegmentes
- normal weite oder schmale Aorta
- Vergrößerung des rechten Vorhofs und Ventrikels
- Einengung des Retrosternalraumes
- „tanzende Hili" bei **Röntgendurchleuchtung** der Lungen

EKG-Befunde:
- Rechtstyp, meist **inkompletter Rechtsschenkelblock** (doppelgipfliges R in V_1 und aVR), (C) ggf. Rechtsherzhypertrophie-Zeichen

Kontrastechokardiographie zur Darstellung des Shunts:
- Auswaschphänomen am Vorhofseptum (Echokontrast-Verdünnung) (E)

H96

Frage 1.164: Lösung B

Zu **(B): Vorhofseptumdefekt** → Volumenbelastung des rechten Ventrikels, da arterialisiertes Blut vom linken in den rechten Vorhof fließt.
Verlauf:
- Druckerhöhung im Lungenkreislauf → Druck im rechten Ventrikel höher als im linken → **Shunt-Umkehr** → **zentrale Zyanose**

Befunde:
- Links-Rechts-Shunt → verstärkte Pulsation des rechten Ventrikels
- Erhöhung des Blutdurchflusses im kleinen Kreislauf
- Rechtsherzbelastung mit Rechtshypertrophie
- nieder- bis mittelfrequentes **spindelförmiges Frühsystolikum über dem 2. ICR links parasternal** (rel. Pulmonalstenose)
- atmungsunabhängige **(fixierte) weite Spaltung des 2. Herztones** mit Betonung des Spaltungsanteils

---Ventrikelseptumdefekt------------I.46---

Der isolierte **Ventrikelseptumdefekt (VSD)** ist der häufigste angeborene Herzfehler. Gefährdet sind die Patienten mit mittelgroßem und großem VSD durch das Entstehen einer Herzinsuffizienz und eines fixierten pulmonalen Hypertonus, der sich bereits im ersten Lebensjahr entwickeln kann.
Beim **mittelgroßen Ventrikelseptumdefekt** beträgt der Links-Rechts-Shunt mehr als 30% des Lungendurchflusses. Oft besteht neben dem Holosystolikum im 3. bis 4. ICR links parasternal ein diastolisches Mitralströmungsgeräusch. Im Thorax-Röntgenbild besteht je nach Defektgröße eine Kardiomegalie mit vermehrter Lungengefäßzeichnung. Eine kardiale Insuffizienz resultiert meist im 2. bis 4. Lebensmonat, wobei der VSD anfangs durch eine verzögerte postpartale Abnahme des Pulmonalgefäßwiderstandes maskiert sein kann.
Kleine bis mittelgroße Defekte neigen zum Spontanverschluss. Nur 10% der Fälle bedürfen einer Operation, wobei der rechtzeitige operative Verschluss zu einem guten Ergebnis bei geringem Risiko führt.
Der verstärkte Durchfluss führt zu einer ständig erhöhten Volumenbelastung des linken Herzens mit hebendem Herzspitzenstoß, exzentrischer Hypertrophie und entsprechenden EKG-Veränderungen. Übersteigt der Druck der rechten Kammer den der linken, so kommt es zur Shuntumkehr (Eisenmenger-Reaktion).
Im **EKG** findet man beim Ventrikelseptumdefekt meist einen Mittel- bis Linkstyp mit Zeichen der Linksbelastung, Linkshypertrophie und später auch der Rechtshypertrophie.

- **Linksseitige Belastung:** Abweichung der elektrischen Achse nach links, Zeichen der Linkshypertrophie und EKG-Veränderungen in Ableitung III und V_{5-6}.
- **Rechtsseitige Belastung:** Abweichung der elektrischen Achse nach rechts, Zeichen der Rechtshypertrophie mit unvollständigem Rechtsschenkelblock und EKG-Veränderungen in Ableitung I, II und V_2-V_4.

H94

Frage 1.165: Lösung B

Zu **(B):** Beim **Ventrikelseptumdefekt** ist ein holosystolisches Rückstromgeräusch mit p.m. über Erb, das mit zunehmendem Pulmonaldruck leiser wird, zu hören. Ein systolisches pulmonales Austreibungsgeräusch kann bei großem Links-Rechts-Shunt, ein protodiastolisches Rückstromgeräusch bei rel. Pulmonalinsuffizienz oder Kombination von VSD und Aorteninsuffizienz und ein mesodiastolisches mitrales Rollen bei rel. Mitralstenose auskultiert werden. Der 2. Herzton ist exspiratorisch oft weit und respiratorisch variabel gespalten, wobei die Spaltungsweite mit zunehmendem Pulmonaldruck enger und der Pulmonalschluss lauter wird. Ein frühsystolischer pulmonaler Klick tritt bei pulmonalem Hochdruck auf, der 3. Herzton als pathologischer Füllungston bei großem Links-rechts-Shunt.
Zu **(A):** Auskultationsbefunde bei **Vorhofseptumdefekt:**
Der 2. Ton ist exspiratorisch weit und respiratorisch konstant gespalten, frühsystolischer pulmonaler Klick möglich. Oft hört man einen 3. Herzton als pathologischen Füllungston und ein systolisches Austreibungsgeräusch bei rel. Pulmonalstenose. Oft tritt ein mesodiastolisches trikuspidales Rollen bei rel. Trikuspidalstenose auf, beim Ostium primum-Defekt (ASD I) mit kongenitaler Mitralinsuffizienz ein zusätzlich holosystolisches apikales Rückstromgeräusch.
Zu **(C):** Bei der **Pulmonalstenose** ist der 2. Herzton exspiratorisch weit gespalten, die Spaltung nimmt mit der Inspiration zu, der Pulmonalklappenschluss wird abgeschwächt. Ein frühsystolischer Klick tritt bei **valvulärer** Pulmonalstenose leichten und mittleren Grades auf, ein vierter Galopp-Ton bei Pulmonalstenose schweren Grades. Das systolische Austreibungsgeräusch ist umso lauter und länger, je stärker die Pulmonalstenose ausgeprägt ist.
Zu **(D):** Auskultationsbefund bei Mitralstenose
Der 1. Ton ist verstärkt und bei unbeweglicher Klappe oder gleichzeitiger Mitralinsuffizienz abgeschwächt, der 2. Ton oft verstärkt. Der Mitralöffnungston fehlt bei hochgradiger Mitralstenose und bei gemischtem Mitralvitium mit überwiegender Mitralinsuffizienz. Man findet ein mesodiastoli-

sches apikales Rollen, ein präsystolisches apikales Geräusch (Sinusrhythmus), oft auch ein leises frühsystolisches apikales Geräusch ohne signifikante Mitralinsuffizienz. Ein systolisches pulmonales Austreibungsgeräusch tritt bei relativer Pulmonalstenose, ein diastolisches pulmonales bei relativer Pulmonalinsuffizienz und ein trikuspidales Rückstromgeräusch bei relativer Trikuspidalinsuffizienz auf.

Zu **(E): Fallot-Tetralogie:**
Der 2. Ton ist verstärkt, meist einfach auskultierbar. Ein frühsystolischer aortaler Klick findet sich bei Fallot-Tetralogie schweren Grades. Man auskultiert ein systolisches pulmonales Austreibungsgeräusch, das mit zunehmendem Schweregrad leiser und kürzer wird.

F95

Frage 1.166: Lösung A

Zu **(A):** Beim **Ventrikelseptumdefekt** lässt sich typischerweise ein holosystolisches Rückstromgeräusch mit Punctum maximum über Erb auskultieren, das mit zunehmendem Pulmonaldruck leiser wird. Ein systolisches pulmonales Austreibungsgeräusch ist bei großem Links-Rechts-Shunt, ein protodiastolisches Rückstromgeräusch bei relativer Pulmonalinsuffizienz oder Kombination von VSD und Aorteninsuffizienz und ein mesodiastolisches mitrales Rollen bei relativer Mitralstenose zu hören. Der 2. Herzton ist exspiratorisch oft weit und respiratorisch variabel gespalten, wobei die Spaltungsweite mit zunehmendem Pulmonaldruck enger und der Pulmonalschluss lauter wird. Ein frühsystolischer pulmonaler Klick tritt bei pulmonalem Hochdruck auf, der 3. Herzton als pathologischer Füllungston bei großem Links-Rechts-Shunt.

Zu **(B):** Beim persistierenden Ductus arteriosus Botalli lässt sich ein kontinuierliches systolisch-diastolisches Maschinengeräusch im 2. ICR auskultieren.

Zu **(C):** Bei der Mitralinsuffizienz hört man einen leisen 1. Herzton, ein holosystolisches Geräusch über der Herzspitze und einen 3. Herzton als Füllungston.

Zu **(D):** Bei der **Transposition der großen Gefäße ohne VSD** sind reine Atemgeräusche und Herztöne auskultierbar!

Ductus Botalli apertus — I.47

Vor der Geburt dient der **Ductus Botalli** der Umgehung des Lungenkreislaufs. Hierzu fließt das Blut vom rechten Ventrikel über den Stamm der Pulmonalarterien durch den Ductus in den Aortenbogen und über die Aorta descendens zur Plazenta. Bleibt der Ductus nach der Geburt offen, fließt in umgekehrter Richtung Blut aus der Aorta über die Pulmonalarterie in den Lungenkreislauf, sobald durch Entfaltung der Lunge der Strömungswiderstand im kleinen Kreislauf abgesunken ist. Das Volumen des **Links-Rechts-Shunts** wird vom Kaliber des offenen Ductus mitbestimmt.

Ein großer Shunt kann schon im Säuglingsalter zu Dyspnoe, rezidivierenden Bronchitiden, hoher Pulsamplitude und kontinuierlichem Maschinengeräusch (Systolikum und Diastolikum links parasternal im 2. ICR) führen.

Das **Operationsalter** liegt zwischen dem 2. und 12. Lebensjahr, wobei auch der medikamentöse Verschluss des Ductus Botalli durch Gabe von Indometacin und Acetylsalicylsäure bei einigen Neugeborenen möglich ist.

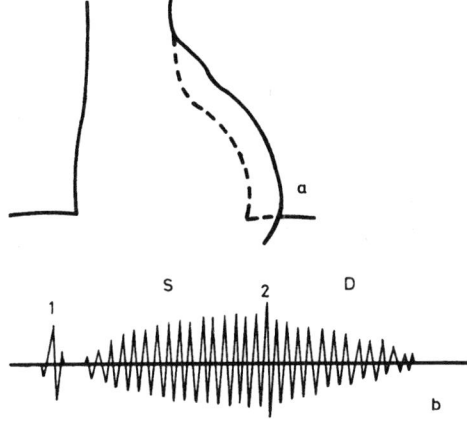

Abb. 1.26 Offener Ductus Botalli **a** relative Dämpfung, **b** Herzgeräuschbild, 1 = 1. Ton; S–D = systolisch-diastolisches Geräusch; 2 = 2. Ton (aus Fritze, 1983)

Fehler mit „Links-Rechts-Shunt" — I.48

Vorhofseptum- und Ventrikelseptumdefekt, offener Ductus Botalli
Symptome: (*Blutfluss:* arteriell → venös) Überfüllung des Lungenkreislaufs mit überfüllten Lungenarterien, prominentem Pulmonalisbogen und tanzenden Hili

Verlauf:
- Druckerhöhung im Lungenkreislauf
- Druck im rechten Ventrikel höher als im linken
- bei Shuntumkehr → Zyanose

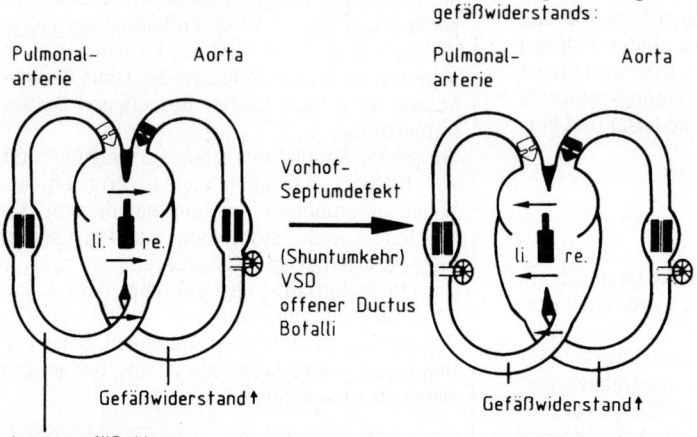

Abb. 1.27 Shuntumkehr bei ursprünglichem Links-rechts-Shunt (Abb. modifiziert nach Schettler, Innere Medizin, Georg Thieme Verlag, 1972)

Fehler mit „Rechts-Links-Shunt" — I.49

Fallot-Tetralogie und Transposition der großen Gefäße
Die **Fallot-Tetralogie** mit Ventrikelseptumdefekt, reitender Aorta, Pulmonalstenose und Rechtshypertrophie führt infolge Ventrikelseptumdefekts und reitender Aorta zur Mischung des venösen Blutes mit dem arteriellen. Die Zyanose beginnt meist vor dem 3. Lebensjahr, und ohne Operation kommt es zum Tode vor Eintritt des 20. Lebensjahres.
Die **Transposition der großen Gefäße** führt sehr früh zum Tod. Die betroffenen Kinder sind nur bei zusätzlichem Septumdefekt lebensfähig.

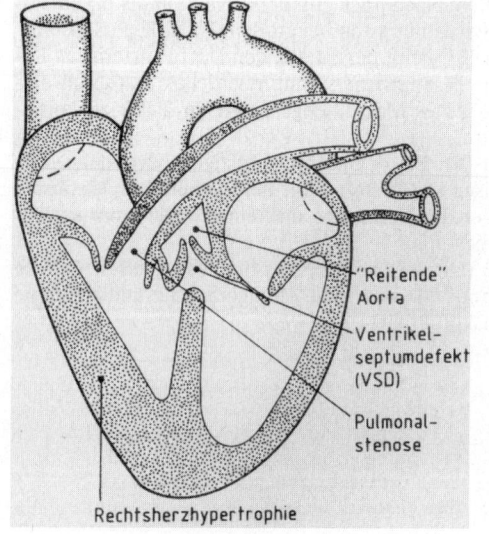

Abb. 1.28 Fallot-Tetralogie

Zyanose — I.50

Von einer **Zyanose** spricht man, wenn die Haut oder Schleimhäute, besonders die Lippen, bläulich verfärbt sind. Verschiedene Formen der Zyanose werden voneinander abgegrenzt. Die echte Zyanose entsteht durch eine abnorme Dunkelfärbung des Blutes, während bei der Pseudozyanose eine abnorme Verfärbung der Haut auftritt.
Hämoglobinzyanose durch Zunahme des reduzierten Hämoglobins (> 5 g/100 ml Blut) lassen sich in eine zentrale Zyanose, die sich in allen Körperabschnitten manifestiert und eine periphere Zyanose, die sich nur in peripheren Körperabschnitten zeigt, weiter unterteilen.
Hämoglobinzyanosen entstehen durch abgewandelte Hämoglobine (z.B. Methämoglobinämie bzw. Sulfhämoglobinämie).
Die **zentrale Zyanose** ist entweder pulmonal oder kardial bedingt.
Periphere Zyanosen können kardial bedingt sein, jedoch auch als lokale Zyanosen bei Venenthrombosen oder Varikosis zu beobachten sein. Auch Blutveränderungen wie Kälteagglutinine oder Kryoglobulinämie führen zur Ausbildung peripherer Zyanosen. Beim kardialen Rechts-Links-Shunt resuliert eine **Mischblutzyanose** im großen Kreislauf.
Demgegenüber führt ein hauptsächlicher Links-Rechts-Shunt zu einer Mischblutzyanose im kleinen Kreislauf, die klinisch nicht fassbar ist!
Die Differenzialdiagnose zur kardialen Zyanose ist durch Einatmen von reinem Sauersoff innerhalb weniger Minuten möglich. Shuntbedingte Zyanosen zeigen keine wesentliche Besserung, während sich bei respiratorischer Insuffizienz die Zyanose kurzzeitig beheben lässt.
Bei einer schweren Anämie kann es zu keiner Zyanose kommen, da der geringe Hämoglobinanteil im Blut nahezu vollständig mit Sauerstoff aufgesättigt ist.
Dagegen können Patienten mit einer Polyglobulie bereits zyanotisch wirken, ohne dass eine ausgeprägte Hypoxie vorliegen muss.

Aortenisthmusstenose — I.51

Symptome:
- Hypertonus der oberen Körperhälfte bei Hypotonus der unteren Körperhälfte
- warme Hände – kalte Füße!
- seitendifferente Blutdruckwerte der oberen Extremität
- schwache Femoralispulse
- Interkostalarterienpulsation tastbar
- Rippenusuren an den Unterkanten der Rippen 3–8

Auskultation:
systolisches Geräusch paravertebral, häufig frühsystolischer Klick (Aortendehnung)

Verlauf:
Beschwerden ab dem 20. Lebensjahr: Nasenbluten, Schwindel, Claudicatio intermittens. Der Tod tritt unbehandelt nach etwa 35 Jahren durch Aortenruptur ($^1/_4$), Hypertoniefolgen mit Herzinsuffizienz ($^1/_4$), Endokarditis ($^1/_4$) oder sonstige Ursache ein.
Bei den Aortenisthmusstenosen unterscheidet man die präduktale (infantile Form) von der postduktalen (Erwachsenenform):
Bei der **präduktalen Form** wird die untere Körperhälfte über den häufig offenen Ductus Botalli von der A. pulmonalis versorgt. Es folgt eine Zyanose, die peripheren Pulse der unteren Körperhälfte sind palpabel. Zusätzlich bestehen häufig weitere Herzmissbildungen mit einer hohen Letalität.
Bei der **postduktalen Isthmusstenose** findet sich im Bereich der oberen Körperhälfte eine arterielle Hypertonie. Die untere Körperhälfte zeigt einen um mindestens 40 mmHg niedrigeren und oft nicht zu messenden Druck. Die arterielle Versorgung erfolgt hier meist über Kollateralarterien. Typische Symptome sind Kopfschmerzen, kalte Füße und Parästhesien im Bereich der unteren Extremitäten.
Charakteristisch ist ein spindelförmiges Spätsystolikum mit Punctum maximum im 2.–3. ICR links, das wegen Zunahme der Lungendurchblutung auch über dem Rücken hörbar ist.

Subclavian-steal-Syndrom — I.52

Beim **Subklavia-Anzapf-**(*Subclavian-steal*)-**Syndrom** kommt es infolge eines zentralen Subklaviaverschlusses (proximal vom Abgang der A. vertebralis) zur Strömungsumkehr in der A. vertebralis zugunsten der gleichseitigen A. axillaris. Bei Armarbeit verstärkt sich der Unterdruck in der A. vertebralis, sodass aus dem Circulus arteriosus Willisii Blut mit der Folge einer zerebralen Ischämie abgezogen wird. Analog führt auch ein Verschluss der A. iliaca communis über die A. mesenterica inferior zu einem Steal-Syndrom, das bei der Beinarbeit zu Abdominalbeschwerden führt.

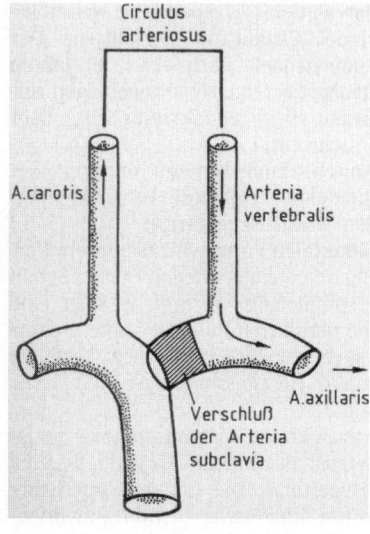

Abb. 1.29 Subclavian-steal-Syndrom

1.9 Arterielle Hypertonie

Hypertonie — I.53

Definition
- Normotonie ⇒ < 139/89 mmHg
- Grenzwerthypertonie ⇒ > 140/90 mmHg bis < 160/94 mmHg
- stabile Hypertonie ⇒ konstant > 160/95 mmHg
- maligne Hypertonie ⇒ diastolisch konstant > 120 mmHg

Schweregrade nach dem **systolischen** und **diastolischen Druck** (WHO, 1999)
- Grenzwerthypertonie ⇒ 140–149 mmHg
  90–94 mmHg
- leichte Hypertonie ⇒ 140–159 mmHg
  95–99 mmHg
- mittelschwere Hypertonie ⇒ 160–179 mmHg
  100–109 mmHg
- schwere Hypertonie ⇒ ≥ 180 mmHg
  > 110 mmHg

Normwerte für die 24-Stdn.-Blutdruckmessung
- Tagesmittelwert   bis zu 135/85 mmHg
- bis zu 20% der gemessenen Werte   > 140–90 mmHg
- nächtliche Abnahme des Blutdruckwerts   ≥ 10% syst./diast.

Formen der Hypertonie:
- **Essenzieller Hypertonus** (etwa 90% aller Hypertoniker) ist eine genetisch multifaktoriell bedingte Blutdrucksteigerung, deren Ursache noch unbekannt ist. Anfänglich besteht ein Minutenvolumenhochdruck, der in einen Widerstandshochdruck mit normalem HMV übergeht.

  Die **essenzielle Hypertonie** kann auch im Rahmen des so genannten **metabolischen Syndroms** (= Syndrom X) auftreten, bei dem eine Anlage zur Insulinresistenz der Skelettmuskulatur mit konsekutiver Hyperinsulinämie und der Entwicklung einer vorzeitigen Arteriosklerose besteht. Die Patienten weisen neben der Hypertonie eine stammbetonte Adipositas, pathologische Glukosetoleranz sowie Hyperlipoproteinämie auf.

Sekundäre Hypertonie
- **Endokrine Hypertonie**
  Beim **Conn-Syndrom** führt die Überproduktion von Aldosteron zur Na^+-Retention mit konsekutiver Hypertonie. Beim **Cushing-Syndrom** führt eine erhöhte Cortisol- bzw. Desoxycorticosteroninkretion zur Erhöhung des Plasma- und Extrazellulärvolumens sowie des Gefäßstroms.
  Beim **11-β-Hydroxylase-Mangel** und dem **17-α-Hydroxylase-Mangel** führt die vermehrte Bildung des Mineralocorticoides 11-Desoxycorticosteron zur arteriellen Hypertonie.
  Bei der **Hyperthyreose** bedingt die Zunahme des Schlagvolumens und der Herzfrequenz eine systolische Hypertonie bei normalem diastolischen Druck.
  Beim **Phäochromozytom** sind sowohl HMV als auch peripherer Widerstand infolge Katecholaminwirkung erhöht.
- Zu den Ursachen des **kardiovaskulären Hochdrucks** zählen die Aortenisthmusstenose, Aorteninsuffizienz (nur systol. Wert ↑) und der altersbedingte Elastizitätshochdruck. Dieser ist durch eine Abnahme der Dehnbarkeit im Bereich des Aortenbogens bedingt und wird von einem systolischen Druckanstieg begleitet, der durch arteriosklerotische

Gefäßveränderungen verursacht wird, die zu einer Abnahme der Elastizität der Gefäßwände führen. Der **elastische Widerstand großer Gefäße** bedingt, dass diese bei jeder Pulswelle gedehnt werden und dabei einen Teil der systolischen Druckenergie aufnehmen können. Anschließend ziehen sie sich wieder zusammen und geben einen Teil dieser Energie wieder an die Blutströmung ab. Auf diese Weise wird die stoßweise Schlagarbeit des Herzens in eine kontinuierlichere Strömung umgewandelt. Ist die Elastizität der Gefäßwand vermindert, kann weniger von einem systolischen Druckanstieg abgefangen werden, und es resultiert demzufolge eine Zunahme des systolischen Blutdrucks. Auch bei einer ausgeprägten Bradykardie kann eine systolische Blutdruckerhöhung auftreten. Da der diastolische Blutdruck hierbei nicht verändert ist, sind Hochdruckfolgen an anderen Organen nicht zu erwarten.

- Die **neurogene Hypertonie** kann bei Hirnaffektionen auftreten, die das Vasomotorenzentrum im Stammhirn betreffen. Ursächlich können Hirndruck, Poliomyelitis, Enzephalitis, Durchblutungsstörungen oder eine Polyneuritis mit Schädigung der Pressorezeptor-Afferenzen sein. Gleichzeitig besteht meist eine Tachykardie.
- Die **pharmakologisch induzierte Hypertonie** kann durch Sympathomimetika, Ovulationshemmer (aktivieren des Renin-Angiotensin-Aldosteron-Systems), Ciclosporin A, nicht steroidale Antirheumatika, Steroide, Carbenoxolon, Succus liquiratiae (Lakritze) und andere Wirkstoffe ausgelöst werden.
- Bei der **EPH-Gestose,** die durch die Trias „Ödeme, Proteinurie, Hypertonie" gekennzeichnet ist, besteht während der Spätschwangerschaft eine Mikrozirkulationsstörung mit generalisiertem Arteriolenspasmus. Der genaue pathogenetische Mechanismus des Hypertonus bei dieser Erkrankung ist noch unbekannt.
- **Renoparenchymale Hypertonie**
Unter renoparenchymaler Hypertonie versteht man eine chronisch arterielle Hypertonie infolge ein- oder doppelseitiger *Nierenerkrankung.* Ursächlich sind akute und chronische Glomerulonephritiden, chronische Pyelonephritiden, Zystennieren, diabetische Glomerulosklerose, Gichtniere, Periarteriitis nodosa sowie Nierenamyloidose. Etwa $2/3$ der renoparenchymalen Hypertonien sind auf Glomerulo- und Pyelonephritis zurückzuführen. Die Einschränkung der exkretorischen Nierenfunktion geht mit einer Retention von Kochsalz und Wasser ($\rightarrow$ Anstieg des Blutvolumens) einher. Pathogenetisch kommen sowohl eine Zunahme des Schlag- und Minutenvolumens infolge Hypervolämie ($\rightarrow$ Frank-Starling-Mechanismus), als auch eine Aktivierung des Renin-Angiotensin-Aldosteron-Systems in Betracht. Bei Patienten mit Normotonie und gut einstellbarer renaler Hypertonie sind die Renin- und Aldosteronwerte meist erniedrigt oder normal. Bei Patienten mit schwer einstellbarer Hypertonie konnten erhöhte, manchmal stark erhöhte, Renin- und Aldosteronwerte beobachtet werden. Dabei korrelieren stark erhöhte Blutdruckwerte mit einer ausgeprägten **Hyperplasie des juxtaglomerulären Apparates.** In diesen Nieren findet man kaum funktionstüchtige Parenchymelemente, wogegen zahlreiche juxtaglomeruläre Zellen anzutreffen sind. Typisch ist dieses Bild für Dialysepatienten, deren Hypertonie schwer beeinflussbar ist. Eine Entfernung der „Restniere" kann bei diesem Krankheitsbild erforderlich sein (Wegfall der renalen Reninbildung).
Oft geht der juxtaglomeruläre Apparat mit anderen Teilen der Niere zugrunde. In solchen Fällen sowie bei bilateraler Nephrektomie kann der Ausfall der Reninsekretion zum sekundären Hypoaldosteronismus führen, wenn andere Regulationsmechanismen (ACTH und Elektrolyte) den Aldosteronspiegel nicht normalisieren können.
- **Chronische Glomerulonephritis**
Im fortgeschrittenen Stadium der chronischen Glomerulonephritis besteht neben der Proteinurie eine Erythrozyturie bei steriler Harnkultur und Bluthochdruck.
- **Chronische Pyelonephritis**
Bei 60% der Erkrankten ist ein Hypertonus vorhanden. Der Anstieg des Blutdrucks tritt erst bei einer Einschränkung der Nierenfunktion auf ein Drittel der Norm ein. Charakteristisch ist eine Leukozyturie, während die Erythrozyten im Sediment zurücktreten. Meist besteht eine signifikante Bakteriurie mit einer Keimzahl über 100 000/ml. Die Proteinurie ist meist gering und liegt unter 2–3%. Die Diagnosestellung erfolgt nach pathologischem Ausfall von Nierenfunktionsproben und röntgenologischen Veränderungen bei der i.v.-Pyelographie.
Nicht einfach ist eine Abgrenzung der leichten chronischen Glomerulonephritis von einer benignen **Nephrosklerose,** die sich erst im Gefolge einer essenziellen Hypertonie entwickelt hat. Hier können nur der genaue Vergleich von Einzelbefunden sowie spezielle Untersuchungen (Clearance, Nierenbiopsie) eine Diagnosestellung zulassen.

Bei einseitigen Nierenerkrankungen mit Hochdruck liegt meist eine **Nierendysplasie** vor. Hinsichtlich der Folgeerscheinungen in den Gefäßen und am Herzen unterscheidet sich der renoparenchymale Hochdruck nicht von der essenziellen Hypertonie. Viele Patienten mit renaler Hypertonie sind blass. Infolge Polyglobulie bei Zystennieren können sie jedoch auch ein rotes Gesicht aufweisen.

- **Renovaskuläre Hypertonie**
  Unter renovaskulärem Hochdruck versteht man Blutdrucksteigerungen, die Folge einer ein- oder doppelseitigen Minderdurchblutung der Nieren durch Verschluss bzw. Stenose der A. renalis und ihrer Äste sind. Ursächlich kommen Arteriosklerose, Aneurysmen oder Embolien in Betracht. Die renovaskulären Stenosen bedingen etwa 2% aller Hochdruckerkrankungen.
  Im Verlauf einer Nierenarterienstenose kommt es über vermehrte Reninbildung und Stimulation der Nebennierenrinde häufig zur vermehrten Aldosteronproduktion mit den Befunden einer Hypokaliämie und metabolischen Alkalose im Blut. Hypokaliämie bei bestehendem Hypertonus muss daher den Verdacht auf eine Nierenarterienstenose lenken. Das diagnostische Prozedere besteht in einer angiographischen Darstellung der Nierenarterienstenose sowie Reninbestimmung in den Nierenvenen.

Folgen des Hochdrucks
Durch die arterielle Druckbelastung kommt es zunächst zu einer konzentrischen **Myokardhypertrophie** mit Vermehrung der Wanddicke, der linksventrikulären Muskelmasse und Zunahme der Masse-Volumen-Relation des Ventrikels. Bei 14% aller Hypertoniker entwickelt sich eine **irreguläre Hypertrophie** mit asymmetrischen Hypertrophiearealen, die im Bereich der Vorderwand, Hinterwand, Herzspitze und des Septums lokalisiert sein können. Dabei ist die **Masse-Volumen-Relation erheblich vermehrt** und die systolische Wandspannung erniedrigt. Bei lang dauernder Druckbelastung kann es zu einer myokardialen Schädigung mit Zunahme des Ventrikelradius, Zunahme des enddiastolischen Volumens und Zunahme der systolischen Wandspannung kommen. **Dabei dilatiert der Ventrikel definitionsgemäß exzentrisch.** Wie bei den anderen Hypertrophieformen ist dann der Koronarwiderstand erhöht, die Koronarreserve jedoch infolge zusätzlicher Erhöhung der myokardialen Komponente des Koronarwiderstandes beträchtlich eingeschränkt. Meist entsteht eine erhebliche **Arteriosklerose,** die sich bevorzugt an Herz, Niere und Gehirn manifestiert. Minderperfusion der Nierenarterien führt zur vermehrten Reninsekretion, die den Hochdruck verstärkt. Natriumretention führt bei verminderter GFR zur erhöhten Sensibilität der Gefäßwände gegenüber Katecholaminen. Der erhöhte Blutdruck ist für die Hochdruckniere erforderlich, um die exkretorische Funktion aufrechterhalten zu können. Die Barorezeptoren des arteriellen Systems stellen sich auf die erhöhten Blutdruckwerte (resetting) ein und wirken einem Abfall auf Normalwerte regulatorisch entgegen.

Bei 66% der Hypertoniker kommt es zur **Linksherzhypertrophie mit Aortenelongation** sowie koronarer Herzkrankheit mit letalem Ausgang. Etwa 14% der Hypertoniker erleiden einen Apoplex bzw. eine **Enzephalomalazie,** die häufig mit hypertoner Massenblutung kombiniert ist. Die Ausbildung einer arterio-arteriolosklerotischen Schrumpfniere führt zur renalen („blassen") Hypertonie, an der etwa 8–10% der Hypertoniker sterben.

Das Ausmaß hypertensiver Veränderungen lässt sich am Augenhintergrund feststellen. Der **Fundus hypertonicus** ist im frühen Stadium durch Kupferdrahtarterien (gelblich rote Färbung) und **Gunn-Kreuzungszeichen** (sanduhrartige Verengung der Venen im Bereich von Arterienkreuzungen) als Ausdruck von Adventitiaveränderungen gekennzeichnet. **Silberdrahtarterien** (ausgeprägte Verengung der Arterien führt zu schmalen weißen Reflexstreifen), Papillenödem und Blutgsherde, die in der Nähe der Makula wie Baumwollflocken **(Cotton-wool-Exsudate)** aussehen, treten als Folge eines anhaltenden Hochdrucks auf und kennzeichnen das fortgeschrittene Stadium der **Retinopathia hypertensiva.**

Sekundäre Hypertonie im kleinen Kreislauf
Links-Rechts-Shunt, arteriovenöse Fisteln, Mitralvitien, Thromben und Linksinsuffizienz führen zur Drucksteigerung im kleinen Kreislauf. Da der rechte Ventrikel muskelschwächer als der linke Ventrikel ist und auch nur in begrenztem Maße hypertrophieren kann, entsteht eine Rechtsherzinsuffizienz mit Rechtshypertrophie als Folge von Drucksteigerung bzw. erhöhtem Widerstand im kleinen Kreislauf. Man unterscheidet das akute *Cor pulmonale* – praktisch identisch mit der Lungenembolie – vom **chronischen Cor pulmonale,** dessen Ursachen Linksinsuffizienz, erhöhtes HMV (durch AV-Fisteln oder Shunts), vasokonstriktive Hypertonie (Bronchospasmus, Pharmaka) und Obstruktion im linken Vorhof sind.

[F00]
Frage 1.167: Lösung D

Zu den sekundären Formen der chronischen Hypertonie zählt die **endokrine Hypertonie**.
Zu **(A):** Beim **Cushing-Syndrom** führt eine erhöhte Cortisol- bzw. Desoxycorticosterou-Inkretion zur Erhöhung des Plasma- und Extrazellulärvolumens.
Zu **(B):** Beim **Conn-Syndrom** führt die Überproduktion von Aldosteron zur Na^+-Retention mit konsekutiver Hypertonie.
Zu **(C):** Beim **Phäochromozytom** sind sowohl Herzminutenvolumen als auch peripherer Widerstand infolge Katecholaminwirkung erhöht.
Zu **(D):** Der **Ausfall der Mineralocorticoide** bewirkt eine Verminderung der Natrium- und Wasserretention (Plasmavolumen ↓). Die **Addison-Krise** geht daher mit Wasserverlust (⇒ **hypotone Dehydratation**), Blutdruckabfall, Schock und Koma einher.
Zu **(E):** Im Rahmen der **Akromegalie** weist ein Teil der Patienten erhöhte Blutdruckwerte auf.

[F98]
Frage 1.168: Lösung B

Sekundäre Formen der chronischen Hypertonie:
renoparenchymale Hypertonie
renovaskuläre Hypertonie (Nierenarterienstenosen)
endokrine Hypertonie
- **Conn-Syndrom** → Aldosteron ↑ → Na^+-Retention mit konsekutiver Hypertonie
- **Cushing-Syndrom** → Erhöhung des Plasma- und Extrazellulärvolumens
- **Adrenogenitales-Syndrom** bei 11-β-Hydroxylase-Mangel, 17-α-Hydroxylase-Mangel
- **Hyperthyreose** → systolische Hypertonie bei normalem diastolischen Druck
- **Phäochromozytom** → sowohl HMV als auch peripherer Widerstand erhöht
- **Akromegalie**

kardiovaskuläre Hypertonie
- **Aortenisthmusstenose** (Coarctatio (lat.) bedeutet Lichtungseinengung durch Kompression oder Striktur)
- **Aorteninsuffizienz** (nur systol. Wert)
- **altersbedingter Elastizitätshochdruck**

Als **Folge der Hypertonie** können sich eine **konzentrische Myokardhypertrophie** oder **irreguläre Hypertrophie** mit asymmetrischen Hypertrophiearealen sowie bei **lang dauernder Druckbelastung** eine **exzentrische Myokardhypertrophie** entwickeln.
Zu **(B):** Die **hypertrophische Kardiomyopathie** bezeichnet eine **symmetrische Hypertrophie des linken Ventrikels** im Septumbereich oder mesoventrikulären Myokard **mit oder ohne Obstruktion der linksventrikulären Ausflussbahn**. Bei der schweren hypertrophischen obstruktiven Kardiomyopathie findet man pathologisch erhöhte linksventrikuläre Füllungsdrücke sowie einen Druckgradienten mit fallendem Druck entlang der Ausflussbahn.

[H97]
Frage 1.169: Lösung C

Zu **(C):** Bei dem Patienten besteht eine **chronisch arterielle Verschlusskrankheit (AVK)**. Dafür sprechen sowohl die Symptome und Befunde als auch die pathologischen Laborwerte als Risikofaktoren der **Arteriosklerose**. Proteinurie und Hämaturie können als Folge eines länger vorbestehenden Hypertonus gewertet werden, der zu einer Nephrosklerose geführt hat.
Ätiologie der arteriellen Verschlusskrankheit:
- meist arteriosklerotisch (> 95%)
- m:w = **5:1**
- meist **Raucher**
- selten Vaskulitis (Thrombangiitis obliterans, M. Winiwarter-Buerger)

Risikofaktoren der Arteriosklerose:
- Fettstoffwechselstörungen (Gesamtcholesterin und LDL-Cholesterin ↑, HDL-Cholesterin ↓),
- Hyperfibrinogenämie
- Zigaretten rauchen
- **Bluthochdruck**
- **Diabetes mellitus**
- **Übergewicht** (> 30% über dem Sollgewicht)

Etwa 90% der **chronischen Arterienverschlüsse** betreffen Aorta und Iliakalgefäße sowie untere Gliedmaßen, 8% betreffen Kopf und Arme, 2% verteilen sich auf die viszeralen Aortenäste.
Man unterscheidet:
- **Becken-Typ** bzw. **Aorta-Iliaka-Typ:** Alle Beinpulse fehlen → Verschluss oberhalb des Leistenbandes (und tiefer)
- **Oberschenkel-Typ** bzw. **Femoralis-poplitea-Typ:** Leistenpuls tastbar, Knie- und Fußpulse fehlen → Verschluss am Oberschenkel (und tiefer)
- **Unterschenkel-Typ:** Leisten- und Kniepulse tastbar, Fußpulse fehlen → Verschluss am Unterschenkel

Symptomatik der **Claudicatio intermittens:**
- nach einer bestimmten freien Gehstrecke treten in Abhängigkeit von Gehtempo und Steigung **stechende Wadenschmerzen** auf, die beim Stillstehen innerhalb von Minuten **(Schaufensterkrankheit)** verschwinden.
- am häufigsten tritt der Schmerz in der Wade **(Oberschenkelarterienbefall)** auf, kann jedoch, dem Ort des Verschlussprozesses entsprechend, auch Gesäß und Oberschenkel **(Aorta, Beckenstammarterien)** und Fuß **(Unterschenkelarterien)** betreffen.
- **Spätstadium: vaskulärer Ruheschmerz**, Ausbildung von trockener und feuchter Gangrän

Zu **(B)**: Die **Panarteriitis nodosa** ist eine **Systemerkrankung** mit **generalisierter nekrotisierender Vaskulitis, die alle Wandschichten** (pan = ganz) kleiner und mittlerer Arterien betrifft.
Klassifikationskriterien (ACR, 1990): **Panarteriitis nodosa** ist anzunehmen, wenn 3 der nachfolgenden Kriterien erfüllt sind:
- Gewichtsverlust > 4 kg in kurzer Zeit
- Livedo reticularis
- Hodenschmerz (Epididymitis)
- Mylagien, Schwäche der Beinmuskulatur
- Mono-/Polyneuropathie
- diastolischer Blutdruck > 90 mmHg (Nierenbeteiligung)
- Kreatininerhöhung (> 1,5 mg/dl)
- HBsAg-positiv (in 30% d. F.)
- Arteriographie → Verschlüsse bzw. Aneurysmen viszeraler Arterien
- Arterienbiopsie → granulozytäres bzw. mononukleäres Infiltrat, fibrinoide Medianekrose

Weitere Symptome
- **Allgemeinsymptome** → Krankheitsgefühl mit Fieber, Gewichtsverlust
- **Labor** mit Entzündungszeichen, Thrombozytose und gel. Eosinophilie, Nachweis zirkulierender Antikörper, ANCA in 30% positiv
- **Symptome der vaskulitischen Organbeteiligung**
  - **Niere** → glomeruläre Herdnephritis, renaler Hypertonus, anämische Niereninfarkte
  - **Gastrointestinaltrakt** → ischämische Enterokolitis → kolikartige Bauchschmerzen, Nausea, Vomitus
  - **Herz** → Angina pectoris, Infarkt
  - **Haut** → Erytheme, Ulzera, Knotenbildung
  - **ZNS** → Massenblutungen, Sehstörungen

Zu **(D)**: Die **Endangiitis obliterans** betrifft in erster Linie **Nikotin konsumierende junge Männer** und weitaus seltener (9:1) das weibliche Geschlecht. **Hauptmanifestationsalter** zwischen dem 20. und 30. Lebensjahr.

Symptomatik:
- oft gehen der Erkrankung **rezidivierende Phlebitiden** (Phlebitis saltans oder auch migrans) voraus.
- sek. **Thrombosierung** von **Unterschenkel- (am häufigsten),** Unterarm- und Digitalarterien mit Schmerzen, Kältegefühl, Zyanose, akrale Nekrosen, Gangrän
- im **Labor** Entzündungsparameter erhöht

H97

Frage 1.170: Lösung E

Folgen eines andauernden **schweren Hypertonus** können sein:
- arterio-arteriolosklerotische Schrumpfniere (Frühsymptom: Mikroalbuminurie) → Nierenfunktionsprüfung (A)

- **frühzeitige Arteriosklerose, koronare Herzkrankheit** (→ Angina pectoris, Herzinfarkt, plötzlicher Herztod und Linksherzinsuffizienz), nachweisbar z.B. mittels EKG (C) und Belastungs-EKG
- **Konzentrische Myokardhypertrophie** oder **irreguläre Hypertrophie** mit asymmetrischen Hypertrophiearealen (Linkshypertrophiezeichen im EKG (C))
- Hirninfarkte, Enzephalomalazie, oder hypertone Massenblutung, nachweisbar z.B. durch eine Computertomographie, EEG (B)

WHO-Stadien der Hypertonie:
I. Hypertonie **ohne** Organveränderungen
II. Hypertonie mit **leichten** Organveränderungen (linksventrikuläre Hypertrophie, hypertensive Retinopathie St. I/II, Proteinurie)
III. Hypertonie mit **schweren** Organschäden (Linksherzinsuffizienz, hypertensive Retinopathie St. III/IV, zerebrale Komplikationen, Niereninsuffizienz)

Zu **(E)**: Eine **Röntgenaufnahme der Sella turcica** kann u.a. zum Nachweis eines Hypophysenadenoms (sek. Hypertonus bei zentralem Cushing Syndrom) dienen. Dies wäre aber keine Folge, sondern die Ursache für arterielle Hypertonie!

H97

Frage 1.171: Lösung C

Zu **(C)**: Wahrscheinlich liegt bei dem Patienten ein **metabolisches Syndrom** als Grunderkrankung vor, das durch **essenzielle Hypertonie** in Verbindung mit **Insulinresistenz** der Skelettmuskulatur (→ pathologische Glukosetoleranz, Hyperinsulinämie), **Hyperurikämie,** stammbetonter **Adipositas** sowie **Hypertriglyzidämie** mit niedrigem HDL-Spiegel zur Entwicklung einer vorzeitigen **Arteriosklerose** geführt haben könnte.

Diagnostische Kriterien (metabol. Syndrom wahrscheinlich, wenn > 3 Punkte)

Befunde	Bewertung
positive Familienanamnese (Diab. mell., Infarkt)	2 Punkte
bauchbetonte Fettverteilung	1 Punkt
Hypertonie (> 140/90 mmHg)	1 Punkt
Hypertriglyzidämie (> 170 mg/dl)	1 Punkt
Hyperurikämie (> 1,6 mg/dl)	1 Punkt

Befunde: Manifestation überwiegend erst im Erwachsenenalter; meist Übergewicht, Glukoseintoleranz, Fettleber (C), Hyperurikämie; **Hepatosplenomegalie**.

Zu **(A), (B)** und **(E)**: Hierbei könnten noch weitere pathologische Befunde wie z.B. Ikterus, Erhöhung der Serumtransaminase, Ödemneigung u.a. erhoben werden.

Zu **(D):** Bei der Rechtsherzinsuffizienz mit Rückstau des Blutes in den großen Kreislauf kommt es u. a. zur Stauungsleber bis hin zur Stauungszirrhose. Weitere Symptome der Rechtsherzinsuffizienz sind sichtbare Venenstauung (V. jugularis), Ödeme in den abhängigen Körperpartien und Stauungsnieren mit Proteinurie.

H97
Frage 1.172: Lösung D

Die Abbildung zeigt u. a. punkt- und streifenförmige Netzhautblutungen, Cotton-wool-Herde, enggestellte Arterien und gestaute Venen sowie ein Papillenödem. Dies sind Zeichen für eine hypertensive Retinopathie (D).
Stadien der hypertensiven Retinopathie:
I. arterioläre **Vasokonstriktion**
II. zusätzlich **Kupferdrahtarterien, Gunn-Kreuzungs-Zeichen** (sanduhrartige Verengung der Venen im Bereich von Arterienkreuzungen durch Adventitiaveränderungen)
III. **Netzhautschäden:** Blutungsherde, die in der Nähe der Makula wie Baumwollflocken (Cotton-wool-Exsudate) aussehen
IV. bilaterales **Papillenödem**

F00
Frage 1.173: Lösung E

Symptomatik der Hypertonie:
- **Beschwerden** können anfangs auch **fehlen**.
- **Kopfschmerzen** (B) (oft Hinterkopfschmerz), Ohrensausen (Tinnitus), rezidivierendes Nasenbluten, Belastungsdyspnoe (A)
- **Palpitationen** (Herzklopfen), Präkordialschmerzen, Schwindelgefühl und Benommenheit

Komplikationen:
- **konzentrische Myokardhypertrophie** oder **irreguläre Hypertrophie** mit asymmetrischen Hypertrophiearealen
- bei **lang dauernder Druckbelastung** → **exzentrische Myokardhypertrophie**
- **Dilatation des linken Ventrikels** → Koronargefäßwiderstand erhöht, Koronarreserve vermindert ⇒ **frühzeitige Arteriosklerose** ⇒ **koronare Herzkrankheit** (→ Angina pectoris, Herzinfarkt, plötzlicher Herztod und **Linksherzinsuffizienz**) mit letalem Ausgang
- **Hirninfarkte**, **Enzephalomalazie** oder **hypertone Massenblutung**
- **arterio-arteriolosklerotische Schrumpfniere** (Frühsymptom: Mikroalbuminurie)
- **Seltenere Komplikationen** sind das überwiegend **infrarenal** auftretende **Bauchaortenaneurysma** oder das **Aneurysma dissecans** (Intimaeinriss).

Zu **(E): Flankenklopfschmerz** tritt als typischer Befund bei **akut entzündlichen Nierenerkrankungen** und im Rahmen von renalen Steinkoliken auf.

H93
Frage 1.174: Lösung C

Krisenhafte Blutdrucksteigerungen können bei jeder Hochdruckform einsetzen (B). Eine rasch einsetzende antihypertensive Therapie ist dringend erforderlich, um die akute Lebensbedrohung abzuwenden.
Beim krisenhaften Blutdruckanstieg **nimmt die Herzarbeit zu**, da das Blut gegen den erhöhten Gefäßwiderstand ausgeworfen werden muss. Herzschlagvolumen und Herzindex sind dabei vermindert (D). Zumeist handelt es sich dabei um Patienten, die bereits eine Druckhypertrophie des Herzens aufweisen.
Die unter (C) genannten Veränderungen sind **Folgeschäden** einer vorbestehenden Hypertonie, charakterisieren jedoch keinesfalls eine hypertensive Krise.

F95
Frage 1.175: Lösung D

Die **maligne Hypertonie** ist durch eine ausgeprägte Blutdrucksteigerung (diastolischer Blutdruck meist permanent über 120 mmHg), schwere hypertensive **Retinopathie** und zunehmende **Niereninsuffizienz** gekennzeichnet. Sie kann sich aus einer primären oder sekundären Hypertonie entwickeln (C).
Zu **(D):** Am häufigsten tritt sie im Rahmen eines renalen Hochdrucks auf. Mögliche Grundkrankheiten können die essenzielle Hypertonie (10%), **Glomerulonephritis (37%), Pyelonephritis und Nierenarterienstenose (19%)** sein.
Auch eine sich **plötzlich** entwickelnde **primäre maligne Hypertonie** ist bekannt (E).
Zu **(A):** Die exzessive Erhöhung des Gefäßinnendrucks führt zu einer Permeabilitätsstörung der Arteriolen mit Austritt von Plasmenbestandteilen. Gleichzeitig tritt eine hochdruckbedingte Diurese und Natriurese auf, die zur Hypovolämie führt mit Aktivierung des Sympathikus, des Renin-Angiotensin-Aldosteron-Systems und des Vasopressins. Reaktiv steigt dann, durch Renin bzw. Angiotensin vermittelt, die Aldosteronkonzentration im Serum an, was einerseits eine Volumenretention bedingt, andererseits zur Vasokonstriktion (Angiotensin) führt.
Zu **(B):** Unbehandelt führt die maligne Hypertonie durch Gefäßschädigung innerhalb von etwa 10 Monaten zum Tode. Unter **Behandlung** beträgt die **5-Jahres-Überlebenszeit** bei primärer und sekundärer maligner Hypertonie derzeit etwa 75%.

H95

Frage 1.176: Lösung E

Zu **(E)**: Im Rahmen einer chronischen arteriellen Hypertonie entwickelt sich meist eine **frühzeitige Arteriosklerose,** die sich bevorzugt an Herz, **Niere** und Gehirn manifestiert. Um die Nierengefäße ausreichend zu perfundieren, ist daher ein bestimmter arterieller Mindestdruck erforderlich. Insbesondere bei zunehmender Niereninsuffizienz kann daher eine **kurzfristig einsetzende Abnahme der Nierendurchblutung** bereits **durch eine Hypoperfusion** (→ lokale Ischämie) zum **akuten Nierenversagen** führen.

Hochdruckkrise:
Plötzlich auftretender starker Blutdruckanstieg → **druckpassive Erweiterung der zerebalen Arteriolen** → Hochdruckenzephalopathie mit Hirndrucksymptomatik → Hirn- und Papillenödem, Kopfschmerzen, Erbrechen, Sehstörungen, ggf. Apoplex, neurologische Ausfälle und Krampfanfälle (Grand mal), Verwirrtheit, Bewusstlosigkeit, Atemstörungen.
Die Patienten sind gefährdet durch
- **Linksherzüberlastung** → Lungenödem
- Angina pectoris → **Myokardinfarkt**
- **intrazerebrale Blutungen**

Therapie einer Hochdruckkrise
Blutdruck **vorsichtig senken**!
Ambulant (ggf. wiederholte) **Gabe von**
- Nifedipin und/oder Nitroglyzerin, als Kapsel zerbeißen
- Urapidil, Clonidin, Diazoxid oder Furosemid (bei Ödemen) langsam i.v.

stationäre Therapie
Perfusor-Infusionsgeschwindigkeit anpassen bis auf leicht erhöhte Blutdruckwerte:
- o.g. Substanzen
- ggf. Nitroprussid-Natrium
- **bei terminaler Niereninsuffizienz: Dialyse**

Zu **(A), (B), (C)** und **(D)**: In diesen Fällen ist eine **zügige Blutdrucksenkung** (unter Beachtung der zuvor genannten Kriterien!) zur Verbesserung der Hämodynamik erforderlich.

---**Blutdruckamplitude**---I.54---

Zur hohen RR-Amplitude kommt es bei
- **Hyperthyreose** durch Erhöhung des Kreislaufminutenvolumens sowie durch vermehrte Adrenalinwirkung
- der **Arteriosklerose** durch fehlende Windkesselfunktion durch Elastizitätsminderung
- **offenem Ductus Botalli,** einer Verbindung zwischen Aorta und A. pulmonalis. Da ein Teil des Blutes in die A. pulmonales abfließt (bis zu 70% des gesamten Minutenvolumens), fällt der systolische Druck in der Aorta schnell ab. Es resultiert eine große Blutdruckamplitude.
- der **Aorteninsuffizienz.** Hierbei strömt in der Diastole Blut aus der Aorta in die linke Kammer zurück. Somit fällt der diastolische Druck ab, jedoch erhöht sich durch ein vergrößertes Schlagvolumen der systolische Druck.
- der **Mitralinsuffizienz,** die zu einem Rückstau in den linken Vorhof bzw. das rechte Herz führt, während der linksventrikuläre Druck normal oder erniedrigt ist.

---**Hyperkinetisches Herzsyndrom**---I.55---

Vollbild der hyperdynamen Kreislaufstörung ist das **hyperkinetische Herzsyndrom,** das kreislaufdynamisch gekennzeichnet ist durch **überhöhte Werte des Herzminutenvolumens, der Pulsfrequenz, der Blutdruckamplitude und der kardialen Kontraktilität.** In den Muskelgefäßen besteht ein verminderter Gefäßwiderstand, die körperliche Leistungsfähigkeit ist eingeschränkt. Im Vordergrund der Beschwerden stehen Herzsensationen und ein Gefühl verminderter körperlicher Leistungsfähigkeit. Bereits eine dosierte Belastung führt zum übermäßigen Anstieg der Pulsfrequenz und des systolischen Blutdrucks.
Als Ursache wird ein vermehrtes Ansprechen von Betarezeptoren auf Katecholamine diskutiert. Auch eine Störung der Sollwerteinstellung im Bereich der zentralen Kreislaufregulation ist anzunehmen.
Die **Therapie** besteht in der Gabe von niedrig dosierten Beta-Rezeptorenblockern, auf die die Patienten in der Regel sehr gut ansprechen. Gleichzeitig soll körperliches Training aufgenommen werden, was das Auftreten einer vagotonen Reaktionslage begünstigt.

---**Renovaskuläre Hypertonie**---I.56---

Die Anamnese und der klinische Untersuchungsbefund bei **renovaskulärer Hypertonie** entsprechen nahezu dem Befundspektrum der Patienten mit essenzieller Hypertonie. An eine renovaskuläre Hypertonie muss beim Vorliegen folgender Hinweise gedacht werden:
- juvenile Hypertonie
- plötzliche Verschlechterung einer vorbestehenden Hypertonie
- hypokaliämische Hypertonie
- Strömungsgeräusche über einer Nierenloge
- Niereninfarktsymptomatik mit Flankenschmerz und Fieber in der Anamnese

1.9 Arterielle Hypertonie

Untersuchungsmethoden
- Intravenöses Pyelogramm (zeitlich vergrößerte Kontrastmittelausscheidung)
- Isotopennephrogramm, seitengetrennte Jod-Hippuran-Clearance und Sequenzszintigraphie
- Reninaktivität im peripheren Blut
- Nierenvenenreninbestimmung
- Renovasographie
- Captopriltest (Angiotensin-II-Antagonist hemmt die pressorische Angiotensin-II-Wirkung kompetetiv → Blutdruckabfall)

Frage 1.177: Lösung A

Siehe auch Lerntext I.56.
Ursachen der renovaskulären Hypertonie:
- Arteriosklerose (60–70%) (A)
- fibröse/fibromuskuläre Gefäßwandhyperplasie (30–40%) (B)
- andere renovaskuläre Ursachen und nicht renovaskuläre Grunderkrankungen (< 2%)

Frage 1.178: Lösung C

Zu **(C): ACE-Hemmer** sind bei **doppelseitigen** Nierenarterienstenosen **absolut** und **bei einseitigen relativ kontraindiziert,** da sie die Perfusion der betroffenen Niere reduzieren → Verschlechterung der Nierenfunktion. Für die **Diagnostik einer Nierenarterienstenose** kann dies als sog. **Captopril-Test** Anwendung finden.

- **Nierensequenzszintigraphie** mit seitengetrennter Clearance → GFR der betroffenen Niere ist vermindert. Dieser Befund wird durch die Gabe von ACE-Hemmern (Captopril-Test) verstärkt, wobei zusätzlich auch der Reninspiegel ansteigt (180 µU/ml).
- **seitengetrennte Reninbestimmung** in den Nierenvenen → Bei der funktionell wirksamen **einseitigen Nierenarterienstenose** ist die **Reninkonzentration im Nierenvenenblut der betroffenen Niere erhöht.**

Therapieverfahren:
- **perkutane transluminale Angioplastie** (bei arteriosklerotischen Nierenarterien > 30% Reokklusion)
- gefäßchirurgischer Eingriff → Desobliteration oder Resektion der Stenose, Streifenplastiken, Interpositionen autologer Arterien oder Venen **bei fibromuskulärer Stenose;** ggf. Nephrektomie
- **medikamentöse Therapie Calciumantagonisten** (u.a. Nitrendipin (z.B. Bayotensin®)), **Beta-Rezeptorenblocker**

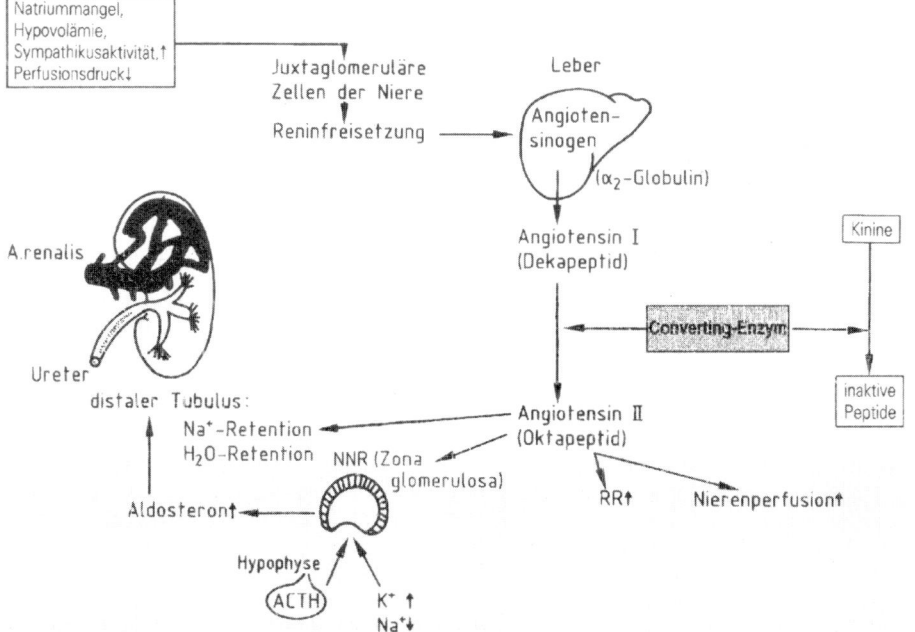

Abb. 1.30 Renin-Angiotensin-Aldosteron-System (RAAS)

H93

Frage 1.179: Lösung C

Zu **(C):** ACE-Hemmer blockieren das Angiotensin-Converting-Enzym, das Angiotensin I in das vasokonstriktiv wirksame Angiotensin II umwandelt und den Bradykininabbau fördert. Sie werden zur Prophylaxe und Therapie der hypertensiven Herzerkrankung (→ Hypertrophie-Regression) und in der Therapie der Herzinsuffizienz eingesetzt und verursachen keine negativen Veränderungen des Lipid- oder Glukosestoffwechsels. Bei Patienten mit stimuliertem Renin-Angiotensin-System (z. B. Nierenarterienstenose) kann zu Beginn der Therapie auf Grund der substanzspezifischen Wirkung ein bedrohlicher Blutdruckabfall (→ prärenales ANV) eintreten!
ACE-Hemmer dürfen auch nicht bei Stenosen im Herz-Kreislauf-System (Aorten- oder Mitralstenose) eingesetzt werden.

H94

Frage 1.180: Lösung B

Zu **(B):** Im geschilderten Fall besteht eine **Fehlmedikation mit Propranolol.**
Die obstruktive Atemwegserkrankung ist eine bekannte Kontraindikation für Betablocker. Dies gilt auch für kardioselektive Präparate. Bei akuter Herzinsuffizienz (hier: beginnendes Lungenödem) besteht eine absolute Kontraindikation.
Die unter (C) bis (E) genannten Maßnahmen entsprechen der dringend notwendig gewordenen Therapie der Herzinsuffizienz.
Auswahl von Antihypertensiva
Bei **jüngeren Patienten** werden bevorzugt **Betablocker** eingesetzt, da sie den oft gleichzeitig bestehenden überschießenden Sympathikotonus mit erhöhtem Herzzeitvolumen günstig beeinflussen können. Auch sind **Nebenwirkungen wie Herzinsuffizienz und bradykarde Herzrhythmusstörungen,** die vor allem bei älteren Patienten mit koronarer Herzkrankheit auftreten können, nicht zu erwarten.
Bei **älteren Patienten** werden demgegenüber zunächst Diuretika, Angiotensin-II-Rezeptorantagonisten oder ACE-Inhibitoren eingesetzt.
Bei der Auswahl geeigneter Antihypertensiva müssen auch **pathophysiologische Zusammenhänge berücksichtigt** werden. Bei lange bestehender **Hypertonie mit schweren zerebralen Gefäßveränderungen** führt eine zu schnelle und starke Blutdrucksenkung zu Durchblutungsstörungen des Gehirns (Erfordernis-Blutdruck vermindert). Dagegen muss bei hypertensiven **zerebralen Massenblutungen** der Blutdruck sofort gesenkt werden, um ein weiteres Einbluten mit nachfolgender Hirngewebskompression zu verhindern. Bei einem **akuten**

Herzinfarkt mit vorbestehender Hypertonie sollte der Blutdruck nicht zu stark und plötzlich gesenkt werden, damit die Koronargefäßperfusion und das Herzminutenvolumen ausreichend erhalten bleiben.
Begleiterkrankungen:
- **Asthma bronchiale** → Betablocker sind kontraindiziert (→ bronchospastische Wirkung).
- **Diabetes mellitus** → Vorsicht mit Diuretika und Betablockern (nicht stoffwechselneutral)
- **Gicht** → Zurückhaltung mit Diuretika, die die renale Harnsäureelimination behindern
- **Herzinsuffizienz** → günstig sind Diuretika, Angiotensin-II-Antagonisten und ACE-Inhibitoren.
- **Koronare Herzkrankheit** (KHK) → günstig sind Betablocker
- **Nierenarterienstenose** → ACE-Inhibitoren verschlechtern die Nierenfunktion.
- **Niereninsuffizienz** → Kalium sparende Diuretika sind kontraindiziert (→ Gefahr einer Hyperkaliämie). Es sollten stark wirksame Schleifendiuretika anstelle von Thiaziddiuretika eingesetzt werden. Die Dosis von ACE-Hemmern und einigen Betablockern ist anzupassen.

1.10 Arterielle Hypotonie

Hypotonie — I.57

Als **untere Normgrenze** für den systolischen Blutdruck gilt für den Erwachsenen ein **systolischer Wert von 100–105 mmHg.**
Hypotonie tritt als Krankheit in Erscheinung, wenn die Kreislaufregulationsmechanismen unter Ruhe- und Belastungsbedingungen nicht ausreichen, um einen Blutdruck aufrecht zu erhalten, der Gehirn und Nieren ausreichend perfundiert. Zu beachten ist, dass die Autoregulation der Hirndurchblutung **(Bayliss-Effekt)** zu arteriosklerotisch veränderten Hirngefäßen nicht mehr ausreichend funktioniert, sodass bereits ein Abfall des arteriellen Mitteldrucks auf Werte unter 120 mmHg neurologische Ausfallerscheinungen hervorrufen kann. Eine regulative Hypotonie findet sich bei gut trainierten Sportlern, deren Vagotonus überwiegt. Ein akuter Hypotonus kann auch durch Schmerzreize, psychisch, orthostatisch und durch Reizung des Karotissinus hervorgerufen sein.
Einteilung nach pathogenetischen Gesichtspunkten
Primäre (essenzielle) Hypotonie
Von dieser häufigsten Form der Hypotonie sind bevorzugt junge Frauen mit leptosomalem Habitus betroffen.

1.10 Arterielle Hypotonie

Sekundäre Hypotonien können folgende **Ursachen** haben:
- *Endokrin* führen Morbus Addison und AGS durch reduziertes HMV infolge Volumenmangels zur Hypotonie. Auch ACTH- und TSH-Ausfall lösen Hypotonie aus. Bei der Hypothyreose ist das Blutvolumen durch Myxödembildung reduziert (→ HMV ↓ → RR ↓).
- *Kardiovaskuläre Hypotonie* tritt bei Aortenstenose, Mitralstenose, Herzinsuffizienz, Herzrhythmusstörungen, Adams-Stokes-Anfall und Valsalva-Pressversuch auf (Drosselung des venösen Rückstroms durch erhöhten intrathorakalen Druck).
- *ferner* infektiös toxische Genese, Hypovolämie, Immobilisation und medikamentöse Induktion
  In der **Gravidität** kann der gravide Uterus die Vena cava inferior so komprimieren, dass die Herzfüllung und Auswurfleistung erheblich reduziert werden und dadurch eine Hypotonie entsteht (Vena cava inferior Kompressionssyndrom).

Orthostatische Hypotonie und hypotone Kreislaufdysregulation
Neben den allgemeinen Ursachen für eine Hypotonie gelten als zusätzliche pathogenetische Faktoren:
- **autonome Neuropathie,** die sekundär beim Diabetes mellitus auftreten kann und durch fehlende periphere Vasokonstriktion und fehlenden Pulsanstieg unter Orthostase gekennzeichnet ist
- **Varikosis, postthrombotisches Syndrom** (→ mangelnde Tonisierung des venösen Systems)

Während bei der **hyperdiastolischen Regulationsstörung** eine unzureichende Venentonisierung trotz verstärkter Sympathikusaktivierung besteht, wird die **hypodiastolische Regulationsstörung** auf eine unzureichende sympathikotone Gegenregulation zurückgeführt. Bei der **asympathikotonen hypotonen Kreislaufdysregulation,** die bei autonomen Neuropathien (z. B. Shy-Drager-Syndrom) auftritt, resultiert im Schellong-Stehversuch eine Abnahme des systolischen und diastolischen Blutdruckwertes sowie der Herzfrequenz.

Folgen:
Folgen der arteriellen Hypotonie und hypotonen Kreislaufdysregulation sind ein Nachlassen der Leistungsfähigkeit, Kopfschmerzen, kardiale Sensationen (z. B. Herzklopfen), kalte Hände und Füße, depressive Verstimmung, Schwindelgefühl sowie das Auftreten eines orthostatischen Kollaps.

F99   H96   !
Frage 1.181: Lösung B

Zu **(B):** Der **Schellong Test** ist eine **Kreislauffunktionsprüfung** zur **Differenzialdiagnostik orthostatischer Kreislaufregulationsstörungen,** bei der Puls- und Blutdruckveränderungen unter leichter Belastung (sofort und nach 2, 4, 6, 8 und 10 Min.) gemessen werden und im Vergleich zu den in Horizontallage (10 Min.) gewonnenen Mittelwerten interpretiert werden.
- **Schellong I: Stehbelastung** (10 Min. in entspannter Haltung) führt beim Gesunden zur leichten Pulsfrequenzzunahme bei anfangs gleichbleibenden oder vorübergehend leicht absinkenden systolischen u. gleichbleibenden bzw. leicht ansteigenden diastolischen Werten (maximal 15 bzw. < 10 mmHg RR)
- **Schellong II: Treppen steigen** (25 Stufen, 2-mal auf und ab) führt beim Gesunden zum sofortigen Anstieg des systolischen Blutdrucks um 30–80 mmHg bei gleichbleibenden oder leicht absinkenden diastolischen Werten sowie Zunahme der Pulsfrequenz um 20–30 (nicht über 100/Min.); Normalisierung nach max. 2 Min. (im Liegen).
- **Schellong III:** wie zuvor, ergänzt durch Kontrolle des QRS-Verhaltens unter dosierter Belastung (normal: deutliche QRS-Verkürzung).

Man unterscheidet bei der **orthostatischen Kreislaufregulationsstörung** eine **hyperdiastolische Form** mit Anstieg des diastolischen Drucks bei kleiner Amplitude, von einer **hypodiastolischen** mit starkem Abfall des diastolischen Drucks.

Formen:
- **hyperdiastolische Regulationsstörung** → unzureichende Venentonisierung trotz verstärkter Sympathikusaktivierung
- **hypodiastolische Regulationsstörung** → unzureichende sympathikotone Gegenregulation
- **asympathikotone hypotone Kreislaufdysregulation** → Abnahme des systolischen und diastolischen Blutdruckwertes, sowie der Herzfrequenz im Schellong-Stehversuch bei autonomen Neuropathien (z. B. **Shy-Drager-Syndrom**)

F00
Frage 1.182: Lösung C

Man unterscheidet beim **Orthostasesyndrom** eine **hyperdiastolische Form** mit **Anstieg des diastolischen Drucks bei kleiner Amplitude** von einer **hypodiastolischen** mit starkem Abfall des diastolischen Drucks.
Pathophysiologische Einteilung der hypotonen Regulationsstörung:
- **sympathikotone hyperdiastolische Regulationsstörung** → unzureichende Venentonisierung trotz verstärkter Sympathikusaktivierung (B)

- **hypodiastolische Regulationsstörung** → unzureichende sympathikotone Gegenregulation
- **asympathikotone hypotone Kreislaufdysregulation** → Abnahme des systolischen und diastolischen Blutdruckwertes ohne Pulserhöhung im Schellong-Stehversuch **bei autonomen Neuropathien** (z. B. **Shy-Drager-Syndrom**).

F94
Frage 1.183: Lösung D

Zu **(D):** Es besteht ein **kardiogener Schock** durch ungenügende Pumpfunktion des Herzens bei **Herzbeuteltamponade**. Der Rückstau von Blut vor dem rechten Herzen führt zum Ansteigen des ZVD. Mit zunehmender Füllungsbehinderung sinken die diastolische Füllung des Herzens und das Herzzeitvolumen ab. Der systolische **Pulmonalarteriendruck** ist dabei **meist nur geringgradig** von 15–30 auf 35–50 mmHg erhöht.
Einen **erhöhten ZVD** findet man auch bei **Rechtsherzinsuffizienz im Stadium der Dekompensation**, konstriktiver Perikarditis, Trikuspidalklappenstenose, Tumoren des rechten Vorhofs, Überdruckbeatmung sowie post mortem.
Zu **(B):** Das **Lungenödem** bezeichnet ein meist akutes, in manchen Fällen aber auch subakutes Krankheitsbild, das mit einer Vermehrung seröser Flüssigkeit in den Alveolen und im interstitiellen Lungengewebe einhergeht. Dabei ist der pulmonale Kapillardruck erhöht.
Zu **(E):** Der **Papillarmuskelabriss** führt zu einer akuten Mitralinsuffizienz mit therapierefraktärem Lungenödem. Dabei besteht ein hoher pulmonalarterieller Druck, da sich der Druck über die schlussunfähige Klappe auf das pulmonale Gefäßbett überträgt.
Zu **(A)** und **(C):** siehe Tabelle 1.9.

F98
Frage 1.184: Lösung D

Ein **erhöhter ZVD** besteht bei Hypervolämie, Rechtsherzinsuffizienz (B), bei mechanischem Hindernis im kleinen Kreislauf (z. B. Lungenembolie, Perikarderguss (C), Pericarditis constrictiva) oder bei Zunahme des intrathorakalen Druckes (Exspiration, Husten, Pressen, Spannungspneumothorax, Hämatothorax, Beatmung). Bei der Trikuspidalstenose (A) besteht ein Druckanstieg im rechten Vorhof bei normalem Druck im rechten Ventrikel.
Zu **(D):** Das **Lungenödem** bezeichnet ein meist akutes, in manchen Fällen aber auch subakutes oder chronisches Krankheitsbild, das mit einer Vermehrung seröser Flüssigkeit in den Alveolen und im interstitiellen Lungengewebe einhergeht. Dabei ist der pulmonale Kapillardruck erhöht.

──── Behandlung der Hypotonie ──── I.58

Therapeutische Ansatzpunkte
- Erhöhung des Venentonus und damit Zunahme des venösen Rückstroms
- Steigerung der Kontraktionskraft des Herzens (HMV nimmt zu)
- Erhöhung des peripheren Gefäßwiderstandes

Bei der **sekundären Hypotonie** steht die Behandlung der Krankheitsursache im Vordergrund. Bei der **primären Hypotonie** mit Beschwerden, die vorwiegend beim morgendlichen Aufstehen auftreten, rät man den Patienten, sich hierfür Zeit zu lassen und nach Möglichkeit einen „**morning tea**" zu sich zu nehmen, da dieser ebenso wie auch der Morgen-Kaffee diese Kreislaufsituation günstig beeinflusst. Auch Schlafen mit um 20° erhöhtem Oberkörper vermindert die Orthostase-Reaktion am Morgen. Patienten ohne weitere Grunderkrankungen sollen darüber hinaus für eine ausreichende Flüssigkeits- und Kochsalzzufuhr sorgen, da diese das Blutvolumen vergrößert und damit das venöse Angebot steigert.
Physikalische Maßnahmen (sportliche Betätigung, Intervall- und Lagewechseltraining, Wechselduschbäder) zielen darauf ab, die Regula-

Tab. 1.9 Pulmonalarteriendruck und ZVD im Schock

Schockform	Pulmonalarteriendruck	ZVD
hypovolämisch	unverändert	vermindert
anaphylaktisch	unverändert/erhöht	vermindert
Papillarmuskelabriss	erhöht	unverändert/erhöht
Herzbeuteltamponade	nahezu unverändert	erhöht
septisch-hyperdynam	erhöht	vermindert
septisch-hypodynam	erhöht	erhöht

tionsmechanismen des Kreislaufsystems durch zunehmende Belastung zu trainieren.
Dihydroergotamin ist das Mittel der Wahl bei der **sympathikusbetonten Kreislaufdysregulation**. Dihydroergotamin ist ein partieller α-Adrenorezeptor-Agonist, der zu einer langanhaltenden **Zunahme des peripheren Venentonus** führt und damit Blut aus den peripheren venösen Kapazitätsgefäßen mobilisiert. Der Nutzen einer Daueranwendung ist derzeit noch umstritten.
Indirekt wirkende Sympathomimetika sind das Mittel der Wahl bei der **hypo- und asympathikotonen Form der Kreislaufdysregulation**.

F99

Frage 1.185: Lösung C

Ratschläge für den Patienten:
- kein plötzlicher Übergang vom Liegen zum Stehen, bei längerem Stehen durch Wippen auf den Fußspitzen die Wadenmuskulatur betätigen
- bei Beschwerden beim morgendlichen Aufstehen „morning tea" oder Morgen-Kaffee, **Schlafen mit um 20° erhöhtem Oberkörper** (vermindert die Orthostase-Reaktion am Morgen)
- **ausreichende Flüssigkeits- und Kochsalzzufuhr**
- starke Sonnenbestrahlung oder Hitzeeinwirkung meiden!

Physikalische Maßnahmen:
- regelmäßige sportliche Betätigung, Intervall- und Lagewechseltraining,
- Wechselduschbäder, Bürstenmassagen sowie Kneipp'sche Anwendungen und klimatische Reize (Hochgebirge, See)

1.11 Angiologie (arterielles System)

---Lipoproteine und Atherogenese---------I.59---

Die wichtigste Komponente der Atherogenese ist die **LDL-Fraktion**. Vom **Plasma-LDL** geht ein direkter Endothel schädigender Effekt aus. **LDL** kann durch Endothelzellen strukturell so abgeändert werden, dass Partikel mit hoher Affinität zu Makrophagen entstehen. Diese setzen sich an der Gefäßwand fest, dringen in sie ein und häufen dort Cholesterinester an. Hohe **LDL**-Konzentrationen vermindern die Resistenz der Gefäßwand gegen Ablagerung von Plättchen. Zugleich wird die Adhäsions- und Aggregationsbereitschaft der Blutplättchen erhöht.
Um das individuelle Koronarrisiko abschätzen zu können, muss demnach das **LDL**-Cholesterin bekannt sein. Dies gilt umso mehr, wenn das Gesamtcholesterin nur unwesentlich erhöht ist.

Ein hoher HDL-Spiegel gilt hinsichtlich der Atherogenese als protektiv.
Als pathologisch wird ein **LDL**-Cholesterin über 160 mg% und **HDL**-Cholesterin unter 35 mg% bei erhöhtem Gesamtcholesterin angesehen.

Pathogenese der Arteriosklerose
1. Stufe Läsion der Endothelschicht
2. Stufe Proliferation von glatten Muskelzellen in der Media unter Einfluss von Wachstumsfaktoren
3. Stufe Einwandern dieser Muskelzellen in die Intima
4. Stufe Ablagerung von Thrombozyten Bildung von Mikrothromben
5. Stufe Einwanderung und Ablagerung von Lipoproteinen
6. Stufe Ausstülpen der Gefäßwand in das Gefäßlumen hinein

Risikofaktoren der Arteriosklerose
Risikofaktoren 1. Ordnung:
- Hypercholesterinämie, Hypertriglyzeridämie
- Hypertonie
- Zigaretten rauchen
- Diabetes mellitus
- Metabolisches Syndrom

Risikofaktoren 2. Ordnung:
- Hyperhomocystinämie (> 9 µmol/l)
- Hyperfibrinogenämie (> 300 mg/dl)
- Bewegungsmangel
- psychosozialer Stress
- genetischer t-PA-Defekt, Lipoprotein (A) ↑

Der Risikofaktor **Hochdruck** ist – insbesondere im Gebiet der Zerebralarterien – für den apoplektischen Insult verantwortlich.
Die **Hyperlipoproteinämie** und das **Zigarettenrauchen** stehen als Risikofaktoren des Herzinfarktes an erster Stelle.
Der Gliedmaßenarterienverschluss ist in erster Linie auf den Risikofaktor Zigaretten rauchen, weit vor der Hypertonie und Hypercholesterinämie und dem Diabetes mellitus zurückzuführen.
Selten treten Risikofaktoren isoliert auf. In der Regel findet man die Kombination von erhöhtem Serumcholesterin (Hyperlipoproteinämie), Zigaretten rauchen und Hochdruck oder die Kombination einzelner Faktoren. Dabei führt jede Kombination von Risikofaktoren zu einer erheblichen Zunahme des Risikos.
Es besteht also **nicht nur eine additive, sondern eine potenzierende Wirkung von Risikofaktoren.** Das Durchschnittsalter für den Erstinfarkt beträgt bei einem starken Raucher mit niedrigem Cholesterinspiegel (unter 200 mg%) 65 Jahre. Dagegen tritt der Erstinfarkt bei starken Rauchern mit einem Cholesterinspiegel von über 300 mg% im Durchschnitt bereits um das 50. Lebensjahr auf.

Tab. 1.10 Atheroskleroserisiko und Lipidzusammensetzung

prä-β-VLDL Cholesterin			β-LDL-Cholesterin			
> 40	30–40	< 30	> 180	140–180	< 140 mg/dl	
			$\frac{LDL}{HDL} > 4$	$\frac{LDL}{HDL} < 4$		
	+			+		NORMALWERT
+				+		GRENZWERT
↑			↑↑	↑		RISIKOZUNAHME

Embolie — I.60

Als **Embolie** wird die Verlegung eines Gefäßlumens durch das Verschleppen korpuskulärer Elemente innerhalb der Blutbahn bezeichnet.
Venöse Embolie: Ursprungsort ist eine Vene im großen Blutkreislauf, wobei der Embolus über das rechte Herz in den Truncus pulmonalis und die Arteria pulmonalis gelangt und dort eine Lungenembolie auslöst.
Arterielle Embolie: Ursprungsort ist in den meisten Fällen das linke Herz (Vorhofthrombus), in seltenen Fällen auch Gefäßaufzweigungen im Bereich der Aorta oder großen Arterien.
In Abhängigkeit von der Lokalisation des Embolus betreffen arterielle Embolien:
- Gehirn → apoplektischer Insult
- Mesenterium → Mesenterialinfarkt (meist mit Angina visceralis in der Anamnese)
- Extremitäten
- Nieren (Nierenembolie)
- Milz → Milzinfarkt

Paradoxe Embolie: Ursprungsort ist eine Vene des großen Blutkreislaufes, wobei der Embolus durch ein offenes Foramen ovale (z.B. Vorhofseptumdefekt) in Arterien des großen Blutkreislaufes gelangt und dort zu einer arteriellen Embolie führt.
Retrograde Embolie: Ursprungsort ist eine große Vene, wobei der Embolus retrograde Venen verschließt. Ursache ist eine partielle Strömungsumkehr des Blutes, wie sie bei intraabdominellen Druckerhöhungen möglich ist.
Formen der Embolie:
- Thrombembolie durch Verschleppung eines Thrombus
- bakterielle Embolie (z.B. Sepsis)
- Gasembolie (z.B. Taucherkrankheit)
- Parenchymembolie durch körpereigene Zellen (z.B. Knochenmarkzellen oder Leberzellen)
- Fettembolie, Fruchtwasserembolie, Fremdkörperembolie, Parasitenembolie

Auslösende Faktoren:
Plötzliche körperliche Anstrengung, **morgendliches Aufstehen** und pressorische Aktivität (Defäkation) können zur venösen Thrombembolie führen.
Arterielle Embolien treten insbesondere bei vorgeschädigten Herzklappen, Zuständen mit Vorhofflimmern und anderen Herzrhythmusstörungen auf.
- **Vorhofthromben** bei absoluter Arrhythmie
- **Kammerthromben** nach Herzinfarkt mit Ausbildung eines Aneurysmas
- **Herzklappenfehler** (Mitralstenose, Aortenvitium)
- ulzerierende Plaques mit **thrombotischen Auflagerungen** (z.B. im Bereich der distalen Bauchaorta)
- arterielle **Aneurysmen**
- **paradoxe Embolie** der Arterien, ausgehend von einer Venenthrombose (in 30% der Fälle bei offenem Foramen ovale)

60% aller **Embolien** ereignen sich in der Altersgruppe zwischen 50 und 70 Jahren. Beide Geschlechter sind dabei gleich häufig betroffen.
Neben der Embolie, die die Mehrzahl der akuten Arterienverschlüsse bedingt, kann auch eine **arterielle Thrombose** in 20% der Fälle Ursache des akuten Arterienverschlusses sein.
Ursachen der arteriellen Thrombose:
- obliterierende Arteriopathie
- traumatisch
- dissezierendes Aneurysma
- nach Angioplastie oder Katheterangiographie
- Arteriosklerose, Endokardschäden, Herzklappendefekte
- Arterien-Prothesen
- Arteriitis (Panarteriitis nodosa, Thrombangiitis obliterans)
- Thrombozytosen
- Therapie mit Ovulationshemmern

Differenzialdiagnostische Kriterien bei Gefäßverschlüssen — I.61

Beim **Verschluss von Extremitätenvenen** kommt es distal zum Blutstau (Abfluss ist behindert) mit **vasogenen Ödemen.** Die betroffene Vene ist meist als schmerzhafter, derber Strang tastbar. Zunächst bestehen **Rötung, Schwellung** und **Überwärmung,** die später in eine **Zyanose** mit livider Verfärbung übergehen.
Symptome bei **Embolie einer Extremitätenarterie:**
- Schmerz
- Blässe
- Gefühllosigkeit
- Bewegungslosigkeit
- Schock

Siehe auch Merksatz.
- Ursachen akuter Gefäßverschlüsse
- arterielle Embolie 80–90%
- arterielle Thrombose 10–20%
- Arteriospasmus, Arterienverletzung (traumatisch, iatrogen),
- Aneurysma dissecans
- Ergotismus

> **Merke: 6 × P!**
> pain = Schmerz
> pallor = Blässe
> parethesia = Gefühllosigkeit
> pulselessness = Pulslosigkeit
> paralysis = Bewegungslosigkeit
> prostration = Schock

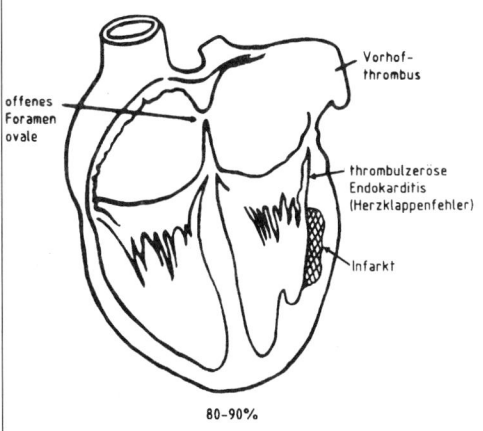

Abb. 1.**31** Ursprungsorte der Embolien aus dem Herzen (80–90%) (aus Mörl, 1984)

Arterielle Embolie: Symptome, Therapie — I.62

Etwa 80 bis 90% sämtlicher arterieller Embolien stammen aus dem Herzen. Insbesondere rheumatische Mitral- oder Aortenvitien sowie das Auftreten einer absoluten Arrhythmie mit Vorhofflimmern kommen als Ursache infrage. Auslösende Ursachen dieser Embolie können eine plötzliche Änderung der Herzschlagfolge sowie körperliche Anstrengung sein. Deshalb sollte man auch vor einem beabsichtigten Versuch der Rhythmisierung für eine wirkungsvolle Antikoagulation sorgen.

Das **Leitsymptom des akuten arteriellen Verschlusses** ist ein peitschenartiger Extremitätenschmerz mit der bei kompletter Ischämie sofortigen Ausbildung der „**sechs P's**".
Pain = Schmerz; **P**allor = Blässe; **P**aresthesia = Gefühllosigkeit; **P**aralysis = Bewegungsverlust; **P**rostration = Schock; **P**ulslessness = Pulslosigkeit.

Differenzialdiagnostisch ist das akute Ischämie-Syndrom von der akuten tiefen Venenthrombose, der akuten Ischialgie, der Phlegmasia coerulea dolens, dem Muskelabriss sowie einem arteriellen Spasmus abzugrenzen.
Die sofortige **Therapie** besteht in
1. Schmerzbekämpfung (Opiate subkutan oder intravenös)
2. Heparinisierung des Patienten zur Prophylaxe von Appositionsthromben
3. Infusionstherapie zur Schockbehandlung
4. Tieflagern der gepolsterten Extremität

Kontraindiziert sind externe Wärmezufuhr, Hochlagerung der Extremität, Vasodilatanzien und Abwarten.
Grundsätzlich ist eine umgehende stationäre Einweisung erforderlich, um eine unmittelbare chirurgische Intervention zu ermöglichen. Alternativ kommt die thrombolytische Behandlung mit Streptokinase in Betracht.

H94

Frage 1.186: Lösung A

Risikofaktoren für die Arteriosklerose mit z. B. folgendem Gliedmaßenarterienverschluss sind Zigaretten rauchen, Hypertonie, Diabetes mellitus und Hypercholesterinämie. Auch Ovulationshemmer gelten als Risikofaktoren für das Entstehen von Thrombosen und Embolien. Bei der Kombination von Risikofaktoren besteht nicht nur eine additive, sondern eine potenzierende Wirkung.
Zu **(A):** Eine Hepatitis A-Erkrankung stellt kein erhöhtes Thromboembolierisiko dar.

F95

Frage 1.187: Lösung D

Zu **(A): EKG** (nur in 50% der Fälle typisch verändert):
- Sinustachykardie
- ST-Anhebung mit terminal negativem T in Abl. III
- T-Negativierung rechtspräkardial in $V_{1,2(3)}$
- S_I-Q_{III}-Typ, inkompletter/kompletter Rechtsschenkelblock
- Extrasystolien und P-pulmonale

Zu **(B): Perfusionsdefekte** lassen sich nachweisen.

Zu **(C): Blutgase:**
- pO_2 vermindert, pCO_2 vermindert, respiratorische Alkalose

Zu **(D):** Die Lungenfunktionsprüfung ermöglicht keine diagnostische Abklärung der bei einer Lungenembolie auftretenden **Dyspnoe**.

Zu **(E):** Die Diagnose kann durch die **Pulmonalisangiographie** gesichert werden, da hierbei Gefäßabbrüche und Füllungsdefekte dargestellt werden können.

F96

Frage 1.188: Lösung C

Bei der Lungenembolie kommt es zu einem Verschluss einer Lungenarterie durch Thromben (seltener Fett, Fremdkörper oder Luft) mit dem Blutstrom. Die **Lungenembolie** wird, obwohl sie klinisch die **häufigste** Todesursache darstellt, nur in weniger als 3 der Fälle vor dem Tod diagnostiziert. Hierzu führt, dass kleine Embolien oft nur mit flüchtiger Symptomatik verbunden sind und als Vorboten größerer Embolien übersehen werden.
Auslösende Faktoren können plötzliche körperliche Belastungen, pressorische Vorgänge (Defäkation) oder das morgendliche Aufstehen sein.

Zu **(C):** Das Fehlen einer Venenentzündung im Bereich der Beine spricht nicht gegen ein Emboliegeschehen, da der Embolus aus den Beckenvenen stammen kann. Nicht die Thrombophlebitis, sondern die Phlebothrombose kann zur Embolie führen. **Nur 25% der tiefen Beinvenenthrombosen zeigen dabei klinische Symptome vor dem Auftreten der Lungenembolie!**

Zu **(A):** Der Thrombembolus bedingt eine **Obstruktion des Pulmonalarterienstammes oder seiner Äste.** Es folgen:
- Plötzlicher Anstieg des Lungengefäßwiderstandes (Afterload) führt zur Rechtsherzüberlastung (akutes Cor pulmonale).
- Abfall des HZV (forward failure) führt zum Kreislaufschock.
- Pulmonale Blutpassage über AV-Shunts führt zur arteriellen Hypoxämie und Myokardischämie.
- Zusätzliche Spasmen der Pulmonalgefäße führen zu einem weiteren Anstieg des Afterloads.

Aus den zuvor genannten Pathomechanismen wird ersichtlich, dass ein **akutes Rechtsherzversagen** eintreten kann.

Zu **(D)** und **(B): EKG bei Lungenembolie:**
- oft nur flüchtige Veränderungen (Mc-Ginn-White-Syndrom)! Daher Vergleich mit Vorbefunden wichtig!
- meist Sinustachykardie (auch Bradykardie bei massiver Lungenembolie möglich)
- T-Inversion (symmetrisch negativ) in Abl. III
- durch Drucksteigerung im kleinen Kreislauf kommt es zur Dilatation des rechten Ventrikels mit Rotation des Herzens um die Längsachse nach rechts

Typische Rechtsherzbelastungszeichen sind nur bei 25% der Fälle nachweisbar!

Zu **(E):** In der **Blutgasanalyse** findet man eine Verminderung des pO_2 und pCO_2. Ein normaler pO_2 schließt eine schwere Lungenembolie (Stadium III/IV) aus, nicht aber eine leichte (Stadium I/II) Lungenembolie.

Schwere Lungenembolie — I.63

Nahezu 90% aller Lungenembolien sind Folge tiefer Oberschenkel- und Beinvenenthrombosen.

Symptomatik
Die subjektive Symptomatik der Lungenembolie reicht von völliger Beschwerdefreiheit bis zu atemabhängigen Thoraxschmerzen mit Erstickungsangst, Zyanose und Schocksymptomatik.
Die **schwere Lungenembolie** zeigt folgende Symptome:
- plötzlich einsetzender präkordialer und retrosternaler Schmerz
- Todesangst
- kardiogener Schock
- Dyspnoe, Tachypnoe, Orthopnoe
- Tachykardie, Rhythmusstörungen
- Lippenzyanose, Plethora im Kopfbereich
- Husten mit Hämoptoe
- motorische Unruhe
- akute obere Einflussstauung
- verminderte Atemexkursion
- Temperaturerhöhung
- Schweißausbruch

Diagnostik
- Auskultation: akzentuierter zweiter Pulmonalton, evtl. dritter Herzton
- ZVD zeigt nahezu immer erhöhte Werte
- pO_2 erniedrigt
- Laborwerte nicht eindeutig charakteristisch (LDH-Erhöhung, normale GOT und erhöhtes Bilurubin)
- EKG: bei schwerer Lungenembolie: Zeichen der Rechtsherzbelastung
- Röntgen-Thorax: Westermark-Zeichen, Dilatation der Hilusarterien sowie in schweren Fällen auch des rechten Ventrikels, Platten-

atelektasen. Spätsymptome wie Infarktpneumonie, Pleuraerguss
- Szintigraphie zum Ausschluss einer Lungenembolie (Sicherheit: 90%)
- Pulmonalisangiographie (sicherste Methode, allein beweisend)
- Thorax-CT in Spiraltechnik

Differenzialdiagnose
- Myokardinfarkt (im Gegensatz zur Lungenembolie: Blässe, Kaltschweißigkeit, Schmerzausstrahlung)
- akute Linksherzinsuffizienz mit Lungenödem
- Fett- oder Luftembolie
- Perimyokarditis (Perikardreiben)
- Spontanruptur der Aorta bzw. Aneurysma dissecans (heftigste Schmerzen)
- Spontanpneumothorax (Auskultation und Perkussion)
- Lumbago im Bereich der BWS (Bewegungseinschränkung)
- Pleuritis, Pneumonie
- Interkostalneuralgie
- zerebro-vaskulärer Insult (Seitensymptomatik)

EKG-Veränderungen bei Lungenembolie — I.64

Akute Lungenembolie:
- **Oft nur flüchtige Veränderungen: McGinn-White-Syndrom, daher Vergleich mit Vor-EKG wichtig: $S_I Q_{III}$-Typ** (in **Abl. I tiefe S-Zacke**, in **Abl. III tiefes Q**) **mit Verschiebung des R/S-Übergangs nach links** und **tiefen S-Zacken in V_4, V_5** (Drucksteigerung im kleinen Kreislauf führt zur Dilatation des rechten Ventrikels mit Rotation des Herzens um die Längsachse nach rechts), bei Fehlen von Q in III auch $S_I S_{II} S_{III}$-**Typ**.
- **T-Inversion** (symmetrisch negativ) in **Abl. III**
- meist **Sinustachykardie** (auch Bradykardie bei massiver Lungenembolie möglich) aVR: ST angehoben, QT verlängert, selten P dextrocardiale.
- **Brustwand-Ableitungen: V_1, V_2, V_3:** zeitweilig geringgradige Rechtsverspätung, selten Rechtsschenkelblock, T negativ, spitz, symmetrisch (Ischämievektor), gehobenes ST (Verletzungsvektor), Verschiebung der Übergangszone nach links, tiefe S-Zacken in V_5, V_6.
- **Typische Rechtsbelastungszeichen** (nur bei etwa **25% der Fälle** nachweisbar!): **inkompletter** oder selten auch kompletter **Rechtsschenkelblock, P dextrocardiale** bei akuter Überlastung des rechten Vorhofs
- **Rhythmusstörungen**, u. a. Extrasystolie

EKG bei rezidivierenden Lungenembolien:
Rezidivierende Lungenembolien führen zur chronischen Rechtsherzbelastung mit Lageänderung und Hypertrophie des rechten Vorhofs und Ventrikels.

EKG-Veränderungen bei chronischem Cor pulmonale:
- Sinustachykardie
- **Vektorprojektion nach rechts vorne** → kleine Amplituden mit den Extremitätenableitungen, evtl. $S_I S_{II} S_{III}$-Typ (Sagittaltyp); V_1–V_6 mit r/S-Typ
- **Rechtshypertrophie-Zeichen** → hohes R in V_1, Rechtsschenkelblock, tiefes S in V_6 häufig

---

F95

Frage 1.189: Lösung A

Die Drucksteigerung im kleinen Kreislauf führt zu einer Dilatation des rechten Ventrikels mit Rotation des Herzens um die Längsachse nach rechts.
Es resultiert ein $S_I Q_{III}$-Typ (C), (D) mit Verschiebung der Übergangszone nach links (V_4, V_5). Durch Ischämie des rechten Ventrikels bei subendokardialer oder transmuraler Kompression finden sich Ischämie- und Verletzungsvektoren rechtspräkardial. Allerdings ist als Folge einer Verminderung des Schlagvolumens auch eine linksventrikulär subendokardiale Ischämie möglich. Eine akute Überlastung des rechten Vorhofes (selten) führt zum P dextrocardiale. Oft treten im akuten Stadium Rhythmusstörungen auf. Da der $S_I Q_{III}$-Typ und die ST-Veränderungen meist nur vorübergehend auftreten, werden sie nur selten erfasst. Länger lassen sich die Ischämiezeichen des rechten Ventrikels nachweisen.
EKG: Sinustachykardie (E)
Extremitäten-Ableitungen:
Flüchtiges McGinn-White-Syndrom:
- in Abl. I (Abl. II) tiefe S-Zacke, ST gesenkt
- in Abl. III tiefes Q und negatives, symmetrisches T, bei Fehlen von Q in III auch S_I-S_{II}-S_{III}-Typ.
- aVR: ST angehoben, QT verlängert, selten P dextrocardiale.

Brustwand-Ableitungen:
- V_1, V_2, V_3: zeitweilig geringgradige Rechtsverspätung, selten Rechtsschenkelblock, T negativ, spitz, symmetrisch (Ischämievektor), gehobenes ST (Verletzungsvektor)
- V_5, V_6: Verschiebung der Übergangszone nach links: Tiefe S-Zacken in V_5, V_6.

Zu **(A):** Tiefe negative symmetrische spitze T und **gehobene** ST-Strecken können in V_1–V_3 gefunden werden.

Frage 1.190: Lösung C

Symptome der akuten tiefen Beinvenenthrombose sind Schmerzen im Venengebiet, Venenerweiterung über der Tibiakante, Tachykardie, **Fieber** und Unruhe. Das voll entwickelte klinische Bild der tiefen Beinvenenthrombose ist durch das erhebliche **Stauungsödem** charakterisiert. Etwa **ein Drittel aller tiefen Beinvenenthrombosen verläuft zunächst klinisch stumm** und fällt erst durch das Auftreten einer **Lungenembolie** auf. **Hinweise** für einen **abgelaufenen Lungeninfarkt** geben Pleuraschmerzen, Pleurareiben, Ergusszeichen, Husten und Hämoptoe.

Klinische Befunde, die in **Abhängigkeit** vom **Schweregrad** auftreten:
- sämtliche Grade der **Dyspnoe, Tachypnoe**
- **Tachykardie**
- **Thoraxschmerz** (oft inspirator. zunehmender pleuritischer Schmerz)
- **Husten,** Hämoptoe
- Schweißausbruch, Angst
- rezidivierende **Synkopen,** ggf. Eintrübung des Sensoriums → Schock
- ggf. **Zyanose,** gestaute Halsvenen, Leberstauung, Leberpuls, Ödeme

Auskultation:
- ggf. akzentuierter P_2, 4. (3.) Herzton, Rasselgeräusche, Pleurareiben, Ergusszeichen

Frage 1.191: Lösung D

EKG:
Oft bestehen nur **flüchtige Veränderungen** *(McGinn-White-Syndrom)*! → daher Vergleich mit Vorbefund!
- meist **Sinustachykardie** (auch Bradykardie bei massiver Lungenembolie möglich)
- **T-Inversion** (symmetrisch negativ) in **Abl. III**

Typische Rechtsbelastungszeichen sind nur bei etwa **25% der Fälle** nachweisbar:
- S_I-Q_{III}-**Typ** (in **Abl. I** tiefe S-Zacke, in **Abl. III** tiefes Q) mit Verschiebungen des R/S-Übergangs nach links und tiefen S-Zacken in V_4, V_5 (Drucksteigerung im kleinen Kreislauf → Dilatation des rechten Ventrikels → Rotation des Herzens um die Längsachse nach rechts)
- **inkompletter** oder selten auch kompletter **Rechtsschenkelblock**
- **P dextrocardiale** bei akuter Überlastung des rechten Vorhofs
- **Rhythmusstörungen,** u. a. Extrasystolie

Bild gebende Diganostik
- Die **Farbdoppler-Echokardiographie** ermöglicht, Hinweise auf eine Druckbelastung des rechten Ventrikels zu verifizieren (nicht invasive Bestimmung von Druck-Gradienten) im **Rechtsherzkatheter-Befund** nimmt der Pulmonalarteriendruck ab Stadium II bis III zu.
- Das **Lungenperfusions-Szintigramm** schließt bei negativem Befund eine Lungenembolie weitgehend aus. Positive Befunde können auch bei anderen kardiopulmonalen Erkrankungen vorkommen.
- Die **Pulmonalis-Angiographie** wird bei nicht eindeutigem Szintigrammbefund empfohlen, und wenn bei massiver Lungenembolie operative oder kathetertechnische Behandlungsverfahren infrage kommen.

Thorax-Röntgenaufnahme (Veränderungen nur in 40% der gesicherten Fälle!):
- **periphere Aufhellungszone** nach dem Gefäßverschluss (Westermark-Zeichen)
- **Kalibersprung** der Gefäße
- **reflektorischer Zwerchfellhochstand** auf der erkrankten Seite
- **keilförmig fleckige Verschattung** im infarzierten Bereich
- **plattenförmige Atelektasen** in den Unterfeldern

Laborbefunde:
- D-Dimere (Fibrinspaltprodukte); ggf. Leukozytose, LDH ↑, Enzyme der akuten Leberstauung ↑ (GPT, GOT, γ-GT), Serumbilirubin ↑
- **Blutgase** → pO_2 vermindert, pCO_2 vermindert, pH ↑ (respiratorische Alkalose)

Frage 1.192: Lösung D

Beim **akuten Gliedmaßenarterienverschluss** werden unterschieden:
- **Inkomplettes Ischämiesyndrom** ohne sensomotorischen Ausfall
- **Komplettes Ischämiesyndrom** mit „den 6 P": plötzlich einsetzendem Schmerz (pain) Blässe (paleness, pallor) Missempfindung (paresthesia) Pulslosigkeit (pulslessness) Bewegungsunfähigkeit (paralysis) Schock (prostration)

Eine komplette Ischämie führt nach etwa 6–12 Stunden zur Rhabdomyolyse und drohendem akuten Nierenversagen.

Im Falle einer Embolie wird ohne vorangehende Arteriographie sofort embolektomiert (D). Bei einer Thrombose oder unklaren Fällen kann zur Therapieentscheidung eine Arteriographie durchgeführt werden.

Sofortmaßnahmen:
- Tieflagerung der Extremität (→ erhöhter Perfusionsdruck)
- Analgetika i. v.
- Schockprophylaxe (Volumensubstitution)
- 10 000 IE Heparin i. v. (Verhinderung von Appositionsthromben)

- Anästhesisten und Chirurgen informieren
- **Embolektomie** möglichst innerhalb der ersten 6 Stunden, aber auch bis zu 12 Stunden nach Verschluss möglich.

Die **lokale Fibrinolyse** ist eine Therapiealternative bei Verschlüssen im Unterarm- bzw. Unterschenkelbereich sowie bei inkomplettem Ischämiesyndrom.

Zu **(E): Prostavasin®** wird zur **Therapie** der **fortgeschrittenen** arteriellen Verschlusskrankheit **(AVK)** eingesetzt. Die oft lang anhaltende Wirkung wird u. a. durch eine Hemmung der Thrombozytenaggregation und Vasodilatation, Beeinflussung des Kollateralenwachstums und durch einen Hemmeffekt auf die Proliferation der glatten Gefäßmuskulatur erklärt.

F99

Frage 1.193: Lösung B

Die **chronische periphere arterielle Verschlusskrankheit** (pAVK) umfasst stenosierende und okkludierende Veränderungen der Aorta und der Extremitäten versorgenden Arterien. In etwa 90% der Fälle werden die unteren Extremitäten befallen.

Die **Oszillographie** ermöglicht zur nicht invasiven Lokalisationsdiagnostik von Arterienverschlüssen über pulsabhängige Volumenschwankungen des Gewebes arterielle Volumenpulskurven aufzuzeichnen. Durch den Längsvergleich der Oszillographiekurven, die im Ober- und Unterschenkel abgeleitet werden, lassen sich **Verschlussetagen lokalisieren.** Zwischen den Etagen ist dabei ein deutlicher Amplitudensprung nachweisbar. Durch die Beurteilung der Flussverhältnisse am Abgang der A. femoralis profunda und durch die Bestimmung der Länge von Verschlüssen der A. femoralis superficialis können im Stadium II der pAVK Angiographien eingespart werden.

Man unterscheidet bei der pAVK:
- **Becken-Typ** bzw. **Aorta-Iliaka-Typ:** alle Beinpulse fehlen ⇒ Verschluss oberhalb des Leistenbandes (und tiefer)
- **Oberschenkel-Typ** bzw. **Femoralis-Poplitea-Typ:** Leistenpuls tastbar, Knie- und Fußpulse fehlen ⇒ Verschluss am Oberschenkel (und tiefer)
- **Unterschenkel-Typ:** Leisten- und Kniepulse tastbar, Fußpulse fehlen ⇒ Verschluss am Unterschenkel

──**Angina abdominalis**──────I.65─

Als Angina abdominalis werden ischämiebedingte Schmerzen im Bereich des Abdomens bezeichnet.
Ursache können sein:
- Arteriosklerose der Mesenterialgefäße
- Thrombembolien in die Mesenterialgefäße
- selten Bauchaortenaneurysma

Diagnostik
- Stenosegeräusch über dem Abdomen (Oberbauch); oft gleichzeitig vorhandene Resorptionsstörungen mit Fettstühlen
- Angiographie mit Darstellung der Viszeralarterie im seitlichen Strahlengang zur Diagnosestellung

Therapie
Nur beim Auftreten einer mesenterialen Durchblutungsstörung ist die operative Behandlung im Sinne einer Desobliteration der Hauptstämme, Embolektomie oder Umleitung durch Aortomesenterialen Bypass erforderlich.
Das Stadium II der Angina intestinalis mit intermittierenden postprandialen Leibschmerzen zeigt gute Ergebnisse bei einer Operationsletalität von etwa 5%. Dagegen beträgt die Operationsletalität in den Stadien III und IV über 90%.

──**Mesenterialarterienverschluss**──────I.66─

Der **akute Mesenterialarterienverschluss** kann durch eine appositionelle Thrombenbildung bei vorbestehender Arteriosklerose oder durch eine Embolie entstehen und geht mit einer akuten **Darmnekrose** einher. Vom akuten Mesenterialinfarkt abzugrenzen ist eine bei der Herzinsuffizienz gelegentlich auftretende ähnliche Symptomatik, die durch Vasokonstriktion von Splanchnikusgefäßen auf reflektorischer Basis verursacht wird.
Zur endgültigen Diagnose ist eine **selektive Angiographie** der großen Eingeweidearterien erforderlich.
Während bei einem akuten Mesenterialarterienverschluss eine **Kompensation über die von der A. colica media und sinistra gebildete Riolan-Anastomose** nicht möglich ist, kann bei einer langsamen Stenosierung eines Mesenterialarterienastes über Weitstellung der präformierten Kollateralen eine funktionstüchtige Anastomose bei fehlender klinischer Symptomatik gebildet werden.
Im Rahmen eines **Verschlusses des Truncus coeliacus oder beim zentralen Verschluss der A. mesenterica superior** kommt es innerhalb von zwei Stunden zur ausgedehnten Darmnekrose mit Ileus, Gangrän der Darmwand und anschließender Durchwanderungsperitonitis.
Im **Initialstadium** bestehen Schmerzen, Brechreiz und Stuhldrang. Die Darmperistaltik ist ausgeprägt, Resistenzen sind nicht tastbar, oft besteht nur eine geringgradig ausgeprägte Abwehrspannung.
Im **Intervallstadium** verringert sich die Peristaltik, wenngleich der Schockzustand fortbesteht.

Im **Spätstadium** (nach 12 Stunden) treten unter ausgeprägten Zeichen des Schockzustandes heftige Leibschmerzen mit Abwehrspannung und völligem Fehlen der Peristaltik auf. Zu diesem Zeitpunkt lassen sich in der abdominellen Übersichtsaufnahme Flüssigkeitsspiegel und stehende Darmschlingen nachweisen. Nur die sofort eingeleitete Operation kann das Leben des Patienten retten, was allerdings nur in etwa 20% der Fälle noch gelingt.

Arterielle Verschlusskrankheit — I.67

Stadieneinteilung nach Fontaine:
- **Fontaine I** = beschwerdefrei bei fehlenden Fußpulsen
- **Fontaine IIa** = intermittierendes Hinken (Claudicatio intermittens) bei Gehstrecke > 200 m, Therapie: Gehtraining
- **Fontaine IIb** = Gehstrecke < 200 m – Interventionsindikation
- **Fontaine III** = Ruheschmerz – Operationsindikation
- **Fontaine IV** = trophische Störungen (Nekrose Gangrän) – Operationsindikation

Therapie der chronischen arteriellen Verschlusskrankheit

Grundsätzlich
- primäre und sekundäre Prävention
- Behandlung von Herzinsuffizienz und Rhythmusstörungen
- Behebung einer Anämie, Polyglobulie, Polyzythämie etc.

Stadium I
- aktives Gefäß- und Muskeltraining (Ganzkörperbelastung) zur Verbesserung der Durchblutung über Kollateralen und des Metabolismus der Skelettmuskulatur

Stadium IIa
- aktives Gefäß- und Muskeltraining (organbezogen)
- Antikoagulation, Thrombozytenaggregationshemmer
- metabolisch wirksame Pharmaka
- Prostanoide i.v. oder i.a.
- vasoaktive Substanzen
- Perfusionsdruckerhöhung
- Verbesserung der Fließeigenschaften des Blutes

Stadien IIb, III und IV
- Tieflagerung der betroffenen Extremität
- metabolisch wirksame Pharmaka
- chirurgische Maßnahmen (Katheterverfahren, evtl. Sympathektomie)
- Übungsbehandlung nur im Stadium IIb (keinesfalls in den Stadien III und IV)
- Antikoagulation, Thrombozytenaggregationshemmer
- Thrombolyse
- Verbesserung der Fließeigenschaften des Blutes
- ggf. kurzfristige Defibrinierung mit Schlangengiftpräparaten
- isovolämische Hämodilution

lokale und systemische Infektionsbehandlung

(Aus: Mörl, Gefäßkrankheiten in der Praxis, 1986)

Grundsätzlich zu unterscheiden ist das Stadium II, bei dem eine Verbesserung der Gehleistung angestrebt wird, von den Stadien III und IV, wo es um die Erhaltung der Extremität geht.

Das **Intervall-Gehtraining** soll die Bildung von Kollateralen anregen. Dies erreicht man, indem der Patient so lange läuft, bis Schmerzen auftreten und, nachdem diese nachgelassen haben, weiterläuft.

Die Wirksamkeit der **Antikoagulanzien** ist bei der AVK geringer zu veranschlagen als bei der Behandlung thromboembolischer Erkrankungen im venösen Bereich. Der Wert einer Langzeit-Antikoagulanzientherapie (z.B. Dauer-Marcumarisierung) liegt in der Vorbeugung akuter Arterienverschlüsse durch Abscheidungsthromben.

Indikationen zur Antikoagulation sind:
- **ektatisch-aneurysmatische Form der Arteriosklerose**
- **AVK** und gleichzeitig bestehende **absolute Arrhythmie**
- **Mehretagenbefall** sowie eine gleichzeitige Stenose oder Obliteration an anderer Lokalisation, wie beispielsweise an den extrazerebralen Zubringerarterien
- **kritische Stenose** an strategischer Stelle
- **kurzstreckige Femoralisobliteration**
- **Zustand nach Dotter-Katheterisierung** oder rekonstruktiver Operation im Bereich der femoropoplitealen Etage
- **Zustand nach peripheren Embolien** aus vorgeschalteten Aneurysmen
- **Zustand nach erfolgreicher thrombolytischer Behandlung**

Hierbei sind allerdings Kontraindikationen und auch die oft vorliegende Zerebralsklerose zu beachten.

Eine kombinierte Anwendung von Vitamin K-Antagonisten mit dem Thrombozytenaggregationshemmer Acetylsalicylsäure ist wegen der damit verbundenen erheblichen Blutungsneigung nicht anzuraten!

Die intraarterielle Applikation von Nikotinsäurederivaten unter der Vorstellung eines Gefäß erweiternden Effekts ist von untergeordneter Be-

deutung. Obwohl im Rahmen der intraarteriellen Therapie mitunter die Blutflussvolumina zunehmen, ist deren nutritiver Effekt zweifelhaft (lokaler Steal-Effekt).
Die **absolute Operationsindikation** für die arterielle Verschlusskrankheit vom Oberschenkeltyp besteht ab Stadium IIb nach Fontaine. Aus chirurgischer Sicht wäre sie jedoch schon früher anzuraten.

H95

Frage 1.194: Lösung D

Angiologische Untersuchung des arteriellen Systems:
- **Ratschow-Lagerungsprobe** (A) prüft Kollateralkreisläufe der unteren Extremität: Hochlagern der Beine für 2 min (Abblassen des ischämischen Fußes), dann Aufsitzen mit herabhängenden Beinen → normalerweise nach 5–10 s: reaktive arterielle Hyperämie, kurz darauf Venenfüllung: bei AVK → reaktive Rötung verspätet.
- **Faustschlussprobe:** Untersucher komprimiert angehobenes Handgelenk, nach 30 Faustschlüssen dekomprimieren → rasche, gleichmäßige Hyperämie.
- **Sonographie** → Darstellung von Plaques und Blutgerinnsel in Gefäßen
- **Doppler-Sonographie** (C) → Darstellung des arteriellen Strömungspulses
- **Venenverschlussplethysmographie** → quantitative Bestimmung des arteriellen Stromvolumens
- **Oszillographie** (B) → Lokalisationsdiagnostik (Pulsvolumenkurve)
- **interventionelle Methoden** → **Angiographie, digitale Subtraktionsangiographie, intraluminale Sonographie**

F99 F95 !!

Frage 1.195: Lösung C

Zu **(C):** Die **Lagerungsprobe nach Ratschow** wird zur **Diagnostik von arteriellen Verschlusskrankheiten** eingesetzt. Hierzu rollt der Patient die hochgehaltenen Füße in den Sprunggelenken, bis Ermüdungs- oder Claudicatioerscheinungen auftreten. Dabei wird auf ein **Abblassen von Fußrücken oder -sohlen** geachtet. Nachdem die Beine in Hängelage gebracht worden sind, verstreichen normalerweise nicht mehr als 5–10 Sekunden bis zur seitengleichen reaktiven Rötung des Fußrückens und der Zehen bzw. bis zum Beginn der Venenfüllung. Eine **schwere arterielle Durchblutungsstörung** liegt dann vor, wenn die **reaktive Rötung** erst nach mehr als 30 Sekunden einsetzt.

Zu **(A)** und **(E): Funktionsprüfung oberflächlicher Venen**
- **Trendelenburg-Test:** Hochlagerung des Beines am liegenden Patienten → V. saphena magna entleert sich, anschließend Kompression der Vene in der Leiste → Patient steht auf, Kompression wird nach 30 s gelöst → **schnelle Varizenfüllung** durch Rückfluss über die erweiterten Gefäße **bei insuffizienter V. saphena magna** (einschl. Verbindungen zum tiefen Venensystem)

Funktionsprüfung tiefer Venen (Vv. perforantes und profundae)
- **Perthes-Test** („**P**erthes **p**rüft **p**erforantes und **p**rofundae"): Anlegen einer Stauung proximal der Varizen, Patient geht umher → **Varizen entleeren sich bei Funktionstüchtigkeit der tiefen Venen**
- **Linton-Test** → Stauung und Anheben eines Beines mit Varikosis → Entleerung der gestauten Varizen über die suffizienten tiefen Venen

---

H99

Frage 1.196: Lösung C

Während die dopplersonographische Untersuchung eine Aussage über die Lokalisation suffizienter bzw. insuffizienter Venenklappen zulässt, kann mit der intravasalen Venendruckmessung die **dynamische venöse Rückflussfunktion** bewertet werden. Sie bringt Aufschluss darüber, in welchem Ausmaß die venöse Rückflussfunktion gestört ist. Durch Messung während gezielter Kompression insuffizienter Stellen lässt sich feststellen, inwieweit eine Ausschaltung dieser Insuffizienzpunkte den venösen Rückstrom voraussichtlich verbessern bzw. normalisieren wird. Aufgrund der Invasivität bleibt die **Phlebodynamometrie** in der Regel Problemfällen vorbehalten.

H95

Frage 1.197: Lösung C

Bei diesem Patienten besteht die Verdachtsdiagnose einer AVK vom peripher-akralen Typ der unteren Extremitäten (Verschluss der Unterschenkel- und Fußarterien).
Symptomatik:
Kältegefühl im Fußbereich, Fußbrennen, trophische Störungen, gel. auch Schmerzen.
Während bei der Claudicatio intermittens eine Durchblutungsinsuffizienz nur unter Belastung auftritt, reicht die Blutversorgung beim vaskulären Ruheschmerz schon unter Ruhebedingungen nicht zur Deckung der nutritiven Bedürfnisse. In solchen Fällen besteht die Gefahr des Gewebstodes mit Ausbildung von trockener oder feuchter Gangrän. Die Therapie besteht in der Amputation der betroffenen Gliedmaßen.

H95

Frage 1.198: Lösung A

Siehe Lerntext I.67.
**Stadieneinteilung der AVK nach Fontaine:
Katheterverfahren:**
- **perkutane transluminale Angioplastie** (PTA) mittels Ballonkatheter **bei zugänglichen, kurzstreckigen, wenig verkalkten Stenosen** (z. B. **A. iliaca**) (A)
- lokale Lyse ggf. mit Aspirations-Thrombektomie + anschließender PTA bei arteriosklerotischen Stenosen, Appositionsthromben, thrombotische Verschlüsse nach PTA u. a.
- Rotations-Angioplastie oder Laser-Angioplastie ggf. mit nachfolgender PTA bei langstreckigen Stenosen (D)
- Implantation von Stents (Endoprothesen) zur Revaskularisation der Becken- oder Femoralarterien

Operative Therapie → Revaskularisation, Thrombendarteriektomie bzw. Embolektomie mittels Fogarty-Katheter oder Bypassgraft (Überbrückung der Stenose).
- relative Indikation → Stadium IIb
- absolute Indikationen → Stadien III und IV
- Komplikationen Rezidivverschluss und Restenose (oft nach PTA), Rethrombosierung und Anastomosenaneurysmata nach Bypass-Operationen

F95

Frage 1.199: Lösung *** Diese Frage wurde aus der Wertung genommen.

Zu **(A), (B)** und **(E)**: Bei der **AVK im Stadium II** erfolgt die Therapie durch **tägliches Gehtraining** zur Förderung der Kollateralbildung. **Operative Verfahren** sind vor allem in den Stadien III und IV **(absolute Indikation)** indiziert.
Auch die **Angioplastie** wäre als Intervention bei isoliertem Verschluss der A. femoralis superficialis bis zu 4 cm Länge ideal geeignet.
Zu **(C)**: **Prostaglandin E_1** wird zur **Therapie** der fortgeschrittenen arteriellen Verschlusskrankheit **(AVK)** eingesetzt. Die oft lang anhaltende Wirkung wird u. a. durch eine Hemmung der Thrombozytenaggregation und Vasodilatation, Beeinflussung des Kollateralenwachstums und durch einen Hemmeffekt auf die Proliferation der glatten Gefäßmuskulatur erklärt.
Zu **(D)**: Durch die Gabe von **Adenosin** kann eine Verminderung des Gefäßtonus **(Vasodilation)** erreicht werden.

H97

Frage 1.200: Lösung D

Therapie der peripheren arteriellen Verschlusskrankheit der unteren Extremität:
Stadium I
- aktives **Gefäß-** und **Muskeltraining (Ganzkörperbelastung)** zur Verbesserung der Durchblutung über Kollateralen und des Metabolismus der Skelettmuskulatur

Stadium II
- organbezogenes aktives **Gefäß- und Muskeltraining** (Gehtraining) (C)
- **Thrombozytenaggregationshemmer** wie Acetylsalicylsäure (z. B. Colfarit®) oder **Antikoagulation** mit Phenprocoumon (Marcumar®), Acenocoumarol (Sintrom®); Heparin
- **vasoaktive Substanzen** wie **Prostaglandin E_1** (Prostavasin®), Prostacyclinderivate (Illoprost®)
- **Verbesserung der Fließeigenschaften des Blutes** durch Senkung des Hämatokrits, des Fibrinogens oder durch **Verbesserung der Erythrozytenfluidität** (→ Pentoxifyllin (z. B. Trental®), Naftidrofuryl (z. B. Dusodril®), Buflomedil (z. B. Bufedil®, Bufedil®forte)
- **isovolämische** (Aderlass und gleichzeitige Substitution mit Hydroxyethylstärke) oder kurzfristige **hypervolämische Hämodilution** (500 ml einer kolloidalen Lösung (z. B. HAES 40%) intravenös über 2 Stunden infundieren)
- bei Fibrinogenspiegeln > 400 mg% → Urokinase unter gleichzeitiger Heparingabe oder kurzfristige Defibrinierung mit Schlangengiftpräparaten (z. B. Ancrod (Arwin®) → cave Induktion von Antikörperbildung!)

Stadien III und IV (ergänzende Maßnahmen)
- **Ergotherapie** nur bis zu **Stadium IIb** (keinesfalls in den Stadien III und IV!)
- **Tieflagerung** der betroffenen Extremität → **Perfusionsdruck**
- **Thrombolyse** z. B. mit Streptase®, Kabikinase®, Urokinase®, Actilyse®
- **chirurgische Maßnahmen** (Katheterverfahren bei lokal begrenzter Stenose), evtl. Sympathektomie, ggf. Amputation
- lokale und **systemische Infektionsbehandlung**, wenn eine **infizierte Gangrän** vorliegt

H94

Frage 1.201: Lösung D

Das **Aortitis-Syndrom (Morbus Takayasu)** ist eine **chronisch unspezifische Panaortitis** mit Allgemeinsymptomatik und Durchblutungsstörungen, die meist jüngere Frauen betrifft. Als Ursache wird ein autoimmunologischer Prozess angenommen. Antikörper gegen Aortengewebe wurden nachgewiesen.

Die **Aortitis** setzt mit schwerem Krankheitsgefühl, Schwäche, Fieber, Gewichtsabnahme, Übelkeit, Erbrechen und Appetitlosigkeit ein. Es treten Nachtschweiß, Myalgien, Arthralgien und Menstruationsstörungen auf. Im **präokklusiven Stadium** können zusätzlich kardiopulmonale Erscheinungen wie Palpitation, Tachykardie, Husten und Dyspnoe monatelang bestehen. Im **okklusiven Stadium** dominieren Zeichen kranialer Minderdurchblutung mit Photophobie, Gesichtsfeldausfällen und Amaurose, denen unter anderem Retinablutungen, Netzhautablösung und Optikusatrophie zugrunde liegen. Als **Claudicatio masticatoria** bezeichnet man die ischämische Leistungsschwäche der Kaumuskulatur. Gegenüber den Zeichen der kraniozerebralen Minderdurchblutung treten Symptome der **Armdurchblutungsstörung** auf Grund ausreichender Kollateralisation erst spät auf. Es resultieren Pulsabschwächung und Stenosegeräusche über den Aortenbogenästen sowie Hypotonie an den Armen bei hohen Blutdruckwerten an den Beinen. C-reaktives Protein und Senkungsbeschleunigung geben Hinweis auf die Aktivität des Krankheitsprozesses. Die direktionale **Ultraschall-Doppler-Untersuchung** erhärtet die Diagnose. Unerlässlich ist die **Aortographie** aller Aortenabschnitte. Stenosierte Gefäßstrecken wechseln häufig mit ektatischen oder aneurysmatischen ab.
Die Effekte einer hochdosierten Glucocorticoidmedikation sind umso günstiger, je früher die Behandlung einsetzt. Die Reduktion der Dosis orientiert sich an der BSG. Eine Antikoagulation wird empfohlen. Nach 2 Jahren leben ohne Behandlung nur noch 25 % der Kranken, da sie kardialen, pulmonalen oder zerebralen Komplikationen erliegen.
Zu **(A):** Beim **Subklavia-Anzapf-(Subclavian-steal)-Syndrom** kommt es infolge eines zentralen Subklaviaverschlusses (proximal vom Abgang der A. vertebralis) zur Strömungsumkehr in der A. vertebralis zugunsten der gleichseitigen A. axillaris. Bei Armarbeit verstärkt sich der Unterdruck in der A. vertebralis sinistra, sodass aus dem Circulus arteriosus Willisii Blut mit der Folge einer zerebralen Ischämie abgezogen wird. Analog führt auch ein Verschluss der A. iliaca communis über die A. mesenterica inferior zu einem Stealsyndrom, das bei Beinarbeit zu Abdominalbeschwerden führt.
Zu **(C): Angioneuropathien** bezeichnen gefäßmuskuläre Fehlregulationen, die zu einer inadäquaten Vasokonstriktion oder Dilatation führen.
Das **Raynaud-Syndrom** ist ein rein funktionelles Gefäßleiden mit Vasospasmen der Digitalarterien bei Kälteexposition und Stress. Die Erkrankung betrifft bevorzugt junge Frauen und führt zu Ruheschmerzen, aber nicht zu trophischen Störungen im Bereich der Akren. Als **Trikolore-Phänomen** bezeichnet man die Folge von Zyanose und schmerzhafter Rötung **auf** die Blässe. Eine Behandlung ist mit Calciumantagonisten oder Nitropräparaten möglich. Das **sekundäre Raynaud-Syndrom** tritt als Folge veränderter Fließeigenschaften des Blutes, oft auch mit organischen Digitalarterienveränderungen kombiniert auf. Das sekundäre Raynaud-Syndrom ist in Abhängigkeit von der Grundkrankheit geschlechtsunspezifisch in sämtlichen Altersklassen anzutreffen.
Ursachen eines sekundären Raynaud-Syndroms können Kollagenosen, arterielle Verschlusskrankheit, hämatogene Erkrankungen, chronische Intoxikationen, neurologische Erkrankungen sowie bestimmte Pharmaka (Sympathomimetika, Beta-Rezeptorenblocker, Clonindin, Zytostatika sowie hormonelle Antikonzeptiva) sein.
Zu **(E):** Bei der durch Listeria monocytogenes verursachten **Listeriose,** die als **akut eitrige** aber auch **granulomatöse Verlaufsform** auftritt, resultieren Meningitis, Sepsis, Enzephalitis, Endokarditis, Endometritis und in seltenen Fällen auch die sog. Monozyten-Angina.

H94

Frage 1.202: Lösung A

Siehe Kommentar zu Frage 1.201.

---Riesenzellarteriitis---------------I.68---

Die **Riesenzellarteriitis,** die auch als **Arteriitis temporalis** beschrieben wird und oft mit einer **Polymyalgia rheumatica** assoziiert ist, ist eine entzündliche Erkrankung mittlerer und großer Arterien, die vor allem die Äste der Karotiden und die Aa. temporales betrifft. Die Erkrankung tritt im höheren Lebensalter auf und betrifft Frauen häufiger als Männer. Histopathologisch ist eine Panarteriitis mit mononukleärem Zellinfiltrat der gesamten Gefäßwand nachweisbar. In der Media finden sich mehrkernige Riesenzellen.
Klinische Hinweiszeichen sind:
Fieber, Müdigkeit, Übelkeit, Gewichtsverlust, Kopfschmerzen und Arthralgien. Bei Erkrankungen der A. temporalis ist diese druckempfindlich, schmerzhaft und gelegentlich auch nodulär verändert. Hinzu kommen Sehstörungen mit drohender Erblindung, die auf eine ischämische Optikusneuritis zurückzuführen sind.
Die *Diagnostik* erfolgt durch Probeexzisionen aus der jeweiligen Temporalarterie. Auch ohne Sicherung des histologischen Befundes ist eine sofortige Corticosteroid-Medikation notwendig, um die drohende Erblindung zu verhindern.
Bei der **Polymyalgia rheumatica** treten Schmerzen im Bereich der Nacken-, Schulter- und Beckenmuskulatur als charakteristische Beschwerden auf. Bei generalisierter Gefäßbeteiligung ist die Ausbildung eines Myokardinfarkts, eines apoplektischen Insults sowie die Entstehung von Aortenaneurysmen möglich.

F96

Frage 1.203: Lösung E

Diagnosekriterien der Arteriitis temporalis (ACR)
- klinische Auffälligkeiten der Temporalarterien (Druckschmerz, Schwellung, Pulslosigkeit) (C)
- neu aufgetretene Kopfschmerzen (B)
- Alter des Patienten bei Erstmanifestation > 50 Jahre
- Gewichtsverlust, Depression
- BSG > 50 mm n. W./1 h (D), (weitere Befunde → CRP ↑, ggf. Leukozytose, Anämie)
- promptes Ansprechen auf Glucocorticoide

Zu **(E)**: Eine beidseitige Biopsie der Temporalarterie sollte durchgeführt werden, um die Diagnose zu sichern. Histopathologisch lässt sich dabei eine Panarteriitis mit mononukleärem Zellinfiltrat der gesamten Gefäßwand nachweisen. In der Media finden sich mehrkernige Riesenzellen.

H95

Frage 1.204: Lösung D

Die **spezielle Anamnese** und **Symptomatik** sprechen am ehesten für diesen besonders stark ausgeprägten Lokalbefund.
Die **Riesenzellarteriitis** tritt hauptsächlich in der **sechsten bis siebten Dekade** auf. Die Vaskulitis betrifft vorwiegend die **Temporalarterie**. Aber auch das gesamte arterielle System, vor allem große Gefäße der oberen Körperhälfte können betroffen sein.
Symptomatik: Krankheitsgefühl, Fieber, **Gewichtsverlust,** Schwitzen; meist **starke Schläfenkopfschmerzen** als Frühsymptom, erhöhte Blutkörperchensenkungsgeschwindigkeit, gel. Visusverlust oder Gesichtsfeldausfälle (→ Amaurosis fugax) beim Befall okulärer Arterien. Das Krankheitsbild ist eng assoziiert mit der Polymyalgia rheumatica.
Auch ohne Sicherung des histologischen Befundes ist eine **sofortige Corticosteroid-Medikation** notwendig, um die drohende Erblindung zu verhindern. Eine beidseitige Biopsie der Temporalarterie sollte durchgeführt werden, um die Diagnose zu sichern. Bei wiederholt auftretenden Rezidiven kommt die Anwendung von Cyclophosphamid in Betracht.
Zu **(C)**: Die **Hautleishmaniose** kommt in China, in Indien, im Nahen Osten, im Mittelmeerbecken und in Afrika (im Süden bis Nigeria und Angola) vor. Es resultieren einzelne oder multiple, scharfbegrenzte, **ulzerierende, granulomatöse** Hautläsionen. Eine Sekundärinfektion ist die Regel. **Leishmania tropica** kann in Aspiraten, Ausstrichen oder Kulturen von Material aus den Seiten oder der Basis des Geschwürs nachgewiesen werden. Der Leishmanien-Hauttest ist positiv. Die Erkrankung heilt spontan in 2–18 Monaten und hinterlässt eine eingefallene Narbe.

Zu **(B)**: Die **Mycosis fungoides** wird als malignes T-Zell-Lymphom klassifiziert (Non-Hodgkin-Lymphom). Sie beginnt mit unspezifischen, erythematös-polymorphen, später knotig wuchernden Herden (z. T. tomatenförmig-erweichend) und setzt sich mit späterem Übergreifen auf Lymphknoten und innere Organe fort.
Zu **(E)**: **Hauttuberkulose** kann als Primäraffekt oder infolge Keimverschleppung bei Miliartuberkulose auftreten. Es resultiert das Krankheitsbild eines **Lupus vulgaris** und miliaris, Lichen scrofulosorum, Tuberculosis cutis colliquativa oder einer T. subcutanea fistulosa.

---**Wegener-Granulomatose**---------I.69

Die **Wegener-Granulomatose** ist eine nekrotisierende granulomatöse Entzündung im Bereich des Respirationstrakts, bei der eine Vaskulitis kleiner Arterien und Venen besteht. In mehr als 80% der Fälle resultiert eine Glomerulonephritis. Die Wegener-Granulomatose beginnt in der Regel mit Beschwerden im Bereich der Atemwege und generalisiert in unterschiedlichen Zeiträumen. Die Generalisationsphase geht mit Abgeschlagenheit, Fieber, Arthralgien, Myalgien und Myositiden einher. Die Blutsenkungsgeschwindigkeit ist deutlich erhöht.
Die **Behandlung** besteht in der Applikation von Glucocorticoiden und Cyclophosphamid, wodurch Langzeitremissionen erreicht werden. Der pathogenetische Hintergrund der Erkrankung ist derzeit noch unbekannt. Wahrscheinlich spielen daher antizytoplasmatische Antikörper (ACPA) oder Antiproteinase-III-Antikörper gegen die Proteinase III von Granulozyten eine Rolle.
Die **Diagnose** wird durch eine Biopsie aus dem oberen Respirationstrakt und gegebenenfalls auch über eine offene Lungenbiopsie gesichert. Gleichzeitig kann nach den antizytoplasmatischen Antikörpern gefahndet werden, die jedoch auch bei anderen Erkrankungen vorkommen können. Im Röntgen-Thoraxbild finden sich solitäre oder multiple Rundherde, die einschmelzen können und zur Bildung von Pseudokavernen führen. Gleichzeitig kommen lokalisierte lobäre oder diffuse Infiltrate vor. Pleuraergüsse sowie Hilus- bzw. Paratrachealtumoren sind weitere mögliche Röntgenbefunde.

F96

Frage 1.205: Lösung E

Die **Wegener-Granulomatose** ist eine systemische nekrotisierende, granulomatöse Vaskulitis mit Befall der kleinen und mittleren Arterien und Venen. **Typische Manifestationsorte** sind der **HNO-Trakt**

und die **oberen Luftwege** (Initialstadium), später auch die **Nieren** (Generalisationsstadium).
Pathogenetische Faktoren (Ätiologie unbekannt)
- **Hypersensitivität** gegen bakterielle oder virale Antigene, Immunkomplexe
- **Antineutrophilenzytoplasma-Antikörper (cANCA)** mit Spezifität gegen **granulozytäre Proteinase 3** → Degranulation von Granulozyten → Endothelzellschädigung durch Zytokine

Labor
- Entzündungsparameter ↑, Leukozytose, Eosinophilie
- **cANCA** (bei 60% d. F. im Initialstadium, später > 95% d. F., **größte diagnostische Relevanz**)
- **Anti-Proteinase 3-Antikörper** nachweisbar
- **pathol. Urinsediment** (> 5 Erythrozyten pro Gesichtsfeld, Erythrozytenzylinder)

Biopsie des **Sinus maxillaris**/obere Luftwege → Nachweis perivaskulärer Infiltrate und Granulome aus mononukleären Zellen, Epitheloidzellen und fibrinoiden Nekrosen.

Angioneuropathien ──────── I.70

Angioneuropathien bezeichnen gefäßmuskuläre Fehlregulationen, die zu einer inadäquaten Vasokonstriktion oder Dilatation führen.
Raynaud-Syndrom
Siehe Lerntext I.71.
Akrozyanose
Hautgefäße an den Akren haben eine hohe Dichte und niedrige Ansprechschwelle der α-Adrenorezeptoren. Bei der **Akrozyanose** besteht eine funktionelle Arteriolenkonstriktion mit venolärer Kapillardilatation. Der Pathomechanismus dieser Angioloneuropathie ist allerdings noch unbekannt.
Quincke-Ödem
Unter dem **allergischen Quincke-Ödem** versteht man ein plötzlich auftretendes passageres Ödem, das bevorzugt im Lippenbereich (→ Rüssellippe) auftritt, sich aber auch auf Gesicht, Zunge und Glottis ausdehnen kann. Wie bei anderen allergisch bedingten Hauterkrankungen besteht Juckreiz.
Hereditäres angioneurotisches Ödem
Das **hereditäre Quincke-Ödem** basiert auf einem autosomal-dominant vererbten Defekt des Komplementsystems mit einem Fehlen oder Mangel des C_1-Esterase-Inhibitors. Die Patienten leiden unter rezidivierenden Ödemen im Gesichts- und Larynxbereich sowie gastrointestinalen Symptomen (Erbrechen, Subileus, Diarrhöe). In diesem Fall besteht die Therapie in der Substitution des C_1-Inaktivators.

Raynaud-Syndrom ──────── I.71

Das **Raynaud-Syndrom** ist ein rein funktionelles Gefäßleiden mit Vasospasmen der Digitalarterien bei Kälteexposition und Stress. Die Erkrankung betrifft bevorzugt junge Frauen und führt zu Ruheschmerzen oder trophischen Störungen im Bereich der Akren. Als **Trikolore-Phänomen** bezeichnet man das Folgen von Zyanose und schmerzhafter Rötung auf die Blässe. Eine Behandlung ist mit Calciumantagonisten oder Nitropräparaten möglich. Das **sekundäre Raynaud-Syndrom** tritt als Folge veränderter Fließeigenschaften des Blutes, oft auch mit organischen Digitalarterienveränderungen kombiniert, auf. Das sekundäre Raynaud-Syndrom ist in Abhängigkeit von der Grundkrankheit geschlechtsunspezifisch in sämtlichen Altersklassen anzutreffen.
Ursachen eines sekundären Raynaud-Syndroms können Kollagenosen, arterielle Verschlusskrankheit, hämatogene Erkrankungen, chronische Intoxikationen, neurologische Erkrankungen sowie bestimmte Pharmaka (Sympathomimetika, Beta-Rezeptorenblocker, Sekale-Alkaloide, Clonidin, Zytostatika sowie hormonelle Antikonzeptiva) sein. Als **therapeutische Erstmaßnahmen** können Kälte- und Feuchtigkeitsschutz sowie der Ausschluss mechanischer Irritationen dienen. Ein striktes Rauchverbot ist aufgrund der gefäßverengenden Wirkung von Nikotin indiziert.

F97

Frage 1.206: Lösung C

Zu **(C):** Beim **Raynaud-Syndrom** besteht ein **Arteriolenspasmus** der **Digitalarterien,** der zu meist **symmetrischer** Ischämie (→ **Hautblässe**), Dys- und/oder Parästhesien, nachfolgender **Zyanose** (venöse Stase) und abschließender **Rötung** (arterielle Hyperämie) führt **(Trikolore-Phänomen).** Gelegentlich sind auch **Nase** und **Zunge** betroffen. Auslösend wirken **Kälte, Stress** und **lokale Kompressionsphänomene.** Die Symptomatik ist unter Wärmeeinfluss rückläufig.
Primäres Raynaud-Syndrom
- anfallsartig auftretende Vasospastik ohne Nachweis einer Grunderkrankung (idiopathisch)
- kritische Umgebungstemperatur (15–20 °C), Erhöhung der sympathischen Aktivität → symmetrisch auftretende **Weißverfärbung** bzw. **Zyanose des II.–V. Fingers,** fast nie an Daumen, Handrücken und Handinnenflächen; nur 2 % der Fälle im Bereich der Zehen
- Dauer: wenige Minuten bis zu 1 h (meist 25 min)
- häufig Parästhesien während der Attacke, selten Schmerzen

Angiologische Untersuchung:
- dynamische **Kapillarmikroskopie**
- **Thermographie** mit Kältereiz → Wiedererwärmungszeit ↑
- **Doppler-Sonographie,** Elektrooszillographie
- ggf. Rheographie (Angiographie)
- **Fingerplethysmographie** vor und nach Kälteexposition **(Nielson-Test)**

Zu **(B):** Der **Trendelenburg-Test** dient der **Funktionsprüfung oberflächlicher Venen:** Hochlagerung des Beines am liegenden Patienten → V. saphena magna entleert sich, anschließend Kompression der Vene in der Leiste → Patient steht auf, Kompression wird nach 30 s gelöst → **schnelle Varizenfüllung** durch Rückfluss über die erweiterten Gefäße **bei insuffizienter V. saphena magna** (einschl. Verbindungen zum tiefen Venensystem)

Zu **(A):** Die **Ratschow-Lagerungsprobe** prüft Kollateralkreisläufe der unteren Extremität: Hochlagern der Beine für 2 min (Abblassen des ischämischen Fußes), dann Aufsitzen mit herabhängenden Beinen → normalerweise nach 5–10 s reaktive arterielle Hyperämie, kurz darauf Venenfüllung; **bei AVK** → **reaktive Rötung verspätet**

Zu **(E):** Beim **Ehrlich-Fingerversuch** lässt man Eis- und Warmwasser auf einen künstlich venös gestauten Finger als Test auf serogene hämolytische Anämie einwirken. Bei positivem Test ist im anschließend entnommenen Blut eine Hämolyse bzw. Erythrophagozytose nachweisbar.

Zu **(D):** Das Lasègue-Manöver weist im positiven Fall (radikuläre bzw. periphere Alteration des Nervs) einen durch Ischiadikus-Dehnung (in Rückenlage passive Beugung des gestreckten Beines im Hüftgelenk oder Streckung im Knie bei Hüftbeugestellung) ausgelösten heftigen Gesäß-Oberschenkel-Schmerz und reflektorischen Bewegungswiderstand nach.

F96

Frage 1.207: Lösung B

Das **sekundäre Raynaud-Syndrom** tritt als Folge veränderter Fließeigenschaften des Blutes, oft auch mit organischen Digitalarterienveränderungen kombiniert, auf. Das sekundäre Raynaud-Syndrom ist in Abhängigkeit von der Grundkrankheit geschlechtsunspezifisch in sämtlichen Altersklassen anzutreffen.

Ursachen eines sekundären Raynaud-Syndroms: Kollagenosen (u. a. **progressive Systemsklerose** (A), auch **Mischkollagenose:** Sharp-Syndrom (D), CREST-Syndrom), **berufsbedingte Mikrotraumen** (z. B. Presslufthammerarbeiten) (E), Halsrippe, Thrombangiitis obliterans (C), arterielle Verschlusskrankheit, hämatogene Erkrankungen, chronische Intoxikationen, neurologische Erkrankungen sowie bestimmte **Pharmaka** (Sympathomimetika, Beta-Rezeptorenblocker, Sekale-Alkaloide, Clonidin, Zytostatika sowie hormonelle Antikonzeptiva).

Zu **(B):** Das **Paget-von-Schroetter-Syndrom** bezeichnet eine akute **Achselvenenthrombose,** die durch Umfangsvermehrung, Zyanose sowie einem tiefen Weichteilschmerz gekennzeichnet ist.

H95

Frage 1.208: Lösung C

Zu **(1): Symptomatik der chronisch venösen Insuffizienz:**
- **Ödem der Beine** durch mangelhafte Gewebsdrainage.
- **trophische Hautveränderungen** vor allem **hinter dem medialen Fußknöchel** im Bereich der insuffizienten Kockett-Perforation
- **Hyperpigmentierung, Hämosiderinablagerung** durch den interstitiellen Abbau von Erythrozyten, daneben weiße, gefäßlose Hautbezirke **(Atrophie blanche)**
- **Schweregefühl,** Schmerzen im Waden- und Knöchelbereich, besonders nach längerem Stehen und Sitzen

Zu **(2):** Die **periphere arterielle Verschlusskrankheit** (AVK) **der Extremitäten** ist der Oberbegriff für Krankheitsbilder, die durch Stenose oder Verschluss größerer Gliedmaßenarterien entstehen. Ursache können sowohl entzündliche (Angiitiden) als auch **degenerative Angiopathien** sein. Im betroffenen Bereich resultieren rasche Ermüdbarkeit und Schmerzen der Muskulatur, gel. auch begleitende trophische Störungen.

Zu **(3):** Symptomatik und Angaben entsprechen den nachfolgenden beschriebenen Erkrankungen. In diesen Fällen findet man histologisch eine aseptische **Vaskulitis mit fibrinoider Nekrose der Gefäßwand** sowie **perivaskulärer Infiltration mit Leukozyten.** Typisch sind dabei zahlreiche Zelltrümmer, die durch den Zerfall von Leukozyten entstehen **(Leukozytoklasie).** Die Veränderungen können anfangs urtikariell sein, entwickeln sich aber später zu **indurierten, tastbaren, rotblauen Flecken.**

Hypersensitivitätsangiitis
nekrotisierende Vaskulitis der kleinen Gefäße mit Leukozyteninfiltration, Ablagerungen von Immunkomplexen und Komplement

Pathogenetische Faktoren:
- allergische Reaktion auf endogene oder exogene Antigene (z. B. Medikamente), Vaskulitis bei Kollagenosen, Kryoglobulinämie (Typ I, II, III), Kryofibrinogenämie, Malignome

Symptome:
- Fieber, **Purpura** (v. a. an den Beinen), ggf. Arthralgien, Polyneuropathie, Glomerulonephritis
- **Labor:** BSG ↑, Eosinophilie

Diagnosesicherung durch Biopsie
Therapie: Antigenkarenz, Behandlung von Grunderkrankungen, ASS-Langzeitgabe, ggf. Corticosteroide
Sonderform: **anaphylaktoide Purpura Schoenlein-Henoch**
- typisch ist die **Trias: Hautveränderungen, Koliken** und **Arthralgie durch eine akut entzündlich allergische Vaskulitis (Arterolitis** und **Kapillaritis).**
- **Haut** → konfluierende **Hautblutungen**
- **Gastrointestinaltrakt** → **gastrointestinale Blutungen,** Meläna
- **Gelenke** (→ **Arthralgie**) und der **Nieren** → **Glomerulonephritis** mit Hämaturie und Proteinurie

Die Hypothese der **Immunkomplex-Genese** stützt sich auf den Nachweis von IgA und Komplement in der Kapillarwand. Ferner finden sich subendothelial abgelagerte Immunkomplexe in kleinen Gefäßen. Die Erkrankung befällt vornehmlich Kinder zwischen dem 2. und 7. Lebensjahr mit Bevorzugung des männlichen Geschlechts.

Aneurysmen — I.72

Ein **Aneurysma** ist eine umschriebene Erweiterung einer Arterie, die durch Wandveränderungen bedingt ist. Man unterscheidet:
- **Aneurysma verum** (Ausstülpung aller Wandschichten)
- **Aneurysma dissecans** (Intimaeinriss führt zu einem zweiten Lumen innerhalb der Media)
- **Aneurysma spurium** (perivaskuläre Blutungshöhle)
- **arteriovenöses Aneurysma** oder auch AV-Fistel bei gleichzeitiger Verletzung der Arterien- und benachbarten Venenwand.

Ursachen:
Aneurysma verum:
- **thorakale Aorta:** Arteriosklerose, stumpfe Traumen (Verkehrsunfälle), Lues, mykotische oder entzündliche Veränderungen
- **abdominelle Aorta:** überwiegend arteriosklerotische Veränderungen
- **Hirnbasisarterien:** meist angeboren

Das **Aneurysma dissecans aortae** tritt überwiegend im mittleren bis fortgeschrittenen Erwachsenenalter auf. Es wird u. a. durch eine Medionecrosis aortae cystica idiopathica, eine Arteriosklerose oder eine Mesaortitis luica ausgelöst. Typischerweise beginnt das Aneurysma dissecans etwa 1–5 cm oberhalb der Aortenklappe in dem aszendierenden Teil der Aorta.
Symptomatik:
Bei Abklemmung der aortalen Seitenäste kommt es zu absteigenden Ischämiesymptomen (z. B. Pulslosigkeit der Arme). Durchblutungsstörungen des Gehirns und innerer Organe können im Rahmen der Wanddissektion auftreten. Die akute Dissektion führt zu Vernichtungsschmerzen. Bei einer akuten Ruptur kommt es zur Schocksymptomatik.

Das **syphilitische Aortenaneurysma** bevorzugt den aufsteigenden Aortenteil und Aortenbogen. Es ist Folge der Mesaortitis luica, die in der Tertialperiode der Erkrankung, gewöhnlich 10–15 Jahre nach dem Primäraffekt, zur Ausbildung kommt. Voraussetzung ist die hämatogene Invasion der Aortenwand durch Perforationen des Aneurysmas, Embolien, aber auch Ostiumstenosen der Koronararterien mit nachfolgender Infarzierung des Herzmuskelgewebes sind möglich. Eine weitere Folgeerscheinung ist die syphilitische Aorteninsuffizienz.

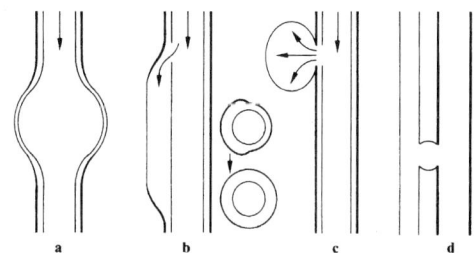

Abb. 1.**32** Schematische Darstellung der verschiedenen Aneurysmen nach pathologisch-anatomischen Gesichtspunkten
a) Aneurysma verum
b) Aneurysma dissecans
c) Aneurysma spurium (pulsierendes Hämatom)
d) arteriovenöses Aneurysma (AV-Fistel)
(aus Mörl, 1984)

Frage 1.209: Lösung A

Zu **(A):** Die geschilderte Symptomatik und deren Verlauf sprechen für ein akut aufgetretenes Aneurysma dissecans der Aorta. Es wird u. a. durch eine Medionecrosis aortae cystica idiopathica, Arteriosklerose oder Mesaortitis luica ausgelöst. Typischerweise ist das proximale Aneurysma dissecans (Typ A) etwa 1–5 cm oberhalb der Aortenklappe im aszendierenden Teil der Aorta (2/3 der Fälle) lokalisiert. Oft besteht gleichzeitig eine arterielle Hypertonie.
Symptomatik:
- Abklemmung der aortalen Seitenäste → absteigende Ischämiesymptome (u. a. ein- oder beidseitige Pulslosigkeit der Arme)
- akute Ruptur oder Dissektion → Volumenmangelschock
- akute Dissektion → Vernichtungsschmerz, Durchblutungsstörungen des Gehirns und innerer Organe, Paresen

H97

Frage 1.210: Lösung D

Diagnostik:
Farbcodierte Duplexsonographie (D), Röntgen, CT, MRT oder Echokardiographie

H95

Frage 1.211: Lösung D

Zu **(D):** Das **Aneurysma dissecans aortae** tritt überwiegend im **mittleren** bis fortgeschrittenen **Erwachsenenalter** auf. Es wird durch eine **Medianecrosis aortae cystica idiopathica**, eine **Arteriosklerose** oder eine **Mesaortitis luica** ausgelöst. Typischerweise beginnt das **Aneurysma dissecans** etwa 1–5 cm oberhalb der Aortenklappe im aszendierenden Teil der Aorta (2/3 d. Fälle). Oft besteht eine arterielle Hypertonie.
Symptomatik:
Bei Abklemmung der aortalen Seitenäste kommt es zu absteigenden Ischämiesymptomen (u. a. einseitige oder beidseitige **Pulslosigkeit der Arme**). Durchblutungsstörungen des Gehirns und innerer Organe können im Rahmen der Wanddissektion (→ Volumenmangelschock, akute Linksinsuffizienz) auftreten. Die akute Dissektion geht mit retrosternalem **Vernichtungsschmerz** einher. Begleitend können **Paresen** als Folge zentraler Embolisation auftreten. Bei einer akuten **Ruptur** kommt es zur **Schocksymptomatik**.
Diagnostik:
Röntgen, CT oder Echokardiographie
Therapie:
Schockbehandlung, Resektion des Aneurysmas und Einsetzen einer Dacron-Prothese, ggf. Aortenklappenprothese
Zu **(A):** Der Herzinfarkt stellt hier die wichtigste Differenzialdiagnose dar. Untypisch dafür sind die Parese und der Pulsverlust. Bezieht die Aortendissektion allerdings den Abgang der Koronarien mit ein, so kann zusätzlich zur Dissektion ein Herzinfarkt eintreten.
Zu **(B):** Zu einer fortschreitenden Thrombose einer A. carotis passen weder retrosternale Schmerzen noch die Pulslosigkeit am Arm.
Zu **(C):** Der Adams-Stokes-(Morgagni-)Anfall ist eine länger dauernde extreme Bradykardie oder Asystolie, in deren Verlauf es je nach Dauer zu Schwindel, Bewusstlosigkeit, Krämpfen, Atemstillstand, Hirnschädigung und Exitus letalis kommt. Schmerzen und isolierte Pulsverluste werden nicht beobachtet.
Zu **(E):** Eine kurzzeitige ventrikuläre Tachykardie manifestiert sich in Form von Palpitationen, Schwindel und je nach Dauer Bewusstseinsverlust und evtl. Kreislaufstillstand. Schmerzen treten dabei nicht auf, auch bestehen keine einseitigen Pulsverluste.

F00

Frage 1.212: Lösung E

Zu **(E):** Beim Aneurysma dissecans aortae kommt es durch Abklemmung der aortalen Seitenäste zu absteigenden Ischämiesymptomen mit u. a. ein- oder beidseitiger Pulslosigkeit der Arme. Dies erklärt die Blutdruckdifferenz. Die akute Dissektion geht außerdem mit einem Vernichtungsschmerz, Durchblutungsstörungen des Gehirns und innerer Organe sowie Paresen einher.
Zu **(A)–(D):** Bei keiner der genannten Krankheiten findet man eine Blutdruckdifferenz zwischen rechtem und linkem Arm.

Periarteriitis nodosa — I.73

Die **Panarteriitis nodosa** ist eine entzündliche Systemerkrankung. Es besteht eine nekrotisierende Vaskulitis, die überwiegend die kleinen und mittleren Arterien betrifft. Die Erkrankung kann in unterschiedlicher Stärke und auch segmental begrenzt ablaufen. Neben den Gefäßen der Haut und Muskulatur werden auch viszerale Gefäßregionen betroffen, und es können infolge thrombotischer Verschlüsse schwere Schädigungen an Herz, Nieren und der Leber auftreten.
Die **Periarteriitis nodosa** tritt oft im Gefolge schwerer Allgemeinerkrankungen auf. Ihre eigentliche Ursache ist noch unbekannt.
Die histologische Sicherung durch Probeexzision aus Haut- oder Muskelgefäßen zeigt **Medianekrosen** und im Übersichtsbild kleinfleckige Infarkte. In den betroffenen Gefäßabschnitten lässt sich in einigen Fällen fluoreszenzserologisch Hepatitis-B-Antigen (30% der Fälle) nachweisen. Die Trefferquote der Biopsien ist teilweise sehr gering, sofern das bioptische Material nicht unmittelbar im Bereich der nodulären Gefäßveränderung entnommen wurde.

Endangiitis obliterans — I.74

Die **Endangiitis obliterans** ist eine in der Intima beginnende, entzündliche Gefäßerkrankung mit segmentalem Befall, die typischerweise in der Peripherie an den kleinen und mittleren oberflächlichen Venen und Arterien beginnt und später auch größere Arterien befällt. Dabei sind die Übergänge zur Arteriosklerose oft fließend und in späteren Stadien auch histologisch nicht eindeutig festzulegen. Klinisch gehen der Erkrankung oft **rezidivierende Phlebitiden** voraus, die auch als **Phlebitis saltans sive migrans** in Erscheinung treten können. Zu Beginn der Erkrankung steht klinisch der Verschluss von Unterschenkel-, Unterarm- und Digitalarterien im Vordergrund.

Die Krankheit betrifft in erster Linie Zigaretten rauchende junge Männer und weitaus seltener (9 : 1) das weibliche Geschlecht. Das **Hauptmanifestationsalter** liegt zwischen dem 20. und 30. Lebensjahr.
Klinik
- mittelhohe bis stark beschleunigte Blutsenkungsreaktion (nicht obligat)
- Anzeichen einer Entzündung im Blutbild
- spezifisch positiver Elastin-Antikörper-Titer
Dabei kann die Verlaufskontrolle der Erkrankung durch eine Bestimmung dieses Titers erfolgen, da er mit der Aktivität des inflammatorischen Prozesses korreliert.

Arteriovenöse Fisteln — I.75

Durch **arteriovenöse Fisteln** strömt das Blut unter Umgehung des Kapillarbettes direkt im venösen Schenkel zum Herzen zurück. Die dabei erzeugte Steigerung des Herzminutenvolumens kann bei großen AV-Fisteln nach längerer Dauer zur kardialen Dekompensation führen. Herzferne AV-Fisteln mit geringem Shunt-Volumen, wie an den Fußgefäßen, sind dagegen hämodynamisch unbedenklich und werden gut toleriert.
Der für Dialysezwecke angelegte **Cimino-Shunt** zwischen **A. radialis** und **V. cephalica antebrachii** ist ebenfalls für die Herzfunktion unbedenklich.
Man unterscheidet erworbene, großkalibrige Fisteln nach Stichverletzungen, die zu Mangeldurchblutung und Blutdruckabfall distal der Fistel führen, von angeborenen, kleinkalibrigen AV-Fisteln, die zur Hypertrophie der betroffenen Extremität führen können.
Der totale periphere Widerstand sinkt, wenn die Arteriolen der Peripherie umgangen werden. Der venöse Rückstrom zum Herzen wird erhöht und kann durch das gesteigerte HMV zur **Herzinsuffizienz** führen. Die Versorgung im peripheren Stromgebiet der Arterie ist vermindert, sodass Ischämiebeschwerden **(Claudicatio intermittens)** auftreten können. Durch das der Vene zuströmende Blut im Bereich der Fistel kommt es distal der Fistel zur Abflussstörung mit Varikosis, Ödemen und trophischen Störungen. Erhöhung der Pulsfrequenz und erniedrigter arterieller Mitteldruck sind weitere Symptome großkalibriger AV-Fisteln.
Charakteristisch ist neben Geräuschphänomenen das Nicoladoni-Branham-Phänomen, das Blutdruckanstieg und Pulsverlangsamung nach Kompression der Fistel bzw. des zuführenden Gefäßes beschreibt.

F00
Frage 1.213: Lösung A
Eine Verletzung des Sinus cavernosus kann zur Bildung einer **Sinus-cavernosus-Fistel** zur A. carotis interna mit **Stauung der Venae ophthalmicae** führen.
Typische **Symptome** sind:
Augenvenenstauung mit Lidödem, Chemosis, Bindehautblutungen, Netzhauthyperämie, **einseitig pulsierender Exophthalmus** (diagnostisch wegweisendes Symptom!) **mit Fistelgeräusch** und retrobulbärem Ödem.
Zu **(E): Symptomatik der endokrinen Orbitopathie:**
- **Protrusio bulbi mit Lidödem und Augenmuskelparesen**
- **seltener Lidschlag** (Stellwag-Zeichen)
- bei Blicksenkung folgt das Oberlid nicht (Gräfe-Zeichen)
- **Oberlidretraktion** ⇒ Sklerastreifen oberhalb der Hornhaut beim Geradeausblicken sichtbar (Dalrymple-Zeichen)
- **Konvergenzschwäche** (Möbius-Zeichen)
- **Konjunktivitis**, Chemosis
- **Hornhautaffektion** mit Lichtscheu und Visusverschlechterung
- **Pseudoglaukom** möglich, da gegen einen Muskelzug Drucksteigerung im Bulbus erfolgt.

1.12 Angiologie (venöses System)

Tiefe Beinvenenthrombose — I.76

Die **Venenthrombose** tritt bevorzugt im Bereich der unteren Hohlvene auf, da hier der hydrostatische Druck am höchsten und die Fließgeschwindigkeit des Blutes am niedrigsten ist.
Venöse Thrombose – Pathogenetische Faktoren:
- **Mangel an physiologischen Gerinnungsinhibitoren:**
  Lebererkrankungen führen zu einer verminderten Synthese der Blutgerinnungsinhibitoren. Ein erhöhter Verbrauch besteht im Schock, bei Verbrauchskoagulopathien, nach größeren Operationen und Traumen oder beim frischen Herzinfarkt. Ein erhöhter Verlust an Gerinnungsinhibitoren findet sich beim nephrotischen Syndrom und der exsudativen Enteropathie. Ein **Mangel** an den gerinnungshemmenden Faktoren **Antithrombin III, Protein C und Protein S,** die in der Leber Vitamin K-abhängig synthetisiert werden, kann angeboren oder erworben, bei Leberzirrhose (Synthesestörung), Verbrauchskoagulopathie oder Vitamin K-Mangel auftreten.

- **Faktor-II-Mutation**
- **Störung der Fibrinolyse** bedingt durch erhöhte Aktivität des Plasminogen-Aktivators-Inhibitors (PA1) oder verminderte Freisetzung von t-PA (tissue-Plasminogen Aktivator)
- angeborene Resistenz gegenüber aktiviertem Protein C
- Phospholipidautoantikörper-Syndrom
- **Östrogene, Gravidität und Wochenbett** gehen mit einem erhöhten thrombotischen Risiko einher, das durch zusätzliches Rauchen deutlich gesteigert werden kann.
- **erhöhte Blutviskosität** bei Polyglobulie, Polycythämie oder erhöhter Thrombozytenzahl
- **Zirkulationsstörungen** bei Immobilisation (Bettlägerigkeit, Adipositas, Phlebitiden oder durch Abknicken der Vena poplitea bei längerem Sitzen → Flugzeugthrombose)

Das voll entwickelte klinische Bild der **tiefen Beinvenenthrombose** ist durch das erhebliche Stauungsödem charakterisiert. Da die Stauung durch Muskelkontraktion verringert wird, geben die Patienten Schmerzen in Ruhe, bei Horizontallage und insbesondere bei Tieflagerung der betroffenen Extremität an.

Diagnostik:
Im Bereich des Adduktorenkanals tastet man derbe, druckschmerzhafte Gefäßstränge.
Die weitere Untersuchung besteht in:
- sorgfältiger Palpation der Gefäße in Rückenlage des Patienten unter Einbeziehung der Meyer-Druckpunkte
- Handkantenschlag auf die Fußsohle (Payr-Zeichen)
- rasche Dorsalflektion des Fußes bei gestrecktem Knie (Hohmann-Zeichen)
- Lowenberg-Test: dabei kann nach vergleichender Kompression der Wadenmuskulatur am gesunden Bein ein wesentlich höherer Druck toleriert werden
- Radio-Fibrinogen-Test, Phlebographie und Ultraschall-Doppler-Sonographie zur sicheren Diagnosestellung
- Das Bein ist zyanotisch und geschwollen.

Die Sicherung der Diagnose einer tiefen Beinvenenthrombose erfolgt mittels Phlebographie.
Umgehende stationäre Einweisung jeder tiefen Phlebothrombose oder Thrombophlebitis im Becken- und Oberschenkelbereich ist heute primäres Gebot!

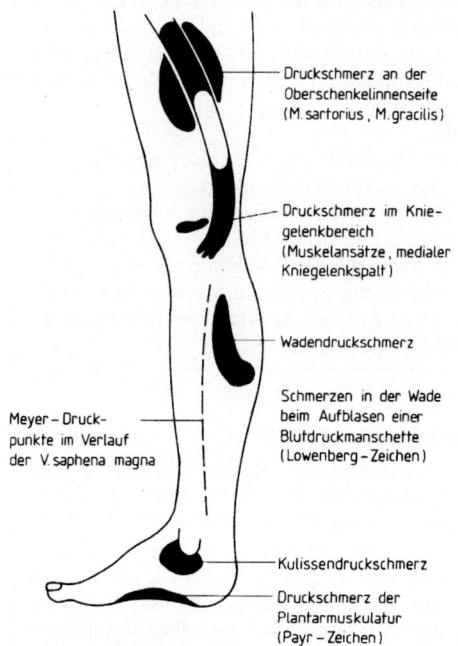

Abb. 1.**33** Palpationsstellen zur Diagnostik tiefer Bein- und Beckenvenenthrombosen (aus Mörl, Gefäßkrankheiten in der Praxis, 1985)

Differenzialdiagnostik venöser Erkrankungen (aus Mörl, Gefäßkrankheiten in der Praxis)

Ödem	Lymphödem kardiale hypalbuminämische Selbststau-	} Ödeme
Schmerzen	arterielle Durchblutungsstörungen häufig degenerative Gelenk- und Wirbelsäulenerkrankungen neurologische Erkrankungen	} kombinierte Ursachen!!
Ulcus cruris	arterielle Verschlusskrankheit diabetische Angiopathie (Kapillaro- bzw. Mikroangiopathie) Infektionskrankheiten (Lues, Tuberkulose u. a.) neoplastische Veränderungen hämatologische Erkrankungen	

Differenzialdiagnose Thrombophlebitis vs. Phlebothrombose — I.77

Die **oberflächliche Trombophlebitis** bezeichnet die blande Entzündung oberflächlicher Venen als Ausdruck einer Thrombusorganisation. Sie tritt meist an den Beinen bei vorbestehenden Varizen der Vena saphena auf und wird durch Immobilisation oder Traumen ausgelöst. An den Armen kann sie iatrogen durch Injektionen oder Infusionen ausgelöst werden.

Weitere Formen sind die **Thrombophlebitis migrans,** eine rezidivierende Thrombophlebitis mit wandernder Lokalisation, die auch die Arme betrifft oder die idiopathische Thrombophlebitis der seitlichen Thoraxvenen (Morbus Mondor).

Im Gegensatz zur **tiefen Phlebothrombose** besteht bei der oberflächlichen Thrombophlebitis keine Schwellung der Extremität, da etwa 75 % des Blutes durch die tiefen Venen abfließen können!

Scharf zu trennen ist klinisch die Thrombophlebitis der oberflächlichen Venen von der Phlebothrombose der tiefen Venen.

Die **akute Thrombophlebitis** geht mit lokalisiertem Schmerz und einer strangförmig verdickten subkutanen Vene einher. Es bestehen die allgemeinen Entzündungszeichen, also Rötung und Hyperthermie, weniger häufig eine bläuliche Verfärbung mit umschriebener entzündlicher Schwellung. Die **Therapie** besteht im Anlegen eines Kompressionsverbandes mit Aufforderung an den Patienten umherzugehen. Bei Thrombophlebitis der V. saphena magna erfolgt Heparingabe.

Demgegenüber rät man Patienten mit einer **tiefen Phlebothrombose** zur absoluten **Ruhigstellung** der Extremität. Bei einer Thrombose der tiefen Beinvenen besteht durch die Ablösung eines Gerinnsels die permanente Gefahr der Lungenembolie.

Subjektive Frühzeichen für eine tiefe Phlebothrombose können sein:
- Parästhesien der betroffenen Extremität (Schweregefühl, Müdigkeit, Kribbeln)
- allgemeine Unruhe
- Schmerzen im Bein bei Bauchpresse (Husten)

Objektive Symptome:
- BSG erhöht
- Leukozytose
- Tachykardie (Kletterpuls)
- Temperaturanstieg bis 38,5 °C
- Hierbei ist die Pulsfrequenz oft größer als es der Temperatur entspräche.

Lokalsymptome:
- flüchtige Ödeme im Bereich des Fußrückens, der Malleolen und der Wade (mögliche Frühzeichen)
- persistente Ödeme (vor allem an der Wade); glänzende, rötlich-livide Haut
- Hervortreten prätibialer Venen (Pratt-Warnvenen)
- Spontan- oder Druckschmerz im Adduktorenkanal, der Kniekehle, an der Wade, neben der Achillessehne und an der Fußsohle (Payr-Zeichen)
- Wadenschmerz bei Dorsalflexion des Fußes (Hohmanns)
- Druckschmerz beim Aufpumpen einer Blutdruckmanschette über der Wade

Venöse Insuffizienz — I.78

Chronisch venöse Insuffizienz

Unter dem Begriff **chronisch venöse Insuffizienz** werden venöse Abflussstörungen unterschiedlicher Genese zusammengefasst, die mit ambulatorischer venöser Hypertonie einhergehen und nahezu ausschließlich die untere Extremität betreffen. Nach der **Pathogenese** werden unterschieden:

- **Tiefeninsuffizienz** mit primärer Obliteration, Stenose und Klappeninsuffizienz der tiefen Venen
- **Oberflächeninsuffizienz** mit primärer Klappeninsuffizienz der Stammvarizen, Vv. perforantes und letztlich auch der tiefen Venen
- **Übergangsformen**

Stadieneinteilung:

Stadium I: Stauungszeichen im Fußknöchelbereich ohne trophische Störungen

Stadium II: Stauungszeichen mit trophischen Störungen ohne Ulzeration aber mit Hypodermitis, Pigmentverschiebungen und Induration

Stadium III: Ulcus cruris

Solange sich Flüssigkeitsaustritt und Rückstrom die Waage halten, ändert sich der Flüssigkeitsgehalt des Gewebes nicht. Wird der venöse Rückstrom gestört, ist dieses Gleichgewicht beeinträchtigt. Der durch den Rückstau des Blutes **steigende Venendruck** verhindert die vollständige Rückresorption der ins Gewebe filtrierten Flüssigkeit. Es entsteht ein zunächst unsichtbares Ödem.

Eine weitere Zunahme des Venendruckes führt zum Erliegen des Flüssigkeitsaustausches mit Auswärtsfiltration von Flüssigkeit in das Gewebe. Es entsteht ein **manifestes Ödem.**

Für das durch mangelhafte Gewebsdrainage hervorgerufene Ödem der Beine, Stauungsdermatose und Ulcus cruris hat sich der Begriff „**chronisch venöse Insuffizienz**" eingebürgert.

Die **Extravasation von** Proteinen und **korpuskulären Blutelementen** in Verbindung mit einer

Störung des Lymphabflusses führt zur Bildung von perivaskulären Fibrinmanschetten und einer **Induration** des Bindegewebes. Trophische Hautveränderungen entwickeln sich vor allem hinter dem medialen Fußknöchel im Bereich der insuffizienten Kockett-Perforation. Der interstitielle Abbau von Erythrozyten bedingt eine **Hämosiderinablagerung**, die **als Hyperpigmentierung** in Erscheinung tritt. Neben solchen Bezirken lassen sich **auch** weiße gefäßlose Hautbezirke **(Atrophie blanche)** finden.

Im Vordergrund der subjektiven **Symptomatik** stehen Schweregefühl sowie Schmerzen im Waden- und Knöchelbereich besonders nach längerem Stehen und Sitzen. Die „Claudicatio intermittens venosa" tritt nur in Ausnahmefällen auf.

Wie der Abb. 1.34 zu entnehmen ist, kann die Flüssigkeitsansammlung im Gewebe den Normalwert bis zu 30% überschreiten, ehe ein Ödem erkennbar ist. Die ständige Drucküberlastung peripher gelegener Venen führt schließlich zu einer Überdehnung der Klappenansatzringe und somit zur Klappeninsuffizienz. Bei gleichzeitiger Insuffizienz der tiefen Venen und der Vv. perforantes überträgt sich der durch die Muskelpumpe erzeugte Druck auf die oberflächlich gelegenen Hautvenen, die sich dadurch varikös verändern. Durch die Erweiterung des Venenbettes nimmt die Strömungsgeschwindigkeit des Blutes ab, und es besteht die Gefahr der Thrombenbildung.

Therapie der Varikosis

Als Basistherapie der Varikosis dient das Hochlagern der Beine, vor allem nachts, und eine exakte Kompressionsbehandlung. Durch den **Kompressionsverband** wird eine Verkleinerung des Gefäßquerschnittes erreicht, was zu einer Beschleunigung des venösen Rückflusses führt. Jegliche Wärmeanwendung fördert die venöse Stase und ist daher zu vermeiden!

Zusätzlich kann eine **Verödungstherapie** sowie die operative Varizenbehandlung vorgenommen werden.

Betrifft die Varikosis nur Seitenzweige der V. saphena magna, genügt eine perkutane Verödung. Ist dagegen der Hauptstamm der V. saphena magna bzw. parva bis zur Einmündung von einer starken Varikosis betroffen, oder bestehen gleichzeitig insuffiziente Vv. communicantes, besteht eine Indikation zum operativen Vorgehen.

Bei ausgeprägter Varikosis kommen die zuvor genannten Methoden nicht infrage. Hier hilft nur eine konsequente Kompressionsbehandlung!

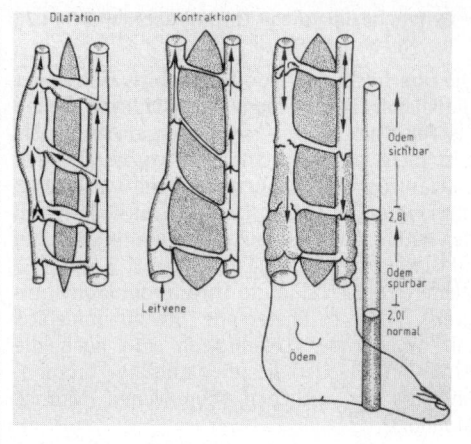

Abb. 1.34 Muskelpumpe und Bluttransport

H95

Frage 1.214: Lösung C

Zu **(C)**: Die geschilderte Symptomatik mit Wadenschmerz und Schwellung des Unterschenkels sowie die Ruhigstellung des Unterschenkels wegen der Knöchelfraktur weisen eindeutig auf eine Beinvenenthrombose hin.

Zirkulationsstörungen bei Immobilisation wie Bettlägerigkeit, **Ruhigstellung nach Frakturen,** Phlebitiden oder das Abknicken der Vena poplitea bei längerem Sitzen (→ Flugzeugthrombose) können zu einer **Beinvenenthrombose** führen.

Lokalsymptome einer tiefen Phlebothrombose können sein:

- **Schwellung:** Umfangsdifferenz, Konsistenzunterschied → **persistente Ödeme** (vor allem an der Wade); ggf. glänzende, rötlich-livide Haut
- ggf. Hervortreten prätibialer Venen **(Pratt-Warnvenen)**
- **Lowenberg-Test:** Bei vergleichender Kompression der Wadenmuskulatur kann am gesunden Bein ein höherer Druck toleriert werden.
- Spontan- oder **Druckschmerz** im Adduktorenkanal, der Kniekehle, an der Wade, neben der Achillessehne und an der **Fußsohle (Payr-Zeichen)**
- **Druckpunkte im Bereich der medialen Tibiakante** (n. Meyer)
- **Wadenschmerz bei Dorsalflexion des Fußes (Hohmann-Zeichen)**
- **Druckschmerz** beim Aufpumpen einer Blutdruckmanschette über der Wade
- ggf. lokale Zyanose insbesondere im Stehen

Sofern Zweifel an der Diagnose bestehen, sollte eine **Phlebographie** durchgeführt werden. Die **Kontrastphlebographie** ist dabei die genaueste diagnostische Methode. Auch durch die **farbkodierte Dopp-**

leruntersuchung kann eine genaue Diagnosestellung erreicht werden.
Zu **(B)**: Bei einer **akuten tiefen Venenthrombose** sollte der Patient stationär eingewiesen, heparinisiert und sein **Bett am Fußende 15 cm hochgestellt** werden. Eine Tieflagerung würde man bei einem arteriellen Verschluss anwenden!
Zu **(D)**: Die Gabe eines Diuretikums ist hier nicht indiziert. Durch Diuretikagabe würde sich die Viskosität des Blutes erhöhen und die Gefahr einer weiteren Thrombose bzw. Verschlimmerung der vorhandenen Thrombose bestehen.

F95

Frage 1.215: Lösung B

Ziel der **fibrinolytischen Behandlung** ist die **Auflösung des Thrombus unter Erhaltung der Venenklappen** und das Vermeiden eines postthrombotischen Syndroms.
Eine Operationsindikation besteht allerdings bei der Phlegmasia coerulea dolens.
Reperfusionstherapie:
konservative Therapie mit Aktivatoren der Fibrinolyse (Thrombolyse)
Voraussetzungen: frische Thrombose möglichst innerhalb der ersten 6 Tage und das Fehlen von Kontraindikationen
Substanzen:
- Streptokinase
- APSAC = Acylierter Plasminogen-Streptokinase-Aktivator-Komplex
- Urokinase
- „tissue-type plasminogen activator" = t-PA

Erfolgsrate:
Eine Rekanalisation durch **Auflösen des Thrombus** tritt in 60–80% der Fälle ein, wenn zwischen Thrombosebeginn und Behandlung bis zu 6 Tage liegen. Nach 1–3 Wochen beträgt die Erfolgsrate nur noch 20%.
Prophylaxe einer **Rethrombose:**
Nach erfolgreicher Reperfusionstherapie wird eine gerinnungshemmende Therapie mit Heparin eingeleitet und nach einigen Tagen mit Cumarinen (Vitamin K-Antagonisten) fortgesetzt.
Therapeutisches Ziel ist das **Verhindern von Rezidivthrombosen und einer Lungenembolie.** Dazu wird eine Antikoagulation mit **intravenöser Gabe von Heparin** eingeleitet, die nach der partiellen Thromboplastinzeit dosiert wird. Nach einer Woche wird auf die **orale Antikoagulation mit Dicumarol** übergegangen, wobei die intravenöse Heparintherapie erst dann beendet wird, wenn der Quick-Wert im therapeutischen Bereich liegt. Diese Medikation wird beim Fehlen von Kontraindikationen für sechs Monate beibehalten bzw. nach einer Rezidivthrombose oder Lungenembolie möglichst langfristig durchgeführt.

Die gleichzeitige Medikation mit **Acetylsalicylsäure** ist zu vermeiden.
Zu **(B)**: Eine Behandlung mit **Acetylsalicylsäure** ist vor allem bei instabiler Angina pectoris und nach einem Myokardinfarkt empfehlenswert. Durch die Einnahme von niedrig dosierter **Acetylsalicylsäure** kann die Häufigkeit von Reinfarkten in den ersten beiden Jahren nach einem Myokardinfarkt gesenkt werden. Dies gilt vor allem dann, wenn mit der Therapie innerhalb der ersten 6 Monate nach Infarkt begonnen wird. Überzeugende Ergebnisse zur Primärprävention sind aus der Physicians Health Study (PHS) gewonnen worden, wobei nach 5 Jahren Einnahmedauer die Häufigkeit der tödlichen Infarkte um fast 50% gesenkt werden konnte.

---Postthrombotisches Syndrom---I.79---

Das **postthrombotische Syndrom** beginnt etwa ein bis zehn Jahre nach Schädigung der venösen Strombahn und ist Folge eines Versagens der Wadenvenenpumpe in Verbindung mit Abflussbehinderung und venöser Stauung. Es resultieren Entzündungen in oberflächlichen anlagebedingten Varizen, Thrombosen in den geschädigten tiefen Venen sowie Ödeme, Infiltrate und Indurationen am distalen Unterschenkel mit Bildung von Ulcera cruris.
Das **postthrombotische Syndrom** tritt selten nach einer Unterschenkelthrombose, dagegen öfter bei einer unbehandelten Ileofemoralthrombose auf. Die resultierende **chronisch venöse Insuffizienz** ist durch ein **Stauungsödem** sowie im fortgeschrittenen Stadium durch trophische Hautveränderungen (Depigmentierung, Juckreiz, vulnerable Haut und venöse **Ulcera cruris**) vor allem **im Bereich der medialen** Fußknöchel gekennzeichnet.
Die wesentliche **Therapie** besteht im Tragen eines Kompressionsverbandes, Beinhochlagerung sowie Bewegungstraining. Auch operative Maßnahmen können in etwa 40% der Fälle hilfreich sein.
Die Gabe von Salicylsäure, die die Thrombozytenaggregation hemmt, eignet sich zur Prophylaxe von Thrombosen und Embolien, nicht jedoch zur Behandlung des postthrombotischen Syndroms.
Etwa eine Million Erwachsene, das entspricht etwa 85% der an einer tiefen Beinvenenthrombose Erkrankten bilden in der Folgezeit ein postthrombotisches Syndrom aus. Diesem großen Markt stehen die sog. „Venenmittel" gegenüber, deren Wirkstoffe in solchen Fällen Linderung bringen sollen. Saponine, Flavonoide und 2-Benzopyrone gehören zu dieser Stoffgruppe und weisen lokal antiphlogistische, antiödematöse und endothelprotektive Eigenschaften auf.

H00

Frage 1.216: Lösung D

Für das durch mangelhafte Gewebsdrainage hervorgerufene Ödem der Beine, Stauungsdermatose und Ulcus cruris wird der Begriff *"chronisch venöse Insuffizienz"* verwendet. Trophische Hautveränderungen entwickeln sich vor allem hinter dem medialen Fußknöchel im Bereich der insuffizienten Kockett-Perforation. Der interstitielle Abbau von Erythrozyten bedingt eine **Hämosiderinablagerung, die als Hyperpigmentierung** in Erscheinung tritt. Neben solchen Bezirken lassen sich **auch** weiße, gefäßlose Hautbezirke (**Atrophie blanche**) finden, die äußerst schmerzhaft ulzerieren können.

Stadieneinteilung:
- **Stadium I:** Stauungszeichen im Fußknöchelbereich ohne trophische Störungen
- **Stadium II:** Stauungszeichen mit trophischen Störungen ohne Ulzeration aber mit Hypodermitis, Pigmentverschiebungen und Induration
- **Stadium III:** Ulcus cruris oder Ulkusnarben

─── Verschlüsse großer Organvenen ─── I.80 ───

Venenverschlüsse können von außen durch Tumorwachstum, Aneurysmen oder von innen durch Thromben, entzündliche Veränderungen oder Thrombembolien verursacht werden. Distal des Strombahnhindernisses kommt es infolge erhöhten Venendruckes zur Filtration von Plasmawasser und Elektrolyten, was zum vasogenen Ödem führt. Die Entstehung des vasogenen Ödems wird zusätzlich durch Gefäßwandschäden infolge Ischämie begünstig, da hierdurch die Gefäßpermeabilität steigt.
1. **Pfortaderverschluss** führt zum Hypersplenismus und Pfortaderhochdruck, der zur Kollateralbildung (→ portokavaler Shunt) disponiert.
Man findet klinisch: Ösophagusvarizen, Caput medusae, Hämorrhoiden sowie Anämie, Leukopenie, Thrombopenie, Diarrhöe, Malabsorption und Blutungen in den Magen-Darm-Trakt.
2. **Hirnvenenverschluss** führt zum vasogenen Hirnödem mit Hirndruckanstieg und nachfolgendem Hirntod.

3. Bei der **Phlegmasia coerulea dolens** handelt es sich um eine schlagartig einsetzende Thrombosierung des gesamten Venensystems der unteren Extremität. Nach massiver Schwellung steigt der Venendruck so stark an, dass sekundär auch der arterielle Blutfluss blockiert sein kann. Durch hypoxämische Schädigung (→ fleckförmig livide Verfärbung der Extremität) kann es zur Gangrän kommen. Durch den erheblichen Flüssigkeitsverlust in die betroffene Extremität besteht die Gefahr eines hypovolämischen Schocks. Die Letalität beträgt 10%, bei eingetretener Gangrän bis zu 50%.

─── Kompartment-Syndrom ─── I.81 ───

Das **Kompartment-Syndrom** bezeichnet Folgeerscheinungen einer örtlichen **Gewebsdruckzunahme mit daraus resultierender Gefäß- und Nervenkompression.** Nach der Thrombose ist es die häufigste Komplikation bei Knochenbrüchen. **Pathogenetisch** besteht ein geschlossener Raum, in dem ein erhöhter Gewebsdruck eine Abnahme der Gewebsdurchblutung erzeugt, die zu einer Störung der neuromuskulären Funktion führt. Typischerweise besteht in nahezu allen Fällen ein progredienter, bohrender und brennender Schmerz mit sensiblen und motorischen Ausfällen. Die peripheren Pulse bleiben dabei voll erhalten.
Die schnellstmögliche **Desobliteration** der akut verschlossenen Extremitätenarterie ist wichtig, da andernfalls ausgedehnte Sekundärthrombosen auftreten, die zum Sistieren der peripheren Zirkulation führen.
Bei erfolgreicher Desobliteration der peripheren Strombahn resultiert ein postischämisches Ödem mit großem Flüssigkeitsverlust in das Interstitium. Durch Einschwemmung von sauren Metaboliten und Myoglobin in den Gesamtkreislauf kann es zum hypovolämischen Schock mit Herz- und Nierenversagen kommen (Tourniquet-Schock).

2 Blut- und Lymphsystem

2.1 Erkrankungen des erythrozytären Systems

2.2 Erkrankungen des granulozytären Systems

2.3 Erkrankungen des lymphatischen Systems

2.4 Erkrankungen, die mehrere Zellsysteme betreffen

F97

Frage 2.1: Lösung A

Knochenmarkleistung bei der **Erythropoese:**
- **Hyperregeneratorische Anämie** → Retikulozyten und Erythroblasten sind vermehrt, dabei sind Verbrauch und Produktion zirkulierender Zellen gesteigert, die Bilanz ist jedoch negativ.
- **Hypo- oder aregeneratorische Anämie** → Retikulozyten und Erythroblasten sind vermindert, die Produktion zirkulierender Zellen ist herabgesetzt.

F97

Frage 2.2: Lösung E

Zu **(E):** Der Erythroblast ist eine unreife, kernhaltige Vorstufe des Erythrozyten im Knochenmark bzw. im Bereich der extramedullären Erythropoese.
Zu **(A)** und **(B):** Granulozyten
- **Neutrophile Granulozyten** (Segmentkernige und bis zu 4% Stabkernige) Mehrzahl der Granulozyten, dienen der Infektionsabwehr.
- **Eosinophile Granulozyten** (Granula mit basischen Proteinen), etwa 2–4% der Granulozyten
- **Basophile Granulozyten** (Granula, die unter anderem Heparin und Histamin enthalten), etwa 1% der Granulozyten; beim Übertritt ins Gewebe spricht man von **Mastzellen,** die ebenso wie die **Blutmastzellen (= basophiler Granulozyt) Rezeptoren für IgE-Moleküle** besitzen.
Zu **(C): Monozyten** sind mit einem Durchmesser von 12–20 μm die größten Blutzellen. Ihre Aufgabe ist es, größere Teilchen (abgestorbene Erythrozyten, Bakterien) und Zelldetritus zu phagozytieren.
Zu **(D): Natürliche Killerzellen** (NK-Zellen) sind große granulierte Lymphozyten, die ohne Vorsensibilisierung und ohne Beteiligung der Antigene des HLA-Systems zytotoxisch wirken.

H98

Frage 2.3: Lösung E

Thrombozyten sind von der Megakaryozyten des Knochenmarks abstammende **zellkernlose, korpuskuläre Blutelemente,** die aus Hyalomer (außen) und Granulomer (innen) bestehen.
Zu **(C): Orthochromatisch** bedeutet Sichanfärben in dem, dem Farbstoff eigenen Farbton.

F98

Frage 2.4: Lösung B

Die **Blutbildung** findet nach der Embryonalphase im Knochenmark und den lymphatischen Organen statt.
Pluripotente Stammzellen im Knochenmark werden auch als CFU (= colony forming units) bezeichnet, da sie bei Einpflanzung in andere Gewebe unter dem Einfluss von Mediatoren Kolonien von **determinierten Vorläuferzellen** bilden.
- **Myeloblasten** sind die determinierten Knochenmark-Stammzellen der **Granulozytopoese.**
- **Lymphoblasten** sind die determinierten Knochenmark-Stammzellen der **Lymphopoese.**
- **Megakaryoblasten** sind die determinierten Knochenmark-Stammzellen der **Thrombopoese.**
- **Proerythroblasten** sind die determinierten Knochenmark-Stammzellen der **Erythropoese.**

F00

Frage 2.5: Lösung A

Der **Megakaryozyt** ist die größte Knochenmarkzelle. Er geht durch mehrfache **Kernteilung** (ohne Plasmateilung) aus dem Megakaryoblasten hervor und bildet die Thrombozyten.
Reife Zellen kommen – wie auch ihre Kerne – beim myeloproliferativen Syndrom gelegentlich im peripheren Blut vor.

H99

Frage 2.6: Lösung B

Jolly-Howell-Körperchen sind mit Giemsa-Lösung rotviolett anfärbbare, feulgen-positive **Chromatinreste („Kernkugeln") im Erythrozyten**. Sie treten insbesondere bei Milzaplasie, nach Milzexstirpation und bei überstürzter Erythrozytenregeneration (z.B. nach hämolytischer Krise) sowie bei Erythrozytenreifungsstörungen (perniziöse Anämie) auf.

F96

Frage 2.7: Lösung D

Hochgradige Leukozytosen findet man beim **Coma diabeticum** und uraemicum, bei Pneumonie, generalisierten Mykosen, Dermatitis herpetiformis, Knochenmetastasen, Scharlach und nach schweren Blutungen mit Schocksituationen.

Ursachen der Leukopenie:
1. Bildungsstörung im Knochenmark:
- Knochenmarkschädigung
  - toxische Schädigung des Knochenmarks (z.B. durch Benzol)
  - ionisierende Strahlung
  - zytostatische Behandlung
  - Verdrängung der granulopoetischen Stammzellen bei malignen
- Hämoblastosen
  - Osteomyelosklerose
- Reifungsstörungen der Myelopoese
  - megaloblastäre Anämien, bedingt durch Mangel an Vitamin B_{12} oder
- Folsäure
  - Myelodysplasie
  - Kostmann-Syndrom → periodische Neutropenie (Therapie: G-CSF)

2. Steigerung des Zellumsatzes:
- **Verbrauch bei bakt. Infektionen, Septikämien**
- **Immunneutropenie** idiopathisch oder **sekundär bei**
  - Virusinfektionen (z.B. Mononukleose, HIV)
  - Felty-Syndrom (chron. Polyarthritis mit Splenomegalie), syst. **Lupus erythematodes,** Sjögren-Syndrom
  - malignes Lymphom
- Verteilungsstörung bei Hyperspleniesyndrom

Leukozytose ——————————— II.1

Bei einer Leukozytose besteht eine Vermehrung der Leukozytenzahl im Blut auf mehr als 8000/µl.

Ursachen der neutrophilen Granulozytose:
- akute bakterielle Infekte
- Intoxikationen
- Coma diabeticum, urämisches Koma
- heftige Schmerzen (z.B. Nieren- oder Gallenkoliken)
- akute Blutungen und Hämolysen
- Tumoren, Neoplasien
- Pankreatitis
- Schockzustände, Eklampsie
- Gefäßverschlüsse (Lungenembolie, Herzinfarkt)

Eine **physiologische Leukozytose** findet sich bei starker körperlicher oder psychischer Belastung (→ neutrophile Leukozytose). Dabei führt die Adrenalinausschüttung zur Mobilisierung des Leukozytenpools.
Erreicht wird die Erhöhung der Granulozytenzahl durch eine Hyperproliferation der Stammzellen im Knochenmark und durch gleichzeitige Mobilisierung der medullären Granulozytenreserven.

Ursachen der eosinophilen Granulozytose:
- Allergien, allerg. Alveolitis (allergische Aspergillose)
- parasitäre Infektionen (Trichinen, Askariden)
- Kollagenosen (Periarteriitis nodosa)
- chronische Dermatosen (Pemphigus, Ekzem)
- Endocarditis fibroplastica (z.B. Löffler-Syndrom), eosinophile Lungeninfiltrate
- hämatopoetische Erkrankungen (chronische myeloische Leukämie (CML), Osteomyelofibrose)
- Streptokokkeninfektionen
- allerg. Granulomatose (Churg-Strauss-Syndrom)

Basophile Granulozyten findet man vermehrt bei der Polycythaemia vera, Osteomyelofibrose und chronischer myeloischer Leukämie.
Besonders **hochgradige Leukozytosen** existieren bei:
Pneumonien, generalisierten Mykosen, Dermatitis herpetiformis, Knochenmetastasen, Scharlach, Coma diabeticum und uraemicum, nach schweren Blutungen mit Schocksituationen und Miliartuberkulose (hier jedoch vereinzelt nach Leukopenie).

F93

Frage 2.8: Lösung E

Ursachen der eosinophilen Granulozytose:
Siehe Lerntext II.1.
Zu **(D): Allergische Granulomatose:**
Bei dieser von Churg u. Strauss 1951 erstmals beschriebenen seltenen Erkrankung kommt es zu schwerem Asthma, Fieber, Hypereosinophilie und granulomatös entzündlichen Veränderungen in verschiedenen Organen. Die Ätiologie ist unbekannt. Es besteht ein **allergischer Prozess,** der von einer Subpopulation von T-Zellen ausgelöst wird und mit einer vermehrten Freisetzung von Interleukin-5 einhergeht. **Klinisch** finden sich Bronchospasmen oder Infiltrate der Lunge (Löffler-Syndrom, **eosinophile Pneumonie**). **Makulopapulöse Exantheme** lassen sich bei etwa der Hälfte der Patienten nachweisen. Auch Zeichen der peripheren **Neuropathie** oder Störungen des Gastrointestinaltrakts können im Rahmen dieser Erkrankung auftreten. Es besteht eine **absolute Eosinophilie,** die IgE-Spiegel können erhöht sein.

2.4 Erkrankungen, die mehrere Zellsysteme betreffen

Eosinophilie und Eosinopenie — II.2

Die absoluten Zahlen der Eosinophilen liegen beim Erwachsenen zwischen 50 und 500/mm³. Eosinophilie kommt vor allem bei allergischen Reaktionen, Medikamentenüberempfindlichkeit, Parasitenbefall, myeloproliferativen Erkrankungen, Kollagenosen, nach Radiatio, nach Splenektomie und bei einigen Hauterkrankungen vor. Gelegentlich begleitet die Eosinophilie ein Karzinomleiden.

Eine **mäßige Eosinophilie** kommt beim Morbus Hodgkin vor, insbesondere bei der generalisierten Form. Eosinophilie wird bei Lungeninfiltration beobachtet, bei der fibrosierenden Endokarditis und anderen Organmanifestationen. Diese Befunde können als Löffler-Syndrom bezeichnet werden, das zwei Verlaufformen aufweist.

Erstens eine selbstlimitierende Erkrankung mit verschwindenden Lungeninfiltraten oder eine schwere Erkrankung mit hoher Sterblichkeit infolge einer kardialen Beteiligung mit progredientem Verlauf bei bestehenden Lungeninfiltraten.

Das gemeinsame Vorkommen von Eosinophilie und klinischen Zeichen einer myeloproliferativen Erkrankung im Sinne einer **Eosinophilenleukämie** wird selten beobachtet. Solche Patienten weisen eine ausgeprägte Eosinophilie, Neutrophilie und Hepatosplenomegalie sowie eine vermehrte Anzahl von Blasten im Blut und Knochenmark auf. Der Verlauf der Erkrankung ist progredient. Die Patienten sterben innerhalb weniger Monate. Diese Fälle können als Eosinophilenleukämie bezeichnet werden. Innerhalb dieses Spektrums findet sich eine Gruppe von Patienten mit chronischer Verlaufsform, die eine Vermehrung von reifen Eosinophilen aufweist und eine längere Überlebenszeit hat.

Eine **Verminderung der eosinophilen Granulozyten** findet sich bei allen Infektionskrankheiten im akuten Stadium, außer beim Scharlach. Beim Typhus abdominalis fehlen die Eosinophilen vollständig. Charakteristisch ist die verminderte Eosinophilenzahl auch bei allen Formen des Hyperkortizismus (Morbus Cushing, ACTH- und Corticosteroidtherapie).

Retikulozytose — II.3

Retikulozyten sind aus dem Knochenmark ausgeschwemmte **Vorstufen der Erythropoese,** die in 4–5 Tagen im peripheren Blut zum Erythrozyten heranreifen. Da die Retikulozyten Ergastoplasma enthalten, lässt sich dies als Substantia granulofilamentosa mit Brillantkresylblau in Supravitalfärbung darstellen. Außerdem lassen sich Retikulozyten bei Vitalfärbung an einem Netzwerk im Plasma erkennen und bei Giemsafärbung an der Polychromasie.

Die Zahl der Retikulozyten gilt als ein Parameter, um die funktionelle Kapazität der Erythropoese im Knochenmark abzuschätzen. Die **Normalwerte** betragen zwischen 5 und 15% bezogen auf die Erythrozytenzahl bzw. absolut zwischen 25000 und 75000/mm³ Blut.

Erhöhte Retikulozytenzahlen finden sich bei:
- hämolytischen Anämien
- nach akuten Blutungen
- nach akuter Hypoxie

Retikulozytenkrisen lassen sich nach spezifischer Behandlung von Vitamin B_{12}- und Folsäuremangelanämien nachweisen. Verminderte Retikulozytenzahlen weisen auf eine Knochenmarkinsuffizienz hin.

Morbus Wilson — II.4

Beim **Zäruloplasminmangel** (Morbus Wilson) entstehen toxisch wirkende Kupferansammlungen mit nachfolgender Parenchymschädigung folgender Gewebe:
- Leber → atrophische Zirrhose
- Gehirn → Nekrosen der Nervenzellen in Linsenkernen, Hypothalamus, Kortex und Zerebellum
- Haut → dunkelbraune bis grünliche Verfärbung der Haut
- Niere → toxische Tubulusschädigung
- Kornea → Pigmenteinlagerung mit typischem Kayser-Fleischer-Kornealring

Therapie

Kupferarme Kost sowie die Verwendung von Komplex bildenden Substanzen (→ verminderte Resorption) und D-Penicillamin (→ gesteigerte Ausscheidung) können helfen, Leberzirrhose und extrapyramidale Symptome aufzuhalten und zu vermindern.

Porphyrien — II.5

Porphyrien sind erbliche oder erworbene Störungen des Hämstoffwechsls mit vermehrter Bildung von Porphyrinvorstufen oder Porphyrinen.

Nach dem Ort, wo sich die Porphyrine bzw. deren Vorstufen anhäufen, unterscheidet man eine
- erythropoetische (kongenitale erythropoetische Porphyrie),
- hepatische (akute intermittierende P., Porphyria cutanea tarda),
- erythrohepatische (erythrohepatische Protoporphyrie) Porphyrie.

Als Folge partieller Enzymdefekte werden erhöhte Mengen von Porphyrinen und Porphyrinogenen mit Stuhl und Harn ausgeschieden. Die Hämsynthese bleibt durch regulatorische Rückkopplungsmechanismen und Überkompensation des geschwindigkeitsbestimmenden Enzyms dennoch nahezu unbeeinflusst. Manche hepatische und erythropoetische Porphyrien lösen eine Photosensibilisierung aus. Dabei wirken bestimmte Metabolite, die in oxidiertem Zustand Licht im UVA- und sichtbaren Bereich absorbieren, phototoxisch, sobald sie in ausreichender Konzentration in der Haut vorliegen.

Mögliche **exogene Ursachen** sind:
- Alkoholismus
- Intoxikationen (z. B. Blei)
- Medikamente (z. B. Barbiturate, Analgetika, Antibiotika, Sulfonylharnstoffe, Isoniazid)
- Leber- und Bluterkrankungen
- Infektionskrankheiten, Stress

Akute intermittierende Porphyrie — II.6

Die **Porphyria acuta intermittens** zählt zu den hepatischen Porphyrien. Es handelt sich um eine schwere, teilweise lebensbedrohliche Erkrankung, die mit akut einsetzenden Darmkoliken und neurologisch psychiatrischen Symptomen des zentralen und peripheren Nervensystems einhergeht.

Bei autosomal dominantem Erbgang besteht ein partieller Enzymblock in der Hämsynthese. Dabei ist die **Uroporphyrinogen I-Synthase**, die Porphobilinogen in Uroporphyrinogen I umwandelt um etwa 50% reduziert. Hierdurch wird die allosterische Endprodukthemmung des Häm auf das Enzym δ-Aminolävulinsäure-Synthase vermindert. Die daraus resultierende Aktivitätszunahme der δ-Aminolävulinsäure-Synthase führt zur **vermehrten Bildung von δ-Aminolävulinsäure und Porphobilinogen**. Insbesondere bei der Anwendung von Barbituraten und Hormonpräparaten treten infolge enzyminduzierender Wirkung auf die δ-Aminolävulin-Synthase klinische Symptome auf.

Symptome:
- rötlich gefärbter, nachdunkelnder Urin mit erhöhtem Porphobilinogengehalt und vermehrter Ausscheidung von Aminolävulinsäure
- kolikartiger Leibschmerz (unkoordinierte Darmmotilität)
- Polyneuropathie (auch extrapyramidale Symptome)
- psychotische Veränderungen (hysteriform, depressiv bis zu Halluzinationen, Delirium und Koma im Anfall)

Hautsymptome (Photosensibilität) treten bei dieser Form der Porphyrie nicht auf, da sich keine präformierten Porphyrine in der Haut ablagern.

Auch die bei der **erythropoetischen Porphyrie** auftretende Hämolyse ist bei der akuten intermittierenden Porphyrie nicht anzutreffen. Eine Bilirubinerhöhung ist selten, häufiger besteht eine leichte normochrome Anämie bei vermindertem Blutvolumen.

F97

Frage 2.9: Lösung D

Zu **(C)** und **(D)**:
- Während eines **Porphyrieanfalls** hat sich die intravenöse **Gabe hochdosierter Glukoseinfusionen** oder von Hämprodukten als wirksam erwiesen.
- Die Therapie der **chronischen hepatischen Porphyrie** besteht aus einer niedrig dosierten Chloroquingabe über 6–24 Monate, wobei eine Porphyrinurie < 0,5 µmol/l als Therapieziel angestrebt wird. Das Meiden von Manifestationsfaktoren (u. a. Alkohol, Östrogene) ist Voraussetzung für einen Therapieerfolg. Unterstützend wird durch Alkalisierung des Urins die renale Ausscheidung der Porphyrine verbessert.
- Bei der **Porphyria cutanea tarda** werden aus bisher ungeklärten Gründen in der Leber nicht selten **erhöhte Eisenspeicher** gefunden. In diesen Fällen kann eine **Aderlassbehandlung** indiziert sein.

Zu **(A)**: Die wirksame Therapie der **primären Hämochromatose** besteht in **Aderlässen**. Bei Patienten mit erblicher Hämochromatose beträgt der Körpereisengehalt 10–30 g (Normalpersonen 2–5 g). Da mit einem Aderlass von 500 ml Blut 250 mg Eisen entzogen werden, sind zur Eisenentspeicherung 40–100 Aderlässe notwendig. Um dieses Ziel zu erreichen, muss mindestens ein Aderlass (500 ml)/Woche innerhalb von etwa ein bis zwei Jahren durchgeführt werden. Nach vollständiger Eisenentspeicherung sind 4–6 Aderlässe im Jahr ausreichend, um eine ausgeglichene Eisenbilanz zu erhalten. Die Höhe der Eisendepots wird zweimal im Jahr durch eine Bestimmung des Serumferritins überprüft.

Zu **(B)** und **(E)**: Bei der **Polyglobulie** und der **Polycythämia vera** sind Aderlässe zur befristeten **Normalisierung der erhöhten Blutzellwerte** ebenfalls indiziert.

Tab. 2.1 Morphologische Veränderungen der Erythrozyten (aus Heilmann, 1981)

Art der Veränderung	Erscheinungsformen der Erythrozyten	Ursachen	Klinisches Vorkommen
Anisozytose	unterschiedliche Größe	gesteigerte Blutbildung	jede Anämieform
Poikilozytose	unterschiedliche Formen	schwere Störungen der Hämatopoese	schwere Anämien
Anulozyten	Ringformen	Störung der Hämoglobinsynthese: 1. Eisenmangel 2. gestörte Porphyrinsynthese 3. gestörte Globinsynthese	Eisenmangelanämie sideroachrestische Anämien Hämoglobinopathien
Makrozyten	$\varnothing > 8{,}5$ μm	gestörte DNS-Synthese	Vitamin B_{12}- oder Folsäuremangel
Mikrozyten	$\varnothing < 6{,}0$ μm	1. Eisenmangel 2. Bildungsstörung	Eisenmangelanämie hämolytische Anämie
Sphärozyten	Kugelzellen	Defekt der Erythrozytenmembran	hereditäre Sphärozytose, immunhämolytische Anämie
Target-Zellen	Schießscheibenzellen	1. kongenital 2. Splenektomie führt zu Lipidverlusten der Retikulozyten 3. Anlagerung von Cholesterin und Phospholipiden an der Erythrozytenmembran	Thalassämie nach Splenektomie Leberleiden
Elliptozyten	elliptische Formen	1. angeboren 2. erworben	hereditäre Elliptozytose verschiedene Anämien
Sichelzellen	sichelförmig	molekuläre Aggression von HbS	HbS-Krankheit, auch bei HbC-Krankheit
Schistozyten	fragmentiert oder zum großen Teil zerstört	1. Erythrozytenläsionen bei Kontakt mit Fibrinfäden 2. Gefäßerkrankungen 3. künstliche Materialien im Kreislauf	mikroangiopathische hämolytische Anämie maligne Hypertonie Herzklappenersatz
„Tränentropfen"	Tropfenform, hypochrom	fragmentierte Erythrozyten	Myelofibrose andere Anämieformen
Stomatozyten	mundförmig	1. hereditärer Membrandefekt mit abnormer Kationenpermeabilität 2. erworbener Membrandefekt	hereditäre Stomatozytose alkoholische Leberzirrhose Malignome
Akanthozyten	Erythrozyten mit 5–10 langen Ausläufern an der Zelloberfläche	Störung des Verhältnisses von Cholesterol/Lecithin der Erythrozytenmembran	Abetalipoproteinämie Lebererkrankungen mit Hämolyse Pyruvatkinasemangel
Echinozyten	Erythrozyten mit 10–30 spitzen Ausläufern an der Zelloberfläche	Störung des intra- und extrazellulären Gleichgewichtes	Urämie, Magenkarzinom Pyruvatkinasemangel

H99

Frage 2.10: Lösung C

- **MCH** (mean corpuscular haemoglobin) bezeichnet den mittleren absoluten Hämoglobingehalt des Einzelerythrozyten in Picogramm: Hb-Gehalt (in g%) × 10/Ery (in Mio/µl); Normalwert 28–36 pg
- Das **MCV** (mean corpuscular volume) bezeichnet das elektronisch bestimmte oder aus dem Hämatokrit und der Erythrozytenzahl berechnete mittlere zelluläre Volumen der einzelnen Erythrozyten; Normalwert: 87 +/– 5 fl.
- **MCHC** (mean corpuscular haemoglobin concentration) bezeichnet die mittlere Hämoglobinkonzentration des einzelnen Erythrozyten (in %); berechnet als: Hb in g/100 ml × 100/Erythrozyten-Volumen (Hämatokritwert). Normalwert 34% (bei 16 g/dl Hb u. Hämatokrit 47).

F95

Frage 2.11: Lösung B

Anämie bezeichnet eine Verminderung des Hämoglobins, der Erythrozytenzahl oder des Hämatokrits unter den Normwert. Die Orientierung an **morphologischen Veränderungen** eignet sich für die differenzialdiagnostische Klassifikation.
Zu **(A):** Anhand der **Größe der Erythrozyten (MCV)** und deren **Farbstoffgehalt (MCH)** erfolgt die Einteilung in:
- normochrom-normozytäre,
- hypochrom-mikrozytäre und
- hyperchrom-makrozytäre Anämien.

Bei einer schweren **Eisenmangelanämie** sind die Erythrozyten klein **(mikrozytär)** und wenig mit Hämoglobin angefüllt **(hypochrom)**. Bereits aus dem Vorkommen von hypochromen Zellen (Anulozyten) bei anämischen Patienten kann die Verdachtsdiagnose einer Eisenmangelanämie gestellt werden.
Zu **(C):** Die Zahl der **Retikulozyten** (Vorstufen der Erythrozyten, die sich im peripheren Blut mittels Brillantkresylblau anfärben lassen) gilt als ein Parameter, um die funktionelle Kapazität der Erythropoese im Knochenmark zu bewerten. Erhöhte **Retikulozytenzahlen** finden sich bei hämolytischen Anämien, erniedrigte Retikulozytenzahlen geben Hinweis auf eine Knochenmarkinsuffizienz.
Zu **(D):** Hinsichtlich der **Erythrozytengröße** ergibt sich im pathologischen Blutbild eine große Variationsbreite. So können bei makrozytären Anämien häufig Makrozyten, aber auch einzelne Mikrozyten vorkommen. Der Blutausstrich ermöglicht Aussagen über die **Erythrozytenformen**, die zur Differenzierung eines hämolytischen Prozesses beitragen.
Zu **(E):** Untersuchungen des **Serumeisenspiegels**, der **Eisenbindungskapazität** und des **Ferritins** sichern die Diagnose.

Zu **(B): Hämiglobin** ist die **Fe-III-haltige oxidierte Form des Hämoglobins mit koordinativer Bindung von Wasser,** die bei der Einwirkung von Oxidationsmitteln auf Hämoglobin (→ **Methämoglobin**) entsteht.

H00

Frage 2.12: Lösung C

Diagnose einer Anämie (Hb ↓) nach MCH, MCV, Serumferritin und Retikulozytenzahl:
- **hypochrom-mikrozytär**
  - Ferritin vermindert ⇒ Eisenmangelanämie
  - Ferritin normal oder erhöht ⇒ sekundäre Anämie bei Tumor oder Entzündung
  - Ferritin erhöht ⇒ Eisenverwertungsstörung, Thalassämie
- **normochrom-normozytär**
  - Retikulozyten vermindert ⇒ renale Anämie, aplastische Anämie
  - Retikulozyten normal ⇒ sekundäre Anämie bei Tumor oder Entzündung
  - Retikulozyten erhöht ⇒ hämolytische Anämie, Regenerationsphase, Blutungsanämie
- **hyperchrom-makrozytär**
  - Retikulozyten grenzwertig normal oder vermindert ⇒ megaloblastäre Anämie (Vit.-B_{12}-, Folsäuremangel, Alkoholismus, Lebererkrankung, Zytostatika)
  - Retikulozyten erhöht ⇒ hämolytische Anämie, Regenerationsphase

Zu **(C):** Bei der **Anaemia perniciosa** besteht ein **Vitamin-B_{12}-Mangel** durch eine **atrophische Autoimmungastritis Typ A** mit **Autoantikörperproduktion gegen Parietalzellen und Intrinsic factor.** Labor:
- **Blutausstrich** ⇒ hyperchrome Megalozyten, meist Leuko- und Thrombopenie, übersegmentierte Granulozyten
- **Laborchemisch** ⇒ Eisenserumspiegel ↑, indirektes Bilirubin ↑, LDH ↑, **oft Panzytopenie**

F95

Frage 2.13: Lösung D

Zu **(D): Extrakorpuskulär bedingte hämolytische Anämien** beruhen ausschließlich auf **erworbenen Ursachen** wie:
- chemische Noxen (Blei, Nitrokörper, Benzol, Phenacetin)
- Mikroorganismen (Malariaplasmodien, Clostridium welchii)
- Autoantikörper gegen Erythrozyten
- mechanische Einflüsse (z.B. künstl. Herzklappen)
- **mikroangiopathische hämolytische Anämie** (bei Vaskulitis, hämolyt. uräm. Syndrom)

Bei der mechanischen Hämolyse treten intravasal zu „Schistozyten" fragmentierte Erythrozyten auf. Zur **mikroangiopathischen hämolytischen Anämie** kommt es bei pathologischen Veränderungen der arteriellen Endstrombahn (Vaskulitis, thrombotisch-thrombozytopenische Purpura (TTP), hämolytisch-urämisches Syndrom (HUS), metastasierende Karzinome).
Zu **(A): Hämolytische Anämien infolge korpuskulärer Störungen** entstehen durch Enzymdefekte in der aeroben erythrozytären Glykolyse.
Siehe Lerntext II.7.
Enzymdefekte der Erythrozyten werden zur Gruppe der enzymopathischen hämolytischen Anämien gerechnet (nicht Hämoglobinopathie!).
Zu **(B):** Bei der kongenitalen **Sphärozytose** besteht eine **korpuskuläre hämolytische Anämie** mit autosomal dominantem Erbgang (Defekt auf Chromosom 8). Ein **Defekt von Strukturproteinen** (meist **Spectrin**) **an der Innenseite der Erythrozytenmembran** führt zur Bildung der charakteristischen Kugelzellen (Sphärozyten). Die Sphärozyten haben eine verminderte osmotische Resistenz und eine verkürzte Lebenszeit. Beim Durchtritt durch die Milz brauchen die Kugelzellen mehr Zeit, was zunächst zu einer metabolischen Schädigung und schließlich zur Lyse der Zellen führt. Dieser Vorgang ist Ursache der immer bestehenden Splenomegalie.
Zu **(C):** Bei der **Thalassämie** besteht eine **korpuskuläre hämolytische Anämie** mit autosomal dominantem Erbgang. Homozygote Träger leiden an der Thalassaemia major, heterozygote Träger an der Thalassaemia minor. Die sehr seltene α-Thalassämie ist in ihrer homozygoten Ausprägung bereits intrauterin letal. Die Erkrankung beruht auf einer **Mindersynthese der Globulinketten des Hämoglobins,** wobei das **Fehlen der entsprechenden mRNA ebenso wie auch eine gestörte Transkription oder Translation nachgewiesen werden** können. Bei der am häufigsten vorkommenden β-Thalassämie ist die Synthese der β-Ketten beeinträchtigt.
Zu **(E):** Bei der **Sichelzellanämie** besteht eine **korpuskuläre hämolytische Anämie,** bei der **Glutamin in Stellung 6 der β-Kette durch Valin ersetzt** ist. Das resultierende abnorme Hämoglobin wird als HbS bezeichnet. Es erkranken homozygote **HbS-Träger,** während heterozygote Genträger asymptomatisch sind. **HbS-Träger** sind gegen Malariainfektionen resistenter als die übrige Bevölkerung, was die hohe Frequenz des Sichelzellgens (10%) in malariaverseuchten Gebieten erklärt. Bei homozygoten **HbS-Trägern** besteht das Hämoglobin zu etwa 20% aus HbF und zu 80% aus **HbS,** das im deoxygenierten Zustand intrazellulär präzipitiert (Sichelform der Erythrozyten). Während bei der **homozygoten Form** vermehrt HbF gebildet wird, fehlt HbA weitgehend oder vollständig.

Tab. 2.2 **Hämoglobinopathien mit hämolytischer Anämie** (nach Wintrobe) (aus Heilmann, 1981)

1. Thalassämien
   β-Thalassämie
   Hämoglobin-H-Krankheit
   Hämoglobin Lepore
2. Sichelzellhämoglobine
   HbS, HbC
3. Instabile Hämoglobine mit Hämolyse und Heinz-Innenkörperbildung, z. B. Hb Bukarest, Hb Köln, Hb Zürich
   Weitere Hämoglobinopathien führen in der Regel nicht zu einer Anämie
4. Methämoglobine
5. Hämoglobine mit erhöhter O_2-Affinität

Anämie durch Enzymdefekte der aeroben Glykolyse — II.7

Hämolytische Anämien infolge korpuskulärer Störungen entstehen durch **Enzymdefekte** in der **aeroben** erythrozytären Glykolyse:
- Glukose-6-Phosphat-Dehydrogenase (G-6-P-DH)-Mangel
- Glutathion-Mangel
- Glutathionperoxidase-Mangel
- Glutathionreduktase-Mangel
- 6-Phosphoglukonat-Dehydrogenase-Mangel

Der am häufigsten vorkommende **G-6-P-DH-Mangel** selbst würde noch keine Hämolyse auslösen. Werden jedoch Medikamente wie Furadantin, Salizylate oder Antimalariamittel gegeben, kommt es für die Zeit der Tabletteneinnahme zu hämolytischen Schüben (→ Methämoglobinbildung). Auch der Genuss von Favabohnen, Fieber, Infektionen oder eine diabet. Azidose kann bei diesem Personenkreis zur Hämolyse führen. Enzymdefekte der Erythrozyten werden zur Gruppe der enzymopathischen hämolytischen Anämien gerechnet (nicht Hämoglobinopathie!). Es besteht eine verkürzte Lebensdauer der Erythrozyten mit kompensatorisch gesteigerter Erythropoese, Retikulozytose und Anstieg des indirekten Bilirubins im Serum. Je nach Ausprägung der Anämie wirken die Patienten blass, nicht jedoch zyanotisch!
Eine Zyanose ist bei einer schweren Anämie nicht zu erwarten, da eine absoluter Anteil von mehr als 5 g% an desoxygeniertem Hämoglobin notwendig wäre, um das Blut dunkel zu färben.
Enzymopenische hämolytische Anämien durch kongenitalen Mangel an bestimmten Enzymen der **anaeroben** Glykolyse:
- Am häufigsten ist der **Pyruvatkinasemangel.**
Weiterhin sind bekannt:
- Hexokinasemangel
- Glyzeratkinasemangel
- Fruktose-1,6-bisphosphat-Aldolasemangel, u. a.

Glukose-6-P-Dehydrogenase-Mangel — II.8

Glukose-6-P-Dehydrogenase reduziert im Hexosemonophosphatzyklus NADP zu NADPH und ist damit von zentraler Bedeutung für die Gluthionreduktion in den Erythrozyten. **Das reduzierte Glutathion schützt Hämoglobin, Enzyme und Membranbestandteile des Erythrozyten gegen Oxidationsprozesse.** Zur spontanen hämolytischen Anämie kommt es bei einer Enzymaktivitätsverminderung unter 1% des Normwerts. Substanzen, die freie chemische Radikale bilden können, führen dann zur Bildung von Heinz-Innenkörpern, die oxidative Denaturierungsprodukte des Hämoglobins darstellen.

Dieser Enzymdefekt wird inkomplett dominant X-chromosomal vererbt. Hämolytische Anämien werden fast nur bei Männern beobachtet. Frauen sind in der Regel nur Konduktorinnen. In den Mittelmeerländern beträgt die Häufigkeit dieses Defektes in der Bevölkerung etwa 10%, in Israel bis 60%. Die Erkrankung erhöht die Resistenz gegenüber Malaria (wie bei der Sichelzellanämie). In der Regel bestehen **chronische, meist kompensierte Hämolysen.** Hämolytische Krisen werden durch bestimmte Medikamente und Erkrankungen ausgelöst. Der so genannte Favismus entsteht durch den Genuss der Vicia fava. Die Hämolyse wird von einer Hämoglobinurie begleitet. Typischerweise klagen die Patienten 1–3 Tage nach der Einnahme von Medikamenten oder Fava-Bohnen über Oberbauchschmerzen. Müdigkeit und Abgeschlagenheit, die beim **Favismus** innerhalb kurzer Zeit von Schüttelfrost, Fieber, Gelbsucht und Anurie gefolgt sein können. Die Diagnose ergibt sich aus der typischen Anamnese mit Einnahme bestimmter Vegetabilien. Zur Sicherung der Diagnose wird die Glukose-6-P-Dehydrogenaseaktivität quantitativ gemessen. Bei Heterozygoten liegt die Aktivität bei etwa 50% des Normwerts, bei Hemi- und Homozygoten meistens unter 1%. Während der Hämolyse lassen sich im Blutausstrich **Heinz-Innenkörper** nachweisen. Sie stellen das Endprodukt von denaturiertem, präzipitiertem Hämoglobin dar.

Eine spezifische **Therapie** gibt es nicht. Beim Favismus sind schwere Hämolysen mit akutem Nierenversagen beobachtet worden. Potenziell auslösende Substanzen müssen daher bewusst vermieden werden.

Tab. 2.3   Hereditäre Enzymopathien des Embden-Meyerhof-Weges (z. T. nach Jaffé) (aus Heilmann, 1981)

Enzym	Hämolyse	Häufigkeit	andere Gewebe betroffen
Hexokinase	mild-schwer	selten	–
Phosphohexose-Isomerase	mäßig	selten	–
Phosphofruktokinase	sehr mild	selten	ein Teil der Fälle assoziiert mit Glykogenspeicherkrankheit Typ VII
Triosephosphat-Isomerase	schwer	selten	assoziiert mit neuromuskulärer Erkrankung
2,3-Diphosphoglycerat-Mutase	mäßig-schwer	selten	–
Phosphoglyceratkinase	mäßig-schwer	selten	ein Teil assoziiert mit neurologischen Abnormitäten
Pyruvatkinase	mild-schwer	relativ häufig	–

H99
Frage 2.14: Lösung D

Glukose-6-phosphat-dehydrogenase (G6 PD)-Mangel ist ein X-chromosomal erbliches Krankheitsbild. Es betrifft etwa 10% der amerikanischen männlichen schwarzen Bevölkerung und wird außerdem bei Bewohnern des Mittelmeerraumes (Italiener, Griechen, Araber und hebräische Juden) angetroffen.

Das Verspeisen der ungekochten Favabohne führt bei den Betroffenen zu Fieber, Bauchschmerzen, Anämie und Ikterus. **Heinz-Innenkörper** können frühzeitig im Blutausstrich gesehen werden. Auch der Nachweis von **Bite-Zellen** im peripheren Blut ist ein wichtiger diagnostischer Hinweis. Hierbei handelt es sich um Erythrozyten, bei denen an der Membran eine oder mehrere „Bissstellen" vorkommen, deren Entstehung möglicherweise mit der Entfernung der Heinz-Körper in der Milz zusammenhängt.

Bei Weißen ist der Enzymmangel stärker ausgeprägt. Hier kann eine akute Hämolyse auch intravasal mit nachfolgender Hämoglobinurie ablaufen bis zum kompletten Nierenversagen.

Zu **(E):** Bei der Bleivergiftung tritt eine basophile Tüpfelung der Erythrozyten als obligates Frühsymptom auf.

Thalassämien — II.9

Der Erbgang ist autosomal dominant. Homozygote Träger leiden an der Thalassaemia major, heterozygote Träger an der Thalassaemia minor. Die Erkrankung beruht auf einer Minderproduktion der Globulinketten. Bei der am häufigsten vorkommenden β-Thalassämie ist die Synthese der β-Ketten beeinträchtigt.

Kompensatorisch werden vermehrt γ- und δ-Ketten produziert, wodurch der Anteil des für den Erwachsenen anormalen HbF und HbA_2 erhöht wird.

Charakteristisch ist, dass eine der Polypeptidketten des Hämoglobins vermindert gebildet wird. Es wird unterschieden zwischen
1. β-Thalassämie
2. α-Thalassämie (selten)

Beide existieren in homozygoter und heterozygoter Form.

1.1 **β-Thalassaemia major** (homozygot): HbA stark vermindert, HbF überwiegt, HbA_2 leicht erhöht.
   Klinik: Targetzellen mit erhöhter osmotischer Resistenz, Retikulozytose, Hämolyse, Ikterus, Hepato-Splenomegalie, Osteoporose, Hyperplasie des Knochenmarks, verbreiterte Schädeldiploe (Bürstenschädel), Erythroblasten peripher. Der Großteil der Kranken stirbt im Kindesalter.

1.2 **β-Thalassaemia minor** (heterozygot): mäßige Erhöhung von HbA_2 und HbF.
   Klinik: Targetzellen, mäßige Anämie, kaum Hämolyse, Splenomegalie nicht obligat. Abgrenzung vor allem zur Eisenmangelanämie.

Therapie
Wenn die hypochrome mikrozytäre Anämie sehr ausgeprägt ist, sind Erythrozytenkonzentrate indiziert. Die Resektion der vergrößerten Milz dient nur der Verminderung des notwendigen Blutbedarfs, hat selbst jedoch keine therapeutische Konsequenz; ggf. allogene Knochenmarktransplantation.

Komplikationen
Auch ohne Transfusionen kommt es zur Hämochromatose mit vermehrter Eisenablagerung in Geweben (z.B. mit folgender Herzinsuffizienz). Die **Eisenzufuhr** ist deswegen **streng kontraindiziert**.

Thalassaemia major – Therapie — II.10

Die **Thalassaemia major** ist eine hypochrome Anämie als Folge einer genetisch bedingten Repression der Polypeptidkettensynthese am Globin.
Schon im frühen Kindesalter werden oft Erythrozytentransfusionen notwendig. Infolge starker Hämolyse kommt es zur **Organhämosiderose.** Die Thalassaemia major führt bei den betroffenen Kindern meist schon in der Jugend zum Tode.

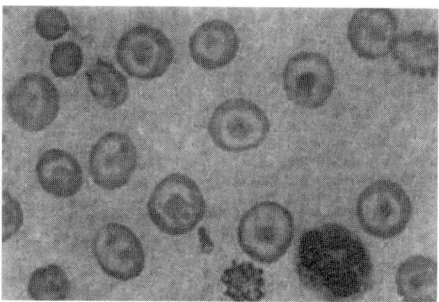

Abb. 2.1 Thalassaemia minor. Target-Zellen im peripheren Blut (aus Heilmann, 1981)

Zur Therapie der **Thalassaemia major** ist ein gentherapeutisches Vorgehen neuerdings möglich. Sonst besteht die Indikation für die allogene **Knochenmarktransplantation.** Als palliativer Eingriff ist die Splenektomie zur Reduktion des Transfusionsbedarfs indiziert. Um einer Transfusionshämosiderose vorzubeugen, die durch das Entstehen einer Kardiomyopathie im Wesentlichen die Prognose der Patienten bestimmt, werden Eisenchelatoren (Desferoxamin) so früh wie möglich eingesetzt.

Frage 2.15: Lösung C

Die **Thalassämie** beruht auf einer Mindersynthese der Globulinketten des Hämoglobins, wobei das Fehlen der entsprechenden m-RNA ebenso wie auch eine gestörte Transskription oder Translation nachgewiesen werden können. Kompensatorisch nimmt der Anteil des für den Erwachsenen anormalen HbF und HbA stark zu.

Symptome, Diagnostik:
- **Hypochrome Anämie** mit typischen **Targetzellen ("Schießscheibenzellen")**, Anisozytose
- HbF und HbA_2 ↑
- **Hämochromatose** (auch ohne Transfusionstherapie!) mit **Eisenablagerungen in Organen** (⇒ Kardiomyopathie) und **im Knochenmark (Sideroblasten)**
- **Hepatosplenomegalie** (frühzeitige Elimination der zirkulierenden Erythrozyten durch die Milz)
- **Hyperplasie des Knochenmarks** mit Erweiterung des Markraumes und **Skelettveränderungen** (röntgenologischer Nachweis: **"Bürstenschädel"**)

Zu **(C): Ferritin** ist wasserlösliches Speichereisen (Fe3+), das in Leber, Knochenmark und Milz abgelagert wird.

Serumferritin bei hypochromer Anämie (Hb ↓).
- **Ferritin vermindert** ⇒ Eisenmangelanämie
- **Ferritin normal oder erhöht** ⇒ sekundäre Anämie bei Tumor oder Entzündung
- **Ferritin erhöht** ⇒ Eisenverwertungsstörung, Thalassämie

F99

Frage 2.16: Lösung B

Im Blutbild sind neben Kugelzellen (Mikrosphärozytose) auch einzelne Fragmentozyten erkennbar, die im vorliegenden Fall als Hinweis auf die vorbestehende Transfusion (mechanische Schädigung von Erythrozyten) gewertet werden können.
Die geschilderte Symptomatik entspricht dem Befund einer hämolytischen Krise mit Ikterus, abdominellen Schmerzen und Fieber wobei die Tachykardie – hypoxämiebedingt – auch als unspezifisches Symptomen der Anämie auftreten kann.
Leitsymptome der Mikrosphärozytose sind hämolytischer Ikterus sowie Splenomegalie durch verstärkten Abbau von Erythrozyten mit herabgesetzter osmotischer Resistenz und Lebensdauer in der Milz.
Die hereditäre Sphärozytose (Kugelzellanämie) weist in den meisten Fällen einen autosomal dominanten Erbgang (Defekt auf Chromosom 8) auf, wobei ein Defekt von Strukturproteinen (meist Spectrin) an der Innenseite der Erythrozytenmembran zur Bildung charakteristischer Kugelzellen (Sphärozyten) führt.
Laborbefunde: meist normochrome Anämie (MCH normal) mit Hämolysezeichen und Kugelzellen.

Therapie
- Splenektomie möglichst zwischen dem 5. und 45. Lebensjahr
- Vor der Splenektomie sollte eine prophylaktische Pneumovax®-Impfung durchgeführt werden, um eine Postsplenektomie-Sepsis zu verhindern!

Kongenitale Sphärozytose — II.11

Ein Defekt von Strukturproteinen (Spectrin) an der Innenseite der Erythrozytenmembran führt zur Bildung der charakteristischen Kugelzellen (Sphärozyten).
Die **hereditäre Sphärozytose** (Morbus Minkowski-Chauffard) gehört zum Formenkreis der hämolytischen Anämien. Der Erbgang ist autosomal dominant (Chromosom 8). Die Zellmembran zeigt eine erhöhte Durchlässigkeit für Natrium.
Merkmale
Im **Blutausstrich** erkennt man Kugelzellen (Sphärozyten). Sie besitzen eine verminderte osmotische Resistenz und Lebenszeit (15–20 Tage!) und werden verstärkt in der Milz abgebaut.
Beim Durchtritt durch die Milz brauchen die Kugelzellen mehr Zeit, was zunächst zu einer metabolischen Schädigung und schließlich zur Lyse der Zellen führt. Dieser Vorgang ist Ursache der immer bestehenden Splenomegalie.

Klinik
Splenomegalie, Bilirubinämie mit Ikterus, Auftreten von Gallensteinen (Calciumbilirubinat), Retikulozytose (Schleiersenkung, Leukozytose während starker Schübe), Knochenmarkhyperplasie, Osteoporose, Skelettveränderungen (Turmschädel und eingezogene Nasenwurzel, verdickte Kalotte, hoher Gaumen, weiter Augenabstand).

Therapie der Wahl ist die Splenektomie. Damit wird eine normale Lebensdauer der Sphärozyten erzielt und die Anämie bildet sich zurück.
Präoperativ lässt sich mittels markierter Erythrozyten bestimmen, welcher Abbauort quantitativ entscheidend ist. In der Regel sind jedoch andere Orte des RES (Knochenmark und Leber) von untergeordneter Bedeutung.
Die häufig beobachtete Cholelithiasis ist durch das in großen Mengen anfallende (indirekte) Bilirubin bedingt.
Übersteigt seine Konzentration in der Galle eine kritische Grenze, kommt es zur Ausfällung und Konkrementbildung.

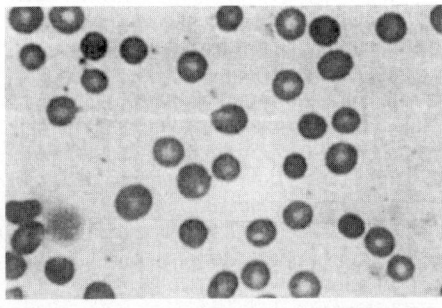

Abb. 2.2 Mikrosphärozyten des peripheren Blutes bei hereditärer Sphärozytose (aus Heilmann, 1981)

F00

Frage 2.17: Lösung D

Bei dieser Patientin besteht eine **hämolytische Krise** im Rahmen einer hereditären **Sphärozytose**. Es besteht ein Defekt von **Strukturproteinen** (meist Spectrin) an der Innenseite der Erythrozytenmembran, der zur Bildung charakteristischer **Kugelzellen** (Sphärozyten) führt.

Symptome, Diagnostik:
- Splenomegalie
- häufig Cholelithiasis durch das in großen Mengen anfallende (indirekte) Bilirubin
- ggf. mäßig ausgeprägter Ikterus
- Knochenmarkshyperplasie
- gelegentlich Osteoporose, Polydaktylie und Turmschädelform
- ggf. hämolytische Krisen mit Ikterus, abdominellen Schmerzen und Fieber
- selten aplastische Anämie infolge interkurrenter Infekte (z. B. Parvoviren $\Rightarrow$ Knochenmarksuppression)

Laborbefunde:
- meist **normochrome Anämie** (MCH normal) mit **Hämolysezeichen** (**LDH, HBDH** ↑, **Retikulozyten** ↑, **indirektes Bilirubin** ↑ (Urobilinogenurie) und **Kugelzellen** (diagnostisch wegweisend!)

F00

Frage 2.18: Lösung C

Im Blutausstrich finden sich u. a. **kugelförmige Erythrozyten**, die in Verbindung mit den klinischen Zeichen die Diagnose einer hereditären **Sphärozytose** rechtfertigen.

Zu **(C):** **Targetzellen** sind ein pathognomonischer Befund bei der **Thalassämie**.

Zu **(A):** **Normoblasten** sind die reifsten, kernhaltigen Zellen der Erythropoese, aus denen durch Kernausstoßung der Erythrozyt entsteht.

Zu **(B):** **Polychromasie** tritt bei krankhaft veränderten oder noch nicht ausgereiften Erythrozyten auf.

Zu **(D):** **Anisozytose** bezeichnet die ungleiche Größe vergleichbarer Zellen (z. B. Erythrozyten) und ist ein häufiger Befund bei Anämien.

F00

Frage 2.19: Lösung A

Therapie
- **Splenektomie** möglichst zwischen dem 5. und 45. Lebensjahr
- Um **Nebenmilzen** zu erfassen, sollte vor einer Splenektomie eine **Milzszintigraphie** durchgeführt werden. Vor der Splenektomie prophylaktische Pneumovax®-Impfung, um eine **Postsplenektomie-Sepsis** zu verhindern!
- nach Splenektomie resultiert eine **passagere Thrombozytose** $\Rightarrow$ bei Thrombozytenwerten über 500 000/ mm³ $\Rightarrow$ **Thromboseprophylaxe** in den ersten postoperativen Tagen mit Heparin (3 x 5000 IE s. c.), in der Folgezeit mit Thrombozytenaggregationshemmern (z. B. Acetylsalicylsäure)

H00

Frage 2.20: Lösung D

Bei der Kugelzellanämie (hereditäre Sphärozytose) handelt es sich um eine autosomal dominant erbliche, hämolytische Anämie auf Grund eines Membranschadens der Erythrozyten. Durch Einstrom von Natrium und Wasser nehmen diese die charakteristische Kugelform (Sphärozyten) an und werden infolgedessen v. a. in der Milz vorzeitig abgebaut.

Symptome, Diagnostik:
- Splenomegalie
- häufig **Cholelithiasis** durch das in großen Mengen anfallende (indirekte) Bilirubin
- ggf. mäßig ausgeprägter Ikterus
- Knochenmarkshyperplasie
- gelegentlich Osteoporose, Polydaktylie und Turmschädelform
- ggf. hämolytische Krisen mit Ikterus, abdominelle Schmerzen und Fieber
- selten aplastische Anämie infolge interkurrenter Infekte (z. B. Parvoviren $\Rightarrow$ Knochenmarksuppression)

Laborbefunde:
meist **normochrome Anämie** (MCH normal) mit **Kugelzellen** und **Hämolysezeichen:**
- **Serumeisenspiegel** ↑. Da mehr Eisen an das Transportprotein Transferrin gebunden ist, nimmt die freie Eisenbindungskapazität (freies Transferrin) ab.
- **LDH, HBDH** ↑
- **Retikulozyten** ↑
- **indirektes Bilirubin** ↑ (Urobilinogenurie)
- **Hb, Erythrozytenkonzentration und Hk** ↓

F94

Frage 2.21: Lösung E

Im vorliegenden Blutausstrich finden sich kugelförmige Erythrozyten, die in Verbindung mit dem Blutbild und den klinischen Zeichen die Diagnose einer **Sphärozytose** rechtfertigen. Die **kongenitale Sphärozytose** zählt zu den **korpuskulär bedingten hämolytischen Anämien**. Es besteht ein **autosomal dominanter Erbgang** mit einem Defekt auf dem Chromosom 8.

---**Wärmeautoantikörperanämie**--------II.12--

Bei der **Wärmeautoantikörperanämie (Lederer-Anämie)** ist die BSG oft beschleunigt. Im Blutbild findet sich eine deutliche Anämie, die zumeist makrozytär ist, in der akuten Phase auch mikrozytär sein kann. Die Retikulozytenzahl ist stark erhöht, die Leukozytenzahl kann erniedrigt oder vermehrt sein. Die Thrombozyten bleiben meist im Normbereich, gelegentlich wird eine Thrombopenie beobachtet.

Die Erkrankung kann idiopathisch als hämolytische Anämie ohne erkennbares Grundleiden auftreten. Als **symptomatische Form** wird sie am häufigsten bei chronischen Lymphadenosen (lymphatische Leukämie), bei Retikulosen und bei der Lymphogranulomatose, dem Morbus Waldenström, dem Plasmozytom, bei Kollagenosen und Leberparenchymerkrankungen beobachtet. Sie tritt bevorzugt bei Grunderkrankungen mit Dys- und Paraproteinämie auf!
Nachweisverfahren sind der serologische Nachweis von Wärmeautoantikörpern vom IgG-Typ mittels Coombs-Test oder Ehrlichs Fingerversuchs- und Differenzierungstest.

H00

Frage 2.22: Lösung B

Bei der **Wärmeautoantikörperanämie (Lederer-Anämie)** ist die BSG oft beschleunigt. Im Blutbild findet sich eine deutliche Anämie, die zumeist makrozytär ist, in der akuten Phase auch mikrozytär sein kann. Die Retikulozytenzahl ist stark erhöht, die Leukozytenzahl kann erniedrigt oder vermehrt sein. Die Thrombozyten bleiben meist im Normbereich. In schweren Fällen tritt eine Thrombopenie auf (A).

Die Erkrankung kann idiopathisch als hämolytische Anämie ohne erkennbares Grundleiden auftreten. Als symptomatische Form (E) wird sie am häufigsten bei chronischen Lymphadenosen (chron. lymphatische Leukämie) bei Retikulosen und bei der Lymphogranulomatose, dem Morbus Waldenström, dem Plasmozytom, bei Kollagenosen und Leberparenchymerkrankungen beobachtet. Sie tritt bevorzugt bei Grunderkrankungen mit Dys- und Paraproteinämie auf!

- **Nachweis von inkompletten antierythrozytären IgG-Antikörpern** durch **Coombs-Antiserum** (bindet sowohl Antikomplement- als auch Antiglobulin-AK), (C) und (D):
  - **direkter Coombs-Test** ⇒ Nachweis inkompletter **Ak, die an Erythrozyten gebunden sind** ⇒ Bei positivem Ausfall wird eine autoimmunhämolytische Anämie angenommen
  - **indireker Coombs-Test** ⇒ Nachweis freier, inkompletter **Ak im Serum** (D) (z.B. im Serum der Mutter bei Rh-Inkompatibilität)
- **Therapie der Wärmeautoantikörperanämie:**
  - Behandlung der Grundkrankheit, Absetzen auslösender Medikamente
  - **Corticosteroide** (Prednisolon ⇒ temporäre Remission in ca. 1/3 der Fälle)
  - **Immunglobuline** hochdosiert i.v. (⇒ passagere RHS-Blockade)
  - **Splenektomie** nur bei Rezidivneigung (bis zu 50% Remissionen), (B)
  - ggf. **Plasmapherese**
  - nach Versagen von Corticosteroiden und Splenektomie ⇒ Behandlung mit **Cyclosporin, Azathioprin** oder **immunsuppressiven Zytostatika** (z.B. Chlorambucil)
- Bluttransfusionen induzieren zusätzlich **Alloautoantikörper**, wodurch die Hämolyse verstärkt werden kann.

Kälteagglutininkrankheit — II.13

Bei der **Kälteagglutininkrankheit** besteht eine hämolytische Anämie und Akrozyanose.
Ursache für die **Bildung von Autoantikörpern mit großer Temperaturamplitude vom IgM-Typ** (Kälteagglutinine), die gegen das I-Antigen der Erythrozyten gerichtet sind, sind vornehmlich Virusinfektionen wie z.B. Influenza, infektiöse Mononukleose und die akute Mykoplasmenpneumonie. Neben einer idiopathischen Form wird auch ein gehäuftes Auftreten bei lymphatischen Neoplasien beobachtet. Während akute postinfektiöse Kälteagglutininerkrankungen nach Wochen bis Monaten spontan abklingen können, ist die Prognose der symptomatischen Formen vom Verlauf der Grundkrankheit abhängig.

Die **Diagnose der Kälteagglutinationskrankheit** erfolgt durch den Nachweis des erhöhten Kälteagglutinationstiters. Im Blutbild findet man im Anfall eine schnell einsetzende Leukopenie, die bereits 20 Minuten nach der Kälteexposition ihren Höhepunkt erreicht. Das rote Blutbild weist nach wiederholter Kälteexposition eine normochrome Anämie auf. Die Blutkörperchensenkungsgeschwindigkeit ist im Rahmen einer Anämie mäßig beschleunigt. Bei der Kälteagglutininkrankheit resultiert die Hämolyse daraus, dass **IgM-Globuline von Anti-I-Spezifität bei niedriger Temperatur unter Bindung von Komplement die Erythrozyten zur Agglutination bzw. zur Hämolyse bringen.** Das Optimum dieser Reaktion liegt bei 0 °C. Die Hämolyse beginnt allerdings schon bei Temperaturen um 30 °C. Der Coombs-Test ist positiv und vom Antikomplement-Typ. Dabei bleibt Komplement nach wärmebedingter Elution der Antikörper von der Zellmembran fixiert.

Die klassische **Trias** der Erkrankung besteht in:
- **Blässe und Akrozyanose** (Ohren, Finger, Zehen, Nasenspitze)
- **chronisch hämolytische Anämie**
- **kälteinduzierte Hämoglobinurie** nach anhaltender Kälteexposition

Kälteagglutinine (IgM-Antikörper) sind in niedrigem Titer auch bei Gesunden nachweisbar.

2.4 Erkrankungen, die mehrere Zellsysteme betreffen

[F93]
Frage 2.23: Lösung E

Während die immunhämolytische Anämie sämtliche Antikörper-induzierten Anämien benennt, bezeichnet die autoimmunhämolytische Anämie **(AIHA)** nur die **Hämolysen, die durch antierythrozytäre Autoantikörper verursacht werden.**
Zu **(D):** AIHA können insbesondere bei älteren Patienten mit Non-Hodgkin-Lymphomen vergesellschaftet sein. Auch das gemeinsame Auftreten mit Kollagenosen bzw. Lupus erythematodes wird beschrieben.
Zu **(E):** Im Vordergrund der therapeutischen Bemühungen steht das Vermeiden krankheitsauslösender Noxen und die Behandlung evtl. vorliegender Neoplasien. Der Einsatz von **Immunsuppressiva** kann zu einer Besserung der Krankheitserscheinungen führen. Bei therapierefraktären Fällen kann die **Plasmapherese** lebensrettend sein.

[F93]
Frage 2.24: Lösung E

Siehe Lerntext II.13.

[H00]
Frage 2.25: Lösung D

Die klassische **Trias** dieser Erkrankung besteht in **kälteinduzierter**
- Blässe und Akrozyanose (Ohren, Finger, Zehen, Nasenspitze), Raynaud-Symptomatik
- hämolytischer normochromer Anämie
- **Hämoglobinurie nach anhaltender** Kälteexposition

Ein spezielles Zeichen der **Kälteagglutininkrankheit** ist die starke **Verklumpung der Erythrozyten im Blutausstrich.** Die Autoagglutination kann zu einem erhöhten MCV und zu einem falsch niedrigen Hämoglobinwert führen, wenn automatische Zählgeräte verwendet werden.

[H98]
Frage 2.26: Lösung D

Hämolysezeichen:
- Serumeisenspiegel ↑. Da mehr Eisen an das Transportprotein Transferrin gebunden ist, nimmt die freie Eisenbindungskapazität (freies Transferrin) ab.
- **LDH, HBDH** ↑
- Retikulozyten ↑
- **indirektes Bilirubin** ↑ (Urobilinogenurie)
- **Haptoglobin, Hb, Erythrozytenkonzentration und Hk** ↓

[F98]
Frage 2.27: Lösung C

Hämolytische Reaktionen können durch sorgfältige Testung (⇒ Kreuzproben-Blutprobe, bedside-test) vermieden werden. In der Regel müssen für eine Bluttransfusion die AB0-Gruppen des Spenders und Empfängers übereinstimmen.
Kreuzprobe:
Nach Feststellung der AB0-Gruppe und des Rh-Merkmals sowie den Antikörpersuchtests im Spender- und Empfängerblut muss die Kreuzprobe durchgeführt werden. Dadurch wird sichergestellt, dass das Empfängerserum keine klinisch relevanten Antikörper enthält, die mit den transfundierten Erythrozyten reagieren. Mit der Kreuzprobe werden Antikörper sowohl der IgG- wie der IgM-Klasse nachgewiesen.
Zu (2): Die Blutgruppe A lässt sich in zwei Untergruppen A_1 (80%) und A_2 (20%) unterteilen. A_1-Erythrozyten reagieren mit Anti-A-Serum sehr viel stärker als A_2-Erythrozyten. Antigen-Antikörperreaktionen zwischen A_1 und A_2 treten nur sehr selten auf und verlaufen blande.

[H00]
Frage 2.28: Lösung D

Rh-negativen Patienten sollte immer, ausgenommen bei lebensbedrohlichen Notfallsituationen, in denen kein entsprechendes Blut zur Verfügung steht, **rh-negatives Blut übertragen** werden. Dagegen können Rh-positive Empfänger sowohl Rh-positives wie rh-negatives Blut erhalten.

[H98]
Frage 2.29: Lösung B

Hämolytische Zwischenfälle beginnen akut, während oder unmittelbar im Anschluss an die Transfusion, selten später.
Symptomatik ⇒ Angst, Atemnot, Brust- und Kreuzschmerzen, Druckgefühl im Kopf, aufschießende Rötung im Gesicht und zunehmend Schocksymptome (schneller, flacher Puls, kaltschweißige Haut, Atemnot, Blutdruckabfall) und ein sichtbarer Ikterus:
- **Labor:** freies Hämoglobin im Plasma und Urin ↑, Hyperbilirubinämie
- **temporäre oder anhaltende Oligurie,** die in Anurie und Urämie übergehen kann ⇒ Tod nach 5–14 Tagen

Therapie:
- umgehend Transfusion abbrechen, Wärmezufuhr
- Einleitung einer **osmotischen Diurese** oder i.v. Gabe von Furosemid (wirkt der Entwicklung eines akuten Nierenversagens entgegen)

- Corticosteroide
- **Azidosebekämpfung** mit Natriumbicarbonatzufuhr nach Säure-Basenstatus
- **Volumenersatz** unter ZVD-Kontrolle und Gabe von vasoaktiv wirksamen **Substanzen mit positiv inotroper Wirkung** zur Kreislaufstabilisation.

Zu **(D):** Durch vermehrte Kaliumfreisetzung aus Erythrozyten im Rahmen der Hämolyse resultiert eine **hyperkaliämische Azidose**. Insbesondere bei anurischen Patienten sind Hyperkaliämien von Bedeutung und erfordern eine Azidosebekämpfung mit Natriumbicarbonatzufuhr nach Säure-Basenstatus.

Zu **(B):** Eine **Lysin-** oder **Argininhydrochlorid-Infusion** ist nur selten bei akuter schwerer **metabolischer Alkalose** indiziert.

[H99]
Frage 2.30: Lösung E

Zu **(1):** Die **hypochrome, mikrozytäre Anämie** tritt als typischer Befund des Eisenmangels auf. **Typischer Befund:** Hb ↓, Serumeisen ↓, Ferritinspiegel ↓ (= Maß für Speichereisen < 12 ng/ml), totale Eisenbindungskapazität ↑, Transferrin reaktiv erhöht, MCH < 28 pg.

Zu **(2):** Chronische Entzündungen wie die **rheumatoide Arthritis** gehen mit einer **gestörten Eisenverteilung** (Serumeisen ⇒ RHS) einher. Die **normo- bis hypochrome Anämie** tritt nach dreijährigem Krankheitsverlauf in 25 % auf.

Zu **(3):** Die **Thalassämie** ist eine **hypochrome Anämie**, die gehäuft im Mittelmeerraum auftritt. Befunde:
- **Hypochrome Anämie** mit typischen Targetzellen (**„Schießscheibenzellen"**)
- **HbF und HbA$_2$** ↑
- **Hämochromatose** (auch ohne Transfusionstherapie!) mit **Eisenablagerung in Organen** (⇒ Kardiomyopathie) und **im Knochenmark** (**Sideroblasten**)

[H97]
Frage 2.31: Lösung A

Diagnostik und klinische **Einteilung der Anämien** erfolgt primär sowohl durch **Messung und rechnerische Bestimmung der peripheren Blutdaten** als auch durch **Auswertung des Blutausstriches** und die morphologische Beurteilung der roten Blutkörperchen.

Im vorliegenden Fall kann eine **chron. Blutungsanämie** oder eine **Eisenmangelanämie** bestehen, da sowohl die Erythrozytenzahl, der Hb-Wert als auch die Eisenkonzentration im Serum vermindert sind.

Diagnostik der Blutungsanämie
- **akuter Blutverlust** → zunächst kein messbarer Abfall des Hämatokrits, da zelluläre und flüssige Blutbestandteile im physiologischen Verhältnis verloren gehen. Anschließend → Hämatokrit ↓ (erreicht nach 48–72 h sein Minimum), nach einigen Tagen → Retikulozytose, ggf. auch Normoblasten, Polychromasie und geringe Makrozytose
- **chronischer Blutverlust** → Eisenmangelanämie (hypochrome, mikrozytäre Anämie); **Hb, MCH und MCV** ↓, Anisozytose, **Ferritinspiegel** ↓

Laborwerte bei Eisenmangelanämie
- **hypochrome, mikrozytäre** Anämie
- **Poikilozytose** (unregelmäßig geformte Erythrozyten)
- **Anisozytose** (verschieden große Erythrozyten)
- Hb ↓, **Serumeisen** ↓, **Ferritinspiegel** ↓ (= Maß für Speichereisen < 12 ng/ml), totale Eisenbindungskapazität ↑, Transferrin reaktiv erhöht, MCH < 28 pg

Zu **(A):**
- **Erhöhte Erythropoetinspiegel** finden sich **bei lokalem** (Nierenzysten, Hydronephrose) **und systemischem** (**Anämie**, kardiopulmonale Insuffizienz) **Sauerstoffmangel** und beim Hypernephrom (paraneoplastisch).
- **Verminderte Erythropoetinspiegel** finden sich bei **renaler Anämie** (Niereninsuffizienz) und Polyzythämia vera (neoplastische Proliferation der Erythropoese).

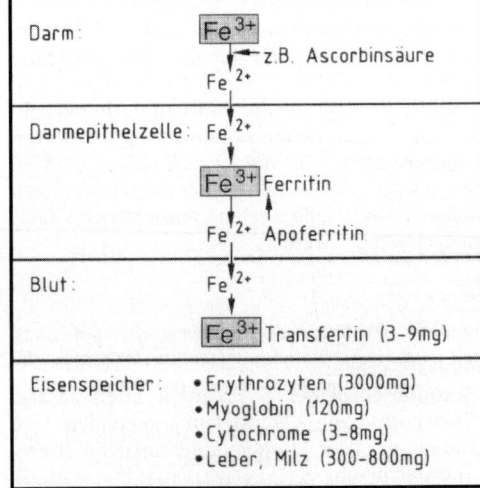

Abb. 2.3 Eisenresorption

Eisenmangelanämie

Eisenverluste aus den angegebenen Ursachen sind der häufigste Grund für eine **hypochrome Anämie** in Mitteleuropa.
Die **Ursachen** des Eisenmangels sind:
- hauptsächlich chronische Blutverluste (gastrointestinale Blutungen bei Ulzera und Tumoren, verstärkte Menstrualblutungen bei Frauen)
- ungenügende Resorption (Magen- und Darmresektionen, entzündliche Veränderungen der Schleimhäute des Gastrointestinaltrakts, Anazidität des Magens); Resorptionshemmung durch Phosphate, Agar-Agar und den Getreidebestandteil Phytat möglich
- erhöhter Verbrauch (Wachstum, Schwangerschaft, Stillperiode)
- mangelhafte Zufuhr (Unter- und Fehlernährung)
- gestörter Transport (z.B. Mangel an Transferrin)
- gestörte Eisenmobilisation (Tumoren, Infekte: Serumeisen → RHS)

Folgen
Unter **Eisenmangel** entwickelt sich eine hypochrome, mikrozytäre Anämie. Es besteht außerdem eine Poikilozytose (unregelmäßig geformte Erythrozyten) und eine Anisozytose (verschieden große Erythrozyten). Laborchemisch ist das Serumeisen vermindert, Transferrin reaktiv erhöht, die totale Eisenbindungskapazität erhöht und der Ferritinspiegel erniedrigt. Klinisch beobachtet man dünne, brüchige Fingernägel und typischerweise Mundwinkelrhagaden.

Therapie
Perorale oder parenterale Gabe von Eisen.
Bei Infekt- und Tumoranämien ist Eisen nicht indiziert.

Phasen im Ablauf des Eisenmangels
(aus Heilmann, 1981)

Phase 1	Verarmung des Knochenmarks an Hämosiderin und Ferritin
Phase 2	Erhöhung des Transferrins bzw. der Eisenbindungskapazität
Phase 3	Abnahme des Serumeisens und Abfall der Transferrinsättigung unter 16%
Phase 4	Entwicklung einer Anämie
Phase 5	zunehmende Anämie mit Hypochromie und Mikrozytose der Erythrozyten

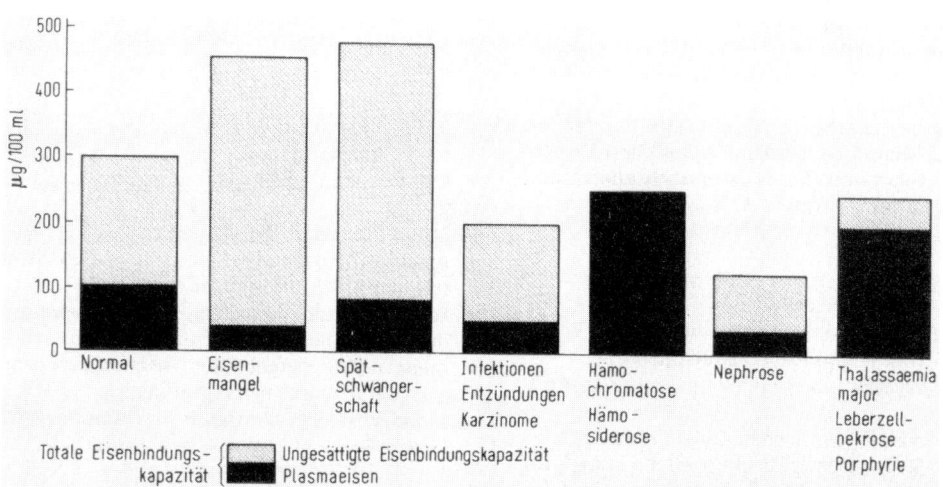

Abb. 2.4 Beziehung zwischen Plasmaeisenkonzentration, ungesättigter und totaler Eisenbindungskapazität bei verschiedenen klinischen Zuständen (Moore, C. V., E. B. Brown: Documenta Geigy, Acta clin. 7, 1967, zitiert nach Heilmann, 1981)

Tab. 2.4 Differenzialdiagnostische Abgrenzung hypochromer Anämien (aus Heilmann, 1981)

	Eisenmangelanämie	Tumor- und Infektanämie	Sideroachrestische Anämie	Thalassaemia minor
Hämoglobin	erniedrigt	erniedrigt	erniedrigt	erniedrigt
mittleres korpuskuläres Hämoglobin	normal bis erniedrigt	normal bis erniedrigt	erniedrigt	erniedrigt
Serumeisen	erniedrigt	erniedrigt	erhöht	normal bis erhöht
TEBK	erhöht	normal bis erniedrigt	normal bis erniedrigt	normal bis erniedrigt
Serumferritin	erniedrigt	normal bis erhöht	normal bis erhöht	erhöht

H97
Frage 2.32: Lösung C

Die **hypchrome, mikrozytäre Anämie** tritt als typischer Befund des Eisenmangels auf. **Typischer Befund:** Hb ↓, Serumeisen ↓, Ferritinspiegel ↓ (= Maß für Speichereisen < 12 ng/ml), totale Eisenbindungskapazität ↑, Transferrin reaktiv erhöht, MCH < 28 pg.
- **MCH** (mean corpuscular haemoglobin) bezeichnet den mittleren absoluten Hämoglobingehalt des Einzelerythrozyten in Picogramm: Hb-Gehalt (in g%) × 10/ (Ery (in Mio/μl)); Normwert 28–36 pg
- Das **MCV** (mean corpuscular volume) bezeichnet das elektronisch bestimmte oder aus dem Hämatokrit und der Erythrozytenzahl berechnete mittlere zelluläre Volumen der einzelnen Erythrozyten; Normwert: 87 ± 5 fl.

Weitere Befunde bei Anämie:
- **Hämoglobinkonzentration** (Hb) beim **erwachsenen Mann** < 13,5 g/dl, bei der **Frau** < 12 mg/dl
- **Erythrozytenzahl** beim **erwachsenen Mann** < 4,3 Mio/μl, bei der **Frau** < 3,9 Mio/μl.
- **Hämatokritwert** (Hk) beim **erwachsenen Mann** < 40%, bei der **Frau** < 37%

F00
Frage 2.33: Lösung E

Laborstatus bei Eisenmangelanämie
- **hypochrome**, **mikrozytäre** Anämie
- **Poikilozytose** (unregelmäßig geformte Erythrozyten)
- **Anisozytose** (verschieden große Erythrozyten)
- Hb ↓, Serumeisen ↓, Ferritinspiegel ↓ (= Maß für Speichereisen < 12 ng/ml), totale Eisenbindungskapazität ↑, Transferrin reaktiv erhöht, MCH < 28 pg

Diagnose einer Anämie (Hb↓) nach MCH, MCV, Serumferritin und Retikulozytenzahl:
hypochrom-mikrozytär
- Ferritin vermindert ⇒ Eisenmangelanämie
- Ferritin normal oder erhöht ⇒ sekundäre Anämie bei Tumor oder Entzündung
- Ferritin erhöht ⇒ Eisenverwertungsstörung, Thalassämie

normochrom-normozytär
- Retikulozyten vermindert ⇒ renale Anämie, aplastische Anämie
- Retikulozyten normal ⇒ sekundäre Anämie bei Tumor oder Entzündung
- Retikulozyten erhöht ⇒ hämolytische Anämie, Regenerationsphase, Blutungsanämie

hyperchrom-makrozytär
- Retikulozyten grenzwertig normal oder vermindert ⇒ megaloblastäre Anämie (Vit. B_{12}-, Folsäuremangel, Alkoholismus, Lebererkrankung, Zytostatika)
- Retikulozyten erhöht ⇒ hämolytische Anämie, Regenerationsphase

Zu **(A)** und **(B)**: FAB-Klassifikation des myelodysplastischen Syndroms (French-American-British-Cooperative Group):
- **RA:** **R**efraktäre **A**nämie
- **RARS:** **R**efraktäre **A**nämie mit **R**ing**s**ideroblasten
- **RAEB:** **R**efraktäre **A**nämie mit **E**xzess von **B**lasten (mindestens Bizytopenie)
- **RAEB-t:** **R**efraktäre **A**nämie mit **E**xzess von **B**lasten in **T**ransformation
- **CMML:** **C**hronische **m**yelo**m**onozytäre **L**eukämie

Labor:
- **Mono-, Bi- oder Panzytopenie**
- **Anämie** (häufigster Befund) **mit breiter Streuung der Erythrozytengröße**
- **Leukozytenzahl** ⇒ normal, erhöht oder vermindert mit pathologischer Granulierung
- meist mäßig ausgeprägte **Thrombozytopenie**, gelegentlich Riesenthrombozyten
- **Monozytose** bei **chronisch-myelomonozytärer Leukämie**

F97
Frage 2.34: Lösung C

Siehe Kommentar zu Frage 2.35.

2.4 Erkrankungen, die mehrere Zellsysteme betreffen

[H96]

Frage 2.35: Lösung B

Labor bei Eisenmangelanämie:
- **hypochrome, mikrozytäre** Anämie
- **Poikilozytose** (unregelmäßig geformte Erythrozyten)
- **Anisozytose** (verschieden große Erythrozyten)
- **Hb** ↓, Serumeisen ↓, **Ferritinspiegel** ↓ (= Maß für Speichereisen < 12 ng/ml), totale Eisenbindungskapazität ↑, Transferrin reaktiv erhöht, MCH < 28 pg

Ursachen des Eisenmangels sind
- **hauptsächlich chronische Blutverluste** (**gastrointestinale Blutungen** bei Ulzera und Tumoren, erosive Gastritis, **Hämolyse, Urogenitaltrakt:** z. B. verstärkte Menstruationsblutungen bei Frauen)
- **ungenügende Resorption** (Magen- und Darmresektionen, entzündliche Veränderungen der Schleimhäute des Gastrointestinal-Trakts, Anazidität bzw. Achlorhydrie des Magens)
- **erhöhter Verbrauch** (Wachstum, Schwangerschaft, Stillperiode)
- **mangelhafte Zufuhr** (Unter- und Fehlernährung)
- **gestörter Transport** (z. B. Atransferrinämie → Mangel an Transferrin)
- **gestörte Eisenverteilung** (Tumoren, Infekte, chron. Entzündungen wie rheumatoide Arthritis: Serumeisen → RHS)

Zu **(D): Laborwerte und Merkmale der Thalassämie**
- **hypochrome Anämie** mit typischen Targetzellen („Schießscheibenzellen")
- **HbF und HbA$_2$** ↑
- **Hämochromatose** (auch ohne Transfusionstherapie!) mit **Eisenablagerung in Organen** (→ Kardiomyopathie) und **im Knochenmark (Sideroblasten)**
- **Hepatosplenomegalie** (frühzeitige Elimination der zirkulierenden Erythrozyten durch die Milz)
- **Hyperplasie des Knochenmarks** mit Erweiterung des Markraumes und **Skelettveränderungen** (röntgenol. Nachweis: „Bürstenschädel")

Zu **(E): Leitsymptome** der **Zöliakie** (einheim. Sprue) sind **chronisch rezidivierende Durchfälle mit** großvolumigem, **fettglänzendem Stuhl,** Gewichtsverlust, Ödeme, Adynamie, **Anämie,** periphere Neuropathie (**Vit. K-Mangel** → Prothrombin ↓ → Hautblutungen, Petechien und Ekchymosen), **Calciummangel** (→ tetanische Krämpfe, Osteoporose und Osteomalazie).

Zu **(B):** Im Rahmen eines **Lungenemphysems** kann es zur **Polyglobulie** kommen.

[H98]

Frage 2.36: Lösung B

Laborbefunde bei Eisenmangelanämie:
- hypochrome, **mikrozytäre** Anämie
- **Poikilozytose** (unregelmäßig geformte Erythrozyten)
- **Anisozytose** (verschieden große Erythrozyten)
- **Anulozyten** (Erythrozyten mit ringförmiger Hämoglobinanreicherung)
- Hb ↓, Serumeisen ↓, Ferritinspiegel ↓ (= Maß für Speichereisen < 12 ng/ml), totale Eisenbindungskapazität ↑, Transferrin reaktiv erhöht, MCH < 12 pg.

Zu **(A):** Plasmodieneinschlüsse bei Malaria.
Zu **(C):** Ovalozyten (syn. **Elliptozyt**) bei hereditärer Elliptozytose (bis 10 % gelten als Normalbefund).
Zu **(D): Kugelzellen** (Sphärozyten) können bei immunmediierter Hämolyse nachweisbar sein.
Zu **(E):** Beim **Glukose-6-Phosphat-Dehydrogenasemangel** (Favismus) kann es zu schweren anämischen Krisen kommen, die durch verschiedene Medikamente und Nahrungsmittel ausgelöst werden. Dabei finden sich sog. „angebissene Erythrozyten", die so aussehen, als wären sie in der Peripherie angebissen.

[H96]

Frage 2.37: Lösung D

Therapie der Eisenmangelanämie:
- Behandlung von Grunderkrankungen
- **perorale Gabe** einer II-wertigen Eisenverbindung (z. B. Ferrosulfat **100–200 mg/d**) bis zur Normalisierung des Blutbildes (etwa 2 Monate), anschließend über den gleichen Zeitraum weiter substituieren, um die entleerten Eisendepots wieder aufzufüllen.
- **parenterale Gabe** (III-wertiges Fe, z. B. Ferrophor®, Ferrlecit®, 100 mg i. v. (langsame Injektion)) von Eisenverbindungen nur in Ausnahmefällen (totale Darmzottenatrophie, Malabsorption)
- Bei **Entzündungs-, Infekt** und **Tumoranämien** mit normalen Ferritinwerten ist Eisen nicht indiziert.

Zeitlicher Ablauf:
- **Retikulozyten** ↑ 7 bis 10 Tage nach Behandlungsbeginn
- **Hämoglobinwert** ↑ ab der 2.–3. Woche um wöchentlich 0,7–1 g/100 ml
- **Hämoglobin** und **Serumferritin** sollte in einem Zeitraum von 2 Monaten korrigiert sein
- Zum **Auffüllen der Eisenspeicher** ist eine weitere Substitution über mindestens 3 Monate erforderlich.

F99

Frage 2.38: Lösung C

Diagnose einer Anämie (Hb ↓) nach MCH, MCV, Serumferritin und Retikulozytenzahl:
hypochrom-mikrozytär
- Ferritin vermindert ⇒ Eisenmangelanämie
- Ferritin normal oder erhöht ⇒ sekundäre Anämie bei Tumor oder Entzündung
- Ferritin erhöht ⇒ Eisenverwertungsstörung, Thalassämie **normochrom-normozytär**
- Retikulozyten vermindert ⇒ renale Anämie, aplastische Anämie
- Retikulozyten normal ⇒ sekundäre Anämie bei Tumor oder Entzündung
- Retikulozyten erhöht ⇒ hämolytische Anämie, Regenerationsphase, Blutungsanämie **hyperchrom-makrozytär**
- Retikulozyten grenzwertig normal oder vermindert ⇒ megaloblastäre Anämie (Vit. B_{12}-, Folsäuremangel, Alkoholismus, Lebererkrankung, Zytostatika)
- Retikulozyten erhöht ⇒ hämolytische Anämie, Regenerationsphase

Zu **(A): FAB-Klassifikation des myeoldysplastischen Syndroms (French-American-British-Cooperative Group):**
- **RA: r**efraktäre **A**nämie
- **RARS:** refraktäre Anämie mit **R**ing**s**ideroblasten
- **RAEB:** refraktäre Anämie mit **E**xzess von **B**lasten (mindestens Bizytopenie)
- **RAEB-t:** refraktäre Anämie mit **E**xzess von **B**lasten in **T**ransformation
- **CMML: c**hronische **m**yelo**m**onozytäre **L**eukämie

Labor:
- Mono-, Bi- oder Panzytopenie
- Anämie (häufigster Befund) **mit breiter Streuung der Erythrozytengröße**
- **Leukozytenzahl** ⇒ normal, erhöht oder vermindert mit pathologischer Granulierung
- meist mäßig ausgeprägte **Thrombozytopenie**, gel. Riesenthrombozyten
- **Monozytose** bei **chronisch myelomonozytärer Leukämie**

Der **Anteil an myelo- und monozytoiden Blasten nimmt progredient zu** und ist als wichtigster **prognostischer Faktor** zu werten.

Erythropoetin ────────── II.15

Ein exogener oder endogener O_2-Mangel bewirkt in der Niere eine erhöhte Produktion von Erythropoetin. Nur etwa 10% des Erythropoetins beim Erwachsenen stammen aus der Leber. Erythropoetin **stimuliert die Knochenmarkstammzellen der Erythropoese zu vermehrter Teilungsaktivität** und ist an der **Differenzierung von Thrombozyten** beteiligt. Dieser Mechanismus kann prinzipell als Kompensation bei einer Anämie ablaufen. Voraussetzung sind jedoch eine intakte Nierenfunktion, ein nicht aplastisches Knochenmark und eine ausreichende Versorgung mit den Ausgangsstoffen der Erythropoese (Eisen, Vitamin B_{12}, Folsäure etc.).

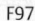 F00

Frage 2.39: Lösung D

Bei der **chronischen terminalen Niereninsuffizienz** besteht in der Regel eine **normochrome normozytäre Anämie.** Die Hämoglobinkonzentration ist meistens erniedrigt.

Pathogenese:
Erythropoese
- Erythropoetinmangel (wesentliche Ursache)
- Erythropoetinresistenz
- Einwirkung urämisch-toxischer Substanzen (⇒ relative Markinsuffizienz)
- verminderte Eisenutilisation
- **gesteigerte Hämolyse**
- verkürzte Erythrozytenlebensdauer u.a. durch mechanische Schädigung bei **renaler Mikroangiopathie** (⇒ Fragmentozyten, Schistozyten)

Blutverluste
- gastrointestinale Verluste (Thrombopathie und **urämische Gastritis**)
- Verbleiben von Blut im Dialysator
- Verdünnung durch vermehrtes Plasmavolumen

Das beim Erwachsenen zu etwa **90%** im Nierengewebe gebildete **Erythropoetin (EPO)** fördert die Umwandlung von pluripotenten Stammzellen in Proerythroblasten. Bei Untersuchungen des **Knochenmarks** erscheint daher auch beim Vorliegen einer **renalen Anämie** die **erythropoetische Reihe normal.** Die Retikulozytenzahl im Blut ist nur gering erhöht.

F97

Frage 2.40: Lösung D

Unerwünschte Nebenwirkungen der Erythropoetin-(EPO-)Behandlung bei Patienten mit dialysepflichtiger Niereninsuffizienz sind **Bluthochdruck** (erhöhter peripherer Widerstand), **Thromboseneigung, Hyperkaliämie,** Appetitzunahme, verminderte Dialyseeffizienz mit Zunahme der harnpflichtigen Substanzen im Blut.

Zu **(D):** Unter Hirsutismus versteht man einen männlichen Behaarungstyp bei Frauen, der idiopathisch oder symptomatisch infolge vermehrter Androgenbildung sowie unter Zufuhr bestimmter Medikamente (Glucocorticoide, Ciclosporin A usw.) auftreten kann.

[H93]

Frage 2.41: Lösung A

Die **häufigste Nebenwirkung** einer Behandlung mit **r-HuEPO** ist der zum Teil deutliche **Blutdruckanstieg** der bis zur hypertensiven Krise gehen kann. Da dieser Effekt jedoch nicht bei gesunden Probanden auftritt, handelt es sich offenbar um einen indirekten Effekt, der vor allem auf einer **Erhöhung des peripheren Gefäßwiderstandes infolge Zunahme der Blutviskosität** beruht. Auch eine überschießende Rückstellung der Anämie-bedingten Vasodilatation wird als Ursache diskutiert. Je nach Schweregrad der Hypertonie ist eine **antihypertensive Therapie** (→ Vasodilatator) einzuleiten. Nach einigen Studien kann sich der Blutdruck unter einer Erhaltungstherapie mit r-HuEPO auch wieder auf Vorbehandlungswerte einstellen. **Weitere Nebenwirkungen,** die beschrieben werden, sind Krampfanfälle **(hypertensive Enzephalopathie),** grippeahnliche Symptome, Hautveränderungen und **Thrombosen** in den arteriovenösen Hämodialysefisteln **(Folge der erhöhten Blutviskosität).** Eine Erhöhung der Heparindosis oder eine Behandlung mit niedrigdosierter Acetylsalizylsäure (Thrombozytenaggregationshemmung) werden daher im Rahmen einer EPO-Therapie empfohlen.

[F94]

Frage 2.42: Lösung B

Bei **Infekt- und Tumoranämien** besteht eine Verminderung des Serumeisens bei normalem Gesamtkörpereisenbestand. Typisch ist eine **Erhöhung des Serumferritins.** Der **Serumtransferrinspiegel** ist **normal oder erniedrigt.** Die **Eisenbindungskapazität ist meist im Normbereich.**
Die häufigen **sekundären Anämien** bei Neoplasien und chronisch entzündlichen, insbesondere rheumatischen Erkrankungen zeigen eine am Grad der Anämie gemessen inadäquate Reaktion der Erythropoese. Mehrere **pathogenetische Faktoren** können zur Erklärung der Anämie bei chronischen Erkrankungen beitragen.
Es besteht eine gestörte Mobilisation von Eisen, da bei chronischen Entzündungen und **Tumorleiden** das Eisen im RES fixiert ist. Dies führt zu einem niedrigen Serumeisenspiegel, einem verminderten Eisengehalt in den erythropoetischen Vorstufen und zu einer Abnahme von Sideroblasten bei normalem oder erhöhtem Eisengehalt im Knochenmark.
Ein **relativer** Mangel an Erythropoetin findet sich bei chronischen **Infektanämien.** Die im Rahmen der Entzündungsreaktion aktivierten Interleukine 1 und 6 bedingen eine **Verteilungsstörung des Körpereisens und Hemmung der Erythropoetin-vermittelten Proliferation determinierter ery**thropoetischer Stammzellen. Eine verkürzte Erythrozytenüberlebenszeit als Folge von extrakorpuskulären Faktoren kann ebenso wie ein vermehrter Abbau von Erythrozyten im RES bestehen.
Auch bei exogener Eisenzufuhr wird dieses Eisen im RES abgelagert und führt zu keiner Besserung der Erythropoese. Die Behandlung muss sich auf das Grundleiden beziehen.

[F98]

Frage 2.43: Lösung C

Siehe Kommentar zu Frage 2.42.
Labor bei Infektanämie ⇒ zunehmend **hypochrome Anämie, Serumeisen ↓ bei normalem Gesamtkörpereisenbestand, Serumferritin ↑, Serumtransferrinspiegel ↓** oder normal, **Eisenbindungskapazität** meist im Normbereich.

Schwangerschaftsanämie —— II.16

Bei mehr als der Hälfte aller Frauen besteht **gegen Ende der Schwangerschaft** eine **Anämie.** Blässe, Müdigkeit und Schwindelgefühl sind typische Hinweise auf das Bestehen dieser Anämie, die in der Schwangerschaft insbesondere zu einer **Gefährdung des Feten durch Verminderung der Sauerstoffversorgung** (→ **Plazentainsuffizienz**) führen kann. Der Erythropoetin-Spiegel nimmt in der Schwangerschaft zu, die Erythropoese ist gesteigert.
Pathogenetische Faktoren bei der Entstehung der Schwangerschaftsanämie:
- Hyperämie (Verdünnungseffekt)
- Eisenmangel (→ hypochrome Anämie)
- Vitamin B_{12}- und Folsäuremangel (→ hyperchrome Anämie)
- Eiweißdefizit
- präexistente Störungen
- Infekte und Intoxikationen

Die meisten Anämien in der Schwangerschaft beruhen auf einem **Eisenmangel,** da der erhöhte Bedarf durch die Nahrungszufuhr oft nicht gedeckt werden kann. Weil ein Absinken des Hämoglobinwertes bereits ein Spätsymptom des Eisenmangels ist, können prophylaktisch von der 20. Schwangerschaftswoche an Eisen-Präparate per os verabfolgt werden. Im Hinblick darauf, daß auch der **Folsäure- und Vitamin B_{12}-Bedarf** in der Schwangerschaft zunehmen, sollte die Prophylaxe auch auf diese Stoffe ausgedehnt werden.

H94

Frage 2.44: Lösung C

Siehe Kommentar zu Frage 2.42.

H94

Frage 2.45: Lösung E

Siehe Lerntext II.16.

───── Megaloblastäre Anämie ───── II.17 ─

Unter dem Begriff „megaloblastärer Anämie" fasst man Störungen der Erythropoese zusammen, die mit einer megaloblastären Transformation des Knochenmarks einhergehen. Es resultiert eine makrozytäre hyperchrome Anämie.

Ursache:
- Vitamin B_{12}-Mangel
- Folsäuremangel

Sowohl Vitamin B_{12} (= Extrinsic factor) als auch Folsäure wirken auf die Synthese von Desoxyribonukleinsäuren, d. h. beide Substanzen haben Einfluss auf die erythropoetische Proliferationsrate.

Mangel an diesen Substanzen führt zu einer verzögerten Zellteilung ohne Beeinflussung des Zellwachstums. Dies erklärt den für diese Anämie typischen Befund der Riesenzellen (Megaloblasten).

Vitamin B_{12}-Mangel findet man **bei:**
- Mangelernährung
- Malabsorptionssyndromen (Morbus Crohn, Sprue, exokr. Pankreasinsuffizienz, enterokolische Fistel, Amyloidose)
- pathologischer Darmbesiedlung (blind-loop-Syndrom, Befall mit Fischbandwurm (→ erhöhter Verlust)
- Mangel an „Intrinsic factor"

Vorbedingung für die Resorption von Vitamin B_{12} im terminalen Ileum ist die Gegenwart von Calcium und eines von den Parietalzellen des Magens gebildeten Glykoproteins **(Intrinsic factor)**. Bei chronisch atrophischer Gastritis oder nach Magenresektionen fällt die Funktion der Parietalzellen aus, und es wird kein Intrinsic factor mehr gebildet.

Klassisches Beispiel des Vitamin B_{12}-Mangels:

Anaemia perniciosa

Ursache der perniziösen Anämie ist eine atrophische Gastritis mit pentagastrinrefraktärer Anazidität, hervorgerufen durch Autoantikörper gegen Parietalzellen und Intrinsic factor.

Diagnostik:
- Schilling-Test (Radio-Vitamin B_{12}-Resorptionstest durch Gabe eines mit ^{58}CO markierten Vitamin B_{12}-Präparats)
- Bestimmung des Vitamin B_{12}-Spiegels im Blut
- Zunahme der Serumlaktatdehydrogenaseaktivität
- Methylmalonatausscheidung ↑ (durch Vitamin B_{12} wird die Umwandlung von Methylmalonat-CoA in Succinyl-CoA katalysiert)

Klinisch fällt der Vitamin B_{12}-Mangel durch folgende Symptome auf:
- Hunter-Glossitis
- funikuläre Myelose mit ataktischem Gang und psychotischer Symptomatik
- polyneuropathische Schmerzen und Parästhesien in den Extremitäten

Der periphere **Blutausstrich** zeigt *hyperchrome Megalozyten*, meist eine *Leuko- und Thrombopenie* sowie übersegmentierte Granulozyten.

Laborchemisch findet man neben einem erhöhten Eisenserumspiegel ein erhöhtes indirektes Bilirubin. Die Ursache des meist diskret ausgebildeten Ikterus besteht in der „ineffektiven Erythropoese", bei der erythropoetische Zellen schon im Knochenmark zerfallen. Eine Hämosiderose der Leber kann auftreten. Die Therapie des Vitamin B_{12}-Mangels richtet sich nach der Grunderkrankung. Ist eine kausale Therapie nicht möglich, wird (z. B. bei der Anaemia perniciosa) Vitamin B_{12} in regelmäßigen Abständen parenteral substituiert.

Folsäuremangel

Er tritt auf **bei:**
- ungenügender Zufuhr infolge Fehlernährung (meist Alkoholiker)
- Resorptionsstörungen im Dünndarm
- erhöhtem Verbrauch (Schwangerschaft)
- Therapie mit Folsäureantagonisten (Methotrexat)

Die klinische **Symptomatik** besteht beim Folsäuremangel meist nur in einer gelblichen Hautfarbe infolge leicht gesteigerter Hämolyse (ineffektive Erythropoese!).

Nur beim schweren, ausgeprägten Folsäuremangel entwickelt sich eine megaloblastäre Anämie mit Leukopenie aufgrund der gestörten Purin- und Pyrimidin-Synthese.

Neurologische Symptome, wie sie beim Vitamin B_{12}-Mangel anzutreffen sind, treten unter Folsäuremangel **nie** auf.

Therapeutisch gibt man in allen Fällen, in denen keine Resorptionsstörung besteht, das Vitamin per os. Eine medikamentöse Therapie mit Methotrexat oder Antiepileptika muss unter Umständen abgebrochen, oder das interferierende Medikament gegen ein anderes ausgetauscht werden.

Häufigkeit wichtiger Symptome bei der perniziösen Anämie (nach (Begemann) (aus Heilmann, 1981)

Achylie	95%	Laborbefunde	
Gewichtsabnahme	90%	Anämie	90%
strohgelbe Haut	90%	(Hb < 10 g/100 ml)	
Nervenbeteiligung	75%	Leukozytopenie	70%
Zungenveränderung	55%	(Leukozyten < 4000/mm^3)	
Pankreasbeteiligung	50%	Thrombozytopenie	55%
Lebersymptome	40%	(Thrombozyten < 100000/mm^3)	
Milzvergrößerung	12%	Blutsenkungsreaktion	60%
		(Senkungsgeschwindigkeit > 50 mm n.W./1 h	

Tab. 2.5 Veränderung hämatologischer Parameter bei verschiedenen Anämien

Anämie	Hb	Hb$_E$	MCV	Retikulozyten	Erythrozyten	Zellmorphologie
Blutungsanämie (chronisch)	↓ (↓)	↓	↓	↓	↓	Mikrozyten
Eisenmangelanämie	↓	↓↓	↓	↓	↓	Mikrozyten
megaloblastäre Anämie	↓	↑	↑	↓	↓↓	Makrozyten
sideroachrestische Anämie	↓	↓	N–↓	N–↑	↓	Normozyten Mikrozyten
aplastische Anämie	↓	N	N	↓↓	↓	Normozyten
Sichelzellenanämie	↓	N	N–↓	N–↑	↓	Sichelzellen
Sphärozytose	↓	N	N	↑↑	↓	Sphärozyten
Ovalozytose	↓	N	N	↑↑	↓	Ovalozyten
Thalassämie	↓	↓	↓	(↑)	↓	„Targetzellen" Mikrozyten

Hb = Hämoglobin
Hb$_E$ = Färbekoeffizient
MCV = Mittleres korpuskuläres Volumen
↑ = erhöht (beim Hb$_E$ hyperchrom)
↓ = erniedrigt (beim Hb$_E$ hypochrom)
N = Normal

Frage 2.46: Lösung C

Die **Retikulozytose** als Zeichen eines erhöhten Erythrozytenumsatzes tritt bei sämtlichen Formen der **Hämolyse** und des **Blutverlusts** als Folge der kompensatorisch gesteigerten Erythrozytenbildung auf. **Grenzwertig normale oder verminderte Retikulozytenzahlen** treten bei megaloblastärer Anämie (Vit. B_{12}-, Folsäuremangel, Alkoholismus, Lebererkrankung, Zytostatika), renaler Anämie und der aplastischen Anämie auf.
Zu **(C)**: Erst nach Substitution mit Vitamin B_{12} bzw. Folsäure ist bei der perniziösen Anämie eine Regeneration der Erythropoese mit Retikulozytose zu erwarten.

Frage 2.47: Lösung C

Zu **(C)**: Es besteht der für eine **perniziöse Anämie** krankheitstypische Befund einer **Hunter-Glossitis**. Typisch ist eine **glatte rote Zunge mit Atrophie der Zungenpapillen** und eine wellige Streifung im Bereich des Zungenrückens.
Zu **(A)**: Bei der **pseudomembranösen Candidiasis** finden sich punkt- bis flächenförmig weißliche Plaques auf geröteter Schleimhaut.
Bei der **erythematös-atrophischen Candidiasis** besteht eine flächenhaft fleckige Rötung der Zungen-, Gaumen- und Wangenschleimhaut.
Zu **(B)**: Bei **Scharlach** besteht durch **magenta-rote hypertrophische Papillen** der Eindruck einer **Himbeerzunge**.
Zu **(D)**: Bei **gastrointestinalen Störungen** resultiert in vielen Fällen eine „belegte" Zunge.
Zu **(E)**: Bei der **Hypothyreose** besteht eine **Makroglossie**.

Frage 2.48: Lösung E

Der **Laborbefund** (**Hb** ↓, **MCV** ↑, **MCH** ↑) spricht in Verbindung mit der **klinischen Symptomatik** (typische **Trias**: hämatologische + gastrointestinale + neurologische Symptome) für eine **perniziöse Anämie**.
Die **perniziöse Anämie** bezeichnet einen **Vitamin B_{12}-Mangel** durch eine **atrophische Autoimmungastritis Typ A** mit pentagastrinrefraktärer Anazidität, hervorgerufen **durch Autoantikörper gegen Parietalzellen und Intrinsic factor**.
Symptomatik
- **gastrointestinales Syndrom:** Hunter-Glossitis, atrophische Autoimmungastritis Typ A
- **neurologisches Syndrom:**
  - **funikuläre Myelose** mit ataktischem Gang, **psychotischer Symptomatik** und **Gedächtnisstörung**
  - **polyneuropathische Schmerzen** und **Parästhesien in den Extremitäten**
- ggf. diskret ausgebildeten Ikterus durch „ineffektive Erythropoese", bei der erythropoetische Zellen schon im Knochenmark zerfallen. Eine Hämosiderose der Leber kann auftreten.

Weitere Laborbefunde:
- **Blutausstrich** ⇒ **hyperchrome Megalozyten**, meist eine Leuko- und Thrombopenie, übersegmentierte Granulozyten.
- **Laborchemisch** ⇒ Eisenserumspiegel ↑, indirektes Bilirubin ↑, LDH ↑, **oft Panzytopenie**

Siehe auch Lerntext II.17.

Sideroachrestische Anämie — II.18

Unter diesem Begriff subsumiert man eine Reihe chronisch verlaufender, kongenitaler oder erworbener Anämien mit den Zeichen einer Eisenverwertungsstörung im Knochenmark.

Ursachen
primär:
- Defekt der Hämsynthese mit resultierender Störung des Eiseneinbaus in Protoporphyrin IX

sekundär:
- bei chronischer Bleiintoxikation (basophil getüpfelte Erythrozyten)
- Vitamin B_6-Mangel
- Medikamente (INH, Azathioprin)

Als Folge eines kongenitalen Enzymdefektes ist bei der hereditären sideroachrestischen Anämie der Gehalt an Uro- und Koproporphyrinogen III erhöht.

Da die Synthese der δ-Aminolävulinsäure eine pyridoxalphosphatabhängige Reaktion ist, besteht bei Pyridoxalphosphatmangel (= Vitamin B_6-Mangel) eine verminderte Hämbiosynthese. Als Folge wird das nicht verwertete Eisen in Sideroblasten abgelagert. Symptome einer sideroachrestischen Anämie treten auch unter chronischer **Bleiexposition** auf. Blei hemmt die Aktivität der δ-Aminolävulinsäuredehydrogenase und führt zu einer Erhöhung der δ-ALS in Blut und Urin. Zusätzliche Hemmung der Ferrochelatase, die den letzten Schritt der Hämbiosynthese katalysiert, führt zur Akkumulation von Protoporphyrin und Koproporphyrin. Insgesamt wird weniger Eisen zur Hämbildung verwertet, und der Überschuss wird in Sideroblasten im Knochenmark abgelagert.

Labor:
Nachweis von Ringsideroblasten, Serumeisen erhöht, freie Eisenbindungskapazität erniedrigt; Eisenablagerung im RHS, zuweilen Siderose der Leber. Eine Eisentherapie ist kontraindiziert.
Bei der **sideroblastischen Anämie** ist das MCH in der Regel reduziert, und es besteht eine Poikilozytose. Die erniedrigte Retikulozytenzahl weist auf die ineffektive Erythropoese hin.
Eine kausale **Therapie** der primären Form ist bislang nicht möglich. Symptomatisch kann eine Eisenentzugsbehandlung mit Desferal® durchgeführt werden, um überschüssiges Eisen zu eliminieren.

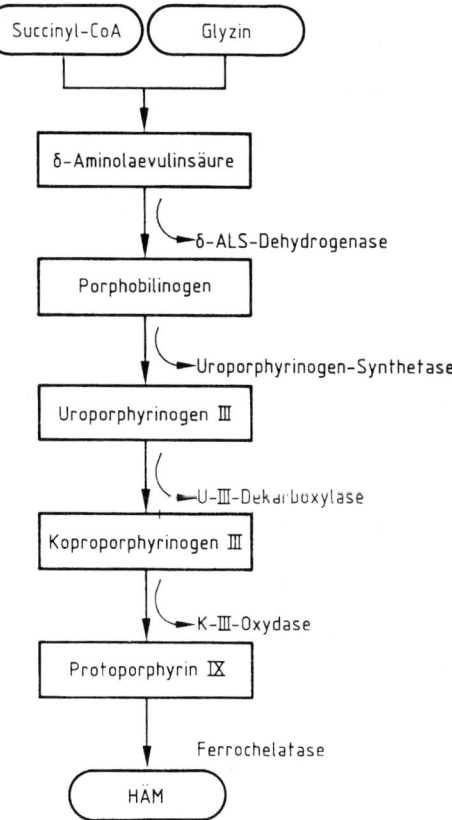

Abb. 2.5 Hämbiosynthese

Tab. 2.6 Differenzialdiagnose hyperchrom-makrozytärer Anämien (MCV > 96 μm³, MCHC > 31 g/100 ml)

Typ der Anämie	zugrunde liegende Störung	klinisches Bild bzw. Ursachen
A. megaloblastär	1. Vitamin B_{12}-Mangel	Perniziosa
	2. Folsäure-Mangel	Malabsorptionssyndrome u. a.
	3. hereditäre Störungen der DNS-Synthese	Orotazidurie
	4. medikamentös bedingte Störungen der DNS-Systeme	Antimetabolite, Antikonvulsiva, orale Kontrazeptiva
B. nicht megaloblastär	1. gesteigerte Erythropoese	hämolytische Anämien
	2. Vergrößerung der Membranoberfläche der Erythrozyten	Leberleiden, Verschlussikterus

[F93]

Frage 2.49: Lösung C

Die zu rasche oder übermäßige Zufuhr von Blutkonserven oder Frischplasma (Druckbeutel-Infusion) kann zu einer Kreislaufüberlastung mit Lungenödem führen. Insbesondere sehr junge Patienten, aber auch solche mit hohem Lebensalter, Herzkrankheiten, Präeklampsie/Eklampsie, Anämie oder schwerer Sepsis sind besonders gefährdet.

Die **„Transfusionslunge"** entsteht durch Mikroaggregate und Degenerationsprodukte, die bei massiven Bluttransfusionen die pulmonale Strombahn verlegen. Nach der Einführung von Blutfiltern ist sie seltener geworden.

Im vorliegenden Fall ist außerdem von einer Adaptation des Organismus an die bestehende Situation auszugehen, was eine notfallmäßige Bluttranfusion unnötig macht.

Paroxysmale nächtliche Hämoglobinurie — II.19

Ursache:
Ein nicht kongenitaler Defekt der Zellmembran führt zur vorwiegend im Schlaf auftretenden intravasalen Hämolyse mit Hämoglobinurie. Ursache dieser klonalen Erkrankung sämtlicher hämatopoetischer Stammzellen ist ein **Mangel Komplement regulierender Membranproteine**, der zu einer vermehrten Komplement vermittelten Lyse führt.

Folgen:
- Anämie
- Häufig Thrombosen (Freisetzung einer thrombokinaseähnlichen Substanz aus den Erythrozyten) der Pfortader, Lebervenen, mesenterialen und zerebralen Venen sowie Niereninsuffizienz.

Oft besteht gleichzeitig auch eine Leuko- und Thrombopenie, die auf eine verminderte Stabilität der betroffenen Zellen zurückgeführt wird. Nur die Hälfte der Erkrankten hat eine annähernd normale Lebenserwartung.

Therapie:
Die nächtliche Hämolyse ist nicht zu beeinflussen. Man gibt Antikoagulanzien zur Thromboseprophylaxe.

[F94]

Frage 2.50: Lösung C

Die **paroxysmale nächtliche Hämoglobinurie** ist eine seltene erworbene, korpuskuläre hämolytische Anämie.

Die verstärkte Hämolyse lässt sich nach Komplementaktivierung durch das Ansäuern des Serums (Hämtest) messen. Dabei werden die Überlebenszeitkurven der ^{51}Chrom-markierten Erythrozyten bestimmt. Bei Patienten mit paroxysmaler nächtlicher Hämoglobinurie ist die Sensitivität der Erythrozytenpopulation gegen diese Komplementlyse deutlich erhöht.

Therapeutisch können gewaschene Erythrozyten, Eisenpräparate, Dicumarole sowie Androgene und NNR-Steroide eingesetzt werden.

[H94]

Frage 2.51: Lösung A

Die **Sichelzellanämie** gehört zu der großen Gruppe der Hämoglobinopathien. Bei allen Hämoglobinopathien ist die Aminosäurefrequenz der Polypeptidketten an einer bestimmten Stelle verändert. Bei der Sichelzellanämie ist Glutamin in Stellung 6 der β-Kette durch die Aminosäure Valin ersetzt. Das resultierende abnorme Hämoglobin wird als HbS bezeichnet.

Es erkranken homozygote HbS-Träger, während heterozygote Genträger asymptomatisch sind. Aus der Sicht der Genprodukte besteht bei Heterozygoten eine kodominante Vererbung, während auf der Ebene des Genotyps ein **autosomal rezessiver Erbgang** vorliegt. **HbS-Träger sind gegen Malariainfektionen resistenter als die übrige Bevölkerung,** was die hohe Frequenz des Sichelzellgens (> 10%) in Malaria-verseuchten Gebieten erklärt. Bei homozygoten HbS-Trägern besteht das Hämoglobin zu etwa 20% aus HbF und zu 80% aus HbS, das im deoxygenierten Zustand intrazellulär präzipitiert (→ Sichelform der Erythrozyten). Während bei der homozygoten Form vermehrt HbF gebildet wird, fehlt HbA weitgehend oder vollständig.

Folgen
- Sichelung der Erythrozyten (bei Hypoxämie und pH-Abfall)
- Viskositätserhöhung des Blutes und Zirkulationsstörungen
- Ausbildung von Sichelzellpfröpfen mit multiplen Thrombosen und Organinfarkten (Haut, Hirn, Niere, Darm usw.)
- Sequestrationskrisen insbesondere bei Fieber und Sauerstoffmangel

Therapie
keine kausale Therapie bekannt

Prognose
Schlecht, da die häufigen ischämischen Infarkte zu einer progredienten Destruktion der betroffenen Organe führen. Die Patienten erreichen nur selten das Erwachsenenalter. Neben der Sichelzellanämie gibt es noch eine große Anzahl weiterer Hämoglobinopathien, die entweder nach dem Entdecker, dem Ort der Entdeckung oder nach dem Eigennamen des Patienten benannt wurden (HbC, HbD, Hb Lepore u. a.).

Bei diesen Formen sind die Symptome Splenomegalie, Anämie und Ikterus jeweils unterschiedlich stark ausgeprägt.

2.4 Erkrankungen, die mehrere Zellsysteme betreffen

F00

Frage 2.52: Lösung D

Im peripheren Blutausstrich erkennt man multiple **Fragmentozyten**, die infolge mechanischer Schädigung bevorzugt bei **mikroangiopathischer hämolytischer Anämie** auftreten. Dieser Befund ist neben den Laborwerten (**Thrombozytopenie, Anämie, erhöhte Retentionswerte**) wegweisend für die Diagnose eines hämolytisch-urämischen Syndroms (HUS). Die anfänglich bestehende Verbrauchskoagulopathie verschwindet rasch.

Das **hämolytisch-urämische Syndrom** tritt vor allem im Kindesalter, seltener bei jüngeren Erwachsenen auf. Die Mikrozirkulationsstörung manifestiert sich vor allem in den Nieren, wo sich charakteristische fokale Veränderungen finden, die hauptsächlich aus Fibrinthromben in den glomerulären Arteriolen und Kapillaren bestehen. Dies kann zur fibrinoiden Nekrose der afferenten glomerulären Arteriolen und zur Nierenrindennekrose führen.
Wenn die Veränderungen länger bestehen, kommt es zur Fibrose der glomerulären Arteriolen. Fibrinthromben in Gefäßen anderer Organe sind selten.

---Agranulozytose----------------------II.20-

Pathogenese
- **Agranulozytose** (= akut einsetzende massive Granulozytopenie) beruht im Wesentlichen auf einer allergischen Reaktion auf bestimmte Medikamente (u.a. Pyrazolonderivate (z.B. Metamizol), Indometacin, Phenylbutazon, Pyramidon, Sulfonamide, Chloramphenicol, Antihistaminika, Antidiabetika, schwermetallhaltige Verbindungen, Thyreostatika (z.B. Thiamazol), Antiepileptika und Tranquilizer). Diese **allergische Leukopenie** ist vorzugsweise **abhängig von der individuellen Disposition, weniger von der Dosis!**
- **Myelotoxische Leukopenie,** u.a. bedingt durch Strahlen, Zytostatika oder Benzol, ist **dosisabhängig.** Der Verlauf ist selten so stark ausgeprägt wie bei der allergischen Leukopenie.

Entwicklung der Symptomatik
- **akute Agranulozytose** (so genannter Amidopyrintyp) bereits wenige Stunden nach der Medikamenteneinnahme → Reduktion der Granulozyten im Blut. Die Zahl der Erythrozyten ist stets, die Zahl der Thrombozyten meistens normal.
- **schleichende Agranulozytose** (sogenannter **Phenothiazintyp**) → Abnahme der Granulozyten im peripheren Blut über einen längeren Zeitraum.

Symptomatik:
- **Fieber** (> 39 °C) mit Schüttelfrost, Kopfschmerzen, Übelkeit, Gliederschmerzen und schmerzhaften Darmspasmen.
- **Schleimhautnekrosen** besonders an der Gingiva **(akute nekrotisierende ulzerierende Gingivitis = ANUG)** und den Tonsillen.
- Entzündungen im Bereich der **Lippen, Konjunktiven, Genitalien** und des **Anus**. Übergreifende Entzündungen auf die **Schleimhäute der Atemwege und** den **Magen-Darm-Kanal** kommen vor. Schleimhautnekrosen begünstigen das Auftreten **septischer Komplikationen**.

Wichtig ist die Medikamentenanamnese! Der serologische Nachweis von Leukozytenagglutininen fällt bei der Mehrzahl der Agranulozytosepatienten negativ aus.

Laborbefunde:
- peripherer Blutausstrich → Fehlen von Granulozyten → rel. Lymphozytose
- **Knochenmarkpunktat** → **vollständiger Schwund der granulopoetischen Reihe** bei unauffälliger Erythro- und Thrombopoese
- **Kontrollpunktion** nach kurzem Zeitintervall → **Promyelozytenausreifung,** der rasch eine Zunahme der Granulozyten im peripheren Blut folgt.

Therapie
Allergenkarenz (Nichteinnahme des auslösenden Medikaments) führt in der Regel nach 8–14 Tagen zu einer Regeneration der Granulozytopoese. Gleichzeitig nehmen Fieber und die Neigung zu Ulzerationen ab.
- Absetzen des auslösenden Medikaments
- **keimarmer Raum** (z.B. „life island" in Knochenmark-Transplantationszentren)
- „empirische" **antibiotische Therapie**
- Einsatz von rekombinanten humanen koloniestimulierenden Faktoren bei Knochenmark ohne nachweisbare Granulopoese (G-CSF oder GM-CSF)
- ggf. Granulozytentransfusion

H96

Frage 2.53: Lösung C

Siehe Lerntext II.20.

H96

Frage 2.54: Lösung C

Siehe Lerntext II.20.

Panzytopenie – auslösende Medikamente — II.21

Medikamente und Chemikalien, die zu einer Panzytopenie führen können, sind:
Analgetika (Acetylsalicylsäure, Phenacetin, Salicylamid)
Antiphlogistika (Colchizin, Gold, Indometazin, Phenylbutazon)
Antikonvulsiva (Diphenylhydantoin, Mephenitoin, Trimetadion)
Antihistaminika (Chlorpheniramin, Tripelenanin)
Antibiotika (Ampicillin, Chloramphenicol, Chloroquin, Griseofulvin, Penicillin, Pyremetamin, Quinakrin, Streptomycin, Sulfonamide)
Thyreostatika (Propylthiouracil, Kaliumperchlorat)
Chemikalien (Arsen, Benzen, Tetrachlorkohlenstoff, Leimlöser)
Antidiabetika (Carbutamid, Chlorpropamid, Tolbutamid)
Tranquilizer (Chlorpromazin, Meprobamat)
Zur Schädigung des Knochenmarks kommt es dabei **dosisunabhängig!**

Panmyelopathie — II.22

Die Diagnose der **Panmyelopathie** (generell aller vom Knochenmark ausgehenden Erkrankungen) wird durch die Knochenmarkpunktion gesichert.
Der **Knochemarkbiopsie** ist gegenüber der Knochenmarkaspiration der Vorzug zu geben. Eine Knochenmarkbiopsie, die nur Lymphozyten, Plasmazellen und Fettzellen enthält, gibt Hinweise auf eine schwere Aplasie. Mäßige Aplasien mit restlichen Inseln einer hyperplastischen Hämatopoese werden in einigen Fällen beobachtet. Die Blutbildveränderungen sind als Folge der schweren Knochenmarkaplasie anzusehen. In vielen Fällen bleibt die Ursache der Panmyelopathie ungeklärt.

Osteomyelofibrose — II.23

Die **Osteomyelofibrose** (-sklerose) gehört zum Formenkreis der medullären Hämoblastosen und hierunter zum myeloproliferativen Syndrom. Sie ist charakterisiert durch eine progrediente Knochenmarkverödung infolge Fibrosierung/Sklerosierung und **extramedullärer Hämatopoese**. Trias: Osteofibrose/-sklerose, **Splenomegalie**, unreife Zellen im peripheren Blut.

Klinik
massive Splenomegalie, Anämie, leichte Leukozytose
Röntgen
Wattestruktur und verdickte Knochenbälkchen der zentralen Knochen (Becken)
Prognose
Verlauf über Jahre, der Tod erfolgt auf Grund der unterdrückten Blutzellbildung oder eines Myeloblastenschubs.

H95
Frage 2.55: Lösung D

Zu **(D):** Die **Diagnose der Kälteagglutininkrankheit** erfolgt durch den Nachweis des **erhöhten Kälteagglutinintiters.** Im **Blutbild** findet man im Anfall eine schnell einsetzende **Leukopenie,** die bereits 20 Minuten nach der Kälteexposition ihren Höhepunkt erreicht. Das **rote Blutbild** weist nach wiederholter Kälteexposition eine **normochrome Anämie** auf. Die Blutkörperchensenkungsgeschwindigkeit ist im Rahmen einer Anämie mäßig beschleunigt.
Die klassische **Trias** der Erkrankung besteht in **kälteinduzierter**
- Blässe und **Akrozyanose** (Ohren, Finger, Zehen, Nasenspitze), Raynaud-Symptomatik
- hämolytischer normochromer **Anämie**
- **Hämoglobinurie nach anhaltender** Kälteexposition

Ursachen der Panmyelopathie (aplastische Anämie):
- **angeboren** (z. B. Fanconi-Anämie)
- **erworben**
- **idiopathisch** (70% d. Fälle)
- **Medikamente** (z. B. Chloramphenicol, Phenylbutazon, Sulfonamide, Hydantoinpräparate)
- **Chemikalien** (z. B. Benzol)
- **Radiatio**
- **postinfektiös** → Viren (z. B. Hepatitis, Herpes, Parvoviren), Bakterien: Miliar-TBC
- **metabolisch** → Pankreatitis, Schwangerschaft
- **immunologisch** → Graft-versus-host-Reaktion

Panzytopenie bei
- **Hypersplenismus** → **Panzytopenie** durch Sequestration kernhaltiger Zellen in der Milz
- **myeloproliferative Erkrankungen** (myelodysplastisches Syndrom, **Leukämie**)
- **systemischer Lupus erythematodes** (antinukl. Antikörper)
- Knochenmarkbeteiligung bei **Metastasen, Osteomyelofibrose**

H96

Frage 2.56: Lösung B

Zum **chronisch myeloproliferativen Syndrom** gehören:
- **Osteomyelosklerose**
- **essenzielle Thrombozythämie**
- **Polycythaemia vera**
- **chronische myeloische Leukämie (CML)**

Gemeinsame Merkmale:
- meist Splenomegalie
- Vermehrung basophiler Granulozyten
- extramedulläre Blutbildung in Leber, Milz und Lymphknoten
- terminal Fibrosierung und Sklerosierung des Knochenmarks
- Blastenschub möglich

Die **Osteomyelosklerose** (syn. **Osteomyelofibrose, Myelofibrose-Syndrom**) ist **charakterisiert durch:**
- progrediente Knochenmarkverödung infolge **Markfibrose** (Ersatz der Markzellen durch fibröse Bindegewebsstränge)
- **extramedullärer Hämatopoese** → **kernhaltige Vorstufen der roten Zellreihe** im peripheren Blut
- **Splenomegalie,** seltener Hepatomegalie
- **Komplikationen** → Blutungen, Infektionen

Diagnostik:
- **anfangs** leichte Leukozytose, Thrombozytose, Anämie
- **Spätform** mit massiver **Splenomegalie, Panzytopenie,** Gewichtsabnahme, Leistungsminderung
- alkalische Leukozytenphosphatase ↑
- **Beckenkammbiopsie** → Myelofibrose, (trockene Knochemarkpunktion = Punctio sicca)
- **Röntgen** → Wattestruktur und verdickte Knochenbälkchen der zentralen Knochen (Becken)

Prognose:
Schleichender Beginn, **mediane Überlebenszeit 5 Jahre,** der Tod erfolgt auf Grund einer **Knochenmarkinsuffizienz** oder eines Blastensubs (10% d. F.).
Beachte: Die kompensatorische Funktion der vergrößerten Milz (→ **extramedulläre Blutbildung**) ist von Nutzen! Auch ist das Operationsrisiko bei großem Milztumor sehr hoch und der Effekt dauert nur wenige Monate an.

Zu **(A):** Die typischen **Zeichen der chronisch myeloischen Leukämie** sind **Splenomegalie, Granulozytose und myeloisch unreife Zellen im Differenzialblutbild.** Gewöhnlich sind die Leukozytenzahlen bei der CML höher und die myeloischen Vorstufen häufiger nachweisbar als bei leukämoiden Reaktionen (z.B. Sepsis). Hinzu kommt die **Vermehrung von Basophilen und Eosinophilen, die charakteristisch für die CML** ist und bei der leukämoiden Reaktion, wie sie bei Tumoren und schweren Infektionen auftritt, nicht feststellbar ist.

Zu **(C):** Die **Haarzellenleukämie** ist ein **chronisch verlaufendes lymphozytisches Non-Hodgkin-Lymphom (B-Zell-Typ)** von **niedrigem Malignitätsgrad.** Vorzugsweise werden ältere Männer betroffen. Typisch sind Haarzellen mit fransenartigen Zytoplasmaausläufern, die eine **tartratresistente saure Phosphatase** aufweisen. Es besteht eine **argyrophile Markfibrose** (Punctio sicca!), langsam progrediente Knochenmarkinsuffizienz, erhöhte Infektionsneigung und eine ausgeprägte **Splenomegalie** bzw. **Hypersplenismus.** Die **Lymphknoten** sind meist nur gering vergrößert.

Zu **(D):** Felty-Syndrom → Arthropathie, Lymphknotenschwellungen, Eosinophilie.

Zu **(E): Symptome des M. Hodgkin:**
- meist asymptomatische Vergrößerung der zervikalen und/oder inguinalen Lymphknotenstationen, retroperitoneale, mediastinale, **thorakale und abdominale Lymphome** evtl. mit Organverdrängung, chylöser Aszites bzw. Pleuraerguss und **Kompression der Lymphwege**
- **extranodale Manifestationen** → Befall des **Gastrointestinaltraktes,** Befall von **Haut** und **Knochen** möglich, **Knochenmarkinfiltration** bei etwa 50% der Patienten → **Panzytopenie**
- **Anämie** auch durch Blutungen aus dem Gastrointestinaltrakt (Thrombozytopenie), **Hämolyse** (Hypersplenismus oder Coombs-positive hämolytische Anämie, Knochenmarkinfiltrationen)
- **Hypogammaglobulinämie** → **Antikörpermangelsyndrom** → schwere bakterielle Infektionen
- **Nachtschweiß, Fieber und Gewichtsabnahme** als **prognostisch ungünstige B-Symptome** bei disseminierter Erkrankung.

H98

Frage 2.57: Lösung C

Siehe Lerntext II.20.

H98

Frage 2.58: Lösung C

Der vorliegende Befund mit einer deutlich **verminderten Thrombozyten- und Leukozytenzahl sowie Anämie (= Panzytopenie)** spricht für eine **akute Leukämie** (Verdrängung der hämatopoetischen Stammzellen im Knochenmark durch die Blastenpopulation) oder **aplastische Anämie** als Krankheitsursache. **Panmyelopathie** bezeichnet den gesamten Ausfall der Hämatopoese mit resultierender **Panzytopenie** im peripheren Blut. Erythrozyten, Thrombozyten und Leukozyten können dabei in unterschiedlichem Maße betroffen sein.

Ursachen der Panmyelopathie (aplastische Anämie):
- **angeboren** (z.B. Fanconi-Anämie)
- B>erworben
- **idiopathisch** (70% d. Fälle)
- **Medikamente** (z.B. Chloramphenicol, Phenylbutazon, Sulfonamide, Hydantoinpräparate)
- **Chemikalien** (z.B. Benzol)
- **Radiatio**
- **postinfektiös** ⇒ Viren (z.B. Hepatitis, Herpes, Parvoviren), Bakterien: Miliar-TBC
- **metabolisch** ⇒ Pankreatitis, Schwangerschaft
- **immunologisch** ⇒ Graft-versus-host-Reaktion

Diagnostik:
Die Diagnose der **Panmyelopathie** wird durch die **Knochenmarkpunktion** gesichert ⇒ **Zellgehalt < 25% Norm**, zusätzlich 2 von 3 Parametern:
- **Granulozyten** < 500/mcl Blut,
- **Thrombozyten** < 20 000/mcl Blut,
- **Retikulozyten** < 10% (korrigierter Wert bezogen auf die normale Erythrozytenzahl).

Blutbild ⇒ normochrome **Anämie, Neutro- und Thrombopenie, Retikulozyten** ↓ trotz gleichzeitig bestehender Hämolyse, Serumeisen ↑. Auch eine **ausgeprägte Bizytopenie** ist möglich!

Zu (1): Bei der Agranulozytose besteht im **Knochenmarkpunktat** ein **vollständiger Schwund der granulopoetischen Reihe** bei unauffälliger Erythro- und Thrombopoese, sodass im **peripheren Blutausstrich** nur das **Fehlen von Granulozyten** nachweisbar ist.

Zu (3): Knochenmarksbeteiligung bedingt
- **Thrombozytopenie** ⇒ Blutungsneigung ↑ ⇒ Neigung zu Hämatomen, Epistaxis und Blutungen
- **Neutropenie** ⇒ wiederholte Infektionen (z.B. Schleimhautbefall mit Candida albicans)
- **Anämie**.

Es bestehen **auch qualitative Abnormitäten der Neutrophilen und Blutplättchen**!

Zu (4): Beim **Morbus Werlhof** besteht eine hochgradige Thrombozytopenie bei stark verkürzter Überlebenszeit der Thrombozyten. Im Knochenmark ist die Zahl der Megakaryozyten normal oder vermehrt, wobei junge Megakaryozyten auffallen. Die **Leukozyten- und Erythrozytenzahlen** sind **normal**. Besteht eine Anämie, entspricht diese dem Grad der Blutung.

Splenomegalie — II.24

Tab. 2.7 Durchschnittliche Größe der Milz bei hämatologischen Erkrankungen (nach Lichtman) (aus Heilmann, 1981)

Vergrößerung	Erkrankung
stark	Morbus Gaucher
	chronische Myelose
	Osteomyelofibrose
mäßig	chronische Lymphadenose
	Haarzellenleukämie
	Thalassämie
	akute Leukämien
	hämolytische Anämien
	Morbus Hodgkin
	infektiöse Mononukleose
	Non-Hodgkin-Lymphome
	Polycythaemia vera
	primäre Thrombozytose
	thrombotisch-thrombozytopenische Purpura
leicht	megaloblastäre Anämie
	Plasmozytom
	Präleukämie

Akute und subakute Infektionen im Rahmen einer schweren Allgemeinerkrankung rufen häufig eine Splenomegalie hervor. Bei längerem Verlauf findet sich meist eine große, weiche (septische) Milz, die nicht einfach zu palpieren ist. Eine **kongestive Splenomegalie** findet sich häufig bei portaler Hypertension. Auch ein extrahepatischer Pfortader- oder Milzvenenverschluss führt durch Rückstau des venösen Blutes in die Milz zur Vergrößerung dieses Organs.

H00 !

Frage 2.59: Lösung D

Zu (D): Leukämien führen zu ausgeprägter Splenomegalie, die insbesondere **bei chronischer myeloischer Leukämie** erheblich ausgeprägt sein kann (**Riesenmilz**).

Zu (A), (B) und (E): Eine gering- bis **mäßiggradige** Splenomegalie tritt bei Anomalien der Erythrozytenmorphologie (z.B. hereditäre Sphärozytose, hereditäre Elliptozytose), Hämoglobinopathien und Erythrozyten-Enzymdefekten (z.B. Pyruvatkinasemangel) auf.

Zu (C): Akute Infektionen (z.B. infektiöse Mononukleose, infektiöse Hepatitis, subakute bakterielle Endokarditis, Psittakose, aber auch chronische Infektionskrankheiten (z.B. Miliar-TBC, Malaria, Brucellose, Kala-Azar, Syphilis) können mit einer Splenomegalie einhergehen.

2.5 Maligne Erkrankungen

[F98]

Frage 2.60: Lösung D

Die vorliegenden Befunde sprechen für das Auftreten einer **akuten Monoblasten-Leukämie**. Zu den **ätiologischen Faktoren der akuten Leukämie** zählt u. a. die **Knochenmarkschädigung durch** ionisierende Strahlen und **Chemikalien** (Zytostatika, Benzol u. a.).
Leukämiezellen akkumulieren im Knochenmark (⇒ Knochenmarkinsuffizienz), infiltrieren Leber, Milz, Lymphknoten, ZNS, Nieren und Gonaden. **Leukämische Infiltrate bevorzugen** bei **akuter Monoblasten-Leukämie die Gingiva**, bei T-Zell-ALL das ZNS (⇒ Hirndruckzeichen bei Meningiosis leucaemica) und bei akuter myeloischer Leukämie die Haut der Kopf-Hals-Region.
Altersverteilung:
- ALL ⇒ **vorwiegend Kindesalter** (Häufigkeitsgipfel 3. bis 5. Lebensjahr), aber auch bei Jugendlichen und seltener bei Erwachsenen
- AML ⇒ **alle Altersstufen** (häufig bei Erwachsenen), auch nach Bestrahlung oder als Zweitmalignom nach zytostatischer Chemotherapie

Symptomatik:
- **präleukämisches Stadium** mit Abgeschlagenheit, Blässe, Fieber, Nachtschweiß, oft **Zahnfleischbluten**

Knochenmarkbeteiligung bedingt:
- **Thrombozytopenie** ⇒ **Blutungsneigung** ↑ ⇒ Neigung zu Hämatomen, Epistaxis, **Petechien** und Blutungen
- **Neutropenie** ⇒ wiederholte **Infektionen** (z. B. Schleimhautbefall mit Candida albicans)
- diffuse **Lymphome**, v. a. bei der ALL im Kindesalter
- Kopfschmerzen, Erbrechen und Erregbarkeit bei **ZNS-Beteiligung**
- **Hepatosplenomegalie**
- leukämische **Haut-** und **Organinfiltrationen**
- **Knochen-** und **Gelenkschmerzen**, v. a. bei der ALL im Kindesalter
- selten Hämaturie und gastrointestinale Blutungen
- Vebrauchskoagulopathie (bes. bei Promyelozytenleukämie N3)

[H00]

Frage 2.61: Lösung B

Die akute **Monozytenleukämie** ist eine blastische oder promonozytäre Leukämie mit oder ohne Beteiligung der Granulopoese. Sie tritt als Zweitneoplasie nach Morbus Hodgkin, malignem NHL, multiplem Myelom und Chemotherapie mit dem Zytostatikum Etoposid auf. **Spezifische Symptome** sind **Gingiva- und Hautinfiltrate**, therapierefraktäre Abszesse, Lymphknotenvergrößerungen, Milzvergrößerungen, Niereninfiltration oder Schädigung der Niere durch Lysozym. **Obligat** ist die leukämische **Ausschwemmung** relativ häufig atypischer **Monozytenformen**.

[F94]

Frage 2.62: Lösung C

Zu **(C)**: In der Abbildung ist eine Anhäufung von **Myeloblasten** im Blutausstrich erkennbar, was neben dem Alter des Patienten für die Diagnose einer **akuten myeloischen Leukämie** spricht. Siehe auch Lerntext II.25.
Zu **(A)**: Bei der infektiösen **Mononukleose** findet man im Blutausstrich eine Vermehrung der Monozyten und lymphatischen Reizformen, die vorwiegend aus T-Lymphozyten bestehen.
Zu **(B)**: Beim **Morbus Hodgkin** findet sich im **Differenzialblutbild** eine Lymphozytopenie, teilweise auch eine Eosinophilie bei leichter Anämie. Auch Monozytosen kommen vor.
Zu **(D)**: Die **chronische lymphatische Leukämie** ist eine **Erkrankung des mittleren und höheren Erwachsenenalters**. Selten tritt sie vor dem 40. Lebensjahr auf. Sie ist ein **lymphozytisches Non-Hodgkin-Lymphom vom niedrigen Malignitätsgrad** mit autonomer Akkumulation immunkompetenter B-Lymphozyten im peripheren Blut, in Lymphknoten, Knochenmark und Milz. **Klinische Leitsymptome** sind **Lymphome** oder eine **Lymphozytose** im Blutbild. In **72%** aller Fälle besteht zum Zeitpunkt der Diagnose eine Milzvergrößerung, die mit Parotisschwellung und Tränendrüsenbefall **(Mikulicz-Syndrom)** vergesellschaftet sein kann. Eine Hepatomegalie lässt sich in der Hälfte der Fälle nachweisen. Es resultiert eine Knochenmarkinsuffizienz mit Verminderung der Thrombozyten. Die Gesamtleukozytenzahl überschreitet gewöhnlich 10 000/mm^3 und liegt in etwa **20%** der Fälle über 100 000/mm^3 mit hohem Lymphozytenanteil. Nicht obligat sind **Gumprecht-Kernschatten** (gequetschte Kerne von Lymphozyten). Die meisten Lymphozyten weisen dabei eine normale Morphologie auf. Das **Knochenmarkpunktat** zeigt wie im peripheren Blut eine diffuse Infiltration von Lymphozyten. **Serumelektrophorese**: Antikörper-Mangelsyndrom (B-Zelldefekt in 50% der Fälle), Auftreten inkompletter Wärme-Autoantikörper, gelegentlich auch Immunthrombozytopenie.

Leukämien

Leukämie bezeichnet „weißes Blut" und wurde erstmals von Virchow als Begriff für die Farbe des Blutes bei einer chronischen Myelose eingeführt. Heute versteht man unter einer Leukämie die systemische diffuse autonome Proliferation einer Leukozytenrasse mit deren Ausschwemmung ins Blut. Als **Hiatus leucaemicus** wird das gleichzeitige Auftreten von völlig unreifen Zellen neben gänzlich ausgereiften Zellformen bezeichnet.

Akute myeloische und lymphatische **Leukämien** können zu einer Panzytopenie führen. Das periphere Blutbild kann im Anfangsstadium jedoch auch normal sein. Je nach Ausmaß der Schädigung der normalen Hämatopoese findet man Anämie, Leukopenie oder Leukozytose und Thrombozytopenie.

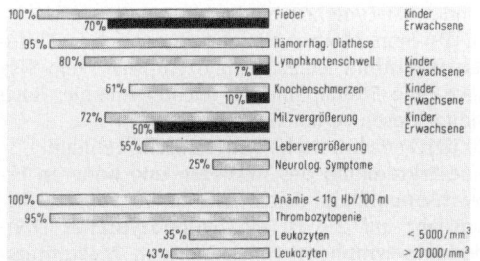

Abb. 2.**6** Häufigkeit wichtiger Symptome bei der akuten Leukämie (aus H. Begemann, J. Rastetter, W. Kaboth: Klinische Hämatologie. Thieme, Stuttgart 1975)

Im Gegensatz zu den **chronischen Leukämieformen** finden sich bei der akuten Leukämie nur selten extrem hohe Leukozytenzahlen. Die Diagnose wird durch eine Knochenmarkbiopsie gesichert, da dort auch bei leukopenischen Patienten leukämische Blasten nachzuweisen sind.

Symptomatik: Im präleukämischen Stadium besteht eine vermehrte Neigung zu Hämatomen, Epistaxis oder anderen Zeichen der Blutungsneigung als Folge der Thrombozytopenie. Wiederholte Infektionen können als Zeichen der Neutropenie gewertet werden. Auch qualitative Abnormitäten der Neutrophilen und Blutplättchen fördern das Auftreten von Infektionen und Blutungen. Eine Knochenmarkbeteiligung ist in nahezu allen Fällen von diffusen Lymphomen begleitet. Bei der Augenspiegelung finden sich petechiale oder flächenhafte Blutungen oder leukämische Infiltrate.

Therapie: Zur Behandlung akuter Leukosen werden heute zytotoxische Substanzen eingesetzt. Die Rate kompletter Remissionen erreicht bei einzelnen Leukämieformen **bis zu 80%**. Dabei spricht man von einer Vollremission, wenn eine Normalisierung der klinischen und hämatologischen Parameter sowie eine Reduktion des Blastenanteils im Knochenmark auf weniger als fünf Prozent erreicht wird. Vollremission bezeichnet daher den Normalzustand hämatologischer und klinischer Parameter, darf jedoch **nicht mit einer endgültigen Heilung gleichgesetzt werden**. Der primären Remissionsinduktionsphase folgt die Konsolidierungstherapie, mit der eine weitere Reduktion der Leukämiezellzahlen angestrebt wird. Schädelbestrahlungen und intrathekale Injektionen von Methotrexat können zur Meningeosisprophylaxe und -therapie eingesetzt werden. Es wird aus dem zuvor Gesagten verständlich, dass eine derartige Behandlung in einer hämatologischen Abteilung erfolgen sollte. Größere Zentren verfügen zudem über die Möglichkeit der Knochenmarktransplantation.

Prognose:
Unbehandelt verläuft die akute Leukämie innerhalb weniger Monate infolge progredienter Knochenmarkinsuffizienz tödlich. Durch konsequente Therapie darf allerdings mit einer endgültigen Heilungsrate von 40–60% der Patienten gerechnet werden.

2.5 Maligne Erkrankungen

Tab. 2.8 Charakterisierung der akuten Leukämien (Richtlinien der Paul-Ehrlich-Gesellschaft für Chemotherapie, Sektion Onkologie, modifiziert)

Leukämieart	Milz	Lymph-knoten	Leukämiezellen							Esterase Stärkegrade 3 + 4
			Zellform	Zytoplasma	Kern und Kern-körperchen	Auer-stäbchen	Peroxidase	PAS		
Stammzellen-	(+)	(+)	klein, mittelgroß	schmal, dunkelblau, oft Vakuolen	rund	0	0	0		0
Lympho-blasten-	+	(+) – ++	klein, mittel-groß, rund	schmal, dunkelblau, multiple Vakuolen	rund	0	0	+++ nur grobkörnig, nie diffus		0
Myeloblasten-	(+)	0 – +	mittelgroß, rund	schmal, dunkelblau, vereinzelt zarte Granula, oft Vakuolen	rund KK+	0 – +	0 – ++ < 65%	(+) schwach diffus, selten zarte Granula		(+) < 25%
Promyelo-zyten-	+ – +++	0	groß, polymorph	breit, blass, grobe Granula	groß, oval polymorph KK++	+ – ++	+++ > 65%	(+) diffus, selten zarte Granula		(+) < 25%
Myelomono-zytäre-	+	0	groß, polymorph	breit	groß, polymorph	0	+ < 65%	(+)		++ > 50%
Monozyten-	+	(+)	groß, polymorph	breit, unregelmäßig, graublau, feine rötliche Granula	groß, polymorph	0	+ < 25%	+ in 50% schwach diffus, selten granulär		++ > 50%
Erythro-	+	0	mittelgroß, sehr polymorph	breit, polychromatisch ungranuliert oder feine Granula	polymorph	0 – +	+ etwa 50%	+ diffus, selten feinkörnig (Erythroblasten)		++ 25 – 50%

[F00]

Frage 2.63: Lösung E

Als **Hiatus leucaemicus** (Lücke in der Reifungsreihe der Granulozyten) wird das gleichzeitige Auftreten von völlig unreifen Zellen neben gänzlich ausgereiften Zellformen bezeichnet. Er tritt charakteristisch bei akuten Leukämien als Folge überstürzten Einbrechens der unreifen Zellen in die Blutbahn bei noch funktionsfähigem Knochenmark auf.

[H98]

Frage 2.64: Lösung A

Auer-Stäbchen sind azurophile Kristalle im Zytoplasma weißer Blutkörperchen (Myeloblasten, Promyelozyten, Paramyeloblasten) bei akuter myeloischer Leukämie. Finden sich im Zytoplasma **Auer-Stäbchen,** ist die akute Leukämie eindeutig sicher der **myeloischen Reihe** zuzuordnen.
- akute Myeloblastenleukämie ohne Differenzierung (AML) ⇒ gelegentlich Auer-Stäbchen
- akute Myeloblastenleukämie mit Differenzierung (AML) ⇒ oft Auer-Stäbchen
- akute Promyelozytenleukämie ⇒ viele Auer-Stäbchen.

[H99]

Frage 2.65: Lösung C

Im vorliegenden Fall besteht eine **Panzytopenie** im peripheren Blutbild. Erythrozyten, Thrombozyten und Leukozyten können dabei in unterschiedlichem Maße betroffen sein.

Ursache kann eine verminderte Produktion in den Blut bildenden Organen (Panmyelopathie) bei **myeloproliferativen Erkrankungen** (myelodysplastisches Syndrom, Leukämien) Knochenmarkbeteiligung (Metastasen, Osteomyelofibrose), Störungen der DNS-Synthese (perniziöse Anämie) oder ein erhöhter Zelluntergang (toxisch-allergischer Effekt) oder eine Verlagerung von Blutzellen in den marginalen Pool (Hypersplenismus → **Panzytopenie** durch Sequestration kernhaltiger Zellen in der Milz) sein.

Zu **(C): Laborbefunde bei chronisch lymphatischer Leukämie:**
- **Leukozytenzahlen meist** zwischen **20000** und **100000/mcl Blut** mit **hohem Lymphozytenanteil** (Gumprecht Kernschatten nicht obligat)
- Auftreten **inkompletter Wärme-Autoantikörper** → Hämolyse → Anämie
- gelegentlich **Immunthrombozytopenie**

[H93]

Frage 2.66: Lösung D

Laborbefunde für Polycythaemia vera:

Außer dem in allen Fällen **erhöhten Hämatokrit-Wert** lassen sich in der Mehrzahl der Fälle eine Leukozytose und eine Thrombozytose (400000–1 Mio/µl) finden. Im **Blutausstrich** können unreife Vorstufen der Granulopoese, Myelozyten und Metamyelozyten sowie in selteneren Fällen auch kernhaltige Erythrozyten auftreten. Typisch ist auch eine Vermehrung der Eosinophilen und Basophilen. Die alkalische Leukozytenphosphatase kann leicht erhöht sein. Im **Knochenmark** findet sich eine Vermehrung der hämatopoetischen Vorstufen, einschließlich der Megakaryozyten.

[H93]

Frage 2.67: Lösung C

Laborbefunde bei der chronischen lymphatischen Leukämie:

Die **Gesamtleukozytenzahl** überschreitet gewöhnlich 10000/µl, liegt aber nur in 20% der Fälle über 100000/µl. Die meisten **Lymphozyten** weisen eine normale Morphologie auf. Gumprecht-Kernschatten stellen Artefakte bei der Anfertigung eines Blutausstrichs dar. Die Anämie ist gewöhnlich von mäßiger Ausprägung und steht in Relation zum Ausmaß der Knochenmarkschädigung. Eine **autoimmunhämolytische Anämie** kann vorliegen. Im Verlauf der Erkrankung kommt es zur **progredienten Thrombozytopenie** als Folge einer Knochenmarkinsuffizienz.

[H93]

Frage 2.68: Lösung B

Laborbefunde bei der chronischen myeloischen Leukämie:

Im typischen Fall besteht eine **Leukozytose mit ausgeprägter Basophilie.** Die eosinophilen Granulozyten sind nahezu immer vermehrt. Zum Zeitpunkt der Diagnosestellung besteht in vielen Fällen eine Anämie. Die Erythrozytenmorphologie ist dabei wenig verändert. Die Retikulozytenzahl ist nicht erhöht. Kernhaltige Eythrozyten können im Blutausstrich vorkommen. Die **Leukozytenzahl liegt fast stets über 30000/µl und kann sehr hohe Werte (300000/µl) erreichen.** Die Mehrzahl der Zellen sind unreife Granulozyten. Metamyelozyten und Myelozyten finden sich häufig. Promyelozyten und Myeloblasten sind im Blut vorhanden. Oft besteht zu Beginn der Erkrankung eine leichte Thrombozytose. Große Plättchen und Megakaryozytenfragmente können im Blut nachgewiesen werden. Das **Knochenmark** ist sehr zellreich und enthält kein Fett. Es dominiert eine neutrophile Granu-

lopoese. Das myeloerythropoetische Verhältnis ist stark zugunsten der Myelopoese verschoben, und die Megakaryozyten stellen sich übermäßig zahlreich dar. Die starke myeloische Hyperplasie ist charakterisiert durch eine **Vermehrung der Myeloblasten und Promyelozyten** (→ Linksverschiebung).
Die **Verminderung der alkalischen Leukozytenphosphatase** (ALP) gilt als ein wichtiges Charakteristikum der CML. Sie ist für die Differenzialdiagnose CML von leukämoiden Reaktionen oder anderen myeloproliferativen Erkrankungen wichtig. Ein Anstieg der ALP ergibt sich bei der CML unter Chemotherapie. Das **Philadelphia-Chromosom** wird bei etwa 90% aller Patienten mit CML nachgewiesen.

H93

Frage 2.69: Lösung A

Laborbefunde bei der akuten myeloischen Leukämie:
In nahezu allen Fällen von AML bestehen Anämie und Thrombozytopenie. Die **Gesamtleukozytenzahl kann erniedrigt, normal oder erhöht sein.** Ein Drittel aller Fälle weist Leukozytenzahlen unter 5000/µl auf! **Leukämische Myeloblasten finden sich in allen Fällen von AML** und machen gewöhnlich mehr als 20% der Gesamtleukozytenzahl aus. Die **Knochenmarkaspiration** oder -biopsie zeigt eine Vermehrung der leukämischen Blasten, wobei die normalen Vorstufen der Hämatopoese vermindert sind. Die Differenzierung der leukämischen Myeloblasten von Lymphoblasten kann schwierig sein. Die Myeloblasten erscheinen größer mit multiplen Nukleoli und können zahlreiche **Auer-Stäbchen** enthalten. Darüber hinaus weisen Myeloblasten eine positive Peroxidase-Reaktion auf, was bei Lymphoblasten nicht der Fall ist. Eine Hyperurikämie findet sich häufig als Folge der erhöhten Leukozytenzahlen.

H94

Frage 2.70: Lösung B

Siehe Lerntext II.26.
Zu **(B):** Die **chronisch lymphatische Leukämie** ist ein lymphozytisches **Non-Hodgkin-Lymphom von niedrigem Malignitätsgrad** mit autonomer Akkumulation immuninkompetenter B-Lymphozyten im peripheren Blut, in Lymphknoten, Knochenmark und Milz. Bei den neoplastischen B-Lymphozyten zeigt die Chromosomenanalyse oft eine **Trisomie Nr. 12**. Die Erkrankung betrifft vorwiegend das höhere Lebensalter mit einer **Geschlechtsverteilung von Männern zu Frauen gleich 2:1**.

Tab. 2.9 Leukämie

	ALL	AML	CLL	CML
Ätiologie	ionisierende Strahlen, alkylierende Substanzen, Trisomie 21	ionisierende Strahlen, alkylierende Substanzen, Benzol	familiäre Häufung, vorwiegend Männer	ionisierende Strahlen
Alter	Kinder 85% Erwachsene 15%	Erwachsene 82% Kinder 10%	über 50 Jahre	25–45 Jahre
Inzidenz per 100 000	2–3	2–3	unter 50 Jahre 5 über 60 Jahre 20	über 60 Jahre 3
Blutbild **Leukozyten** **Thrombozyten** **Erythrozyten** **Varia**	Lymphoblasten Hiatus leucaemicus ↓↓ Anämie	Myeloblasten Hiatus leucaemicus ↓↓ Anämie Auer-Stäbchen	↑↑ Lymphozyten n – ↓ Anämie Gumprecht-Kernschatten	↑↑ alle Reifestufen n – ↓ Anämie ↓ alkalische Leukozytenphosphatase Philadelphia-Chromosom

ALL = akute lymphatische Leukämie
AML = akute myeloische Leukämie
CLL = chronisch lymphatische Leukämie
CML = chronisch myeloische Leukämie

Chronisch myeloische Leukämie

Nahezu alle Patienten mit **CML** weisen zum Zeitpunkt der Diagnose Beschwerden auf. Die Häufigkeit der wichtigsten Symptome geht aus nachfolgender Abbildung hervor:

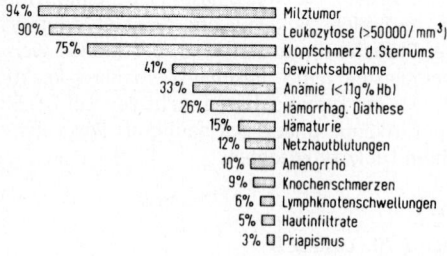

Abb. 2.**7** Häufigkeit wichtiger Symptome bei der chronischen myeloischen Leukämie

Diagnostische Kriterien:
Die klassischen Zeichen der chronisch myeloischen Leukämie sind **Splenomegalie, Granulozytose und myeloisch unreife Zellen im Differenzialblutbild.** Gewöhnlich sind die Leukozytenzahlen bei der CML höher und die myeloischen Vorstufen häufiger nachweisbar als bei leukämoiden Reaktionen. Hinzu kommt die Vermehrung von Basophilen und Eosinophilen, die charakteristisch für die CML ist und bei der leukämoiden Reaktion, wie sie bei Tumoren und schweren Infektionen auftritt, nicht feststellbar ist. Um die Diagnose der CML zu sichern, wird das **Philadelphia-Chromosom,** das bei etwa 90% aller Patienten mit CML nachweisbar ist, bestimmt. Diese Abnormität stellt die Translokation des langen Arms des Chromosom 22 auf den langen Arm des Chromosom 9 dar. Dieses Merkmal bleibt auch während Remission und Exazerbation der CML einschließlich der Blastenkrise bestehen. Philadelphia-Chromosom-negative Fälle haben eine noch schlechtere Prognose.

Die **Urat-Nephropathie** stellt eine Gefahr für den CML-Patienten dar. Durch die Freisetzung von Kalium aus Leukozyten und Thrombozyten während der Blutgerinnung in vitro wird gelegentlich ein erhöhter Serum-Kaliumwert vorgetäuscht. Als wichtiges Charakteristikum der CML gilt auch eine Verminderung der alkalischen Leukozytenphosphatase, die bei leukämoiden Reaktionen demgegenüber erhöht ist.

Labor: Zum Zeitpunkt der Diagnose besteht oft eine Anämie. Die Zahl der Retikulozyten ist nicht erhöht. Die Leukozytenzahl beträgt meist $> 30\,000/mm^3$ und kann auch Werte über $300\,000/mm^3$ erreichen. Dabei besteht die Mehrzahl der Zellen aus unreifen Granulozyten. Metamyelozyten und Myelozyten treten gehäuft auf. Promyelozyten und Myeloblasten überschreiten jedoch selten mehr als 15% der gesamten Leukozytenzahl. Eine Thrombozytose findet sich zu Beginn der Erkrankung häufig. Das **Knochenmark** ist zellreich und enthält kein Fett. Das myeloerythropoetische Verhältnis ist zugunsten der Myelopoese verschoben. Megakaryozyten sind zahlreich darstellbar. Die myeloische Hyperplasie ist insbesondere durch eine Vermehrung der Myeloblasten und Promyelozyten charakterisiert.

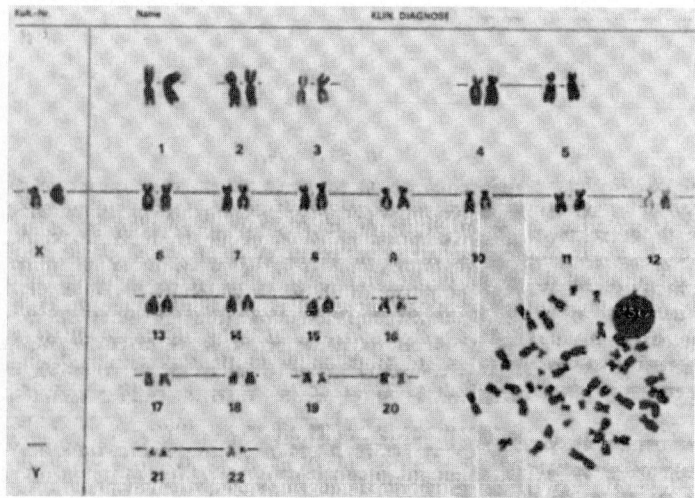

Abb. 2.**8** Philadelphia-Chromosomen, Äquatorialplatte einer Zellmitose mit Philadelphia-Chromosomen. Karyogramm eines Patienten mit chronischer Myelose nach der Denver-Nomenklatur (aus Heilmann, 1981)

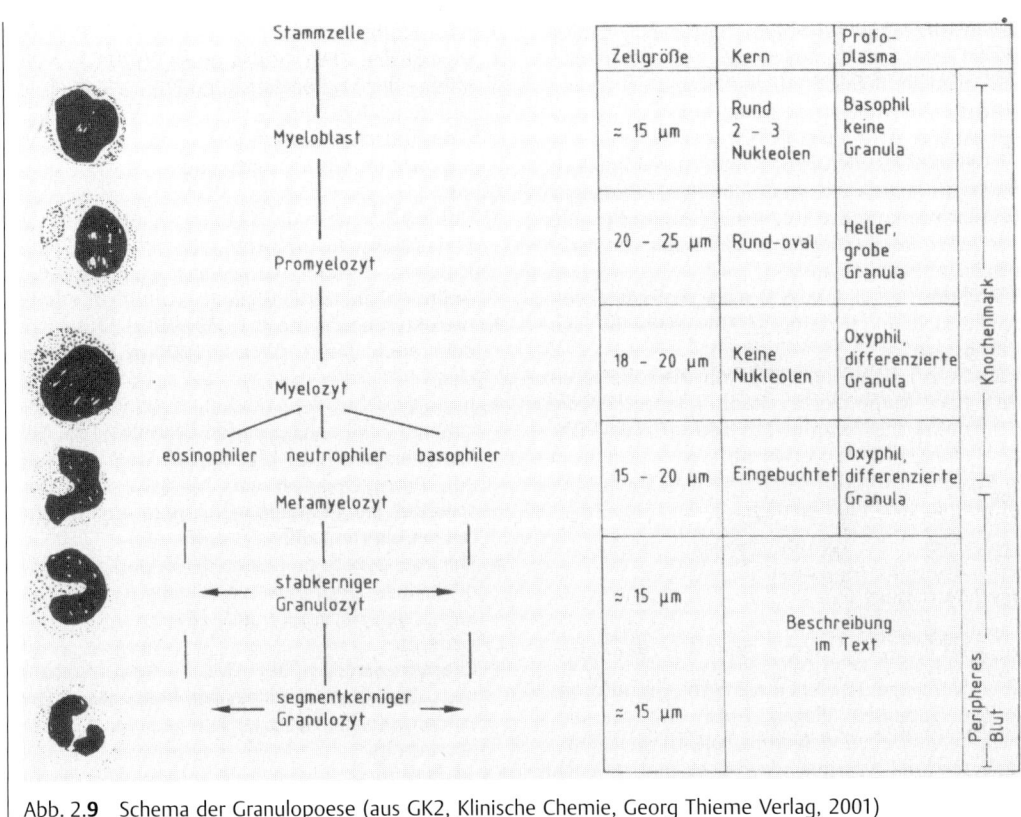

Abb. 2.9 Schema der Granulopoese (aus GK2, Klinische Chemie, Georg Thieme Verlag, 2001)

Frage 2.71: Lösung A

Die **Behandlung akuter Leukosen** wird vorrangig mit **zytotoxischen Substanzen** durchgeführt, wobei besonders günstige Behandlungsergebnisse bei der akuten lymphatischen Leukämie im Kindesalter erzielt werden. Bei der **akuten myeloischen Leukämie** beträgt die Rate kompletter Remissionen unter **Chemotherapie** etwa 60–80%. Die Chemotherapie erfolgt im Erwachsenenalter vor allem durch Cytosin-Arabinosid und die Anthracyclin-Antibiotika Dauno-Rubidomycin und Adriamycin. Die **5-Jahres-Rezidiv-Freiheit** liegt **zwischen 20 und 40%**.

Frage 2.72: Lösung B

Die klassischen Zeichen der **chronisch myeloischen Leukämie** sind Splenomegalie, Granulozytose und **myeloisch unreife Zellen im Differenzialblutbild.** Um die Diagnose der CML zu sichern, wird das **Philadelphia-Chromosom,** das bei etwa **90%** aller Patienten mit CML nachweisbar ist, bestimmt. Dieses Merkmal bleibt auch während Remission und Exazerbation der CML einschließlich der **terminalen Blastenkrise** bestehen. **Therapeutisch** werden α-Interferon und Hydroxycarbamid bzw. Busulfan eingesetzt. Die mittlere **Lebenserwartung** beträgt trotzdem in den meisten Fällen nur etwa **3,5 Jahre** mit einer Streuung von 1–10 Jahren.

Frage 2.73: Lösung E

Klinische Stadieneinteilung des Hodgkin-Lymphoms (Ann-Arbor-Klassifikation)
Stadium I: Befall einer einzigen Lymphknotenstation oder eines einzigen extralymphatischen Organs
Stadium II: zwei oder mehr Lymphknotenstationen auf der gleichen Seite des Zwerchfells oder ein oder mehrere Lymphknotenstationen und ein extralymphatisches Organ auf derselben Seite des Zwerchfells
Stadium III: Befall von Lymphknotenstationen auf beiden Seiten des Zwerchfells extralymphatischer Organ- und Milzbefall möglich

Stadium IV: diffuser extralymphatischer Organbefall
E: extranodaler Befall, S: Milzbefall
A: Patient ohne allgemeine Symptome
B: allgemeine Symptome: Fieber über 38 °C (Pel-Ebstein), Nachtschweiß, Gewichtsverlust von mehr als 10% des Körpergewichts in den letzten 6 Monaten.
Risikofaktoren: großer Mediastinaltumor, extranodaler Befall, Milzbefall, hohe BSG, Befall von mehr als drei Lymphknotenarealen.
Im **Stadium I bis II A** oder **B ohne Risikofaktoren** erreicht man durch **Radiatio** eine **etwa 80%ige Heilungsrate.**
Im **Stadium I, II A/B und III A mit Risikofaktoren** wird eine **kombinierte Radio-Chemotherapie** durchgeführt. Die **Heilungsrate** beträgt etwa **70%**. Eine **Heilungsrate von etwa 50%** erreicht man in den **Stadien-III B und IV A**, die primär durch **Chemotherapie** behandelt werden.

F95

Frage 2.74: Lösung C

Die **Polycythaemia vera** geht in ihrer voll ausgeprägten Form mit einer Hyperplasie sämtlicher zellulärer Blutelemente einher. **Klinische Symptomatik:** Die Patienten klagen über Ermüdbarkeit, Schwäche und Schwindelgefühl, Parästhesien, Kopfschmerzen und Pruritus, der insbesondere nach einem warmen Bad auftritt. Das führende Symptom ist die **hochrote Zyanose** von Haut und Schleimhaut sowie die Splenomegalie.
Laborbefunde: Außer der Erhöhung des Hämatokritwertes finden sich in zwei Drittel der Fälle eine Leukozytose und Thrombozytose.
Therapie: Zum **Absenken des Hämatokrits auf Werte um 45%** werden zunächst Aderlässe von 350–500 ml Blut durchgeführt. Die **Begleithyperurikämie** wird durch die Gabe von Allopurinol zur Vermeidung eines Nierenversagens prophylaktisch behandelt. Zur Prophylaxe von Thrombosen können **Thrombozytenaggregationshemmer** eingesetzt werden. Auch eine **Zellseparation** oder **myelosuppressive Behandlung** (Nachteil: Leukämie-Induktion) ist möglich.
Die mittlere **Überlebenszeit** beträgt mit Behandlung 10 bis 15 Jahre.

F97

Frage 2.75: Lösung D

Akzelerationsphase bei CML nach etwa 3–4 Jahren:
Zunehmende **Granulozytose** und **Splenomegalie**, Anämie, Abnahme reifer Granulozyten, ggf. Fieber beim Auftreten leukämischer Thromben → Milzinfarkte, Netzhautthrombosen, Priapismus (durch venöse Thrombosierung)

Blastenschub:
- **myeloische Blastenkrise** (etwa $2/3$ d. F.) → Zunahme der Myeloblasten und Promyelozyten im Differenzialblutbild
- **lymphatische Blastenkrise** → oft bei Patienten die mit Interferon vorbehandelt wurden

Labor:
- Um die Diagnose der CML zu sichern, wird das **Philadelphia-Chromosom,** das etwa 90% aller Patienten mit CML nachweisbar ist, bestimmt.
- **Anämie,** Zahl der Retikulozyten ist nicht erhöht.
- **Leukozytenzahl** meist $> 30000/\mu l$ Blut, kann aber auch Werte über $400000/\mu l$ Blut erreichen.
- Im fortgeschrittenen Stadium besteht die Mehrzahl der Zellen aus **unreifen Granulozyten, Metamyelozyten und Myelozyten** treten gehäuft auf. Promyelozyten und Myeloblasten überschreiten jedoch selten mehr als 15% der gesamten Leukozytenzahl.
- **Thrombozytose** zu Beginn der Erkrankung (50% d. F.), auch Thrombopenie möglich.
- BSG ↑, ggf. Harnsäure und LDH ↑.

Zytochemie:
- **Charakteristikum der CML** → **Verminderung der alkalischen Leukozytenphosphatase** (bei Osteomyelosklerose oder leukämoiden Reaktionen erhöht)

Knochenmark:
- zellreich, enthält kein Fett. Das **myelo-erythropoetische Verhältnis** ist zugunsten der Myelopoese verschoben. **Megakaryozyten** sind **zahlreich** darstellbar. Die myeloische Hyperplasie ist insbesondere durch eine **Vermehrung der Myeloblasten und Promyelozyten** charakterisiert.

F98

Frage 2.76: Lösung C

Laborwerte bei **chronisch myeloischer Leukämie: Charakteristikum der CML** ⇒ **Verminderung der alkalischen Leukozytenphosphatase,** die bei Osteomyelosklerose (B) und der Polycythaemia vera (A) oder leukämoiden Reaktionen demgegenüber erhöht ist.
Siehe auch Kommentar zu Frage 2.75.

F97

Frage 2.77: Lösung B

Akute bakterielle Infektionen lassen sich nach Schilling in **3 Phasen** unterscheiden:
1. neutrophile Kampfphase
- **Linksverschiebung**
- Granulozytose mit einer **Zunahme der α_1- und α_2-Globuline**

- toxische Granulationen der neutrophilen Granulozyten
2. **monozytäre Überwindungsphase** mit Vermehrung der **α₂- und Gammaglobuline**
3. **lymphozytär-eosinophile Heilphase** mit Vermehrung der Gammaglobuline

Labor bei CML:
Siehe Kommentar zu Frage 2.75.

[F99]

Frage 2.78: Lösung C

Das periphere **Blutbild** zeigt als charakteristischen Hinweis für eine chronisch lymphatische Leukämie **zahlreiche kleine Lymphozyten** und **Gumprecht-Kernschatten** (Zellartefakte gequetschter besonders fragiler Lymphozyten, die im Differenzialblutbild (oder Knochenmarkausstrich) als verwaschene, unregelmäßige Flecken ohne deutliche Kernstruktur sichtbar sind.
Die chronisch lymphatische Leukämie ist ein **lymphozytisches Non-Hodgkin-Lymphom von niedrigem Malignitätsgrad** mit autonomer Expansion eines Lymphozyten-Klons. Selten besteht ein T-Zell-Typ (3 % d. F.). Die Erkrankung **betrifft vorwiegend das höhere Lebensalter** mit einer **Geschlechtsverteilung** von Männern und Frauen 2 : 1. In bis zu einem Drittel der Fälle wird die Diagnose zufällig anhand erhöhter Lymphozytenzahlen gestellt. Eine **vermehrte Infektneigung** (bakterielle und virale Infektionen, z. B. Herpes zoster) kann alleiniger Hinweis sein.
Labor:
- **Leukozytenzahlen meist** zwischen **20 000** und **100 000/µl Blut** mit **hohem Lymphozytenanteil**, Gumprecht-Kernschatten (nicht obligat!)
- **Knochenmarkhistologie:** Markinfiltration mit einem Anteil von reifen Lymphozyten > 30 % aller kernhaltigen Zellen
- Auftreten **inkompletter Wärme-Autoantikörper** ⇒ Hämolyse ⇒ Anämie
- gel. **Immunthrombozytopenie**

Eine immunphänotypische Analyse des peripheren Blutes mit Doppelfärbung von CD5 und einem B-Zell-Marker wie CD19 oder CD20 sind zur Diagnosesicherung erforderlich.

[H99]

Frage 2.79: Lösung C

FAB-Klassifikation der akuten Leukämien:
- M1 ⇒ AML ohne Ausreifung
- M2 ⇒ AML mit Ausreifung
- M3 ⇒ Promyelozyten-Leukämie
- M4 ⇒ akute myelomonozytäre Leukämie (ohne oder mit Eosinophilie)
- M5 ⇒ akute monozytäre Leukämie (undifferenziert oder differenziert)
- M6 ⇒ akute Erythroleukämie
- M7 ⇒ akute megakaryozytäre Leukämie

Zur Behandlung akuter Leukosen wird eine **kombinierte Chemotherapie** mit **Zytostatika** eingesetzt. **Beispiel: Initiale Kombination** von Prednisolon, Vincristin, Daunorubicin und L-Asparaginase, **anschließend** Cyclophosphamid, Arabinosid-Cytosin und 6-Mercaptopurin (**mehrere Therapiezyklen.**
Bei Patienten mit **AML** erreicht man hierdurch **Remissionsraten** zwischen 50 und 85 %. Ein längeres krankheitsfreies Überleben (entspricht Heilung) erreicht man heute bei etwa 20 bis 40 % der Patienten.
Ungünstige Faktoren ⇒ Patienten über 50 Jahre erreichen seltener eine Remission. AML nach Chemotherapie oder Bestrahlung, Auftreten eines Rezidivs.
Die übrigen in der Frage aufgezählten Erkrankungen werden durch eine ausschließliche Chemotherapie im Sinne einer Remissionsinduktion palliativ – jedoch nicht kurativ – beeinflusst.
Zu (D): Eine **dauerhafte Heilung** ist bei der chronisch-lymphatischen Leukämie bislang **nicht möglich**. Viele Patienten sterben an Infektionen.

---**Chronisch lymphatische Leukämie**---II.27---

Die **chronisch lymphatische Leukämie** ist ein lymphozytisches **Non-Hodgkin-Lymphom von niedrigem Malignitätsgrad** mit autonomer Akkumulation immuninkompetenter B-Lymphozyten im peripheren Blut, in Lymphknoten, Knochenmark und Milz. Bei den neoplastischen B-Lymphozyten zeigt die Chromosomenanalyse oft eine Trisomie Nr. 12. Die Erkrankung betrifft vorwiegend das höhere Lebensalter mit einer Geschlechtsverteilung von Männern zu Frauen gleich 2 : 1.
Befunde:
- zu Beginn der Erkrankung: Leistungsminderung, Nachtschweiß
- initiale Lymphknotenschwellungen (50 %, später alle Patienten)
- Hauterscheinungen: Pruritus, Ekzeme, Herpes zoster, Mykosen, Hautblutungen, knotige Hautinfiltrate
- gelegentlich Splenomegalie; Parotisschwellung und Tränendrüsenbefall (Mikulicz-Syndrom)
- leukämische Infiltrate im Bereich des Magen-Darm-Traktes

Labor:
Leukozytenzahlen meist zwischen 20 000 und 100 000/µl mit hohem Lymphozytenanteil, nicht obligat sind Gumprecht-Kernschatten (gequetschte Kerne von Lymphozyten).
Knochenmarkhistologie:
Markinfiltration durch Lymphozyten
An der Lymphozytenoberfläche lassen sich B-Zellmarker (97 % der Fälle) und T-Zellmarker (3 % der Fälle) nachweisen.

Serumelektrophorese:
- Antikörper-Mangelsyndrom (B-Zelldefekt in 50% der Fälle)
- Auftreten inkompletter Wärme-Autoantikörper
- gelegentlich auch Immunthrombozytopenie
- Vermehrung von IgM (10% der Fälle)

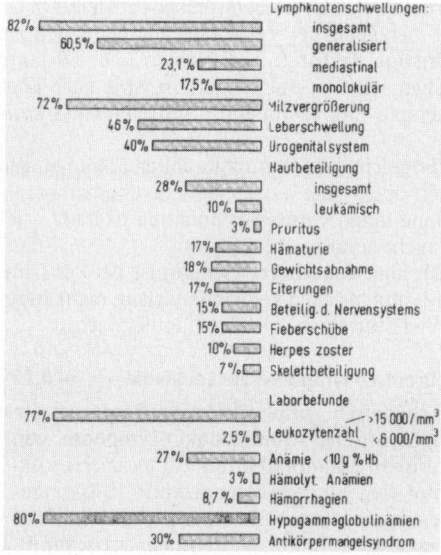

Abb. 2.10 Häufigkeit wichtiger Symptome bei der chronischen lymphatischen Leukämie (aus E. Heilmann, Hämatologie, VCH, edition medizin)

Stadieneinteilung der CLL nach Binet (1981):
Stadium A
Hb > 10 g/dl
weniger als 3 vergrößerte Lymphknotenregionen, Überlebenszeit > 120 Monate
Stadium B
Hb > 10 g/dl
mehr als 3 vergrößerte Lymphknotenregionen, Überlebenszeit 60 Monate
Stadium C
Hb < 10 g/dl und/oder Thrombozytopenie < 100 000/µl,
Überlebenszeit 24 Monate
Therapie:
Chemotherapie so spät wie möglich, wobei die Zellzahl niemals als Behandlungsindikation gilt.
Im Stadium C wird **Chlorambucil** gegebenenfalls in Kombination mit Steroiden bis zu einer Remission der Leukozytenzahlen auf Werte unter 10 000/µl eingesetzt.
α-Interferon führt bei einem Teil der Patienten zur kompletten Remission.
Große Lymphome und die vergrößerte Milz können durch niedrig dosierte **Radiatio** behandelt werden, ggf. **Splenektomie** bei therapierefraktärer, autoimmunhämolytischer Anämie als Komplikation der Grunderkrankung. Bei Antikörpermangelsyndrom werden Gammaglobuline unter gleichzeitiger Antibiose substituiert.

Tab. 2.10 Charakteristika der B-Lymphozyten und T-Lymphozyten (aus Heilmann, 1981)

Charakteristika	B-Lymphozyten	T-Lymphozyten
immunologische Funktion	humorale Immunität	zelluläre Immunität
primäre Bildungsstätte	Knochenmark	Thymus
	Keimzentren der Lymphknoten weiße Pulpa der Milz	interfollikuläre Bezirke der Lymphknoten
Oberflächenimmunglobuline	vorhanden	fehlen
Komplement-Rezeptoren	vorhanden	fehlen
Rezeptoren für Schaferythrozyten	fehlen	vorhanden
Phytohämagglutin-Stimulierbarkeit	leicht	stark

F94
Frage 2.80: Lösung E
Siehe Lerntext II.27.

H94
Frage 2.81: Lösung A
Siehe Lerntext II.27.

[H99]
Frage 2.82: Lösung D

Die **chronisch-lymphatische Leukämie** ist ein lymphozytisches Non-Hodgkin-Lymphom von niedrigem Malignitätsgrad mit autonomer Expansion eines Lymphozyten-Klons. Selten besteht ein T-Zell-Typ (3% d. F.). die Erkrankung betrifft vorwiegend das höhere Lebensalter mit einer Geschlechtsverteilung von Männern zu Frauen 2:1.
Befunde:
- zu Beginn der Erkrankung ⇒ Leistungsminderung, Nachtschweiß
- initiale **Lymphknotenschwellungen** (50%), später alle Patienten
- Hautveränderungen ⇒ Pruritus, Ekzeme, **Herpes zoster**, Mykosen, Hautblutungen, knotige Hautinfiltrate
- leukämische Infiltrate im Bereich des Magen-Darm-Traktes
- oft Splenomegalie, geringgradige Hepatomegalie
- gelegentlich Parotisschwellung und Tränendrüsenbefall (Mikulicz-Syndrom).

Labor:
- Leukozytenzahlen meist zwischen 20 000 und 100 000/mcl Blut mit hohem Lymphozytenanteil; nicht obligat sind **Gumprecht-Kernschatten** (gequetschte Kerne von Lymphozyten).
- Knochenmarkhistologie: Markinfiltration durch Lymphozyten.
- Auftreten inkompletter Wärme-Autoantikörper ⇒ Hämolyse ⇒ Anämie
- gelegentlich Immunthrombozytopenie
- meist **Antikörper-Mangelsyndrom** (B-Zelldefekt) ⇒ Infektanfälligkeit ↑
- selten monoklonale Gammopathie (IgG oder IgM)

Zu **(A)** und **(B):** Die **AML** kommt in allen Altersstufen vor und ist die häufigere Leukämie bei Erwachsenen. Blutungen, Blässe und Fieber sind die Folgen des Versagens der normalen Hämatopoese und führen den Patienten zum Arzt. Eine initiale Beteiligung des ZNS führt zu Kopfschmerzen, Erbrechen und Erregbarkeit. Manchmal sind Knochen- und Gelenkschmerzen die Hauptbeschwerden. Bei Granulozytopenie kommt es zu nachweisbaren bakteriellen Infektionen, häufiger jedoch handelt es sich um Fieber unbekannter Ursache. Manchmal beginnt die Erkrankung schleichend, mit zunehmender Schwäche, Lethargie und Blässe.
Labordiagnostik: Eine Verwechslung mit den atypischen Lymphozyten bei infektiöser Mononukleose muss ausgeschlossen werden. Es ist wichtig, die Blasten der AML von denen der ALL zu unterscheiden. Für die Diagnose der AML ist der Nachweis der Myeloperoxidase in den Blasten entscheidend.

[F93]
Frage 2.83: Lösung D

Siehe Lerntext II.27.
Zu **(A):** Alter und schmerzfreie, nur mäßig vergrößerte Lymphknoten sind untypisch.
Zu **(B):** Die 15% Segmentkernige beziehen sich auf Prozente des Auszählvolumens!
Zu **(C):** Hier bestünde u. a. eine generalisiert auftretende Lymphadenopathie.
Zu **(E):** Eine absolute Lymphopenie wäre u. a. zu erwarten.

[F93]
Frage 2.84: Lösung E

Siehe Lerntext II.27.

[H97]
Frage 2.85: Lösung B

Der **Blutausstrich** ist für die Diagnose wegweisend, da er neben zahlreichen Lymphozyten einen **Gumprecht-Kernschatten** enthält.
Die **chronisch lymphatische Leukämie** ist ein **lymphozytisches Non-Hodgkin-Lymphom von niedrigem Malignitätsgrad** mit autonomer Expansion eines Lymphozyten-Klons. Selten besteht ein T-Zell-Typ (3% d. F.). Die Erkrankung **betrifft vorwiegend das höhere Lebensalter** mit einer **Geschlechtsverteilung** von Männern zu Frauen 2:1.
Befunde:
- zu **Beginn der Erkrankung** → Leistungsminderung, Nachtschweiß
- initiale **Lymphknotenschwellungen** (50%), später alle Patienten
- **Hautveränderungen** → Pruritus, Ekzeme, Herpes zoster, Mykosen, Hautblutungen, **knotige Hautinfiltrate**
- **leukämische Infiltrate** im Bereich des **Magen-Darm-Traktes**
- oft **Splenomegalie,** geringgradige Hepatomegalie
- gel. **Parotisschwellung und Tränendrüsenbefall** (Mikulicz-Syndrom).

Labor:
- Leukozytenzahlen meist zwischen 20 000 und 100 000/µl Blut mit hohem Lymphozytenanteil
- nicht obligat sind Gumprecht-Kernschatten (gequetschte Kerne von Lymphozyten)
- Knochenmarkhistologie: Markinfiltration durch Lymphozyten.
- Auftreten **inkompletter Wärme-Autoantikörper** → Hämolyse → Anämie
- gel. **Immunthrombozytopenie**

Serumelektrophorese:
- meist **Antikörper-Mangelsyndrom** (B-Zelldefekt) → Infektanfälligkeit ↑

Zu **(B)**:
- Um die Diagnose der CML zu sichern, wird das **Philadelphia-Chromosom**, das bei etwa 90 % aller Patienten mit CML nachweisbar ist, bestimmt.
- **Anämie**, Zahl der Retikulozyten ist nicht erhöht.
- **Leukozytenzahl** meist > 30000/μl Blut, kann aber auch Werte über 400000/μl Blut erreichen
- Im fortgeschrittenen Stadium besteht die Mehrzahl der Zellen aus **unreifen Granulozyten**. **Metamyelozyten und Myelozyten** treten gehäuft auf, **Promyelozyten und Myeloblasten** überschreiten jedoch selten mehr als 15 % der gesamten Leukozytenzahl.
- **Thrombozytose** zu Beginn der Erkrankung (50 % d. F.), auch Thrombopenie möglich
- BSG ↑, ggf. Harnsäure und LDH ↑
- selten monoklonale Gammopathie (IgG oder IgM)

Zu **(C)**: Die **ALL** betrifft **vorwiegend das Kindesalter** (Häufigkeitsgipfel 3. bis 5. Lebensjahr), aber auch Jugendliche und seltener Erwachsene.
Knochenmarkbeteiligung bedingt
- **Thrombozytopenie** → Blutungsneigung ↑ → Neigung zu Hämatomen, Epistaxis und Blutungen
- **Neutropenie** → wiederholte Infektionen (z. B. Schleimhautbefall mit Candida albicans)

Es bestehen **auch qualitative Abnormitäten der Neutrophilen und Blutplättchen!**
Weitere Symptome:
- diffuse **Lymphome**, v. a. bei der ALL im Kindesalter
- Kopfschmerzen, Erbrechen und Erregbarkeit bei **ZNS-Beteiligung**
- **Hepatosplenomegalie**
- leukämische **Haut- und Organinfiltrationen**
- **Knochen-** und **Gelenkschmerzen**, v. a. bei der ALL im Kindesalter
- selten Hämaturie und gastrointestinale Blutungen

Diagnostik:
- **Blutausstrich** → **leukämisch differenziert oder undifferenzierte Blasten,** sofern die Gesamtleukozytenzahl nicht zu niedrig ist
- **Knochenmarkbiopsie** → leukämische **Blasten** mit großen atypischen Nukleolen
- **zytochemische Färbungen** → Perjodsäure-Schiff-Reaktion (= PAS), Myeloperoxidase sowie spezifische und unspezifische Esterase
- BSG ↑, Harnsäure ↑ und LDH ↑ bei vermehrtem Zellumsatz
- Nachweis von **Chromosomenveränderungen** (prognost. ungünstig ist das Auftreten des Philadelphia-Chromosoms (eigentlich typisch für CML!), das auch bei etwa 20 % der erwachsenen ALL-Patienten auftritt)

F00

Frage 2.86: Lösung D

Laborstatus bei CLL
- **Leukozytenzahlen meist zwischen 20 000 und 100 000 /μl Blut mit hohem Prolymphozyten- und Lymphozytenanteil**
- nicht obligat sind Gumprecht-Kernschatten (gequetschte Kerne von Lymphozyten)
- **Knochenmarkhistologie:** Markinfiltration durch Lymphozyten
- Auftreten **inkompletter Wärme-Autoantikörper** ⇒ Hämolyse ⇒ **Anämie**
- gelegentlich **Immunthrombozytopenie**

Serumelektrophorese:
- meist **Antikörper-Mangelsyndrom** (B-Zelldefekt) ⇒ Infektanfälligkeit ↑
- selten monoklonale Gammopathie (IgG oder IgM)

Zu **(D)**: Promyelozyten treten bei einer Variante der akuten myeloischen Leukämie mit Vorherrschen atypischer Promyelozyten auf.

F97

Frage 2.87: Lösung C

Siehe Lerntext II.27.

H97

Frage 2.88: Lösung B

Stadieneinteilung der CLL nach Rai
low risk (smoldering CLL)
- **Stadium 0** = Lymphozyten im Blut > 15 000/μl, im Knochenmark > 40 %;

intermediate risk
- **Stadium I** = wie 0 + Lymphome;
- **Stadium II** = wie 0 ± Lymphome; + Milz- oder Lebertumor

high risk
- **Stadium III** = wie 0 ± Milz- oder Lebertumor, Hb < 11 g% (bei Männern) bzw. 10 g% (bei Frauen)
- **Stadium IV** = wie 0 ± Milz oder Lebertumor; ± Hb ↓, Thrombozyten < 100 000/μl

Therapie der chronisch lymphatischen Leukämie bei Stadieneinteilung nach Rai:
- **Stadien 0 (mittlere Überlebenszeit > 150** Monate) **bis II (mittlere Überlebenszeit 70** Monate) → **Chemotherapie nur bei rascher Progredienz** oder wenn **große Lymphome** den Patienten behindern
- **Stadien III (mittlere Überlebenszeit 20** Monate) **und IV** → **Chemotherapie**
    - **Knospe-Schema** → intermittierende **3-tägige Behandlung mit Chlorambucil und Prednison**

- **COP-Schema** (**C**yclophosphamid, **O**ncovin = Vincristin, **P**rednison)
- **Fludarabin** (Purinanalogon) auch in Therapie-Schemata
- **α-Interferon** führt bei einem Teil der Patienten zur **kompletten Remission**
- ggf. allogene **Knochenmarktransplantation**
- ggf. **Splenektomie** (Ind.: therapierefraktäre autoimmunhämolytische Anämie, Thrombopenie) oder Milzbestrahlung
- supportive Maßnahmen (z. B. Immunglobulin-Gabe)

Eine **dauerhafte Heilung der chronisch-lymphatischen Leukämie** ist bislang **nicht möglich**. Viele Patienten sterben an Infektionen.

Zu **(D): Die Therapie der chronisch myeloischen Leukämie mit α-Interferon** (meist Dauertherapie in hoher Dosierung) kann bei etwa 20% der Patienten zur **zytogenetischen Vollremission (Verschwinden Philadelphia-Chromosom-positiver Zellen)** und bei etwa 50% der Patienten zur Teilremission führen.

Unter **Chemotherapie** (führt zu keiner zytogenetischen Remission) mit **Hydroxycarbamid** (Litalir®) oder **Busulfan** (Myleran®) kommt es nach einer Therapiedauer von etwa 3 Jahren zum akuten **Blastenschub**, der wie eine akute Leukämie behandelt wird.

Zu **(A), (C)** und **(E): Das leukämisch verlaufende zentroblastische Non-Hodgkin-Lymphom** vom intermediären Malignitätsgrad bedarf ebenso wie die akuten Leukämien der sofortigen Chemotherapie.

H93

Frage 2.89: Lösung E

Zu **(A): Die chronisch lymphatische Leukämie** wird im Stadium B und C (n. Binet) mit **Chlorambucil**, Steroiden **(Knospe-Schema)** und/oder **Purinanaloga** behandelt. Eine Heilung ist dabei nicht zu erwarten.

Zu **(B): Die Mycosis fungoides** zählt zu den Non-Hodgkin-Lymphomen mit niedrigem Malignitätsgrad. Durch **PUVA-Therapie** (Psoralen + UVA-Bestrahlung) und die Gabe von Retinoiden wird ebensowenig eine definitive Heilung erreicht, wie durch die Gabe von Chemotherapeutika (z. B. **Fludarabin**).

Zu **(C): Die Makroglobulinämie Waldenström** ist ein lymphoplasmozytisch-zytoides Non-Hodgkin-Lymphom mit Bildung monoklonaler Immunglobuline. Chemotherapeutisch kommt die Gabe von **alkylierenden Substanzen** und Prednison in Betracht. Eine definitive Heilung ist nicht möglich.

Zu **(D): Das Plasmozytom** wird ab dem Stadium II mit **alkylierenden Substanzen (z. B. Melphalan oder Cyclophosphamid)** und Prednison behandelt. Durch die zusätzliche Gabe von α-Interferon lassen sich die Remissionsphasen verlängern. Eine definitive Heilung ist nicht möglich.

H93

Frage 2.90: Lösung D

Zu **(A): Nicht kleinzellige Bronchialkarzinome** sind das Plattenepithelkarzinom, das Adenokarzinom und das großzellige Bronchialkarzinom. Therapie der Wahl ist die operative Entfernung im frühen Krankheitsstadium. Bei Inoperabilität besteht die Indikation zur Radiatio. Die Chemotherapie ist bei diesem Krankheitsbild kein übliches Verfahren, obwohl mit Cisplatin, Ifosamid, Vindesin und Mitomycin C Verlängerungen der medianen Überlebenszeit erreichbar sind.

Zu **(B): Das maligne Melanom** ist den üblichen Chemotherapeutika kaum zugänglich. Therapie der Wahl ist die Exzision mit Lymphknotenausräumung. Günstige Therapieeffekte werden derzeit für die Anwendung von Dacarbazin berichtet.

Zu **(C):** Nur etwa ein Viertel aller **Pankreaskarzinome** sind resektabel. Die Prognose ist infaust. Die mittlere Überlebensrate beträgt nach Diagnosestellung 8–12 Monate. Eine palliative Chemotherapie mit Fluorouracil und/oder Doxorubicin ist möglich.

Zu **(D)** Bei **Hodenkarzinomen** ist die hohe inguinale **Semikastratio** Therapie der Wahl. Mit dem **PEB-Schema,** bei dem Cisplatin, Bleomycin und Etoposid in unterschiedlichen Dosierungen (nach Schmoll oder Williams) appliziert werden, lassen sich auch im fortgeschrittenen Tumorstadium Heilungsraten von mehr als 65% erreichen.

Zu **(E): Das metastasierende Blasenkarzinom** wird mit dem **M-VAC-Schema** behandelt. Die Kombinationstherapie mit Methothrexat, Vinblastin, Doxorubicin und Cisplatin ist nebenwirkungsreich. Die mittlere Überlebensrate beträgt bei Lymphknotenbefall nur wenige Monate.

Zytostatische Therapie — II.28

Zellzyklus

G_0-Phase → ruhende Zellen, die nicht an der Teilung teilnehmen (geringste Empfindlichkeit auf Zytostatika, die ja zumeist Proliferationsgifte sind)

G_1-Phase → postmitotische Ruhepause (Proteinsynthese)

S-Phase → DNS-Synthesephase

G_2-Phase → prämitotische Ruhepause (Spindelproteine)

M-Phase → Mitosephase (Kernteilung)

Erklärung: engl. **G**ap = Lücke, **S** für Synthese, **M** für Mitose.

Beeinflussung durch Pharmaka

Alkylantien übertragen Alkylgruppen auf die DNS. Dabei können Vernetzungsreaktionen zwischen DNS-Strängen ausgelöst werden.

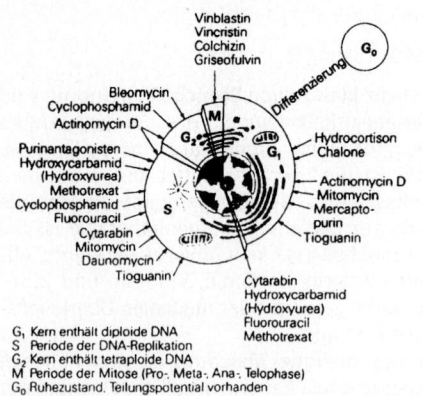

Abb. 2.11 Phasenspezifität der Zytostatika (aus Droste/von Planta; Memorix. Konstanten der Klinischen Medizin, 3. Auflage, VCH Verlagsgesellschaft, 1993)

Antimetabolite wirken als Analoga physiologisch vorkommender Metabolite infolge veränderter Molekülstruktur. Ihr Einbau führt zur Hemmung der DNS-Synthese.
Mitose-Hemmstoffe führen durch die Bindung an mikrotubuläre Proteine zum Stillstand der Mitose in der Metaphase.
Enzyme wie die Asparaginase (→ hydrolysiert Asparagin) wirken über eine Hemmung der Proteinsynthase. Allerdings ist eine rasche Resistenzentwicklung häufig, da die Tumorzellen Stoffwechsel-Nebenwege einschlagen.
Antibiotika binden an die DNS und blockieren die RNS-Synthese.
In der G_0-Phase weisen Tumorzellen gegenüber Zytostatika die geringste Empfindlichkeit auf.

H96
Frage 2.91: Lösung B

Zur **Eindämmung des Tumorwachstums** bedient man sich neben der **chirurgischen Intervention** der **Radiatio, der Gen- und Immuntherapie** und auch der **Chemotherapie:**
- **Regionale Chemotherapie:** Temporärer extrakorporaler Kreislauf ermöglicht **lokal höhere Zytostatikakonzentrationen** (z.B. als regionale Hochdosistherapie über einen Katheter in die Arteria hepatica bei malignen Lebertumoren.
- **Polychemotherapie:** oft wirksamer als Monotherapie, weniger Resistenzentwicklung und geringere Toxizität
- **Adjuvante Chemotherapie:** wird dem Patienten nach einer definitiven chirurgischen Resektion angeboten, wenn keine klinischen, radiologischen oder pathologischen Zeichen einer residualen malignen Erkrankung vorliegen. Es wird damit versucht, unentdeckte Mikrometastasen zu vernichten. Eingesetzt wird diese Form der Therapie vor allem bei Mammakarzinomen, Kolorektalkarzinomen, Knochensarkomen, Ovarialkarzinomen und Hodenkarzinomen.
- Als *neoadjuvant* wird die chemotherapeutische Behandlung vor dem chirurgischen Eingriff bezeichnet (z.B. Anwendung bei Kopf-, Hals oder Blasenkarzinomen).

Phasen der Chemotherapie:
- **Induktionstherapie:** intensive Zytostatikatherapie **bis zum Erreichen einer kompletten Remission** → Verschwinden aller Tumorparameter
- **Konsolidierungstherapie** → Stabilisierung einer Remission
- **Erhaltungstherapie als Dauertherapie** oder **intermittierende Therapiezyklen (Reinduktion)** soll die Dauer der Remission verlängern.

— Meningeosis leucaemica — II.29 —

Erst die Zunahme der Überlebenszeit bei Patienten mit akuter Leukämie hat das Problem des ZNS-Befalls manifest werden lassen. Insbesondere die antileukämischen Substanzen können bei intravenöser Applikation nicht in ausreichender Konzentration in das ZNS gelangen, sodass die neoplastischen Zellen hier persistieren können und den Ausgangsherd eines Rezidivs bilden. Die **Meningeosisprophylaxe** erfolgt in der Regel durch intrathekale Injektion von Methotrexat und einer Schädelbestrahlung mit einer Dosis von 24 Gy.
Bei manifester Meningeosis leucaemica appliziert man **Zytostatika** (Amethopterin, Cytosinarabinosid) in den Liquor cerebrospinalis (auch zur Prophylaxe in der Initialphase) und bestrahlt den Hirnschädel.

— Polycythaemia vera — II.30 —

Die **Polycythaemia vera** geht in ihrer voll ausgeprägten Form mit einer Hyperplasie sämtlicher zellulärer Blutelemente einher.
Klinische Symptomatik:
Die Patienten klagen über Ermüdbarkeit, Schwäche- und Schwindelgefühl, Parästhesien, Kopfschmerzen und Pruritus, der insbesondere nach einem warmen Bad auftritt. Das führende Symptom ist die hochrote zyanotische Färbung von Haut und Schleimhaut sowie die Splenomegalie.
Laborbefunde:
Außer der Erhöhung des Hämatokritwertes finden sich in zwei Drittel der Fälle eine Leukozytose und Thrombozytose.
Im Blutausstrich können unreife Vorstufen der Granulopoese, Myelozyten und Metamyelozyten

auftreten. Insbesondere die Vermehrung der **Eosinophilen** und **Basophilen** gibt einen Hinweis auf das Vorliegen einer Polycythaemia vera. Die Aktivität der alkalischen Leukozytenphosphatase ist zumeist erhöht. Demgegenüber ist sie bei symptomatischen Polyglobulien im Normbereich.
Blutsenkungsgeschwindigkeit ↓ (Normwert für Männer nach einer Stunde 3–8 mm, nach zwei Stunden 5–18 mm).
Therapie: Zum Absenken des Hämatokrits auf Werte < 45% werden zunächst Aderlässe von 350–500 ml Blut durchgeführt. Die Begleithyperurikämie wird durch die Gabe von Allopurinol zur Vermeidung eines akuten Nierenversagens prophylaktisch behandelt. Zur Prophylaxe von Thrombosen können Thrombozytenaggregationshemmer eingesetzt werden. Therapie mit α-Interferon möglich. Die mittlere Überlebenszeit beträgt mit Behandlung 10 bis 15 Jahre.

Tab. 2.11 Chronisch myeloproliferative Syndrome

Labor	CML	Osteo-myelo-sklerose	Poly-cythaemia vera
Granulozytose	++	±	+
Thrombozytose	±	±	+
ALKL-Phophatase	↓	↑	↑
Ph-Chromosom	+	–	–
Splenomegalie	+	++	±

F99

Frage 2.92: Lösung E

Die Polycythaemia vera gehört zum **chronisch-myeloproliferativen Syndrom.** Typisch ist die **Vermehrung von Erythrozyten, Granulozyten** und **Thrombozyten** mit Zunahme des Blutvolumens. Dabei fällt die **Erythrozytose** am stärksten ins Gewicht. Extramedulläre Hämatopoese in Leber und Milz führt zur **Hepatosplenomegalie.**
Einteilung nach der U.S. National Polycythemia Vera Study Group:
Kategorie A
A1 erhöhte Erythrozytenmasse (gemessen mit radioaktiv markierten Erythrozyten)
Männer: ≥ 36 ml/kg; Frauen: ≥ 32 ml/kg
A2 normale O_2-Sättigung des arteriellen Blutes ≥ 92%
A3 Splenomegalie

Kategorie B
B1 Thrombozytose: Thrombozyten ≥ 400 000/µl
B2 Leukozytose: Leukozyten ≥ 12 000/µl (bei Fehlen von Fieber und Infekten)
B3 erhöhter Index der alkalischen Leukozytenphosphatase (bei Fehlen von Fieber und Infekten)
B4 erhöhte Vitamin B_{12}-Konzentration im Serum oder erhöhte latente Vitamin B_{12}-Bindungskapazität: Vitamin B_{12} > 1000 pg/ml: $LB_{12}BK$ > 2200 pg/ml

Eine **primäre Polyzythämie** besteht, wenn 3 Parameter der Kategorie A erfüllt sind oder wenn bei erhöhter Erythrozytenmasse und **normaler O_2-Sättigung des arteriellen Blutes** 2 Parameter der Kategorie B vorliegen.
Zu **(E):** Der verminderte Sauerstoff-Partialdruck, passt zu einer **sekundären** (symptomatischen) **Polyglobulie,** die in hypoxämische und nicht hypoxämische Formen unterteilt wird. Eine Bestimmung des Serum-Erythropoetins kann bei der Differenzialdiagnose weiterhelfen (vermindert bis normal bei primärer Polyzythämie).

F99

Frage 2.93: Lösung D

Therapie der Polycythaemia vera:
- initial wiederholte **Aderlässe** (ein- bis zweimal pro Woche 500 ml Blut), um im Überschuss produzierte Erythrozyten zu eliminieren oder **Zellseparation**
- α-Interferon
- ggf. Drosselung der Hämatopoese mit **Zytostatika (Hydroxycarbamid** oder **Busulfan;** Anpassen der Dosierung nach Blutzellwerten)
- auch bei vermindertem Eisen- und Ferritinspiegel ⇒ **keine Eisenzufuhr,** da Eisen die Erythropoese stimuliert
- **Allopurinol**
- anzustreben ist ein Hämatokrit < 45%, Thrombozyten < 600 000/µl

Für die Therapie mit **Chlorambucil** und **^{32}Phosphor** (alternativ bei fehlender Patienten-Compliance) wurde eine **Leukämie-induzierende** Wirkung beschrieben.
Unter Therapie beträgt die mittlere **Überlebenszeit** 10–15 Jahre.
Zu **(D):** Nach Langzeittherapie mit Glucocorticoiden kann es zu einer medikamentös bedingten Polyzythämie mit Zunahme der Erythrozyten-, Leukozyten- und Thrombozytenzahl kommen, bei der sich Vorstufen der Hämatopoese im peripheren Blut nicht nachweisen lassen. Aus diesem Grund sich **Glucocorticoide zur Therapie der Polycythaemia vera nicht indiziert!**

H97

Frage 2.94: Lösung A

Zu **(A)**: Die **primäre Polyzythämie** (= Polycythaemia vera) ist eine Erkrankung der pluripotenten hämatopoetischen Stammzellen unbekannter Ätiologie, die zu einer Hyperplasie aller 3 Knochemarkzellreihen führt. Sie gehört zum **chronisch myeloproliferativen Syndrom**. Typisch ist die **Vermehrung von Erythrozyten, Granulozyten und Thrombozyten**. Dabei fällt die **Erythrozytose am stärksten** ins Gewicht.

Symptome
- Gesicht meist gerötet **(Plethora)**, blaurote Schleimhäute
- **Hyperviskosität** → **Kopfschmerzen, transitorisch ischämische Attacken,** Sehstörungen (→ gestaute Venen der Retina), **Müdigkeit,** Hypertonie (Ventrikelfüllung ↑, Strömungswiderstand ↑), ggf. Herzinsuffizienz-Zeichen, Atemnot
- häufiges Auftreten arterieller und venöser **Thromboembolien**
- **trotz Thrombozytose besteht eine** vermehrte **Blutungsneigung** (Thrombozytenfunktion gestört) → Nasenbluten
- extramedulläre Hämatopoese in Leber und Milz (→ **Hepatosplenomegalie**)
- Juckreiz an der Haut, besonders bei Wärmezufuhr (Bad)

Zu **(B), (C)** und **(E): Skelettmetastasen** finden sich bei jedem zweiten Tumorpatienten. In mehr als drei Viertel der Fälle lässt sich als Primärtumor ein **Mammakarzinom, Prostatakarzinom, Bronchialkarzinom, Nierenkarzinom** oder **Schilddrüsenkarzinom** nachweisen.

Zu **(D)**: Das **Plasmozytom** ist ein plasmozytisches **Non-Hodgkin-Lymphom von niedrigem Malignitätsgrad** mit Infiltration des Knochenmarks.
Symptomentrias:
- **Paraproteinämie** (und Paraproteinurie bei Bence-Jones-Kettenbildung)
- **Plasmazellnester** im Knochenmark
- **Röntgenologische Veränderungen** hauptsächlich an Becken, Schädel, Femur, Wirbelkörpern und Rippen

── **Morbus Hodgkin** ──────────── II.31 ─
Beim Morbus Hodgkin (Lymphogranulomatose) handelt es sich um eine maligne, histopathologisch spezifische Erkrankung des lymphoretikulären Systems mit einem sekundären Befall der extralymphatischen Organe. Die Erkrankung manifestiert sich gewöhnlich in Form einer **Vergrößerung von lokalisierten Lymphknoten**.
Mittels Lymphknotenbiopsie wird die Diagnose des Morbus Hodgkin gesichert.
Die nodulär sklerosierende Form der **Lymphogranulomatose** tritt vorwiegend bei Jugendlichen vor dem 20. Lebensjahr auf, während andere Formen der Lymphogranulomatose ein weiteres Maximum um das 65. Lebensjahr aufweisen. Während der **Morbus Hodgkin** sonst einen vorwiegend zervikal supraklavikulären Befall zeigt, ist für die nodulär sklerosierende Form der frühe Mediastinalbefall typisch. Im Unterschied zu anderen Formen der Lymphogranulomatose werden bei dieser Form Frauen genauso häufig befallen wie Männer.
Mehrkernige Sternberg-Riesenzellen kommen bei allen Typen des Morbus Hodgkin vor.
Zur Diagnosesicherung des Hodgkin-Lymphoms ist der einzig sichere Weg die histologische Untersuchung eines exstirpierten Lymphknotens.
Histologie
Granulationsgewebe aus Lymphozyten, Eosinophilen, Histiozyten, Retikulumzellen, Epitheloidzellen, Hodgkin- und Sternberg-Riesenzellen, Nekrosen, hyaline Felder.
Die **histologische Unterteilung der Lymphogranulomatose** lässt Aussagen über den klinischen Verlauf zu. Der nodulär sklerosierende Typ findet sich besonders häufig bei jungen Frauen und ist im Mediastinum lokalisiert. Hier besteht eine Tendenz zur Ausbreitung per continuitatem in das angrenzende Lungenparenchym.
Der **lymphozytenreiche Typ ist die prognostisch günstigste Form,** während der lymphozytenarme Typ eine schlechte Prognose besitzt und im Allgemeinen bereits in generalisiertem Stadium angetroffen wird.

Tab. 2.12 Histologische Diagnose und Prognose des Morbus Hodgkin (nach Begemann) (aus Heilmann, 1981)

Histologische Klassifikation	Häufigkeit (%)	5-Jahres-Überlebenszeit (%)
lymphozytenreicher Typ	10	85
noduläre Sklerose	45	60
gemischtzelliger Typ	30	40
lymphozytenarmer Typ	15	30

Tab. 2.13 Stadieneinteilung des Morbus Hodgkin (aus Heilmann, 1981)

Stadium	Definition	Manifestation zum Zeitpunkt der Diagnose (%)
I	Befall einer isolierten Lymphknotenregion (I) oder isolierter extralymphatischer Herde (I_E)	15
II	Befall von zwei oder mehr Lymphknotenregionen (II) auf einer Seite des Zwerchfells oder isolierter extralymphatischer Herd mit Befall einer oder mehrerer Lymphknotenregionen auf gleicher Zwerchfellseite (II_E)	35
III	Befall von Lymphknoten beidseits des Zwerchfells (III), eventuell verbunden mit umschriebenem extralymphatischem Herd (III_E) oder Befall der Milz (III_S) oder beides (III_{ES})	40
IV	diffuser Befall eines oder mehrerer extralymphatischer Organe (Knochenmark, Leber, Lunge, Haut usw.) mit oder ohne Beteiligung der Lymphknoten	10

In jedem Stadium lässt sich ein Typus A oder B unterscheiden:
A = keine **Allgemeinsymptome**;
B = **Allgemeinsymptome vorhanden:** ungeklärtes **Fieber über 38 °C, Nachtschweiß, Verlust von mehr als 10% des Körpergewichts, Pruritus** in Kombination mit anderen Symptomen.
Das klinische Stadium III B kennzeichnet den Befall von Lymphknoten ober- und unterhalb des Zwerchfells (= III) und Allgemeinsymptome (= B).
E = Befall **e**xtralymphatischer Herde,
S = Milz-(**S**plen-)befall

Als **Allgemeinsymptome** werden bewertet:
1. **Gewichtsabnahme von mehr als 10% des Körpergewichtes in den letzten 6 Monaten.**
2. **Fieber nichtinfektiöser Ursache über 38 °C.**
3. **Nachtschweiß.**

Tab. 2.14 Lymphknotenbefall bei Morbus Hodgkin zum Zeitpunkt der Diagnose

Lokalisation	Häufigkeit im Stadium I (%)	Häufigkeit in den Stadien III–IV (%)
zervikal oder supra-klavikulär	64	70
axillär	15	25
iliakal, femoral, inguinal	10	15
tief mediastinal	10	60
hilär	sehr selten	10
paraaortal	selten	35
Milz	sehr selten	10

Tab. 2.15 Unterschiede zwischen Morbus Hodgkin und Non-Hodgkin-Lymphomen (nach Lichtman)

Morbus Hodgkin	Non-Hodgkin-Lymphome
am häufigsten in den mittleren Altersgruppen	am häufigsten im jüngeren und höheren Lebensalter
häufig lokalisierte Manifestation	häufig ausgedehnter Befall
selten extranodaler Befall	häufig extranodaler Befall
selten leukämische Transformation	häufig leukämische Transformation
selten Paraproteine	häufig Paraproteine
selten Knochenmarkbefall	häufig Knochenmarkbefall
häufig mediastinaler Befall	selten mediastinaler Befall
Befall der paraaortalen Lymphknoten in 3 der Fälle	Befall der paraaortalen Lymphknoten in $2/3$ der Fälle
mesenterialer Lymphknotenbefall selten	mesenterialer Lymphknotenbefall häufig
Milz selten palpabel	Milz häufig palpabel
Leber selten befallen, wenn Milz und abdominale Lymphknoten nicht befallen sind	Leber befallen ohne gleichzeitigen Milzbefall

F99

Frage 2.95: Lösung E

Klinische Stadieneinteilung des **Hodgkin-Lymphoms (Ann-Arbor-Klassifikation)**
- **Stadium I:** Befall **einer** einzigen **Lymphknotenstation** oder eines einzigen extralymphatischen Organs
- **Stadium II:** zwei oder mehr Lymphknotenstationen **auf der gleichen Seite des Zwerchfells** oder ein oder mehrere Lymphknotenstationen und ein extralymphatisches Organ auf derselben Seite des Zwerchfells
- **Stadium III:** Befall von Lymphknotenstationen auf **beiden Seiten des Zwerchfells, extralymphatischer Organbefall** möglich, **Milzbefall** möglich
- **Stadium IV:** diffuser extralymphatischer Organbefall

N: Lymphknoten, **E:** extranodaler Befall, **S** (**s**pleen) Milzbefall, **H:** Leber, **D:** Haut, **L:** Lunge, **M:** Knochenmark, **O:** Knochen, **P:** Pleura
- **A:** Patient **ohne** allgemeine Symptome
- **B: Allgemeine Symptome:** Fieber nicht infektiöser Ursache über 38 °C (Pel-Ebstein), Nachtschweiß, Gewichtsverlust von mehr als **10%** des Körpergewichts in den letzten 6 Monaten
- **Risikofaktoren** ⇒ großer Mediastinaltumor, extranodaler Befall, starker Milzbefall, hohe BSG, Befall von mehr als drei Lymphknotenarealen

F98

Frage 2.96: Lösung B

Mehrkernige **Reed-Sternberg-Riesenzellen** sind in diesem Fall diagnostisch wegweisender Befund. Sie kommen **bei allen Typen des Morbus Hodgkin** vor. **Klinische Stadieneinteilung** des **Hodgkin-Lymphoms (Ann-Arbor-Klassifikation)** siehe Tabelle 2.13.

Symptomatik
- **nicht schmerzhafte Vergrößerung eines Lymphknotens** oder einer Lymphknotengruppe (**häufigstes Primärsymptom**). Die **zervikalen Lymphknoten** sind dabei am häufigsten (**60–80%**) betroffen, inguinale Lymphknoten nur mit **5–12%**. (Für die **nodulär sklerosierende Form** ist der **frühe Mediastinalbefall** typisch.)
- oft **Fieber, Nachtschweiß** und **Gewichtsverlust**
- **Leber** und **Milz** können vergrößert sein; Juckreiz bei einem Drittel der Patienten

Diagnostik
- Röntgen-Thorax, Sonographie, CT-Abdomen, ggf. Knochenszintigraphie, explorative Laparotomie zur **Lymphknotenbiopsie** und Leberbiopsie
- Biopsien der mesenterialen und retroperitonealen Lymphknoten
- Knochenmarkbiopsie und Leberpunktion (Staging)
- im **klinischen Stadium I oder II** ⇒ Lymphangiographie (**Fragestellung:** infradiaphragmaler Befall?), wenn o.B. ⇒ **explorative Laparatomie** ⇒ pathologisches Staging

Labor
- zunehmende **Lymphozytopenie, Eosinophilie** ($1/3$ d. F.), beschleunigte BSG, gel. LDH ↑, Zunahme der α-Globuline und des Fibrinogens, Anämie, Nachweis von tumorassoziierten Antigenen.
- Untersuchung von Non-Hodgkin-Lymphomen durch **monoklonale Antikörper gegen Antigene auf Reed-Sternberg-Zellen** (z. B. Leu-M1 [CD15]) möglich

Histologie
- Mittels **Lymphknotenbiopsie** wird die **Diagnose** des Morbus Hodgkin **gesichert**.
- **Der Lymphknotenbefund zeigt eine bunte Zytologie mit** Granulationsgewebe aus Lymphozyten, Eosinophilen, Histiozyten, Retikulumzellen, Epitheloidzellen, Hodgkin- und **Sternberg-Riesenzellen,** Nekrosen, hyalinen Feldern.

Zu **(A):** Die **Sarkoidose** ist eine **granulomatöse Systemerkrankung** unbekannter Ursache. Neben Lungen, **hilären und mediastinalen Lymphknoten** können Leber, Milz, periphere Lymphknoten, Haut, Augen, exkretorische Drüsen, ZNS, Herz und Knochen von den **nicht verkäsenden epitheloidzelligen Granulomen** befallen sein.

Zu **(C): Non-Hodgkin-Lymphome** sind nicht der Lymphogranulomatose zuzurechnen und weisen **eine neoplastische Proliferation lymphatischer Zellelemente** auf.

Symptome:
- **T-Zell-Lymphome** ⇒ oft **extranodale** Manifestation
- **B-Zell-Lymphome** ⇒ oft Gammopathie

Zu **(D):** Bei der **akuten Toxoplasmose** können neben grippeähnlicher Symptomatik mit Fieber, unklaren Abdominalbeschwerden, Kopf- und Halsschmerzen **schmerzhafte Lymphknotenschwellungen** auftreten.

F94

Frage 2.97: Lösung E

Die **nicht schmerzhafte Vergrößerung eines Lymphknotens** oder einer Lymphknotengruppe ist das **häufigste Primärsymptom der Lymphogranulomatose**. Die **zervikalen Lymphknoten** sind dabei am häufigsten (**60–80%**) betroffen, inguinale Lymphknoten nur mit **5–12%**. Die Patienten geben an, dass sie die Lymphknotenschwellung zufällig festgestellt hätten, aber durch die Größenzunahme beunruhigt worden seien. Relativ stelten ist der „Alkoholschmerz" hinter dem Brustbein in den vergrößerten Lymphknoten.

Charakteristische **Allgemeinsymptome sind Fieber, Nachtschweiß und Gewichtsverlust.** Dabei kann das Fieber periodisch im Abstand von wenigen Tagen bis Wochen auftreten **(Pel-Ebstein-Typ).** Auch wechselnd subfebrile Temperaturen, remittierende Fieberschübe oder Kontinua werden beobachtet. Schüttelfröste treten allerdings nur selten auf. Juckreiz wird bei einem Drittel der Patienten als recht charakteristisches Symptom angegeben.
Labor:
Beschleunigte BSG, Zunahme der α-Globuline und des Fibrinogens, Lymphopenie, Eosinophilie, Abnahme des Serumeisens und Anämie.
Die **Stadieneinteilung** erfolgt in A und B. Dabei steht **B für das Vorliegen von Allgemeinsymptomen,** A für Fehlen.

Non-Hodgkin-Lymphome — II.32

Non-Hodgkin-Lymphome sind nicht der Lymphogranulomatose zuzurechenen und gehen von T- oder B-Lymphozyten des lymphatischen Gewebes aus. Nach Prof. K. Lennert, Kiel, erfolgt die Einteilung nach histopathologischen und immunologischen Kriterien.
Histopathologische Einteilung der Non-Hodgkin-Lymphome (Kiel-Klassifikation):
Maligne Lymphome mit niedrigem Malignitätsgrad
Lymphozytische maligne Lymphome
- CLL-Typ
- Haarzell-Leukämie
- Sezary-Syndrom, Mycosis fungoides
- T-Zonen-Lymphom

Immunozytische maligne Lymphome
- lymphoplasmozytoides Immunozytom
- lymphoplasmazelluläres Immunozytom
- polymorphzelliges Immunozytom

Zentrozytisches malignes Lymphom
Zentroblastisch-zentrozytisches malignes Lymphom
Maligne Lymphome mit hohem Malignitätsgrad
Zentroblastisches malignes Lymphom
Lymphoblastisches malignes Lymphom
- B-lymphoblastisches Lymphom Burkitt Typ

andere:
- T-lymphoblastisches Lymphom „convoluted cell type"
- unklassifizierbar: Immunoblastisches malignes Lymphom

H93
Frage 2.98: Lösung D
Siehe Lerntext II.32.

H97
Frage 2.99: Lösung C

Die **Haarzell-Leukämie** ist ein **chronisch verlaufendes lymphozytisches Non-Hodgkin-Lymphom (B-Zell-Typ)** von **niedrigem Malignitätsgrad.** Vorzugsweise werden ältere Männer betroffen.
Typisch sind Haarzellen mit fransenartigen Zytoplasmaausläufern, die eine **tartratresistente saure Phosphatase** aufweisen. Es besteht eine **Knochenmarkinfiltration** mit **argyrophiler Markfibrose** (Punctio sicca!), langsam progrediente **Knochenmarkinsuffizienz,** erhöhte Infektionsneigung und eine ausgeprägte **Splenomegalie** bzw. **Hypersplenismus.** Die **Lymphknoten** sind kaum vergrößert.
Therapie → **α-Interferon,** alternativ Behandlung mit dem Adenosindeaminase-Inhibitor Desoxyformycin (Pentostatin®), Splenektomie bei Hyperspleniesyndrom.

Plasmozytom — II.33
(syn. Morbus Kahler, multiples Myelom)

Das Plasmozytom ist ein plasmozytisches Non-Hodgkin-Lymphom von niedrigem Malignitätsgrad mit multilokulärer oder diffuser Infiltration des Knochenmarks. Tumorzellen der Plasmazellreihe (B-Zellinie) bilden monoklonale Paraproteine der Klasse IgA und IgG, selten IgD oder IgE. Im fortgeschrittenen Zustand schränken Plasmozytome die Funktionen anderer Zellreihen ein, sodass es zur Anämie und Thrombozytopenie kommt.
Die Klinik kennt *drei Kardinalbefunde:*
- Paraproteinämie (und Paraproteinurie bei Bence-Jones-Kettenbildung)
- Plasmazellnester im Knochenmark
- röntgenologische Veränderungen hauptsächlich an Becken, Schädel und Rippen

Zu Beginn der Erkrankung klagen die Patienten häufig über Kreuzschmerzen (osteolytische Knochenveränderungen), wodurch rheumatische Erkrankungen oder Lumbalgien fehldiagnostiziert werden können.
Diagnostisch findet sich eine massiv erhöhte BSG, Hyperkalzämie, eine pathologische Serumelektrophorese mit einem schmalbasigen Peak im Bereich der Globulinfraktion sowie, bei fortgeschrittener Erkrankung, Zeichen der Niereninsuffizienz (L-Ketten-Paraproteine werden durch die Niere ausgeschieden). Spontanfrakturen der Wirbelkörper und der unteren Extremi-

täten sind Ausdruck osteolytischer Veränderungen durch Plasmazellnester in den entsprechenden Knochenbezirken.

Therapeutisch steht die Chemotherapie mit einer Kombination von Steroiden und alkylierenden Substanzen im Vordergrund. Durch Überwachung des Calciumhaushalts, Versorgung von Spontanfrakturen und Bekämpfung rezidivierender Infekte erreicht man heute mehrjährige Überlebenszeiten.

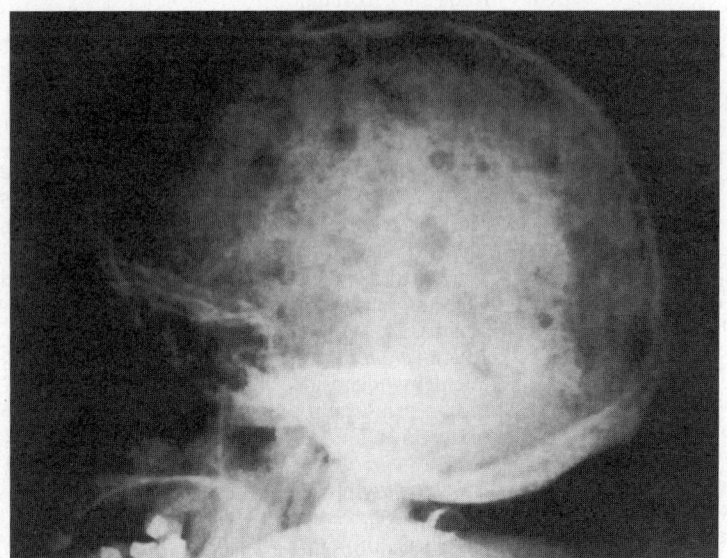

Abb. 2.12   Schrotschussschädel beim Plasmozytom

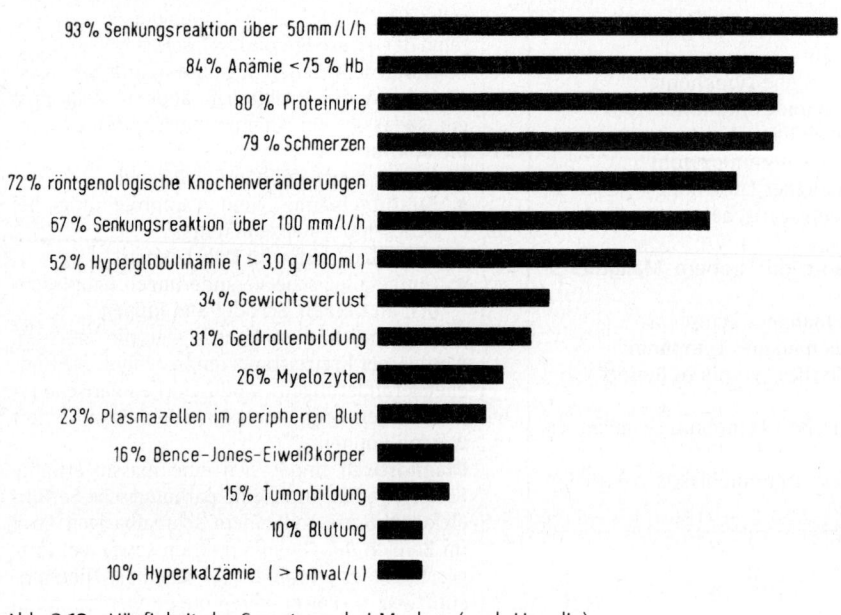

Abb. 2.13   Häufigkeit der Symptome bei Myelom (nach Hegglin)

F96
Frage 2.100: Lösung E
Laborwerte im Plasmozytom
- massiv erhöhte BSG, Gesamteiweiß ↑
- **Serumelektrophorese** mit einem **schmalbasigen Peak im Bereich der Globulinfraktion (M-Gradient)**
- β_2-**Mikroglobulin** ↑ (korreliert mit Myelommasse)
- Mangel an funktionsfähigen Antikörpern → **Antikörpermangelsyndrom** → zunehmende Infekt-Anfälligkeit
- **Anämie,** selten Thrombopenie
- **Kryoglobuline**
- **Hyperviskositätssyndrom** → Thromboseneigung ↑, Durchblutungsstörungen
- gel. auch thrombozytäre **Gerinnungsstörungen** durch Interaktion zwischen Gerinnungsfaktoren und IgM
- **Hyperkalzämie** (30% d. F.) durch **Osteolyse** → auch hyperkalzämische Krisen!
- L-Ketten-Proteine **(Bence-Jones-Proteine)** haben ein geringes Molekulargewicht und können im Urin nachgewiesen werden.

Zu **(B): Nephrotisches Syndrom** → Serumalbumin auf < 2,5 g/dl vermindert, α- und β-Globuline ↓
Zu **(C): Leberzirrhose** → Serumalbumin ↓, Gesamtglobulinkonzentration im Serum häufig erhöht
Zu **(A): Antikörpermangelsyndrom** → γ-Globuline ↓
Zu **(D): Amyloidose** → Als Endstadium der Amyloidose resultiert oft ein **nephrotisches Syndrom** mit Niereninsuffizienz, massiver Proteinurie und Hypoproteinämie.

H99
Frage 2.101: Lösung A

In dem vorliegenden Fall liegt eine massiv erhöhte BSG (normal nach 1 Stunde bis 20 mm), ein normaler Serumeiweißspiegel (normal 66–83 g/l) sowie eine leichte Erhöhung der Gammaglobuline als Zeichen für eine mögliche chronische Erkrankung vor (normal 11–22%).
Die zusätzliche Bestimmung des **C-reaktiven Proteins** erbringt keine weitere Mehrinformation, da es ebenso wie die BSG ein sehr unspezifischer Indikator für z. B. maligne Prozesse und Entzündungen ist. Die Untersuchung würde somit in der Diagnose keinen Informationsgewinn bedeuten.
Zu **(B):** Mit der **Röntgenaufnahme des Schädels** könnten z. B. Osteolysen bei V. a. Plasmozytom oder Tumor festgestellt werden.
Zu **(C):** Die Bestimmung der **Kreatinin- und Calciumkonzentration im Serum** ist sinvoll um z. B. eine Hyperkalzämie bei Plasmozytom und einen Nierenschaden zu diagnostizieren.

Zu **(D):** Eine **zytologische Knochenmarkuntersuchung** würde die Diagnose eines Plasmozytoms erhärten, wenn Plasmazellnester histologisch gesichert würden.
Zu **(E):** Die **Immunelektrophorese von Serum und Urin** könnte Aufschluss darüber geben, welcher Plasmozytomtyp vorliegt (IgG, IgA, IgD, Bence-Jones-Plasmozytom).

F96
Frage 2.102: Lösung C

Das **Plasmozytom** ist ein plasmozytisches **Non-Hodgkin-Lymphom von niedrigem Malignitätsgrad** mit Infiltration des Knochenmarks.
Zu Beginn klagen die Patienten häufig über **Kreuz- oder Hinterkopfschmerzen** durch osteolytische Knochenveränderungen. Die **malignen Plasmazellen produzieren** einen **osteoklastenaktivierenden Faktor (TNF-β)** → **Spontanfrakturen der Wirbelkörper** und der unteren Extremitäten treten **infolge osteolytischer Veränderungen durch Plasmazellnester** in den entsprechenden Knochenbezirken auf. Dabei resultiert im Verlauf der Erkrankung eine **zunehmende Hyperkalzämie** (Normwert 2,25–2,5 mmol/l).
Stadieneinteilung des multiplen Myeloms nach Durie und Salmon:
Stadium I → Patienten mit allen der folgenden Kriterien
- Tumorzellmasse (Zellen × $10^{12}/m^2$ Körperoberfläche) **0,6 (niedrig)**
- Hämoglobin > 10 g/100 ml
- **Serum-Calcium normal** bis 3 mmol/l
- röntgenologisch normale Knochenstruktur oder nur ein solitärer osteolytischer Herd
- geringe Myeloprotein-Konzentrationen bzw. -Syntheserate
- IgG < 50 g/l
- IgA < 30 g/l
- Bence-Jones-Protein-Ausscheidung im Urin < 4 g/d

Stadium II
- **Tumorzellmasse** (Zellen × $10^{12}/m^2$ Körperoberfläche) **0,6–1,2 (mittel)**

Stadium III
Patienten mit **einem** oder **mehreren** der **folgenden Kriterien:**
- Tumorzellmasse (Zellen × $10^{12}/m^2$ Körperoberfläche) > 1,2 **(hoch)**
- Hämoglobin < 8,5 g/100 ml
- **Serum-Calcium > 3 mmol/l**
- fortgeschrittene, röntgenologisch nachweisbare Knochendestruktionen
- hohe Myeloproteinkonzentrationen
- IgG > 70 g/l
- IgA > 50 g/l
- Bence-Jones-Protein-Ausscheidung im Urin > 12 g/d

H99

Frage 2.103: Lösung A
Die Diagnose **multiples Myelom** ist gesichert, wenn unabhängig von der klinischen Symptomatik mindestens zwei der im folgenden aufgeführten **Ossermann-Kriterien** erfüllt sind:
- Nachweis von > 10% (teilweise atypischer) Plasmazellen im Knochenmark (Aspirat oder Histobiopsie)
- Nachweis eines monoklonalen Immunglobulins oder Immunglobulinfragments (Bence-Jones-Protein) im Serum und/oder Urin
- radiologischer Nachweis von mindestens einer Osteolyse

F00

Frage 2.104: Lösung C

Siehe Kommentar zu Frage 2.103.

F95

Frage 2.105: Lösung B

Zu (B): Auch beim **extramedullären Plasmozytom**, einer Erkrankung des lymphatischen Systems, kann **in seltenen Fällen** ein **isolierter Lymphknotenbefall** auftreten. Meist sind davon Patienten höheren Alters betroffen.
Zu (A): Beim **Morbus Hodgkin (Lymphogranulomatose)** handelt es sich um eine **Erkrankung des lymphoretikulären Systems,** die sich gewöhnlich in Form einer **Vergrößerung von lokalisierten Lymphknoten** manifestiert. Zum Zeitpunkt der Diagnosestellung treten in bis zu 90% der Fälle Lymphknotenschwellungen auf.
Non-Hodgkin-Lymphome sind nicht der Lymphogranulomatose zuzurechnen und gehen von T- oder B-Lymphozyten des lymphatischen Gewebes aus. Nach Prof. Ka. Lennert, Kiel, erfolgt die Einteilung nach histopathologischen und immunologischen Kriterien. **Zu den malignen Lymphomen mit niedrigem Malignitätsgrad** zählen danach die **chron. lymphatische Leukämie,** das **lymphoplasmozytoide Immunozytom (Morbus Waldenström) und das plasmozytische multiple Myelom.**
Zu (C): Die **Makroglobulinämie Waldenström** ist durch eine **Proliferation von lymphoiden Zellen im Knochenmark** mit massiver Produktion von monoklonalem IgM (Makroglobulin) gekennzeichnet. Histologisch entspricht sie einem **lymphoplasmozytoiden Immunozytom. Klinisch** stehen Anämie, Blutungen sowie eine erhöhte Blutviskosität im Vordergrund. Fakultativ kommt es zu **Lymphknotenschwellungen** und Hepatosplenomegalie. Bei der Auswertung der **Elektrophorese** erkennt man die monoklonalen Paraproteinämien an ihrem schmalbasigen Peak (spitzer Gipfel).

Zu (D): Bei etwa 50% der **Mononukleose-Erkrankungen** treten **generalisierte Lymphknotenschwellungen** auf. Im Blutbild findet sich eine Leukozytose mit 40–90% mononukleärer Zellen und Reizformen der Lymphozyten (aktive T-Lymphozyten). Die Diagnose erfolgt mittels serologischem Nachweis einer frischen Epstein-Barr-Virusinfektion.
Zu (E): Lymphknotenschwellungen treten bei mehr als 80% der Patienten, die an einer **chron. lymphatischen Leukämie (CLL)** erkrankt sind, auf. Sie kommen auch häufig bei akuten lymphatischen Leukämien (ALL) im jugendlichen Alter vor.

Makroglobulinämie Waldenström — II.34

Die **Makroglobulinämie Waldenström** ist durch eine Proliferation von lymphoiden Zellen im Knochenmark mit massiver Produktion von monoklonalem IgM (Makroglobulin) gekennzeichnet. Histologisch besteht ein lymphoplasmazytoides Immunozytom (Non-Hodgkin-Lymphom).
Klinisch stehen Anämie, Blutungen sowie eine erhöhte Blutviskosität im Vordergrund. Zerebrale Durchblutungsstörungen mit neurologischen Ausfallserscheinungen bis zum Coma paraproteinaemicum sowie thrombozytäre Gerinnungsstörungen als unmittelbare Auswirkung der Interaktion zwischen IgM und den Gerinnungsfaktoren treten auf. Gleichzeitig besteht oft eine Hepatosplenomegalie.
Auch bei anderen Erkrankungen wie Kollagenosen, Leberleiden und Karzinomen treten Paraproteine auf.
Bei der Auswertung der **Elektrophorese** erkennt man die monoklonalen Paraproteinämien an ihrem schmalbasigen Peak (spitzer Gipfel), die polyklonalen Dysproteinämien an ihren breitbasigen Peaks (runder Gipfel).

H94

Frage 2.106: Lösung E

Siehe Lerntext II.34.

F93

Frage 2.107: Lösung C

Siehe Lerntext II.33.
Zu (A): Bei der **Alterosteoporose** sind Calcium und Phosphat im Serum im Normbereich. Die alkalische Phosphatase kann erhöhte Werte aufweisen.
Zu (B): Beim **metastasierenden Prostatakarzinom** sind die alkalische (Knochenmetastasen) und die saure Phosphatase im Serum erhöht.
Zu (E): **Spondylolisthesis** bezeichnet Wirbelgleiten, das meist lumbal auftritt und zu nervalen Kompressionserscheinungen führen kann.

F94

Frage 2.108: Lösung B

Zu **(B): Extramedulläre Myelome** kommen v. a. im Nasopharynx und selten auch in anderen Organen vor.
Zu **(A):** Metabolische und renale Störungen, **Hyperkalzämie und Hyperkalzurie** entstehen oft als Folge der vermehrten Knochenresorption.
Zu **(C):** Ein **Hyperviskositätssyndrom** kommt zwar häufiger beim Morbus Waldenström vor, wird jedoch auch gelegentlich beim Plasmozytom beobachtet. Die hohen Konzentrationen der abnormen Proteine und die Erythrozyten-Protein-Interaktion rufen eine erhöhte Blutviskosität hervor, die die Fließeigenschaft des Blutes beeinträchtigt. Symptome wie Kopfschmerzen, Schwindel, Herzversagen können auftreten.
Zu **(D):** Die **neurologischen Störungen bei Myelom-Patienten** reichen von Benommenheit bis zum Koma. Die Neuropathie kann Folge von Amyloidablagerungen oder Plasmazellinfiltraten sein. Direkte Druckwirkungen von einem Myelom oder pathologische Wirbelkörperfrakturen können eine **Querschnittsymptomatik** verursachen.
Zu **(E):** Bence-Jones-Proteine rufen einen toxischen Effekt an den **Tubuluszellen** hervor. Etwa die Hälfte aller Myelom-Patienten mit Nierenversagen weisen morphologische Veränderungen im Sinne einer **Plasmozytom-Niere** auf. Es finden sich hyaline Zylinder und hyaline Tropfen in den Tubuluszellen, interstitielle Fibrose und eine Nephrokalzinose. Ein **akutes Nierenversagen** kann sich entwickeln, wobei die **Hyperkalzämie** der wichtigste prädisponierende Faktor für die Urämie ist. Dehydratation, Harnsäurenephropathie und Hyperviskositätssyndrom spielen eine zusätzliche Rolle. Das Nierenversagen stellt die häufigste Todesursache bei Myelompatienten dar.

F98

Frage 2.109: Lösung D

Das **Plasmozytom** ist ein plasmozytisches **Non-Hodgkin-Lymphom von niedrigem Malignitätsgrad** mit Infiltration des Knochenmarks.
Symptomentrias:
- **Paraproteinämie** und **Paraproteinurie** (bei Bence-Jones-Kettenbildung)
- **Plasmazellnester** im Knochenmark
- **röntgenologische Veränderungen** hauptsächlich an Becken, Schädel, Femur, Wirbelkörpern und Rippen

Ferner:
- **Kopf- und Kreuzschmerzen** (osteolytische Knochenveränderungen), wodurch rheumatische Erkrankungen oder Lumbalgien fehldiagnostiziert werden können.

- **Nephropathie** „Plasmozytomniere"
- **isolierter Lymphknotenbefall** beim seltenen **extramedullären Plasmozytom**

Labor:
massiv erhöhte BSG, Gesamteiweiß ↑, pathologische Serumelektrophorese mit einem schmalbasigen Peak im Bereich der γ-Globulin-Fraktion (**M-Gradient**)
- **β$_2$-Mikroglobulin** ↑ (korreliert mit Myelommasse)
- **Antikörpermangelsyndrom** ⇒ zunehmende Infekt-Anfälligkeit
- **Anämie**, selten Thrombopenie, **Kryoglobuline**
- bei **Hyperviskositätssyndrom** ⇒ Thromboseneigung ↑, Durchblutungsstörungen; gel. auch thrombozytäre **Gerinnungsstörungen** durch Interaktion zwischen Gerinnungsfaktoren und IgM
- **Hyperkalzämie** (30% d. F.) durch **Osteolyse** ⇒ auch hyperkalzämische Krisen!
- L-Ketten-Proteine (**Bence-Jones-Proteine**) haben ein geringes Molekulargewicht und können **im Urin** nachgewiesen werden.

Siehe auch Kommentar zu Frage 2.102.

2.6 Hämorrhagische Diathesen

F00

Frage 2.110: Lösung A

Diagnostik hereditärer hämorrhagischer Diathesen
Basisdiagnostik
- Globaltests der Gerinnung: **Quick-Wert (Thromboplastinzeit = TPZ), partielle Thromboplastinzeit (PTT),** Thrombinzeit (TZ), Fibrinogen nach Clauss, Blutungszeit (BLZ), evtl. Thrombelastogramm (TEG)
- sonstige Diagnostik: BSG, Zellzählung einschließlich **Thrombozytenzahl**, evtl. Differenzialblutbild, ALT, AST, CHE, APH, Kreatinin

Spezielle Diagnostik
- gezielte Einzelfaktoranalysen, Thrombozytenfunktionsuntersuchungen
- gegebenenfalls spezielle Untersuchungen, z. B. Hemmkörper, Plättchenglykoproteine, Plättcheninhaltsstoffe, Fibrinolysefaktoren und -inhibitoren

Zu **(D):** Der **Rumpel-Leede-Test** ist eine groborientierende Bestimmung der Kapillarresistenz durch 10- bis 15-minütige maximale venöse Stauung (mit noch tastbarem Radialispuls) oberhalb des Ellenbogens. Bei Kapillarfragilität treten zahlreiche punktförmige Blutungen in der Ellenbeuge auf.

H94

Frage 2.111: Lösung A

Es besteht eine **hämorrhagische Diathese**. Hierunter versteht man eine abnorme Blutungsbereitschaft, die sich spontan oder nach geringen Traumen durch Blutaustritt aus den Gefäßen an der Haut (**Petechien**, Purpura), den Schleimhäuten oder inneren Organen zu erkennen gibt.

Ursachen:
- Mangel an plasmatischen Gerinnungsfaktoren (**Koagulopathien**)
- Vaskuläre Störungen (**Vasopathien**)
- Thrombozytopenie und **Thrombozytopathien** (Funktionsstörungen der Thrombozyten)

Plasmatisch bedingte Blutungsneigung bei Störungen des Gerinnungs- und/oder Fibrinolysemechanismus

Kongenital
Hämophilie A oder B, **Morbus v. Willebrand**, Gerinnungsfaktormangel, Afibrinogenämie

Erworben
Antikoagulanzienblutung, Fibrinolysetherapie, Lebererkrankungen, Vitamin K-Mangel, disseminierte intravasale Gerinnung

Vaskulär bedingte Blutungsneigung

Kongenital
hereditäre Teleangiektasie (Morbus Osler → fehlende Lamina elastica der Venolen und Kapillaren), Ehlers-Danlos-Syndrom (→ abnormes perivaskuläres Kollagen), familiäre Purpura simplex

Erworben
Vitamin C-Mangel und senile Purpura (→ Atrophie des perivaskulären Gewebes), allergische Vaskulitis (Purpura Schoenlein-Henoch), metabolisch (Corticosteroide), parainfektiös (z.B. Meningokokken), medikamentös-toxisch.

Thrombozytär bedingte Blutungsneigung bei Thrombozytopenien oder Thrombozytopathien

Kongenital
Thrombasthenie, Thrombozytopenie, Riesenthrombopathien

Erworben
idiopathisch thrombozytopenische Purpura (Morbus Werlhof), Urämie, Medikamente (z.B. Acetylsalicylsäure, Phenylbutazon, Heparin).

Tab. 2.16 Blutungen bei hämorrhagischen Diathesen

	Thrombopathie	Vasopathie	Koagulopathie
Petechien	+++	++	–
Suffusionen	++	+	++
Epistaxis	+++	+++	++
Gastroint. Blutung	++	++	++
Hämatome viszeral	+	–/+	+++
Hämaturie	+++	–/+	+++

Zu (1):
Von der **akuten (postinfektiösen) thrombozytopenischen Purpura** sind bevorzugt Kinder und jugendliche Erwachsene betroffen. In der Mehrzahl der Fälle besteht eine virale Vorerkrankung, die zum Zeitpunkt der akuten Thrombopenie um 2–21 Tage vorausgegangen ist. Möglicherweise können virusspezifische Proteine bzw. viral bedingte zirkulierende Antigen-Antikörperkomplexe für die Erkrankung pathogenetisch bedeutsam sein. Frauen sind 2- bis 3-mal häufiger betroffen als Männer.
Innerhalb weniger Stunden kommt es bei den Patienten zum Auftreten von Petechien, Purpura, Suggilationen und Blutungen aus den Schleimhäuten des Gastrointestinal- und Urogenitaltraktes. Etwa 1% der Fälle weisen zusätzliche zerebrale Massenblutungen auf.

Symptome
- Thrombopenie < 60000/μl
- Blutplättchenlebensdauer verkürzt
- Megakaryozytenzahl im Knochenmark normal oder erhöht
- Petechien, Gelenkblutungen, selten intrakranielle bzw. Retinablutungen
- Milz bei etwa 90% der Patienten nicht tastbar vergrößert.

Zu (2): Der Beginn der **akuten myeloischen Leukämie (AML)** verläuft in der Regel akut und geht mit Fieber einher. In vielen Fällen besteht ein Prodromalstadium von einem bis sechs Monaten. Die **Anämie** führt zu Schwäche und Belastungsdyspnoe. Die **Granulozytopenie** kann zu lokalen Entzündungen an der Haut (→ Abszesse), oder zu systemischen Infektionen mit Zeichen der entsprechenden Organmanifestationen führen. **Petechien,** Ekchymosen, Epistaxis, Gingivablutungen oder Blutungen aus dem Magen-Darm-Trakt können als Folge der **Thrombozytopenie** auftreten.

Zu (3) und (4): Ursache des v. Willebrand-Syndroms Typ III ist ein **autosomal vererbtes Fehlen des v. Willebrand-Faktors**, wobei auch der **Faktor VIII:c deutlich vermindert** ist.
Bei diesem Typ des **v. Willebrand-Syndroms** treten auch Gelenkblutungen auf. Der Schweregrad dieser **angeborenen Koagulopathie** bleibt während des Lebens konstant.
Bei **Vit. K-Mangel** oder **Leberschäden** wird der Prothrombinkomplex vermindert gebildet. Es resultiert eine Defektkoagulopathie mit **Abnahme des Quick-Werts** und vermehrter Blutungsneigung.

F94

Frage 2.112: Lösung D

Siehe Lerntext II.35.
Blutungen bei Thrombozytopenien können jedes Organ betreffen. In der Haut treten sie charakteristischerweise als **Petechien** oder in Form einer

Purpura auf. Spontanblutungen werden bei Thrombozytenzahlen über 30000/mm³ kaum beobachtet. Unter 10000/mm³ muss jedoch immer mit einer spontanen Blutungsneigung gerechnet werden.

Zu (3) und (4): Bei der **Hämophilie,** der häufigsten hereditären Koagulopathie, kommt es zu **großflächigen Blutungen** v. a. in der Muskulatur und den Gelenken.

Thrombozytopenien — II.35

Ursachen der Thrombopenie:
1. *Störung der Thrombozytenneubildung* im Knochenmark
   - angeboren: Wiskott-Aldrich-Snydrom, Fanconi-Syndrom
   - bei myeloproliferativen Erkrankungen (Leukämie, Plasmozytom)
   - bei **medikamentös-toxischen** Knochenmarksschädigungen
   - ionisierende Strahlen
   - aplastisches Syndrom (Panmyelopathie)
   - Infektionen (Virushepatitis, Malaria, Coli-Sepsis)
2. *verkürzte Lebenszeit der Thrombozyten*
   - bei mechanischer Schädigung (künstliche Herzklappen)
   - beim Auftreten von Thrombozytenantikörpern (**Morbus Werlhof**)
   - Verbrauchskoagulopathie
   - hämolytisch urämisches Syndrom
   - Infektionskrankheiten und Sepsis (→ Abbau beschleunigt) durch gramnegative Erreger (Typhus, Brucellose, Coli-Sepsis)
3. *Verteilungsstörungen*
   - Hypersplenismus (gesteigerter Abbau aller Blutzellenklassen)
4. *ineffektive Thrombopoese*
   - Vitamin B_{12}- und Folsäuremangel (→ Reifung der Megakaryozyten gestört)
   - di Guglielmo-Syndrom

Koagulopathien — II.36

Koagulopathien können angeboren oder erworben sein. Man unterscheidet
1. *Defektkoagulopathien*
   angeborene Formen:
   - Hämophilie A
   - Hämophilie B
   - v. Willebrand-Jürgens-Syndrom
   erworben bei
   - Vitamin K-Mangel (F. II, VII, IX, X)
   - Leberparenchymschädigung (F. I, II, V, VII, IX, X)
2. *Immunkoagulopathien*
   - **Autoantikörper gegen Gerinnungsfaktoren** im Rahmen von immunologischen Erkrankungen
   - Isoantikörperbildung gegen den Faktor VIII und IX bei substituierten Patienten (→ **Hemmkörperhämophilie**)
3. *Verbrauchskoagulopathien*
4. *Hyperfibrinolyse*
   lokal → Operation an Aktivator-reichen Organen
   systemisch → genetischer α_2-Antiplasminmangel, bei fibrinolytischer Therapie, reaktive Hyperfibrinolyse bei DIC

Tab. 2.17 Gerinnungsanalytische Differenzierung von Koagulopathie, Thrombozytopenie und Vasopathie

Parameter	Thrombozytopenie	Vasopathie	Koagulopathie
Blutungszeit	verlängert	verlängert	normal
Gerinnungszeit	normal	normal	verlängert
Kapillarresistenz	normal	vermindert	vermindert
Thrombozytenzahl	vermindert	normal	normal
Rekalzifizierungszeit	pathologisch	normal	pathologisch
Quick-Test	normal	normal	erniedrigt
Partielle Thromboplastinzeit	normal	normal	normal oder verlängert
Thrombozytenaggregation	vermindert	normal	normal

H93

Frage 2.113: Lösung C

Die **idiopathische thrombozytopenische Purpura** wird durch IgG-Antikörper verursacht, die sich an Glykoproteine von Thrombozyten binden. Das gehäufte Auftreten dieser Erkrankung bei Lupus erythematodes, malignen B-Zell-Lymphomen und nach der Einnahme immunmodulierender Medikamente spricht für eine Regulationsstörung des Immunsystems als wesentlichem pathogenetischen Faktor. **Antikörperbesetzte Thrombozyten werden von Makrophagen der Milz und der Leber phagozytiert.** Die Plättchenproduktion ist vermehrt, reicht aber nicht aus, um den beschleunigten Abbau zu kompensieren, sodass eine Thrombozytopenie resultiert. Die Gabe von Prednisolon führt zu einem Ansteigen der Thrombozytenzahl innerhalb einiger Tage, da hierdurch eine Hemmung der Makrophagenfunktion erreicht wird **(pharmakologische Splenektomie).**

Eine operative Splenektomie bringt auf Dauer keinen Erfolg, da die Thrombozyten-Phagozytose dann vermehrt in der Leber erfolgt. Auch bei den akuten Formen der Immun-Thrombozytopenie, bei denen die auslösende Ursache bekannt ist (Virusinfektion, Arzneimittel) kommt es zu einem Abbau auch der patienteneigenen Thrombozyten in gleicher Weise.

H98

Frage 2.114: Lösung C

In diesem Fall ist das Auftreten einer **arzneimittelbedingten thrombozytopenischen Purpura** anzunehmen, wobei vermutlich Goldsalze zur Behandlung der vorbestehenden Polyarthritis eingesetzt wurden.
Symptome der Thrombozytopenie:
Blutungsneigung ↑ ⇒ Neigung zu Hämatomen, Epistaxis, **Petechien** und Blutungen
Die **arzneimittelbedingte thrombozytopenische Purpura** kann durch **Chinidin,** Chlorothiazide, Sulfonamide, **Goldsalze,** orale Antidiabetika, Rifampicin oder Heparin induziert werden. Die Patienten entwickeln eine **nicht dosisabhängige Thrombozytopenie,** die durch die Bindung von **Hapten-Antikörper-Komplexen** an Rezeptoren an der Thrombozytenoberfläche bedingt ist, was zur intravasalen Zerstörung der Thrombozyten führt.
Die **Basisdiagnostik** umfasst **Anamnese** (Infekte, Medikamente, Symptome einer Grundkrankheit), **klinische Untersuchung, Labordiagnostik** (Differenzialblutbild, Gerinnungs- und Leberparameter, BSG, CRP, ANF, Rheumafaktor, Blutglukose, Elektrophorese und **Blutgruppenbestimmung**) sowie bei allen unklaren Fällen Knochenmarkzytologie.

Idiopathische thrombozytopenische Purpura — II.37

Der **Morbus Werlhof** ist eine **chronische Form der idiopathisch auftretenden Thrombozytopenie** mit hämorrhagischer Diathese, Linksverschiebung der Megakaryozyten im Knochenmark und stark verkürzter Plättchenlebenszeit bei fehlendem Milztumor.

Von der **akuten postinfektiösen thrombozytopenischen Purpura** sind bevorzugt Kinder und jugendliche Erwachsene betroffen. In der Mehrzahl der Fälle besteht eine virale Vorerkrankung, die zum Zeitpunkt der akuten Thrombopenie um 2–21 Tage vorausgegangen ist. Möglicherweise können virusspezifische Proteine bzw. viral bedingte zirkulierende Antigen-Antikörperkomplexe für die Erkrankung pathogenetisch bedeutsam sein.

Innerhalb weniger Stunden kommt es bei den Patienten zum Auftreten von Petechien, Purpura, Suggilationen und Blutungen aus den Schleimhäuten des Gastrointestinal- und Urogenitaltraktes. Etwa 1% der Fälle weisen zusätzliche zerebrale Massenblutungen auf.

Symptome
- Thrombopenie
- Blutplättchenlebensdauer verkürzt
- Megakaryozytenzahl im Knochenmark normal oder erhöht
- Milz bei etwa 90% der Patienten nicht tastbar vergrößert
- Petechien, Gelenkblutungen, selten intrakranielle bzw. Retinablutungen

Man findet Thrombozytenantikörper (Ätiologie ungeklärt), über die Thrombozyten zu Komplexen gebunden und der Blutgerinnung entzogen werden (verkürzte Zirkulation). Durch vermehrte Plättchenfaktorbildung im Knochenmark kann die Thrombozytopenie für längere Zeit inapparent bleiben.

Frauen sind 2- bis 3-mal häufiger betroffen als Männer. 7,5% der Fälle zeigen eine Thrombozytopenie, bei Werten unter 30000/µl treten meist Blutungen auf.

Nur **10% der Fälle** zeigen eine **mäßige Splenomegalie.** Die Megakaryozyten sind im Knochenmark meist erhöht.

Die Autoantikörper sind plazentagängig, sodass selbst bei splenektomierten Müttern ohne Thrombozytopenie thrombozytopenische Kinder geboren werden.

Häufige Todesursachen sind Blutungen ins Gehirn und in die Meningen.

Therapie
Bei den meisten Patienten besteht die Tendenz zur Spontanremission innerhalb von 6 Wochen (80%). Beim Thrombozytenwerten unter 15000/µl und starken Blutungen ist der Einsatz von

2.6 Hämorrhagische Diathesen

Glucocorticoiden zur Verbesserung der Kapillarwandintegrität und Verminderung der Antikörperproduktion sinnvoll.
Die Splenektomie ist nur bei lebensbedrohlichen Blutungen indiziert, wenn durch ^{51}Chrom-markierte Thrombozyten nachgewiesen werden konnte, dass die Thrombozytensequestration bevorzugt in der Milz abläuft.
Die Gabe von Östrogenen könnte unter der Vorstellung einer thrombozytenaggregationsfördernden Wirkung erfolgen. Diese würde sich auf kapilläre Blutungen hemmend auswirken. Da jedoch die gesamte Thrombozytenzahl vermindert ist, reicht auch eine Aggregationsförderung der noch im Blut befindlichen Thrombozyten nicht aus, um das Blutungsrisiko positiv zu beeinflussen.

F98

Frage 2.115: Lösung C

Eine **Thrombozytopenie** besteht bei einer **Verminderung der Thrombozytenzahl unter 100 000/µl** Blut.
Im geschilderten Fall kann eine Therapie der Herzrhythmusstörung mit **Chinidin** angenommen werden.
Siehe Lerntext II.35.
Zu **(3): Die arzneimittelbedingte thrombozytopenische Purpura** kann durch **Chinin, Chinidin,** Chlorothiazide, Sulfinamide, Goldsalze, orale Antidiabetika, Rifampicin oder Heparin induziert werden. Die Patienten entwickeln eine **nicht dosisabhängige Thrombozytopenie,** die durch die Bindung von **Hapten-Antikörper-Komplexen** an Rezeptoren an der Thrombozytenoberfläche bedingt ist, was zur intravasalen Zerstörung der Thrombozyten führt.
Zu **(4):** Bei der **ITP des Erwachsenen** richten sich **Autoantikörper** direkt **gegen Thrombozyten-Strukturantigene.**
Symptome
- Petechien, Purpura, Epistaxis und gel. auftretende Schleimhautblutungen
- **Thrombozytopenie** mit einem erhöhten Anteil großer Formen
- erhöhte Anzahl von Megakaryozyten im **Knochenmarkbefund**

Zu **(5):** Die **Purpura Schoenlein-Henoch** ist eine **akute entzündlich-allergische Vaskulitis** im Bereich der Haut, des Gastrointestinaltraktes, der Gelenke und der Nieren. Als pathogenetisch bedeutsam werden u. a. Infekte und Arzneimittel diskutiert. Typisch ist die **Trias: Hautveränderungen, Koliken** und **Arthralgie.** Die Erkrankung betrifft vornehmlich **Kinder zwischen dem 2. und 7. Lebensjahr** mit Bevorzugung des männlichen Geschlechts.

H98

Frage 2.116: Lösung A

Chronische thrombozytopenische Purpura ⇒ Behandlungsindikation nur bei Blutungen oder Thrombozytenwerten < 30 000/µl Blut.
- Bei Patienten mit lebensbedrohlicher Blutung bei ITP kann versucht werden, die Phagozytose antikörperbeladener Thrombozyten durch **vorübergehende Blockade des RES** rasch zu unterdrücken, indem man hochdosiert polyvalentes intaktes **Immunglobulin** i. v. verabreicht.
- ggf. **Thrombozytenkonzentrate**
- **hochdosierte Corticosteroide** (z. B. Prednison [oder Prednisolon], 1,5–2 mg/kgKG p. o. bis zu 6 Wochen) zur Verbesserung der Kapillarwandintegrität, vermehrten Thrombozytenneubildung und Verminderung der Antikörper-Produktion.
- **Splenektomie** nur bei fehlendem Therapie-Erfolg (6 Monate) indiziert, wenn durch Chrom-51-markierte Thrombozyten nachgewiesen werden konnte, dass die Thrombozytensequestration bevorzugt in der Milz abläuft. Bei mehr als 60 % dieser Patienten kann dadurch eine **Remission** erzielt werden.

Patienten, die auf o. g. Maßnahmen nicht ansprechen:
- **Therapie mit Azathioprin** (Imurek®), 2–3 mg/kgKG/d p. o., **Cyclophosphamid** (Endoxan®), 2–3 mg/kgKG/d p. o. ⇒ Wirkungseintritt frühestens nach mehreren Wochen.

H97

Frage 2.117: Lösung D

Siehe Kommentar zu Frage 2.118.

H97

Frage 2.118: Lösung A

Differenzialdiagnose der Koagulopathie:
- **Thrombinzeit (TZ)** ↑ → Dys-, Hypo- oder Afibrinogenämie
- **Thrombinzeit (TZ) normal und TPZ + PTT** normal → Faktor XIII-Mangel
- **TPZ** ↑ + **PTT** ↑ oder normal → **Prothrombinmangel, Faktor V-, VII-, X-Mangel**
- **TPZ** normal + **PTT** ↑ → **Hämophilie A oder B, v. Willebrand-Jürgens-Syndrom, Faktor XI-, XII- oder HMW-Kininogen Mangel**

H97

Frage 2.119: Lösung B

Laborwerte bei Thrombozytenfunktionsstörung
- **Blutungszeit** im Vergleich zur Thrombozytenzahl unproportional **stark verlängert**
- Die Tests der plasmatischen Gerinnung wie partielle Thromboplastinzeit und Quick-Test sind meistens (aber nicht immer) normal.

[F97]

Frage 2.120: Lösung C

Thrombozytär bedingte Blutungsneigung **bei Thrombozytopenien** oder **Thrombozytopathien:**
- Blutungen bei **Thrombozytopenien und -pathien** können jedes Organ betreffen. In der Haut treten sie **charakteristischerweise** als **Petechien** oder in Form einer **Purpura** auf. Meist besteht eine **Makrohämaturie** (→ Nierenversagen). Äußerst gefährlich sind Blutungen im Bereich des Zentralnervensystems.

Plasmatisch bedingte Blutungsneigung bei Störungen des Gerinnungs- und/oder **Fibrinolysemechanismus**
- Bei der **schweren Hämophilie** besteht im typischen Fall eine Neigung zu **großflächigen Blutungen** (keine Petechien!), **Muskelblutungen** sowie **Gelenkeinblutungen mit der Gefahr einer Früharthrose** (→ muskuloskeletalen Verkrüppelungen).
- Die Patienten sind **gefährdet** durch **Blutungen im Bereich des Zungengrundes** → Ersticken möglich. Auch ein minimales Schädeltrauma kann zu intrakraniellen Blutungen führen. Daher sofortige prophylaktische Substitution!

Zu **(E):** Die **autosomal vererbte Teleangiektasie Rendu-Osler** ist durch **punktförmige Angiektasien** am Übergang der Arteriolen und Venolen v. a. an Lippen, Zunge, **Schleimhäuten** und Fingerspitzen gekennzeichnet. Die rote Farbe verschwindet im Gegensatz zu Petechien bei Spateldruck. Die fehlende Lamina elastica der Venolen und Kapillaren bedingt im typischen Fall eine Neigung zu **Nasenbluten**.

[H93]

Frage 2.121: Lösung C

Heparin ist ein in den Mastzellen synthetisiertes Mukopolysaccharid, das die Gerinnung unter **Bildung eines Heparin-Antithrombin III-Komplexes**, der v. a. auf Thrombin und Faktor Xa wirkt, hemmt. Bei einem AT III-Mangel ist daher die antithrombotische Wirkung von Heparin vermindert!

Nebenwirkungen:
- Blutungen (cave Überdosierung)
- Osteoporose bei Langzeittherapie
- Haarausfall
- Thrombozytopenie

Die Therapie wird durch Bestimmung der partiellen Thromboplastinzeit **(PTT)** und der Plasma-Thrombinzeit **(PTZ)** überwacht, die beide durch den Heparineffekt verlängert sind.

Die Bestimmung der Thromboplastinzeit **(TPZ = Quickwert)** ist zur Überwachung der Heparin-Therapie ungeeignet. Sie dient der Therapieüberwachung von Vit. K-Antagonisten oder als Suchtest, der das exogene Gerinnungssystem betrifft.

[F96]

Frage 2.122: Lösung D

Heparin beschleunigt die Geschwindigkeit des inhibitorischen Effektes von **Antithrombin III**, das **Thrombin (IIa)** und die **Faktoren Xa, IXa, XIa, XIIa inhibiert.**

Ein spezifischer **Hemmstoff der Thrombozytenaggregation** ist **Acetylsalicylsäure.**

Wirkungsweise: Acetylsalicylsäure bewirkt u. a. eine spezifische, andauernde **Veränderung der Cyclooxygenase in Thrombozyten**, sodass die **Bildung von Thromboxan A_2**, das die Thrombozytenaggregation (Aneinanderlagerung) stimuliert und gefäßengstellend wirkt, **unterbleibt.**

---Willebrand-Jürgens-Syndrom---II.38---

Beim **Willebrand-Jürgens-Syndrom** besteht eine vererbte hämorrhagische Diathese, der ein **Mangel an vWF** (autosomal dominant → Typ I und II) oder ein **Fehlen von vWF** (autosomal rezessiv) bei Typ III zugrunde liegt. Typischerweise resultiert eine verlängerte Blutungszeit und eine gestörte plasmatische Gerinnung.

Faktor VIII lässt sich in **2 Untereinheiten** gliedern:
- **Faktor VIII:C** → X-chromosomal kodiertes antihämophiles Globin
- **v. Willebrand-Faktor** (vWF) → von einem autosomalen Chromosom kodiertes Protein.

Faktor VIII:C wird in der Leber gebildet und ist für die plasmatische Gerinnung (→ Aktivierung von Faktor X) notwendig.

Das **vW-Protein** wird von Megakaryozyten und Endothelzellen synthetisiert und kann neben der Komplexbildung mit Faktor VIII:C die Bindung von Thrombozyten an freiliegendes Kollagen vermitteln. Der **Komplex aus den Faktoren VIII:C und vWF** bildet bei der Thrombozytenadhäsion am Endothel eine Brücke zwischen Plättchen und Kollagen, sodass eine gestörte Thrombozytenadhäsionsfähigkeit bei einem Mangel an vWF resultiert. Beim **Willebrand-Jürgens-Syndrom** besteht sekundär auch eine verminderte Aktivität des Faktors VIII:C, die zu einer gestörten plasmatischen Gerinnung beiträgt.

Mit der **Multimeranalyse** lassen sich verschiedene Typen des vWF charakterisieren, die eine Typisierung der Krankheit erlauben. Auch **Antikörper gegen den vWF** können zu einem erworbenen von-Willebrand-Jürgens-Syndrom führen.

Beim Willebrand-Jürgens-Syndrom kommt es gelegentlich zu Schleimhautblutungen, Hämorrhagien und in seltenen Fällen auch zu gastrointestinalen Blutungen. Stärkere Blutungen sind insbesondere nach Traumen und Operationen zu erwarten. Hämarthrosen treten im Gegensatz zur Hämophilie A nur selten auf.

Tab. 2.18 Laboratoriumsuntersuchungen bei rezidivierenden Blutungen

Erkrankungen	Blutungszeit	Prothrombinzeit (PT) (Quick-Wert)	partielle Thromboplastinzeit (PTT)	Thrombinzeit (TZ)	Vererbungsmuster	spez. diagnostischer Test
klass. Hämophilie (Hämophilie A)	normal	normal	verlängert	normal	geschlechtsgebunden rezessiv	Faktor VIII-Aktivität erniedrigt, Faktor VIII-assoziiertes Antigen normal
Faktor IX-Mangel (Hämophilie B)	normal	normal	verlängert	normal	geschlechtsgebunden rezessiv	Faktor IX erniedrigt
von Willebrand-Erkrankung	verlängert	normal	verlängert	normal	autosomal dominant	Faktor VIII-Aktivität, Faktor VIII-assoziiertes Antigen vWF, und Ristocetin-Cofaktor erniedrigt
Faktor XI-Mangel	normal	normal	verlängert	normal	autosomal rezessiv	Faktor XI erniedrigt
Faktor VII-Mangel	normal	verlängert	normal	normal	autosomal rezessiv	Faktor VII erniedrigt
Faktor X-Mangel	normal	verlängert	verlängert	normal	autosomal rezessiv	Faktor X erniedrigt
Faktor V-Mangel	normal	verlängert	verlängert	normal	autosomal rezessiv	Faktor V erniedrigt
Prothrombin-Mangel	normal	verlängert	verlängert	normal	autosomal rezessiv	Prothrombin erniedrigt
Afibrinogenämie	normal	verlängert	verlängert	verlängert	autosomal rezessiv	gerinnbares und immunologisch gemessenes Fibrinogen erniedrigt
Dysfibrinogenämie	normal	verlängert	normal oder verlängert	verlängert	autosomal dominant	immunologisch gemessenes Fibrinogen normal
Faktor XIII-Mangel	normal	normal	normal	normal	autosomal rezessiv	Faktor XIII vermindert
Thrombasthenie	verlängert	normal	normal	normal	autosomal rezessiv	Thrombozytenaggregation: kein Ansprechen auf hohe Konzentrationen von ADP
Thrombozytopathie entweder Freisetzungsdefekt oder fehlende Speicherung von ADP	verlängert	normal	normal	normal	autosomal dominant	Thrombozytenaggregation: kein Ansprechen auf hohe Konzentrationen von ADP Thrombozytenaggregation: gestörte Aggregation mit Kollagen und niedrigen Dosen ADP, normale Aggregation mit hohen Dosen ADP

Hämophilie A und B — II.39

Bei der **Hämophilie A** besteht eine verminderte Aktivität des *Faktors VIII:C*.
$2/3$ der Fälle sind vererbt (positive Familienanamnese), der Rest ist auf Spontanmutationen am X-Chromosom zurückzuführen. Es besteht ein X-chromosomal rezessiver Erbgang.
In aller Regel sind nur Männer von den Krankheitserscheinungen betroffen. Frauen sind Konduktorinnen des mutierten X-Chromosoms.
Klinisch äußert sich eine schwere Hämophilie in großflächigen Blutungen (hauptsächlich im 1. und 2. Lebensjahrzehnt), Muskelblutungen sowie Gelenkeinblutungen mit der Gefahr einer Früharthrose.

Wegen der intakten Plättchenfunktion ist die primäre Blutstillung (Blutungszeit) normal. Durch den Faktor VIII:C-Mangel kommt es zu einer verlängerten Gerinnungszeit (PTT verlängert).
Die wesentlich seltenere **Hämophilie B** beruht auf einer verminderten Aktivität von *Faktor IX* (Christmas-Faktor).
Der Erbgang ist ebenfalls X-chromosomal rezessiv. Weibliche Merkmalsträger erkranken in der Regel nicht, sondern sind Konduktorinnen.
Die klinische Symptomatik ist, je nach Schweregrad der Aktivitätsminderung, der der Hämophilie A ähnlich.
Einzig mögliche Therapie beider Formen: Faktor VIII- bzw. IX-Substitution.

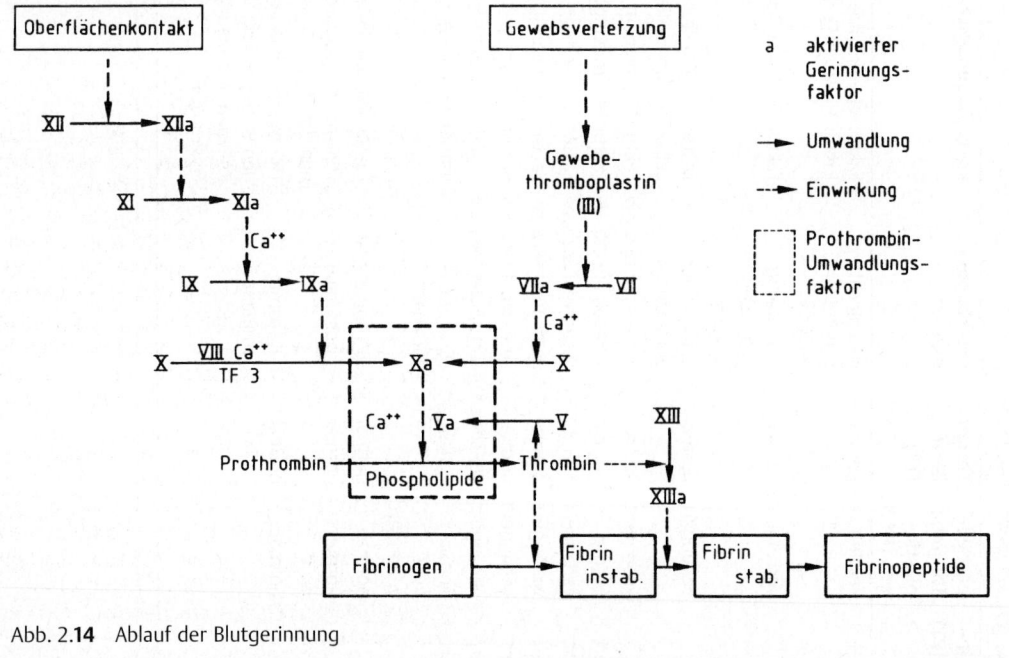

Abb. 2.14 Ablauf der Blutgerinnung

H95
Frage 2.123: Lösung E

Differenzialdiagnose der Koagulopathie:
- Thrombinzeit (TZ) ↑
  → Dys-, Hypo- oder Afibrinogenämie
- Thrombinzeit (TZ) normal und TPZ + PTT normal
  → Faktor XIII-Mangel
- TPZ ↑ + PTT ↑ oder normal
  → Prothrombinmangel, Faktor V-, VII-, X-Mangel
- TPZ normal + PTT ↑
  → Hämophilie A oder B, vW-Syndrom, Faktor XI-, XII- oder HMW-Kininogenmangel

Zu **(D)** und **(E):** Klinisch äußert sich eine schwere **Hämophilie** in **großflächigen Blutungen** (keine Petechien!), **Muskelblutungen** sowie **Gelenkeinblutungen mit der Gefahr einer Früharthrose** → muskuloskelettalen Verkrüppelungen.
Die Patienten sind gefährdet durch Blutungen im Bereich des Zungengrundes → Ersticken möglich. Auch ein minimales Schädeltrauma kann zu intrakraniellen Blutungen führen. Daher sofortige prophylaktische Substitution!

2.6 Hämorrhagische Diathesen

Labor:
- **Blutungszeit** normal
- **partielle Thromboplastinzeit (PTT)** ↑
- **Thromboplastinzeit** → normal
- **Faktor VIII-Spiegel** bzw. **Faktor IX-Spiegel** im Plasma ↓
- **Faktor VIII-assoziiertes Antigen** im Plasma **normal** (Unterschied zu vW-Syndr.)

Zu **(B)**: Im Rahmen eines **Leberzellschadens** kann die **Synthese** der Gerinnungsfaktoren **II, VII, IX und X** (= **Prothrombinkomplex**) im Plasma vermindert sein. Es resultiert eine **generalisierte hämorrhagische Diathese** mit bevorzugt gastrointestinaler Blutungslokalisation.

F95

Frage 2.124: Lösung A

Zu **(A)** und **(E)**: Es besteht eine **gestörte Thrombozytenadhäsionsfähigkeit bei einem Mangel an vWF**, nicht jedoch ein Mangel an Thrombozyten. Siehe Lerntext II.38.

H95

Frage 2.125: Lösung A

Unter **hämorrhagischer Diathese** vesteht man eine abnorme Blutungsbereitschaft, die sich spontan oder nach geringen Traumen durch Blutaustritt aus den Gefäßen an der Haut, den Schleimhäuten oder inneren Organen zu erkennen gibt.
Ursachen:
- Trombozytopenie und Thrombozytopathien **(Funktionsstörungen der Thrombozyten)**
- **Mangel an plasmatischen Gerinnungsfaktoren (Koagulopathien)**
- Vaskuläre Störungen **(Vasopathien)**

Zu **(A)**: Pathogenetische Faktoren des **von Willebrand-Jürgens-Syndroms:**
- **Mangel an vWF** → gestörte Thrombozytenadhäsionsfähigkeit;

sekundär auch
- **verminderte Aktivität des Faktors VIII:C** → gestörte plasmatische Gerinnung

Symptomatik:
Es besteht eine **hämorrhagische Diathese** → gel. Nasenbluten, Zahnfleischbluten, Hauthämatome nach Mikrotraumen, gel. Schleimhautblutungen im Gastrointestinal- und Urogenitaltrakt. Seltener als bei der Hämophilie treten Gelenkblutungen auf. Oft wird diese hämorrhagische Diathese erstmals erst im Rahmen von operativen Eingriffen erkannt.
Labor:
- **Blutungszeit** ↑ (bei Hämophilie normal!)
- **partielle Thromboplastinzeit (PTT)** ↑
- **Thromboplastinzeit** → normal
- **vW-Antigen** in der **Immunelektrophorese** ↓

- **Faktor VIII-Spiegel** und **Faktor VIII-assoziiertes Antigen im Plasma** ↓
- **Ristocetin-Kofaktor-Aktivität** ↑ → Fähigkeit des Plasmas, normale Thrombozyten unter Ristocetin-Zusatz zu agglutinieren.

Zu **(B)** und **(C)**: Bei der **Hämophilie A** fehlt (10%) oder besteht eine **verminderte Aktivität des Faktor VIII:C**. Zwei Drittel der Fälle sind vererbt **(X-chromosomal rezessiv)**, der Rest ist auf Spontanmutationen am X-Chromosom zurückzuführen. In aller Regel sind nur Männer von den Krankheitserscheinungen betroffen. **Frauen sind Konduktorinnen** des mutierten X-Chromosoms.
Die wesentlich seltenere **Hämophilie B** beruht auf dem **Fehlen** oder einer **verminderten Aktivität von Faktor IX** (Christmas-Faktor). Der Erbgang ist ebenfalls **X-chromosomal rezessiv**. Die klinische **Symptomatik** ist, je nach Schweregrad der Aktivitätsminderung, der der Hämophilie A ähnlich.
Symptomatik:
Verschiedene pathologische Allele des Hämophilie-Gens führen zu einem unterschiedlich stark ausgeprägten Mangel an Faktor VIII oder IX. Patienten mit **Faktor VIII- oder IX-Spiegeln von ≥ 5 % der Norm** haben eine **milde Hämophilie**. Klinisch äußert sich eine schwere **Hämophilie** in **großflächigen Blutungen** (keine Petechien!), **Muskelblutungen** sowie **Gelenkeinblutungen mit der Gefahr einer Früharthrose** → muskuloskelettalen Verkrüppelungen. Die Patienten sind gefährdet durch Blutungen im Bereich des Zungengrundes → Ersticken möglich. Auch ein minimales Schädeltrauma kann zu intrakraniellen Blutungen führen. Daher sofortige prophylaktische Substitution!

Zu **(D)**: Die **Afibrinogenämie** geht mit einer ausgeprägten **hämorrhagischen Diathese** einher, weil kein Fibringerinnsel gebildet werden kann und weil Fibrinogen (= **Faktor I**) zur Ausbildung von Thrombozytenaggregaten fehlt. Immer besteht dabei gleichzeitig auch eine Thrombozytopathie.

Zu **(E)**: **Vitamin K-Mangelerscheinungen** treten bei Resorptionsstörungen innerhalb weniger Tage auf. Diese äußern sich in **verstärkter Blutungsneigung**, weil die Gerinnungsfaktoren **II, VII, IX und X** (= **Prothrombinkomplex**) im Plasma vermindert sind. Es resultiert eine **generalisierte hämorrhagische Diathese** mit bevorzugt gastrointestinaler Blutungslokalisation.

F96

Frage 2.126: Lösung D

Quick-Wert
Die **Laborüberwachung der oralen Antikoagulation** erfolgt durch die **Thromboplastinzeit-Bestimmung** (syn. Prothrombinzeit) **nach Quick**. Üblich sind Angaben in Prozent der Norm. Therapeutisches Ziel ist die **Einstellung des Quickwertes auf 15 –**

25 % der Gerinnbarkeit eines Normalplasmapools (= 100%).
Laborwerte bei Verbrauchskoagulopathie
- Thromboplastinzeit ↑ (erniedrigter Quick-Wert), **Thrombinzeit (TZ)** ↑

Leberparenchymstörung
- Thromboplastinzeit ↑ (erniedrigter Quick-Wert)
- partielle Thromboplastinzeit **(PTT)** ↑
- Fibrinogen **normal** oder ↓
- Antithrombin III ↓

Zu **(D): Arzneimittelbedingte thrombozytopenische Purpura**
Ungefähr 5 % der mit **Heparin** behandelten Patienten entwickeln eine **nicht dosisabhängige Thrombozytopenie,** die durch die Bindung von **Heparin-Antikörper-Komplexen** an den Fc-Rezeptor an der Thrombozytenoberfläche bedingt ist. Seltener induzieren andere Medikamente eine **Thrombozytopenie** (z.B. Chinin, Chinidin, Chlorothiazide, Sulfonamide, Goldsalze, orale Antidiabetika, Rifampicin). Dabei wird ein **Immunkomplex aus Hapten und Antikörper** auf der **Thrombozytenoberfläche gebunden,** was zur intravasalen Zerstörung und vorzeitigen Entfernung durch das RES führt.
Bei **Thrombozytenfunktionsstörung** bzw. -mangel ist die **Blutungszeit verlängert.** Die Tests der plasmatischen Gerinnung wie partielle Thromboplastinzeit und Quick-Test sind meistens (aber nicht immer) normal.

> ❗ Merke: → Bei **verlängerter Prothrombinzeit** besteht ein **erniedrigter Quick-Wert.**

F99
Frage 2.127: Lösung D

Die **Thromboplastinzeit (Quick-Wert;** syn. Prothrombinzeit) ist ein Suchtest bei verschiedenen Gerinnungsstörungen. Ein Mangel der Faktoren des Prothrombinkomplexes tritt bei **schweren Leberparenchymerkrankungen** (schwerer Hepatitis, Leberzirrhose ⇒ Syntheseleistung ↓), **Vitamin K-Mangelzuständen** (Syntheseleistung ↓) oder durch **vermehrten Umsatz von Gerinnungsfaktoren** (z.B. vermehrter Verbrauch im Rahmen einer hämorrhagischen Diathese) auf.
Zu **(E):** Die **Laborüberwachung der oralen Antikoagulation** erfolgt durch die **Thromboplastinzeit-Bestimmung nach Quick.** Üblich sind Angaben in Prozent der Norm. **Therapeutisches Ziel** ist die **Einstellung des Quickwertes auf 15 – 25 %** der Gerinnbarkeit eines Normalplasmapools (= 100%).
Zu **(D):** Bei der **idiopathischen thrombozytopenischen Purpura** besteht eine hochgradige Thrombozytopenie bei stark verkürzter Überlebenszeit der Thrombozyten. Die Leukozyten- und Erythrozytenzahlen sind normal. Besteht eine Anämie, entspricht diese dem Grad der Blutung. Primär besteht eine **thrombozytär bedingte Blutungsneigung** ohne Veränderung der plasmatischen Blutgerinnung.

H98
Frage 2.128: Lösung D

Ciclosporin A, ein Immunsuppressivum, ist ein aus 11 Aminosäuren bestehendes zyklisches Peptid, das die Freisetzung von Interleukin 1 aus Makrophagen und von Interleukin 2 aus T-Helferzellen hemmt. Wegen der **fehlenden Wirkung auf das Knochenmark** wird die körpereigene Immunabwehr weniger stark beeinträchtigt als bei den zytotoxischen Stoffen.
Ciclosporin A wird vor allem zur Prophylaxe der Abstoßung bei Organtransplantation, zur Prophylaxe bei Knochenmarkstransplantationen und bei Bestehen einer Graft-versus-host-Reaktion angewendet.
Zu den **Nebenwirkungen** gehören:
- **Nephrotoxizität:** Besonders bei hohen Dosen ist Ciclosporin A akut nephrotoxisch sowie bei Vorliegen einer Nierenerkrankung und in Kombination mit anderen nephrotoxischen Arzneistoffen (z.B. Aminoglykosiden).
- **Hepatotoxizität:** Es kommt häufig zu einem Anstieg der Transaminasen und des Bilirubinspiegels.
- **Neurotoxizität:** Es treten Kopfschmerzen, Parästhesien, Hörminderung und Tremor auf.
- **Weitere Nebenwirkungen: Bluthochdruck,** Hypertrichose, Gingivahypertrophie. In Kombination mit anderen Stoffen werden maligne Lymphome beobachtet, die auffällig häufig Hirnmetastasen hervorrufen.

Zu **(D):** Auf Grund der fehlenden Wirkung auf das Knochenmark sind **keine hämatologischen Auswirkungen** zu erwarten.

H95
Frage 2.129: Lösung C

Zu **(1): Thrombolysetherapie:**
- PTT → ↑
- Fibrinogen → ↓
- Thrombinzeit → ↑

Regelmäßige Kontrolluntersuchungen von PTT, Fibrinogen und Thrombinzeit müssen zur Überwachung einer **fibrinolytischen Therapie** zunächst 4-stündlich, später 3- bis 4-mal/Tag durchgeführt werden. Neben der Beurteilung des klinischen Bilds kann die Effektivität der Fibrinolyse mittels invasiver Messung der Hämodynamik erfolgen.
Zu **(2): Plasmatisch bedingte Blutungsneigung bei Störungen des Gerinnungs- und/oder Fibrinolysemechanismus**

- **kongenital**
  Hämophilie A oder B, Morbus v. Willebrand, Gerinnungsfaktormangel, Afibrinogenämie
- **erworben**
  Antikoagulanzienblutung, Fibrinolysetherapie, Lebererkrankungen, Vitamin K-Mangel, disseminierte intravasale Gerinnung

Es resultieren:
- verlängerte Gerinnungszeit (Koagulopathie)
- **normale** oder **verlängerte Blutungszeit**
- pathologischer Gefäßfaktortest

Zu **(3): Spontanblutungen** werden bei Thrombozytenzahlen über 30 000/µl kaum beobachtet. Bei **chronischer Thrombozytopenie** kann die Funktion der verbleibenden Thrombozyten gesteigert sein, sodass auch bei niedrigen Thrombozytenwerten um 20 000/µl ohne äußeren Anlass (z. B. Zahnextraktion) keine Blutungskomplikationen zu erwarten sind.
Unter **10 000 Thrombozyten/µl** muß jedoch immer mit einer **spontanen Blutungsneigung** gerechnet werden.
Blutungen bei Thrombozytopenien können jedes Organ betreffen. In der **Haut** treten sie charakteristischerweise als **Petechien oder** in Form einer **Purpura** auf. Meist besteht eine **Makrohämaturie** (→ Nierenversagen). Äußerst gefährlich sind Blutungen im Bereich des Zentralnervensystems.

H00

Frage 2.130: Lösung C

Antifibrinolytika wie Epsilon-Aminokapronsäure oder Tranexamsäure sind **bei nachgewiesener Verbrauchsreaktion** (FM-, D-Dimer-Test) **oder bei Verdacht auf DIC absolut kontraindiziert**, da sie zu einer Fixierung der Mikrothrombosierung führen und eine bestehende Verbrauchskoagulopathie verstärken könnten.
Die sekundäre Fibrinolysesteigerung ist als Kompensationsmechanismus gegenüber dem intravaskulären Gerinnungsprozess zu werten.
Zu **(B): Heparin** führt zu einer Konformationsänderung von Antithrombin III, was die reagierende Bindungsstelle für die Serinproteasen leichter zugänglich macht. Hierdurch wird die Geschwindigkeit des inhibitorischen Effektes von Antithrombin III gegenüber den aktivierten Gerinnungsfaktoren Thrombin (IIa), Xa, IXa, XIa und XIIa beschleunigt.
Zu **(E):** Konformationsänderung an den **GP-IIb/IIIa-Rezeptoren der Thrombozyten** führen dazu, dass diese löslichen Fibrogen binden können. Auf diese Weise bilden sich Brücken zwischen den einzelnen Thrombozyten und schließlich weiße Thromben. Monoklonale Antikörper wie **Abciximab** (ReoPro®) blockieren spezifisch diese Fibrogen-Rezeptoren und wirken im Gegensatz zu ASS und Heparin unabhängig von der Art des aktivierenden Stimulus, da sie an der Endstrecke der Thrombusbildung angreifen.

Phasentests — II.40

Phasentests geben Hinweise, in welcher Phase der Gerinnung ein Defekt vorliegt. Man unterscheidet 3 Gruppentests:
- **partielle Thromboplastinzeit (PTT)**
→ Untersuchung des endogenen und exogenen Gerinnungssystems. Eine Verlängerung der PTT resuliert bei Verminderung und Defekten der Faktoren XII, XI, IX, VIII, X, V, II und I sowie durch Heparin.
- **Plasmathrombinzeit (PTZ)**
→ Untersuchung zum Nachweis von Fibrinogenspaltprodukten, Heparinwirkung und stark erniedrigten Fibrinogenspiegeln.
- **Thromboplastinzeit (TPZ)**
→ Untersuchung von Störungen des exogenen Systems, die bei einer herabgesetzten Aktivität der Faktoren VII, X, V, II und I auftreten.
Zusätzlich sind **Faktorentests** zur Bestimmung einzelner Faktoren des exogenen und endogenen Gerinnungssystems möglich.

Gerinnungsinhibitoren — II.41

Physiologische Gerinnungsinhibitoren sind **Antithrombin III (AT III)**, α_1-Antitrypsin, α_2-Makroglobulin und **Protein C** sowie **Protein S**.
Antithrombin III reguliert die Thrombinaktivität durch Bildung eines Thrombin-Antithrombin III-Komplexes, der eine überschießende Thrombinaktivierung verhindert. Bei einem **Antithrombin III-Mangel** besteht ein erhöhtes Thromboserisiko. AT III-Mangel kann angeboren oder erworben sein.
Gründe für den erworbenen AT-III-Mangel: Leberzirrhose (→ verminderte Synthese), Verbrauchskoagulopathie (→ erhöhter Verbrauch), nephrotisches Syndrom oder exsudative Enteropathie (→ erhöhter Verlust)
Protein C und **Protein S** sind Vitamin K-abhängige physiologische Inhibitoren der Blutgerinnung. Protein C wird durch Thrombin zu **Protein C/a** umgewandelt, das die Faktoren Va und VIIIa inaktiviert. Außerdem fördert Protein C/a die Freisetzung des Gewebe-Plasminogen-Aktivators (tPA). Durch Komplexbildung mit dem Protein S wird die Wirkung von Protein C verstärkt. Ein angeborener oder erworbener **Mangel an Protein C und Protein S** bedingt ein erhöhtes Thromboserisiko.
Bei einer **vermehrten Synthese des Plasminogen-Aktivator-Inhibitors** (Akute-Phase-Protein) resultiert eine verzögerte Fibrinolyse, die unter Umständen mit einem erhöhten Thromboserisiko einhergehen kann.

H99

Frage 2.131: Lösung B

Die **Gerinnungstendenz nimmt** u.a. **bei erhöhter Thrombozytenzahl** oder einem **Mangel an physiologischen Gerinnungsinhibitoren** zu. Es resultiert eine **Hyperkoagulabilität**. Bei einem angeborenen oder erworbenen **Antithrombin-III-Mangel** besteht daher ein erhöhtes Thromboserisiko.
- **Gründe für den erworbenen AT-III-Mangel: Leberzirrhose** (⇒ verminderte Synthese), **Verbrauchskoagulopathie** (⇒ erhöhter Verbrauch), **nephrotisches Syndrom** oder exsudative Enteropathie (⇒ erhöhter Verlust).
- Labor ⇒ Thrombinzeit, PTT und Quick-Wert normal

H00

Frage 2.132: Lösung C

Plasminogen ist die Vorstufe des fibrinolytisch wirkenden Plasmins. Fehlt bei der Bildung des Thrombus Plasminogen, so ist dessen Lyse erschwert oder nicht möglich. **Plasminogenmangel** bedingt daher ein **erhöhtes Thromboserisiko**.

H98

Frage 2.133: Lösung D

Erhöhtes Thromboserisiko:
- **Mangel an den physiologischen Gerinnungsinhibitoren** Antithrombin III, Protein C und Protein S u.a. bei Leberzirrhose (⇒ **verminderte Synthese**). Verbrauchskoagulopathie (⇒ **erhöhter Verbrauch**), nephrotischem Syndrom oder exsudativer Enteropathie (⇒ **erhöhter Verlust**)
- aktiviertes Protein **C (aPC)-Resistenz** durch **Mutation des Faktor V-Gens**
- **Störung der Fibrinolyse,** bedingt durch Plasminogenmangel **oder** erhöhte Aktivität des Plasminogen-Aktivator-Inhibitors (Akute-Phase-Protein) oder verminderte Freisetzung von t-PA (tissue-Plasminogen-Aktivator)
- **Phospholipidantikörper-Syndrom** (⇒ **Blockade** des Phospholipidkomplexes **Prothrombinase**)
- **Gefäßwandschädigung** bei Entzündungen (Phlebitis, Endokarditis, Arteriitis), durch Traumen oder im Rahmen der Arteriosklerose
- **verlangsamte Blutströmung** bei Aneurysmen, Varizen, Herzinsuffizienz oder Vitien, die mit Wirbelbildung einhergehen
- **Zirkulationsstörungen bei Immobilisation** (Bettlägerigkeit, Adipositas, **Phlebitiden** oder durch Abknicken der Vena poplitea bei längerem Sitzen ⇒ Flugzeugthrombose)
- **erhöhte Blutviskosität** bei Polyglobulie, Polyzythämie oder erhöhter Thrombozytenzahl

- **Östrogene, Gravidität und Wochenbett** gehen mit einem erhöhten thrombotischen Risiko einher, das durch zusätzliches Rauchen deutlich gesteigert werden kann
- **Malignome** v.a. im Beckenbereich (3fach erhöhtes Risiko) durch begleitende Hyperfibrinogenämie, Thrombozytose und plasmat. Gerinnungsstörungen.

Zu **(D): Faktor X-Mangel** tritt bei Leberschäden und Vitamin K-Mangelzuständen auf. Sehr selten ist ein autosomal rezessiv vererbter Mangelzustand des Gerinnungsfaktors X (Stuart-Prower-Faktor). Das quantitative Ausmaß des Defekts bzw. Mangels bestimmt die **Blutungsneigung**.

F98

Frage 2.134: Lösung A

Bei dieser Patientin führt die **hochfrequente Tachykardie** zur akuten Kreislaufinsuffizienz (Schock) mit entsprechender Störung der **Mikrozirkulation**. Es resultiert eine **intravasale Aktivierung des endogenen Gerinnungssystems** mit konsekutiver Bildung von Mikrothromben in der Endstrombahn.

Man unterscheidet bei der DIC **akute und chronische Verlaufsformen**.
- Die **akute DIC** kann unbehandelt rasch zur **hämorrhagischen Diathese** mit **petechialen bis unstillbaren Blutungen in die inneren Organe** führen.
- Häufiger sind **teilkompensierte Verlaufsformen** mit lokalen (⇒ **akutes Nierenversagen,** Cor pulmonale, Leberversagen, nekrotische Veränderungen im Bereich der Phalangen) oder generalisierten **Mikrozirkulationsstörungen**.

Therapie:
- **Vollheparinisierung** (bis 20 000 IE/d) als **Dauerinfusion** mit Perfusionspumpe, um über die Antithrombin III-Aktivierung eine Hemmung der Thrombinbildung zu erreichen.
- **AT III-Konzentrat** (z.B. 1500 IE ⇒ Kybernin®; HS, Atenativ®)
- bei schweren Blutungen zusätzlich **Frischplasma**
- ggf. Dialyse

F98

Frage 2.135: Lösung C

Zu den häufigsten Erregern einer Sepsis sind Staphylokokken, **Streptokokken** und gramnegative Darmbakterien wie z.B. E. coli, Klebsiella, Enterobacter, Proteus, Pseudomonas aeruginosa und Bacteroides zu rechnen.

In dem geschilderten Fall liegt eine erhebliche Abwehrschwäche auf Grund der Lymphogranulomatose vor. Von den aufgeführten Keimen kommt am ehesten **Streptococcus pneumoniae** (synonym für Pneumokokken) als Auslöser der Sepsis infrage.

Streptococcus p. gehört zur serologischen Gruppe D der Streptokokken, wobei 80 Typen unterschieden werden. Die Pneumokokken-Sepsis tritt manchmal als Komplikation einer Pneumonie und bei Personen mit Abwehrschwäche, wie z. B. nach Splenektomie, auf, oft auch ohne erkennbare Eintrittspforte. Charakteristisch ist der schnelle Verlauf mit septischem Schock und Mikrozirkulationsstörungen. Therapie der Wahl ist die hochdosierte intravenöse Gabe von Penicillin G.

Zu **(A):** Gelegentlich kommt es bei myeloischer Insuffizienz zu einer **Candida-Sepsis.** Wichtigstes Symptom ist Fieber. Relativ häufig können Absiedlungen in Retina, Gehirn und Nieren beobachtet werden. Therapie der Wahl ist die Gabe von Amphotericin B und Flucytosin.

Zu **(B): Salmonella typhi** ist der Erreger von Typhus und ist meist eine Importinfektion. Schocksymptome treten meist nach Behandlungsbeginn auf. Im geschilderten Fall ist diese Infektion sehr unwahrscheinlich.

Zu **(D): Rickettsia prowazekii** ist der Erreger des Fleckfiebers. Diese Erkrankung ist in Mitteleuropa im letzten Jahrzehnt kaum noch aufgetreten. Sie wird meist aus Afrika oder Asien eingeschleppt. Die Erkrankung verläuft als interstitielle Pneumonie.

Zu **(E):** Die Haupteintrittspforte einer **Staphylococcus-epidermidis-Sepsis** sind intravenöse Fremdkörper (z. B. Venenkatheter, Dialyse-Shunts). Gelegentlich verläuft die Erkrankung auch als Endokarditis.

Tab. 2.19 Verlauf einer Verbrauchskoagulopathie (nach Bartels)

Phase I: pathologische Aktivierung des Gerinnungspotentials

globale Tests	normale, häufig aber beschleunigte Gerinnung (partielle Thromboplastinzeit, Thrombelastogramm, Thrombinzeit)
Einzelfaktoren	Faktor V-, VIII-, II-Aktivität gesteigert, Faktor XIII: beginnende Aktivitätsabnahme
Fibrinogen	untere Grenze der Norm bis leicht vermindert
Thrombozyten	leicht vermindert

Phase II: fassbares Defizit des Gerinnungspotentials

globale Tests	Quick-Test: normal bis leicht vermindert, PTT: an der oberen Grenze der Norm, eventuell leicht verlängert, Thrombinzeit: normal
Einzelfaktoren	V, VII, XIII vermindert, II meist noch normal
Fibrinogen	vermindert
Thrombozyten	vermindert

Phase III: Defibrinierung

Nativblut	Gerinnungszeit verlängert bis zur Ungerinnbarkeit
globale Tests	stark pathologisch bis ungerinnbar
Einzelfaktoren	II, V, VIII, XIII stark vermindert
Thrombozyten	stark vermindert

--- DIC --- II.42

DIC = Disseminierte intravasale Gerinnung = Verbrauchskoagulopathie.
Sie ist definiert als **erworbene** hämorrhagische Diathese als Folge intravasaler Aktivierung des Fibrinolyse- und/oder Gerinnungssystems mit Verbrauch plasmatischer und zellulärer Faktoren.
Klinische Symptomatik: kombinierter plasmatischer und thrombozytärer Defekt. Mikroembolien kleiner Gefäße mit Zirkulationsstörungen (in der generalisierten Form mit Schocksymptomatik, in lokalisierter mit Organschäden)
Die **Pathogenese** ist vielgestaltig:
1. Man unterscheidet akute und chronische Formen unterschiedlicher Genese.
2. Bestimmte Krankheitsursachen aktivieren bestimmte Systeme, z. B.
   - **Mobilisation von Prothrombinaktivatoren:** bei Organnekrosen wie akute Pankreatitis, Lebernekrose, bei Operationen an Pankreas, Leber, Lunge, Herz, geburtshilfliche Komplikationen wie Fruchtwasserembolie
   - **Freisetzung partieller Thrombokinasen:** aus Leukozyten, Thrombozyten, Erythrozyten
   - **Akkumulation gerinnungsaktiver Substanzen durch Hämostase** mit Schock aus verschiedener Ursache: Trauma, kardiogen, hämolytisch, Verbrennung, septisch-toxisch
   - **Blockade des RES** mit Akkumulation gerinnungsaktiver Substanzen bei Virusinfekten, bakterieller Sepsis, Malaria, Rickettsiosen
3. **Differenzialdiagnostisch wichtig** ist der Grad der Beteiligung der beiden Systeme (Gerinnung und Fibrinolyse).

a) Verbrauchskoagulopathie durch DIC
b) Verbrauchskoagulopathie durch DIC und leichter sekundärer Fibrinolyse
c) Verbrauchskoagulopathie durch DIC und schwerer senkundärer Fibrinolyse
d) primäre Hyperfibrinolyse

Folgen:
Die **akute DIC** kann unbehandelt rasch zur hämorrhagischen Diathese mit petechialen bis unstillbaren Blutungen in die inneren Organe führen. Häufiger sind teilkompensierte Verlaufsformen mit lokalen (→ akutes Nierenversagen, Cor pulmonale, Leberversagen) oder generalisierten **Mikrozirkulationsstörungen** (→ Schock). Bei malignen Neoplasien kann man eine **chronisch verlaufende DIC** beobachten, die zu multiplen rezidivierenden Thrombosen führt. Regelmäßig besteht eine **vermehrte Fibrinolyse** als Folge der abnorm gesteigerten intravasalen Gerinnung. Hierdurch wird zunächst die Bildung thrombotisch bedingter ischämischer Nekrosen verhindert, bis der weitere Bedarf gerinnungsaktiver Substanzen nicht mehr gedeckt werden kann.

Tab. 2.**20** Differenzialdiagnose von Verbrauchskoagulopathie und Hyperfibrinolyse (nach Hegglin)

Ursache	Thrombo-zyten	Fibrino-gen	Faktor V	Thrombinzeit	FSP	Äthanol-test	Faktor II
Verbrauchskoagulopathie	path.	path.	path.	norm.	norm.	n.-p.	path.
Mischformen	path.	path.	path.	n.-p.	path.	n.-p.	path.
Hyperfibrinolyse	norm.	path.	path.	path.	path.	norm.	n.-p.

H00

Frage 2.136: Lösung D

Unter **disseminierter intravasaler Gerinnung (DIC)** versteht man die **intravasale Aktivierung des Gerinnungssystems** mit konsekutiver Bildung von Mikrothromben in der Endstrombahn.
Bei malignen Neoplasien kann man eine **chronisch verlaufende DIC** beobachten, die zu multiplen rezidivierenden Thrombosen führt. Die **akute DIC** – hier u. U. zusätzlich durch Tumorkompression von Prostatagewebe (thrombokinasereiches Organ) verursacht – kann unbehandelt rasch zur hämorrhagischen Diathese mit petechialen bis unstillbaren Blutungen in die inneren Organe führen. Regelmäßig besteht eine **vermehrte Fibrinolyse** als Folge der abnorm gesteigerten intravasalen Gerinnung.
Thrombin führt zur **Abspaltung von Fibrinmonomeren,** die aus Fibrinogen gebildet werden (Fibrinogen wird verbraucht). Diese Fibrinmonomere können sowohl zu Fibrin polymerisieren (*Gerinnselbildung*), als auch im Blut gelöst zirkulieren. Durch die vermehrte Aggregation von Thrombozyten resultiert eine Thrombopenie, die oft von einem Abfall des Antithrombin-III-Spiegels (Verbrauch von Antithrombin III) begleitet wird. **Plasmin** führt zur **Spaltung des Fibrinogens in Spaltprodukte**. Da es auf die *Faktoren V* und *VIII* proteolytisch wirkt, können diese erniedrigt sein. Die Plasmin-Inaktivatoren Alpha-Antiplasmin und das Alpha-Makroglobulin werden bei entsprechender Plasminaktivität ebenfalls verbraucht.

- **Stadium I:** *Hyperkoagulabilität*: Absinken der Thrombozytenzahl und des AT-III-Spiegels, Verkürzung der PTT.
- **Stadium II:** *Dekompensation der Hämostase*: Thrombozytopenie, Absinken des AT-III-Spiegels, der Gerinnungsfaktoren, insbesondere des Fibrinogens, hohe Fibrinmonomer-Konzentration im Blut, PTT und Quick-Wert verlängert.
- **Stadium III:** *Entwicklung einer reaktiven Fibrinolyse*: Hochgradige Thrombozytopenie, starker Mangel an Fibrinogen und anderen Faktoren, hohe Fibrinogenspaltprodukt-Konzentration und Hyperfibrinolysezeichen (Labor: PTT, Quick-Wert, Thrombinzeit, Reptilasezeit, AT-III-Wert, Clotlyse-Test pathologisch).

F95

Frage 2.137: Lösung C

Nasenbluten ist ein Symptom. Lässt sich **Epistaxis** durch einfache vordere Kompression stillen, so stammt sie aus dem vorderen Septumabschnitt, aus Gefäßen des Locus Kiesselbachii. Die diagnostische Abklärung umfasst u. a. **hämorrhagische Diathesen,** arteriellen Hypertonus, Lebererkrankungen, Leukämien und Granulozytopenie. Massive Spätblutungen können auch nach leichten Gesichtsschädeltraumata infolge Ruptur der Ethmoidalarterien auftreten.
Zu **(A):** Bei der **Wegener-Granulomatose** besteht eine **Vaskulitis** mit **ulzerierenden Granulomen** im Bereich des Kopfes (auch Lunge, Niere), bei der **Epistaxis** auftreten kann. Die Diagnose erfolgt u. a. durch eine **Nasenschleimhautbiopsie,** in der ulzerierende Granulome und Vaskulitis nachweisbar sind.
Zu **(B):** Gefäßveränderungen bei der **autosomal dominant erblichen Teleangiektasie Rendu-Osler** können zu massiver Epistaxis führen. Auf Grund eines Fehlens der Lamina elastica der Venolen und Kapillaren finden sich punktförmige **Angiektasien** am Übergang der Arteriolen und Venolen an Lippen-, Mund- und Nasenschleimhaut, Zunge und Fingerspitzen.

Mitunter bestehen auch arteriovenöse Anastomosen in Lunge und Leber. Unter dem Druck eines durchsichtigen Spatels verschwindet die rote Farbe der Teleangiektasen.
Bei den vaskulär bedingten hämorrhagischen Diathesen sind die Thrombozyten und Plasmafaktoren der Gerinnung normal.
Zu **(C)**: Bei einem Funktionsausfall der gesamten Nebennierenrinde (NNR) kommt es zu einem Mangel an Glucocorticoiden, Mineralocorticoiden und NNR-Androgenen. Es gibt leichte Formen der NNR-Insuffizienz ohne Symptomatik bis hin zur **Addison-Krise** mit Wasserverlust (hypotone Dehydratation), Blutdruckabfall, Schock und Koma.
Vier Leitsymptome prägen das klinische Bild:
1. **Schwäche und Adynamie**
2. **Pigmentierung der Haut und Schleimhäute**
3. **Gewichtsverlust mit Wasserverlust (Dehydratation)**
4. **niedriger arterieller Blutdruck unter 110/70 mmHg**

Weitere Symptome sind ein verminderter Blutzucker (Hypoglykämie), Erbrechen und Bauchschmerzen.
Zu **(D)**: Beim **von-Willebrand-Jürgens-Syndrom** führt ein **Mangel oder das Fehlen von vWF** (von-Willebrand-Faktor) zu einer **gestörten Thrombozytenadhäsionsfähigkeit mit hämorrhagischer Diathese**, die mit Nasenbluten, Zahnfleischbluten, Hauthämatomen und Schleimhautblutungen im Gastrointestinal- und Urogenitaltrakt einhergeht.
Zu **(E)**: Die **Makroglobulinämie Waldenström** ist durch eine **Proliferation von lymphoiden Zellen im Knochenmark** mit massiver Produktion von monoklonalen IgM (Makroglobulin) gekennzeichnet.
Klinisch stehen Anämie, **Blutungen** sowie eine erhöhte Blutviskosität im Vordergrund der Symptomatik.

F97

Frage 2.138: Lösung B

Bei der **hereditären Teleangiektasie (Morbus Osler)** besteht eine vaskulär bedingte Blutungsneigung auf Grund einer defekten oder fehlenden Lamina elastica der Venolen und Kapillaren.
Bei der klinischen Untersuchung finden sich als charakteristisches Merkmal, **kleine, rote bis violette Teleangiektasien im Gesicht, an den Lippen, an der Mund- und Nasenschleimhaut** sowie an Finger- und Zehenspitzen. Diese Veränderungen können auch an den Schleimhäuten des gesamten Gastrointestinaltraktes auftreten und zu gastrointestinalen Blutungen führen. Oft leiden die Patienten wiederholt an Epistaxis. Manche Patienten haben auch arteriovenöse Fisteln in der Lunge.

Zu **(A)**: Das **Peutz-Jeghers-Syndrom** beschreibt ein **Polyposis-Syndrom mit perioralen Melaninflecken** und hamartomatösen Polypen im Bereich des Jejunums und proximalen Ileums, verbunden mit intermittierendem Dünndarmileus.
Zu **(D)**: Die **Schoenlein-Henoch-Purpura** bezeichnet eine akute oder chronische Vaskulitis, die vor allem die kleinen Gefäße der Haut, der Gelenke, des Gastrointestinaltraktes und der Nieren betrifft. Die Erkrankung beginnt abrupt mit dem plötzlichen Auftreten einer **Purpura der Haut mit Betonung der Streckseiten an Füßen und Beinen, über der Gesäßgegend und der Streckseiten der Arme**. Die Veränderungen können anfangs klein und urtikariell sein, werden dann aber zu indurierten, tastbaren, rotblauen Flecken. Gruppenweise können über mehrere Tage oder Wochen neue Veränderungen auftreten. Die meisten Patienten haben Fieber und Gelenkschmerzen mit besonderer Empfindlichkeit und Schwellung der Fußgelenke, Knie, Hüftgelenke, Handgelenke und Ellenbogen.
Zu **(E)**: Das **Plummer-Vinson-Syndrom** tritt bei chron. Eisenmangel auf und ist durch **Zungenbrennen** (Glossitis) und schmerzhafte **Dysphagie** durch Schleimhautatrophie charakterisiert.

F95

Frage 2.139: Lösung B

Zu **(B)**: Beim **Antiphospholipidantikörper-Syndrom** finden sich Antikörper gegen anionische Phospholipide. 60% der Patienten weisen dabei das **Lupusantikoagulans** und **Anticardiolipin-Antikörper** (auch nach Lues-Infektionen nachweisbar) auf. Es besteht ein **erhöhtes Risiko für thromboembolische Gefäßprozesse**. Beispiele für thromboembolische Manifestationen sind die Amaurosis fugax, aber auch Herzinfarkte unklarer Genese.
Antiphospholipid-Antikörper blockieren den Lipophospholipidkomplex Prothrombinase, der für die Konversion von Prothrombin zu Thrombin notwendig ist.
Es resultiert eine **verlängerte partielle Thromboplastinzeit** ohne erhöhte Blutungsgefahr.
Prozentsatz pos. ANA-Titer (–1 : 320) bei Autoimmunerkrankungen:
Kollagenosen:
- LE   95 – 100 %
- medikamentös induzierte LE   95 %
- Pseudo-LE   0 %
- Sharp-Syndrom (Mischkollagenose)   100 %
- Sklerodermie   30 – 90 %
- CREST-Syndrom   95 %
- Dermatomyositis, Polymyositis   40 %
- Sjögren-Syndrom   50 – 95 %

Rheumatoide Erkrankungen:
- rheumatoide Arthritis (p.c. Polyarthritis) 10 – 60 %
- Felty-Syndrom   60 – 100 %

Autoimmunerkrankungen:
- chronisch aggressive Hepatitis 40–100%
- Thyreoiditis 20–40%

H94

Frage 2.140: Lösung D

Zu (D): Den **sekundären (symptomatischen) Polyglobulien** liegt eine reaktive Vermehrung der Erythrozyten zugrunde.
Ursächlich sind **Sauerstoffmangelzustände** wie
- Erniedrigung des pO_2 in großer Höhe
- **chronische Lungenkrankheiten mit Reduktion der Alveolarfläche**
- kongenitale Vitien mit Rechts-links-Shunts
- neurogene Störungen der Atmung (Hypoventilation), **weil bei Sauerstoffmangel vom Nierengewebe vermehrt Erythropoetin gebildet und freigesetzt wird**

Bei einzelnen **Nierenerkrankungen** (Tumoren, Zysten, Nierenarterienstenose) kann die Erythropoetinproduktion vermehrt sein. Seltene Ursachen einer **gesteigerten Erythropoetinbildung** sind Uterussarkome, Hepatome und zerebelläre Hämangiome.

Zu (A): Die **Cholinesterase** wird in der Leber synthetisiert, ins Blut sezerniert und kommt in fast allen Organen vor.

Niedrige Werte finden sich bei:
- hereditärem CHE-Mangel (teilweise Bildung einer atypischen CHE)
- chronischen **Lebererkrankungen** (chron. aktive Hepatitis, **Leberzirrhose**)
- Lebertumoren
- akut toxischem Zellschaden (z. B. Knollenblätterpilzvergiftung)
- Vergiftungen mit Insektiziden (organische Phosphorsäureester, wie z. B. E 605, sind irreversible CHE-Hemmstoffe)
- ulzerative Kolitis
- Therapie mit Endoxan

Hohe Werte finden sich bei:
- Diabetes mellitus
- Fettleber
- Hyperlipoproteinämie
- nephrotischem Syndrom
- koronarer Herzkrankheit

Zu (C): Als **Polyzythämie** bezeichnet man eine *absolute Vermehrung der zirkulierenden Erythrozyten im Blut.*
Man unterscheidet die
- **primäre Polycythaemia vera** von der
- **sekundären (symptomatischen) Polyglobulie.**

Polycythaemia vera
Die **Polycythaemia vera** geht mit einer Vermehrung von Erythrozyten, Granulozyten und Thrombozyten einher. Hierbei fällt die Erythrozytose am stärksten ins Gewicht.

Folgen:
- Erhöhung des Hämatokrits auf Werte bis 60 Vol.-%
- gesteigerte Viskosität des Blutes mit Thromboseneigung
- häufiges Auftreten arterieller und venöser Thromboembolien
- auch Blutungsneigung möglich (Thrombozytenfunktionsstörung)
- extramedulläre Blutbildung in Leber und Milz (→ Hepatosplenomegalie).

Therapie:
- wiederholte Aderlässe, um im Überschuss produzierte Erythrozyten zu eliminieren
- α-Interferon
- ggf. Drosselung der Hämatopoese mit Zytostatika

Prognose:
Häufig führen zerebrale oder koronare Thrombosen vorzeitig zum Tode.
Bei ca. **15 %** der Patienten geht die Krankheit terminal in eine akute Leukämie über.

Zu (E): Bei der **Erythroleukämie** (Di-Guglielmo-Syndrom) handelt es sich um eine Leukämie mit prognostisch ungünstigem Verlauf.
Blutbild: Die **Anämie** ist normochrom bis makrozytär. Die Leukozytenzahl variiert, myeloische Vorstufen finden sich im Regelfalle. Im **Knochenmark** finden sich eine Hyperplasie der Erythropoese mit megaloblastären Formen, Riesenzellen sowie eine Vermehrung von Sideroblasten.
Zytochemisch lassen sich eine positive Esterase und PAS-Reaktion nachweisen.

H95

Frage 2.141: Lösung D

Ursachen sekundärer **Polyglobulien** (reaktive Vermehrung der Erythrozyten):
Sauerstoffmangelzustände:
- verminderter pO_2 in großer Höhe
- kongenitale Vitien mit **Rechts-links-Shunts**
- chronische **Lungenkrankheiten** mit Reduktion der Alveolarfläche **(Lungenfunktionsprüfung!)**
- neurogene Störungen der Atmung (→ Hypoventilation), weil bei O_2-Mangel vom Nierengewebe vermehrt Erythropoetin gebildet und freigesetzt wird
- **Hämoglobinopathien** mit erhöhter Sauerstoffaffinität **(Milzgrößenbestimmung)**

inadäquate Erythropoetinbildung:
- **Nierenerkrankungen** (Tumoren, Zysten, Nierenarterienstenose) → Erythropoetinproduktion vermehrt
- **paraneoplastisch** u. a. bei Hypernephrom, Hepatom und cerebellärem Hämangiom

Endokrine Faktoren:
- Morbus Cushing

Diagnostik:
Erythrozytosen sind gekennzeichnet durch eine Vermehrung der Erythrozytenmasse, die bei normalem Plasmavolumen zur Erhöhung des Hämatokrits führt. Dabei nimmt die Hämoglobinkonzentration auf Werte > 18 g/dl beim Mann und > 16 g/dl bei der Frau zu.
Während bei der Polycythaemia vera eine autonome Proliferation der Hämopoese besteht, resultiert **bei sekundären Erythrozytosen** die Vermehrung der Gesamt-Erythrozytenmasse aus einer **gesteigerten Erythropoetinproduktion.**

Zu (D): Diagnostik des Vitamin B_{12}-Mangels:
Blutausstrich → hyperchrome Megalozyten, meist eine Leuko- und Thrombopenie, übersegmentierte Granulozyten
Laborchemisch → Eisenserumspiegel ↑, indirektes Bilirubin ↑, LDH ↑, **oft Panzytopenie**
Schilling-Test (Radio-Vitamin B_{12}-Resorptionstest durch Gabe eines mit ^{58}Co markierten Vitamin B_{12}-Präparats → Aktivität im Sammelurin bestimmt.

F96
Frage 2.142: Lösung C

Die **Methämoglobinämie** bezeichnet eine erhöhte Met-Hb-Konzentration in den roten Blutkörperchen, die ab 1,5 g% ($> 10\%$ Anteil am gesamten Hämoglobin) zu **Zyanose** und kompensatorischer **Polyglobulie** führt.
Met-Hb-Bildner sind u. a. Chlorate, Bromate, Kaliumferricyanid, Anilin und seine Derivate, Nitrite, Nitrose-Gase, Nitrate, die gastrointestinal zu Nitriten, reduziert werden, Acetanilid, Nitrobenzol, Chinin, Eosin, PAS, Nitrokresole, Nitrotoluole, Sulfonamide, Phenacetin, Phenylhydrazin, Pyridin.
Zu (A): Bei der **Polycythaemia vera** sind der Hämatokritwert und das Blutvolumen erhöht. Etwa 50% der Patienten haben einen sekundären Eisenmangel mit vermindertem Hämoglobingehalt der Erythrozyten. Der Erythropoetinspiegel ist dabei niedrig, die Sauerstoffsättigung des Blutes normal.
Zu (B): Hämoglobinämie bezeichnet das Auftreten freien Hämoglobins im Blut bei schwerer Hämolyse mit unzureichender Bindung durch das Haptoglobin.
Zu (D): Die **Bleiintoxikation** führt zur Hämolyse und zur erhöhten Ausscheidung von δ-Aminolävulinsäure im Urin. Die Erythrozyten zeigen eine starke basophile Tüpfelung.
Zu (E): Hämatologische Auswirkungen des **Vitamin-C-Mangels** sind Blutungen (z. B. Zahnfleischbluten).

3 Atmungsorgane

3.1 Störungen der Atmung

H94
Frage 3.1: Lösung C

Die **Totalkapazität** der Lunge ist die Summe aller Lungenvolumina oder das **Gasvolumen, das sich nach maximaler Inspiration in der Lunge befindet.** Sie wird aus der **funktionellen Residualkapazität** (Bestimmung durch Auswaschen eines Fremdgases) oder dem **intrathorakalen Gasvolumen,** das ganzkörperplethysmographisch bestimmt wird, errechnet:
Totalkapazität = Residualvolumen + Vitalkapazität.

F94
Frage 3.2: Lösung A

Die **Vitalkapazität** ist das **Lungenvolumen, das nach langsamer maximaler Inspiration maximal ausgeatmet werden kann.** Sie ist die **Summe aus Atemzugvolumen + inspiratorischem + exspiratorischem Reservevolumen.** Dimension: l oder ml.
Die **spirometrische Messung** erfolgt normalerweise im Sitzen. Zur zuverlässigen Beurteilung wird der **größte** Wert aus mindestens 3 Messungen ermittelt. **Einflussgrößen** sind die Mitarbeit des Probanden, Körpergröße und Gewicht, Alter, Geschlecht und die Körperposition: Die VK ist im Liegen um 15–25% geringer als im Sitzen. Weitere statistische Beziehungen bestehen zur **Körperoberfläche** und zum geometrischen Thoraxvolumen. Die **Objektivität** ist nur bei guter Mitarbeit ausreichend. Die **Validität** ist begrenzt, da keine speziellen Erkrankungen und keine speziellen Funktionsstörungen erfasst werden. Die **Reproduzierbarkeit** gilt als sehr gut.

Auskultationsbefunde — III.1

Bronchialatmen ist normalerweise über Trachea und großen Bronchien als hochfrequentes (100–400 Hz), fauchendes Geräusch zu hören. Typischerweise tritt es auch bei der Lobärpneumonie auf. Die guten Schallleitungsbedingungen des verdichteten Lungengewebes lassen dieses Bronchialatmen **ohrnah** werden. Entzündliche Infiltrationen wie bei der Pneumonie und Tuberkulose, Kompression von Lungenanteilen durch Pleuraergüsse oder Pneumothorax können ebenfalls Anlass für Bronchialatmen sein, das allerdings durch Pleuraerguss oder Pneumothorax abgeschwächt zu hören ist. Die luftleeren Lungenparenchymabschnitte müssten dabei allerdings relativ nahe der Oberfläche gelegen sein. Liegen sie in der Tiefe, so hört man das hier entstehende **Vesikuläratmen** und kein Bronchialatmen.

Beim **Lungenemphysem** ist die Ausdehnungsfähigkeit des Brustkorbs und der Lungen verkleinert, das zu auskultierende **Atemgeräusch** daher mehr oder weniger leise bzw. **abgeschwächt**. Es besteht ein verlängertes Exspirium, und häufig sind Geräusche einer Begleitbronchitis zu hören.

Unter **amphorischem Atmen** oder Krugatmen, das so ähnlich klingt, als wenn man in einen Krug bläst, versteht man ein tiefes Brausen mit hellen Obertönen. Es findet sich vor allem über großen Hohlräumen in der Lunge, besonders bei glattwandigen, tuberkulösen Kavernen. Bei der Perkussion hört man einen metallischen Klopfschall.

Bei einem Pleuraerguss oder einem Pneumothorax ist das **Atemgeräusch abgeschwächt** oder aufgehoben. Auch bei stärkeren Brustfellverschwartungen, also narbigen Verdickungen nach abgelaufenen Entzündungen ist das Atemgeräusch oft abgeschwächt, weil die Ausdehnungsfähigkeit der Lunge dadurch behindert wird und die Schallleitung abnimmt.

Crepitatio indux bezeichnet ein Knisterrasseln, das bei pneumonischen Infiltraten in der Phase der Anschoppung oder der beginnenden Lösung des Exsudates klingend sein kann. Die klingende Komponente entsteht durch das infolge Infiltration luftleer gewordene Lungenparenchym, das die Schallleitung der Rasselgeräusche verbessert.

Feuchte Rasselgeräusche entstehen als grobblasige und mittelblasige Rasselgeräusche in den größeren Bronchien und in mit ihnen in Verbindung stehenden Kavernen. Dabei bewegt der Luftstrom in den Atemwegen, mehr in der Inspiration als in der Exspiration, dickflüssige oder zähe Sekretmassen.

Giemen, Pfeifen und Brummen sind typische Auskultationsbefunde obstruktiver Atemwegerkrankungen (Asthma bronchiale, chronisch obstruktive Bronchitis). Diese Atemphänomene entstehen durch den Luftstrom, der die der Bonchialwand anhaftenden Schleimfäden in Schwingungen versetzt.

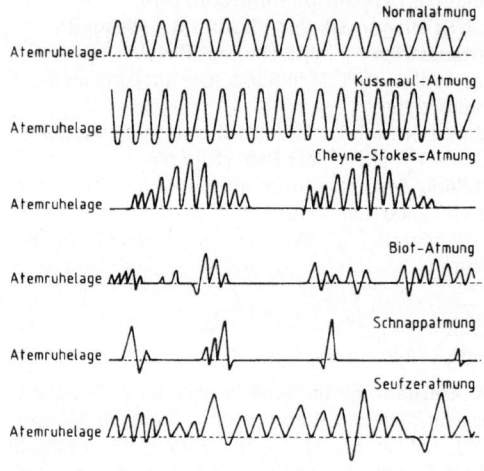

Abb. 3.1 Spirogramme verschiedener Atmungstypen

Tab. 3.1 Befunde der körperlichen Untersuchung bei einigen Lungen- und Pleurakrankheiten

Über	Perkussionsschall	Atmungsgeräusch	Rasselgeräusch	Bronchophonie	Stimmfremitus
lufthaltiger Lunge	laut, tief	vesikulär	nicht klingend	normal	normal
verdichteter Lunge	leise, hoch, bisweilen tympanitisch	bronchial	klingend	verstärkt	verstärkt
pleuritischen Exsudaten	absolut gedämpft	abgeschwächt bis aufgehoben	fehlen	abgeschwächt bis aufgehoben	abgeschwächt bis aufgehoben
Pneumothorax	abnorm tief und laut, Metallklang	leise amphorisch oder aufgehoben	fehlen oder metallisch	aufgehoben	aufgehoben
großen Kavernen	laut, hoch, tympanitisch	bronchial amphorisch	metallklingend	verstärkt	verstärkt
Lungenfibrose	normal	normal	grobes Knisterrasseln	normal	normal oder verstärkt
Bronchospasmus, Status asthmaticus	normal oder gedämpft	normal bis abgeschwächt „silent lung"	Giemen, Pfeifen, Brummen	normal oder abgeschwächt	normal oder abgeschwächt

F97

Frage 3.3: Lösung D

Auskultationsbefunde:
Vesikuläratmen (physiologisch bei Inspirationsentfaltung der Lunge):
- **abgeschwächtes Atemgeräusch** u. a. bei Lungenemphysem, Pneumothorax (aufgehoben) oder Pleuraerguss
- **verschärftes Atemgeräusch** bei **entzündlicher Infiltration** (z. B. Bronchitis)

Bronchialatmen:
- **physiologisch** über Trachea und großen Bronchien als hochfrequentes (100–400 Hz), fauchendes Geräusch bei der Inspiration
- **pathologisch** bei **Kompressionsatelektasen** und **entzündlicher Infiltration** (z. B. Lobärpneumonie), weil die guten Schallleitungsbedingungen des verdichteten Lungengewebes dieses Bronchialatmen **ohrnah** werden lassen.

Rasselgeräusche:
- **Crepitatio (Knisterrasseln)**, das **bei pneumonischen Infiltraten** (z. B. Lobärpneumonie) **klingend** (= **ohrnah**) sein kann. Die **klingende Komponente** entsteht durch das infolge Infiltration luftleer gewordene Lungenparenchym, das die Schalleitung der Rasselgeräusche verbessert.
- **Feuchte Rasselgeräusche** entstehen bei der Inspiration als grobblasige (z. B. Bronchitis) und mittelblasige Rasselgeräusche in den größeren Bronchien und in mit ihnen in Verbindung stehenden Kavernen.
- **Giemen, Pfeifen und Brummen (= trockene Rasselgeräusche)** sind typisch für **obstruktive Atemwegerkrankungen**.
- **Pleurareiben** („Lederknarren") wird zu den Rasselgeräuschen gezählt, obwohl es einen anderen Pathomechanismus aufweist → typisch für **trockene Pleuritis**

Stridor (lat. zischen) bezeichnet ein in- bzw. exspiratorisches, **pfeifendes Atemgeräusch**
- **inspiratorisch** bei Verlegung oder Stenosen der Trachea und des Larynx, Glottisödem
- **exspiratorisch** beim **Asthma bronchiale**
- **in- und exspiratorisch** bei schwerer Atemwegobstruktion

Perkussion:
- bilateral **sonorer** Klopfschall (Normalbefund)
- **Dämpfung** bei Infiltration, Atelektase, Pleuraerguss, Pleuraschwarte
- **hypersonorer Klopfschall** bei Pneumothorax, Lungenemphysem, im **Status asthmaticus**
- **tympanitischer Klopfschall** über pathologischen Hohlräumen, Lungenkavernen, Pneumothorax

Typische Befunde des **Asthmaanfalls:**
- oft morgendliche Zunahme der Beschwerden **(zirkadiane Rhythmik)**
- **Husten** anfangs unproduktiv, am Ende eines Anfalls zähes, schleimiges Sputum
- **Tachykardie** (ggf. **Pulsus paradoxus**) und **Erhöhung des systolischen Blutdrucks** (durch Erkrankung bzw. Therapiefolge)
- **Dehydratation** durch Angstschweiß und Wasserverlust über die Lungen
- **Orthopnoe** → auxiliäre Atemmuskulatur wird eingesetzt → **Patient ringt** aufrecht sitzend **nach Luft,** Tachypnoe.
- **Verlängerung des Exspiriums** (exspiratorischer Stridor) mit relativ hochfrequenter, giemender Atmung
- **trockene Rasselgeräusche** oft auch zwischen den Anfällen; bei **Lungenüberblähung** → „silent chest"
- **zunehmende Atemnot** → progressive respiratorische Insuffizienz → **Zyanose**
- ggf. **respiratorischer Alternans** (Wechsel zwischen thorakaler und abdomineller Atmung)
- Perkussion → **Zwerchfelltiefstand**

F97

Frage 3.4: Lösung D

Im vorliegenden Röntgenbild sieht man eine Verlegung der Trachea.
Stridor (lat. zischen) bezeichnet ein in- bzw. exspiratorisches, **pfeifendes Atemgeräusch**
- **inspiratorisch** bei Verlegung oder Stenosen der Trachea und des Larynx, Glottisödem
- **exspiratorisch** beim **Asthma bronchiale**
- **in- und exspiratorisch** bei schwerer Atemwegobstruktion

H96

Frage 3.5: Lösung D

Siehe Lerntext III.1 und Kommentar zu Frage 3.3.
Zu **(D):** Beim **Pleuraerguss** ist das Atemgeräusch abgeschwächt bis aufgehoben. Es kann **vesikulär** sein, wenn der Luftgehalt der Lungen erhalten geblieben ist. An der Grenze eines Pleuraergusses zum Lungengewebe hört man oft **in umschriebenem Bezirk bronchiales oder verschärftes Atemgeräusch**, weil in diesen Abschnitten das Lungengewebe duch den Erguss komprimiert wird **(Kompressionsatmen)**.

F95

Frage 3.6: Lösung D

Zu **(D):** **Bronchialatmen** ist normalerweise über Trachea und großen Bronchien als hochfrequentes (100–400 Hz), fauchendes Geräusch zu hören. Typischerweise tritt es auch bei der **Lobärpneumonie** auf. Die **guten Schallleitungsbedingungen des verdichteten Lungengewebes** lassen dieses Bronchialatmen ohrnah werden. Entzündliche Infiltrationen wie bei Pneumonie oder Tuberkulose, Kompression von Lungenanteilen durch Pleuraergüsse oder Pneumothorax können ebenfalls Anlass für Bronchialatmen sein, das allerdings **durch Pleuraerguss oder Pneumothorax abgeschwächt** zu hören ist. Die luftleeren Lungenparenchymabschnitte müssen dabei allerdings relativ nahe der Oberfläche gelegen sein. Liegen sie in der Tiefe, so hört man das hier entstehende Vesikuläratmen und kein Bronchialatmen.

Zu **(A)** und **(E)**: vesikuläres oder **bronchovesikuläres Atemgeräusch, feuchte (frühinspiratorische) Rasselgeräusche**, die über einem **Pleuraerguss** abgeschwächt zu hören sind

Zu **(B)**: **spät inspiratorisches ohrfernes Knistern**

Zu **(C)**: im **Stadium der Infiltration: Crepitatio indux** (feines Knisterrasseln), etwas später im **Stadium der Lösung** über mehrere Tage andauernd: **Crepitatio redux**

H93

Frage 3.7: Lösung C

Beurteilung des Stimmfremitus:
Der **Stimmfremitus** entspricht den **tastbaren Vibrationen,** die durch das bronchopulmonale System auf die Thoraxwand übertragen werden, wenn der Patient spricht. Zur Prüfung des Stimmfremitus wird der Patient aufgefordert, das Wort **„neunundneunzig"** zu sagen. Ist dabei der Stimmfremitus nur schwach ausgeprägt, soll er dies mit lauter und tieferer Stimme wiederholen. Gleichzeitig werden vom Untersucher die Lungenareale symmetrisch palpiert und der Fremitus (das Gefühl des Vibrierens) verglichen, indem der Handteller flach aufgelegt wird. Normalerweise werden die tiefen Frequenzen vom lufthaltigen Alveolargewebe weitgehend abgefiltert.

Der Stimmfremitus ist
- **aufgehoben** → **Pneumothorax, Verlegung des Bronchus**
- **abgeschwächt bis aufgehoben** → pleuritische Exsudation, Pleuraschwarten, Atelektase, Emphysem, große Tumoren
- **verstärkt** → über den großen Bronchien, Kavernen, verdichteter Lunge bei Lungenentzündung, Lobärpneumonie

── **Atmungstypen** ────────── III.2 ─

Kussmaul-Atmung
Kussmaul-Atmung bezeichnet die Hyperventilation als Folge schwerer metabolischer Azidosen mit tiefen, regelmäßigen Atemzügen. Häufig besteht zusätzlich eine Tachypnoe.
Bei der Kussmaul-Atmung handelt es sich nicht um eine primäre Störung des Atemzentrums, sondern um den Versuch, die metabolische Azidose, z. B. beim Coma diabeticum, respiratorisch zu kompensieren.

Cheyne-Stokes-Atmung
Sie zeichnet sich durch ein wellenförmiges An- und Abschwellen des Atemvolumens aus. Zwischen den Atemsequenzen treten intermittierende Apnoeintervalle auf. Dieser abnorme Ventilationstyp ist nicht für einen bestimmten Defekt im Regelkreis der Atmung pathognomonisch. Man beobachtet diesen Atmungstyp am häufigsten bei Patienten mit schwerer Herzinsuffizienz und nach zerebraler Schädigung unterschiedlicher Genese. Bei Gesunden in Höhen über 4000 m ist dieser Atmungstyp im Schlaf fast physiologisch.

Biot-Atmung
Der Begriff Biot-Atmung wird für frühgeburtliche und Atemrhythmusstörungen bei Kleinkindern verwendet. Dabei beobachtet man ein unregelmäßiges periodisches Auftreten von Tachypnoe und Bradypnoe mit wechselnden Atemzugsvolumina und unterschiedlichen Apnoepausen („chaotische Atmung"). Man führt diese Störung auf eine mangelnde Reife des Atemzentrums zurück.

Schnappatmung
Typisch sind sporadisch auftretende Atemzüge unterschiedlicher Atemtiefe und verschieden lange Apnoeintervalle. Schnappatmung beobachtet man nach schweren Intoxikationen (z. B. Barbiturate, Valium, Opiate) und präfinal als allgemeines Agoniezeichen.

Seufzeratmung
Wird eine mehr oder weniger unregelmäßige Atmung periodisch von einem tiefen Atemzug durchbrochen, spricht man von einer Seufzeratmung. Sie wird vor allem im Schlaf bei herabgesetzter Ansprechbarkeit des Atemzentrums beobachtet.

F93

Frage 3.8: Lösung E

Siehe Lerntext III.2.

F94

Frage 3.9: Lösung C

Die **akute Lungenembolie** geht mit einem plötzlichen Auftreten von **Dyspnoe und Tachypnoe** einher.

Zu **(C)**: Die **metabolische Alkalose** wird durch eine **flache Atmung** (teil-)kompensiert.

Zu **(D)**: Beim **Pneumothorax** besteht eine zunehmend heftiger werdende Atemnot.

Dyspnoe — III.3

Dyspnoe ist eine mit subjektiver Atemnot einhergehende Erschwerung der Atemtätigkeit, die meist mit sichtbar verstärkter Atemarbeit **(Tachypnoe, Hyperpnoe)** als Ausdruck einer Atmungsinsuffizienz unterschiedlicher Genese auftritt.

Orthopnoe bezeichnet eine Atemnot, die nur in aufrechter Haltung und unter dem Einsatz der Atemhilfsmuskulatur kompensiert werden kann.

Pulmonale Dyspnoe:
Bei der **obstruktiven respiratorischen Insuffizienz,** bei der der in- und exspiratorische Strömungswiderstand in den Atemwegen erhöht ist, atmet der Patient in Atemmittellage mit normaler oder verlangsamter Frequenz. Bei hoch sitzenden Stenosen ist eher die Inspiration, bei tiefer liegenden Stenosen eher die Exspiration behindert oder verlängert. Bronchiale Strömungshindernisse führen zur exspiratorischen Behinderung der Atmung.
Bei der **restriktiven respiratorischen Insuffizienz,** bei der ventilierte und perfundierte Atemflächen reduziert sind, atmet der Patient in Atemmittellage mit kleinen und raschen Atemzügen. Inspiration und Exspiration sind verkürzt, aber unbehindert.

Kardiale Dyspnoe:
Die **kardiale Dyspnoe** tritt bevorzugt nächtlich anfallsweise auf. Im Liegen besteht eine starke Dyspnoe, die sich nach Aufrichten des Oberkörpers bessert (→ **Orthopnoe**). Dabei führt die Abnahme des intrathorakalen Blutvolumens in Verbindung mit dem Tiefertreten des Zwerchfells zu einer Besserung der Symptomatik.
In sitzender Position können **auxiliäre Atemmuskeln aktiviert** werden, was bei Patienten im **Status asthmaticus** beobachtet werden kann. Orthopnoe tritt auch bei einer beidseitigen **Zwerchfellparese** auf, da die Atemhilfsmuskulatur in aufrechter Lage besser eingesetzt werden kann und der Patient in sitzender Position ein größeres intrathorakales Volumen nutzt.

[H93]

Frage 3.10: Lösung C

Während die **Hämoptoe** den Auswurf einer größeren Blutmenge bezeichnet, verwendet man den Begriff **Hämoptyse** bei kleineren Blutmengen.
Zu Ursachen siehe Kommentar zu Frage 3.11.
Der **Häufigkeit** nach sind ursächlich **meistens maligne Tumoren und Bronchiektasen** beteiligt.

[F98]

Frage 3.11: Lösung D

Ursachen einer **Hämoptoe** (Syn.: Hämoptyse):
- **hereditär,** z. B. bei Morbus Osler (Teleangiektasien der Nasen- oder Mundschleimhaut), arteriovenöse Fistel, Venektasien, Ceelen-Gellerstedt-Syndrom (idiopath. Lungenhämosiderose mit chronisch-rezidivierenden Lungenblutungen)
- **kardiovaskulär** mit rötlichem Auswurf oder hellem Blut infolge Diapedeseblutung aus blutüberfüllten Lungenkapillaren u. a. bei Linksherzinsuffizienz, Mitralstenose oder kardial bedingter pulmonaler Hypertonie
- **Trauma**
- **Lungenembolie/Lungeninfarkt:** schlagartig einsetzendes Ereignis mit Luftnot (→ **Perfusionsszintigraphie**)
- **primäre pulmonale Hypertension,** pulmonale arteriovenöse Fistel
- **Lungentumoren und Metastasen:** z. B. Bronchialkarzinom (→ vorwiegend Männer (Raucher), Abmagerung, Röntgenbefund, **CT, Bronchoskopie**), **bronchogene Zysten**
- **Mediastinaltumoren** → Verbreiterung des oberen Mediastinum (Rö), ggf. Einflussstauung (Stokes'scher Kragen)
- **fibröse Mediastinitis** mit Obstruktion der Pulmonalvenen
- **Tumoren im Bereich** von Larynx, Pharynx, Trachea (→ Arrosionsblutung)
- **Bronchiektasen** → große Sputummenge, dreischichtiges Sputum; Tomographie, **Bronchographie**
- **Zystenlunge, Wabenlunge** → rezidivierende Pneumonien, Röntgenbefund
- **restriktive Lungenerkrankungen** (→ schrumpfungsbedingte Parenchymrisse)
- Erosion durch ein **Aortenaneurysma** oder durch einen kalzifizierten Lymphknoten
- **granulomatöse Erkrankungen** (tuberkulös, parasitär, luetisch, durch Pilze hervorgerufen)
- **Infektion**
  - **Tuberkulose** → Abmagerung, hohe Senkung, Röntgenbefund, **Tuberkelbakteriennachweis**
  - **Mykosen** → chronisch pneumonischer Prozess, z. B. Aspergillus in einer alten Kaverne, Pilznachweis
  - akute und chronische Bronchitis, akute Pneumonie, Lungenabszess
  - **Grippebronchitis** → schleimig-blutige Tracheitis, Grippezeit
  - **parasitär** bei Befall der tiefen Atemwege durch Würmer (Fasciola hepatica, Paragonimus, Ascaris lumbricoides, Ancylostoma duodenale, Echinococcus), Protozoen

- **hämorrhagische Diathese** → Gerinnungsparameter, Thrombozyten, falsche Einstellung von Antikoagulanzien?
- **pulmorenales Syndrom** bei Urämie, Goodpasture-Syndrom
- **Vaskulitiden**, u.a. Panarteriitis nodosa, Wegener-Granulomatose, Churg-Strauß-Syndrom

Zu **(D)**: Die **Ganzkörperplethysmographie** wird zur Messung des Atemwegswiderstands („air-way resistance") als **Druck-Stromstärkekurve des funktionellen Residualvolumens**, der **funktionellen Residualkapazität, des intrathorakalen Gasvolumens (TGV), des Peak-Flow (Fluss-Volumenkurve)** und der **Compliance** (Dehnbarkeit der Lunge) eingesetzt.

Respiratorische Globalinsuffizienz — III.4

Unter Globalinsuffizienz versteht man: **Hypoxämie** (Verminderung des O_2-Partialdrucks) verbunden mit **Hyperkapnie** (Erhöhung des CO_2-Partialdrucks bedingt durch CO_2-Retention) im arteriellen Blut.
Die hiervon zu unterscheidende Partialinsuffizienz ist allein durch eine Hypoxämie gekennzeichnet.
Diese beiden so genannten respiratorischen Insuffizienzen können bei Lungenerkrankungen zum einen, aber auch bei extrapulmonalen Ursachen auftreten, wie z.B. Obstruktion der oberen Luftwege (Ödem, Fremdkörper), Störungen im ZNS (Narkotika, Barbiturate), Thorax- und Pleuraerkrankungen (Rippenfrakturen, Pneumothorax, Pleuraerguss) und Erkrankungen im Bereich des Rückenmarks (z.B. Poliomyelitis). Ferner sind zu erwähnen neuromuskuläre Störungen (Tetanus, Botulismus, Curare, Strychnin, Anticholinesterasegifte) und ausgeprägte Adipositas (Pickwick-Syndrom).

❗ Merke: Bei Globalinsuffizienz keine O_2-Gabe ohne kontrollierte Beatmung mit einem Respiratorgerät, da bei einer Globalinsuffizienz u.U. allein der Atemantrieb durch O_2-Mangel noch wirksam ist, während der durch Hyperkapnie (größer 60 mmHg) gesteuerte Antrieb bereits ausgefallen ist.

Normwerte des Säure-Basen-Status — III.5

pH-Wert: 7,36 – 7,44
pCO_2-Wert: 38 – 42 mmHg
pO_2-Wert: 70 – 100 mmHg
Standardbicarbonat: 20 – 27 mval/l

F99

Frage 3.12: Lösung D

Die **respiratorische Insuffizienz** tritt in zwei Formen auf
- respiratorische **Partialinsuffizienz** mit **Hypoxämie**
- respiratorische **Globalinsuffizienz** mit **Hypoxämie (pO_2 ↓) und Hyperkapnie (pCO_2 ↑)**

arterielle Blutgasanalyse:
- respiratorische Partialinsuffizienz ⇒ pO_2 ↓
- respiratorische Globalinsuffizienz ⇒ pO_2 ↓ und pCO_2 ↑:
- **latent** ⇒ Blutgasveränderungen treten nur unter körperlicher Belastung auf
- **manifest** ⇒ Blutgasveränderungen sind bereits unter Ruhebedingung vorhanden

Differenzialdiagnostische Entscheidungshilfe bei arterieller Hypoxämie:

	in Ruhe	unter Belastung
Hypoventilation		
pO_2	↓	↑
pCO_2	↑	↑
Diffusionsstörung		
pO_2	↓	n oder ↓
pCO_2	↓↓	n oder ↑
Shunt		
pO_2	↓	↑
pCO_2	n oder ↓	↓

H99

Frage 3.13: Lösung B

Siehe Kommentar zu Frage 3.12.

H96

Frage 3.14: Lösung A

Siehe Kommentar zu Frage 3.12.

F94

Frage 3.15: Lösung D

Auftreibungen der Endphalangen (**Trommelschlägelfinger**) mit der Entwicklung von gewölbten **Uhrglasnägeln** (Hyperplasie fibrovaskulären Gewebes zwischen Knochen und Nagelmatrix) treten v.a. bei Störungen der Sauerstoffaufnahme im Rahmen kardiopulmonaler Erkrankungen, die mit einer **Zyanose** einhergehen, auf. Nahezu immer werden sie bei angeborenen Herzfehlern mit Rechts-links-Shunt angetroffen. **Auch ohne gravierende Gasaustauschstörungen** sind sie **vermehrt bei** Lungenerkrankungen (**Bronchialkarzinom**, Bronchiektasen) zu beobachten. Einseitig treten sie bei Gefäßabgangsstörungen im Bereich des Aortenbogens auf.

H95

Frage 3.16: Lösung C

Trommelschlägelfinger bezeichnen eine Verbreiterung der Fingerendglieder mit Verlust des Nagelbettes. Sie werden bei einer Vielzahl von Erkrankungen wie z. B. einer **zyanotischen, kongenitalen Herzerkrankung** und einer Reihe von **Lungenerkrankungen** beobachtet. Dabei tritt häufig eine Fluktuation des Nagelbettes und eine Krümmung des Fingernagels (Uhrglasnägel) auf. Trommelschlägelfinger weisen **Veränderungen in der Vaskulatur am Nagelbett** auf.
Sie lassen sich bei Patienten mit chronisch obstruktiven Lungenerkrankungen oder chronischer Lungentuberkulose nicht vermehrt nachweisen. Falls das Phänomen bei Patienten mit diesen Erkrankungen auftreten sollte, kann gegebenenfalls der Verdacht auf die Entwicklung eines Tumors bestehen.
Zu **(B):** Bei der cP kommt es nach langerer Krankheitsdauer zu einer **Bajonettstellung der Finger** mit **ulnarer Deviation** der Phalangen.
Zu **(E):** Die **Ostitis fibrosa cystica generalisata** tritt infolge vermehrter Ausschüttung von Parathormon **bei primärem Hyperparathyreoidismus** auf.
Symptome: Knochenschmerzen, Neigung zu Spontanfrakturen, posttraumat. Knochenzysten u. Pseudozysten (Osteoklastome) bei allg. Knochenatrophie mit Osteoklastenvermehrung und subperiostaler Resorption.

F93

Frage 3.17: Lösung B

Extrathorakale Tumoren führen zu einer inspiratorischen Atmungsbehinderung (wie ein Würgegriff). Der inspiratorische Einsekundenwert ist demzufolge vermindert. Es resultiert eine typische Änderung der in- und exspiratorischen Flussvolumenkurve, die mit einem Pneumotachographen registriert werden kann.

H94

Frage 3.18: Lösung B

Siehe auch Lerntext III.6.
Bei Membranverdickungen (Lungenödem), Einlagerung von Proteinen, allergischen Alveolitiden, Lungenemphysem der Asbestose (fibrot. Umwandlung) und **Lungenfibrosen** nimmt die Diffusionskapazität ab. In den betroffenen Bezirken wird das Blut unzureichend arterialisiert, weil der Gasaustausch durch Einschränkung der alveolokapillären Oberfläche und Verkürzung der Kontaktzeit zwischen Erythrozyten und Alveolargasen eingeschränkt ist.
In der Regel liegen **Diffusionsstörungen** nicht isoliert vor, sondern werden von alveolärer Hypoventilation und Perfusionsstörungen (Euler-Liljestrand-Mechanismus) begleitet. Folge der ungleichmäßigen Distribution (Verhältnis: Ventilation-Perfusion-Diffusion) ist eine arterielle Hypoxämie, die durch Sauerstoffgabe behoben werden kann. Die pulmonale CO_2-Gesamtdiffusionskapazität ist vermindert.
Zu **(D):** Siehe Lerntext III.7.

---Diffusionsstörungen der Atemgase--- III.6

Diffusionsstörungen der Atemgase treten auf bei:
- Einschränkung der Kontaktfläche (Reduktion der Lungenkapillaren und damit der Perfusion; Destruktion der Alveolaroberfläche; Lungenresektion)
- Verdickung der Alveolarmembran
- Verkürzung der Kontaktzeit
- Verminderung der Partialdruckdifferenz

In der Regel liegen Diffusionsstörungen nicht isoliert vor, sondern werden von alveolärer Hypoventilation und Perfusionsstörungen (Euler-Liljestrand-Mechanismus) begleitet. Folge der ungleichmäßigen Distribution (Verhältnis: Ventilation-Perfusion-Diffusion) ist **eine arterielle Hypoxämie,** die durch O_2-Gabe behoben werden kann. Die pulmonale CO_2-Gesamtdiffusionskapazität (Bestimmung der CO-Aufnahme ins Blut durch Messung der CO-Konzentrationsdifferenz zwischen Ein- und Ausatemluft) ist vermindert.

Krankheiten mit alveolokapillärem Block:
- Fibrogranulomatosen
- Sarkoidose
- Lymphogranulomatose, Lymphangiosis carcinomatosa und Miliartuberkulose

diffuse interstitielle Fibrose:
- Hamman-Rich-Syndrom
- Lupus erythematodes
- Sklerodermie

allergische Alveolitis:
- chronische Stauungslunge
- Pneumokoniosen
- interstitielle Pneumonie

Alveolarzellkarzinom
Schocklunge im Reparationsstadium
Bei der interstitiellen Lungenfibrose nimmt die Diffusionsstrecke durch Einlagerung von kollagenem Bindegewebe, zellulären Infiltraten, Granulationsgewebe und Ödemflüssigkeit zu.
Bei der pulmonalen Form der Sarkoidose resultiert eine fibrosetypische restriktive Ventilationsstörung mit Herabsetzung der Diffusionskapazität.

[F94]

Frage 3.19: Lösung B

Hyperkapnie wird verursacht durch:
- **mechanische Störungen des Atemapparates** mit Rippenserienfrakturen, Zwerchfellhochstand, Stenoseatmung nach Strumektomie, bei Tracheomalazie, Hämatothorax und Nachwirkung von Muskelrelaxanzien
- **Schädigungen des Lungenparenchyms:** postoperativer und posttraumatischer Lungenkollaps, Aspiration, Lungenödem, Pneumonie, Emphysem und Emphysembronchitis als häufigste Ursache
- **Störungen der Atemzentren:** Schädel-Hirn-Traumen, neurologische Störungen

Die Behandlung der **respiratorischen Azidose** hat zum Ziel, die alveoläre **Hypoventilation zu beseitigen und den erhöhten Kohlensäuredruck durch Hyperventilation zu senken**. Bei einer leichten respiratorischen Störung (pCO_2 bis etwa 50 mmHg) gelingt dies meist durch atemgymnastische Behandlung. Inhalationen von Broncholytika mithilfe intermittierender positiver Druckbeatmung, ggf. mit endotrachealer Absaugung. **Bei einem weiteren Anstieg des arteriellen Kohlensäuredruckes** muss die unzureichende alveoläre Ventilation nach Intubation durch kontrollierte **Respiratorbeatmung** normalisiert werden. Bei chronischer Hypoventilation muss eine zu rasche Senkung des arteriellen pCO_2 vermieden werden, da zu abrupte Veränderungen im pH-Gleichgewicht des Liquorsystems zerebrale Störungen mit Bewusstlosigkeit und Krämpfen verursachen können.

Die **Bicarbonatgabe** wird zur **Behandlung der metabolischen Azidose** eingesetzt!

[F98]

Frage 3.20: Lösung B

Die **bronchoalveoläre Lavage (BAL)** wird eingesetzt zur Untersuchung auf:
- **Infiltration** durch **Grunderkrankung** (Pappenheim-Zytozentrifugenpräparat)
- pathogene Bakterien (Gramfärbung, Kultur)
- Pilze (Calcofluor white o. ä., Kultur)
- Pneumocystis carinii (direkte Immunfluoreszenz, Calcofluor white o. ä.)
- **Mykobakterien** (Ziehl-Neelsen/Auramin, Kultur, ggf. PCR)
- Legionellen (direkter Immunfluoreszenztest)
- **exogen allerg. Alveolitis** (Nachweis der Sensibilisierung durch Serumpräzipitine und/oder Lymphozytose)
- **Alveolarproteinose** (extrazelluläre, basophile, ovaläre Surfactantbestandteile, neben schaumig degenerierten Makrophagen und Zelldebris; elektronenmikroskopischer Nachweis von Lamellenkörperchen und pseudotubulärem Myelin möglich)

Zu **(A):** Die **Alveolarproteinose** ist durch eine **Anhäufung von Phospholipoproteinen** in den Alveolen gekennzeichnet, der eine Wiederaufnahmestörung von Surfactant-Phospholipiden durch Typ II-Pneumozyten oder eine gestörte Funktion der Alveolarmakrophagen, die am Abbau des Surfactantfaktors beteiligt sind, zugrunde liegt. Der Akkumulation der Phospholipoproteine folgt eine zunehmende **respiratorische Insuffizienz**. Die **Therapie** bei zunehmender Dyspnoe, Restriktion oder Gasaustauschstörung besteht in der **therapeutischen bronchoalveolären Lavage** in Vollnarkose über doppelläufigen Tubus in zwei oder mehr Sitzungen. Dabei wird erst die schlechter perfundierte Lunge gespült und drei bis sieben Tage später die Gegenseite. Gesamtmenge: 10–20 Liter Spülflüssigkeit. Mehr als 25% der Patienten erzielen hierdurch eine dauerhafte Remission.

Zu **(B):** Das **Alveolarzellkarzinom** (bronchioloalveoläres Karzinom) weist im **Unterschied zum Bronchialkarzinom** eine **multifokale Entstehung** auf. Selten werden die Grenzen der Lunge überschritten. Typischer Befund ist eine **reichliche Sputumproduktion (viel wässriges Sekret)**. Das Ansprechen auf Chemo- und/oder Radiotherapie ist begrenzt.

[H97]

Frage 3.21: Lösung E

Die **Lungenperfusionsszintigraphie** nach i. v. Injektion radiomarkierter Partikel (z. B. 99 mTc-Makroaggregate, -Mikrosphären) zeigt die Blutverteilung im kleinen Kreislauf topographisch und semiquantitativ. Perfusionsausfälle treten bei allen genannten Krankheitsbildern auf.

Zu **(4)** und **(5):** Beim **Lungenemphysem** besteht eine **Strukturreduktion** als Folge des Verlustes oder Verödens von Lungengefäßen bzw. Kapillaren. Es besteht eine ungleichmäßige Ventilation und Perfusion. Die daraus resultierende alveoläre Hypoventilation mit konsekutiver Hypoxämie bedingt eine Drucksteigerung im Lungenkreislauf und führt letztlich zum Cor pulmonale. Nach längerer Krankheitsdauer resultieren Wandverdickungen und der Verschluss von Kapillaren und Arteriolen mit einer Rarefizierung des Gefäßbettes.

--- **Schlafapnoesyndrom** --- III.7 ---

Als **Schlafapnoesyndrome** werden Krankheitsbilder definiert, bei denen mehr als 10 Apnoephasen von je mehr als 10 Sekunden Dauer je Stunde Schlafzeit oder mehr als 100 Apnoephasen pro Nacht auftreten.

Überwiegend sind Männer zwischen dem 40. und 60. Lebensjahr von der Erkrankung betroffen (M:W = 10:1). Meist handelt es sich um Patienten mit vorbestehender Adipositas und arterieller Hypertonie.

Bei der Erkrankung können **3 Formen** unterschieden werden:
- **zentrale** Schlafapnoe: Es unterbleibt die Aktivierung der an der Atmung beteiligten Muskelgruppen.
- **obstruktive** Schlafapnoe (> 90%): Zwerchfell- und Thoraxmuskulatur sind aktiviert, während die Muskulatur der oberen Atemwege erschlafft.
- **gemischte Apnoe** als Kombination der zuvor genannten Muster

Symptome und Befunde:
Der Kollaps der oberen Atemwege führt zur verstärkten Atemarbeit mit Aufweckreaktion und Öffnung der oberen Atemwege unter lautem Schnarchgeräusch. Anschließend besteht eine reaktive Hyperventilation.
- rezidivierende Schlafunterbrechungen
- rezidivierende nächtliche Hypoxie und Hyperkapnie
- reaktive arterielle und pulmonale Hypertonie
- Tachykardie, Herzrhythmusstörungen
- Einschlafneigung am Tage
- Potenzstörungen, respiratorische Insuffizienz mit Polyglobulie

Die **Diagnosestellung** erfolgt auf Grund des Befundes (Schnarchen mit rezidivierenden Atemstillständen), HNO-ärztlichem Befund sowie polysomnographischer Langzeitregistrierung von Atmung, EKG und O_2-Sättigung, die sowohl ambulant als auch im Schlaflabor durchgeführt werden kann.

Therapie:
- Behandlung der Risikofaktoren (Adipositas, Hypertonie), Verzicht auf Alkohol, Nikotin und Sedativa
- Theophyllin in Retardform zur Nacht
- nächtliche Überdruckbeatmung mittels Nasenmaske (CPAP = continuous positive airway pressure)
- operative Oberkiefer- und Unterkiefer-Vorverlagerung bei Patienten mit objektivierbar eingeengtem Retropharyngealraum

Der genaue pathogenetische Mechanismus der Erkrankung steht noch nicht fest.

F94

Frage 3.22: Lösung E

Siehe Lerntext III.7.

F99

Frage 3.23: Lösung B

Siehe Lerntext III.7.

F93

Frage 3.24: Lösung C

Das **Pickwick-Syndrom** bezeichnet einen Extremtyp des Schlafapnoesyndroms mit erheblicher Adipositas, Schlafsucht, sekundärer pulmonaler Hypertonie und Polyglobulie, Rechtsherzinsuffizienz mit Hyperkapnie und Hypoxie (→ Zyanose), ohne dass gleichzeitig eine obstruktive Lungenerkrankung vorliegen muss. Es wurde nach der Romanfigur des **„little fat Joe von Charles Dickens"** benannt. Differenzialdiagnostisch sind rechtsherzinsuffiziente Patienten bei chronischer Bronchitis abzugrenzen (Lungenfunktionsanalyse).
Siehe auch Lerntext III.7.

3.2 Krankheiten der unteren Atemwege

H95

Frage 3.25: Lösung A

Zu (1): Bei **Stadium I der Sarkoidose** ist die Lungenfunktionsprüfung normal, die **Stadien II, III** und besonders **IV** zeigen Diffusionsstörungen und eine **zunehmende restriktive Ventilationsstörung** mit der Entwicklung eines Cor pulmonale.

Zu (2): **Lungenfunktion bei chronisch obstruktiver Bronchitis:**
- **Atemwegwiderstand ↑ → Verlangsamung der forcierten Exspiration**
- **Verminderung des forcierten 1-Sekundenvolumens (FEV_1 ↓)**
- **reversible Obstruktion** → Besserung nach Inhalation eines $β_2$-Sympathikomimetikum

Die Langzeitprognose bei Patienten mit **chronisch obstruktiver Atemwegerkrankung** ist eng korreliert mit dem Schweregrad der Behinderung der Exspiration.
- $FEV_1 > 1{,}25$ l → 10-Jahres-Überlebensrate etwa 50%
- $FEV_1 = 1$ l → mittlere Überlebenszeit 5 Jahre
- FEV_1 etwa 0,5 l → mittlere Überlebenszeit < 2 Jahre, wenn ein Patient zusätzlich eine chronische Hyperkapnie oder ein nachweisbares Cor pulmonale hat.

Zu (3): Das **Lungenemphysem** bezeichnet eine **irreversible Erweiterung der Lufträume distal der Bronchioli terminales** infolge Wanddestruktion (WHO). Beim **Lungenemphysem** besteht eine **Zunahme des intrathorakalen Gasvolumens** und der **totalen Lungenkapazität** (TLC). Die **Atemmittellage** ist zur Inspiration hin verschoben. Es besteht eine **obstruktive Ventilationsstörung**.

Peak Flow:
Mit der **Flussvolumenkurve,** der fortlaufend registrierten Größe der **Atem-Stromstärke in Abhängigkeit vom forciert ausgeatmeten Volumen,** lassen sich **beginnende Atemwegobstruktionen** erkennen. Die **maximale exspiratorische Strömungsgeschwindigkeit während der forcierten Exspiration** kann im **Fluss-Volumen-Diagramm** als **exspiratorischer Peak Flow** angegeben werden. Die **Peak-Flow-Bestimmung** kann auch vom Patienten selbst durchgeführt werden und eignet sich daher zur selbstständigen Therapieüberwachung.

Schweregrad-Einteilung beim **Bronchialasthma** (dt. Atemwegsliga, 1993):
- **Grad I** → Peak Flow 60–80% des Sollwerts / > **3-mal wöchentlich** Symptome
- **Grad II** → Peak Flow 50–60% des Sollwerts / **mehrmals täglich und nachts** Symptome
- **Grad III** → Peak Flow < 50% des Sollwerts / **ständig** Symptome

Tiffeneau-Test (verminderte 1-Sekunden Ausatmungskapazität):
Der Atemstoßtest nach Tiffeneau erfasst dasjenige Volumen, das innerhalb 1 s forciert ausgeatmet werden kann. Beurteilt wird der gemessene **Absolutwert und der** auf die Ist-Vitalkapazität bezogene **relative Wert (FEV$_1$/Vitalkapazität in Prozent).** **Normalwert** des Lungengesunden: **75% der Vitalkapazität** (im höheren Alter etwas weniger).
Bei obstruktiven Störungen ist infolge der erhöhten Resistance die Exspiration erheblich behindert und damit die **1-Sekunden-Ausatmungskapazität vermindert.**

Pathogenese der chronischen Bronchitis —————— III.8

Ursachen:
exogene Faktoren: Zigaretten rauchen (90%), sinubronchiales Syndrom (Sinusitis mit bronchopulmonalen Infekten), Inhalationsnoxen
endogene Faktoren: α_1-Proteaseninhibitormangel, Antikörpermangelsyndrome (z.B. IgA-Mangel), primäre ziliäre Insuffizienz u.a.
Die Erkrankung entwickelt sich in 3 Stufen:
1. **chronisch nicht obstruktive Bronchitis** (reversibel)
2. **chronisch obstruktive Bronchitis** (Belastungsdyspnoe und Leistungsabfall)
3. Spätkomplikationen → **obstruktives Lungenemphysem** mit respiratorischer Insuffizienz, pulmonaler Hypertonie und Cor pulmonale

Im Rahmen der Erkrankung können Bronchopneumonien, Lungenabszess, sekundäre Bronchiektasen und die zuvor genannten Komplikationen auftreten.

Physikalisch und chemisch toxisch wirkende Inhalationsnoxen können die Atemwege in Abhängigkeit von der Partikelgröße und Konzentration schädigen. Dabei können unterschwellige Dosierungen bei chronischer Exposition zur **Entstehung einer chronischen Bronchitis** führen. Hierfür **verantwortliche Substanzen** sind: Schwefeldioxid (SO_2), Ozon (O_3), Kohlenwasserstoffe (C_nH_{2n+2}), Osmiumtetroxidinhalation, Platinsalzinhalation, Vanadiumpentoxidinhalation, Zink- und Kupferinhalation sowie Nitrosegase (N_2O, N_2O_3, N_2O_4).

Man spricht von **chronischer Bronchitis,** wenn Husten und Auswurf während 3 Monaten pro Jahr in den vergangenen 2 Jahren bestanden. Allerdings darf die Bronchitis nicht Begleiterscheinung einer anderen Erkrankung sein.
Der **Auswurf** ist je nach Erreger schleimig oder auch eitrig. Öfter auftretende Blutbeimengungen machen eine weiterführende Diagnostik notwendig. Als Ursache kommen infrage: Verletzungen des Nasen-Rachen-Raumes, Tuberkulose, ein Malignom im Bereich der Lunge und der Trachea.

Pathophysiologie der chronischen Bronchitis:
1. Lähmung, später Zerstörung des Flimmerepithels
2. Hypertrophie der Schleimdrüsen mit vermehrter Schleimsekretion, Plattenepithelmetaplasie, entzündliche (lymphoplasmozytäre) Infiltrationen
3. narbige Atrophie der Bronchialschleimhaut mit Bronchuskollaps bei Exspiration mit resultierender Obstruktion und Ventilationsstörung
4. Entwicklung eines obstruktiven Emphysems mit Alveolarüberdehnung, Alveolendestruktion und Kapillarschwund
5. Daraus resultiert schließlich die pulmonale Hypertonie und das Cor pulmonale.

H99

Frage 3.26: Lösung C

WHO-Definition:
Eine **chronische Bronchitis** ist dann anzunehmen, wenn bei einem Patienten **in zwei aufeinander folgenden Jahren während mindestens 3 Monaten im Jahr Husten mit Sputum = produktiver Husten** bestanden hat.

Formen:
- **nicht obstruktive** chronische Bronchitis (reversibel)
- **obstruktive** chronische Bronchitis **Bronchitis-Typ** oder **Emphysem-Typ**

H96

Frage 3.27: Lösung B

Tab. 3.2 Obstruktive und restriktive Ventilationsstörungen

Ventilationsstörung	obstruktive	restriktive
FEV_1	↓	↓
Vitalkapazität (VK)	normal/↓	↓
forciertes exp. Volumen/ VK in %	↓	normal
Residualvolumen/ Totalkapazität	> 35%	< 35%
intrathorakales Gasvolumen	↑	↓
Atemwegswiderstand	↑	normal

Zu **(B)**: Das **Hyperventilationssyndrom** ist gekennzeichnet durch eine **unphysiologische Steigerung der Atmung,** die dem Patienten selbst nicht bewusst ist. Typischerweise haben die Patienten Angst, Parästhesien, Schwarzwerden vor den Augen und Engegefühl in der Brust, verbunden mit Hand- und Fußkrämpfen.
Die **Lungenfunktionsparameter** sind **nicht verändert.**

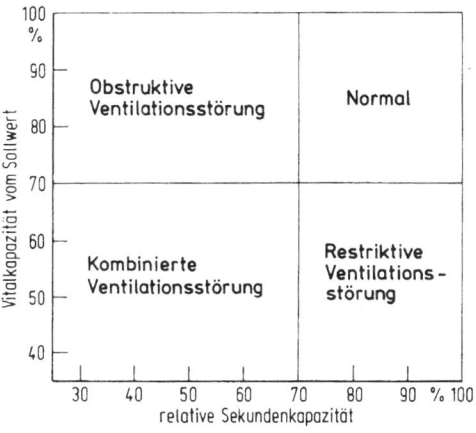

Abb. 3.2 Differenzialdiagnose der Ventilationsstörung aus relativer Sekundenkapazität und Vitalkapazität (aus Primer)

F98

Frage 3.28: Lösung A

Diagnostisches Vorgehen bei chronischer Bronchitis mithilfe der Lungenfunktion:
- FEV_1/VC **im Normbereich** bei chronischer **(nicht obstruktiver)** Bronchitis

- FEV_1 und Verhältnis FEV_1/VC bei chronisch obstruktiver Bronchitis deutlich ↓ ⇒ **Broncholysetest:** Gabe eines **$β_2$-Mimetikums** (z. B. Fenoterol) ⇒ **Anstieg > 20%**

Broncholysetest:
- voll reversibel ⇒ chronisch obstruktive Bronchitis + Asthma
- teilreversibel ⇒ chronisch obstruktive Bronchitis mit zentraler oder peripherer Obstruktion
- nicht reversibel ⇒ chronisch obstruktive Bronchitis + Emphysem

Bronchiale Provokationstests:
- mit **Allergenen** ⇒ Nachweis der klinischen Aktualität positiver Hauttests (auch **Spätreaktionen möglich!**)
- mit **Methacholin** bzw. **Carbachol** oder **Histamin** ⇒ Nachweis einer bronchialen Hyperreagibilität, wenn FEV_1 bei einer bestimmten Konzentration der Substanz **um > 20%** ↓
- im Kindesalter ⇒ **Lungenfunktion** ↓ nach körperl. Belastung bei über 90% der Kinder mit Asthma bronchiale
- **Peak-Flow-Messung** über 24 Stunden (Patienten-Selbstmessung auch zur Therapie-Überwachung!): bei hyperreagiblem Bronchialsystem ⇒ zirkadiane Schwankungen > 20%

F99

Frage 3.29: Lösung C

Zu **(C)**: Das **Lungenödem** ist ein bedrohlicher Zustand, bei dem interstitielle Flüssigkeitsvermehrung bzw. Transsudation Blutplasma und meistens auch Erythrozyten aus dem Lungenkapillarbett in das interstitielle Gewebe sowie das Alveolarlumen übertreten lassen und Gaswechsel und Atmung behindern. Der erhöhte Lungengewebsdruck komprimiert die kleinen Lungengefäße und Bronchiolen und beeinträchtigt dadurch Ventilation und Perfusion. Gleichzeitig wird die Compliance in den betroffenen Bezirken herabgesetzt, was zur weiteren Verschlechterung der Ventilation beiträgt.

Zu **(A)** und **(B)**: Eine **endobronchiale Obstruktion** durch Muskelspasmus, Schleimhautödem, Hyper- und Dyskrinie tritt bei **chronisch obstruktiven Lungenerkrankungen** wie dem **Asthma bronchiale** oder der **chronisch obstruktiven Bronchitis** auf.

Zu **(D)**: Bei der autosomal rezessiv vererbten **zystischen Fibrose** führt die vermehrte Produktion eines hoch viskösen Schleimes zur obstruktiven Atemwegstörung.

Zu **(E)**: **Mukostase** kann auch zur Obstruktion segmentaler Bronchien im Rahmen von **Bronchiektasen** führen. Bronchiektasen sind charakterisiert durch irreversible, zylindrische, sackartige oder zystische Ausweitungen der Bronchien. Chronischer Husten und erhebliche **Sputumproduktion** sind die häufigsten Symptome.

Ursachen der Bronchialobstruktion — III.9

Im Wesentlichen sind vier Mechanismen für eine **Erhöhung des endobronchialen Strömungswiderstandes** verantwortlich:
1. Schleimhautschwellung auf dem Boden einer entzündlichen ödematösen Mukosa
2. Mukoziliarinsuffizienz
3. Bronchialmuskelkontraktion durch Freisetzung von Spasmogenen
4. Bronchiolenkollaps infolge Elastizitätsverlust des Lungengewebes

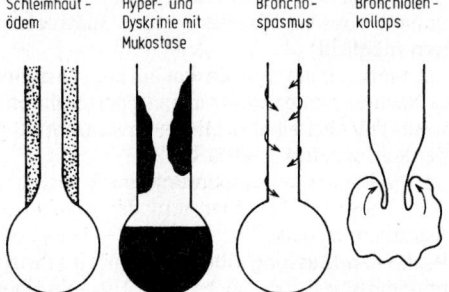

Abb. 3.3 Ursachen der Bronchialobstruktion (aus Primer)

Während die beiden ersten Symptome vornehmlich dem bronchitischen Syndrom eigen sind, ist das dritte am ehesten für die asthmatischen, das vierte für die emphysematischen Syndrome charakteristisch.
Fließende Übergänge und das Nebeneinander mehrerer Pathomechanismen sind die Regel.

H95

Frage 3.30: Lösung B

Leitsymptom der **chronischen Bronchitis** ist Husten **mit Sputum** (= **produktiver Husten** mit morgendlichem Expektorat).
Die Erkrankung entwickelt sich in **3 Stufen:**
1. **nicht obstruktive chronische Bronchitis** (reversibel)
2. **obstruktive chronische Bronchitis** (Belastungsdyspnoe und Leistungsabfall)
3. Spätkomplikationen → **obstruktives (zentrilobuläres destruktives) Lungenemphysem** mit **respiratorischer Insuffizienz,** pulmonaler Hypertonie und Cor pulmonale

Lungenfunktion:
- **nicht obstruktive chronische Bronchitis** → anfangs meist Normalwerte
- **obstruktive chronische Bronchitis** → Verlangsamung der forcierten Exspiration und Verminderung des forcierten 1-Sekundenvolumens (FEV_1 ↓), Atemwegwiderstand ↑

- **reversible Obstruktion** → Besserung nach Inhalation eines β_2-Sympathikomimetikums

Röntgen:
Die unkomplizierte chron. **Bronchitis im Frühstadium** zeigt **keine charakteristischen Veränderungen** im **Röntgenthoraxbild.**
- ggf. vermehrte Lungenzeichnung (dirty chest)
- **lokalisierte Transparenzvermehrung mit Minderung der Gefäßzeichnung** bei Emphysem
- ggf. postentzündliche Veränderungen, wie lokalisierte fibrotische Veränderungen, Honigwabenlunge oder Kontraktionsatelektasen

Bronchographie, wenn eine schwere Bronchiektasie mit lokalisierten zystischen Veränderungen vermutet wird

Lungenszintigraphie → ungleichmäßige Ventilation und Perfusion

Obstruktive Ventilationsstörungen — III.10

Etwa 90% aller Lungenfunktionsstörungen sind obstruktive Ventilationsstörungen. Je nach Lage der Obstruktion lassen sich unterscheiden:
- **Obstruktion der oberen (extrathorakalen) Atemwege** (→ v.a. inspiratorische Atembehinderung) bei Epiglottitis, Glottisödem, Larynxödem, Pseudokrupp-Syndrom, Tumoren, Rekurrensparese, intermittierend beim obstruktiven Schlafapnoesyndrom
- **Obstruktion der unteren (intrathorakalen) Atemwege** (→ exspiratorische Atembehinderung mit verlängertem Exspirium) bei Erkrankungen der Trachea (Tumoren, Struma, Narbenstrikturen und Stenosen, Tracheomalazie)
- **chronisch obstruktive Lungenerkrankungen** (chronisch obstruktive Bronchitis, Asthma bronchiale, obstruktives Lungenemphysem)

Die **endobronchiale Obstruktion** durch Muskelspasmus, Schleimhautödem, Hyper- und Dyskrinie, wie sie beim Asthma bronchiale oder der chronisch obstruktiven Bronchitis auftritt, kann von einer **exobronchialen Obstruktion,** die beim Emphysem durch exspiratorischen Bronchiolenkollaps auftritt, unterschieden werden.
Bei der autosomal rezessiv vererbten **zystischen Fibrose** führt die vermehrte Produktion eines hoch viskösen Schleimes zur obstruktiven Atemwegstörung. **Mukostase** kann auch **als Folge einer gestörten Zilientätigkeit** auftreten. Beim **Syndrom der kranken Zilien** kann das Bronchialsekret, trotz bestehender Dünnflüssigkeit nicht aus dem Bronchialsystem entfernt werden. Auch exogene Noxen wie Tabakrauch können durch Lähmung der Zilientätigkeit zur Schleimretention beitragen. Der im Bereich der Bronchialwand liegende Schleim führt zu einer mechanischen Reizung der Bronchialwandrezeptoren

(→ **Reflexbronchokonstriktion**). Im Schleim enthaltene Substanzen wie Histamin, Arachidonsäuremetabolite und Proteasen begünstigen die Entstehung eines Bronchialwandödems. Viren, Bakterien oder toxische Reize können auch ohne vorausgehende Stauung ein Bronchialwandödem verursachen. Die Freisetzung von Entzündungsmediatoren wie Prostaglandin D_2 oder Prostaglandin F_2-α sowie Leukotrien, Serotonin, Histamin und dem Plättchen aktivierenden Faktor wirken ebenso wie Acetylcholin auf die Bronchialmuskulatur (→ **Mediatorenobstruktion**). Mechanische, chemische oder thermische Reize können aber auch polymodale Sinnesrezeptoren, die auch als **Irritant-Rezeptoren** bezeichnet werden, im Bereich des Respirationsepithels erregen. Auf dem vagalen Reflexweg erfolgt dann eine Freisetzung von Acetylcholin aus efferenten bronchialen Vagusfasern, die zu einer **Reflexbronchokonstriktion** führt (→ Hyperreaktivität des Bronchialsystems). Acetylcholin fördert außerdem die Synthese der Leukotriene D_4 und B_4 sowie die Freisetzung von Histamin aus Mastzellen.

Die **Überempfindlichkeit der Bronchialwandrezeptoren** ist anfänglich reversibel, sodass der Früherkennung im Sinne der therapeutischen Beeinflussbarkeit eine besondere Bedeutung zukommt.

Werden im Verlauf der bronchialen Erkrankung die von außen an den kleineren Atemwegen angreifenden elastischen Faserzüge geschädigt oder zerstört, resultiert eine Einschränkung des Lumens. Bereits eine geringgradige Zunahme des Bronchialmuskeltonus führt dann zu einer massiven Atemwegsobstruktion (→ **Entspannungsobstruktion**).

Funktionsdiagnostik:

Druck-Stromstärke-Kurve
Die **Druck-Stromstärke-Kurve** wird am **Ganzkörperplethysmographen registriert.** Da sie in Ruheatmung erfolgt, können Fehler durch mangelnde **Mitarbeit des Patienten** weitgehend **vermieden** werden. Mit dem Ganzkörperplethysmographen lässt sich der bronchiale Strömungswiderstand (Resistance) fortlaufend für den gesamten Atemzyklus erfassen. Während bei gesunden Personen weitgehend lineare Kurven registriert werden, ergibt sich **bei erhöhten Strömungswiderständen eine Abflachung der Druck-Stromstärke-Kurven mit typischerweise Schleifenbildung.** Als geradlinige Verbindung zwischen dem endinspiratorischen und dem endexspiratorischen Umkehrpunkt der Druck-Stromstärke-Kurve ist die **totale Resistance** definiert. Ihr Wert nimmt mit einer Zunahme des bronchialen Strömungswiderstandes gleichsinnig zu.

Flussvolumenkurve
Mit der **Flussvolumenkurve,** der fortlaufend registrierten Größe der Atemstromstärke in Abhängigkeit vom forciert ausgeatmeten Volumen, lassen sich **beginnende Atemwegobstruktionen** erkennen. Obstruktive Ventilationsstörungen sind durch **Knick-Kurven** zu einem Zeitpunkt erkennbar, wenn die Werte der totalen Resistance noch im Normbereich liegen.

Obstruktive Ventilationsstörungen sind Störungen der Lungenbelüftung infolge einer Erhöhung des endobronchialen Strömungswiderstandes (Resistance). Es resultiert eine **pulmonale Partialinsuffizienz** durch Ventilations- und daraus resultierender Perfusionsinhomogenität der Lunge. Bei der Obstruktion der Atemwege ist insbesondere die Exspiration beeinträchtigt (exspiratorischer Stridor des Asthmatikers). Weiterhin findet man

- **einen pathologischen Tiffeneau-Test** (erniedrigte 1-Sekunden-Ausatmungskapazität).
  Der Tiffeneau-Test erfasst dasjenige Volumen, das innerhalb einer Sekunde forciert ausgeatmet werden kann. Beurteilt wird der gemessene Absolutwert und der auf die Ist-Vitalkapazität bezogene relative Wert (FEV_1/Vitalkapazität in Prozent).
  Normalwert des Lungengesunden: 75% der Vitalkapazität (im höheren Alter etwas weniger). Bei obstruktiven Störungen ist infolge der erhöhten Resistance die Exspiration erheblich behindert und damit die 1-s-Ausatmungskapazität erniedrigt.
  Ein Nachteil dieses Tests ist, dass er von der Mitarbeit des Patienten abhängig ist. „Viel blasen → wenig Geld, wenig blasen → viel Geld". Um leichte obstruktive Störungen zu erfassen, muss neben der pro Zeiteinheit strömenden Luftmenge auch der dafür aufzuwendende Druck Berücksichtigung finden.

- **einen erniedrigten Atemgrenzwert**
  Als Atemgrenzwert bezeichnet man das Atemzeitvolumen bei maximaler, forcierter, willkürlicher Hyperventilation. Bei obstruktiven und restriktiven Lungenerkrankungen ist dieser Wert vermindert. Zur Differenzierung der beiden Störungen bietet sich der Tiffeneau-Test an, der spezifisch obstruktive Ventilationsstörungen anzeigt.

- **eine Erhöhung der funktionellen Residualkapazität und des Residualvolumens**
  Infolge beeinträchtigter Exspiration kommt es zur Lungenüberblähung durch die verbleibende Restluft mit Vergrößerung o.g. Volumina.

Differenzialdiagnostische Parameter zur Unterscheidung von Obstruktion und Restriktion

	Obstruktion:	Restriktion:
statische Compliance	n	↓
Vitalkapazität	(n)	↓
Resistance	↑	n
rel. 1-Sekunden-Test	↓	n

n = normal, ↑ = erhöht, ↓ = erniedrigt

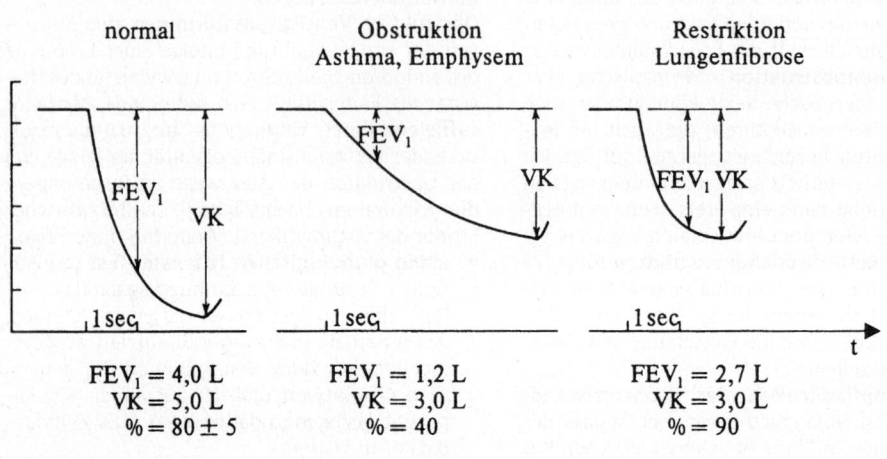

Abb. 3.4 Tiffeneau-Test (aus Memorix)

Frage 3.31: Lösung E

Bei chronisch obstruktiven Atemwegerkrankungen ist **durch** die **permanente Hyperkapnie die CO_2-**Empfindlichkeit der zentralen Chemorezeptoren herabgesetzt. Bei diesen Patienten ist die **Hypoxie oft der einzige Atemantrieb!**
Eine **unkontrollierte „hochdosierte" Sauerstofftherapie** (jedoch nicht die O_2-Langzeittherapie!) kann in solchen Fällen durch Wegfall der Chemorezeptorenimpulse zum lebensgefährlichen Atemstillstand führen!
Bei **bakteriellen Infekten,** die ambulant erworben wurden, ist die Durchführung einer **kalkulierten, peroralen antibiotischen Therapie über ca. 10–14 Tage** neben der Basistherapie (A, B, C) Mittel der Wahl.

Frage 3.32: Lösung C

Sauerstoffpartialdruck (mmHg × 0,13 = kPa)

Hypoxämie	60–55 mmHg	therapeutische Maßnahmen notwendig
	< 50 mmHg	ernste Störung, kurzfristig eingreifen
	< 35 mmHg	akut lebensbedrohlich

Kohlendioxidpartialdruck (mmHg × 0,13 = kPa)

Hyperkapnie	> 45 mmHg	leichte CO_2-Retention
	> 70 mmHg	schwere (CO_2-) Enzephalopathie möglich

Säure-Basen-Parameter

	pH < 7,2	ernste Störung, auf die Dauer mit dem Leben nicht vereinbar

Es besteht eine **respiratorische Globalinsuffizienz** ($pCO_2 > 60$ mmHg) mit **Azidose**.
Indikation zur **Respiratortherapie:**
- Atemzugvolumen < **750 ml**
- Atemfrequenz < **6** oder > **35/min**
- Vitalkapazität < **10–15 ml/kg**
- Einsekundenkapazität < **10 ml/kg**
- $paCO_2 > $ **7,5 kPa**
- $paO_2 < $ **8 kPa** (unter Sauerstoffinsufflation)
- bei **100 % Sauerstoffkonzentration** in der **Einatmungsluft** (F_iO_2) mit alveolo-arterieller Sauerstoffpartialdruckdifferenz > **60 kPa** bzw. paO_2 < **30 kPa**

Zu **(A):** Bei chronisch obstruktiven Atemwegerkrankungen ist **durch** die **permanente Hyperkapnie die CO_2-Empfindlichkeit der zentralen Chemorezeptoren herabgesetzt.** Bei diesen Patienten ist die **Hypoxie oft der einzige Atemantrieb!** Eine unkontrollierte **Sauerstofftherapie** kann in solchen Fällen durch Wegfall der Chemorezeptorenimpulse zum lebensgefährlichen Atemstillstand führen.

⎯ Lungenemphysem ⎯⎯⎯⎯⎯⎯⎯⎯ III.11 ⎯

Das **Lungenemphysem** bezeichnet eine irreversible Erweiterung der Lufträume distal der Bronchioli terminales infolge Wanddestruktion.

Das primär atrophische **Altersemphysem** kann von **sekundären Emphysemformen** unterschieden werden. Hierzu werden das meist als Folge einer chronischen Bronchitis oder eines Asthma bronchiale auftretende **bronchostenotische Emphysem**, das **Narbenemphysem** (→ Überdehnung alveolentragender Räume in der Umgebung schrumpfender Lungenbezirke) und das **Überdehnungsemphysem**, das bei Thoraxdeformierungen oder Lungenresektion auftritt, gerechnet.

Emphysempathogenese:
Proteinasen-Antiproteinasengleichgewicht
Auch in der gesunden Lunge kommt es zur Freisetzung von Proteasen aus neutrophilen Granulozyten, Makrophagen und Bakterien. Diese Proteasen werden durch Proteinaseinhibitoren wie α_1-Protease-Inhibitor (α_1-Antitrypsin) oder α_2-Makroglobulin neutralisiert. Bei einem Ungleichgewicht zwischen Proteasen (z. B. Elastase neutrophiler Granulozyten) und Antiproteasen führt das Überwiegen von Proteasen zur Schädigung des Lungenparenchyms.
Ursachen für eine vermehrte Proteasenaktivität sind bronchopulmonale Infekte, Pneumonien und chronische Bronchitis. Ursachen einer verminderten Aktivität von Proteinaseinhibitoren sind der **angeborene α_1-Proteinaseinhibitormangel**, der als homozygote Form zur Emphysementwicklung bereits im Kindesalter führt und die **heterozygote Form**, bei der das α_1-Antitrypsin zu mehr als 25 % des Sollwertes im Plasma vorliegt. Bei dieser durch den Phänotyp des Pi-Gens Mz- oder Sz-charakterisierten Form der Erkrankung können die betroffenen Merkmalsträger im Gegensatz zur **homozygoten Form** (PiZZ) unter Schadstoffkarenz (Rauchen, Infekte) ein normales Lebensalter erreichen.

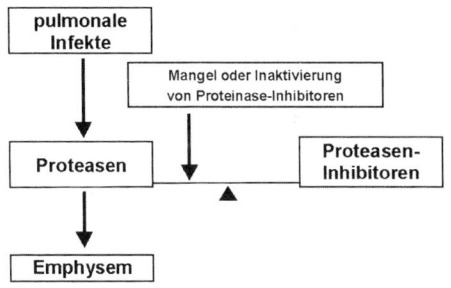

Abb. 3.5 Proteinasen-Antiproteinasen-Gleichgewicht

Zusätzlich gibt es den **erworbenen α_1-Inhibitor-Mangel,** der durch Inaktivierung des α_1-Proteinase-Inhibitors durch Oxidantien des Zigarettenrauches bedingt wird. Während sich beim angeborenen α_1-Proteinaseinhibitormangel ein *panlobuläres* Emphysem ausbildet, entwickelt sich beim Raucher ein *zentrilobuläres* Emphysem.

Emphysembildung durch übermäßige Belastung des Lungengewebes (häufigste Form)
Ursache sind meist obstruktive Ventilationsstörungen, die zu einer exo- oder endobronchialen Obstruktion führen. Die Emphysementwicklung wird durch Überblähung und Destruktion der Alveolen gefördert. Auch in der Umgebung von Narbengeweben können sich perifokale oder subpleurale Emphyseme ausbilden.
Das Emphysem ist durch eine Erhöhung des Residualvolumens bzw. intrathorakalen Gasvolumens, durch irreversible Zerstörung bzw. Erweiterung mit Elastizitätsverlust bei erhöhter kinetischer Texturbelastung der Alveolarstrukturen sowie durch Einengung bzw. Rarefizierung des Gefäßbettes charakterisiert. Hiermit sind alle klinischen Symptome erklärbar.
- Eines der wichtigsten und augenfälligsten Anzeichen beim Emphysem ist die **Dauerdyspnoe,** die sich anfangs als Belastungsdyspnoe, zu späteren Zeiten bereis als Ruhedyspnoe manifestiert. Als Ursache hierfür ist eine Bronchialobstruktion verantwortlich, die jedoch im Gegensatz zu bronchitischen Erscheinungsbildern auf der Instabilität der kleinen Bronchien und Bronchiolen sowie des Lungengerüstes beruht. Hierin liegt auch die Erklärung, dass ab einem bestimmten Grad der Atemanstrengung keine Verbesse-

rung der Ventilation erreicht wird, diese im Gegenteil eher noch vermindert wird. Äußeres Anzeichen ist die Tatsache, dass es Emphysematikern schwer fällt, eine Kerze auszublasen.
- Weiterhin lässt bereits die Inspektion einige Charakteristika erkennen, so z. B. den **fassförmigen oder glockenförmigen Thorax, weite Interkostalräume, horizontal verlaufende hintere Rippenanteile**. Da der ohnehin durch die geblähte Lunge nahezu in Inspirationsstellung gehaltene Thorax zu keinen größeren Atemexkursionen mehr fähig ist, ist eine offensichtliche Mitbeteiligung der Atemhilfsmuskulatur erkennbar. Auch so genannte **Emphysemkissen** (Aus- bzw. Überfüllung der Supraklavikulargruben) gehören zu diesem Zustandsbild.
- Bei der Perkussion ist **hypersonorer Klopfschall** bzw. **Schachtelton** zu hören, die Herzdämpfungsfigur ist wegen der Überlagerung durch Lungengewebe verkleinert. Die Auskultation lässt leises **Vesikuläratmen** vernehmen, wobei Giemen und Brummen, abhängig vom Obstruktionsgrad, keine Seltenheit sind. Diese Nebengeräusche setzen, entsprechend dem Bronchiolenkollaps, typischerweise erst einige Zeit nach Beginn der Exspirationsphase ein.
- Lässt man einen Emphysematiker schnell ein- und ausatmen, so kann man zusehen, wie sich das **Thoraxvolumen** merklich **vergrößert**. Auch dies ist eine Folge des exspiratorischen Bronchiolenkollaps, wodurch immer mehr Luft in den Lungen verbleibt. Es ist das Syndrom des „air trapping", das Symptom der „gefangenen Luft".
- Die langsame Exspiration bei halbgeschlossenen Lippen erhöht den intrabronchialen Druck und verzögert den Bronchiolenkollaps. Weitere atemgymnastische Übungen zielen auf Stärkung der Bauchmuskulatur und des Zwerchfells hin.

H97

Frage 3.33: Lösung C

Das Lungenemphysem bezeichnet eine **irreversible Erweiterung der Lufträume distal der Bronchioli terminales** infolge Wanddestruktion (WHO).
Untersuchungsbefunde:
Inspektion
- **fassförmiger oder glockenförmiger Thorax**, weite Interkostalräume, horizontal verlaufende hintere Rippenanteile
- **Emphysemkissen** (Aus- bzw. Überfüllung der Supraklavikulargruben)

Perkussion
- **hypersonorer Klopfschall** („Schachtelton"), Verkleinerung der absoluten Herzdämpfung

Auskultation
- **leises** Vesikuläratmen, **Giemen und Brummen** abhängig vom Obstruktionsgrad
- bei frequenter Atmung vergrößert sich das Thoraxvolumen durch **exspiratorischen Bronchiolenkollaps („air trapping", der „gefangenen Luft")**

Zu **(C):** Beurteilung des Stimmfremitus (tastbare Vibrationen, wenn der Patient das Wort „neunundneunzig" sagt)
- **aufgehoben** u.a. bei Pneumothorax, Verlegung des Bronchus
- **abgeschwächt bis aufgehoben** u.a. bei pleuritischer Exsudation, Pleuraschwarten, Atelektase, **Emphysem,** großen Tumoren
- **verstärkt** über den großen Bronchien, Kavernen, verdichteter Lunge bei Pneumonie, Lobärpneumonie

H99

Frage 3.34: Lösung B

Im **Röntgenbefund** sind **zentral verbreiterte Gefäße** sowie eine **Transparenzvermehrung** mit **Minderung der Gefäßzeichnung** in der Peripherie (typischer Befund) erkennbar. Es besteht eine Abflachung des Zwerchfells, Zunahme des retrosternalen und retrokardialen Luftraums und ein weiter ICR bei glockenförmigem Thorax. Das Herz weist wegen der tief stehenden Zwerchfellgrenzen eine hängende, schmale Form auf.
Zu **(D):** Das **Lungenödem** weist im Röntgenbild eine vorwiegend perihilär angeordnete, schmetterlingsförmige Verschattung über beiden Lungenflügeln auf.
Zu **(E):** Die **thorakalen Aortenaneurysmen** kann man auf der Thoraxröntgenaufnahme als mediastinalverbreiternde Aussackung erkennen. Starke Wandverkalkung in einem Aneurysma der proximalen Aorta ist verdächtig auf eine luetische Ursache.

F99

Frage 3.35: Lösung C

Klinische Erscheinungsformen beim Lungenemphysem nach Dornhurst, Burrows und Fletcher:
- **Typ PP („pink puffer"** = dyspnoischer, kachektischer Typ) ⇒ **leptosom,** erhebliche Dyspnoe mit resp. **Partialinsuffizienz,** trockener Reizhusten
- **Typ BB („blue bloater"** = bronchitischer Typ) ⇒ **adipös,** kaum Dyspnoe, erhebliche **Zyanose** mit Polyglobulie, resp. **Globalinsuffizienz,** Husten mit Expektorat ⇒ entwickelt **frühzeitig Cor pulmonale**

Asthma bronchiale — III.12

Das **Asthma bronchiale** bezeichnet eine **anfallweise Atemnot** durch Atemwegsobstruktion **auf dem Boden eines hyperreaktiven Bronchialsystems,** die durch exogene oder endogene Reize ausgelöst wird.

Ursachen:

Exogen allergisches Asthma (extrinsic Asthma), bei dem die Sensibilisierung der Atemwege durch Umweltallergene bei entsprechend genetisch disponierten Atopikern erfolgt.

Nicht allergisches Bronchialasthma (intrinsic Asthma) **durch**
- Infektionen
- chemisch oder physikalisch irritierende Faktoren (z.B. Staub, kalte Luft)
- Anstrengung
- pseudoallergische Reaktionen (Analgetikaintoleranz)

Wahrend 80% der Patienten an Mischformen von extrinsic und intrinsic Asthma leiden, sind jeweils 10% der Patienten einem der beiden Asthma-Typen zuzuordnen.

Pathogenese:

Nahezu alle Asthmatiker weisen zu Beginn und im weiteren Verlauf der Erkrankung ein **hyperreaktives Bronchialsystem** auf, das zu Entzündungsreaktionen der Bronchialschleimhaut führt.

Das **nicht allergische, infektbedingte Asthma** (sog. intrinsic Asthma) wird oftmals durch bakterielle oder virale Infekte ausgelöst. Dabei können die Stoffwechselprodukte der Erreger als Allergene in Betracht kommen oder eine direkt schleimhautschädigende Wirkung der Keime mit nachfolgender Durchwanderung durch exogene Allergene ursächlich in Betracht kommen.

Beim **physikalisch irritativen Asthma bronchiale** lösen Kältereize, Wetterumschwünge, feuchtes und trockenes Klima eine Bronchokonstriktion aus. Insbesondere die in der Bronchialschleimhaut gelegenen Reizrezeptoren (Irritant-Rezeptoren), deren Impulse auf einem Reflexbogen über afferente und efferente Vagusbahnen übertragen werden, sind an der Entstehung solcher Asthmafälle beteiligt. Auch starke Duftstoffe können als Inhalationsreize wirken.

Beim sog. **Anstrengungsasthma** (Exercise-induced-Asthma) nimmt man als Ursache die Freisetzung von bestimmten Mediatoren an. Der Nachweis des Anstrengungsasthmas ist durch Provokation der gleichen körperlichen Anstrengung möglich, die anamnestisch den Anfall auslöst. Auch unspezifische Inhalationsreize wie Rauch oder Lufttemperatur können zur Anfallsauslösung beitragen. Der Reflexmechanismus verläuft über den N. vagus und sog. Irritant-Rezeptoren.

Das **durch Medikamente ausgelöste Asthma bronchiale** wird nicht durch Reagine vermittelt. Insbesondere Medikamente, die den Prostaglandinstoffwechsel betreffen (Acetylsalicylsäureanhydrid, Indometacin, Pyramidone), aber auch andere Substanzen können einen Asthmaanfall auslösen. Oft besteht gleichzeitig eine Alkoholintoleranz. Auf toxischer Basis ist die Asthmaanfall-Provokation auch durch Antibiotika möglich. β-Rezeptorenblocker führen auf Grund ihres Wirkungsmechanismus zur Bronchokonstriktion.

Beim **Noctural-** oder nächtlichen **Asthma** führen nervale oder körpereigene humorale Mechanismen zu einer bronchialen Hyperreaktivität mit der Tendenz zur Bronchokonstriktion in den frühen Morgenstunden (3–5 Uhr). Zu diesem Zeitpunkt ist der Parasympathikotonus am stärksten und die Katecholaminkonzentration an bronchodilatatorisch wirksamen β_2-Rezeptoren am niedrigsten.

Exogen allergisches Bronchialasthma

Der **Reaktionstyp I nach Coombs** ist dadurch gekennzeichnet, dass der Patient **auf die Antigenexposition sofort** mit typischen Symptomen **reagiert.** Dazu gehört auch das exogen allergische (atopische) Asthma bronchiale, bei dem eine genetisch determinierte Fähigkeit zur Bildung von IgE-Antikörpern besteht.

IgE (= Reagin) bewirkt nach Bindung an Rezeptoren auf der Oberfläche von Mastzellen und basophilen Granulozyten deren **Degranulation** mit Ausschüttung von Histamin, Serotonin, Heparin, Leukotrienen und anderen Entzündungsmediatoren. **Histamin** weist eine **eosinophilotaktische Wirkung** auf, was die **Eosinophilenvermehrung** bei allergischen Reaktionen erklärt. Die Histaminausschüttung führt zu lokaler oder genereller Vasodilatation, zu lokalen oder generalisierten Ödemen und, wenn das Antigen in die Luftwege gelangt, zur Kontraktion der Bronchialmuskulatur. Klinische Folgen sind, je nach der Lokalisation, Rötung und Schwellung der Haut **(Urtikaria),** Schwellung der Nasenschleimhaut mit verstärkter Schleimproduktion **(Heuschnupfen),** Verengung der Bronchien durch Kontraktion der Muskulatur und Schwellung der Bronchialschleimhaut mit gleichfalls gesteigerter Schleimproduktion **(Bronchialasthma).** Gefürchtete Komplikation einer generalisierten Vasodilatation ist der massive Blutdruckabfall mit Entwicklung eines **anaphylaktischen Schocks.** Die Bereitschaft zur Ausbildung der Allergie vom Typ I kommt familiär gehäuft vor und wird als **Atopie** bezeichnet. Das IgE, dessen Erhöhung im Serum eine erhöhte Allergiebereitschaft anzeigt, erreicht bei Atopikern etwa das 10fache des Normwertes.

Pathogenese der pseudoallergischen Reaktion

Etwa 10% aller Patienten mit nicht allergischem Asthma weisen eine Intoleranz gegenüber Acetylsalicylsäure und nicht steroidalen Antiphlogistika auf. Bei der pseudoallergischen Reaktion, die genetisch determiniert ist, führt bereits die erste Gabe der Substanz ohne Sensibilisierungsintervall zur Aktivierung der gleichen Mediatorsysteme wie bei der Überempfindlichkeitsreaktion vom Typ I.

Tab. 3.3 Typen des Asthma bronchiale

Typ	Exogen allergisch	Nicht allergisch
Pathophysiologie	Freisetzung von bronchokonstriktiven Substanzen aus Mastzellen	Auslösung vagaler Reflexe durch „gereizte" Mukosarezeptoren
Anamnese	Beginn im Kindes- und Jugendalter; häufig Allergie in der Familienamnese; häufig Milchschorf, Neurodermitis, Rhinitis; Salizylatsensitivität selten	Kleinkindesalter und Erwachsenenalter; selten Allergie in der Familienanamnese; selten Milchschorf, Neurodermitis, Rhinitis; Salizylatsensitivität häufig
Klinik	Anfallsasthma (saisonal); selten Status asthmaticus. NNH*-Infekte selten, Polyposis nasi selten; günstiger Verlauf	Dauerasthma; häufig Status asthmaticus. NNH*-Infekte häufig, Polyposis nasi häufig; ungünstiger Verlauf
Labor	IgE erhöht, Hauttests positiv, Inhalationstests positiv	IgE normal, Hauttests negativ, Inhalationstests negativ
prinzipielle Therapiemöglichkeiten	Hyposensibilisierung wirksam, Mastzellinhibitoren mit gutem Effekt (Chromoglicinsäure, Ketotifen)	Hyposensibilisierung unwirksam, Mastzellinhibitoren mit schlechtem Effekt

*NNH Nasennebenhöhlen

F95

Frage 3.36: Lösung E

Siehe Lerntext III.12.

F96

Frage 3.37: Lösung A

Typische Befunde des Asthmaanfalls
- oft morgendliche Zunahme der Beschwerden (**zirkardiane Rhythmik**)
- **Husten** anfangs unproduktiv, am Ende eines Anfalls zähes, schleimiges Sputum
- **Tachykardie** (ggf. **Pulsus paradoxus**) und **Erhöhung des systolischen Blutdrucks** (durch Erkrankung bzw. Therapiefolge)
- **Dehydratation** durch Angstschweiß und Wasserverlust über die Lungen
- **Orthopnoe** → auxiliäre Atemmuskulatur wird eingesetzt → **Patient ringt** aufrecht sitzend nach Luft
- **Verlängerung des Exspiriums** (exspiratorischer Stridor) mit relativ hochfrequenter, giemender Atmung
- **trockene Rasselgeräusche** oft auch zwischen den Anfällen; bei **Lungenüberblähung** → „**silent chest**"
- zunehmende Atemnot → **Tachypnoe** → progressive respiratorische Insuffizienz → **Zyanose**
- ggf. **respiratorischer Alternans** (Wechsel zwischen thorakaler und abdomineller Atmung)
- Perkussion → **Zwerchfelltiefstand**

F97

Frage 3.38: Lösung D

Pathogenese des Asthmaanfalls:
Atemwegsobstruktion → hypoventilierte Lungenareale → Störung des Ventilations-Perfusions-Gleichgewichtes → **arterielle Hypoxämie** → kompensatorische **Hyperventilation** → anfangs pCO_2 ↓, weitere Eskalation → stärkere Verengung der Luftwege, **Verlegung der Atemwege durch Schleimpfröpfe** und muskuläre Ermüdung → arterielle Hypoxämie verschlechtert sich, und der pCO_2 ↑ → **respiratorische Insuffizienz** → **respiratorische Azidose** (Stadium IV des akuten Asthmaanfalls).
Der **Schweregrad** eines **Asthmaanfalls** kann durch **Blutgasanalyse** beurteilt werden:
- Grad II: Partialinsuffizienz (pO_2 < 70 mmHg, pCO_2 normal)
- Grad III: Globalinsuffizienz (pO_2 < 50 mmHg, pCO_2 > 50 mmHg und **Azidose**)

F95

Frage 3.39: Lösung B

Ist das Emphysem mit einer Obstruktion vergesellschaftet, wird eine **antiobstruktive Behandlung** erfolgen:
- Vermeidung des Bronchiolenkollaps: **Lippenbremse** erhöht den intrabronchialen Druck;

- **Verbesserung der Zwerchfellatmung:** Die Patienten müssen lernen, vermehrt das Zwerchfell als Atemhilfsmuskel einzusetzen. Gezieltes Üben der **Bauchatmung** führt zur Verbesserung der alveolären Ventilation.
Auch physikalisch **balneologische** Maßnahmen wirken günstig.
Zu (3): Bei einer **länger bestehenden respiratorischen Insuffizienz** ist Schonung zur **Verminderung der Atemarbeit und des Sauerstoffverbrauchs** indiziert.

F98

Frage 3.40: Lösung B

Chronisch obstruktiven Atemwegerkrankungen liegt eine chronische Entzündung zugrunde. Der **Einsatz inhalativer Glucocorticoide** (Budesonid, Flunisolid, Fluticason, Beclometasondipropionat) steht daher als **Basistherapie** an erster Stelle. Ihr Einsatz erfolgt **in Kombination** mit **inhalativen β_2-Sympathomimetika** (z. B. Salbutamol (Sultanol®), Fenoterol (Berotec®), Salmeterol (Serevent®), die bei leichten Krankheitsbildern bedarfsorientiert und bei Dauerobstruktion regelmäßig eingesetzt werden.
Bei unzureichendem therapeutischen Effekt kommt als nächste Stufe bei der chronisch obstruktiven Atemwegserkrankung **Theophyllin** (z. B. Euphyllin®, Afonil®) und das Anticholinergikum **Ipratropiumbromid** (z. B. Atrovent®) bzw. Oxitropiumbromid hinzu.
Die **weitere Therapieeskalation** erfolgt durch **systemische Glucocorticoidgabe** (initial 30–100 mg Prednisolonäquivalent) in der Notfallbehandlung und bei schweren chronischen Verläufen.

― Dyspnoe bei Asthma bronchiale ─── III.13 ─

Das **Asthma bronchiale** ist durch anfallsweise Atemnot charakterisiert. Bei dem durch Atemnot ohnehin verängstigten Kranken wird die psychische Erregung durch die meistens gleichzeitig vorhandene Tachykardie noch weiter gesteigert. Rechtzeitig applizierte β_2-Sympathomimetika, die zur Bronchodilatation eingesetzt werden, begünstigen zudem die hohe Herzfrequenz.
Die **asthmatische Dyspnoe** betrifft in erster Linie die Exspiration. Bereits vor vollständiger Beendigung der Exspiration fällt das Inspirium ein. Dies hat zur Folge, dass sich eine progrediente Lungenblähung entwickelt **(Volumen pulmonum auctum).** Die Patienten klagen über ein thorakales Engegefühl, das sich zusätzlich noch durch quälende Hustenanfälle verstärkt. Unter derartigen Hustenattacken wird der Kranke meist zyanotisch, Hals- und Zungenvenen sind prall gefüllt. Die Haut fühlt sich feucht an. In schweren Fällen ist mit einem beachtlichen Flüssigkeitsverlust zu rechnen.
Giemen und Brummen sind typische Auskultationsbefunde einer obstruktiven Bronchialerkrankung. Oft gesellt sich auch ein Pfeifen dazu. Perkutorisch besteht ein hypersonorer Klopfschall.
„Die Luft kriege ich schon rein, aber sie geht nicht wieder heraus!" ist eine oft von Asthmatikern zu hörende Aussage. Dies hat zur Folge, dass sich eine progrediente Lungenblähung entwickelt. Ursache ist die Bronchokonstriktion.

F94

Frage 3.41: Lösung B

Topisch verwendete **Glucocorticoide** wie Beclometason oder Budesonid helfen oral applizierte Glucocorticoide einzusparen oder diese zu ersetzen. Systemische unerwünschte Glucocorticoid-Wirkungen treten nach inhalativer Behandlung nur selten auf. Erst ab einer Dosis von 1500 µg/Tag ist eine Depression der morgendlichen Cortisol-Konzentration im Serum zu erwarten. Die therapeutisch wirksame Dosis von Beclometason beträgt 2-mal 250 bis 2-mal 500 µg/Tag. Dagegen besteht die Gefahr einer Candidiasis (Soor) der Mund- und Rachenschleimhaut, da nur etwa **30 %** der inhalierten Dosis die Bronchialschleimhaut erreichen und etwa **40 %** in Mund und Inhalationsgerät verbleiben (Totraum).

― Provokationstests ─────────── III.14 ─

Während der **Hauttest** nur den Hinweis auf eine erfolgte Sensibilisierung (Antikörperbildung) ermöglicht, erbringt der Provokationstest den pathogenetischen Beweis für die Aktualität des Krankheitsbildes. Als Ort der Provokation sind die Konjunktiven, Nasenschleimhäute, Bronchialschleimhaut sowie die Schleimhaut des Intestinaltraktes möglich. Kontraindiziert ist der Provokationstest bei deutlicher Einschränkung der pulmo-kardialen Leistungsbreite sowie bei überhöhten Sensibilisierungsgraden (Auslösen eines Status asthmaticus).
Bei **inhalativen Provokationstests mit Allergenen** werden zunächst die Ausgangswerte (Vitalkapazität, Tiffeneau-Test, Resistance, intrathorakales Gasvolumen) bestimmt. Danach inhaliert der Patient zunächst die Verdünnungsflüssigkeit des Allergenextraktes, um falsch positive Ergebnisse auszuschließen. Erst dann wird in Abständen von ein bis zwei Stunden das Allergen mit steigender Konzentration inhaliert. Nach Beendigung der Inhalation werden die Atemparameter sofort und nach 20 Minuten gemessen, da

nach dieser Zeit das Reaktionsmaximum zu erwarten ist. **Spätreaktionen, die erst nach mehreren Stunden auftreten, deuten auf eine Typ III-Allergie** hin. Wird bei der Inhalation mit einer Verdünnung von 1 : 2 oder auch 1 : 1 keine entscheidende Verschlechterung registriert, so ist der Test als negativ zu bewerten. Als positiv wird der Test bei einem Abfall der Vitalkapazität bzw. des Ein-Sekunden-Ausatmungswertes um 20% und/oder eine Erhöhung der Atemwegwiderstände um mehr als 50% der normalen Ausgangslage bezeichnet.
Nicht inhalative Provokationstests mit Allergenen können als Hauttestung erfolgen.
Inhalationsprovokationstests mit nicht allergenen Substanzen werden ebenfalls nach dem oben genannten Prinzip untersucht. Am Arbeitsort sind Inhalationsprovokationstests im Sinne der Messung des maximalen exspiratorischen Spitzenflusses möglich.
Die **IgE-Bestimmung** ist zum Ausschluss eines exogen allergischen Asthmas ungeeignet, da andere Krankheiten, unter anderem auch Wurminfektionen (Ascaridiasis), zu falsch positiven Ergebnissen führen können.

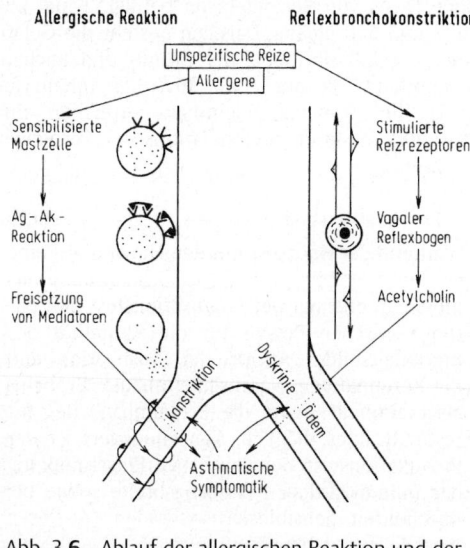

Abb. 3.6 Ablauf der allergischen Reaktion und der Reflexbronchokonstriktion (aus Primer)

H00

Frage 3.42: Lösung C

Wegweisend für die Diagnose ist das enge Zeitfenster der sich wiederholenden Symptomatik. Die Patientin leidet an **Nocturnal- oder nächtlichen Asthma** durch Bronchokonstriktion in den **frühen Morgenstunden.** Zwischen 3 bis 5 Uhr morgens besteht ein **erhöhter Parasympathikotonus** bei gleichzeitig **niedrigem Kortisol-Spiegel** und **niedriger Katecholaminkonzentration.** Es resultiert eine **anfallsweise Atemnot durch Atemwegobstruktion** mit Bronchospasmus auf dem Boden eines entzündlich veränderten **hyperreaktiven Bronchialsystems.**

F00

Frage 3.43: Lösung B

Zur **Langzeittherapie des Asthma bronchiale** gehören bereits ab Grad I inhalierbare **kurz wirksame β_2-Sympathomimetika** und ab Grad II **lang wirksame β_2-Sympathomimetika** als Bestandteil der Kombinationstherapie (Deutsche Atemwegsliga, 1999). β_2-Sympathomimetika wirken durch Tonusminderung glatter Bronchialmuskelfasern und Protektion gegenüber bronchokonstriktorischen Reizen. Die allergische Sofortreaktion wird unterdrückt und der mukoziliare Transport durch erhöhte Schlagfrequenz der Zilien gefördert. Durch Hemmung der Freisetzung von Mediatoren aus Mastzellen resultiert eine Verminderung des Schleimhautödems.
Formoterol und **Salmeterol** weisen eine lange Wirkdauer (8–12 h) auf. Die Wirkdauer der etablierten kurzwirksamen β_2-Sympathomimetika wie Fenoterol, Salbutamol und Terbutalin beträgt bei der inhalativen Applikation ca. 4–6 Stunden.
Zu **(B):** Betarezeptorenblocker wie Propranolol erhöhen den Tonus glatter Bronchialmuskelfasern und sind daher bei obstruktiven Atemwegserkrankungen kontraindiziert.

F00

Frage 3.44: Lösung D

Theophyllin und Theophyllinderivate werden als Bronchospasmolytika bei Asthma bronchiale eingesetzt. **Überdosierung** führt zum **sympathomimetischen Syndrom** mit Unruhe, Schlaflosigkeit, Blutdruckabfall (häufig), Tachykardie, Tremor, Nausea, Diarrhoe, Hyperthermie, zentralem Erregungszustand und Krämpfen. Gleichzeitig besteht eine **verstärkte Diurese.**

H98

Frage 3.45: Lösung E

Symptomatik der Hyperthyreose:
- psychomotorische **Unruhe** mit Tremor und Nervosität
- **Sinustachykardie,** Extrasystolen
- **Gewichtsabnahme** mit Hypoglykämien **trotz Appetitsteigerung**
- **Wärmeintoleranz** mit feuchtwarmer Haut
- **Diarrhöen** durch Stimulation der glatten Muskulatur

- Adynamie mit Schwäche und Atrophie der Oberschenkelmuskulatur
- Achillessehnenreflexzeit verkürzt
- oft Struma
- prätibiales Ödem (**Dermopathie**) und endokrine Ophthalmopathie bei 40% der Pat. mit **immunogener Hyperthyreose**
- **Osteopathie** durch negative Calciumbilanz, Hypercalcurie

Zu (**B**): Während β-Sympathomimetika und Theophyllin als mögliche gastrointestinale Nebenwirkungen eher Übelkeit und Erbrechen aufweisen, kann unter längerfristiger Steroid-Therapie eine Stammfettsucht auftreten.

Bronchiektasen — III.15

Als Bronchiektasen definiert man irreversibel, permanent erweiterte Bronchien. Betroffen sind meist die Segment- und Subsegmentbronchien mit Bevorzugung der Unterlappen. Die Histologie zeigt Entzündung, Muskularis- und Elastikazerstörung, Epithelatrophie und Plattenepithelmetaplasie. Angeborene Bronchiektasen sind äußerst selten, die sekundär erworbenen unterscheidet man in **poststenotische** (Stenose als Folge eines Fremdkörpers, einer lokalen Entzündung bzw. Narbe, eines endo- oder exobronchialen Tumors) Bronchiektasen und in **entzündliche** Bronchiektasen (oft Tuberkulose). Im Rahmen der Lungenerkrankung mit folgender Hypoxämie sieht man Trommelschlägelfinger, Uhrglasnägel, evtl. auch Zyanose. Absiedelungen des entzündlichen, putriden Materials sind mögliche Komplikationen.

Therapie
An therapeutischen Maßnahmen steht an erster Stelle die **Sekretelimierung,** da Sekret als Nährboden für Bakterien und Bronchialinfekte dient. Bestehende Infekte müssen antibiotisch bekämpft werden (z. B. Ampicillin). Ist hierdurch kein entscheidender Erfolg zu erreichen, so ist eine Resektionsbehandlung in Erwägung zu ziehen. Ihr geht eine bronchographische Untersuchung mit Darstellung des gesamten Bronchialsystems beider Seiten voraus.

F00

Frage 3.46: Lösung E

Bronchiektasen sind im Thoraxröntgenbild bzw. bei der Bronchographie durch lokalisierte zylindrische, sackartige oder zystische Ausweitungen der Bronchien mit oder ohne Flüssigkeitsansammlung charakterisiert. Sie können ein- oder beidseitig vorliegen und sind am häufigsten in den Unterlappen anzutreffen.

Der Diagnosebeweis erfolgt durch die direkte Darstellung von Bronchiektasen in der hochauflösenden Computertomographie und/oder Bronchographie.

Diagnostik
- **Thorax-Röntgen** ⇒ vermehrte **bronchovaskuläre Zeichnung, lokalisierte honigwabenartige oder zystische Veränderungen**
- **Bronchographie** ⇒ übermäßige Sekretbildung oder Blut im Bronchialbaum, Bronchiektasie
- **Bronchoskopie** um einen Tumor, Fremdkörper oder eine andere lokalisierte endobronchiale Normabweichung auszuschließen.

F97

Frage 3.47: Lösung C

Bronchiektasen sind chronische kongenitale und/oder erworbene Erkrankungen, charakterisiert durch irreversible, zylindrische, sackartige oder zystische Ausweitungen der Bronchien.

Symptomatik
- Chronischer Husten und erhebliche Sputumproduktion sind die häufigsten Symptome. Die „maulvolle Expektoration" tritt typischerweise bevorzugt am Morgen und beim Zubettgehen auf.
- Sputum mit drei verschiedenen Lagen → oben schaumig, in der Mitte grünlich und trüb, unten dicklich und mit Eiter.
- Hämoptysen sind häufig und können das einzige Symptom sein.
- Rasselgeräusche, Kurzatmigkeit bei respiratorischer Insuffizienz
- ggf. Cor pulmonale und Emphysem

Bei fortgeschrittener Erkrankung kommt es zur Hypoxämie mit der Ausbildung von Trommelschlägelfingern, Uhrglasnägeln, evtl. auch Zyanose.

Verläufe:
Rezidivierende, akute **Pneumonien** und **Absiedlungen** des entzündlichen, putriden Materials (→ Hirnabszess, Pleuraempyem) sind ebenso wie eine massive **Lungenblutung** mögliche Komplikationen. Im Spätstadium der Krankheit resultieren **pulmonale Hypertonie** und **Cor pulmonale**.

F93

Frage 3.48: Lösung D

Die **pulmonale Alveolarproteinose** kann idiopathisch oder gemeinsam mit anderen System- bzw. pulmonalen Erkrankungen auftreten. Die sekundäre Alveolarproteinose tritt bei der Alkylatorlunge (bei mit Busulfan behandelten Patienten) und bei der Pneumocystis-carinii-Infektion auf. Die Alveolen sind dabei mit einem amorphen, eosinophilen Perjodsäure-Schiff-positiven Material gefüllt, was keine Abgrenzung zur idiopathischen Erkrankung erlaubt. Das amorphe Material besteht aus unlöslichen Proteinen, Glykoproteinen, Phospholipiden einschließlich Dipalmitoylphosphatidcholin. **Alveoläre Typ II-Zellen, die in ihren Lamellenkörpern Surfactant produzieren, akkumulieren bei diesem Krankheitsbild,** wobei ein verminderter Abtransport pathogenetisch bedeutsam zu sein scheint.

Symptomatik:
- progressive Dyspnoe
- Hypoxämie
- Polyzythämie
- Husten, Fieber

Prognose:
Über 75% der Patienten mit der idiopathischen Form remittieren spontan. Beim Auftreten von Infektionen muss eine entsprechende Therapie eingeleitet werden.

F93
Frage 3.49: Lösung B

Siehe Lerntext III.16.
Zu **(C): Ochronose** bezeichnet schwärzliche Pigmentablagerungen als Polymerisationsprodukt der Homogentisinsäure in der Knorpel-Grundsubstanz bei der Alkaptonurie.

---- **Mukoviszidose** ---- III.16 ----

Die Mukoviszidose ist ein autosomal rezessiv vererbtes Leiden, bei dem es infolge einer abnormen Zusammensetzung exokriner Drüsensekrete zur Obstruktion von Drüsenausfuhrgängen mit zystisch fibröser Umwandlung der befallenen Organe kommt.
Das pathologische Gen ist auf dem langen Arm des Chromosoms Nr. 7 lokalisiert. In Europa ist von den 200 Mutationen die Mutation Delta F-508 am häufigsten (70%). Als **pathologisches Genprodukt** resultiert der **zystische Fibrose-Transmembran-Regulator,** der dem apikalen Teil des Chloridkanals entspricht und einen Defekt in der zytosolischen Domäne aufweist. Die gestörte Öffnungs- und Schließfunktion des Chloridkanals führt zu einer verminderten Wasserausscheidung Schleim produzierender Epithelzellen als Folge der mangelhaften Chloridionen-Sekretion.
Betroffen sind die Drüsen des Verdauungstrakts, Bronchialdrüsen und andere muköse Drüsen. Gleichzeitig besteht eine krankhafte Steigerung des Natrium- und Chloridgehalts im Schweiß. Bei bestehender Pankreasinsuffizienz bleiben die Inselzellen zunächst intakt, in seltenen Fällen kann jedoch schon im Kindesalter ein Diabetes mellitus auftreten. Eine vorwiegend intestinale Verlaufsform, die zur chronischen Verdauungsinsuffizienz führt, kann von einer vorwiegend pulmonalen Verlaufsform mit Atelektasenbildung, obstruktivem Lungenemphysem, pulmonaler Hypertonie und Rechtsherzdekompensation unterschieden werden. Bei der Geburt weisen etwa 10% der Kinder einen **Mekoniumileus** auf. Die Prognose des Leidens hängt davon ab, ob bereits irreversible Lungenveränderungen zum Zeitpunkt der Diagnosestellung vorhanden sind.

---- **Atelektase** ---- III.17 ----

Als **Atelektase** wird luftleeres Lungengewebe ohne entzündliche Veränderungen bezeichnet. Ursächlich kann die Resorption von Luft in nicht oder schlecht durchlüftetem Lungengewebe als Folge eines Bronchialverschlusses (Resorptionsatelektase) sein oder auch die Kompression von Lungengewebe durch raumfordernde Prozesse von außen (Kompressionsatelektase).
Klinischer Untersuchungsbefund
Über der Atelektase besteht eine Klopfschallverkürzung mit abgeschwächtem oder bronchialem Atemgeräusch. Reines Bronchialatmen ohne Rasselgeräusche und Atelektaseknistern sind kennzeichnende Merkmale.
Röntgenologisch besteht eine lokale Verschattung und Verlagerung der interlobulären Fissuren als direktes Zeichen der Atelektase. Indirekte Zeichen sind Elevation des Zwerchfells, Hilusverlagerung und inspiratorische Verlagerung des Mediastinalschattens nach der befallenen Seite (Holzknecht-Symptom).

3.3 Krankheiten des Lungenparenchyms

H95
Frage 3.50: Lösung E

Pneumonien sind akute Infektionen des Lungenparenchyms einschließlich der Alveolarräume und des Interstitiums.
Nach der **Lokalisation** werden unterschieden:
- **Lobärpneumonie** (→ ganzer Lappen betroffen)
- segmentale oder **lobuläre** (Herd-)**Pneumonie**
- **Bronchopneumonie** (→ den Bronchien benachbarte Alveolen betroffen)
- **interstitielle Pneumonie**

Am 4.–8. Tag der Erkrankung füllen sich die Alveolarräume mit **entzündlichem Exsudat** → Anhäufung **von Fibrin, Leukozyten und Erythrozyten.** Anschließend kommt es zu einer Verflüssigung des Alveolarinhalts mit Resorption bzw. Abhusten des Exsudates.
Zu **(E):** Ein **zäh, glasiges Expektorat** findet man beim **Status asthmaticus.**

3.3 Krankheiten des Lungenparenchyms

[H95]

Frage 3.51: Lösung D

Erreger von Pneumonien:
- **typische Pneumonien** v. a. durch **Pneumokokken** (ca. 60%), H. influenzae
- **atypische Pneumonien** v. a. durch Viren, **Mykoplasmen,** Rickettsien (Coxiella burnetii), Chlamydien oder Legionellen
- **nosokomiale Pneumonien** v. a. durch **Staph. aureus** und gramnegative Keime (Klebsiellen, E. coli, Enterobacter, Serratia, Pseudomonas)
- **opportunistische Pneumonie** nach **Chemotherapie** (u. a. Pilzpneumonien, Zytomegalie-Viren), bei **Immunschwäche** oder bei **Antikörper-Mangelsyndrom**

Differenzialdiagnostische Kriterien:
Typische Pneumonie:
- **Laborwerte** → BSG ↑, meist **Leukozytose** mit Linksverschiebung, oft Lymphopenie, **Hypoxämie** und Hypokapnie (durch Hyperventilation)
- **Rö-Thorax** → homogene Verschattung der infiltrierten Segmente, positives Bronchopneumogramm

Atypische Pneumonie:
- **Laborwerte** → Leukozytenzahl oft **im Normbereich,** rel. Lymphozytose, oft **Kälteagglutinine**
- **Rö-Thorax** → meist **beidseitige fleckig-netzartige Infiltrate**

Symptome der atypischen Pneumonie:
- meist langsamer Beginn
- **Myalgien, Cephalgie** bei oft nur mäßigem Fieber
- eher **unproduktiver Husten**
- geringer **Auskultationsbefund** bei **positivem Röntgenbefund** (zentrale Pneumonie)

[H94]

Frage 3.52: Lösung C

Das Standardbeispiel einer **Lobärpneumonie** ist die durch Pneumokokken verursachte Pneumonie, die in vier Stadien abläuft.
1. **Anschoppung** = Einwanderung von Erythrozyten und Leukozyten in das Alveolargebiet mit Verdrängung der Luft
2. **rote Hepatisation** = Autolyse von Erythrozyten mit Auftreten von typischem rostbraunem Sputum
3. **graue Hepatisation** = Überwiegen der Leukozyten
4. **Lösung** = Verflüssigung des Alveolarinhaltes und Aushusten des Sekrets

Typisch ist der schlagartige Beginn der Erkrankung mit **Schüttelfrost und hohem Fieber,** das sich im weiteren Verlauf als Kontinua darstellt.
Die Patienten weisen ein schweres Krankheitsgefühl mit **Kurzatmigkeit** auf und zeigen bisweilen das sog. „**Nasenflügeln**". Eine **Zyanose** deutet auf eine **Herz- und Kreislaufbeeinträchtigung** oder eine größere Ausdehnung des Krankheitsprozesses hin oder ist auf eine **Hypopnoe** infolge von Schmerzen bei Pleurabeteiligung zurückzuführen. Der Kranke weist anfangs einen eher **trockenen Husten** auf, später wird blutiges, teils bräunlich tingiertes **Sputum** expektoriert. Nicht selten tritt ein **Herpes labialis** zusätzlich in Erscheinung.

Bei der Perkussion und Auskultation ist über dem betroffenen Lungenabschnitt **eine umschriebene Dämpfung** festzustellen, die um so deutlicher ausgeprägt ist, je ausgedehnter die Pleurabeteiligung ist. Erhöhter Stimmfremitus und Bronchialatmen sind Folge der **Infiltration**. Nur zu Beginn und am Ende der Krankheit ist das bekannte **Knisterrasseln** zu hören.

Die Röntgenaufnahme zeigt im typischen Fall eine **dichte, flächige, fortschreitende Verschattung,** deren Grenzen bei voller Ausbildung scharf sind und mit dem befallenen Lappen oder Segment übereinstimmen.

Zu **(3): Giemen und Brummen** treten **bei obstruktiven Atemwegerkrankungen** auf.

[F00]

Frage 3.53: Lösung C

Bronchialatmen tritt pathologisch bei entzündlicher Infiltration (z. B. Lobärpneumonie) auf, weil die guten Schallleitungsbedingungen des verdichteten Lungengewebes dieses Bronchialatmen ohrnah werden lassen.

Crepitatio (Knisterrasseln) tritt ebenfalls als typischer Befund bei pneumonischen Infiltraten (z. B. Lobärpneumonie) klingend (= ohrnah) auf. Die klingende Komponente entsteht durch das infolge Infiltration luftleer gewordene Lungenparenchym, das die Schallleitung der Rasselgeräusche verbessert.

Zu **(A):** Reines Bronchialatmen ohne Rasselgeräusche
Zu **(B):** Grobes Knisterrasseln
Zu **(D):** Persistierende grobblasige Rasselgeräusche
Zu **(E):** Rasselgeräusche fehlen.

Lobärpneumonie — III.18

Die Lobärpneumonie bezeichnet die Entzündung eines ganzen Lungenlappens, oder großer Teile davon. Warum dabei nur ein Lungenlappen – und gerade dieser – befallen wird, ist derzeit noch unklar.
Die **Lobärpneumonie** gehört pathologisch-anatomisch neben der lobulären (Herd-)Pneumonie zu den alveolären Pneumonien.
Der Anteil an Pneumonien im stationären Krankengut deutscher Kliniken liegt bei 4–6%. Die durch Pneumokokken verursachte Lobärpneu-

monie zeigt im Erwachsenenalter keine altersmäßige Bevorzugung. Dagegen sind Pneumonien durch Grunderkrankungen wie Grippe, Leptospirosen, Viren, Mykoplasmen und Pilze Ursache für mehr als zwei Drittel der Todesfälle im Rahmen einer Krankenhausbehandlung älterer Menschen.

Am häufigsten ist die durch Pneumokokken verursachte Pneumonie. Heutzutage nimmt jedoch der Anteil an Staphylokokkenpneumonien zu.

Bei der klassischen Pneumokokkenpneumonie ist die Therapie der Wahl immer noch das Penicillin. Unbekannte Erreger versucht man durch eine Kombinationstherapie mit Ampicillin, Flucloxacillin und Gentamycin i.v. zu erreichen.

Klinik:
Bakterielle Pneumonien führen fast immer zu einer Begleitpleuritis, die oft kurz dauernd ist. Die Patienten klagen dabei häufig über atemabhängigen Schmerz. Auch gänzlich symptomlose Verläufe sind möglich. Bei Vermehrung von Bakterien im Rahmen einer Ergussbildung entwickelt sich ein Empyem. Typischerweise kommt es dabei zu einem septischen Fieberverlauf.

Zur Symptomatik gehören Schüttelfrost, **hohes Fieber,** Husten, Atemnot, Seitenstechen (Begleitpleuritis), rotbraunes Sputum, Herpes labialis als Ausdruck der allgemeinen Resistenzschwäche, BSG-Beschleunigung, Linksverschiebung im Blutbild. Die Perkussion ergibt eine Dämpfung über dem befallenen Gebiet. Bei der Auskultation kann man Bronchialatmen über ausgedehnten Verdichtungsherden des Lungenparenchyms hören. Im Anschoppungsstadium der Pneumonie hört man Knistern, Rasseln (Crepitatio indux) und im späteren Stadium der Lungenentzündung Crepitatio redux. Daneben sind klingende Rasselgeräusche, verstärkter Stimmfremitus und verstärkte Bronchophonie festzustellen.

Feuchte Rasselgeräusche entstehen durch Ansammlung von dünnflüssigem Sekret interbronchial, man unterteilt sie in klingende und nicht klingende RGs. Erstere sind immer dann hörbar, wenn infiltriertes, bis zur Lungenoberfläche reichendes Gewebe zwischen Bronchus und Thoraxwand liegt.

Der Stimmfremitus, der an der normalen Lunge nur bei tiefen Frequenzen nachweisbar ist, verstärkt sich insofern, als das verdichtete Lungengewebe einen höheren Eigenton hat, und er über Infiltrationen auch bei höheren Frequenzen auftritt.

Über Infiltrationen ist die Flüstersprache lauter und schärfer zu hören.

H99

Frage 3.54: Lösung E

Lobärpneumonien werden im Schulkindalter hauptsächlich durch Pneumokokken und Haemophilus influenzae verursascht.

Nosokomiale (im Krankenhaus erworbene) Pneumonien werden überwiegend durch Straphylococcus aureus und gramnegative Keime (Klebsiellen, Escherichia coli, Lenterobacter, Serratia, Pseudomonas) ausgelöst und betreffen meist immungeschwächte oder ältere Patienten.

Symptome der typischen Lobärpneumonie:
- **plötzlicher Beginn** mit **Schüttelfrost**, hohem Fieber (**38–40 °C**, Kontinua), **Tachykardie** (100–140 Schläge/min)
- **Husten mit rotbraunem Expektorat**, Dyspnoe (**Tachypnoe** 20–45/min) bisweilen mit „Nasenflügeln"
- ggf. **Zyanose** durch Reduktion der Atemfläche
- atemabhängige Thoraxschmerzen bei **Begleitpleuritis** Hypopnoe
- oft **Herpes labialis (Resistenzschwäche)**
- über dem infiltrierten Areal ⇒ umschriebene, verstärkte **Dämpfung bei Perkussion**
- **Bronchialatmen**, klingende ohrnahe Rasselgeräusche (Knisterrasseln)
- **Bronchophonie** und **Stimmfremitus verstärkt.**

H99

Frage 3.55: Lösung B

Bei der **Lobärpneumonie** zeigt das Röntgenbild ein pulmonales Infiltrat, das – als Verdichtung erkennbar – auf einen Lungenlappen beschränkt ist.

Die übrigen in dieser Frage genannten Befunde sind als mögliche Grunderkrankungen durch diese Thoraxröntgenaufnahme nicht sicher auszuschließen.

H96

Frage 3.56: Lösung E

Antibiotische Therapie einer Pneumonie bei unbekanntem Erreger:
1. nicht nosokomiale Erreger:
   Streptococcus pneumoniae, Streptokokken, H. influenzae, Mykoplasmen, Chlamydien, Legionellen, Staph. aureus
   Kalkulierte antibiotische Therapie:
   1. Wahl: Makrolide, Cephalosporine der Gruppe 2
   2. Wahl: Augmentan, Breitbandpenicilline + β-Lactamase-Inhibitoren wie Mezlocillin + Combactam, Betabactyl oder Tazobac
2. nosokomiale Erreger:
   E. coli, Staph. aureus, Streptokokken, H. influenzae, Klebsiella, Enterobacter, Mykoplasmen

Kalkulierte antibiotische Therapie:
1. **Wahl:** Cephalosporine der Gruppe 3, Breitbandpenicilline + β-Lactamase-Inhibitoren wie Mezlocillin + Combactam, Betabactyl oder Tazobac
2. **Wahl:** Carbapeneme, Gyrasehemmer

H97

Frage 3.57: Lösung A

Mycoplasma pneumoniae, ein zellwandloses Bakterium, ist heute einer der häufigsten Erreger spontan erworbener atypischer Pneumonien und verursacht die häufigste bakterielle Pneumonie im Schulkindalter. Betroffen sind meist zuvor gesunde Patienten, wobei die Mykoplasmenpneumonie meist blande „als grippaler Infekt" verläuft.

Symptome der atypischen Pneumonie:
- meist langsamer Beginn
- **Myalgien, Cephalgie** bei oft nur mäßigem Fieber
- eher **unproduktiver Husten**
- geringer Auskultationsbefund bei **positivem Röntgenbefund**

Laborwerte
- **Leukozytenzahl** oft **im Normbereich,** rel. Lymphozytose, oft **Kälteagglutinine**

Im **typischen Röntgenbefund** finden sich **beidseitige, konfluierende Verschattungen** und knotige Aufhellungen („fleckige Bronchopneumonie") in den unteren Lappen. Lobäre Konsolidierung und Pleuraergüsse sind selten. Nach rascher klinischer Besserung sind die Infiltrate röntgenologisch oft noch lange nachweisbar.

Zu (D): Bei der **Pneumozystenpneumonie** berichten die meisten Patienten über Beschwerden wie Fieber, Dyspnoe und trockenen, nicht produktiven Husten, die sich subakut in mehreren Wochen oder akut in einigen Tagen entwickeln können. Die **Röntgenthoraxaufnahme** zeigt meist diffuse, bilaterale perihiläre Infiltrate, kann jedoch auch bei 10–20% aller Patienten ohne pathologischen Befund sein.

Pneumocystis-carinii-Pneumonie — III.19

Der Erreger Pneumocystis carinii ist ein Protozoon, das ubiquär vorkommt und zu einer interstitiellen Pneumonie führt. Die **Pneumocystis-carinii-Pneumonie** zählt zu den opportunistischen Infektionen, die bei Immundefekten gehäuft auftreten. Die Erkrankung verläuft unerkannt und unbehandelt stets tödlich.

Epidemiologie:
Die Durchseuchung beträgt im Kindesalter nahezu 100%. Etwa 85% der am AIDS-Syndrom leidenden Patienten erkranken daran.
Pneumocystis carinii befällt Alveolarzellen vom Typ I und führt über eine interstitielle Entzündungsreaktion zu alveolären Exsudaten, die die Diffusionskapazität der Lunge reduzieren.

Symptome:
Die Patienten klagen über eine allgemeine Leistungsschwäche, Fieber, trockenen Husten und eine zunehmende Dyspnoe, die zunächst nur unter Belastung nachzuweisen ist.

Diagnostik: Es besteht eine ausgeprägte Diskrepanz zwischen klinischen Symptomen und nur diskreten radiologischen Veränderungen im Röntgenbild. Auch die Auskultation ergibt im Sinne der interstitiellen Pneumonie einen unauffälligen Befund.
Der Erregernachweis gelingt aus der bronchoalveolären Lavage.
Die **Therapie der Pneumocystis-carinii-Pneumonie** besteht in der Gabe von Cotrimoxazol in hoher Dosierung über 2 bis 3 Wochen. Bei einer Cotrimoxazol-Unverträglichkeit kann auf das toxische Pentamidin ausgewichen werden.

! **Merke:** Symptomtrias bei Pneumocystispneumonie: Fieber, Husten, Dyspnoe.

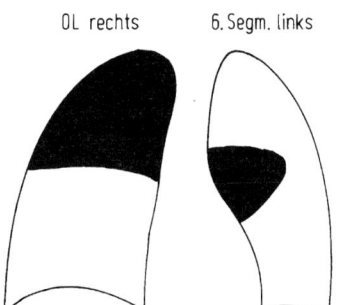
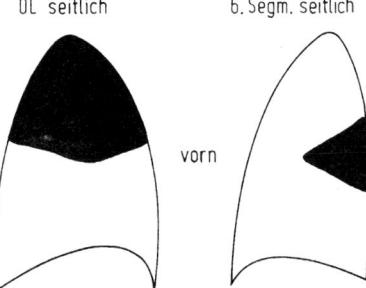

Abb. 3.**7** Röntgenographischer Aspekt einer OL-Pneumonie rechts und einer Pneumonie im 6. Segment links (aus Primer)

[F96]

Frage 3.58: Lösung B

Pneumocystis-carinii-Pneumonie
Symptomatik
- **Trias: Fieber, trockener Husten** (im Spätstadium produktiv) und **Belastungsdyspnoe;** Leistungsknick, atemabhängige Thoraxschmerzen (wie bei Pleuritis), später Abnahme der Vitalkapazität, **Zyanose** (pO_2 ↓)
- auch schleichender Verlauf über Wochen und Monate möglich

Diagnostik
- **mikroskopischer Erregernachweis** aus **Alveolarmaterial**, das **bioptisch**, durch **Sputuminduktion** (Inhalation 3%iger NaCl-Lösung) oder **Bronchiallavage** gewonnen wird
- Serologie bei bestehender Immunsuppression oft falsch negativ
- **Labordiagnostik:** Serum LDH ↑ (typ. Befund)
- **Thorax-Röntgenbild:** symmetrische interstitielle Infiltrationen bzw. Zeichnungsvermehrung, zunächst in beiden Mittelfeldern

[F99]

Frage 3.59: Lösung B

Auf primäre oder sekundäre **Immundefekte** können folgende Symptome hinweisen:
- jährlich drei oder mehr Infektionsepisoden von mehr als vier Wochen Dauer an einem der vier Grenzflächenorgane: Haut, Respirationstrakt, Darm, Urogenitaltrakt
- Erkrankungen durch opportunistische Erreger

Der Erhöhung der α_2-Globuline im Serum entspricht die quantitative Erhöhung einzelner Akute-Phase-Proteine im Rahmen der Infektabwehr.
Die variable **Hypogammaglobulinämie** führt nach unauffälliger Vorgeschichte zu rezidivierenden Bronchitiden und Pneumonien. Etwa die Hälfte der Patienten weist zusätzlich gastrointestinale Symptome auf.
Zu **(C): C3-Defizienz** führt zu rekurrierenden Infekten mit Eitererregern.
Zu **(D): Morbus Hodgkin** und **Non-Hodgkin-Lymphome** (z. B. **Myelom**) **können** auch zu einer Hypogammaglobulinämie führen, weisen jedoch andere Charakteristika auf.

[F99]

Frage 3.60: Lösung E

Pneumokokken wie S. pneumoniae sind die **häufigste Ursache der Lobärpneumonie,** bei der das Röntgenbild eine Verdichtung, beschränkt auf einen Lungenlappen, zeigt.

Ätiologie der Pneumonien
- **typische Pneumonien** v. a. durch Pneumokokken (ca. 60%), H. influenzae
- **atypische Pneumonien** v. a. durch Viren, Mykoplasmen, Rickettsien (Coxiella burnetii), Chlamydien oder Legionellen
- **nosokomiale Pneumonien** v. a. durch Staph. aureus und gramnegative Keime (Klebsiellen, E. coli, Enterobacter, Serratia, Pseudomonas)
- **opportunistische Pneumonie** nach **Chemotherapie** (u. a. Pilzpneumonien, Zytomegalie-Viren), bei **Immunschwäche** oder bei **Antikörper-Mangelsyndrom (etwa 85% der HIV-Infizierten sind durch Pneumocystis carinii befallen)**
- **sekundäre Pneumonien** durch **bakterielle Superinfektion** mit Pneumokokken, Hämophilus, Staphylokokken infolge **Zirkulationsstörung, Sekretstau** (Retentionspneumonie) oder **vorbestehender Infektion des Respirationstraktes** (z. B. Influenza, Pertussis).

Zu **(A): Retentionspneumonien,** die vorwiegend im Mittellapper lokalisiert sind und zum Mittellappensyndrom führen können, treten im Rahmen einer Lungentuberkulose auf. Auch stenosierende Tumoren im Bereich der Hauptbronchien (Atelektasenbildung) können zur Retentionspneumonie führen. Dabei kommen im Rahmen von Mischinfektionen u. a. vermehrt gramnegative Erreger vor.
Zu **(B):** Bei der **Beatmungspneumonie** sind Pseudomonas aeruginosa, Klebsiella sp. und Staphylokokken die Leitkeime.
Zu **(C):** Leitkeime der **Aspirationspneumonie** sind Anaerobier, Peptostreptokokken und Staphylokokken.
Zu **(D):** Die **Infarktpneumonie** kann u. a. durch Str. pneumoniae, H. influenzae, Staph. aureus und Klebsiellen hervorgerufen werden.

[H96]

Frage 3.61: Lösung D

Neben anderen Keimen, können durch Düsenvernebler aerogen über Wassertröpfchen insbesondere **übertragen werden, die sich auf herkömmlichen Nährböden nicht kultivieren lassen.**
Dieses **gramnegative, sporenlose Stäbchen** bedingt die **sog. Legionärspneumonie,** die als fieberhafter Infekt, mit neurologischen Symptomen, Leber- und Nierenbeteiligung ohne Infiltrate (Pontiac fever) oder als akute, schwere **Bronchopneumonie** verlaufen kann. Etwa 5–15% der Patienten versterben an der respiratorischen Insuffizienz.
Die **diagnostische Sicherung** erfolgt durch direkte Immunfluoreszenz aus Bronchiallavage bzw. Lungenbiopsie.
Zu **(A):** Bittersalz wird hauptsächlich als Laxans in der Diagnostik eingesetzt.
Zu **(C):** In Gradierwerken werden Salzlösungen vernebelt; dies wird im Rahmen von Kuren als sog. Freiluftinhalation eingesetzt.

3.3 Krankheiten des Lungenparenchyms

[H98] **!**
Frage 3.62: Lösung B

Unter **nosokomialer Pneumonie** versteht man eine während eines Krankenhausaufenthalts erworbene Pneumonie. Die Übertragung resistenter Stämme erfolgt meist von Patient zu Patient, durch das Personal, durch Zimmerluft, Wasser oder Gegenstände. Zu den häufigsten Erregern gehören:
- Staphylokokken
- Pseudomonas
- Klebsiellen
- Enterobacter
- E. coli
- Serratia

Zu **(B): Mycoplasma pneumoniae** verursachen sog. atypische primäre Pneumonien, die in der Regel außerhalb des Krankenhauses erworben werden.

[F98]
Frage 3.63: Lösung E

Das **Goodpasture-Syndrom** betrifft meist **junge Männer,** die bei typischem Befund eine schwere **Hämoptyse, Dyspnoe** und ein rasch **progredientes Nierenversagen** zeigen. Das **Röntgenthoraxbild** zeigt zunehmende, wechselnde, asymmetrische, bilaterale weiche Verschattungen.
Beim **Goodpasture-Syndrom** besteht zunächst eine fokal-segmental proliferative Glomerulonephritis mit Nekrotisierung und Übergreifen auf den Extrakapillarraum. Es resultiert eine **rapid progressive,** betont extrakapilläre, proliferative **Glomerulonephritis** (Halbmondnephritis), bei der eine **Kreuzreaktivität** zwischen **Autoantikörpern** gegen **pulmonale Basalmembranen** und **glomeruläre Basalmembranen** besteht, was zu einer **schweren,** nicht selten tödlich endenden **Hämoptoe** führt.
Klinische Befunde
- zunehmende **Hämaturie** und **erhebliche Proteinurie** (meist > **3 g/d**)
- zunehmende **Anämie** ⇒ Blässe
- oft **Hypertonie** durch Salz- und Wasserretention
- **Lungenblutung** bei Lungenbeteiligung

Labor
- rasch ansteigende Retentionswerte mit **Azotämie**
- starke BSG-Beschleunigung
- zirkulierende **Antibasalmembran-Antikörperkomplexe** bzw. **Immunkomplexe**
- glomeruläre und antialveoläre **Antibasalmembran-Antikörperkomplexe in der Biopsie**

Therapie
- **Azathioprin** oder **Cyclophosphamid** 1 mg/kg KG und **alternierende Steroidtherapie** mit 60–120 mg **Prednisolon** alle 48 Stunden; Therapie über etwa einen Monat durchführen
- langsames Ausschleichen der Steroide und Immunsuppressiva bei Besserung der Nierenfunktion
- **Plasmapherese** auch noch bei Glomerulumfiltrat < **5 ml/min** effektiv

[F98]
Frage 3.64: Lösung C

Siehe Kommentar zu Frage 3.63.

[F98]
Frage 3.65: Lösung D

Siehe Kommentar zu Frage 3.63.

— **Restriktive Ventilationsstörungen** —— III.20 —

Alle Erkrankungen, bei denen die Ausdehnungsfähigkeit der Lunge eingeschränkt ist, werden als restriktive Ventilationsstörungen bezeichnet.
verminderte Lungendehnbarkeit:
- Lungenfibrosen
  - Silikose, Asbestose, Berylliose
  - interstitielle, plasmazelluläre Pneumonie
  - medikamentös induzierte Formen (z. B. Myleran, Busulfan)
  - nach exogener, allergischer Alveolitis (z. B. Farmerlunge)
  - zirrhotische Lungentuberkulose
  - Surfactant-Mangel
  - chron. Stauungslunge
  - Fluidlung
  - idiopathische Lungenfibrose
  - ARDS
  - interstitielle Lungenfibrose
  - lang andauernde hyperbare Oxygenierung
  - Mukoviszidose
  - Strahlenfibrose
  - Sarkoidose
  - Kollagenosen (Sklerodermie)
- Lungenresektion
- Atelektasen
- Lungentumoren
- Pneumothorax
- Pleuraerkrankungen (Erguss, Adhäsionen)
- Lymphangiosis carcinomatosa

verminderte Thoraxdehnbarkeit:
- Thoraxversteifung (Morbus Bechterew, Kyphoskoliose)
- Pleuraverwachsungen nach Pleuraentzündung bei Tuberkulose
- Pleuraasbestose oder Mesotheliom
- Thoraxtrauma

verminderte Zwerchfellaktion:
- Adipositas per magna
- progressive Muskeldystrophie
- ausgedehnter Pleuraerguss
- Phrenikusparese

- Poliomyelitis
- Aszites

Bei der Lungenfunktionsprüfung sind verändert:
- Compliance vermindert
- Totalkapazität vermindert
- Vitalkapazität vermindert

Restriktive Ventilationsstörungen gehen mit einer Verkleinerung aller Lungenvolumina einschließlich des am Ende einer normalen Exspiration ganzkörperplethysmographisch gemessenen intrathorakalen Gasvolumens einher.

Die **relative Sekundenkapazität (FEV$_1$/VK)** und die Resistance liegen **im Normbereich**. Die **absolute Sekundenkapazität (FEV$_1$)** ist **eingeschränkt**. Patienten mit restriktiven Ventilationsstörungen müssen bei der Inspiration vermehrt Atemarbeit leisten. Das Atemminutenvolumen in Ruhe ist meistens normal; bei körperlicher Belastung kann es in Abhängigkeit vom Schweregrad der Restriktion zur massiven Dyspnoe kommen.

Bei **Lungenfibrosen** ist die Atmung oberflächlich rasch und weist einen plötzlichen Atemstopp bei tiefer Inspiration (doorstop-Phänomen) auf.

Tab. 3.4 Häufige Inhalationsallergene (aus Primer, 1981)

Menschenhaar	→ Friseure u.ä.
Tierhaare (versch. Haus- und Wildtiere)	→ Landwirte, Förster → Tierhalter u.ä.
Vogelfedern	→ Geflügelzüchter, Personal in Bettenfabriken u.ä.
Schlangengift	→ Zoowärter u.ä.
Insektenstaub und -gift	→ Imker, Bäcker, Müller u.ä.
Baumwolle	→ Weber, Näherinnen u.ä.
Getreidestaub	→ Müller, Landwirte u.ä.
Mehlarten	→ Bäcker u.ä.
Holzarten (einheimische und exotische)	→ Tischler, Waldarbeiter u.ä.
Pollen	→ Gärtner, Floristinnen u.ä.
Pilzsporen	→ Landwirte, Müller u.ä.
Kosmetika, Duftstoffe	→ Friseure, Kosmetikerinnen u.ä.
Proteasen	→ Wäscherinnen u.ä.
Epoxydharze	→ Chemiearbeiter, Spritzlackierer u.ä.

F96

Frage 3.66: Lösung A

Die exogen allergische Alveolitis ist eine diffuse, **interstitielle, granulomatöse Lungenerkrankung,** die **durch** die **allergische Reaktion** (Hypersensitivitätspneumonie) **auf organische Stäube** verursacht wird.
- **Vogelhalterlunge:** Proteine aus Federn und Kot von Tauben, Hühnern und Wellensittichen → häufigste exogen-allergische Alveolitis bei Tierhaltern
- Insektenstaub: Imker → exogen-allergische Alveolitis
- Befeuchterlunge: Klimaanlagen → Bacillus sereus → exogen-allergische Alveolitis
- **Pilzsporen:** Obstbauern, Käsewäscher, Champignon-Züchter, Sägearbeiter → exogen-allergische Alveolitis
- Farmerlunge: Allergie gegen thermophile Aktinomyzeten
- Byssinose: Rohbaumwolle → Fieber nach arbeitsfreien Tagen, exogen-allergische Alveolitis

F00

Frage 3.67: Lösung A

Die **Farmerlunge** wird durch eine **Allergie gegen thermophile Aktinomyzeten** ausgelöst und zählt zu den exogen allergischen Alveolitiden. Hierunter werden diffuse, **interstitielle granulomatöse Lungenerkrankungen**, die **durch** die **allergische Reaktion** (Hypersensitivitätspneumonie) **auf organische Stäube** verursacht werden, gezählt (meldepflichtige Berufserkrankung).

Diagnostik
- **Röntgenthoraxbild** ⇒ Normalbefund oder **in der akuten Krankheitsphase** ⇒ bilaterale, fleckige oder noduläre Infiltrate, selten Vergrößerung der hilären Lymphknoten; **Spätstadium** ⇒ diffuse, interstitielle Fibrose.
- **Lungenfunktionsprüfung** ⇒ **restriktive Ventilationsstörung** mit **Abnahme** der Vital- und Totalkapazität, der Compliance und der CO_2-Diffusionskapazität (Transfer-Faktor ↓), Belastungs-Hypoxämie und Veränderungen des Ventilations-Perfusions-Verhältnisses. Bei der **akuten Erkrankung** besteht **meist keine Atemwegobstruktion**!
- **bronchoalveoläre Lavage** (Lymphozytose im chronischen Stadium)

Labor:
- BSG ↑, Leukozytose (**keine Eosinophilie!**)
- Nachweis spezifischer präzipitierender Antikörper (IgG) im Serum
- T-Helfer /- Suppressorlymphozyten-Relation (**CD$_4$/CD$_8$-Quotient**) < 1

F95

Frage 3.68: Lösung E

Die Richtigantworten der Frage beziehen sich auf unmittelbar auftretende Folgeschäden der Rauchinhalation.
Bei einer **akuten Rauchvergiftung** kann ein **Lungenödem** noch mit einer Latenzzeit von bis zu 2 Tagen auftreten. Die **Schädigung des Kapillarendothels** führt zum Auftreten einer **Schocklunge**.
Rauch kann ebenso wie Stäube pflanzlicher oder tierischer Herkunft Krankheitserscheinungen hervorrufen, die sich als **Alveolitis** manifestieren, mit **Atelektasenbildung** einhergehen und **bei chronischem Verlauf** zur **Lungenfibrose** (→ restriktive Ventilationsstörung) führen.

Lungenfibrose — III.21

Lungenfibrosen stellen den Endzustand interstitieller Lungenerkrankungen unterschiedlicher Ätiologie dar und sind durch eine irreversible Vernarbung des Lungenparenchyms mit restriktiver Ventilationsstörung gekennzeichnet. Im Verlauf des fibrotischen Prozesses gehen auch Gefäße zugrunde, sodass eine Reduzierung der Gasaustauschfläche resultiert. Mit den Vernarbungsprozessen geht eine Schrumpfung der Lunge einher, die sich in einer **Abnahme des intrathorakalen Gasvolumens** äußert. Im fortgeschrittenen Stadium der Erkrankung ist die Ventilation durch die verminderte Dehnbarkeit des Lungengewebes deutlich erschwert, sodass eine **alveoläre Hypoventilation** mit einem Anstieg des alveolären CO$_2$-Partialdrucks resultiert. Der pCO$_2$ kann jedoch auch infolge zwanghafter Hyperventilation normal oder erniedrigt sein.
Weitere **Symptome** sind ohrnahes Knisterrasseln, gelegentlich auch ein inspiratorisches Quietschen bei der Auskultation. Die Patienten weisen eine progrediente Dyspnoe, Trommelschlegelfinger und Uhrglasnägel sowie trockenen Reizhusten und gelegentlich Hämoptysen auf. Bei der **Perkussion** ist der Klopfschall normal!
Ein hypersonorer Klopfschall findet sich demgegenüber bei obstruktiven Atemwegserkrankungen.
Ionisierende Strahlen sind eine häufige Ursache der Lungenfibrose. Entsprechend dem therapeutischen Bestrahlungsfeld breitet sich die Lungenfibrose aus und kann zur respiratorischen Insuffizienz führen. Die Diagnose erfolgt durch Kontrolle der Lungenfunktionsparameter, die Therapie besteht in einer Steroidmedikation.
Insbesondere **anorganische Stäube**, wie Siliziumoxid und Asbeststaub, führen bei massiver Exposition zur rasch fortschreitenden Lungenfibrose. Auch Talkum, Hartmetallstäube und Bauxit können zur Lungenfibrose führen, die allerdings bald nach dem Expositionsstopp ihre Progredienz verliert.
Bakterien, Mykoplasmen, Rickettsien, Viren, Pilze und Parasiten können zur Lungenfibrose führen. Gehäuft tritt die Lungenfibrose nach Virus- und Klebsiellenpneumonien auf. Auch der Befall mit Askariden und Schistosomiasis kann eine Lungenfibrose auslösen.
Fibroseinduzierend wirken auch **Zytostatika** (Busulfan, Bleomycin, Methotrexat), Nitrofurantoin, Goldpräparate und Methysergid. Das als Spritzmittel in Rebbergen verwandte **Paraquat** dient der tierexperimentellen Erzeugung von Modell-Lungenfibrosen.

H95

Frage 3.69: Lösung E

Die unter (A) bis (D) aufgezählten Krankheitsbilder sind typische Folgen eines chronischen Nikotinabusus.
Zu (E): **Lungenfibrosen** stellen den **Endzustand interstitieller Lungenerkrankungen unterschiedlicher Ätiologie** dar und sind durch eine irreversible Vernarbung des Lungenparenchyms gekennzeichnet.
Formen:
Idiopathische Lungenfibrose (etwa 50% der Fälle): Hierzu gehören die **„usual interstitial pneumonia"** [UIP] und **das akut verlaufende Hamman-Rich-Syndrom**.
Zahlreiche ätiologische Faktoren (auch Medikamente) können zur interstitiellen **Lungenfibrose** führen:
- **Infektionen mit Viren, Bakterien** (z.B. Pneumocystis carinii, Klebsiellen), **Pilze** und **Parasiten** (Ascariden, Schistosomiasis)
- **nicht inhalative Noxen** → z.B. **Zytostatika, Nitrofurantoine,** Goldpräparate, **Paraquat** (Herbizid in Rebbergen)
- **inhalative Noxen** → **organische** und **anorganische Stäube, Rauch** (aber **nicht** inhalatives Rauchen!), **Aerosole** (z.B. Haarspray)
- **ionisierende Strahlen** → Strahlenpneumonitis
- **Systemerkrankungen** → z.B. **rheumatoide Arthritis, Kollagenosen** (u.a. Sklerodermie, Lupus erythematodes), **Vaskulitiden** (u.a. Panarteriitis nodosa, Wegener-Granulomatose), **Histiozytosis X** (u.a. Lipoidgranulomatose, eosinophiles Granulom), **Sarkoidose**

- **neoplastische Erkrankungen** → Lymphangiosis carcinomatosa
- **ferner bei** neuroektodermalen Erkrankungen (u. a. tuberöse Sklerose), Lungenamyloidose, Alveolarproteinose, Persistenz exogen allergischer Alveolitiden

F96

Frage 3.70: Lösung D

Bleomycin führt bei mehr als 1% der Patienten zur irreversiblen Lungenfibrose mit respiratorischer Insuffizienz. Initial finden sich an der Lunge Alveolitis, interstitielles Ödem und hyaline Membranbildung. Häufiger treten **Hautreaktionen** in Form von Erythemen und Hyperpigmentationen auf.

F99

Frage 3.71: Lösung C

Siehe Kommentar zu Frage 3.69.
Zu **(A):** Siehe Kommentar zu Frage 3.70.
Zu **(C): Corticosteroide,** ggf. auch **immunsuppressiv wirksame Zytostatika** wie Busulfan oder Cyclophosphamid, werden neben absoluter Schadstoffkarenz zur Therapie der Lungenfibrose eingesetzt.
Zu **(E):** Unter Langzeittherapie mit Amiodaron können gelegentlich atypische Pneumonien (Hypersensitivitäts-Pneumonitis), alveoläre und interstitielle Pneumonien auftreten.

H00

Frage 3.72: Lösung A

Lungenfibrosen stellen den **Endzustand interstitieller Lungenerkrankungen unterschiedlicher Ätiologie** dar und sind durch eine irreversible Vernarbung des Lungenparenchyms gekennzeichnet. Im fortgeschrittenen Stadium der Erkrankung ist die Ventilation durch die **verminderte Dehnbarkeit des Lungengewebes** deutlich erschwert. Bei der Lungenfunktionsprüfung sind verändert:
- Compliance vermindert
- Totalkapazität vermindert (E)
- Vitalkapazität vermindert (B)

Restriktive Ventilationsstörungen gehen mit einer Verkleinerung aller Lungenvolumina einschließlich des am Ende einer normalen Exspiration ganzkörperplethysmographisch gemessenen intrathorakalen Gasvolumens einher. Die **relative Sekundenkapazität** (FEV_1/VK) (A) und die **Resistance** liegen im **Normbereich.** Die absolute Sekundenkapazität (FEV_1) ist eingeschränkt.
Zu **(C)** und **(D):** Als Folge einer reduzierten Gasaustauschfläche mit Verdickung der alveolokapillären Membran resultiert eine Abnahme der Diffusionskapazität. Unter ergometrischer Belastung kommt es zur Verminderung des anfangs in Ruhe noch normalen Sauerstoffpartialdruckes.

H93

Frage 3.73: Lösung D

Asbest, ein Magnesiumsilikat, führt in Form seiner Asbestfasern zur **Lungenparenchymschädigung.** Bereits eine kurzfristige Exposition führt zur Ablagerung von Asbestnadeln im Lungengewebe mit Bildung von **Asbestkörperchen,** die eine fibrotische Umwandlung der Lunge auslösen. Beschwerden treten erst nach Jahren oder Jahrzehnten auf, wobei **restriktive Ventilationsstörungen** und Diffusionsstörungen im Vordergrund stehen. Im weiteren Verlauf der Erkrankung entwickelt sich ein Emphysem. Typisch ist die Ausbildung von bizarr geformten Schwielen mit **Verkalkungen im Bereich der Pleura.** Signifikant häufiger als bei nicht Asbest-exponierten Personen resultiert eine **Malignombildung** der Lunge. Häufig finden sich auch **Pleura- und Peritonealmesotheliome.** Der Zeitraum bis zum Auftreten maligner Tumoren beträgt bis zu drei Jahrzehnten.

H99

Frage 3.74: Lösung E

Bei der **Asbestose** führt die **irritative Wirkung von Asbestpartikeln** (v. a. Magnesium-, z. T. auch Calciumsilicat) zur fibrösen Verdickung der Alveolarsepten sowie girlandenförmiger Pleuraverkalkung (pleurale Plaques).
Als mögliche Folgekrankheiten resultieren Pleura- und Mediastinalmesotheliome und das Bronchialkarzinom. Die Patienten leiden unter Belastungsdyspnoe und quälendem Reizhusten mit zähem Expektorat. In der Lungenfunktionsprüfung findet sich eine restriktive Ventilationsstörung.
Zu **(E):** Hierunter werden diffuse, **interstitielle granulomatöse Lungenerkrankungen,** die **durch** die **allergische Reaktion** (Hypersensitivitätspneumonie) auf **organische Stäube** verursacht werden, gezählt (meldepflichtige Berufserkrankung).
Beispiele:
Byssinose (→ Rohbaumwolle), **Vogelhalterlunge** (→ Proteine aus Federn und Kot von Tauben, Hühnern, und Wellensittichen), **Imkerlunge** (Insektenstaub), **Befeuchterlunge** (Klimaanlagen → **Bacillus sereus**), **Pilzsporen** (→ Obstbauern, Käsewäscher, Champignon-Züchter, Sägearbeiter), **Farmerlunge** (→ **Allergie gegen thermophile Aktinomyzeten**).

――― Asbestose ――――――――――――― III.22 ―

Asbest wurde jahrelang auf Grund seiner wärmeisolierenden, nahezu unbrennbaren Eigenschaften als Werkstoff für Isolationen verwendet. Das Ausmaß potenzieller Schäden ist proportional zur Menge und Dauer der Exposition. Dringen inhalierte Fasern zur parietalen und viszeralen Pleura vor, induzieren sie hier ebenso

wie im Lungengewebe eine Fibroblastenaktivierung.
Die **verkalkten Pleuraverdichtungen** (hyaline Plaques) sind als typischer Hinweis auf die vorbestehende Asbestexposition zu werten. Neben der basal und subpleural betonten streifigen Zeichnung können auch hochstehende Zwerchfellkuppen im Röntgenbefund als Folge der **Lungenfibrose** im Sinne einer restriktiven Ventilationsstörung darstellbar sein.
Typischerweise berichten die Patienten neben ihrer eindeutigen Anamnese über eine **zunehmende Dyspnoe**, die mit unproduktivem Reizhusten verbunden sein kann. Der **Auskultationsbefund** weist feinblasige, basale Nebengeräusche auf. Gelegentlich finden sich auch Trommelschlägelfinger.
Ebenso wie bei Asbestosen vermehrt Bronchialkarzinome gefunden werden, kommen auch maligne Geschwülste von Pleura und Peritoneum vor. Das **Pleuramesotheliom** wird meist röntgenologisch von einem Pleuraerguss verdeckt.
Diagnostik: Nach Ablassen des Exsudates wird die Diagnose über eine Pleurabiopsie, die perkutan oder über das Thorakoskop durchgeführt werden kann, durch den qualitativen **Nachweis von Asbestkörperchen** histopathologisch gesichert.

— **Pleuramesotheliom** — III.23 —

Das **Pleuramesotheliom** kann seinen Ausgang sowohl von der viszeralen als auch von der parietalen Pleura nehmen. Männer werden dabei etwa doppelt so oft befallen wie Frauen. Der Häufigkeitsgipfel liegt im 5. Lebensjahrzehnt. Insbesondere Arbeiter aus Asbestwerken erkranken signifikant häufiger als die übrige Bevölkerung. Eine Häufung bei Tuberkulosepatienten ist allerdings nicht festzustellen.
Symptomatik: Thoraxschmerzen, Hustenreiz und Atemnot, wobei Schrumpfungsvorgänge die Atembreite einschränken können. Im Röntgenbild können Zeichen der Rippendestruktion zu finden sein.
Diagnostik: Zur sicheren Diagnose wird eine Pleurabiopsie, oder im Falle eines Pleuraergusses, der Nachweis von Tumorzellen im Punktat angestrebt. Die Therapie besteht in der Instillation von Zytostatika und hat nur palliativen Wert.

— **Silikose** — III.24 —

Die Silikose zählt zu den gefährlichsten Stauberkrankungen und bedingt etwa 65% der entschädigungspflichtigen Berufserkrankungen. Voraussetzung ist die **Inhalation von freier Kieselsäure (SiO$_2$)**, die eine fibroplastische Wirkung auf das Gewebe mit silikotischer Knötchenbildung besitzt (innen Bindegewebe und außen Granulationsgewebe mit Staubzellen, dagegen Tbc: innen Granulationsgewebe und außen Bindegewebe). Hinweise sind anfänglich Symptome einer obstruktiven Lungenerkrankung, Belastungsdyspnoe, später aschgraues bis tiefschwarzes Sputum, Aufpfropfung einer Pneumonie, Tuberkulose und eines Cor pulmonale (narbige Veröldung von Lungengewebe, Gefäßverödung und kompensatorisches Emphysem).
Die Schwere der **röntgenologischen Zeichen** korreliert nicht mit dem Auskultationsbefund.
3-Stadieneinteilung:
1. maschenförmige Lungenzeichnung, Rundflecken
2. Hilusvergrößerung, Schneegestöberlunge
3. homogene Verschattung, Regenstraßen an der Lungenbasis, basales Emphysem

Bei allen Formen der Silikose kann es auch zur nachfolgenden Tuberkuloseinfektion kommen. Diese **Zusatztuberkulose** neigt dann zur raschen Progredienz. Zur Anerkennung der Silikotuberkulose als Berufskrankheit wird der Nachweis der Aktivität der Tuberkulose gefordert. Dieser Nachweis ist dann leicht erbracht, wenn Tuberkulosebakterien gefunden werden, also eine offene Tuberkulose bestätigt wird. Die zweite Möglichkeit besteht in einer Röntgenuntersuchung.
Diagnose
Die Differenzierung silikotischer und tuberkulöser Herdbildungen ist problematisch. Selbst Zerfallshöhlen sind nicht von vornherein als tuberkulöse Kavernen anzusehen, auch die Silikose hinterlässt Einschmelzungen. Verdächtig ist das Auftreten von **weichen Herden** außerhalb der Schwielengebiete oder in den von der Silikose verschonten Spitzen. Tuberkulöse Herdsetzungen zeigen im Vergleich zu silikotischen Veränderungen einen schnelleren Gestaltwandel. Auch die zirrhotische Umwandlung tuberkulöser Herde geschieht rascher als bei der Silikose und manifestiert sich topisch regelloser. Schließlich sei darauf hingewiesen, dass in den frühen Stadien der Silikose sich röntgenographisch zuerst eine netzförmige Gerüstverdichtung darbietet, die mit einer Einlagerung von Knötchen einhergeht. Die Tuberkulose beginnt stets mit Fleckschatten, die erst später von Streifenschatten gefolgt werden.

3.4 Krankheiten des kleinen Kreislaufs

H98

Frage 3.75: Lösung E

Als Ursache der **primären pulmonalen Hypertonie** wird eine obliterierende Erkrankung der mittleren und kleinen Pulmonalarterien als primärer Gefäßprozess diskutiert.
Erkrankungen der Atemwege (chronisch obstruktive Bronchitis, Emphysem, Lungenfibrose u. a.), **des Herzens** (z. B. Klappenvitium, Herzfehler mit großem Links-Rechts-Shunt, schwere Linksherzinsuffizienz ⇒ Stauung im Lungenkreislauf) oder Erkrankungen, die mit einer **Beeinträchtigung der Thoraxwandmotilität** einhergehen (Thoraxdeformität, neuromuskuläre Erkrankungen u. a.) und Lungenembolien sind Ursachen der **sekundären pulmonalen Hypertonie**.

--- Pulmonale Hypertonie --- III.25

Eine Widerstandserhöhung im kleinen Kreislauf (pulmonale Hypertonie) kommt entweder durch eine morphologisch-organische oder eine funktionelle Einschränkung der Lungenstrombahn zustande.
Strukturreduktion
Sie ist Folge eines Verlustes oder Verödens von Lungengefäßen bzw. Kapillaren und tritt auf bei:
- Lungenemphysem
- Lungenzysten
- Lungenfibrosen
- Tuberkulose, Morbus Boeck
- Pneumokoniosen
- Bronchiektasen

Gefäßobstruktion
- multiple Mikroembolien
- primäre Pulmonalsklerose
- Arteriitis pulmonalis

Gefäßkonstriktion
(Euler-Liljestrand-Mechanismus bei alveolärer Hypoxie)
- Aufenthalt in großer Höhe (alveoläre Hypoxie)
- Thoraxdeformitäten (z. B. Kyphoskoliose)
- Pickwick-Syndrom (alveoläre Hypoventilation verbunden mit Schlafsucht)
- neuromuskuläre Störungen der Atemmuskulatur

Funktionsstörungen
- angeborene Herzvitien mit Links-Rechts-Shunt und Überlastung des kleinen Kreislaufs (ASD, VSD)
- arteriovenöse Fisteln
- Mitralstenose

Die **pulmonale Hypertonie** ist zu Beginn nach Druckentlastung noch reversibel. Bei länger bestehender Erkrankung stabilisiert sich der Hypertonus und führt typischerweise zur Rechtsherzbelastung. Spirometrisch lässt sich meistens bei der Funktionseinschränkung sowohl eine obstruktive als auch eine restriktive Komponente nachweisen.
Hämodynamisch wird die pulmonale Hypertonie nach dem Pulmonalarteriendruck eingeteilt:
- geringgradige pulmonale Hypertonie (Mitteldruck < 4,6 kPa)
- mittelgradige pulmonale Hypertonie (Mitteldruck < 7,3 kPa)
- schwere pulmonale Hypertonie (Mitteldruck > 7,3 kPa)

Der normale Mitteldruck in der A. pulmonalis beträgt 2,4 kPa.

H98

Frage 3.76: Lösung C

Die **pulmonale Hypertonie** ist **zu Beginn** nach Druckentlastung noch **reversibel**. Bei länger bestehender Erkrankung stabilisiert sich der Hypertonus und führt typischerweise zur **Rechtsherzbelastung** (EKG-Befund) und zum **Cor pulmonale**.
Hämodynamisch wird die pulmonale Hypertonie nach dem **mittleren Pulmonalarteriendruck** (in Ruhe gemessen) eingeteilt: **leichte** pulmonale Hypertonie (Mitteldruck 2,4 **bis 4,6 kPa**), **mittelgradige** pulmonale Hypertonie (Mitteldruck **bis 7,3 kPa**), **schwere** pulmonale Hypertonie (Mitteldruck > **7,3 kPa**).
Klinische Befunde:
kompensiertes Cor pulmonale:
- **Belastungsdyspnoe**, rasche Ermüdbarkeit bei Belastung, **Zyanose**, präkordialer Belastungsschmerz
- **Belastungssynkopen** bei Hustenanfällen, gel. Herzrasen/Rhythmusstörungen
- systolisches Heben links parasternal
- **Auskultation** ⇒ permanente Spaltung des 2. Herztons mit Betonung des Pulmonalklappentons.

dekompensiertes Cor pulmonale (⇒ **manifeste Rechtsherzinsuffizienz**):
- Halsvenenstauung, **Hepatomegalie, periphere Ödeme,** relative Pulmonal- oder Trikuspidalinsuffizienz
- rez. auftretende retrosternale Schmerzen, gel. auch Hämoptyse
- **Auskultation** ⇒ zusätzlich diastol. Graham-Steel-Geräusch über der Pulmonalklappe: syst. Geräusch über der Trikuspidalklappe, Galopprhythmus

Diagnostik:
- **Blutgasanalyse:** arterielle Hypoxämie, Hyperkapnie; **respiratorische Azidose** mit entsprechenden Elektrolytverschiebungen
- **Labor:** Polyglobulie und **erhöhter Hämatokritwert (Hyperkoagulabilität ⇒ thromboembolische Komplikationen),** Bestimmung des Gerinnungsstatus einschl. Protein C und S, Cardiolipin-AK und Lupus-Antikoagulans

Zu **(C):** Die Atemmechanik ergibt keine charakteristischen Hinweise auf eine pulmonale Hypertonie. Die **periodische (Cheyne-Stokes-)Atmung** ist nicht für einen bestimmten Defekt im Regelkreis der Atmung pathognomonisch.
Sie kann bei einer Störung des Atemzentrums ebenso wie physiologisch im Schlaf auftreten.

Cor pulmonale — III.26

Das **akute Cor pulmonale** bezeichnet eine akute Dilatation und Insuffizienz des rechten Ventrikels infolge akuter Druckbelastung ohne vorhergehende adaptive Muskelhypertrophie. Häufigste Ursache ist die massive Lungenembolie. Daneben können der Status asthmaticus, Spannungspneumothorax und das Mediastinalemphysem zum akuten Cor pulmonale führen.
Unter einem **chronischen Cor pulmonale** versteht man eine Hypertrophie und Dilatation des rechten Ventrikels als Folge von Erkrankungen, durch die die Funktion oder Struktur der Lungen beeinflusst wird bzw. solche, die zu morphologischen und anhaltenden funktionellen Veränderungen in der Lungenstrombahn führen (WHO). Grundsätzlich können alle umschriebenen oder generalisierten Lungenerkrankungen – auch extrapulmonaler Genese – bei entsprechend langem Bestehen zum **chronischen Cor pulmonale** führen.
Die häufigste **Ursache des chronischen Cor pulmonale** ist ein Lungenemphysem. Andere ursächliche Möglichkeiten sind Fibrosen, Pneumokoniosen, Tuberkulose und Embolien.
Die daraus resultierende alveoläre Hypoventilation mit konsekutiver **Hypoxämie** ist in erster Linie für die Drucksteigerung im Lungenkreislauf verantwortlich. Bildet sich im Laufe der Erkrankung eine respiratorische Globalinsuffizienz aus, steigt der intravasale Druck weiter an. Zunächst ist die **Erhöhung des Pulmonalgefäßwiderstandes** noch funktioneller Art und somit reversibel. Nach längerer Krankheitsdauer resultieren jedoch Wandverdickungen und der Verschluss von Kapillaren und Arteriolen, mit einer Rarefizierung des Gefäßbettes.
Klinische Befunde
- Halsvenenstauung, Lebervergrößerung, periphere Ödeme, Dyspnoe, Zyanose
- gel. retrosternale Schmerzen
- Belastungssynkopen
- relative Pulmonal- oder Trikuspidalinsuffizienz
- permanente Spaltung des 2. Herztons mit Betonung des Pulmonalklappentones
- arterielle Hypoxämie, Hyperkapnie
- EKG-Zeichen (P-pulmonale, negatives P in Ableitung aVL)

Durch die zunehmende Belastung des rechten Ventrikels kommt es zunächst zur Rechtsherzhypertrophie, dann im Stadium der Dekompensation zur Dilatation des rechten Ventrikels.
Beim chronischen Cor pulmonale tritt eine respiratorische Azidose mit entsprechenden Elektrolytverschiebungen auf.
Therapeutisch ist es wichtig, möglichst früh mit der Unterstützung des Herzens zu beginnen (Vorlastsenkung), interkurrente Lungeninfekte, die zur weiteren Verschlechterung der Lungenfunktion führen, rechtzeitig zu behandeln (Antibiotika) und den Patienten zu einer konsequenten Lebensführung (körperliche Schonung) anzuhalten, ferner Sauerstoff-Therapie, Theophyllin-Gabe.

Diagnostik des Cor pulmonale — III.27

Das **Cor pulmonale** führt zu Dyspnoe, Zyanose, Halsvenenstauung, Hepatomegalie und peripheren Ödemen. Die Patienten klagen oft über Herzrasen, das mit Rhythmusstörungen verbunden sein kann. Gelegentlich sind rechtssternale Herzpulsationen zu sehen, die aber auch von der emphysematös veränderten Lunge überdeckt werden können.
Die **Diagnose** wird mittels EKG, Röntgenbefund und Lungenfunktionsprüfung erstellt. Das Labor weist eine Polyglobulie und einen erhöhten Hämatokritwert aus, was durch die chronische Sauerstoffuntersättigung des Blutes zu erklären ist. Als Folge der Polyglobulie besteht gleichzeitig eine Hyperkoagulabilität, die das Entstehen thromboembolischer Komplikationen begünstigt. Durch einen **Einschwemmkatheter** lässt sich die Druckerhöhung im kleinen Kreislauf nachweisen und der Schweregrad der Erkrankung ermitteln. Die Blutgase sind in jedem Fall pathologisch verändert, was sich entweder in Form einer arteriellen Hypoxämie oder in Form der Globalinsuffizienz äußern kann.
Das **EKG** ist nicht in jedem Fall verändert. So können die Zeichen einer Rechtsherzhypertrophie durch eine gleichzeitig bestehende Linkshypertrophie neutralisiert werden.
Kriterien sind:
- Rechtstyp bzw. Sagittaltyp
- P-dextroatriale
- Rechtshypertrophie (hohes R in V_1, R/S > 1 mV; in V_{5-6} S ≥ 0,7 mV; $RV_1 + RV_5$ ≥ 1,05 mV.

Am Herzen selbst unterscheidet man 4 Röntgenstadien:
I = kleines Herz = verstärkte systolische Kontraktion als Antwort auf die Druckbelastung
II = „normale" Größe = Zunahme des endsystolischen Restvolumens
III = Linksverbreiterung = Rotation des Herzens, wodurch der rechte Ventrikel randbildend wird
IV = Rechtsverbreiterung = Vergrößerung des rechten Vorhofs als Folge der relativen Trikuspidalklappeninsuffizienz

Das **Röntgenbild des Herzens** weist typische Zeichen des Cor pulmonale auf:
- Der rechte absteigende Ast der A. pulmonalis ist auf 16–18 mm und mehr verbreitert.
- Es besteht eine abrupte Kaliberabnahme von den erweiterten Lappenarterien zu den Segmentarterien hin (= Kalibersprung).
- Gleichzeitig findet sich eine helle, gefäßarme Lungenperipherie.
- Der Conus pulmonalis ist deutlich vorgewölbt, was besonders bei schrägem Durchmesser sichtbar wird.

gen des Thorax nicht mehr folgen. Dies führt zur **Störung des Gasaustausches auf der betroffenen Seite.** Unter Ruhebedingungen kann der nicht betroffene Lungenflügel eine ausreichende Arterialisierung des Blutes gewährleisten. Bei geringer körperlicher Belastung (→ vermehrter O_2-Bedarf, Anstieg des pCO_2) tritt jedoch relativ schnell eine **Zyanose als Zeichen der Dekompensation** auf. Bei der Inspiration entsteht auf der gesunden Seite ein Unterdruck. Gleichzeitig dringt Atemluft von außen in den offenen Interpleuralspalt (dabei wird das Mediastinum zur gesunden Seite gezogen). Bei der Exspiration kehren sich diese Vorgänge um. Durch den Defekt in der Thoraxwand tritt die Luft wieder nach außen; infolge Retraktion des intakten Lungenflügels wird das Mediastinum zur kranken Seite hin verschoben.

Folge:
Lungenkollaps auf der verletzten Seite, Verlagerung des Mediastinums und Pendelluftbewegungen führen zur pulmokardialen Insuffizienz.

Klinik:
Dyspnoe, Zyanose, akute venöse Einflussstauung (der entstehende Überdruck komprimiert auch die herznahen Gefäße und den rechten Vorhof = **extraperikardiale Herztamponade**), sinkender systolischer Blutdruck bei sistierendem diastolischen Blutdruck.

H93

Frage 3.77: Lösung B

Siehe Lerntext III.28.

H93

Frage 3.78: Lösung D

Symptome und Befunde beim Pneumothorax:
- stechender Schmerz auf der betroffenen Seite
- Dyspnoe
- fehlendes Atemgeräusch auf der betroffenen Seite
- bei Belastung → Zyanose

Die kollabierte Lunge hat den Kontakt zur Thoraxwand verloren und kann den Exkursionsbewegun-

H93

Frage 3.79: Lösung A

Siehe Tabelle 3.5.

H93

Frage 3.80: Lösung C

Siehe Tabelle 3.5.

H93

Frage 3.81: Lösung E

Bei der Interkostalneuralgie kann eine ausgeprägte Schonatmung zu einer Abnahme des pO_2 führen.

Tab. 3.5 Typische Veränderungen bei

	Lungenembolie	Herzinfarkt	Pleuropneumonie	Pneumothorax
Atemgeräusch	anfangs o.B.	o.B.	Rasselgeräusch Pleurareiben	einseitig aufgehoben
Labor (Kreatinkinase)	CK normal	CK u. CK-MB erhöht	CK normal	CK normal
EKG	Rechtsrotation der Herzachse, Rechtsbelastung	infarkttypische Veränderung	normal	Niedervoltage ggf. Rechtsbelastung
Blutgase (pO_2)	pO_2 reduziert	pO_2 normal	pO_2 reduziert	pO_2 reduziert
Dyspnoe	intensiv	gering	gering	intensiv

3.4 Krankheiten des kleinen Kreislaufs

[F95]
Frage 3.82: Lösung E

Zur **Widerstandserhöhung im kleinen Kreislauf (pulmonale Hypertonie)** kommt es entweder durch eine morphologisch-organische oder eine funktionelle Einschränkung der Lungenstrombahn. Sie ist zu Beginn nach Druckentlastung noch reversibel. Bei länger bestehender Erkrankung stabilisiert sich der Hypertonus und führt typischerweise zur **Rechtsherzbelastung**.

Grundsätzlich können alle umschriebenen oder generalisierten Lungenerkrankungen – auch extrapulmonaler Genese – bei entsprechend langem Bestehen zum **Cor pulmonale** führen. Die häufigste Ursache des **Cor pulmonale** ist das **Lungenemphysem**. Die daraus resultierende **alveoläre Hypoventilation mit konsekutiver Hypoxämie** ist in erster Linie für die **Drucksteigerung im Lungenkreislauf** verantwortlich. Bildet sich im Laufe der Erkrankung eine respiratorische Globalinsuffizienz aus, steigt der intravasale Druck weiter an. Zunächst ist die Erhöhung des Pulmonalgefäßwiderstandes noch funktioneller Art und somit reversibel. Nach längerer Krankheitsdauer resultieren jedoch Wandverdickungen und der Verschluss von Kapillaren und Arteriolen, mit einer Rarefizierung des Gefäßbettes.

Ursachen:
Strukturreduktion
Sie ist Folge eines Verlustes oder Verödens von Lungengefäßen bzw. Kapillaren und tritt auf bei:
- Lungenemphysem
- Lungenzysten
- Lungenfibrosen
- Tuberkulose, Morbus Boeck
- Pneumokoniosen
- Bronchiektasen

Gefäßobstruktion
- multiple Mikroembolien
- primäre Pulmonalsklerose
- Arteriitis pulmonalis

Gefäßkonstriktion
(Euler-Liljestrand-Mechanismus bei alveolärer Hypoxie)
- Aufenthalt in großer Höhe (alveoläre Hypoxie)
- Thoraxdeformitäten (z.B. Kyphoskoliose)
- Pickwick-Syndrom (alveoläre Hypoventilation verbunden mit Schlafsucht)
- Lähmung der Atemmuskulatur
- Mitralstenose

Funktionsstörungen
- angeborene Herzvitien mit Links-Rechts-Shunt und Überlastung des kleinen Kreislaufs (ASD, VSD)
- arteriovenöse Fisteln
- Mitralstenose

[H97]
Frage 3.83: Lösung B

Das **chronische Cor pulmonale** bezeichnet eine **Hypertrophie und Dilatation des rechten Ventrikels** als Folge einer **Struktur-, Funktions-, oder Zirkulationsstörung der Lunge** mit **pulmonaler Hypertonie** (American Thoracic Society).

Einteilung:
- **latentes** Cor pulmonale → pulmonale Hypertonie nur unter Belastung
- **manifestes** Cor pulmonale → pulmonale Hypertonie mit Rechtsherzhypertrophie ohne Stauungszeichen
- **dekompensiertes** Cor pulmonale → pulmonale Hypertonie mit Rechtsherzinsuffizienz in Ruhe

Klinische Befunde
kompensiertes Cor pulmonale:
- **Belastungsdyspnoe,** rasche Ermüdbarkeit bei Belastung, Zyanose, retrosternale Schmerzen
- **Belastungssynkopen** bei Hustenanfällen, gel. Herzrasen/Rhythmusstörungen
- systolisches Heben links parasternal
- **Auskultation** → permanente Spaltung des 2. Herztons mit Betonung des Pulmonalklappentons

dekompensiertes Cor pulmonale (→ manifeste Rechtsherzinsuffizienz):
- Halsvenenstauung, Hepatomegalie, **periphere Ödeme,** relative Pulmonal- oder Trikuspidalinsuffizienz
- **Auskultation** → zusätzlich diastol. Graham-Steel-Geräusch über der Pulmonalklappe; syst. Geräusch über der Trikuspidalklappe, Galopprhythmus
- **Blutgasanalyse** → arterielle Hypoxämie, Hyperkapnie, **respiratorische Azidose** mit entsprechenden Elektrolytverschiebungen

Diagnostik
- **Labor: Polyglobulie** und **erhöhter Hämatokritwert (Hyperkoagulabilität → thromboembolische Komplikationen),** Bestimmung des Gerinnungsstatus einschl. Protein C und S, Cardiolipin-AK und Lupus-Antikoagulans
- **Blutgasanalyse** → arterielle **Hypoxämie** oder respir. **Globalinsuffizienz**

Das **EKG** ist **nicht in jedem Fall verändert**. Zeichen einer **Rechtsherzhypertrophie** treten meist erst in fortgeschrittenem Stadium auf und können auch durch eine gleichzeitig bestehende Linkshypertrophie neutralisiert werden.

Echokardiographie: rechtsventrikuläre Hypertrophie bzw. Dilatation; paradoxe Septumbeweglichkeit (Septum bewegt sich in der Systole vom linken Ventrikel weg), ggf. Trikuspidalinsuffizienz, Nachweis von Thromben

Röntgen:
- prominentes Pulmonalissegment, Dilatation des Pulmonalarterienhauptstamms, **vermehrte zentrale Lungengefäßzeichnung** durch Erweiterung der zentralen Lungenarterien, **verminderte periphere Lungengefäßzeichnung**
- **Kalibersprung, sog. Hilusamputation** durch abrupte Kaliberzunahme der erweiterten Lappenarterien zu den Segmentarterien hin

Am Herzen unterscheidet man 4 Röntgenstadien:
I. **kleines Herz** mit verstärkter systolischer Kontraktion als Antwort auf die Druckbelastung
II. **„normale" Herzgröße** mit Zunahme des systolischen Restvolumens
III. **Linksverbreiterung** → Rotation des Herzens, wodurch der **rechte Ventrikel** randbildend wird
IV. **Rechtsverbreiterung** → Vergrößerung des rechten Vorhofs als Folge der relativen **Trikuspidalinsuffizienz**

--- Lungenembolie --------------- III.28 ---

Symptome und Befunde bei der Lungenembolie
- Tachykardie
- Tachypnoe, Dyspnoe
- Thoraxschmerz, Pleuraschmerz
- Husten, Hämoptoe
- Schweißausbruch, Angst
- Eintrübung des Sensoriums
- Zyanose
- gestaute Halsvenen
- akzentuierter P_2, 4. (3.) Herzton
- Pleurareiben, Rasselgeräusche
- Ergusszeichen
- Ödeme, Leberstauung, Leberpuls

EKG
- T-Inversion (negativ in III)
- ST-Senkung (-Hebung)
- $S_I Q_{III}$-Typ, inkompletter/kompletter Rechtsschenkelblock
- Extrasystolen und P-pulmonale

Laborbefunde
- LDH ↑, Enzyme der akuten Leberstauung ↑ (GPT, GOT, γ GT)
- Serumbilirubin ↑

Blutgase
- pO_2 vermindert, pCO_2 vermindert, pH ↑ (respiratorische Alkalose)

Die **Symptomatik der massiven Lungenembolie** entwickelt sich schlagartig mit den Zeichen des Kreislaufschocks, beschleunigter Atem- und Pulsfrequenz, blasser Zyanose, Schweißausbruch und Bewusstseinsschwund. Thorakale Schmerzen v. a. beim Einatmen sind in Verbindung mit zunehmender Dyspnoe die häufigsten Beschwerden.

Die **Blutgasanalyse** weist eine arterielle Hypoxämie, Hypokapnie und Alkalose auf. In der **Röntgenthoraxaufnahme** werden Infiltrat bzw. Atelektase meist erst nach 24 Stunden sichtbar. Auf der Embolieseite können Zwerchfellhochstand sowie zentral überfüllte Pulmonalarterienäste und abrupter Abbruch (**Hilusamputation**) nachweisbar sein. Die Treffsicherheit der Diagnose einer Lungenembolie im konventionellen Röntgenbild beträgt nur etwa 40%. Bei der Mehrzahl der gesicherten Lungenembolien bestehen keine segmentalen Verschattungen.

Hinweise für einen Lungeninfarkt geben Pleuraschmerzen, Pleurareiben, Ergusszeichen, Husten und Hämoptoe; Röntgenologisch ist ein reflektorischer Zwerchfellhochstand der erkrankten Seite sowie eine keilförmig fleckige Verschattung im infarzierten Bereich nachweisbar, ebenso wie plattenförmige Atelektasen in den Unterfeldern.

Die **Lungenembolie** tritt häufig nach Ereignissen auf, die zu einem Anstieg des Venendrucks führen (Pressen beim Stuhlgang, Lagewechsel, Hustenanfälle).

Kleine Lungenembolien können auch ohne Symptome verlaufen. Typischerweise finden sich bei mittelgroßen Embolien: Thoraxschmerz, Dyspnoe und Hämoptoe (**Trias**). Der plötzliche Verschluss des Truncus pulmonalis verläuft in der Regel tödlich.

Nach einer Lungenembolie ist mit einer längeren Rekonvaleszenz zu rechnen (6 Monate), in der die Patienten über Belastungsdyspnoe und Neigung zu Tachykardien klagen. Bei etwa 20% der Patienten ist der erste Anfall letal.

Die **Diagnosestellung** erfolgt mittels Spiral-CT mit Kontrastmittelgabe oder Elektronenstrahltomographie (EBT) oder digitaler Subtraktionsangiographie (DSA), Perfusionsszintigraphie, Rechtsherzkatheter und Pulmonalisangiographie. Obligatorisch ist eine Röntgenaufnahme in 2 Ebenen.

Labor: Die LDH ist erhöht, es können eine Leukozytose und bei Leberstauung erhöhte Bilirubinwerte zu finden sein.

Therapie: Als Sofortmaßnahmen sind Schmerz- und Schockbekämpfung notwendig. Wegen der notwendigen fibrinolytischen Behandlung dürfen keine i.m. Injektionen verabfolgt werden. Sowohl Heparingabe als auch eine Fibrinolyse mit Streptokinase (250 000 IE) schließen sich an.

Tab. 3.6 Schweregradeinteilung, klinische Symptomatik und Therapie der Lungenembolie (n. Heinrich u. Klinik)

Diagnose	fulminante (akut tödliche) Lungenembolie	massive Lungenembolie	submassive Lungenembolie	kleine oder multiple rezidivierende Mikroembolien
Stadium	IV	III	II	I
pathologisch-anatomisch	Verlegung Pulmonalarterienstamm	Verlegung eines Pulmonalarterienastes oder mehrerer Lappenarterien	Verlegung von Segmentarterien	Verlegung peripherer Äste
Klinik	plötzliches Auftreten von Schock, Tachypnoe, Tachykardie, Dyspnoe, Zyanose, Galopprhythmus, Bewusstlosigkeit, Kreislaufstillstand, Exitus letalis	plötzliches Auftreten von Dys-, Tachypnoe, Zyanose, Brustschmerz, Galopprhythmus, Schock, Bewusstlosigkeit, Tachykardie, Kreislaufstillstand	plötzliches Auftreten von Dyspnoe, Tachypnoe, Brustschmerz, Tachykardie, Unwohlsein, Fieber	uncharakteristisch oder plötzliches Auftreten von mäßiger Dyspnoe, Tachypnoe, Brustschmerz, Tachykardie, Husten, Hämoptysen, Fieber, Pleuraerguss
systemarterieller Druck (mmHg)	stark erniedrigt	erniedrigt	normal bis leicht erniedrigt	normal
pulmonalarterieller Druck (mmHg)	> 30	30	normal bis leicht erhöht	normal
paO$_2$ (mmHg)	50	65	80	normal
paCO$_2$ (mmHg)	30	30	35	normal
Therapie	evtl. Reanimation Notembolektomie oder Thrombolyse	evtl. Reanimation selektive Pulmonalisangiographie, pulmonale Embolektomie oder Thrombolyse	Heparin oder Thrombolysetherapie	Heparin Antikoagulanzientherapie

---

F00

Frage 3.84: Lösung B

Anamnese, Thorax-Röntgenbild und klinische Befunde sprechen bei dieser Patientin eindeutig für das Vorliegen einer **Lungenembolie**. Etwa **ein Drittel aller tiefen Beinvenenthrombosen verläuft zunächst klinisch unauffällig** und fällt erst durch das Auftreten einer **Lungenembolie** auf. Klinische Zeichen wie **einseitige Beinschwellung (Umfangsdifferenz)** treten meist nur bei **proximaler Phlebothrombose auf** und bestehen nur bei etwa der Hälfte der Patienten.
Röntgenaufnahme (Veränderungen nur in **40 %** der gesicherten Fälle!):
- periphere Aufhellungszone nach dem Gefäßverschluss (Westermark-Zeichen)
- **Kalibersprung** der Gefäße
- **reflektorischer Zwerchfellhochstand** auf der erkrankten Seite
- **keilförmig fleckige Verschattung** in infarzierten Bereich (links im Bild)
- **plattenförmige Atelektasen** in den Unterfeldern

Klinische Befunde, die in **Abhängigkeit** vom **Schweregrad** auftreten:
- sämtliche Grade der **Dyspnoe, Tachypnoe**
- **Tachykardie**
- **Thoraxschmerz** (oft inspiratorisch zunehmender pleuritischer Schmerz)
- **Husten**, Hämoptoe
- **Schweißausbruch**, Angst
- rezidivierende **Synkopen**, ggf. Eintrübung des Sensoriums ⇒ Schock
- ggf. **Zyanose**, gestaute Halsvenen, Leberstauung, Leberpuls, Ödeme

H00

Frage 3.85: Lösung C

Zu (C): Die **Langzeitprophylaxe nach Lungenembolie** besteht in einer **Dauerantikoagulation mit Kumarinderivaten** über eine Dauer von bis zu einem Jahr, die sich am Schweregrad der Lungenembolie und an der Ausdehnung der Quellthrombose orientiert. In Einzelfällen kann auch eine lebenslange Antikoagulation erforderlich sein. Bei nachgewiesenen Kontraindikationen gegen Dauerantikoagulation oder bei rezidivierenden Embolien trotz Antikoagulation besteht die Indikation zur perkutanen Implantation von V.-cava-Filtern.

Zu (B), (D) und (E): Zur **Prophylaxe thrombotischer Gefäßverschlüsse** können die **Thrombozyten-Aggregationshemmer** Acetylsalicylsäure und Ticlopidin eingesetzt werden. Bei Erkrankungen der **peripheren Arterien und der hirnversorgenden Arterien** wird **Acetylsalicylsäure** bevorzugt verabreicht wärend **Ticlopidin** insbesondere bei **Unverträglichkeit gegen Acetylsalicylsäure** zur Sekundärprophylaxe nach Hämodialyse Shuntkomplikationen zugelassen ist. Aggregationshemmer aus der Gruppe der Glykoprotein-IIb/IIIa-Inhibitoren sind zur Behandlung kardialer Erkrankungen teilweise bereits zugelassen.

Zu (A): **Hirudin** ist ein direkter Thrombinhemmer, der durch eine Eins-zu-eins-Bindung am Thrombinmolekül die thrombogene Wirkung des Thrombins hemmt. Lepirudin, das erste aus Hefezellen rekombinierte Hirudin, kann als Substitut für das aus Blutegeln isolierte Hirudin zur Gerinnungshemmung eingesetzt werden. Zugelassen ist das Präparat bei Heparin-assoziierter Thrombozytopenie Typ II und thromboembolischen Erkrankungen, die eine parenterale antithrombotische Therapie erfordern.

F97

Frage 3.86: Lösung D

Nur etwa 40% der Lungenembolien werden klinisch erkannt!
Klinische Befunde, die in **Abhängigkeit** vom **Schweregrad** auftreten:
- sämtliche Grade der **Dyspnoe, Tachypnoe**
- **Tachykardie**
- **Thoraxschmerz** (oft inspiratorisch, zunehmender pleuritischer Schmerz)
- **Husten,** Hämoptoe
- Schweißausbruch, Angst
- rezidivierende **Synkopen,** ggf. Eintrübung des Sensoriums → Schock
- ggf. **Zyanose,** gestaute Halsvenen, Leberstauung, Leberpuls, Ödeme

Auskultation:
- ggf. akzentuierter 2. Herzton, 4. (3.) Herzton, Rasselgeräusche, Pleurareiben, Ergusszeichen

EKG:
- oft nur **flüchtige Veränderungen** (*McGinn-White-Syndrom*), meist **Sinustachykardie** (auch Bradykardie bei massiver Lungenembolie möglich), **T-Inversion** (symmetrisch negativ) in **Abl. III**

---Schocklunge---III.29---

Das **Adult respiratory distress Syndrome (ARDS)** bezeichnet die akute respiratorische Insuffizienz bei vorher lungengesunden Patienten durch pulmonale Schädigung unterschiedlicher Genese.

Pathogenetische Faktoren
- **direkte pulmonale Schädigung** durch Aspiration von Mageninhalt oder Wasser (Ertrinken), Inhalation toxischer Gase, Inhalation von hyperbarem Sauerstoff, Intoxikation mit Paraquat, schwere Pneumonien u. a.
- **indirekte pulmonale Schädigung** durch Polytrauma, Sepsis, Schock, Massentransfusion, disseminierte intravasale Gerinnung u. a.

Das Syndrom der **Schocklunge** (adult respiratory distress syndrome, ARDS) stellt die häufigste Todesursache von Patienten dar, die ein Schockgeschehen aus primär nicht pulmonaler Ursache überlebt haben. Das **Stadium I** (Latenzstadium) umfasst den Zeitraum von einigen Stunden bis zu 3 Tagen. In dieser Phase kommt es zur Ausbildung des **interstitiellen Ödems.** Die arterielle Blutgasanalyse weist zu diesem Zeitpunkt eine leichtgradige Hypoxämie und respiratorische Alkalose auf.

Im **Stadium II** findet man bei der Blutgasanalyse eine **zunehmende Hypoxämie** sowie pulmonale **Sequestration von Thrombozyten** und **Leukozyten.** Die Stadien I und II gelten noch als reversibel.

Etwa 1 Woche nach dem auslösenden Ereignis führt eine Fehlregeneration der Alveolenwand zur zunehmenden Fibroblastenaktivierung in der Lunge. Dieses Stadium ist durch eine ausgeprägte arterielle Hypoxämie sowie respiratorische und metabolische Azidose gekennzeichnet. Als **Mediatoren der Endothelzellschädigung** kommen Leukozyten und deren Enzyme, Interleukin 1, Eikosanoide und deren Metabolite sowie freie Sauerstoffradikale in Betracht. Die **Verbrauchskoagulopathie** bedingt die Ablagerung von Mikrothromben in der Lungenstrombahn. Die **Mikrozirkulation** wird durch die mediatorbedingte präkapilläre Vasokonstriktion weiter verschlechtert. Die **verminderte Produktion des Antiatelektase-Faktors (Surfactant)** führt zum Alveolenkollaps.

Lungenfunktion: Compliance und Diffusionskapazität sind frühzeitig vermindert.

Stadium I → **Hypoxämie und Hyperventilation** mit respiratorischer Alkalose
Stadium II → **zunehmende Dyspnoe,** fleckige, streifige Verdichtungen im Thoraxröntgenbild der Lunge
Stadium III → **respiratorische Globalinsuffizienz** mit respiratorischer Azidose und beidseitigen Lungenverschattungen im Röntgenbild.

3.4 Krankheiten des kleinen Kreislaufs

Das klinische Krankheitsbild kann sich nach einer Latenzzeit von wenigen Stunden bis zu einigen Tagen entwickeln.
Die **Prognose** der Erkrankung hängt von einer frühzeitigen Therapie der ARDS ab.

[F97]

Frage 3.87: Lösung B

ARDS:
- Lungenfunktion: **Compliance** und **Diffusionskapazität** (→ **alveolokapilläre O_2-Transferstrecke nimmt zu**) sind frühzeitig vermindert, Vitalkapazität ↓
- extravasales **Lungenwasser** ↑
- Rechtsherzkatheter: Pulmonaler Kapillardruck ↓ (< 15 mmHg) ist charakteristisch für ARDS, hoher **pulmonaler Kapillardruck** („Wedge-Druck" > 20 mmHg) spricht für kardiale Stauungsinsuffizienz.
- **Blutgasanalyse und Röntgenbefunde:**

Stadium I → leichtgradige **Hypoxämie** und **Hyperventilation mit respiratorischer Alkalose**

Stadium II → zunehmende **Hypoxämie** und **Dyspnoe**, Übergang von „Schmetterlingsfigur" zu fleckig-streifigen Verdichtungen im Thoraxröntgenbild

Stadium III → **respiratorische Globalinsuffizienz** mit respiratorischer und metabolischer Azidose und beidseitigen konfluierenden Lungenverschattungen („weiße Lunge") im Thoraxröntgenbild

---

[H93]

Frage 3.88: Lösung D

Beispiele für **Reizgase sind** Chlorgas, Nitrosegas, Ammoniakgas, Schwefelwasserstoffgas und Phosgen. Durch das Einatmen von **Nitrosegasen (NO_x)** werden v.a. Larynx (→ Epiglottis), Trachea, Bronchiolen und Alveolen mit einer Latenz von Stunden bis Tagen gereizt. Die Patienten entwickeln Atemnot, Zyanose und Husten mit schleimigem Expektorat. Im fortgeschrittenen Stadium resultiert ein **Lungenödem**. Die Symptomatologie der Reizgas-Intoxikationen hängt von der **Wasser- und Lipidlöslichkeit** der Gase, **der Dosis und der Expositionsdauer** ab. Die toxische Wirkung der Reizgase beruht auf einer direkten **Schädigung der Kapillarwände und einer Zerstörung des respiratorischen Epithels** mit zum Teil hämorrhagischer Exsudation in die Alveolen und in das Lungeninterstitium. Auch die **Alveolarmembran** ist von dieser Schädigung unmittelbar betroffen. Dabei schlagen sich wasserlösliche Reizgase frühzeitig in dem Flüssigkeitsfilm des oberen Respirationstraktes nieder, während weniger gut wasserlösliche im mittleren Respirationstrakt ihre toxische Wirkung entfalten. Lipidlösliche Reizgase schädigen vor allem Bronchioli und Alveolen (→ **chemisch induzierte Bronchiolitis/Pneumonitis**). Bei der Reizgasintoxikation ist eine längere Beobachtungszeit indiziert. Zur **Lungenödem-Prophylaxe** werden steroidhaltige Aerosole in kurzfristig wiederholten Gaben verabreicht. Das akute Lungenversagen durch ein interstitielles toxisches Lungenödem wird mit **frühzeitiger Überdruckbeatmung mit positiv endexspiratorischem Druck** oder bei entsprechender Progredienz mit **extrakorporaler CO_2-Elimination** therapiert.

Zu **(D):** Eine **eosinophile Pneumonie** kann **bei der allergischen Granulomatose (Churg-Strauss)** und bei Wurminfektionen auftreten.

Lungenödem — III.30

Unter dem **Lungenödem** versteht man ein meist akutes, in manchen Fällen aber auch subakutes oder chronisches Krankheitsbild, das meist mit einer Vermehrung seröser Flüssigkeit in den Alveolen und im interstitiellen Lungengewebe einhergeht.

Ursachen
- kardial
  - Aortenstenose, Aorteninsuffizienz
  - leichte Mitralstenose; die schwere Form neigt zur Wandverdickung der Pulmonalgefäße mit erhöhter Drucktoleranz.
  - Herzinfarkt
  - Herzrhythmusstörungen
  - (Links-)Herzinsuffizienz (→ Transsudation von Plasmaflüssigkeit in die Alveolen und das Interstitium)
- extrakardial
  - erniedrigter kolloidosmotischer Druck des Blutes (Niereninsuffizienz, Urämie, Leberzirrhose, Verbrennungen)
  - erniedrigter Alveolardruck
  - allergisch-toxische Permeabilitätssteigerung der Lungenkapillaren (Reizgase, Heroinintoxikation, Alkylphosphatester)
  - infektiöse Lungenerkrankungen (Pneumonie)
  - zentrales Lungenödem (Hirntumoren, infektiöse Enzephalitiden)
  - Schädel-Hirn-Trauma (→ Vasomotorenzentrum gestört → Kapillarpermeabilität ↑)

Pathogenetisch wesentliche Faktoren, die meist kombiniert zum Lungenödem führen, sind:
- kolloidosmotischer Druck des Blutes ↓
- hydrostatischer Druck in den Alveolarkapillaren ↑
- Permeabilität der Kapillarwände ↑
- pulmonaler Lymphabfluss ↓

Der hydrostatische Druck beträgt beim Gesunden ungefähr 8 mmHg. Bei einem Rückstau von Blut in den Lungenkreislauf kann der hydrostatische Druck den kolloidosmotischen Druck (Norm: 25 mmHg) überschreiten, und es kommt zur **Transsudation von Flüssigkeit,** zunächst ins Interstitium.

Kompensatorisch steigt der Lymphabfluss in diesen Bereichen an. Übersteigt die interstitielle Transsudation die Lymphabflusskapazität, bildet sich mit der Zeit ein massives **interstitielles Ödem** aus (→ Steigerung des Lungengewebsdruckes) mit Übertritt von Flüssigkeit in den Alveolarraum (→ auskultatorisch Rasselgeräusche).

Der **erhöhte Lungengewebsdruck** komprimiert die kleinen Lungengefäße und Bronchiolen und beeinträchtigt dadurch Ventilation und Perfusion. Gleichzeitig wird die Compliance in den betroffenen Bezirken herabgesetzt, was zur weiteren Verschlechterung der Ventilation beiträgt. In den hypoventilierten Lungenabschnitten erfolgt über den **Euler-Liljestrand-Mechanismus** eine Vasokonstriktion der Lungenarterien, wodurch das Blut in noch intakte Lungenanteile umgeleitet wird. Bei chronischer Minderperfusion ist die Produktion des die Oberflächenspannung reduzierenden Surfactant beeinträchtigt, was ebenfalls zur Verschlechterung der Ventilation beiträgt.

Leitsymptome:
- zunehmende hochgradige **Dyspnoe, Tachypnoe** und **Orthopnoe**
- **Distanzrasseln und schaumiges Sputum** bei alveolärem Lungenödem
- **Hustenreiz** v. a. bei toxischem Lungenödem
- **Angst,** mit dem Gefühl des Erstickens verbunden, und **Schweißausbruch**
- **Zyanose,** Blässe
- **Puls** tachykard
- **Röntgenbild** → vorwiegend perihilär angeordnete, **schmetterlingsförmige Verschattung.**

Therapie:
- Lagerung (Oberkörper hoch, Beine hängen lassen)
- O_2-Gabe
- Nitrokapseln (Senkung des venösen Rückstroms)
- Sedierung
- blutiger (bei Polyglobulie) oder unblutiger Aderlass (Staubinden an Extremitäten)
- forcierte Diurese (2 Amp. Furosemid i.v.)
- evtl. Überdruckbeatmung
- symptomatisch: Senkung des Hypertonus; Behandlung von Herzrhythmusstörungen
- bei Verdacht auf toxisch-allergisches Lungenödem: Corticoide i.v.

H97
Frage 3.89: Lösung C

Siehe Lerntext III.30.

3.5 Neoplasmen der Bronchien und der Lunge

Bronchialkarzinom – Pathogenese — III.31

Ausgedehnte Studien haben den Zusammenhang zwischen dem Auftreten eines **Bronchialkarzinoms** und inhalativem **Rauchen** deutlich nachgewiesen. Allerdings deckt sich das Erkrankungsverhältnis von 10 bzw. 7:1 von Männern zu Frauen nicht mit den Rauchgewohnheiten der Geschlechter. Der individuelle Krebs auslösende Faktor oder seine Kofaktoren sind daher noch nicht zweifelsfrei bestimmbar. Dennoch sterben Raucher 10-mal häufiger an Bronchialkarzinomen als Nichtraucher! Für diesen Zusammenhang spricht auch die Tatsache, dass das Risiko eines Rauchers, an einem Bronchialkarzinom zu erkranken, nach der Aufgabe des Rauchens ständig fällt.

Bei der **chronischen Bronchitis** findet sich in einem ungewöhnlich hohen Prozentsatz das Auftreten von Plattenepithelmetaplasien, die als Präkanzerosen anzusehen sind. Hierbei muss allerdings berücksichtigt werden, dass der Risikofaktor „Rauchen" bei beiden Kollektiven gleichermaßen vorhanden ist.

In Stadt- und Industriegebieten ist eine statistisch signifikante Häufung von Bronchialkarzinomen nachzuweisen. Ursächlich hierfür wird die Luftverschmutzung angesehen.

Auch **berufliche Noxen,** in erster Linie Asbest, können zum Bronchialkarzinom führen. Daher ist das Bronchialkarzinom in einer Kombination mit der Asbestose in die Liste der Berufskrankheiten aufgenommen worden. Daneben führen radioaktive Substanzen z.B. im Uranbergbau, Asphalt-, Metall- und Kohlenstäube zu einer Häufung dieses Krankheitsbildes bei exponierten Personen.

Bronchialkarzinom – Einteilung und Symptomatik — III.32

Nicht kleinzellige Karzinome:
- **Plattenepithelkarzinom** (40–50%) → meist zentral lokalisiert
- **Adenokarzinom** (10–15%) → meist peripher lokalisiert, häufigste Krebsform bei Nichtrauchern
- undifferenziertes, **großzelliges Karzinom** (5–10%)

Kleinzelliges Karzinom:
- undifferenziertes, **kleinzelliges Karzinom** (Oatzell-Karzinom) (25–30%) → frühzeitig **hämatogene Metastasen**, schlechteste Prognose, **oft paraneoplastische Hormonproduktion**

Symptome:
- rez. Husten, Hämoptyse, Dyspnoe, Thoraxschmerzen
- **Gewichtsverlust,** Schwäche
- rez. **Infektionen** poststenotischer Lungenareale → **Retentionspneumonien** → Nachtschweiß, Fieber, Thoraxschmerz
- bei **Atelektasenbildung** → Verkürzung des Klopfschalls und Verlust des Atemgeräusches

Spätsymptome:
- rez. serosanguinöse **Pleuraergüsse**
- **Zwerchfelllähmung** als Folge eines Befalls des N. phrenicus
- **Heiserkeit** durch Irritation des N. recurrens
- **Vena cava superior-Syndrom** durch Behinderung des venösen Abflusses → obere Einflussstauung
- ggf. **Lymphangiosis carcinomatosa** → subakutes Cor pulmonale
- bei apikal gelegenem **Pancoast-Tumor:** **Horner-Syndrom** (Infiltration des Grenzstrangs), **Destruktion der 1. Rippe**

Paraneoplastische Symptome (besonders häufig bei kleinzelligem Bronchialkarzinom):
- ektopische **ACTH-Produktion** → **Cushing-Syndrom**
- inadäquate **ADH-Sekretion** → Wasserretention und Hyponatriämie
- Produktion von **Parathormon-ähnlichen Peptiden** (v. a. Plattenepithelkarzinome) → **Hyperkalzämie**
- ggf. Gynäkomastie, Hyperglykämie, Thyreotoxikose und Hautpigmentierungen
- **paraneoplastische Thromboseneigung**
- **Osteoarthropathia hypertrophica** → Trommelschlägelfinger und -zehen, periostale Auftreibungen an den distalen Partien der langen Knochen
- **Lambert-Eaton-Syndrom** → Myasthenie-ähnliche Schwäche der Extremitätenmuskulatur
- **periphere Neuropathie** → Parästhesien und peripherer Reflexverlust
- **Polymyositis** und **Dermatomyositis**

F97

Frage 3.90: Lösung D

Siehe Lerntext III.32.

F93

Frage 3.91: Lösung B

Der **Pancoast-Tumor** (Sulcus-superior-Tumor) ist ein Tumor der oberen Lungenfurche. Mikroskopisch kann man das Plattenepithel-, das Adenokarzinom und den kleinzelligen Tumor differenzieren.
Symptome:
Zerstörungen der 1.–3. Rippe, Schultergürtelschmerzen, Lähmungen der Hand mit Muskelatrophie, Horner-Symptomkomplex
Zu **(A):** Bei der **Blalock-Taussig-Operation** wird zur Verbesserung der Lungendurchblutung bei der Fallot-Tetralogie ein **künstlicher Ductus arteriosus Botalli durch End-zu-Seit-Anastomosierung der Arteria subclavia mit einem Lungenarterienast jenseits der Pulmonalstenose** angelegt.
Zu **(C):** Bei der Aortenisthmusstenose treten Rippenusuren durch erweiterte Interkostalarterien v. a. an den Unterkanten der Rippen III bis IX auf.
Zu **(E):** Im Rahmen der Lungenspitzentuberkulose kann sich durch hämatogene Streuung eine Spondylitis tuberculosa entwickeln, von der insbesondere die Wirbelsäule betroffen wird.

H94

Frage 3.92: Lösung B

Reizhusten tritt postinfektiös oder bei Druck auf die Luftwege von innen durch Tumoren, Fremdkörper, Granulome und von außen durch Tumorenmetastasen, Aortenaneurysmen ebenso wie durch Zug am Lungenparenchym als Folge schrumpfender Prozesse auf.
Die langjährige Raucheranamnese muss an ein **Bronchialkarzinom** denken lassen. **Thoraxröntgenaufnahmen** in zwei Ebenen sind obligat. Die Bronchoskopie sollte hier zur Ausschlussdiagnostik eingesetzt werden.
Übersichtsaufnahmen in 2 Ebenen dienen dem Nachweis retrokardialer Herde. Sollte es sich als notwendig erweisen, so muss auch durchleuchtet werden (Zwerchfellbeweglichkeit!) oder es müssen Schichtaufnahmen angefertigt werden, mit denen besonders zentrale Karzinome eventuell erfasst werden können. Das **Bronchialkarzinom** vermag röntgenmorphologisch praktisch jedes andere Krankheitsbild nachzuahmen oder vorzutäuschen. Hinzu kommt, dass trotz fortgeschrittener, inoperabler Erkrankung das zentrale Karzinom öfters überhaupt kein Röntgensubstrat liefert. Der **Erkrankungsgipfel liegt zwischen dem 5. und 7. Lebensjahrzehnt.**

H96

Frage 3.93: Lösung C

Siehe Lerntext III.32.
Zu **(C)** und **(D): Nicht kleinzellige Bronchialkarzinome** haben im Vergleich zu den kleinzelligen Karzinomen eine **langsame Wachstumstendenz, geringere Metastasierungsrate** und werden häufiger **lokoregional** angetroffen. Das Ansprechen auf Chemo- und/oder Radiotherapie ist begrenzt → **operatives Vorgehen bevorzugt.**
Kleinzellige Bronchialkarzinome sind schnell wachsend und in den meisten Fällen zum Zeitpunkt der Diagnosestellung bereits intra- und extrathorakal metastasiert → **Chemotherapie,** evtl. kombiniert mit einer **Radiotherapie** verlängert die Überlebenszeit signifikant.
Zu **(A): Bronchialkarzinome** sind im frühen Stadium **meist symptomlos.**
Zu **(B):** Das **zentrale, hilusnahe Lungenkarzinom** mit Ursprung in einem Haupt- oder Lappenbronchus ist im Thorax-Röntgenbild oft erst in fortgeschrittenem Stadium erkennbar.
Zu **(E): Paraneoplastische Symptome** findet man besonders häufig bei kleinzelligem Bronchialkarzinom.

Bronchialkarzinom – Röntgendiagnostik III.33

Thoraxröntgenaufnahmen **in zwei Ebenen** sind bei Verdacht auf Bronchialkarzinom obligat. Die Bronchoskopie sollte hier als diagnostisch wertvolle Methode (und sei es zur Ausschlussdiagnostik) eingesetzt werden.
Übersichtsaufnahmen in 2 Ebenen dienen dem Nachweis retrokardialer Herde. Sollte es sich als notwendig erweisen, so muss auch durchleuchtet werden (Zwerchfellbeweglichkeit!) oder es müssen Schichtaufnahmen angefertigt werden, mit denen besonders zentrale Karzinome eventuell erfasst werden können.
Das Bronchialkarzinom vermag röntgenmorphologisch praktisch jedes andere Krankheitsbild nachzuahmen oder vorzutäuschen. Das bedeutet, dass die verschiedenartigsten Bilder gesehen werden, angefangen vom kleinen oder größeren peripheren Rundherd, über die Segment- oder Lappenatelektase bis zur Kavernenbildung.
Hinzu kommt, dass fatalerweise trotz bereits fortgeschrittener, inoperabler Erkrankung das zentrale Karzinom öfters überhaupt kein Röntgensubstrat liefert. Daher ist es nützlich, sich folgende Regel zu eigen zu machen:
Jedes pathologische **Röntgenbild** kann einem Bronchialkarzinom entsprechen und ist solange dafür anzusehen, bis der zweifelsfreie Beweis des Gegenteils erbracht ist (aus Primer, 1981).
Von allen Karzinomen ist das Bronchialkarzinom der häufigste Tumor, beim Mann steht er an erster Stelle der Krebstodes- und -krankheitsfälle; Relation Männer:Frauen von früher = 12–9:1, hat sich heute zu „Gunsten" der Frauen verschoben. Der Erkrankungsgipfel liegt zwischen dem 5. und 7. Lebensjahrzehnt.
Pathologisch grenzt man das periphere Bronchialkarzinom (meist Lungenrundherd) vom zentralen (im Bereich der großen Bronchien gelegen) ab.
Histologische Unterscheidung: differenzierte Karzinome wie verhornende Plattenepithelkarzinome (40% der Fälle) und nicht verhornende (10% der Fälle) und undifferenzierte Karzinome wie kleinzellige und polymorphzellige Karzinome (30–40% der Fälle) (Vosschulte).

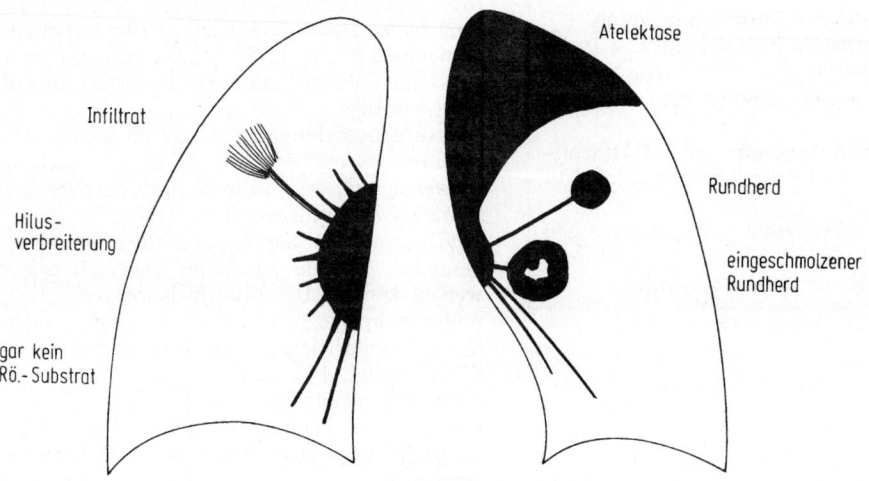

Abb. 3.8 Diverse röntgenographische Erscheinungsformen des Bronchialkarzinoms (aus Primer)

3.5 Neoplasmen der Bronchien und der Lunge

F96

Frage 3.94: Lösung E

Siehe auch Lerntext III.32.
Pleuraerguss-Ursachen durch
- **malignes** Exsudat (60% d. F.), **oft sanguinolent** (z. B. Bronchuskarzinom mit Pleurabeteiligung)
- **bakterielles** Exsudat (30% d. F.)
- kardiales **Stauungstranssudat** (5% d. F.) bei dekompensierter Herzinsuffizienz
- Myxödem: pleurale Transsudate, aber auch Exsudate
- **Aszites-begleitende Ergüsse:** Flüssigkeit aus dem peritonealen Raum tritt durch Lymphbahnen in den Pleuraraum über (u. a. bei **Pankreatitis**).

Zu **(D): Pulmonale Manifestationen** des Lupus erythematodes: **Lupus-Pneumonitis,** Pleuritis, Pleuraerguss, interstitielle Fibrose.

F99

Frage 3.95: Lösung B

Für ein **Plattenepithelkarzinom** oder ein **kleinzelliges Karzinom** als Diagnose spricht in vorliegendem Fall die **zentrale Lage der ausgedehnten Verschattung** im Röntgenbild und der anamnestisch bekannte jahrzehntelange Zigarettenkonsum. Eine dosisabhängige Beziehung des Zigarettenkonsums zeigt sich bei den drei häufigsten Arten von Lungenkrebs: Plattenepithelkarzinom, kleinzelliges und Adenokarzinom.
Neoplastischer Befall der Pleura oder der Brustwand oder auch eine Infektion poststenotischer Lungenareale kann zu einer **Begleitpleuritis** mit **atemabhängigen Brustschmerzen** führen. **Pleuritische Schmerzen** verschlimmern sich beim tiefen Atmen und können durch erhöhtes Pressen festgestellt werden.
Das **Röntgenthoraxbild** (es gibt keinen typischen Befund!) ermöglicht die Erkennung der Lokalisation (bronchial, segmental und peripher) des Tumors. Rundherde, bronchiale Einengungen, Unregelmäßigkeiten der Wandzeichnung, Infiltrationen und der Verlust der pneumobronchialen Zeichnung in einem atelektatischen Lungenareal können erkennbar sein.
Weiterführende Diagnostik
- **Computertomographie** des Mediastinums und der Hilusregion
- **Sputumzytologie, Bronchoskopie** ($\Rightarrow$ Inspektion und Biopsie bronchialer Tumoren)
  - ggf. transthorakale Punktion, **Pleurastanze, Thorakoskopie, Mediastinoskopie,** Probethorakotomie

Zu **(A): Zu den pulmonalen Manifestationen** des SLE gehören auch die **Lupus-Pneumonitis,** interstitielle Fibrose sowie die Pleuritis im Rahmen einer **Polyserositis** (Pleuritis, Perikarditis).

Zu **(C):** Bei **Lobärpneumonie** oder Bronchopneumonie resultiert eine **einseitige Verschattung** im **Röntgenthoraxbild.**
Zu **(D): Rezidiv einer Tbc-Infektion** $\Rightarrow$ multinoduläre Infiltrate über oder hinter der Klavikula (charakteristische Lokalisation $\Rightarrow$ Spitzenherd), **Ringschatten** im Röntgenbild bei tuberkulöser Kaverne.
Zu **(E): Teratome** zählen zu den Tumoren des **vorderen Mediastinums.**

H95

Frage 3.96: Lösung C

Zonen von Infiltration und Obstruktion in verschiedenen Lappen sind meist durch einen einzelnen neoplastischen Herd erklärbar. **Endobronchiale Tumoren** führen zur Bonchusobstruktion und distal davon zu rezidivierenden Infektionen oder Atelektasenbildung.
Bei einem **zentralen Bronchustumor** kann auf dem Röntgenbild **der einseitige Verlust der pneumobronchialen Zeichnungen** in einem **atelektatischen Lungenareal** erkennbar ein. Ein obstruktives Emphysem ist allerdings selten.
Bei Verdacht auf ein Lungenkarzinom erfolgt als nächster Schritt die Entnahme von Gewebe zur histologischen Sicherung der Diagnose.
Im vorliegenden Fall kann ein Bronchialadenom als Krankheitsursache angenommen werden.
Das **Bronchialadenom** kann benigne oder gelegentlich maligne entartet sein. Es tritt bevorzugt im **3.–4. Lebensjahrzehnt** ohne Geschlechtspräferenz auf.
Symptomatik:
- langsames Wachstum, **meist zentral lokalisiert**
- endobronchialer Anteil des Adenoms nimmt an Größe zu $\rightarrow$ **Bronchialverschluss**
- **Reizhusten, Belastungsdyspnoe,** Bronchiektasen, rezidivierende Pneumonien und begleitender, lokalisierter Pleuraschmerz, gel. Blutungen

Seltenere **primäre Lungentumoren** sind das Chondrom (benigne), das solitäre Lymphom und das Sarkom (maligne).
Peripher liegende, benigne Primärtumoren verursachen meist keine Symptome.
Zu **(A):** Die **Röntgenthoraxaufnahme** variiert zwischen Normalbefund und **Zeichen der Lungenüberblähung.** Bei chronischen Fällen ist die **Lungenzeichnung meist vermehrt.** Bei akuter Exazerbation werden oft kleine, **segmentale Atelektasen** beobachtet, die fälschlich als Pneumonie interpretiert werden können.
Zu **(B): Typische Pneumonie:**
- **Rö-Thorax** $\rightarrow$ homogene Verschattung der infiltrierten Segmente, positives Bronchopneumogramm

Atypische Pneumonie:
- **Rö-Thorax** $\rightarrow$ meist **beidseitige, fleckig netzartige Infiltrate**

Zu **(D): Lungenembolie** → **Rarefizierung der Gefäßzeichnung** im von der Embolie betroffenen Areal
Lungeninfarkt → **peripher liegende Infiltration,** oft mit Beteiligung des Sinus phrenicocostalis, mit Anhebung des Diaphragmas und Ausbildung eines Pleuraergusses auf der betroffenen Seite
Dilatation der Pulmonalarterien im Hilusbereich, der Vena cava superior und der Vena azygos bei pulmonaler Hypertonie und Rechtsherzbelastung
Zu **(E):** Die **Diagnose** eines **Pneumothorax** erfolgt **nach dem klinischen Befund** und **Röntgenaufnahme des Thorax** vor (wenn es der Verlauf zulässt) und nach Therapie. **Röntgenthoraxaufnahme:** in der Peripherie Luft ohne Lungenzeichnung, begrenzt von einem scharfen Pleurasaum; ggf. **Mediastinalverlagerung** zur Gegenseite beim ausgedehnten Pneumothorax.

F97

Frage 3.97: Lösung B

Hinweiszeichen für das **kleinzellige Bronchialkarzinom:**
- bei **chronischer Bronchitis** zunehmende Intensität und Unbeeinflussbarkeit
- bei **endobronchialem Tumorwachstum:** rez. Husten mit oder ohne Hämoptyse
- bei rez. **Infektion** poststenotischer Lungenareale: **Retentionspneumonien** → Nachtschweiß, Fieber, Thoraxschmerz
- bei **Atelektasenbildung:** Verkürzung des Klopfschalls und Verlust des Atemgeräusches
- **Gewichtsverlust,** Schwächegefühl, zunehmende Dyspnoe

Alle **Bronchialkarzinome** breiten sich **hämatogen** (→ **Leber, ZNS, Nebennieren, Skelett**) und auf dem Lymphweg aus → **regionäre Lymphknotenmetastasierung**
Zu **(B):** Daher entspricht der Palpationsbefund der Leber am ehesten einer Metastasierung eines Bronchialkarzinoms in die Leber.
Zu **(A):** Die auf der Abbildung erkennbare feine Venenzeichnung an der unteren Thoraxapertur wird als Sahli-Girlande bezeichnet und tritt u. a. im Rahmen eines Lungenemphysems und bei oberer Einflussstauung auf.
Zu **(C):** Die Vorwölbung in der linken Leiste entspricht am ehesten einer Leistenhernie, für die ein chronischer Husten auf Grund der intraabdominellen Drucksteigerung ursächlich sein kann.
Zu **(D):** Das Pierre-Marie-Bamberger-Syndrom bezeichnet einen Symptomenkomplex, der im Rahmen verschiedener chronischer Lungenerkrankungen oder Tumoren auftreten kann. Man findet eine hyperplastische Periostitis mit röntgenologisch nachweisbaren Knochenanlagerungen im Bereich der Diaphysen langer Röhrenknochen, Weichteilschwellungen sowie Trommelschlägelfinger.
Siehe auch Lerntext III.32.

H99

Frage 3.98: Lösung D

Kleinzellige Bronchialkarzinome sind schnell wachsend und in den meisten Fällen zum Zeitpunkt der Diagnosestellung bereits intra- und extrathorakal metastasiert.
Prognose:
- mittlere Lebenserwartung bei sog. „limited disease" ⇒ 12 Wochen
- mittlere Lebenserwartung bei sog. „extensive disease" ⇒ 6–8 Wochen. Unter Behandlung ⇒ 6–18,5 Monate

Therapie:
- **Polychemotherapie mit Kombinationen** von **ACO** (Doxorubicin, Cyclophosphamid, Vincristin) + **cis-Platinum** bzw. **Carboplatin + Etoposid zyklisch alternierend** bewirken eine signifikante Zunahme der medianen Überlebenszeit von Patienten mit **kleinzelligem Bronchialkarzinom.** Gleichzeitig erfolgt eine **Radiatio** des Bronchialkarzinoms unter **Hochvoltbedingungen** (⇒ kleinzelliges Bronchialkarzinom ist strahlensensibel).
- **Chirurgische Therapie** mit **kurativer Zielsetzung nur bei gesicherten Frühstadien** (T1–2 N0 M0 – Stadium I), postoperativ ⇒ kombinierte Chemo-Radiotherapie
- **Radiotherapie** bei lokal begrenzten, aber inoperablen Tumoren

H97

Frage 3.99: Lösung C

Im Röntgenbild erkennt man eine **rundliche Verschattung** im Bereich des Lobus inferior neben dem linken Ventrikel, die in Verbindung mit der Anamnese **(schneller Gewichtsverlust!)** am ehesten als **Tumorschatten** eines Brochialkarzinoms interpretiert werden kann.
Röntgenthoraxbild beim Bronchialkarzinom (es gibt keinen typischen Befund!):
- **Rundherde,** bronchiale Einengungen
- **Atelektasenbildung** → **Verlagerung des Mediastinums,** Verlust der pneumobronchialen Zeichnung
- Unregelmäßigkeiten der Wandzeichnung, Infiltrationen
- ggf. **Pleuraergüsse**

Klinische Hinweiszeichen für das Bronchialkarzinom
- bei **chronischer Bronchitis** zunehmende Intensität und Unbeeinflussbarkeit

3.5 Neoplasmen der Bronchien und der Lunge

- **rascher Gewichtsverlust**, Schwächegefühl, zunehmende Dyspnoe
- bei **endobronchialem Tumorwachstum:** rez. Husten mit oder ohne Hämoptyse
- bei rez. **Infektion** poststenotischer Lungenareale: **Retentionspneumonien** → Nachtschweiß, Fieber, Thoraxschmerz
- bei **Atelektasenbildung:** Verkürzung des Klopfschalls und Verlust des Atemgeräusches
- rez. serosanguinöse **Pleuraergüsse**
- **paraneoplastische Symptome** (besonders häufig bei kleinzelligem Bronchialkarzinom)

Diagnostik
- **Röntgenaufnahmen** in 2 Ebenen, **Computertomographie** des Mediastinums und der Hilusregion
- **Sputumzytologie, Bronchoskopie** (→ Inspektion und Biopsie bronchialer Tumoren)
- ggf. transthorakale Punktion, **Pleurastanze, Thorakoskopie, Mediastinoskopie,** Probethorakotomie.

Zu **(B):** Typischer Röntgenbefund beim **Aspergillom** ist eine dichte kreisförmige Verschattung, die ein strahlendurchlässiger Ring umgibt.

F95

Frage 3.100: Lösung E

Zu **(1):** Die **Sarkoidose (Morbus Boeck)** ist eine Allgemeinerkrankung mit an der Lunge gesetzmäßigem Stadienablauf. Histologisch ist sie gekennzeichnet durch das Bild der **epitheloidzelligen Granulomatose**. Nach der Häufigkeit befällt sie **Lunge,** Lymphknoten, Leber, Haut, Augen, Herz, Nieren, Gastrointestinaltrakt, ZNS, endokrine Drüsen; häufigste **Hautmanifestation** ist das **Erythema nodosum**. Im **Stadium I** der thorakalen Sarkoidose besteht Hiluslymphknotenbefall und im **Stadium III der Sarkoidose** kommt es zu irreparablen **Lungenfibrosen; Röntgenologisch** sind dann ausgedehnte Narbenfelder, Schwielenbildungen, Schrumpfungen, aber auch Hohlraumbildungen bis zur **Wabenlunge** festzustellen.

Zu **(2):** Die **Rekurrensparese** führt einseitig zu Heiserkeit, doppelseitig zur Aphonie durch Stimmbandlähmung. Ursächlich können **tumorbedingte (Bronchial-Ca)** Kompressionen oder Verwachsungen im Bereich des oberen Mediastinums sein.

Zu **(3):** Das **Horner-Syndrom** bezeichnet ein **okulopupilläres Syndrom** mit Lidsenkung **(Ptosis), Miosis und Enophthalmus** infolge Lähmung der vom Sympathikus innervierten glatten Augenmuskulatur. Bei einer **Anisokorie** mit entsprechender Symptomatik ist stets auch ein **Mediastinaltumor** auszuschließen.

Zu **(4): Ursachen der Hämoptoe:**
Tumoren, Bronchiektasen, chronische Bronchitis, Lungentuberkulose (Arrosion von Bronchialarterien) **aber nicht Miliartuberkulose!,** Pneumonie, Lungenabszess, Mitralstenose, Lungenembolie, Verletzungen im Rahmen einer hämorrhagischen Diathese, nach extrem starkem Husten, Bronchuszysten, Pneumokoniosen, Fremdkörperaspiration, Wegener-Granulomatose, Lungenendometriose, Lungengefäßfehlbildungen, Goodpasture-Syndrom, idiopathische Lungenhämosiderose.
Der **Häufigkeit** nach sind ursächlich **meistens maligne Tumoren und Bronchiektasen** beteiligt.
Thoraxröntgenaufnahmen in zwei Ebenen sind obligat. **Übersichtsaufnahmen in 2 Ebenen** dienen dem Nachweis retrokardialer Herde. Sollte es sich als notwendig erweisen, so muss auch durchleuchtet werden (Zwerchfellbeweglichkeit!), oder es müssen Schichtaufnahmen angefertigt werden, mit denen besonders zentrale Karzinome eventuell erfasst werden können.

Zu **(5): Nachtschweiß** kann ein Hinweis auf eine **Tuberkulose-Erkrankung** sein.

F98

Frage 3.101: Lösung C

Paraneoplastische Symptome bei kleinzelligem Bronchialkarzinom:
- **ektopische ACTH-Produktion** ⇒ **Cushing-Syndrom**
- **inadäquate ADH-Sekretion** (Schwartz-Bartter-Syndrom) ⇒ Wasserretention und Hyponatriämie
- Produktion von **Parathormon-ähnlichen Peptiden** (v. a. Plattenepithelkarzinome) ⇒ **Hyperkalzämie**
- ggf. Gynäkomastie, Hyperglykämie, Thyreotoxikose und Hautpigmentierungen
- **paraneoplastische Thromboseneigung, Thrombophlebitis migrans**
- **Osteoarthropathia hypertrophica** ⇒ Trommelschlägelfinger und -zehen, periostale Auftreibungen an den distalen Partien der langen Knochen
- **Eaton-Lambert-Syndrom** ⇒ Myasthenie-ähnliche Schwäche der Extremitätenmuskulatur
- **periphere Neuropathie** ⇒ Parästhesien und peripherer Reflexverlust
- **Polymyositis und Dermatomyositis**

Zu **(C):** Die **Pseudopelade Brocq** ist eine idiopathische, bleibende **Alopecia atrophicans** im mittleren Lebensalter mit Atrophie der Kopfhaut und herdförmiger Zerstörung der Haaranlagen.

F95

Frage 3.102: Lösung C

Vasopressin (ADH) erhöht die Membranpermeabilität der distalen Tubuli für Wasser und **fördert die Wasserrückresorption in der Niere.** Vasopressin

führt auch zu einer Engstellung von Kapazitätsgefäßen (schnelle Blutdruckregulation). Es steht unter dem hemmenden Einfluss von Opioidpeptiden und Dopamin.
ADH-Mehrsekretion führt zu einem erhöhten Intra- und Extrazellulärvolumen und zur Senkung des effektiven osmotischen Drucks im Plasma.
Mögliche **Ursachen** sind: Abfall des Plasmavolumens, Wirkstoffe wie Nikotin, Morphin und Barbiturate sowie Schmerz, Stress und **paraneoplastische ADH-Hyperinkretion,** die im Fall des **kleinzelligen Bronchialkarzinoms** auch als **Schwartz-Bartter-Syndrom** oder **Syndrom der inadäquaten ADH-Sekretion (SIADH)** bezeichnet wird.
Hierbei kommt es infolge **überschießender ADH-Inkretion** zur **hypotonen** Hyperhydratation.
Labor:
- **Hyponatriämie** mit Hypoosmolalität des Serums und der EZF
- Natriumausscheidungsrate erhöht, trotz Hyponatriämie
- normale Nieren- und Nebennierenfunktion

F98
Frage 3.103: Lösung D

Metastasen in der Lunge können bei Primärtumoren der Mamma, des Kolons, der Prostata, der Niere, der Schilddrüse, des Magens, der Cervix, des Rektums, des Hodens, der Knochen sowie bei Melanomen auftreten.
Röntgenologisch stellen sich Metastasen als multiple **Rundherde** mit unterschiedlichem Durchmesser dar. Sie verursachen **keine Frühsymptome.** Später können Dyspnoe und Hämoptysis auftreten.
Zu **(D):** Das **Alter** des Patienten, klinische Befunde **(HCG ↑)** und die Abbildung **(Gynäkomastie)** sprechen am ehesten für einen **malignen Hodentumor** als Krankheitsursache. Meist besteht eine schmerzlose, harte Hodenschwellung, die keine Transluminenszenz erlaubt.
Hodentumoren haben den größten Anteil an den soliden Malignomen bei **Männern vor dem 30. Lebensjahr.**
Sie werden eingeteilt in Seminome (günstigste Prognose, da späte Metastasierung), Teratome, embryonale Karzinome, Teratokarzinome und **Chorionkarzinome** (die Reihenfolge dieser Aufzählung entspricht ihrer zunehmenden Malignität). Insbesondere bei Tumoren, die choreale Anteile enthalten, erfolgt die **lymphogene und hämatogene Metastasierung rasch** und die Strahlenempfindlichkeit ist geringer.
Das klinische **Staging** umfasst Röntgen-Thorax, Lymphangiographie, Sonographie und CT von Thorax und Abdomen, evtl. MRT, sowie die **Tumormarker: β-HCG, AFP und LDH.** Sie sind bei 85 % der Patienten mit disseminiertem Hodenkarzinom erhöht. Während β-HCG und AFP nahezu spezifisch für Hodenkarzinome sind, ist die LDH eher ein Indikator für die Tumormasse.
Die Therapie erfordert eine inguinale Orchidektomie, bei Terato- und embryonalen Karzinomen auch die transabdominale Resektion der regionären und retroperitonealen Lymphknoten. Je nach histologischem Typ können eine Radiatio (Seminom) oder Chemotherapie (Cisplatin in Kombination mit anderen Zytostatika) eingesetzt werden.
Durch **aggressive Chemotherapie** sind derzeit Dauerheilungen im Stadium I von nahezu 100 %, im Stadium II (mit kleiner Tumormasse) von 70–80 % und im Stadium III (mit großer Tumormasse) von mindestens 20 % zu erreichen. Persistieren bei bekannter **Lungenmetastasierung** einzelne Lungenrundherde trotz Chemotherapie, kann eine Exstirpation vorgenommen werden.
Zu **(A):** Das **fortgeschrittene Nierenzellkarzinom** weist neben Allgemeinsymptomen wie Fieber, Gewichtsverlust, Anämie, Schwäche in den meisten Fällen auch **Flankenschmerz,** einen palpablen Tumor sowie **Makrohämaturie** auf. Im Rahmen eines paraneoplastischen Syndroms kann durch **Freisetzung gonadotropin-ähnlicher Substanzen** eine Feminisierung mit Gynäkomastie eintreten. Metastasenbedingte Symptome finden sich bei bis zu 10 % der Patienten und betreffen in abnehmender Reihenfolge: Lunge, Leber, Knochen, Nebenniere, kontralaterale Niere und ZNS. Es besteht eine **altersabhängige Zunahme mit Gipfel zwischen dem 50. und 70. Lebensjahr.**
Zu **(B):** Die klinisch bedeutsame **Manifestation** des **Prostatakarzinoms** (rasches Wachstum, Fernmetastasen, Lymphknoten und Skelett fast immer befallen, saure Phosphatase ↑) erfolgt in der Mehrzahl der Fälle erst in der Periode **zurückgehender Androgenproduktion.**
Zu **(C):** Beim Morbus Hodgkin ist das **häufigste Primärsymptom** die **nicht schmerzhafte Vergrößerung eines Lymphknotens** oder einer Lymphknotengruppe. Die **zervikalen Lymphknoten** sind dabei am häufigsten **(60–80 %)** betroffen, inguinale Lymphknoten nur mit **5–12 %** (für die **nodulär sklerosierende Form** ist der **frühe Mediastinalbefall** typisch). Neben **Gewichtsverlust** und **Nachtschweiß** kann **Fieber** periodisch im Abstand von wenigen Tagen bis Wochen auftreten **(Pel-Ebstein-Typ).**
Labor:
- zunehmende **Lymphozytopenie, Eosinophilie** ($1/3$ d. F.), beschleunigte BSG, gel. LDH ↑, Zunahme der α-Globuline und des Fibrinogens, Anämie, Nachweis von tumor-assoziierten Antigenen
- Unterscheidung von Non-Hodgkin-Lymphomen durch **monoklonale Antikörper gegen Antigene auf Sternberg-Reed-Zellen** (z. B. Leu-M1 **[CD15])** möglich

Zu **(E):** Von 100 Patienten mit **Bronchialkarzinom** haben 50 zum Zeitpunkt der Diagnose bereits Fernmetastasen, davon 25 % im Mediastinalbereich. Insbesondere beim **kleinzelligen Karzinom** resultiert ein rascher Befall mediastinaler Strukturen. Krankheitszeichen können durch Infiltration des Tumors in die Nachbarorgane oder durch extrathorakale Metastasen (z. B. Heiserkeit, Horner-Syndrom, Infiltration des Plexus brachialis, Pleuraerguss, obere **Einflussstauung,** Dysphagie, **Skelettschmerzen,** neurologische Symptome) bedingt sein. Im Rahmen eines **paraneoplastischen Syndroms** können u. a. Gynäkomastie, Cushing-Syndrom, Schwartz-Bartter-Syndrom vorhanden sein. Die Erkrankung tritt **am häufigsten im Alter zwischen 55 und 70 Jahren** auf.

F99

Frage 3.104: Lösung C

Siehe Kommentar zu Frage 3.105.

F98

Frage 3.105: Lösung A

Mehr als 90 % aller Lungen- und Bronchialtumoren sind **Bronchialkarzinome,** die die häufigste Krebserkrankung bei Männern (22 %) sind. Die Erkrankung tritt am häufigsten im Alter zwischen 55 und 70 Jahren auf.
Typen des Bronchialkarzinoms
nicht kleinzellige Karzinome:
- **Plattenepithelkarzinom** (40–50 %) ⇒ meist zentral lokalisiert
- **Adenokarzinom** (10–15 %) ⇒ meist peripher lokalisiert, häufigste Krebsform bei Nichtrauchern
- undifferenziertes, **großzelliges Karzinom** (5–10 %)

kleinzelliges Karzinom:
- undifferenziertes, **kleinzelliges Karzinom** (Oatcell-Karzinom) (25–30 %) ⇒ frühzeitig **hämatogene Metastasen,** schlechteste Prognose, oft paraneoplastische **Hormonproduktion**

Alle Typen breiten sich **hämatogen** (⇒ Leber, ZNS, Nebennieren, Skelett) und auf dem Lymphweg aus (→ **regionäre Lymphknotenmetastasierung**).
Kurzfassung der TNM-Klassifikation
- **Tx** Zytologie positiv
- T_1 < 3 cm ohne Invasion von Carina oder Pleura
- T_2 > 3 cm oder Ausdehnung bis zu den Hili
- T_3 **Infiltration** von Brustwand, Zwerchfell, Perikard, mediastinale Pleura, Atelektasebildung
- T_4 **Infiltration** des Mediastinums, der Trachea, des Herzens, Ösophagus; tumorbedingter Erguss
- N_1 Hiluslymphknoten befallen
- N_2 mediastinale Lymphknoten befallen
- M_1 Metastasierung v. a. in Gehirn, Nebenniere, Leber, Knochen

Therapie
- **Nicht kleinzellige Bronchialkarzinome** haben im Vergleich zu den kleinzelligen Karzinomen eine **langsame Wachstumstendenz, geringere Metastasierungsrate** und werden häufiger **lokoregional** angetroffen. Das Ansprechen auf Chemo- und/oder Radiotherapie ist begrenzt ⇒ **operatives Vorgehen bevorzugt:**
- **Lobektomie** Stadien I und II
- **Bilobektomie** und lokale Lymphknotenentfernung bei entsprechender Lokalisation
- **Pneumonektomie** bzw. **Resektion extrapulmonaler Strukturen** bis zum **Tumorstadium IIIa** mit kurativem Ziel
- nach dem Stadium **IIIb** oder bei Metastasierung ⇒ ausschließlich **palliative Operationsindikation**
- **postoperative Nachbestrahlung** (hilär, mediastinal) bei Tumoren **ab Stadium III,** im Stadium II fakultativ

Kleinzellige Bronchialkarzinome sind schnell wachsend und in den meisten Fällen zum Zeitpunkt der Diagnosestellung bereits intra- und extrathorakal metastasiert ⇒ **Chemotherapie,** evtl. kombiniert mit einer Radiotherapie, verlängert die Überlebenszeit signifikant.
- chirurgische Therapie mit **kurativer Zielsetzung nur bei gesicherten Frühstadien** (T_1-T_2 N_0M_0 – Stadium I), postoperativ ⇒ kombinierte Chemo-Radiotherapie
- **Radiotherapie** bei lokal begrenzten, aber inoperablen Tumoren
- Chemotherapie

3.6 Tuberkulose

Tuberkulose — III.34

Als Tuberkulose bezeichnet man die durch Tuberkelbakterien hervorgerufene Infektions- und Konsumptionskrankheit mit Ausbildung von **Tuberkeln** (gefäßlose Granulationsgeschwulst aus Langhans-Riesenzellen, Epitheloidzellen mit Lymphozytenwall und Neigung zu käsiger Umwandlung). Man teilt in 3 Stadien ein:
1. **Primärstadium** mit Primärkomplex, Primär-, Hilusdrüsen-Tbc
2. **subprimäres** Stadium der meist hämatogenen Generalisation mit: Miliar-Tbc, Pleuritis exsudativa, tuberkulöse Meningitis; oft mit dem Primärstadium verbunden
3. **postprimäres** Stadium der isolierten Organ-Tbc (Lunge, Urogenitaltrakt, Knochen u. a.), entsteht meist endogen über Reaktivierung alter Herde, selten durch Super- bzw. Reinfektion von außen

Diagnostik:
Die mikroskopische Untersuchung des Sputums (an 3 aufeinander folgenden Tagen) kann nach Anreicherung, Ziehl-Neelsen oder Fluoreszensfärbung den Nachweis säurefester Stäbchen erbringen, die aber noch keinen Beweis für Tbc darstellen (andere **säurefeste Stäbchen** sind schwer zu unterscheiden).
Der empfindlichste Test, nach dem direkten Erregernachweis mittels PCR, ist der **intrakutane Test nach Mendel-Mantoux,** der bei positivem Ausfall (Infiltration mit einem Durchmesser ab 10 mm) die durchgemachte Erstinfektion beweist. Er kann jedoch negativ ausfallen bei frischer Erkrankung (– 8. Wo.), verringerter Resistenz, Steroidtherapie, zusätzlichen Erkrankungen wie Morbus Boeck, gravierende Grippe, Masern.
Die **Sputumkultur** dient der Erreger- und Resistenzbestimmung. Bei positivem Ausfall gilt sie ebenso wie der Erregernachweis aus dem Magensaft für eine Tbc beweisend, bei bakterieller Pneumonie gibt sie ebenfalls Hinweise auf Erregertypus und zu verwendende Antibiotika.
Therapie:
Die **Kavernenliquidation** ist Voraussetzung einer erfolgreichen Therapie der Tuberkulose. Für den Fall des Misslingens wurde eine Reihe aktiver und operativer Verfahren entwickelt, wie z. B. der intrapleurale Pneumothorax und die Kavernenplombierung. Übrig geblieben ist von diesen chirurgischen Verfahren praktisch nur noch die Resektionsbehandlung, die je nach Befundausdehnung von der Keilexzision bis zur Pneumonektomie reicht. Als Indikation gelten vor allem therapieresistente Kavernen und zerfallende Tuberkulome. Die Operation wird selbstverständlich unter dem Schutz von Tuberkulostatika durchgeführt.
Substanzen für eine **Dreifachtherapie mit Antituberkulotika:**
1. Isoniazid (= INH, 5 mg/kg KG/Tag) plus
2. Rifampicin (= RMP, 10 mg/kg KG/Tag) plus
3. Ethambutol (= EMB, 25 mg/kg KG/Tag) oder
4. Streptomycin (= SM, 15 mg/kg KG/Tag, maximal 1 g, da größere Nebenwirkung)
5. Pyrazinamid (= PZA, 25 mg/kg KG/Tag) in Kombination mit INH und RMP oder EMB und SM.

Die Therapie wird 18 Monate lang folgendermaßen durchgeführt (Kurzzeitbehandlung über 12 bzw. 9 Monate ist unter bestimmten Bedingungen möglich):
Die ersten 3–6 Monate INH, RMP, EMB und/oder SM (**Dreifachkombination**), dann INH und RMP für die restliche Zeit (**Zweifachkombination**).
Indikationen für eine Corticosteroidmedikation während einer Lungentuberkulose können bei der Miliartuberkulose, der tuberkulösen Meningitis, der Pleuritis exsudativa und schweren toxischen und auch frischen exsudativen Formen bestehen. Dabei ist eine gleichzeitige optimale tuberkulostatische Therapie zwingend erforderlich.

H00

Frage 3.106: Lösung A

Zu **(A):** Die Thoraxaufnahme (p.a.) lässt mehrere (u.a. im Bereich des linken Lungenoberfeldes) große **Kavernen** als Verschattung erkennen.
Ringschatten im Röntgenbild treten **bei tuberkulösen Kavernen** auf, können aber auch bei Emphysemblasen, Bronchialkarzinom, Bronchiektasen, Lungenzysten bzw. -abszessen und Echinokokkuszysten nachweisbar sein. Für die Diagnose wegweisend sind Anamnese und Röntgenbefund.
- **Symptomatik der Lungentuberkulose:**
- anfangs oft nahezu asymptomatisch; **später subfebrile Temperaturen, Nachtschweiß, Appetitlosigkeit, Gewichtsverlust**
- pulmonal ⇒ Husten, anfangs trocken, später mit **gelb-grünlichem Sputum** (ggf. blutig tingiert), ggf. Pleuraerguss, Dyspnoe, Thoraxschmerzen
- **Diagnostik:**
- **Sputumuntersuchung** ⇒ Nachweis säurefester Stäbchen im Sputum (**Ziehl-Neelsen-Färbung**), **Kultur**; ggf. Bronchiallavage und **transpulmonale Biopsie**
- **Thorax-Röntgen** in 2 Ebenen
- **Rezidiv einer alten Tbc-Infektion** ⇒ multinoduläre Infiltrate über oder hinter der Clavikula (charakteristische Lokalisation ⇒ Spitzenherd)
- **Primärinfektion** ⇒ Infiltrate überall in der Lunge, oft einseitiger Pleuraerguss
- bei **ausgeprägter Lungen-TBC:** multikavernöse (meist apikobasale) Einschmelzungen

Zu **(B): Legionellenpneumonie: Flächenschatten** (gut abgrenzbare, weitgehend homogene Verdichtungen, Maximaldurchmesser 4 cm)
Zu **(D): Sarkoidose: Perihiläre Zeichnungsvermehrung, kleinherdig-zerstreute Infiltrate** (multipel-disseminierte Verdichtungen, gut abgrenzbar, jedoch unscharf begrenzt), **Wabenstruktur** (bienenwabenähnlich) bei Sarkoidose Typ III
Zu **(E):** Die Röntgenthoraxaufnahme zeigt in der 1. Woche eine vom Hilus ausgehende pneumonische Infiltration; wandernde Infiltrate können vorliegen.

3.6 Tuberkulose

H99

Frage 3.107: Lösung E

Diagnose-Sicherung
- **Nachweis von Mycobacterium tuberculosis im Tierversuch**
- **kulturelle** Untersuchungen von Sputum, Magensaft an mindestens 3 aufeinander folgenden Tagen (verschluckte säurefeste Stäbchen), Kehlkopfabstrich, Harn, Ejakulat, Menstrualblut, Pleuraflüssigkeit oder Gewebsproben ⇒ **Isolation des Erregers** und Resistenzbestimmung, Nachweis von Mykobakterien-DNA

Beachte:
- Ein fehlender Bakteriennachweis schließt eine Tuberkulose, insbesondere bakterienarme Erkrankungen nicht sicher aus.
- Die **mikroskopische Untersuchung von Magensaft oder des Sputums** kann den Nachweis säurefester Stäbchen erbringen, die aber keinen sicheren Beweis für Tbc darstellen, da andere **säurefeste Stäbchen** schwer zu unterscheiden sind.

Tuberkulin-Test
Die Infektion mit Mykobakterien induziert die **Bildung von zellulären Antikörpern**. Mit diesen Antikörpern kann **Tuberkulin** (aus Kulturfiltraten von Mycobacterium tuberculosis gewonnene Tuberculoproteine) in Verbindung treten und eine **Hautreaktion** hervorrufen **(Allergie vom Spättyp, Typ IV)**.
- Je nach der zugeführten Tuberkulin-Konzentration **(Intrakutan-Test nach Mendel-Mantoux)** resultiert in Abhängigkeit von der Aktualität der Infektion eine unterschiedlich stark ausgeprägte Hautreaktion, die bei **positivem Ausfall (Hautreaktion** mit einem **Durchmesser > 10 mm)** die erfolgte Erstinfektion beweist.
- **Bei negativer Reaktion auf 100 TE** ist in den meisten Fällen davon auszugehen, dass weder eine Primärinfektion (auch BCG-Impfung) noch eine Tuberkuloseerkrankung abgelaufen ist.

Beachte:
- **Selbst bei schwerster Infektion** können negative Ergebnisse vorkommen.
- **Negative Anergie** insbesondere bei frischer Erkrankung, Immunsuppression, malignem Lymphom, Sarkoidose, Grippe, Masern und bei **HIV-infizierten Patienten (T_4-Zahl < 200/ml)**

H96

Frage 3.108: Lösung E

Thorax-Röntgenbefunde bei Lungentuberkulose:
- **Rezidiv einer alten Tbc-Infektion:** multinoduläre Infiltrate über oder hinter der Clavicula (charakteristische Lokalisation → Spitzenherd)
- **Primärinfektion:** Infiltrate in der Lunge, oft einseitiger Pleuraerguss
- **Ringschatten** im Röntgenbild **bei tuberkulöser Kaverne**
- Hiluslymphome

Differenzialdiagnostik:
- **Ergussbildung** auch bei Malignomen, Herzinsuffizienz oder entzündlichen Krankheiten
- **Ringschatten** auch bei Emphysemblasen, Bronchialkarzinom, Bronchiektasen, Lungenzyste bzw. Lungenabszess, Echinokokkuszyste
- **Rundherd** auch bei Bronchialkarzinom, gutartigem Lungentumor, Metastasen

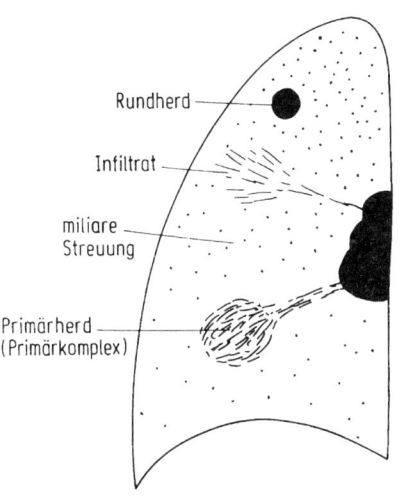
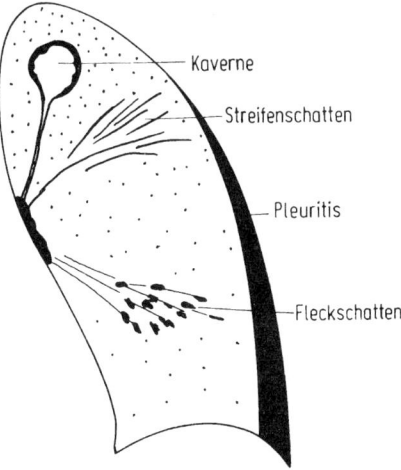

Abb. 3.**9** Die röntgenographischen Erscheinungsbilder der Lungentuberkulose (aus: Primer, Pulmonologie in der Praxis, VCH Verlagsgesellschaft edition medizin, Weinheim)

H95
Frage 3.109: Lösung B

Tuberkelbakterien teilen sich in 16–20 h nur einmal und können nur in dieser Replikationsphase inaktiviert werden. Sie **persistieren** u. a. **intrazellulär** in Makrophagen.
Ziel der **Kombinationstherapie** ist eine **schnelle Keimreduktion, Verhinderung der Resistenzentwicklung** sowie die **Abtötung persistierender Mykobakterien**. Die **antituberkulösen Medikamente** wirken bakterizid oder bakteriostatisch, intra- und extrazellulär, im neutralen oder sauren Milieu. Grundsätzlich muss **kombiniert** und lange genug behandelt werden, um ein Rezidiv zu vermeiden.
Mehrfachtherapie mit Antituberkulotika:
Isoniazid (= INH) + **Rifampicin** (= RMP)
+
- **Ethambutol** (= EMB) oder
- **Pyrazinamid** (= PZA) oder
- **Streptomycin** (= SM)

Die **Therapiedauer** kann bis zu 18 Monate betragen. Eine **Kurzzeitbehandlung** ist allerdings bei einer erstmals aufgetretenen unkomplizierten Lungentuberkulose möglich. Die Dauer kann auf **6 Monate** abgekürzt werden, wenn in den ersten 2 Behandlungsmonaten **PZA und SM oder EMB** zusätzlich verabreicht werden.
- **Initialphase** (Drei- oder **Vierfachkombination** für 3 Monate) → **INH, RMP und Pyrazinamid und EMB**
- **Stabilisierungsphase** (Zweifachkombination) → **INH und RMP**

Bei **therapieresistenten Kavernen** ist eine **Resektionsbehandlung** (Keilexzision oder Pneumonektomie) erforderlich, die unter dem Schutz von Tuberkulostatika durchgeführt wird.

H95
Frage 3.110: Lösung A

Siehe Kommentar zu Frage 3.109.
Akutphase der Erkrankung: körperliche Schonung, vollwertige Ernährung, Alkoholkarenz.
Mehrfachtherapie mit Tuberkulostatika Kurzzeitbehandlung:
- **Initialphase** → **Vierfachkombination** für 3–6 Monate → **INH, RMP und Pyrazinamid und EMB**
- **Stabilisierungsphase** → **Zweifachkombination** → **INH und RMP** für die restliche Zeit

Zweimalige **Sputumuntersuchung** im Monat während der ersten 2 Therapiemonate → Kulturen und Ausstriche sind meist innerhalb von 2 Monaten negativ!
RMP und INH können bei **Niereninsuffizienz** eingesetzt werden, da sie in der Leber entgiftet werden.

F96
Frage 3.111: Lösung B

Dapson (4,4-Diaminodiphenylsulfon) wird in der Therapie der **Lepra** eingesetzt. **Rifampicin** wirkt ebenfalls auf Mycobacterium leprae, aber es ist für viele Entwicklungsländer zu teuer.

F00
Frage 3.112: Lösung D

Mögliche Nebenwirkungen der Tuberkulose-Therapie
- **Isoniazid** (INH) ⇒ (reversibler) **Leberschaden** häufiger bei Patienten > 65. Lebensjahr (4–5%) und bei Alkoholmissbrauch. Daher **Leberfunktion überprüfen** ⇒ **Serumtransaminasen** ↑; **periphere Neuropathie** durch INH-induzierten **Pyridoxin-Mangel** bei Schwangeren, unterernährten Personen, Alkoholikern sowie älteren Patienten. Daher 25–50 mg/die Pyridoxin zuführen.
- **Rifampicin (RMP)** ⇒ cholestatischer Ikterus (selten), Fieber, Thrombozythämie und Nierenversagen, Vitamin D↓
- **Pyrazinamid (PZA)** ⇒ **Urikämie**, die nur selten zu Gicht führt.
- **Ethambutol (EMB)** ⇒ toxische **Schädigung des Nervus opticus**
- **Streptomycin (SM)** ⇒ bei eingeschränkter **Nierenfunktion** Serumkreatininspiegel bestimmen! **Toxische Effekte** ⇒ tubulärer Nierenschaden, Schädigung des Nervus vestibularis und ototoxische Effekte; **allergische Reaktionen** ⇒ Hautausschlag, Fieber, Agranulozytose und Serumkrankheit. Rote Flecken und Kribbeln am Mund begleiten gewöhnlich jede Injektion, sie verschwinden aber rasch wieder. Streptomycin ist in der Schwangerschaft kontraindiziert.

F98
Frage 3.113: Lösung C

Tuberkelbakterien teilen sich in 16–20 h nur einmal und können nur in dieser Replikationsphase inaktiviert werden. Sie **persistieren** u. a. **intrazellulär** in Makrophagen. Deshalb müssen **Patienten mit positiven Sputumausstrichen** bei Lungen-Tbc und extrapulmonaler Tbc ausreichend lang (mindestens 6 Monate) therapiert werden!
Die **Therapieüberwachung** umfasst **zweimalige Sputumuntersuchung** im Monat **während der ersten 2 Therapiemonate** ⇒ Kulturen und Ausstriche sind meist innerhalb von 2 Monaten negativ!

Mögliche Nebenwirkungen der Therapie:
- **Isoniazid (INH):**
  (reversibler) **Leberschaden,** häufiger bei Patienten > 65. Lebensjahr (4–5%) und bei Alkoholmissbrauch; daher **Leberfunktion überprüfen** ⇒ **Serumtransaminasen** ↑;
  periphere Neuropathie durch INH-induzierten Pyridoxin-Mangel bei Schwangeren, unterernährten Personen, Alkoholikern sowie älteren Patienten; daher 25–50 mg/d Pyridoxin zuführen
- **Rifampicin (RMP):** cholestatischer Ikterus (selten), Fieber, Thrombozythämie und Nierenversagen, Vitamin D ↓
- **Pyrazinamid (PZA): Urikämie,** die nur selten zu Gicht führt
- **Ethambutol (EMB):** toxische Schädigung des **Nervus opticus** (reduzierte Sehschärfe und Farberkennung)
- **Streptomycin (SM):** bei eingeschränkter **Nierenfunktion** Serumkreatininspiegel bestimmen!
  Toxische Effekte: tubulärer Nierenschaden, Schädigung des N. vestibularis und ototoxische Effekte; allergische Reaktionen mit Hautausschlag, Fieber, Agranulozytose und Serumkrankheit. Rote Flecken und Kribbeln am Mund begleiten gewöhnlich jede Injektion, sie verschwinden aber rasch wieder.

Zu **(C):** Je nach der zugeführten Tuberkulin-Konzentration (Intrakutan-Test nach **Mendel-Mantoux**) resultiert in Abhängigkeit von der Aktualität der Infektion eine unterschiedlich stark ausgeprägte **Hautreaktion,** die bei positivem Ausfall (Hautreaktion mit einem Durchmesser > 10 mm) die **erfolgte Erstinfektion beweist.**
- Selbst bei schwerster Infektion können **negative Ergebnisse** vorkommen.
- **Negative Anergie** tritt insbesondere bei frischer Erkrankung, Immunsuppression, malignem Lymphom, Sarkoidose, Grippe, Masern und bei HIV-infizierten Patienten (T4-Zahl < 200/ml) auf.

H94

Frage 3.114: Lösung E

Die Gewebsreaktion des Organismus auf das Eindringen von Tuberkulosebakterien ist vom Virulenzgrad und von der Abwehrlage abhängig. Beim „produktiven" Verlauf kommt es zur **Ausbildung eines Tuberkels,** der aus einer zentralen, gefäßlosen Nekrose, einem Wall von Epitheloidzellen mit Riesenzellen und einem Außensaum von Lymphozyten und Plasmazellen besteht. Bei der „exsudativen" Reaktionsform der tuberkulösen Pneumonie bildet der Zellanteil des entstandenen Exsudates eine **verkäsende Nekrose.** Diese ist eine im Wesentlichen struktur- und gefäßlose Masse, die im weiteren Verlauf nach Abkapselung durch Granulationsgewebe einerseits die Tendenz zur Verflüssigung, andererseits die Neigung zur Einlagerung von Kalksalzen zeigt.

Im verkäsenden Bereich und auch im Kalk können sich die Tuberkulosebakterien über Jahre lebend erhalten und eines Tages Anlass zur **Reaktivierung bzw. Exazerbation** sein. Andererseits kann der Herd auch einschmelzen und zur **hämatogenen, lymphogenen oder bronchogenen Aussaat** führen.

Zu **(C):** Bei der **Wegener-Granulomatose** finden sich neben der Vaskulitis ulzerierende Granulome im Bereich der Lunge.

H93   H88

Frage 3.115: Lösung D

Typisch für die **Miliartuberkulose** ist der pulmonale, typhöse (auch Leber) und/oder meningitische Organbefall mit hirsekornartigen interstitiell gelegenen Herden. Dabei kann die Meningentuberkulose auch heute noch zu irreversiblen Hirn- bzw. Hirnnervenschäden führen.

Da die Milien im Lungenparenchym interstitiell lokalisiert sind, lassen sich Mykobakterien eher selten im Sputum nachweisen.

3.7 Sarkoidose

Sarkoidose — III.35

Die **Sarkoidose** (Morbus Boeck) ist eine Allgemeinerkrankung mit an der Lunge gesetzmäßigem Stadienablauf. Histologisch ist sie gekennzeichnet durch das Bild der epitheloidzelligen Granulomatose.

Nach der Häufigkeit befällt sie Lunge, Lymphknoten, Leber, Haut, Augen, Herz, Nieren, Gastrointestinaltrakt, ZNS, endokrine Drüsen; häufigste Hautmanifestation ist das Erythema nodosum.

Löfgren-Syndrom: akute Form der Sarkoidose mit bihilärer Lymphknotenschwellung, Erythema nodosum und Polyarthritis; vorwiegend jüngere Frauen befallen

Heerford-Syndrom: Iridozyklitis, Parotitis, Fazialisparese

Morbus Jüngling: Hyperkalzämie und Ostitis cystoides multiplex

Stadieneinteilung:
I   polyzyklisch begrenzte, doppelseitige Hiluslymphome, kein Lungenbefall
II retikuläre Form, miliare, einzelherdige hämatogene Aussaat, kleinfleckige, größere Herde
III a) Konglomeratform
    b) Fibrose

Bei Stadium I ist die Lungenfunktionsprüfung normal, II und besonders III zeigen Diffusionsstörungen, mit Entwicklung eines Cor pulmonale.

Im Stadium III der Sarkoidose kommt es zu irreparablen Lungenfibrosen. Röntgenologisch sind ausgedehnte Narbenfelder, Schwielenbildungen, Schrumpfungen, aber auch Hohlraumbildungen bis zur Wabenlunge festzustellen. Die Fibrose nimmt ihren Ausgang von vernarbenden Granulomen (Sandritter).

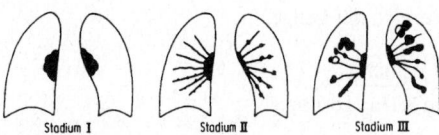

Abb. 3.**10** Stadien I–III der Sarkoidose im schematischen Röntgenbild (aus Primer)

Die Diagnose der **Sarkoidose** stützt sich sowohl auf klinische Merkmale (Thorax Röntgenbild) und bronchoalveoläre Lavage als auch auf den **bioptischen Nachweis von Epitheloidzellgranulomen**. Die Krankheit ist weltweit verbreitet und relativ gleichmäßig auf beide Geschlechter, am häufigsten zwischen dem **2. und 4. Lebensjahrzehnt**, verteilt. Zu unterscheiden ist eine akute Form von mehr oder minder chronischen Verläufen. Da es sich um eine **Systemerkrankung** handelt, können fast alle Organe und **auch das Gehirn befallen** werden.
Am häufigsten betroffen sind:
- Lunge und intrathorakale Lymphknoten
- extrathorakale Lymphknoten
- Bronchialschleimhaut
- Leber, Milz
- Haut (25%), Knochen **(Ostitis multiplex cystoides Jüngling)**
- Skelettmuskulatur, Myokard
- Nervensystem **(granulomatöse Meningitis)**
- Augen (25% Iridozyklitis)

Labor:
- **BSG** bei akutem Verlauf beschleunigt
- **Hyperkalzämie und -urie**
- Gammaglobuline in 50% d. F. erhöht
- **Tuberkulinempfindlichkeit** herabgesetzt
- **ACE** vermehrt nachweisbar ($2/3$ d. F.)

Nur das akute Stadium macht Symptome in Form von **Fieber** und **Krankheitsgefühl**. Oftmals werden **Gelenkschmerzen** beobachtet sowie ein **Erythema nodosum** (am Anfang hellrote, später bläulich-livide, druckschmerzhafte Knoten an den Streckseiten der Unterschenkel). Ein **Erythema nodosum** kommt auch bei anderen Erkrankungen vor. Sind bestimmte Organe befallen, so sind die auftretenden Symptome organspezifisch. Typischer Befund ist die **bihiläre Adenopathie**. In der Mehrzahl der Fälle beginnt die Sarkoidose primär chronisch, wobei meist eine deutliche **Diskrepanz zwischen der Symptomarmut und dem Thoraxröntgenbild** besteht.

Die intrathorakalen Sarkoidoseveränderungen beginnen gesetzmäßig mit einer **Vergrößerung der mediastinalen Lymphknoten**, wobei in erster Linie die Hiluslymphknoten betroffen sind. Diese Lymphknotenschwellung charakterisiert das **Stadium I**. Die erkrankten Lymphknoten bilden mächtige Pakete und zeigen eine polyzyklische Form mit nach lateral scharfer Begrenzung, was besonders auf den Tomogrammen deutlich wird.

Stets sind **beide** Seiten beteiligt, **einseitige Lymphknotenvergrößerungen sprechen gegen Sarkoidose**. Besteht gleichzeitig ein **Erythema nodosum**, so spricht man vom **Löfgren-Syndrom**. Nach Monaten oder Jahren kann es zu einer völligen spontanen Rückbildung kommen. Geschieht dies nicht, erfolgt der Übergang in das **Stadium II** mit Übergreifen des Prozesses auf das **Lungenparenchym**. Das Fortschreiten der Granulombildung in die Lunge bewirkt eine in Hilusnähe dichtere, peripher dünner werdende retikuläre **Zeichnungsvermehrung**, die aus feinsten, kettenförmig aufgebauten Knötchen besteht. Gleichzeitig kommt es meist zur Verringerung der Hilusschwellung. Kleinste oder auch größere fleckige Einlagerungen in das Netzwerk verursachen **vielgestaltige Röntgenbilder**, wobei die Veränderungen später oftmals schmetterlingsförmig angeordnet sind. Das weitere Fortschreiten führt zu irreparablen Lungenfibrosen. Dieses **Stadium III** repräsentiert die Spät- bzw. Endzustände der Lungensarkoidose und ist röntgenographisch durch **ausgedehnte Narbenfelder, Schwielenbildungen, Schrumpfungen** und auch **Hohlraumbildungen** bis zur **Wabenlunge** gekennzeichnet.

F00

Frage 3.116: Lösung B

In der Mehrzahl der Fälle beginnt die Sarkoidose **primär chronisch,** wobei meist eine deutliche **Diskrepanz zwischen der Symptomarmut** und **dem Thorax-Röntgenbild** besteht.

Die **Sarkoidose** (Morbus Boeck) ist eine **granulomatöse Systemerkrankung**, die am häufigsten zwischen dem **2. und 4. Lebensjahrzehnt auftritt**. Histologisch besteht eine **epitheloidzellige Granulomatose**.

Betroffen sind:
- **Lunge, Bronchialschleimhaut ⇒ Alveolitis**
- intrathorakale und extrathorakale Lymphknoten ⇒ **Lymphadenopathie**

- Haut ⇒ **Erythema nodosum** (25% der Fälle)
- Augen ⇒ **Iridozyklitis** = Uveitis anterior (25% der Fälle)
- Leber, Milz ⇒ **Hepatosplenomegalie**
- Myokard ⇒ rezidivierende Perikardergüsse, **Herzinsuffizienz**
- Knochen ⇒ **Ostitis multiplex cystoides Jüngling, Hyperkalzämie**
- Niere ⇒ ggf. **Nephrokalzinose, Glomerulonephritis, Nierenversagen**
- Nervensystem ⇒ Enzephalitis bzw. Meningitis granulomatosa, **Fazialisparese**

Thorax-Röntgenbild
Internationale Stadieneinteilung der **pulmonalen Sarkoidose:**
- Typ 0   isolierter Organbefall
- Typ I   polyzyklisch begrenzte, doppelseitige Hiluslymphome (**bihiläre Lymphadenopathie**)
- Typ II   bihiläre Lymphadenopathie + Lungenbefall (retikulo-noduläre Zeichnung)
- Typ III Lungenbefall **ohne** Lymphadenopathie
- Typ IV   **Lungenfibrose**

F94

Frage 3.117: Lösung C

Da es sich um eine Systemerkrankung handelt, können alle Organe betroffen sein. Granulome im Bereich der Hypophyse oder des Hypothalamus können zu einem hypothalamisch-hypophysär bedingten Hypogonadismus führen.

F95

Frage 3.118: Lösung E

Der **Hilus** besteht aus **Lymphknoten, Gefäßen und Bronchien.**
Während **asymmetrische Hiluslymphome** bei der **Tuberkulose, Hodgkin- und Non-Hodgkin-Lymphomen sowie Tumoren** auftreten, sind für die **Sarkoidose doppelseitige symmetrische Hiluslymphome** charakteristisch.
Zu **(1):** Bereits im Frühstadium des **Morbus Hodgkin** treten **Lymphome im Bereich des Mediastinums** auf.
Zu **(2):** Die **Sarkoidose (Morbus Boeck)** ist eine Allgemeinerkrankung, die bereits im Frühstadium die **Hiluslymphknoten** befällt und durch das Bild der **epitheloidzelligen Granulomatose** gekennzeichnet ist.
Zu **(3):** Die Lungentuberkulose beteiligt die regionalen Lymphknoten im Hilusgebiet (Primärkomplex). Bei der **Hiluslymphknotentuberkulose** findet man im Röntgenbild einseitige knollige, scharf abgegrenzte Hiluslymphknoten. Der **Lungenherd** kann zu diesem Zeitpunkt bereits kaum noch sichtbar sein.

Zu **(4):** Bei der **Silikose** sind auch die regionalen **Hiluslymphknoten** in den mesenchymalen Prozess miteinbezogen.
Zu **(5):** Lymphknotenmetastasen im Bereich des **Mediastinums** können u.a. zur **Rekurrensparese** führen.

F99

Frage 3.119: Lösung B

Patienten mit einer **Sarkoidose,** die nur geringe Symptome (Ausnahme ⇒ **Hyperkalzämie!**) aufweisen, sollten nicht behandelt werden.
- **Corticosteroide** werden zur Unterdrückung schwerer Symptome, bei Leberinsuffizienz, Herz- oder ZNS-Beteiligung, Hyperkalzämie und Augenerkrankungen eingesetzt, die durch lokale Behandlung nicht geheilt werden können. **Dosierung:** 0,6–0,8 mg Prednisolonäquivalent pro kg KG/d für 4–8 Wochen, anschließend langsame Dosisreduktion 6–9 Monate)
- Etwa 10% der Patienten sprechen auf Corticosteroide nicht an. Bei ihnen kann **Chlorambucil** oder **Methotrexat** eingesetzt werden.
- bei **ausgeprägter Hyperkalzämie:** zusätzliche Therapie mit **Chloroquin** (500 mg/d)

H97

Frage 3.120: Lösung E

Bei der Patientin besteht eine **akute Sarkoidose (Löfgren-Syndrom),** die vorwiegend jüngere Frauen betrifft. Die **Sarkoidose** (Morbus Boeck) ist eine **granulomatöse Systemerkrankung,** die am häufigsten zwischen dem **2. und 4. Lebensjahrzehnt auftritt.** Histologisch besteht eine **epitheloidzellige Granulomatose.**
Verlaufsformen: akut beginnende Sarkoidose
- Typische Symptome sind **Fieber und Krankheitsgefühl,** oftmals **Gelenkschmerzen (akute Polyarthritis) und Erythema nodosum** (am Anfang hellrote, später bläulich-livide druckschmerzhafte Knoten an den Streckseiten der Unterschenkel), was jedoch auch bei anderen Erkrankungen auftreten kann. Sind bestimmte Organe befallen, so sind die auftretenden Symptome **organspezifisch.** Typischer Befund ist **die bihiläre Adenopathie.**

primär chronischer Verlauf
- In der Mehrzahl der Fälle beginnt die Sarkoidose **primär chronisch,** wobei meist eine deutliche **Diskrepanz zwischen der Symptomarmut** und dem **Thorax-Röntgenbild** besteht.

Betroffen können sein:
- Lunge, Bronchialschleimhaut → **Alveolitis**
- intrathorakale und extrathorakale Lymphknoten → **Lymphadenopathie**
- Haut → **Erythema nodosum** (25% d. F.)

- Augen → **Iridozyclitis** → Uveitis anterior (25% d. F.)
- Leber, Milz → **Hepatosplenomegalie**
- Myokard → rez. Perikardergüsse, **Herzinsuffizienz**
- Knochen → **Ostitis multiplex cystoides Jüngling, Hyperkalzämie**
- Niere → ggf. **Nephrokalzinose, Glomerulonephritis, Nierenversagen**
- Nervensystem → Enzephalitis bzw. Meningitis granulomatosa, **Fazialisparese**

Thorax-Röntgenbild
Internationale Stadieneinteilung der **pulmonalen Sarkoidose:**
Typ 0   isolierter Organbefall
Typ I   polyzyklisch begrenzte, doppelseitige Hiluslymphome **(bihiläre Lymphadenopathie)**
Typ II bihiläre Lymphadenopathie + Lungenbefall (retikulo-noduläre Zeichnung)
Typ III Lungenbefall **ohne** Lymphadenopathie
Typ IV Lungenfibrose

Labor
- **BSG** bei akutem Verlauf ↑
- **Hyperkalzämie und -urie** durch erhöhte Vit. D_3-Spiegel
- Gammaglobuline in 50% d. F. ↑
- **Tuberkulinempfindlichkeit** ↓
- **ACE**-Serumspiegel ↑ (v. a. in sarkoidalen Lymphknoten vermehrt nachweisbar)
- **T-Helfer-/T-Suppressorzell-Quotient (CD_4/CD_8) > 5** (normal etwa 2) in der **Bronchoalveolarspülflüssigkeit**
- ggf. Leukopenie

Pathologisch veränderte Serumspiegel des **Neopterins** und des **sezernierten Interleukin 2-Rezeptors** werden zur **Beurteilung eines Therapieerfolges** bestimmt, da sie der Aktivität der Zellpopulationen entsprechen, die das entzündliche Geschehen aufrecht erhält und deren Funktion pharmakologisch supprimiert werden soll.

Differenzialdiagnose
- **Erhöhung des ACE-Spiegels** u. a. auch bei Patienten mit Histoplasmose, akuter Miliartuberkulose, Hepatitis, Lymphomen
- **Hiluslymphknoten- oder Miliar-Tuberkulose** → ACE normal, Tuberkulin-Test positiv, keine lymphozytäre Alveolitis
- **Morbus Hodgkin** → Befunderhebung
- **Aspergillose** und **Kryptokokkose** → Komplikation der Sarkoidose
- **maligne Prozesse, Leukosen** → Verlauf, Befund
- **Lungenfibrosen** anderer Ursache → Anamnese

[F96]
Frage 3.121: Lösung C

Löfgren-Syndrom (5% d. F.): **akute Sarkoidose** mit bihilärer Lymphknotenschwellung. **Erythema nodosum** und Polyarthritis, vorwiegend bei jüngeren Frauen.
Die Krankheit ist weltweit verbreitet und relativ gleichmäßig auf beide Geschlechter, am häufigsten zwischen dem **2. und 4. Lebensjahrzehnt,** verteilt.
Zu unterscheiden ist eine **akute Form** von mehr oder minder chronischen Verläufen:
Nur die **akut beginnende Sarkoidose** verursacht Symptome in Form von **Fieber und Krankheitsgefühl.** Oftmals werden **Gelenkschmerzen (akute Polyarthritis)** beobachtet sowie ein **Erythema nodosum** (am Anfang hellrote, später bläulich-livide druckschmerzhafte Knoten an den Streckseiten der Unterschenkel), was jedoch auch bei anderen Erkrankungen auftreten kann.
Sind bestimmte Organe befallen, so sind die auftretenden Symptome **organspezifisch.** Typischer Befund ist **die bihiläre Adenopathie.**

[F93]
Frage 3.122: Lösung B

Zu **(B):** Das **Keratoderma blenorrhagicum** bezeichnet eine übermäßige Verhornung der Haut, die v. a. im Zehen- und Vorfußbereich beim Urethro-okulo-synovialen Syndrom **(Morbus Reiter)** auftritt.

3.9 Mediastinum

Pneumothorax — III.36

Klinische Symptome:
- stechender Schmerz auf der betroffenen Seite
- Dyspnoe
- fehlendes Atemgeräusch auf der betroffenen Seite
- bei Belastung Zyanose

Die kollabierte Lunge hat den Kontakt zur Thoraxwand verloren und kann den Exkursionsbewegungen des Thorax nicht mehr folgen. Dies führt zur Störung des Gasaustausches auf der betroffenen Seite. Unter Ruhebedingungen kann der nicht betroffene Lungenflügel eine ausreichende Arterialisierung des Blutes gewährleisten. Bei geringer körperlicher Belastung (vermehrter O_2-Bedarf, erhöhter CO_2-Anfall) tritt jedoch relativ schnell eine Zyanose als Zeichen der Dekompensation auf.
Bei der **Inspiration** entsteht auf der gesunden Seite ein Unterdruck. Gleichzeitig dringt Atemluft von außen in den offenen Interpleuralspalt (dabei wird das Mediastinum zur gesunden Seite gezogen).

3.9 Mediastinum

Bei der **Exspiration** kehren sich diese Vorgänge um. Durch den Defekt in der Thoraxwand tritt die Luft wieder nach außen; infolge Retraktion des intakten Lungenflügels wird das Mediastinum zur kranken Seite hin verschoben.
Folge:
Lungenkollaps auf der verletzten Seite, Verlagerung des Mediastinum mit Kompression der kontralateralen Lunge und Pendelluftbewegungen führen zur pulmokardialen Insuffizienz.
Klinik:
Dyspnoe, Zyanose, sinkender systolischer Blutdruck bei sistierendem diastolischen Blutdruck
Spannungspneumothorax
Der Spannungspneumothorax (Ventilpneumothorax) ist eine Sonderform des Pneumothorax. Auf Grund eines Ventilmechanismus, bei dem inspiratorisch Außenluft in die Pleurahöhle eindringt, exspiratorisch diese jedoch nicht verlassen kann, entsteht ein Überdruck in der Pleurahöhle der verletzten Seite.

Symptome:
- Blässe, kalter Schweiß, Tachykardie, zunehmende Dyspnoe
- fehlendes Atemgeräusch auf der betroffenen Seite
- einseitig tiefstehende, kaum atemverschiebliche Lunge
- hypersonorer Klopfschall
- Verlagerung der Mediastinalorgane zur gesunden Seite
- venöse Einflussstauung (extraperikardiale Herztamponade)

Therapeutisch muss beim Spannungspneumothorax sofort von ventral im 2.–3. ICR medioklavikulär eine großkalibrige Kanüle eingestochen werden (→ hörbares Entweichen der Luft!).
Ein geringgradiger Pneumothorax kann sich spontan zurückbilden, weil die Luft aus dem Pleuraspalt nach dem Zuheilen der pathologischen Öffnung langsam resorbiert werden kann. Die mäßige Luftfüllung der kollabierten Lunge bei Exspiration wird auch als „**paradoxe Atmung**" bezeichnet.

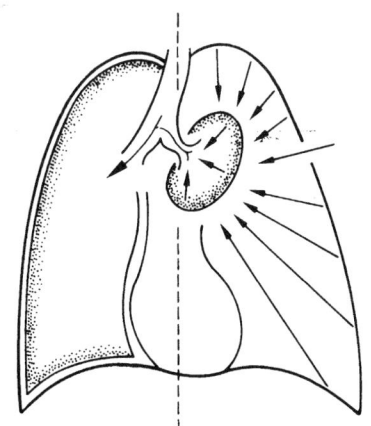 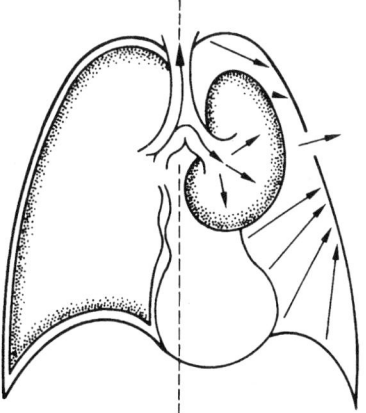

Abb. 3.11   Mediastinalfalten und Pendelluft beim offenen Pneumothorax

Frage 3.123: Lösung E

Siehe auch Kommentar zu Frage 3.124.
Die **Röntgenthoraxaufnahme** zeigt in der Peripherie Luft ohne Lungenzeichnung mit medial davon zur Darstellung kommender kollabierter Lunge. Eine solche Luftansammlung in der Pleurahöhle wird als **Pneumothorax** bezeichnet. Die Integrität des Interpleuralspaltes wird normalerweise durch das Aneinanderhaften der beiden Pleurablätter (Pleura visceralis, Pleura parietalis) gewahrt. Nach Verletzungen der Thoraxwand oder der Lungenoberfläche tritt Luft in diesen Spalt ein und die Lunge retrahiert sich entsprechend ihrer Zugspannung (Lungenkollaps). Abhängig von der Art der Schädigung werden unterschieden:
- *Nach außen offener* Pneumothorax: Defekt in der Thoraxwand (z. B. Messerstich) mit offener Verbindung zur Außenluft.
- *Nach innen offener* Pneumothorax: Defekt der Lungenoberfläche (z. B. Spontanpneumothorax nach Platzen eines Emphysembläschens).

> H00

Frage 3.124: Lösung E

Siehe auch Kommentar zu Frage 3.123.
Klinische Symptome eines Pneumothorax sind:
- **stechender Schmerz** auf der betroffenen Seite
- **Dyspnoe**
- **fehlendes Atemgeräusch** auf der betroffenen Seite
- **hypersonorer Klopfschall** auf der betroffenen Seite
- bei Belastung Zyanose

Die kollabierte Lunge hat den Kontakt zur Thoraxwand verloren und kann den Exkursionsbewegungen des Thorax nicht mehr folgen. Dies führt zur Störung des Gasaustausches auf der betroffenen Seite. Unter Ruhebedingungen kann der nicht betroffene Lungenflügel eine ausreichende Arterialisierung des Blutes gewährleisten. Bei geringer körperlicher Belastung (vermehrter O_2-Bedarf, erhöhter CO_2-Anfall) tritt jedoch relativ schnell eine Zyanose als Zeichen der Dekompensation auf.

> H98

Frage 3.125: Lösung E

Als **Spannungspneumothorax** wird ein zunehmender Druckanstieg im Pleuraraum durch inspiratorisch wirksamen Ventilmechanismus bezeichnet.
Leitsymptome:
Die Patienten weisen akut auftretende, meist einseitige thorakale Schmerzen oder Substernalschmerz sowie zunehmende **Atemnot,** Tachypnoe und **Zyanose** verbunden mit Reizhusten und **Vernichtungsgefühl** auf.
Befunde:
- abgeschwächtes Atemgeräusch oder „stille Lunge"
- Tympanie, verstrichene Interkostalräume
- Zeichen der zentralen Venendruckerhöhung **(Einflussstauung),** Tachykardie

Röntgenbefund (Aufnahme in Exspirationsstellung):
- **Mediastinalverdrängung** zur gesunden Seite hin
- **tief stehende Zwerchfellgrenze** auf der betroffenen Seite
- strukturlose periphere Aufhellung

> F99

Frage 3.126: Lösung E

Zu **(A):** Die **Struma** kann bei entsprechender Größe bis in die Brusthöhle (= intrathorakale Struma) ausgedehnt sein.
Zu **(B): Neurinome** sind Tumoren des hinteren Mediastinums.

Zu **(C):** Typisch für eine akut beginnende Sarkoidose sind **Fieber und Krankheitsgefühl,** oftmals **Gelenkschmerzen (akute Polyarthritis) und Erythema nodosum.**
Röntgenbefund: bihiläre Lymphadenopathie.
Zu **(D)** und **(E):** Im mittleren Mediastinum findet man zumeist **lymphatische Tumore,** insbesondere Hodgkin- und Non-Hodgkin-Lymphome und Lymphknotenmetastasen vor allem von Bronchialkarzinomen. Differenzialdiagnostisch ist an Lymphknotenvergrößerungen bei granulomatösen Erkrankungen oder Tuberkulose zu denken.
Fieber, Nachtschweiß und Gewichtsverlust werden gehäuft bei **Morbus Hodgkin** beobachtet, wenn innere Lymphknoten (mediastinal oder retroperitoneal), Organe (Leber) oder das Knochenmark beteiligt sind. Manchmal tritt das **Pel-Ebstein-Fieber** auf, bei dem sich mehrere Tage mit hohem Fieber regelmäßig mit ein paar Tagen bis Wochen mit Normaltemperaturen oder Untertemperatur abwechseln.

> H98

Frage 3.127: Lösung C

Diagnostik des Pleuraergusses:
Perkussion:
- **über Pleuraerguss:** massive Dämpfung (⇒ **verkürzter Klopfschall)**

Palpation:
- **Stimmfremitus** über Pleuraergüssen **abgeschwächt** oder **ganz aufgehoben**

Auskultation:
- Atemgeräusch **abgeschwächt** bis **aufgehoben**

> ❗ Merke: An der Grenze eines Pleuraergusses zum Lungengewebe hört man oft **in umschriebenem Bezirk bronchiales oder verschärftes Atemgeräusch,** weil in diesen Abschnitten das Lungengewebe durch den Erguss komprimiert wird **(Kompressionsatmen).**

> F94

Frage 3.128: Lösung D

Unter einem **Exsudat** versteht man den Austritt von Zellen und Flüssigkeit aus dem Gefäßsystem. Meist ist die Ursache ein entzündliches Geschehen.
Ein **Transsudat** dagegen ist ein nicht entzündlicher Erguss.
Entzündungen ((A) und (C)) aber auch bösartige Tumoren ((B) und (E)), die ja von entzündlichen Begleitreaktionen umgeben sein können, bedingen die Exsudatbildung.

3.9 Mediastinum

Dagegen führt die kardiale Insuffizienz zur Bildung eines Transsudates – das bedeutet, es tritt auf Grund der Stauung Plasmaflüssigkeit ohne Eiweißbestandteile in den Pleuraraum über.

Zusammenfassung
Pleura**exsudat:**
spez. Gewicht größer 1.016, Eiweiß größer 3 g%; kommt vor bei Pneumonie, Infarkt, Tuberkulose, Pilzinfektionen, Pleuritis, Morbus Hodgkin, Lungeninfarkt, Empyem, Tumor inkl. Pleuramesotheliom, Verletzung, hämorrhagischer Diathese.
Pleura**transsudat:**
spez. Gewicht kleiner 1.015, Eiweiß kleiner 3,0 g%; kommt vor bei Linksherzinsuffizienz, Leberzirrhose, Nephritis, Myxödem, Meigs-Syndrom (= benigner Ovarialtumor, Aszites, Hydrothorax).
Anmerkung:
Der pyhsikalische Untersuchungsbefund von Pleuratranssudat und -exsudat ist identisch.
Stichworte zum Pleuraerguss sind Ellis-Damoiseau-Linie = Ansteigen der Dämpfung nach lateral; Grocco-Rauchfuss-Dreieck = dreieckiger Dämpfungsbezirk auf der gesunden Seite basal bei großen Ergüssen.
Siehe auch Lerntext III.37.

---— **Pleuraerguss** ——————————— III.37 —

Ein **Pleuraerguss** kann als Folge eines entzündlichen oder tumorösen Geschehens – Pleuritis exsudativa – oder kardialer Stauung im Brustfellraum entstehen. **Entzündliche Exsudate** haben wegen ihres großen Eiweißgehaltes ein spezifisches Gewicht über 1016 und enthalten in der Regel reichlich weiße Blutkörperchen. **Pleuratranssudate** haben ein niedriges spezifisches Gewicht und sind in der Regel relativ zellarm.
Bei nicht zu kleinem Pleuraerguss – Ergüsse von weniger als 400 ml sind bei der körperlichen Untersuchung kaum nachweisbar – schleppt die befallene Brustkorbseite bei der Atmung nach und kann bei großen Ergüssen sogar erweitert sein.
Perkutorisch ist über Pleuraergüssen eine massive Dämpfung nachzuweisen, die nach oben eine zur hinteren Axillarlinie von vorn ansteigende und nach hinten wieder abfallende Begrenzungslinie nachweisen lässt – **Ellis-Damoiseau-Linie**. Bei sehr großen Ergüssen, die bis in die Brustkorbspitze hineinragen, ist diese Linie natürlich nicht festzustellen.
Palpatorisch ist der Stimmfremitus über Pleuraergüssen abgeschwächt oder gar aufgehoben.
Auskultatorisch ist das Atemgeräusch abgeschwächt bis aufgehoben. Es kann vesikulär sein, wenn der Luftgehalt der Lungen erhalten geblieben ist; es kann bronchial klingen, wenn die Lunge durch Infiltration oder durch Kompression luftleer ist. An der Grenze eines Pleuraergusses zum Lungengewebe hört man oft in umschriebenem Bezirk bronchiales oder verschärftes Atemgeräusch, weil in diesen Abschnitten das Lungengewebe durch den Erguss komprimiert wird **(Kompressionsatmen)**.
Beim **Pleuraerguss** besteht eine **restriktive Ventilationsstörung** extrapulmonaler Genese mit Abnahme der Ventilation auf der betroffenen Seite. Kennzeichen der restriktiven Ventilationsstörung ist eine mangelhafte Ausdehnungsfähigkeit der Lunge bzw. des Brustkorbs. Es resultiert eine Verminderung der Lungenvolumina, der statischen Lungencompliance und der Diffusionskapazität.

Tab. 3.7 Unterscheidungsmerkmale von Exsudat und Transsudat

	Exsudat	Transsudat
Entstehung	entzündlich, neoplastisch	Zirkulationsstörungen, Druckänderungen
Ursachen	Tuberkulose, bakterielle und virale Pneumonien Kollagenosen u.ä.	Herzinsuffizienz, Nephropathien, Leberzirrhose u.ä
Farbe	dunkelgelb	hellgelb
Zellzahl	zellreich	zellarm
LDH	> 200 U/l	< 200 U/l
Spezif. Gewicht	> 1.016	< 1.015
Eiweißgehalt	> 3%	< 3%

H96

Frage 3.129: Lösung D

Siehe auch Kommentar zu Frage 3.128.
Je nach Ursache des Pleuraergusses ist die Flüssigkeit eiweißreich **(Exsudat)** oder eiweißarm **(Transsudat).**
Pleuraerguss durch
- kardiales **Stauungstranssudat** (5% d. F.) bei dekompensierter Herzinsuffizienz
- **systemische Infektion** (z.B. tuberkulöser Pleuraerguss, Mykosen)
- **neoplastische Zellen** (z.B. Pleurakarzinose, **maligne Lymphome, Metastasen** bei Mammakarzinom, Bronchialkarzinom)
- **Grunderkrankungen** (z.B. **Kollagenosen** → Exsudat), **rheumatoide Erkrankungen,** Ovarialfibrom (→ **Meigs-Syndrom** mit Aszites und/oder

Pleuraerguss; als Folge einer Rippenfraktur, bei **Urämie** → generalisierte Serositis)
- **irritativ wirksame Substanzen** (z.B. Asbestpartikel → Pleuramesotheliom), **Medikamente** (u.a. Hydralazin, Procainamid, Isoniazid, Phenytoin und Chlorpromazin)
- **Myxödem** → pleurale Transsudate, aber auch Exsudate
- **Aszites-begleitender Erguss** → Flüssigkeit aus dem peritonealen Raum tritt durch Lymphbahnen in den Pleuraraum über (u.a. bei **Pankreatitis**).

Spezielle Formen:
- **Hämothorax** (Blut im Pleuraraum) nach Trauma oder Gefäßruptur
- **Chylothorax** (pseudochylöser Pleuraerguss) bei Verletzung des Ductus thoracicus oder durch neoplastische Infiltration → in der Ergussflüssigkeit: neutrale Fette und Fettsäuren ↑, Cholesteringehalt ↓
- **Cholesterinpleuritis** (pseudochylöser Erguss) → Cholesterinkonzentration ↑ (bis zu 1 g/100 ml), Neutralfett- und Fettsäuregehalt ↓ bei der **Pleuritis tuberculosa** oder im Rahmen rheumatischer Erkrankungen.

H94

Frage 3.130: Lösung C

Bei zahlreichen Erkrankungen sind **Pleuraergüsse** als Begleiterscheinungen zu werten. Nicht selten treten sie bei viralen und bakteriellen Pneumonien auf. Für eine **tuberkulöse Genese** sprechen Schrumpfungsvorgänge an der entsprechenden Thoraxseite. Fast ausnahmslos führt ein **Lungeninfarkt** zu einer meist überwiegend fibrinösen Pleuritis. Weiterhin werden Pleurareaktionen beim **Lupus erythematodes, bei rheumatischen Erkrankungen, Bronchiektasen und Lungenabszess** gesehen. Aber auch das **nephrotische Syndrom, Niereninsuffizienz, Herzinsuffizienz** und Oberbauchprozesse verursachen Pleuraergüsse.

Zu **(C):** Die **Sarkoidose (Morbus Boeck)** ist eine Allgemeinerkrankung mit an der Lunge gesetzmäßigem Stadienablauf. Histologisch ist sie gekennzeichnet durch das Bild der **epitheloidzelligen Granulomatose.** Nach der Häufigkeit befällt sie Lunge, Lymphknoten, Leber, Haut, Augen, Herz, Nieren, Gastrointestinaltrakt, ZNS und endokrine Drüsen; häufigste Hautmanifestation ist das Erythema nodosum.
Im **Stadium III der Sarkoidose** kommt es zu irreparablen **Lungenfibrosen.** Röntgenologisch sind ausgedehnte Narbenfelder, Schwielenbildungen, Schrumpfungen, aber auch Hohlraumbildungen bis zur **Wabenlunge** festzustellen. Die **Fibrose** nimmt ihren Ausgang von vernarbenden Granulomen (Sandritter).

H96

Frage 3.131: Lösung D

Ein **Pleuraerguss** kann als Folge eines **entzündlichen** (z.B. Pankreatitis) bzw. **tumorösen** Geschehens → **Pleuritis exsudativa** entstehen. Ein **Transsudat** entsteht bei **kardialer** Stauung (Lungenkapillardruck ↑) oder **Proteinmangel** (z.B. nephrotisches Syndrom → kolloidosmotischer Druck des Plasmas ↓).
- **Entzündliche Exsudate** haben wegen ihres größeren Eiweißgehaltes ein **spezifisches Gewicht > 1.016** und enthalten in der Regel reichlich weiße Blutkörperchen.
- **Pleuratranssudate** sind in der Regel **relativ zellarm** und haben ein **niedriges spezifisches Gewicht, Proteingehalt ↓**.

4 Verdauungsorgane

4.1 Ösophagus

H95 !

Frage 4.1: Lösung A

Zu **(A):** Größte Gefahr geht bei **Ösophagusvarizen** von einer Blutung aus. Sie führen jedoch nicht zu einer Dysphagie.
Zu **(B)–(E): Dysphagie** bedeutet eine Schluckstörung ohne Schmerzen infolge einer Passagestörung ingestierter Speisen.
Zu den häufigsten Ursachen zählen:
- Ösophaguskarzinom (häufigste Ursache bei Menschen > 45 Jahre)
- Divertikel, Fremdkörper, Narbenstrikturen und -stenosen

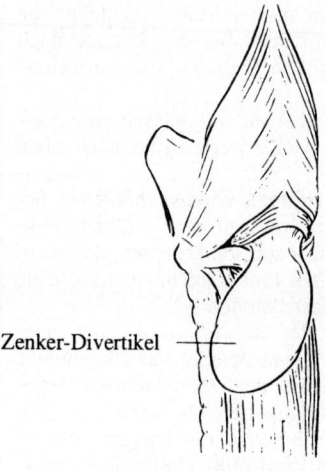

Abb. 4.1   Zenker-Divertikel

- Refluxösophagitis und Spasmen, stenosierendes Ulkus bei Endobrachyösophagus
- Achalasie (Megaösophagus)
- retrosternale Struma, Sklerodermie, Mediastinal-Malignom, neuromuskuläre Erkrankungen, Aortenaneurysma, Pankreatitis, Tollwut, Dysphagia lusoria (abnorm kreuzende A. subclavia dexter), Plummer-Vinson-Syndrom bei Eisenmangel
- Globus hystericus

H95 **!**

Frage 4.2: Lösung E

In dem geschilderten Fall wird eine **Dysphagie** beschrieben, die bereits über mehrere Monate anhält und bei der es bereits zu einer erheblichen Gewichtsabnahme gekommen ist. Als Ursache können alle genannten Erkrankungen in Betracht kommen:
Zu **(1):** Etwa 15 % der Magenkarzinome sind **Kardiakarzinome.** Typisch sind dysphagische Beschwerden mit Druckgefühl und Schmerzen nach der Nahrungsaufnahme sowie Regurgitation.
Zu **(2):** Das Stadium IV einer **Refluxösophagitis** stellt das Endstadium dar. Dabei kommt es zu Ulzerationen, Stenose und Endobrachyösophagus (Barrett-Syndrom – Präkanzerose). Man unterscheidet das Stadium IV A = Refluxösophagitis mit entzündlichen Veränderungen und das Stadium IV B = irreversibles Narbenstadium.
Zu **(3):** Der **Achalasie** liegt eine Degeneration des Plexus myentericus (Auerbach) im unteren Ösophagusanteil zugrunde. Dabei kommt es zu einer mangelnden Erschlaffung des unteren Ösophagussphinkters beim Schluckvorgang und einem erhöhten Ruhedruck. Es treten dysphagische Beschwerden sowie Regurgitationen von Speisen und Völlegefühl auf.
Zu **(4):** Von einem **Ösophaguskarzinom** sind vor allem Männer über 40 Jahre betroffen. Die Erkrankung stellt die häufigste Ursache einer Speiseröhrenverengung dar. Weitere typische Symptome sind retrosternale Schmerzen und Rückenbeschwerden.

Idiopathischer diffuser Ösophagusspasmus — IV.1

Der **idiopathische diffuse Ösophagusspasmus** ist charakterisiert durch abnorm kräftige, nicht peristaltische (simultane) Ösophaguskontraktionen und retrosternale Schmerzen.
3 Formen des Ösophagusspasmus lassen sich unterscheiden:
- **klassisch diffuser Ösophagusspasmus:** im tubulären Ösophagus kräftige, simultane Kontraktionen
- **hyperkontraktiler Ösophagus (Nussknackerösophagus):** peristaltisch ablaufende, aber abnorm kräftige und lang dauernde Kontraktionen
- **hypertoner unterer Ösophagussphinkter:** Druckwerte im Bereich des unteren Ösophagussphinkters deutlich oberhalb der Norm

Die **Ursache** der Krankheit ist nicht bekannt. Möglicherweise liegt ein generalisierter muskulärer Defekt vor.

Klinik:
Als **Leitsymptom** gilt der plötzlich auftretende retrosternale Schmerz bei oftmals gleichzeitig geklagter Dysphagie. Ähnlich wie bei der Angina pectoris kann es zu einer Ausstrahlungssymptomatik in Arme, Hals und Rücken kommen. Allerdings sind die Schmerzen bei Ösophagusspasmus von längerer Dauer. Als Auslöser kommen Nahrungsaufnahme, insbesondere kalte Getränke, vor. Häufig treten die Attacken jedoch spontan auf und sind auch nachts vorhanden.

Diagnostik
Röntgenuntersuchung
Die radiologische Untersuchung besitzt bei der Diagnostik eines Ösophagusspasmus nur eine geringe Sensitivität. Beim klassischen Ösophagusspasmus kann ein korkenzieherartiges oder sägezahnähnliches Aussehen beobachtet werden.

Endoskopie:
Bei Motilitätsstörungen des Ösophagus ist diese Untersuchung wenig dienlich.

Ösophagusmanometrie:
Sie ist die Untersuchung der Wahl bei V. a. Motilitätsstörungen des Ösophagus. Es werden dazu Langzeitmanometrien über 24 Stunden oder Mehrpunktmanometrien durchgeführt. Pathologisch sind repetitive Kontraktionen mit mehr als 3 Gipfeln sowie eine Kontraktionsdauer von mehr als 6 Sekunden.

Verlauf:
In der Regel beobachtet man einen blanden Verlauf ohne Komplikationen. Auftretende **Divertikel** werden als Folge erhöhter intraluminaler Drücke beim hyperkontraktilen Ösophagus interpretiert. **Differenzialdiagnostisch** muss an alle Krankheiten gedacht werden, die retrosternal Beschwerden bzw. Angina pectoris verursachen (Koronare Herzkrankheit, Achalasie, Refluxkrankheit).

Therapie:
Mitentscheidend ist, dass der Patient von der Harmlosigkeit der Erkrankung überzeugt wird. Zur Anfallskupierung wird **Nitroglycerin** eingesetzt. Auch Calciumantagonisten wie z. B. **Nifedipin** werden erfolgreich angewandt. In manchen Fällen wurden positive Ergebnisse nach Bougierung des Ösophagus beobachtet.

Achalasie

Die **Achalasie** (syn. Kardiospasmus, idiopathischer Megaösophagus, Aperistalsis) stellt eine neuromuskuläre Erkrankung dar, wobei die cholinergische Koordination und Innervation gestört sind. 3 Formen der Achalasie werden entsprechend der manometrischen Untersuchungsergebnisse unterschieden:
- **Hypermotile Form:** Hierbei wird die klinische Symptomatik vor allem durch den erhöhten Ruhedruck im unteren Ösophagussegment verursacht. Die schluckreflektorische Erschlaffung des unteren Ösophagussegmentes ist unvollständig, jedoch noch erhalten.
- **Hypomotile Form:** Sie stellt die **häufigste Form** dar. Der manometrisch gemessene Druck im unteren Ösophagussegment ist regelrecht oder gering erhöht. Der motorische Ablauf im Ösophagus ist hypoton und segmental. Beim Schluckakt ist die Erschlaffung unvollständig, häufig zu früh und der Residualdruck erhöht.
- **Amotile Form:** Bei der manometrischen Messung ist eine Peristaltik meist nicht nachweisbar. Lediglich im oralen Anteil mit quergestreifter Muskulatur kann diese verifiziert werden. Der Ruhedruck im unteren Ösophagussegment ist meist normal, teilweise sogar niedrig. Eine schluckreflektorische Erschlaffung fehlt. Röntgenologisch im Breischluck stellt sich oft eine stark dilatierte Speiseröhre dar, die bis an die laterale rechte Thoraxwand reichen kann.

Pathogenese
Das untere Ösophagussegment ist verengt, wobei eine Sklerose mit Muskelatrophie nachweisbar ist. Daneben zeigen sich Infiltrate und Rarefizierungen im Bereich des **Auerbach-Plexus**. Hierbei sind die Ganglienzellen vermindert oder der Plexus myentericus fehlt gänzlich.

Häufigkeit
Männer und Frauen sind etwa gleichhäufig betroffen. Es lässt sich in der Regel keine familiäre Gehäuftheit nachweisen. Inzidenz: 1 – 2/100 000.

Symptomatik
- Dysphagie, besonders fester Nahrungsbestandteile (Fleisch, Äpfel etc.) sowie kalter Getränke
- Blutung aus dem Ösophagus (2,5% der Fälle)
- evtl. Gewichtsreduktion

Diagnostik
- Röntgenologische Untersuchung: Hierbei kommt typischerweise die Speiseröhrendilatation sowie die fehlende oder mangelhafte Speiseröhrenperistaltik zur Darstellung. Daneben fällt die charakteristische trichterförmige Verengung im Bereich des gastroösophagealen Übergangs auf.
- Endoskopische Untersuchung: Diese sollte unbedingt zum Ausschluss eines Tumors durchgeführt werden.
- Manometrische Untersuchung: Mithilfe dieser Untersuchung kann die Diagnose gesichert werden.

Therapie
Prinzipiell sind folgende therapeutische Wege denkbar:
- medikamentöse Behandlung (Calciumantagonisten)
- Dilatation des entsprechenden Ösophagusanteils: Erfolgsquote ca. 70%
- endoskopische Injektion von Botulinum-Toxin in den unteren Ösophagussphinkter (Besserung in 70%)
- extraluminale Myotomie des terminalen Ösophagus (Erfolgsquote 80 – 90%).

Daneben sind auch Nitroglyzerin und Isosorbiddinitrat wirksam, die jedoch nur eine kurze Kardiaöffnung auslösen. Glukagon senkt vorübergehend den Sphinktertonus. Psychotherapie ist ohne Erfolg.

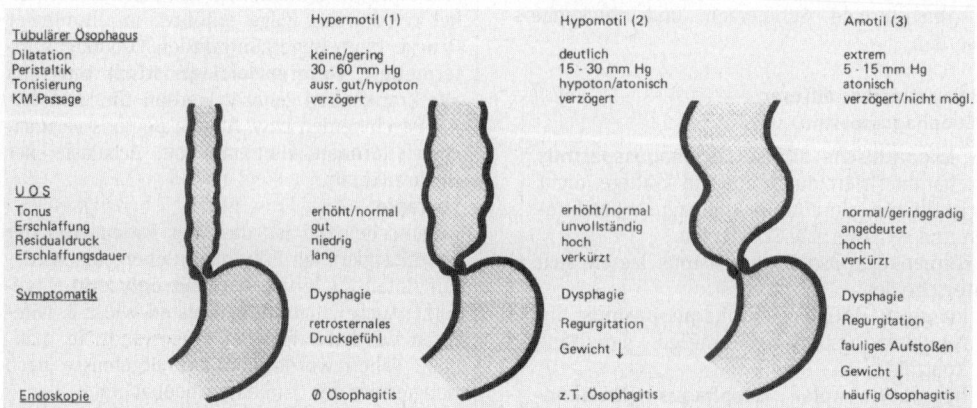

Abb. 4.**2** Halbschematische Darstellung der 3 Formen der **Achalasie** mit manometrischen, radiologischen, klinischen und endoskopischen Unterscheidungskriterien

H00 **!**

Frage 4.3: Lösung C

Siehe Lerntext IV.2.
Zu **(A)** und **(C)**: Bei der **Achalasie** (syn. Kardiospasmus, idiopathischer Megaösophagus, Aperistalsis) liegt eine **Degeneration des Plexus myentericus** (**Auerbach-Plexus**) (A) im unteren Ösophagusanteil vor. Deshalb kommt es zu einer mangelnden Erschlaffung des Ösophagussphinkters beim Schluckvorgang, einem erhöhten Ruhedruck im Ösophagus und in der Folge zu einer **Dilatation des Ösophagus** (C).
Zu **(B)**: Hauptmanifestationsalter ist das **3.–5. Lebensjahrzehnt**.
Zu **(D)**: Eine **Hiatushernie** wird nicht charakteristischerweise im Zusammenhang mit einer Achalasie beobachtet.
Zu **(E)**: Die **Bougierungstherapie** wird bei Verengungen im Bereich des Ösophagus durchgeführt. Bei der Achalasie ist vor allem die Ballondilatation indiziert. Eine Achalasie tritt nach der Bougierung nicht auf, jedoch kann es zu einer Verschlussinsuffizienz des unteren Ösophagussphinkters mit konsekutiver Refluxkrankheit kommen.

F95 **!**

Frage 4.4: Lösung A

Bei der 30-jährigen Frau liegt vermutlich eine **Achalasie** vor. Ätiologisch liegt eine Degeneration des Plexus myentericus (Auerbach) vor, wobei es zu einer mangelnden Erschlaffung des unteren Ösophagussphinkters und beim Schluckvorgang zu einem erhöhten Ruhedruck kommt. Daneben kann ein Fehlen der propulsiven Peristaltik des tubulären Ösophagus beobachtet werden.
Klinisch imponieren:
– Dysphagie
– Regurgitation der Nahrung
– Völlegefühl und krampfartige Schmerzen beim Schlucken (Odynophagie).

Betroffen sind Menschen im mittleren Alter (3.–5. Lebensjahrzehnt).
Zu **(B)**: Das **Ösophaguskarzinom** tritt vor allem bei älteren Männern (6. Dezenium, m:w = 5:1) auf. Die Patienten klagen meist über Dysphagie, Gewichtsverlust sowie Schmerzen retrosternal und im Rücken.
Zu **(C)**: Leitsymptom der **Refluxkrankheit** sind das Sodbrennen (75% der Fälle) sowie brennende retrosternale Schmerzen meist im Liegen und nach Mahlzeiten. Weiterhin kommt es zu Luftaufstoßen, Schluckbeschwerden, Übelkeit, Erbrechen und epigastrischen Schmerzen sowie stenokardischen Beschwerden.
Zu **(D)**: In fast 90% der Fälle sind Patienten mit **Hiatushernie** symptomlos, bei etwa 10% kommt es zu Refluxbeschwerden.
Zu **(E)**: Die **Sklerodermie** tritt überwiegend bei Frauen (Frauen/Männer = 4:1) im Alter von 40–50 Jahren auf. Kommt es zu einer viszeralen Beteiligung, dominieren Dysphagie mit retrosternalem Brennen und Refluxsymptome (Sodbrennen etc.).

F96 **!**

Frage 4.5: Lösung C

Siehe Lerntext IV.2.
Zu **(C)**: **Ösophagusvarizen** werden durch eine Achalasie nicht gefördert. Allerdings kann es gelegentlich zu Blutungen bei Achalasie kommen (2,5% der Fälle).
Zu **(A)**: Im Vordergrund der Symptomatik bei **Achalasie** steht die Dysphagie besonders fester Nahrungsbestandteile sowie kalter Getränke.
Zu **(B)**: Es wird bei der **Achalasie** die hyper-, hypo- und amotile Form unterschieden. Das untere Ösophagussegment ist verengt, wobei eine Sklerose mit Muskelatrophie nachweisbar ist. Es besteht daher eine fehlende oder inkomplette Relaxation des unteren Ösophagussphinkters, wobei die Peristaltik im tubulären Ösophagus unkoordiniert abläuft.
Zu **(D)**: Durch die unzureichende Passage im Ösophagus kann es zur Regurgitation und damit Infektion im Bereich des pulmonalen Systems kommen (**Aspiration**).
Zu **(E)**: **Röntgenologisch** findet sich bei der Achalasie typischerweise eine Speiseröhrendilatation sowie die mangelnde Peristaltik. Daneben fällt die trichterförmige Verengung im Bereich des gastroösophagealen Übergangs auf.

Refluxösophagitis — IV.3

Bezüglich des **Refluxes** ist zwischen dem physiologischen Reflux und dem Reflux zu unterscheiden, der zu einer Refluxösophagitis und zur Refluxkrankheit führt.
Physiologischerweise kommt ein Reflux bei Gesunden vor, wenn **alkoholische Getränke** eingenommen, **Zigaretten** geraucht oder **voluminöse Mahlzeiten** vertilgt werden. Die Refluxepisoden sind jedoch meist von nur kurzer Dauer, ohne Entzündungszeichen zu hinterlassen.
Hauptursachen für den **pathologischen Reflux** sind:
– Hiatushernie
– Z.n. chirurgischen Eingriffen, wie z.B. Gastrektomie, Fundektomie, Vagotomie
– intraabdominale Druckerhöhungen wie z.B. Schwangerschaft, Adipositas, Aszites
– Sklerodermie
– Horizontallage
– gastroduodenale Obstruktion

Klinik:
- Sodbrennen (Leitsymptom in 75% der Fälle)
- Schluckbeschwerden, Luftaufstoßen
- Übelkeit und Erbrechen
- Regurgitation von Nahrungsresten
- Stenokardien

Diagnostik:

a) Endoskopie:
4 Stadien der **Refluxkrankheit** (nach Savary und Miller)

I: einzelne, nicht konfluierende Veränderungen i. S. von Erythem und Erosionen

II: konfluierende Schleimhautveränderungen ohne den gesamten Umfang des Ösophagus einzunehmen, zumeist streifenförmige Anordnung

III: zirkulär angeordnete peptische Schleimhautveränderungen ohne Stenosebildung

IV: chronische Veränderungen wie z.B. Wandfibrose, Stenose, Ulkus, Endobrachyösophagus

b) Langzeit-pH-Metrie über 24 Stunden: (Spezialuntersuchung)
Pathologisch, wenn die Refluxzeiten tagsüber > 8% oder nachts > 3% der Messzeit betragen

c) Röntgendiagnostik und **Manometrie** sind von untergeordneter Bedeutung

Therapie:
- **Basismaßnahmen:** Hochgestelltes Kopfende des Bettes während des Schlafens, fettarme kleine Mahlzeiten, Gewichtsnormalisierung, Meiden süßer Speisen, Alkohol, Nikotin, Meiden von Medikamenten, die den Druck im Bereich des unteren Ösophagus senken wie z.B. Nitrate, Calciumantagonisten und Anticholinergika
- **Medikamentöse Maßnahmen:**
1. **Wahl:** Protonenpumpenhemmer (z.B. Omeprazol, evt. H_2-Blocker in leichten Fällen
2. **Wahl:** Motilitätsfördernde Substanzen wie z.B. Dopaminantagonisten (z.B. Metoclopramid, Domperidon)
Antacida (bei leichten Beschwerden)
- **Chirurgische Maßnahmen:** Als Indikation gilt das Versagen der konservativen Therapie sowie Komplikationsstadium. Es wird eine Fundoplicatio nach Nissen durchgeführt. Ein gutes Operationsergebnis wird bei ca. 90% der Fälle erreicht. Die Letalität beträgt ca. 1%. Rezidivbeschwerden kommen in ca. 10% der Fälle vor.

H99
Frage 4.6: Lösung E

Die geschilderte Symptomatik mit belastungsunabhängigen, dafür aber lageabhängigen Schmerzen und Brennen hinter dem Brustbein sowie einer Beschwerdezunahme nach der Nahrungsaufnahme, weist ebenso wie die Unauffälligkeit von EKG und Laborbefunden vorrangig auf eine **Refluxösophagitis** als mögliche Krankheitsursache hin.

Differenzialdiagnostische Hinweise bei Thoraxschmerzen
- **Angina pectoris** ⇒ Schmerz dauert nur **Minuten**, spricht auf Nitropräparate an; anamnestisch oft belastungsabhängig
- **Prinzmetal-Angina** (vasospastische Angina pectoris) ⇒ meist zur gleichen Tageszeit, kein Enzymanstieg, nicht belastungsabhängig, oft Arrhythmien
- **Perimyokarditis** ⇒ oft Schmerzausstrahlung in die Schulter; Fieber, Dyspnoe, Laborwerte, Echokardiographie, Auskultation: Perikardreiben
- **Lungenembolie** ⇒ Dyspnoe, Tachykardie, Enzymkonstellation, pO_2 ↓
- **Aortenstenose** ⇒ Präkordialschmerz, anamnestisch oft Synkopen, Vertigo, Dyspnoe
- **Hypertrophische Kardiomyopathie** ⇒ Präkordialschmerz, anamnestisch Vertigo, Rhythmusstörungen, Dyspnoe ⇒ Echokardiographie
- **akutes Abdomen** (Infarktschmerz kann **infradiaphragmal** projiziert werden)
- **Pneumothorax** ⇒ Dyspnoe Perkussion, Auskultation, Röntgen
- **Aneurysma dissecans** ⇒ proximaler Typ mit abgeschwächten bis fehlenden Pulsen und Blutdruckdifferenz zwischen beiden Armen
- **HWS-Osteochondrose** ⇒ Lage- bzw. bewegungsabhängige Schmerzen
- **Pleuritische Schmerzen** verschlimmern sich beim tiefen Atmen und können durch erhöhtes Pressen festgestellt werden.
- **Thoraxtrauma** oder eine **gebrochene Rippe** gehen aus der Krankengeschichte hervor.
- **Tumorinfiltration der Brustwand** kann lokale oder, falls interkostale Nerven betroffen sind, ausstrahlende Schmerzen hervorrufen.
- **Herpes zoster** kann bereits vor seinem Ausbruch Thoraxbeschwerden verursachen.
- **Tief sitzende, unklare Lungenbeschwerden** bei Lungenabszessen, tuberkulösen Kavernen oder einer Riesenbulla

F97 !

Frage 4.7: Lösung A

Die Abbildung zeigt eine **Refluxösophagitis schweren Grades**. Erkennbar ist ein akutes Entzündungsinfiltrat, ausgehend vom Erosionszentrum. Die zwischenliegende Schleimhaut erscheint verdickt als Hinweis auf einen Zustand nach länger anhaltender Refluxkrankheit.

Zu **(B):** Beim **Schatzki-Ring** handelt es sich um eine durch Schleimhauthyperplasie im gastroösophagealen Übergangsbereich verursachte, scheidewandähnliche Struktur.

Zu **(C):** Das **Zenker-Divertikel** ist ein pharyngo-ösophageales (zervikales) Pulsionsdivertikel. Es ist als großes Pseudodivertikel mit Divertikelhals innerhalb des Killian-Dreiecks dorsalseitig an der oberen Ösophagusenge lokalisiert.

Zu **(D):** Bei der **Hiatushernie** unterscheidet man:
- **axiale Hernien:** Verlagerung der Kardia und des Magenfornix durch den Zwerchfellhiatus in den Thoraxraum
- **paraösophageale Hernien:** Lokalisation und Funktion der Kardia und des unteren Ösophagussphinkters, normal, allerdings verschiebt sich ein Teil des Magens neben die Speiseröhre in den Thorax
- **kardiofundale Fehlanlage:** wegen Lockerung des kardialen Bandapparates und eines stumpfen His-Winkels (ösophagogastraler Winkel) mündet die Speiseröhre in den Magen (= geöffneter ösophago-gastraler Übergang).

Zu **(E):** Bei der **Achalasie** liegt eine Degeneration des Plexus myentericus (Auerbach) im unteren Ösophagus vor. Es fehlt die schluckreflektorische Erschlaffung des unteren Ösophagussphinkters. Endoskopisch imponiert eine spitz zulaufende Stenose im terminalen Ösophagus und ein prästenotisch weitgestellter, atonischer Megaösophagus.

H96 !

Frage 4.8: Lösung C

Die geschilderte **Ösophagusstenose im distalen Drittel** sollte zunächst bougiert (dilatiert) werden. Zum Ausschluss eines Ösophaguskarzinoms als Ursache der Stenose sollte dann erneut biopsiert werden. Als benigne Ursache für die Stenose kommt ein Ulkus im Rahmen einer Refluxkrankheit in Betracht.

Zu **(A), (D)** und **(E):** Eine **Endoskopie** nach 12-wöchiger H_2-Blocker-Therapie bzw. Zuwarten würde die Diagnosefindung erheblich verzögern und wäre fatal bei Vorliegen eines Ösophaguskarzinoms.

Zu **(B):** Eine Stuhluntersuchung **auf okkultes Blut** erbringt bei positivem Ergebnis nur den unspezifischen Nachweis einer Blutungsquelle im gesamten Verdauungstrakt.

F99 !

Frage 4.9: Lösung B

Beim Vorliegen eines **Ösophaguskarzinoms** ist die Kenntnis des Infiltrationsgrades und dem Befall regionärer Lymphknoten von Interesse, da durch diese Information die Frage nach der Operabilität beantwortet werden kann.

Endoskopische Sonographie:

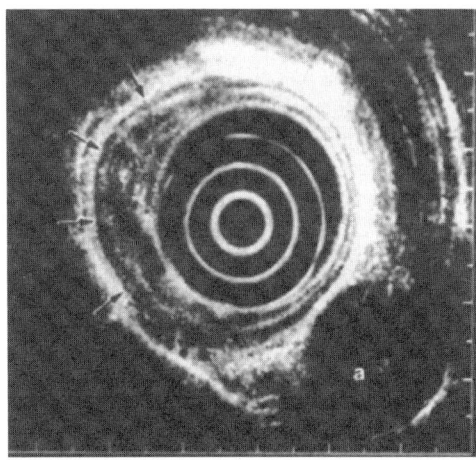

Abb. **4.3** Ösophaguskarzinom
Die Wand der Speiseröhre ist exzentrisch verdickt (→), das Reflexmuster des Tumors ist unregelmäßig, und an der unteren Bildhälfte durchbricht die Geschwulst mit kleinen Tumorzapfen die äußere Begrenzung des Ösophagus (a = Aorta descendens)

Ösophaguskarzinome führen zu einer Destruktion der endosonographisch darstellbaren Wandschichten. Meistens sind Ösophaguskarzinome reflexarm oder zeigen ein unregelmäßiges Reflexmuster. Wenn sich die Ösophagusstenose passieren lässt, kann eine zuverlässige endosonographische Stadieneinteilung des Tumors erfolgen. Insbesondere lässt sich eine Tumorinfiltration in das Perikard und in die Aorta beobachten.

Zur Tumorausdehnung ist zusätzlich ein Computertomogramm geeignet.

Inoperabilität liegt bei Karzinomen mit Fernmetastasen, Rekurrensparese und bei Einbruch in den Tracheobaum sowie bei Länge des Tumors > 8 cm vor.

Zu **(A):** Eine **Bronchoskopie** ist dann sinnvoll, wenn eine Infiltration in das Bronchialsystem vermutet wird oder z.B. mittels CT gesichert ist.

Zu **(C):** Durch den **Ösophagusbreischluck** erhält man bei bekanntem Ösophaguskarzinom keine nennenswerte Mehrinformation. Lediglich das Maß der Lumeneinengung kann näher bestimmt werden. Diese Untersuchung steht oft am Anfang einer Diagnostik.

Zu **(D):** Eine **selektive Angiographie der Arteria coeliaca** kann sinnvoll sein bei Pankreaskarzinomen zur Klärung der Frage der Operabilität.

Zu **(E):** Die **Mediastinoskopie** ist vor allem bei Bronchialkarzinom (Metastasensuche) sowie bei V. a. Sarkoidose und unklaren Lymphknotenveränderungen im Mediastinum indiziert. In den letzten Jahren hat sich die Indikation zur Mediastinoskopie hauptsächlich auf die Differenzialdiagnose der Sarkoidose konzentriert.

H93
Frage 4.10: Lösung A

Nach der ITEM-Analyse wurde diese Frage nur von 34% aller Studenten mit A beantwortet (nach IMPP richtige Antwort). 41% wählten Antwort E, jeweils 12% Lösungsmöglichkeit B bzw. D. Nach der Literatur können Ulzera im Ösophagus bei allen aufgeführten Erkrankungen auftreten.

Zu **(A):** **Herpes simplex-Infektionen** können besonders bei immungeschwächten Patienten zu einer Ösophagitis führen. Endoskopisch charakteristisch sind Bläschen sowie kleine diskrete ausgestanzte **Ulzerationen,** teilweise mit oder ohne Fibrinbelag. Im weiteren Verlauf kann es zu einer diffusen erosiven Ösophagitis mit Größenzunahme und Konfluieren der Ulzera kommen (nach Harrison).

Zu **(B):** Beim **Morbus Crohn** können grundsätzlich alle Abschnitte des Intestinums betroffen sein. Im Bereich des Ösophagus können sich Entzündungen und Ulzerationen bilden.

Zu **(C):** Bei der **Refluxösophagitis** werden 4 Stadien nach Savary und Miller unterschieden, wobei Veränderungen von einzelnen Erosionen bis hin zu Stenosen, Ulzerationen und Endobrachyösophagus aufgelistet sind.

Zu **(D):** Endoskopisch bestehen bei der **Candida-Ösophagitis** milde Formen von kleinen gelblich-weißen erhabenen Plaques bis hin zu konfluierenden longitudinalen und knotigen Plaques bzw. Ulzerationen.

Zu **(E):** Bei bis zu 25% aller **Lymphompatienten** kommt es zu einer Beteiligung des Ösophagus, wobei nur ca. 5% Symptome angeben.

F95
Frage 4.11: Lösung A

In dem geschilderten Fall handelt es sich am ehesten um eine vegetative Symptomatik i. S. eines **psychogenen Globusgefühls**. Typisch ist ein Fremdkörpergefühl im Hals, das oft verbunden ist mit dem Gefühl des „Einschnürens" und der Angst, zu wenig Luft zu bekommen. Charakteristisch ist, dass nur das „Leerschlucken" behindert ist, nicht jedoch das Schlucken von Nahrung.

Zu **(B):** Eine **Rekurrensparese** kann zum Beispiel Folge eines Mediastinaltumors oder eines Ösophagusdivertikels sein. Folge wäre eine mehr oder weniger ausgeprägte Heiserkeit.

Zu **(C):** Eine **retrosternal gelegene Struma** kann je nach Größenausdehnung zu Schluckbeschwerden, Missempfindungen bei Tragen hochgeschlossener Kleidung, Enge- und Kloßgefühl oder einem Gefühl der Luftnot führen. Bei der Röntgen-Ösophagus-Passage könnte eine Verdrängung nachgewiesen werden.

Zu **(D):** Eine **Hyperthyreose** würde sich am erhöhten T_4-Wert manifestieren.

Zu **(E):** Ein **Kehlkopftumor** entwickelt sich am häufigsten bei Männern im Alter um 60 Jahre. Typisches Symptom ist die Heiserkeit.

4.2 Magen

F97
Frage 4.12: Lösung D

In Anbetracht der Alkoholanamnese bei zurückliegendem rezidivierendem Erbrechen muss in dem geschilderten Fall an ein **Mallory-Weiss-Syndrom** gedacht werden. Dies sind längsverlaufende Schleimhauteinrisse der Magenschleimhaut nahe dem Übergang von Plattenepithel in Zylinderepithel. Allerdings kann auch die Ösophagusschleimhaut betroffen werden.

Zu **(A):** Gegen ein **Ulcus ventriculi** spricht die fehlende Ulkusanamnese. Als Ursache kommen auch Analgetika nicht infrage. Somit ist die Diagnose weniger wahrscheinlich.

Zu **(B):** Im Vordergrund der Symptome von **intestinalen Lymphomen** stehen Oberbauchschmerzen, Appetitlosigkeit, Übelkeit, Erbrechen und Gewichtsverlust.

Zu **(C):** Bei der **akuten Pankreatitis** steht der heftige Adominalschmerz im Vordergrund, der nach allen Seiten ausstrahlt. Daneben kann ein Anstieg der Pankreasenzyme festgestellt werden. Außerdem treten Übelkeit, Erbrechen, Meteorismus, Darmparesen und Fieber häufig auf. Hämatemesis ist untypisch für die akute Pankreatitis.

Zu **(E):** Typische klinische Symptome bei der **foveolären Hyperplasie** (Morbus Ménétrier) sind oft Diarrhö, evtl. Anämie sowie eine exsudative Enteropathie mit hypoproteinämischen Ödemen.

Chronische Gastritis — IV.4

Die **chronische Gastritis** ist eine Diagnose, die auf Grund morphologischer Aspekte gestellt wird. Der Intensitätsgrad richtet sich nach der Schwere der entzündlichen Infiltration der **Lamina propria**, wobei eine Oberflächengastritis leichten, mittleren und schweren Grades von einer chronisch atrophischen Gastritis mit und ohne intestinale Metaplasie unterschieden wird. Nach der ABC-Klassifikation werden unterschieden:

1. Korpusgastritis (Autoimmungastritis) – Typ A (ca. 5% aller Fälle)
In ca. 90% der Fälle werden Auto-Antikörper gegen Belegzellen und in ca. 50% gegen Intrinsic factor nachgewiesen.
Es entwickelt sich eine Achlorhydrie (Anazidität).
Wenn ein Mangel an Intrinsic factor hinzukommt, kann es zu einer Vitamin B_{12}-Mangelanämie kommen.
Es bestehen Zusammenhänge zwischen einer chronischen Korpusgastritis und anderen Autoimmunerkrankungen (z.B. Hashimoto-Thyreoiditis).

2. Antrumgastritis (Helicobacter pylori)-assoziierte Gastritis – Typ B (ca. 85%)
Hierbei kann eine aszendierende Ausbreitung mit Verschiebung der Antrum-Korpusgrenze beobachtet werden, wobei eine Abnahme der Belegzellen und eine Hypochlorhydrie auffällt. Eine Achlorhydrie tritt jedoch nicht auf.
Pathogenetisch liegt eine Infektion der Magenschleimhaut mit dem Erreger Helicobacter pylori vor, einem gramnegativen Bakterium mit hoher Ureaseaktivität.

3. Chemisch induzierte Gastritis – Typ C (ca. 10% der Fälle)
Diese Form der Gastritis ist durch Gallenreflux bedingt.
Ferner kann die Gastritis nach der Sidney-Klassifikation unterteilt werden nach endoskopischen und histologischen Kriterien.

1. histologische Kriterien:
- *chronische Gastritis*: Infiltration der Lamina propria mit Lymphzellen und Plasmazellen. Es können 3 verschiedene Intensitätsgrade der chronischen Gastritis unterschieden werden.
- *3 Aktivitätsgrade* der Entzündung in Korrelation mit der Dichte der neutrophilen Granulozyten
- *Drüsenkörperatrophie* mit 3 verschiedenen Graduierungen
- Besiedlung mit *Helicobacter pylori*
- *Intestinale Metaplasie*, wobei 3 Typen unterschieden werden.

2. endoskopische Kriterien:
- Gastritis mit erythematösen und exsudativen Anteilen
- Gastritis mit flachen Erosionen
- Gastritis mit polypoiden Erosionen
- atrophische Gastritis, wobei Schleimhautfalten verschwunden bzw. abgeflacht sind
- hämorrhagische Gastritis
- Refluxgastritis
- Riesenfaltengastritis (Ménétrier Faltenhyperplasie).

H00   H97   **!!**

Frage 4.13: Lösung D

Zu **(D)**: **Helicobacter pylori** (HP) ist ein gramnegativer, spiraliger Keim, der weltweit verbreitet ist. Er lässt sich bei > 70% der Patienten mit **Antrumgastritis** (Typ-B-Gastritis) oder Ulcus duodeni nachweisen. Gesunde sind in etwa 20% besiedelt. Helicobacter pylori befindet sich vor allem im antralen Anteil des Magens, auf den Epithelzellen und in der aufliegenden Schleimhaut. Durch eine **Urease** erzeugt der Keim eine hohe Konzentration von Ammoniumionen, die vermutlich primär dem Schutz gegen die Magensäure dienen. Die Erreger können in Schleimhautbiopsien makroskopisch und histologisch nachgewiesen werden. Serologische Untersuchungsmethoden sind recht sicher (90–95%), können jedoch nicht zwischen akuten und chronischen Erkrankungen differenzieren. Der positive Urease-Schnelltest sollte immer makroskopisch/histologisch bestätigt werden.
Zu **(A)**: Die ph-Metrie dient zur Feststellung der Magensäuresekretion.
Zu **(B)**: **Helicobacter pylori** kann nur aus der Schleimhaut oder dem Epithelgewebe eruiert werden.
Zu **(C)**: Der **Schilling-Test** ist ein Vitamin B_{12}-Resorptionstest.
Zu **(E)**: Eine weitere Methode um **Helicobacter pylori** diagnostizieren zu können, ist der 13 C- oder 14 C-Atemtest. Dabei wird nach Gabe von radioaktiv markiertem Harnstoff, der durch die HP-eigene Urease gespalten wird, **markiertes CO_2 in der Atemluft** gemessen.

H96   **!!**

Frage 4.14: Lösung C

Helicobacter pylori ist Ursache der **Antrumgastritis Typ B (85% aller Gastritiden).** Helicobacter pylori ist ein gramnegatives Bakterium mit hoher Ureaseaktivität.
Typ A = Korpusgastritis = Autoimmungastritis (5% aller Gastritiden).

Typ C = Chemisch induzierte Gastritis (10% aller Gastritiden).
Zu (A): Die Diagnostik von **Helicobacter pylori** geschieht durch endoskopische Biopsie der Magenschleimhaut und histologischer Aufarbeitung bzw. durch Urease-Schnelltest.
Zu (B): Dyspeptische Beschwerden (Reizmagen) sind am häufigsten funktioneller Genese, d.h. Beschwerden, bei denen keine organische Ursache festgestellt werden kann.
Zu (D): Die Ursache der Besiedlung von **Helicobacter pylori** ist unklar. Vermutlich spielen Stress und exogene Faktoren die entscheidende Rolle beim Zusammenbruch der Mucosabarriere mit Verminderung der Schleimhautdurchblutung und Invasion von H^+-Ionen in die Schleimhaut. Ernährungsgewohnheiten scheinen in diesem Zusammenhang unwesentlich zu sein.
Zu (E): Die **Typ A-Gastritis** geht mit einer Atrophie der Schleimhaut und Einschränkung der Säureproduktion einher.
Diese Form der Gastritis begünstigt das Auftreten eines Magenkarzinoms.

Gastroduodenale Ulkuskrankheit — IV.5

Das Ulcus ist definiert als Substanzdefekt, der die Schleimhaut durchdringt und mindestens die Muscularis mucosae infiltriert. Eine Erosion ist dagegen ein Substanzdefekt, der nur die Schleimhaut betrifft.
Das **Ulcus ventriculi** ist meist zwischen Angulus und Kardia an der kleinen Kurvatur lokalisiert.
Das **Ulcus duodeni** befindet sich meist an der Vorderwand des Bulbus duodeni.
Bezüglich der **Häufigkeit** kann festgestellt werden, dass ca. 5% der Bevölkerung im Laufe des Lebens an einem Ulkus erkranken. Für das Ulcus duodeni liegt das Verhältnis Mann:Frau bei 4:1, beim Ulcus ventriculi sind die Unterschiede nicht so ausgeprägt.
Ursachen:
Zu den Faktoren, die Ulkus auslösend bzw. heilungsverzögernd wirken, gehören:
- nicht steroide Antirheumatika (NSAR)
- Nikotin
- Cortison
- ACTH
- Zytostatika
- Alkohol, Koffein
- Stresssituationen (z.B. Schädel-Hirn-Traumen, große Operationen)

Helicobacter pylori findet sich bei 95% der Patienten mit Ulcus duodeni und bei ca. 75% der Patienten mit Ulcus ventriculi.
Symptomatik:
Charakteristisch für das **Ulcus duodeni** ist der Spät-, Nacht- und Nüchternschmerz, der sich nach Nahrungsaufnahme bessert. Typische Symptome bei **Ulcus ventriculi** sind Schmerzen nach Nahrungsaufnahme.
Zu den **Komplikationen** gehören:
- Blutung
- Penetration z.B. in das Pankreas
- Perforation
- Magenausgangsstenose
- Karzinomentwicklung in ca. 3% der Fälle bei Ulcus ventriculi

Diagnostik:
- Endoskopie mit Biopsie (diagnostisches Verfahren der Wahl)
- Röntgen-Magen-Darm-Passage (der Endoskopie unterlegen bzgl. Sensitivität und Spezifität)
- Magensaftanalyse bei V.a. Zollinger-Ellison-Syndrom

Therapie:
Basismaßnahmen: Weglassen aller ulzerogen wirksamer Substanzen (z.B. Nikotin)
Medikamentöse Therapie: Antazida, Anticholinergika (z.B. Pirenzepin), H_2-Rezeptorantagonisten (z.B. Ranitidin, Cimetidin), Sucralfat (schleimhautprotektive Substanz), Prostaglandinderivate (z.B. Misoprostol), Protonenpumpenhemmer (z.B. Omeprazol, Pantoprazol) – am stärksten wirksam bzgl. der Hemmung der Salzsäure im Magen.
Helicobacter pylori-Eradikationstherapie: Die Eradikation von Helicobacter pylori beschleunigt die Heilung von peptischen Ulzera. Mittels einer Dreifachkombination über eine Woche können **Eradikationsraten von 90%** und eine 1-Jahres-Rezidivrate von unter 7% erreicht werden (vs. Placebo 61%, H_2-Blocker 15%).
Folgende Kombinationstherapieformen haben sich durchgesetzt:
- **Metronidazol** (400 mg 2 mal/d) + **Clarithromycin** (250–500 mg 2 mal/d) + **Omeprazol** (40 mg 2 mal/d)
- **Amoxicillin** (2 mal 1000 mg 2 mal/d) + **Clarithromycin** (250–500 mg 2 mal/d) + **Omeprazol** (2 mal 40 mg/d)
- **Amoxicillin** (500 mg 4 mal/d) + **Metronidazol** (250 mg 3 mal/d) + **Omeprazol** (40 mg 2 mal/d) + **Wismutsubsalicylat** (4 mal 2 Tbl./d) (häufig in den USA angewendet).

Chirurgische Therapie:
- Ulcus ventriculi: $2/3$-Resektion nach Billroth I
- Ulcus duodeni: selektive Vagotomie als Mittel der Wahl (Reduktion der Salzsäuresekretion um etwa 50%)

Indiziert ist die chirurgische Intervention bei:
- Verdacht auf karzinomatöse Entartung
- Komplikationen z.B. Magenausgangsstenose, Perforation, Blutung
- frustranem Verlauf der konservativen Therapie

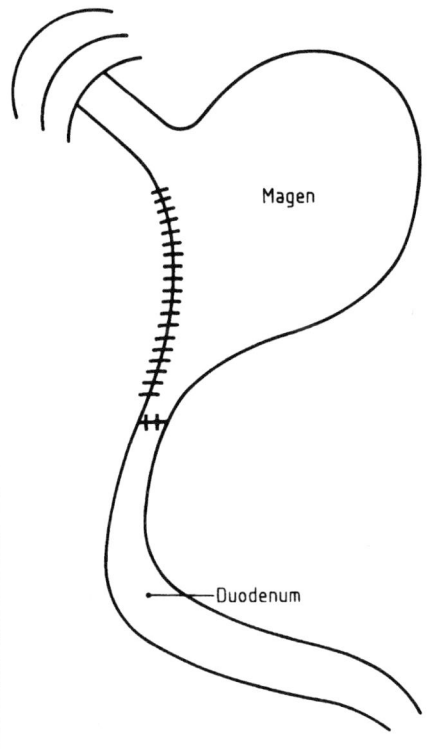

Abb. 4.4 Schematische Darstellung einer Billroth I-Resektion

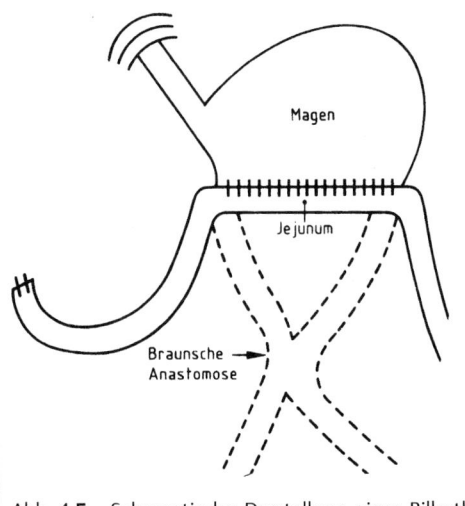

Abb. 4.5 Schematische Darstellung einer Billroth II-Resektion

F97 **!!**

Frage 4.15: Lösung C

Die wirkungsvollste Therapie zur Behandlung eines Ulcus duodeni mit nachgewiesener **Helicobacter pylori-Besiedlung** besteht in der Kombinationstherapie mit 2 Antibiotika und einem Protonenpumpenhemmer: z. B.
- Amoxicillin, Metronidazol und Omeprazol oder
- Clarithromycin, Metronidazol und Omeprazol

Bei einer Therapiedauer von 7 Tagen lassen sich damit über 90% der Fälle mit Ulcus duodeni heilen.
Zu **(A), (B), (D)** und **(E):** Alle sonstigen Therapieformen wie strenge Diät, H_2-Rezeptorenblocker und Sucralfat, Protonenpumpenhemmer und Antazida sowie die selektive proximale Vagotomie haben in Studien nicht einen annähernd guten Erfolg erbracht wie die oben beschriebene Tripeltherapie.

F96 **!!**

Frage 4.16: Lösung C

Zur Heilung rez. Ulcera duodeni/ventriculi, die durch Helicobacter pylori verursacht sind, wird die Eradikationstherapie eingesetzt.
Man unterscheidet eine **Dual- und Tripeltherapie**.
Die besten Eradikationsraten werden bei einer Tripeltherapie mit Clarithromycin/Metronidazol und Omeprazol über 7 Tage erreicht. Alternativ kann statt Clarithromycin auch Amoxicillin eingesetzt werden. Der Eradikationserfolg liegt bei über 90%. Eradikationsraten von 80–90% erreicht man bei einer **Dualtherapie** mit **Amoxicillin und Omeprazol** über eine Therapiedauer von 14 Tagen.

F99 **!!**

Frage 4.17: Lösung E

Zu **(1):** Die **pH-Metrie** dient zur Feststellung der Magensäuresekretion.
Zu **(2)** und **(4):** Eine **Gastroskopie ohne Biopsie** reicht ebensowenig aus wie eine Kultur nach Aspiration von Magennüchternsaft, da **Helicobacter pylori** nur aus der Schleimhaut oder dem Epithelgewebe nachgewiesen werden kann.

H98 **!!**

Frage 4.18: Lösung A

Siehe Lerntext IV.5.
Zu **(A):** Mit einer Tripeltherapie (Protonenpumpenhemmer + 2 Antibiotika) über 7 Tage kann in über 90% **Helicobacter pylori** eradiziert werden.
Zu **(B):** Durch eine **Stimulation der Säureproduktion** kann es zur Entwicklung einer gastroduodenalen Ulkuskrankheit kommen. Helicobacter pylori wird dadurch nicht eradiziert. Ursachen der Ulkuskrankheit sind Helicobacter pylori und aggressive Faktoren (Säuresekretion).

Zu **(C):** Bei erfolgreicher **Eradikation** kann in der Regel von einer Heilung des Ulkusleidens ausgegangen werden.

Zu **(D):** Unter einer **Non-Ulcus-Dyspepsie** versteht man eine Reihe von Oberbauchschmerzen wie Aufstoßen, Übelkeit, Erbrechen, Völlegefühl, Sodbrennen und Druckschmerzen im Epigastrium. Bei etwa 50–60% der Patienten ist zwar Helicobacter pylori nachzuweisen, allerdings besteht offensichtlich keine Korrelation zwischen Keimbesiedlung und funktionellen Oberbauchbeschwerden. Therapeutisch im Vordergrund stehen Psychotherapie und Gastroprokinetika (z.B. Domperidon, Cisaprid).

Zu **(E):** H$_2$-**Histaminrezeptorantagonisten** als Monotherapie führen zwar zu einer deutlichen Minderung der Säureproduktion im Magen, allerdings wird eine Eradikation von Helicobacter pylori nur in Kombination mit Antibiotika erreicht.

F00 F96 H92 **!!**

Frage 4.19: Lösung E

Bei dem 42-jährigen Patienten handelt es sich um eine **obere gastrointestinale Blutung**.
Es kommen folgende Ursachen in Betracht:
- blutendes Ulcus duodeni
- blutendes Ulcus ventriculi
- Ösophagusvarizen
- Magenerosionen
- Erosionen im Bulbus duodeni
- Ösophaguserosionen
- Mallory-Weiss-Syndrom
- Magenkarzinom
- Morbus Osler
- **Leiomyom des Magens** (gutartiger Tumor aus glatten Muskelfasern).

Zu **(E):** Der **atrophischen Gastritis vom Perniziosa-Typ** liegt eine Auto-Antikörperbildung gegen Parietalzellen und Intrinsic Factor zugrunde, die mit einer Atrophie der Magenschleimhaut und Anazidität einhergeht. Eine Blutungsquelle stellt diese Form der Gastritis nicht dar.

F96 **!**

Frage 4.20: Lösung C

In dem geschilderten Fall handelt es sich um einen Patienten mit gastrointestinaler Blutung (Teerstuhl, Hb-Abfall). Spidernaevi sowie Vergrößerung von Leber und Milz lassen auf eine Leberzirrhose mit portaler Hypertension schließen.
Zum Ausschluss von blutenden Ösophagusvarizen ist **primär** eine **Ösophagogastroduodenoskopie** dringend angeraten. Bei einer Ösophagusvarizenblutung käme in erster Linie die endoskopische Blutstillung durch Sklerosierung oder Obliteration der Varizen infrage.

Zu **(A):** Die **Thrombozytopenie** ist bei Patienten mit Leberzirrhose meist durch den Hypersplenismus bedingt. Die Transfusion von Thrombozyten ist nicht primär erforderlich.

Zu **(B):** Die Durchführung einer Angiographie der viszeralen Gefäße wird vor allem bei Verdacht auf eine Thrombose oder Blutung i. B. der Mesenterialgefäße durchgeführt.

Zu **(D):** Die parenterale Gabe eines **Protonenpumpeninhibitors** wie z.B. Omeprazol ist angezeigt bei Magen-/Duodenalulzera und Ösophagitis.

Zu **(E):** Das **Legen einer Sengstakensonde mit Blockade des Magen- und Ösophagusballons** wird durchgeführt nach endoskopisch gesicherter, schwerer Ösophagusvarizenblutung.

H94 **!!**

Frage 4.21: Lösung D

Ätiologische Faktoren bei der Entstehung und dem Wiederauftreten bzw. der verzögerten Heilung eines **Ulcus duodeni** sind folgende:
- Stressfaktoren, z.B. unter intensivmedizinischer Therapie bei Verbrennungen, Polytraumen, großen Operationen, Hirntraumen, Langzeitbeatmung etc.
- inhalatives Rauchen, nicht steroidale Antiphlogistika, Corticoide, Helicobacter pylori
- psychische Konfliktsituation
- Zollinger-Ellison-Syndrom, Hyperparathyreoidismus
- gehäuftes Auftreten des Ulcus duodeni bei Patienten der Blutgruppe 0.

Zu **(1):** Herzglykoside stellen keine Ursache für das Auftreten von Ulcera duodeni dar.

Zu **(2):** Anazidität des Magensaftes stellt einen prädisponierenden Faktor für das Auftreten eines Ulcus ventriculi besonders bei älteren Menschen dar. Durch Verlust der Magensäure (Achlorhydrie) kommt es zu einer Bakterienbildung. Die Bakterien bilden Nitrate zu Nitriten um, woraus wiederum karzinogene Nitrosamine entstehen.

F00 **!!**

Frage 4.22: Lösung B

In dem vorliegenden Fall handelt es sich um eine **Helicobacter-pylori (HP)-positive Ulkuskrankheit** infolge einer Helicobacter-pylori-positiven Gastritis. Diese steht in Zusammenhang mit der Einnahme von nichtsteroidalen Antirheumatika (NSAR).

Das sinnvollste Prozedere ist die **Eradikationstherapie** mit 2 Antibiotika (z.B. Klarithromycin und Amoxicillin) und einem Protonenpumpenhemmer (z.B. Omeprazol) für 1 Woche. Damit kann eine Abheilungsrate von über 90% erreicht werden.

Ist weiterhin die Gabe von nicht steroidalen Antirheumatika notwendig, kann versucht werden, mittels Gabe von Prostaglandinen **(Misoprostol)** die Magenschleimhaut zu schützen ohne die Säuresekretion zu hemmen. Anhand von Untersuchungen konnte gezeigt werden, dass Misoprostol Schleimhautschäden, die durch NSAR verursacht werden, verhindern kann.

Zu (A): Alle **nicht steroidalen Antirheumatika** bewirken eine Hemmung der Cyclooxygenasen und damit der Biosynthese der Prostaglandine. Somit ist auch bei anderen nicht steroidalen Antirheumatika mit den gleichen Nebenwirkungen zu rechnen.

Zu (C): **Methotrexat** gehört zu den sog. Basistherapeutika bei der Behandlung der **rheumatoiden Arthritis**.

Zu (D): Es hat sich auf Grund vieler Studien gezeigt, dass die Eradikationstherapie bei nachgewiesener **Ulkuskrankheit auf Grund einer Helicobacter-pylori-Gastritis** die Erfolg versprechendste Maßnahme zur Heilung ist.

Zu (E): Eine **selektive Vagotomie** kann bei Fehlschlagen der konservativen Therapie erwogen werden.

F00 **!!**

Frage 4.23: Lösung C

Wegen der Gefahr der weiteren Blutung aus dem Gefäßstumpf des **Ulcus ventriculi** ist die sofortige **interventionelle endoskopische Therapie** erforderlich. Dafür bieten sich folgende Methoden an:
Injektionsmethode: Injektion von Fibrinkleber bzw. Unterspritzung mit verdünnter Adrenalinlösung
Mechanische Methode: Hierbei wird der sichtbare Gefäßstumpf durch Klipp oder Fadenschlinge ligiert.
Zur Prophylaxe einer weiteren Blutung werden Protonenpumpenhemmer verabreicht bzw. wenn erforderlich, eine Eradikationstherapie durchgeführt.

Zu (A): Die Gefahr einer erneuten **Blutung** aus dem Gefäßstumpf des Ulcus ventriculi ist zu groß, deshalb muss sofort interveniert werden.

Zu (B): Die Gabe von **H₂-Rezeptorantagonisten** reicht nicht aus, um eine erneute Blutung zu verhindern.

Zu (D): Das Legen einer **Magensonde und Spülung mit Eiswasser** ist keine geeignete Methode, um eine drohende Blutung aus einem Ulcus ventriculi mit Gefäßstumpf zu behandeln.

Zu (E): Die **Vagotomie** nützt in diesem Fall wenig. Es müssen akute lokale Maßnahmen getroffen werden, um eine erneute Blutung zu verhindern.

H99 F97 **!!**

Frage 4.24: Lösung A

Bei der Ulkuspathogenese ist zu beachten, dass NSAR (= **n**icht **s**teroidale **A**ntirheumatika) das Ulkusrisiko um den Faktor 4 und die Kombination von Steroiden und NSAR das Ulkusrisiko um den Faktor 15 erhöhen. Somit ist als Ursache für die beschriebene Meläna (Blutstuhl) am ehesten an ein **Ulcus ventriculi** zu denken.

Zu (B): Als **Non-ulcer-Dyspepsie** wird die Typ B-Gastritis mit Helicobacter pylori-Besiedlung bezeichnet. Typische Symptome sind postprandiales Völlegefühl, Blähungen, Aufstoßen und Krämpfe.

Zu (C): Eine **Refluxösophagitis Stadium III** entspricht nach Klassifikation von Savary und Miller zirkulär konfluierenden Erosionen im gesamten Bereich der terminalen Speiseröhre. Primär kommt es zu einem gestörten Verschlussmechanismus des unteren Ösophagussphinkters unklarer Ursache. Bei Schwangeren tritt im letzten Trimenon in 50% der Fälle eine Refluxösophagitis auf, daneben bei Magenausgangsstenose und Sklerodermie.

Zu (D): Das **Mallory-Weiss-Syndrom**, längs verlaufende Magen-/Ösophagusschleimhauteinrisse, tritt häufig bei Alkoholikern auf und ist gekennzeichnet durch blutiges Erbrechen.

Zu (E): Beim **Morbus Ménétrier** stehen die Diarrhö sowie die exsudative Enteropathie mit hypoproteinämischen Ödemen im Vordergrund der klinischen Symptomatik.

F99 **!!**

Frage 4.25: Lösung C

Eine **freie Perforation eines Magenulkus** lässt sich röntgenologisch besser diagnostizieren als sonographisch, da im Röntgenbild freie Luft unter dem Zwerchfell (Röntgenbild im Stehen) gut dargestellt werden kann. Ultraschall wird durch Luft total reflektiert, und es kann somit nicht eindeutig der Nachweis geführt werden, ob sich freie Luft im Bauchraum befindet.

Zu (A): Die Sonographie ist die empfindlichste und schnellste Nachweismethode für **Cholezystolithiasis**. Es kann damit eine vergrößerte Gallenblase, Form- und Wandveränderungen und eine Verbreiterung des Ductus choledochus nachgewiesen werden.

Zu (B): **Nierenbeckenausgusssteine** können mittels Sonographie und Röntgenuntersuchung nachgewiesen werden. Sonographisch stellt sich ein Steinschatten und evtl. eine Nierenstauung dar. Calciumhaltige Oxalat- und Phosphatsteine lassen sich bereits in der Röntgenleeraufnahme nachweisen. Im Röntgenkontrastverfahren kommt eine Kontrastmittelaussparung zur Darstellung.

Zu (D): **Aszites** kann am besten sonographisch nachgewiesen werden. Hier liegt die untere Nachweisgrenze bei 30 ml. Sie ist damit der Röntgenübersichtsaufnahme deutlich überlegen.

Zu (E): Zum Nachweis eines **Perikardergusses** ist die **Echokardiographie** am besten geeignet. Damit kann deutlich zwischen Epikard und Perikard der Erguss nachgewiesen werden, während die Röntgenaufnahme nur bei größeren Perikardergüssen Hinweise gibt.

Magenpolypen

Magenpolypen sind epitheliale Tumoren, die bzgl. der Form rund, breitbasig oder gestielt, oval, glatt oder gelappt, solitär oder multipel auftreten können.

Häufigkeit:
Magenpolypen kommen in einer Häufigkeit von ca. 0,1–0,7% vor. Bei Patienten mit Achlorhydrie treten sie in ca. 2% der Fälle auf, bei Patienten mit Perniziosa in ca. 5%. Mit zunehmendem Alter steigt die Inzidenz von Magenpolypen.
Nach Elster können die Polypen wie folgt klassifiziert werden:
1. **hyperplastische Polypen:** fokale Schleimhauthyperplasie
2. **adenomatös hyperplasiogene Polypen:** Sie kommen bei mehr als 50% aller Magenpolypen vor und weisen eine unregelmäßig papillär gestaltete Oberfläche auf
3. **Adenom:** Es besteht aus hochdifferenzierten Drüsen vom mukoiden Typ
4. **Drüsenhalsproliferation mit Zellatypie (borderline lesion):** Sie werden als Präkanzerose betrachtet. In ca. 9% der Fälle wird eine karzinomatöse Entartung beobachtet.
5. **Frühkarzinom Typ I und IIa**

Symptomatik:
In den meisten Fällen machen Magenpolypen keine Beschwerden. Erst spät kommt es bei exogastrischer Wachstumstendenz zu Beschwerden, die durch Kompression, Stieldrehung oder Strangulationsileus bedingt sind. Bei Ulzerationen oder verstärkter Vaskularisation können Blutungen verursacht werden. Anämien können auftreten. Auch Invaginationen oder Perforationen durch Nekrosen wurden beobachtet.

Diagnostik:
Entscheidend ist die gastroskopische Untersuchung, die bei kleinen Polypen der röntgenologischen Methode überlegen ist. Außerdem können Biopsien durchgeführt werden. Malignomverdächtig ist eine unregelmäßige, zottige Oberfläche und die Infiltration in das umgebende Gewebe.

Therapie:
Eine Polypektomie kommt infrage bei mechanischer Obstruktion im Bereich der Kardia und des Magenausgangs, Polypen mit einer Größe von über 1 cm Durchmesser, blutende Polypen und Adenomen sowie „Borderline lesions". Wegen relativ hoher Rezidivrate wird bei der „Borderline lesion" häufig chirurgisch interveniert. Eine Polypose des Magens (> 50 Polypen) gilt nicht mehr als Präkanzerose, deshalb besteht auch keine strenge Indikation zur Gastrektomie.

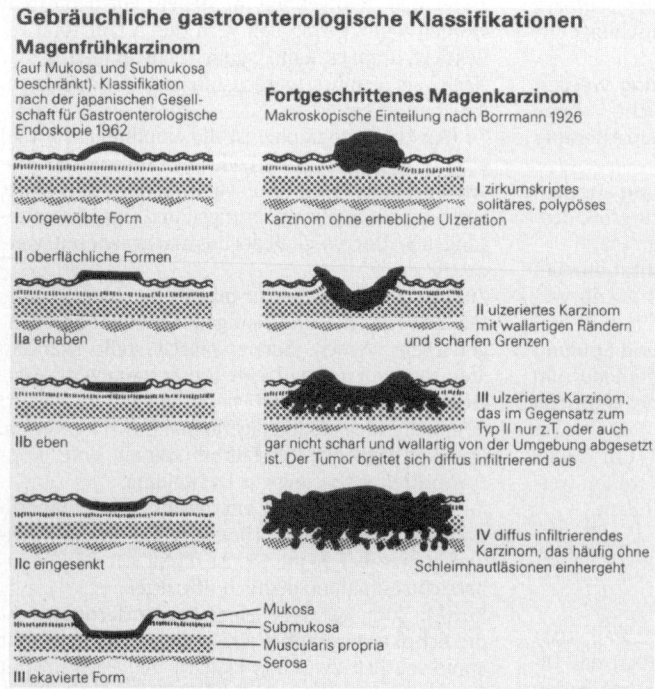

Abb. 4.6 Gastroenterologische Tumoren (aus Droste/v. Planta, Memorix, Konstanten der Klinischen Medizin, 3. Auflage, VCH Verlagsgesellschaft, edition medizin Weinheim, 1993)

4.2 Magen

[F94]

Frage 4.26: Lösung D

Das **Zollinger-Ellison-Syndrom** ist ein meist maligner Tumor, der am häufigsten im Pankreas (ca. 80%) und Duodenum (ca. 20%) lokalisiert ist und neben Gastrin oft noch andere gastrointestinale Hormone produziert. Eine **multiple endokrine Neoplasie (MEN-I)** mit Inselzell-, Hypophysen- und Nebenschilddrüsentumoren findet sich in 20% der Fälle.

[H95]

Frage 4.27: Lösung B

Die **Acanthosis nigricans** ist eine pigmentierte papilläre Dystrophie, die durch die Triade der papillären Exkreszenz, der Hyperpigmentierung und der Hyperkeratose charakterisiert ist. Sie tritt vor allem an Achselhöhlen, Brustwarzen, Nabel und der Genitoanalregion in Erscheinung. Es besteht eine Syntropie zwischen der Acanthosis nigricans und malignen Tumoren, wobei v. a. Adenokarzinome betroffen sind, in erster Linie des Magens (ca. 70% der Fälle).

[H95]

Frage 4.28: Lösung D

Die **Dermatitis herpetiformis** ist eine symptomatologische Einheit, die durch ein charakteristisches Erscheinungsbild gekennzeichnet ist i. S. einer symmetrischen gruppierten Bläschenanordnung mit Bevorzugung der vorderen Achselfalte. Typisch ist eine eosinophile Tendenz im Blutbild und Blaseninhalt. Es treten Juckreiz sowie Stech- und Brenngefühl auf.
Ursachen der Hauterkrankung können sein:
– glutensensitive Enteropathie (Sprue)
– Helminthose
– enterale Allergie gegen Hülsenfrüchte, Schokolade etc.
– allergische Reaktionen gegen Brom und Jod.

[F00] [F95] **!**

Frage 4.29: Lösung A

Zu einer **Magenausgangsstenose** kann es durch eine mechanische Passagebehinderung z. B. infolge eines Ulkus oder eines Magenkarzinoms kommen. Die Patienten klagen über Völlegefühl und Gewichtsverlust. Häufig werden Nahrungsreste des Vortages erbrochen. Durch die Überdehnung des Antrums kommt es zu einer vermehrten Gastrinfreisetzung, was zu einer exzessiven Säuresekretion führt.
Zu **(B): Psychogenes Erbrechen** tritt bei emotionalen Belastungen auf. Es ist eher ein Regurgitieren. Meist kommt es nicht zu einer signifikanten Gewichtsabnahme, da nur kleine Mengen erbrochen werden.
Zu **(C)** und **(D):** Regurgitation von Ösophagusinhalt (z. B. bei Ösophaguskarzinom oder Traktionsdivertikel) tritt relativ kurze Zeit nach einer Nahrungsaufnahme auf.
Zu **(E):** Die **alkoholische Gastritis** ist häufig verbunden mit frühmorgendlichem Erbrechen. Nahrungsreste vom Vortag werden jedoch in der Regel nicht regurgitiert.

[H00]

Frage 4.30: Lösung E

Zu **(E): Magendivertikel** werden meist im Kardiabereich beobachtet. Häufig sind es röntgenologische Zufallsbefunde. Eine maligne Entartung kommt nicht vor.
Zu **(A):** Ursache der **perniziösen Anämie** ist eine **chronisch-atrophische Gastritis** mit pentagastrinrefraktärer Anazidität, hervorgerufen durch Autoantikörper gegen Parietalzellen und Intrinsic factor. In 5–10% der Fälle treten Magenkarzinome auf.
Zu **(B): Magenpolypen** sind epitheliale Tumoren, die bzgl. der Form rund, breitbasig oder gestielt, oval, glatt oder gelappt, solitär oder multipel auftreten können. Sie werden wie folgt klassifiziert:
- hyperplastische Polypen
- adenomatös hyperplasiogene Polypen
- Adenome
- Drüsenhalsproliferation mit Zellatypie (borderline lesions)
- **Frühkarzinom Typ I und IIa.**

Zu **(C):** Die **Riesenfaltengastritis** ist eine hochgradige Hyperplasie mit starker Verbreiterung des Schleim bildenden Epithels der Oberflächenzone. Eine maligne Entartung ist bekannt.
Zu **(D):** Regelmäßige gastroskopische Kontrollen sind bei Patienten erforderlich, deren Magenresektion bzw. -Teilresektion (z. B. nach **Billroth II**) länger als 15 bis 20 Jahre zurückliegt, da ein gehäuftes Auftreten von Magenkarzinomen beobachtet wurde.

[H94]

Frage 4.31: Lösung E

Das **Früh-Dumping-Syndrom** (postalimentäres Frühsyndrom) ist ein polysymptomatischer, durch Verlust der Reservoirfunktion des operierten Magens verursachter postprandialer Beschwerdekomplex.
Zu **(A):** Das Früh-Dumping-Syndrom tritt meist nach **Billroth II-Operationen** auf, seltener nach Billroth I-Op.
Zu **(B):** Die typische Symptomatik beginnt etwa nach 30 Minuten postprandial mit Auftreten von Nausea, Rumoren im Leib, Druck im Oberbauch,

Koliken, Schwindel, Blässe, Herzklopfen sowie **Hypotonie** bis zur Kollapsneigung.
Zu **(C)**, **(D)** und **(E)**: Die Ursache des **Früh-Dumping-Syndroms** ist nicht vollkommen geklärt. Man postuliert mechanische (Überdehnung des Jejunums durch Sturzentleerung des Magens) und osmotische Ursachen (hypertone, zuckerreiche Nahrung im Jejunum, Einstrom von Wasser aus der Blutbahn in das Darmlumen → hypovolämische Kreislaufreaktion).
Therapeutisch werden in erster Linie diätetische Maßnahmen empfohlen („trockene Mahlzeiten", Vermeidung von Monosacchariden, langsames Essen), da in der Regel mit einem Verschwinden der Symptomatik in Wochen bis Monaten gerechnet werden kann. Medikamentös können Anticholinergika, Sympathomimetika sowie Serotoninantagonisten eingesetzt werden.

4.3 Dünndarm

Malassimilationssyndrom — IV.7

Die Malassimilationssyndrome lassen sich in ein **Maldigestions- und Malabsorptionssyndrom** unterteilen.
Die **Maldigestion** ist Ausdruck einer gestörten Enzym- oder Gallensekretion. Diese beruht auf einer ungenügenden Hydrolyse von Kohlenhydraten, Eiweißen und Fetten in niedermolekulare Spaltprodukte bzw. fehlender Emulgierung der Fette.
Ursächlich sind:
- gastrische Störungen (z.B. nach Billroth II-Resektion)
- pankreatische Störungen (z.B. **zystische Fibrose**, chronische Pankreatitis)
- Störungen der Gallensäurensekretion (z.B. Erkrankung des Ileum)
- hepatobiliäre Störungen (z.B. Cholestase)

Die **Malabsorption** betrifft die gestörte Resorption der Nahrungsspaltprodukte aus dem Darmlumen bzw. den gestörten Abtransport über Blut- oder Lymphbahnen.
Als Ursache kommen folgende Erkrankungen infrage:
- Dünndarmteilresektion
- gestörte enterale Durchblutung (z.B. Angina intestinalis, Rechtsherzinsuffizienz)
- hormonal aktive Tumoren (z.B. Zollinger-Ellison-Syndrom, Karzinoid)
- Störung des Lymphflusses (maligne Lymphome)
- Dünndarmerkrankungen (z. b. Zöliakie, trophische Sprue, chron. Darminfektionen, Laktasemangel, Morbus Crohn, Amyloidose, Strahlenenteritis).

Symptomatik:
Kennzeichnend sind Gewichtsverluste, chron. Diarrhoe, Mangelerscheinungen durch Malabsorption, wie z.B. Ödeme (Proteinmangel), Meteorismus (Kohlenhydratmalabsorption), Osteomalazie (Vit. D-Mangel), Blutungsneigung (Vit. K-Mangel), Anämie (Vit. B_{12}-Mangel), Schwäche (Calciummangel), Nachtblindheit und trockene Haut (Vit. A-Mangel), endokrine Störungen (z.B. Amenorrhö).

Diagnostik:
Als Untersuchungsmethoden für die Diagnostik eines Malassimilationssyndroms haben sich folgende Verfahren bewährt:
1. Direkter biochemischer Nachweis durch quantitative Bestimmung der **Stuhlfettmenge:** Bei Gesunden werden 7 g/d bei einer Fettaufnahme von 50–300 g nicht überschritten.
2. **Xylosetest**
3. **Schilling-Test** (Vitamin B_{12}-Resorptionstest)
4. **Karotinspiegel im Serum:** als Parameter für eine ausreichende Resorption fettlöslicher Vitamine. Karotinwerte unter 25 mg/100 ml sind verdächtig, unter 5 mg beweisend für eine Steatorrhö.
5. **Glykocholat-Atemtest:** zum Nachweis einer bakteriellen Dekonjugation von Gallensäuren (infolge von Bakterienbesiedlung des Dünndarms meist beim Vorliegen von Blindsäcken oder eines Kurzschlusses zwischen oberem Verdauungstrakt oder gestörter Gallensäurerückresorption im erkrankten oder resezierten terminalen Ileum).
6. **H_2-Atemtest:** zum Nachweis einer Kohlenhydratmalabsorption
7. **Röntgenuntersuchung:** zur Klärung von Fisteln, Blindsäcken und Duodenalveränderungen bei Pankreaserkrankungen
8. **Dünndarmbiopsie:** zur histologischen Klärung (Zottenatrophie?) bei Verdacht auf Dünndarmerkrankungen mit Schleimhautveränderungen (z.B. Sprue, Amyloidose, Morbus Crohn, Morbus Whipple, intestinale Lymphangiektasie)

Zur Differenzierung zwischen Malabsorption oder Maldigestion dienen der Xylose-Toleranztest und der Schilling-Test (Vitamin B_{12}-Resorptionstest):

Tab. 4.1 Differenzierung Maldigestion – Malabsorption

	Maldigestion	Malabsorption	
		Jejunum	Ileum
Xylose-Toleranztest	normal	pathologisch	normal
Schilling-Test	normal	normal	pathologisch

Beim **Schilling-Test** wird nach oraler Applikation einer Dosis von radioaktiv markiertem Vitamin B_{12} die renale Ausscheidung der Testsubstanz registriert. Besteht eine Malabsorption im Ileum, so ist die renale Elimination auch nach Gabe von Intrinsic factor vermindert.

Beim **Xylose-Toleranz-Test** wird dem nüchternen Patienten 25 g D-Xylose mit Flüssigkeit oral gegeben. In den folgenden 5 h wird daraufhin der Urin gesammelt, wobei sich bei der Malabsorption im Jejunum weniger als 5 g Xylose nachweisen lassen. Eine normale Nierenfunktion ist die Voraussetzung für den Test.

Therapie:
1. **kausale Therapie:**
   - operative Intervention bei Fisteln
   - Laktasemangel: milchfreie Diät
   - glutensensitive Enteropathie: glutenfreie Kost
   - exokrine Pankreasinsuffizienz: Gabe von Enzymen
   - kausale Behandlung von entzündlichen und neoplastischen Dünndarmerkrankungen
2. **symptomatische Therapie:**
   - Substitution von Vitamin B_{12}, Eisen, fettlöslichen Vitaminen (A, D, E, K)
   - gegebenenfalls vorübergehend parenterale Substitution von mangelhaft resorbierten Substanzen
   - Regulierung des Wasser- und Elektrolythaushaltes

H00

Frage 4.32: Lösung D

Zu **(D):** Am ehesten handelt es sich bei dem geschilderten Fall um einen **hohen Dünndarmileus**. Typisch ist die kurze Anamnese. In der Abdomenübersichtsaufnahme erkennt man typische Dünndarmspiegel im Bereich des Oberbauches, wobei ein Verschluss im mittleren bis oberen Dünndarmanteil vermutet werden kann.

Zu **(A):** Eine **Divertikulitis im Sigmabereich** verursacht Schmerzen und Tenesmen im Bereich des linken Unterbauches, evt. kann eine druckschmerzhafte Walze getastet werden. Es bestehen subfebrile Temperaturen, Leukozytose sowie erhöhtes CRP. In der Abdomenübersichtsaufnahme kann evtl. ein **Dickdarmileus** nachgewiesen werden.

Zu **(B):** Bei einem **perforierten Ulcus ventriculi** fällt in der Abdomenübersichtsaufnahme typischerweise eine „Luftsichel" auf Grund freier Luft unter den Zwerchfellen auf.

Zu **(C):** Das **irritable Kolon** führt zu krampfartigen Schmerzen im Unterbauch. Daneben imponieren Völlegefühl, Blähungen und Obstipation. Ein Ileus tritt nicht auf.

Zu **(E):** Bei einem **mechanischen Dickdarmverschluss durch ein Rektumkarzinom** wäre in der Röntgen-Abdomenübersichtsaufnahme ein Dickdarmileus zu erwarten.

H99

Frage 4.33: Lösung E

Im **Ileum** werden vor allem **Vitamin B_{12} und Gallensalze** resorbiert. Bei einer Ileumresektion kommt es infolgedessen zu einem Vitamin B_{12}-Mangel. Natürlich kann das Vitamin wegen der Resorptionsstörung nur **parenteral** verabreicht werden.

Zu **(A):** Da die Gallensäure über das Ileum nach Ileumresektion nicht mehr resorbiert werden kann, gelangen die Gallensäuren in das Kolon, wobei die Wasser- und Elektrolytresorption beeinträchtigt wird und es in der Folge zu **Diarrhöen** kommt.

Zu **(B):** Bei enteralem Gallensäureverlust auf Grund einer **Ileumresektion** kommt es durch Verminderung des Gallensäurepools zu einer gestörten Fettresorption. Zur Therapie bieten sich mittelkettige Fettsäuren an.

Zu **(C):** Verschiedene Erkrankungen wie z. B. Ileumresektion, Colitis ulcerosa, Morbus Crohn, Pankreatitis, diabetische Enteropathie und Leberzirrhose führen zu einer gesteigerten Resorption von **Oxalat** und damit zu einer Bildung von Oxalatsteinen.

Zu **(D):** Auf Grund des gestörten enterohepatischen Kreislaufs bei Ileumresektion steht zu wenig Gallensäure für die Bindung von Cholesterin zur Verfügung, woraufhin es zur Ausbildung von **Cholesteringallensteinen** kommen kann.

F98

Frage 4.34: Lösung B

Zu **(B):** Mit Hilfe des **Glucose-H_2-Atemtests** lässt sich eine Laktose- oder Kohlenhydratmalabsorption nach oraler Applikation eines zu testenden Zuckers bestimmen. Der Test beruht auf der Vorstellung, dass nicht resorbierbare Kohlenhydrate durch Darmbakterien metabolisiert werden, wobei sie Wasserstoff freisetzen, der nach Diffusion ins Blut über die Lungen abgeatmet wird. Es lassen sich so alle primären und sekundären Kohlenhydratresorptionsdefekte einfach bestimmen. Ist der Dünndarm mit Kolibakterien überwuchert, kommt es zu einer vorzeitigen H_2-Bildung und Abatmung.

Zu **(A):** Der **Schilling-Test** eignet sich zur Feststellung der Vitamin B_{12}-Resorption im Ileum.

Zu **(C): Endoskopische Verfahren** mittels Einsatz von Glasfiberinstrumenten eignen sich zur Diagnostik des Kolons sowie des oberen Gastrointestinaltraktes bis zum Duodenum, jedoch nicht für den übrigen Dünndarm.

Zu **(D)**: Die **Untersuchung des Stuhls auf pathogene Keime** betrifft die Diagnostik des Kolons, jedoch weniger des Dünndarms.
Zu **(E)**: Mit dem **D-Xylose-Toleranztest** wird die Funktion des Glukosetransportsystems geprüft. Zu 90% wird Xylose im proximalen Jejunum aufgenommen. 1 bis 2 Stunden nach der oralen Xylose-Aufnahme werden mittels Blutproben die Serumkonzentrationen bestimmt. Der Xylose-Test ist der wichtigste indirekte Test zum Nachweis einer gestörten proximalen Dünndarmfunktion.

F96

Frage 4.35: Lösung A

Die **Röntgenthoraxaufnahme** zeigt als pathologischen Befund eine „Luftsichel" („freie Luft") unter dem rechten Zwerchfell.
Die Ursachen dafür können vielfältig sein:
- Magenulkusperforation mit Austritt von Luft aus dem Darm in den Bauchraum
- Darmverletzungen infolge einer Laparoskopie
- perforierende Bauchverletzung mit Austritt von Luft aus dem Darm
- Darmverletzung infolge eines stumpfen Bauchtraumas.

Zu **(A)**: Beim **paralytischen Ileus** ist eine Perforation des Darmes nicht zu erwarten.

── **Einheimische Sprue** ──────── IV.8 ─

Die **einheimische Sprue** ist eine Erkrankung des Erwachsenenalters und entspricht der Zöliakie des Säuglings. Charakteristikum ist die gluteninduzierte Enteropathie. Als Folge kommt es zu einer Zottenatrophie mit entsprechender enteritischer Symptomatik. Vermutlich liegt ein Enzymdefekt der Dünndarmschleimhaut vor, wodurch Gluten nicht hydrolisiert wird und dadurch auf die Dünndarmschleimhaut toxisch wirkt. Eine Assoziation mit HLA-Antigen DR 3 ist bekannt.
Proteine, Eisen, Elektrolyte und Lipide sind im Serum vermindert.
Im weiteren Verlauf der Erkrankung treten **Mangelsymptome** auf:
- erhöhte neuromuskuläre Erregbarkeit (Karpopedalspasmen)
- Osteoporose und Osteomalazie mit Knochenschmerzen
- Zungenbrennen
- Parästhesien
- Hautpigmentationen
- Haut- und Schleimhautblutungen
- Ödeme bei Proteinmalabsorption

- großvolumige Stühle mit **Steatorrhö** von über 7 g/d durch verminderte Resorption der Fette
- Anämie
- Auch die **Hypokalzämie** ist eine Folge verminderter Resorption von Ca^{++} und Vitamin D. Zudem ist die Aufnahme von Vitamin A, E und K eingeschränkt.
- D-Xylose wird im Harn vermindert ausgeschieden.

Diagnostik: Dünndarmbiopsie mit Histologie (Zottenatrophie, Kryptenhyperplasie).
Zur **Therapie** sollte konsequent eine glutenfreie Kost eingehalten werden: Mehl und andere aus **Weizen, Roggen, Hafer** und **Gerste** bestehende Nahrungsmittel sollten gemieden und durch Reis, Mais, Sojabohnen und Kartoffeln ersetzt werden.
Komplikationen: - sekundärer Laktasemangel
- **T-Zell-Lymphom** des Dünndarms.

H93 **!!**

Frage 4.36: Lösung E

Vgl. Lerntext IV.8.
Zu **(E)**: **Antibiotika** spielen bei der Behandlung der **Sprue** keine Rolle.

H00 **!!**

Frage 4.37: Lösung C

Siehe Lerntext IV.8.
Zu **(C)**: Die Diagnose **Zöliakie** wird durch eine **Dünndarmbiopsie** gesichert. Die histologische Aufarbeitung zeigt Zottenatrophie, Kryptenhyperplasien und Lymphozyteninfiltrationen der Lamina propria.
Zu **(A)**: Die **Zöliakie** ist eine allergische Reaktion gegenüber der Gliadinfraktion des Glutens, einem Getreideprotein. Die Erkrankung betrifft genetisch disponierte Patienten (Assoziation mit HLA-Antigen DR3).
Zu **(B)**: Im Rahmen der Malbsorptionsbeschwerden bei Zöliakie klagen die Patienten über einen aufgetriebenen Leib, fehlende Gewichtszunahme, Inappetenz, Durchfälle, Fettstühle und Parästhesien.
Zu **(D)**: Mittel der Wahl bei der Behandlung der Zöliakie ist die Verabreichung konsequent glutenfreier Kost. Mehl und andere aus Roggen, Weizen, Hafer und Gerste bestehende Nahrungsmittel sollten gemieden und durch Reis, Mais, Sojabohnen und Kartoffeln ersetzt werden.
Zu **(E)**: Unter glutenfreier Diät sind die Patienten beschwerdefrei.

4.3 Dünndarm

[F95] **!!**
Frage 4.38: Lösung B

Zu **(B):** Viele Antibiotika können zu einer **pseudomembranösen Kolitis** mit der Besiedlung von Clostridium difficile führen. Therapie der Wahl ist nach Absetzen des entsprechenden Antibiotikums die Gabe von Vancomycin.
Zu **(A):** Die **einheimische Sprue** wird durch allergische Reaktionen gegenüber der Gliadinfraktion des Glutens, eines Getreideproteins, hervorgerufen. Therapeutisch steht die **glutenfreie Diät** (Kartoffeln, Mais, Reis, Sojabohnen) im Vordergrund.
Zu **(C):** Die Therapie der **chronischen Pankreatitis** besteht aus folgenden Maßnahmen:
- mehrere kleine Mahlzeiten,
- Fettrestriktion bei Steatorrhoe und Ersatz der langkettigen durch mittelkettige Triglyceride,
- Substitution von Pankreasenzymen
- Alkoholabstinenz

Zu **(D):** Bei Nachweis einer **Helicobacter pylori-positiven Antrumgastritis** sollte eine Eradikationstherapie durchgeführt werden. Die besten Erfolge werden mit einer sog. Tripel-Therapie (Omeprazol und Metronidazol und Amoxicillin) erzielt, allerdings bei relativ schlechter Compliance. Schlechtere Erfolge konnten bei der kombinierten Gabe von Omeprazol und Amoxicillin erreicht werden. Als Ersatz für Amoxicillin kann Clarithromycin, ein Makrolid eingesetzt werden. Bei Versagen der Tripel-Therapie kann die Quadrupel-Behandlung mit zusätzlich Wismutsalzen erfolgen. Wismut weist ebenfalls antibiotische Wirkung gegen H. p. auf und führt zu einer Verringerung der Resistenz.
Zu **(E):** Beim **Verner-Morrison-Syndrom** handelt es sich um die Produktion von VIP („vasoaktives intestinales Polypeptid") und PP („pankreatisches Polypeptid") in Pankreastumoren. Die Tumorform ist sehr selten. Klinisch imponieren wässrige Durchfälle mit Hypokaliämie, Hypochlorhydrie oder Achlorhydrie.
Neben der Tumorentfernung kann die Gabe von Somatostatinanalogen (Sandostatin) die Beschwerden lindern.

[H99]
Frage 4.39: Lösung B

Die **Helicobacter pylori – Gastritis** (Typ B-Gastritis) verursacht keine Steatorrhoe, jedoch treten in gehäuftem Maße Druck- bzw. Völlegefühl, krampfartige Beschwerden, Übelkeit und Aufstoßen auf.
Zu **(A), (C), (D)** und **(E):** Ursachen für **Steatorrhoe** können folgende Erkrankungen sein:
- Maldigestion z. B. bei **chronischer Pankreatitis:** Erst im Spätstadium der chronischen Pankreatitis tritt eine Steatorrhoe auf.
- Malabsorption: Die **einheimische Sprue** ist die häufigste Ursache der generalisierten Malabsorption, kommt aber auch bei Morbus Whipple, Amyloidose, Sklerodermie und Nahrungsmittelallergie vor.
- Akute Diarrhoe, Karzinoidsyndrom: Hierbei kommt es zu einer Steatorrhoe auf Grund einer beschleunigten Darmperistaltik.
- **Gallengangsverschluss, Erkrankungen des Ileums mit verminderter Gallensäurerückresorption**, Überwucherung des Dünndarms mit Dickdarmflora, Leberparenchymschaden: Aus den genannten Erkrankungen resultiert eine Verminderung der Konzentration an konjugierten Gallensäuren im Dünndarmlumen und damit eine Steatorrhoe.

[H98] **!!**
Frage 4.40: Lösung D

Siehe Lerntext IV.8.
Zu **(D): Druckschmerzen im linken Unterbauch und Schleimauflagerungen auf dem Stuhl** sprechen eher für ein Colon irritable. Die Patienten mit Sprue klagen über Diarrhöe/Steatorrhöe.
Die **einheimische Sprue** ist eine allergische Reaktion gegenüber der Gliadinfraktion des Glutens, einem Getreideprotein. Die Erkrankung betrifft genetisch disponierte Patienten (Assoziation mit HLA-Antigen DR3).
In der Folge kommt es zu einer Diarrhöe, Steatorrhöe im Rahmen eines Malabsorptionssyndrom.
Zu **(A):** Es kommt bei der **Sprue** im Rahmen des Malabsorptionssyndroms zu einer verminderten Aufnahme von Eisen, sodass wie in dem vorgegebenen Fall eine Eisenmangelanämie resultiert.
Zu **(B):** Die verminderte Aufnahme von **Calcium** kann zu einer Tetanie und einem sekundären Hyperparathyreoidismus führen (AP erhöht).
Zu **(C):** Eine **Steatorrhöe** ist ein obligates Symptom bei der einheimischen Sprue. Die Fettausscheidung liegt immer über 7 g/24 h. Auch fettlösliche Vitamine wie A, D, E und K werden vermindert reabsorbiert.
Zu **(E):** Bei einer Dünndarmbiopsie von Spruepatienten kann histologisch eine **Zottenatrophie, eine Kryptenhyperplasie sowie eine interepitheliale T-Lymphozytenvermehrung** nachgewiesen werden.

Whipple-Erkrankung ──────── IV.9

Die **Whipple-Erkrankung** ist eine Dünndarmkrankheit, die durch folgende **Symptome** charakterisiert ist:
- Arthralgien, Polyserositis
- Bauchschmerzen
- Durchfall, Fieber
- Gewichtsverlust infolge von Malabsorption (Diarrhö, Steatorrhö)
- Lymphknotenvergrößerung, Hautpigmentierung, neurologische Störungen

Bei der Erkrankung handelt es sich um ein seltenes Leiden, wobei Männer bevorzugt zwischen 30 und 60 Jahren betroffen sind.
Als Ursache konnten stäbchenförmige Bakterien identifiziert werden (Tropheryma whippelii). Voraussetzung für eine Erkrankung ist eine Störung der zellvermittelten zellulären Immunabwehr mit Makrophagendefekten.
Pathologie:
Mikroskopisch gelingt der Nachweis von stäbchenförmigen, grampositiven, baziliformen Mikroorganismen im Epithel und an den Makrophagen der Lamina propria. Aus dem dünndarmbioptischen Material kann man in der Mukosa Makrophagen mit zytoplasmatischen Einschlüssen finden, die sich mit PAS (Perjod-Schiffsäure) rot anfärben lassen. Die Partikel finden sich in Lymphknoten, Leber und Milz.
Therapie:
Eine Besserung der klinischen Symptomatik wird durch Gabe von Ampicillin erreicht. Anschließend wird mit Cotrimoxazol über ein Jahr behandelt. Corticoide führen zu keiner Heilung.

F96

Frage 4.41: Lösung B

Die dargestellten Symptomatik spricht für das Krankheitsbild eines **Morbus Whipple (intestinale Lipodystrophie).**
Die Erkrankung betrifft vorwiegend Männer im Alter von 30–60 Jahren und ist eine Infektion, die durch Tropheryma whippelii hervorgerufen wird.
Typische Symptome sind:
- Malabsorptionssyndrom mit Diarrhoe und Steatorrhoe
- Polyserositis, Polyarthritis, Fieber, Lymphknotenschwellung und braune Hautpigmentierung.

Die Diagnose wird nach Dünndarmbiopsie gestellt: hier finden sich Infiltrationen mit Makrophagen, die PAS-positive Glykoproteine enthalten. In den Makrophagen finden sich elektronenoptisch stäbchenförmige Bakterien, die durch PCR-Technik als Tropheryma whippelii identifiziert werden können.
Zur Therapie werden Tetracycline über 3–6 Monate eingesetzt.
Zu **(A):** Bei der **chronischen Shigelleninfektion** persistieren die Erreger im Dickdarm (→ Langzeitausscheidung). Es kann auch ein Shigellen-Rheumatoid auftreten. Die chronische Infektion verläuft jedoch nicht dramatisch.
Zu **(C):** Charakteristisch für die **chronische Pankreatitis** ist der rezidivierende abdominelle Schmerz. Daneben besteht Nahrungsintoleranz gegen Fett. Es kann zu Übelkeit, Erbrechen und dyspeptischen Beschwerden kommen.

Zu **(D):** Eine bei Kollagenerkrankungen auftretende **Kolitis** (z. B. Systemische Sklerose) führt zu Obstipation und zeitweise Diarrhoe. Selten tritt ein paralytischer Ileus auf.
Zu **(E):** Die **Amöbenruhr** ist klinisch gekennzeichnet durch himbeergeleeartige Durchfälle, subfebrile Temperaturen und evtl. Auftreten von Leberabszessen.
Arthritische Symptome sind nicht typisch.

F93

Frage 4.42: Lösung C

Zu **(C):** Eine maligne Entartung ist bei **Morbus Whipple** nicht bekannt.
Zu **(A):** Die **einheimische Sprue** ist eine glutensensitive Enteropathie, wobei es bei genetisch disponierten Personen zu einer allergischen Reaktion gegenüber der Gliadinfraktion des Glutens kommt. Als Spätkomplikation wird ein T-Zell-Lymphom des Dünndarms beschrieben.
Zu **(B):** Das Karzinomrisiko bei der **Colitis ulcerosa** liegt in chronischen Fällen bei ca. 10% nach ca. 10–20 Jahren Krankheitsdauer bei 20–40%.
Zu **(D):** Als Spätkomplikation kann es bei der **alkoholischen Leberzirrhose** zu einem Leberkarzinom kommen.
Zu **(E):** Die **familiäre Kolonpolypose** ist eine obligate Präkanzerose mit hohem Entartungsrisiko.

Exsudative Enteropathie — IV.10

Als **exsudative Enteropathie** bezeichnet man den pathologisch gesteigerten Übertritt von **Plasmaeiweißkörpern** aus dem Blut in das Lumen des Magens oder des Darms. Auch andere Stoffe wie z. B. Eisen, Calcium oder Lipide können vermehrt aus dem Plasma in den Magen-Darm-Trakt eindringen. (Ätiologisch liegt eine Lymphstauung im Bereich des Darms oder eine Schleimhauterkrankung mit verstärkter Eiweißexsudation vor.)
Aus dieser Reaktion resultiert ein erhöhter gastroenteraler Proteinverlust mit Hypoproteinämie und Hypalbuminämie, bei Mitbeteiligung anderer Stoffe auch Hypolipidämie, Hyposiderinämie und Hypokalzämie. Die exsudative Enteropathie als polyätiologisches Syndrom kann mit verschiedenen Krankheitsbildern vergesellschaftet sein.
Folgende Erkrankungen können mit einem enteralen Eiweißverlustsyndrom einhergehen (nach L. Demling, Klinische Gastroenterologie):
1. **Krankheiten des Verdauungstrakts:**
- Ösophagus: Karzinom
- Magen: Riesenfaltengastritis (Morbus Ménétrier), atrophische Gastritis, Magenkarzinom, eosinophile Granulome, Resektionsmagen, Zollinger-Ellison-Syndrom

- Darm: einheimische und tropische Sprue, Zöliakie, akute und chronische Enterokolitis, Morbus Crohn, Morbus Whipple, Colitis ulcerosa, Dünndarmdivertikulose, Darmtumoren, Mesenterialgefäßverschluss, Parasitosen, Megakolon, idiopathische und symptomatische Steatorrhö, Gallenblasen-Dünndarmfistel
2. **Krankheiten des intestinalen Lymphgefäßsystems:**
- idiopathische Form (Enteropathia lymphangiectatica)
- sekundäre Form: Infiltrationen und Neoplasien des Lymphgefäßsystems oder des Mesenteriums wie z. B. Tuberkulose, Leukämie, Sarkoidose
3. **Erkrankungen extraintestinaler Systeme:**
- Kardiopathien: Rechtsherzinsuffizienz (z. B. Pulmonalstenose, Vorhofseptumdefekt), Pericarditis constrictiva
  Nephropathie: nephrotisches Syndrom
- Mukoviszidose, Mastozytose, Thyreotoxikose

Klinik:
Infolge der Hypoproteinämie imponieren Ödeme, Aszites und Pleuraergüsse. Daneben können Wachstums- und Entwicklungsstörungen bei Kindern auftreten sowie eine erhöhte Infektanfälligkeit wegen Mangel an Immunglobulinen. In 80% der Fälle treten Durchfälle auf. Bei schwerer Steatorrhö kann es auch zu Hypokalzämien und Tetanien kommen.

Therapie:
In einigen Fällen kann eine chirurgische Intervention die Ursache beseitigen (z. B. Tumoren, lymphointestinale Fisteln, Perikarditis constrictiva). Häufig kommen jedoch nur symptomatische Maßnahmen in Betracht.
Diese bestehen in:
1. *Diät:* Hierbei wird eine fettarme Nahrung oder langkettige Nahrungsfette durch mittelkettige Triglyceride ersetzt, die direkt in den Pfortaderkreislauf absorbiert werden. Der Wirkmechanismus wird durch den verminderten Lymphfluss und den damit verringerten Lymphdruck erklärt. Eine eiweißreiche Diät kann dann zum Tragen kommen, wenn die Eiweißexsudation im distalen Anteil des Intestinaltrakts erfolgt. Glutenfreie Ernährung kommt bei der einheimischen Sprue zum Einsatz. Kochsalzarme Diät kann sich günstig auf die Ödembildung auswirken.
2. *Parenterale Eiweißzufuhr:* Studien haben gezeigt, dass sich bei Patienten parenteral zugeführtes Albumin zunächst täglich und später wöchentlich bis monatlich über einen längeren Zeitraum hinweg positiv auf die Erkrankung ausgewirkt hat. Dies soll zu einer verbesserten Albuminsynthese in der Leber geführt haben.
3. *Calcium- und Eisenzufuhr:* bei den Patienten, die eine Hyposiderinämie oder Eisenmangel aufweisen
4. *Steroidgabe:* nur bei Erkrankungen, die mit entsprechenden Entzündungszeichen einhergehen wie z. B. Colitis ulcerosa, Morbus Crohn, allergische Enteropathie
5. *Diuretikagabe:* bei Patienten, bei denen Ödeme und Ergüsse in Körperhöhlen behindernd wirken

Bei der **exsudativen Enteropathie** sind Fälle mit Spontanheilung und Teilremissionen beobachtet worden.

F95

Frage 4.43: Lösung C

In dem geschilderten Fall besteht eine Hypalbuminämie (Normwerte: 35–55 g/l), Globulin liegt mit 11 g/l im unteren Normbereich (Normwert: 9–17 g/l). Es liegt eine geringe Proteinausscheidung vor. Am ehesten handelt es sich in dem geschilderten Fall um eine **exsudative Gastroenteropathie**.
Damit bezeichnet man den pathologisch gesteigerten Übertritt von Plasmaeiweißkörpern aus dem Blut in das Lumen des Magens oder Darms. Daraus resultiert ein erhöhter gastroenteraler Proteinverlust mit Hypoproteinämie und Hypalbuminämie, oft besteht auch ein Verlust an Mineralsalzen und Fetten.
Siehe auch Lerntext IV.10.

Zu **(A)** und **(B):** Das **intermittierende nephrotische Syndrom** wird meist durch eine Glomerulonephritis hervorgerufen. Dabei tritt eine **Proteinurie** von über 3 g pro Tag auf. Die Serumelektrophorese zeigt eine Erniedrigung für Albumin und Globuline. Daneben zeigt sich eine Zunahme der β- und α$_2$-Fraktion.

Zu **(D):** Bei Patienten mit **Leberzirrhose** besteht charakteristischerweise im Elektropherogramm eine Hypalbuminämie und eine **breitbasige γ-Globulinerhöhung**, die durch einen im Serumeiweißbild typischen Übergang vom β- zum γ-Globulin gekennzeichnet ist.

Zu **(E):** Die **Mukoviszidose** ist eine schwere autosomal rezessiv vererbte Krankheit, bei der die Epithelzellmembranen defekte Chloridkanäle aufweisen. Klinisch kommt es zu Gedeihstörungen und mangelnder Gewichtszunahme des Kindes, chronischem Husten, rezidivierenden Bronchialdefekten und pulmonaler Hypertonie. Es kann im weiteren Verlauf zu Pankreasinsuffizienz mit Malabsorptionssyndrom kommen, in deren Folge ein enteraler Proteinverlust und eine Hypalbuminämie auftritt.

Karzinoid-Syndrom — IV.11

Das **Karzinoid** ist ein epithelialer, hormonaktiver Tumor, der Serotonin und Kallikrein produziert. Er kommt am häufigsten zwischen dem 40. und 70. Lebensjahr vor und stellt ca. 1,5% aller Tumoren dar.

Der Tumor ist am häufigsten im Magen-Darm-Trakt lokalisiert (> 90%), wobei vorwiegend der Appendix (45%), Dünndarm und Rektum betroffen sind. Extraintestinal kommt das Karzinoid meist im Bronchialsystem vor. Außer dem solitären Karzinoid des Appendix metastasieren die übrigen Karzinoide wie ein Karzinom.

Symptomatik:
- Flush i.S. von Rötung im Gesicht, Hitzewallung, Herzjagen und Schwitzen hervorgerufen durch die Freisetzung von Kallikrein, das eine Umwandlung von Plasmakininogen zu Bradykinin herbeiführt (oft durch Alkohol ausgelöst)
- Asthmaanfälle
- kolikartige Bauchschmerzen und Diarrhöen, Gewichtsverlust
- Teleangiektasien
- evtl. palpabler Lebertumor
- kardiale Symptomatik (Hedinger-Syndrom): Endokardfibrose vor allem des rechten Herzens mit Trikuspidalinsuffizienz und Pulmonalklappenstenose

Diagnostik:
- 5-Hydroxyindolessigsäureausscheidung im 24 h Urin erhöht
- Serotoninnachweis im Blut
- Tumorsuche (Sonographie, Szintigraphie, CT, Endoskopie, Angiographie, Bronchoskopie)

Therapie:
- Exstirpation des Primärtumors und der regionalen Lymphknoten
- konservativ bei Inoperabilität:
1. Applikation von Octreotid (Somatostatinanalog)
2. Serotoninantagonisten (z.B. Methysergid), α-Interferon, Zytostatika

F94

Frage 4.44: Lösung D

Vermutlich handelt es sich bei dem dargestellten Krankheitsbild um ein **metastasiertes Karzinoid**. Der epitheliale Tumor mit Produktion von Serotonin und Kallikrein hat seinen Häufigkeitsgipfel zwischen dem 40. und 70. Lebensjahr, wobei am häufigsten der Magen-Darmtrakt betroffen ist. Mit Ausnahme des Appendixkarzinoids metastasieren die anderen Karzinoide wie ein Karzinom, wobei in erster Linie die Leber betroffen ist. Es treten Flush, Asthmaanfälle, schmerzhafter Subileus, Durchfälle, Gewichtsverlust sowie kardiale Symptome auf. Bei der kardialen Beteiligung entsteht eine Endokardfibrose mit Bevorzugung des rechten Herzens und evtl. dadurch bedingter Pulmonalstenose bzw. Trikuspidalinsuffizienz.

Zu **(A)**: Kardiale Komplikationen kommen in der Regel beim **Morbus Crohn** nicht vor.

F93

Frage 4.45: Lösung C

Vgl. Lerntext IV.11.
Zu **(A)**: Symptome bei **chronischer Bleivergiftung** betreffen in erster Linie das periphere Nervensystem und die Nierentätigkeit.
Zu **(B)**: Klinische Zeichen einer **akuten intermittierenden Porphyrie** sind:
- abdominelle Symptome: Koliken
- neurologisch-psychiatrische Symptome: Polyneuropathie, Paresen, Epilepsie, Verstimmung
- kardiovaskuläre Symptome: Tachykardie, Hypertonie

Zu **(D)**: Bei der **Hypothyreose** treten auf:
- Gewichtszunahme, Obstipation
- rauhe heisere Stimme
- Myopathie
- trockene, teigige, kühle Haut
- gesteigerte Kälteempfindlichkeit
- Adynamie, Müdigkeit, Verlangsamung, Desinteresse

Zu **(E)**: Etwa 90% der Patienten mit **Divertikel** sind symptomlos. Gelegentlich kommt es jedoch zum Stuhlstau und Entzündung der Darmwand mit der Folge einer Divertikulitis.

H93

Frage 4.46: Lösung C

Die Symptomatik des 55-jährigen Mannes ist typisch für das Krankheitsbild der **Angina abdominalis**. Dabei treten die typischen Zeichen der chronischen mesenterialen Insuffizienz auf. Diese beruhen auf der Mehrdurchblutung des Splanchnikusgebietes nach einer Mahlzeit. Die Beschwerden dauern oft mehrere Stunden postprandial an. Es kommt in der Folge zu einer Gewichtsabnahme, da die Patienten aus Furcht vor Schmerzen weniger Nahrung zu sich nehmen. Daneben tritt durch die chronische Darmischämie eine Schädigung der Darmschleimhaut auf, die zu einer Malabsorption führen kann. Diagnostisch führt eine Angiographie der A. mesenterica bzw. des Truncus coeliacus weiter.
Therapeutisch kann durch Anlegen eines arteriellen Bypasses im Bereich des ischämischen Darmabschnittes geholfen werden. Bei bereits eingetretener Infarzierung muss reseziert werden.

Zu (A): Die Perforation eines **peptischen Ulkus** wird bei etwa 6% aller Patienten mit Ulcus duodeni beobachtet. Das gleichzeitige Auftreten einer Blutung findet man bei 10% der Patienten. Bei einer Perforation in die Bauchhöhle ist der schwere, akute und generalisierte Bauchschmerz typisch. Nur 5–10% der Patienten haben vor der Perforation keinerlei Ulkussymptome.

Zu (B): Zu einem **Zökalvolvulus** kommt es auf Grund einer Fixationsanomalie im Bereich des Zökums. Typisch sind heftige Schmerzen im rechten Unterbauch wie bei Appendizitis. Es treten Subileussymptome und im weiteren Verlauf Ileus auf. Es können anfangs blutige Diarrhöen beobachtet werden, später führen die Abflussbehinderungen der Lymphgefäße, Venen und Arterien zu einer hämorrhagischen Infarzierung des Darmgewebes.

Zu (D): Typische Symptome der **akuten Pankreatitis** sind Übelkeit, Erbrechen, Meteorismus, Darmparesen, Fieber, evtl. Schocksymptome, EKG-Veränderungen, Pleuraerguss und Ikterus. Häufigste Ursache sind Gallenwegerkrankungen und Alkoholabusus.
Bei zusätzlichem Milzabszess können hohe Temperaturen und linksseitiger Abdominalschmerz beobachtet werden.

Zu (E): Bei einem rechtsseitigen **Ureterkonkrement** werden Schmerzen von kolikartigem Charakter mit Ausstrahlen in den Rücken und/oder Unterbauch, teilweise mit Schmerzausstrahlung in die Hoden bzw. Schamlippen angegeben. Zusätzlich imponieren Brechreiz, und es bestehen Blasentenesmen sowie Hämaturie.

4.4 Kolon

H96
Frage 4.47: Lösung D

Die **Darmatonie** (paralytischer Ileus) ist durch das Sistieren der physiologischen Motilität gekennzeichnet.

Zu (D): Der akute gastrointestinale Symptomenkomplex der **Bleivergiftung** besteht in abdominalen kolikartigen Schmerzen, Obstipation und Erbrechen. Eine Darmatonie tritt nicht auf.

Zu (A): Bei einer **Pneumonie** kann es komplizierend zu einer septischen Streuung der Erreger kommen mit Beteiligung anderer Organe (z.B. Leber, Niere). Dabei kann eine Darmatonie (paralytischer Ileus) auftreten.

Zu (B) und (C): Eine reflektorische **Darmatonie** wird auch bei einer **Gallenkolik** bzw. **Ureterkolik** beobachtet.

Zu (E): Bei der **akuten intermittierenden Porphyrie** treten in 30% der Fälle Krampfanfälle, Brustschmerz, Diarrhö, Atembeschwerden und Schlafstörungen auf. Relativ häufig (30–50% der Fälle) sind periphere Lähmungen, **Druckschmerzen im Bauch mit z. T. Ileussymptomatik,** Parästhesien, psychische Störungen, Tachykardie, Hypertonie, sowie Störungen der Leber- und Nierenfunktion. Außerdem können Myopathien, Störungen der Hirnnerven und epileptiforme Symptome nachgewiesen werden.

Irritables Kolon – Reizmagen — IV.12

Das irritable Kolon ist eine häufige funktionelle Störung des Dickdarms (auch Colica mucosa genannt).
Die Diagnose ist eine Ausschlussdiagnose organischer Erkrankungen.
Meist ist eine psychodynamische Konfliktsituation vorhanden: das Gefühl, zu einer Leistung verpflichtet zu sein, die der Kranke eigentlich ablehnt, die Diarrhö als infantile Methode der Konfliktlösung. Über excessive Reizung parasympathischer Bahnen mit vermehrter Darmperistaltik ist die Symptomatik erklärbar.
Es liegt eine Kolonhypermotilität mit spastischer Drucksteigerung intraluminal vor.
Klinik: krampfartige Leibschmerzen besonders in der Sigmaregion, Obstipation mit Schleimabgang, bei jungen Patienten gekoppelt mit morgendlichen Durchfällen. Laborchemische Untersuchungen sind unauffällig.
Häufigste funktionelle Störung des Dickdarms, ohne Organläsion (in gastroenterologischen Ambulanzen kann das Krankheitsbild bei 40–70% der Patienten nachgewiesen werden).
Therapie: Stuhlregulierung, schlackenreiche Kost, Sedierung, Anticholinergika, Loperamid®, Silikonentschäumer. Oft ist jedoch eine psychologische Beratung und Aufklärung sinnvoller.
Die häufigste Störung im Bereich des Oberbauches ist der **Reizmagen**. Charakteristisch ist die gesteigerte motorische und sekretorische Aktivität, woraus folgende Symptome resultieren:
– epigastrische Schmerzen
– Inappetenz
– Nausea
– gehäuftes Erbrechen
In der Regel wird eine Verstärkung der Beschwerden nach Nahrungsaufnahme beobachtet. Es besteht keine Periodizität oder Tagesrhythmus im Gegensatz zum Ulkus. Häufig bessern sich die Bauchschmerzen nach Defäkation.

F00 **!!**
Frage 4.48: Lösung D

Siehe Lerntext IV.12.
Das **Colon irritabile** ist eine funktionelle Störung des Dickdarms. Es ist eine Ausschlussdiagnose organischer Erkrankungen. Entscheidend zur Diagnosefindung tragen anamnestische Angaben bei. Meist ist eine psychodynamische Konfliktsituation vorhanden, das Gefühl zu einer Leistung verpflichtet zu sein, die der Kranke eigentlich ablehnt. Die Diarrhö stellt eine infantile Methode der Konfliktlösung dar.
Zu **(A)** und **(D)**: Die Beschwerden bei **irritablem Kolon** können Stunden anhalten und bessern sich häufig erst nach einer **Stuhlentleerung**.
Zu **(B):** **Nächtliche Beschwerden** treten in der Regel bei diesem Krankheitsbild nicht auf.
Zu **(C):** Der Stuhl bei Patienten mit **Colon irritabile** kann schafskotartiges Aussehen haben, häufig werden auch Schleimbeimengungen beobachtet. Blutiger Stuhlabgang tritt nicht auf.
Zu **(E):** Der Appetit und das Körpergewicht bleiben unbeeinflusst beim irritablen Kolon.

H98 **!!**
Frage 4.49: Lösung D

In dem geschilderten Fall handelt es sich am ehesten um eine **funktionelle Störung des Dickdarms, ein Colon irritabile.** Typische Symptome sind:
- abdominelle, krampfartige Schmerzen meist im linken Unterbauch
- Wechsel von Obstipation zu Diarrhöe
- Druckgefühl im Bauch
- Völlegefühl, Blähungen
- schafskotartiger Stuhl
- Schleimbeimengungen zum Stuhl, jedoch kein Blut
- Besserung der Beschwerden nach Defäkation.

Der positive Hämoccult-Test wird vermutlich durch die Hämorrhoiden bzw. den Polypen verursacht, die jedoch nicht die Ursache der Beschwerden darstellen.
Zu **(A):** Die Beschwerden werden durch das **Colon irritabile** verursacht, der positive Hämoccult-Test kann durch den Polypen erklärt werden.
Zu **(B):** Die **Sigmadivertikulose** macht keine Beschwerden, allerdings kann eine Divertikulitis auftreten, die zu Schmerzen, Temperaturanstieg und erhöhter Blutsenkung führen kann.
Zu **(C):** Die **Melanosis coli** ist eine schwärzliche Pigmentierung der Dickdarmschleimhaut und tritt nach längerem Laxanzienabusus auf. Es besteht keine Symptomatik.
Zu **(E):** Das **Hämorrhoidalleiden** kann Ursache des positiven Hämoccult-Testes sein. Es kann zu Schmerzen i. B. der Analregion, Jucken und Blutungen kommen.

H98 **!!**
Frage 4.50: Lösung A

Siehe Lerntext IV.12.
Zu **(B):** Die **klinische Untersuchung** ergibt meist einen Normalbefund.
Zu **(C):** **Laboruntersuchungen** zeigen keine Auffälligkeiten (BSG, BB, Hämoccult etc.)
Zu **(D):** Ein **Kolonkontrasteinlauf** ergibt keinen Anhalt für eine pathologische Veränderung.
Zu **(E):** Eine **Koloskopie mit Biopsien** ergibt keinen Anhalt für eine Entzündung oder Neoplasie.

F98 **!!**
Frage 4.51: Lösung A

Siehe Lerntext IV.12.
Zu **(A):** Das **irritable Kolon** ist die häufigste funktionelle Störung im Magen-Darm-Bereich und stellt 50% aller Beschwerden im Magen-Darmtrakt dar. Etwa 20% der erwachsenen Bevölkerung geben Symptome an, die mit der Diagnose irritables Kolon vereinbar sind.
Zu **(B):** Die Erstmanifestation betrifft vor allem jüngere Patienten zwischen 20 und 40 Jahren. Psychodynamische Konfliktsituationen liegen häufig vor.
Zu **(C):** Die Verteilung Mann:Frau beträgt beim **irritablen Kolon** etwa 1:2.
Zu **(D):** Eine erhöhte Inzidenz von Dickdarmkarzinomen kann beim irritablen Kolon nicht beobachtet werden.
Zu **(E):** Eine **erhöhte Frühinvalidität** kann im Vergleich zu anderen Darmerkrankungen nicht festgestellt werden.

H97 **!**
Frage 4.52: Lösung A

Die Abbildung zeigt lediglich **reizlose Kolondivertikel** ohne Entzündungszeichen, die mit Stuhl gefüllt sind. 2/3 der Divertikel finden sich im Sigma. Kolondivertikel stellen eine Zivilisationskrankheit bei ballaststoffarmer Ernährung dar. In ca. 80% der Fälle bleibt eine Divertikulose symptomlos. Etwa 20% der Patienten mit Kolondivertikeln müssen im Laufe des Lebens mit einer akuten *Divertikulitis* rechnen. Kommt es zu einer Divertikulitis, so sind Komplikationen mit 5–40% recht hoch:
- *Perforationen*, wobei gedeckte Perforationen häufiger sind als ungedeckte
- *Blutungen*: Bei etwa 30% der Patienten mit Kolondivertikeln kommt es einmal zu einer makroskopischen Blutung, ca. 2–6% sind akut und lebensbedrohlich.
- *Fistelbildungen* z.B. zur Blase, Vagina, anderen Kolonabschnitten oder Dünndarmschlingen sind relativ häufig.
- *Abszesse*: Sie treten nach einer gedeckten Perforation auf, können rupturieren oder zu Fisteln führen.

Zu **(B)**: Ein **Kolonkarzinom** finden sich zu 60% im Rektum, zu 20% im Sigma und zu 10% im Caecum/Colon ascendens. Häufigste Frühsymptome sind Blutbeimischungen zum Stuhl und plötzliche Änderungen der Stuhlgewohnheiten. Überwiegend sind es Adenokarzinome, die sich aus neoplastischen Adenomen entwickeln. Zu **(C)**: Eine **fäkale Impaktation** lässt sich auf der Abbildung nicht nachweisen.
Zu **(D)**: Weltweit erkranken 200 Millionen Menschen an **Schistosomiasis**. In den westlichen Ländern ist die Erkrankung eher selten. Zu Kolonkomplikationen kommt es durch die Eiablage in den kleinen Venenästen der Kolonmukosa. Durch das Protein der Eiwand wird eine lokale Gewebereaktion mit entsprechenden Schleimhautveränderungen erzeugt. Es kommt zu fokalen Ulzerationen und multiplen, entzündlichen Polypen.
Zu **(E)**: Beim **Morbus Crohn** sind hellrote Blutauflagerungen des Stuhls nicht charakteristisch. Charakteristisch sind eher Darmkrämpfe, Flatulenz und leichte Temperaturen. Endoskopisch lassen sich aphthoide Läsionen, scharf begrenzte landkartenartige Ulzera und Strikturen nachweisen. Typisch ist das Pflastersteinrelief der Schleimhaut und kleinste hämorrhagische Läsionen.

Frage 4.53: Lösung E

Als Ursache der **Kolondivertikulose** wird die ballaststoffarme Ernährung angeschuldigt. Therapeutisch kommt deshalb nur eine entsprechende Diät infrage. Diese sollte aus schlackenreicher Kost und ausreichender Flüssigkeitszufuhr bestehen.

Frage 4.54: Lösung E

Divertikel können im gesamten Magen-Darm-Trakt vorkommen.
Weitaus am häufigsten finden sie sich jedoch im **Colon sigmoideum**.
Etwa $2/3$ aller Divertikel finden sich in diesem Darmabschnitt. Hierbei handelt es sich meist um Pseudodivertikel mit Ausstülpung der Darmschleimhaut durch Gefäßmuskellücken. Sie treten vor allem im Alter auf, wobei Menschen über 70 Jahre in 70% der Fälle betroffen sind.
Divertikel im Bereich des **Ösophagus** kommen vor allem als Zenker-Divertikel vor (70%), seltener sind Bifurkations- und epiphrenale Divertikel.
Selten sind Divertikel im Magen und Dünndarm (z.B. Meckel-Divertikel).

Frage 4.55: Lösung A

Vgl. auch Kommentar zu Frage 4.54.
Zu **(A)**: Im **Sigma und Colon descendens** finden sich $2/3$ aller Kolondivertikel.
Zu **(B)**: Kolondivertikel sind in über 90% der Fälle symptomlos.
Zu **(C)**: Therapeutisch steht bei Kolondivertikeln die Stuhlregulierung sowie faserreiche Kost im Vordergrund.
Zu **(D)**: Im Gegensatz zur Appendizitis finden sich in der Mehrzahl der **Divertikulitiden** Schmerzen im linken Unterbauch („Linksappendizitis").

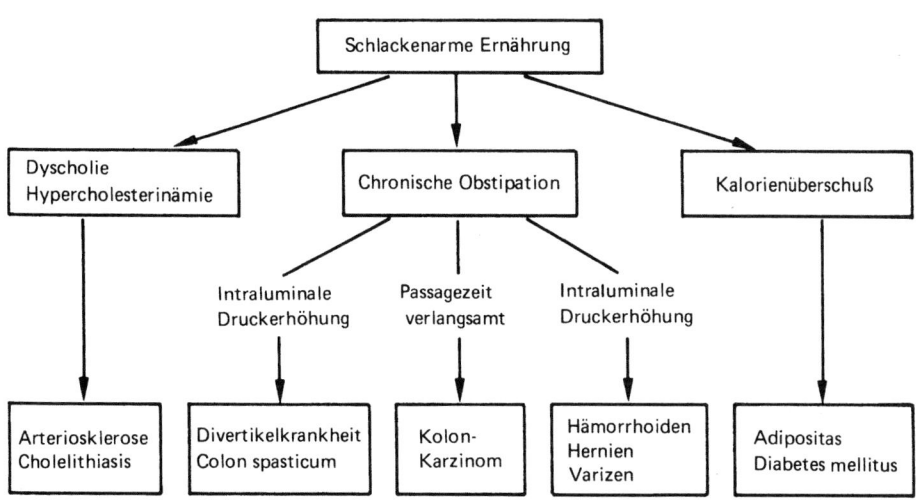

Abb. 4.7 Chronische Obstipation – Zivilisationskrankheiten (aus Weinbeck)

Zu **(E):** Je nach Schweregrad der **Divertikulitis** können konservative oder operative Maßnahmen notwendig sein:
- konservativ: **Eisblase**, Nahrungskarenz und parenterale Ernährung, antibiotische Therapie
- operativ: dringliche Operationsindikation, wenn die Symptomatik nach 48 Stunden konservativer Therapie sistiert; absolute Indikation bei Peritonitis bzw. Perforation; dringliche Indikation bei Divertikulitistumor und Fistelbildung; relative Operationsindikation bei rezidivierender Divertikulitis.

H95 **!**

Frage 4.56: Lösung C

In dem beschriebenen Fall handelt es sich um eine **akute Divertikulitis.** Zunächst muss eine Perforation ausgeschlossen werden. Dann kann der Versuch einer konservativen Therapie mit parenteraler Flüssigkeitszufuhr und Antibiotikatherapie bei Nahrungskarenz unternommen werden. Zur Antibiose bietet sich die Gabe von Mezlocillin, Piperazillin oder Cefotiam kombiniert mit Metronidazol (gegen Anaerobier) an. Daneben kann die Applikation von Spasmolytika notwendig sein. Bei Divertikelperforation muss eine chirurgische Intervention erfolgen.
Zu **(A):** Es liegt eine bakterielle Divertikulitis vor, die antibiotisch behandelt werden muss. Cortisonklysmen bringen keinen Erfolg.
Zu **(B)** und **(E):** Eine chirurgische Intervention ist z. B. bei Perforation notwendig.
Zu **(D):** Von einem **Kolonkontrasteinlauf** ist bei bereits bekannter Sigmadivertikulose kein weiterer Informationsgewinn zu erwarten.

---- **Colitis ulcerosa** ---------------- **IV.13** ----

Die **Colitis ulcerosa** ist eine meist chronisch in Schüben verlaufende, entzündliche Erkrankung des Kolons. Die Ursache ist nicht geklärt.
Die entzündlichen Veränderungen sind im Gegensatz zum Morbus Crohn auf die Schleimhäute beschränkt.
Die Erkrankung beginnt meist im Bereich des Rektums und dehnt sich nach proximal aus, wobei das Rektum **immer** betroffen ist. In ca. 20–50 % der Fälle ist das gesamte Kolon befallen.
Symptomatik
Leitsymptom: blutig-eitrige Durchfälle mit progredientem Verlauf, wobei zuletzt reine Blutstühle abgesetzt werden. Daneben abdominelle Schmerzen, Fieber, Übelkeit, Erbrechen, Gewichtsverlust.

Komplikationen (Zahlen nach Siegenthaler, Innere Medizin)
- toxisches Megakolon (2–10 %)
- massive Blutung (3 %)
- Perforation (selten)
- Pseudopolyposis (15–30 %)
- Stenosebildung (relativ selten)
- Karzinomrisiko erhöht (s. u.)
- perianale Fisteln (selten)
- perianale Abszesse (3–4 %)
- anorektale und innere Fisteln (selten)

Extraintestinale Manifestationen (seltener als bei Morbus Crohn)
Haut: Erythema nodosum, Pyoderma gangraenosum
Augen: Iritis, Episkleritis, Uveitis
Gelenke: Arthritis, Sakroiliitis (HLA B27 erhöht)
Leber: chronische Hepatitis, Pericholantitis, Cholelithiasis.
Karzinomrisiko: in chronischen Fällen 10 %, nach 10–20 Jahren Krankheitsdauer 20–40 %
Hauptmanifestationsalter ist zwischen dem 20. und 40. Lebensjahr. Die Diagnose wird endoskopisch und histologisch gesichert:
- steter Befall des Rektums mit Betonung des distalen Segmentes
- Schleimhautödem
- Hyperämie, Pseudopolypen, Oberfläche granulär verändert
- diffuse Blutung
- vermehrte Lädierbarkeit
- multiple Ulzerationen ohne genaue Abgrenzbarkeit
- Kryptenabszesse, oberflächliche Mikroulzerationen mit akutem, entzündlichen Exsudat. Keine Granulome!

Diagnostik:
- Rektoskopie/Koloskopie (histolog. Untersuchung)
- Sonographie: diffuse Wandverdickung des Kolons
- Röntgen-Kontrasteinlauf: bei frustranem Versuch einer Koloskopie
- evt. Leukozytenszintigraphie mit radioaktiv markierten autologen Granulozyten (Nachweis entzündlicher Kolonbereiche).

Labor:
- Anämie, Leukozytose, BSG-Erhöhung
- ANCA in 60 %–80 % nachweisbar (antineutrophile cytoplasmatische Antikörper mit perinukleärem Fluoreszenzmuster (p-ANCA)).

Therapie
Die Heilung einer **Colitis ulcerosa** mit medikamentösen Mitteln ist nicht möglich, vielmehr geht es darum, eine möglichst lange beschwerdefreie bzw. beschwerdearme Krankheitsphase zu erreichen.

4.4 Kolon

Die **Therapie** mit Medikamenten variiert entsprechend dem Stadium der Colitis ulcerosa
1. **akutes Stadium**
- **schwerer entzündlicher Schub:**
  - Prednison oder Budesonid parenteral bzw. rektal
  - evtl. Tetracycline oral oder parenteral
  - evtl. Immunsuppressiva
  - in Erprobung bei schweren Fällen: Anti-CD4-Therapie (monoklonale Antikörper gegen T-Helferlymphozyten)
- **mittelschwerer bzw. leichter Schub:**
  - Prednison p.o. und Prednison rektal
  - evtl. Azulfidin p.o. oder als Klysma
  - Mesalazin
  - Olsalazin
2. **Langzeitbehandlung**
- Azulfidine p.o. (Salazosulfapyridin)

Bei auf den Enddarm beschränkter Colitis ulcerosa werden seit kurzer Zeit Aminosalicylsäure-Supp. angewandt.

Operationsindikationen ergeben sich bei folgenden Problemen:

A) **absolute Indikation:**
- Perforationen mit oder ohne toxischem Megakolon
- massive unstillbare Blutung
- Karzinom

B) **relative Operationsindikation** (Kolektomie):
- systemische kolitische Begleiterscheinungen können medikamentös nicht beherrscht werden
- kolitisch bedingte Blut-, Eiweiß- und Elektrolytverlust, die medikamentös nicht beherrschbar sind
- Karzinomprophylaxe bei totaler Kolitis, mehr als 10 Jahre andauernd und vor dem 20. Lebensjahr beginnend

Die totale Entfernung des Dickdarms führt zur Heilung.

F98 *!*
Frage 4.57: Lösung D

Siehe Lerntext IV.13.
Die geschilderte Symptomatik spricht am ehesten für eine **Colitis ulcerosa**. Charakteristisch sind blutig-schleimige Durchfälle (Leitsymptom), verbunden mit Tenesmen und evtl. subfebrile Temperaturen. Der Häufigkeitsgipfel liegt zwischen dem 20. und 40. Lebensjahr. Überwiegend kommt die Colitis ulcerosa bei Nichtrauchern und Exrauchern vor.

Zu **(A): Innere Hämorrhoiden** sind schmerzhafte Hyperplasien der Hämorrhoidalknoten in der Rektumschleimhaut, in deren Folge es zu Blutungen kommen kann. Typisch ist der Schmerz bei der Defäkation. Diarrhöen kommen dabei nicht vor.

Zu **(B):** Beim **Morbus Crohn** imponieren kolikartige Schmerzen im rechten Unterbauch, verbunden mit Durchfällen, die jedoch meist ohne Blut auftreten.

Zu **(C):** Bei der **einheimischen Sprue** kommt es zu einer Diarrhö/Steatorrhö auf Grund einer allergischen Reaktion gegenüber der Gliadinfraktion des Glutens. Es finden sich jedoch in der Regel keine blutigen Durchfälle.

Zu **(E):** Die Patienten mit **ischämischer Kolitis** sind meist älter als 65 Jahre. Meist ist das linke Kolon betroffen. Klinisch kommt es zu plötzlich einsetzenden kolikartigen Schmerzen mit evtl. blutigem Stuhl.

H00 *!!*
Frage 4.58: Lösung C

Siehe Lerntext IV.13.
Zu **(C)** und **(E):** Eine akute **Operationsindikation** besteht bei
- fulminanter Kolitis mit Sepsis
- **toxischem Megakolon**
- Kolonperforation
- schwerer Blutung

Im Gegensatz zum M. Crohn kommen **Fisteln** bei der Colitis ulcerosa selten vor.

Zu **(A):** Im Gegensatz zum M. Crohn kann die **Colitis ulcerosa** durch eine **Proktokolektomie geheilt** werden. Sie wird bei Versagen der konservativen Behandlung durchgeführt.

Zu **(B):** Bei der Kontinenz erhaltenden ileoanalen **Pouch-Operation** wird nach Entfernung der Rektumschleimhaut unter Erhaltung des Sphinkterapparates ein Dünndarmbeutel (= pouch) mit der anokutanen Grenze verbunden.

Zu **(D):** Da bei der **Colitis ulcerosa** ein erhöhtes Entartungsrisiko besteht, sind regelmäßige Biopsien erforderlich. Bei schweren Dysplasien der Kolonschleimhaut während der Remissionsphase ist deshalb eine Proktokolektomie indiziert, die zu einer Heilung der Erkrankung führt.

H95
Frage 4.59: Lösung E

In dem geschilderten Fall ist es nach Gabe von **Sulfasalazin**, einem Sulfonamid, zu einer medikamenteninduzierten Leukopenie gekommen. Diese Nebenwirkung ist bei Einsatz von Sulfonamiden bekannt. Auch andere Blutbildveränderungen i.S. von hämolytischer Anämie, Methämoglobinämie, Thrombozytopenie, Panzytopenie und Agranulozytose können auftreten. Zur alternativen Behandlung der **Colitis ulcerosa** sollte Prednison eingesetzt werden, das üblicherweise nur bei schweren Schüben der Erkrankung angewendet wird.

Zu **(A): Levamisol** ist ein Immunstimulans, das bei der chronisch aktiven Hepatitis eingesetzt wurde.

Zu **(B):** Eine **parenterale Ernährung** hat keinen Einfluss auf den akuten Schub einer Colitis ulcerosa.

Zu **(C): Ciclosporin** hat sein Hauptindikationsgebiet in der Transplantationsmedizin. Bei der Colitis ulcerosa kommt es in der Regel nicht zum Einsatz.

Zu **(D): Azathioprin** ist ein Immunsuppressivum und kann bei Organtransplantationen und der chronisch aktiven Hepatitis zum Einsatz kommen. Bei der Colitis ulcerosa ist es nicht indiziert.

Morbus Crohn — IV.14

Morbus Crohn ist eine Erkrankung, die weltweit verbreitet ist und ihren Häufigkeitsgipfel zwischen dem 15. und 35. Lebensjahr hat. Der Vererbungsmodus ist unbekannt, eine familiäre Häufung wird beobachtet.

Sichere ätiologische Faktoren gibt es nicht. Es werden jedoch sowohl Mikroorganismen als auch immunologische Faktoren diskutiert. Auch Ernährungsfaktoren und psychosomatische Faktoren scheinen eine Rolle zu spielen.

Pathologie
Die Erkrankung zeigt einen segmentalen Befall, kann jedoch grundsätzlich alle Abschnitte des Gastrointestinaltraktes einbeziehen.
Grundsätzlich sind alle Wandschichten des entsprechenden Segmentes betroffen.
Auf Grund der transmuralen Entzündung kommt es zur Fibrosierung und lederartigen Verdickung der Darmwand mit segmentalen Strikturen und Obstruktionen. Anfänglich bilden sich im Bereich der Schleimhaut kleine aphtoide Ulzera, die sich im weiteren Verlauf zu Schleimhautdefekten mit sog. „Pflastersteinrelief" oder landkartenartigem Aussehen entwickeln. Die regionalen Lymphknoten sind vergrößert.

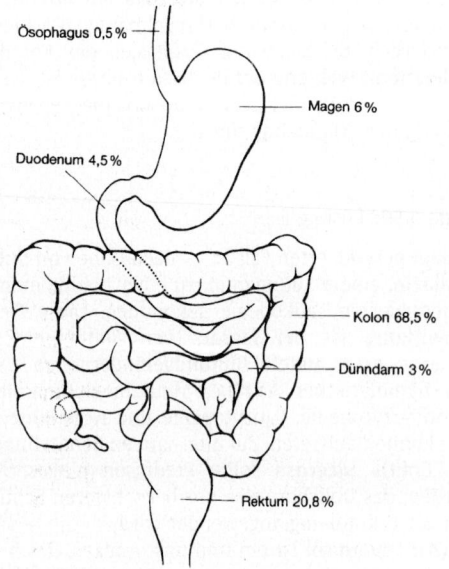

Abb. 4.**8** Häufigkeit des Befalls bei Morbus Crohn, bezogen auf den Verdauungstrakt

Mikroskopische Untersuchung
Alle Wandschichten sind entzündlich verändert und zeigen
- Infiltrationen von Lymphozyten und Plasmazellen,
- **nicht verkäsende**, meist in der Submukosa lokalisierte Epithelzellgranuloma mit mehrkernigen Langhans-Riesenzellen.

Charakteristisch für den **Morbus Crohn** sind über mehrere Wochen anhaltende, krampfartige Unterbauchbeschwerden mit schleimig wässrigen Durchfällen. Je stärker der Dickdarm beteiligt ist, desto intensiver äußern sich die Durchfälle.

Ist lediglich der Dünndarm betroffen, kann der intakte Dickdarm mitunter den erhöhten Wasser- und Elektrolytanfall kompensieren. In diesen Fällen werden Beschwerden als viszerale Dünndarmschmerzen im Oberbauch, bei peritonealer Beteiligung im rechten Unterbauch verspürt, sodass oft die Diagnose chronische Appendizitis lautet.

Zumeist kann bei einem länger dauernden **Morbus Crohn** eine hypo- oder hyperchrome Anämie nachgewiesen werden, die entweder durch Blutverluste (Eisenmangel) oder einen Vit. B_{12}- bzw. Folsäuremangel bedingt ist. Bei der letzteren Ursache liegt eine **megaloblastäre Anämie** vor. Auch Eisenverwertungsstörungen (sideroachrestische Anämie) können der Blutarmut bei Morbus Crohn zugrunde liegen, die als Folge der Malabsorption auftritt. Hierbei geht die Anämie mit pathologischen Sideroblasten im Knochenmark einher. Pathologische Sideroblasten sind kernhaltige Erythrozyten, die viel Eisen (Hämosiderin) enthalten, das in den Mitochondrien lokalisiert ist. Der genaue Pathomechanismus der sideroachrestischen Anämie ist noch nicht bekannt.

Verläuft eine Enterocolitis regionalis symptomarm, kann ein folgender Darmverschluss zu Beschwerden führen, die von einer akuten Appendizitis nur schwer zu unterscheiden sind.

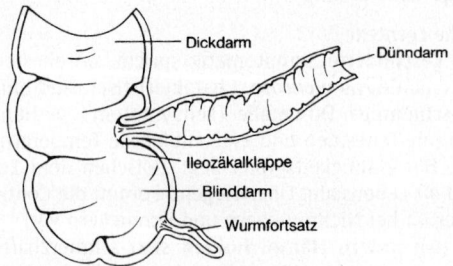

Abb. 4.**9** Normale Verhältnisse im Bereich der Übergangsregion Dünn-/Dickdarm (nach H. Jenss und F. Hartmann, 1986)

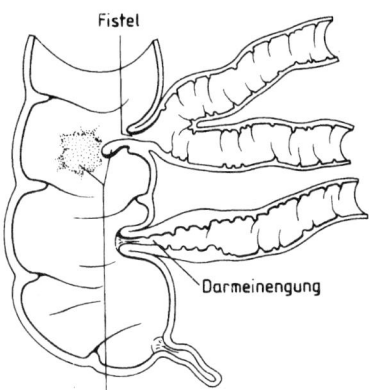

Abb. 4.**10** Verengung der letzten Dünndarmschlinge, Verklebung einer Dünndarmschlinge mit dem aufsteigenden Schenkel des Dickdarms und Ausbildung einer „inneren Fistel" (nach H. Jenss und F. Hartmann, 1986)

Komplikationen
Häufigste Komplikationen sind Darm- und Analfisteln an der Körperoberfläche, aber auch Fistelung in benachbarte Organe und Stenosierung mit Subileus. Das Entartungsrisiko ist äußerst gering.
Extraintestinale Manifestationen:
- Haut: Erythema nodosum, Trommelschlegelfinger, Uhrglasnägel, Akrodermatitis enteropathica (Zinkmangel)
- Augen (Iritis)
- Gelenke (Arthritis, ankylosierende Spondylitis)
- Leber (Leberparenchymgranulome, Pericholangitis)

Langzeitschäden: Amyloidose der Leber, Milz und Nieren, Cholelithiasis, Oxalatsteine.
Therapie
Basistherapie:
bei Laktoseintoleranz, die bei ca. 30% der Erkrankten zu beobachten ist, milchfreie Kost;
bei Vorliegen eines Malabsorptionssyndroms Gabe von Eiweiß, Kalorien, Vitaminen, Eisen, Elektrolyten u. a. Bedarfsstoffen;
im schweren Schub evtl. parenterale Ernährung
Symptomatische **medikamentöse** Therapie mit
- Glucocorticosteroiden
- Salazosulfapyridin
- Azathioprin
- Metronidazol
- Immunsuppressiva (z. B. Azathioprin)
- in klinischer Erprobung Anti-CD4-Therapie (monoklonale Antikörper gegen T-Helferlymphozyten, die eine pathogenetische Rolle zu spielen scheinen)

Operative Therapie bei:
- Ileus
- Komplikationen mit Beteiligung des Urogenitaltraktes
- therapieresistenten Abszessen und Fisteln
- Versagen der symptomatischen Therapie

Nach operativen Eingriffen besteht keine Sicherheit für eine Heilung, die Rezidivrate liegt hoch (innerhalb von 10 Jahren über 50%).

H99 **!!**
Frage 4.60: Lösung B

Siehe Lerntext IV.14.
In dem vorliegenden Fall handelt es sich am ehesten um eine **kolo-vesikale Fistel** im Rahmen eines Morbus Crohn. In etwa 40–50% kommt es bei dieser Erkrankung zu einer Fistel. Eine chirurgische Sanierung ist indiziert.
Zu (A): Eine **Ureterkompression mit Harnstau** kommt bei Tumoren im Dickdarmbereich vor. Untypisch für Morbus Crohn.
Zu (C): **Sulfasalazin** besitzt eine gute antiphlogistische Wirkung bei Morbus Crohn und wird deshalb sowohl im akuten Schub als auch zur Remissionserhaltung eingesetzt. Mit einer Schwächung der Körperabwehrkräfte ist nicht zu rechnen.
Zu (D): **Morbus Crohn** kommt in der Urethra als extraintestinaler Befall nicht vor.
Zu (E): Eine **Analfistel** führt nicht zu einer Infektion der Urethra.

H94 **!!**
Frage 4.61: Lösung E

Der makroskopische Befund der **Koloskopie** zeigt aphthoide Läsionen und scharf begrenzte landkartenförmige Ulzera wie sie für den **Morbus Crohn** typisch sind. Klinisch imponieren Abdominalschmerzen und Durchfälle, die meist ohne Blut sind. Häufiger treten Schmerzen im rechten Unterbauch wie bei der Appendizitis auf.
Der Morbus Crohn kommt zu 30% isoliert im Ileum vor, zu etwa 25% im Kolon isoliert und zu etwa 45% im Ileum und Kolon kombiniert.
Zu (A): Patienten mit **chronischer Salmonellose** sind Dauerausscheider ohne selbst krank zu sein. Symptome treten nicht auf.
Zu (B): Die **ischämische Kolitis bei Einnahme von Kontrazeptiva** äußert sich meist durch Schmerzen im Bereich der linken Kolonflexur, Ursache sind Durchblutungsstörungen im Bereich der A. mesenterica superior, gelegentlich auch der A. mesenterica inferior, die zu ulzerösen Entzündungen führen.
Zu (C): **Allergische Reaktionen auf Nahrungsmittel** zeigen sich in Form von Meteorismus, Völlege-

fühl im Bereich des Dünndarms. Im Bereich des Kolons können Obstipation und Diarrhö, Schmerzen, Koliken, blutige Stühle und Tenesmen auftreten. Es können Symptome bis zum anaphylaktischen Schock auftreten.
Zu **(D)**: Leitsymptom der **Colitis ulcerosa** sind blutig-schleimige Durchfälle.

F99 **!!**

Frage 4.62: Lösung B

Zu **(B)**: **Sulfasalazin** ist eine Kombination des antimikrobiell wirksamen Sulfapyridin und des antiphlogistisch wirksamen Salicylats Mesalazin. Sulfasalazin wird in tieferen Darmabschnitten mikrobiell gespalten. Dabei unterliegt Mesalazin im Gegensatz zu Sulfapyridin einer weitgehenden Metabolisierung bei der ersten Leberpassage. Nach Forth et. al. ist die Gabe von Sulfasalazin im letzten Drittel der Schwangerschaft kontraindiziert, da ein Kernikterus drohen kann. Andererseits ergab eine retrospektive Studie bei 531 Schwangeren keinen Hinweis auf teratogene Wirkungen beim Menschen.
Zu **(A)**: Da der **Morbus Crohn** der Patientin bisher keine Komplikationen verursachte, sollte dem Wunsch der Patientin nach einem Kind entsprochen werden. Morbus Crohn im Remissionsstadium stellt keine Kontraindikation dar.
Zu **(C)**: **Azathioprin** ist ein Immunsuppressivum (Purinantagonist) und kann zu Missbildungen und Fruchttod führen. **Metronidazol** ist im ersten Trimenon kontraindiziert, da es Hinweise auf mutagene und kanzerogene Wirkungen gibt.
Zu **(D)**: Es besteht kein Grund bei der Patientin eine **Sektio** durchzuführen, wenn der Morbus Crohn weiterhin in der Remission verbleibt.
Zu **(E)**: **Ciclosporin** ist ein Immunsuppressivum. Es sollte möglichst nicht bei Schwangeren eingesetzt werden, da keine genauen Studienergebnisse vorliegen. Es drohen Missbildungen und Fruchttod.

H99

Frage 4.63: Lösung D

Zu **(A)**: **Ciclosporin A** ist ein wasserunlösliches cyclisches Peptid und hemmt die Bildung von Interleukin 2 und anderen Zytokinen, sodass die Expansion antigenreaktiver T-Lymphozyten unterbleibt. Nebenwirkungen sind:
- **Hypertrichose, Hirsutismus**
- Nierenschäden
- Leberfunktionsschäden
- Tremor
- Hypertrophie der Gingiva
- Ödeme und Bluthochdruck (selten).

Zu **(B)**: Rekombinantes **Erythropoetin (Epoetin alpha, Epoetin beta)** führen entsprechend der Dosierung zu einem Anstieg der Erythrozyten- und Retikulozytenzahl, des Hämoglobins sowie der Eisen-Einbaurate. Wird kein Eisen substituiert, kommt es zu einer Mobilisierung der Eisendepots. Zu den unerwünschten Wirkungen gehören:
- **Dosisabhängige Erhöhung des Blutdrucks**
- Kopfschmerzen
- tonisch klonische Krämpfe
- Thrombozytose (sehr selten)
- Anstieg von Kreatinin, Harnstoff, Kalium, Phosphat im Serum
- grippeähnliche Symptome.

Zu **(C)**: Eine Therapie mit **Aminoglykosiden** (z. B. **Gentamicin**) kann zu folgenden Nebenwirkungen führen:
- **Akustikusschädigung** (Hörverlust der hohen Frequenzen, Unter- oder Übererregbarkeit bei kalorischer Erregbarkeitsprüfung)
- Vestibularisschädigung: Menière-Syndrom, Schwindel, Ohrenklingen, Spontan- oder Provokationsnystagmus.
- Nierenschädigung
- Tetanie, Parästhesien, Muskelschwäche (bedingt durch Hypokalzämie, Hypomagnesiämie, Hypokaliämie).

Zu **(D)**: **Diuretika** führen auf Grund ihres Wirkmechanismus eher zu einer hypotonen Dehydratation, da es zu einem Verlust von Natrium und Wasser kommt.
Eine **hypertone Hyperhydratation** geht mit einem relativen Überangebot an Flüssigkeit und Kochsalz einher (z. B. bei Niereninsuffizienz).
Zu **(E)**: Zu den unerwünschten Wirkungen von **Cyclophosphamid** gehören:
- Knochenmarkdepression (Panzytopenie)
- **Haarausfall**
- ZNS-Störungen
- Stomatitis
- Gastroenteritis
- Hämorrhagische Cystitis.

F00 **!!**

Frage 4.64: Lösung C

Siehe Lerntext IV.15.
Bei der geklagten Symptomatik handelt es sich am ehesten um einen **Morbus Crohn.** Der Häufigkeitsgipfel liegt zwischen dem 20. und 40. Lebensjahr. Folgende Symptome sind charakteristisch:
- kolikartige Schmerzen vor allem im rechten Unterbauch
- Durchfälle meist ohne Blut
- leichte Temperaturen
- Allgemeinsymptome wie Inappetenz und Abgeschlagenheit.

Die schmerzhaften roten Veränderungen im Bereich der Streckseiten der Unterschenkel entsprechen einem **Erythema nodosum,** einem typischen extraintestinalen Symptom an der Haut.

Zu **(A): Der Morbus Reiter** beginnt häufig mit einer Durchfallerkrankung. An Hautveränderungen sind Balanitis, Keratoderma blenorrhagicum, subunguale Keratose und Onycholyse bekannt.

Zu **(B):** Die **familiäre Polyposis** ist anfangs symptomlos, später können Blutungen, Obstruktionen und karzinomatöse Entartung auftreten. Zu den extrakolonischen Manifestationen gehören:
- Epidermoidzysten und Osteome (Gardner-Syndrom)
- Adenome in Magen und Duodenum
- Glio-Medulloblastome des Gehirns (Rurcot-Syndrom)
- Congenitale Hypertrophie des retinalen Pigmentepithels.

Zu **(D):** Die intestinale Form der **Amöbenruhr** geht mit himbeergeleeartigen Durchfällen, Bauchschmerzen und Tenesmen einher. Die extraintestinale Form führt zu Leberabszessen.

Zu **(E):** Leitsymptom der **Shigellose** sind **blutig-eitrig-schleimige Durchfälle** mit Fieber und Darmkrämpfen. Eine reaktive Arthritis kann auftreten.

H00 F98 **!!**
Frage 4.65: Lösung D

Siehe Lerntext IV.14.

Zu **(D):** Bei der geklagten Symptomatik handelt es sich am ehesten um einen **M. Crohn**. Der Häufigkeitsgipfel liegt zwischen dem 20. und 40. Lebensjahr. Folgende Symptome sind charakteristisch:
- **kolikartige Schmerzen vor allem im rechten Unterbauch**
- **Durchfälle meist ohne Blut**
- leichte Temperaturen
- Allgemeinsymptome wie Inappetenz und Abgeschlagenheit

Die schmerzhaften roten Beulen im Bereich der Streckseiten der Unterschenkel entsprechen einem **Erythema nodosum,** einem typischen extraintestinalen Symptom der Haut.

Zu **(A):** Die **chronische Appendizitis** führt zu rezidivierenden dumpfen Schmerzen im rechten Unterbauch mit Ausstrahlung in das Bein. Allerdings sprechen die geschilderte Diarrhöe und die Hautsymptomatik gegen eine Appendizitis.

Zu **(B):** Typisch für die **chronische Divertikulitis** ist der rezidivierende kolikartige Schmerz im **linken Unterbauch.** Nicht selten kommt es zu Diarrhöen und blutigem Stuhlgang. Die Erkrankung kommt in der Regel in höherem Alter vor.

Zu **(C):** Leitsymptom der **Colitis ulcerosa** ist der **blutig**-schleimige Durchfall. Die extraintestinalen Symptome wie z.B. Erythema nodosum sind bei der Colitis ulcerosa seltener.

Zu **(E):** Eine **chronische Salmonellose** ist gekennzeichnet durch rezidivierende Durchfälle. Ein Erythema nodosum ist untypisch.

H00 F98 **!!**
Frage 4.66: Lösung D

Zu **(D):** Beim **M. Crohn** ist häufig eine druckschmerzhafte Resistenz im rechten Unterbauch tastbar. Die Resistenz entspricht der befallenen Darmschlinge. Laborchemisch sind beim M. Crohn Hb und Eisen erniedrigt. BSG, Leukozyten und Akutephaseproteine sind erhöht. Zur Diagnostik wird am besten eine **endoskopische Untersuchung (hohe Koloskopie und Ileoskopie)** angeordnet. Hauptmanifestationen sind längs gestellte irreguläre Geschwüre, Stenosen und das Pflastersteinrelief sowie aphthoide Läsionen.

Zu **(A):** Die **Zöliakographie** ist eine Röntgenkontrastdarstellung des Truncus coeliacus und der von dort ausgehenden Gefäße. Sie dient dem Nachweis von Verschlüssen der Mesenterialgefäße.

Zu **(B):** Die **Abdomenübersichtsaufnahme** würde in dem geschilderten Fall zur Diagnosestellung keine entscheidenden Aspekte erbringen. Sie ist indiziert bei Verdacht auf Perforation gastrointestinaler Organe, zur Ileusdiagnostik, zum Nachweis Schatten gebender Konkremente (Galle, Niere), bei der Fremdkörpersuche sowie bei Verdacht auf raumfordernde intraabdominelle Prozesse.

Zu **(C):** Durch einen **Kolonkontrasteinlauf** können noduläre Aussparungen, lang- und kurzstreckige Stenosen mit Pflastersteinrelief und prästenotische Dilatataionen dargestellt werden. Allerdings kommen leichtere Entzündungen im Vergleich zur Endoskopie nicht so gut zur Darstellung.

Zu **(E):** Da dem **M. Crohn** keine infektiöse Ursache zugrunde liegt, stehen Stuhlkulturen und Widal-Reaktion nicht im Vordergrund der Untersuchungen.

H00 F98 **!!**
Frage 4.67: Lösung C

Zu **(C):** Zur Behandlung des **M. Crohn** sind folgende Maßnahmen vorgesehen:
- Diät (z.B. bei Laktoseintoleranz – ca. 30% der Fälle- laktosefreie Kost)
- medikamentös bei Befall des Kolons:
- Sulfasalazin oder Mesalazin
- zusätzlich **Corticosteroide bei schwerem Schub**
- medikamentös bei Befall des Dünndarms:
- **Corticosteroide bei akutem Schub**
- evtl. Metronidazol, Immunsuppressiva
- psychosomatische Unterstützung
- chirurgische Intervention nur bei Komplikationen.

Zu **(A):** Eine **Operation** kommt bei M. Crohn nur infrage, wenn Komplikationen auftreten (z.B. bei Fistel, Darmperforation etc.).

Zu **(B): Vancomycin** ist ein Glykopeptid-Antibiotikum und wirkt bakterizid. Es wird eingesetzt bei Infektionen mit Staphylokokken, Streptokokken,

Clostridium difficile, Diphtheriebakterien und grampositiven Anaerobiern.
Zu **(D)**: Die Gabe von **Cotrimoxazol oder Ciprofloxacin** ist indiziert bei einer Salmonellose mit schweren klinischen Symptomen.
Zu **(E)**: Eine **symptomatische Behandlung mit Formuladiät, Eisensubstitution und Antidiarrhoika** reicht zur Behandlung des M. Crohn im akuten Schub nicht aus.

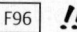 **!!**

Frage 4.68: Lösung E

Zu **(E)**: **Diätetische Maßnahmen** bei Morbus Crohn und Colitis ulcerosa sind sinnvoll bei gleichzeitig bestehender Laktoseintoleranz und Malabsorptionssyndrom. Eine wesentliche Beeinflussung des Entzündungsprozesses wird jedoch nur medikamentös (Sulfasalazin, Corticoide) erreicht.
Zu **(A)**: Im Gegensatz zur **Colitis ulcerosa** ist beim **Morbus Crohn** die Fistelbildung eine sehr häufige Komplikation. Analfisteln treten in 15–50% der Fälle auf.
Zu **(B)**: Das **Erythema nodosum** imponiert als symmetrischer, roter erhabener Knoten besonders über dem Schienbein, seltener an Oberschenkeln und an den Unterarmstreckseiten. Es sind schmerzhafte Knoten, die nie eine Ulzeration zeigen. Im weiteren Verlauf ist eine Verfärbung wie bei Hämatomen typisch. Man kann diese Hautveränderung bei vielen Erkrankungen beobachten:
- Colitis ulcerosa
- Morbus Crohn
- Sarkoidose
- Tuberkulose
- Behçet-Syndrom u. a.

Zu **(C)**: Eine **familiäre Häufung** der Darmerkrankungen Morbus Crohn und Colitis ulcerosa kann beobachtet werden bei allerdings unbekanntem Vererbungsmodus. Verwandte I. Grades sind besonders betroffen. Nach Schätzungen haben 2–5% der Personen mit Morbus Crohn oder Colitis ulcerosa eine oder mehrere betroffene Personen in der Verwandtschaft.
Zu **(D)**: Während durch Kolektomie eine **Colitis ulcerosa** geheilt werden kann, liegt die Rezidivrate nach Kolektomie des **Morbus Crohn** hoch (innerhalb von 10 Jahren 50%).

Tab. 4.2 **Colitis ulcerosa/Morbus Crohn:** Differenzialdiagnose zwischen chronisch-entzündlichen Darmerkrankungen und ischämischer Kolitis

	Colitis ulcerosa	Enteritis regionalis (Morbus Crohn)	Ischämische Kolitis
Beginn	allmählich, manchmal akut	allmählich	sehr akut
Symptome	rektale Blutung und Diarrhöe (blutig-schleimig)	Diarrhöe ohne (sehr selten mit) rektaler Blutung	plötzlicher Schmerz, oft Blutung massiv
Schmerzen	Tenesmen, wenig krampfartige Schmerzen (vor der Defäkation)	Tenesmen selten, starke krampfartige Schmerzen, kolikartig	Tenesmen selten, starke Schmerzen
Erkrankungsalter	20–40 Jahre (10% über 50 Jahre)	20–40 Jahre (5% über 50 Jahre)	80% über 50 Jahre
häufigste Lokalisation	kontinuierlich vom Rektum nach proximal linksseitig	segmental, diskontinuierlich, Ileokolitis	segmental, linke Flexur, Deszendens, Transversum
Rektumbefall	95%	selten, wenig ausgeprägt	selten
rektale Blutung	praktisch immer	relativ selten	massiv, einmalig
perianale Läsionen	ungefähr 10%	15–50% (anale Fisteln)	nein
Dünndarmbefall	meist nur Kolon, gelegentlich Rückflussileitis	häufig (ca. 50%)	nein
Stenosebildung	selten	häufig	häufig
Verlauf	chronisch rezidivierend	chronisch rezidivierend	akut, rasche Veränderung

Tab. 4.2 (Fortsetzung)

	Colitis ulcerosa	Enteritis regionalis (Morbus Crohn)	Ischämische Kolitis
assoziierte Erkrankungen	Iritis, Arthritis, Tumoren	Iritis, Arthritis, Cholezystitis, Cholangitis	kardiovaskuläre Erkrankungen, Arteriosklerose, Diabetes mellitus
Röntgenbefund	initial, oft negativ, oberflächliche Ulzera, distal, kontinuierlich, segmental	Fissuren, Strikturen, besonders rechtsseitig, Pflastersteinphänomen	„Thumbprinting" (Daumendruckphänomen) Aussackungen („Pseudodivertikel"), Strikturen
Endoskopie	granulierte Mukosa, kontinuierliche Entzündung, keine Fissuren, irregulär angeordnete Drüsen, Hyperämie, Ulzera, Rektoskopie oft mit Befund	konfluierende lineare Ulzera, tiefe Fissuren in normaler Schleimhaut (landkartenartig), diskontinuierliche Entzündung, Boeck-ähnliche Granulome, Rektoskopien 50% negativ	pseudopolypöse dunkle Schleimhaut, Pseudomembranbildung, Rektoskopie meist negativ
Histologie	Kryptenabszesse (akute Leukozytose in den Krypten), keine Granulome, oberflächliche Mikroulzerationen mit akutem entzündlichen Exsudat	Granulome, chronisches Bild, ausgeprägte mononukläre Zellinfiltration, lineare Ulzera bis in die Submukosa	Hämosiderin-Makrophagen

H93 **!!**
Frage 4.69: Lösung C

Morbus Crohn
Die Erkrankung zeigt einen segmentalen Befall, kann jedoch grundsätzlich alle Abschnitte des Gastrointestinaltraktes einbeziehen. Grundsätzlich sind alle Wandschichten des entsprechenden Segmentes betroffen.
Auf Grund der transmuralen Entzündung kommt es zur Fibrosierung und lederartigen Verdickung der Darmwand mit segmentalen Strikturen und Obstruktionen. Anfänglich bilden sich im Bereich der Schleimhaut kleine aphtoide Ulzera, die sich im weiteren Verlauf zu Schleimhautdefekten mit sog. „Pflastersteinrelief" oder landkartenartigem Aussehen entwickeln, die regionalen Lymphknoten sind vergrößert.

H93 **!!**
Frage 4.70: Lösung B

Siehe Lerntext IV.12.
Zu **(A):** Die **ischämische Kolitis** betrifft meist das linke Kolon und wird durch Ischämien mit Arterienverschlüssen (z.B. Aneurysma der Aorta abdominalis, Embolien) oder ohne Arterienverschlüsse (z.B. KHK, Herzinsuffizienz) verursacht.

In der **Röntgenübersicht des Abdomens** kann meist eine Überdehnung des Kolons mit Wandverdickungen wie Daumeneindrücke („thumbprints") nachgewiesen werden. Klinisch sind plötzlich einsetzende kolikartige Schmerzen im linken Unter- und Mittelbauch charakteristisch.
Zu **(D):** Charakteristisch für die **Cholera** sind Reiswasserstühle sowie Erbrechen.
Die Erreger der **Cholera asiatica** (Vibrio cholerae) bilden Enterotoxin, einige Stämme (El Tor) auch Hämolysin. Das Enterotoxin bindet sich an die Enterozyten des Dünndarms, wobei durch Aktivierung der Adenylzyklase vermehrt ATP in zyklisches cAMP (cAMP) umgesetzt wird. cAMP aktiviert eine „Ionenpumpe", die zu großem Wasser- und Chloridverlust des Darmes führt. Darmschleimhautulzerationen treten nicht auf.
Die **Cholera asiatica** hat eine Inkubationszeit von ca. 1–5 Tagen. Die Erkrankung beginnt mit Diarrhöen und Darmkrämpfen, wobei die wässrigen Stuhlentleerungen über 10 l/d betragen können.
Als Folge des enormen Wasserverlustes treten Durst, Heiserkeit, abhebbare Haut sowie Muskelkrämpfe auf. Die exsikkierten Patienten zeigen Zeichen der Kreislaufinsuffizienz wie Hypotonie, Hypothermie und Asphyxie. In 6% der Fälle kommt es zur Oligurie bzw. Anurie mit finaler Urämie.

Ischämische Kolitis — IV.15

Bei der ischämischen Kolitis kommt es zu einer Minderdurchblutung der versorgenden Arterien (A. mesenterica sup. und inf.), wobei die Ursache meist eine Arteriosklerose der Mesenterialarterien mit akuter arterieller Thrombose (meist ältere Patienten) ist. Seltener sind Embolien, Aortenaneurysmen, Aortis oder Kompression des Truncus coeliacus. Die linke Flexur ist häufiger betroffen wegen der schwächeren Versorgung durch die A. colica sinistra mit Anastomosen zur A. colica dextra und media.

Häufigkeit
Der Häufigkeitsgipfel liegt im 6. und 7. Dezenium. Selten sind jüngere Frauen betroffen, die orale Ovulationshemmer einnehmen.

Klinische Symptomatik
Im akuten Stadium treten schwere kolikartige Schmerzen auf mit Diarrhöen und blutigem Stuhl. Es kann eine Schocksymptomatik und Darmperforation resultieren.

Diagnostik
Die Angiographie ergibt Kaliberschwankungen und Gefäßverengungen. Ein Kontrasteinlauf weist Haustrierungsverluste und randständige lakunäre Füllungsdefekte („Daumenabdrücke – thumbprints") auf, die durch Wandödeme und Submukosablutungen hervorgerufen werden. Manchmal können sich an diesen Stellen später Kolonstenosen ausbilden.
Farbdoppler-Sonographie

Therapie
Im Akutstadium vor allem Herz-Kreislauf-Stabilisierung. Nur bei ischämischer Gangrän ist operatives Vorgehen indiziert und mit einem hohen Risiko behaftet. Die Letalität des Mesenterialinfarkts beträgt > 50%. Es wird eine Embolektomie bzw. eine Desobliteration oder Bypass-Operation versucht.
In leichteren Fällen ohne okklusive ischämische Kolitis führt die konservative Therapie in der Regel nach 2–4 Wochen zur Ausheilung der Erkrankung.

[F97]

Frage 4.71: Lösung B

Siehe Lerntext IV.15.
Zu **(A)**: Eine **Sigmadivertikulitis** führt zu einem Spontanschmerz mit p. m. im linken Unterbauch. Es kann zu Stuhlunregelmäßigkeiten und subfebrilen Temperaturen kommen. Häufig ist eine druckschmerzhafte Walze im linken Unterbauch tastbar.
Zu **(C)**: Die **pseudomembranöse Kolitis** tritt im Gefolge einer Antibiotikatherapie auf. Erreger ist Clostridium difficile. Es treten schwere blutige Durchfälle, Erbrechen sowie Fieber auf.

Zu **(D)**: Bei der **Polyposis coli** kann es zum Auftreten von okkultem Blut, evtl. Obstipation und Ileus bei großen Polypen kommen. Daneben kann Schleim- und Elektrolytverlust beobachtet werden.
Zu **(E)**: Die **Colitis ulcerosa** hat ihren Hauptmanifestationsgipfel zwischen dem 20. und 40. Lebensjahr. Leitsymptom sind blutig eitrige Durchfälle mit progredientem Verlauf, wobei zuletzt Blutstühle abgesetzt werden.

[F00] !

Frage 4.72: Lösung C

Siehe Lerntext I.66.
Der **akute Mesenterialarterienverschluss** kommt meist im Rahmen der Arteriosklerose von Mesenterialarterien vor. Gelegentlich spielen arterielle Embolien z. B. bei Vorhofflimmern und Endokarditiden eine Rolle. Seltener ist eine Aortitis (z. B. bei Takayasu-Arteriitis, Endokarditis) die Ursache für die Erkrankung.
Der akute Mesenterialarterienverschluss verläuft zeitlich in 3 Phasen:
Initialstadium: Es bestehen Schmerzen, Brechreiz und Stuhldrang. Die Darmperistaltik ist ausgeprägt, wobei Resistenzen nicht tastbar sind. Es kann häufig eine leichte Abwehrspannung nachgewiesen werden.
Intervallstadium: In diesem Stadium verringert sich die Peristaltik. Es besteht Beschwerdefreiheit für mehrere Stunden.
Spätstadium: Etwa nach 12 Stunden treten unter ausgeprägten Zeichen des Schockzustandes (metabolische Azidose, Leukozytose) heftige Leibschmerzen mit Abwehrspannung und völlig fehlender Peristaltik auf. Es besteht eine Durchwanderungsperitonitis und evtl. Abgang von blutigem Stuhl.
Zu **(C)**: Ein **schmerzloser Abgang von Blut** bei unauffälligem Untersuchungsbefund des Abdomens könnte z. B. für ein Hämorrhoidalleiden oder einen Tumor bzw. Polypen im Kolon zutreffen.

[F93] !

Frage 4.73: Lösung C

Die geschilderte Klinik der Patientin und Untersuchungsbefunde sprechen für eine **ischämische Kolitis**. Es sind oft Patienten mit einer generalisierten Gefäßsklerose betroffen, wobei es zu einer Minderdurchblutung der versorgenden Arterie kommt. Die linke Flexur ist häufiger betroffen wegen der schwächeren Versorgung durch die A. colica sinistra mit Anastomosen zur A. colica dextra und media. Meist sind Patienten im 6.–7. Dezenium betroffen.
Klinisch imponieren kolikartige Schmerzen oft mit Diarrhöe und blutigem Stuhl verbunden.
Endoskopisch finden sich im Kolon Ödem und Blutungen. Im Kontrastmitteleinlauf können Haustrierungsverluste und randständige lakunäre Füllungs-

defekte nachgewiesen werden, die durch Wandödem und Submukosablutungen verursacht sind.

Zu **(A)**: Die **pseudomembranöse Kolitis** entsteht nach Antibiotikatherapie und wird durch den Erreger Clostridium difficile verursacht.

Zu **(B)**: Die **Amöbiasis** wird durch Entamoeba histolytica hervorgerufen und kommt vor allem in den Tropen und Subtropen vor. Die Infektion erfolgt durch mit Zysten verunreinigtes Wasser und Nahrungsmittel.

Charakteristische klinische Merkmale:
- himbeergeleeartige Durchfälle
- Tenesmen

Zu **(D)**: Eine **Kollagenkolitis** kann z. B. bei der progressiven systemischen Sklerose beobachtet werden. Dabei kommt es im Darm zu einer Muskelatrophie und Bindegewebsfibrose, die das Muskelgewebe ersetzt. Zu den klinischen Symptomen gehören Obstipation und manchmal Diarrhöe. Selten kommt es zu einem paralytischen Ileus. Charakteristisch sind Divertikel mit breitem Kragen und grobem, quadratischen Aussehen erkennbar bei Röntgenkontrastaufnamen des Kolons. Insgesamt sind die intestinalen Symptome jedoch nur geringfügig ausgeprägt.

Zu **(E)**: Am ehesten ist in dem o. g. Fall differenzialdiagnostisch an eine **akute Divertikulitis** zu denken. Sie kann sich in Form von Fieber, Unterbauchschmerz, peritoneale Reizung, Obstipation zeigen. In ca. 25% der Fälle kann mikroskopisch eine Blutung nachgewiesen werden, selten ist sie massiv. Häufig ist eine Leukozytose. Endoskopisch (sigmoidoskopisch) fällt eine akut entzündete Schleimhaut auf, die auf einer Vorwölbung von außen liegt. Das weitere Vorschieben des Instrumentes ist durch das eingeengte Lumen meist nicht mehr möglich. Eine Kontrastmitteluntersuchung ist in der akuten Phase der Erkrankung nicht zu empfehlen, da das unter Druck gesetzte Kontrastmittel zu einer Ruptur des entzündeten Divertikels führen kann.

[H97]

Frage 4.74: Lösung B

Zu **(A)** und **(B)**: Eine sog. **kollagene Kolitis** kann z. B. im Rahmen einer progressiven systemischen Sklerose beobachtet werden. Dabei kommt es im Darm zu einer Muskelatrophie und Bindegewebsfibrose, die das Muskelgewebe ersetzt. Histologisch charakterisiert ist ein breites subepitheliales Kollagenband.

Zu **(C)**: Klinisch imponieren bei der **kollagenen Kolitis** Obstipationen und manchmal Diarrhöe.

Zu **(D)**: Charakteristisch für die Erkrankung sind endoskopisch nachweisbare Divertikel mit breitem Rand.

Zu **(E)**: **Kryptenabszesse** sind nicht typisch für die kollagene Kolitis.

Pseudomembranöse Enterokolitis ────── IV.16

Die **pseudomembranöse Enterokolitis** tritt unter einer Behandlung mit Ampicillin, Clindamycin, Tetracyclinen und anderen Breitspektrum-Antibiotika sowie Zytostatika auf und wird durch Überwuchern von Enterotoxin-bildenden Clostridium difficile-Stämmen hervorgerufen.

Auch andere Erreger (z. B. Shigellen) können eine pseudomembranöse Kolitis auslösen.

Clostridium difficile lässt sich in geringem Maße in der normalen Darmflora nachweisen. Werden nun die anderen Darmbakterien durch Antibiotika zerstört, kann sich Clostridium difficile stark vermehren. C. difficile ist ein Anaerobier und Sporenbildner. Das Bakterium bildet ein zellschädigendes Toxin. Beweisend ist der Toxinnachweis durch Gewebekulturtest aus dem Stuhl. Endoskopisch lässt sich im Sigmoid oder Kolon eine pseudomembranöse Entzündung beobachten.

Klinik:
Es treten schwere blutige Durchfälle, Erbrechen und Fieber auf.

Therapie:
Mittel der Wahl ist die Verabreichung von **Vancomycin**. Cholestyramin kann mit gutem Erfolg eingesetzt werden, da es das Clostridientoxin bindet. Die Erkrankung hat eine schlechte Prognose. Komplizierend können erhebliche Flüssigkeits- und Elektrolytverluste auftreten, die zu Kreislaufschock und Nierenversagen führen können. Auf Grund von Blutverlusten kann sich eine Anämie ausbilden. Die Letalität beträgt bei älteren Patienten ca. 38%. Rezidive kommen in 10–20% der Fälle vor.

[H95] **!**

Frage 4.75: Lösung D

Die **pseudomembranöse Kolitis** tritt gehäuft unter einer antibiotischen Therapie (z. B. Amoxicillin, Clindamycin, Tetracycline) sowie unter zytostatischer Therapie auf und wird durch Überwuchern von enterotoxinbildenden Clostridium difficile-Stämmen hervorgerufen.

Die Patienten klagen über starke Bauchschmerzen, blutige Durchfälle, Erbrechen und Fieber, Röntgen- und Ultraschalluntersuchungen fallen unauffällig aus. Therapie der Wahl ist bei schweren Fällen die Gabe von Vancomycin.

Zu **(A)**: Die **Colitis ulcerosa** ist eine meist chronisch, in Schüben verlaufende, entzündliche Erkrankung des Kolons. Es treten eitrig blutige Stühle auf. Der Häufigkeitsgipfel liegt zwischen dem 20. und 40. Lebensjahr.

Zu **(B)**: Die **Shigellose** findet sich vor allem in Ländern mit schlechten sanitären Anlagen. Der direkte Kontakt über Trinkwasser, Nahrungsmittel oder Fliegen spielt bei der Übertragung die entscheidende Rolle. Die Inkubationszeit beträgt 1–3 Tage.
Zu **(C)**: Die **Kollagenkolitis** mit bandförmigen Kollagenablagerungen subepithelial ist sehr selten und in Bezug auf den geschilderten Fall unwahrscheinlich.
Zu **(E)**: Bei der **ischämischen Kolitis** klagen die Patienten über plötzlich auftretende kolikartige Schmerzen im linken Unter-Mittelbauch. Röntgenologisch fällt in dem betroffenen Darmabschnitt eine Überdehnung des Kolons mit Wandverdickungen wie Daumeneindrücke („thumbprints") auf.

Frage 4.76: Lösung A

Die **pseudomembranöse Kolitis** wird durch Clostridium difficile hervorgerufen. Die Trägerrate beträgt bei Erwachsenen etwa 4%, die durch Antibiotikagabe erhöht wird.
Zu **(A)**: Unabhängig von der **Applikationsform** kann es zu einer pseudomembranösen Kolitis kommen.
Zu **(B)**: Viele Antibiotika können eine **pseudomembranöse Kolitis** auslösen. Darunter fallen **Ampicillin**, Tetracycline, Clindamycin und andere Breitspektrumantibiotika.
Zu **(C)**: Eine zeitliche Beziehung zu einer Antibiotikatherapie kann nicht immer nachgewiesen werden. So können auch nach einer Antibiotikatherapie noch Symptome auftreten.
Zu **(D)**: Die Erkrankung schädigt das Epithel von Dünn- und Dickdarm. Durch Epithelinvasion kommt es im Dünn- und Dickdarm zu Hämorrhagie und erosiver Entzündung. Im Kolon kommt es zu Flüssigkeitsansammlung durch Epithelverlust und nachfolgender Diarrhöe.
Zu **(E)**: Mittel der Wahl ist die Gabe von **Vancomycin**, evtl. ist auch Metronidazol wirksam.

Frage 4.77: Lösung D

In dem geschilderten Fall liegt eine frische **Analfissur** vor. Sie stellt einen Einriss der Haut im Afterbereich dar. Auf Grund der guten Nervenversorgung in der Analregion sind Fissuren sehr schmerzhaft, besonders bei der Defäkation. Im Toilettenpapier sind oftmals Blutspuren zu erkennen.
Zu **(A)**: Eine **perianale Thrombose** entsteht meist nach der Defäkation mit plötzlichem Schmerz und der Ausbildung eines kugeligen prallen Knotens, der Erbs- oder Kirschgröße erreicht. Er ist scharf begrenzt, bläulich, hart und druckempfindlich. Therapeutisch wird die Exzision des Thrombus durchgeführt.

Zu **(B)**: Bei **Hämorrhoiden 3. Grades** bestehen massiv erweiterte Schwellkörperkonvulate, die ständig in das Anallumen vorfallen. Es besteht ein Analprolaps.
Zu **(C)**: **Lipome** sind Fettgeschwülste, die in jeder Größe vorkommen. Sie sind weich, verschieblich, häufig mehrlappig und gut abgrenzbar. Sie führen jedoch nicht zu den in der Fragestellung genannten Symptomen.
Zu **(E)**: Das **Analkarzinom** tritt im Plattenepithel distal des Analrandes auf oder im Platten-/Zylinderepithel, das den Analkanal auskleidet. Typische Symptome sind Juckreiz, Schmerzen, Blutungen sowie Kontinenzstörungen.

Frage 4.78: Lösung A

Zu **(A)**: die **Dilatation des Analsphinkters in Vollnarkose** stellt die wirkungsvollste Methode zur Behandlung einer Analfissur dar. Es wird damit eine Heilungsrate von über 90% erreicht. Prophylaktisch sollten Stuhlregulierungsmaßnahmen getroffen werden.
Zu **(B)**: Eine **Gummibandligatur** wird bei zweitgradigen Hämorrhoiden durchgeführt. Dabei wird mit einem speziellen Applikator ein dünnes Gummibändchen platziert. Die Hämorrhoidalknoten werden dann nekrotisch und werden in der Folgezeit mitsamt dem Gummibändchen abgestoßen.
Zu **(C)**: Die operative Behandlung **nach Milligan-Morgan und modifiziert nach Parks (3-Zipfel-Methode)** ist die Hämorrhoidektomie im Stadium III und IV, wobei eine operative Ligatur der Arterienstämme und Ausschälen der Hauptknoten vorgenommen wird.
Zu **(D)** und **(E)**: **Hämorrhoidalzäpfchen** und evtl. auch Rosskastanienextrakte werden im Stadium I und II bei Hämorrhoidalleiden eingesetzt.

Kolonpolypen — IV.17

Kolonpolypen sind definiert als gestielte oder breitbasige Vorwölbung der Dickdarmschleimhaut.
Sie werden klassifiziert in:
1. **neoplastische Polypen = Adenome:**
- *tubulär gestielte Adenome* (ca. 75% aller Adenome), wobei das Karzinomrisiko ab 1 cm Größe deutlich ansteigt (1–2 cm): 10%, > 2 cm Größe Karzinomrisiko bei ca. 50%)
- *villöse Adenome* (ca. 10%) mit einem Karzinomrisiko ca. 20–40%
- *tubulo-villöse Adenome* (ca. 15%) mit einem Entartungsrisiko von 20% bei einer Größe von > 1 cm

Sonderformen:
- **Gardner-Syndrom**: familiär adenomatöse Polyposis und Epidermoidzysten und Osteome

- Turcot-Syndrom: Polyposis und Glio/Medulloblastom
2. **hamartomatöse Polypen:** juvenile Polyposis, Peutz-Jeghers-Syndrom
   Nur selten kommt es zu einer malignen Entartung.
   Lokalisation: Kolon und Dünndarm
3. **unklassifizierbare Polypen:** hyperplastische Polyposis
   Lokalisation: Kolon
   keine Entartungstendenz
4. **entzündliche Pseudopolypen:** bei Colitis ulcerosa, Cronkhite-Canada-Syndrom.
   keine Entartungstendenz
   Lokalisation: Kolon, Dünndarm, Magen

Symptome
okkultes Blut im Stuhl, Obstipation, evtl. Ileus bei großen Polypen; bei Polyposis adenomatosis coli und villösen Polypen häufig Verlust von Schleim und Flüssigkeit sowie Elektrolyten; ansonsten eher Zufallsbefund

Kolonpolypen kommen bei 2–15 % der Erwachsenenbevölkerung vor. Hauptmanifestationsalter der solitären und multiplen Adenome liegt im 5. Jahrzehnt, vor dem 3. Jahrzehnt handelt es sich um juvenile Polypen, familiäre Adenomatose, Pseudopolypen bei Colitis ulcerosa oder um Polypen beim Peutz-Jeghers-Syndrom.
Die am häufigsten vorkommenden Polypen sind die neoplastischen Polypen, wobei die tubuläre Form dominiert. Villöse Adenome mit einer Karzinomhäufigkeit von 30–60 % sind immer breitbasig mit rasenartig angeordneten Zotten an der Oberfläche.

Lokalisation
60–70 % im Rektum, Sigmoid und Colon descendens, 10 % Colon ascendens, 15–20 % Colon transversum.

Diagnostik
rektal digitale Untersuchung, Rekto-, Koloskopie Untersuchung der Wahl, evtl. Doppelkontrastdarstellung des Dickdarms

Therapie
Alle Polypen über 1 cm Durchmesser wurden koloskopisch oder operativ entfernt. Die meisten Polypen können mit einer Diathermieschlinge abgetragen werden. Breitbasige Polypen (z. B. villöse Adenome) werden operativ entfernt.
Bei der familiären Adenomatosis coli wird meist nach dem 20. Lebensjahr eine totale Kolektomie durchgeführt, wobei in der Regel ein Ileostoma angelegt wird. Alternativ kann bei zuverlässigen Patienten, die sich einer regelmäßigen Untersuchung unterziehen eine Ileorektostomie erfolgen. Nach dem 4. Lebensjahrzehnt muss bei unbehandelter familiärer Kolonpolyposis mit 100 %iger Entartung gerechnet werden.

F97 **!!**
Frage 4.79: Lösung E

Zu **(E)**: Ein solitärer **juveniler Polyp** im Alter von 4 Jahren ist als harmlos einzustufen. Jährliche Koloskopien sind nicht erforderlich.
Zu **(A): Tubulovillöse Adenome des Kolons** treten von allen Adenomtypen am häufigsten auf (ca. 75 %) und haben je nach Adenomgröße ein Karzinomrisiko von bis zu 50 % (Adenomgröße über 2 cm). Nach der Abtragung müssen regelmäßige Kontrollen im Sinne von Tests auf okkultes Blut im Stuhl jährlich und eine totale Koloskopie alle 3–5 Jahre erfolgen.
Zu **(B): Hyperplastische Polypen** sind kleine, oft auf den Faltenspitzen sitzende, gutartige Veränderungen der Schleimhaut und bedürfen keiner weiteren Nachuntersuchung.
Zu **(C)**: Bei Patienten mit einer **Pancolitis ulcerosa** liegt die 10-Jahresmortalitätsrate bei 5–10 %. Inzwischen wird bei 25 % der Patienten eine Proktokolektomie durchgeführt. Eine jährliche Koloskopie ist erforderlich.
Zu **(D)**: Bei hunderten von flachen Adenomen im Kolon muss an eine **familiäre adenomatöse Polyposis** gedacht werden. Es besteht ein autosomal dominanter Erbgang. In 25 % treten Neumutationen auf. Das Entartungsrisiko ist sehr groß, deshalb wird eine totale Kolektomie prophylaktisch durchgeführt.

F00 **!!**
Frage 4.80: Lösung C

Tubuläre Adenome des Kolons treten von allen Adenomtypen am häufigsten auf (ca. 75 %) und haben je nach Adenomgröße ein Karzinomrisiko von bis zu 50 % (Adenomgröße über 2 cm). Nach der Abtragung müssen regelmäßige Kontrollen, d. h. Tests auf okkultes Blut im Stuhl jährlich und eine totale Koloskopie alle 3–5 Jahre erfolgen.
Zu **(A): Koloskopische Kontrollen** in 3-monatlichen Abständen sind nicht erforderlich, da ein malignes Auftreten in dieser kurzen Zeit nicht zu erwarten ist.
Zu **(B)** und **(D)**: Eine **Computertomographie** ist zur Überwachung von Kolonpolypen ebenso ungeeignet wie eine **Ultraschalluntersuchung**, da ein Erkennen von polypösen Strukturen bzgl. Spezifität und Sensitivität schlecht und eine histologische Aussage mittels dieser Untersuchungsmethoden nicht möglich ist.
Zu **(E)**: Eine **Kontrolle** des Befundes ist erforderlich wegen einer späteren möglichen Neubildung und Entartung der Polypen.

| H97 | **!!**

Frage 4.81: Lösung B

Ursache des positiven Hämoccult-Testes ist offensichtlich ein gestielter Polyp, der sich an einer Darmfalte im Sigma befindet und eine glatte Oberfläche aufweist. An der Seite des Polypen kann ein schwarz unterlegter Gefäßstiel nachgewiesen werden, der eine stattgehabte Blutung anzeigt. Dieser Polyp sollte entfernt werden, um die Dignität histologisch zu klären.
Zu **(A): Blutkoagel** haben keine glatte Oberfläche und sind bei längerem Verbleib meist schwarz (bakterieller Abbau des Blutes). Sie sind gut von Polypen zu unterscheiden.
Zu **(C):** Eine oberflächliche **Ulzeration** und größere Blutkoagel sind nicht zu erkennen.
Zu **(D):** Ein eindeutiges **Sigmakarzinom** lässt sich erst nach histologischer Untersuchung des Gewebes diagnostizieren. Der Polyp sollte deshalb unbedingt abgetragen und entsprechend untersucht werden.
Zu **(E):** Auf dem Bild ist eine Kolonfalte zu erkennen, **Divertikel** stellen sich nicht dar.

| H97 | **!!**

Frage 4.82: Lösung C

Der endoskopische Befund zeigt diverse breitbasig aufsitzende Polypen. Die Polypen sind glatt und regelmäßig angeordnet. Dieser Befund ist typisch für das Krankheitsbild einer **familiären Adenomatose**. Grundsätzlich können bei der Erkrankung 3 verschiedene Erscheinungsbilder auftreten:
- Adenomrasen: häufigstes Erscheinungsbild mit unzähligen, winzigen (1–3 mm) Adenomen
- größere Polypen: selteneres Vorkommen von 4–8 mm großen Polypen im ganzen Kolon und Rektum mit dazwischenliegenden unauffälligen Mukosaarealen
- große und kleine Polypen: Dabei ist die Mukosa mit kleinen und größeren Adenomen übersät.

Die familiäre Adenomatose wird autosomal dominant vererbt und tritt vor allem nach dem 15. Lebensjahr auf. Meist wird die Erkrankung als symptomloser Zufallsbefund entdeckt. Komplizierend können Blutungen und Obstruktion des Darmlumens auftreten.
Zu **(A):** Typische klinische Symptome der **Colitis ulcerosa** sind blutig schleimige Durchfälle sowie Abdominalschmerzen. Endoskopisch fällt eine entzündliche gerötete, ödematöse Schleimhaut auf, die auf Kontakt blutet. Daneben fallen kleine Schleimhautulzerationen auf, eine normale Gefäßzeichnung ist nicht zu erkennen.
Zu **(B):** Beim **Peutz-Jeghers-Syndrom** handelt es sich um eine erbliche Polyposis des Dünn- und gelegentlich auch des Dickdarms. Assoziiert sind Melaninflecken an Lippen und Mundschleimhaut, Trommelschlegelfinger, Exostosen und Ovarialzysten. Die Polypen der Erkrankung sind Hamartome. Der Durchmesser beträgt bis zu 3 cm. Die Polypen im Kolon werden als feste, geklappte oder gyriforme, sessile oder gestielte Polypen beschrieben. Sie können Ausgangspunkt der Invagination sein und zu akuten und chronischen Blutungen führen. Es besteht ein erhöhtes Entartungsrisiko (2–3%).
Zu **(D):** Blutauflagerungen sind beim Morbus Crohn nicht charakteristisch. Dagegen kommen Darmkrämpfe und Durchfälle vor. Häufig sind Fisteln und anorektale Abszesse. Endoskopisch fallen aphthoide Läsionen, scharf begrenzte landkartenartige Ulzera, Strikturen und ein Pflastersteinrelief der Schleimhaut auf.
Zu **(E):** Die **Polyposis juvenilis** ist eine vermutlich autosomal rezessiv vererbbare Erkrankung mit Beginn im Kindesalter. Es kommt zum Auftreten von solitären Polypen (Hamartome) im Dickdarm, besonders im Rektum. Dabei können Blutungen, Diarrhoe und Ileus auftreten.

| H97 | **!!**

Frage 4.83: Lösung A

Die **familiäre Polypose** gilt als Präkanzerose. Da die Erkrankung autosomal dominant vererbt wird, sind die Hälfte der Kinder krank, wobei nur die Kranken das Erbgut übertragen. Es tritt praktisch immer eine maligne Entartung auf, die in der Regel nicht vor dem 15. Lebensjahr beginnt. Die Patienten zeigen bis zur Entartung selten Symptome.
Die **totale Kolektomie** wird möglichst frühzeitig durchgeführt. Sind die Polypen im Bereich des Rektums nicht sehr groß und zahlreich, kann oft auf eine Rektumamputation und den Anus praeter vorläufig verzichtet werden. Dann wird der Mastdarm regelmäßig rektoskopisch kontrolliert, wobei sich gezeigt hat, dass sich die Rektumpolypen nach Kolektomie und Ileorektostomie oft zurückbilden.

Kolonkarzinom — IV.18

Das Kolonkarzinom rangiert in Deutschland bei den Männern an zweiter Stelle (nach Bronchialkarzinom) und bei den Frauen an dritter Stelle (hinter Mamma- und Uteruskarzinom). Zu über 90% kommt das Kolonkarzinom bei Menschen > 50 Jahren vor.
Zu den Risikofaktoren gehören:
- genetische Disposition (z.B. familiäre Adenomatosis)
- Ernährungsgewohnheiten (z.B. fettreiche, schlackenarme, fleischreiche Kost)
- andere Faktoren (z. b. Colitis ulcerosa)

Lokalisation:
Zökum ca. 5%, Colon ascendens ca. 7%, Sigmoid und Rektum ca. 70%
Das **Rektumkarzinom** breitet sich über 3 Metastasenstraßen je nach Sitz lymphogen aus. Je tiefer das Karzinom sitzt, desto ungünstiger die Prognose:
- hochsitzendes Rektumkarzinom – Ausbreitung in paraaortale Lymphknoten
- mittlere Etage – zusätzliche Ausbreitung in die Beckenwand
- tiefsitzendes Rektumkarzinom – zusätzliche Ausbreitung in inguinale Lymphknoten

Bei hämatogener Metastasierung ist in erster Linie mit einem Befall von **Lunge** und **Leber** zu rechnen.

Stadieneinteilung:
Einteilung des Rektumkarzinoms nach **Dukes:**
A = Schleimhautgeschwür, noch nicht in die Darmwand eingebrochen
B = Tumor in oder durch die Darmwand gewuchert
C = Tumor mit Metastasen in den regionären Lymphknoten
D = Fernmetastasen

Dazu nach der **UICC** (Union internationale contre le cancer) vier histopathologische Grade:
G1 = Adenokarzinom hochdifferenziert
G2 = Adenokarzinom mit mäßiger Differenzierung
G3 = anaplastisches Karzinom
G4 = undifferenziertes Adenokarzinom

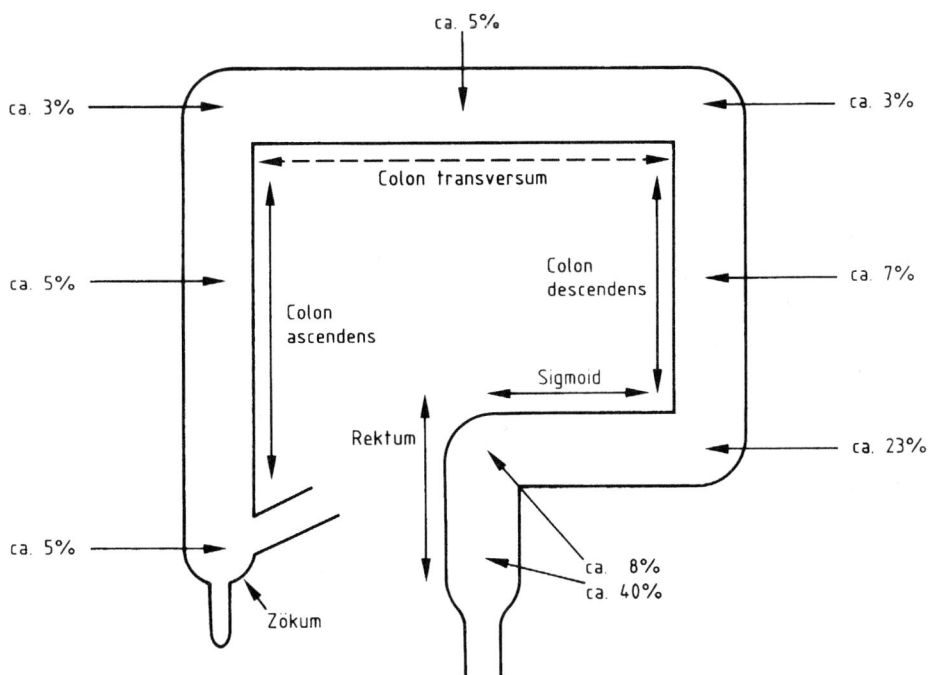

Abb. 4.11   Lokalisationshäufigkeit der Kolonkarzinome

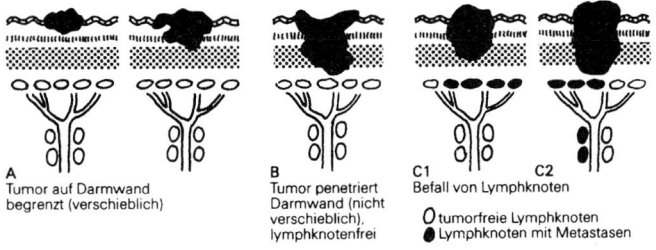

A Tumor auf Darmwand begrenzt (verschieblich)
B Tumor penetriert Darmwand (nicht verschieblich), lymphknotenfrei
C1 Befall von Lymphknoten
○ tumorfreie Lymphknoten
● Lymphknoten mit Metastasen

Abb. 4.12   Kolorektales Karzinom, Klassifikation nach Dukes 1935 (aus Memorix)

Tab. 4.3 Stadieneinteilung nach dem TNM-System

TNM-System	Beschreibung	Stadium
TIS N0 M0	Carcinoma in situ	0
T1 N0 M0	Ia) Beschränkung auf Mukosa und Submukosa	I
T2 N0 M0	Ib) Infiltration Muscularis propria (nicht darüber hinaus)	
T3 N0 M0	Infiltration aller Wandschichten mit Überschreitung der Darmwand	II
T4 N0 M0		
Tx N1–3 M0	Vorkommen regionaler Lymphknoten oder Infiltration in die Umgebung	III
Tx Nx M1	Fernmetastasen	IV

Symptomatik:
Hinweisende Symptome in der Frühphase des Kolonkarzinoms sind allenfalls der Nachweis von **okkultem Blut** oder sichtbaren Blutbeimengungen im Stuhl sowie plötzliche Änderung der Stuhlgewohnheiten, daneben Leistungsminderung, Müdigkeit, Gewichtsverlust, Fieber.
Zu den **Spätsymptomen** gehören Ileuserscheinungen, Peritonitis infolge von Tumorpenetration, chronische Blutungsanämie, Schmerzsensationen.
Diagnostik:
Am wichtigsten sind: **rektale Austastung** und **Koloskopie!**
- **Röntgen** und **Doppelkontrastuntersuchung** des Kolons (bei unvollständig durchgeführter Koloskopie z. B. aus technischen Gründen)
- Prüfung der Operabilität des Tumors: **CT** des Abdomens, transrektale **Sonographie**, evtl. **Urographie**
- **Sonographie** der Leber, CT der Leber, Röntgenuntersuchung der Lunge zur Metastasensuche
- **Tumormarker:** CEA (carcino-embryonales Antigen) nur zur Nachsorge nach Radikaloperation geeignet, erhöhte Werte bei Rezidiv.

Das **karzinoembryonale Antigen** kann als ergänzender diagnostischer Test im Rahmen der Diagnose und Stadieneinteilung von Kolon-Rektum-Karzinomen sowie von medullären Schilddrüsenkarzinomen bestimmt werden. Es dient zur Differenzialdiagnose von Lebertumoren sowie zur Erkennung einer Tumorprogredienz im postoperativen Verlauf von Kolon-, Rektum- und Mammakarzinomen. Außerdem kann es zur Überwachung der Chemotherapie von Mammakarzinomen herangezogen werden.

Am häufigsten kommen falsch positive CEA-Erhöhungen bei entzündlichen Lebererkrankungen vor. Auch bei Pankreatitiden, entzündlichen Erkrankungen des Gastrointestinaltraktes und der Lunge können falsch positive Befunde erhoben werden.
Aussagekraft des CEA: Eine maligne Erkrankung ist wahrscheinlich, wenn der Oberwert des Referenzwertes um das 4-fache überschritten wird. Eine maligne Erkrankung ist praktisch gesichert, wenn im weiteren Verlauf das 8-fache des Referenzwertes erreicht wird.
Kolon-Rektum-Karzinom:
Eine erhöhte CEA-Konzentration findet sich bei:
Dukes A: in 0–20%
Dukes B: in 40–60%
Dukes C: in 60–80%
Dukes D (Fernmetastasierung): in 80–85% der Fälle
- **Immunszintigraphie** mit radioaktiv markiertem Anti-CEA zum Nachweis von Metastasen bei kolorektalem Karzinom

Therapie
chirurgisch:
1. **Rektumkarzinom:**
   - Sphinkter erhaltende restaurative Resektionsverfahren (im oberen und mittleren Rektumdrittel)
   - abdominoperineale Rektumexstirpation mit Anlage eines randständigen Anus praeter sigmoidales (Kolostoma) bei Tumoren im unteren Rektumdrittel)
2. **Kolonkarzinom:**
   En-bloc-resektion von tumorinfiltriertem Kolonabschnitt und Mesenterium und Mitentfernung der regionalen Lymphknoten

Zu den palliativen chirurgischen Maßnahmen gehören Umgehungsanastomosen, Anlage eines Anus praeter, Kryo-, Elektro-, Lasertherapie, transanale endoskopische Operationen, Entfernung von Solitärleber- und -lungenmetastasen.
Adjuvante Therapie: Die 5-Jahresüberlebensrate wird bei einem **Kolonkarzinom** im UJVV-Stadium III durch postoperative Gabe von 5-Fluorouracil (5-FU + Lemisol oder Folinsäure) verbessert.
Eine postoperative Chemotherapie mit 5-FU mit oder ohne Folinsäure verbessert die 5-Jahresüberlebensrate bei **Rektumkarzinomen** im Stadium UJCC II und III.
Prognose:
Die 5-Jahresüberlebensquote beträgt nach Dukes A: ca. 90%, Dukes B: ca. 60%, Dukes C: ca. 30%.

4.4 Kolon

[H99] !
Frage 4.84: Lösung B

Vergleiche Lerntext IV.18.
Das **Rektumkarzinom** im Stadium $T_3N_0M_0$ wird am besten mittels chirurgischer Intervention gefolgt von einer adjuvanten Therapie (Radio-/Chemotherapie) versorgt.
1. Chirurgische Intervention: Ein Rektum im mittleren und oberen Drittel wird durch ein Sphinkter (Kontinenz) erhaltendes restauratives Resektionsverfahren behandelt. Dazu bieten sich 2 Methoden an:
- Intersphinktere Rektumresektion
- Anteriore Rektumresektion.
2. Die postoperative Radio-/Chemotherapie (5-Fluorouracil mit und ohne Folinsäure) führt zu einer Verminderung von Lokalrezidiven um 50% und zu einer verbesserten 5-Jahresüberlebensrate.

Zu **(A):** Die palliative Tumorresektion sowie Umgehungsanastomosen und Anlage eines Anus praeter naturalis wird bei großen Tumoren mit Metastasierung durchgeführt.
Zu **(C), (D)** und **(E):** Primär ist eine **operative Resektion** des **Rektumkarzinoms** anzustreben. Die Chemotherapie/Radiotherapie ist lediglich von adjuvantem Charakter.

[H00] !!
Frage 4.85: Lösung C

Siehe Lerntext IV.18.
Zu **(C):** Nach der **UICC (Union internationale contre le cancer)** werden folgende Stadien des **kolorektalen Karzinoms** unterschieden:
- **Stadium 0:** Carcinoma in situ
- **Stadium I:**
- Ia: Beschränkung auf Mucosa und Submucosa
- Ib: Infiltration der Muscularis propria (nicht darüber hinaus)
- **Stadium II:** Infiltration aller Wandschichten, Überschreitung der Darmwand
- **Stadium III: Regionale Lymphknoten oder Infiltration der Umgebung**
- **Stadium IV:** Fernmetastasen.

Bei allen Kolonkarzinomen wird versucht, den Tumor en-bloc unter Einhaltung einer ausreichenden Sicherheitszone normalen Gewebes zu resezieren. Daneben erfolgt eine Mitentfernung des regionalen Lymphflussgebietes. Dies bedeutet je nach Tumorlokalisation eine Hemikolektomie bzw. eine Kolon-Transversumresektion. Im **UICC-Stadium III** wird adjuvant die postoperative Gabe von **5-Fluorouracil** und Levamisol bzw. **Leucovorin** eingeleitet, da dadurch die 5-Jahresüberlebensraten gebessert werden.

Zu **(A)** und **(B):** Die **Strahlentherapie sowie die zusätzliche Chemotherapie mit Levamisol** kann beim Rektumkarzinom **im Stadium II und III** nach UICC zu einer Verminderung von Lokalrezidiven und einer verbesserten 5-Jahresüberlebensrate führen.
Zu **(D):** Die Chemotherapie mit **Taxoiden** (z.B. Taxol), einer neuen Zytostatikaklasse, ist zugelassen für das therapierefraktäre metastasierende Ovarial-Ca und das therapierefraktäre metastasierende Mamma-Ca.
Zu **(E):** Im Stadium UICC III des **Kolonkarzinoms** sollten zur Verbesserung der 5-Jahresüberlebensrate die Maßnahmen wie unter (C) erwähnt durchgeführt werden.

[F94] !!
Frage 4.86: Lösung E

Die Inzidenz des **Kolonkarzinoms** liegt bei 25/100 000 Einwohnern/Jahr, wobei eine zunehmende Tendenz zu verzeichnen ist. Es ist das zweithäufigste Karzinom des Mannes und das dritthäufigste der Frau.
Eine gesteigerte Inzidenz kann bei folgender Disposition festgestellt werden:
- Patienten mit kolorektalen Adenomen, wobei das Karzinomrisiko bei villösen Adenomen am höchsten ist
- Patienten mit kolorektalen Karzinomen in der Familienanamnese
- Patienten mit familiärer Adenomatosis coli (Entartungsrisiko 100%)
- Patienten mit Colitis ulcerosa bei mehr als 15-jähriger Krankheitsdauer
- Patienten mit Gardner-Syndrom, einer extrakolischen Manifestation der familiären Polypose mit Epidermoidzysten und Osteomen. Auch scheinen ätiologisch Ernährungsfaktoren (fettreich, fleischreich, schlackenarm) eine Rolle zu spielen.

Zu **(E):** Die **asiatische Abstammung** spielt keine Rolle.

[F95] !!
Frage 4.87: Lösung A

CEA-Werte, die den 3–4fachen Wert der Obergrenze des Referenzbereiches übersteigen, machen eine maligne Erkrankung wahrscheinlich. Eine maligne Erkrankung ist praktisch gesichert, wenn im weiteren Verlauf die Konzentrationen ansteigen oder über dem 8fachen des Normwertes liegen. Erhöhte Werte für CEA finden sich bei kolorektalen Tumoren, die auf die Schleimhaut beschränkt sind (Dukes A) in 0–20%, bei Einbruch in die Submucosa (Dukes B) bei 40–60%, bei regionalen Lymphknoten (Dukes C) in 60–80% der Fälle, bei Fernmetastasen (Dukes D) in 80–85% der Fälle. Ein weiteres Indiz für einen

kolorektalen Prozess ist das Alter des Mannes. Hämoccult und Stuhlunregelmäßigkeiten sind am häufigsten negativ bei Tumoren im oberen Anteil des Kolons.
Zu **(B)**: Die **perniziöse Anämie** ist gekennzeichnet durch einen Vitamin B_{12}-Mangel, in deren Folge es zu einer megalozytären, **hyperchromen Anämie** kommt.
Zu **(C)**: Ein **Hämorrhoidalleiden** geht in der Regel nicht mit einem 3fach erhöhten **CEA-Wert** einher. Oft können frische Blutungen nachgewiesen werden.
Zu **(D)**: Die **Sprue** ist eine allergische Reaktion gegenüber der Gliadinfraktion des Glutens. Klinisch treten Diarrhoe/Steatorrhoe auf. Erhöhte CEA-Werte kommen in der Regel nicht vor.
Zu **(E)**: Symptome treten bei einem **Ösophaguskarzinom** sehr uncharakteristisch und spät auf. Es können Gewichtsverlust, retrosternale Schmerzen und Dysphagie auf die Erkrankung hindeuten. Es besteht keine besondere Sensitivität von CEA für Ösophaguskarzinome.

F98
Frage 4.88: Lösung C

In dem geschilderten Fall wird eine erhebliche **Gewichtsabnahme, eine BSG-Erhöhung, eine Fibrinogenerhöhung, ein erniedrigter Wert für Eisen und eine leicht erhöhte Kupferkonzentration im Blut** konstatiert. Die übrigen Befunde sind normal. Ursache der Gewichtsabnahme ist vermutlich ein kataboler Prozess, dessen Ursachen Tumoren, chronische Entzündungen und auch Autoaggressionskrankheiten (z. B. Lupus erythematodes etc.) umfassen können.
Weitere Aussagen können zunächst auf Grund der Befundkonstellation nicht gemacht werden.
Eine weitere Diagnostik ist notwendig.
Zu **(3)**: Beim **Menopausenbeginn** finden sich keine auffälligen Laborwerte bzgl. BSG, Fibrinogen, Eisen und Kupfer. Häufig kann eine Gewichtszunahme festgestellt werden.
Zu **(4)**: Ein Patient mit **vegetativer Dystonie** zeigt in der Regel keine auffälligen Laborparameter. Auf Grund der psychischen Störung kann es jedoch zu Inappetenz und damit verbundener Gewichtsabnahme kommen.

F98
Frage 4.89: Lösung E

Die auffälligen Befunde der in der Fragestellung geschilderten 50-jährigen Patienten müssen zunächst abgeklärt werden. Eine **Behandlung** kann erst nach Diagnosestellung erfolgen.

F95
Frage 4.90: Lösung A

Der **Hämoccult-Test** stellt ein praktikables und hinreichend zuverlässiges Verfahren zum Nachweis von Blut in Stuhl dar. Die Prävalenz von kolorektalen Karzinomen bei asymptomatischen Patienten über 45 Jahren liegt bei 0,3%. Von den kassenärztl. Vereinigungen wird folgendes Prozedere bei positivem Hämoccult-Test empfohlen: digitale Untersuchung des Rektums und Rektoskopie, Röntgenuntersuchung des Dickdarms unter Anwendung des Doppelkontrastverfahrens. Wenn diese Untersuchungen keine Blutungsquelle zeigen, soll eine Koloskopie erfolgen.
Allerdings empfiehlt die Mehrheit der Gastroenterologen, in jedem Fall bei positivem Testergebnis eine vollständige Koloskopie durchzuführen.

H98 **!!**
Frage 4.91: Lösung C

Siehe Lerntext IV.18.
Zu **(C)**: Beim **Kolonkarzinom** stellen genetische Faktoren eine Prädisposition für das Auftreten des malignen Tumors dar. Z. B. ist die familiäre adenomatöse Polyposis eine obligate Präkanzerose. Auch beim sog. Lynch-Syndrom, dem hereditären, nicht polypösen Kolonkarzinom-Syndrom, ist eine autosomal dominante Vererbung bekannt. Ebenso sind genetische Mutationen als prädisponierende Faktoren für das Kolonkarzinom beschrieben worden. Somit sollte in dem geschilderten Fall der 55-jährigen Patientin eine Koloskopie angeraten werden.
Zu **(A)**: Das **Colon irritabile** ist eine funktionelle Dickdarmerkrankung ohne organisches Korrelat. Zudem kommt das kolorektale Karzinom zu 90% bei Patienten über 50 Jahren vor. Ein Hämoccult-Test reicht aus, um eine maligne Erkrankung des Dickdarms auszuschließen.
Zu **(B)**: Ein **hyperplastischer Polyp** des Rektums ist eine gutartige Veränderung der Schleimhaut und bedarf keiner weiteren Nachuntersuchung.
Zu **(D)**: Eine **Amöbenkolitis** stellt keine Prädisposition für ein Kolonkarzinom dar.
Zu **(E)**: Bei einem asymptomatischen Patienten genügt zunächst der Hämocculttest als Screeningmethode für ein Kolonkarzinom. Bei positivem Ausfall sollte eine Koloskopie erfolgen.

H94
Frage 4.92: Lösung B

Alle **Zytostatika** sind zytotoxisch auch gegenüber gesunden Zellen und führen zu verschiedenen Nebenwirkungen:
Frühsymptome: Übelkeit, Erbrechen, Schwitzen, Fieber, allergische Reaktionen

Spätsymptome:
- hämatologische Einwirkungen z. B. Granulozytopenie, Anämie, Thrombozytopenie
- Alopezie (häufig reversibel)
- Schleimhautaffektionen (z. B. Resorptionsstörungen, Atrophie)
- Ovulationshemmung und Verhinderung der Spermatogenese
- hepatotoxische Wirkungen wie z. B. Leberzirrhose
- teratogene Wirkungen
- kanzerogene Wirkungen

indirekte Einflüsse:
- Immunsuppression
- Hyperurikämie

Zu **(B): Hirsutismus** tritt infolge einer Überproduktion von Androgenen auf. Unter Zytostatika kommt es jedoch zu einer Hemmung der Hormontätigkeit.

H89
Frage 4.93: Lösung B

Das **Peutz-Jeghers-Syndrom** ist durch familiäres Auftreten, intestinale Polyposis und abnorme Lippen- und Gesichtspigmentation charakterisiert.
Typisch sind die auffallenden Melaninflecken von Mund- und Lippenschleimhaut und des Gesichtes. Seltener sind Veränderungen an den Händen in Gelenkhöhe und im Genitalbereich.
Oft können die Veränderungen bereits im Säuglingsalter beobachtet werden.
Darmpolypen mit vorwiegendem Befall des Jejunums und proximalen Ileums machen sich erst im 20.–30. Lebensjahr bemerkbar.
Es treten dann Symptome in Form von Blutungen und intermittierenden Ileuszuständen sowie Invaginationen auf.
Eine maligne Entartung ließ sich bei 2–3 % der Fälle nachweisen. Entsprechend der histologischen Beschaffenheit lassen sich die Polypen den Hamartomen zuordnen.
Die chirurgische Intervention ist abhängig von der Ausdehnung des polypösen Befalls. Bei umschriebenen Bezirken werden entsprechende Darmabschnitte reseziert. Bei starker Ausdehnung werden in der Regel die einzelnen Polypen abgetragen bzw. die Abschnitte des hauptsächlichen Befalls reseziert.
(Die überwiegende Zahl der Examenskandidaten entschied sich für Lösung E (45 %), Lösung B 25 %, D 23 %).

Zu **(A): Beim Morbus Addison** ist die Hyperpigmentierung durch erhöhte ACTH- und MSH-Produktion hervorgerufen. Sie tritt besonders an belichteten Stellen, Handlinien, Narben, Druckstellen, Mamillen, Achselhöhlen und Schleimhäuten auf. Bei 10 % der Patienten tritt eine Vitiligo auf. Weitere Symptome bei Morbus Addison sind Asthenie, Gewichtsverlust, Anorexie, Erbrechen und Hypotonie.

Zu **(C): Mundsoor** ist durch weißliche Beläge auf der Schleimhaut charakterisiert.

Zu **(D):** Die **Incontinentia pigmenti** (Typ Bloch-Sulzberger) ist eine seltene, wahrscheinlich autosomal vererbte Erkrankung, die fast nur Mädchen betrifft. Die Symptome bestehen meist von Geburt an oder entwickeln sich in den ersten Lebensmonaten. Es werden 3 Stadien unterschieden:
- *Bläschenstadium*, wobei die Bläschen oft linear vorzugsweise an den Extremitäten zu beobachten sind. Oft korreliert damit eine Eosinophilie (bis zu 50 %).
- *Hyperkeratosestadium*, wobei sich rötliche Knötchen oder warzenförmige Läsionen an Extremitäten und Rumpf bilden, die ebenfalls linear angeordnet sind.
- *Hyperpigmentierungsstadium*, das nicht vor dem 3. Lebensmonat auftritt und durch graubraune bis rötlichbraune, meist wirbelförmige und symmetrische Anordnung charakterisiert ist.

Neben den Hautveränderungen dominieren Augenanomalien (Strabismus, Optikusatrophie, Katarakt) in etwa ein Drittel der Fälle, ebenso ZNS-Veränderungen (Krämpfe, spastische Tetraplegie, Hydrozephalus) und Zahnanomalien (verzögerte Dentition, Fehlen von Zähnen).
In der Regel ist keine symptomatische Therapie erforderlich. Sekundärinfektionen müssen antibiotisch behandelt werden. Die Lebenserwartung entspricht der gesunder Menschen, wenn keine schwerwiegenden neurologischen Defekte vorliegen.

Zu **(E):** Im Folgenden sind die typischen Symptome bei den wichtigsten **Schwermetallvergiftungen** zusammengestellt:
Eisen: ätzende Wirkung auf Haut- und Schleimhäute, bei Kindern Schock und Koma möglich
Quecksilber: Anorganische Verbindungen erzeugen Gingivitis, Stomatitis-Nephrose und Degeneration im Bereich des ZNS. Organische Verbindungen (Saatbeize) führen zu Polyneuropathie, Tremor, Persönlichkeitsabbau. Das Metall selbst ist oral ungiftig (Thermometer).
Blei: In anorganischer Zusammensetzung können Obstipation, Koliken, Polyneuropathie und Niereninsuffizienz auftreten. Organische Verbindungen können zu Obstipation, allerdings auch zu Diarrhöe, Halluzinationen und Koma führen.
Thallium: (Rattengift) Thalliumvergiftungen führen zu Bauchschmerzen, Obstipation, Ileussymptomatik, schweren Polyneuropathien bis hin zu Atemlähmung, temporärem Haarausfall und Schmerzen im Bereich der Extremitäten.

F94
Frage 4.94: Lösung E

Bei dem 28-jährigen Patienten liegt in erster Linie eine **hämorrhagische Proktitis bzw. Proktosigmoiditis** vor, die oft sexuell erworben wird durch direkte rektale Inokulation von typischen Erregern. Während eine Proktitis in der Regel mit Obstipationsbeschwerden und Tenesmen einhergeht, kommt es bei der Proktosigmoiditis häufiger zu Diarrhöe. Rektosigmoidoskopisch kann eine Schleimhautentzündung mit leicht induzierbarer Schleimhautblutung nachgewiesen werden. Als Erreger kommen in erster Linie Neisseria gonorrhoeae, Herpes simplex und Chlamydia trachomatis in Betracht.

Zu (A): Eine **chronische Salmonellose (Dauerausscheidung)** führt in der Regel nicht zu blutigen Durchfällen.

Zu (B): Das **irritable Kolon** ist charakterisiert durch den Wechsel von Obstipation und Durchfällen, keine blutige Diarrhöe.

Zu (C): Die **Shigellose** dauert unbehandelt etwa 2 bis 3 Wochen an, Dauerausscheider sind symptomlos.

Zu (D): Die **einheimische Sprue** äußert sich in Form einer Diarrhöe/Steatorrhö, es treten keine blutigen Stühle auf.

H94
Frage 4.95: Lösung D

Zu (D): Die **Defäkation** wird durch Ausfüllung der Ampulle mit entsprechender Druckerhöhung und einer Verkürzung mit Tiefertreten des Mastdarmes ausgelöst. Der Gesunde kann durch willkürliche Betätigung des Sphincter externus dem Defäkationsreflex widerstehen.

Zu (A): Von pathogenetischer Bedeutung ist beim **Morbus Hirschsprung** das distal der Dilatation des Darmes lokalisierte aganglionäre Segment. Betroffen ist der Auerbach- und Meißner-Plexus. Es wird im Bereich des engen Segmentes mit Aplasie der intramuralen parasympathischen Ganglien eine permanente Ausschüttung von Acetylcholin durch den extramuralen Parasympathikus hervorgerufen, wobei eine spastische Dauerkontraktion der Ringmuskulatur resultiert.

Zu (B): Die **Analfissur** stellt ein akutes oder chronisches Dekubitalulkus der Analhaut dar, wobei es zu heftigen Defäkationsschmerzen mit **Sphinkterkrämpfen** und geringen Blutabgängen kommt.

Zu (C): **Innere Hämorrhoiden** im Stadium I stellen schmerzlose Hyperplasien der Hämorrhoidalknoten im Bereich der Rektumschleimhaut dar, in deren Folge es zu Blutungen kommen kann. Die Analsphinkterfunktion wird nicht beeinträchtigt.

Zu (E): Bei der kompletten **Querschnittlähmung** sind Sensibilität und Motorik sowohl des Mastdarms als auch der Blase gelähmt. Es besteht komplette Inkontinenz.

H95
Frage 4.96: Lösung C

Diagnostisch beweisend für eine **bakterielle Peritonitis** ist der Nachweis von > 250 neutrophilen Granulozyten/Mikroliter im Aszites. In der Regel liegt eine Monoinfektion vor, wobei **E. coli** (40–60%) am häufigsten sind. Es folgen Pneumokokken (15%), Enterokokken, A-Streptokokken, Staphylokokken, Gonokokken, andere gramnegative Stäbchen, Anaerobier und Pseudomonas.

H95
Frage 4.97: Lösung C

Bei dem Fall handelt es sich in erster Linie um eine **Kolonangiodysplasie**. Dies ist eine vermutlich erworbene Läsion, die bei der Koloskopie als rote ektatische vaskuläre Veränderung erscheint und leicht übersehen werden kann. Bei der histologischen Untersuchung findet man submuköse ektatische arteriovenöse Gefäße. Die Veränderungen treten häufiger im Bereich des rechten Kolons auf. Meist sind ältere Menschen betroffen. Mittels Röntgendoppelkontrasteinlaufes können Angiodysplasien des Kolons nicht diagnostiziert werden.

Zu (A): **Sigmadivertikel** können mit Hilfe einer Rekto-Sigmoidoskopie und einer Röntgenuntersuchung dargestellt werden.

Zu (B): Ein **blutendes Ulcus duodeni** führt zu Appetitlosigkeit, Übelkeit und häufig zu Erbrechen und Gewichtsabnahme.

Zu (D): Eine **ischämische Kolitis** geht mit heftigen krampfartigen abdominellen Beschwerden einher. Röntgenologisch imponiert eine Dehnung des Kolons mit Wandverdickung.

Zu (E): **Lymphome des Kolons** lassen sich röntgenologisch nachweisen.

F95
Frage 4.98: Lösung C

Zu (A): Bei der **alimentären Adipositas** stehen folgende Therapieziele im Vordergrund:
- kalorienreduzierte Ernährung
- dauerhafte Änderung des Essverhaltens durch verhaltenstherapeutische Schulung
- **vermehrte körperliche Aktivität**

Zu (B): Zu den allgemeinen therapeutischen Maßnahmen bei **arterieller Hypertonie** gehören:
- Veränderung der Lebensweise: Vermeidung von Schichtarbeit, **körperliche Betätigung i.S. von Ausgleichssport** (Waldlauf, Schwimmen, Gymnastik)
- Umstellung der Ernährung, Reduktionsdiät bei Adipositas, Nikotinkarenz, Kochsalzrestriktion (ca. 6 g/d nicht überschreitend)

Zu (C): Die **dekompensierte Leberzirrhose** stellt eine lebensgefährliche Erkrankung dar. Eine adjuvante Bewegungstherapie kommt hier nicht in Betracht.

Zu **(D)**: Bei **depressiver Verstimmtheit** kann sich eine adjuvante Bewegungstherapie, z.B. neben einer Psychotherapie, günstig auswirken.
Zu **(E)**: Eine adjuvante Bewegungstherapie i. S. einer gezielten Krankengymnastik im Trockenen und im Wasser, eine Rückenschulung, Haltungsschulung sowie eine weiche Massagebehandlung kann zu einer Schmerzbefreiung führen und einer Inaktivitätsosteoporose vorbeugen.

F98

Frage 4.99: Lösung D

Hämorrhoiden stellen eine chronische Vergrößerung des analen Schwellkörpers (Corpus cavernosum recti) dar. Sie werden in 3 Grade eingeteilt:
- **Grad I**: Entwicklung von einem oder mehreren Knoten, die oberhalb der Kryptenlinie liegen. Die anale Muskulatur ist funktionell noch nicht beeinträchtigt.
- **Grad II**: Es besteht eine fortgeschrittene Hyperplasie des Schwellkörpers. Stellenweise sind die Fasern des M. canalis ani eingerissen, was zu schmerzhafter Darmentleerung führt.
- **Grad III**: Massiv erweiterte Schwellkörperkonvolute fallen ständig in das Analvolumen vor. Es besteht ein **Analprolaps**. Hämorrhoiden erscheinen meist bläulich livide verfärbt. Der angiomuskuläre Abschlussmechanismus ist empfindlich beeinträchtigt.

Zu **(A)**: **Marisken** sind nicht reponierbare Hautfalten am Anus als Restzustand einer abgeheilten **perianalen Thrombose** (vgl. (B)).
Zu **(B)**: Eine **perianale Thrombose** tritt mit plötzlich stechenden Schmerz nahe der Analöffnung auf. Mitunter kann ein großes Hautödem beobachtet werden. Fälschlicherweise wird sie oft als äußere Hämorrhoide bezeichnet; zum Hämorrhoidalleiden hat sie jedoch keinerlei pathogenetische Beziehung.
Zu **(C)**: Die **hypertrophe Analpapille** ist eine reaktive Vergrößerung von Proktodermalmembranresten. Es kann zu Entzündungen in diesem Bereich kommen, die zu brennenden Schmerzen bei der Defäkation führen.
Zu **(E)**: **Condylomata acuminata** sind Feig- oder Feuchtwarzen, deren Erreger das Papillomavirus 6 und 11 sind. Sie kommen ausschließlich im genitoanalen Bereich vor.

H00 !

Frage 4.100: Lösung B

Zu **(B)**: Die Hautveränderungen der Abbildung stellen **Marisken** dar. Dies sind hyperplastische perianale Hautfalten, die sich nach abgeheilten Spontanthrombosen bilden. Sie machen keine Symptome und können chirurgisch abgetragen werden.
Zu **(A)** und **(C)**: Perianale Thrombosen und Hämatome wurden früher als **äußere Hämorrhoiden** bezeichnet. Bei plötzlicher starker Betätigung der Bauchpresse kommt es zur Ruptur von subkutanen Venen und Blutungen unter der Perianalhaut. An der Linea anocutanea erkennt man einen äußerst schmerzhaften, lividen, prall gespannten Knoten, der nicht reponibel ist.
Zu **(D)**: Das **Analkarzinom** entsteht entweder am Analrand oder im Analkanal. Das Analrandkarzinom erscheint als polypös-flächenhaftes Plattenepithelkarzinom und entsteht im distalen Abschnitt des Analkanals aus dem Übergangsepithel im Bereich der Linea dentata. Die Patienten klagen über Blutungen, Schmerzen, Fremdkörpergefühl durch Tumormassen, Pruritus und Stuhlunregelmäßigkeiten.
Zu **(E)**: Beim **Analprolaps** kommt es zu einem Schleimhaut- und Darmwandvorfall des Anus. Er tritt bei Hämorrhoiden oder bei Analsphinkterschwäche auf, ferner bei mangelnder Fixation der Analhaut auf dem Muskel.

F94

Frage 4.101: Lösung E

Ein **Gallensäureverlustsyndrom** führt auf Grund des Ausfalls der Gallensäureresorption im Ileum zu Diarrhöe bzw. Steatorrhö.
Ursachen der chronischen Obstipation sind:
- schlackenarme Ernährung
- mangelnde Bewegung
- Reizdarmsyndrom
- organische Darmerkrankungen (z.B. Karzinom, Briden, Strikturen)
- Unterdrückung des Defäkationsreizes
- neurogene Störungen (z.B. diabetische autonome Neuropathie)
- endokrine Störungen (z.B. Hypothyreose)
- Elektrolytstörungen (z.B. Hypokaliämie, Hyperkalzämie)
- medikamentöse Induktion (z.B. Antidepressiva, Opiate)

4.5 Leber

Hepatitis B — IV.19

Das **Hepatitis B-Virus** ist ein DNA-Virus, das in 3 morphologischen Formen vorkommt. Das so genannte **Dane-Partikel** stellt das komplette Virus dar.
Die Inkubationszeit bei der Hepatitis B variiert zwischen 45 und 160 Tagen, bei Hepatitis A zwischen 20 und 45 Tagen.
Anti-HB$_S$ ist in fast allen Körperflüssigkeiten (Speichel, Galle, Sperma, Urin) zu finden. Die Übertragung des Virus erfolgt in der Regel parenteral, ist jedoch durch Küssen, Geschlechtsverkehr und fäkal-oral sicher nicht selten. Es wurde ein hoher Anteil der HBs-Antigenität bei Homosexuellen festgestellt.

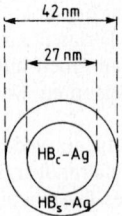

HB$_s$-Ag = Hepatitis-B-Oberflächenantigen ("surface")
HB$_c$-Ag = Hepatitis-B-Kern-Antigen ("core")

Abb. 4.13 Modell des Hepatitis B-Virus (Dane-Partikel)

Zur Trennung von anderen Hepatitiden ist der Nachweis des HBs-Antigens von großer Bedeutung. Das HBs-Antigen kann bereits in der Inkubationszeit (Inkubationszeit Hepatitis B = 50–240 Tage), im Mittel ab dem 4. Monat, und wenige Tage bis zu 12 Wochen nach Beginn der Krankheit im Blut nachweisbar sein.
Noch sicherer ist der Nachweis von anti-HBc-IgM, das zu 100% bei einer Hepatitis B Infektion positiv ausfällt. Das HBs-Ag ist nur bei ca. 90% der Fälle positiv.

Symptomatik:
Meist asymptomatischer Verlauf in $2/3$ der Fälle. Die früher häufig verabreichten **Glucocorticoide** haben nicht den erhofften Erfolg gebracht und sind heute **kontraindiziert**. Die körpereigene Viruselimination wird behindert und der Übergang in eine chronische Hepatitis wird begünstigt. Beim Absetzen können Sie einen schweren Hepatitisschub auslösen.
In etwa 1% der Fälle tritt akutes Leberversagen auf. Dann liegt die Letalität bei 80%.

Therapie:
Bei der **chronischen Hepatitis B** ist die Gabe von **α-Interferon** die einzige in der Wirksamkeit nachgewiesene Therapie. In etwa 10% der Fälle kommt es zur Elimination von HBs-Ag und in etwa 30–40% zu einer Inaktivierung. Dies bedeutet eine Serokonversion von HBe-Ag zu anti-HBe mit Normalisierung der Transaminasen und Besserung der Histologie. Langzeitstudien müssen noch zeigen, ob damit eine Verbesserung der Lebenserwartung und eine Minderung des Risikos für ein hepatozelluläres Karzinom erreicht wird.

Tab. 4.4 α-Interferon-Therapie bei der chronischen Hepatitis B (aus Schettler G., Greten H., Innere Medizin, 9. Aufl., Georg Thieme Verlag, Stuttgart, New York, 1998)

Indikationen	Kontraindikationen	Nebenwirkungen
⇒ HBsAg positiv und ⇒ Transaminasenerhöhung über mehr als 6 Monate und ⇒ Transaminasen höher als das 1,5fache der Norm und ⇒ HBV-DNA ≥ 1 pg/ml (in der Säulenchromatographie bestimmt) und ⇒ histologischer Nachweis einer chronischen Hepatitis	⇒ akute Virushepatitis B ⇒ Autoimmunhepatitis ⇒ weitere Autoimmunerkrankungen (z. B. Thyreoiditis) ⇒ dekompensierte Leberzirrhose ⇒ dekompensierte kardiopulmonale Erkrankungen ⇒ ausgeprägte Leukopenie, Thrombopenie ⇒ Schwangerschaft ⇒ Kinder < 6 Jahre ⇒ Depressionen	⇒ häufig Muskel-, Gelenkschmerzen, Schwäche, Fieber (symptomatisch Paracetamol 500–1000 mg) ⇒ Leuko- und Thrombopenie ⇒ Haarausfall, reversibel ⇒ Depressionen ⇒ Manifestation von Autoimmunerkrankungen (Immunthyreoiditis, -hepatitis, Diabetes mellitus und Polyarthritis)

Tab. 4.5 **Hepatitis-Virusmarker**

	HBs-AG	HBe-Ag	Anti-HBs	Anti-HBe	Anti-HBc	Anti-HBc-IgM
1. akute Hepatitis B						
– früh	+	+	–	–	+	+
– spät	–	–	+	+	+	+
2. gesunde Träger	+	–	–	+	+	(+)
3. chronisch persistierende/ chronisch aktive Hepatitis B	+	+ (oder –)	–	+ (selten)	+	+

Es besteht Meldepflicht im Erkrankungs- und Todesfall.
Gegen die Hepatitis B besteht eine aktive und passive Immunisierungsmöglichkeit.

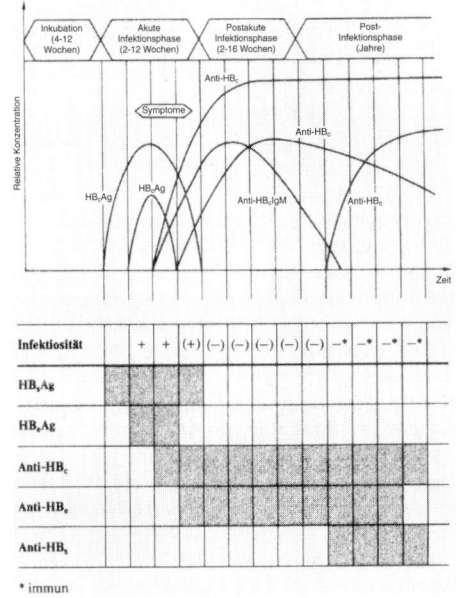

Abb. 4.14 Serologischer Verlauf einer HB-Infektion (aus Memorix)

Chronisch aktive Hepatitis — IV.20

Ursache der chronischen Hepatitis kann sein:
1. Virushepatitis (HBV, HCV, HDV) in etwa 60% der Fälle
2. arzneimittelinduzierte chronische Hepatitis (z. B. nach Oxyphenisation, Methyldopa, INH, auch nach Alkohol und bei **Morbus Wilson** sowie nach α_1-Antitrypsinmangel)
3. immungenetische Hepatitis mit Nachweis von Immunphänomenen
- klassische lupoide autoimmune chronisch aktive Hepatitis (CAH)
- LKM-positive CAH (Ak gegen mikrosomales Antigen aus Leber und Niere)
- SLA-positive CAH (Ak gegen lösliches zytoplasmatisches Leberzellantigen)
- SMA-positive CAH (Ak gegen glatte Muskulatur)

Labor:
Die laborchemischen Untersuchungen ergeben eine Bilirubinerhöhung bis zu 10 mg%, Transaminasenerhöhung bis zu 300 U/l und eine erhebliche Vermehrung des γ-Globulins, wobei die IgG-Fraktion der Immunglobuline besonders vermehrt ist. Antinukleäre Faktoren, LE-Zellphänomene sowie Antikörper gegen glatte Musku-latur und antimitochondriale Antikörper werden in abwechselnder Häufigkeit gefunden.

Die chronisch aggressive (aktive) Hepatitis ist **histologisch** definiert durch Infiltration und Verbreiterung der periportalen Felder, die die Grenzlamellen überschreitet und die Azini mit einbezieht. Dort kommt es zu Mottenfraßnekrosen und Gallengangsproliferation sowie zu einer bindegewebigen Faservermehrung. Die chronisch persistierende und die unspezifische reaktive Hepatitis zeigen lediglich die Infiltration und Verbreiterung der periportalen Felder.

Symptomatik
- Allgemeinsymptome wie Müdigkeit, Inappetenz, Leistungsminderung
- evtl. Arthralgien, Druckschmerz im Bereich der Lebergegend
- evtl. Ikterus
- Leberhautzeichen (z. B. Palmarerythem, Spider naevi)
- Hormonstörungen (bei Männern Gynäkomastie, bei Frauen Amenorrhoe)

Diagnostik
- Laborchemische Untersuchungen auf Virusmarker und Autoantikörper
- Leberhistologie (s. o.)
- Lebermorphologie (Sonographie, CT, Laparoskopie)

Therapie
Nur eine autoimmun bedingte **chronische aktive Hepatitis** wird immunsuppressiv mit einer Kombination von Cortison (Prednisolon) und Azathioprin behandelt. Diese therapeutischen Maßnahmen sollten 2 Jahre lang durchgeführt werden. Die Prognose ist dann relativ gut.
Bei anderen Hepatitisformen besteht kein einheitliches Therapiekonzept.
Eine spezielle Diät ist nicht erforderlich. Hinsichtlich der Gabe von Immunsuppressiva bestehen kontroverse Meinungen. Ein Therapieversuch mit Interferon scheint gerechtfertigt zu sein.

H93 **!!**

Frage 4.102: Lösung B

Die **chronisch aktive Hepatitis** ist neben der persistierenden chronischen Hepatitis eine mögliche Verlaufsform der akuten Hepatitis.
Siehe hierzu auch Lerntext IV.20.
Die Erfolgsraten unter Gabe von α-**Interferon** liegen bei der chronischen Hepatitis durch HBV bei 50%, durch HCV bei 25% und durch HDV bei einem sehr geringen Prozentsatz. Steroide und Immunsuppressiva sind bei den virusinduzierten Hepatitiden wegen der blockierten Viruselimination nicht indiziert.

Die chronisch aktiven Hepatitiden, die durch Medikamente induziert wurden, haben nach Auslassen der entsprechenden Substanzen eine gute Heilungsrate.

H95 **!!**

Frage 4.103: Lösung C

In dem geschilderten Fall handelt es sich offenbar um eine durch **HBV** verursachte **chronisch aktive Hepatitis**.
Charakteristisch sind folgende Symptome:
- Leistungsknick, allgemeine Abgeschlagenheit
- Druckschmerz im Bereich der Leber
- evtl. Arthralgien
- Ikterus
- häufig Splenomegalie
- bei Frauen häufig Amenorrhö

Serologisch findet man eine deutliche Erhöhung der HBV-DNS, einen Nachweis von HBs-Ag, HBe-Ag und Anti-HBc. Laborchemisch fällt eine starke Transaminasen- und Serumbilirubinerhöhung auf.
Histologisch können lympho-/plasmazelluläre Infiltrate in den Portalfeldern nachgewiesen werden. Typisch sind Mottenfraßnekrosen, Brückenbildung zwischen den Portalfeldern und Zentralvenen mit Zerstörung der Läppchenstruktur.
Therapie der Wahl ist die Gabe von α-**Interferon** für 4–6 Monate. Sie führt bei 40–50% der Patienten zu einer Serokonversion von HBe-Ag.

H93 **!!**

Frage 4.104: Lösung C

Eine **Hepatitis A-Infektion** in der Schwangerschaft führt zu keiner Schädigung der Frucht. Es werden Immunglobuline in geeigneter Dosierung verabreicht. Eine neonatale Hepatitis tritt häufiger bei Infektion der **Mutter mit HBV** auf. Zur Übertragung kommt es während oder nach der Geburt. Eine Übertragung ist möglich bei akuter Infektion oder bei Müttern mit chronischer Virusausscheidung. Mütter gelten als gefährdet, wenn sie zum Zeitpunkt der Geburt HBs-Ag positiv sind. Mit einer Infektionsrate von annähernd 100% ist zu rechnen, wenn HBs-Ag und auch HBe-Ag nachweisbar sind. Die Infektionsrate bei Neugeborenen beträgt 10%, wenn die Schwangere zum Zeitpunkt der Geburt HBs-Ag positiv, aber HBe-Ag negativ ist. Es muss bei den infizierten Kindern mit der Entwicklung einer chronischen Hepatitis gerechnet werden.

F99 **!!**

Frage 4.105: Lösung B

Bei dem geschilderten Fall handelt es sich am ehesten um eine chronisch aktive Hepatitis. Im Gegensatz zur CPH klagen die Patienten mit **chronisch aktiver Hepatitis** über Inappetenz, Leberdruckschmerz und evtl. Ikterus. Die Leber ist meist vergrößert und konsistenzvermehrt. **Laborchemisch** ist die Syntheseleistung der Leber eingeschränkt bei stärkerer Transaminasenerhöhung.
Histologisch lassen sich lymphoplasmazelluläre Infiltrate in den Portalfeldern nachweisen. Es bestehen **Mottenfraßnekrosen**, es lassen sich entzündliche intralobuläre Septen mit Zerstörung der Läppchenstruktur beobachten.
Zu (A): Bei einer **chronisch persistierenden Hepatitis (CPH)** besteht meist Beschwerdefreiheit und eine normal große Leber. Laborchemisch fällt eine nur leichte Transaminasenerhöhung auf bei normaler Syntheseleistung der Leber (Quick, Albumin).
In der **histologischen Abbildung** erkennt man kaum verbreiterte Portalfelder mit überwiegend lymphozytärer Entzündung (lymphozytenreiche Rundzellinfiltrate). Im Gegensatz zur chronisch aggressiven Hepatitis bestehen keine Mottenfraßnekrosen. Die Läppchenstruktur ist enthalten.
Zu (C): Die **destruierende, nichteitrige Cholangitis** entspricht dem Bild einer primär biliären Zirrhose. Hauptsächlich sind Frauen betroffen, der Häufigkeitsgipfel liegt in der 5. Lebensdekade. Pathogenetisch wird von einer Autoimmunerkrankung ausgegangen.
Die Patienten klagen über
- Pruritus
- Müdigkeit und Leistungsknick
- Maldigestion.

Später entwickelt sich häufig eine portale Hypertonie.
Die Erkrankung ist gelegentlich assoziiert mit anderen Autoimmunerkrankungen wie Sjögren-Syndrom, Arthritiden, Autoimmunthyreoiditis, Autoimmunhepatitis oder CREST-Syndrom.
Laborchemisch können in 95% der Fälle AMA nachgewiesen werden. Typisch ist eine **IgM-Erhöhung**. Außerdem lassen sich **Cholestase-Zeichen** wie erhöhtes Bilirubin, alkalische Phosphatase oder γ-GT nachweisen. (Normwerte: Bilirubin bis 1,1 mg/dl, Gesamteiweiß: 66–83 g/l, γ-Globuline 11–22%, Quick-Wert: 70–100%)
Die **histologische Untersuchung der Leber** zeigt folgendes Bild:
Stadium I: fokale entzündliche Destruktion kleiner bis mittlerer Gallengänge mit lymphoplasmazellulärer Infiltration
Stadium II: Verbreiterung der Portalfelder und Fibrosierung
Stadium III: zunehmende portale Fibrosierung und Cholestase sowie Veröden der Portalfelder
Stadium IV: unregelmäßige Bindegewebssepten, die nur noch selten Gallengangsreste enthalten, Regeneratknotenbildung
Zu (D): Bei der **Alkoholhepatitis** kann meist eine Hepatomegalie, in 30% der Fälle auch eine Splenomegalie palpiert werden. Es bestehen Inappetenz, Übelkeit und Gewichtsverlust sowie Schmerzen im rechten Oberbauch. Ein Ikterus kann in 50%, Fieber

in 45% der Fälle beobachtet werden. Neben einer Erhöhung der γ-GT lässt sich auch eine Vermehrung von IgA nachweisen. Die Transaminasen sind erhöht, wobei der de Ritis-Quotient GOT/GPT > 1 ist. Die Syntheseleistung der Leber ist gemindert (Cholinesterase, Quick und Albumin erniedrigt). **Histologisch** fallen wabige Fettleberzellen, Mallory-bodies (alkoholisches Hyalin intrazellulär), Maschendrahtfibrose, entzündlich infiltrierte Portalfelder und Granulozyten um nekrotische Hepatozyten auf.
Zu **(E)**: Ein Befall der Leber bei **Morbus Boeck** ist relativ selten. Laborchemisch fällt eine erhöhte BSG, eine γ-Globulinvermehrung und IgG-Erhöhung in 50% der Fälle auf. Evtl. kann eine Leuko- und Lymphozytopenie auftreten. Die **histologische Untersuchung** zeigt nicht verkäsende Epitheloidzellgranulome.

H98 **!**
Frage 4.106: Lösung C

Der junge Patient befindet sich entsprechend der Ergebnisse der **HBV-Serologie** in der spätreplikativen Phase. Dabei wird nur noch das Hüllpartikel (HBs-Ag) produziert. Es hat offensichtlich eine Serokonversion stattgefunden, wobei HBe-Ag aus dem Serum verschwunden ist und anti-HBe-Ag nachweisbar ist. Somit besteht nur eine geringe Infektiosität.
Zur diagnostischen Bedeutung der serologischen Marker:
- HBs-Ag: Diagnose einer akuten oder chronischen HBV-Infektion; wahrscheinlich vorhandene Infektiosität
- HBe-Ag: bedeutet starke Virusreplikation und Infektiosität; das Verschwinden bedeutet ausheilende akute oder chronische Hepatitis B
- Anti-HBe-Ag: Hinweis auf geringe oder fehlende Infektiosität
- Anti-HBc-Ag: bester Marker für eine abgelaufene HBV-Infektion (Durchseuchungsmarker)
- Anti-HBs-Ag: Bei positivem Auftreten ist dies gleichbedeutend mit einer Immunität nach Infektion oder Immunisierung (Impfung).

Zu **(A)**: Im Fall einer **akuten Hepatitis B** sind Anti-Hbc-IgM immer und HBs-Ag in 90% der Fälle positiv. Zusätzlich sind die Lebertransaminasen und bei ikterischem Verlauf auch das Bilirubin erhöht.
Zu **(B)**: **Anti-HBc-Ag positiv** bedeutet, dass bereits eine Hepatitis B Infektion abgelaufen ist.
Zu **(D)**: Der positive Nachweis von HBs-Ag und Anti-HBe-Ag bedeutet, dass eine geringe Infektiosität vorliegen kann. Durch eine Untersuchung von HBV-DNA kann die Infektiosität gesichert werden (positiv bedeutet infektiös). **HBs-Ag-Träger** können klinisch gesund sein (70–90%) oder eine chronische Hepatitis B entwickeln (10–30%).

Zu **(E)**: Auf Grund der o. g. Befundkonstellation kann keine Aussage über das Vorhandensein von **HBV-DNA** getroffen werden. Eine entsprechende Laboruntersuchung ist notwendig.

H96 **!!**
Frage 4.107: Lösung C

Der **HBV-DNA-Nachweis** mit der Polymerase-Kettenreaktion (PCR) ist der empfindlichste Test der HBV-DNS. Er ermöglicht eine schnelle Analyse (1 Tag) und eine einfache Durchführung durch Automatisierung. Er wird z. B. im Blutspendewesen eingesetzt.
Zu **(A)** und **(B)**: HBV-DNS ist ebenso wie HBe-Ag ein Indikator der HBV-Replikation. **HBV-DNS-Tests (PCR)** sind jedoch sensitiver und erbringen einen quantitativen Nachweis bezüglich der Infektiosität von Patienten mit Hepatitis B.
Die Bestimmung der Replikationsmarker ist sinnvoll, um den Verlauf bei Patienten mit chronischer Hepatitis B, die eine **Interferontherapie** erhalten zu beobachten. Es liegt eine Korrelation zwischen dem Ausmaß der Virusreplikation, erkennbar an der Höhe der HBV-DNS-Serumspiegel und dem Grad der Leberschädigung vor. Hohe HBV-DNS-Spiegel und eine erhöhte Expression viraler Antigene gehen einher mit einer gesteigerten, nekrotisch entzündlichen Aktivität der Leber. Eine Reduktion der HBV-Replikation durch Interferon ist von einer Besserung der Leberhistologie begleitet.
Zu **(C)**: Nach Immunisierung mit der **aktiven Hepatitis B-Impfung**, die nur aus HBs-Ag besteht, erscheint als einziger serologischer Marker im Serum **anti-HBs**.
Zu **(D)**: Inzwischen sind molekulare Varianten des **HBV** bei Patienten aufgetreten, bei denen die Nukleokapsidproteine bzw. die Hüllproteine oder beide fehlen (Minusvariante). Es handelt sich dabei um Genloci-Mutationen. So wurden in Mittelmeerländern Patienten mit schwerer chronischer HBV-Infektion behandelt, bei denen mittels Polymerasekettenreaktion HBV-DNS nachgewiesen wurde, die jedoch HBe-Ag negativ waren bei nachweisbarem anti-HBe. Bei diesen Patienten wurde eine Infektion mit einer in der Prä-Core-Region veränderten HBV-Mutante gesichert, die nicht in der Lage ist, HBe-Ag zu kodieren.
Zu **(E)**: In einem kleinen Prozentsatz kommt es bei Patienten mit **chronischer Hepatitis** zu einem Verlust von HBs-Ag, wobei nur Anti-HBc nachgewiesen werden kann. In diesen Fällen ist der Nachweis von HBV-DNS mittels PCR angebracht, um den Nachweis einer chronischen Hepatitis B zu führen.

F93 **!!**
Frage 4.108: Lösung B

Bei der Patientin liegt vermutlich eine **chronische Hepatitis B-Infektion** vor. Aus diagnostischen, prognostischen und therapeutischen Gründen sollte eine **Leberbiopsie** durchgeführt werden, um herauszufinden, ob eine
- chronisch persistierende Hepatitis B oder
- chronisch aktive Hepatitis B-Infektion vorliegt.

chronisch persistierende Hepatitis B:
Klinik:
- HBV-DNS nur gering nachweisbar
- leichte Transaminasenerhöhung der Leber
- Syntheseleistung in Ordnung
- meist beschwerdefrei
- evtl. Leistungsminderung, Müdigkeit, uncharakteristische Oberbauchbeschwerden

Histologie:
- Fehlen von Mottenfraßnekrosen, lymphohistiozytäre Infiltrationen der portalen Felder

Therapie:
- α-Interferon, ca. 50% Erfolgsraten, keine Steroide oder Immunsuppressiva, da die Viruselimination gehemmt wird

Prognose:
- günstig, selten Übergang in chronisch aktive Hepatitis B

chronisch aktive Hepatitis B:
Klinik:
- Leistungsminderung, Müdigkeit, Appetitlosigkeit
- Druckschmerz in der Lebergegend, Lebervergrößerung
- Leberhautzeichen
- evtl. Arthralgien
- stärkere Transaminaseerhöhung der Leber
- HBV-DNS deutlich erhöht
- Syntheseleistung der Leber im späteren Stadium deutlich eingeschränkt

Histologie:
- Mottenfraßnekrosen, Brückenbildung zwischen Portalfeldern und Zentralvenen, Zerstörung der Läppchenstruktur, außerdem lympho-plasmazelluläre Infiltrate in den Portalfeldern, die die Grenzlamellen überschreiten

Prognose:
- Mehr als 50% der Patienten entwickeln nach 10 Jahren eine Leberzirrhose.

Spätkomplikation: Leberkarzinom.

F97 **!**
Frage 4.109: Lösung D

Die **Hepatitis B-Impfung** gehört zu den empfohlenen Schutzimpfungen für medizinisches Personal. Es besteht allerdings keine Impfpflicht.
Zu erbringende Schadenersatzleistungen vom Arbeitgeber bestehen nicht, da dem Arbeitgeber kein schadhaftes Verhalten nachzuweisen ist.
Für die Anerkennung als Berufskrankheit, welche durch die Berufsgenossenschaft erfolgt, ist eine Hepatitis B-Impfung nicht vorgeschrieben, da auch hier keine Impfpflicht besteht. Eine Infektion mit HBV rechtfertigt in keinem Fall die Kündigung des Arbeitsverhältnisses, allerdings bestehen Beschränkungen der Berufsausübung zum Schutz des Patienten besonders in operativen Fächern.

F98
Frage 4.110: Lösung A

Das **Hepatitis-Delta-Virus (HDV)** ist ein defektes RNA-Virus (Viroid), das für seine Replikation die Hülle (HBs-Ag) des HBV benötigt. Deshalb schützt eine Schutzimpfung gegen das Hepatitis B-Virus gleichzeitig gegen die Infektion mit Hepatitis D-Viren.
Das Hepatitis D-Virus kommt endemisch im Mittelmeerraum, vorderen Orient und in Teilen Afrikas vor. Die Infektion geschieht wie bei HBV parenteral, sexuell oder perinatal. Die Inkubationsdauer beträgt 30–180 Tage.
Es wird nach dem zeitlichen Zusammenhang zwischen HBV und HDV-Infektion unterschieden:
- Superinfektion eines HBs-Ag-Trägers mit HDV (häufiger): Dabei kommt es häufig zu einer Umstellung der HBV-Infektion von einer replikativen in eine nicht replikative Form mit Verlust von HBe-Ag und Auftreten von anti-HBe.
- Simultaninfektion HBV und HDV (seltener): Die Hepatitis tritt hierbei häufig mit 2 Transaminasegipfeln auf, der erste durch HBV, der zweite durch HDV induziert.

Hepatitis C — IV.21

Die **Hepatitis C** (Non A-Non B-Hepatitis) wird parenteral, sexuell oder perinatal übertragen. Als Erreger wurde das Hepatitits C-Virus, ein RNS-Virus identifiziert. Das Virus kommt weltweit vor, wobei in Deutschland ca. 20–25 % aller Virushepatitiden Hepatitis C-Infektionen sind. Es ist davon auszugehen, dass > 90 % aller Posttransfusionshepatitiden durch HCV verursacht sind. Die **Inkubationszeit** beträgt ähnlich wie bei der Hepatitis B ca. 1–6 Monate.

Die **Diagnose** erfolgt serologisch durch Bestimmung von HCV-RNS – spezifischer Virusnachweis und durch Nachweis von anti-HCV. Anti-HCV wird erst nach ca. 3–6 Monaten nach Erkrankungsbeginn positiv. Wenn die Erkrankung ausgeheilt ist, verschwinden die Antikörper. Bei Persistenz ist an eine chronische Hepatitis C zu denken. In etwa 50 % der Fälle mit HCV-Infektion kommt es zu einer chronischen Hepatitis mit der Gefahr einer Leberzirrhose (ca. 20 %). Spätkomplikation: Leberkarzinom. Ein fulminanter Verlauf wird in ca. 1 % der Fälle beobachtet.

H97 !

Frage 4.111: Lösung C

Interferone sind besonders bei der Bekämpfung von Virusinfektionen von Bedeutung. Sie besitzen eine immunologische Aktivität durch Aktivierung von Makrophagen, natürlichen Killerzellen und zytotoxischen T-Zellen. 3 Gruppen sind bekannt:
- α-Interferon: wird von Monozyten und B-Zellen gebildet (Monozyten-Interferon)
- β-Interferon: wird von Fibroblasen gebildet (Fibroblasteninterferon)
- γ-Interferon: wird von T-Lymphozyten gebildet (Immun-Interferon)

Die Therapie der **chronischen Hepatitis C** mit α-Interferonen hat sich bewährt. Es werden 3 × 3 Mio. I.E. pro Woche verabreicht als subkutane Injektion über ein halbes Jahr. Dies führt zu einem Rückgang der GPT bei über 50 % der Patienten. Auch histologisch kann eine Besserung der periportalen und lobären Entzündung nachgewiesen werden. Allerdings ist nach der 6-monatigen Therapie mit einem biochemischen Rückfall von 50 % der behandelten Patienten zu rechnen. Somit ist die Wahrscheinlichkeit einer anhaltenden Wirkung nicht größer als 25 %. Die erneute Behandlung bei den Rückfallpatienten führt ausnahmslos zu einem Ansprechen mit entsprechendem Abfall der GPT-Werte.

Die α-Interferon-Therapie ist auch wirksam bei der chronischen Hepatitis B, gelegentlich auch bei der chronischen Hepatitis D.

Zu **(A)**, **(B)**, **(D)** und **(E)**: Bei der Hepatitis A, akuter Hepatitis B, alkoholbedingter Leberzirrhose und Autoimmunhepatitis ist die **Interferontherapie** wegen mangelnder Erfolge nicht angezeigt. Bei Autoimmunhepatitis und dekompensierter Leberzirrhose ist sogar mit einer Verschlimmerung unter Interferontherapie zu rechnen.

H98 !

Frage 4.112: Lösung C

Die gängige Bestimmungsmethode zum Nachweis von Antikörpern gegen **HCV** (Hepatitis C Virus) ist der Enzymimmunoassay oder Radioimmunoassay unter Verwendung klonierter und synthetischer HCV-Proteine. Dabei werden meist nur IgG-spezifische Antikörper nachgewiesen. Die Sensitivität konnte durch Tests der 3. Generation erheblich gesteigert werden. Anti-HCV kann so in der Regel 2–3 Monate nach der Infektion nachweisbar gemacht werden. Allerdings schließt das Fehlen dieser Antikörper weder eine akute, noch eine chronische Infektion mit Sicherheit aus. Vor allem bei immundefizienten Patienten mit Antikörpermangelsyndrom, HIV-Infizierten etc. wird anti-HCV erst nach 9–12 Monaten nachweisbar. Auch bei perinatal infizierten Neugeborenen ist eine verzögerte Immunantwort zu erwarten.

Auf Grund der Tatsache, dass bei akuten und chronischen Erkrankungsfällen anti-HCV-IgM in etwa 80 % nachweisbar ist, kann z.Z. serologisch nicht zwischen einer akuten oder chronischen Infektion unterschieden werden.

In den erwähnten Fällen wird zum Ausschluss einer HCV-Infektion auch eine PCR auf HCV-RNA durchgeführt. Der Nachweis von HCV-RNA mittels PCR beweist eine akute oder chronische HCV-Infektion und schließt eine abgelaufene Infektion aus.

Zu **(A)**: Die Diagnostik einer **Herpesenzephalitis** ist außerordentlich schwierig und ohne Hirnbiopsie nicht sicher möglich. Es wird versucht den Virus-, Virus-DNA- oder Virusantigennachweis in den Liquorzellen zu führen. Hohe Antikörpertiter verstärken den Verdacht.

Zu **(B)**: Die Diagnose der **akuten Hepatitis B** wird durch den Nachweis von HBs-Ag gestellt. Es ist meist, aber nicht in jedem Fall positiv und bleibt für 1–4 Monate nachweisbar. In ca. 5 % ist kein Nachweis von HBs-Ag zu erheben. In diesem Fall werden zusätzliche Testmethoden wie z.B. anti-HBc-IgM, **PCR** oder HBV-DNA durchgeführt.

Zu **(D)**: Die **akute infektiöse Mononukleose** wird durch serologische Antikörpernachweise verifiziert. Dazu werden Antikörper gegen das Viruskapsidantigen nachgewiesen (VCA). Ist dieser Test negativ, kann eine EBV-Infektion (Ebstein-Barr) ausgeschlossen werden. Erst nach Wochen einer durchgemachten Infektion ist der EBNA-1-Test (Antikörper gegen das EB-Nukleus-Antigen) positiv. Der Antigentest ist die einfachste und kostengünstigste Methode. Sensitiver ist die PCR, die bevorzugt in der Liquordiagnostik (EBV-Infektion des ZNS) eingesetzt wird.

Zu **(E):** Die Diagnose des **Exanthema subitums** geschieht durch Nachweis von HHV 6-IgM-Antikörper oder durch Titeranstieg von anti-HHV 6. Die Infektion geht in den meisten Fällen in eine symptomlose, persistierende, latente Infektion über. Etwa 80% aller Erwachsenen haben Antikörper gegen HHV 6. Das virale Genom lässt sich mittels PCR in Lymphozyten und Oropharynxzellen nachweisen, ist jedoch auf Grund der harmlosen Erkrankung nicht erforderlich.

F99 !!
Frage 4.113: Lösung B

Siehe auch Lerntext IV.21.
Anti-HCV kann bei Patienten nach durchgemachter Hepatitis C etwa 1–8 Monate nach Erkrankungsbeginn nachgewiesen werden. Bei chronischem Verlauf kommt es zu einer Persistenz von Anti-HCV. Da falsch positive Ergebnisse vorkommen, sollte ein Bestätigungstest durchgeführt werden.
Da 80% der Fälle auch HCV-RNA im Blut haben, sind diese als infektiös anzusehen. Zur Verifizierung wird eine **PCR (Polymerasekettenreaktion)** durchgeführt. Der Test erbringt einen qualitativen Nachweis bezüglich der Infektiosität des Patienten.

Zu **(A):** Eine **Leberblindpunktion** dient der histologischen Aufarbeitung und diagnostischen sowie prognostischen Aspekten der Lebererkrankung. Mittels dieser Methode kann eine Leberzirrhose spezifiziert werden. In dem vorliegenden Fall ohne klinische Symptomatik und Laborveränderungen ist die Methode nicht angebracht.

Zu **(C):** Die **Hepatitis E** wird ähnlich wie die Hepatitis A enteral übertragen und kommt sporadisch und epidemisch außerhalb Europas (z. B. Indien, Pakistan) vor. Die Bestimmung von Anti-HEV würde in dem geschilderten Fall keine neuen Aspekte bringen.

Zu **(D):** Die **Hepatitis D** ist an das Vorhandensein des HBV geknüpft. Weltweit werden 5% der HB-Virusträger auch mit HDV infiziert.

Zu **(E):** Eine **Ösophagogastroduodenoskopie** wird in dem vorliegenden Fall keine wesentlich neuen Aspekte erbringen.

F00 !
Frage 4.114: Lösung C

Am ehesten handelt es sich bei dem histologischen Befund um eine **chronische Hepatitis.**
Es besteht ein entzündlicher Prozess der Portalfelder mit lymphozytärer Entzündung und Lymphfollikelbildung. Einzelnekrosen sind nachweisbar, die Grenzlamelle ist jedoch weitgehend intakt.

Zu **(A):** Bei der **Leberzirrhose** liegt eine Fibrose mit Umbau der normalen Läppchenstruktur in strukturell abnorme Knoten vor.
Histologisch kann die Leberzirrhose in 4 Stadien eingeteilt werden:
- **Stadium I:** Entzündliche Infiltrate in den Periportalfeldern, vor allem im Bereich der septalen und interlobulären Gallengänge. Oft sind auch granulomatöse Veränderungen nachweisbar.
- **Stadium II:** Im Vordergrund steht die duktuläre Proliferation. Histologisch können entzündliche Infiltrate, Gallengangsproliferation und Fibrose nachgewiesen werden.
- **Stadium III:** Typisch ist hier die zunehmende Bindegewebsbildung in den verbreiterten Periportalfeldern.
- **Stadium IV:** Makroskopisch fällt eine deutliche Grünfärbung der gesamten Leberoberfläche auf. Die Leber zeigt fein- bis mittelknotige Veränderungen.

Zu **(B):** Histologische Zeichen einer **akuten Virushepatitis** sind:
- Proliferation der Kupffer-Sternzellen
- Einzelzellnekrosen
- ballonierte Leberzellen
- Lymphozyten und Makrophagen im Bereich der Glisson-Felder
- sowie eine Anhäufung von Ceroidpigment und Eisen in Phagozyten als Zeichen einer abklingenden Hepatitis.

Zu **(D):** Zum typischen histologischen Bild einer **granulomatösen Hepatitis (z. B. Morbus Boeck)** gehören nicht-verkäsende epitheloidzellige Granulome mit Langerhans-Riesenzellen und einem Randwall aus Lymphozyten, Monozyten und Fibroblasten.

Zu **(E):** Das **Leberzelladenom** ist histologisch gekennzeichnet durch das Fehlen von Zentralvenen und Gallengängen, wobei oft Nekrosen und Einblutungen vorkommen.

Hepatitis A

Die **Hepatitis A** wird durch ein RNS-Virus aus der Gruppe der Picorna-Viren übertragen. In Deutschland wurden 20% aller Virushepatitiden durch das HAV verursacht.

Die Übertragung der **Hepatitis A** erfolgt vorwiegend durch Schmutz und Schmierinfektion; dokumentiert sind epidemische Infektionen durch Kontamination von Nahrungsmitteln und Wasser; Inkubationszeit 14–45 Tage.

Die **Hepatitis B**-Infektion erfolgt vorwiegend parenteral (Blut und Blutbestandteile), die Inkubationszeit beträgt 30–180 Tage.

Die klinische Symptomatik ist bei beiden Hepatitiden gleich (abgesehen von der Länge des Prodromalstadiums: Tage bei der Hepatitis A, Wochen bei der Hepatitis B).

Zu den Prodromi der **akuten Hepatitis** gehören:

Gastrointestinale Symptome:
Übelkeit, Inappetenz, Obstipation, Diarrhöe, Leibschmerzen

Allgemeine Symptome:
- Kopfschmerzen, Müdigkeit, katarrhalische Symptome der oberen Luftwege
- Arthralgien bes. bei Hepatitis B in den frühen Morgenstunden

Die Letalität ist jeweils abhängig vom Lebensalter und dem Ernährungszustand. Generell haben Hepatitiden nach Bluttransfusionen eine höhere **Letalität** (Hepatitis B). Nach Hepatitis A besteht eine lebenslange Immunität (in 2% der Fälle rezidivierend), es erfolgt kein Übergang in ein chronisches Stadium.

Therapie der Hepatitis A
1. Bettruhe für 4–5 Wochen (bessere Leberdurchblutung im Liegen).
2. Leberschonkost in den ersten 10 Tagen (Kohlenhydrate **kein** Eiweiß). Die fettfreie Gallenschonkost ist **nicht** indiziert.
3. Medikamente: Vitamin B-Komplex, möglichst keine Fruktose, Barbiturate, Sedativa, Immunsuppressiva, Zytostatika, Östrogene, Phenylbutazone, Cumarine, kein Alkohol

Auch bei der Hepatitis A kann eine **aktive** (Impfung mit formalininaktivierten Vakzinen – Havrix®-Impfschutz nach Impfungen 10 Jahre) und eine **passive Immunisierung** (Humanimmunglobulin – relativer Impfschutz für 3 Monate) durchgeführt werden.

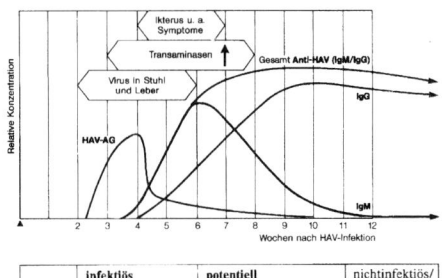

Abb. 4.15 Serologischer Verlauf einer HAV-Infektion (aus Memorix)

Tab. 4.6 **Hepatitis A-Marker** (aus Memorix)

HAV	Hepatitis A-Virus	im Stuhl schon vor Krankheitsbeginn
HAV-Ag	Hepatitis A-Virus-Antigen	(Bestimmung selten notwendig)
anti-HAV	Antikörper gegen HAV	
IgM	anti-HAV-IgM	schon bei ersten klinischen Symptomen (Ikterus) Zeichen für Akutphase
IgG	anti-HAV-IgG	sehr hohe und lang andauernde Titer, Anstieg 4–6 Wochen nach Krankheitsbeginn, bleiben meist lebenslang, Zeichen für abgelaufene Hepatitis A und Immunität
	statt anti-HAV-IgG oft auch Gesamt-anti-HAV (IgG + IgM) nachgewiesen	

Tab. 4.7 **Eiweißelektrophorese** (aus Droste, v. Planta: Memorix Innere Medizin, Chapman & Hall, Weinheim 1996)

Gesamtprotein 60–84 g/l	Albumin	Globuline			
		α_1	α_2	β	γ
Konzentration g/l	35–50	0,6–1,5	0,4–3,4	2,1–4,9	2,5–7,1
% Anteil	52–68	2,4–4,4	6,1–10,1	8,5–14,5	10–21
Proteine	Trägereiweiß für Bilirubin, Hormone, Fettsäuren, Medikamente Aufrechterhaltung des kolloidosmot. Drucks	α_1/α_2-Lipoprotein α_1-Antitrypsin α_2-Makroglobulin Haptoglobin Zäruloplasmin thyroxinbindendes Globulin		β-Lipoproteine Transferrin	Immunglobuline
Bedeutung von tiefen Werten	↓ Synthese ↑ Verluste (renal, enteral) Tumor, Entzündung	chronische Leberkrankheiten, Defektdysproteinämie		chronische Leberkrankheiten	Antikörpermangel, Tumor des lymphatischen Systems, Corticoidsteroide, Immunsuppressiva, nephrotisches Syndrom, exsudative Enteropathie
Bedeutung von hohen Werten	Exsikkose, Hypoglobulinämie	akute Entzündung, nephrotisches Syndrom		Paraproteinämie, Hyperlipidämie, nephrotisches Syndrom, Verschlußikterus	rheumatische Krankheiten, Kollagenosen, chron. Infektionen, chron. Leberkrankheiten, Paraproteinämie
akute Entzündung	Albumin vermindert, α-Globuline erhöht				
chronische Entzündung	Albumin vermindert, α- und γ-Globuline vermehrt				

Plasma: (flüssiger Blutanteil): Serum + Fibrinogen + Gerinnungsfaktoren
Serum: Albumin + Globulin

Leberzirrhose — IV.23

Als Ursachen einer **Leberzirrhose** kommen folgende auslösende Ursachen in Betracht:
biliäre Ursache: sekundär biliäre Zirrhose, Mukoviszidose, Gallengangsstenosen, Strikturen
toxische Ursache: Alkohol, Medikamente (Isoniazid, Methotrexat, Methyldopa)
vaskuläre Ursache: Budd-Chiari-Syndrom, kardiale Zirrhose
infektiöse Ursache: Hepatitis B, Hepatitis C
autoimmune Ursache: autoimmune chronisch aktive Hepatitis, primär biliäre Zirrhose

metabolische Ursache: Morbus Wilson (kongenitale Kupferspeicherkrankheit), Hämochromatose, Galaktosämie, Glykogenose Typ IV, α_1-Antitrypsinmangel (α_1-Antitrypsin ist ein Glykoprotein, ein Trypsininhibitor, der 80–90% des α_1-Globulins im Serum ausmacht. Bei einem Gehalt von weniger als 10% entsteht eine Leberzirrhose und/oder ein Emphysem und eine cholestatische Hepatitis.)

Die Leberzirrhose wird in der BRD am häufigsten durch Alkoholabusus hervorgerufen, in etwa 40–50% aller Fälle. Als zweithäufigste Ursache kommt die posthepatitische Leberzirrhose (B, C, D) in Betracht (in etwa 20–30% der Fälle).
Der durchschnittliche pro-Kopf-Alkoholverbrauch beträgt in der BRD ca. 11–12 Liter pro Jahr. Das Vorkommen einer Leberschädigung ist abhängig von der Dauer des Alkoholgenusses und der zugeführten Menge.
Das **Leberzirrhoserisiko** ist **erhöht** bei einer täglich zugeführten Alkoholmenge von
- 60 g beim Mann
- 20 g bei der Frau

Histologie: Eine Leberzirrhose liegt vor, wenn die Läppchen- und Gefäßstruktur der Leber zerstört ist und sich bindegewebige Septen und knotige Regenerate gebildet haben.
Man unterscheidet:
- mikronoduläre Leberzirrhose (Regeneratknötchen bis 3 mm Durchmesser)
- makronoduläre Leberzirrhose (Regeneratknötchen 3 mm–3 cm Durchmesser)
- gemischtknotige Leberzirrhose (Mischbild)

Symptomatik:
- Allgemeinsymptome (Abgeschlagenheit, Übelkeit, Druck- und Völlegefühl im Oberbauch, Gewichtsabnahme)
- Hautzeichen (Gefäßspinnen, Palmar- und Plantarerythem (Lacklippen, Lackzunge, Ikterus, Pruritus und Kratzeffekte, Weißnägel, Dupuytren-Kontraktur)
- Störungen des Hormonhaushaltes (Potenzstörungen, Hodenatrophie, Gynäkomastie, Menstruationsstörungen bei der Frau, sekundäre Amenorrhoe)
- Lebervergrößerung mit Verhärtung, evtl. anfangs höckrig, später Schrumpfleber

Diagnostik:
Laborchemie:
- Cholinesterase vermindert, Quickwert und AT III und Albumin als Ausdruck der Synthesestörung der Leber vermindert
- Erhöhung der Transaminasen bei entzündlichem Schub
- erhöhtes Ammoniak bei hepatischer Enzephalopathie
- Erhöhung der cholestasetypischen Parameter (AP, LAP, γ-GT) bei primär biliärer Zirrhose

Endoskopie:
Nachweis von Ösophagusvarizen
Sonographie:
Nachweis von Aszites, Lebergröße, Morphologie
evtl. *Arteriographie*
evtl. *Farbdopplersonographie* (Kollateralennachweis, Blockadehindernisse)

Therapie der Leberzirrhose:
Eine kausale Therapie der Leberzirrhose ist nicht bekannt.
Zur symptomatischen Behandlung kommen infrage:
- Gabe von Penicillamin zur Senkung des Kupfergehaltes der Leber
- Cholestyraminapplikation zur Besserung des Juckreizes (durch Bindung von Gallensäure im Darm wird der enterohepatische Kreislauf unterbrochen)
- Substitution der Vitamine A, D, E und K und Calcium
- ggf. Alkoholabstinenz
- Aderlassbehandlung bei Hämochromatose
- Therapie des Aszites (Diuretikagabe, Punktion)
- Behandlung der Ösophagusvarizenblutung
- ggf. chirurgische Therapie (z.B. Lebertransplantation)
- Immunsuppressiva bei autoimmuner chronisch aktiver Hepatitis
- Interferontherapie bei chronischer Hepatitis (virusbedingt)

Prognose:
Die Prognose ist schlecht.
Die Dreijahresüberlebensquote bei Leberzirrhosen alkoholischer Genese beträgt ca. 42%, bei nicht alkoholischer Genese 34%, bei dekompensierter Leberzirrhose 24% (Zahlen nach Siegenthaler, Innere Medizin). $2/3$ aller Patienten mit Leberzirrhose sterben an einer Enzephalopathie.

Tab. 4.8 Child-Pugh-Klassifikation der Leberzirrhose

Parameter	Punkte 1	2	3
Aszites	keiner	wenig	moderat
Enzephalopathie	keine	I–II	III–IV
Serum-Bilirubin in mg/dl (µmol/l)	< 2 (36)	2–3 (36–54)	> 3 (54)
bei primär billärer Zirrhose	< 4 (72)	4–10 (72–180)	> 10 (180)
Serum-Quick (%)	> 50	30–50	< 30
Albumin im Serum (g/dl)	3,5	2,8–3,5	< 2,8

Auswertung: < 6 Punkte: Stadium A; 7–9 Punkte: Stadium B; 10–15 Punkte: Stadium C

Aus: Schettler, Greten: Innere Medizin, Verstehen, Lernen, Anwenden. 9. Aufl., Georg Thieme Verlag, Stuttgart, 1998.

F93 **!!**

Frage 4.115: Lösung C

Folgende **Virushepatitiden** können in eine postnekrotische Leberzirrhose übergehen.
- **Hepatitis B:**
In ca. 10–30% können HBs-Träger eine chronische Hepatitis erleiden. Die chronisch lobuläre Hepatitis heilt in der Regel aus.
Die chronisch persistierende Hepatitis B hat eine relativ günstige Prognose, wobei es nur selten zu einem Übergang in die chronisch aktive Form kommt. Geht die Hepatitis B-Infektion in eine chronisch aktive Form über, so entwickeln ca. 50% der Fälle nach 10 Jahren eine Leberzirrhose.
- **Hepatitis C:**
Wie bei der HBV-Infektion kann die Hepatitis C im weiteren Verlauf in eine Leberzirrhose übergehen (ca. 20% der Fälle).
Zu (1) und (4): Die Entwicklung einer Leberzirrhose im Rahmen einer **Hepatitis A** ist nicht bekannt. Allerdings kann das **Zytomegalievirus** (nach Harrison, Prinzipien der Inneren Medizin) eine Leberzirrhose verursachen (kontroverse Ansicht zum IMPP).

F98 **!**

Frage 4.116: Lösung B

In diesem Fall handelt es sich am ehesten um eine **alkoholtoxische Hepatitis**.
Charakteristisch sind eine Hepatomegalie (90%) sowie allgemeine Symptome im Sinne von Übelkeit, Inappetenz und Gewichtsverlust. Ein Ikterus tritt in 50% der Fälle auf, Fieber kann in ca. 45% der Fälle beobachtet werden.
Häufig neigen die Patienten zu Depressionen und Persönlichkeitsveränderungen.
Laborchemisch sind die Cholestaseparameter wie γ-GT und alkalische Phosphatase erhöht, der de Ritis-Quotient (GOT/GPT) beträgt meist > 1. Auf Grund der Leberinsuffizienz ist die Syntheseleistung der Leber vermindert (Quick-Wert vermindert). Sonographisch können eine unregelmäßige Leberoberfläche sowie ein inhomogenes Leberparenchym nachgewiesen werden.
Zu (A): Gegen eine **akute Virushepatitis** spricht in diesem Fall der de Ritis-Quotient (bei Virushepatitis < 1) sowie die psychischen Veränderungen des Patienten. Die Lebertransaminasen sind meist stark erhöht (500–3000 U/l).
Zu (C): Im **fortgeschrittenen, dekompensierten Stadium der Leberzirrhose** ist die Leber oft wieder kleiner und von höckriger Oberfläche. Häufig kann Aszites nachgewiesen werden. Typisch ist der klinische Nachweis von Leberhautzeichen.
Zu (D): Typisch für ein **Gallenblasenempyem** ist die Erhöhung der Cholestaseparameter (γ-GT, AP), weniger die Erhöhung der übrigen Lebertransaminasen (GOT, GPT). Die Lebersyntheseleistung ist in der Regel nicht gestört. Der sonographische Befund ist vor allem entscheidend. Es fallen eine echoreiche Wandverbreiterung der Gallenblase sowie ein Flüssigkeitssaum im Gallenblasenbett auf. Gelegentlich kommt es zu einer Dilatation der intrahepatischen Gallenwege.
Zu (E): Gegen eine **akute intermittierende Porphyrie** sprechen in dem geschilderten Fall die erhöhten Lebertransaminasen, die gestörte Syntheseleistung der Leber, die Hepatomegalie sowie die auffälligen Entzündungsparameter.

H97

Frage 4.117: Lösung B

Der geschilderte Fall spricht am ehesten für das Krankheitsbild einer **Alkoholhepatitis**. Sie tritt bei chronischen Alkoholikern in subakuter oder akuter Form auf.
Die klinischen **Symptome** sind gekennzeichnet durch:
- **Hepatomegalie in 90% der Fälle**, Splenomegalie (30% der Fälle)
- Inappetenz, Übelkeit und Gewichtsverlust
- **Oberbauchschmerzen**
- **Ikterus**
- Fieber

Bei der **Alkoholhepatitis** lassen sich **laborchemisch** erhöhte Werte für folgende Parameter feststellen:
- γ-GT und IgA
- Lebertransaminasen, wober der de Ritis-Quotient GOT/GPT > 1 ist
- Bilirubinerhöhung bei Ikterus

Im Rahmen eines Zieve-Syndroms können zusätzlich eine hämolytische Anämie und eine Hyperlipidämie nachgewiesen werden.
Zu (A): Die **Hepatitis A** wird durch ein Virus verursacht. Typische Symptome sind grippale Symptome sowie gastrointestinale Beschwerden i.S. von Inappetenz, Übelkeit und Druckschmerz im rechten Oberbauch. Allerdings sind $^2/_3$ der Patienten asymptomatisch. Laborchemisch ist ein hoher Anstieg der Transaminasen (500–3000 U/l) typisch, wobei der de Ritis-Quotient < 1 (GOT/GPT) ist. Evtl. kann eine leichte Erhöhung der γ-GT und der AP nachgewiesen werden, besonders bei ikterischem Verlauf.
Zu (C): Eine **Cholezystitis** entsteht meist auf dem Boden einer Cholezystolithiasis mit Verlegung des Ductus cysticus. Laborchemisch lässt sich eine erhöhte BSG sowie eine Leukozytose nachweisen, da Bakterien die Ursache (meist E. coli) meist darstellen.
Zu (D): Leitsymptom der **akuten Pankreatitis mit sekundärer Cholestase** sind spontane Oberbauchschmerzen und Anstieg der Pankreasenzyme im Urin und im Serum (Lipase, α-Amylase, Pankreaselastase). In über 90% der Fälle beginnt die Erkrankung mit heftigen Abdominalschmerzen, die nach allen Seiten ausstrahlen können. Charakteristisch

ist der gürtelförmige Schmerz. Bei Obstruktion des D. choledochus kann eine Erhöhung der γ-GT, LAP und AP sowie des direkten Bilirubins nachgewiesen werden. Fakultative Laborveränderungen sind Hypokaliämie, Hyperglykämie, Hypokalzämie, Leukozytose, Proteinurie und ein Anstieg der harnpflichtigen Substanzen. Eine Erhöhung der Lebertransaminasen GOT und GPT ist nicht typisch.

Zu (E): Die **chronische Hepatitis B** wird in eine chronische persistierende (CPH) und chronisch aktive Hepatitis (CAH) unterteilt. Während die Patienten mit CPH meist symptomlos sind, leiden die mit CAH unter Leistungsminderung, Müdigkeit, Druckschmerz in der Lebergegend, Ikterus, Hepatomegalie und **Leberhautzeichen** wie z.B. Spider naevi, Palmarerythem, glatte rote Lackzunge, Pruritus und Weißnägel.

H97

Frage 4.118: Lösung D

Zu (A): Die **Hepatitisserologie** dient zum Ausschluss einer Virushepatitis als Ursache der o.g. Symptomatik und ist deshalb durchaus sinnvoll.

Zu (B): Mittels **Sonographie** des Oberbauches kann die Leber beurteilt werden und eine Fettleber diagnostiziert werden (Fettleberhepatitis). Sie dient auch dem Nachweis eines Aszites und der Beurteilung der Gallenblase und des Pankreas.

Zu (C): Eine **Leberblindpunktion** dient der histologischen Aufarbeitung und diagnostischen sowie prognostischen Aspekten der Lebererkrankung. Die **Alkoholhepatitis** zeigt eine Fettleber, wabige Leberzellen, alkoholisches Hyalin intrazellulär (Mallorybodies), Granulozyten am gequollene und nekrotische Hepatozyten, entzündlich infiltrierte Portalfelder und eine Maschendrahtfibrose. Mittels dieser Methode kann eine Leberzirrhose spezifiziert werden.

Zu (D): Eine i.v. **Cholangiographie** dient dem Nachweis von Veränderungen wie z.B. Konkrementen im Ductus choledochus. Allerdings ist die Anwendung der Methode begrenzt, wenn bei bestehender Lebererkrankung die Leberzellen nicht zur Ausscheidung des Gallenkontrastmittels befähigt sind. Die i.V. Cholangiographie ist somit im Wesentlichen bei anikterischen Patienten anzuwenden. Da der Cholestaseparameter AP in dem geschilderten Fall normal ist, ist nicht von einer Cholestase auszugehen.

Zu (E): Die Feststellung der **Gerinnungsparameter** dient dem Nachweis der Syntheseleistung der Leber und wird deshalb bei Leberinsuffizienz durchgeführt.

H95 **!!**

Frage 4.119: Lösung B

Zu (A), (C), (D) und (E): Bei einer **Leberzirrhose** sind folgende Hauterscheinungen charakteristisch:
- Palmar- und Plantarerythem
- Gefäßspinnen (Spider naevi)
- Teleangiektasien
- Lacklippen, Lackzunge
- Weißnägel, Weißflecken nach Abkühlung
- Dupuytren-Kontraktur
- Hautatrophie (Geldscheinhaut)
- evtl. Ikterus mit Pruritus und Kratzeffekten

Zu (B): **Café-au-lait-Flecken** sind typisch für eine Urämie (Anämie und Ablagerung von Urochromen).

F94

Frage 4.120: Lösung E

Nach spezifischem Gewicht und Eiweißgehalt unterscheidet man beim **Aszites** Trans- und Exsudat. Ein eiweißarmes *Transsudat* kann nachgewiesen werden bei der **Leberzirrhose** sowie bei der **Pfortaderthrombose** und der **Rechtsherzinsuffizienz**, **Budd-Chiari-Syndrom**.
Eiweißreiche *Exsudate* können bei **Pericarditis constrictiva, Tumoren im Gastrointestinaltrakt, bei Peritonitis und Pankreatitis** beobachtet werden. Beim **nephrotischen Syndrom** sowie der **exsudativen Enteropathie** können Transsudate sowie Exsudate nachgewiesen werden, da der Eiweißgehalt im Einzelfall unterschiedlich ist.

Zu (E): Die Hauptsymptome beim **Conn-Syndrom** sind art. Hypertonie, Hypokaliämie sowie metabolische Alkalose. Ein Aszites tritt nicht auf.

F99

Frage 4.121: Lösung A

In dem dargestellten Fall handelt es sich sehr wahrscheinlich um ein **Zieve-Syndrom**. Leitsymptome im Rahmen des alkoholtoxischen Leberschadens sind die **hämolytische Anämie** durch Blutbildungsstörung und Abnahme der Erythrozytenüberlebenszeit sowie eine Hypertriglyzeridämie.
Typische Symptome sind:
- Oberbauchschmerzen
- Nausea
- Vomitus
- evtl. Begleitpankreatitis

Laborchemisch imponieren Anämie, erhöhte Lebertransaminasen, erhöhte alkalische Phosphatase, erhöhtes indirektes Bilirubin, erhöhtes LDH sowie Leuko- und Retikulozytose.

Zu (B): Eine **akute Cholezystitis** wird meist durch Konkremente im Bereich des Ductus choledochus hervorgerufen und zeigt bei den Patienten folgende typische Symptomatik:

- Dauerschmerz im meist rechten Oberbauch
- Fieber
- evtl. Ikterus

Laborchemisch zeigt sich eine Leukozytose, CRP-Erhöhung sowie erhöhte Werte für die cholestaseanzeigenden Enzyme (γ-GT, AP). Eine Anämie ist untypisch für die Erkrankung.

Zu **(C): Leberzelladenome** werden zumeist bei jungen Frauen im gebärfähigen Alter beobachtet. Bei einer Infarzierung können akute abdominelle Schmerzen und lebensbedrohliche Blutungen auftreten. Eine weitere Komplikation ist die Entartung zu einem hepatozellulären Karzinom.

Zu **(D):** Das **Reye-Syndrom** kommt bei Kindern bis zum 15. Lebensjahr vor. Die Ätiologie ist unklar, beobachtet wird das Auftreten nach Infekten und Gabe von ASS. Zu den typischen Symptomen gehören Erbrechen, Hypoglykämie, hepatische Enzephalopathie und Fettleberhepatitis.

Zu **(E):** Leitsymptom beim **Mallory-Weiss-Syndrom** ist das blutige Erbrechen auf Grund von längsverlaufenden Schleimhauteinrissen der Magenschleimhaut nahe dem Übergang von Plattenepithel in Zylinderepithel.

Primär biliäre Leberzirrhose — IV.24

Die **primär biliäre Leberzirrhose** stellt das Endstadium einer chronischen, nicht eitrigen destruierenden Cholangitis dar und ist ein eigenständiges Krankheitsbild mit typischer Morphologie und Immunserologie.

Die Ätiologie der Erkrankung ist unklar, möglicherweise handelt es sich um eine Autoimmunkrankheit. Primär sind **Frauen** im Alter von 50–60 Jahren betroffen, das Geschlechtsverhältnis beträgt 10:1.

Typische Symptome:
Allgemeinbeschwerden, dyspeptische Zeichen, Juckreiz, Ikterus, Stuhlentfärbung, Milz- und Lebervergrößerung
Ösophagusvarizen und Aszites sind Spätsymptome.
Die Erkrankung korreliert gelegentlich mit einem **Sicca-Syndrom**, einer Autoimmunthyreoiditis u. a. Arthritiden.

Laborparameter:
Erhöhung der cholestasetypischen Enzyme (alkalische Phosphatase, γ-GT, 5-Nucleotidase), erhöhter Kupfergehalt, Elevation der Phospholipide und des Gesamtcholesterins insbesondere das sog. Lipoprotein X (LPX) ist regelmäßig nachweisbar. γ-Globulin und **IgM**-Fraktion sind regelmäßig erhöht. Serologisch können **AMA (antimitochondrialer Antikörper)** im Serum (in 90% der Fälle) und Antikörper gegen Gallengänge (75%) nachgewiesen werden.

Therapie:
Es besteht keine kausale Therapie. Ursodeoxycholsäure wird zur besseren Ausscheidung von Gallensäuren verabreicht, Cholestyramin zur Behandlung des Juckreizes. Zusätzlich erfolgt Substitution von fettlöslichen Vitaminen wie A, D, E, K wegen Steatorrhö, fettarme Diät, Lipasegabe zu den Mahlzeiten.
Evtl. sind Lebertransplantation und Immunsuppression indiziert.

H97 !
Frage 4.122: Lösung B

Die **primär biliäre Leberzirrhose** stellt das Endstadium einer chronischen, nicht eitrigen destruierenden Cholangitis dar und ist ein eigenständiges Krankheitsbild mit typischer Morphologie und Immunserologie. (Siehe Lerntext IV.24.)
Charakteristische laborchemische Veränderungen sind:
- Erhöhung der cholestasetypischen Enzyme (**alkalische Phosphatase**, γ-GT, 5-Nucleotidase)
- **Bilirubinerhöhung**, in der Regel nicht über 20 mg/l
- Erhöhung der -**Globuline** und der IgM-Fraktion
- Serologischer Nachweis von **antimitochondrialen Antikörpern** im Serum (vor allem Typ M2, M4, M8 und M9), Antikörper gegen Gallengänge
- Erhöhung des Kupfergehaltes
- Elevation der Phospholipide und des Gesamtcholesterins, insbesondere Lipoprotein X

Zu **(B):** Im **Elektropherogramm** ist eine Erhöhung der γ-Globuline und eine Abnahme der Albuminfraktion typisch.

F99 !
Frage 4.123: Lösung B

Bei den Veränderungen der dargestellten Handinnenfläche handelt es sich am ehesten um palmare **Xanthome**.
Ursache sind Hyperlipidämien. Besonders bei der „Remnant"-Hyperlipidämie treten tuberoeruptive Xanthome an den Ellenbeugen, Knien und am Gesäß sowie plane Xanthome an den Beugefalten der **Handinnenseite und der Finger** (wie in der Abbildung gezeigt) auf. Eine Remnant-Hyperlipidämie zeigt eine Erhöhung von Plasmatriglycerid- und Cholesterinspiegeln. Ursächlich liegt eine Erhöhung der Plasma-IDL-Fraktion mit Apoprotein E_2-Homozygotie vor.
Die **lamelläre Hyperlipoproteinämie** zeigt bei Vorliegen einer **biliären Zirrhose** extreme Ausmaße einer **Xanthomatose** an. Es finden sich dabei disseminierte kleinpapulöse Xanthome über Streck- und Beugeseiten ebenso wie plantar und palmar,

an den Schleimhäuten und anderen Hautpartien. Tendinöse Xanthome wie z.B. bei der familiären Hypercholesterinämie fehlen. Die lamelläre Hyperlipoproteinämie ist charakteristisch durch das Auftreten von strukturabnormen, polymorphen Lipoproteinen im VLDL-, LDL- und HDL-Bereich. Primäre Formen sind selten. Sekundäre Formen treten im Verlauf von Lebererkrankungen wie z.B. bei **Leberzirrhose**, Cholangitis, Fettleber oder Malignom von Leber und Gallenwegen auf.

Zu **(A): Gichttophi** sind Uratablagerungen vor allem im Bereich von Ohrmuschel, Großzehe, Ferse, Olekranon, Sehnenscheiden und Schleimbeuteln.

Zu **(C): Psoriasisherde** sind scharf begrenzte, erythematöse, mit silberweißen Schuppen bedeckte, zeitweise juckende Herde verschiedener Größe und Gestalt. Bevorzugte Lokalisationspunkte sind Ellenbogen, Knie, Kreuzbeingegend und behaarter Kopf.

Zu **(D):** Die **Hautveränderungen der progressiven Systemsklerose** durchlaufen 3 Stadien. Zunächst können Ödeme (z.B. der Hände: „puffy hands"), anschließend Indurationen und später Atrophien nachgewiesen werden.

Zu **(E):** Ein **chronisches Ekzem** ist eine flächenhafte, entzündliche Hautveränderung mit Juckreiz und meist symmetrischer Verteilung unter Freilassung der Schleimhäute.

F99 !

Frage 4.124: Lösung D

Als wahrscheinlichste Erkrankung der aufgeführten Möglichkeiten kommt bei der Befundkonstellation – Ikterus und Xanthome – am ehesten eine **primär biliäre Leberzirrhose** in Betracht.
Die Ursache der Erkrankung ist nicht geklärt, man geht jedoch von einem Autoimmungeschehen aus. Die Patienten plagt ein generalisierter Pruritus. Typische **Hautveränderungen** sind:
- Xanthome
- Hyperpigmentation

Zu **(A):** Typische Symptome bei der **chronisch aktiven Hepatitis B** sind:
- Inappetenz, Müdigkeit, Leistungsabfall
- Arthralgien
- Hepatomegalie
- **Hautzeichen:**
  - Palmarerythem
  - Spider naevi
  - Pruritus
  - Weißnägel
  - Dupuytren'sche Kontraktur

Zu **(B): Morbus Gilbert-Meulengracht** ist ein familiäres Hyperbilirubinämiesyndrom mit erhöhtem indirekten unkonjugierten Bilirubin. Manifestationsalter ist das 20. Lebensjahr. Es bestehen uncharakteristische Symptome wie z.B. Kopfschmerzen, Müdigkeit, depressive Stimmungslage. Es werden keine therapeutischen Maßnahmen getroffen. Die Prognose ist gut.

Zu **(C): Morbus Wilson** ist eine autosomal rezessiv vererbte Krankheit mit verminderter biliärer Ausscheidung von Kupfer und pathologischer Kupferspeicherung.
Es entwickelt sich im Laufe der Zeit eine chronische Hepatitis bis hin zur Leberzirrhose. Typisch sind neurologisch psychiatrische Veränderungen (z.B. Parkinsonoid), Augensymptome (Kayser-Fleischer-Kornealring) und seltener Nierenfunktionsstörungen, hämolytische Anämie und Kardiomyopathie.

Zu **(E):** Eine **chronisch bakterielle Cholangitis** tritt meist im Zusammenhang mit einem Gallensteinleiden auf und kann zu entzündlichen Strikturen der intrahepatische Gallenwege mit Ikterus führen. Häufig klagen die Patienten über Oberbauchbeschwerden, wiederholt über Fieber, Nausea und Vomitus.

H96 !

Frage 4.125: Lösung D

Zu **(D):** Zur Behandlung der **Ösophagusvarizenblutungen** wird häufig eine Varizensklerosierung durchgeführt. Die Druckerhöhung in der Pfortader mit sekundärer Bildung von Aszites wird dadurch jedoch nicht beseitigt.
Die unmittelbare Erfolgsrate nach Ösophagusvarizensklerosierung beträgt > 90%, allerdings muss mit Rezidiven gerechnet werden.

Zu **(A):** Häufigste Ursache der **Leberzirrhose** ist der **Alkoholabusus** (ca. 50% der Fälle). Es folgen Virushepatitis (40%), autoimmune chronisch aktive Hepatitis, primär biliäre Zirrhose, medikamenteninduzierte Zirrhose, Stoffwechselkrankheiten (z.B. Morbus Wilson, Hämochromatose), kardiale Zirrhose, Budd-Chiari-Syndrom und Tropenerkrankungen (z.B. Bilharziose).

Zu **(B):** Eine Komplikation bei **Leberzirrhose** ist die **Ösophagusvarizenblutung**, die bei 30% der Patienten auftritt. Weitere Komplikationen sind Leberversagen und primäres Leberzellkarzinom.

Zu **(C):** Bei fast allen Patienten mit Leberzirrhose lässt sich eine **Mangelernährung** nachweisen, da die Ernährung meist sehr einseitig ist (Alkohol) und durch sekundäre gastrointestinale Beschwerden Inappetenz besteht.

Zu **(E):** Eine **portosystemische Enzephalopathie** (PSE) wird durch Kollateralenbildung verschlechtert, da die partielle Vorbeileitung des portalen Blutes an der Leber zu einer mangelhaften Entgiftung ZNS-toxischer Stoffe (Ammoniak, Mercaptan, Phenole, Fettsäuren, GABA) führt.

502   4 Verdauungsorgane

H98 **!!**

Frage 4.126: Lösung D

Bei Patienten mit **Leberzirrhose und Aszites** kann es ohne erkennbare Infektionsquelle zu einer **akuten bakteriellen Peritonitis** kommen. Meist sind Kranke mit weit fortgeschrittener Leberzirrhose betroffen.

Die **Aszitesflüssigkeit** weist in der Regel einen besonders **niedrigen Gehalt an Albumin und anderen Opsoninen** auf (Komplement, Fibronektin), die normalerweise einen Schutz gegen Bakterien bilden.

Die **Symptomatik** beginnt plötzlich mit Fieber, Schüttelfrost, diffusen abdominellen Beschwerden und Loslassschmerz.

Die **Aszitesflüssigkeit** ist trübe und leukozytenreich, wobei meist positive Bakterienkulturen gewonnen werden. Die Diagnosesicherung wird anhand der Aszitesflüssigkeit geführt. Enthält sie > 500 Zellen und > 250 polymorphkernige Granulozyten pro mm^3, muss eine Infektion vermutet werden. Die Messung des pH-Wertes oder die Bestimmung von Gradienten zwischen Serum- und Aszites-pH oder -Lactat sind im Allgemeinen nicht erforderlich.

Schon beim ersten Verdacht sollte eine kalkulierte Therapie mit **Cefotaxim** eingeleitet werden, da in der Mehrzahl gramnegative Bakterien, zumeist E. coli, nachgewiesen werden. Alternativ kann Ampicillin in Kombination mit einem Aminoglykosid verabreicht werden, allerdings sollte diese Kombination nur als Reservemöglichkeit behandelt werden, da eine hohe Nephrotoxizität besteht.

Zu **(D)**: Eine **antibiotische Therapie** muss sehr frühzeitig schon beim geringsten Verdacht erfolgen wegen der Schwere der Grundkrankheit, da eine unbehandelte Peritonitis im Rahmen der Leberzirrhose letale Folgen hätte.

H96 **!!**

Frage 4.127: Lösung D

Zu **(D)**: Bei der abgebildeten Person liegt am ehesten eine fortgeschrittene **Leberzirrhose** vor. Deutlich sind die sichtbaren Folgen der hormonalen Störung bei Leberzirrhose, die durch eine Verminderung von Testosteron und einer Vermehrung von Östrogenen bedingt sind. Dafür spricht der Verlust der männlichen Sekundärbehaarung sowie die Gynäkomastie. Außerdem fallen die Hautveränderungen i.S. von Teleangiektasien und Beinödemen auf.

Zu **(A)**: Beim **Cushing-Syndrom** (Hyperkortisolismus) findet eine Umverteilung der Depotfette statt: Vollmondgesicht mit Plethora, Stiernacken, Stammfettsucht, Hypercholesterinämie. Zudem besteht eine Neigung zu Akne, Furunkulose, Ulzera und Striae rubrae.

Zu **(B)**: Das **adrenogenitale Syndrom** ist eine autosomal rezessiv erbliche Störung der Cortisolsynthese in der Nebennierenrinde. Klinisch imponiert ein **Hypogonadismus** sowie ein **Minderwuchs** („als Kind groß, als Erwachsener klein") – früher Schluss der Epiphysenfugen.

Zu **(C)**: Vom äußeren klinischen Aspekt erscheinen Patienten mit **Hypothyreose** antriebsam und verlangsamt. Die Haut ist trocken, kühl, teigig, blassgelb und schuppend. Zuweilen lässt sich ein generalisiertes **Myxödem** feststellen. Auffällig ist noch das trockene brüchige Haar.

Zu **(E)**: Beim **Morbus Whipple** liegt ursächlich eine Infektion mit Tropheryma whippelii vor. Es treten Diarrhö/Steatorrhö, Malabsorptionssyndrom, Polyarthritis, Fieber, Polyserositis, Lymphknotenschwellungen, braune Hautpigmentierung, Herzinsuffizienz und ZNS-Störungen auf.

Pfortaderhochdruck   IV.25
(Portale Hypertension)

Eine **portale Hypertension liegt vor,** wenn der Druck in der Pfortader 12 mmHg übersteigt. Entsprechend der Lokalisation unterscheidet man:

A) **prähepatischer Block:** z.B. Pfortaderthrombose, Lymphgranulom
B) **intrahepatischer Block:**
- **präsinusoidal:** z.B. Leberfibrose, Schistosomiasis
- **sinusoidal:** z.B. chronisch aktive Hepatitis
- **postsinusoidal** z.B. Leberzirrhose

C) **posthepatischer Block:** z.B. Budd-Chiari-Syndrom (Verschluss der größeren Lebervenenäste, Rechtsherzinsuffizienz, Pericarditis constrictiva)

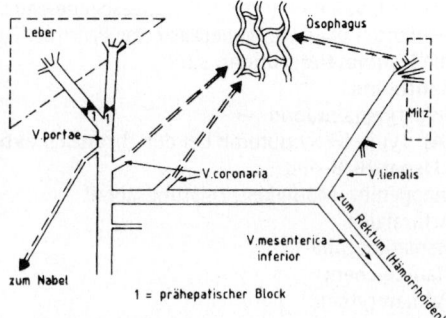

Abb. **4.16**   Schematische Darstellung der Entstehung von Ösophagusvarizen

Pathophysiologie:
Folgende Formen von Kollateralkreisläufen vom portalen zum kavalen Venensystem sind denkbar:
- porto-gastro-ösophageale Kollateralen (Ösophagus-Fundusvarizen)
- gastro-phreno-suprarenale Kollateralen
- mesenterico-hämorrhoidale Kollateralen (Hämorrhoiden)
- umbilikale Kollateralen (Caput medusae)

Symptomatik:
- Ösophagusvarizen – Fundusvarizen
- Kollateralvenen i. B. der Bauchhaut (Caput medusae)
- Splenomegalie (Anämie, Thrombo-, Leukozytopenie)
- Aszitesbildung

Diagnostik:
- Endoskopie (Ösophagus-Fundusvarizen)
- Sonographie (Splenomegalie, Aszites)
- evtl. Laparoskopie (Histologie der Leber)
- evtl. Farbdopplersonographie (Thrombose in Milz, Pfortader, Lebervenen)

Therapie:
1. **Ösophagusvarizenblutung/Fundusvarizenblutung**
   - Letalität ca. 50%
   - Kreislaufunterstützung (z.B. Bluttransfusion, Fresh-frozen-plasma)
   - Behandlung der akuten Blutung (endoskopische Sklerosierung – Mittel der Wahl, Sengstaken-Blakemore-Sonde, Linton-Nachlas-Sonde bei Fundusvarizen, notfalls chirurgisch mittels Sperroperation oder portokavaler Notshuntoperation zur Senkung der portalen Hypertension)
   - medikamentöse Blutstillung (Vasopressin)
2. **Anhebung der Gerinnungsparameter** (Gabe von Vit. K, Fresh-frozen-plasma)
3. Vorbeugung eines **Leberkomas** (Eiweißrestriktion, Laktulosegabe, Absaugen von Blut aus dem Magen, Darmreinigung, Einläufe)
4. **Prophylaxe** einer erneuten Blutung (Gabe von β-Blockern, Varizensklerosierung)
5. **Aszitesbehandlung** (Natriumrestriktion, Diuretikagabe, Bettruhe, Gabe von Albumin, evtl. Aszitesreperfusion über peritoneovenösen Shunt nach Le Veen zwischen Bauchhöhle und oberer Hohlvene).

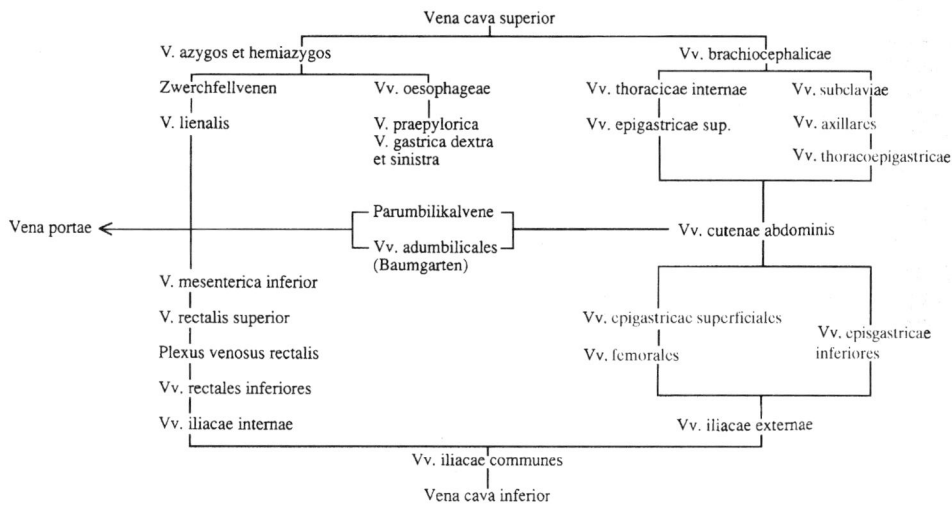

Abb. 4.17 Quellgebiet und Kollateralen der V. portae (aus: Rettenmaier/Seitz (Hrsg.), Sonographische Differenzialdiagnostik, Bd. 1, Chapman & Hall, Weinheim, 1994)

Frage 4.128: Lösung C

Siehe Lerntext IV.25.
Als Folge eines **Pfortaderhochdruckes** treten folgende Veränderungen auf:

- **Kollateralkreislauf** (Ösophagus-, Corpus- und Fundusvarizen, periumbilikal sichtbare Kollateralvenen der Bauchhaut – Caput medusae externum – bei offener Umbilikalvene)
- **Kongestive Splenomegalie** (evtl. mit Thrombo-, Leukozytopenie, Anämie)

- **Aszitesbildung** (auch bedingt durch vermehrte Lymphproduktion, Hypalbuminämie und sekundären Hyperaldosteronismus)

Zu **(C)**: **Spider-Nävi** treten auch bei einer Leberzirrhose auf, sind jedoch nicht Zeichen des Pfortaderhochdruckes. Dies sind Gefäßsternchen mit pulsierender Arteriole.

H96 !

Frage 4.129: Lösung C

Die Abbildung zeigt eine Patientin mit **portaler Hypertension** und sekundärer Bildung portokavaler Anastomosen über die Periumbilikalvenen („Caput medusae"). Weitere Kollateralkreisläufe sind: mesenteriko-hämorrhoidale Kollateralen, gastro-phrenorenale Kollateralen und porto-gastro-ösophageale Kollateralen.

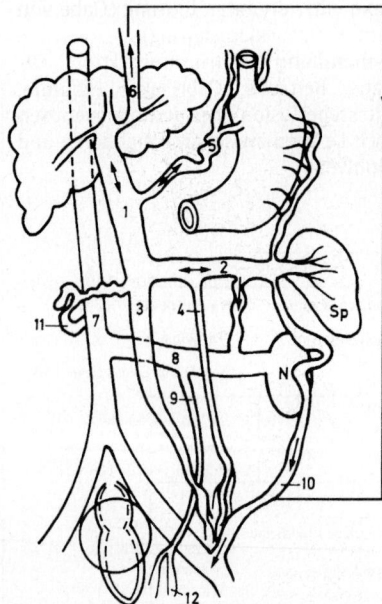

Abb. 4.18 Sonographisch erfassbare portokavale Kollateralen bei portaler Hypertension
1 V. portae, 2 V. lienalis, 3 V. mesenterica superior, 4 V. mesenterica inferior (3 u. 4 lagevariabel), 5 V. coronaria ventriculi, 6 V. umbilicalis, 7 V. cava inferior, 8 V. renalis, 9 V. spermatica, 10 Vv. epigastricae inferiores, 11 Retziussche Vene, 12 Rektalvenen

Zu **(1)**: Eine **beiderseitige Nierenvenenthrombose** führt zu einer Kollateralisierung zur V. cava über die V. testicularis bzw. V. ovarica links und in deren Folge bei Männern zu einer homolateralen Stauung des Hodens. Rechts mündet die kurze Nierenvene direkt in die V. cava inferior. Es bildet sich keine Kollateralisierung aus.

Zu **(2)**: Eine **isolierte Milzvenenthrombose** führt ebenfalls zu einem Pfortaderhochdruck. Allerdings kollateralisiert die Milzvene über splenogastrale Anastomosen, die zu Fundus- und Ösophagusvarizen führen können.

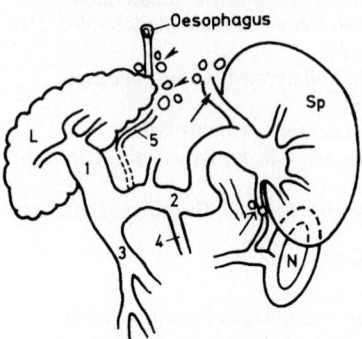

Abb. 4.19 Splenoportale Achse und wichtige portokavale Kollateralen
▶ Oesophagus und Fundusvarizen
→ splenogastrale Anastomosen
→ splenorenale Kollateralen

Zu **(3)** und **(5)**: Beim **Budd-Chiari-Syndrom** besteht ein Verschluss der Lebervenen durch Thrombosen, Tumorkompression oder angeborene membranöse Verschlüsse, der zu einer portalen Hypertension führt (posthepatischer Block). Es kann sich eine Kollateralisierung zwischen dem Versorgungsgebiet der V. umbilicalis und der V. portae ausbilden (Cruveilhier-von-Baumgarten-Syndrom). Auch bei der **Leberzirrhose** (intrahepatischer Block) ist eine entsprechende Kollateralisierung neben den weiteren o. g. Umgehungskreisläufen möglich.

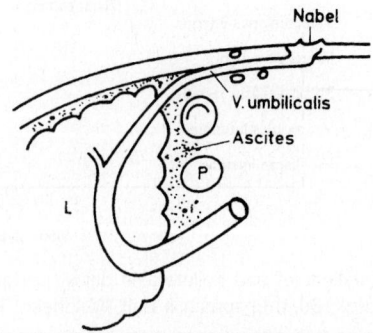

Abb. 4.20 Schema zur Darstellung des Cruveilhier-von-Baumgarten-Syndroms

Zu **(4)**: Als **Panzerherz (chronisch konstriktive Perikarditis)** wird die schwielige Schrumpfung des Perikarbeutels bezeichnet. Es kommt auf Grund der eingeschränkten Herzfunktion zu einem Rückstau des Blutes vor das rechte Herz mit erhöhtem

Venendruck und portaler Hypertension (posthepatischer Block). Ein Umgehungskreislauf über andere Venensysteme tritt in der Regel nicht auf, da der Druck im gesamten Venensystem gleichmäßig erhöht ist.

Therapie der Ösophagusvarizenblutung – IV.26

Zunächst muss endoskopisch geklärt werden, ob die Blutung bei Pfortaderhochdruck wirklich aus Ösophagusvarizen oder dem Magen-Darm-Bereich (z. B. erosive Gastritis, Ulkus) erfolgt.
Die **Ösophagusvarizenblutung** sollte grundsätzlich auf einer Intensivstation therapiert werden.

Konservative Maßnahmen:
1. zentraler Venenzugang, Blutersatz mit Vollblut oder Serum, notfallmäßige Plasmaexpander
2. Blutstillung lokal durch Einlegen einer Ballonsonde nach **Sengstaken-Blakemore**: Diese besteht aus einem Ösophagusballon und einem Magenballon mit einem zusätzlichen Absaugschlauch zur Vermeidung von Aspirationen. Nach Applikation möglichst über die Nase wird ein Ösophagusballondruck von ca. 40–45 mmHg (ca. 80 ml Luft) und ein Magenballondruck von ca. 60 mmHg (ca. 120 ml Luft) erzeugt. Wegen der Gefahr von **Druckulzera** sollte alle 6–8 Stunden die Luft abgelassen werden. Die Sonde sollte nicht länger als 24–32 Stunden belassen werden.
Bestehen die Varizen im Bereich der Kardia und des Magenfundus, kommt eine sog. Linton-Nachlas-Sonde zum Einsatz. Der birnenförmige Ballon wird nach sicherer Positionierung im Magen mit ca. 100 ml Luft gefüllt, angezogen und schließlich mit insgesamt 350 ml Luft oder Wasser geblockt. Anschließend muss ein Zug mit ca. 250 g am proximalen Ende der Sonde hergestellt werden.
3. **Verminderung des Pfortaderdruckes** durch Gabe von **Vasopressin-Analoga** (z. B. Glycerylpressin). Es wird eine Drucksenkung von ca. 15 mmHg erreicht, wobei die Wirkung bei den Analoga ca. 3–4 Stunden anhält. Cave: Magen-Darmkrämpfe, Angina pectoris bei koronarer Herzkrankheit. Auch **Somatostatin** kann erfolgreich eingesetzt werden (verändert nicht die Koronardurchblutung).
4. **endoskopische Varizensklerosierung** durch intra- oder paravariköse Ein- und Umspritzung mit sklerosierenden Mitteln (z. B. Aethoxysklerol, Polidocanol). In ca. 80–90 % der Fälle gelingt es damit die Blutung zum Stehen zu bringen. Mehrere Sitzungen sind oft notwendig.
5. Prophylaxe der **posthämorrhagischen Ammoniakintoxikation** erfolgt durch Gabe von schwer resorberbaren Antibiotika (z. B. Neomycin, Metronidazol) sowie Laktulose, womit die Unterbindung der Ammoniakbildung durch ein Umfunktionieren der Darmflora erreicht wird. Zuvor sind jedoch hohe Einläufe notwendig, damit das Medikament zum Wirkort gelangt.
6. Die **Ernährung** erfolgt am besten zunächst parenteral mit Zuckerlösungen. Eine Eiweißrestriktion ist erforderlich.
7. Zur Vermeidung erosiver Schleimhautveränderungen sind H_2-Blocker (z. B. Ranitidin oder Cimetidin) oder Protonenpumpenhemmer (z. B. Omeprazol) indiziert. Wegen Unruhe kann eine Sedierung (z. B. Oxazepam, Promethazin) notwendig werden.

Gelingt es durch konservative Methoden nicht die Blutung zum Stillstand zu bringen, sind ggf. **chirurgische Maßnahmen** erforderlich.

F98 **!!**

Frage 4.130: Lösung E

Die **Ösophagusvarizenblutung** gehört zu den schwersten oberen Gastrointestinalblutungen und ist die gefürchtetste Komplikation der portalen Hypertension.
Siehe Lerntext IV.26.
Zu **(C)** und **(D)**: Wenn konservative Maßnahmen keine Wirkung zeigen, ist die **chirurgische Intervention** angezeigt: Shunt-Operationen – komplette Shunts:
- portokavale Anastomose
- portokavale Anastomose mit flow- und druckadaptierter Arterialisation der Leber
- mesenterikokavale Anastomose, sog. H-Shunt
- zentrale splenorenale Anastomose (Linton)
- Seit-zu-Seit-Splenorenal-Anastomose
- **Transjugulärer intrahepatischer portosystemischer Stent-Shunt**

Inkomplette Shunts:
- distale splenorenale Anastomose

Sperroperationen:
Dies sind palliative Eingriffe, wobei die zum Ösophagus führenden Venen oder direkt die Varizen unterbrochen werden. Die gebräuchlichsten Sperroperationen sind:
- maschinelle Blutsperre subkardial oder ösophageal
- Dekongestion von Magen, Ösophagus und Zwerchfell
- Ösophagustransektion und Devaskularisation
- Kardia- und Fundusresektion

Zu **(E)**: Die **intravenöse Gabe von Epinephrin** wird wegen der vor allen Dingen kardialen Nebenwirkungen bei Ösophagusvarizenblutung nicht durchgeführt.

[H99] **!!**
Frage 4.131: Lösung C

In Anbetracht einer gastrointestinalen Blutung bei Verdacht auf Leberzirrhose sollte primär nach Ösophagusvarizen bzw. Ulcus duodeni/ventriculi gefahndet werden. Dazu ist die **Ösophagogastroduodenoskopie** unerlässlich.
Zu **(A):** Eine **Thrombozytentransfusion** sollte erst nach der Ursachenfindung der Blutung erfolgen.
Zu **(B):** Eine **angiographische Untersuchung der viszeralen Gefäße** kann bei Verdacht auf eine Ischämie im Dickdarmbereich durchgeführt werden. Diese geht mit erheblicher Schmerzsymptomatik einher und ist in dem geschilderten Fall unwahrscheinlich.
Zu **(D):** Die Gabe eines **Protonenpumpenhemmers** ist dann angebracht, wenn als Ursache der Blutung z. B. ein Ulcus ventriculi festgestellt wird.
Zu **(E):** Das **Legen einer Sengstakensonde** kann bei blutenden Ösophagusvarizen indiziert sein.

Stadieneinteilung bei hepatischer Enzephalopathie:
Stadium I: beginnende Schläfrigkeit, Flapping tremor, verwaschene Sprache
Stadium II: stärkere Schläfrigkeit, Apathie, Flapping tremor
Stadium III: fester Schlaf des Patienten, jedoch erweckbar, Korneal- und Sehnenreflexe erhalten, Foeter hepaticus, EEG-Veränderungen
Stadium IV: Koma, keine Reaktion auf Schmerzreize, fehlender Flapping tremor, EEG-Veränderungen.

Therapie:
Der Normwert für Ammoniak im Serum liegt bei 20–80 µg/100 ml.

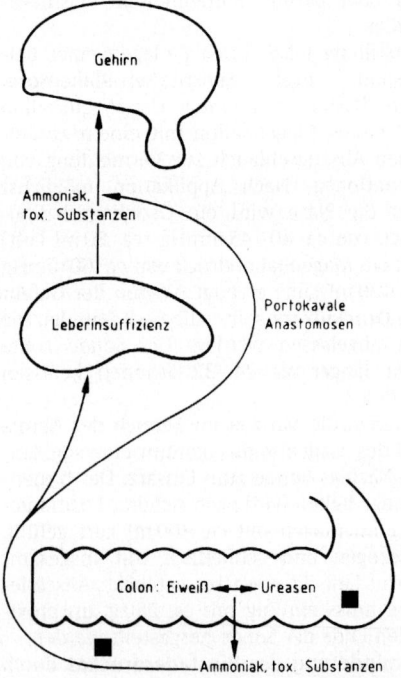

Abb. 4.22 Ammoniakbildung und Angriffsort

Ziel der Behandlung ist die Reduktion des Eiweißkatabolismus:
- durch ausreichende Kalorienzufuhr (2000 kcal/d) in Form von Kohlehydraten (parenteral durch Glukose)
- Eiweißreduktion bei leichter Enzephalopathie 20–40 g/d. Pflanzliches Eiweiß und Milcheiweiß sollten bevorzugt werden.
- Darmreinigung durch Abführmittel (z. B. Magnesiumsulfat)
- Ammoniakelimination durch Laktulose
Laktulose: Laktulose gelangt unverdaut in den Dickdarm. Hier wird es durch Zucker

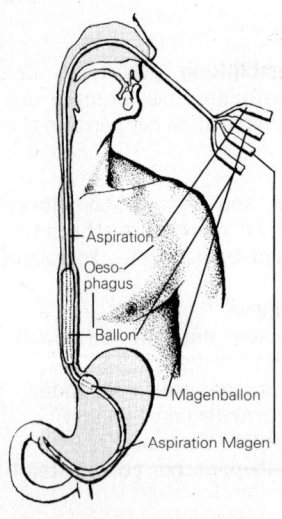

Abb. 4.21 Ballontamponade mit Sengstaken-Blakemore-Sonde (aus: von Planta, Memorix Innere Medizin, 4. Aufl., Chapman & Hall, Weinheim, 1996)

── **Hepatische Enzephalopathie** ──── IV.27 ──
Bei einer **Leberzirrhose** kommt es zu einer ungenügenden Entgiftung von ZNS-toxischen Stoffen wie Ammoniak, Fettsäuren, Mercaptan und γ-Aminobuttersäuren. Eine gastrointestinale Blutung führt zu einer vermehrten Bildung von Ammoniak im Darm.
Die schädigende Wirkung des Ammoniaks liegt wahrscheinlich in einer Interferenz mit dem Gehirnstoffwechsel begründet.

spaltende Bakterien zu Milchsäure und kleinen Mengen Essig- bzw. Ameisensäure gespalten. Durch Dissoziation fällt bei einer Ansäuerung des Darminhalts die NH$_3$-Konzentration bei simultanem Anstieg von NH$_4^+$.
- **Darmsterilisation:** Mithilfe nicht resorbierbarer Antibiotika wie Neomycin oder Paromomycin wird eine Erniedrigung des Ammoniakspiegels im Blut erreicht.

Weitere therapeutische Maßnahmen bei Leberkoma:
- Eiweißrestriktion
- Bilanzierung des Salz-Wasser- und Säure-Basen-Haushaltes

[H99] **!!**
Frage 4.132: Lösung C

Bei leichter **hepatischer Enzephalopathie** ist eine Eiweißreduktion auf ca. 50 g/d erforderlich. Eine totale Eiweißkarenz wird nach Varizenblutung und drohendem Leberkoma empfohlen wegen der Gefahr der Ammoniakbildung und der damit verbundenen Verschlimmerung einer hepatischen Enzephalopathie.
Zu **(A)** und **(B)**: Eine eiweißbegrenzte Diät hat bei **Gallenerkrankungen und Pankreaserkrankungen** keinen Nutzen.
Zu **(D)**: Dem **enteralen Eiweißverlustsyndrom** können verschiedene Erkrankungen wie z.B. chronisch entzündliche Darmerkrankungen, familiäre Polyposis, Strahlenenteritis, Morbus Ménétrier (Riesenfaltenmagen) zugrunde liegen. Primär sollte versucht werden, kausal entsprechend der Ursache zu behandeln. Ansonsten kommen symptomatische Behandlungsmaßnahmen wie z.B. Fettrestriktion und Austausch der langkettigen durch mittelkettige Triglyceride in Betracht.
Zu **(E)**: Zur Behandlung des **nephrotischen Syndroms bei minimal proliferierender intrakapillärer Glomerulonephritis ist die begrenzte Eiweißaufnahme** (0,8 g/kg KG/d) und kochsalzarme Kost ein wichtiger Bestandteil der Therapie. Eine eiweißarme hochkalorische Diät führt durch Verminderung des Perfusionsdrucks im Gomerulum zu einer Verminderung der Proteinurie. Gleichsam wird die Progredienz einer Niereninsuffizienz verlangsamt. Im Vordergrund der Therapie steht jedoch die Gabe von Cortison, womit ein Therapieerfolg von 80% der Fälle bersonders bei Kindern erreicht werden kann.

[F92] **!**
Frage 4.133: Lösung C

Siehe auch Lerntext IV.27.
Zu **(1)**: Die hochdosierte Gabe von **Vitamin B$_{12}$** nützt bei einer hepatischen Enzephalopathie wenig. Vielmehr kann sie bei der perniziösen Anämie sinnvoll sein.
Zu **(3)**: Die Stillung einer intestinalen Blutung ist bei einer **hepatischen Enzephalopathie** sinnvoll, da dadurch eine Bildung von Ammoniak aus dem im Blut enthaltenen Eiweiß im Darm vermindert wird.
Zu **(5)**: Die Verabreichung von **Diuretika** (z.B. Furosemid) bringt keinen nachweisbaren Nutzen bei der hepatischen Enzephalopathie.

Alkoholhepatitis — IV.28

Die **Alkoholhepatitis** ist definiert als alkoholbedingte Leberschädigung, die ikterisch oder anikterisch verlaufen kann und histologisch durch hyaline, zentrale Sklerose, Leberzellschädigung (Mallory-Bodies, Nekrosen) und Zellinfiltrationen gekennzeichnet ist.

Typische Symptome sind:
- Oberbauchbeschwerden
- Übelkeit, Erbrechen
- Anorexie
- Hautzeichen (Gefäßspinnen, Weißfleckung, Palmarerythem, Dupuytren-Kontraktur)
- Parotisschwellung
- Fingertremor
- verstärktes Schwitzen

Labor
In schweren Fällen sind häufig erhöhte Temperaturen und Leukozytose vorhanden.
Leitenzym der alkoholinduzierten Leberschädigung (sowohl Fettleber als auch Alkoholhepatitis) ist die γ-GT. Bei Alkoholhepatits findet sich eine Erhöhung auf etwa 200 U/l (Norm: m = 6–28 U/l, w = 4–18 U/l).
Die **GLDH** ist leicht über die Norm erhöht (bei nekrotisierender Verlaufsform stärkerer Anstieg der GLDH, denn es ist ein nur in den Mitochondrien enthaltenes Enzym).
Die **GOT-Werte** liegen um etwa das 1,5fache höher als die **GPT-Werte**.
Bei Hepatitiden findet man eine Erhöhung des **Serumeisens** in Verbindung mit einer erniedrigten Eisenbindungskapazität.
Die **TPZ (Quick)** ist verlängert als Ausdruck einer verminderten Leberfunktion.
Die transitorische Trias Hyperlipoproteinämie, hämolytische Anämie und Hyperbilirubinämie kennzeichnen das **Zieve-Syndrom.**

Zur Therapie der Alkoholhepatitis:
Im Vordergrund steht die absolute Alkoholabstinenz. Eine kausale Behandlung besteht nicht.

Häufig ist eine parenterale Ernährung mit genügender Vitamin-, Kalorien- und Aminosäurenzufuhr notwendig. Eine Steroidgabe ist in der Regel nicht indiziert.
In ca. 50% der Fälle entwickelt sich im Laufe von 5–10 Jahren eine Leberzirrhose. Bei leichten Fällen wird oft ein Umbau in eine Leberfibrose beobachtet.
Bei Folsäuremangel ist die Substitution von Folsäure, bei ZNS-Schaden Gabe von Vitamin B_1-Präparaten sinnvoll.

H92 !

Frage 4.134: Lösung C

Die geschilderten Befunde entsprechen denen einer akuten **Alkoholhepatitis**. Charakteristischerweise sind die Cholestaseparameter wie γ-GT und alkalische Phosphatase sowie Bilirubin erhöht, auch die Transaminasen sind deutlich vermehrt nachweisbar mit einem de Ritis-Quotienten GOT/GPT > 1. Daneben fällt die vermehrte IgA-Fraktion im Serum auf sowie eine leichte Leukozytose und ein erhöhtes MCH. Passend zur alkoholischen Hepatitis sind die im Text genannten klinischen Symptome. Im Rahmen der alkoholischen Hepatitis tritt nicht selten auch eine Pankreatitis auf (chronisch kalzifierende Pankreatitis). Der sonographische Befund i.S. einer Vergrößerung der Pankreaskopfregion lässt sich auf diese Weise erklären.
Zu **(A):** Eine **akute Virushepatitis** zeigt ebenfalls einen Anstieg der Transaminasen, jedoch ist der de Ritis-Quotient GOT/GPT < 1. Der Anstieg der Transaminasen ist wesentlich höher als bei der alkoholischen Hepatitis (500–3000 U/l). Charakteristisch und beweisend sind IgM-Ak gegen die einzelnen Virusmarker.
Die cholestatische Verlaufsform zeigt sonographisch keinen auffälligen Befund.
Zu **(B):** Beim mechanischen Gallengangsverschluss durch **Choledocholithiasis** würden sonographisch erweiterte extrahepatische Gallengänge auffallen. Ein Transaminaseanstieg ist nicht typisch.
Zu **(D):** Typische Symptome des **Pankreaskarzinoms** sind Gewichtsverlust, Abdominalschmerzen, Rückenschmerzen, Anorexie und Übelkeit, Ikterus, Diarrhö, Obstipation, Schwäche, Thrombophlebitis. Sonographisch typische Kriterien für ein Pankreaskarzinom, das ab einem Durchmesser von 1,5–2 cm sichtbar wird, sind umschriebene Organvergrößerung mit pseudopodienartigen starren Ausläufern sowie echoarmen und inhomogenen Strukturmustern.
Endosonographisch können zunehmend auch kleinere Pankreaskarzinome erkannt werden (über Magenhinterwand).

Zu **(E):** Laborchemisch sind bei einer **Leberzirrhose** (z.B. bei Morbus Wilson) mit Cholestase erhöhte Cholestaseparameter (γ-GT, AP, Bilirubin) sowie eine verminderte Cholinesterase, verminderte Vitamin K-abhängige Gerinnungsfaktoren des Prothrombinkomplexes sowie vermindertes Albumin charakteristisch.
Typisch sind neurologische Systeme, die vornehmlich das motorische System betreffen sowie hämatologische Veränderungen i.S. von Thrombozytopenie, hämolytische Anämie und Leukozytopenie. Außerdem werden abdominelle Symptome mit Hepatosplenomegalie geklagt. Auffallend ist der Kayser-Fleischer-Kornealring.

── Leberzellkarzinom ────────── IV.29 ─

Das **primäre Leberkarzinom** entsteht meist in Leberzirrhosen. Ca. 4–10% der an Leberzirrhose Erkrankten entwickeln ein Leberkarzinom.
Man unterscheidet das Leberzellkarzinom (Hepatom) in zwei Formen:
1. multilokuläre (bei 80% vorher bestehende Zirrhose)
2. monolokuläre (bei 20% vorher bestehende Zirrhose) (nach Hegglin)

Häufigkeit
In unseren Breiten relativ selten mit einer Inzidenz von 5:100000. In Mittelmeerländern und Afrika sowie in Ostasien bedeutend häufiger mit ca. 20:100000. Mann:Frau =3:1. Manifestationsalter meist zwischen 50 und 70 Jahren. In Afrika nicht selten schon mit 30 und 40 Jahren.

Ätiologie
- Leberzirrhoseerkrankte (z.B. nach Hämochromatose, Morbus Wilson u.a.)
- HBs-Ag-Positive (ca. 25% der Pat. mit Leberkarzinom sind HBs-Ag-positiv – Gesamtbevölkerung etwa 0,1%)
- Hepatitis C-Virus (HCV), höchstes Risiko bei neonataler HBV-Injektion
- Thorotrast (radioaktives Röntgenkontrastmittel, früher häufig verwendet)
- evtl. Behandlung mit Androgenen, oralen Kontrazeptiva über Jahre
- Pflanzenalkaloide, Mykotoxine (Aflatoxine)

Befunde
- Lebervergrößerung, druckschmerzhaft
- Aszites, Ikterus
- dekompensierte Leberzirrhose
- paraneoplastische Symptome (z.B. Fieber, Polyglobulie)
- Gewichtsverlust

Metastasierung erfolgt frühzeitig lymphogen und hämatogen. Die Tumoren neigen zum Einbruch in Pfortader- und Lebervenenäste, die meist beträchtlich erweitert sind, und eine bevorzugte Metastasierung in das **Skelettsystem**

und in die **Lungen.** Mikroskopisch weist das Leberzellkarzinom einen trabekulären, azinären oder anaplastischen Bau auf.
Diagnostik
Die Bestimmung des α-**Fetoproteins,** eines karzinofetalen Antigens ist von Bedeutung, da es in ca. 75–80% der Fälle erhöht ist. (Hodentumoren embryonaler Herkunft in 80% der Fälle erhöht).
- Sonographie
- Computertomographie
- Angiographie
- Laparoskopie
- Feinnadelpunktion
- Kernspintomographie

Therapie
- zytostatische Therapie, Radiatio
- Ligatur der A. hepatica
- evtl. Lebertransplantation

Prognose
schlecht, mittlere Überlebensrate ca. 6 Monate

F99 **!**

Frage 4.135: Lösung D

Zu **(D):** Der Laparoskopiebefund ergibt den hochgradigen Verdacht auf ein diffus infiltrierendes **primäres Leberzellkarzinom.**
Zu **(A):** Eine **Splenomegalie** tritt bei Leberzirrhose auf Grund des Pfortaderdruckes auf.
Zu **(B):** **Ösophagusvarizen** sind ein typischer Befund bei Leberzirrhose mit portaler Hypertension. Auf Grund des Kollateralkreislaufes bilden sich Ösophagus- und Corpus/Fundusvarizen aus.
Zu **(C):** Eine Erhöhung des α$_1$-**Fetoproteins (AFP)** kann bei Leberzirrhose nachgewiesen werden. Die Werte liegen jedoch eher relativ niedrig und steigen nicht über 500 µg/l (Normwert bis 15 µg/l). Beim **hepatozellulären Karzinom** können die Werte bei bis zu 10 g/l liegen:
- 40% der Patienten mit hepatozellulärem Karzinom zeigen normale AFP-Werte
- 60% der Patienten haben erhöhte Werte, davon
  - 50% > 100 µg/l
  - 32% > 1 mg/l
  - 20% > 10 mg/l.

Somit ist der Nachweis einer 5fachen Erhöhung des AFP noch kein Hinweis für ein Leberzellkarzinom.
Zu **(E):** **Plasmazellen** dienen hauptsächlich der Produktion von Immunglobulinen.
Eine Vermehrung von **Plasmazellen** wird bei folgenden Erkrankungen beobachtet:
- Leberzirrhose
- Plasmozytom

Schwere virale Infektionen

F96 **!!**

Frage 4.136: Lösung D

Das **hepatozelluläre Karzinom** (primäres Leberkarzinom) kann solitär, multizentrisch oder diffus infiltrierend wachsen. Es neigt zur frühzeitigen Metastasierung. Es ist in unseren Breiten relativ selten (Inzidenz 5/100 000 Einwohner, m:w = 3:1), in den Tropen jedoch häufigstes Malignom der Männer.
Zu **(A):** Entscheidend für die Diagnostik des **primären Leberzellkarzinoms** sind die bildgebenden Verfahren wie z. B. Sonographie, CT, MRT (Magnetresonanztomographie), Angiographie sowie die Feinnadelpunktion und Histologie.
Die Abb. 4.23 zeigt sonographisch ein primäres Leberzellkarzinom.
Zu **(B):** Das α-**Fetoprotein** ist beim primärem Leberkarzinom in 90% der Fälle erhöht bei hoher Spezifität von 95%.
Andere Ursachen der AFP-Erhöhung können sein: nicht seminomatöses Hodenkarzinom, gastrointestinale Tumoren, Schwangerschaft und andere Lebererkrankungen.
Zu **(C):** Beim **primären Leberzellkarzinom** kann häufig eine gestörte Eisenspeicherung nachgewiesen werden, sodass es zur Ablagerung großer Mengen von Eisen in den Parenchymzellen kommt. Diese erworbene Hämochromatose kann laborchemisch in Form des Ferritins nachgewiesen werden.
Zu **(D):** Bei der **hepatobiliären Funktionsszintigraphie** erlaubt das biliär ausgeschiedene Radiopharmakon (m^{99}Tc) eine Aussage über die zeitgerechte Ausscheidung in das ableitende Gallengangsystem. Es können somit Rückschlüsse auf eine intra- oder extrahepatische Cholestase gezogen werden. Auf Grund der intrahepatischen Funktionsstörung ist die Exkretionsphase verlangsamt.
Zu **(E):** Angiographisch lässt sich ein **hepatozelluläres Karzinom** als hypervaskularisierter raumfordernder Prozess darstellen. Daneben können unregelmäßig geformte Tumorgefäße sowie arteriovenöse Shunts dargestellt werden.

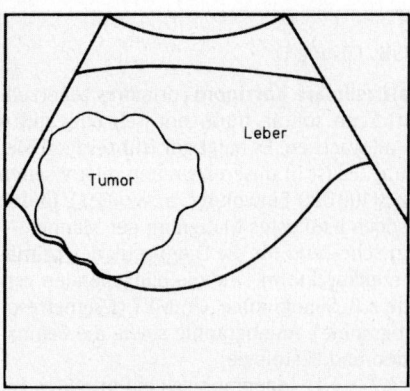 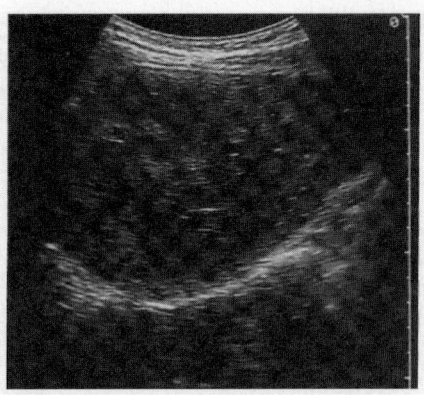 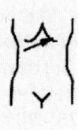

Abb. 4.**23** **Primäres Leberzellkarzinom** (subkostaler Schrägschnitt durch den rechten Leberlappen). Rechtslateral liegt eine größere Veränderung, die polyzyklisch begrenzt ist und aus z. T. reflexkräftigen, z. T. reflexarmen Anteilen besteht. Die Leber ist im Sinne einer posthepatitischen feinknotigen Leberzirrhose nur gering verändert. Die Leberoberfläche ist nahezu glatt. (aus: Weiss. H. u. A., Ultraschallatlas Bd. 2, Internistische Ultraschalldiagnostik, Chapman & Hall, 1994)

H99
Frage 4.137: Lösung B

Beim **hepatozellulären Karzinom** ist das AFP (Alpha-Fetoprotein) in 90% der Fälle erhöht bei hoher Spezifität. Die Serumelektrophorese zeigt bei vorliegender Leberzirrhose eine breitbasige polyklonale Vermehrung der Gamma-Globuline. Für die primär biliäre Zirrhose ist ein relativ hoher Anteil von IgM charakteristisch.

Zu **(A):** Beim **Plasmozytom** bilden Tumorzellen der Plasmazellreihe (B-Zellinie) monoklonale Paraproteine der Klassen IgA und IgG, seltener IgD oder IgE. Die Serumelektrophorese zeigt einen schmalbasigen Peak im Bereich der Globulinfraktion (**M-Gradient**).

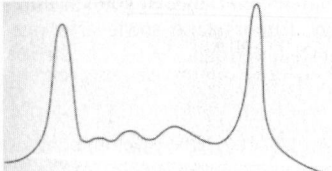

Abb. 4.**24** M-Gradient in der Eiweißelektrophorese (aus Schettler, Greten, Innere Medizin, 9. Aufl., Georg Thieme Verlag, Stuttgart, 1998)

Zu **(C):** Das **Hodenteratom** gehört zu den Keimzelltumoren des Hodens. Es sezerniert in hohem Maße Tumormarker wie AFP (Alpha-Fetoprotein) und β-HCG (Human chorionic gonadotropine). HCG wird von synzytiotrophoblastischen Zellen produziert.

Zu **(D):** **PSA (prostaspezifisches Antigen)** ist ein gewebsspezifisches sekretorisches Glykoprotein, das in den epithelialen Deckzellen der Acini und Ductuli prostatici gebildet wird. Der Tumormarker wird in hohem Maße bei Prostatakarzinom oder anderen Prostataerkrankungen gefunden. Der Referenzwert liegt bei < 4 μg/ml.

Zu **(E):** Bei einem Teil der Patienten mit **Kolonkarzinom** können erhöhte Spiegel von **CEA (carcino-embryonales-Antigen)** festgestellt werden – 10% bei Dukes A, 40% bei Dukes B, 60% bei Dukes C, > 90% bei Dukes D.

H98 !!
Frage 4.138: Lösung E

Die Symptome des Falles sprechen sehr für das Auftreten eines **primären Leberzellkarzinoms.** Dieser Tumor ist hochmaligne und zeigt eine **rasche Progredienz.** Es besteht eine hohe Koinzidenz mit Hepatitis B-Virus. Bei 60–90% der Tumorpatienten geht eine virale, metabolische oder toxisch induzierte Leberzirrhose voraus.

Das klinische Bild ist nicht einheitlich. Die Patienten klagen über ein Druckgefühl im Oberbauch, Gewichtsabnahme und eine reduzierte Leistungsfähigkeit. Es ist eine ausgeprägte Hepatomegalie, oft auch Splenomegalie, ein Ikterus und in 50% der Fälle ein vor allem hämorrhagischer Aszites nachweisbar. Der Aszites ist häufig blutig. Eine besondere diagnostische Bedeutung hat das α-Fetoprotein.

Zu **(A):** Der **blutige Aszites** spricht für ein malignes Geschehen und weniger für eine entzündliche Genese.

Zu **(B):** Typisch für eine **Cholangitis** sind Schmerzen im rechten Oberbauch, Ikterus und Fieber. Der blutige Aszites gehört nicht zu dem Krankheitsbild.

Zu (C): Für einen **Leberabszess** spricht Fieber und eine Erhöhung der Entzündungsparameter (z. B. BSG). Aszites ist untypisch.

Zu (D): Eine **Pfortaderthrombose** führt zu einer portalen Hypertension mit entsprechenden Folgeerscheinungen wie Aszitesbildung, Entstehung eines Kollateralvenenkreislaufes und einer kongestiven Splenomegalie.

H98 !!

Frage 4.139: Lösung D

Zu (D): Bei der Entstehung des **primären Leberzellkarzinoms** besteht eine hohe Koinzidenz mit der Durchseuchung des Hepatitis B-Virus. Das Risiko an einem Karzinom zu erkranken ist 30–200fach höher. In 60–90% der Fälle mit primärem Leberzellkarzinom geht eine virale, metabolische oder toxisch induzierte Leberzirrhose voraus. Etwa 20% der Patienten mit einer Leberzirrhose auf dem Boden einer chronischen Hepatitis-B-Virusinfektion entwickeln ein primäres Leberzellkarzinom, dabei ist der Nachweis von Hbe-Ag und anti HBc-Ag ein prädisponierender Faktor. Ein wichtiger diagnostischer Marker ist das α-Fetoprotein.

Zu (A): Zu den diagnostischen Maßnahmen bei Verdacht auf ein **primäres Leberzellkarzinom** gehören:
- laborchemische Untersuchung: Bestimmung z. B. von α-Fetoprotein
- bildgebende Verfahren: Farbdopplersonographie, Computertomographie, MRT, Angiographie
- Feinnadelpunktion und Histologie. Diese Methode dient der Feststellung der Dignität. Eine Kontraindikation ist nicht gegeben.

Zu (B): Bestimmung des **karzinoembryonalen Antigens** haben bei der Differenzialdiagnose einer Lebertumorerkrankung einen gewissen Stellenwert, insbesondere unter Berücksichtigung des Konzentrationsverlaufes und in Kombination mit bildgebenden Verfahren. Allerdings ist die Sensitivität und Spezifität ausgesprochen schlecht. CEA-Konzentrationen mit Überschreitung des Referenzbereiches um das 8–10fache finden sich bei benignen Lebertumoren nur selten, beim primären Leberzellkarzinom in etwa 6% der Fälle.

Zu (C): Typische sonographische Befunde für ein **Leberzellkarzinom** gibt es nicht. Das Karzinom kann von echodichter oder echoarmer Struktur sein und zeigt ein solitäres, multizentrisches oder diffus infiltrierendes Wachstum. Leberzellkarzinome können z. B. leicht mit Hämangiomen der Leber verwechselt werden. Nur der histologische Befund kann die Diagnose sichern.

Zu (E): Eine Erhöhung von Lebertransaminasen kann bei einem **primären Leberzellkarzinom** ebenso wie bei **Lebermetastasen** beobachtet werden. Ein typisches Serumenzymmuster gibt es nicht.

F97

Frage 4.140: Lösung D

Die geschilderte Symptomatik bei katabolem Verlauf und solitärem Prozess im rechten Leberlappen lässt am ehesten an eine **Lebermetastase** denken. Die Ringfinger aus echoarmem Randsaum und der sekundären zentralen Echoanhäufung ist als typisches Tumorbild in einer bestimmten Phase des Verlaufes anzusehen, die je nach der individuellen Biologie des Tumors früher oder später eintritt. Solche Konfigurationen sind häufig und finden sich auch gleichzeitig neben jüngeren bzw. kleineren Metastasen, die noch ganz echoarm sind, wenn zeitlich verschiedene Metastasierungsschübe ablaufen. Bei zunehmender Regression kann es im Zeitraum der Metastase zu einer nekrotischen Verflüssigung kommen.

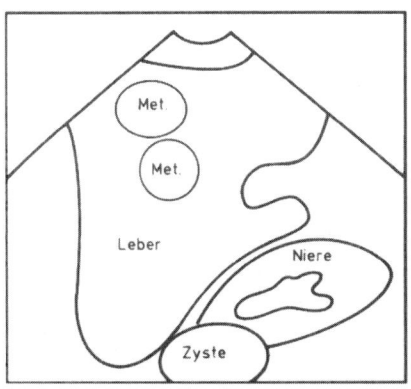 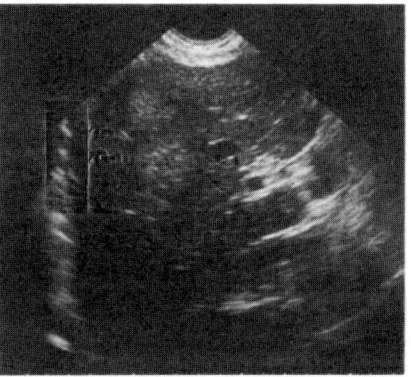

Abb. 4.**25** Reflexkräftige Metastasen mit Randwallbildung (Malozeichen) (aus: Weiss, H. A., Ultraschallatlas 2, Chapman & Hall, Weinheim, 1994)

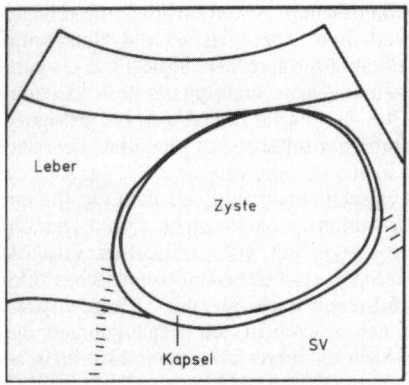 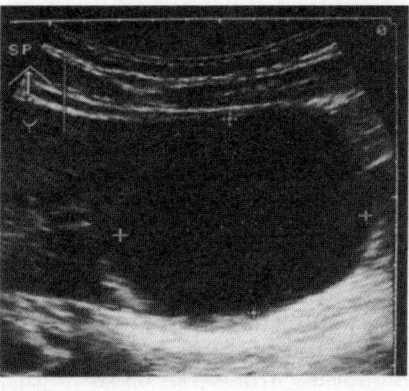 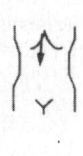

Abb. 4.**26** Echinokokkuszyste der Leber (aus: s. 4.25)

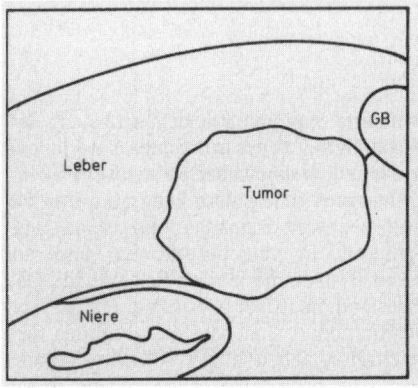 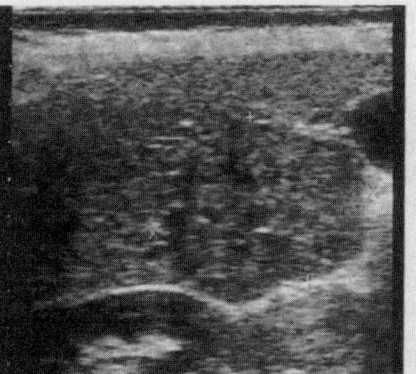 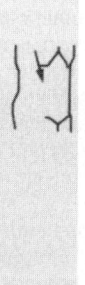

Abb. 4.**27** Fokal-noduläre Hyperplasie der Leber (aus: s. 4.25)

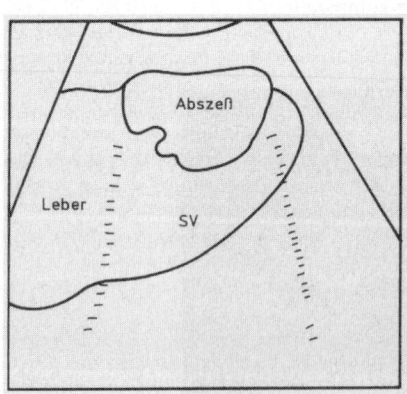 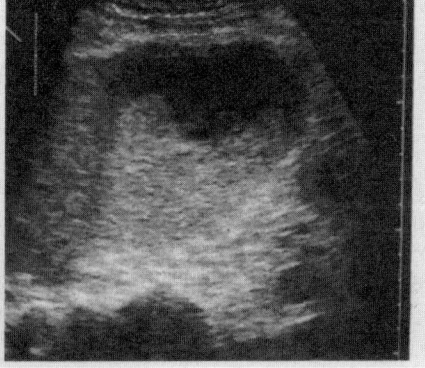 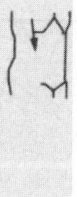

Abb. 4.**28** Pyogener Leberabszess nach Cholecystektomie (aus s. 4.25)

Zu **(B)**: **Echinokokkuszysten** in der Leber zeigen sonographisch das Bild einer reflexfreien runden Struktur mit echoreicher Kapsel.
Zu **(C)**: Die **fokal-noduläre Hyperplasie** (FNH) gehört zu den gutartigen Tumoren der Leber. In erster Linie sind Frauen betroffen, die Ätiologie ist unbekannt. Die Östrogeneinnahme kann zu einer Vergrößerung des Tumors führen. Typisch für die FNH ist eine zentrale Narbe mit sternförmigen Septen.
Zu **(E)**: Typische klinische Symptome bei einem **Leberabszess** sind hohe BSG und Fieber. Sonographisch imponiert eine echoarme Raumforderung mit Binnenechos und einer Abszesskapsel.

H96

Frage 4.141: Lösung B

Leberhämangiome sind gutartige Tumoren der Leber, die sich aus einem Konglomerat kleiner Gefäße bilden. Es entstehen dann durch Dilatation große, von Endothel ausgekleidete und blutgefüllte Räume. Sie sind die häufigsten benignen Lebertumoren. Sie stellen einen Zufallsbefund dar, der bei 0,5–7% der Bevölkerung nachgewiesen werden kann (Sonographie oder CT). In 90% der Fälle kommen sie solitär vor. Frauen sind 4- bis 6-mal häufiger betroffen als Männer.
Leberhämangiome sind klinisch symptomlos. Biopsien sind kontraindiziert. Eine chirurgische Entfernung ist nur bei Komplikationen angezeigt. Es besteht eine Korrelation der Größenzunahme des Tumors zu Antikonzeptiva und Schwangerschaft, sodass offenbar eine Hormonabhängigkeit besteht.
Zu **(A)**: **Leberhämangiome** kommen in der Regel solitär vor und sind meist kleiner als 4 cm im Durchmesser.
Zu **(B)**: Eine **Entartung** von Leberhämangiomen ist nicht bekannt. Das **Hämangiomsarkom** ist ein maligner, mesenchymaler, vom Gefäßsystem sich ableitender, seltener Tumor der Leber. Er kommt meist multizentrisch vor und lässt sich vor allem bei Jugendlichen beobachten.
Zu **(C)**: Bildgebende Verfahren zur Darstellung des **Leberhämangioms** sind die Sonographie sowie Computertomographie. Das Angio-CT wird durchgeführt zur differenzialdiagnostischen Klärung von herdförmigen Leberveränderungen. Dabei wird nach intravenösem Kontrastmittelbolus in schneller Folge eine Schicht mehrfach dargestellt, um die arterielle Phase, die Anreicherung des Kontrastmittels und die venöse Abflussphase zu erfassen. Die unterschiedliche Füllung des Hämangioms mit Kontrastmittel wird als **Irisblenden-Phänomen** bezeichnet.

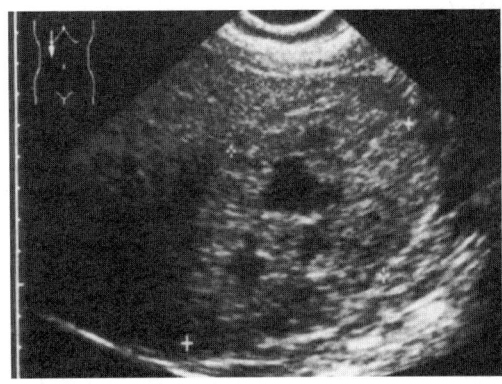

Abb. 4.**29** **Riesenhämangiom** im rechten Leberlappen (11 × 7 cm), eiförmig, scharfe Abgrenzung, wenig echoreicher als die übrige Leber, mit multiplen, scharf begrenzten echofreien Formationen (Verflüssigungszonen) (aus: Rettenmaier/Seitz (Hrsg.), Sonographische Differenzialdiagnostik, Chapman & Hall, Weinheim, 1994)

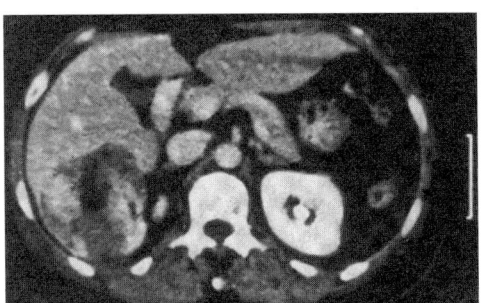

Abb. 4.**30** Derselbe Fall zeigt im Angiocomputertomogramm eine fleckige Spätanfärbung, peripher betont mit glatten, zystenförmigen Aussparungen, die den liquiden Anteilen im Sonogramm entsprechen. (aus: s. 4.29)

Zu **(D)**: Der Einsatz der **Blutpoolszintigraphie** mit ^{99}Tc-markierten Erythrozyten führt zu typischen Befunden beim Leberhämangiom. Zu **(E)**: In der Regel sind **Leberhämangiome symptomlos.** Allerdings können oberflächlich liegende Tumoren bei Bauchtrauma zur Ruptur führen. In diesem Fall ist die chirurgische Intervention erforderlich.

Frage 4.142: Lösung C

Die geschilderte Symptomkonstellation der Frau spricht am ehesten für eine **Arzneimittelschädigung der Leber durch Prajmaliumbitartrat**. Prajmalium kann wie viele andere medikamentöse Substanzen hepatotoxische Nebenwirkungen auslösen, wobei die intrahepatische Cholestase vorherrscht (erhöhtes Bilirubin, alkalische Phosphatase und erhöhte γ-GT). Dabei ist das konjugierte Bilirubin höher als das unkonjugierte. Auch Serumcholesterin und andere Lipide können erhöht sein. Charakteristisch ist eine **Bluteosinophilie** (etwa 50% der Fälle). Bei reiner intrahepatischer Cholestase sind die Transaminasen normal, bei den häufigeren Mischformen mit begleitenden Leberzellschäden können sie jedoch auch Werte von 200 bis 300 U/l erreichen. Entscheidende therapeutische Maßnahme ist das Absetzen des Medikamentes.
Im Folgenden werden die wichtigsten Substanzklassen aufgeführt, die zu Leberschäden führen können:

1. Antiarrhythmika:
Hier ist in erster Linie **Ajmalin** zu nennen, das zum cholestatischen Ikterus vom Verschlusstyp führen kann.

2. Phenothiazine:
In ca. 1% der Fälle, die Chlorpromazin-haltige Medikamente eingenommen haben, wird ein Arzneimittelikterus beobachtet.

3. Tuberkulostatika:
Nach INH-Behandlung kann ein hepatitisähnliches Bild hervorgerufen werden. Auch Rifampicin zeigt eine ähnliche Symptomatik. Bei kombinierter Einnahme ist in 5% mit dem Auftreten einer hepatitisähnlichen Erkrankung zu rechnen.

4. Antihypertensiva:
Vor allem α-Methyldopa führt zum Bild einer akuten Virushepatitis.

5. Thyreostatika:
Nach Thyreostatika (Methylthiouracil) wurde vermehrt ein Ikterus vom Verschlusstyp beobachtet.

6. Antibiotika:
In seltenen Fällen führt die Einnahme von Tetracyclinen zur Fettleber. Penizilline können eine Lebergranulomatose auslösen und Erythromycin führt selten (ca. 1%) zu einem Arzneimittelikterus. Auch Sulfonamide können eine Lebergranulomatose oder Arzneimittelikterus hervorrufen.

7. Zytostatika:
Jede Einnahme von Zytostatika kann zur Leberschädigung mit Nekrosen und Ikterus führen. Unter Methotrexat sind Leberzirrhosen beobachtet worden.

8. Halothan:
Dieses Inhalationsanästhetikum kann unkomplizierte Hepatitiden, cholestatische Leberschäden sowie fulminante Hepatitiden mit tödlichem Ausgang hervorrufen.

9. Hormone:
Synthetische Hormone und deren Abkömmlinge (z. B. Methyltestosteron) können häufig zu cholestatischen Leberschäden führen. Auch primäre Leberkarzinome und obliterierende Lebervenenerkrankungen (Budd-Chiari-Syndrom) sind beobachtet worden.

Zu **(A):** Gegen die akute **Virushepatitis B** spricht das negative HBsAg, das schon 14 Tage vor der klinischen Symptomatik nachweisbar ist.

Zu **(C):** Auch beim akuten Schub einer chronischen Hepatitis B wäre der Nachweis des HBs-Ag zu fordern.

Zu **(D):** Als häufigste Ursache des **Verschlussikterus** kommen Konkremente im Bereich des Ductus choledochus in Betracht. Seltener sind Gallengangkarzinome, Neoplasien im Bereich der Papilla Vateri, chronische Pankreatitis und Pankreaskarzinom.
Das Bilirubin steigt auf Werte von 260–430 µmol/l an, wobei das direkte Bilirubin überwiegt. Transaminasen sind nur geringfügig erhöht und betragen selten das 10fache der Norm. Erhöht sind die alkalische Phosphatase, die γ-GT und das Cholesterin. Im Urin ist Bilirubin vermehrt zu beobachten, während Urobilinogen in der Regel nicht vorkommt.

Zu **(E):** Die Beteiligung der Leber und Milz als Hepatosplenomegalie ist beim **Lupus erythematodes** ein eher selteneres Symptom (ca. 20%).
(26% B, 48% C, 20% A)

Tab. 4.9 **Differenzialdiagnose des Ikterus** (aus Droste, v. Planta: Memorix Innere Medizin, 4. Aufl. Chapman & Hall, Weinheim 1996)

	prähepatischer Ikterus (hämolytisch)	intrahepatischer Ikterus (parenchymatös)	posthepatischer Ikterus (Verschluss)
Serum Bilirubin			
– indirekt (unkonjugiert)	↑	– (↑)	–
– direkt (konjugiert, glukuroniert)	–	↑ (↑)	↑ (↑)
GOT	(↑)	↑↑↑	↑/↑↑
GPT	–	↑↑↑	↑/↑↑
AP	–	(↑)/↑↑	↑↑↑
LAP	–	(↑)/↑↑	↑/↑↑↑
γ-GT	–	↑/↑↑	↑↑/↑↑↑
LDH	↑↑/↑↑↑	↑/↑↑	↑
Urin Bilirubin		↑	↑
Urobilinogen	↑/↓	↑/↓	↓/–
Urinfarbe	hell	dunkel	dunkel
Stuhlfarbe	dunkel	hell	hell
Juckreiz	–	(+)	++
Klinik	Milz ↑ Anämiezellen	Leber (↑) druckempfindlich? Leberhautzeichen	evtl. Koliken, Gallenblase schmerzhaft

Zu **(A)**: Bei der **akuten Virushepatitis Typ B** kann ein Transaminasenanstieg von 500–3000 U/l beobachtet werden. Bei der akuten Hepatitis B ist das Anti-HBc-IgM immer positiv, das HBs-AG in 90% der Fälle.
Anti-HBs wird erst positiv, wenn HBs-Ag verschwunden ist und bedeutet eine Ausheilung der Hepatitis B.
Zu **(B)**: Eine **chronische Hepatitis B** erkennt man an der Persistenz des Oberflächenantigens (HBs-Ag) und der Persistenz der Marker der Virusreplikation (HBe-Ag, HBV-DNA). Wegen fehlender Serokonversion entsteht **Anti-HBs** nicht.
Zu **(D)**: Eine Cholestase ist als Nebenwirkung nach Gabe von **Digitoxin** nicht bekannt.
Zu **(E)**: Die **primär biliäre Leberzirrhose** ist eine chronisch progressive Lebererkrankung, die vorwiegend Frauen betrifft.
Die Ätiologie ist unklar, vermutlich spielen Autoimmunvorgänge eine entscheidende Rolle. Es kommt zu einer Destruktion der kleinen, intrahepatischen Gallengänge. Frühe Symptome sind eine erhöhte AP und γ-GT, die Bilirubinkonzentration ist jedoch nur gering erhöht. Bilirubinwerte über 20 mg/l sind ungewöhnlich.
Transaminasen können leicht erhöht sein. Typisch ist der Nachweis **antimitochondrialer Antikörper**, wobei die Typen M2, M4, M8 und M9 typisch sind.

F97

Frage 4.143: Lösung C

Die **fokalnoduläre Hyperplasie der Leber** ist eine herdförmige Hyperplasie von Hepatozyten in Kombination mit einer Proliferation kleiner Gallengänge und unregelmäßigen Fibrosefeldern.
In 90% der Fälle werden **Frauen** betroffen. In 60% der Fälle werden **Ovulationshemmer** eingenommen. In der Mehrzahl kommt der Tumor **solitär** vor (80% der Fälle).
Häufig kann nach Absetzen der Ovulationshemmer eine Regression des gutartigen Tumors nachgewiesen werden.
Die **Diagnose** wird durch **Sonographie und CT** gestellt. Zur differenzialdiagnostischen Abklärung gegenüber Leberzelladenomen ist die **hepatobiliäre Sequenzszintigraphie** das Mittel der Wahl. Hierbei kommt es zu einer typischen biliären Ausscheidung der mit einem Radionuklid markierten Trägersubstanz durch die Leberzellen. Die Ausscheidung unterbleibt beim Adenom wegen der fehlenden Gallengänge im Tumor. Im **nativen CT** erscheint die fokalnoduläre Hyperplasie meist hypodens. Schon nach kurzer Zeit nach i.v.-Kontrastmittelgabe färbt sie sich flächenhaft an (früharterielle Phase) und unterscheidet sich von der übrigen Leber.
Zu **(C)**: Die **fokalnoduläre Hyperplasie der Leber** ist eine gutartige Erkrankung ohne Entartungsrisiko.

H94 !!

Frage 4.144: Lösung D

Bei dem geschilderten Krankheitsbild der 37-jährigen Patientin handelt es sich offenbar um eine dekompensierte **Leberzirrhose**.
Folgende ätiologische Faktoren kommen in Betracht:
- Alkoholismus
- Virushepatitis (C), (D)
- medikamenteninduzierte Leberfunktionsstörung (z.B. Paracetamol)
- primär biliäre Zirrhose und autoimmune chronisch aktive Hepatitis
- kardiale Zirrhose (Rechtsherzinsuffizienz)
- Budd-Chiari-Syndrom
- Tropenerkrankung (z.B. Bilharziose)

Zu (D): Die idiopathische **Hämochromatose** gehört zu den stoffwechselbedingten Leberkrankheiten. Sie stellt eine genetisch determinierte Störung der Eisenbilanz dar, mit exzessiver Eisenablagerung in verschiedenen Organen des Körpers. Bei Frauen kommt die Krankheit 5- bis 10-mal seltener vor als beim Mann, sie manifestiert sich erst **in der Postmenopause**. Im weiteren Verlauf führt die Hämochromatose zunächst zu einer Fibrosierung und später auch zu einer Zirrhose der Leber.

H99

Frage 4.145: Lösung A

Vermutlich liegt hier ein **Icterus intermittens juvenilis (Morbus Gilbert-Meulengracht)** vor. Ursache ist eine verminderte UDP-Glucuronyltransferase, die zu einer Konjugationsstörung mit gestörter Bilirubinaufnahme in die Zelle führt.
Es liegt eine autosomal-dominante Vererblichkeit vor. Das Manifestationsalter liegt meist um das 20. Lebensjahr. Männer sind häufiger als Frauen betroffen.
Klinisch imponieren uncharakteristische Beschwerden wie Müdigkeit, Kopfschmerzen, Depressionen und dyspeptische Beschwerden.
Laborchemisch kann eine Erhöhung des **indirekten Bilirubins** < 6 mg/l nachgewiesen werden. Zum Ausschluss einer hämolytischen Anämie sollte ein **rotes Blutbild mit Retikulozytenbestimmung** erfolgen.
Der Provokationstest mittels Fasten bzw. Gabe von Nikotinsäure ist positiv (Anstieg des indirekten Bilirubins).
Es gibt keine Therapieempfehlung, die Prognose ist gut.
Zu (B): Eine **Laparoskopie** mit gezielter Biopsie und Histologie ist z.B. erforderlich zur Beurteilung einer Leberzirrhose.
Zu (C): Eine **Cholangiographie** wird durchgeführt, wenn der Verdacht auf einen Tumor oder Konkremente im Gallengangsbereich besteht.

Zu (D): Eine **ERCP (endoskopisch-retrograde Cholangio-Pankreatikographie)** erfolgt zur Darstellung von Choledochuskonkrementen oder bei V.a. Tumoren im Gallen/Pankreasgangsystem.
Zu (E): Eine **Gallensonde und Gallensaftanalyse** kann eine Rolle bei der Analyse von Konkrementen spielen.

H99

Frage 4.146: Lösung C

Bei unauffälligem Blutbild und Retikulozytenzahl kann es sich nur um einen **Icterus intermittens juvenilis (M. Gilbert-Meulengracht)** handeln.
Zu (A): Eine **hämolytische Anämie** wurde mittels Blutbild und Retikulozytenzahl ausgeschlossen.
Zu (B): Bei einer **Hepatitis A** ist eine Erhöhung des direkten konjugierten Bilirubins und ein Anstieg der Lebertransaminasen zu erwarten.
Zu (D): Die **konstitutionelle Hyperbilirubinämie (Dubin-Johnson-Syndrom)** ist eine autosomal-rezessive Ausscheidungsstörung für Bilirubin, wobei das **direkte Bilirubin erhöht ist**. Zudem wird Koproporphyrin I im Urin gefunden. Die Diagnose erfolgt mittels Leberbiopsie. Es gibt keine Therapieempfehlung, die Prognose ist gut.
Zu (E): Typisch für die **infektiöse Mononukleose** ist eine Leukozytose mit 40–90% mononukleären Zellen und Reizformen der Lymphozyten (Pfeiffer-Zellen = aktivierte T-Lymphozyten). Die hepatische Form zeigt gelegentlich einen ikterischen Verlauf.

4.6 Gallesystem

H95

Frage 4.147: Lösung D

In dem geschilderten Fall wurden wiederholt operative Eingriffe durchgeführt ohne einen entsprechenden organisch pathologischen Befund zu erheben. Häufig werden bei dem Krankheitsbild der **intermittierenden Porphyrie** Fehldiagnosen gestellt. Die Symptomatik der Erkrankung ist vielfältig. Es können abdominelle Schmerzen (z.B. Bauchkoliken), neurologisch psychiatrische Symptome (z.B. Adynamie, Polyneuropathie, Paresen, Epilepsie) sowie kardiovaskuläre Symptome auftreten (Hypertonie, Tachykardie).
Ursache der Erkrankung ist eine Aktivitätsminderung der Porphobilinogen-Desaminase.
Zu (A): Typische Symptome bei **Extrauteringravidität** sind der seitenbetonte abdominelle Schmerz und die uterine Blutung.
Zu (B): Charakteristisch für eine **Alkoholpankreatitis mit Polyneuropathie** sind Übelkeit, Erbrechen, Darmparesen, Fieber, Aszites, evtl. Pleuraerguss li. und Gesichtsrötung. Bei der Polyneuropathie klagen

die Patienten vor allem über sensible Störungen, motorische Ausfälle sind seltener.
Zu **(C)**: Beim **Postcholeszystektomiesyndrom** klagen die Patienten über Schmerzen im Bereich des rechten Oberbauches bereits kurz nach überstandener Operation. Paresen der Beine treten in diesem Zusammenhang nicht auf.
Zu **(E)**: Bei einem **Bandscheibenvorfall L5/S1** projizieren sich die Schmerzen in den Rücken, oftmals mit Ausstrahlen in die Beine.

H97 !!
Frage 4.148: Lösung E

Grundsätzlich gilt, dass bei asymptomatischen Gallensteinträgern (75%), keine therapeutischen Maßnahmen angezeigt sind.
Bei symptomatischen Gallensteinträgern ist die **Cholezystektomie** das Verfahren der ersten Wahl. Die laparoskopische Methode wird bevorzugt eingesetzt, da das chirurgische Trauma geringer ist, keine postoperative Darmatonie auftritt und eine schnelle Mobilisation bei geringem Thromboemboliersiko durchgeführt werden kann. Zudem ist die Krankenhausverweilzeit deutlich kürzer. Eine Behandlung ist erforderlich, da die Mehrzahl der Patienten rezidivierende Beschwerden und Komplikationen zeigt.
Zu **(A)**, **(B)** und **(D)**: Beide Fälle stellen **symptomatische Gallensteinträger** dar, die behandelt werden müssen.
Zu **(C)**: Bei Gallensteinträgern kann es im Rahmen von **Choledocholithiasis** sekundär aufgrund der Cholestase zu einer Pankreatitis kommen.
Zu **(E)**: Bei dieser Befundkonstellation muss dringend an ein **Pankreaskarzinom** gedacht werden. Somit ist eine weitere Diagnostik und evtl. eine chirurgische Intervention erforderlich.

Cholelithiasis — IV.30

Häufigkeit
Gallensteine sind in 80–90% die Ursache kolikartiger Oberbauchschmerzen. 50% der Patienten mit Cholelithiasis sind asymptomatisch.
Häufigkeitsgipfel:
Frauen 50.–60. Lebensjahr
Männer 65.–70. Lebensjahr
Häufigkeitsverteilung: Mann:Frau 1:2 bis 1:5.
Pathophysiologie
Die von der Leber sezernierte Galle setzt sich aus folgenden Bestandteilen zusammen:
Cholesterin, Lezithin, Gallensalzen u.a. Diese Substanzen sind schwer wasserlöslich und stellen als Agglomerate Mizellen mit einem lipophilen Kern und einer hydrophilen Oberfläche dar. Zur Bildung der Mizellen ist ein bestimmtes Mischungsverhältnis notwendig, das nur geringe Abweichungen zulässt. Steht das Mischungsverhältnis in starkem Ungleichgewicht, kommt es zu lithogener Galle.

$$\text{Lithogener Index} = \frac{\text{Cholesterin}}{\text{Gallensalze} + \text{Phospholipide}}$$

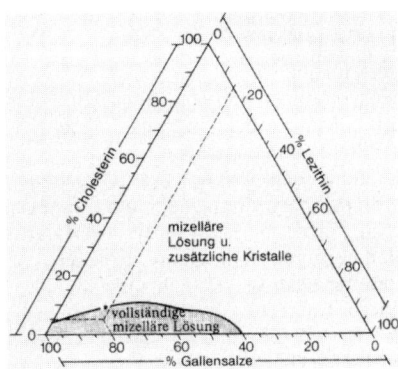

Abb. 4.31 Löslichkeitsdiagramm der hauptsächlichen Gallenkomponenten nach Admirand und Small (aus Memorix)

Risikogruppen für Cholelithiasis
- Infektion und Entzündung
- Vagotomie/Magenresektion
- Übergewicht
- Morbus Crohn
- Leberzirrhose, Hepatitis, hämolytische Anämie, Diabetes mellitus, Immundefektsyndrom, Pankreatitis, Ovulationshemmer, Schwangerschaft, Clofibrat, Hyperparathyreoidismus

Diagnostik
- Sonographie: mittlere Treffsicherheit ca. 95–97%
- Abdomenleeraufnahme: kalkhaltige Steine? Porzellangallenblase?
- orale Cholezystographie: Treffsicherheit 80–90%, nicht bei Choledocholithiasis, indiziert bei unklarem Sonographiebefund
- intravenöse Cholangiographie: Darstellung der Gallenwege
- Bei Bilirubinwerten > 3 mg% kann eine Langzeit-Infusionscholangiographie durchgeführt werden.
- ERCP (endoskopische retrograde Cholangiopankreatographie)
- Darstellung der Gallen- und Pankreasgänge durch Kontrastmittelführung, retrograde Sondierung des Ductus choledochus und der Vater-Papille vom Duodenum aus
- PTC (perkutane transhepatische Cholangiographie)
- Labor:
bei Cholelithiasis oft normale Laborwerte;
bei Cholezystitis Senkungsbeschleunigung, Leukozytose, Erhöhung der Cholestaseparameter (γ-GT, Bilirubin, alkalische Phosphatase)

Steinformen
- 80% Cholesterinsteine
- 6% Pigmentsteine
- der Rest Mischsteine

Komplikationen
- Gallensteinkolik
- Zystikusverschluss, Choledochusstein, Cholangitis, Pankreatitis, Ikterus, Perforation, Ileus, Fisteln, biliäre Zirrhose
- akute und chronische Cholezystitis, Gallenblasenhydrops, Schrumpfgallenblase, Empyem, Gangrän, Leberabszess, Sepsis, Perforation, Fistelbildung (z.B. biliodigestive Fistel), subphrenischer Abszess
- Karzinom

Therapie
- **konservative Therapie:** Nahrungskarenz, Wärmeanwendung, Spasmolytika, evtl. Antibiotika (meist E. coli), Choleretika zur Stuhlregulierung (Glauber-, Bittersalz), Gallensalze (Ursodesoxycholsäure bei Fehlen von Gallengangssteinen, röntgenologischem Hinweis von Cholesterinsteinen, intaktem enterohepatischen Kreislauf, fehlender Lebererkrankung)
- Stoßwellenlithotripsie
- lokale Litholyse durch Spülung der Gallenblase mit Methyl-tert-Butylether
- perkutane transhepatische Cholezystolithotripsie
- bei Choledochussteinen endoskopische Papillotomie (EPT) und Entfernung mit dem Dormia-Körbchen
- **chirurgische Therapie:**
- laparoskopische Cholezystektomie
- operative Cholezystektomie mit evtl. Choledochusrevision

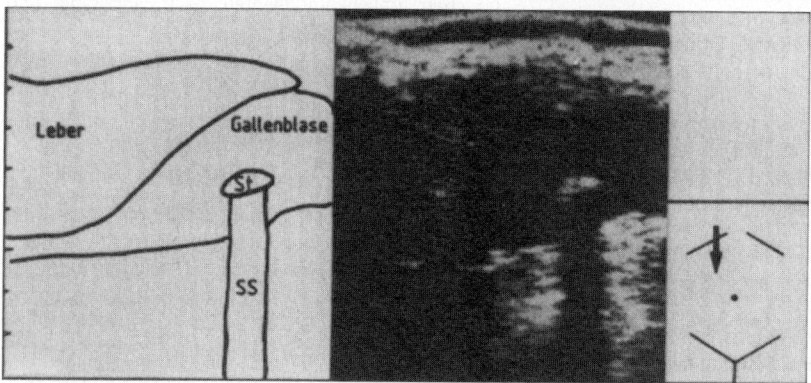

Abb. 4.**32** Cholezystolithiasis mit flottierendem Stein (Layering): Dieses kugelige Konkrement mit kräftiger Reflexibilität und dorsaler Schallverstärkung treibt mitten im Gallenblasenlumen. Wenn die Gallensteine entweder lufthaltig sind oder wenn das spezifische Gewicht der Gallenflüssigkeit bei eingedickter Galle das der Steine erreicht, treiben die Steine in der Flüssigkeit.
Durch Einfingerpalpation lassen sich diese Steine in der Gallenblase „umherwirbeln".
Gallensteine sind sonographisch mit großer Sicherheit zu diagnostizieren. Nach eigenen Erfahrungen sind sie in 95,5% der Fälle (171 von 176 Patienten) zu erfassen (aus Weiss, H. u. A., Ultraschallatlas Bd. 2, Internistische Ultraschalldiagnostik Chapman & Hall, Weinheim, 1994)

F96 **!!**

Frage 4.149: Lösung C

Zu **(C)** und **(E):** Das optimale Vorgehen in dem beschriebenen Fall ist die **endoskopische Papillotomie** und Entfernung des Konkrementes, z.B. mit dem Dormia-Fangkörbchen. Bei größeren Steinen über 15 mm im Durchmesser wird eine Zerkleinerung des Steines durchgeführt mittels mechanischer Lithotripsie oder **extrakorporaler Stoßwellenlithotripsie**. Es kann auch eine intrakorporale Stoßwellenlithotripsie (elektrohydraulisch oder laserinduziert) oder lokale Litholyse (Spülbehandlung über naxobiliäre Sonde) erfolgen.

Zu **(A):** Eine **Relaparatomie mit Choledochusrevision** sollte unterbleiben, da das Operationsrisiko deutlich höher einzustufen ist als die o.g. Methoden.

Zu **(B):** Wegen der Gefahr eines **Choledochusverschlusses** mit Verschlussikterus sollte eine umgehende Sanierung des D. choledochus erfolgen.

Zu **(D):** Die Behandlung mit **Ursodesoxycholsäure** ist vorgesehen bei symptomatischen Patienten mit **Cholezystolithiasis** ohne Verkalkung der Steine, kontraktionsfähiger Gallenblase ohne Zystikusverschluss und komplikationslosem Verlauf.

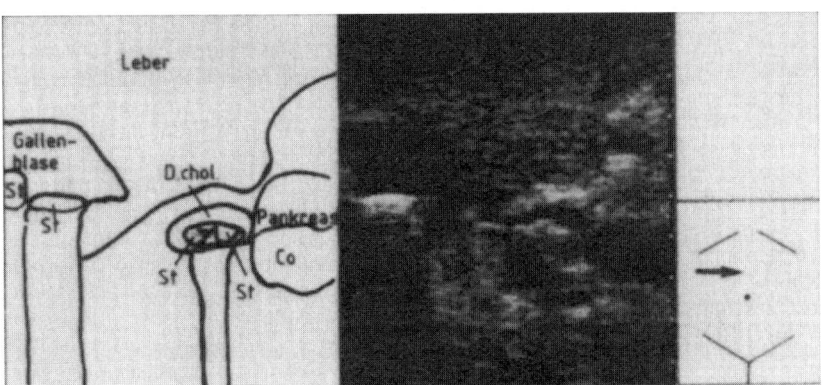

Abb. 4.**33** **Choledochusverschluss bei Choledocholithiasis und Cholezystolithiasis:** Hier liegt ein eindeutiger, aber selten so gut darstellbarer Befund vor: Neben der Gallenblase, an deren Boden Steine mit Schallschatten zu erkennen sind, ist im Querschnitt der dilatierte Choledochus präpapillär zu erkennen. Auch hier mehrere kleine höckrige Steine mit Schallschatten. Ist die Sicht im Bereich der präpapillären Abschnitte so gut wie hier, gelingt auch sonographisch der diagnostische Nachweis des Verschlusses (aus: Weiss, H. u. A., Ultraschallatlas Bd. 2, Internistische Ultraschalldiagnostik, Chapman & Hall, Weinheim, 1994)

H98 **!!**
Frage 4.150: Lösung B

Zu **(A)**, **(B)** und **(C):** Bei **asymptomatischen Gallensteinträgern** ist die Wahrscheinlichkeit symptomatisch zu werden relativ gering. In Studien konnte festgestellt werden, dass das Risiko, Symptome bzw. Komplikationen zu erleiden, bei 10% in 5 Jahren, bei 15% in 10 Jahren und bei 18% in 15 Jahren liegt. Patienten, die während 15 Jahren asymptomatisch waren, hatten ein sehr geringes Risiko, darüber hinaus Beschwerden zu bekommen.

Das Risiko an einem Gallenblasenkarzinom zu erkranken, ist erhöht, wobei die Inzidenz 1–2% beträgt. Nach neueren Untersuchungen ist jedoch eher davon auszugehen, dass nicht die Gallensteine das Karzinom, sondern umgekehrt das Gallenblasenkarzinom die Entstehung von Konkrementen begünstigt.
Zu **(D):** Die **Cholezystektomie** führt nicht zu einer Lebensverlängerung.
Zu **(E):** Mit einem **Gallensteinileus** ist bei einer asymptomatischen Patientin nicht zu rechnen.

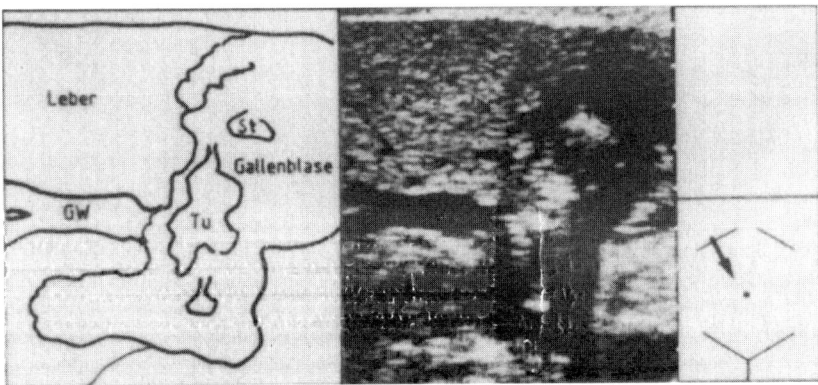

Abb. 4.**34** **Gallenblasenkarzinom mit Invasion in die Leber und Kompression der Gallenwege:** Bei ausgedehnter Invasion des Gallenblasenkarzinoms in die Leber kann es zu einer Kompression oder zum vollständigen Verschluss angrenzender Gallengangsäste oder gar des Hepatikusstammes selbst kommen. Typisch ist dabei das Bild des Gallenblasenkarzinoms: Die innerhalb der Gallenblase liegenden Steine werden von dem Tumor während des Wachstums mitgenommen und liegen dann weit verstreut innerhalb des Tumors. GW = Gallenwege; Tu = Tumor; St = Gallenstein (aus: Weiss, H. u. A., Ultraschallatlas Bd. 2, Internistische Ultraschalldiagnostik, Chapman & Hall, Weinheim, 1994)

[H98] !!
Frage 4.151: Lösung B

Die **ERCP (endoskopische retrograde Cholangiopankreatographie)** verbindet die Endoskopie zur Darstellung und Sondierung der Papilla vateri und die Radiologie nach Injektion von Kontrastmittel in den Gallen- und Pankreasgang. Bei dieser Technik wird das Endoskop, mit dem gleichzeitig die Seitenschleimhaut beurteilt werden kann, in das absteigende Duodenum eingeführt. Die Papilla vateri wird identifiziert und sondiert, anschließend wird Kontrastmittel injiziert um die Gallen- und Pankreasgänge darzustellen.

Zur Entfernung des vermuteten **Choledochuskonkrementes** wird eine Papillotomie durchgeführt. Dabei kann es zu **Blutungen** kommen. Durch die Röntgenkontrastdarstellung der Gallengefäße und der Pankreasgefäße können eine **Cholangitis bzw. eine Pankreatitis** auftreten. Auf Grund der Entzündungsreaktion kann gelegentlich ein **Temperaturanstieg** beobachtet werden.

Zu **(B):** Eine **Ösophagusperforation** ist im Rahmen des Eingriffes sehr unwahrscheinlich.

[F98] !!
Frage 4.152: Lösung A

Diese mit einem Sektorschallkopf dargestellten Abbildungen zeigen **eine Gallenblase mit Cholezystolithiasis.** Typisch ist der nach dorsal ziehende Schallschatten.

Zu **(B):** Konkremente im **Ductus choledochus** kommen bei 15% aller Gallensteinträger vor. Sie können zu einem Choledochusverschluss führen. Sonographisch imponieren dann eine Erweiterung des Ductus choledochus sowie eine Stauung des intrahepatischen Gallengangsystems. Typische Symptome sind Kolik, Schüttelfrost, Fieberanstieg und Ikterus, wenn Infektionen hinzukommen (Cholezystitis).

Zu **(C):** Es kann davon ausgegangen werden, dass 1–2% aller Gallensteinträger an einem **Gallenblasenkarzinom** erkranken. Die Symptomatik ist uncharakteristisch und gleicht der einer chronischen Cholezystitis. Das Gallenblasenkarzinom ist bei Frauen häufiger, wobei Porzellangallenblasen (Kalkgallenblasen) besonders zur Entartung neigen und entfernt werden sollten.

Zu **(D):** Typische Symptome für einen **Pankreaskopftumor** sind Schmerzen mit unbestimmten Verdauungsstörungen und Gewichtsverlust. Charakteristisch ist der in den Rücken ausstrahlende Schmerz.

Zu **(E): Milzzysten** sind entweder primäre Zysten mit Endothelauskleidung (Möglichkeit maligner Entartung) oder sekundäre Zysten bzw. parasitäre Zysten (Echinococcus). Schmerzen können durch Verdrängungserscheinungen umgebender Organe entstehen.

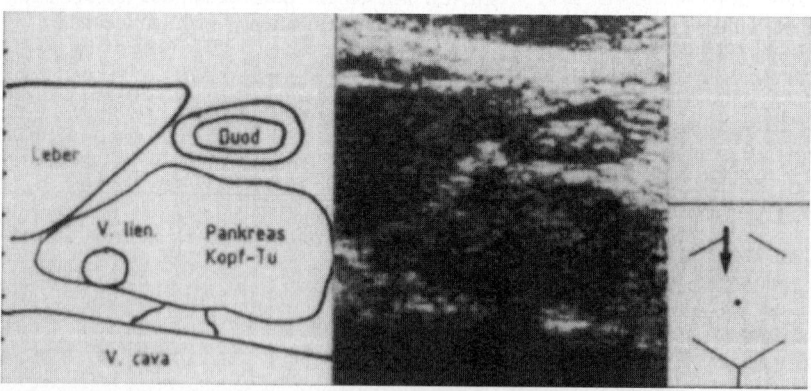

Abb. 4.**35 Pankreaskopftumor im Längsschnitt über der V. cava:** Unregelmäßige Begrenzung, scheckiges reflexverarmtes Binnenreflexmuster, deutliche Vergrößerung des Pankreaskopfes mit einzelnen pseudopodienartigen Ausläufern in Richtung auf die V. cava und zur Leber charakterisieren dieses Pankreaskopfkarzinom. Eine Differenzierung zwischen Pankreaskopfkarzinom, distalem Choledochuskarzinom und Papillenkarzinom ist jedoch nicht möglich. Tu = Tumor; Duod = Duodenum (aus: Weiss, H. u. A., Ultraschallatlas Bd.1, VCH edition medizin, Weinheim 1988)

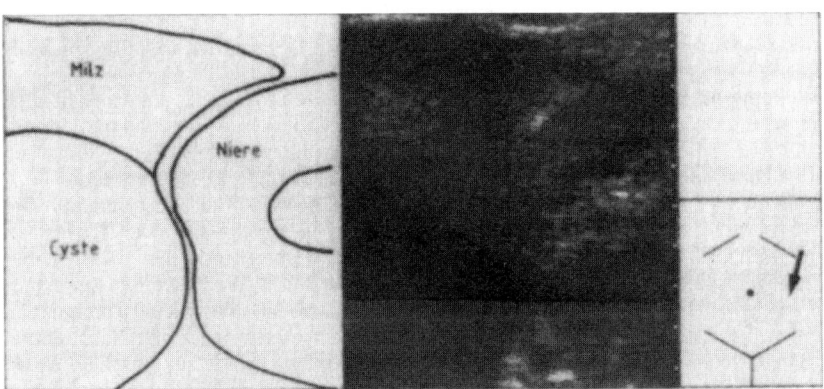

Abb. 4.**36 Große, dorsal gelegene Milzzyste:** Kranial des oberen Nierenpols liegt in den dorsalen Milzabschnitten eine glatt begrenzte, kugelige, reflexlose Formation, die deutlich von der Milz abgesetzt ist. Zystische Veränderungen der Milz sind reflexlos, glatt begrenzt mit dorsaler Schallverstärkung. Sind sie so groß, wie in diesem Fall, kann die Abgrenzung zu den Nachbarorganen, also besonders zum Pankreasschwanz, der Niere und Nebenniere, schwer fallen. Durch atemabhängige Bewegungen oder durch Einfingerpalpation gelingt es, die Organe gegeneinander und damit auch gegen die Zyste zu verschieben. Die Unterscheidung zwischen kongenitaler und parasitärer Zyste im Frühstadium ist sonographisch nicht möglich. Der Echinokokkusbefall der Milz ist jedoch in unseren Breiten sehr selten. Unter 50 000 sonographischen Oberbauchuntersuchungen haben wir noch keine isolierte, parasitäre Milzzyste gesehen (aus: Weiss, H. u. A., Ultraschallatlas Bd. 1, VCH edition medizin, Weinheim 1988)

Frage 4.153: Lösung A

Bei asymptomatischen Patienten mit **Gallenblasensteinen** ist die Wahrscheinlichkeit, symptomatisch zu werden, relativ gering. In Studien wurde festgestellt, dass das Risiko, Symptome bzw. Komplikationen zu erleiden, bei 10 % in 5 Jahren, bei 15 % in 10 Jahren und bei 18 % in 15 Jahren liegt. Patienten, die während 15 Jahren asymptomatisch waren, hatten ein sehr geringes Risiko, darüber hinaus Beschwerden zu bekommen. Die meisten Patienten, die an Komplikationen litten, hatten Warnsymptome.
Dagegen waren bei der Patientengruppe, die Koliken erlitt, Komplikationen mit daraus resultierender Cholezystektomie sehr viel häufiger. Auch scheinen Patienten, bei denen in jungen Jahren Cholezystolithiasis nachgewiesen wurden, häufiger Symptome zu haben als Patienten, die bei der Erstdiagnose älter als 60 Jahre sind.
Die bei der Sonographie beobachteten **Gallensteine** sind ein Zufallsbefund. Da nach statistischen Angaben nur 25 % der Gallensteinträger im Laufe von 25 Jahren Beschwerden oder Komplikationen entwickeln, kann von einer Behandlung abgesehen werden.
Zu **(B)** bis **(E)**: Zu den Behandlungsweisen bei **symptomatischen Gallensteinträgern** siehe Lerntext IV.30.

Frage 4.154: Lösung D

Typisch für die **intrahepatische Cholestase** ist der rezidivierende idiopathische Schwangerschaftsikterus mit ausgeprägtem Juckreiz im letzten Schwangerschaftsdrittel. Die Ätiologie ist unklar. Laborchemisch fällt eine Erhöhung der AP und γ-GT sowie des Bilirubins auf. Die weiteren Lebertransaminasen sind meist nur gering pathologisch erhöht. Therapeutisch kann die Gabe von Cholestyramin indiziert sein.
Zu **(A)**: Die **akute gelbe Leberatrophie** stellt ein perakutes Krankheitsbild dar, wobei es unter einer Hepatitis zu einem Leberausfallskoma und Tod innerhalb weniger Tage kommt. Die Ätiologie ist unbekannt.
Zu **(B)**: Nach einer **infektiösen Hepatitis (Hepatitis A)** besteht eine lebenslange Immunität, chronische Verläufe sind nicht bekannt, es kommt regelmäßig zur Ausheilung.
Zu **(C)**: Bei **Steinverschluss des Ductus choledochus** wären kolikartige Beschwerden zu erwarten.
Zu **(E)**: Eine **Rhesusfaktorimkompatibilität** tritt auf bei Rh-negativen Schwangeren und Rh-positivem Fetus, wobei es bei der ersten Schwangerschaft in der Regel keine Probleme gibt. Nach Sensibilisierung bildet die Mutter Antikörper, die transplazentar in den Kreislauf des Fetus (in der Regel 2. Kind) übergehen und eine Hämolyse beim Kind auslösen können.

| H94 | **!!**

Frage 4.155: Lösung A

In dem geschilderten Fall kommt in erster Linie ein **Gallensteinleiden** als Ursache der Symptomatik infrage, wobei die Klinik für eine Gallenkolik spricht. Typisch sind krampfartige Oberbauchbeschwerden mit Ausstrahlsymptomatik in die rechte Schulter. Oftmals kommen Erbrechen und Aufstoßen hinzu. Oft treten die Beschwerden bei Gallensteinträgerinnen erstmals in der Schwangerschaft auf.
Bei der Palpation kann ein plötzliches schmerzbedingtes Anhalten der tiefen Inspiration beobachtet werden, nachdem der Untersucher in Exspiration die palpierende Hand in die Gallenblasenregion drückt (Murphy-Zeichen).

| H94 | **!!**

Frage 4.156: Lösung A

Diagnostisch lässt sich ein Gallensteinleiden am besten mittels **abdomineller Sonographie** nachweisen (empfindlichste und schnellste Nachweismethode). Dabei kann eine vergrößerte Gallenblase mit Konkrementen auffallen, die typischerweise Schallschatten aufweisen. Bei Vergrößerung des Ductus choledochus mit Aufstau des intrahepatischen Gallengangssystems ist an Choledocholithiasis zu denken.

| H94 | **!!**

Frage 4.157: Lösung C

Zu (C): Siehe Kommentar zu Fragen 4.155 und 4.156.
Zu (A): Bei jüngeren Menschen ist das Ulcus duodeni häufiger als das **Ulcus ventriculi**, wobei eine Hyperazidität vorliegt. Patienten mit Ulcus ventriculi klagen häufiger über Schmerzen im Epigastrium. Es besteht die Neigung zu Inappetenz, Übelkeit und Völlegefühl.
Als entscheidende diagnostische Maßnahme gilt die Ösophagogastroduodenoskopie.
Zu (B): Beim Herzinfarkt dominiert der lang anhaltende, nitroresistente Angina pectoris-Schmerz, begleitet von vegetativer Symptomatik und allgemeiner Schwäche. Beim **Hinterwandinfarkt** kann der Schmerz auch in den Oberbauch und Rücken ausstrahlen. Diagnostische Maßnahme der Wahl ist das EKG und laborchemische Befunde.
Zu (D): Charakteristisch für die **Pleuritis** ist der atemabhängige Schmerz. Häufig kann ein Pleuraerguss nachgewiesen werden (Pleuritis exsudativa).
Zu (E): Leitsymptom der **akuten Pankreatitis** ist der Oberbauchschmerz, der nach allen Seiten ausstrahlen kann, häufig gürtelförmig auftritt. Weitere Symptome sind Übelkeit, Erbrechen, Fieber, Meteorismus und Darmparesen. Die laborchemische Untersuchung der Lipase und Amylase im Serum führt zur Diagnose.

| F97 | **!!**

Frage 4.158: Lösung E

In dem geschilderten Fall liegt am ehesten eine **Cholezystitis** bei Gallensteinleiden und **Begleitpankreatitis** vor. Charakteristisch sind die klinischen Symptome wie Übelkeit, Erbrechen sowie unspezifische Oberbauchbeschwerden postprandial. Der Konjunktivenikterus spricht für eine Cholestase. Dazu wird häufig Fieber beobachtet. Die Behandlung sollte stationär erfolgen. Es werden zur symptomatischen Therapie Spasmolytika in Kombination mit Analgetika eingesetzt. Es erfolgt Nahrungskarenz über 24 Stunden mit einer anschließenden Diät (fettfreie Kost). Evtl. ist die Gabe von Antibiotika indiziert. Die frühzeitige elektive Cholezystektomie ist anzustreben.
Zu (A): Gegen einen Prozess im **gynäkologischen Bereich** sprechen der Konjunktivenikterus, der Druckschmerz im Oberbauch sowie die postprandialen Schmerzen.
Zu (B): In Anbetracht der geschilderten Symptomatik sollte die stationäre Behandlung bevorzugt werden. Eine **ERCP** (endoskopisch retrograde Cholangio-Pankreatographie) würde bei Nachweis von obstruierenden Gallensteinen im Ductus choledochus durchgeführt werden. Die **ERP** erfolgt bei Verdacht auf Pankreaskarzinom oder chronische Pankreatitis.
Zu (C): Die Durchführung eines **Perfusionsszintigramms** käme bei Verdacht auf eine Lungenembolie infrage. Dagegen sprechen jedoch der Konjunktivenikterus und der Druckschmerz im Oberbauch sowie der postprandiale Schmerz.
Zu (D): Uncharakteristisch für einen **Myokardinfarkt** sind der Konjuntivenikterus sowie der Druckschmerz im Oberbauch.

| F94 |

Frage 4.159: Lösung E

Bei dem Bankangestellten handelt es sich vermutlich um eine **primär sklerosierende Cholangitis**. Diese Erkrankung tritt isoliert und im Zusammenhang mit entzündlichen Darmerkrankungen, insbesondere der Colitis ulcerosa, auf. Diese Form der Cholangitis ist gekennzeichnet durch einen progredienten, entzündlichen sklerosierenden und obliterierenden Prozess. Typische Symptome sind Pruritus, Ikterus und rechtsseitige Oberbauchschmerzen. Laborchemisch auffallend sind eine **hohe AP und γ-GT**.
Die Erkrankung kann zur biliären Zirrhose fortschreiten, wie dies vermutlich im dargestellten Fall bereits eingetroffen ist.
Zu (A): Die **Pericholangitis** tritt auch im Zusammenhang mit entzündlichen Darmerkrankungen auf. Dabei handelt es sich um einen akuten oder chronischen Prozess, der sich auf das Portalfeld erstreckt und besonders gallengangsnah beschränkt

ist. In der Regel sind die Patienten asymptomatisch, die AP kann erhöht sein.
Die Prognose der Erkrankung ist gut, ein Fortschreiten in eine Zirrhose wird nur selten beobachtet.
Zu **(B)**: Bei **Choledocholithiasis** sind die Patienten meist hochsymptomatisch mit Auftreten von Koliken.
Zu **(C)**: Die toxische Grenze für Alkohol liegt beim Mann bei 60 und bei der Frau bei ca. 20 g/Tag. Laborchemisch imponiert bei der **Alkoholhepatitis** eine massive Erhöhung vor allem der GOT/GPT (de Ritis-Quotienten > 1). Die AP ist nicht wie im dargestellten Fall exzessiv erhöht.
Zu **(D)**: Die **primär biliäre Zirrhose** ist gekennzeichnet durch **hohe AMA-Titer** sowie eine Erhöhung der γ-GT und AP. Klinisch imponiert Juckreiz.

F94
Frage 4.160: Lösung E

Der Beweis einer **primär sklerosierenden Cholangitis** wird mit der Durchführung einer **endoskopisch retrograden Cholangiographie** erbracht. Die Untersuchung zeigt verdickte Gallengänge mit engem, perlschnurartigem Lumen.
Es kann nur eine symptomatische Therapie angeboten werden (Cholestyramin, Ursodesoxycholsäure). Im fortgeschrittenen Stadium ist die Lebertransplantation zu erwägen.

F93
Frage 4.161: Lösung B

Die **akute Cholezystitis** wird meistens durch eine Verlegung des Ductus cysticus mittels Konkrement verursacht.
Entzündungsreaktionen können durch folgende Faktoren bedingt sein:
- mechanische Entzündung: durch erhöhten intraluminalen Druck und Dehnung mit folgender Ischämie von Mukosa und Gallenblasenwand
- bakterielle Entzündung: bei 50–85 % der Fälle, am häufigsten durch E. coli, Klebsiellen, Streptokokken oder Staphylokokken
- chemische Entzündung: durch Freisetzung von Lysolecithin und weitere Gewebsfaktoren

In ca. 5–10 % der Fälle findet man keine Konkremente.

Ein erhöhtes Risiko für eine akute Cholezystitis besteht bei folgenden Erkrankungen:
- schweres Trauma
- Verbrennungen
- postpartale Periode nach protrahierter Geburt
- postoperative Phase nach orthopädischen oder anderen größeren nicht biliären Eingriffen
- Vaskulitiden
- obstruierendes Gallenblasenkarzinom
- Diabetes mellitus
- Torsion der Gallenblase
- parasitärer Befall der Gallenblase
- systemische Erkrankungen (z.B. Sarkoidose, Tuberkulose, Syphilis)
- lang dauernde parenterale hyperkalorische Ernährung

H93
Frage 4.162: Lösung C

Dihydroxygallensäuren werden verwendet, um Gallensteine aufzulösen.
Die Wirkungsweise von Cheno- und Ursodeoxycholsäure beruht darin, die Löslichkeit von Cholesterin zu steigern.
Daneben haben sie laxative Eigenschaften, indem sie im Kolon die Absorption von Wasser und Elektrolyten verringern und die Sekretion fördern.
Die Behandlungsdauer beträgt 2 Jahre. Wenn nach einem Jahr sonographisch keine Litholyse nachgewiesen werden kann, muss die Behandlung abgebrochen werden.

H95 **!!**
Frage 4.163: Lösung B

Zu **(B)**: Eine **erosive Gastritis** entzieht sich der sonographischen Diagnostik. Die Erkrankung kann nur mittels Gastroskopie dargestellt werden.
Zu **(A)** und **(C)**: Ein **Gallenblasenstein** stellt sich sonographisch als echodichte Struktur mit nach dorsal ziehendem Schallschatten dar.
Zu **(D)**: Sonographisch stellt sich eine **akute Pankreatitis** (ödematös) als diffus aufgetrieben dar, die Organgrenzen sind verwaschen oder verschwimmen teilweise völlig. Die Pankreasstruktur ist aufgelockert, rarefiziert bis fast echofrei und inhomogen. Der Pankreasgang kann noch normal sein.

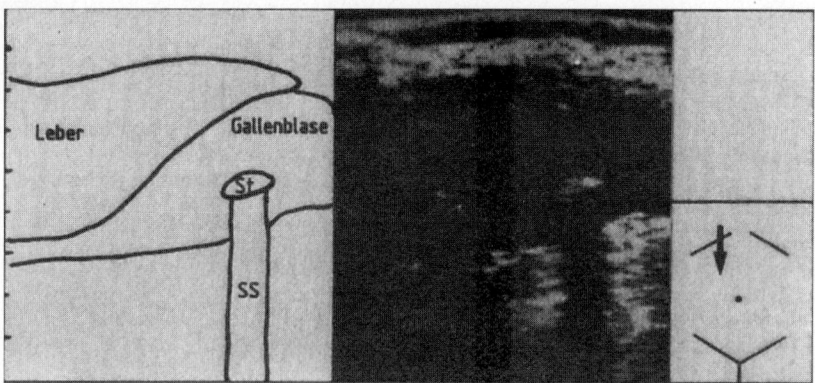

Abb. 4.**37** Cholezystolithiasis mit florierendem Stein (Layering) (aus: s. 4.35)

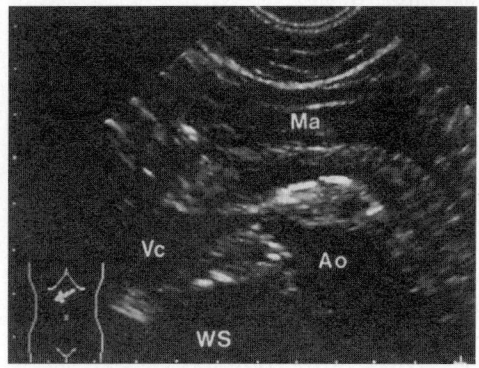

Abb. 4.**38 Normales Pankreas**
Das Organ ist in allen Abschnitten annähernd gleich dick und glatt begrenzt, das Muster ist gleichmäßig. (aus s. 4.35.)

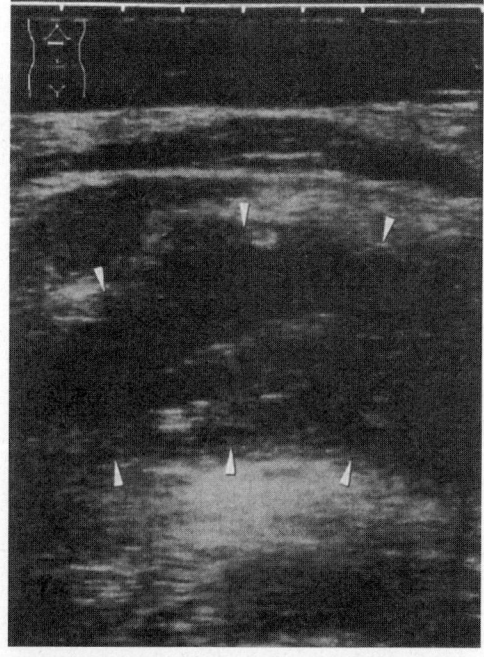

Abb. 4.**39 Akute ödematöse Pankreatitis**
Massive Auftreibung des Pankreas (→) mit verschwimmenden Konturen, die V. lienalis dorsal nicht mehr abgrenzbar (aus: s. 4.35)

Zu **(E):** Ein subkapsuläres **Milzhämatom** stellt sich sonographisch als echofreier Bezirk im Bereich der Milz dar.

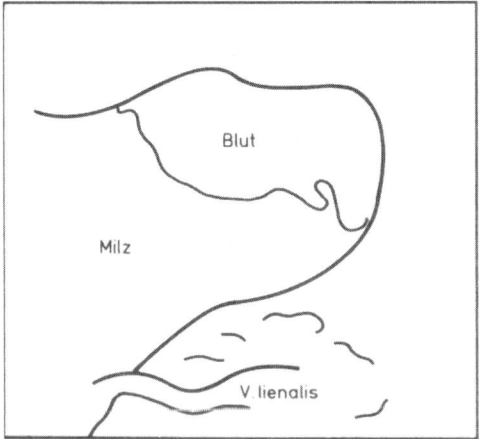

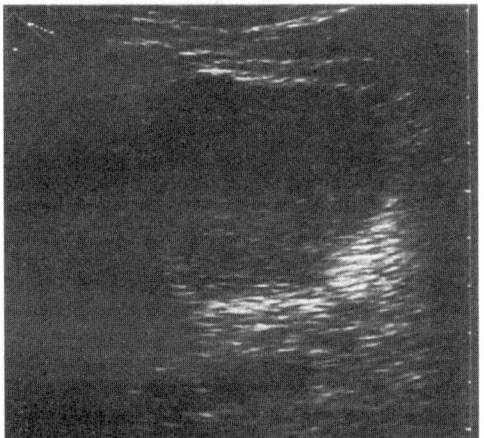

Abb. 4.**40** Milzhämatom (Oberbauchquerschnitt links)
Die Milz ist vergrößert, verplumpt, die Oberfläche klobig deformiert, die Milzpulpa zweigeteilt in eine reflexfreie lamellär angeordnete und eine reflexkräftigere Region. Der Befund war posttraumatisch nachweisbar. Die Kapsel der Milz war zu diesem Zeitpunkt nicht eingerissen (aus: s. 4.35).

H96

Frage 4.164: Lösung C

Zu **(C):** Die **akut hämorrhagische Pankreatitis** zeigt ein schweres Krankheitsbild mit Übelkeit, Erbrechen, Fieber, Darmparesen und oft Aszites. Typischerweise kommt es zu einem Anstieg von LDH, CRP, α_1-Antitrypsin und zur Erniedrigung von α_2-Makroglobulin.

Zu **(A):** Auch nach Cholezystektomie kann es zur Konkrementbildung in den Gallenwegen wie z.B. im Ductus choledochus kommen und sich **präpapillär** lokalisieren. Oft bestehen dann kolikartige Beschwerden.

Zu **(B):** Eine **infektiöse Hepatitis (Hepatitis A)** wird fäkal/oral oder sexuell übertragen. In einem Drittel der Fälle kommt es zu einem ikterischen Verlauf mit erhöhtem Serumbilirubin.

Zu **(D):** Beim **Pankreaskopfkarzinom** kann der Ikterus ein Frühsymptom sein. Daneben bestehen oft Übelkeit, Erbrechen, Inappetenz und Gewichtsverlust. Gelegentlich werden auch Schmerzen im Oberbauch und Rücken angegeben.

Zu **(E):** Ein **Karzinom der Papilla vateri** kann gelegentlich beobachtet werden als Spätkomplikation bei primär sklerosierender Cholangitis. Eventuell lässt sich das Courvoisier-Zeichen (schmerzloser Ikterus und tastbar vergrößerte Gallenblase) nachweisen.

Gallenblasenkarzinom ─────────── IV.31

Die **Prävalenz** des Gallenblasenkarzinoms liegt bei 0,4 %, die bei Patienten mit Cholezystolithiasis auf 1 % ansteigt. Das Verhältnis Männer : Frauen liegt bei 1 : 4, wobei das durchschnittliche Alter 70 Jahre beträgt.
Meistens liegen Adenokarzinome vor.
Klinik: Typisch ist der Dauerschmerz im rechten Oberbauch, der mit Gewichtsverlust, Ikterus und einer palpablen Resistenz korreliert. Eine Cholangitis kann auftreten. Wenn Symptome erscheinen, hat meist schon eine Ausdehnung auf die benachbarten Organe stattgefunden. 75 % der Fälle sind bei Diagnosestellung nicht mehr resezierbar.
Prognose: Die 1-Jahres-Mortalität der nicht mehr resezierbaren Fälle liegt bei 95 %. Eine radikale Resektion ebenso wie chemotherapeutische und strahlentherapeutische Ansätze sind als enttäuschend zu bezeichnen, sodass lediglich palliative Maßnahmen in Betracht kommen.

F91

Frage 4.165: Lösung E

Siehe Lerntext IV.31.

4.7 Pankreas

Akute Pankreatitis — IV.32

Nach der Marseiller Definition aus dem Jahre 1962 wird die Pankreatitis nach klinischen Gesichtspunkten wie folgt eingeteilt:
1. akute Pankreatitis
2. rezidivierende akute Pankreatitis
3. chronisch rezidivierende Pankreatitis
4. chronische Pankreatitis

Ursachen:
- Erkrankungen der Gallenwege (ca. 40–50%)
- Alkoholkrankheit (ca. 30–40%)
- ohne erkennbare Ursache ca. 10–20%
- seltenere Ursachen ca. 5% (z. B. Hypertriglyceridämie, Bauchtraumen, Infektionen, Duodenaldivertikel, Askariden, Medikamente wie z. B. Zytostatika, Diuretika, Corticosteroide, Östrogene)

Verlaufsform der akuten Pankreatitis:
- akute ödematöse Pankreatitis (ca. 85%)
- akute nekrotisierende Pankreatitis mit Teilnekrose ⎫
- akute nekrotisierende Pankreatitis mit Vollnekrose ⎬ ca. 15%

Symptomatik:
- Oberbauchschmerz (Leitsymptom in 90% der Fälle) oft mit Ausstrahlen in den Thorax und gürtelförmig
- Übelkeit, Erbrechen (ca. 85%)
- Meteorismus, Darmatonie (ca. 80%)
- Fieber (60%)
- Schockzeichen (ca. 50%)
- Aszites (ca. 75%)
- Pleuraerguss (ca. 25%)
- Ikterus (ca. 20%)

Seltener kommen Gesichtsrötung, bläuliche Flecken periumbilikal (Cullen-Zeichen) und im Flankenbereich (Grey-Turner-Zeichen) vor (ungünstige Prognose).

Diagnostik
- **Labordiagnostik:** Als wichtigste Parameter gelten die **Lipase** und **Amylase**, die im Serum und Urin erhöht sind. Hierbei muss jedoch berücksichtigt werden, dass eine Amylaseerhöhung bei der akuten Pankreatitis ausbleiben kann. Es muss zudem berücksichtigt werden, dass keine direkte Korrelation zwischen der Höhe des Enzymspiegels und dem Krankheitsverlauf besteht.

Als empfindlichste Parameter gelten die Lipase und das Trypsin im Serum.
Als unspezifische Laborparameterveränderungen bei akuter Pankreatitis sind anzusehen:
1. Leukozytose, Blutzuckererhöhung, Erhöhung der harnpflichtigen Substanzen, Serumlipide, Bilirubin, alkalische Phosphatase, Transaminasen und LDH
2. metabolische Alkalose
3. Gerinnungsparameterveränderungen
4. pathologischer Urinstatus
5. fakultativ Hypokalzämie (prognostisch ungünstig), Hyperglykämie.

- **Sonographie:** Hierbei können Größe und Struktur des Organs sowie Abszesshöhlen und Pseudozysten dargestellt werden.
- **Abdomenübersicht:** Pankreasverkalkung, subphrenische Luftsichel (Perforation)
- **CT:** Darstellung von Pankreasödem, -nekrosen, -hämorrhagie
- **ERCP:** bei Verdacht auf Okklusion i. B. des D. choledochus

Therapie
6. Schockbehandlung
7. Nulldiät
8. antibiotische Therapie (gallengängige Chemotherapeutika wie z. B. Doxycyclin und Ampicillin)
9. Ruhigstellung der Pankreassekretion (Absaugen des Magensaftes, evtl. zusätzlich Kalzitonin)
10. evtl. analgetische Therapie
11. chirurgische Intervention bei schwersten Verläufen (nekrotisierende Pankreatitis), Abszedierung, Pseudozysten
12. endoskopische Therapie bei Choledochussteinen und Pankreasgangkonkrementen (z. B. Sphinkterotomie, Konkrementextraktion)

|F00| |H95| !

Frage 4.166: Lösung A

Es handelt sich in dem geschilderten Fall vermutlich um eine **akute Pankreatitis.** Typische Symptome sind Übelkeit, Erbrechen, Darmparesen, Fieber, Hypotonie und Ikterus sowie Gesichtsrötung. In etwa 25% der Fälle kann ein linksseitiger Pleuraerguss nachgewiesen werden.

Zu **(B):** Bei einer **Ulkusperforation** könnte röntgenologisch freie Luft unter dem Zwerchfell nachgewiesen werden.

Zu **(C):** Eine **Gallenkolik** geht mit krampfartigen Beschwerden des Oberbauches einher, wobei oft ein Ausstrahlen in die rechte Schulter und in den Rücken angegeben wird. Ein Pleuraerguss tritt in aller Regel nicht auf.

Zu **(D):** Die Schmerzen eines **Herzvorderwandinfarktes** projizieren sich typischerweise in die linke Brustseite mit häufigem Ausstrahlen in den linken Arm. Besonders Hinterwandinfarkte machen häufig Beschwerden im Oberbauch- und Rückenbereich.

Zu **(E):** Patienten mit **Alkoholhepatitis** klagen über Appetitlosigkeit, Übelkeit, Gewichtsverlust und Schmerzen im rechten Oberbauch. Zu etwa 50% ist mit einem Ikterus und Fieber zu rechnen.

[H00] **!!**
Frage 4.167: Lösung D

Offensichtlich handelt es sich bei dem geschilderten Fall um eine **akute Pankreatitis** mit Ileus- bzw. Subileussymptomatik.
Zu **(D)**: **Morphin** ist hier zur Schmerzbekämpfung kontraindiziert, da es neben den analgetischen Effekten auch eine unerwünschte spasmogene Wirkung auf die glatte Muskulatur der Sphinkteren des Gastrointestinaltraktes ausübt. Zur **analgetischen Therapie** wird parenteral mit Procainhydrochlorid (2 g/24 h) begonnen und bei Bedarf zusätzlich mit **Pethidin, Pentazocin, Buprenorphin** und **Tramadol** behandelt, die nur eine geringe spasmogene Wirkkomponente besitzen.
Zu **(A)**, **(B)**, **(C)** und **(E)**: Die **Basistherapie der akuten Pankreatitis** besteht in:
- **Nahrungskarenz** zur Entlastung der Pankreasaktivität
- **Legen einer Magensonde** zur Absaugung des Magensekrets
- **Schaffung eines zentralvenösen Zugangs** zur parenteralen Ernährung und Messung des zentralen Venendrucks.
- **Gabe von Spasmolytika** zur Dilatation der Gallen/Pankreasgänge.

[H99] **!!**
Frage 4.168: Lösung A

Vermutlich handelt es sich in dem geschilderten Fall um eine **akute Pankreatitis**. Zu den typischen Symptomen gehören:
- Übelkeit
- Erbrechen
- Darmparesen
- Fieber
- Hypotonie
- Ikterus
- Gesichtsrötung

In etwa 25 % der Fälle kann ein linksseitiger Pleuraerguss nachgewiesen werden. Entsprechend wäre laborchemisch eine Erhöhung von **Alpha-Amylase** und Lipase zu erwarten.
Zu **(B)**: Der Nachweis einer erhöhten **CK-MB** spräche für einen akuten Myokardinfarkt. Insbesondere Hinterwandinfarkte können Beschwerden im Oberbauch- und Rückenbereich machen. Allerdings ist in dem gegebenen Fall eine Darmparese, Gesichtsrötung und Ikterus untypisch.
Zu **(C)**: Der Anstieg der **sauren Phosphatase** kann festgestellt werden bei Tumoren und Metastasen des Knochens sowie der Prostata als auch beim Morbus Gaucher. Daneben können leicht erhöhte Werte bei Leukämie, Polyzythämie und megaloblastärer Anämie auftreten.
Zu **(D)**: Eine Erhöhung der **alkalischen Phosphatase** wäre bei cholestatischen Zuständen wie z. B. bei Choledocholithiasis (Gallenkolik) zu erwarten. Typisch wären jedoch krampfartige Beschwerden des Oberbauches mit Ausstrahlen in den Rücken und in die Schultern. Ein Pleuraerguss tritt in der Regel nicht auf.
Zu **(E)**: Eine akute Pankreatitis kann fakultativ auch mit einer Hyperglykämie einhergehen. **Hypoglykämische Zustände** führen zu Kollapserscheinungen und Bewusstlosigkeit, hyperglykämische Zustände können im Koma münden.

[F96] **!**
Frage 4.169: Lösung E

Die **Gesamtamylase** ist nicht pankreasspezifisch, da sie aus 2 Isoenzymen besteht. Die beiden Isoenzyme aus **Pankreas** und **Speichel** kommen in nahezu gleichem Aktivitätsverhältnis vor. In minimalen Anteilen ist die Amylase auch im Ovar und dem Eileiter vorhanden.
Folgende Erkrankungen können eine Erhöhung der Amylase verursachen:
- akute Pankreatitis, Schub einer chronischen Pankreatitis, obstruktiv chronische Pankreatitis, Pankreaskarzinom, Pankreaspseudozysten
- Parotitis (Parotitis epidemica)
- akutes Oberbauchsyndrom, akutes Abdomen mit Beteiligung des Pankreas
- akuter Alkoholismus (in 10 % Amylaseerhöhung)
- nach einer ERCP (endoskopisch retrograde Choledochopankreatographie)
- paraneoplastische Hyperamylaseämien bei Bronchial-, Pankreas-, Kolon- und Prostatasowie Ovarialkarzinomen
- Niereninsuffizienz (bei Glomerulonephritis) – leichte Erhöhung der Amylase
- sonstige Erkrankungen wie z. B. Sarkoidose, Typhus abdominalis (infolge Beteiligung des Pankreas)

Zu **(E)**: Bei **Leberinsuffizienz** findet sich keine Amylaseerhöhung.

[F98] **!**
Frage 4.170: Lösung D

Folgende Komplikationen können bei einer **akuten Pankreatitis** auftreten:
- Arrosion von Gefäßen mit Magen-Darm-Blutung (in diesem Fall Fundusvarizen) mit Kreislaufschock
- **Milz-** oder Pfortaderthrombose
- Pleuraerguss
- Verbrauchskoagulopathie
- Schocklunge (ARDS)
- Pankreasabszess
- Pseudozysten

In dem geschilderten Fall ist komplizierend offenbar eine **Milzvenenthrombose** aufgetreten, die zu einer prähepatisch bedingten portalen Hypertension geführt hat, in deren Folge es im Rahmen des Umgehungskreislaufes zu **Fundus- und Ösophagusvarizen** gekommen ist.

Zu (A): Eine **chronische Hepatitis B** kann zwar zu einer Leberzirrhose und konsekutiv zu einem Pfortaderhochdruck mit Ausbildung von Ösophagus-Fundusvarizen führen, ist jedoch keine Komplikation der akuten Pankreatitis.

Zu (B): Als Ursache der ausgelösten **Pankreatitis** wurde die Cholezystolithiasis beschrieben.

Zu (C): Eine **kavernöse Transformation der Portalvene** zählt nicht zu den Komplikationen bei akuter Pankreatitis.

Zu (E): Eine **Thrombose der Arteria mesenterica inferior** kann zu einem Mesenterialinfarkt mit Gangrän des Darmes führen.

Chronische Pankreatitis — IV.33

Bei Patienten mit **chronischer Pankreatitis** muss die exkretorische Kapazität um mindestens 90% verringert sein, um eine Steatorrhö oder Diarrhö auszulösen. Sie ist meist erst in der Spätphase der Erkrankung nachweisbar.

Von Ammann (1980) werden auf Grund des Verlaufes 3 Stadien der **chronischen Pankreatitis,** unterschieden.

1. **Frühstadium**
   Pankreatitisschübe bei noch normaler exokriner Pankreasfunktion, reversible Insuffizienz
2. **Initialstadium**
   zunehmende Insuffizienz der exokrinen Pankreasfunktion und latenter Diabetes
3. **Spätsymptom**
   exkretorische und digestive Insuffizienz, keine Schmerzschübe mehr, Diabetes mellitus

Ursachen der **chronischen Pankreatitis** sind Alkoholabusus (60%), idiopathisch (30%), seltenere Ursachen sind Pankreasgangobstruktion, Hyperparathyreoidismus, Hyperlipidämie und Trauma.

Zur differenzialdiagnostischen Abgrenzung der chronischen Pankreatitis kommen folgende Untersuchungen in Betracht:
- Sekretinpankreozymintest

Der **Sekretinpankreozymintest** prüft die exogene Funktion des Pankreas: fraktionierte Duodenalsaftuntersuchung mit getrennter Aspiration von Magen- und Duodenalsaft vor und nach Stimulation mit:
a) Pankreozymin = Stimulation der Enzymsekretion und
b) Sekretin = Stimulation der Wasser- und Bikarbonatsekretion

Sind beide nach Stimulation erniedrigt, besteht exokrine Pankreasinsuffizienz oder Pankreaskopfkarzinom.

- ERCP (endoskopische retrograde Pankreasgangdarstellung)
- selektive angiographische Darstellung
- Sonographie
- Computertomographie
- hypotone Duodenographie: Prozedere erfolgt über i.v. Injektion eines Spasmolytikums (z.B. Buscopan®), dann Kontrastmittelgabe durch eine Duodenalsonde und Beurteilung der Duodenalwand und -weite.
- Chymotrypsinbestimmung im Stuhl
- Bestimmung der pankreatischen Elastase (Elastase 1), genauer als Chymotrypsintest
- Pankreolauryl-Test (Fluorescein-Dilaurat-Test)

Symptomatik:
In über 90% der Fälle mit Pankreatitis dominiert der **rezidivierende Oberbauchschmerz,** der Stunden bis Tage anhalten kann und keinen kolikartigen Charakter hat. Eine gürtelförmige Ausstrahlung wird oft beschrieben. Die Ingestion von fettreichen Speisen kann **dyspeptische Beschwerden, Übelkeit und Erbrechen auslösen.** Im Rahmen der Maldigestion kommt es zu Steatorrhö, Gewichtsabnahme, Diarrhö, Meteorismus und diabetischer Stoffwechselstörung.

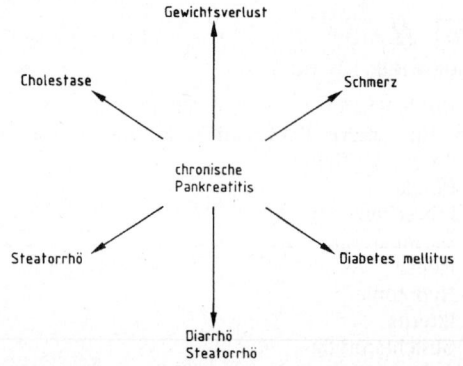

Abb. 4.**41** Symptomenkomplex bei chronischer Pankreatitis

Therapie:
1. absolute Alkoholkarenz sowie Meiden koffeinhaltiger Genussmittel, daneben häufige kleine Mahlzeiten einhalten; bei Auftreten einer Steatorrhö Ersatz des Nahrungsfettes durch mittelkettige Triglyzeride und Lipasesubstitution
2. antibiotische Therapie zur Behandlung entzündlicher Attacken
3. Analgetika (keine Morphine)
4. Enzymsubstitution bei exokriner Pankreasinsuffizienz

5. chirurgische Intervention bei Gallenwegserkrankungen, Pseudozysten und Verdacht auf Karzinom
- Drainageoperationen (Pankreatikojejunostomie, Choledochojejunostomie, Zystojejunostomie)
- Pankreasteilresektion

H99 **!!**

Frage 4.171: Lösung B

Siehe Lerntext IV.33.
Rezidivierende Bauchschmerzen, Steatorrhoe, Gewichtsabnahme und vermutlich Alkoholabusus lassen in erster Linie an eine **chronische Pankreatitis** denken.
Alkoholabusus ist in 60% der Fälle Ursache einer chronischen Pankreatitis in Deutschland. In 90% dominiert der rezidivierende Oberbauchschmerz, der Stunden und Tage anhalten kann und keinen kolikartigen Charakter hat. Im Rahmen der **Maldigestion** kommt es dann zu
- Steatorrhoe
- Gewichtsabnahme
- Diarrhöe
- Meteorismus
- diabetischer Stoffwechselstörung

Zu **(A)**: Leitsymptom der **Colitis ulcerosa** ist die hämorrhagische Diarrhöe.
Zu **(C)**: Patienten mit **hepatozellulärem Karzinom** klagen über Gewichtsverlust und einen Druckschmerz im rechten Oberbauch. Häufig ist die Dekompensation einer ursächlich bestehenden Leberzirrhose mit Aszites sowie paraneoplastische Symptome wie Polyglobulie und Fieber.
Zu **(D)**: Leitsymptome einer **Mukoviszidose** sind:
- Exokrine Pankreasinsuffizienz mit Maldigestionssyndrom und Durchfällen
- chronischer pertussiformer Husten
- rezidivierende Bronchialinfekte
- obstruktives Emphysem
- Bronchiektasen
- evtl. bei Leberbeteiligung biliäre Zirrhose (in 10% der Fälle)

Zu **(E)**: Typische Beschwerden bei der **einheimischen Sprue** sind:
- Steatorrhoe im Rahmen großvolumiger Durchfälle
- Anämie
- erhöhte neuromuskuläre Erregbarkeit (Karpopedalspasmen)
- Osteoporose und Osteomalazie
- Parästhesien
- Hypokalzämie
- Ödeme bei Proteinmalabsorption.

H99 **!!**

Frage 4.172: Lösung A

Die **Schleimhautbiopsie aus dem oberen Jejunum** hat für die Diagnostik der chronischen Pankreatitis keine Bedeutung. Die Untersuchungsmethode wird jedoch bei Verdacht auf eine **einheimische Sprue** eingesetzt.
Zu **(B)**: Mit der **endoskopischen retrograden Pankreatikographie** können Stenosierungen und Dilatationen der Pankreasgänge nachgewiesen werden.
Zu **(C)**: Durch die **Abdomenleeraufnahme im ersten schrägen Durchmesser** können Pankreasverkalkungen dargestellt werden.
Zu **(D)**: Die Bestimmung der **Elastase-1 im Stuhl** ist ein Funktionstest des Pankreas. Erniedrigte Werte geben Hinweise für eine Pankreasinsuffizienz.
Zu **(E)**: Die **Chymotrypsinbestimmung** im Stuhl dient ebenfalls dem Nachweis einer chronischen Pankreatitis. Allerdings ist die Elastase-1 im Stuhl sensitiver als die Chymotrypsinbestimmung.

F00 **!**

Frage 4.173: Lösung A

Siehe Lerntext IV.33.
Die **exokrine Pankreasinsuffizienz** tritt im Rahmen einer chronischen Pankreatitis auf, wobei die Maldigestion das Leitsymptom darstellt. Dazu kommt es erst, wenn über 80% der Bauchspeicheldrüse zerstört sind. Obgleich die Produktion von Proteasen (Trypsin, Chymotrypsin) und Amylase, wie die von Lipase und Colipase gleichermaßen betroffen sind, steht die **gestörte Fettverdauung (Steatorrhö)** klinisch im Vordergrund. Die Patienten klagen dabei nach Fettgenuss über Bauchschmerzen.
Zur Behandlung werden Enzyme (20 000 bis 30 000 I.E. Lipase pro Mahlzeit) substituiert. Die Fettzufuhr muss reduziert werden.
Wenn auch eine **endokrine Pankreasinsuffizienz** vorliegt, kommt es zur diabetischen Stoffwechsellage.
Zu **(E)**: Eine **Glutenreduktion** muss beim Krankheitsbild der einheimischen Sprue erfolgen.

H93 **!**

Frage 4.174: Lösung C

Die einzige kausale Therapie der alkoholinduzierten **chronischen Pankreatitis** besteht in der absoluten und lebenslangen **Alkoholkarenz**. Dadurch kann eine Prävention von Schmerzen und ein akuter Schub verhindert werden sowie ein Fortschreiten der Erkrankung verzögert werden.
Zur weiteren **Behandlung** einer chronischen Pankreatitis gehören:

- häufige kleine Mahlzeiten
- Pankreasenzymsubstitution
- Insulingabe bei pankreatogenem Diabetes mellitus
- möglichst keine Analgetika, wenn nötig, dann keine Morphinderivate
- endoskopische Therapiemöglichkeiten (bei Pankreasgangsteinen, Pseudozysten)
- chirurgische Intervention (Drainage-Op, Pankreasteilresektion).

H98 !
Frage 4.175: Lösung C

Siehe Lerntext IV.33.
Die **chronische Pankreatitis** wird in 3 Stadien eingeteilt:
- **Frühstadium:** Pankreatitisschübe bei noch normaler exokriner Pankreasfunktion, reversible Insuffizienz
- **Initialstadium:** zunehmende Insuffizienz der exokrinen Pankreasfunktion und latenter Diabetes mellitus
- **Spätstadium:** exkretorische und digestive Insuffizienz, keine Schmerzschübe mehr, Diabetes mellitus

Zu **(A):** Eine **Maldigestion** mit Gewichtsabnahme, **Fettstühlen**, Meteorismus, diabetischer Stoffwechsellage und Diarrhöe tritt erst auf, wenn die Pankreasenzymsekretion auf etwa 10–15% der Norm abgesunken ist. Dieser Zustand ist meist in der Spätphase der Erkrankung erreicht.
Zu **(B):** Obwohl bei der **chronischen Pankreatitis** typische Malabsorptionssymptome auftreten, ist der manifeste Mangel an **fettlöslichen Vitaminen** (A, D, E, K) überraschend selten anzutreffen. Gelegentlich tritt eine nicht diabetische Retinopathie mit peripherer Lokalisation auf, die auf einen Vitamin A und/oder Zinkmangel zurückzuführen ist. Bei 40% der Patienten kann ein Vitamin B_{12}-Mangel auf Grund einer Malabsorption von Cobalamin nachgewiesen werden, die sich nach Gabe von Pankreasfermenten bessern lässt.
Zu **(C):** Der **pankreoprive sekundäre Diabetes mellitus** führt ebenso wie die anderen Diabetesformen zu einer Mikro- und Makroangiopathie.
Zu **(D)** und **(E):** Leitsymptom der **chronischen Pankreatitis** ist der Schmerz. Er tritt in 90% der Fälle auf.
Klassischerweise sind die Schmerzen im Epigastrium lokalisiert und strahlen in den Rücken gürtelförmig aus. Häufig ist der Schmerzcharakter jedoch untypisch. Der Schmerz wird häufig durch **Alkohol** oder **fettreiche Mahlzeiten** verstärkt. Eine Alkoholkarenz mindert die Häufigkeit der Schmerzattacken. Die Schmerzen können bei fortschreitender schwerer exokriner Pankreasinsuffizienz nachlassen. Die Malabsorptions- und -digestionssymptome können durch Gabe von Pankreasenzymen gelindert werden.

H97 !
Frage 4.176: Lösung C

Häufigste Ursache der **chronischen Pankreatitis** ist der Alkoholabusus (ca. 80%). Leitsymptom ist der rezidivierende Oberbauchschmerz, der gürtelförmig ausstrahlen kann. Es kommt zu Nahrungsintoleranz (Fett), Maldigestion, Gewichtsabnahme, Fettstühlen, Meteorismus, Diarrhö und diabetischer Stoffwechsellage. Eine Maldigestion tritt erst dann auf, wenn die Pankreasfunktion auf 10% der Norm vermindert ist.
Zur Diagnose der **exokrinen Pankreasinsuffizienz** dienen der Sekretin-Pankreozymin-Test sowie indirekte Pankreasfunktionstests wie z.B. Fluorescein-Dilaurat-Test und die Bestimmung von **Chymotrypsin** und/oder Elastase im Stuhl. Die Konzentrationen sind bei Pankreasinsuffizienz reduziert. Die in dem Fall beschriebene Hepatomegalie und die erhöhten Aktivitäten von Tramsaminasen und alkalischer Phosphatase im Serum sind Zeichen für eine Fettleber bei chronischem Alkoholabusus.
Zu **(A):** Die **chronische Cholezystitis** verläuft häufig symptomarm, gelegentlich kann eine BSG-Erhöhung nachgewiesen werden.
Zu **(B):** Patienten mit einem **Leberzellkarzinom** klagen über einen Druckschmerz im rechten Oberbauch und Gewichtsverlust. Meist liegt eine Leberzirrhose (80%) zugrunde. Laborchemisch lässt sich in 90% der Fälle das α-Fetoprotein nachweisen.
Zu **(D):** Die Verminderung von Chymotrypsin spricht für eine **chronisch kalzifizierende Pankreatitis** und weniger für eine **alkoholbedingte Malabsorption**.
Zu **(E):** Die typischen klinischen Symptome bei **Morbus Whipple** (intestinale Lipodystrophie) sind Diarrhö, Steatorrhö, abdominelle Schmerzen und Malabsorption. Zusätzlich kann häufig eine extraintestinale Manifestation beobachtet werden in Form von Polyarthritis, Fieber, Polyserositis und Lymphknotenschwellung. Braune Hautpigmentierung und eventuell Herzinsuffizienz sowie neurologische Störungen können auftreten. Als Ursache liegt eine Infektion mit Tropheryma whippelii zugrunde.

H97 !
Frage 4.177: Lösung A

Mittels **abdomineller Sonographie** lassen sich Pseudozysten des Pankreas, Pankreaskarzinome sowie eine **Kalzifikation** oder dilatierte Ausführungsgänge einer chronischen Pankreatitis nachweisen. Entsprechende Möglichkeiten können durch das CT bewerkstelligt werden. Die ERCP erlaubt als einzige Methode die direkte Darstellung von Pankreasgängen.

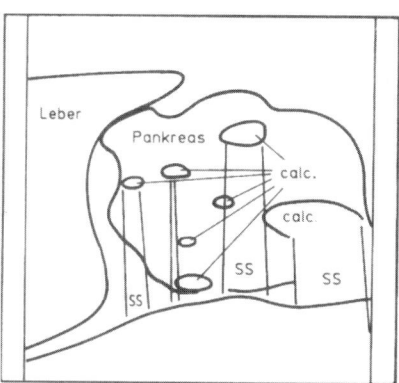
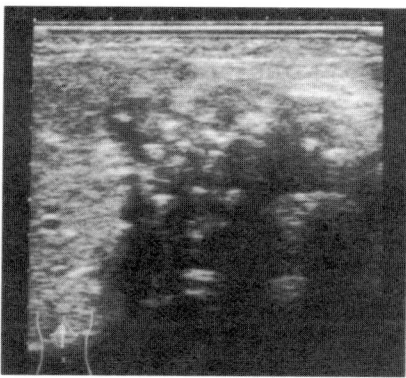
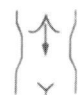

Abb. 4.42 Chronisch kalzifizierende Pankreatitis (Längsschnitt durch den Oberbauch zwischen Aorta und Kava) Kaudal der Leber ist ein tumorartiges Gebilde von 7 × 6 cm Durchmesser zu erkennen, das insgesamt reflexarm ist, unregelmäßig begrenzt sowie durchsetzt von kräftigen Reflexen mit Schallschatten. Die chronische Entzündung des Pankreas hat zu einer stetigen Anschwellung ohne bisher nachweisbare Schrumpfungstendenz des Organs geführt. Multiple Verkalkungen sind über das ganze Organ verstreut. Die sonographische Diagnose eines solchen Prozesses ist leicht zu stellen; eine maligne Veränderung innerhalb eines solchen Gebildes ist natürlich nie auszuschließen. Auch eine Feinnadelbiopsie wird im negativen Fall keine endgültige Differenzialdiagnose erlauben, da innerhalb des unübersichtlichen Gebildes das sich entwickelnde Karzinom nicht abgrenzbar ist.
(aus: Weiss, H. u. A., Ultraschallatlas Bd. 2, Internistische Ultraschalldiagnostik, Chapman & Hall, 1994, Weinheim)

Zu **(B)**: Die **Ösophagogastroduodenoskopie** erlaubt eine Aussage bzgl. der Schleimhautbeschaffenheit von Ösophagus, Magen und Duodenum. Die Methode wird angewandt bei V. a. entsprechende Entzündungen, Tumoren oder Ulzera.
Zu **(C)**: Die **Leberblindpunktion** wird zur histologischen Aufarbeitung von Lebergewebe durchgeführt. Indikationsstellung ist z.B. eine Leberzirrhose oder Hepatitiden.
Zu **(D)**: Das -**Fetoprotein** kann bei über 90% der Fälle mit Leberzellkarzinom nachgewiesen werden. Bei entsprechendem Verdacht wäre die Untersuchung sinnvoll.
Zu **(E)**: Die **i. v. Cholezystcholangiographie** wird eingesetzt zum Nachweis von Veränderungen im Bereich der Gallenblase bzw. des Ductus choledochus. Es können so z.B. Hinweise für Konkremente oder Gallengangskarzinom gefunden werden.

H00 !
Frage 4.178: Lösung C

Siehe Lerntext III.16.
Zu **(C)**: Vermutlich handelt es sich bei dem geschilderten Fall um eine **zystische Fibrose** (**Mukoviszidose**). Leitsymptome dieser autosomal-rezessiv vererbbaren Erkrankung sind:

- ein chronisch pertussiformer Husten
- rezidivierende Bronchialinfekte, Bronchiektasen, obstruktives Emphysem
- exokrine Pankreasinsuffizienz mit Maldigestionssyndrom
- Entwicklung einer biliären Leberzirrhose (in 10% der Fälle)
- verminderte Fertilität bei der Frau, Infertilität beim Mann
- Gedeihstörungen und mangelhafte Gewichtszunahme beim Kind

Zu **(A)**: Bei einem **alkoholtoxischen Leberparenchymschaden** können Hepatomegalie, Splenomegalie, Inappetenz, Übelkeit, Gewichtsverlust, Ikterus, Oberbauchbeschwerden und evt. Fieber beobachtet werden. Bronchopulmonale Infekte gehen nicht mit einer Hepatose einher.
Zu **(B)**: Eine **chronische Pankreatitis** führt zu einem Maldigestionssyndrom, allerdings nicht zu bronchopulmonalen Infekten.
Zu **(D)**: Die **einheimische Sprue** ist eine Unverträglichkeitsreaktion gegenüber der Glidinfraktion des Glutens. Sie führt zu einem Malabsorptionssyndrom. Bronchopulmonale Infekte gehören nicht zu der Erkrankung.
Zu **(E)**: Die **A-β-Lipoproteinämie** (Typ III-Hyperlipoproteinämie) geht mit einem erhöhten Arterioskleroserisiko einher. Es können Xanthome auftreten.

Pankreaskarzinom — IV.34

Das Auftreten eines **Pankreaskarzinoms** nimmt zu. Der Häufigkeitsgipfel liegt zwischen dem 60. und 80. Lebensjahr. Verhältnis Mann:Frau 6:4. Zu den Risikofaktoren, an einem Pankreaskarzinom zu erkranken, gehören Nikotinabusus und Kaffeekonsum.
Meist handelt es sich um ein **Adenokarzinom**. Der Pankreaskopf ist am häufigsten betroffen (70%).

Symptome
- Schmerz im Oberbauch, Müdigkeit, Schwäche, Dyspepsie
- Inappetenz
- Gewichtsabnahme

Verschlussikterus durch Kompression des Gallengangs gelegentlich mit palpabler Gallenblase bei Lokalisation im Kopfbereich und Pruritus.
Daneben treten eine Lebervergrößerung bei Metastasierung oder Cholestase auf, eine Vergrößerung der Milz bei Milzvenenthrombose, Verschluss der A. linealis durch Tumorausbreitung, systolisches Geräusch im linken Oberbauch.
Laborchemisch können Anämie, Cholestase, Pankreasinsuffizienz und diabetische Stoffwechsellage auftreten, wenngleich diese Symptome natürlich nicht beweisend sind. Als Ausdruck der Cholestase sind alkalische Phosphatasen und γ-GT erhöht.
Auffallend häufig tritt als Prodromalstadium eine psychische Alteration, vor allem depressive Verstimmungen auf.

Stadieneinteilung:
Stadium I: Tumor auf das Pankreas beschränkt
Stadium II: Tumor bricht in das umgebende Gewebe ein
Stadium III: Beteiligung der regionalen Lymphknoten
Stadium IV: Fernmetastasen

Diagnostik
Mit der **hypotonen Duodenographie** können Pankreaskopftumoren erkannt werden, die das Duodenum komprimieren.
Mit der **selektiven Darstellung** der A. coeliaca lassen sich Pankreastumoren als Aussparungen oder besonders vaskularisierte Gebiete erfassen.
Mit der **ERCP** können Informationen über Stenosen, Verschlüsse oder der Deformierungen des Pankreasganges gewonnen werden.
Sonographisch und computertomographisch lassen sich hochwertige Aussagen über die Beschaffenheit des Pankreas machen. In einer vergleichenden Untersuchung konnte festgestellt werden, dass die Sonographie der bedeutend teureren CT gleichwertig ist.
CT und **Sonographie** sowie **ERCP** in Kombination ergeben den höchsten diagnostischen Aussagewert bzgl. eines Pankreaskarzinoms (85-90%).

Die **Pankreatikoskopie** kann zur gezielten Biopsie bei verdächtigen Gangveränderungen durchgeführt werden. Als sehr empfindliche Untersuchungsmethode gilt die **Endosonographie** (Schallsonde fokussiert auf die Magenhinterwand).
Evtl. muss eine **Probelaparotomie** bei V.a. Pankreaskarzinom durchgeführt werden.
Zu den Zusatzuntersuchungen gehören die Bestimmung von **Tumormarkern** (CA 19-9 und CA 50) zur postoperativen Kontrolle auf Rezidivfreiheit.

Therapie:
1. partielle und radikale Pankreasresektion – Whipple-Resektion im Stadium I, II evtl. III.
2. palliativ: endoskopisches Einbringen von Drainagen in den Ductus choledochus oder biliodigestive Anastomose (bei Ikterus), bei Tumorschmerzen Blockade des Ganglion coeliacum bzw. Radiatio

Die Prognose ist schlecht. Die 5-Jahresüberlebensquote beträgt bei Resektion ca. 5%, im Stadium $T_1N_0M_0$ jedoch 30%.

F99
Frage 4.179: Lösung B

Folgende **Tumoren** metastasieren bevorzugt in die **Leber:**
- Pankreaskarzinom
- Bonchialkarzinom
- Mammakarzinom
- malignes Melanom
- Magen- und Ösophaguskarzinom
- Karzinoid des Dünndarms
- Kolonkarzinom
- Rektumkarzinom (nicht Analkarzinom).

Zu **(A)**: Das **Prostatakarzinom** metastasiert bevorzugt über die Vertebralvenen in die Wirbelsäule.
Zu **(C)**: Die Ausbreitung des **Ovarialkarzinoms** erfolgt hauptsächlich intraperitoneal, es metastasiert aber auch hämatogen über die V. cava inf. in die Lunge und andere Organe.
Zu **(D)**: Bei hämatogener Ausbreitung des **Schilddrüsenkarzinoms** kommt es v.a. zu Absiedlungen in Lunge und Knochen.
Zu **(E)**: Typisch für das **Medulloblastom** sind Liquormetastasen.

H98 !
Frage 4.180: Lösung B

Siehe Lerntext IV.34.
Am ehesten handelt es sich bei dem geschilderten Fall um ein in die **Leber metastasierendes Pankreaskopfkarzinom.**
Dafür spricht die klinische Symptomatik mit Ikterus. Zudem ist typisch die Doppelkontur im duode-

nalen C als Ausdruck des komprimierenden Pankreastumors. Die sonographisch zu beobachtenden multiplen echoarmen Leberherde entsprechen **Lebermetastasen**, die sich laparoskopisch in der Abbildung darstellen lassen. Die Raumforderung im Pankreaskopf ist offensichtlich einem Pankreaskopfkarzinom zuzuordnen. Etwa 70% der Pankreaskarzinome befinden sich im Kopfbereich.
Der Häufigkeitsgipfel für den Tumor liegt im 6. Lebensjahrzehnt.
Zu **(A)**: Sonographisch stellt sich die **Leberzirrhose** folgendermaßen dar:
- inhomogenes Leberparenchym
- rarefizierte Lebervenen
- unregelmäßige Leberoberfläche

Zudem ist mit der Diagnose Leberzirrhose nicht die Raumforderung im Pankreasbereich erklärt.
Zu **(C)**: Verkalkungen kommen vor allem im Rahmen einer **chronischen Pankreatitis** vor. Diese sind jedoch im Pankreasbereich lokalisiert und stellen sich sonographisch als echoreiche Strukturen dar.
Zu **(D)**: Eine **chronische Cholezystitis** führt zu einer Schrumpfgallenblase oder Porzellangallenblase. Als Spätkomplikation ist ein Gallenblasenkarzinom bekannt.
Zu **(E)**: Die **akute Cholangitis** wird meist durch eine Abflussbehinderung der Galle und eine Infektion, vor allem E. coli verursacht. Leitsymptom ist die Charcot-Trias mit Fieber, Ikterus und Oberbauchschmerz. Die Erkrankung kann zu Leberabszessen führen, die sonographisch dargestellt werden können. Es zeigen sich dabei rundliche echofreie bis echoarme Strukturen.

H98 !
Frage 4.181: Lösung B

Bei der Diagnose **Pankreaskarzinom mit Lebermetastasierung** kommen nur palliative Maßnahmen infrage, wie z.B. Chemotherapie und evtl. Einlegen von Drainagen zum freien Abfluss der Galleflüssigkeit.

F95 !
Frage 4.182: Lösung A

Zu **(A)**: Der Häufigkeitsgipfel des **Pankreaskarzinoms** liegt im 6. Jahrzehnt. Klinisch imponieren Allgemeinsymptome wie Inappetenz, Übelkeit, Erbrechen, Gewichtsverlust. Beim Pankreaskopfkarzinom ist der Ikterus ein Frühsymptom mit Erhöhung der Cholestasewerte (AP und γ-GT). CA 19-9 ist weder ein tumor- noch organspezifisches Antigen. Seine Hauptbedeutung liegt in der frühen Diagnostik und Verlaufskontrolle von Patienten mit Pankreaskarzinom, Leberkarzinom und Magenkarzinom.

Zu **(B)**: Der Häufigkeitsgipfel für ein **Gallenblasenkarzinom** liegt jenseits des 60. Lebensjahres. Frauen sind häufiger als Männer betroffen. Als Spätsymptom tritt evtl. ein Verschlussikterus auf. Eine Erhöhung von CA 19-9 spricht nicht für ein Gallenblasenkarzinom.
Zu **(C)**: Bei der **hämolytischen Anämie** ist die Lebensdauer der Erythrozyten verkürzt (normal 120 Tage). Der Anteil des indirekten Bilirubins ist deutlich erhöht. Daneben besteht laborchemisch eine Erhöhung des Haptoglobins sowie eine LDH-Erhöhung. Im weiteren Verlauf kann eine Milzvergrößerung auftreten. Die Ursachen sind vielfältig (z.B. hereditäre Sphärozytose, Thalassämie, autoimmunhämolytische Anämie). Die Cholestasewerte sind nicht erhöht.
Zu **(D)**: Ein Verschlussikterus mit einem **Konkrement** im Ductus choledochus geht meist mit Koliken einher. CA19-9 ist nicht charakteristischerweise erhöht.
Zu **(E)**: Eine **akute Hepatitis** geht meist mit einem erheblichen Krankheitsgefühl einher. Die Transaminasen GOT und GPT sind stark erhöht, wobei die γ-GT nur leicht ansteigt (de Ritis-Quotient GOT/GPT < 1). CA 19-9 steht in keiner Korrelation zur Hepatitis.

H96 !
Frage 4.183: Lösung B

Die in dem geschilderten Fall dargestellte Klinik entspricht am ehesten dem Bild eines **Pankreaskopfkarzinoms**. Männer sind häufiger als Frauen betroffen. Der Häufigkeitsgipfel liegt im 6. Lebensjahrzehnt. Differenzialdiagnostisch kommt ein Gallengangskarzinom infrage.
Zu den typischen Zeichen gehören:
- **Ikterus:** ist bei Pankreaskarzinomen oft ein Frühsymptom, im Spätstadium ist in 90% der Fälle ein Ikterus nachweisbar
- **Gewichtsverlust** mit Inappetenz, Übelkeit und Erbrechen
- tastbare schmerzlose Gallenblase als Folge eines tumorbedingten Verschlusses des Ductus choledochus (**Courvoisier-Zeichen** in Verbindung mit Ikterus)
- Begleitpankreatitis mit Lipaseerhöhung
- evtl. Schmerzen im Oberbauch und Rücken

Zu den seltener vorkommenden Symptomen gehören Thrombosen und Thrombophlebitiden.
Zu **(A)**: Leitsymptom der **chronischen Pankreatitis** ist der Schmerz (in über 90% der Fälle).
Zu **(C)**: **Cholezystolithiasis mit Porzellangallenblase** kann zu chronisch rezidivierenden Cholezystitiden führen. Es dominiert dabei der Schmerz im rechten Oberbauch.
Zu **(D)**: **Choledocholithiasis** führt oft zu kolikartigen Beschwerden (Verschluss). Es tritt daneben ein

Ikterus auf. Eine palpable Resistenz kann nicht nachgewiesen werden.

Zu **(E)**: Das **Gallenblasenkarzinom** macht ähnliche Beschwerden wie Cholelithiasis und Cholezystitis. Als Spätsymptom kann ein Ikterus auftreten.

| H96 | **!** |

Frage 4.184: Lösung E

Sonographie, Computertomogramm und ERCP in Kombination erreichen bei der Diagnostik des **Pankreaskarzinoms** die höchste Trefferquote (85–90%). 10–15% sind erst intraoperativ eindeutig zu klären. Tumoren unter 1 cm Durchmesser entziehen sich der präoperativen Diagnostik.

Zu **(E)**: Die Bestimmung von **Amylase und Lipase** trägt nicht zur Diagnosefindung bei Pankreaskarzinom bei. Die Laborparameter werden bei Verdacht auf eine akute oder chronische Pankreatitis erhoben. Sinnvoll sind der Nachweis der alkalischen Phosphatase, Bilirubin, Hämoglobin und Glucose.

Zu **(A)**: Die **ERCP (endoskopische retrograde Cholangiopankreatographie)** wird durchgeführt, um einen Hinweis auf ein Pankreaskarzinom i.S. von Pankreasgangabbruch oder Choledochusstenose zu erhalten.

Zu **(B)**: Die Bestimmung von **CA 19–9** bei Verdacht auf ein Pankreaskarzinom ist sinnvoll. Es wurde eine relativ hohe diagnostische Sensitivität (70–95%) und Spezifität (72–90%) in verschiedenen Untersuchungen festgestellt.

Zu **(C)**: Die **Feinnadelpunktion** dient zur histologischen Bestätigung der Verdachtsdiagnose.

Zu **(D)**: Mittels **Computertomographie** können die morphologische Ausdehnung und evtl. Metastasen eines Pankreaskarzinoms verifiziert werden.

5 Endokrine Organe, Stoffwechsel und Ernährung

5.1 Hypophyse und Hypothalamus

| H93 |

Frage 5.1: Lösung D

Siehe Lerntext V.1.

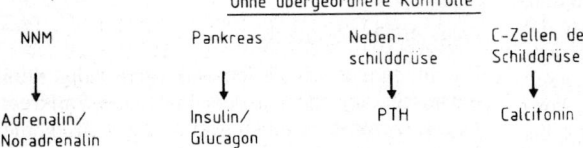

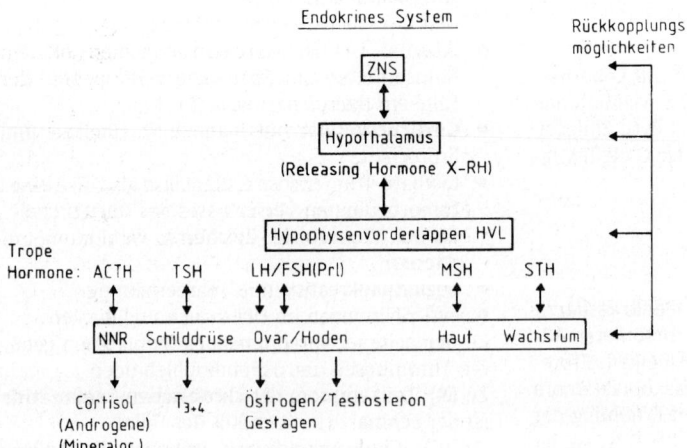

Abb. **5.1** Die endokrinen Drüsen und ihre Hormone

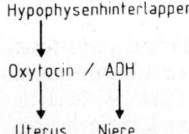

Multiple endokrine Neoplasie — V.1

Befunde bei der multiplen endokrinen Neoplasie (MEN I):
- **Hypophyse** (Adenom):
  Wachstumshormon → Akromegalie
  ACTH → Morbus Cushing
  Prolaktin → Hyperprolaktinämie
- **Nebenschilddrüsen** (Adenom, Hyperplasie):
  Parathormon → Hyperkalzämie-Syndrom, Nephrolithiasis, Magenulkus, Knochenschaden **(primärer Hyperparathyreoidismus)**
- **Pankreas** (multiple Adenome, Karzinome):
  Gastrin → Magenulzera mit Blutungsneigung
  Insulin → Hypoglykämien mit Synkopen
  VIP pankreatisches Polypeptid, Kalzitonin → wässrige Durchfälle

Der **Hypophysenfunktionsausfall** durch Verdrängung der Hypophyse beim Adenom führt zu Libidoverlust, sekundärer Amenorrhoe **(Hypophyseninsuffizienz)**, Schwäche, Hypotonie, Blässe, Verlangsamung, tiefer rauher Stimme, Gewichtszunahme, trockener Haut, struppigen Haaren, Hypothermie **(Hypothyreose)**, Trinkmengensteigerung **(Diabetes insipidus)**, **Sehstörungen**, partieller Erblindung, Gesichtsfeldausfall und Chiasmasyndrom.

Bei der **multiplen endokrinen Neoplasie (MEN I)**, die autosomal dominant vererbt wird, ist der zugrunde liegende Defekt unbekannt. Die Diagnose wird am häufigsten zwischen dem 20. und 50. Lebensjahr des Patienten gestellt. **Hypophysenadenome, Nebenschilddrüsenadenome und Pankreastumoren** sind in unterschiedlichem Ausmaß am Krankheitsbild beteiligt. Neben den Folgen der Hormonüberproduktion kann klinisch Hormonausfall (Hypophysenkompression durch Tumorwachstum) zur Symptomatik beitragen.

Während am sporadischen primären **Hyperparathyreoidismus** vorwiegend Frauen erkranken, weist der Hyperparathyreoidismus bei MEN I keine Geschlechtsspezifität auf. Differenzialdiagnostische Probleme entstehen dadurch, dass beim sporadischen Hyperparathyreoidismus Ulzera in Magen und Duodenum vorkommen können, die beim Patienten mit MEN I Indikator eines endokrinen Zweittumors **(Gastrin produzierender Pankreastumor)** sind. Die subtotale Parathyreoidektomie ist die Therapie der Wahl. Etwa zwei Drittel der Pankreastumoren produzieren Gastrin, das über die Stimulation der Magensäuresekretion zum Ulkusleiden führt. Ein Drittel der Tumoren produzieren **Insulin** (→ Hypoglykämien). Auch eine extrapankreatische Lokalisation dieser Tumoren (Duodenum) ist möglich. Selten treten Tumoren mit **VIP-Produktion**, die zum **WDHA-Syndrom (watery diarrhoea hypokalemia achlorhydria syndrome)** führen, auf. Die Bildung von Calcitonin und pankreatischem Polypeptid durch einige Pankreastumoren bleibt meist asymptomatisch. Pankreastumoren entarten oft maligne, sodass eine operative Entfernung angestrebt wird. **Hypophysentumoren** bei MEN I können klinisch inapparent oder apparent als hormonproduzierende Adenome **(Wachstumshormon mit Akromegalie, Prolaktinom mit Amenorrhoe-Galaktorrhoe-Syndrom, ACTH mit Morbus Cushing)** in Erscheinung treten. Auch hier wird eine Resektionstherapie angestrebt, um zu verhindern, dass die Resthypophyse zerstört wird. Differenzialdiagnostisch problematisch ist auch, dass die ACTH-vermittelte Cushing-Erkrankung sowohl durch einen Hypophysentumor als auch durch die sehr selten vorkommende ACTH-Produktion durch Pankreastumoren bedingt sein kann. Das Auftreten von Schilddrüsentumoren ist dem Syndrom vermutlich nicht zuzurechnen, sondern scheint Folge zufälliger Koinzidenz zu sein.

MEN IIa: C-Zellkarzinom + Phäochromozytom + Hyperparathyreoidismus
MEN IIb: (Sipple-Syndrom): C-Zellkarzinom + Phäochromozytom + multiple Neurinome

Diabetes insipidus — V.2

Im Hypophysenhinterlappen werden die Peptide **Oxytozin** und **Vasopressin** (= ADH) gespeichert, nachdem sie zuvor **im Hypothalamus synthetisiert** wurden. Über Neurosekretion gelangen sie zum Hypophysenhinterlappen, aus dem sie direkt ins Blut abgegeben werden. Die **Plasmahalbwertszeit** der HHL-Hormone beträgt weniger als 6 Minuten.
Reize für die ADH-Ausschüttung sind eine Zunahme der Osmolarität, Abfall des arteriellen Blutdrucks, Abnahme des Blutvolumens (> 15%), Stress, Schmerz und Niktoin.
Vasopressin (ADH) erhöht die Membranpermeabilität der distalen Tubuli für Wasser und **fördert die Wasserrückresorption in der Niere**. Vasopressin führt auch zu einer Engstellung von Kapazitätsgefäßen (schnelle Blutdruckregulation). Es steht unter dem hemmenden Einfluss von Opioidpeptiden und Dopamin. Auch Alkohol wirkt hemmend auf die ADH-Sekretion. Je mehr Alkohol zugeführt wird, desto größer wird daher auch der Durst.
Klinisch führt die **ADH-Mindersekretion** zur vermehrten Harnausscheidung und starkem Durstgefühl (Polyurie und Polydipsie). Es kann zur hypertonen Dehydratation mit Fieber, Kollaps und Delir kommen. Für das Ausbleiben der Wasserreabsorption im distalen Tubulusabschnitt ist entweder eine **ADH-Mindersekretion** oder eine **unzureichende ADH-Wirkung infolge fehlenden Ansprechens des distalen Tubulus auf das Hormon bei Nierenerkrankungen** verant-

wortlich. Diese Erkrankung wird als **Diabetes insipidus** bezeichnet, wobei das Wort Diabetes aus dem Griechischen kommt und „hindurchgehenlassen" bedeutet, während insipidus aus dem Lateinischen übersetzt „fade, geschmacksfrei" bedeutet und die Kombination beider Begriffe als **gesteigerte Ausscheidung eines wässrigen Harns** zu verstehen ist. Man unterscheidet beim **Diabetes insipidus:**

- **zentralen** Diabetes insipidus (→ ADH-Mangel)
  - symptomatisch, d. h. durch bekannte Läsionen im Hypothalamus-HHL-Bereich wie z. B. Tumoren, Schädel-Hirn-Trauma, Z. n. neurochirurgischen Eingriffen, Entzündungen, Sheehan-Syndrom
  - idiopathisch, d. h. ohne bekannte Ursache
- **renalen** Diabetes insipidus (→ ADH-refraktär)
  - angeboren: X-chromosomal rezessive ADH-Resistenz
  - erworben: degenerative und entzündliche Nierenerkrankungen (Zystennieren, Sjögren-Syndrom usw.)

Differenzialdiagnose

Beim **Carter-Robbins-Test** wird dem Patienten eine Stunde nach Wasserbelastung hypertone NaCl-Lösung infundiert. Der Anstieg der Plasmaosmolalität (auch Durst) stimuliert normalerweise die **ADH**-Sekretion und führt zum Absinken des Urinvolumens. Besteht ein Diabetes insipidus, bleibt die Urinkonzentrierung aus.

Gibt man nun **ADH** i. m., führt dies beim zentralen Diabetes insipidus zur Normalisierung (Abnahme) des Urinvolumens, während beim renalen Diabetes insipidus das Urinvolumen und die Konzentrierung des Harns weiterhin unverändert bleiben.

Ferner ist eine **ADH**-Bestimmung im Plasma durch einen Radioimmunoassay möglich.

Labor

Hypernatriämie mit Hyperosmolalität des Serums und der EZF.

Das spezifische Gewicht des Morgenurins liegt unter 1008 g/l und ist auch nach längerem Dursten nur unwesentlich (< 1010 g/l) erhöht.

Therapie

Die **hypothalamisch-hypophysäre Form des Diabetes insipidus** wird durch die Zufuhr von **Desmopressin (desaminiertes Arginin-Vasopressin)**, das vorzugsweise 2-mal tgl. **über die Nasenschleimhaut (intranasal) zugeführt** werden kann, behandelt. Diese Verbindung hat gegenüber dem natürlichen Vasopressin den Vorteil, dass diesem **Vasopressin-Derivat** eine vasokonstriktorische Wirkung nahezu fehlt, dessen antidiuretische Wirkung jedoch verstärkt ist. Bei der renalen Form des Diabetes insipidus ist Vasopressin nicht wirksam.

F00

Frage 5.2: Lösung B

Ätiologie des Diabetes insipidus centralis:
- **primär idiopathisch**
- sekundär **(erworben): traumatisch,** insbesondere bei Schädelbasisfrakturen, bei **Tumoren** der Sellaregion (primär oder metastatisch), **Granulomen** (Sarkoidose oder Tuberkulose), **Histiozytose X** (Morbus Hand-Schüller-Christian), **Gefäßveränderungen** (Aneurysmen, Thrombosen, **Sheehan-Syndrom**), **Infektionen** (Enzephalitis oder Meningitis).

Beachte: Wenn der Hypophysenhinterlappen zerstört ist, führt dies meist nur zu einem **transitorischen,** temporären **Diabetes insipidus centralis.** Nur etwa 10% der neurosekretorischen Neurone und die neurohypophysealen Fasern müssen intakt sein, um einen **Diabetes insipidus centralis** zu verhindern.

Symptomatik
- **Beginn** ⇒ schleichend oder abrupt
- Kompletter oder partieller **Ausfall der ADH-Synthese oder -Abgabe** führt zur **Trias: Polyurie** einschließlich Nykturie, **Asthenurie** (spezifisches Gewicht des Harns meist < 1,005 g/ml, Osmolalität < 200 mOsm/l), **Polydipsie** (meist > 6 l pro Tag)
- **hypertone Dehydration** (⇒Fieber, Kollaps und Delir) und **Hypovolämie**, wenn der Wasserverlust nicht permanent ersetzt wird.

H94

Frage 5.3: Lösung E

Siehe Lerntext V.2.

Durstversuch:

Der **Anstieg der Plasmaosmolalität (Durst) stimuliert normalerweise die ADH-Sekretion** und führt zum Absinken des Urinvolumens.

Der **Durstversuch** muss unter Kontrolle des Patienten erfolgen, da eine starke Dehydratation für Diabetes-insipidus-Kranke zur Gefahr werden kann.

Durchführung: Nach einem Frühstück mit höchstens einer Tasse Flüssigkeit erfolgen Blutabnahme für die Messung der Plasmaosmolalität, Elektrolyte und Vasopressin sowie Entleerung der Blase für die Bestimmung der Urinosmolalität, dann im 2-stündigen Abstand weitere Blasenentleerungen zur Kontrolle der Urinosmolalität, stündliche Körpergewichtskontrollen. Der Durstversuch sollte mindestens 18 h dauern.

Ein Abbruch ist erforderlich, wenn
- ein orthostatischer **Blutdruckabfall** und eine Tachykardie auftreten oder
- **Temperaturanstieg** oder sensorische **Eintrübung** auftreten oder
- **5%** oder mehr des anfänglichen **Körpergewichts verloren** sind oder

5.1 Hypophyse und Hypothalamus

- im Urin das **spezifische Gewicht** nicht um mehr als **0,001 g/ml** oder die **Osmolalität** nicht um mehr als **30 mosmol/l ansteigt**.

Beurteilung: Ein Anstieg der Urinosmolalität über den Wert der Plasmaosmolalität im Durstversuch spricht für das Vorliegen einer **psychogenen Poly**dipsie. Beträgt die Urinosmolalität weniger als 200 mosmol/l, so ist ein zentraler oder renaler Diabetes insipidus wahrscheinlich.

Die **Bestimmung von Vasopressin im Plasma** erfolgt **radioimmunologisch**.

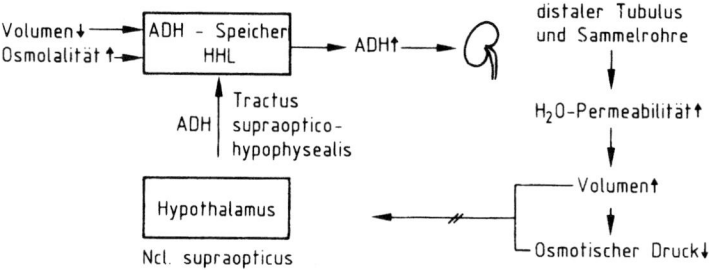

Abb. 5.2 ADH-Ausschüttung

F96

Frage 5.4: Lösung D

Ursachen für eine **Polydipsie** bzw. **Polyurie** können **ADH-Mangel, renaler Diabetes insipidus, Diabetes mellitus** (→ osmotische Diurese), **Hyperkalzämie** (Calcium > 3,5 mmol/l → **ADH-resistente Polyurie** mit verringertem spezifischem Gewicht des Harns), **Alkoholkonsum** (→ hemmt ADH-Sekretion) oder **zwanghafte (psychogene) Polydipsie** (= **Dipsomanie**) sein, bei der die **ADH-Sekretion** im Sinne einer Gegenregulation **supprimiert** ist. Patienten mit **Dipsomanie** können bis zu 6 l Flüssigkeit am Tag aufnehmen und ausscheiden. Meistens besteht **keine Nykturie**, auch wachen sie nachts nicht durch ihren Durst auf. Im Gegensatz zu anderen Diabetes insipidus Formen besteht eine **niedrige Serumnatriumkonzentration und -osmolalität**. Die vermehrte Wasseraufnahme kann auch zu einer **renalen Resistenz gegen ADH** führen (→ verminderte Reaktion auf exogen zugeführtes Vasopressin). Nach längerer Flüssigkeitsrestriktion normalisiert sich die Konzentrationsfähigkeit der Niere wieder.

Man unterscheidet beim Diabetes insipidus
- **hypothalamisch-hypophysäre Form mit ADH-Mangel**
- **nephrogene** Form **(ADH-refraktär)**
- **psychogene Polydipsie** (renale Resistenz gegen ADH)

Untersuchungsmethoden:
- ADH-Bestimmung im Plasma
- Lokalisationsdiagnostik mit **Computertomographie** bzw. **NMR-Untersuchung**
- **Durstversuch** (nur unter medizinischer Überwachung!) Bei Gesunden führt eine Erhöhung der Plasmaosmolalität zu einer Verminderung der Urin-Ausscheidung und zu einer Erhöhung der Urin-Osmolalität.

Siehe auch Kommentar zu Frage 5.3.

Zu **(D):** Erst bei Blutglukosewerten über **600 mg/dl** resultiert eine erhebliche Dehydratation.

Tab. 5.1 Differentialdiagnose der Polyurie

	zentraler Diabetes insip.	renaler Diabetes insip.	psychogene Polydipsie
Plasmaosmolalität	↑	↑	↓
Urinosmolalität	↓	↓	↓
Urinosmolalität im Durstversuch	unverändert	unverändert	↑
Urinosmolalität nach Vasopressingabe	↑	unverändert	↑
Plasmavasopressin im Durstversuch	niedrig oder nicht nachweisbar	erhöht	erhöht

[F93]

Frage 5.5: Lösung C

Siehe Lerntext V.2.

[H95]

Frage 5.6: Lösung C

Bei diesem Patienten besteht der Verdacht auf einen Tumor im Bereich der Sellaregion.
Ätiologie des zentralen Diabetes insipidus:
- primär **idiopathisch**
- sekundär **(erworben)**

Wenn der Hypophysenhinterlappen zerstört ist, führt dies nur zu einem **transitorischen,** temporären **Diabetes insipidus centralis.** Nur etwa 10% der neurosekretorischen Neurone und die neurohypophysealen Fasern müssen intakt sein, um einen Diabetes insipidus centralis zu verhindern.
Symptomatik:
Beginn schleichend oder abrupt
Kompletter oder partieller **Ausfall der ADH-Synthese oder -Sekretion** führt zur **Trias:**
- **Polyurie** einschl. Nykturie
- **Asthenurie** (spezifisches Gewicht des Harns meist < 1,005 g/ml, Osmolatität < 200 mosmol/l)
- **Polydipsie** (meist > 6 l pro Tag)

erworbene Formen: zusätzlich Symptome der Grunderkrankung
Diagnostik:
Labor:
- oft Anstieg der Plasmanatriumkonzentration und -osmolalität

Das **spezifische Gewicht des Morgenurins** liegt meist < 1,005 g/ml und ist auch nach längerem Dursten nur unwesentlich erhöht. Es kann zur **hypertonen Dehydratation** mit Fieber, Kollaps und Delir kommen.
Untersuchungsmethoden:
- **ADH-Bestimmung im Plasma**
- **Lokalisationsdiagnostik mit Computertomographie** bzw. **NMR-Untersuchung**
- **Durstversuch** (nur unter medizinischer Überwachung!). Bei Gesunden führt eine Erhöhung der Plasmaosmolalität zu einer Verminderung der Urin-Ausscheidung und zu einer Erhöhung der Urin-Osmolalität.

Durstversuch:
Morgens: Bestimmung des Körpergewichts, der Elektrolyte, der Osmolalität im venösen Blut sowie Urin-Osmolalität, anschließend **zweistündliche Bestimmung von Osmolalität und spezifischem Gewicht des Urins** bis
- ein orthostatischer **Blutdruckabfall** und eine Tachykardie auftreten oder
- **Temperaturanstieg** oder sensorische **Eintrübung** auftreten oder
- **5% oder mehr des anfänglichen Körpergewichts** verloren sind oder
- im Urin das **spezifische Gewicht** nicht um mehr als **0,001 g/ml** oder die **Osmolalität** nicht um mehr als **30 mosm/l ansteigt,**

dann **Injektion von 5 E eines Vasopressin-Präparates** (z.B. Desmopressin), nach 1 h erneute Harnuntersuchung.
- **Normalbefund,** wenn das Maximum der Urin-Osmolalität die Plasma-Osmolalität übersteigt und nach der Vasopressin-Injektion um nicht mehr als 5% ansteigt.
- **Diabetes insipidus centralis:** Harn wird nicht über die Plasma-Osmolalität konzentriert, und der Anstieg der Urin-Osmolalität nach Vasopressin-Injektion beträgt mehr als 50%.
- **Partieller Diabetes insipidus centralis:** Harn wird über die Plasma-Osmolalität konzentriert, zeigt aber nach Vasopressin-Gabe einen Anstieg der Urin-Osmolalität um mehr als 9%.

Carter-Robbins-Test: Dem Patienten wird eine Stunde nach Wasserbelastung hypertone NaCl-Lösung infundiert. Der Anstieg der Plasma-Osmolalität stimuliert normalerweise die ADH-Sekretion und führt zum Absinken des Urinvolumens. Besteht ein Diabetes insipidus, bleibt die Urinkonzentrierung aus. Gibt man nun Desmopressin, führt dies beim **zentralen Diabetes insidipus** zur Normalisierung (Abnahme) des Urinvolumens, während beim **renalen Diabetes** insipidus das **Urinvolumen** und die Konzentrierung des Harns weiterhin unverändert bleiben.

[F94]

Frage 5.7: Lösung A

Eine **mangelhafte Sekretionsleistung des Hypophysenhinterlappens,** die klinisch durch das Bild des **zentralen Diabetes insipidus** gekennzeichnet ist, kann verschiedene Ursachen haben. **Läsionen im Bereich des Hypophysenstiels oder der Hypophyse** selbst führen meist nur zu einem vorübergehenden Abfall des Vasopressinspiegels, da nach Tagen oder Wochen eine Regeneration der zerstörten Nervenfasern einsetzt und zur Ausbildung eines Ersatzhinterlappens führt. **Läsionen im Hypothalamusbereich** werden erst dann klinisch als zentraler Diabetes insipidus wirksam, wenn mehr als **80%** des neuroendokrinen Gewebes zerstört sind.
Ursachen für einen Diabetes insipidus centralis:
- **Traumen** (Schädelbasisfraktur) oder Zustand nach Bestrahlung oder chirurgischer Exstirpation der Hypophyse
- **Tumoren:** Kraniopharyngeom, Pinealom, supraselläre Zysten, Metastasen, leukämische Infiltrate
- **Granulome** bei Sarkoidose, Tuberkulose, Lues
- **Infektionen** wie Meningitis, Enzephalitis
- **vaskuläre Läsionen:** zerebrale Thrombose oder Hämorrhagie, Aneurysma, Post-partum-Nekrose (Sheehan-Syndrom)
- **Histiozytose,** z.B. Morbus Hand-Schüller-Christian

ADH-Mehrsekretion — V.3

ADH-Mehrsekretion führt zu einem erhöhten Intra- und Extrazellulärvolumen und zur Senkung des effektiven osmotischen Drucks im Plasma. **Ursachen** sind Abfall des Plasmavolumens, Wirkstoffe wie Nikotin, Morphin und Barbiturate sowie Schmerz, Stress und paraneoplastische **ADH**-Hyperinkretion.

Auswirkungen:
Hierbei kommt es infolge überschießender **ADH**-Inkretion zur Wasserintoxikation (→ *hypotone Hyperhydratation*) mit der Besonderheit, dass trotz hypotoner Extrazellulärflüssigkeit ein hypertoner Urin ausgeschieden wird.

Labor:
- Hyponatriämie mit Hypoosmolalität des Serums und der EZF
- Natriumausscheidungsrate erhöht, trotz Hyponatriämie
- normale Nieren- und Nebennierenfunktion

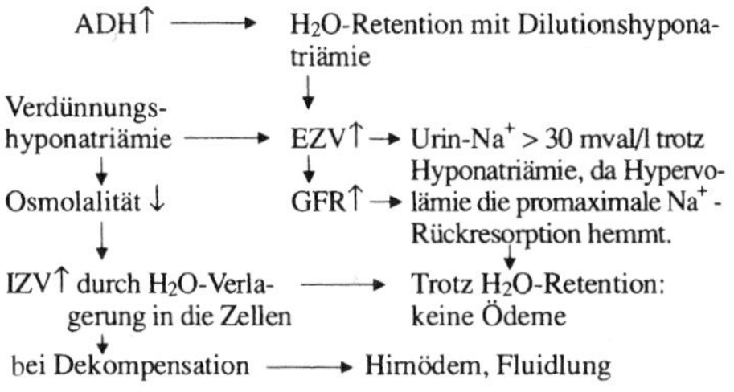

```
ADH↑ ──→ H₂O-Retention mit Dilutionshyponatriämie
                ↓
Verdünnungs-   EZV↑ → Urin-Na⁺ > 30 mval/l trotz
hyponatriämie ──→     Hyponatriämie, da Hypervo-
       ↓        GFR↑ → lämie die promaximale Na⁺-
Osmolalität↓          Rückresorption hemmt.
       ↓
IZV↑ durch H₂O-Verla- → Trotz H₂O-Retention:
    gerung in die Zellen  keine Ödeme
       ↓
bei Dekompensation ──→ Hirnödem, Fluidlung
```

Abb. 5.3 Schwartz-Bartter-Syndrom: z. B. Bronchial-Ca → ADH ↑

Das **Syndrom der inadäquaten ADH-Sekretion** (Schwartz-Bartter-Syndrom) führt zu einer chronischen Hyponatriämie bei normalen Volumenverhältnissen.
Es besteht eine in Relation zum Gesamtkörper-Natriumbestand und zur Serumosmolalität vermehrte ADH-Sekretion mit Antidiurese (Urinosmolalität > 200 mosmol/kg H₂O).
Ursächlich können Malignome (z. B. Bronchial-Ca), Lungenerkrankungen oder Störungen des Zentralnervensystems sein. Im Rahmen von Lungenerkrankungen oder bei der mechanischen Ventilation wird die vermehrte ADH-Sekretion über intrapulmonale Volumenrezeptoren stimuliert.
Therapie: Flüssigkeitsrestriktion; i. v. Gabe von Schleifendiuretika mit gleichzeitiger Infusion von NaCl-Lösung. Da im Rahmen der Flüssigkeitsverschiebung das Extrazellulärvolumen erheblich vergrößert wird und somit die Gefahr einer Herzinsuffizienz besteht, ist die Gabe eines Schleifendiuretikums unerlässlich.

Eine weitere therapeutische Möglichkeit besteht in der Anwendung von D-Methylchlortetracyclin, das die Vasopressinwirkung unterdrückt. Im Rahmen von Erkrankungen des ZNS kann die Freisetzung von ADH durch Phenytoin gehemmt werden.

F99

Frage 5.8: Lösung B

Bei dem 58-jährigen Patienten handelt es sich mit hoher Wahrscheinlichkeit um ein **Syndrom der inadäquaten ADH-Sekretion (SIADH)** als Nebenwirkung von Doxepin.
Das SIADH (Schwartz-Bartter-Syndrom) ist gekennzeichnet durch
- eine Hyponatriämie und damit Hypoosmolarität des Serums
- hypertoner Urin (> 300 mosmol/l)
- normale Funktion der Nebennieren und Nieren
- erhöhtes Plasma-ADH

Klinische Symptome sind:
- Inappetenz
- Übelkeit, Erbrechen, Kopfschmerzen
- Persönlichkeitsveränderung
- neurologische Symptome i. S. von Somnolenz, Stupor, Krämpfe, Verwirrtheit
- keine Ödeme, wegen zu geringer Wasserretention

Zu den Ursachen gehören:
- kleinzellige Bronchialkarzinome
- **Medikamente wie z. B. trizyklische Antidepressiva, Neuroleptika, Cyclophosphamid, Vincristin, Morphin, Nikotin**
- Porphyrie
- Schädel-Hirn-Trauma
- Apoplex

Zu **(A):** Eine **ernährungsbedingte Hyponatriämie** entspricht einer hypotonen Dehydratation. Dabei besteht ein Natriummangel mit relativem Überschuss an freiem Wasser. Es treten Kopfschmerzen, Hypotension, Benommenheit und Krämpfe auf.

Zu **(C):** Bei einer **hypertonen Dehydratation** liegt eine erhöhter Natriumspiegel im Blut vor.

Zu **(D):** Bei einer **isotonen Hyperhydratation** z. B. durch übermäßige Zufuhr von isotoner Elektrolytlösung kommt es zu einer Vergrößerung des Extrazellulärvolumens mit Ödemen und Pleuraergüssen sowie Aszites.

Zu **(E):** Der **zentrale Diabetes insipidus** ist eine Störung des neurohypophysären Systems mit Mangel an ADH (antidiuretisches Hormon) und damit verbundener Ausscheidung von exzessiven Mengen eines nicht konzentrierten Urins. Laborchemisch lässt sich meist ein erhöhtes Plasmanatrium nachweisen. Typische Symptome sind Polyurie, Asthenurie und Polydipsie.

5 Endokrine Organe, Stoffwechsel und Ernährung

F96

Frage 5.9: Lösung B

Chronische Nebenwirkungen des Lithiums
- leichte Leukozytose
- Unterfunktion der Schilddrüse (→ Substitution)
- Einschränkung der renalen Konzentrierfähigkeit → **nephrogener Diabetes insipidus** (reagiert auf Dosisreduktion oder vorübergehende Unterbrechung der Lithiumtherapie), was zu Urämie und Lithium-Intoxikation führen kann
- fein- bis mittelschlägiger Tremor, Durchfälle, leichte Koordinationsstörungen

F96

Frage 5.10: Lösung A

Ursachen des Syndroms der inadäquaten Sekretion des antidiuretischen Hormons (= **SIADH**)
- kleinzellige Bronchialkarzinome
- entzündliche oder neoplastische Erkrankungen des zentralen Nervensystems, Guillain-Barré-Syndrom
- Schädel-Hirn-Trauma, Apoplexie
- akute intermittierende Porphyrie, Überdruckbeatmung (PEEP)
- Medikamente (u.a. trizykl. Antidepressiva, Neuroleptika, Cyclophosphamid, Vincristin, Morphin, Nikotin)

Befunde
- ein im Verhältnis zum Serum hypertoner Urin (Na^+-Ausscheidung, die mit Salzbelastung zunimmt)
- normale glomeruläre Filtrationsrate
- Hyponatriämie und verminderte Osmolalität der Körperflüssigkeiten
- Isovolämie oder Volumenzunahme ohne Ausbildung von Ödemen

— **HVL-Insuffizienz** — V.4 —

Der **Hypopituitarismus** ist klinisch durch Adynamie, Verlangsamung, Ausfall der Sekundärbehaarung und Hautblässe charakterisiert.
Bei HVL-Insuffizienz (Morbus Simmonds, Hypopituitarismus) fallen die Hormone in folgender Reihenfolge aus:
1. Gonadotropine (LH/FSH/Prl wirken auf Ovar bzw. Testes) → Amenorrhoe bzw. Hodenatrophie mit Libidoverlust (sekundärer Hypogonadismus)
2. TSH (stimuliert T_3- und T_4-Produktion) → Hypothyreose
3. ACTH (stimuliert Cortison bzw. z.T. Aldosteron) → NNR-Insuffizienz

Ursachen:
Entzündung, Granulome, Tumoren, Entwicklungsstörungen, Traumen, Sheehan-Syndrom (nach starken postpartalen Blutverlusten auftretende Nekrose des HVL), Zirkulationsstörungen. Wenn mehr als 80% des HVL zerstört sind, führt der **Hypopituitarismus** zur Oligo- bzw. Amenorrhoe bei der Frau und Libido- bzw. Potenzstörungen beim Mann (1. Symptom), Asthenie, Hypothermie (infolge Hypothyreose) und Atrophie peripherer endokriner Organe. Die Patienten sind infolge **MSH-** bzw. **ACTH**-Mangel blass und verlieren die Sekundärbehaarung. Eine HVL-Unterfunktion kann durch zusätzliche Faktoren wie Infekte, schwere Traumen, Operationen oder Diarrhoe zur akuten HVL-Insuffizienz werden. Zu den Symptomen des **hypophysären Komas** gehören tiefe Bewusstlosigkeit, Hypothermie, Hypotonie, Bradykardie, Hypoglykämie und Hypoventilation. Bei Kindern kommt es infolge **STH**-Ausfalls zum hypophysären Zwergwuchs.

Funktionstests
In vivo: Die Injektion von Releasingfaktoren muss bei intakter Hypophysenfunktion zum Anstieg von HVL-Hormonen im Blut führen.
In vitro: Nach Entnahme von HVL-Gewebe und Inkubation mit Releasingfaktoren wird die Abgabe von HVL-Hormon ins Medium gemessen.

— **Sheehan-Syndrom** — V.5 —

Das **Sheehan-Syndrom** tritt (sehr selten) im Anschluss an komplizierte Geburten mit schwerem Blutverlust auf. Ursächlich werden Ischämien und Mikrothrombosierung des Hypophysenvorderlappens angenommen, die zur Hypophysennekrose mit mehr oder weniger stark ausgeprägtem Bild des Panhypopituitarismus führen. Die peripheren Organe atrophieren infolge des Ausfalls der glandotropen Hormone. Man sieht die **Trias:** Blässe, Ausdruckslosigkeit, fehlende Sekundärbeharrung.
Frühsymptome der Hypophysenvorderlappeninsuffizienz sind bei der Frau Oligo- bzw. Amenorrhoe und beim Mann Libido- und Potenzstörungen.
Die langsam einsetzende **Hypothyreose** führt zur pathologischen Kälteintoleranz, Müdigkeit, Obstipation, Hypothermie und allgemeiner Verlangsamung.
Die **sekundäre NNR-Insuffizienz** führt zu Adynamie und Kollapsneigung. Durch ACTH- und MSH-Mangel entwickelt sich eine blasse, alabasterfarbene Haut. Zum **hypophysären Koma** kommt es erst durch zusätzliche Faktoren wie Infekte, schwere Traumen oder Operationen. Im Vordergrund stehen dann Hypothermie, Bradykardie und Hypoventilation sowie tiefe Bewusstlosigkeit.

[H96]

Frage 5.11: Lösung D

Ursachen primärer Störungen der Hypophyse (primärer Hypopituitarismus)
- **Hypophysentumoren** → Adenome, Kraniopharyngeome
- **ischämische Nekrose der Hypophyse** → Schock, post partum (→ Sheehan-Syndrom), Gefäßverschlüsse (Thrombosen)
- **Granulome** → Sarkoidose
- **entzündliche Erkrankungen** → Meningitis (Tuberkulose, Pilzinfektionen, Malaria), Hypophysenabszesse
- **infiltrierende Prozesse** → Hand-Schüller-Christian-Erkrankung (Histiozytosis X)
- **Hämochromatose**
- **iatrogen** → Bestrahlung, chirurgische Exstirpation
- **Autoimmunhypophysitis**

Ursachen des sekundären Hypopituitarismus bei Störungen im Bereich des Hypothalamus oder des Hypophysenstiels:
- **Tumoren im Hypothalamus** → Pinealome, Meningeome, Ependymome, Metastasen
- **entzündliche Erkrankungen**
- **Granulome** → Sarkoidose
- **Trauma**

Zu **(D):** Die **Hochdruckkrise** führt zur Hochdruckenzephalopathie mit Hirndrucksymptomatik, ggf. **Apoplex**, neurologischen Ausfällen und **Krampfanfällen** (Grand mal), Verwirrtheit, Bewusstlosigkeit, Atemstörungen.
Die Patienten sind gefährdet durch:
- **Linksherzüberlastung** → Lungenödem
- Angina pectoris → **Myokardinfarkt**
- **intrazerebrale Blutungen**

[H00]

Frage 5.12: Lösung B

Zu **(B): Hyperpigmentierung** ist für die **primäre Nebennierenrindeninsuffizienz** pathognomonisch. Sie tritt im Bereich der belichteten Hautareale, an den Innenflächen der Hände **(Handlinien)** und den **Schleimhäuten der Mundhöhle** auf und geht den übrigen Symptomen des M. Addison meist voraus.
Zu **(A), (C), (D)** und **(E):** Wenn mehr als 80% des HVL zerstört ist, führt der **Hypopituitarismus** (Reihenfolge: STH, Gonadotropine, TSH, ACTH) zu
- **Gonadotropin-Mangel** ⇒ sekundärer Hypogonadismus ⇒ sekundäre Oligo- bzw. **Amenorrhöe bei der Frau** bzw. **Potenzstörungen beim Mann** (**Frühsymptom!**); Libidoverlust, Verlust der Sekundärbehaarung (u.a. **Achsel-** aber auch **laterale Augenbrauenbehaarung**)
- **Prolaktin-Mangel** in der Stillzeit ⇒ **Agalaktie**
- **TSH-Mangel** ⇒ sekundäre Hypothyreose ⇒ Hypothermie, Bradykardie, Apathie
- **ACTH-Mangel** ⇒ sekundäre Nebennierenrindeninsuffizienz ⇒ **alabasterfarbene Blässe (MSH ↓), Hypotonie, Adynamie, Asthenie** (Kraftlosigkeit)
- **GH-Ausfall** ⇒ bei Kindern: **hypophysärer Zwergwuchs;** ⇒ beim Erwachsenen: Gewicht ↑, Osteoporose, Hyperlipoproteinämie
- **Atrophie peripherer endokriner Organe** (z.B. Hodenatrophie)

[F00]

Frage 5.13: Lösung E

Siehe Kommentar zu Frage 5.12.

Kraniopharyngeom — V.6

Das **Kraniopharyngeom** tritt bevorzugt im Jugendalter auf. Es handelt sich um einen zystischen, endokrin inaktiven Tumor, der entweder extrasellär liegen kann (hierbei besteht die Gefahr der Verlegung des III. Ventrikels), oder intrasellär.
Die Bildung und Sekretion von Neurohormonen ist je nach Ausbreitung verständlicherweise gestört, sodass z.B. STH ausfällt (→ verminderter Körperwuchs), ADH (→ Diabetes insipidus) oder die Gonadotropine (→ Hypogonadismus).
Kraniopharyngeome können durch Schädigung des Hypothalamus oder des Hypophysenstiels zu einer Abnahme des Prolaktin-inhibiting-factors (PIF = Dopamin) führen. Beim Ausfall von PIF herrscht der Einfluss von Prolaktin im Organismus vor, sodass es zur Hyperprolaktinämie kommt.

Hyperprolaktinämiesyndrom — V.7
(Forbes-Albright-Syndrom)

Die adenomatöse Entartung laktotroper Zellen des Hypophysenvorderlappens kann zur gesteigerten Prolaktinsekretion führen. Bei Frauen kommt es zur persistierenden Amenorrhoe bei gleichzeitig bestehender Galaktorrhoe. Die **Hyperprolaktinämie** führt dabei über einen reaktiv erhöhten hypothalamischen Dopamingehalt zu einer **Verminderung der endogenen GnRH-Freisetzung** mit Abnahme der Sekretion von **LH** und **FSH**, einer verminderten Reaktionsfähigkeit des Ovars gegenüber **LH** und **FSH** sowie zu einer Stimulation der Milchdrüsenfunktion. Da nicht nur die Ovulation, sondern auch die Follikelreifung gehemmt wird, sinkt der Östrogenspiegel im Blut ab. Als Folge treten negativer Gestagentest und Sterilität auf.

Bei Männern kommt es zum Libido- und Potenzverlust, der gelegentlich mit Galaktorrhoe vergesellschaftet sein kann.
Da Prolaktin insulinantagonistische Wirkung aufweist, kommt es bei beiden Geschlechtern unter Hyperprolaktinämie zur diabetischen Stoffwechsellage.

H93
Frage 5.14: Lösung E

Siehe auch Lerntext V.8.
Zu **(E):** Bei Hunger (Hypolykämie) wird STH vermehrt ausgeschüttet. Dies hat jedoch keine eindeutige diagnostische Relevanz.

── Akromegalie ──────────────── V.8 ─

STH (engl. **growth hormone** = GH) wird als artspezifisches Proteohormon in den α-Zellen des Hypophysenvorderlappens gebildet. Die **Ausschüttung** des Wachstumshormons wird **durch Somatoliberin (STH-Releasinghormon) und Somatostatin (STH-Inhibiting-Factor) gesteuert**. Neben der wachstumsbeschleunigenden Wirkung des STH gibt es eine Reihe anderer Stoffwechseleffekte, die ihrerseits in regulativer Wechselwirkung mit dem Wachstumshormon stehen. **Somatomedine** sind aus dem Humanplasma isolierte Polypeptide, die die Wirkung von STH vermitteln. Sie werden in der Leber unter dem Einfluss von STH gebildet und als **IGF I und IGF II (Insulin like Growth Factors)** bezeichnet. **IGF I (Somatomedin C)** fördert das Wachstum des Knorpelgewebes (Proteoglykanbiosynthese in den Epiphysenfugen) und wirkt gleichzeitig auf die STH-Sekretion inhibitorisch.
Akromegalie
Ursachen der Akromegalie sind meist STH-produzierende, eosinophile Adenome des HVL und Mischzelltumoren. Die Erkrankung führt im **Kindesalter** vor Abschluss des Längenwachstums zum hypophysären Gigantismus (> 2 m). Im **Erwachsenenalter** kommt es zur **Viszero- und Akromegalie** mit Vergrößerung der Gesichtszüge, Makroglossie, Sellavergrößerung, Kopfschmerzen, Gesichtsfelddefekten, Hyperhidrosis, Hypertrichosis und einer **diabetischen Stoffwechsellage**. Die Viszeromegalie kann zu Angina pectoris-Anfällen infolge Überschreiten des kritischen Herzgewichts (> 500 g) führen.
Die **Laborbefunde** weisen einen **erhöhten STH-Spiegel** (radioimmunologische Bestimmung), **verminderte Suppression von STH im Glukosebelastungstest,** erhöhtes HPO im Serum sowie Anstieg von Hydroxyprolin im Urin auf. Im **GRH-Stimulationstest** weist eine deutliche Zunahme von STH auf eine primär hypothalamische Störung (GRH-Mangel) hin. Oft sind auch der TSH- und Prolaktinspiegel gleichzeitig erhöht.

── Akromegalie-Begleitsymptome ── V.9 ─

Begleitsymptome der Akromegalie sind die typischen Vergrößerungen und **Vergrößerungen des Gesichtsschädels und der Akren.** Im Rahmen der Erkrankung zeigen die Wirbelkörper eine quadratische Form und bei weiterer Progredienz einen vergrößerten Sagittaldurchmesser mit zusätzlichen spondylotischen Veränderungen. Gleichzeitig findet sich eine Kyphose bzw. Kyphoskoliose der BWS mit kompensatorischer Lordose der LWS. Durch **Nervenkompressionen** im Bereich der geschädigten Wirbelsäule kommt es daher zu Wirbelsäulenschmerzen.
Der knöcherne Schädel ist insgesamt vergrößert, Supraorbitalwülste und Jochbögen sind stark prominent, der vergrößerte Unterkiefer führt zur Prognathie. Diese Veränderungen am Gesichtsschädel sind neben der perineuralen Bindegewebsproliferation als pathogenetischer Teilfaktor der **Kopfschmerzen** zu werten. Ferner besteht eine Makroglossie.
Durch die Steigerung des enchondralen sowie des periostalen appositionellen Knochenwachstums treten Schmerzen in den langen Röhrenknochen auf. Zusätzlich führt eine endo- und perineurale Bindegewebsproliferation zur **Nervenreizung.**
Gelenkschmerzen treten vorwiegend infolge ödematöser Schwellung der Synovia und als Folge des gleichzeitig gesteigerten periostalen appositionellen Knochenwachstums auf.
Die zur Zellmineralisierung der Knochen erforderlichen Elektrolyte werden durch vermehrte renale Resorption im Körper zurückgehalten. Insbesondere der Phosphatspiegel im Serum nimmt daher zu.
Schwere Gelenkveränderungen führen zu frühen Abnutzungserscheinungen. Daher finden sich bei akromegalen Patienten oft **schwere Arthrosen.**
Unter der STH-Wirkung kann es im Rahmen der Akromegalie zur allgemeinen Vergrößerung innerer Organe kommen. Diese Viszeromegalie kann zu Angina pectoris-Anfällen durch Überschreiten des kritischen Herzgewichts (≥ 500 g) führen.
Laut Siegenthaler, Innere Medizin, manifestiert sich bei etwa 10–15% der akromegalen Patienten ein manifester Diabetes mellitus. Bei etwa

60–70% der Patienten ist eine **pathologische Glukosetoleranz** nachzuweisen.
Ursächlich ist die insulinantagonistische Wirkung von STH, die zu einer Verminderung der Glukoseutilisation in den Zellen führt. Man vermutet allerdings, dass nur solche Akromegalen, die auch potenzielle Diabetiker sind, im Verlauf ihrer Erkrankung einen manifesten Diabetes mellitus ausbilden.

F96
Frage 5.15: Lösung C

Siehe Kommentar zu Frage 5.16.

H96
Frage 5.16: Lösung C

Die Ursache für **Syndrome mit überschießender Sekretion von Wachstumshormon** (GH) sind fast immer Adenome der somatotropen Zellen oder **Mischzelltumoren** der Hypophyse.
Symptomatik
- **Lokalsymptomatik durch Tumorwachstum**
- **im Kindesalter** vor Abschluss des Längenwachstums: hypophysärer Gigantismus (> 2 m)
- **im Erwachsenenalter:** Viszero- und **Akromegalie** mit Vergrößerung der Gesichtszüge **(Progenie)**, Makroglossie, Sellavergrößerung, Kopfschmerzen, Gesichtsfelddefekten
- **Hyperhidrosis, Hypertrichosis,** Gelenkveränderungen (→ **Arthrose**). Die Proliferation von Knorpel im Kehlkopfbereich bedingt **eine tiefe, heisere Stimme**.
- Die **Viszeromegalie** kann zu **Angina pectoris-Anfällen** infolge Überschreitens des kritischen Herzgewichts (> 500 g) führen.
- **Periphere Neuropathien** resultieren aus einer Kompression von Nerven durch das umgebende Bindegewebe und durch eine Bindegewebsproliferation innerhalb der Nervenstränge.
- **Glukosestoffwechsel: diabetogene Wirkung** → verminderte Glukosetoleranz (60% d. F.)
Nur die Akromegalen, die auch potenzielle Diabetiker sind, entwickeln einen manifesten Diabetes mellitus (< 15% d. F.) im Verlauf ihrer Erkrankung.
- **Proteinstoffwechsel:** proteinanabole Wirkung
- **Fettstoffwechsel:** lipidkatabol

Diagnostik:
- **Röntgenaufnahme des Schädels**
  - Verdickung der Kortikalis
  - Vergrößerung des Sinus frontalis
  - Vergrößerung und Erosion der Sella turcica
- **Röntgenaufnahmen der Hände:**
Aufsplittern der terminalen Phalangen („tufting") und Vermehrung des Weichteilgewebes

- **Laborbefunde:** GH-Spiegel ↑, **Somatomedin C** (IGF-I) ↑. Gleichzeitig besteht oft eine **verminderte Gonadotropin-Sekretion.**
- Im **GRH-Stimulationstest** weist eine deutliche Zunahme von GH auf eine primär hypothalamische Störung (GRH-Mangel) hin.
- **verminderte** bis **fehlende Suppression von GH im Glukosebelastungstest,** alkalische Phosphatase im Serum ↑, erhöhtes HPO_4^{2-} im Serum sowie Anstieg von Hydroxyprolin im Urin

Differenzialdiagnose:
mandibuläre Prognathie als **Dysgnathie bei** gleichzeitig bestehendem **ausgeprägten athletischen Körperbau** (Normvariante)

H96
Frage 5.17: Lösung E

Siehe Kommentar zu Frage 5.16.

F99
Frage 5.18: Lösung E

Siehe auch Lerntext V.9.
Ursache der **Akromegalie** ist ein somatotropes Adenom des Hypophysenvorderlappens.
Zu **(A):** Durch die Verdickung der Haut bzw. die Vergrößerung der Hautanhangsgebilde wird die häufig gefundene **Hyperhidrosis** und die allgemein fettig, ölige Haut der Patienten erklärt.
Zu **(B):** Auf Grund der Stimulation des Wachstums der Haut und der Hautanhangsorgane sowie des allgemeinen Organwachstums lässt sich auch eine Verdickung der Fingerweichteile feststellen.
Zu **(C):** Eine **Struma** wird bei 65% der Fälle beobachtet.
Zu **(D):** **Stirnkopfschmerzen** resultieren aus der Vergrößerung der Supraorbitalwülste und Jochbögen und dem vergrößerten Unterkiefer (Prognathie).
Zu **(E):** Im Bereich der Hände bilden sich auf Grund des überschießenden Wachstums der Haut Hautfalten. Eine Pigmentierung der Handlinien wird nicht beobachtet.

─── **Hypophysärer Zwergwuchs** ─── V.10 ─

Isolierter **STH**-Mangel oder Panhypopituitarismus im Kindesalter führen zum hypophysären Zwergwuchs. Die Kinder sind bei der Geburt normal groß und schwer. Ein Wachstumsrückstand wird gewöhnlich erst im dritten oder vierten Lebensjahr bemerkt, wobei der Kopf dieser Kinder relativ groß erscheint, Hände und Füße dagegen auffällig klein wirken. Bei normal erhaltener Intelligenz ist die Skelettreifung verzögert, der Epiphysenschluss verspätet, und das Längenwachstum des Skeletts reduziert.

Ursächlich sind meist extra- oder intraselläre Kraniopharyngeome, seltener idiopathische Formen, familiäre Hypoplasien der Hypophyse oder Geburtstraumen.
Auch ein **Defekt des hepatischen STH-Rezeptors** ist bekannt, der zu einer Verminderung der Somatomedinkonzentration im Plasma führt **(Laron-Zwerge).**
Die Trias hypothalamisch bedingter Kleinwuchs, sexueller Infantilismus und Fettsucht wird auch als **Fröhlich-Syndrom** bezeichnet. Dieses Krankheitsbild ist selten und täuscht gelegentlich eine Pubertätsfettsucht vor.

F96

Frage 5.19: Lösung D

Die **Therapie** von Wachstumsstörungen mit gesichertem STH-Mangel besteht in der Substitution des gentechnisch hergestellten humanen Wachstumshormons vor dem Abschluss des Körperwachstums (→ **radiologisches Knochenalter; vor Epiphysenschluss**). Verminderte **Somatomedin C (IGF I)-Spiegel** können mit **biosynthetischem IGF I** behandelt werden.
Wenn jedoch das **Knochenalter** – wie im vorliegenden Fall – dem einer 17-jährigen entspricht, ist ein therapeutischer Effekt durch Substitution von Wachstumshormon nicht mehr zu erwarten.
Bei **ausbleibender Pubertätsentwicklung** können Mädchen auch **sehr niedrig dosierte Östrogene** kurzfristig erhalten.
Bei einer **Hypothyreose** ist die Wachstumsverminderung nicht proportioniert. Insbesondere die Extremitäten sind im Vergleich zum restlichen Körper zu kurz.

5.2 Schilddrüse

H00

Frage 5.20: Lösung B

Die **Schilddrüsensonographie** erlaubt die Sicherung einer Schilddrüsenvergrößerung sowie das Erfassen von Knoten, Zysten sowie der Struktur des Gewebes.
Wenn zusätzlich funktionelle Aussagen benötigt werden (z. B. um Schilddrüsenknoten und andere Formen neoplastischer Erkrankungen zu beurteilen), ist ein Schilddrüsenszintigramm erforderlich. Das **Schilddrüsenszintigramm** mit Radiojod oder Technetium deckt anatomisch-funktionelle Störungen der Schilddrüse auf. J^{131} oder Tc^{99m} werden nur vom funktionell aktiven (Drüsen-) Parenchym gespeichert. Beim Vorliegen von Knoten kann das Szintigramm zwischen speichernden, warmen und nicht speichernden, kalten Knoten differenzieren. Ein **kalter** Knoten speichert beispielsweise überhaupt kein Jod (Zyste, Residuum einer abgelaufenen fokalen Thyreoiditis oder Verdacht auf ein Karzinom).

F99

Frage 5.21: Lösung E

Mechanische Komplikationen der Struma: Verdrängung und Kompression der Trachea führt zur
- **Dysphagie, inspiratorischem Stridor,** oberen **Einflussstauung** sowie Ösophagusvarizen
- **Trachealpelottierung** ⇒ **Säbelscheidentrachea** (durch Druck abgeplattete Luftröhre)
- **Tracheomalazie** (Luftröhrenerweichung durch Nekrose der Trachealknorpel)

─── Jodmangelstruma ─────────── V.11 ─

Auch in Deutschland gibt es Jodmangelgebiete. Bei der **Jodmangelstruma** besteht durch das Fehlen von Jod ein verminderter Gehalt an Iodlacton in der Schilddrüse, und es kommt zu einer Abnahme der Schilddrüsenhormon-Sekretion. Intrathyreoidale **Wachstumsfaktoren** und TSH (in 20% der Fälle) haben einen fördernden Effekt auf die Entwicklung der Struma.
Mehr als 90% aller Schilddrüsenerkrankungen sind **euthyreote Strumen.** Es besteht eine tastbare und zumeist auch sichtbare Vergrößerung der Schilddrüse bei normaler Hormonproduktion (→ Euthyreose). Sind mehr als 10% der Bevölkerung eines Gebietes betroffen, spricht man vom endemischen Kropf.
Ursächlich ist zunächst ein hormonelles Defizit in der Peripherie, das durch exogenen Jodmangel, strumigene Substanzen wie Thioglykoside (Kohlarten) oder Jodverwertungsstörungen bedingt sein kann.
Im Sinne der **Kompensation** wird die Schilddrüse nun stimuliert, das wenige verfügbare Jod so intensiv zu verwerten, dass eine Hypothyreose ausbleibt. Daher nimmt die Schilddrüse an Zellzahl und Größe zu, und es resultiert eine konsekutive Hyperplasie. Die hyperplastische Schilddrüse **(Anpassungshyperplasie)** gleicht den Hormonmangel aus und wahrt die Euthyreose.
Therapie
Da die Schilddrüsenfunktion nach dem Prinzip der negativen Rückkopplung reguliert wird, lässt sich durch die **Zufuhr von L-Thyroxin (T_4)** in einer Dosis, die der körpereigenen Hormonproduktion entspricht, eine Abnahme der Schilddrüsenstimulation erreichen, und die in ihrer Aktivität geminderte Schilddrüse verkleinert sich.

Bei **jüngeren Patienten** kann auch durch die Erhöhung des Jodangebotes (Kaliumiodid-Tabletten) eine Verkleinerung der Schilddrüse bewirkt werden. Bei **älteren Patienten** mit Jodmangelstruma besteht dabei allerdings die Gefahr, eine Schilddrüsenüberfunktion auszulösen, da das Schilddrüsengewebe durch die jahrelange, maximale Stimulation von Steuerungsmechanismen unabhängig werden kann („autonomes Gewebe") und durch seine eigene Aktivität Schilddrüsenhormon im Überschuss freisetzt (Jod-induzierte Hyperthyreose).

Daneben kommen die operative Behandlung **(Strumaresektion)** und die **Radiojodtherapie** als therapeutische Maßnahmen in Betracht. Bei der **Radiojodtherapie** wirkt das von der Schilddrüse in entsprechender Konzentration aufgenommene radioaktive Jodid **(Isotop J^{131}** oder **J^{125})** durch die bei seinem radioaktiven Zerfall entstehende **β-Strahlung**, auf das Zielgewebe zerstörend. Oft entwickelt sich im Anschluss an diese therapeutischen Maßnahmen allerdings eine Schilddrüsenunterfunktion.

Euthyreote Kröpfe müssen bei Übergröße wegen ihrer mechanischen Druck- und Verdrängungserscheinung **operiert** werden. Hierzu zählen die Kompression der Luftröhre, Säbelscheidentrachea und die Tracheomalazie.

Hyperthyreose-Symptomatik — V.12

- Achillessehnenreflexzeit verkürzt
- psychosomatische Unruhe mit Tremor und Nervosität
- Tachykardie, Extrasystolen
- Gewichtsabnahme mit Hypoglykämien
- Wärmeintoleranz mit feucht-warmer Haut
- Diarrhoen (→ Stimulation der glatten Muskulatur)
- Adynamie mit Schwäche der Oberschenkelmuskulatur
- prätibiales Ödem und endokrine Ophthalmopathie bei immunogener Hyperthyreose (< 40% der Fälle)
- verstärkter Haarausfall
- erhöhter Grundumsatz
- Osteopathie durch negative Calciumbilanz

F00

Frage 5.22: Lösung D

Struma-Prophylaxe:

Die Gabe von **Jod** dient der **Struma-Prophylaxe** in Jodmangelgebieten (z.B. Alpenregion). Sie kommt in erster Linie **Kindern** und **jungen Erwachsenen** zugute. Die Behandlung mit **Jodidtabletten** kann in dieser Altersgruppe auch zur Abnahme einer bereits bestehenden Schilddrüsenvergrößerung führen.

Neben der Anwendung von **jodierten Speisesalzen** kann auch der Verzehr von jodhaltigem **Seefisch** oder mit **Jodsalz** gefertigten Getreideprodukten prophylaktisch wirksam sein.

Zu **(D):** Die **Gabe von L-Thyroxin (T_4)** (z.B. Euthyrox®) führt **bei Erwachsenen mit bekannter Struma nodosa** über eine Aktivitätsminderung der Schilddrüse zur Rückbildung des Drüsengewebes auf normale Ausgangsgröße innerhalb von 6 Monaten bis 1 Jahr.

F94

Frage 5.23: Lösung E

Siehe Kommentar zu Frage 5.22.

Zu **(C):** In der **Schwangerschaft** besteht ein **gesteigerter Jodbedarf,** da Schilddrüsenhormone an der Steigerung des Grundumsatzes beteiligt sind.

F97

Frage 5.24: Lösung D

Ursache der Struma ist ein **zellulärer Defekt** der Follikelepithelzellen oder ein **hormonelles Defizit in der Peripherie,** das durch exogenen **Jodmangel, strumigene Substanzen** wie Thioglykoside (Kohlarten, Rüben) oder **Jodverwertungsstörung** bedingt sein kann. Mehr als 50% der älteren Patienten, die an einer Knotenstruma leiden, weisen eine **funktionelle Autonomie (→ fakultative Hyperthyreose)** auf.

Zu **(E):** Die **Levothyroxin-Dosis** wird **zu Beginn der Behandlung meist niedrig gewählt,** weil sonst eine zu rasche Stoffwechselsteigerung mit der Gefahr einer Herzüberlastung (Angina pectoris, Rhythmusstörungen) einsetzen kann. Anschließend erfolgt eine langsame Dosis-Steigerung bis zum Einstellen normaler Schilddrüsenhormon-Werte (Euthyreose).

H00

Frage 5.25: Lösung D

Die **primäre (thyreogene) Hypothyreose** ist durch einen **Mangel an funktionsfähigem Schilddrüsengewebe** durch Strumektomie, chronische Thyreoiditis, nach Radiato oder Radiojod-Therapie oder durch angeborene Enzymdefekte verursacht.

Während bei der **primären** Hypothyreose der **TSH-Spiegel im Serum erhöht** ist, führt bei der **sekundären** und **tertiären** Form erst die Gabe von TSH zur Steigerung der Jodaufnahme in die Schilddrüse.

Labordiagnostik:
- **primäre Hypothyreose:**
  - TSH basal ↑, TSH nach TRH-Stimulation ↑
  - freies T_4 ↓

- **sekundäre Hypothyreose:**
  - hypophysäre Hypothyreose: nach TRH-Applikation ⇒ TSH nicht stimulierbar
  - hypothalamische Hypothyreose: nach TRH-Applikation ⇒ TSH-Anstieg
- **latente Hypothyreose:**
  - freies T_3 und freies T_4 normal
  - TSH basal und TSH nach TRH-Stimulation hochnormal bis erhöht

Zu **(B):** **Obstipation** durch fehlende T_3-Wirkung auf die glatte Muskulatur.

Zu **(C):** Das **Serumcholesterin** ist bei **sekundärer** Hypothyreose oft niedrig, **bei primärer Hypothyreose** (⇒ verminderte Utilisation von Lipoproteinen) dagegen **erhöht**.

F95
Frage 5.26: Lösung A

Zu **(A):** Bei der **Jodmangelstruma** besteht durch das Fehlen von Jod ein verminderter Gehalt an Jodlacton in der Schilddrüse, und es kommt zu einer Abnahme der Schilddrüsenhormon-Sekretion. Vor allem lokale **Wachstumsfaktoren** haben dabei einen fördernden Effekt auf die Entwicklung der Struma. Nur bei etwa 20% der Erkrankten wird über die hypophysäre Rückkopplung **TSH vermehrt produziert,** das neben diesen **Wachstumsfaktoren** einen fördernden Effekt auf die Entwicklung der Struma hat.

Zu **(B):** Das **dekompensierte autonome Adenom der Schilddrüse produziert** eigenständig (autonom) und unabhängig von TSH oder TSI **große Mengen von T_3 und T_4.** Bei starker Aktivität des Adenoms wird die TRH- und TSH-Ausschüttung unterdrückt (supprimiert). Bei Patienten mit einem autonomen Adenom kann eine **Jodzufuhr** zu einer akuten Verschlechterung der **Hyperthyreose** führen, da das Schilddrüsengewebe dann noch mehr Schilddrüsenhormon freisetzt.

Zu **(C):** Beim **medullären (C-Zell-)Schilddrüsenkarzinom** produzieren C-Zellen Calcitonin. Etwa 20–25% der C-Zellkarzinome werden autosomal dominant vererbt. Bei einem Teil dieser Patienten treten **multiple endokrine Neoplasien** (MEN) auf:
MEN IIa = C-Zellkarzinom + Phäochromozytom und Hyperparathyreoidismus
MEN IIb = Sipple-Syndrom = C- Zellkarzinom + Phäochromozytom + multiple Neurinome

Zu **(D)** und **(E):** Das **follikuläre** Schilddrüsenkarzinom metastasiert vorwiegend **hämatogen** in Lunge und Knochen, während das **papilläre** Karzinom vorwiegend **lymphogen** metastasiert und die längste Überlebensdauer aufweist.

H00
Frage 5.27: Lösung B

Viele Symptome der **Hyperthyreose** resultieren aus einer gesteigerten adrenergen Aktivität. Die häufigsten Symptome sind: zunehmende innere Unruhe, gesteigerte Muskeleigenreflexe, Hyperhidrosis, Wärmeintoleranz, Palpitationen, Müdigkeit, zunehmender Appetit, Gewichtsverlust, Tachykardie, Schlaflosigkeit, Schwäche und vermehrter Stuhlgang (gelegentlich Durchfälle).

Die **Hyperventilationstetanie** ist gekennzeichnet durch eine unphysiologische Steigerung der Atmung, die dem Patienten selbst nicht bewusst ist. Typischerweise haben die Patienten Angst, Hyperhidrosis, hochfrequente Atmung, kollaptische Zustände und klagen über Engegefühl in der Brust, verbunden mit Hand- und Fußkrämpfen. Dabei führt die verstärkte Atmung zur respiratorischen Alkalose, die mit einer Abnahme des **freien Calciums** einhergeht, obwohl **im Serum ein normaler Gesamtcalciumspiegel** vorliegt. Als Folge der schnelleren Nervenleitfähigkeit treten Parästhesien und tetanische Krämpfe auf. Den Patienten wird „schwarz vor Augen", da der hyperventilationsbedingte CO_2-Mangel im Blut (Hypokapnie) zusätzlich eine Engstellung der Hirngefäße bedingt.

Zu **(B):** Die infiltrative Ophthalmopathie ist für den **Morbus Basedow** spezifisch. Sie ist durch eine retroorbitale Gewebsvermehrung charakterisiert, die zum Exophthalmus führt. Dazu kommt eine lymphozytäre Infiltration der Augenmuskeln, die zur Störung des Sehvermögens mit Doppelbildern und verschwommenem Sehen führt.

--- **Behandlung der Schilddrüsenunterfunktion** --- V.13 ---

L-Thyroxin kann als reines **Schilddrüsenhormon** zugeführt werden, um den Mangel an Schilddrüsenhormonen auszugleichen (Substitutionstherapie). Auch die gesunde Schilddrüse gibt überwiegend Thyroxin (T_4) ans Blut ab, das gegenüber T_3 eine längere Halbwertszeit (5 bis 8 Tage) hat, wodurch sich ein gleichmäßiger Hormonspiegel erreichen lässt. Die T_4-Dosis wird zu Beginn der Behandlung meist niedrig gewählt, weil sonst eine zu rasche Stoffwechselsteigerung mit der Gefahr einer Herzüberlastung (Angina pectoris, Rhythmusstörungen) einsetzen kann. Anschließend erfolgt eine langsame Dosis-Steigerung bis zum Einstellen normaler Schilddrüsenhormon-Werte (Euthyreose).

Der **Einsatz von L-T_3** ist demgegenüber angezeigt, wenn eine **schnelle Wirkung** erzielt werden muss (z.B. hypothyreotes Coma). Für die Langzeitbehandlung ist **L-T_4** besser geeignet, da es zu einer ausgeglichenen Plasmakonzentration führt.

Bei der Substitutionstherapie einer stillenden Mutter mit L-Thyroxin beeinflusst der **Thyroxingehalt** der **Muttermilch** die Schilddrüsenfunktion eines gesunden Kindes nicht, wirkt im Falle einer angeborenen Hypo- bzw. Athyreose aber auch nicht therapeutisch.

F97

Frage 5.28: Lösung E

Ätiologie der Jodmangelstruma:
- Ursächlich ist ein **zellulärer Defekt** der Follikelephithelzellen oder ein **hormonelles Defizit** in der Peripherie, das durch exogenen **Jodmangel, strumigene Substanzen** wie Thioglykoside (Kohlarten, Rüben) oder **Jodverwertungsstörung** bedingt sein kann.

Es resultiert eine
- Stimulation **intrathyreoidaler Wachstumsfaktoren**
- kompensatorische Zunahme **der TSH-Produktion** (Minderzahl der Fälle)
- **Struma diffusa** beim Fehlen knotiger Veränderungen
- **Struma nodosa** bei nodös vergrößerter Schilddrüse → Knotenbildung

Therapie der Struma:
- **Jodmangel** → **Substitution** von Jod (**Beachte:** Bei **jüngeren Patienten** kann durch Kaliumiodid-Tabletten eine Verkleinerung der Schilddrüse bewirkt werden. Bei **älteren Patienten** mit Jodmangelstruma besteht dabei allerdings die Gefahr, eine Schilddrüsenüberfunktion auszulösen, da das Schilddrüsengewebe von TSH unabhängig sein kann („autonomes Gewebe") und bei entsprechendem Jodangebot durch seine eigene Aktivität Schilddrüsenhormon im Überschuss freisetzt (Jod-induzierte Hyperthyreose).)
- **Gabe von L-Thyroxin (T$_4$)** (z.B. Euthyrox®) → Entlastung der Schilddrüse → Aktivitätsminderung der Schilddrüse → Rückbildung des Drüsengewebes auf normale Ausgangsgröße innerhalb von 6 Monaten bis 1 Jahr
- **subtotale Strumaresektion,** um einer Obstruktion im Bereich der Trachea vorzubeugen, bei schnell wachsender oder großer Knotenstruma, erfolgloser medikamentöser Therapie, Zusatzbefund (z.B. „kalter" Solitärknoten)
- **Radiojodtherapie:** Das von der Schilddrüse in entsprechender Konzentration aufgenommene radioaktive Jodid **(Isotop J^{131} oder J^{125})** wirkt durch die bei seinem radioaktiven Zerfall entstehende **β-Strahlung,** die das Zielgewebe zerstört. **Indikation** → Inoperabilität, Rezidivstruma, multifokale Autonomie
- Das **autonome Adenom** wird bei vorhandener Operabilität primär chirurgisch behandelt.

Hinweise:
- Das **Absetzen einer medikamentösen Struma-Therapie** führt meist zu einem **Rezidiv.** Daher erhalten die Patienten im Anschluss an die meist einjährige Behandlung mit L-Thyroxin zur **Rezidiv-Prophylaxe** Jodid (100 μg/die).
- Nach einer operativen bzw. nuklearmedizinischen Therapie kann eine **Schilddrüsenunterfunktion** durch den Verlust funktionsfähigen Schilddrüsengewebes resultieren, die einer lebenslangen Hormon-Substitution bedarf.
- Regelmäßige **Kontrolluntersuchungen** sind notwendig, da bei zu hoher Dosierung hyperthyreote Symptome **(Hyperthyreosis factitia)** auftreten.

Behandlung der Schilddrüsenüberfunktion — V.14

Die Produktion und Abgabe der Schilddrüsenhormone Thyroxin (Tetrajodthyronin) und Trijodthyronin kann auf unterschiedlichen Stufen durch **Thyreostatika** gehemmt werden. Man unterscheidet:
- Substanzen, die die **Synthese** von Schilddrüsenhormonen **(Iodisation)** direkt hemmen
- Ionen, die den **Transport** von Jodid in die Schilddrüse **(Jodination)** hemmen
- Jodid, das die **Freisetzung** von Schilddrüsenhormonen vorübergehend hemmt
- Radiojod, das auf das Schilddrüsengewebe wirkt

Jodid
Als erstes Thyreostatikum werden **Jodidionen** verwendet. In hohen Dosen hat **Jod** einen kurzfristigen thyreostatischen Effekt. Er beruht auf einer **Hemmung der Proteasen**, die die Freisetzung von T$_3$ und T$_4$ aus Thyreoglobulin bewirken. Ferner kann Jod Peroxidasen kurzfristig inaktivieren. Die thyreostatische Wirkung kann auch zur Behandlung thyreotoxischer Krisen eingesetzt werden. Die Struma bildet sich zurück und die vermehrte Durchblutung der Schilddrüse nimmt ab. Verwendet werden u.a. Kaliumjodid oder die injizierbare organische Jodverbindung Proloniumjodid.

Hemmstoffe der Hormonsynthese (schwefelhaltige Thyreostatika)
Schwefelhaltige Thyreostatika wie **Propylthiouracil, Carbimazol** und **Thiamazol** hemmen den Einbau von Jod in die Thyrosinreste des Thyreoglobins durch **Blockade der Peroxidasen.** Dadurch nimmt die Oxidation von Jodid zu Jod und die Koppelung von **Monojodtyrosin** (MJT) und **Dijodtyrosin** (DJT) zu T$_3$ bzw. T$_4$ ab. Der Wirkungseintritt schwefelhaltiger Thyreostatika erfolgt erst, wenn die Hormonspeicher der Schilddrüse geleert sind. Die Substanzen passieren die Plazenta **(Propylthiouracil** am wenigsten) und werden in der Muttermilch ausgeschieden. Durch den Abfall der Hormonspiegel

wird die TSH-Sekretion stark gesteigert. Dies führt zu einer reaktiven Vergrößerung der Schilddrüse (Struma). Diese **Nebenwirkung** kann durch die gleichzeitige Gabe von Schilddrüsenhormon verhindert werden, die allerdings während einer Schwangerschaft vermieden werden soll.

Hemmstoffe der Jodidaufnahme (z.B. Perchlorat)
Perchlorat (ClO_4^-) und andere einwertige Ionen wie Nitrat und Thiocyanat **hemmen kompetitiv den Jodidtransport in die Schilddrüse.** Einwertige Anionen, die sich physikalisch-chemisch ähnlich wie Jodid verhalten, hemmen die Jodidaufnahme der Schilddrüse durch kompetitive Verdrängung und führen durch die resultierende Jodidverarmung zu einer verminderten Hormonproduktion. Auf Grund des Wirkmechanismus ist während und bis zu einigen Wochen nach einer Behandlung weder die Anwendung von Radiojod noch die Durchführung der Jodtherapie zur Operationsvorbereitung möglich. Die Anwendung jodhaltiger Röntgenkontrastmittel schwächt die therapeutische Wirkung von Perchlorat ab.

Therapeutische Überlegungen
Nach **Beendigung einer thyreostatischen Therapie** treten bei vielen Patienten Rezidive auf. Daher steht die medikamentöse Therapie der Behandlung durch **Operationen** und radioaktive Strahlen **(Radiojodtherapie)** gegenüber. Diese Verfahren führen allerdings auch zu einem Verlust funktionsfähigen Schilddrüsengewebes, sodass eine irreversible Schilddrüsenunterfunktion, die allerdings leichter zu behandeln ist, resultieren kann. Im Rahmen des operativen Vorgehens sind außerdem eine Schädigung bzw. Entfernung der Nebenschilddrüsen und Nervenverletzungen (Rekurrensparese) möglich.

Bei einem **autonomen Adenom** der Schilddrüse ist fast ausschließlich die **operative Entfernung** bzw. **Radiojodtherapie** indiziert. Auch bei **großen Strumen** mit Verdrängung umliegender Gewebe ist eine operative Teilresektion unumgänglich.
Demgegenüber werden **Thyreostatika** bevorzugt zur Behandlung der Basedow-Hyperthyreose, in der präoperativen Therapie aller Hyperthyreosen, beim Auftreten einer thyreotoxischen Krise oder als Intervalltherapie vor und nach Radiojodbehandlung eingesetzt.

Thyreostatika in der Schwangerschaft
Wegen des diaplazentaren Übertritts von Thyreostatika werden leichte Hyperthyreosen in der Schwangerschaft meist nur symptomatisch mit β-Blockern behandelt.
Thyreostatikatherapie in der Schwangerschaft kann zur Strumenbildung bei Neugeborenen führen. Die entstandene **Hypothyreose** kann dabei bestehen bleiben, oder es kommt zu einer Hyperplasie des zuvor supprimierten Schilddrüsengewebes. Als Thyreostatikum ist **Propylthiouracil** das Mittel der ersten Wahl, da es gegenüber **Thiamazol** und **Carbimazol** wegen seiner höheren Eiweißbindung nur in geringem Maße plazentagängig ist. Nur bei übermäßiger Jodaufnahme kann Perchlorat eingesetzt werden, weil es den Jodtransfer zum Feten beeinträchtigt.

Neugeborene sind auf ihren Schilddrüsenstatus zu untersuchen, insbesondere wenn ihre Mütter in der Schwangerschaft thyreostatisch behandelt wurden.
Auch in der **Stillperiode** wird bevorzugt **Propylthiouracil** verwendet.

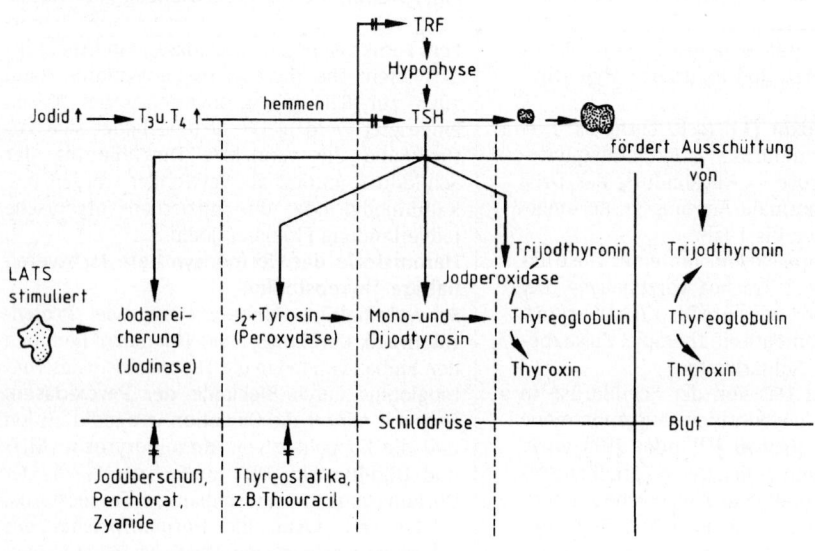

Abb. 5.4 Schilddrüsenkreislauf

5.2 Schilddrüse

Frage 5.29: Lösung B

Siehe Lerntext V.14.
Zu **(A)**: **Lithium** hemmt die Hydrolyse von Thyreoglobulin und damit die Hormonsekretion. Es wird nur für jodkontaminierte schwere Hyperthyreosen oder thyreotoxische Krisen eingesetzt.
Zu **(E)**: **Bromocriptin** wird zur **Senkung des Prolaktinspiegels** eingesetzt.

Frage 5.30: Lösung E

Thyreostatika sind im Gegensatz zu Schilddrüsenhormonen **plazentagängig** und müssen daher **in der Schwangerschaft niedrig dosiert** werden. Gelingt auf diese Weise keine adäquate Stoffwechseleinstellung, ist ein operatives Vorgehen vorzuziehen.
Siehe auch Lerntext V.14.

Frage 5.31: Lösung C

Bei **multifokaler Autonomie** ist die **Radiojodtherapie** indiziert. Das von der Schilddrüse in entsprechender Konzentration aufgenommene radioaktive Jodid **(Isotop J^{131} oder J^{125})** wirkt durch die bei seinem radioaktiven Zerfall entstehende **β-Strahlung** auf das Zielgewebe und zerstört dieses.
Operationsbedürftig sind große Knotenstrumen mit multifokaler funktioneller Autonomie und begleitenden kalten Knoten oder Kompressionserscheinungen.

Thyreotoxische Krise ─────────── V.15

Bei der **thyreotoxischen Krise** besteht eine schwere Exazerbation der Hyperthyreose. Die Patienten weisen eine ausgeprägte Tachykardie, Schweißausbruch und Fieber auf und sind durch eine Exsikkose akut schockgefährdet. Dabei ist die Tachykardie für das Fieber zu stark ausgeprägt; Ruhelosigkeit und Tremor sind anderweitig nicht zu erklären.
Die **Behandlung** besteht in der Gabe von Thiamazol bzw. Propylthiouracil und der Gabe von Natrium-Jodid sowie Propranolol und Corticoiden. Parallel dazu muss die Hypovolämie ausgeglichen werden.

Frage 5.32: Lösung B

Siehe Lerntext V.15.

Frage 5.33: Lösung B

Der genaue Mechanismus, der bei hyperthyreoten Patienten zur verstärkten adrenergen Aktivität führt, ist noch unbekannt. **T_3 erhöht** ebenso wie Katecholamine **die Aktivität der Adenylatcyclase** und reduziert deren enzymatischen Abbau. Außerdem werden unter dem Einfluss der Schilddrüsenhormone **vermehrt β-Adrenorezeptoren** gebildet. Die Katecholamin-Empfindlichkeit nimmt daher zu, was am Herzmuskel eine Tachykardie und Herzrhythmusstörungen zur Folge hat.
Zu **(B)**: Schilddrüsenhormone stimulieren den Abbau von Cholesterin in der Leber und fördern die Mobilisierung körpereigener Fettbestände (Lipolyse). Die mobilisierten freien Fettsäuren werden dem **oxidativen Stoffwechsel** zugeführt und ermöglichen eine Erhöhung des Grundumsatzes. Die Atherogenese ist demnach im Unterschied zu einer Hypothyreose, bei der das **Serumcholesterin** als Folge der verminderten Utilisation von Lipoproteinen auf Werte über 300 mg/dl ansteigen kann, nicht begünstigt.
Zu **(C)**: Beim szintigraphischen Nachweis autonomer Bezirke besteht die Möglichkeit der Auslösung einer Hyperthyreose durch Röntgenkontrastmittelgabe.

Symptome der endokrinen Ophthalmopathie ─── V.16

Symptome der endokrinen Ophthalmopathie:
- Protrusio bulbi
- Lidödeme
- Augenmuskelparesen

Diese Phänomene stehen allerdings in keinem Zusammenhang zur Schilddrüsenfunktion und können daher auch einseitig, einzeln vorkommen und der Hyperthyreose vorangehen. Gleichwohl sind sie in vielen Fällen trotz erfolgreicher Hyperthyreosebehandlung vorhanden.

Endokrine Ophthalmopathie — V.17

Hyperthyreosen können von einer endokrinen Ophthalmopathie begleitet sein, die allerdings auch bei eu- und hypothyreotischer Stoffwechsellage auftreten kann. Es besteht eine Einlagerung von Mukopolysacchariden in die Augenanhangsgebilde mit **Protrusio bulbi,** Lidödem und Augenmuskelparesen. Eine Beteiligung von Antikörpern gegen Thyreoglobulin, das sich bevorzugt an orbitanahen Strukturen anlagert, wird angenommen. Auch ein einseitiger Exophthalmus schließt eine endokrine Ophthalmopathie keineswegs aus! Die endokrine Ophthalmopathie kann bereits zu Beginn der Hyperthyreose vorhanden sein oder sich in ihrem Verlauf manifestieren (70%).

Die **endokrine Ophthalmopathie** kann zu einem Pseudoglaukom führen, da beim Anheben des Bulbus in horizontaler Richtung gegen den Muskelzug eine Drucksteigerung im Bulbus erfolgt. Darüber hinaus führen Lidödeme und Konjunktividen zur weiteren Sehbehinderung des Patienten. **Protrusio bulbi** und konjunktivale Schwellung können dabei durch Lidschlussstörungen zur Läsion der Kornea und zum Ulcus corneae führen. Kompression und Zirkulationsstörungen des N. opticus können ebenfalls den vollständigen Sehverlust nach sich ziehen.

Bei der Orbitopathie führen **zytotoxische Antikörper** zur Zellschädigung in retroorbitalen Muskeln (→ lymphozytäres Infiltrat). Die entzündungsbedingte Muskelschwellung ist Anlass für die Entwicklung des Exophthalmus und der daraus resultierenden Funktionsstörungen (→ Doppelbildsehen, ggf. mit Kompression der Sehnerven). Fibroblasten, die hydrophile **Mukopolysaccharide** sezernieren, bedingen die **Ödembildung.** Zusätzlich besteht eine Vermehrung des Bindegewebes innerhalb und außerhalb der Augenmuskeln (→ Einengung des retroorbitalen Raumes). Bei dem bei einzelnen Basedow-Patienten auftretenden prätibialen Ödem weist das Bindegewebe des subkutanen Gewebes ähnliche Veränderungen auf wie das retroorbitale Bindegewebe im Rahmen der Orbitopathie.

Die **Therapie der endokrinen Ophthalmopathie** kann durch Immunsuppressiva, Hochvoltbestrahlung der Orbita und operative Dekompression der Orbita erfolgen. Eine euthyreote Schilddrüsenfunktion wird angestrebt.

Tab. 5.2 **Stadieneinteilung der endokrinen Orbitopathie** (aus Ziegler: Hormon- und stoffwechselbedingte Erkrankungen in der Praxis)

I	Oberlidretraktion (Dalrymple-Phänomen) Konvergenzschwäche
II	mit Bindegewebsbeteiligung (Lidschwellung, Chemosis, Tränenträufeln, Photophobie)
III	mit Protrusio bulbi sive bulborum (pathologische Hertel-Werte, mit und ohne Lidschwellungen)
IV	mit Augenmuskelparesen (Unscharf oder Doppeltsehen)
V	mit Hornhautaffektionen (meist Lagophthalmus mit Trübungen, Ulzerationen)
VI	mit Sehausfällen bei Sehverlust (Beteiligung des N. opticus)

F99

Frage 5.34: Lösung E

Bei nachgewiesener endokriner Orbitopathie ist die immunogene Genese der Hyperthyreose **(Morbus Basedow)** gesichert. Wenn keine endokrine Orbitopathie vorliegt, ist die Bestimmung des **TSH-Rezeptorantikörpers** erforderlich.

Bei einer Hyperthyreose bzw. bei erniedrigtem und supprimiertem basalen TSH liefert die **Szintigraphie** Informationen zur funktionstopographischen Unterscheidung zwischen diffuser immunogener Hyperthyreose oder diffuser Autonomie und lokalisierter solitärer oder multifokaler funktioneller Autonomie.

Laborwerte bei Hyperthyreose:
- Serum-T_3-Spiegel ↑; Serum-T_4-Spiegel in 90% der Fälle ↑
- TSH basal ↓
- TRH-Test negativ

Zu **(E):** Thyroxinbindendes Globulin (TBG) bestimmt wesentlich den Anteil an freiem, biologisch verfügbarem Thyroxin. Der **T_4/TBG-Quotient** gibt Aufschluss darüber, ob eine Thyroxin-Konzentrationsänderung durch einen erhöhten oder verminderten TBG-Spiegel bedingt ist. Unter Östrogeneinfluss in der Schwangerschaft kann es über eine Vermehrung des thyroxinbindenden Globulins (TBG) im Serum zu einer stärkeren Bindung von T_3 und T_4 und damit zu einem Abfall der biologisch wirksamen freien Schilddrüsenhormonfraktionen kommen, was eine „spontane Besserung" der Hyperthyreose anzeigt.

5.2 Schilddrüse

[H98]
Frage 5.35: Lösung A

Es besteht der typische Befund einer **endokrinen Ophthalmopathie (Orbitopathie)**.
Symptome:
Siehe Kommentar zu Frage 5.38.

[H93]
Frage 5.36: Lösung D

Die **Autoimmunhyperthyreose (Morbus Basedow)** kann **mit oder ohne Orbitopathie** auftreten. Beim Morbus Basedow stimulieren humorale Immunglobuline (TSI = thyreoideastimulierende Immunglobuline) mit Antikörpereigenschaften **gegen den TSH-Rezeptor** unkontrolliert die Schilddrüse, was zu einer Mehrproduktion und Sekretion von T_3 und T_4 führt. Die Störung, die zur Bildung von TSH-Rezeptor-Antikörpern führt, könnte auf einen Suppressorzelldefekt oder auf die in vitro feststellbare Präsentation des Antigens auf der Oberfläche von Schilddrüsenzellen zurückzuführen sein.
Die **Basedow-Orbitopathie** ist eine **eigenständige Autoimmunerkrankung.** Zeitlich kann die Orbitopathie vor, mit dem Beginn der Hyperthyreose oder auch erst später auftreten. Bei der Orbitopathie führen **zytotoxische Antikörper** zur Zellschädigung in retrobulbären Muskeln (→ lymphozytäres Infiltrat). Die entzündungsbedingte **Muskelschwellung** ist Anlass für die Entwicklung des Exophthalmus und der daraus resultierenden Funktionsstörungen (→ Doppelbildsehen, ggf. mit Kompression der Sehnerven).
Die Pathogenese der infiltrativen Ophthalmopathie ist nicht vollständig aufgeklärt. Die endokrine Ophthalmopathie kann vereinzelt **auch noch 15–20 Jahre nach der Manifestation der Schilddrüsenerkrankung** auftreten, wobei **Verschlechterungen oder Remission der Augenerkrankung unabhängig vom Verlauf der Hyperthyreose** beobachtet werden. Auch bei normaler Schilddrüsenfunktion kann eine Ophthalmopathie, der so genannte **euthyreote endokrine Exophthalmus,** auftreten.
Siehe auch Lerntext V.17.

[F96]
Frage 5.37: Lösung D

Siehe Lerntext V.17.
Therapie der endokrinen Ophthalmopathie:
- **Lokalbehandlung** mit nächtlichem Okklusivverband und Kopfhochlagerung, **Hochvoltbestrahlung** der Orbita, **Immunsuppressiva** und **operative Dekompression** der Orbita bei drohendem Visusverlust
- Eine **euthyreote Schilddrüsenfunktion** wird angestrebt.

[H97]
Frage 5.38: Lösung A

Hyperthyreosen können von einer **endokrinen Ophthalmopathie** begleitet sein, die allerdings **auch bei eu- und hypothyreotischer Stoffwechsellage** auftreten kann.
Okuläre Symptome:
- **Protrusio bulbi** mit **Lidödem** und **Augenmuskelparesen**
- **seltener Lidschlag** (Stellwag-Zeichen)
- bei Blicksenkung folgt das Oberlid nicht (Gräfe-Zeichen)
- **Oberlidretraktion** → Sklerastreifen oberhalb der Hornhaut beim Geradeausblicken sichtbar (Dalrymple-Zeichen)
- **Konvergenzschwäche** (Möbius-Zeichen)
- **Konjunktivitis,** Chemosis
- **Hornhautaffektion** mit Lichtscheue und Visusverschlechterung
- **Pseudoglaukom** möglich, da gegen einen Muskelzug Drucksteigerung im Bulbus erfolgt

Therapie der endokrinen Ophthalmopathie:
- **Lokalbehandlung** mit nächtlichem Okklusivverband und Kopfhochlagerung. **Hochvoltbestrahlung** der Orbita, **Immunsuppressive** und **operative Dekompression** der Orbita bei drohendem Visusverlust.
- Eine **euthyreote Schilddrüsenfunktion** wird angestrebt.

Autonomes Schilddrüsengewebe — V.18

Eine **disseminierte** lässt sich von der **solitären Autonomie** der **Schilddrüse** unterscheiden. Im Anfangsstadium besteht lediglich eine „latente" Hyperthyreose mit wenigen Bezirken disseminierter Autonomie. Eine plötzliche **Steigerung des Jodangebots** führt bei Patienten, deren Schilddrüse größere Anteile autonomen Gewebes enthalten, zur Jod-induzierten manifesten Hyperthyreose. Die Schilddrüsenüberfunktion wird dabei oft erst durch unphysiologisch hohe Joddosen ausgelöst.
Ein Hinweis auf das Vorliegen autonomen Gewebes bei Euthyreose besteht, wenn die **Jodid-Clearance** oder das Clearance-Äquivalent in Relation zu einem Parameter für das freie Thyroxin zu hoch sind. Dabei wird das thyreoidale Aufnahmeverhalten für Jodid und Pertechnetat mit der metabolisch relevanten Hormonfraktion im Serum verglichen.

Struma nodosa – Sonographie — V.19

Mehrknotige Strumae entwickeln sich durch regressive Veränderungen aus diffusen Strumae. Knotige Veränderungen innerhalb der Schilddrüse sind in jedem Fall eine Indikation zur Sonographie. Dabei lassen sich Schilddrüsenknoten sonographisch in vier Reflektionsmuster einteilen.
- **Knoten mit echointensivem (oder echogleichem) Reflektionsmuster** → gutartige Adenome mit makrofollikulärer Struktur, auch autonome Adenome
- **Knoten mit echoarmem Reflektionsmuster** → zwei Drittel der Fälle von autonomen Adenomen als stoffwechselinaktive mikrofollikuläre Form, auch Malignome
- **Knoten mit echofreiem Reflektionsmuster** → Zysten
- **Knoten mit komplexem Reflektionsmuster** → solide und liquide Strukturen, Verkalkungen, kolloidarme Strukturen, adenomatöse Knoten

Solide, echoarme Knoten können sowohl beim autonomen Adenom als auch bei plastischen Karzinomen der Schilddrüse, ebenso wie bei Schilddrüsenmetastasen, gefunden werden. Demzufolge ist eine szintigraphische Untersuchung zur weiteren Abklärung des Befundes erforderlich.

H95

Frage 5.39: Lösung E

Siehe Lerntext V.19.
Zu **(E):** Das Ausmaß einer **retrosternalen Struma** wird in erster Linie durch **nuklearmedizinische Diagnostik** (Szintigraphie) festgestellt. Maligne Lymphome und Malignome im Bereich des oberen Mediastinums müssen diagnostisch ausgeschlossen werden.

Schilddrüsenszintigraphie — V.20

Die **Schilddrüsenszintigraphie** wird zur Erkennung umschriebener intrathyreoidaler Knotenareale mit vermehrter oder verminderter Radionuklidaufnahme angewendet.
Bei der **retrosternalen oder endothorakalen Struma** wird die Szintigraphie zum **Nachweis ektopen Schilddrüsengewebes** durchgeführt.
Bei sonographisch echoarmen Knoten und malignitätsverdächtigen Befunden ist darüber hinaus die zytologische Untersuchung durch **Feinnadelpunktion** des suspekten Bereichs indiziert. Auf ein Schilddrüsenszintigramm kann verzichtet werden, wenn eine sicher diffuse, palpatorisch und sonographisch homogene Struma vom Größengrad I bei Kindern, Jugendlichen oder im jüngeren Erwachsenenalter vorliegt.
Das **Schilddrüsenszintigramm** erlaubt **Aussagen über Form, Größe und Lage der Schilddrüse.** Gleichzeitig kann es zur Suche von ektopem Schilddrüsengewebe herangezogen werden, da auch hier eine Isotopenanreicherung erfolgt.
Das Schilddrüsenszintigramm erlaubt **auch die Diagnose von Funktionsstörungen.** Anhand des Speicherungsmusters lassen sich heiße, warme und kalte Knoten differenzieren, wobei ein kalter Knoten den Tumorverdacht näherlegt als ein warmer Knoten. Jedoch ist die Feinnadelbiopsie mit zytologischer Untersuchung die einzig zuverlässige Methode der Schilddrüsenkarzinomdiagnostik.
Bei der **Schilddrüsenszintigraphie** mit J^{131} oder Tc^{99m} werden diese Substanzen nur vom funktionell aktiven (Drüsen-)Parenchym gespeichert.
- Ein heißer Knoten macht das gesamte speichernde Drüsengewebe aus: Verdacht auf dekompensiertes autonomes Adenom (1).
- Ein warmer Knoten zeigt eine vermehrte Jodansammlung in einem Bereich auf: Verdacht auf kompensiertes autonomes Adenom (2).
- Ein kalter Knoten speichert überhaupt kein Jod und kann den Verdacht auf eine Zyste, Thyreoiditis oder Karzinom lenken (3).

 (1) (2) (3)

Abb. 5.5 Schilddrüsenszintigraphie

Unterfunktionssyndrome der Schilddrüse → Myxödem (Hypothyreose) — V.21

Ursachen, die zur Hypothyreose führen, sind **bei der primären Form:**
- *Mangel an funktionsfähigem Schilddrüsengewebe* durch Strumektomie, chron. Thyreoiditis, Radiatio, Hashimoto-Strumitis oder angeborene Enzymdefekte, die zur gestörten Jodverwertung führen

bei der sekundären Form:
- *Versiegen der TSH-Produktion* infolge Hypophysentumors, Sheehan-Syndrom oder anderer Hypophysenerkrankungen

bei der tertiären Form:
- hypothalamisch bedingter TRH-Mangel (selten)

Nachweis: Während bei der primären Hypothyreose der **TSH**-Spiegel im Serum erhöht ist, führt bei der sekundären Form erst die Gabe von **TSH** zur Steigerung der Jodaufnahme in die Schilddrüse.

Hypothyreosesymptomatik:
- Antriebsverarmung, Verlangsamung
- erhöhte Kälteempfindlichkeit (reduzierte Thermogenese)
- reduzierter Grundumsatz
- Obstipation
- rezidivierender Perikard- und Pleuraerguss
- trockene, teigige Haut (Ablagerung von Hyaluronat → Myxödem) und Gewichtszunahme, Lymphödeme
- vermehrter Haarausfall (verminderte Synthese von Dermatansulfat)
- langsame, rauhe Sprache
- Myxödemherz: Bradykardie, Kardiomegalie, digitalisrefraktäre Herzinsuffizienz
- Abnahme der Muskelkraft
- Achillessehnenreflexzeit verlängert
- Serumcholesterin auf über 300 mg% erhöht (→ verminderte Utilisation von Lipoproteinen)

Das *Myxödemkoma* geht mit Hypoventilation und Hypothermie einher und führt zu einer CO_2-Narkose. Die dem Myxödem zugrunde liegende Schwellung wird durch Einlagerung von sauren Mukopolysacchariden und Wasser ins subkutane Bindegewebe bewirkt.

Angeborene Hypothyreose
Die **angeborene Hypothyreose** tritt kongenital bei einer Hypo- bzw. Dysplasie oder Aplasie (→ Athyreose) der Schilddrüse auf. Nur **bei etwa 10 % der Patienten,** die unter einer Hypothyreose leiden, liegen **autosomal rezessive Gendefekte,** die zur Dyshormonogenese führen, zugrunde. Zu hoch dosierte **thyreostatische Therapie während der Schwangerschaft** führt ebenso wie extremer Jodmangel oder ein Jodexzess zur intrauterin erworbenen Neugeborenen-Hypothyreose.
Die **fetale Schilddrüsendysplasie** führt durch Schilddrüsenhormonmangel zu:
- Icterus prolongatus
- Strumabildung
- dysproportioniertem Zwergwuchs durch verzögerte Knochenreifung
- bis an Taubheit grenzende Schwerhörigkeit
- geistiger Retardierung bis zur Idiotie
- fast immer Hypercholesterinämie

F95

Frage 5.40: Lösung C

Zu (1): Während bei der Hypothyreose neurologische Störungen in Form von Parästhesien und Muskelschwäche auftreten, führt die **Hyperthyreose** zum Tremor der Hände und Muskelschwäche als Ausdruck einer **thyreotoxischen Myopathie.** In der **thyreotoxischen Krise** besteht anfangs zwar eine psychomotorische Unruhe, es dominieren jedoch im weiteren Verlauf Muskelschwäche und Adynamie.
Zu **(2):** Das **Klinefelter-Syndrom (Karyotyp 47,XXY)** bezeichnet einen hypergonadotropen Hypogonadismus, der mit Infertilität, Osteoporose und Gynäkomastie einhergeht.
Zu (3) und (4): Eine **gesteigerte Erregbarkeit der Nervenzellen,** die zu **sekundär zerebralen Krampfanfällen führen** kann, tritt u. a. bei Hyperhydratation, Hypoxie, **Glukosemangel, Calciummangel** und Pyridoxinmangel auf.
Beim **Insulinom, das mit Hypoglykämie-Symptomatik einhergeht,** kann der zelluläre Glukosemangel zu Krampfanfällen führen.
Beim **Hypoparathyreoidismus** treten tetanische Anfälle, aber auch **zerebrale Krampfbereitschaft** mit Karpopedalspasmen, Stimmritzenkrampf, Pfötchenstellung, Ängstlichkeit und Reizbarkeit auf.

H98

Frage 5.41: Lösung E

Zu (E): Für die Diagnose einer **primären Hypothyreose** spricht die **Kombination von zunehmender Ermüdbarkeit und Antriebsschwäche, trockener, teigiger Haut** (Ablagerung von Hyaluronat und Wasser im subkutanen Bindegewebe ⇒ **Myxödem**), vermehrter Haarausfall (verminderte Synthese von Dermatansulfat) und **Herzbeschwerden (Myxödemherz ⇒ Bradykardie,** Kardiomegalie, digitalisrefraktäre Herzinsuffizienz).
Zu (A): Symptome der **Myasthenie** sind langsam an Intensität zunehmende **Ermüdungslähmungen mit charakteristischer Folge** (Augenlid-, äußere Augen-, Schlund-, Kehlkopf-, Gesichts-, Gliedmaßen-, Atem-, Rumpf- und Halsmuskeln).
Zu **(B):** Symptomatik der **hypertrophischen obstruktiven Kardiomyopathie (HOCM):**
- gel. Dyspnoe, Angina pectoris
- ventrikuläre Arrhythmien und Tachykardien
- gehäuft Synkopen und plötzlicher Herztod

Zu **(C):** Kriterien zur Diagnose des systemischen **Lupus erythematodes** (American College of Rheumatology (ACR)):
Wenn **mehr als 4 dieser Kriterien** bei einem Patienten vorliegen (auch intermittierend in unterschiedlichen Zeitintervallen), ist ein **SLE** anzunehmen.

- **Schmetterlingserythem** (fixiertes Erythem, flach oder erhaben über Wangen und Nasenrücken mit der Tendenz, die Nasolabialfalten auszusparen)
- **diskoider Lupus erythematodes** (erhabene, gerötete hyperkeratotische Effloreszenzen mit Schuppenbildung); atrophische Narben bei älteren Herden
- **Photosensibilität** (Hauteffloreszenzen als Reaktion auf Sonnenlichtexposition)
- **orale** oder **nasopharyngeale Ulzerationen**
- **nicht erosive Arthritis** an **zwei** oder **mehr** peripheren Gelenken (Jaccaud-Arthropathie, häufig Fingermittelgelenke)
- **Polyserositis** (Pleuritis, Perikarditis)
- **Nierenbeteiligung** (⇒ persistierende Proteinurie > 0,5 g/d oder Zylindurie; Glomerulonephritis unterschiedlicher Histologie, nephrot. Syndrom, renaler Hypertonus)
- **ZNS-Beteiligung** (u.a. Polyneuropathie, Krampfanfälle, Chorea, Hemiparesen, Psychose)
- **hämatologische Beteiligung** (Coombs-positive **hämolytische Anämie** oder **Leukopenie** < 4000/mm^3 oder **Lymphopenie** < 1500/mm^3 oder **Thrombopenie** < 100000/mm^3)
- **immunologische Befunde (positives LE-Zell-Phänomen** oder **Antikörper** gegen **native DNA** oder **Phospholipidantikörper** oder **Nachweis** von **Antikörpern** gegen das **Sm-Nukleoprotein** oder **falsch positive Lues-Serologie**)
- **antinukleäre Antikörper** (ANA)

Zu **(D)**: Beim **Jervell-Lange-Nielsen-Syndrom,** einer sehr seltenen familiären Krankheit, besteht eine Kombination von **Taubstummheit,** Kammertachykardien und/oder Kammerflimmern mit **verlängerter QT-Dauer** und pathologischer T-Zacke im EKG. Die Patienten leiden unter synkopalen Anfällen, die zu plötzlichem Herztod führen können.

F99

Frage 5.42: Lösung E

Zur **Symptomatik der Hypothyreose** zählen u.a. Antriebsverarmung, Verlangsamung, trockene, teigige Haut (Ablagerung von Hyaluronat und Wasser im subkutanen Bindegewebe ⇒ **Myxödem**), Bradykardie, Kardiomegalie sowie eine digitalisrefraktäre Herzinsuffizienz.

Laborbefunde bei primärer Hypothyreose:
- TSH basal ↑, TSH nach TRH-Stimulation ↑
- freies T_4 ↓

---**Immunpathogenese von** V.22---
Schilddrüsenerkrankungen

Bekannt sind antithyreoidale Autoantikörper
- gegen Thyreoglobulin
- gegen Kolloidantigen
- gegen Mikrosomen der Follikelepithelien

Hashimoto-Thyreoiditis

Die Hashimoto-Thyreoiditis betrifft hauptsächlich Frauen mittleren Alters. Sie führt in vielen Fällen zur Unterfunktion der Schilddrüse mit Ausbildung eines Kropfes. Typisch ist ein ausgeprägtes lymphozytäres Infiltrat im Bereich des Schilddrüsengewebes, an dem auch Plasmazellen beteiligt sein können. Im Serum Betroffener findet man gewöhnlich **Antikörper gegen Thyreoglobulin,** das das wichtigste jodhaltige Protein in der azinären Follikelflüssigkeit ist und als Depot der Schilddrüsenhormone dient. Auch lassen sich Antikörper gegen die **Mikrosomenfraktion des Schilddrüsengewebes** in der Mehrzahl der Fälle finden. Dennoch sind diese Autoantikörperbefunde bei etwa 20% der gesicherten Fälle negativ und können auch bei Patienten mit Morbus Basedow gefunden werden. Dabei kann die Hashimoto-Thyreoiditis symptomlos bleiben oder in kurzer Zeit zur Hypothyreose führen. Bislang ungeklärt bleibt, ob die Zerstörung des Schilddrüsengewebes ausschließlich als Folge einer pathologischen Immunreaktion aufzufassen ist, was einen genetisch determinierten Defekt im Immunsystem (→ Autoimmunpathogenese) der Patienten wahrscheinlich werden lässt, oder ob die immunologisch messbaren Veränderungen als Epiphänomen bei primär anderer Krankheitsursache (z.B. Virusinfektion) auftreten können.

---**Thyreoiditis de Quervain** V.23---

Die **subakute Thyreoiditis de Quervain** ist vermutlich viral induziert und klinisch durch eine relativ rasch entstehende, schmerzhafte, multinodöse Struma mit oft schweren Krankheitszeichen gekennzeichnet. Dabei kann die **Blutsenkung erheblich beschleunigt** sein, die α-Globuline sind in der Elektrophorese erhöht. Es besteht jedoch in der Regel keine wesentliche Leukozytose.

Im **Schilddrüsenszintigramm** findet sich eine **herabgesetzte bis fehlende Impulsanreicherung.** Die **Sonographie** zeigt **echoarme,** teils konfluierende Schilddrüsenbereiche.

Charakteristisch für die subakute Thyreoiditis ist ein **zu Beginn der Erkrankung erhöhtes Gesamt-T_4 bei verminderter J-Aufnahme** und fehlenden bis nur geringgradig erhöhten Schilddrüsenantikörpern. Im Krankheitsverlauf entwickeln etwa 10% der Patienten eine **Hypothyreose.**

Der **Krankheitsverlauf** kann sich zwischen 1–3 Monaten, bei Rezidiven bis zu einem Jahr erstrecken. Etwa zwei Drittel der Fälle heilen spontan.

Frage 5.43: Lösung D

Siehe Lerntext V.23.

Bösartige Schilddrüsentumoren — V.24

Bösartige Schilddrüsentumoren treten etwa mit einer Häufigkeit von 30 Fällen pro 1 Million Einwohner auf. Der Altersgipfel liegt um die 50 Jahre, Frauen sind 3-mal häufiger betroffen. Die Karzinome der Schilddrüse werden histologisch eingeteilt in:

1. **papilläres Karzinom:**
   etwa 50% der Schilddrüsentumoren; das „gutartigste" Karzinom der Schilddrüse, weil sehr langsames Wachstum und hauptsächlich lymphogene Metastasierung vorliegt
2. **follikuläres Karzinom:**
   etwa 25% der Fälle; frühe hämatogene Metastasierung in Knochen, Lunge und Leber
3. **medulläres Karzinom:**
   von den C-Zellen ausgehend; oft mit einem Phäochromozytom kombiniert
4. **anaplastisches Karzinom:**
   das bösartigste Karzinom mit extrem schnellem Wachstum; bei Diagnosestellung meist schon inoperabel

Häufig lässt sich als **1. Symptom ein derber Knoten** in der Schilddrüse tasten, der an Größe rasch zunimmt. Heiserkeit **(Rekurrensparese)**, Schluckbeschwerden und Venenstauung sind späte Zeichen. **Unverschieblichkeit beim Schluckakt** lässt auf eine Infiltration der Nachbargewebe schließen. Das Gleiche gilt für die Horner-Trias.
Durch eine **Feinnadelpunktion** des tastbaren Knotens kann zytologisch zwischen nodulärer Struma und Karzinom unterschieden werden und somit die Operationsplanung festgelegt werden.
Ist der Tumor noch resezierbar, wird eine totale Entfernung der Schilddrüse **(Thyreoidektomie)** vorgenommen. Bei lokalem Lymphknotenbefall wird eine „Neck-dissection" durchgeführt. Mit Radiojod können jodspeichernde Tumoren behandelt werden. Da Fernmetastasen dann vermehrt Radiojod speichern, wenn alles Schilddrüsengewebe entfernt ist, wird immer eine totale Thyreoidektomie angestrebt.

Frage 5.44: Lösung D

Die **Feinnadelbiopsie** mit anschließender zytologischer Untersuchung ist **bei Verdacht auf Struma maligna** indiziert. Die endgültige Diagnose kann aber nur durch die histologische Untersuchung von Tumorgewebe gesichert werden.

Diagnostik des Schilddrüsenkarzinoms

- **Sonographie** → unregelmäßig begrenzte, inhomogene, **echoarme Areale**
- **Schilddrüsenszintigraphie** (^{131}Jod) → **„kalte", nicht speichernde Knoten** (heiße Knoten sind seltener maligne)
- **Feinnadelpunktion** des tastbaren Knotens mit Aspirationszytologie → **zytologische Diagnostik** (90% Sicherheit), ggf. **Resektion** mit **Histologie** bei fortbestehendem Malignomverdacht (auch wenn Zytologie negativ!)
- **Computer-** bzw. **Kernspintomographie** der Halsregion
- ^{201}**Thalliumscan** zum Nachweis von Metastasen und zur Rezidivkontrolle
- **Skelettszintigraphie** (^{99m}Tc-MDP) → Nachweis von Skelettmetastasen
- **Röntgen-Thorax** → Nachweis von Lungenmetastasen
- **Tumormarker** → **Calcitonin** (C-Zell-Karzinom); **Thyreoglobulin** (auch radioaktiv markiertes) nur nach radikaler Thyreoidektomie zur **Rezidivkontrolle** und **Metastasensuche** aussagekräftig

Frage 5.45: Lösung D

Punktionszytologisch lassen sich **follikuläre** Adenome kaum von **follikulären** Karzinomen der Schilddrüse unterscheiden. Hier ist die vollständige histologische Untersuchung des Gewebes die Methode der Wahl.

Punktionszytologie bei

- **Schilddrüsenmalignom** → sonographisch **echoarm,** szintigraphisch **kalter Solitärknoten** (Hauptindikation)
- Abklärung von Thyreoiditis, Zysten und tastbaren Veränderungen

Das **follikuläre autonome Adenom** wird **szintigraphisch** diagnostiziert. Im **Radiojodtest** ist die ^{131}**Jodaufnahme in autonomen Knoten erhöht,** während das paranoduläre Schilddrüsengewebe keine Speicherung zeigt. Da diese Knoten **meist ausschließlich T$_3$ produzieren,** ist die T$_3$-Bestimmung bei Patienten mit **multinodulärem Kropf** und Verdacht auf Hyperthyreose indiziert. Die erhöhten Schilddrüsenhormon-Spiegel hemmen die TSH-Sekretion → Hormonproduktion ↓.

[F00]

Frage 5.46: Lösung B

Das **medulläre Schilddrüsenkarzinom** geht von den **C-Zellen** aus. Bei einem Teil dieser Patienten besteht eine **multiple endokrine Neoplasie**.
C-Zellkarzinome:
- Proliferation der **parafollikulären Zellen (C-Zellen)** ⇒ exzessive **Kalzitonin-Produktion** (Tumormarker) ⇒ **Hemmung der Osteoklastenaktivität** und **Förderung der renalen Kalzium- und Phosphataussscheidung** ⇒ Calciumspiegel↓

Charakteristisch ist ein **früher regionaler Lymphknotenbefall** (30% bei Diagnosestellung). Zusätzlich kann eine **ektopische Hormonproduktion** bestehen: ACTH, vasoaktives intestinales Polypeptid (VIP ⇒ Diarrhöe), Prostaglandine, Kallikrein und Serotonin, selten auch eine paraneoplastische CRF-Produktion. Bei etwa 50% der Patienten findet sich eine **erhöhte Histaminaseaktivität**.
Ein Teil der **C-Zellkarzinome** wird **autosomal-dominant vererbt**. Daher sind auch Familienangehörige regelmäßig zu untersuchen (⇒ **Calcitoninbestimmung** und Bestimmung der **Katecholamine** zum Ausschluss eines Phäochromozytoms)!

[F93]

Frage 5.47: Lösung A

Zu **(A)**: Das **medulläre Schilddrüsenkarzinom** (C-Zell-Karzinom) weist eine familiäre Häufung (20%) auf. Bei der multiplen endokrinen Neoplasie Typ IIa tritt es zusammen mit Hyperparathyreoidismus und Phäochromozytom auf. Als Tumormarker kann Calcitonin bestimmt werden.
Zu **(B)**, **(C)** und **(D)**: Man unterscheidet nach der Wachstumstendenz und Prolaktinsekretion **Mikro- und Makroprolaktinome**. Bei diesem häufigsten aller Hypophysentumoren ist ebenso wie beim STH-produzierenden Hypophysenadenom oder dem Nebenschilddrüsenadenom eine familiäre Häufung nicht bekannt.
Zu **(E)**: Das **Glukagonom** ist ein vom Inselzellapparat ausgehender meist maligner Tumor (80%) ohne bekannte familiäre Häufung.

[F95]

Frage 5.48: Lösung D

Zu **(A)**, **(B)** und **(E)**: Das C-Zell-Karzinom, das von den **parafollikulären Schilddrüsenzellen** ausgeht, ist ein sehr seltener Tumor. Er kann familiär und sporadisch sowie im Rahmen der **multiplen endokrinen Neoplasie Typ II** gemeinsam mit einem Phäochromozytom und/oder Hyperparathyreoidismus vorkommen. Diese Tumoren produzieren das Hormon **Calcitonin**, das bei Patienten und Familienangehörigen **als Tumormarker** dient. Das **karzinoembryonale Antigen** ist ebenfalls **häufig nachweisbar**.
Zu **(C)** und **(D)**: Das **C-Zell-Karzinom** metastasiert primär lymphogen, später auch hämatogen. Es ist wenig strahlensensibel.
Zur Behandlung des **C-Zell-Karzinoms** gilt die **Thyreoidektomie** einschließlich der Entfernung regionaler Lymphknotenmetastasen als **Therapie der Wahl**.
C-Zellen speichern selbst kein Jod. Daher kommt eine **Radiojodtherapie** nicht in Betracht. Erst bei Inoperabilität und Tumorprogression kommen alternativ externe **Radiatio** (bei Wirbelmetastasen) und/oder **Chemotherapie** in Frage. Der Erfolg der Chemotherapie ist kritisch zu bewerten: Der Tumorrückgang ist stets von begrenzter Dauer.
Die **Calcitoninbestimmung** informiert über den Therapieerfolg. Beim manifesten C-Zell-Karzinom kann auf diese Weise eine Überlebenszeit nach Diagnosestellung von 10–12 Jahren erzielt werden.

5.3 Nebennieren

[F93]

Frage 5.49: Lösung C

Siehe Tabelle 5.3.

[F93]

Frage 5.50: Lösung A

Siehe Tabelle 5.3..

[F93]

Frage 5.51: Lösung B

Siehe Lerntext V.29.

Tab. 5.3 Befunde bei Störungen der NNR-Funktion

	Plasmacortisol	Plasma ACTH
Hypothalamohypophysäres Cushing-Syndrom	erhöht	erhöht
Cushing-Syndrom bei autonomem NNR-Tumor	erhöht	erniedrigt
Ektopes ACTH-Syndrom	erhöht	stark erhöht
Primäre NNR-Insuffizienz	erniedrigt	stark erhöht
Hypophysäre NNR-Insuffizienz	erniedrigt	erniedrigt
Hypothalamische NNR-Insuffizienz	erniedrigt	erniedrigt

Nebennierenrindeninsuffizienz

Früher war die häufigste **Ursache** der Zerstörung der Nebennierenrinde die beidseitige Nebennierenrindentuberkulose. Heute führt man etwa 50–60% der Addison-Krisen auf eine **idiopathische Atrophie der Nebenniere** zurück. Die Hälfte dieser Patienten weist zirkulierende Autoantikörper auf, die gegen Mikrosomen und Mitochondrien des menschlichen Nebennierenrindengewebes gerichtet sind.

Auch eine **Nebennierenapoplexie** kann infolge hämorrhagischer Infarzierung zur raschen nekrotischen Zerstörung der Nebenniere führen. Meist geht dieser ein „**Waterhouse-Friderichsen-Syndrom**", eine Meningokokken- oder Pneumokokkensepsis, voraus. Seltene Ursachen des Morbus Addison sind Pilzinfektionen, Karzinommetastasen, Gefäßerkrankungen sowie hämorrhagische Diathese unter der Therapie mit Antikoagulanzien und eine Echinococcus-cysticus-Infektion.

Zur **sekundären Nebennierenrindeninsuffizienz** kommt es bei Adenomen, beim Sheehan-Syndrom oder anderen Erkrankungen im Bereich der Hypophyse. Die durch hypophysäre Störungen verursachte Nebennierenrindeninsuffizienz betrifft vorwiegend die Produktion der Glucocorticosteroide, da die Produktion von Aldosteron weitgehend unabhängig von der hypophysären Steuerung verläuft und durch das intakte Renin-Angiotensin-System reguliert wird. Im Gegensatz zum Morbus Addison ist die Haut pigmentarm. Auch die Langzeitbehandlung mit Glucocorticoiden führt iatrogen zur Suppression der ACTH-Freisetzung mit konsekutiver NNR-Insuffizienz.

Diagnostik der Nebennierenrindeninsuffizienz
Um zwischen primärer und sekundärer Nebennierenrindeninsuffizienz zu unterscheiden, bedient man sich des Feedback-Mechanismus.

Dexamethason-Hemmtest
Nach Zufuhr von Dexamethason wird die Hypophyse durch Feedback gehemmt, der ACTH-Output und die Cortisolproduktion sistieren. Dexamethason ist ein synthetisches Steroidhormon mit einer gegenüber Cortisol dreißigfach erhöhten Aktivität.

Bei einem durch ein autonomes Adenom verursachten Cushing-Syndrom ist ACTH bereits zuvor supprimiert, und es erfolgt keine Feedback-Hemmung durch Dexamethason.

Beim sekundären Morbus Cushing mit NNR-Hyperplasie ist eine Hemmung nur nach großen Mengen Dexamethason nachweisbar. Demzufolge kann durch diesen Test die Funktionstüchtigkeit des Systems Hypothalamus-Hypophyse-NNR überprüft werden.

Lysin-Vasopressin-Test
Vasopressin ist ein synthetisches Oktapeptid mit CRF-Wirkung. Es führt beim Gesunden durch Hypophysenstimulation zum erhöhten ACTH-Output mit konsekutiver Cortisolausschüttung. Dies ist auch bei der sekundären Nebennierenrindeninsuffizienz der Fall. Beim autonomen Adenom der NNR bleibt ein Anstieg des Plasmacortisols aus (= primärer Cushing).

Metopiron-Test
Metopiron blockiert die Cortisolbiosynthese durch Hemmung der 11-β-Hydroxylase. Daraus resultiert via Cortisolabfall eine Stimulation des HVL (Feedback), und ACTH wird vermehrt ausgeschüttet. Bei der sekundären Nebennierenrindeninsuffizienz mit NNR-Hyperplasie kommt es zum Anstieg der Cortisolvorstufen (11-Desoxycortisol) im Plasma, beim primären Cushing-Syndrom bleibt diese aus. Somit wird auch hier via Feedback die Hypothalamus-Hypophysen-Achse überprüft.

ACTH-Stimulationstest
Die Gabe von ACTH führt bei intakter Nebennierenrinde zum Anstieg der Cortisolmetabolite, da es die Ausschüttung und Mehrbildung von Corticosteroiden bedingt. Dies gilt auch für den sekundären Morbus Cushing mit NNR-Hyperplasie. Beim primären Cushing-Syndrom infolge NNR-Tumor gibt es in 50% der Fälle keinen oder einen normalen Anstieg des Cortisols.

Autonomes Adenom
Durch ungehemmte autonome Hormonproduktion supprimieren Adenome das funktionsfähige Drüsenrestgewebe durch Feedback-Hemmung des Hypophysenvorderlappens. Der Spiegel des glandotropen Hormons sinkt in der Regel deutlich ab.

Auswirkungen der Nebennierenrindeninsuffizienz:
Bei **Insuffizienz der gesamten NNR** kommt es zu einem Mangel an Glucocorticoiden, Mineralocorticoiden und NNR-Androgenen. Es gibt Formen ohne Symptomatik bis hin zur Addison-Krise mit Exsikkose, Blutdruckabfall, Schock, Pseudoperitonitis, Hypoglykämie, Erbrechen und Koma.
Vier Leitsymptome prägen das klinische Bild:
1. Schwäche und Adynamie
2. Pigmentierung der Haut und Schleimhäute
3. Gewichtsverlust mit Dehydratation
4. niedriger arterieller Druck unter 110/70 mmHg

Typisch sind ferner: Hypoglykämie, Erbrechen, Abdominalschmerz und ein Na^+/K^+-Quotient, der weniger als 30 beträgt.
Dabei bewirkt der **Ausfall der Glucocorticoide** ein Absinken des Blutzuckers mit Hypoglykämiesymptomatik und konsekutiver Mobilisation von Eiweiß- und Fettreserven (Ketoazidose), was zur Adynamie und Muskelschwäche führt. Über hypophysäre Rückkopplung sind ACTH und MSH erhöht, die aus einem gemeinsamen Vorläufermolekül stammen, was eine starke Pigmentierung von Haut und Schleimhäuten (Bronzehaut) auslöst.
Bei Patienten mit einer Nebennierenrindeninsuffizienz besteht als Folge des Cortisoldefizits eine vermehrte Neigung zur Hypoglykämie, die durch die Verminderung der Glukoneogenese und durch die **erhöhte Insulinempfindlichkeit** hervorgerufen wird.

Ausfall der Mineralocorticoide führt zur Verminderung der Natrium- und Wasserretention mit Reduktion des Plasmavolumens (Exsikkose), mit konsekutivem Hypotonus, Hyponatriämie und Hypochlorämie, die mit hyperkaliämischer Azidose einhergehen. Trotz erheblicher Dehydratation weisen die Patienten kaum ein Durstgefühl auf, da sie durch die Hyponatriämie bei herabgesetzter Serumosmolalität „Salzhunger" verspüren. Die Metaboliten der NNR-Hormone, z.B. die 17-Hydroxycorticosteroide, sind vermindert nachweisbar.
Ausfall der Androgene führt zur Herabsetzung des Eiweißanabolismus mit Muskelschwund und geringer Ausprägung sekundärer Geschlechtsmerkmale.
Therapie:
Unbehandelt führt die chronische und akute primäre Nebennierenrindeninsuffizienz zum Tode. Die **Therapie** erfolgt durch **Hormonsubstitution mit Hydrocortison** (morgens und am späten Nachmittag) **und Fludrocortison** (Mineralocorticoid). Normalisierung des Blutdrucks und Serumkaliums sprechen dabei für eine adäquate Substitution. Bei besonderen Belastungen (Infekte, Operationen, Erbrechen und Diarrhoe u.a.) muss eine Erhöhung in der Dosierung der Medikamente erfolgen!
Bei einer **Addison-Krise** ist neben einer **hochdosierten Cortisolapplikation** bis zur klinischen Besserung auch die **intravenöse Flüssigkeits- und Natriumsubstitution** erforderlich.

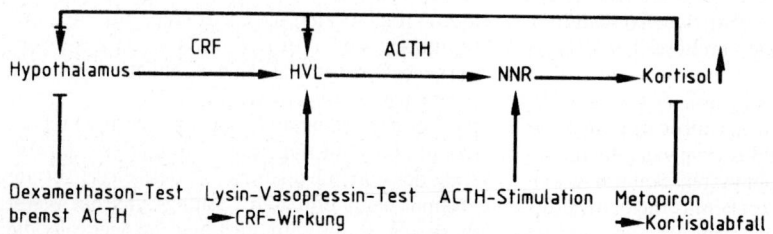

Abb. 5.6 Differenzialdiagnose des Cushing-Syndroms

Tab. 5.4 Funktion der Nebennierenrinde (NNR)

NNR	Synthese	Effekt
Zona glomerulosa	Mineralocorticoide z.B. Aldosteron	Na^+-Retention K^+-Ausscheidung ↑
Zona fasciculata	Glucocorticoide z.B. Cortisol	Glukoneogenese ↑ Glukoseverwertung ↓ → Hyperglykämie → Proteinkatabolismus ↑
Zona reticularis	Androgene z.B. Dehydroepiandrosteron	Virilisierung Proteinsynthese ↑

[H97]
Frage 5.52: Lösung A

Siehe auch Tabelle 5.3.
Labor:
- **Serum-Cortisol** ↓ oder **nicht nachweisbar**
- Plasma-**ACTH-Konzentrationen** bei **prim. NNR-Insuffizienz** ↑ (> 22 pmol/l); bei **sek. NNR-Insuffizienz** ↓
- **NNR-Autoantikörper** (> 70% d. F.)
- Serum-Na⁺ ↓, Serum-K⁺ ↑
- Hyperkalzämie (30% d. F.)

Funktionsdiagnostik:
CRH-Stimulationstest
- **primäre** NNR-Insuffizienz → überschießender ACTH-Anstieg
- **sekundäre** NNR-Insuffizienz → auf Grund der hypophysären Läsion kein ACTH-Anstieg messbar
- **tertiäre** NNR-Insuffizienz → verzogerte, deutlich messbare ACTH-Reaktion auf die CRH-Stimulation

ACTH-Kurztest (Synacthen®, 0,25 mg i.v.) → **Serumcortisol** nicht oder kaum stimulierbar

[H94]
Frage 5.53: Lösung B

Dexamethason hemmt die ACTH-Freisetzung und damit die endogene Steroidproduktion über einen Feedbackmechanismus, ohne selbst in die Bestimmung der Steroide mit einzugehen. Beim **Cushing-Syndrom** ist die ACTH-Freisetzung mit 2 mg Dexamethason pro 24 h nicht supprimierbar. Dagegen kann mit 8 mg Dexamethason beim zentralen Cushing-Syndrom in den meisten Fällen eine Hemmung erreicht werden, gelegentlich sind höhere Dosierungen notwendig. Beim **Cushing-Syndrom auf der Grundlage eines autonomen Nebennierenrindentumors** und in den meisten Fällen von ektopen ACTH-Syndromen fehlt die Supprimierbarkeit.
- **Dexamethasonkurztest:** 2 mg Dexamethason per os um 23 Uhr, am nächsten Morgen um 8 Uhr Blutabnahme zur Bestimmung des Plasmacortisols
- **2 mg-Dexamethasontest:** alle 6 h 0,5 mg Dexamethason (2 mg/24 h) über 2 Tage, tägliche Bestimmung der Urinsteroide (z. B. 17-Hydroxycorticosteroide) sowie des Plasmacortisols jeweils 8 Uhr morgens
- **8 mg-Dexamethasontest:** alle 6 h 2 mg Dexamethason (8 mg/24 h) über 2 Tage, Messungen wie beim 2 mg-Dexamethasontest

Interpretation: Ein Plasmacortisolwert unter 4 pg/dl beim Dexamethasonkurztest schließt ein Cushing-Syndrom aus. Die fehlende Suppression des Plasmacortisols und der Urinsteroide beim 2 mg-Dexamethasontest sprechen für das Vorliegen eines Cushing-Syndroms, ohne dass zur Differenzialdiagnose eine Aussage möglich wäre. Durch 8 mg Dexamethason täglich kann in der Regel auch beim **zentralen Cushing-Syndrom** eine Suppression erreicht werden, nicht aber beim Cushing-Syndrom auf der Grundlage eines autonomen Nebennierenrindentumors. Besteht trotz ungenügender Suppression mit 8 mg Dexamethason auf Grund der anderen Funktionstests der Verdacht auf ein **hypothalamo-hypophysäres Cushing-Syndrom,** muss der Test mit höherer Dosierung (zunächst 12 mg Dexamethason täglich) wiederholt werden. In Einzelfällen sind Dosen bis 32 mg nötig. Es muss darauf hingewiesen werden, dass eine fehlende Suppression im 2 mg- und selbst im 8 mg-Dexamethasontest das Vorliegen eines Cushing-Syndroms nicht beweist. So findet sich ein pathologischer Dexamethasonhemmtest bei etwa 40% der Patienten mit schwerer Depression.

Zu **(A):** Magensekretionsanalyse mit maximaler Stimulation
Zu **(C):** Test zur Diagnose einer orthostatischen Kreislaufdysregulation
Zu **(D):** Schilddrüsenfunktionstest
Zu **(E):** Der LH-RH-Test stimuliert die Freisetzung von LH (luteinisierendes Hormon). Er ermöglicht u. a. die Unterscheidung einer Pubertas praecox von einer Pseudopubertas praecox.

[H99]
Frage 5.54: Lösung E

Es gibt **leichte Formen der NNR-Insuffizienz ohne Symptomatik** bis hin zur Addison-Krise mit Wasserverlust (⇒ **hypotone Dehydratation**), Blutdruckabfall, Schock und Koma.
Symptome der Addison-Krise:
- **Hypoglykämie-Symptomatik** ⇒ Schwäche, Tremor, Benommenheit ⇒ **endokrines Koma**
- **Salzhunger, Hyperkaliämie** und **Hyponatriämie** bei Ausfall des Aldosterons; Na⁺-Verlust ⇒ hypotone **Dehydratation** und Exsikkose verbunden mit **Gewichtsabnahme** und **Hypotonie**
- **extreme Muskelschwäche,** ggf. Paresen oder schmerzhafte Crampi (durch Elektrolytstörungen bzw. Hypoglykämie)
- **Blutdruckabfall** ⇒ **Schock** ⇒ prärenales **Nierenversagen** ⇒ **Oligurie**
- **Pseudoperitonitis** mit Erbrechen und Abdominalschmerz (wahrscheinlich durch vermehrte NaCl-Sekretion in das Darmlumen)
- **metabolische Azidose** (jedoch nicht durch Ketonkörper bedingt!)
- **Exsikkose-Fieber**

[H99]

Frage 5.55: Lösung D

Zu **(D):** Das **Cushing-Syndrom** geht mit der Symptomatik des **Hyperkortizismus** einher: Vollmondgesicht, stammbetonte Adipositas, Striae rubrae, arterielle Hypertonie, Osteoporose, Hautatrophie und Myopathie.
Zu **(A):** Siehe Kommentar zur Frage 5.54.
Zu **(B):** Beim **Myxödemkoma** treten **Hypothermie** (Temperaturen von 24–32,2 °C), Bradykardie und **Hypoventilation** ($\Rightarrow$ Hyperkapnie $\Rightarrow$ Somnolenz $\Rightarrow$ Koma (CO_2-Narkose)) auf.
Zu **(C):** Die durch Insulinmangel ausgelösten Störungen des Kohlenhydratstoffwechsels können **unbehandelt** ins **Coma diabeticum** übergehen.
Zu **(E):** Bei der thyreotoxischen Krise, einer akut einsetzenden schweren Hyperthyreose („Thyroid storm") können **Fieber**, hochgradige **Tachykardie**, psychomotorische **Unruhe**, **Verwirrtheit**, Vomitus, Muskelschwäche, Koma und Kreislaufversagen auftreten.

[F99]

Frage 5.56: Lösung B

Die **primäre NNR-Insuffizienz** (Morbus Addison) wird durch eine **Schädigung der Nebennierenrinde** verursacht. Bei einem **Funktionsausfall der gesamten Nebennierenrinde** (NNR) kommt es zu einem Mangel an **Glucocorticoiden, Mineralocorticoiden** und **NNR-Androgenen**.
Vier Leitsymptome prägen das klinische Bild:
(1) **Schwäche** und **Adynamie**
(2) **Hyperpigmentierung** der Haut und Schleimhäute
(3) **Gewichtsverlust** mit Dehydratation ($\Rightarrow$ hypovolämischer Schock)
(4) arterielle **Hypotonie**
Die **Hyperpigmentierung** ist im Bereich der belichteten Hautareale, an den Innenflächen der Hände (pathognomonisch $\Rightarrow$ **Handlinien**) und den **Schleimhäuten der Mundhöhle** besonders stark ausgeprägt und geht den übrigen Symptomen des Morbus Addison meist voraus. Etwa 10 % der Patienten mit primärer NNR-Insuffizienz weisen zusätzlich **Vitiligo** auf.
Weitere Symptome können **rez. hypoglykämische Zustände** (besonders Kinder und schlanke Patienten), Erbrechen sowie **Abdominalschmerzen** (verbunden mit Diarrhoe oder Obstipation) sein.
Zu **(A):** Beim **Typ-I-Diabetes** resultiert als Folge der osmotischen **Polyurie** eine **Polydipsie**. Neben Gewichtsverlust, Leistungsminderung und Abgeschlagenheit finden sich im Verlauf der Erkrankung **Hautsymptome** wie Pruritus, Neigung zu Hautinfektionen, ggf. auch Rubeosis diabetica, Necrobiosis lipoidica.

Zu **(C):** Beim **primären Hyperparathyreoidismus** tritt neben der **Nieren- und Knochenmanifestation** eine Abnahme der neuromuskulären Erregbarkeit ($\Rightarrow$ **Muskelschwäche**) auf. Das **Psychosyndrom** geht mit Verwirrtheit, **Adynamie** und **depressiver Verstimmung** einher.
Zu **(D):** **ACTH-Mangel** führt bei **Hypophysenvorderlappeninsuffizienz** zur sekundären Nebennierenrindeninsuffizienz mit **alabasterfarbener Blässe** (MSH $\downarrow$), Hypotonie, **Adynamie**, **Asthenie** (Kraftlosigkeit).
Zu **(E):** Eine **Hypothyreose** führt u. a. zu Antriebsverarmung, trockener, teigiger Haut und **Gewichtszunahme**.

Addison-Krise — V.26

Unter einer **Addison-Krise** versteht man einen lebensbedrohlichen Zustand, der durch einen Mangel an Nebennierenrindenhormonen verursacht wird. Dieser Mangel kann akut entstehen (hämorrhagische Infarzierung beider Nebennieren), tritt jedoch meist als **Dekompensation einer vorbestehenden chronischen Nebennierenrindeninsuffizienz** auf. Man kann davon ausgehen, dass jeder Patient mit einer Nebennierenrindeninsuffizienz im Verlauf seines Lebens wenigstens einmal in eine Addison-Krise gerät. Bei einer chronischen Nebennierenrindeninsuffizienz kann eine **Addison-Krise durch Stressoren** (Traumen, Operationen, **Infektionen,** Fasten), Absetzen einer Steroidtherapie oder Ausfall der Hypophysenfunktion ausgelöst werden, wenn es unterlassen worden ist, die Substitutionsdosis adäquat zu steigern.
Man kann davon ausgehen, dass ein Patient in der Addison-Krise 20 % seines extrazellulären Flüssigkeitsvolumens verliert. Als Symptome des isolierten Mangels an Glucocorticoiden treten (ein bis zwei Tage nach Absetzen der Glucocorticoide) Anorexie, Lethargie, Schwächegefühl, **Übelkeit und Erbrechen,** Fieber, Blutdruckabfall und orthostatische Hypotonie auf. Die kolikartigen Bauchschmerzen (vermtl. auf Grund vermehrter NaCl-Sekretion ins Darmlumen) können gelegentlich so stark werden, dass Verwechslungen mit einem **akuten Abdomen** vorkommen.

[F94]

Frage 5.57: Lösung B

Siehe Lerntxt V.26.

H93

Frage 5.58: Lösung C

Unbehandelt führt die chronische und akute primäre Nebennierenrindeninsuffizienz zum Tode. Die Therapie erfolgt durch **Hormonsubstitution mit Hydrocortison** (25 mg morgens und 12,5 mg am späten Nachmittag) **und Fludrocortison** (0,1 mg/täglich). Normalisierung des Blutdrucks und Serumkaliums sprechen dabei für eine adäquate Substitution. Bei besonderen Belastungen (Infekte, Operationen, Erbrechen und Diarrhoe u. a.) muss eine Erhöhung in der Dosierung der Medikamente erfolgen!
Bei einer **Addison-Krise** ist neben einer hochdosierten Cortisolapplikation (100 mg Cortisol-Hemisuccinat i. v. oder 25 mg Prednisolon i. v. alle 3–4 Stunden bis zur klinischen Besserung) **auch die intravenöse Flüssigkeits- und Natriumsubstitution** erforderlich (2000 bis 3000 ml 5% [287 mmol/l] Glucose in 0,9% [154 mmol/l] NaCl/24 h).

H93

Frage 5.59: Lösung E

Die Tatsache, dass beim **Morbus Addison** Antikörper gegen Nebennierengewebe gefunden werden können, weist auf eine Autoimmunkrankheit hin. Zusätzlich finden sich zirkulierende Antikörper gegen **Schilddrüsengewebe** (Autoimmunthyreoiditis), **Nebenschilddrüsengewebe** (Autoimmunparathyreoiditis), Pankreaszellen (**insulinpflichtiger Diabetes mellitus**) und Gonaden. Weiterhin besteht eine erhöhte Inzidenz bei festgestelltem Morbus Addison mit Morbus Basedow. Ein gemeinsames Auftreten von zwei oder mehr Autoimmunkrankheiten wird als **polyglanduläres Autoimmunsyndrom II** bezeichnet. Bei diesen Patienten kann oft zusätzlich z. B. eine perniziöse Anämie, Alopezie, Vitiligo, nichttropische Sprue und Myasthenia gravis nachgewiesen werden. Die Vererbung der o. g. Krankheiten des polyglandulären Syndroms Typ II ist mit den HLA-Allelen B 8 und Dw 3 gekoppelt.

— **Ektop produzierte Hormone** — V.27

Durch die ektope Produktion von Hormonen und Stoffwechselprodukten können **paraneoplastische Syndrome** induziert werden. Dabei wird das Hormon von Tumorzellen sezerniert, die einem Gewebe entstammen, das die betreffende Substanz normalerweise nicht bilden kann. Diese freigesetzten Hormone werden ohne Rückkopplungskontrolle produziert, weisen jedoch überwiegend als Prohormone nur eine geringe Bioaktivität auf.

ACTH	→ Bronchial-, Leber-, Nierenkarzinom
ADH	→ Kleinzelliges Bronchialkarzinom, Pankreas-, Prostatakarzinom
FSH/MSH	→ Bronchialkarzinom
TSH	→ Bronchial-, Chorion-, Hodenkarzinom
HCG	→ Bronchial-, Hoden-, Mamma-, NNR-Karzinom, Hepatom
Glukagon	→ Pankreas-, Nieren-, Dünndarmkarzinom
Insulin	→ mesenchymale abdominale Neoplasien, Leber-, Pankreas-, Magen-, Dünndarm-, NNR-Karzinom
Gastrin	→ Pankreas-, Dünndarmkarzinom
Erythropoetin	→ Bronchialkarzinom, Uterussarkom, Hämangioblastom, Hepatom
VIP	→ Pankreaskarzinom, Ganglioneuroblastom
PTH	→ Bronchialkarzinom, Hypernephrom
Calcitonin	→ Bronchial-, Schilddrüsen-, Mammakarzinom
Serotonin	→ Karzinoid, Ovarial-, Bronchialkarzinom

— **Hyperaldosteronismus** — V.28

Physiologische Wirkungen des Aldosterons
Die Steuerung der Aldosteronproduktion erfolgt sowohl direkt durch Natrium, Kalium und ACTH als auch indirekt über die Stimulation von Chemo-, Volumen- und Barorezeptoren, die über Ausschüttung von Renin das Renin-Angiotensin-System aktivieren, was mit einer gesteigerten Produktion von Aldosteron einhergeht.

Wirkung
- Na^+-Rückresorption steigt, die K^+-, H^+- oder NH_4^+-Ausscheidung im distalen Tubulus nimmt zu
- Mg^{2+}-Ausscheidung nimmt ebenfalls zu

Klinik des Hyperaldosteronismus
- Hypernaträmie, hypokaliämische Alkalose mit Parästhesien; Hypomagnesiämie durch erhöhte Mg^{2+}-Ausscheidung
- Hypervolämie
- Hypertonie mit vermindertem Reninspiegel

primäre Form (Conn-Syndrom) durch:
- Aldosteron produzierendes NNR-Adenom, selten Malignom
- mikronoduläre bzw. makronoduläre Hyperplasie der Zona glomerulosa

sekundäre Form durch:
- Stimulation des Renin-Angiotensin-Systems infolge:
   a) Nierenarterienstenose oder Nierentumor mit Hypertonie
   b) Hyponatriämie, Hypovolämie, Bartter-Syndrom ohne Hypertonie

tertiäre Form durch:
- autonome Aldosteronproduktion bei sekundärem Hyperaldosteronismus

Primärer Hyperaldosteronismus (Conn-Syndrom)

0,5–1 % der klinisch behandelten Hypertoniker weisen einen primären Hyperaldosteronismus auf. Außer Aldosteronbestimmungen gehören die Elektrolyt- und Reninbestimmungen zur Diagnostik. Das Auftreten von niedrigen Reninwerten zusammen mit Hypokaliämie bestätigt den Verdacht eines primären Hyperaldosteronismus. Ursache der Hypertonie ist die als Folge der pathologisch gesteigerten Aldosteronsekretion erhöhte tubuläre Natriumrückresorption in der Niere. Da Natrium im Austausch gegen Kalium- und Wasserstoffionen reabsorbiert wird, kommt es zu Hypokaliämie, Hyperkaliurie und einer metabolischen Alkalose.

Die **Hypertonie** beim primären Hyperaldosteronismus zeigt in der Regel gutartige Verlaufsformen. Nur selten werden über das Stadium II hinausgehende Veränderungen des Augenhintergrunds beobachtet.

Die typischen muskulären, neurologischen und renalen Symptome werden durch das 2. Leitsymptom, die **hypokaliämische Alkalose** ausgelöst. Die Patienten zeigen intermittierende Lähmungen und Parästhesien sowie auffallende muskuläre Schwäche. Nicht selten sind auch Zeichen einer kaliopenischen Nephropathie mit Hypo- und Isosthenurie, leichter Proteinurie und Polyurie anzutreffen.

Die vermehrte Aldosteronsekretion führt über Natriumretention und Hypervolämie (→ ANP ↑) zu einer Suppression der Reninsekretion. Demzufolge finden sich **meist stark erniedrigte Reninspiegel**, die durch Orthostase nicht oder nur gering stimulierbar sind.

Der **sekundäre Hyperaldosteronismus** geht mit Ödemen und einer Hypokaliämie einher.

Hypokaliämische Hypertonien mit sekundärem Hyperaldosteronismus treten insbesondere unter Diuretikamedikation, bei renovaskulären Hypertonien sowie renalparenchymatösen Erkrankungen auf. Auch das Phäochromozytom und bestimmte Nierentumoren können über den Goldblatt-Mechanismus durch Kompression von Nierenarterien zum sekundären Hyperaldosteronismus führen. Die Einnahme von Ovulationshemmern führt bei etwa 4–5 % aller Frauen zu einem sekundären Hyperaldosteronismus mit Hypertonie.

Differenzialdiagnostik: Im Gegensatz zum primären Hyperaldosteronismus beträgt beim sekundären Hyperaldosteronismus die Natriumkonzentration im Serum stets weniger als 140 mval/l. Auch lassen sich beim sekundären Hyperaldosteronismus erhöhte, durch Orthostase teilweise stimulierbare Reninspiegel nachweisen.

Untersuchungen zur Abklärung von Nierenfunktionsstörungen sind ebenso wie die Medikamentenanamnese zur Diagnosestellung unerlässlich.

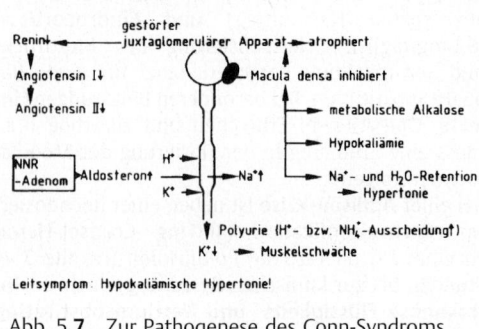

Abb. 5.7 Zur Pathogenese des Conn-Syndroms

F00

Frage 5.60: Lösung A

Primärer Hyperaldosteronismus (Conn-Syndrom) durch:
- Aldosteron produzierendes Nebennierenrinden-Adenom (70 % aller Fälle), selten Malignom
- bilaterale **mikro-** bzw. **makronoduläre Hyperplasie der Zona glomerulosa** (sog. „idiopathischer Hyperaldosteronismus")
- autosomal-dominant erblicher ACTH- bzw. Gucocorticoid-**sensitiver primärer Hyperaldosteronismus**

Sekundärer Hyperaldosteronismus durch **Stimulation des Renin-Angiotensin-Systems**
- **mit Hypertonie** ⇒ Nierenarterienstenose oder Renin produzierender Nierentumor
- **ohne Hypertonie** ⇒ Hyponatriämie, Hypovolämie, Bartter-Syndrom
- **„Pseudo-Conn-Syndrom"** bei **Carbenoxolon-Therapie**

Folgen des Hyperaldosteronismus:
- **Hypernatriämie**, **hypokaliämische Alkalose** (⇒Parästhesien), **Hypomagnesiämie** durch erhöhte Mg^{2+}-Ausscheidung
- **Hypervolämie**
- **Hypertonie** mit vermindertem Reninspiegel

Neben der **Hypertonie** treten **muskuläre, neurologische** und **renale Symptome** auf. Die Patienten zeigen intermittierende Parästhesien, auffallende **muskuläre Schwäche** und Lähmungen. Nicht selten sind auch Zeichen einer **kaliopenischen Nephropathie** mit Hypo- und Isosthenurie, leichter Proteinurie und **Polyurie** anzutreffen. Ohne Sekundärerkrankung (z. B. Herzinsuffizienz) bestehen **keine Ödeme**.

Ein **sekundärer Hyperaldosteronismus** mit **hypokaliämischer Hypertonie** weist im Serum nahezu immer eine **< 140 mval/l betragende Natriumkonzentrationen** auf. Demgegenüber werden beim primären Hyperaldosteronismus im allgemeinen Werte > 140 mval/l gemessen.

Im Gegensatz zum primären Hyperaldosteronismus findet man **beim sekundären Hyperaldosteronismus** meist **erhöhte**, durch Orthostase stimulierbare **Reninspiegel**.

H93

Frage 5.61: Lösung C

Im Anfangsstadium der diabetischen Nephropathie sind der renale Plasmafluss und die GFR zunächst noch gesteigert. Die Ursache für den im Rahmen dieser Erkrankung vermehrt auftretenden **hyporeninämischen Hypoaldosteronismus,** der mit einer Hyperkaliämie und Hyponatriämie einhergehen kann, ist noch unbekannt. Möglicherweise ist er die unmittelbare Folge der Schädigung des Nierenparenchyms oder durch eine Regulationsstörung im Renin-Angiotensin-System bedingt.

Cushing-Syndrom (Hyperkortizismus) — V.29

primäre Form durch:
NNR-Adenom (meist Erwachsene) oder -Karzinom (meist Kinder)
ACTH ist infolge autonomer Corticosteroidproduktion stets supprimiert. Ein rechtsseitiges, Glucocorticosteroide im Überschuss produzierendes Nebennierenrindenadenom führt daher zur Atrophie der kontralateralen (linken) Nebennierenrinde.

sekundäre Form durch:
- ektopische ACTH-Produktion (Bronchial-Ca)
- hypothalamische Fehlsteuerung mit CRF- (Corticotropin-Releasing-Faktor-) Vermehrung bzw. ACTH-Anstieg, meist als Folge eines basophilen Adenoms des HVL (Morbus Cushing)
- basophiles Adenom des HVL mit ACTH-Produktion
- iatrogen bei Therapie mit Glucocorticoiden; ACTH ist hierbei supprimiert.
- Mangel an Transcortin führt zum relativen Hyperkortizismus, da cortisolbindendes Eiweiß fehlt.
- alkoholinduziertes Pseudo-Cushing-Syndrom (reversibel)

Beim *Cushing-Syndrom* werden meist nur die Glucocorticosteroide vermehrt produziert.
Beim *sekundären Morbus Cushing* mit vermehrter ACTH-Sekretion sind zusätzlich auch die Androgene vermehrt, sodass hier androgen bedingte Erscheinungen wie Hirsutismus, Virilisierung, Menstruationsstörungen hinzukommen. Daher sind im Urin nicht nur die 17-Hydroxy-Corticosteroide, sondern auch die 17-Ketosteroide als Ausscheidungsprodukte der Androgene vermehrt. In der Regel besteht eine bilaterale **Nebennierenrindenhyperplasie**.

Stoffwechselwirkungen des Hyperkortizismus
- **Kohlenhydratstoffwechsel:** diabetogene Stoffwechsellage durch Stimulierung der Gluconeogenese, Hemmung der Glukoseverwertung ($\rightarrow$ **Steroiddiabetes**)
- **Eiweißstoffwechsel:** Adynamie, Antikörpersynthese ↓, Muskelschwund, Osteoporose infolge gesteigerter Gluconeogenese ($\rightarrow$ **Eiweißkatabolismus**), negative Stickstoffbilanz
- **Fettstoffwechsel:** Vollmondgesicht, Stiernacken, Stammfettsucht und Hypercholesterinämie durch Umbau von körpereigenen Fettdepots
- **Hämatopoese:** Leukozyten, Thrombozyten, Erythrozyten erhöht; Eosinophile und Lymphozyten erniedrigt
- **Elektrolyte:** Hypernatriämie, Hypokaliämie durch mineraloaktive Glucocorticoidwirkung
- **Haut:** Akne, Ulzera, Striae, Furunkulose
- **Virilismus:** Hirsutismus, Amenorrhoe, psychische Störungen
- **Hypertonus (85%)** mit Neigung zur Herzinsuffizienz und Apoplexie
- **Depressionen,** gelegentlich Euphorie, psychische Labilität

Die **Cortisolkonzentration im Blut folgt einem Tag- und Nacht-Rhythmus,** wobei die Morgenwerte gegen 7 Uhr doppelt so hoch wie die Abendwerte sind. Dieser physiologische Rhythmus ist beim Cushing-Syndrom nicht mehr vorhanden.

Pharmakologische Wirkungen der Glucocorticoide:

Antiinflammatorische und immunsuppressive Wirkung: Hemmung der frühen und späten entzündlichen Reaktion durch Stabilisation lysosomaler Membranen, verminderte Synthese von Prostaglandinen, Leukotrienen, Thromboxanen, Tumornekrose-Faktor und Interleukin 1. Hemmung lymphatischer Gewebe und T-Zell-vermittelter Zytotoxizität. Glucocorticoide hemmen nicht die Synthese spezifischer Antikörper!

Die **proliferationshemmende Wirkung** auf Bindegewebe, Epithelien und Mesenchym bedingt eine verzögerte Wundheilung und ulzerogene Wirkung. Glucocorticoide hemmen auch die enterale Calciumresorption und erhöhen die renale Calciumausscheidung ($\rightarrow$ Osteoporose).

H00

Frage 5.62: Lösung C

Das klinische Bild der Erkrankung entspricht einem **Cushing-Syndrom** (**Gesamtheit der klinischen Symptome**, die durch eine **vermehrte Glucocorticoidwirkung** entstehen).
Stoffwechselwirkungen des Hyperkortizismus:
- **Kohlenhydratstoffwechsel:** diabetogene Stoffwechsellage durch **Stimulierung der Glukoneogenese** und Hemmung der Glukoseverwertung ($\Rightarrow$ **Steroiddiabetes**)
- **Eiweißstoffwechsel:** in Folge gesteigerter Glukoneogenese $\Rightarrow$ **Eiweißverbrauch** ↑, Antikörpersynthese nimmt ab, **Myopathie** ($\Rightarrow$ Muskulatur wird schwächer)
- **Osteoporose** (Hyperkyphose) durch **negative Calciumbilanz** und **verminderte Osteoblastenaktivität** ($\Rightarrow$ Rückenschmerzen)
- **Fettstoffwechsel:** Vollmondgesicht mit **Plethora** (Gesichtsrötung), Stiernacken, Stammfettsucht, Fettablagerung in der Leber und **Hypercholesterinämie** durch den **Umbau von körpereigenen Fettdepots**
- Neigung zur **Hypernatriämie** und **Kaliummangel** (5% der Fälle) durch geringe mineraloaktive Glucocorticoidwirkung
- **Hypertonus** (C) (85%) mit Neigung zur Herzinsuffizienz und Apoplexie (Zunahme von Angiotensinogen durch Kortisol)
- **Blut:** Leuko-, Thrombo- und Erythrozyten ↑, Lymphozyten ↓
- **Haut:** Akne (B), Ulzera, Striae rubrae, Ekchymosen, ggf. Furunkulose, Neigung zu Sugillationen
- **Depressionen** (D), gelegentlich Euphorie, psychische Labilität

Zu **(A):** Durch das Wachstum eines ACTH-sezernierenden Adenoms der Hypophyse kann im Rahmen der Tumorexpansion eine Hypophysenvorderlappenkompression mit entsprechenden Insuffizienzerscheinungen auftreten.

H97

Frage 5.63: Lösung E

Tab. 5.5 Häufigkeit der Symptome des Cushing-Syndroms bei Klinikeinweisung

	Häufigkeit (%)
Mondgesicht	92
Hypertension	88
Adipositas	86
Virilismus	84
Diabetes mellitus	84
Plethora	78
Amenorrhoe	72
Blutungsneigung	68
Knöchelödeme	66
Asthenie	58
Osteoporose	56
Striae rubrae distensae	50
Patholog. Frakturen	40
Psychosyndrom	40
Teleangiektasien	36
Büffelnacken	34

Siehe auch Kommentar zu Frage 5.62.

H94

Frage 5.64: Lösung D

Die Symptome beim **Cushing-Syndrom auf der Grundlage eines autonomen Nebennierenrindentumors** entsprechen vollständig denen beim **zentralen Cushing-Syndrom**. Mithilfe entsprechender **Funktionstests** ist es möglich, zwischen zentralem Cushing-Syndrom und autonomem NNR-Tumor zu unterscheiden, bei dem ACTH im Blut radioimmunologisch nicht nachweisbar ist und die Cortisolhypersekretion sich nicht mit Dexamethason supprimieren lässt. **Computertomographisch** lassen sich die NNR-Tumoren lokalisieren. NNR-Tumoren können Minralocorticoide (Conn-Syndrom), Androgene (adrenogenitales Syndrom), Corticoide **(Cushing-Syndrom)**, inaktive Steroide (oder auch gar nichts) sezernieren. Etwa **50%** der NNR-Karzinome sind endokrin stumm.

Die **gutartigen NNR-Adenome werden durch einseitige Adrenalektomie behandelt**. Da die Hypothalamus-Hypophysen-Achse und die kontralaterale Nebenniere durch die lang anhaltende, autonome Cortisolsekretion supprimiert sind, besteht bei diesen Patienten **postoperativ** eine **Nebennierenrindeninsuffizienz**. Sie benötigen daher eine Substitutionstherapie mit Glucocorticoiden, bis sich die verbliebene Nebenniere erholt hat. Dies dauert üblicherweise 6–12 Monate, kann sich aber auch 2 Jahre lang hinziehen.

Bei mehr als **80%** der Patienten mit **zentralem Cushing-Syndrom** findet sich bei der mikrochirurgischen Hypophysenexploration ein Adenom, dessen Entfernung bei den meisten Patienten zu einer vollständigen Remission des Chushing-Syndroms führt.

In den letzten Jahren hat sich die **Mikroadenomektomie** durch den Neurochirurgen (sublabialer, transnasaler, transsphenoidaler Zugang) als Methode der Wahl weltweit durchgesetzt. Es handelt sich dabei um einen Eingriff, der den Patienten relativ wenig belastet, der in den meisten Fällen zu einer vollständigen Remission des Morbus Cushing führt und nicht die übrigen Partialfunktionen des Hypophysenvorder- und -hinterlappens stört. Nach der erfolgreichen Mikroadenomektomie besteht meist eine vorübergehende, **sekundäre Nebennierenrindeninsuffizienz,** die eine Substitutionstherapie mit Glucocorticoiden für 6–12 Monate notwendig macht.

Nebenwirkungen von Glucocorticoiden — V.30

1. **Osteoporose** durch katabole Wirkung (Störung der Knochenmatrix) und Wirkung auf den Calcium-Stoffwechsel
2. Durch Supprimierung der CRH-ACTH-Sekretion kommt es zur **sekundären NNR-Insuffizienz** und Atrophie des nicht tumorös veränderten Nebennierenrindengewebes. Die zirkadiane ACTH-Rhythmik ist aufgehoben.
3. **Steroiddiabetes** durch Anstieg der Glukoneogenese bei peripherer Störung der Glukoseutilisation
4. Anstieg der HCl-Sekretion bei gleichzeitig verminderter Magenschleimproduktion → **Ulzeration**

Langzeitbehandlung mit Corticoiden —— V.31

Nebenwirkungen einer hochdosierten Langzeitbehandlung:
Bei kurzdauernder Anwendung bleiben **Glucocorticoide** auch in hoher Dosierung nahezu nebenwirkungsfrei.

Ihre **hemmende Wirkung auf die Zellregeneration** von Bindegewebe und äußeren Deckgeweben (Epithelien) bedingt eine **verzögerte Wundheilung** und begünstigt, besonders wenn gleichzeitig nicht steroidale Antiphlogistika (Rheumatherapie) eingenommen werden, das Auftreten von **Magengeschwüren** (ulzerogene Wirkung). Glucocorticoide hemmen die Calciumresorption im Darm und erhöhen zudem die Calciumausscheidung über die Nieren, sodass sich eine **Osteoporose** entwickeln kann. Durch die Verminderung der Immunreaktion ist unter einer höher dosierten **Glucocorticoidtherapie** auch mit einer Verschlechterung vor bestehender bzw. dem Auftreten neuer Infektionen zu rechnen. Andere **Nebenwirkungen** einer hochdosierten Langzeittherapie sind die Gewichtszunahme, Wassereinlagerung (Ödeme), Blutdrucksteigerung, Verschlechterung einer diabetischen Stoffwechsellage, erhöhte Thromboseneigung und Kaliumverluste.

Absetzen einer hochdosierten Langzeitbehandlung:
Während bei einer **Therapiedauer von bis zu 4 Wochen** die Behandlung in den meisten Fällen unproblematisch abgesetzt werden kann, wenn dies die Grundkrankheit erlaubt, führt die **Langzeitgabe von Glucocorticoiden** zu einer Rückbildung der Cortisol produzierenden NNR-Anteile **(NNR-Atrophie).**

Bei **plötzlicher Beendigung der Hormonzufuhr** kann die atrophische NNR nicht ausreichend Cortisol produzieren. Ein **lebensgefährlicher** Cortisol Mangel ist möglich, da die körpereigene Hormonproduktion erst wieder in Gang kommen muss. Hierzu müssen die **Enzyme der Steroid-Biosynthese wieder aktiviert** werden und in ausreichender Zahl zur Verfügung stehen. Auch ein **Corticoidentzugssyndrom** mit Abgeschlagenheit, Fieber, Gelenk- und Muskelschmerzen wird beschrieben. Daher ist immer ein **ausschleichendes Absetzen bei einer langfristigen Corticosteroidtherapie erforderlich!**

Um bei längerfristiger Corticosteroid-Therapie die Entwicklung einer sekundären NNR-Insuffizienz zu vermeiden, ist Folgendes zu beachten:
Die **Cortisol-Ausschüttung** ist beim Gesunden morgens höher als abends **(zirkadianer Rhythmus).** Dies bedeutet, dass die übergeordneten Zentren morgens auch bei relativ hohen Cortisol-Konzentrationen viel CRF und ACTH ausschütten. Es besteht demnach zu diesem Zeitpunkt eine niedrige Empfindlichkeit der spezifischen Rezeptoren gegenüber der negativen Rückkopplung durch Cortisol, während abends die Cortisol-Empfindlichkeit der übergeordneten Zentren zunimmt.

Zirkadiane Zufuhr:
Die **Tagesdosis** des Glucocorticoids wird **immer morgens** auf einmal verabreicht. Die NNR hat **zu diesem Zeitpunkt** bereits mit der Hormonproduktion begonnen, und die Hemmbarkeit der übergeordneten Zentren ist gering.

Alternierende Zufuhr:
Die **doppelte Tagesdosis** des Glucocorticoids wird jeden 2. Tag morgens verabreicht, während am dazwischen liegenden Tag die körpereigene Cortisol-Produktion erfolgt.

Beide Verfahren zeigen jedoch bei schweren Krankheiten nicht immer den gewünschten Effekt, da im Glucocorticoid-freien Intervall die Krankheitssymptome wieder auftreten können.

Zur **Daueranwendung** sollte die gerade noch ausreichende Wirkdosis gegeben werden. Dennoch sind auch bei einer längerfristigen **niedrig dosierten (low-dose-) Corticosteroidtherapie Nebenwirkungen** wie das Entstehen einer Osteoporose **nicht zu vermeiden**.

Überproduktion von Katecholaminen — V.32

Phäochromozytom

Das Phäochromozytom ist ein meist (90%) benigner Tumor mit Lokalisation *im Nebennierenmark (90%)* oder in den lumbalen oder thorakalen Geflechten des Sympathikus. Das **adrenale Phäochromozytom** produziert überwiegend Adrenalin, das **extraadrenale** zum größten Teil Noradrenalin. Klinische Symptome eines Phäochromozytoms sind neben Hypertonie gesteigerte Glykogenolyse und Lipolyse, weil Katecholamine über das cAMP als „second messenger" bestimmte Enzyme der Glykogenolyse und Lipolyse aktivieren.

Kreislaufwirkungen
- *Hypertonie* vorwiegend durch α-Rezeptorstimulation, die sowohl paroxysmal als auch dauernd sein kann; Tachykardie (40–60% der Fälle)
- Es resultieren: Herzinsuffizienz, Niereninsuffizienz und Proteinurie

Stoffwechseleffekte
- *Hyperglykämie und Glukosurie* auf Grund der glykogenolytischen Wirkung des Adrenalins mit gesteigerter Lipolyse und Anstieg freier Fettsäuren im Blut
- *Hypermetabolismus* mit Gewichtsverlust
- *blasse Haut* und Leukozytose

Der diagnostische Wert der Adrenalin- und Noradrenalinbestimmung im 24-Stunden-Urin wird unterschiedlich eingeschätzt.

Die **Gesamtmetanephrine** sind bei mehr als 95% der Patienten mit Phäochromozytom im Urin erhöht. Zur genauen Lokalisierung des Krankheitsprozesses kann man heute die retrograde Aortographie bzw. Nebennierenphlebographie sowie **die selektive Katecholaminbestimmung im Blut der Vena cava und der Nebennierenvenen** vornehmen. Insbesondere bei der abdominellen Aortographie besteht die Gefahr des Auslösens einer hypertensiven Krise. Daher empfiehlt sich die Vorbehandlung der Patienten mit α-adrenergen Rezeptorenblockern.

Plasmakatecholaminbestimmungen im Anschluss an einen Provokationstest (Glukagon 0,1–1,0 mg intravenös) oder im Anschluss an eine Krisensymptomatik dienen dem allgemeinen Nachweis erhöhter Plasmakatecholamine.

Tab. 5.6 Wirkung von Adrenalin auf Kohlenhydrat- und Fettstoffwechsel

Hormon	Glykolyse	Glukose Glukoneogenese	Utilisation	Glykogen Produktion	↔	Fett Abbau
Adrenalin	+	+	+	→		→
Cortisol	–	+	–	←		←
Insulin	+	–	+	←		←
Glukagon	–	+	–	→		→

H99
Frage 5.65: Lösung E

Diagnostik des Phäochromozytoms
- **Bestimmung der Katecholamine** (Noradrenalin, Adrenalin, Dopamin) und ihrer Metabolite im Plasma (bei hypertensiver Krise) oder im 24-h-Urin. (Sensitivität zwischen 90 und 95%, Spezifität zwischen 60 und 80%)
- Normalwerte im **24 h Urin** ⇒ freies **Adrenalin** ⇒ (Metanephrin) und **Noradrenalin** (Normetanephrin) < **50 mg/l**, Vanillinmandelsäure < 8 mg/24 h
- ggf. Bestimmung der Plasmakatecholamine nach Gabe von Clonidin (**Clonidin-Hemmtest**) und in seltenen Fällen nach Gabe von Glukagon (**Glukagon-Provokationstest**) bei simultaner α-Blockade. Diese **Tests** sind jedoch **gefährlich, weil** beim Phäochromozytom vital **bedrohliche hypertone** Krisen oder eine **akute Linksherzinsuffizienz** ausgelöst werden können.

Bild gebende Verfahren:
- **Sonographie**
- **Computertomographie, NMR** ⇒ sensitivstes Verfahren (intraadrenale Tumoren werden mit nahezu 100%iger Sicherheit erfasst)

- MJBG-Szintigraphie oder SPECT mit ^{123}J-Metajodobenzylguanidin ⇒ Nachweis extraadrenaler Tumoren

Zu **(E)**: Die Dopplersonographie dient der Strömungsgeschwindigkeitsmessung in Gefäßen und im Herzen anhand der von den Erythrozyten mit Doppler-Effekt reflektierten Frequenzen.

5.4 Testes, Ovarien, Brustdrüsen

Störungen der Geschlechtsentwicklung — V.33

Die nachfolgend genannten Erkrankungen gehen mit gestörter Geschlechtsentwicklung einher:

- **Testikuläre Feminisierung** (Karyotyp: XY) führt zum Bild des *Pseudohermaphroditismus masculinus*. Phänotypisch sieht man eine Frau mit normaler Brustentwicklung, normalen äußeren Genitalien, aber spärlicher Schambehaarung (→ **„hairless women"**). Die Vagina ist unterschiedlich lang, der Uterus fehlt, die Testes liegen im Abdomen, der Leiste oder in den Labien.

  Bei den chromosomal und gonadal männlichen Individuen besteht der kongenitale Mangel eines zytoplasmatischen Androgenrezeptors. Daher kann Testosteron nicht in die Zelle aufgenommen werden, um dort nach Reduktion zu Dihydrotestosteron wirksam zu werden. Dieses Umwandlungsprodukt von Testosteron wird als die androgen effektive Wirksubstanz am Erfolgsorgan angesehen.

  Da die Hoden während der Pubertät neben den unwirksam bleibenden Androgenen auch Östrogene produzieren, resultiert der zuvor beschriebene Phänotyp. Das unter dem Einfluss von ICSH (= LH bei der Frau) in den Leydig-Zwischenzellen gebildete Testosteron liegt im unteren Normbereich des Mannes oder ist normal.

  Beim **inkompletten Pseudohermaphroditismus masculinus** ist die enzymatische Umwandlung von Testosteron in 5-α-Dihydrotestosteron (Wirkform des Testosteron) durch einen Defekt der 5-α-Testosteron-Reduktase blockiert. Es kommt zum Hypogonadismus mit Azoospermie.

- Der **Hermaphroditismus verus** ist eine seltene Erkrankung bei der entweder eine gleichzeitige Anlage von Ovarien und Testes besteht oder ovarielles und testikuläres Gewebe gemeinsam in einem Organ vorkommen (Ovotestis). Ursächlich ist eine partielle Translokation des Genlocus vom Y-Chromosom auf ein X-Chromosom. Genetisch findet man ein **chromosomales Mosaik (XX/YY)** oder den Karyotyp 46,XX, bei dem in diesen Fällen häufig ein HY-Antigen nachweisbar ist. Die Geschlechtsbestimmung richtet sich nach dem Phänotyp.

- Das **Klinefelter-Syndrom** bezeichnet einen hypergonadotropen Hypogonadismus, der auf eine numerische Chromosomenanomalie nach Non-Disjunction in der Reifeteilung der elterlichen Gameten zurückzuführen ist. Der **Karyotyp 47,XXY** oder entsprechende Mosaikformen gehen mit Infertilität, Osteoporose und Gynäkomastie einher.

- **Adrenogenitales Syndrom (AGS)**
  Beim kongenitalen AGS kommt es auf Grund von genetisch determinierten, kongenitalen Enzymschäden der Nebennierenrinde, die sich zu unterschiedlichen Zeitpunkten manifestieren können, zu einer stark eingeschränkten bis fehlenden Sekretion von Cortisol und/oder Aldosteron. Hierdurch wird der Regelkreis zwischen Nebennierenrinde und Hypothalamus bzw. Hypophyse im Sinne einer negativen Rückkopplung aktiviert. Als Reaktion auf den verminderten Plasmaspiegel des Cortisols erfolgt eine kompensatorisch vermehrte Freisetzung von ACTH mit konsekutiver bilateraler Nebennierenrindenhyperplasie. Die pathologische Steigerung des Stoffwechsels der Nebennierenrinde führt zu einer vermehrten Bildung von Cortisol- und Aldosteronvorstufen, die vornehmlich zu 17-Ketosteroiden mit androgener Wirkung (z. B. DHEA) metabolisiert werden. Im Harn sind neben den 17-Ketosteroiden auch Progesteronstoffwechselprodukte (Pregnandiol) nachzuweisen.

  Beim Knaben führt die vermehrte Androgenproduktion zur isosexuellen, **bei Mädchen** zur intersexuellen Störung. Wegen des frühen Epiphysenschlusses sind die Patienten als Kinder groß und bleiben als Erwachsene klein.

  Es entsteht **beim Mädchen**: Pseudohermaphroditismus femininus mit Klitorishypertrophie, primärer Amenorrhoe, Virilisierung und fehlender Thelarche;
  beim Knaben: Pseudopubertas praecox, da trotz ausgeprägter sekundärer Geschlechtsmerkmale ein Hypogonadismus durch Hemmung der Gonadotropininkretion besteht (Testosteron → negatives Feedback).

  Das **erworbene adrenogenitale Syndrom** tritt **bei** Patienten mit **Androgen produzierenden Nebennierenrindentumoren** auf. Diese Patienten weisen fehlende Reduktion der Corticosteroidspiegel unter Cortisolapplikation auf. Beim 21- und 11-Hydroxylase-Mangel stimuliert ACTH-Zufuhr die Androgenproduktion, ohne die Sekretion der Corticosteroide zu beeinflussen.

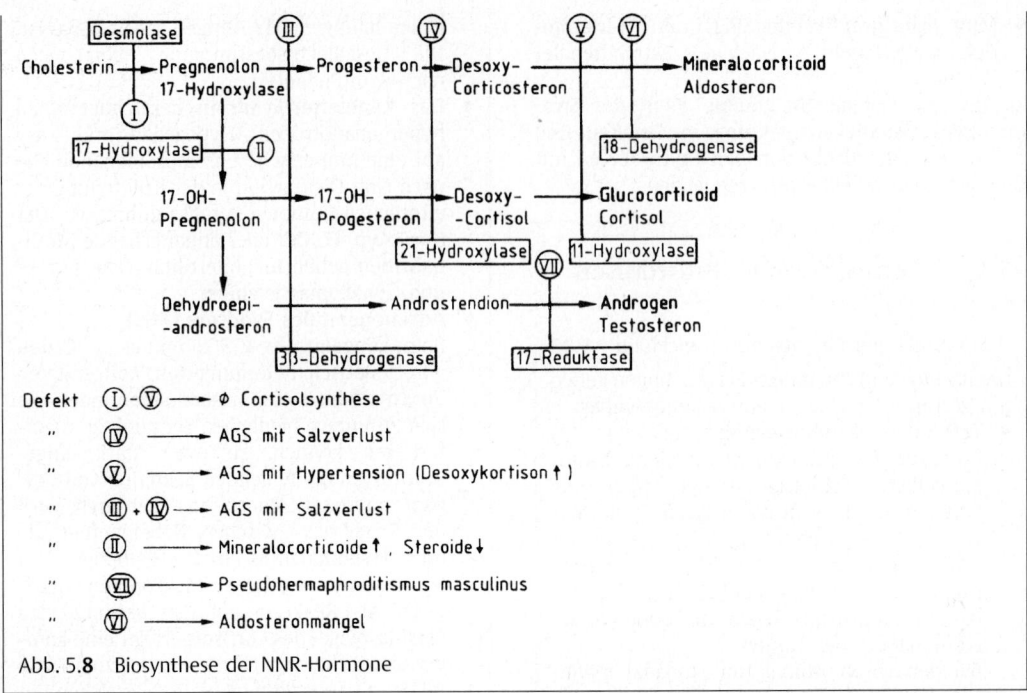

Abb. 5.8 Biosynthese der NNR-Hormone

Frage 5.66: Lösung D

Neben der Gynäkomastie, spärlicher Körperbehaarung und kleinen Testes fällt dieser Patient durch eine **große Beinlänge** auf. Dieser Phänotyp tritt typischerweise beim **Klinefelter-Syndrom** auf. Das **Klinefelter-Syndrom** ist eine der häufigsten Formen des **männlichen Hypogonadismus** (Testosteronproduktion ↓). Es liegt eine numerische Chromosomenanomalie zugrunde, die durch eine Non-Disjunction in der Reifeteilung der Gameten bedingt ist. In den meisten Fällen besteht ein **47,XXY-Karyotyp**. Daneben kommen auch Chromosomenkonstellationen mit drei und vier X-Chromosomen sowie Mosaike vor.
Die Patienten sind in der Mehrzahl der Fälle durch sehr kleine, feste Testes, **Azoospermie, eunuchoide Züge** und eine **Gynäkomastie** gekennzeichnet.
Labor: FSH ist stark, LH mäßig und in Abhängigkeit vom Androgenmangel erhöht.

Frage 5.67: Lösung A

Geschlechtschromatin besteht aus dem einen X-Chromosom, das funktionell inaktiv ist und normalerweise nur bei Individuen gefunden wird, die mindestens zwei X-Chromosomen haben (weibl. Geschlecht).
Zum Klinefelter-Syndrom siehe Kommentar zu Frage 5.66.

Zu **(E):** Beim **XYY-Syndrom** mit **47,XYY-Karyotyp** besteht bei sonst unauffälligem Körperbau eine **überdurchschnittliche Körpergröße** (> 180 cm). Die Patienten können Verhaltensauffälligkeiten oder auch eine subnormale Intelligenz aufweisen. Die Fertilität kann normal sein.

Frage 5.68: Lösung B

Klinefelter-Syndrom:
Siehe Kommentar zu Frage 5.66.
Befund:
- primärer Hypogonadismus → **LH ↑, Testosteron ↓**
- sekundärer Hypogonadismus → **LH ↓, Testosteron ↓** (auch bei Tumor mit Östrogen-Produktion)
- Androgenresistenz → **LH ↑, Testosteron ↑**

Frage 5.69: Lösung D

Pubertas praecox
- echte **Pubertas praecox** bei Aktivierung der hypothalamisch-hypophysären Achse
- **pseudoverfrühte Pubertät** durch erhöhte Spiegel an zirkulierenden Androgenen

Ursachen der Pubertas praecox
- autonome, Gonadotropin-unabhängige Leydig-Zellfunktion (→ familiäre männliche Pubertas praecox)

- **Hypothalamusveränderungen** (Hamartome, Kraniopharyngeome)
- **intrakraniale Tumoren** (Pinealome)
- **gonadale** (z. B. Leydigzelltumor) oder **Nebennierentumoren**
- HCG-sezernierende Tumoren wie Hepatoblastome
- AGS

Beim **angeborenen AGS** kommt es auf Grund von genetisch determinierten, kongenitalen Enzymschäden der Nebennierenrinde, die sich zu unterschiedlichen Zeitpunkten manifestieren können, zu einer **stark eingeschränkten bis fehlenden Sekretion von Cortisol und/oder Aldosteron.**
Hierdurch wird der Regelkreis zwischen Nebennierenrinde und Hypothalamus bzw. Hypophyse im Sinne einer **negativen Rückkopplung** aktiviert. Als Reaktion auf den verminderten Plasmaspiegel des Cortisols erfolgt eine **kompensatorisch vermehrte Freisetzung von ACTH** mit daraus folgender beidseitiger **Nebennierenrindenhyperplasie.** Die Steigerung des Stoffwechsels der Nebennierenrinde führt zu einer **vermehrten Bildung von Cortisol- und Aldosteronvorstufen,** die vornehmlich zu **17-Ketosteroiden mit androgener Wirkung** umgewandelt werden. Beim **Knaben** führt die vermehrte Androgenproduktion zu einer isosexuellen **Pseudopubertas praecox,** da trotz Ausprägung der sekundären Geschlechtsmerkmale ein **Hypogonadismus** durch Hemmung der Gonadotropininkretion besteht (negatives Feedback).
Zu **(4): Ursachen für einen primären Hypogonadismus** können Leistenhoden (Retentio testis, Kryptorchismus), angeborene Fehlfunktion der Leydig-Zellen, Leydig-Zellaplasie, Kastration, Entzündungen (Orchitis) und Verletzungen des Hodens sein.
Folge ist eine **primäre testikuläre Insuffizienz.**

Hypogonadismus — V.34

Man unterscheidet den
- **normogonadotropen Hypogonadismus,** der bei Kastration, Orchitis, Trauma und Kryptorchismus infolge gestörter Leydig-Zellfunktion auftritt (→ Testosteron ↓; Gonadotropine: normal)
- **hypergonadotropen Hypogonadismus,** der beim Klinefelter-Syndrom auftritt. Hier besteht ein niedriger Testosteronspiegel bei gleichzeitig erhöhtem Gonadotropinspiegel.
- **hypogonadotropen Hypogonadismus,** der bei Hypothalamus- bzw. Hypophysenschaden auftritt (Gonadotropine ↓ → Testosteron ↓).

Beim **primären (normo- bis hypergonadotropen) Hypogonadismus** führt eine Schädigung oder das Fehlen der Leydig-Zellen zur verminderten oder fehlenden Testosteronproduktion in den Testes.

Beim **sekundären (hypogonadotropen) Hypogonadismus** besteht eine Funktionsstörung der Hypophyse, die wegen verminderter oder ausbleibender Stimulation der Gonaden zur herabgesetzten Testosteronsynthese führt.
Beim **tertiären (hypothalamischen) Hypogonadismus** führt eine Funktionsbeeinträchtigung des Hypothalamus über die verminderte Stimulation der Hypophyse zur sekundären testikulären Insuffizienz.
Auch eine **Androgenresistenz** kann bei Unempfindlichkeit androgener Zielorgane gegenüber Testosteron vorliegen.
FSH und ICSH erhöht: sekundärer Hypergonadismus
Ursachen:
zentral ausgelöste Pubertas praecox oder ektopisch Gonadotropin bildende Karzinome wie das Bronchial-Ca oder das Hepatoblastom.
FSH und **ICSH erniedrigt:** sekundärer Hypogonadismus
Ursachen:
Pubertas tarda bei Maldigestion, nephrotischem Syndrom und Stoffwechselerkrankungen oder Tumoren
Ursachen für primären Hypergonadismus:
Leydig-Zelltumor (→ Testosteron ↑), Chorionepitheliom
Ursachen für primären Hypogonadismus:
Kryptorchismus, präpuberale Kastration, Anorchie, Zustand nach Orchitis und Hydrozele
Eunuchoidismus infolge Testosteronmangel
- (präpuberal) führt zu Hochwuchs, Minderentwicklung der Muskulatur, fehlendem Stimmbruch und unterentwickelten primären und sekundären Geschlechtsmerkmalen. Auch fehlt der typische Wachstumsschub in der Pubertät.
- (im Erwachsenenalter) führt zur Rückbildung der sekundären Geschlechtsmerkmale, Gynäkomastie, Feminisierung bei männlichem Körperbau, Abnahme der Muskelmasse, Verminderung der Fruktose- und Zitratkonzentration im Spermatoplasma und Störung der Spermatogenese.

In Notzeiten kann die Gonadotropinsekretion eingeschränkt sein, was dann zu einer Atrophie der Keimdrüsen führt.
Störungen der Spermato- bzw. Spermiogenese
Bei etwa 0,4 % der Männer liegt eine ein- bzw. doppelseitige Hodendescensusstörung **(Kryptorchismus)** vor, die – entweder als Folge einer bereits vorbestehenden testikulären Dysgenesie oder temperaturbedingt durch Schädigung des Germinalepithels – zur Störung der Spermiogenese führt.

Seltener ist die therapieresistente **Germinalzellaplasie,** die mit Azoospermie und erhöhten FSH-Spiegeln einhergeht. Da die LH-Konzentration und die Androgenproduktion meist im Normbereich liegen, bleibt die Zeugungsunfähigkeit neben der Hodenverkleinerung der einzige pathologische Befund.

Zur erworbenen, nicht reversiblen **Tubulusatrophie** kann es nach intensiver Strahleneinwirkung (Röntgen, Neutronen) und nach einer Orchitis bei postpubertärer Parotitis epidemica kommen. Nach Zytostatikagabe und bei geringer Strahleneinwirkung sind die Schäden oft reversibel.

Bei der **Varikozele,** einer krampfaderartigen Erweiterung des Plexus pampiniformis, die vorwiegend linksseitig auftritt, können hypoxische Schäden des Keimepithels auftreten.

5 % aller Männer weisen eine **Oligo-** bzw. **Azoospermie unklarer Genese** auf. Dabei können Defekte der 5-α-Reduktase (→ Dihydrotestosteron vermindert), erhöhte FSH-Werte bei niedriger LH-Pulsfrequenz oder auch verminderte Östrogen/Androgenquotienten die Ursache sein.

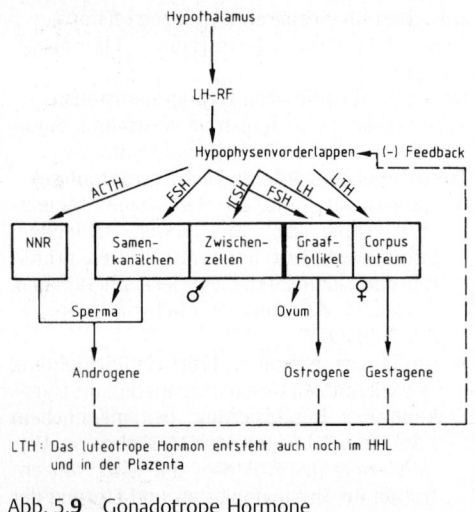

Abb. 5.9   Gonadotrope Hormone

H00

Frage 5.70: Lösung E

Zu **(E): Testosteronmangel** im **Erwachsenenalter** führt zur nachlassenden Libido, Rückbildung der sekundären Geschlechtsmerkmale mit **vermindertem Bartwuchs, Gynäkomastie,** Feminisierung bei männlichem Körperbau, **Abnahme der Muskelmasse,** Verminderung der Fruktose- und Zitratkonzentration im Spermatoplasma, Störung der Spermatogenese verbunden mit **Potenzstörungen** und **Infertilität.**

Zu **(A)** bis **(D):** Beim **primären (normo- bis hypergonadotropen) Hypogonadismus** führt eine Schädigung oder das Fehlen der Leydig-Zellen zur verminderten oder fehlenden Testosteronproduktion in den Testes. **Präpuberaler Testosteronmangel** führt zu Hochwuchs (verzögerter Epiphysenschluss), Minderentwicklung der Muskulatur, fehlendem Stimmbruch und unterentwickelten primären und sekundären Geschlechtsmerkmalen. Auch fehlt der typische Wachstumsschub in der Pubertät.

H98

Frage 5.71: Lösung D

Hypogonadismus bezeichnet eine **Unterfunktion der Keimdrüsen,** die entweder auf Grund einer **Störung der Hormondrüse** selbst (primärer H.) oder durch eine **Störung des Hypothalamus bzw. der Hypophyse** bedingt ist.

Symptomatik:
- **Gonadotropin-Mangel** ⇒ sekundärer Hypogonadismus ⇒ sekundäre Oligo- bzw. **Amenorrhoe bei der Frau** bzw. **Potenzstörungen beim Mann (Frühsymptom!),** Libidoverlust, Verlust der Sekundärbehaarung (u.a. **Achsel-,** aber auch **laterale Augenbrauenbehaarung)**
- **Testosteronmangel** im **Erwachsenenalter** ⇒ Rückbildung der sekundären Geschlechtsmerkmale mit **vermindertem Bartwuchs, Gynäkomastie,** Feminisierung bei männlichem Körperbau, **Abnahme der Muskelmasse,** Verminderung der Fruktose- und Zitratkonzentration im Spermatoplasma, Störung der Spermatogenese verbunden mit **Potenzstörungen** und **Infertilität**

F94

Frage 5.72: Lösung C

Im Erwachsenenalter führt der **Hypogonadismus** infolge Testosteronmangels zur Rückbildung der sekundären Geschlechtsmerkmale, **Verlust von Libido und Potenz,** Gynäkomastie, Feminisierung bei männlichem Körperbau, Abnahme der Muskelmasse, Verminderung der Fruktose- und Zitratkonzentration im Spermatoplasma und Störung der Spermatogenese.

F94

Frage 5.73: Lösung B

Präpuberal führt ein **Hypogonadismus** infolge Testosteronmangels zu **Hochwuchs (→ verzögerter Epiphysenschluss),** Minderentwicklung der Muskulatur, fehlendem Stimmbruch und unterentwickelten primären und sekundären Geschlechtsmerkmalen. **Auch fehlt der typische Wachstumsschub in der Pubertät.**

Amenorrhoe V.35

Unter **Amenorrhoe** versteht man das Ausbleiben der Regelblutung um mehr als drei Monate. Man unterscheidet die *primäre Form* mit Ausbleiben der Regel nach Überschreiten des normalen Menarchealters von der *sekundären Form*, wenn vorhandene Menstruationen vorzeitig sistieren.
Ursächlich kommen hypothalamische, hypophysäre, ovarielle, uterine sowie hyperprolaktinämische Amenorrhoe mit oder ohne Galaktorrhoe in Betracht.

Primäre Funktionsstörungen der Ovarien
Gesamtinsuffizienz der Ovarien
Ursachen: Anlagebedingte Hypoplasie mit fehlendem Keimepithel findet man beispielsweise beim **Turner-Syndrom**.
Derartige Patientinnen sind steril und sprechen nicht auf gonadotrope Stimuli an. Es besteht in den meisten Fällen eine *hypergonadotrope Amenorrhoe* mit **LH**- und **FSH**-Erhöhung im Serum bzw. Harn, überschießendem **LH-RF**-Test, verminderten Östrogenen und hypoplastischem Uterus.
Tumoren oder Entzündungen können das Parenchym der Ovarien angreifen und zerstören. Zwangsläufig ist eine Amenorrhoe die Folge.
Die Teilinsuffizienz der Ovarien wie sie beim **Stein-Leventhal-Syndrom**, einer polyzystischen Veränderung der Ovarien, auftritt, ist von einer Amenorrhoe begleitet.
Das Climacterium praecox mit Amenorrhoe ist auf eine Gesamtinsuffizienz der Ovarien zurückzuführen.

Sekundäre Funktionsstörungen der Ovarien
Sekundäre Funktionsstörungen der Ovarien treten bei Beeinträchtigung der zentralen hormonellen Regulation auf.
Hypothalamische Amenorrhoe
Organische **Ursachen** sind *Kraniopharyngeome*, entzündliche Prozesse, Missbildungen und das olfaktogenitale Syndrom. Auch bei **Prolaktinproduzierenden Mikro- oder Makroadenomen des Hypophysenvorderlappens** resultiert eine sekundäre Ovarialinsuffizienz mit Amenorrhoe und Sterilität. Funktionelle Ursachen sind wesentlich häufiger anzutreffen und oft auf *psychogen-psychoreaktive Basis* (→ **Amenorrhoea nervosa**) zurückzuführen. Aktivitätsänderungen des limbischen Systems können über den Hypothalamus zur verminderten Releasingfaktorfreisetzung führen. Denselben Effekt haben *Phenothiazine* und andere Psychopharmaka. Hierbei wird der prolaktininhibierende Faktor ebenfalls gehemmt, sodass es zusätzlich zur Hyperprolaktinämie mit oder ohne Galaktorrhoe kommen kann. Das klinische Bild wird vom Ausmaß des Östrogenmangels bestimmt.

Hypophysäre Amenorrhoe
Hierunter werden nur Amenorrhoen, die auf einer organischen Erkrankung der Hypophyse beruhen, verstanden.
Das **Sheehan-Syndrom** bezeichnet die Folge einer ischämischen Nekrose der Hypophyse, die bei einer Gebärenden durch Minderdurchblutung und Thrombosen hypophysärer Venen ausgelöst werden kann. Wenn mehr als $^3/_4$ des Hypophysenvorderlappens zerstört sind, kommt es zur pluriglandulären Insuffizienz mit Amenorrhoe, Adynamie, Hypothermie, Agalaktie, Pigment- und Libidoverlust.
Die Gonadotropine sind vermindert. Auf Gabe von **LH-RF** und Clomiphen findet nur eine schwache Freisetzung der Gonadotropine statt. Auf Metopirongabe erfolgt keine Steigerung des ACTH-Outputs, und es besteht eine Hypothyreose.
Teilausfälle der Hypophyse können zu anovulatorischen Zyklen führen. Trotz eines basalen **FSH**-Spiegels, der die Follikelphase des Ovars erhält, fehlt der **LH**-Gipfel und der Eisprung bleibt aus. Es besteht eine Corpus-luteum-Insuffizienz, da der Gelbkörper nicht gebildet wird und eine Progesteronentzugsblutung resultiert.

Tab. 5.7 Ursachen der sekundären Amenorrhoe

1. **zentral hypothalamische-hypophysäre Formen**
   a) hypogonadotrop
      (Anorexia nervosa, Leistungssport)
   b) hyperprolaktinämisch
      (Tumor, Medikamente)
2. **gonadale Formen**
   a) hyperandrogenämisch
      (PCO-Syndrom, Tumoren)
   b) hypergonadotrop (Ovarhypoplasie, hyposensitive Ovarien, Gonadendysgenesie)
3. **adrenale Formen**
   a) hyperandrogenämisch (postpuberales AGS, Adenom, Karzinom)
   b) Insuffizienz (Morbus Addison)
4. **Erkrankungen anderer endokriner Organe**
   a) Schilddrüse (Hypo-, Hyperthyreose)
   b) Pankreas (Diabetes mellitus)
5. schwere **konsumierende Erkrankungen**
   (Karzinome, Tuberkulose, Immunerkrankung)

Gynäkomastie —————————— V.36

Die **Gynäkomastie**, d.h. die weibliche Brust beim Mann ist ein Symptom verschiedener Grundkrankheiten.

Bei der **Leberzirrhose** führen verschiedene Mechanismen zur Gynäkomastie. Östrogene, Androgene und Corticosteroide werden in der Leber an Glukuronsäure oder Sulfat gekoppelt. Auch bei relativ schwerer Leberzellschädigung bleibt die Umwandlung der Steroidhormone zu wasserlöslichen Produkten, die renal eliminiert werden können, oft noch intakt. Eine Ursache für die beim Zirrhotiker anzutreffende Gynäkomastie und Hodenatrophie ist die **verminderte Synthese von Testosteron**. Insbesondere bei der durch Alkoholabusus verursachten Leberzirrhose ist die Gonadotropin-(ICSH)-Bindung an testikuläre Zellen beeinträchtigt. Gleichzeitig nimmt die mitochondriale Aktivität der Hodenzellen durch den toxischen Effekt des Alkohols ab.

Zum anderen neigen Zirrhosepatienten oft zu erhöhten Östrogenspiegeln, die auf die Induktion von Aromatasen in der Peripherie (Leber, Muskel) zurückgeführt werden können. Hierdurch werden Androgenpräkursoren vermehrt zu Östrogen umgewandelt.

Beim **Morbus Addison** führt die Insuffizienz der Nebennierenrinde zu einem Ausfall der Androgene (Zona reticularis). Es resultiert eine Herabsetzung des Eiweißanabolismus mit Muskelschwund sowie Impotenz, Amenorrhoe und geringe Ausprägung sekundärer Geschlechtsmerkmale.

Entwicklung von Brust und weiblichem Behaarungstyp durch mangelnde Testosteronproduktion auf Grund des Chromosomendefekts XXY.

Dem teratogenen **Chorionkarzinom** liegt ein Teratom des Hodens zugrunde, das Hormone wie HCG (pos. Schwangerschaftstest), Östrogene und Progesteron produzieren kann.

- **Erhöhte Östrogenproduktion:**
  - endokrin aktive Hodentumoren
  - β-HCG-Synthese im Rahmen von Paraneoplasien
  - Hermaphroditismus verus
  - vermehrte Östrogenproduktion im extratestikulären Gewebe (⇒ Hyperthyreose, Lebererkrankungen, Adipositas)
- **Pharmaka:**
  - Hemmstoffe der Testosteronsynthese oder -wirkung: Ketoconazol, Spironolakton, Cimetidin, Antiandrogene, **Marihuana, Heroin**
  - Östrogene, Gonadotropine
  - Busulfan, Isoniazid, trizyklische Antidepressiva

Zu **(A): Hormonaktive Hodentumoren:**
- **Leydigzell-Tumoren** und die noch selteneren **Sertoli-Zell-Tumoren** produzieren nach der Pubertät Östrogene und bewirken eine **Feminisierung** mit der charakteristischen **Symptomtrias: Gynäkomastie, Impotenz und Hodentumor.**
- Auch die aus teratogenen Gewebe entstehenden malignen **Chorionkarzinome** können **HCG und Östrogene** produzieren und zu einer **Gynäkomastie** führen.

Zu **(B):** Das **Klinefelter-Syndrom** ist eine der häufigsten Formen des **männlichen Hypogonadismus** (Testosteronproduktion ↓). Es liegt eine numerische Chromosomenanomalie zugrunde, die durch eine Non-Disjunction in der Reifeteilung der Gameten bedingt ist. In den meisten Fällen besteht ein **47,XXY-Karyotyp**. Daneben kommen auch Chromosomenkonstellationen mit drei und vier X-Chromosomen sowie Mosaike vor. Die Patienten sind in der Mehrzahl der Fälle durch sehr kleine, feste Testes, **Azoospermie, eunuchoide Züge** und eine **Gynäkomastie** gekennzeichnet.

F94

Frage 5.75: Lösung E

Siehe auch Kommentar zu Frage 5.74.

Zu **(C) und (D): Leydigzell-Tumoren und die noch selteneren Sertoli-Zell-Tumoren** bilden nach der Pubertät Östrogene und bewirken eine Feminisierung mit der charakteristischen Symptomentrias: **Gynäkomastie, Impotenz und Hodentumor.** Nach Entfernung des befallenen Hodens erholt sich der kontralaterale, bis dahin schlaff und atrophisch wirkende Hoden schnell und die Symptome sind voll reversibel.

Die aus teratogenen Gewebe entstehenden malignen **Chorionkarzinome** können HCG und Östrogene produzieren und dann ebenfalls zu einer **Gynäkomastie** führen.

H00

Frage 5.74: Lösung D

Die **Gynäkomastie** bezeichnet eine **meist doppelseitig** auftretende **Brustvergrößerung** beim Mann. Sie ist ein **Symptom verschiedener Grundkrankheiten:**
- **Verminderte Androgenproduktion und -wirkung:**
  - primäre testikuläre Insuffizienz
  - Androgenresistenz-Syndrome
  - systemische Erkrankungen (chronische Lebererkrankungen, Nierenversagen)

H95

Frage 5.76: Lösung E

Die **Gynäkomastie** kann ein- oder beidseitig auftreten. Die Vergrößerung der männlichen Brust beruht dabei auf einer Proliferation von Stromagewebe und nicht von Milchgängen. Druckempfindlichkeit wird von einigen Patienten angegeben. Verschiedene Erkrankungen, v. a. der **Leber (z. B. Zirrhose), endokrine Störungen,** aber auch medikamentöse Behandlung, die zu einem veränderten Testosteronstoffwechsel mit erhöhter Konversion zu Östrogenen führt (Spironolacton, Reserpin, Digitalis, Isoniazid, Cimetidin, Methadon, Östrogene, Testosteronderivate, antineoplastische Substanzen) oder der Gebrauch von Marihuana sind mögliche Ursachen.

Die **sonographische Untersuchung** ist zur Erkennung von östrogenproduzierenden Tumoren der Hoden, die Computer- oder Magnetresonanztomographie des Abdomens für die Erkennung von östrogenproduzierenden Tumoren der Nebennieren einzusetzen.

In den meisten Fällen geht die **Gynäkomastie** spontan zurück, wenn die Ursache beseitigt werden kann. Berichte über die Besserung unter verschiedenen endokrinologischen Behandlungen sind widersprüchlich. Die **chirurgische Entfernung** von überschüssigem Brustgewebe ist immer noch der einzige Ansatz, der reproduzierbare Erfolge liefert. In letzter Zeit wird auch die Fettabsauge-Technik, allein oder in Verbindung mit kosmetischer Chirurgie, mit zunehmendem Erfolg eingesetzt.

Zu **(4)** und **(5):** Die **prätherapeutische Bestimmung** der spezifischen Tumormarker **α-Fetoprotein (AFP)** und **βHCG** zeigt insbesondere bei Hodentumoren bereits frühzeitig erhöhte HCG- bzw. AFP-Werte, wenn noch keine Metastasen manifest sind. Die **posttherapeutische Kontrolle** der Tumormarker erleichtert die Beurteilung des Behandlungserfolges. Bei ektoper Markerbildung ist die frühzeitige Diagnose von Fernmetastasen möglich.

H94

Frage 5.77: Lösung E

Die **Gynäkomastie,** d. h. die weibliche Brust beim Mann, ist ein Symptom verschiedener Grunderkrankungen.

Zu **(1):** Mit 1 Fall pro 500 erwachsene Männer ist das **Klinefelter-Syndrom** eine der häufigsten Formen des männlichen Hypogonadismus. Dem Klinefelter-Syndrom liegt eine **numerische Chromosomenanomalie** zugrunde, die durch eine Non-Disjunction in der Reifeteilung der Gameten bedingt ist. In den meisten Fällen besteht ein **47,XXY-Karyotyp.** Daneben kommen Chromosomenkonstellationen mit 3 und 4 X-Chromosomen und Mosaiken (46,XY/47,XXY) vor.

FSH ist stark, LH mäßig und in Abhängigkeit vom Androgenmangel erhöht. Die Patienten sind in der Mehrzahl der Fälle durch **sehr kleine, feste Testes, Azoospermie, eunuchoide Züge** und eine **Gynäkomastie** gekennzeichnet.

Zu **(2):** Siehe Lerntext V.36.

Zu **(3):** Manche **Bronchialkarzinome** können u. a. **HCG** (pos. Schwangerschaftstests), **FSH oder Östrogene ektop produzieren.**

Zu **(4): Testosteronmangel** führt im Erwachsenenalter zur Rückbildung der sekundären Geschlechtsmerkmale, **Gynäkomastie und Feminisierung.**

H95

Frage 5.78: Lösung C

Zu **(1)** und **(2):** Im Rahmen des **adrenogenitalen Syndroms** tritt als Zeichen übermäßiger Androgensekretion (Hyperandrogenismus) ein **Hirsutismus** auf, der als eine **Vermehrung des sexuell stimulierten Haarwachstums** bezeichnet werden kann.

Vom Hirsutismus abzugrenzen ist die **Hypertrichose** (übermäßiges Haarwachstum an Extremitäten, Kopf und Rücken). In der Praxis hat es sich bewährt, das Ausmaß des Gesichtshaarwachstums (= häufigster Anlass zur Hilfesuche) zur Ermittlung des Schweregrades zu beurteilen.

Zu **(4):** Dem übermäßigen Haarwuchs in normalerweise nicht behaarten Bereichen können endokrine Erkrankungen wie **Nebennierenrindentumoren, basophile Adenome der Hypophyse, androgenbildende Ovarialtumoren** oder ein **Stein-Leventhal-Syndrom** zugrunde liegen.

Hirsutismus wird auch häufig in der Menopause, bei systemischer Therapie mit Androgenen oder Corticosteroiden und bei der Behandlung mit bestimmten Antihypertonika beobachtet. Er kann auch bei Porphyria cutanea tarda auftreten.

Zu **(3):** Beim Morbus Addison führt die **Nebennierenrindeninsuffizienz** durch den Ausfall von Androgenen zu einer verminderten Ausprägung der sekundären Geschlechtsmerkmale.

Zu **(5):** Beim **Syndrom der testikulären Feminisierung** (Karyotyp: XY) mangelt es am Schlüsselrezeptor für Androgene. Es resultiert der Phänotyp einer Frau mit normaler Brustentwicklung, aber **spärlicher Körperbehaarung** („hairless women").

5.5 Epithelkörperchen, metabolische Osteopathien

Osteoporose — V.37

Osteoporose ist die lokalisierte oder generalisierte Atrophie des Knochens durch pathologisch gesteigerten Knochenabbau bei normaler Knochenausbildung. Pro Volumeneinheit sind Matrix und Mineralgehalt gleichmäßig vermindert.

Ursachen:
95% der Osteoporosen treten als primäre Osteoporose auf.

primäre Osteoporose:
- Osteoporose junger Menschen (Ursache unbekannt)
- postmenopausale Osteoporose
- Alters-Osteoporose (senile Osteoporose)

sekundäre Osteoporosen:
- Hypogonadismus (→ Hypostose), auch bei prim. und sek. Amenorrhoe
- Malabsorption (→ Osteoporose + Osteomalazie)
- Laktoseintoleranz (→ Calciummangel)
- Hyperkortisolismus (→ Osteopenie)
- Steroidtherapie (nach etwa einjähriger Beh. mit 7,5 mg Prednisolon-Äquivalent/d)
- Immobilisation (nach etwa 5 Wo. Bettruhe nimmt die Knochendichte ab)
- rheumatische Erkrankungen
- Hyperthyreose (→ Knochenresorption dominiert)
- Diabetes mellitus (→ Knochenmineralverlust)

Osteomalazie (bei Kindern: Rachitis)
Bei der Osteomalazie ist die Mineralisation der neugebildeten Knochenmatrix gestört. Es liegt eine Vermehrung des Osteoids vor.

Ursachen:
- Vitamin D-Mangel (mangelnde orale Zufuhr, mangelnde UV-Strahlung, Malabsorptionssyndrom)
- Vitamin D-Stoffwechselstörungen (durch Phenylhydantoin, bei chronischer Niereninsuffizienz)
- renal tubuläre Funktionsstörungen (Phosphatdiabetes, renal tubuläre Azidose)
- Phosphatasemangel (Mangel an alkalischer Phosphatase)
- Knochenmatrixstörung (Fibrogenesis imperfecta ossium)
- Knochenumbaustörungen (passager bei Nebenschilddrüsenresektion und Fluortherapie)
- Rezeptordefekt der Zielzellen für Vitamin D_3

F93
Frage 5.79: Lösung D

Siehe auch Lerntext V.37.
Zu **(D):** Das **Glukagonom** ist ein selten auftretender Inselzell-Tumor der A-Zellen, der zu einem leichten Diabetes mellitus führt.

Symptome und Therapie der Osteoporose — V.38

Symptome der Osteoporose
Schon bei geringer Belastung kommt es zur **Knochenbrüchigkeit** mit entsprechenden Frakturen. Daneben können **Wirbelkörperverformungen** nachgewiesen werden, die zu Wirbelkörpereinbrüchen führen können. Hieraus resultieren Wirbelsäulenveränderungen mit Buckelbildung (Hyperkyphose) und Größenabnahme.
Schmerzen entstehen häufig durch Nervenkompression und **Wirbelkörpereinbrüche** mit Einblutungen. Die chronischen Beschwerden haben ihre Ursache in der osteoporotischen Wirbelkörperdeformierung, was zu lokalen Fehlbelastungen mit entsprechender muskulärer Symptomatik führt. Auch sekundäre **Arthrosen** können als Folge der Osteoporose chronische Schmerzen verursachen.

Therapie
Die Knochensubstanz nimmt bei beiden Geschlechtern jenseits des 40. Lebensjahrs um bis zu 1,5% jährlich ab. Begünstigende Faktoren sind ein Mangel an körperlicher Bewegung und eine zu geringe Aufnahme von Calcium mit der Nahrung.
Bei der **Alters-Osteoporose** wird hauptsächlich **weniger Knochen neu gebildet,** während bei der nach den Wechseljahren auftretenden **postmenopausalen Osteoporose** die Knochensubstanz **beschleunigt abgebaut** wird. Rund 25% aller Frauen leiden dabei unter schmerzhaften Bewegungseinschränkungen und verlieren durch den Ausfall der Östrogene jährlich bis zu 3% ihrer Knochenmasse.
In diesen Fällen kann man durch die Zufuhr von **Östrogenen** den Verlust von Knochensubstanz verzögern oder völlig verhindern. Bereits eingetretene Veränderungen können allerdings nicht mehr beseitigt werden. Daher soll eine **Hormonbehandlung** bereits frühzeitig in der Prämenopause beginnen. Zu Beginn der Menopause sollte daher die Knochenmasse so groß wie möglich sein, was sich durch **calciumreiche Kost** und **körperliche Betätigung** erreichen lässt.
Die Gabe von **Calcitonin kann** den gesteigerten **Knochenabbau** direkt an den Osteoklasten **hemmen.** Die Hälfte der Patienten gibt gleichzeitig eine schmerzlindernde Wirkung an.

Biphosphonate, die **im Wechsel mit Calciumpräparaten** eingesetzt werden, wirken ebenfalls durch eine Hemmung der Osteoklasten. Auch die Kombination von **Vitamin D** und Calcium kann zur Therapie der Osteoporose eingesetzt werden, ist jedoch bei Nierensteinleiden kontraindiziert.

Mit der **Fluoridtherapie** der Osteoporose, die 1961 durch Untersuchungen von Rich und Mitarbeitern begründet wurde, sollte eine Verminderung bzw. Prävention osteoporotischer Knochenbrüche erreicht werden.

Da Fluoride **Knochen-anbauende Osteoblasten** stimulieren und eine **vermehrte Knochenmatrixsynthese** an noch vorhandenen Reststrukturen des osteoporotischen Knochens bewirken können, wäre bei ihrer Anwendung eine Verstärkung knöcherner Reststrukturen mit Zunahme der verminderten Knochenmasse und eine Verbesserung der biomechanischen Qualität des Knochens zu erwarten.

Das durch die Bildung von **Fluorapatit** gebildete stabilere Mineral führt allerdings nicht notwendigerweise auch zu einer vermehrten biomechanischen Stabilität des Knochens. Die bisher durchgeführten Studien erbrachten keinen eindeutigen Hinweis auf eine Abnahme der Frakturrate. Demgegenüber wird eine deutliche Zunahme peripherer Knochenbrüche beschrieben.

Gesichert ist dagegen, dass es unter der Fluoridtherapie zu einem Dichteanstieg im Bereich der **Wirbelkörper-Spongiosa** kommt, weshalb insbesondere solche Patienten von der Gabe von Natriumfluorid oder Natriumfluorophosphat profitieren, bei denen die Osteoporose bereits zu Brüchen im Bereich der Wirbelkörper geführt hat.

Wirkungen von Vitamin D — V.39

- Förderung der intestinalen Calciumresorption:
  Vitamin D induziert in den Mukosazellen des Darms die Synthese eines Carrierproteins, das den aktiven Calciumtransport aus dem Intestinum fördert.
- direkte Wirkung auf den Knochenstoffwechsel mit Förderung des Knochenwachstums und der Mineralisation
- Steigerung der renalen tubulären Rückresorption von Calcium

Insgesamt wirkt Vitamin D ähnlich dem Parathormon einem Absinken des Serumcalciums entgegen. Dabei ist zu beachten, dass Parathormon und Vitamin D ihre Wirkungen an den einzelnen Zielorganen nicht unabhängig voneinander entfalten, sondern sich synergistisch im Sinne eines „permissiven Einflusses" ergänzen und erst dadurch die volle Wirksamkeit erreicht wird.

Ein **Mangel an Vitamin D** führt zu charakteristischen Störungen des Calcium- und Phosphathaushalts.

Hyperparathyreoidismus — V.40

Parathormon ist ein Polypeptid, das in den Epithelkörperchen synthetisiert wird. Parathormon **erhöht** *den Serumcalciumspiegel* durch:
- Mobilisierung des Ca^{2+} aus dem Knochen
- Erhöhung der tubulären Ca^{2+}-Rückresorption
- Erhöhung der intestinalen Ca^{2+}-Resorption

Außerdem hemmt Parathormon die renale tubuläre Phosphatresorption. Die dadurch entstehende Hypophosphatämie fördert die Calciumfreisetzung aus dem Knochen (Konstanthaltung des Löslichkeitsproduktes $Ca^{2+} \times HPO_4^{2-}$). Die Parathormon-induzierte Stimulation der Osteoklasten führt nur zum Anstieg des Calciumspiegels im Plasma, nicht aber des Phosphatspiegels, weil Parathormon die renale Phosphatausscheidung erhöht.

Die Synthese von Parathormon wird normalerweise über einen Feedbackmechanismus zwischen Epithelkörperchen und dem Serumcalciumspiegel reguliert. Hohe Serum-Ca^{2+}-Spiegel unterdrücken die Parathormonsynthese, niedrige Serum-Ca^{2+}-Spiegel regen die Synthese des Hormons an.

Da Parathormon seine Wirkungen am Knochen und im Intestinum nur in Anwesenheit von Vitamin D voll entfaltet **(permissiver Einfluss des Vitamin D),** kann der Serumspiegel des Ca^{2+} unter Vitamin D-Mangel nicht auf Normalwerten gehalten werden. Folge ist eine reaktive Steigerung der Parathormonsynthese (regulativer, sekundärer Hyperparathyreoidismus).

Eine weitere **Ursache des sekundären Hyperparathyreoidismus** ist die chronische Niereninsuffizienz. Die eingeschränkte GFR führt zum Anstieg des Serumphosphats. Da hohe Phosphatspiegel die Synthese von Vitamin D inhibieren, kommt es durch den fehlenden Synergismus zwischen Vitamin D und Parathormon zum Absinken des Ca^{2+}-Spiegels. Kompensatorisch versucht der Organismus diesen niedrigen Calciumspiegel durch reaktive Erhöhung der Parathormonsynthese auszugleichen.

Beim **primären Hyperparathyreoidismus** liegt die **Ursache** der Mehrsekretion von Parathormon in den Epithelkörperchen selbst:
- solitäre oder multiple Adenome der Nebenschilddrüse → Parathormon ↑
- Hyperplasie der Epithelkörperchen
- selten: Karzinome der Epithelkörperchen

Folgen:
- massive Erhöhung des Serumcalciums
- Phosphaturie
- Nierenmanifestation:
Überschreitet das Löslichkeitsprodukt $Ca^{2+} \times HPO_4^{2-}$ im Urin sein Maximum, kommt es zur Bildung von Nierensteinen und durch Kalkablagerungen im Nierenpapillenbereich zur Nephrokalzinose.
- Demineralisierung und Osteoporose durch Zunahme der Osteoklastenaktivität
- subperiostale Knochenzysten (braune Tumoren)
- reaktive Erhöhung der alkalischen Phosphatase
- Cholelithiasis
- Duodenalulzera (15%)
- Abnahme der neuromuskulären Erregbarkeit

Es können sämtliche Symptome der Hyperkalzämie bzw. ein Hyperkalzämiesyndrom auftreten. Ein schwerer unbehandelter Hyperparathyreoidismus führt zur **Osteodystrophia fibrosa cystica generalisata**. Die Calciummobilisation aus dem Knochen durch den erhöhten Parathormonspiegel führt zu einem ständigen Um-, An- und Abbauprozess innerhalb des Knochengewebes. Die geregelte Knochenstruktur geht verloren, und es bilden sich Zysten, in die es häufig einblutet.

❗ Merke:
- Stein-, Bein-, Gallenpein

F97
Frage 5.80: Lösung C

Ursachen des **primären Hyperparathyreoidismus** (Parathormon ↑ → Hyperkalzämie)
- solitäre oder multiple **Adenome** der Nebenschilddrüse
- **primäre Hyperplasie** der Epithelkörperchen
- selten: **Karzinome** der Epithelkörperchen auch im Rahmen der **multiplen endokrinen Neoplasie**

Siehe auch Lerntext V.40.
Serum:
- intaktes Parathormon ↑ (intakter Mid-region-assay)
- Calcium ↑, Phosphat ↓
- alkalische Phosphatase ↑
- **Urin:** Calcium ↑, Phosphat ↑ (Phosphaturie), Hydroxyprolin ↑

Sekundärer Hyperparathyreoidismus:
Serum:
- intaktes Parathormon ↑
- **Calcium normal** oder ↓, Phosphat **normal** oder ↑ (renale Ursache)
- alkalische Phosphatase ↑
- Urin → Zeichen der Grundkrankheit (ggf. Kreatinin ↑, Harnstoff ↑)

H95
Frage 5.81: Lösung B

Ursachen des **primären Hyperparathyreoidismus:**
- solitäre oder multiple Adenome der Nebenschilddrüse → Parathormon ↑
- Hyperplasie der Epithelkörperchen
- selten: Karzinome der Epithelkörperchen

Labor:
- intaktes **Parathormon** ↑ → Phosphaturie → **Hypophosphatämie** → **Calcitriol im Serum** ↑
- persistierende **Hyperkalzämie** → Hyperkalzurie
- reaktive Erhöhung der alkalischen Phosphatase

Differenzialdiagnostisch ist eine **Tumorhyperkalzämie** abzugrenzen, bei der das **intakte Parathormon niedrig** oder vermindert, dagegen das **Parathormon-related-Protein (PTHrP)**, ein vom Tumor sezerniertes Protein, oft erhöht gemessen wird.

Tab. 5.8 Leitsymptome zur Einleitung der Diagnostik bei Patienten mit primärem Hyperparathyreoidismus

Nephrolithiasis, Nephrokalzinose	30%
Beschwerden des Gastrointestinaltraktes (Übelkeit, Erbrechen, peptische Ulzera, Gallensteine, Pankreatitis)	27%
Beschwerden am Bewegungsapparat (lokale und diffuse Knochenschmerzen, Frakturen)	18%
Funktionelle Beschwerden infolge der Hyperkalzämie (Polyurie-Polydipsie, Psychosyndrom, hyperkalzämische Krise mit Somnolenz/Koma)	21%
Zufallsbefund einer Hyperkalzämie	4%
	100%

Renale Osteopathie — V.41
Ein schon sehr früh zu Beginn der Niereninsuffizienz nachweisbarer Abfall des ionisierten Serumcalciums stimuliert die Nebenschilddrüse (sekundärer oder renaler Hyperparathyreoidismus). Dieser ist entscheidend für die Entwicklung und den Verlauf der renalen Osteopathie. Ziel der konservativen **Therapie** ist es, die Hyperphosphatämie und die Hypokalzämie so

lange wie möglich hinauszuzögern. Im Frühstadium der chronischen Niereninsuffizienz kann das **Serumphosphat durch diätetische und medikamentöse Maßnahmen normal gehalten werden.**
Durch Kombination von Calcium und Vitamin D versucht man, eine Normokalzämie zu erreichen.
Renale Osteopathie bei Niereninsuffizienz: **Glomerulusfiltrat** ↓ → Phosphat-Clearance ↓ → Phosphatstau und Senkung des Calciumspiegels → **Störung der 1,25-Dihydroxycholecalciferol-Produktion der Niere** → **endogener Vitamin D-Mangel** → **Calciumresorption aus dem Darm nimmt ab.**
Im Rahmen der renalen Osteopathie treten Knochenschmerzen besonders im Bereich der Rippen, im Lendenwirbelbereich und in den Hüftgelenken auf. Es kommt zu **Spontanfrakturen,** die bei Frakturierung von Rippen zu hämorrhagischen Pleuraergüssen führen. Typisch im Röntgenbefund sind die Looser-Umbauzonen im Bereich der Scham- und Sitzbeinäste sowie **Osteolyten** im Bereich der Phalangen.
Folge des gestörten Calcium-Phosphat-Stoffwechsels sind auch **Weichteilverkalkungen** und metastatische Kalzifizierung an den Gelenken. Auch innere Organe ebenso wie arterielle Gefäße können betroffen sein.
In der Haut abgelagerte Retentionsstoffe und mikrokristalline Calciumeinlagerungen führen zum ubiquitären und therapieresistenten **Juckreiz (Pruritus).** Kratzspuren am ganzen Körper lassen sich bei diesen Patienten nachweisen.

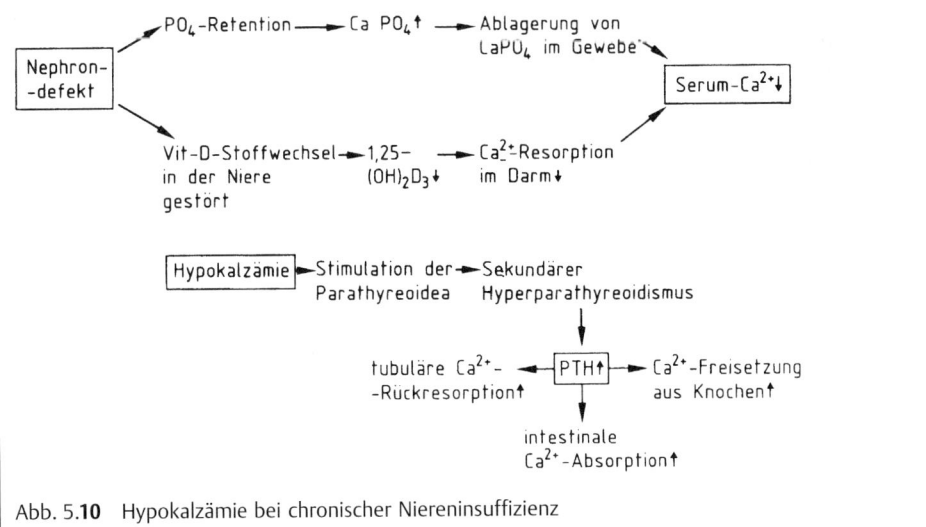

Abb. 5.**10** Hypokalzämie bei chronischer Niereninsuffizienz

Frage 5.82: Lösung C

Jahrelange **negative Calciumbilanz, Osteoporose** und **Osteomalazie** (Vitamin D-Mangel) führen zur **renalen Osteopathie.** Bei einer GFR < 30 ml/min finden sich auf Grund abnehmender tubulärer Synthese verminderte Spiegel des aktiven Vitamin D ($1,25$-$(OH)_2$-Vitamin D_3 = Calcitriol) sowie als Folge einer verminderten Elimination erhöhte Serum-Phosphatkonzentrationen. Calcitriolmangel induziert einen **sekundären Hyperparathyreoidismus** dadurch, dass der direkt supprimierende Effekt auf die Parathormonbildung ausfällt und gleichzeitig über die verminderte intestinale Calciumresorption eine Hypokalzämie resultiert, die ein starker Stimulus für die Parathormonsekretion ist. Darüber hinaus wird die Parathormonsekretion auch über die begleitende **Hyperphosphatämie** stimuliert, die sich auf Grund der reduzierten GFR entwickelt. Durch die **prophylaktische Gabe von Calcitriol** kann die **verminderte tubuläre Calcitriol-Synthese ausgeglichen** und die Entwicklung eines renalen **Hyperparathyreoidismus** verzögert werden.

Frage 5.83: Lösung C

Der **primäre Hyperparathyreoidismus** entsteht durch **autonome Parathormonbildung** bei Adenom, Karzinom oder primärer Hyperplasie der Nebenschilddrüse.
Ursachen des **sekundären Hyperparathyreoidismus** (Hypokalzämie → Parathormon ↑ bei angestrebter Normokalzämie):

- chronische Niereninsuffizienz
- sekundärer intestinaler Hyperparathyreoidismus bei verschiedenen Malabsorptions- und Maldigestionssyndromen

Siehe Lerntext V.40.

Spezifische **Folgen** des **sekundären Hyperparathyreoidismus:**
- Symptome der **Grundkrankheit** (Nephro- bzw. Hepatopathie, Malabsorption)
- **Fibroosteoklasie** in Kombination mit Knochenmineralisationsstörungen und **Osteomalazie** durch gleichzeitigen Vitamin D- oder D-Hormon-Mangel
- **Knochenschmerzen, Schwäche** im Bereich der proximalen **Muskulatur** durch Phosphatmangel (→ „Watschelgang"), **Frakturneigung** ↑

Diagnostik:
primärer Hyperparathyreoidismus:
Serum:
- intaktes Parathormon ↑ (intakter Mid-region-assay)
- Calcium ↑, Phosphat ↓
- alkalische Phosphatase ↑
- **Urin:** Calcium ↑, Phosphat ↑ (Phosphaturie), Hydroxyprolin ↑

Sekundärer Hyperparathyreoidismus:
Serum:
- intaktes Parathormon ↑
- **Calcium normal** oder ↓, Phosphat **normal** oder ↑ (**renale Ursache**)
- alkalische Phosphatase ↑

Urin: Zeichen der Grundkrankheit (ggf. Kreatinin ↑, Harnstoff ↑)

[H98]

Frage 5.84: Lösung E

Der **sekundäre Hyperparathyreoidismus** entsteht durch **reaktive** Steigerung der Parathormon-Synthese (⇒ **Hyperplasie aller Epithelkörperchen**) bei **chronischer Hypokalzämie.** Der Rückkopplungsmechanismus zwischen Serumcalciumkonzentration und PTH-Sekretion ist dabei intakt.
Ursachen des **sekundären Hyperparathyreoidismus** (Hypokalzämie ⇒ Parathormon ↑ bei angestrebter Normokalzämie):
- chronische Niereninsuffizienz
- sekundärer intestinaler Hyperparathyreoidismus bei verschiedenen Malabsorptions- und Maldigestionssyndromen
- Vitamin D-Mangel

Folgen:
Nierenmanifestation:
- Überschreitet das Löslichkeitsprodukt $Ca^{2+} \times HPO_4^{2-}$ im Urin sein Maximum, kommt es zur Bildung von **Nierensteinen** (⇒ rez. Nierenkoliken) und durch Kalkablagerungen im Nierenpapillenbereich zur **Nephrokalzinose.**

Skelettmanifestation:
- **Fibroosteoklasie** in Kombination mit Knochenmineralisationsstörungen und **Osteomalazie** durch gleichzeitigen Vitamin D-Mangel
- **Knochenschmerzen, Schwäche** im Bereich der proximalen **Muskulatur** durch Phosphatmangel (⇒ „Watschelgang"), **Frakturneigung** ↑

Diagnostik:
Primärer Hyperparathyreoidismus:
Serum:
- intaktes Parathormon ↑ (intakter Mid-region-assay)
- Calcium ↑, Phosphat ↓
- alkalische Phosphatase ↑
- **Urin:** Calcium ↑, Phosphat ↑ (Phosphaturie), Hydroxyprolin ↑

Führt eine **Calciumgabe** nur zu einer **geringen Senkung der Phosphatausscheidung,** so kann **kein primärer (autonomer) Hyperparathyreoidismus** vorliegen.

sekundärer Hyperparathyreoidismus:
Serum:
- intaktes Parathormon ↑
- **Calcium normal** oder ↓, Phosphat **normal** oder ↑ (**renale Ursache**)
- alkalische Phosphatase ↑
- Urin ⇒ Zeichen der Grundkrankheit (ggf. Kreatinin ↑, Harnstoff ↑)

tertiärer Hyperparathyreoidismus:
- überschießende PTH-Inkretion trotz Normo- oder sogar Hyperkalzämie

Pseudohyperparathyreoidismus:
- intaktes Parathormon niedrig-normal oder ↓

[F00]

Frage 5.85: Lösung B

Siehe auch Kommentar zu Frage 5.84.
Da **Parathormon** seine **Wirkungen** am **Knochen** und im **Intestinum** nur in Anwesenheit von **Vitamin D** voll entfaltet **(permissiver Einfluss des Vitamin D),** kann der Serumspiegel des Ca^{2+} unter **Vitamin-D-Mangel** nicht auf Normalwerten gehalten werden. Dies gilt auch bei inadäquater Ernährung, für die **hepatischen Erkrankungen,** die zu einem gestörten Vitamin-D-Metabolismus führen oder für eine **Cholestase,** die mit einer Resorptionsstörung von Vitamin D einhergeht. **Folge** ist eine **reaktive** Steigerung der Parathormonsynthese **(regulativer, sekundärer Hyperparathyreoidismus).**

Ursachen:
- chronische Niereninsuffizienz
- sekundärer intestinaler Hyperparathyreoidismus bei verschiedenen Malabsorptions- und Maldigestionssyndromen mit **Vitamin-D-Mangel**
- **inadäquate Ernährung** bei strengen Veganern (verzichten auf Fleischprodukte, Fisch, Eigelb und Milchprodukte) ohne Vitaminsubstitution

Laborwerte
- intaktes Parathormon ↑
- **Calcium normal** oder ↓, Phosphat **normal** oder ↑ **(renale Ursache)**
- alkalische Phosphatase ↑
- Urin ⇒ Zeichen der Grundkrankheit (ggf. Kreatinin ↑, Harnstoff ↑)

Zu **(A)**: Der **primäre Hyperparathyreoidismus** entsteht durch **autonome Parathormonbildung** bei Adenom, Karzinom oder primärer Hyperplasie der Nebenschilddrüse.

Serum:
- intaktes Parathormon ↑ (intakter Mid-regionassay)
- Calcium ↑, Phosphat ↓
- alkalische Phosphatase ↑
- Urin: Calcium ↑, Phosphat ↑ (Phosphaturie), Hydroxyprolin ↑

---Hypoparathyreoidismus---V.42-

Der relativ seltene **Hypoparathyreoidismus** tritt postoperativ nach Strumektomien auf, bei denen entweder eine Traumatisierung der Epithelkörperchen mit konsekutiver Störung der Blutversorgung stattgefunden hat, oder in deren Verlauf die Epithelkörperchen mit entfernt wurden. Andere Ursachen sind Tumoren der Nebenschilddrüsenregion (z.B. invasiv wachsendes Schilddrüsenkarzinom). Auch Rezeptordefekte, die eine verminderte Empfindlichkeit auf Parathormon zur Folge haben, sind beschrieben worden. Die **Folgen** werden durch die entstehende Hypokalzämie bestimmt:
- Tetanie
- trophische Störungen des Ektoderms (Haar- und Nagelwuchsstörungen)
- Katarakt
- endokrines Psychosyndrom
- EKG: QT-Zeit-Verlängerung
- Phosphat-Clearance ↓ (tubuläre Phosphatresorption ↑)
- Osteosklerose (Mobilisation von Calcium aus dem Knochen vermindert)

Der Gegenspieler des Parathormons ist das **Calcitonin**. Es wird in den C-Zellen der Schilddrüse produziert und senkt den Serumcalciumspiegel auf Normalwerte. In erster Linie hemmt es die Osteoklastenaktivität. Bei sehr hohen Calciumspiegeln reduziert Calcitonin die tubuläre Rückresorption von Calcium in der Niere und induziert damit eine Kalziurie.
Beim **Pseudohypoparathyreoidismus** ist die Ansprechbarkeit der Zielorgane (z.B. Niere) auf Parathormon gestört. Dabei entwickelt sich die typische Symptomatik eines Hypoparathyreoidismus.

F97
Frage 5.86: Lösung C

Eine **hypokalzämishe Tetanie** tritt u.a. beim **Hypoparathyreoidismus** auf. Tetanie bezeichnet eine **Störung der Motorik und Sensibilität** als Zeichen einer **gesteigerten neuromuskulären Erregbarkeit.**
Man unterscheidet die
- **latente Tetanie** mit **Leistungsminderung, Sensibilitätsstörungen, uncharakteristischen Verkrampfungserscheinungen** (auch glatte Muskultur), die sich bei Hyperventilation als Anfall manifestiert
- **manifeste Tetanie** in Form des **tetanischen Anfalls,** der einen meist nach Prodromalerscheinungen (z.B. Parästhesien) **symmetrisch einsetzenden** schmerzhaften **tonischen Muskelkrampf** mit **Karpopedalspasmen** und **Tetaniegesicht** (gespitzte Lippen) beschrieben und nach Minuten bis Stunden mit einem Abklingen der Kontrakturen in der umgekehrten Reihenfolge ihres Auftretens endet.

Im Rahmen eines tetanischen Anfalls kann es zur Rhabdomyolyse mit den hier angegebenen Laborparametern kommen, die die Auflösung quergestreifter Muskelfasern bezeichnen (u.a. bei Crush-Syndrom).

---Pseudohypoparathyreoidismus---V.43-

Der **Pseudohypoparathyreoidismus** ist ein familiär gehäuft vorkommendes Syndrom, das mit weiteren Endokrinopathien kombiniert sein kann. Die Patienten weisen eine Hypokalzämie mit teilweise auftretender Tetanie sowie Verkürzung eines oder mehrerer Mittelhand- oder Fußknochen, Kleinwuchs, Oligophrenie und Rundgesicht auf. Basalganglienverkalkungen, Zahnanomalien und Kataraktbildung können vorkommen. Im Gegensatz zu Patienten mit einem echten Hypoparathyreoidismus sprechen Patienten mit einem Pseudohypoparathyreoidismus nicht auf die Injektion von PTH an, was für eine Endorganresistenz spricht.
Beim klassischen **Pseudohypoparathyreoidismus vom Typ I** besteht ein Defekt im N-Protein des PTH-Rezeptors der Endorganzelle. Das zyklische AMP wird nicht gebildet. Beim **Pseudopoparathyreoidismus vom Typ II** wird zyklisches AMP gebildet, die Zellantwort bleibt jedoch aus.
Es besteht eine Hypokalzämie bei gleichzeitiger Hyperphosphatämie. Auch auf die Gabe von PTH erfolgt keine Phosphaturie.

H00
Frage 5.87: Lösung D

Beim **Pseudohypoparathyreoidismus** ist die **Ansprechbarkeit der Zielorgane** (z.B. Niere) auf Parathormon **gestört**. Dabei entwickelt sich die typische Symptomatik eines Hypoparathyreoidismus. Viele dieser Patienten weisen in Geweben einen Mangel von Guaninnukleotid-bindendem Regulatorprotein (N-Protein bzw. G-Unit) auf. Ein Aktivitätsmangel des N-Proteins ist oft mit zu **kurzen Metakarpal- und Metatarsalknochen, kleiner Statur, rundem Gesicht, geistiger Retardierung**, sowie mit **subkutanen Verkalkungen** verbunden.
Zu **(D)**: Als **Hexadaktylie** wird eine einfach-dominant erbliche Polydaktylie mit Ausbildung von 6 Fingern bzw. Zehen bezeichnet.

F93
Frage 5.88: Lösung B

Zum typischen Krankheitsbild des Pseudohypoparathyreoidismus gehören:
- Verkürzung eines oder mehrerer Mittelhand- oder -fußknochen (Brachymetakarpie, Brachymetatarsie)
- Rundgesicht
- Kleinwuchs
- Oligophrenie

Spätsymtome:
- Verkalkungen (Weichgewebe, Basalganglien)
- Kataraktbildung
- Zahnanomalien

Das Syndrom kann mit weiteren Endokrinopathien wie primärer Hypothyreose, sekundärer Hypothyreose oder ovarieller Insuffizienz einhergehen. Albright hat bereits 1942 die Auffassung vertreten, dass eine **Endorganresistenz gegen Parathormon** vorliegen müsse, da die Patienten im Gegensatz zu Patienten mit echtem Hypoparathyreoidismus nicht auf injizierte Parathyreoideaextrakte ansprachen. Siehe auch Lerntext V.43.

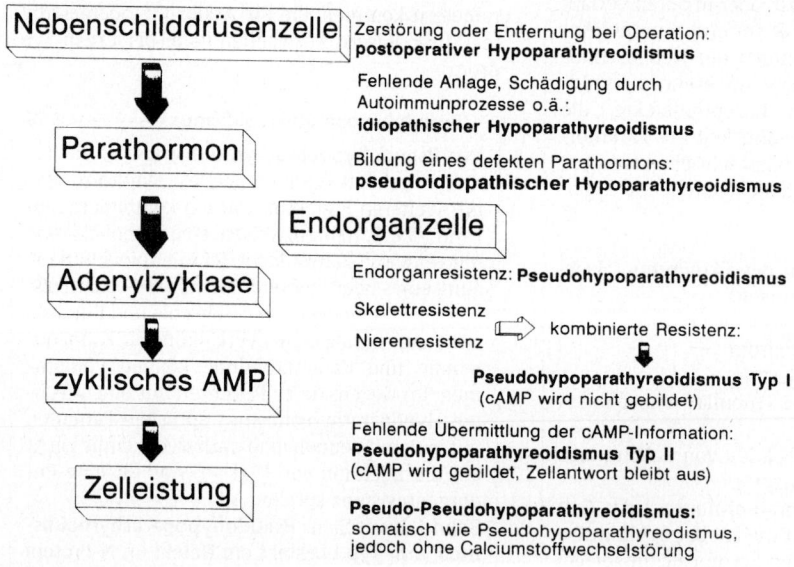

Abb. 5.11 Formenkreis Pseudohypoparathyreoidismus

H97
Frage 5.89: Lösung C

Ursachen einer Hyperkalzämie (neoplastische Erkrankungen = häufigste Ursache beim Erwachsenen!)
- **paraneoplastisches Syndrom** (Tumoren mit endokriner Akvitität → Sekretion von Parathormon mit adäquat supprimierten Parathormonwerten)
- Malignome mit **osteolytischen Skelettmetastasen** (z.B. Plasmozytom → Untersuchung des Knochenmarks, Immunelektrophorese), Lymphome, Leukämien
- **Vitamin D-Intoxikation,** exzessive Calciumzufuhr → **PTH intakt** ↓
- **Hyperparathyreoidismus**
- Morbus Boeck (**Sarkoidose** → Calcitriol ↑ (von Granulomen produziert), **PTH intakt** ↓)

5.5 Epithelkörperchen, metabolische Osteopathien

- **Hyperthyreose** (Knochenstoffwechsel ↑)
- familiäre **hypokalzurische Hyperkalzämie** (Calcium im Urin ↓)
- Milch-Alkali-Syndrom (**metabolische Alkalose**, keine Hyperkalzurie)
- langdauernde **Immobilisation** (→ u. a. Osteoklastenaktivität ↑)

Zu **(D):** Hypoparathyreoidismus führt zur **Hypokalzämie.**

Hyperkalzämie — V.44

Als Hyperkalzämie bezeichnet man die Zunahme des ionisierten Serumcalciums auf Werte über 1,1 mmol/l bzw. eine Gesamtplasmacalciumkonzentration von über 3 mmol/l.

Ursachen:
- primärer Hyperparathyreoidismus (Überschuss an Parathormon)
- Malignome mit osteolytischen Skelettmetastasen, Plasmozytom
- paraneoplastisches Syndrom (Tumoren mit endokriner Aktivität, d. h. Sekretion von Parathormon)
- Vitamin D-Intoxikation, erhöhte Calciumzufuhr
- Morbus Boeck (Sarkoidose)
- Hyperthyreose
- Milch-Alkali-Syndrom

Folgen:
Es resultieren Calciumablagerungen in Cornea, Synovia (→ Calciumsynovitis) und Pankreasgängen (→ Pankreatitis durch calciumbedingte Obstruktion).

Von einem **Hyperkalzämiesyndrom** spricht man, wenn die Hyperkalzämie mit bestimmten klinischen Symptomen einhergeht:
- Tachykardie, Rhythmusstörungen, Herzstillstand
- Verwirrtheit, Unruhe, Somnolenz, Koma
- Polyurie, Polydipsie, Obstipation
- Parästhesien
- verminderte Muskelkraft (auch Myokard)
- Digitalisempfindlichkeit des Herzens nimmt zu
- intestinale Koliken

Vitamin D-Überdosierung — V.45

Zeichen der **Vitamin D-Überdosierung** sind Kopfschmerzen, Appetitlosigkeit, hartnäckige Obstipation, Erbrechen, Muskelhypotonie und allgemeiner körperlicher Verfall.
Es kommt zum Anstieg des Serumcalciums, zu vermehrter Ausscheidung von Calcium im Urin, mit der **Gefahr einer Nephrolithiasis und Calciumnephrose.** Ablagerung von Calcium in Blutgefäßen **(Arteriosklerose)** sowie eine generalisierte **Osteosklerose** sind weitere Folgen einer persistierenden Vitamin D-Intoxikation.

F93

Frage 5.90: Lösung D

Siehe auch Lerntext V.44.
Psychische Veränderungen treten im Rahmen eines unspezifischen hirnlokalen Psychosyndroms anfänglich mit Antriebslosigkeit, depressiver Verstimmung und Reizbarkeit auf.

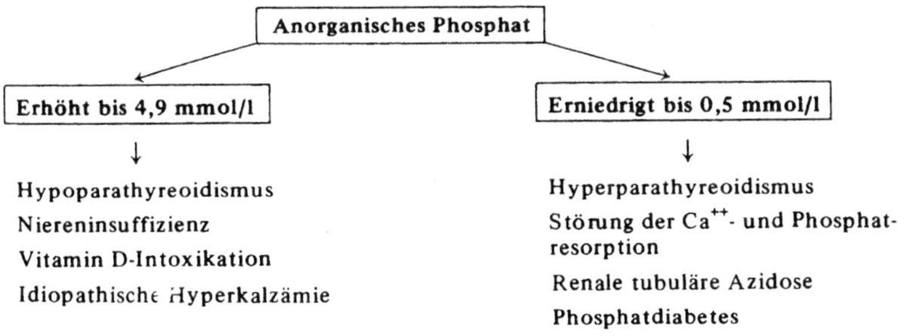

Anorganisches Phosphat

Erhöht bis 4,9 mmol/l ↓
- Hypoparathyreoidismus
- Niereninsuffizienz
- Vitamin D-Intoxikation
- Idiopathische Hyperkalzämie

Erniedrigt bis 0,5 mmol/l ↓
- Hyperparathyreoidismus
- Störung der Ca^{++}- und Phosphatresorption
- Renale tubuläre Azidose
- Phosphatdiabetes

Abb. 5.12 Störungen des Phosphatstoffwechsels

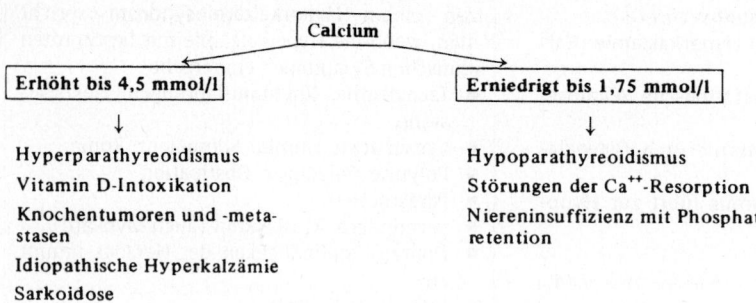

Abb. 5.13 Störungen des Calciumstoffwechsels

Frage 5.91: Lösung C

Zu (C): **Leitsymptom** des **Hypoparathyreoidismus** ist die **gesteigerte neuromuskuläre Erregbarkeit**. Die **Folgen** werden durch die entstehende **Hypokalzämie** bestimmt. Es resultiert eine hypokalzämische **Tetanie**, die mit **Karpopedalspasmen** einhergehen kann.

Zu (A): Beim **Morbus Addison** besteht eine **extreme Muskelschwäche**, ggf. Paresen oder **schmerzhafte Crampi** (durch Elektrolytstörungen bzw. Hypoglykämie). Dabei bewirkt der **Ausfall der Glucocorticoide** ein Absinken des Blutzuckers mit Hypoglykämiesymptomatik und konsekutiver Mobilisation von Eiweiß- und Fettreserven (Ketoazidose), was zur Adynamie und Muskelschwäche führt.

Zu (B): Bei der **Hyperthyreose** finden sich als Folge einer verminderten Bereitstellung von ATP bulbäre Paralysen mit Schluck- und Sprachstörungen sowie Paresen und Myatrophien der Schulter- und Beckengürtelmuskulatur. Auch bei der **Hypothyreose** kommt es zu degenerativen Veränderungen der Muskelfasern, wobei die Muskelkraft reduziert und die Reflexzeit verlangsamt ist.

Zu (D): Der **Hyperparathyreoidismus** geht mit einer Abnahme der neuromuskulären Erregbarkeit (⇒ **Muskelschwäche**) einher. Phosphatmangel führt zu einer **Schwäche** im Bereich der proximalen **Muskulatur** (⇒ „Watschelgang").

Zu (E): Das **Hyperkalzämiesyndrom** geht mit **verminderter Muskelkraft** (auch Myokard) einher.

Frage 5.92: Lösung D

In etwa 75% der Fälle wird die **hyperkalzämische Krise** durch einen primären Hyperparathyreoidismus ausgelöst. Eine hyperkalzämische Krise droht, wenn das Serumcalcium den kritischen Wert von 4 mmol/l (16 mg/dl) erreicht oder überschritten hat.

Das klinische Bild ist durch allgemeine, renale, kardiale, intestinale, neurologische und psychische Symptome gekennzeichnet.
- allgemeine Symptome: **Körpertemperaturerhöhung**
- renale Symptome: Polyurie, Polydipsie, **Exsikkose,** Anurie, Oligurie, Hyperkalzurie
- kardiale Symptome: **Tachykardie,** QT-Zeit-Verkürzung, Digitalisüberempfindlichkeit
- intestinale Symptome: Übelkeit, Erbrechen, Obstipation, Ileus, diffuse Leibschmerzen
- neurologische Symptome: Adynamie, Myopathie, Hyporeflexie
- psychische Symptome: Erschöpfung, Verstimmung, endogenes Psychosyndrom, Stupor, **Somnolenz,** Koma

Zu (D): **Karpopedalspasmen** sind Hand- und Fußkrämpfe, die bei hypokalzämischer oder normokalzämischer Tetanie beobachtet werden können.

Frage 5.93: Lösung B

Die aufgeführten **Bewusstseinsstörungen** resultieren aus stoffwechselbedingten Störungen des ZNS.

Zu (B): **Nierenversagen** kann durch Elektrolytstörungen und **Azotämie** (Retention von stickstoffhaltigen Abbauprodukten) zu deliranten Episoden und zum **Coma uraemicum** führen. Dabei können auch Flapping-Tremor und zerebrale Krampfanfälle auftreten. Das **urämische Stadium der Niereninsuffizienz** ist durch einen **Serumkreatininwert** von **mehr als 10 mg/dl** gekennzeichnet. Der angegebene Kreatininwert spricht jedoch für das Stadium der kompensierten Retention.

Zu (A): Die **hyperkalzämische Krise** tritt bei einem Anstieg des **Serumcalciumspiegels** auf Werte größer **4 mmol/l** auf.

Symptomatik
- Polyurie (→ Exsikkose), Polydipsie
- **Obstipation, intestinale Koliken,** Nausea, Vomitus
- Verwirrtheit, Unruhe, **Somnolenz, Koma**

- **verminderte Muskelkraft** (auch Myokard)
- **Rhythmusstörungen** → Herzstillstand

Zu **(C): Hypoglykämie** kann zu Koma, Pyramidenbahnzeichen, Erregungszuständen, epileptischen Anfällen und Herdsymptomen mit zerebralen Paresen führen. Allerdings ist das Gehirn in der Lage, ein allmähliches Absinken des Blutzuckerspiegels (bis auf 50 mg%) durch adaptive Glukoseausschöpfung zu kompensieren.

Zu **(D):** Beim **Diabetes mellitus** können komatöse Verlaufsformen auftreten, die sowohl hypo- als auch hyperglykämisch ausgelöst sein können. Das Fehlen einer Ketoazidose schließt ein Coma diabeticum keinesfalls aus.

Zu **(E): Die thyreotoxische Krise ("Thyroid storm")** geht mit **Fieber**, hochgradiger **Tachykardie**, psychomotorischer **Unruhe, Verwirrtheit,** Vomitus, Muskelschwäche, Koma bis zum Kreislaufversagen einher. Sie ist eine **lebensbedrohliche Erkrankung mit schlechter Prognose,** die eine sofortige intensivmedizinische Betreuung verlangt.

Calcitonin/C-Zellkarzinom — V.46

Calcitonin ist ein Polypeptid, das in parafollikulären Zellen der Schilddrüse, im Thymus und in der Nebenschilddrüse vorkommt.
Reiz für die Sekretion ist eine Zunahme der Calciumkonzentration im Blut. Es senkt den Calcium- und Phosphatspiegel durch Hemmung des Knochenabbaus und verstärkt die Calcium- und Phosphatausscheidung in der Niere.

C-Zellkarzinom
Etwa 10% aller Schilddrüsenmalignome sind Calcitonin produzierende C-Zellkarzinome. Szintigraphisch findet sich ein kalter Knoten in der Schilddrüse. Der Tumor metastasiert zunächst in die regionären Lymphknoten, später auch in Lunge, Skelett und Mediastinum.
Sympomatik: Diarrhoe bis zu 30-mal am Tag, lokale Symptomatik durch das therapieresistente Tumorwachstum, selten paraneoplastische CRF- oder ACTH-Produktion (→ Cushing-Syndrom).
Eine mäßige **Erhöhung des Serum-Calcitoninspiegels** findet man bei der **Niereninsuffizienz, Pankreatitis sowie paraneoplastisch bei verschiedenen Tumoren** (z.B. Bronchialkarzinom). Beim **Sipple-Syndrom,** einer familiär erblichen Erkrankung, die durch das gemeinsame Auftreten von Phäochromozytomen und dem medullären Schilddrüsenkarzinom gekennzeichnet ist, können zusätzlich multiple Neurinome bestehen **(multiple endokrine Neoplasie IIb).**

F93
Frage 5.94: Lösung C
Siehe Lerntext V.46.

5.6 Endokrines Pankreas und Kohlenhydratstoffwechsel

Pathogenetische Faktoren — V.47
des primären Diabetes mellitus

Genetische Faktoren
Es wird eine multifaktoriell bedingte Genese angenommen, wobei mehrere Genprodukte diabetogen wirken. Man findet eine unterschiedliche Penetranz dieser Erkrankung. Infolge kaum verminderter Fertilität gut eingestellter Diabetikerinnen ist mit einer zunehmenden Verbreitung der diabetischen Anlage zu rechnen (vor der Insulinära betrug die Fruchtbarkeit nur 2–5%).
Beim **Typ-I-Diabetes** findet man zu Beginn der Erkrankung eine entzündliche Reaktion des Inselgewebes, deren genetische Disposition auf Merkmalen des **Chromosoms 6** beruht, die für Immunreaktionen verantwortlich sind. Personen mit den **HLA-Antigenen** DR3 (meist gekoppelt mit B8) und/oder DR4 (meist gekoppelt mit B15) haben gegenüber Personen mit dem Antigen DR2 (meist gekoppelt mit B7) eine erhöhte Disposition diese Form des Diabetes zu entwickeln.
Beim **Typ-II-Diabetes** fehlen Immunphänomene ebenso wie eine HLA-Assoziation. Hohe Konkordanzziffern bei eineiigen Zwillingen und familiäre Häufung weisen auf eine **genetische Disposition** hin, deren Anlage autosomal dominant vererbt wird. Das Diabetes-Risiko ist bei Verwandten 1. Grades fast doppelt so hoch wie in der übrigen Bevölkerung!
Zusätzlich ist eine seltene monogene Form des juvenilen Diabetes mit autosomal dominanter Vererbung bekannt. Die Erkrankung beginnt meist um das 20. Lebensjahr **(MODY-Typ = maturity-onset diabetes in young people)** und ist mindestens zwei Jahre ohne Insulingabe gut einzustellen.

Altersformen des Diabetes mellitus
Beim genetisch präformierten Diabetes mellitus lassen sich zwei verschiedene Altersformen abgrenzen:

1. **juveniler Diabetes mellitus (Diabetes mellitus Typ I = insulinabhängig)**
   Dem *juvenilen Diabetes mellitus* liegt sowohl eine Störung der Insulinsekretion als auch ein absoluter Insulinmangel bei nahezu kompletter β-Zell-Insuffizienz zugrunde.
2. **Erwachsenendiabetes (Diabetes mellitus Typ II = nicht insulinabhängig)**
   Dem *Erwachsenendiabetes* liegt eine relative **Insulinresistenz,** bei der normale bzw. erhöhte Insulinkonzentrationen nur zu einem verminderten Stoffwechseleffekt führen, oder eine **Insulinsekretionsstörung** zugrunde.

Es besteht eine Störung der Interaktion zwischen Insulin und seinen Zelloberflächenrezeptoren. Auch **Postrezeptordefekte des Glukosestoffwechsels** kommen vor. Es besteht eine verminderte insulinstimulierbare Akvitität der Tyrosinkinase der β-Untereinheit des Insulinrezeptors. Eine Abnahme der zellulären Glukosetransportmoleküle und der Aktivität der Pyruvatdehydrogenase ist nachzuweisen.

Im Gegensatz zum juvenilen Diabetes mellitus, der eine ausgeglichene Geschlechtsverteilung zeigt, erkranken doppelt soviel Frauen wie Männer. Das Häufigkeitsmaximum liegt zwischen dem 50. und 80. Lebensjahr.

Beim **metabolischen Syndrom** besteht eine Insulinresistenz in Verbindung mit Adipositas, Hyperlipoproteinämie und Bluthochdruck.

Immunologische Faktoren:
Beim **Diabetes mellitus Typ I** beobachtet man zu Beginn der Erkrankung eine entzündliche Reaktion des Inselgewebes (Insulitis). Zytotoxische Antikörper, die auf die β-Zellen des Inselzellapparates einwirken und die β-Zellen zerstören können, lassen sich dabei nachweisen. Auch sind **Autoantikörper gegen Inselzellen,** die Islet cell antibodies und Islet cell surface antibodies bekannt, die über Jahre im Blut persistieren können. Schon vor Beginn der Erkrankung lassen sich oft **IAA und PIAA** (Insulin- und Proinsulinantikörper) sowie **Antikörper gegen das 64-KD-Protein** nachweisen. Das gehäufte Auftreten eines Diabetes mellitus im Anschluss an infektiöse Erkrankungen (oft nach Coxsackie-B-Virusinfektion) spricht ebenfalls für eine Beteiligung immunologischer Faktoren an der Pathogenese.

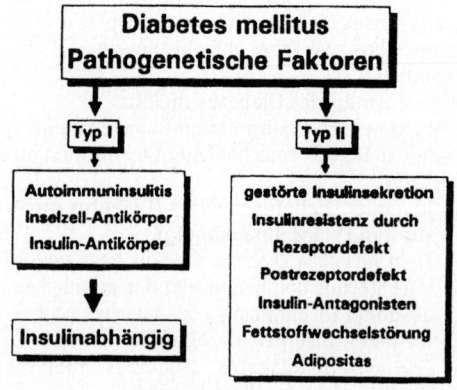

Abb. 5.14 Diabetes mellitus – Pathogenetische Faktoren

F96

Frage 5.95: Lösung A

Beim **Diabetes mellitus Typ I** tritt zu Beginn der Erkrankung eine entzündliche Reaktion des Inselgewebes **(Insulitis)** auf. **Zytotoxische Antikörper,** die auf die **insulinproduzierenden β-Zellen** des Inselzellapparates einwirken und die **β-Zellen zerstören** können, lassen sich dabei nachweisen. Auch sind **Autoantikörper gegen Inselzellen** bekannt, die Islet cell antibodies (ICA) und Islet cell surface antibodies (ICSA), die über Jahre im Blut nachweisbar sein können.

Schon vor Beginn der Krankheitserscheinungen lassen sich oft **Insulin- und Proinsulinantikörper** (IAA und PIAA) nachweisen. Das gehäufte Auftreten eines **Diabetes mellitus im Anschluss an Infektionskrankheiten** (oft nach Coxsackie-B-Virusinfektion) spricht ebenfalls für eine Beteiligung immunologischer Faktoren als Krankheitsursache. Selten ist der mit einer **Acanthosis nigricans** assoziierte **insulinresistente Diabetes mellitus** (Autoimmunerkrankung).

Beim **Typ-II-Diabetes** fehlen solche Immunphänomene.

F99

Frage 5.96: Lösung C

Beim genetisch präformierten Diabetes mellitus lassen sich zwei verschiedene **Altersformen** abgrenzen:
- **juveniler Diabetes mellitus (Typ I = insulinabhängig)**
  absoluter **Insulinmangel** bei nahezu kompletter β-Zell-Insuffizienz
- **Erwachsenendiabetes (Typ II = nicht insulinabhängig)**
  Insulinresistenz (Insulinkonzentration ↑ ⇒ Stoffwechseleffekt ↓) und/oder Insulinsekretionsstörung

Bei der **herabgesetzten Insulinwirkung** auf insulinabhängige Gewebe (= **Insulinresistenz**) besteht eine Störung der Interaktion zwischen Insulin und seinen **Zelloberflächenrezeptoren,** aber auch **Postinsulinrezeptordefekte** des Glukosestoffwechsels kommen vor. Auch eine **Abnahme der zellulären Glukosetransportmoleküle** und bestimmter **Enzymaktivitäten** lässt sich meist nachweisen.

Zu **(A):** Beim Diabetes mellitus ist die Hyperglykämie u. a. durch eine **vermehrte Glukoseproduktion in der Leber infolge gesteigerter Glukoneogenese und verminderter Glykogensynthese** bedingt und wird durch die verminderte Glukoseutilisation in Muskel- und Fettgewebe zusätzlich verstärkt.

[H98]
Frage 5.97: Lösung E

Siehe Kommentar zu Frage 5.96.

Diabetes-Diagnostik — V.48

Ein Patient mit **klinisch manifestem Diabetes** mellitus weist **permanent erhöhte Blutzuckerwerte** bei der Nüchternblutabnahme auf. In diesem Fall erübrigt sich eine weitere Funktionsdiagnostik. Liegt der Blutzuckerwert an einzelnen Messtagen im Normbereich und der Glukosetoleranztest weist pathologische Werte auf, so liegt ein subklinischer Diabetes mellitus vor. Der **potenzielle Diabetes mellitus** hat einen normalen Glukosetoleranztest, ist aber durch die **Familienanamnese** belastet.

Diagnostik des Diabetes mellitus
Nüchternblutzucker (NBZ): Beim Gesunden liegen die Blutzuckerwerte bei 60–100 mg%; Werte zwischen 100–120 mg% sind grenzwertig; ein NBZ über 120 wird als pathologisch gewertet. Der postprandiale Blutzuckerwert liegt beim Gesunden unter 160 mg%.
Urinzucker: Die physiologische Glukosurie liegt bei ca. 15–20 mg/dl, Werte darüber sind pathologisch.
Oraler Glukosetoleranztest: Dem Patienten werden 75 g Glukose in 400 ml Flüssigkeit nach der Nüchternblutzuckerbestimmung oral zugeführt. BZ-Werte nach 2 Stunden von über 140 mg% sind als diabetisch einzustufen.
Insulinbestimmung im Serum:
Durch immunologische Methoden (Antikörpertests) kann zwischen dem biologisch wirksamen Insulin und dem biologisch unwirksamen Proinsulin unterschieden werden.
Bestimmung des C-Peptids:
Die radioimmunologische Bestimmung des C-Peptids, das bei der Biosynthese des Insulins aus Proinsulin abgespalten und an das Serum abgegeben wird, ermöglicht Aussagen über die Sekretionsleistung des Inselzellorgans. Der Referenzbereich liegt nüchtern bei 0,37 bis 1,2 nmol/l.
Mit zunehmender Glukosetoleranzstörung finden sich erhöhte Werte der **glykosilierten Hämoglobine (HbA$_{1a-c}$)**. Nüchternblutzuckerwerte von 140 mg/dl und mehr im Plasma führen zu einer deutlichen Zunahme des HbA$_{1c}$-Wertes über 10%.
Das Glykohämoglobin A$_{1c}$ ist ein Langzeitparameter zur Beurteilung der diabetischen Stoffwechselsituation (der letzten 4 bis 6 Wochen), da die Blutzuckerwerte mit dem Prozentanteil des HbA$_{1c}$ eng korrelieren. Durch die Bestimmung des Fruktosamingehalts glykosylierter Serumproteine ist eine nachträgliche Kontrolle der Blutzuckerwerte über einen Zeitraum von 1 bis 3 Wochen möglich.

Tab. 5.9 Glukosetoleranztest (Werte in mg/dl)

	Normalwert	pathologisch	Diabetes mellitus
Nüchtern	70–100	< 120	> 120
2 Std. Wert	< 140	140–200	> 200

[H94]
Frage 5.98: Lösung C

Folgen des Insulinmangels auf den Lipidstoffwechsel sind:
- **Gesteigerte** Lipolyse durch Wegfall der Hemmwirkung des Insulins auf die Fettgewebslipase. Die entstehenden Triglyzeride werden als freie Fettsäuren und Glyzerin utilisiert. Glyzerin kann in der Leber zur Glukoneogenese bzw. Triglyzeridsynthese verwendet werden.
- Die **Fettsäuresynthese ist herabgesetzt**, da die Glukosezufuhr in die Zellen vermindert ist und demzufolge Glyzerin-1-Phosphat als Ausgangsprodukt der Triglyzeridsynthese fehlt. Außerdem führt der verminderte Glukoseumsatz im Pentosephosphatzyklus über NADPH$_2$-Mangel ebenfalls zur verminderten Fettsäuresynthese.

Da beim Insulinmangel der Fettsäureabbau (β-Oxidation) gleichzeitig unverändert oder verstärkt ist, die Verwertung des dabei entstehenden Azetyl-CoA durch Hemmung des Glukosestoffwechsels allerdings nicht in ausreichendem Maß erfolgt, **nimmt die Menge freier Azylverbindungen im Blut ständig zu.** Beim Übersteigen der Aufnahmekapazität des Zitratzyklus resultiert die **Bildung von Ketonkörpern** in der Leber. Auch die Bildung von Cholesterin aus Azetyl-CoA ist möglich. Über **50%** der Diabetiker weisen als Folge der **gesteigerten Triglyzeridsynthese** in der Leber eine **sekundäre Hyperlipoproteinämie (Typ IV oder V)** auf. Jugendliche Diabetiker mit erhöhter Triglyzeridproduktion und **Mehrung der freien Fettsäuren im Blut** tendieren zur **Hyperchylomikronämie,** die durch Insulin reversibel ist. Erwachsene Diabetiker neigen noch häufiger zur VLDL-Überproduktion. Korrektur der Adipositas führt hier meist zur Normalisierung der erhöhten Lipidspiegel.
Zu **(D)** und **(E): Die Nierenschwelle für Glukose liegt bei ca. 160 mg/dl.** Bei höheren Werten kommt es zur Glukosurie.

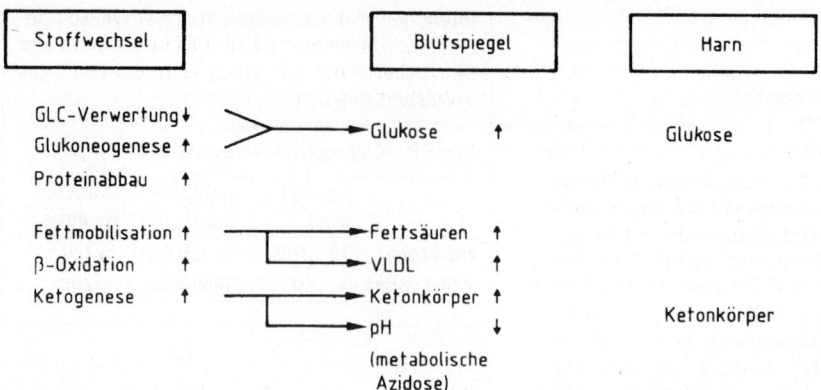

Abb. 5.15 Stoffwechsellage und Blutspiegelveränderung bei Diabetes mellitus (nach Prof. Fischer, Erlangen)

F94

Frage 5.99: Lösung D

Zu (1): Bei einer ausgeprägten **Hyperthyreose** kann die **Steigerung des Grundumsatzes** zur **Gewichtsabnahme** führen. Die **Hyperhidrosis** verbunden mit **Diarrhoe** führt zu einem **Wasserverlust,** der sich u. a. durch **Polydipsie** bemerkbar macht.

Zu (2): Die geschilderte Symptomatik ist typisch für einen neu aufgetretenen, unbehandelten **Diabetes mellitus**. Die **Glukosurie** bedingt einen vermehrten Wasserverlust, der von einer Polydipsie begleitet ist.

Zu (3): Beim primären **Hyperparathyreoidismus** finden sich im Rahmen der **Nierenfunktionsstörung:** Nierensteine, Nephrokalzinose, Polyurie und Polydipsie. Die hyperkalzämische Krise droht, wenn die **polyurische Phase** in die oligo-/anurische Phase übergeht.

Zu (4): Für Patienten mit einer **Anorexia nervosa** ist die **Trias Gewichtsabnahme, Obstipation und sekundäre Amenorrhoe** charakteristisch. Der Magerzustand wird verleugnet, und die Patientinnen fühlen sich weder körperlich noch seelisch krank. Wenn die Patientinnen so tun, als ob sie der Aufforderung zu essen nachkämen **(Pseudogefügigkeit)**, können sie Ärzte und Pflegepersonal über die tatsächlich aufgenommene Nahrungsmenge täuschen. Im Allgemeinen besteht aber ein trotzig-oppositionelles Verhalten, das mit einer Therapieablehnung verbunden ist. **Psychodynamisch** liegt eine neurotische Fehlentwicklung vor, bei der die weibliche Geschlechtsrolle abgelehnt wird. Dabei wird die Austragung des Konflikts von der genitalen auf die orale Phase verschoben. Nur in leichten Fällen ist eine Psychotherapie ambulant möglich.

Differenzialdiagnostisch müssen Erkrankungen organischer Ursache wie z. B. konsumierende Krankheiten, Tuberkulose und Sprue **ausgeschlossen werden.**

---**Diabetes-Manifestationsfaktoren**---V.49---

Exogene Manifestationsfaktoren:

Schwangerschaft und Stresssituationen führen über eine erhöhte Ausschüttung diabetogener Hormone bei disponierten Personen zum manifesten Diabetes mellitus.

Adipositas führt zu einem erhöhten Insulinbedarf, der mit Überstimulation der β-Zellen einhergeht und nach deren Erschöpfung zum absoluten Insulinmangel führen kann. *Adipositas* ist mit einer gesteigerten basalen und stimulierten Insulinsekretion verbunden. Es besteht eine **Hyperplasie der Langerhans-Inseln.** Die **Hyperinsulinämie** korreliert dabei mit dem relativen Körpergewicht, der Fettzellgröße und der Fettmasse des Organismus. Nach Stimulation findet sich eine **gesteigerte und fast immer auch verzögerte Insulinsekretion,** die zur „Down-regulation" der Insulinrezeptoren und zur **Insulinresistenz** führt. Zusätzlich lassen sich Störungen des intrazellulären Stoffwechsels (Postrezeptordefekte) nachweisen.

Der **sekundäre Diabetes mellitus** tritt im Gefolge anderer Erkrankungen auf.

Pankreasmangeldiabetes

Chronische Pankreatitis, Pankreaskarzinom, Hämochromatose, traumatische Pankreaszerstörung sowie Pankreatektomie führen zum Insulinmangeldiabetes.

Endokrine Störungen

In diesem Fall überwiegen insulinantagonistische Hormone.

- *Hypophysär:* Durch eosinophile bzw. basophile Adenome kann es zur vermehrten STH- sowie ACTH-Produktion kommen. Während STH eine direkte diabetogene Wirkung aufweist, ist sie bei ACTH über die Corticosteroidwirkung vermittelt.

- *Nebennierenrindenhormone* wie Corticosteroide, die beim *Morbus Cushing* vermehrt ausgeschüttet werden, sowie eine Therapie mit Glucocorticoiden, die die Glukoseutilisation hemmen, führen zum *Steroiddiabetes*. Dieser tritt bei etwa 20% der Patienten auf, die sich einer Steroiddauertherapie unterziehen müssen. Durch die glucocorticoidbedingte **Induktion glukoneogenetischer Schlüsselenzyme** wird die hepatische Glukoneogenese bei einer entsprechenden genetischen Disposition gesteigert. Zusätzlich ist die periphere Glukoseutilisation gestört **(Insulinresistenz)**.
- *Nebennierenmark:* Beim Phäochromozytom findet man eine erhöhte Ausschüttung diabetogener Hormone wie Adrenalin und Noradrenalin.
- *Schilddrüse:* Bei der Hyperthyreose ist das Auftreten einer peripheren Insulinresistenz beschrieben worden.
- *Glukagon* hat, bezogen auf den Glukosestoffwechsel, einige dem Adrenalin ähnliche Eigenschaften. Durch Aktivierung der Adenylatzyklase wird vermehrt Glykogen mobilisiert und die Glukoneogenese bzw. Ketogenese stimuliert. Gleichzeitig werden die Glykogensynthese, Glykolyse und Lipogenese gehemmt, und es kommt somit zu einer Erhöhung des Blutzuckerspiegels.

Hepatogener Diabetes mellitus
Hämochromatose und Leberzirrhose führen zu Funktionsstörungen des Leberparenchyms mit Ausfall der Glukoneogenese und Glykolyse. Daher ist die Glukoseutilisation in der Leber gestört.

Diabetes mellitus – Operationsvorbereitung — V.50

Beim insulinabhängigen **Diabetes mellitus** bleibt der Patient am Operationstag nüchtern. Morgens erhält der Patient eine intravenöse Infusion von 10%iger Glukoselösung. Innerhalb der nächsten 24 Stunden werden 3-mal 500 ml Glukose 10% über jeweils 8 Stunden mittels Infusionspumpe infundiert, damit der Blutzuckerspiegel in einem Bereich von 80 bis 200 mg% eingestellt werden kann. Am **Operationstag** erhält der Patient Altinsulin sofort nach dem Anlegen der Glukoseinfusion. Auf Grund der mangelnden Steuerbarkeit der Blutzuckerwerte werden Insulin und Glukose nicht als Mischinfusion zugeführt. Intraoperative Blutzuckerwerte unter 300 mg/100 ml bedürfen in diesem Fall keiner Insulinbehandlung.

Bei **kleineren Operationen,** bei denen der Patient bereits am Operationstag wieder essen kann, ist die subkutane Injektion von Altinsulin in Verbindung mit einer Glukoseinfusion meistens ausreichend.

Bei einem diätetisch und mit oralen Antidiabetika eingestellten Diabetes mellitus muss beachtet werden, dass orale Antidiabetika bis zu 50 Stunden nach der letzten Einnahme eine Hypoglykämie auslösen können.

Tab. 5.**10** Typische Unterscheidungsmerkmale zwischen Typ-I- und Typ-II-Diabetes mellitus (aus Ziegler: Hormon- und stoffwechselbedingte Erkrankungen in der Praxis. VCH 1987, S. 302)

Merkmale	Diabetes mellitus	
	Typ I	Typ II
Alter bei Beginn der Erkrankung	meist 20 Jahre (juveniler Diabetes)	meist 40 Jahre (Altersdiabetes)
Anteil an Gesamtheit der Diabetiker	10%	90%
Abhängigkeit von der Jahreszeit	Herbst, Winter	nein
Auftreten der Symptome	akut	langsam
Ketoazidose	häufig	selten
Fettleibigkeit	selten	fast immer
Anzahl der B-Zellen	verringert	verschieden
Insulinabhängigkeit	ja	nein
Rundzelleninfiltrate in Langerhans-Inseln	ja	nein
Familiäre Belastung	selten	fast immer
Antikörper gegen Inselzellen	ja	nein
Assoziation mit HLA-Komplex	ja	nein

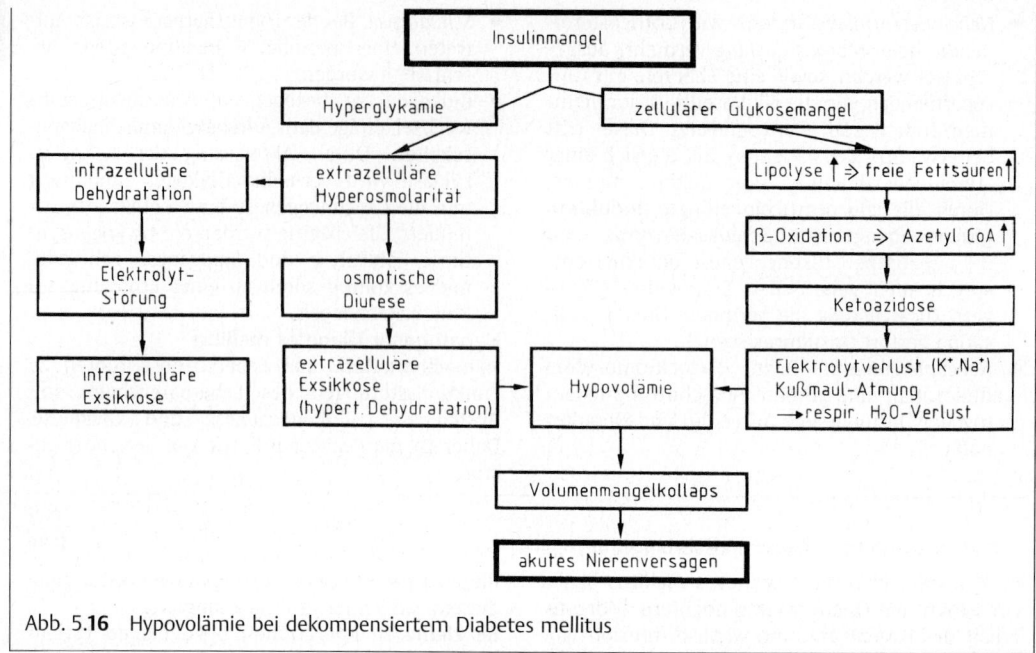

Abb. 5.16   Hypovolämie bei dekompensiertem Diabetes mellitus

Hyperosmolar- hyperglykämisches Koma — V.51

Das **hyperosmolar-hyperglykämische Koma** unterscheidet sich vom ketoazidotischen durch die fehlende Azidose, die bestehende **Hyperosmolarität** sowie die wesentlich **stärkere Hyperglykämie (600–1000 mg%)**. Bei dieser Form des diabetischen Komas kann der Wasserverlust infolge osmotischer Diurese bis zu 10 l/d betragen. Eine Ketonurie ist dabei nicht nachzuweisen, die Alkalireserven sind nicht erniedrigt.
Bei **relativem Insulinmangel (Typ-II-Diabetes)** kommt es **im hyperosmolaren Koma zu keiner ausgeprägten Ketoazidose, weil** die vorhandene **Insulinmenge ausreicht, um eine extreme Lipolyse im Fettgewebe zu verhindern.**
Folgen:
Die extreme osmotisch bedingte *Polyurie* geht mit geringen Natriumverlusten einher, was zu einer Verringerung des Gesamtbestands an Natrium im Körper führt. Trotzdem findet man im Serum bei normalen bis leicht erhöhten Kaliumwerten eine **relative Hypernatriämie,** die auf den extremen Wasserverlust zurückzuführen ist. Die entstehende **hypertone Dehydratation** kann infolge Hypovolämie zur Niereninsuffizienz führen und ist wesentliche Ursache für Bewußtseinsstörungen und Hirnschädigung beim hyperosmolaren diabetischen Koma.

H99

Frage 5.100: Lösung B
Der stark positive Acetonnachweis im Urin spricht neben dem Alter des Patienten für die Diagnose eines ketoazidotischen Komas. Beim hyperosmolar-hyperglykämischen Koma besteht demgegenüber keine deutliche Hyperketonämie.
Ketoazidotisches Koma (häufige Form, typisch für Typ I-Diabetes)
- **Ketonkörper** beanspruchen Alkalireserven des Körpers ⇒ **metabolische (Keto-)Azidose**
- **Elektrolyt- und Wasserverlust**
- **tiefe, frequente Atemzüge** (Versuch einer **respiratorischen Kompensation**)
- **Weitere Symptome** sind Polydipsie, Vomitus, Muskelschwäche, Apathie ⇒ Bewusstseinsverlust, ggf. auch **Pseudoperitonitis** mit **Bauchdeckenspannung**

Hyperosmolar-hyperglykämisches Koma (typisch für Typ-II-Diabetes)
- Das hyperosmolar-hyperglykämische Koma unterscheidet sich vom ketoazidotischen durch die fehlende Azidose, die bestehende **Hyperosmolarität** und die wesentlich **stärkere Hyperglykämie** (600–1000 mg/dl) ⇒ osmotisch bedingte Polyurie (oft > 6 Liter) ⇒ hypertone (relative Hypernatriämie) Dehydratation ⇒ **Hypovolämie** (Kreislaufzentralisation) ⇒ prärenales Nierenversagen, Bewusstseinsstörungen und Hirnschädigung.

Tab. 5.11 Befunde bei diabetischen Komata

Koma	ketoazidotisch	hyperosmolar	hypoglykämisch
Vorerkrankung	Typ I-Diabetes	Typ II-Diabetes	
Manifestationsalter	jüngere Patienten	ältere Patienten, oft Erstmanifestation	kein Präferenz
Koma	seltener	häufiger	spätes Symptom
Labor	BZ > 300 mg/dl pH ↓ Serumosmolalität leicht ↑	BZ > 600 mg/dl pH normal Serumosmolalität ↑↑	BZ < 50 mg/dl pH normal Serumosmolalität normal

Bei der **diabetischen Ketoazidose** besteht eine erhöhte Synthese von Ketonkörpern in der Leber in einem Maße, das den Energiebedarf der peripheren Gewebe übersteigt. Durch die Hyperketonämie kommt es zu einer **erheblichen Urinausscheidung von Azetoazetat und Beta-Hydroxybutyrat.** Durch spontane Dekarboxylierung wird aus Azetoazetat Azeton freigesetzt, das im Plasma akkumuliert und langsam über die Lungen abgeatmet wird.
Oft liegen die Blutzuckerspiegel zwischen 400 und 800 mg/dl. Sie können aber auch niedriger sein. pH-Wert (Akkumulation anorganischer Säuren) und Bicarbonat im Blut sind vermindert. Das Serum-Kalium ist bei azidotischer Stoffwechsellage auf Werte > 5,5 mmol/l erhöht, da im Rahmen der **Verteilungshyperkaliämie** Kalium im Austausch gegen Wasserstoffionen aus den Zellen tritt, um den pH-Wert im ERZ zu normalisieren.

H99

Frage 5.101: Lösung A

Therapie des ketoazidotischen Komas
Sofortmaßnahmen bis zur stationären Aufnahme:
- Flüssigkeitszufuhr ⇒ 500 ml physiologische Kochsalzlösung i.v. (ausreichende Maßnahme bei kurzer Transportzeit)

bei längerer Transportzeit:
- wenn kein Perfusor verfügbar ⇒ 10 I.E. Normalinsulin i.m. oder besser:
- 6–10 I.E. Normalinsulin/Std. **über Perfusor** bis zur Klinikaufnahme (anfangs 50 ml verwerfen oder Zusatz von Haemaccel zur Insulinlösung, um Adsorption im System zu verhindern)

Primäres Therapieziel ⇒ Blutglukosespiegel von 200–250 mg/dl, anschließende Normalisierung über 2–3 Tage

Stationäre Therapiemaßnahmen:
- bei fehlender Insulin-Wirkung nach 2 Stunden ⇒ Dosisrate verdoppeln
- bei Abfall des Plasmakaliums (⇒ Insulinwirkung) ⇒ Zufuhr von 10 bis 30 mmol/h als Kaliumchloridlösung
- Natriumbicarbonat nur, wenn pH < 7,1 (sonst Gewebshypoxie)
- i.v. Phosphatsubstitution (4–8 mmol/h) nur bei Serumwerten < 0,5 mmol/l

Diabetisches Spätsyndrom V.52

Das Schicksal des Diabetikers wird durch das Ausmaß seiner Gefäßschäden bestimmt.
Die **Makroangiopathie** mit Kalzifizierung der Media, diffuser Intimafibrose und Akkumulation von Lipiden in den Gefäßwänden führt im Sinne einer Früharteriosklerose zur Hypertonie, Angina pectoris, peripheren Durchblutungsstörungen und zerebralen Insulten. Die sekundäre Hyperlipoproteinämie wird ihrerseits durch die bei Insulinmangel vermehrte Aktivität der Fettgewebslipoproteinlipase sowie eine exzessive Fettsäuremobilisation verursacht.
Die diabetesspezifische **Mikroangiopathie** mit Verdickung der kapillären Basalmembranen und Intima wird in 4 typische Krankheitsbilder eingeteilt: *Retinopathie, Glomerulosklerose, Gangrän und Neuropathie*. Als verursachend werden eine gesteigerte nicht enzymatische Glykosilierung von Proteinen, deren Funktion hierdurch verändert werden kann, und die vermehrte Umwandlung von Glukose in Sorbitol, das osmotisch wirksam ist, angenommen. Es besteht eine Zunahme der Blutviskosität mit verminderter Verformbarkeit von Erythrozyten und erhöhter Aggregationsbereitschaft der Thrombozyten.

Retinopathie
Frühzeichen des diabetischen Kapillarschadens am Augenhintergrund sind Schlängelungen kleiner Arterien sowie typische Mikroaneurysmen. Im weiteren Verlauf der Retinopathie treten intraretinale Blutungen, Lipidablagerungen, Degenerationsherde sowie Gefäßproliferationen auf. Das Endstadium einer diabetischen Retinopathie bezeichnet man als **Retinopathia proliferans,** bei der auch der Glaskörper von den Gefäßproliferationen betroffen ist. Dabei entwickelt sich ein Sekundärglaukom und durch Blutungen in den Glaskörper nimmt das Sehvermögen bis zur Blindheit ab. Prinzipiell ist die diabetische Retinopathie ein progredientes Leiden, das bei etwa 3 % der Diabetiker zur **Erblindung** führt.

Diabetische Nephropathie
Als diabetische Nephropathie werden sowohl die **noduläre Glomerulosklerose** (Kimmelstiel-

Wilson) als auch die **Arterio-Arteriolosklerose der Niere** bezeichnet. Diesen Erkrankungen geht in der Regel eine Diabetesdauer von 10–15 Jahren voraus. Als Folge einer diabetischen Nierenschädigung kommt es zur **Albuminurie, Ödembildung sowie renaler Hypertonie.** Es bestehen sklerotische Veränderungen der glomerulären Basalmembran, die sowohl die Ladungsträgerdichte als auch die Struktur (Basalmembranverdickung mit Zunahme des Kollagentyp IV-Gehalts) betreffen. Die diabetische Nephropathie bestimmt die Prognose des juvenilen Diabetes und ist zugleich dessen **häufigste Todesursache.** Rein statistisch ist allerdings die Pyelonephritis infolge vermehrter Infektanfälligkeit die häufigste Nierenerkrankung des Diabetikers. Im Rahmen der **diabetischen Nephropathie** tritt oft ein hyporeninämischer Hypoaldosteronismus auf, der zu einer Hyponatriämie und Hyperkaliämie führen kann. Möglicherweise ist dies durch die unmittelbare Folge des Nierenparenchymschadens oder durch Regulationsstörungen im Bereich des Renin-Angiotensin-Adosteron-Systems bedingt.

Neuropathie
Die diabetische Neuropathie betrifft sowohl das autonome als auch das zentrale Nervensystem. Im Gegensatz zu anderen Erscheinungen der diabetischen Mikroangiopathie setzt sie keinen langdauernden Diabetes voraus. Eine akut auftretende Form der Neuropathie tritt bei schlecht eingestelltem Diabetes mellitus auf. Die **chronische Polyneuropathie** ist auch bei guter Stoffwechselführung nicht zu umgehen.
Mikrozirkulationsstörung, ein gestörter Energiestoffwechsel, oxidativer Streß, neurotrophe Defizite und vermutlich auch eine Anreicherung von Sorbit und Fruktose in den Nervenzellen und Axonen bedingen Schäden, die zu einer **Herabsetzung der Nervenleitungsgeschwindigkeit** führen.
Das klinische Bild wird von distal betonten Parästhesien, abgeschwächten Eigenreflexen, evtl. Areflexie und bisweilen auch starken Schmerzen (Burning-feet-Syndrom) bestimmt. In schweren Fällen fehlen der ASR und der PSR, und es kommt zu einem Verlust der Schweißsekretion.
Die **autonome diabetische Neuropathie** betrifft sowohl das sympathische als auch das parasympathische Nervensystem. Typisches Symptom ist ein Verlust der Ruheherzfrequenzvarianz.
Hinzu kommen im Rahmen der urogenitalen Neuropathie Blasenentleerungsstörungen (Blasenatonie) sowie erektile Impotenz.
Magenentleerungsstörungen treten als Ausdruck einer beginnenden Gastroparese auf. Als Ursache der diabetischen Gastropathie wird eine Störung des Nervus vagus angenommen.

Gangrän
Die Gangrän als Folgezustand der arteriellen Gefäßkrankheit bei diabetischer Mikro- bzw. Makroangiopathie wird sehr häufig beobachtet. Ursächlich sind **Veränderungen an den Basalmembranen,** wie sie in nahezu allen Gefäßbereichen auftreten können. Derzeit wird eine nicht enzymatische Glykosilierung von Proteinen der Basalmembran bei länger bestehender Hyperglykämie als Ursache der Gangrän diskutiert. Das **nicht enzymatisch glykosilierte Hämoglobin A_{1c}** ist bei längerem Einwirken höherer Blutglukosespiegel nachzuweisen und beträgt 10% und mehr des totalen erythrozytären Hämoglobins. Dieses Hämoglobinmolekül weist eine größere Affinität für Sauerstoff auf und vermindert dadurch die Sauerstoffabgabe an das Gewebe. Demnach sind bei chronischem Insulinmangel hypoxische Zustände im Bereich der Gefäßwand denkbar, wobei insbesondere der retinale Sauerstoffmangel als Ursache für die Entstehung der Neovaskularisation im Spätstadium der diabetischen Retinopathie als gesichert gilt.

Diabetische Katarakt
Der diabetischen Katarakt liegt eine Störung der Osmoregulation der Augenlinse zugrunde. Durch Einlagerung von Sorbit und Fruktose kommt es zu hydropischer Schwellung, Elektrolytverschiebungen und Zusammenbruch des Zellstoffwechsels. Es resultiert eine Quellung und Trübung der Linsenfasern.
Weitere Folgen des diabetischen Spätsyndroms sind eine vermehrte Infektanfälligkeit (→ Pyelonephritiden) und die Ausbildung einer Fettleber.

H95

Frage 5.102: Lösung E

Zu (3): **Diabetisches Spätsyndrom:**
Die **Makroangiopathie** führt im Sinne einer **Früharteriosklerose** zu Hypertonie, Angina pectoris, Durchblutungsstörungen und Schlaganfällen.
Die **diabetesspezifische Mikroangiopathie** mit **Gefäßwandveränderungen** im Bereich der kleinen bzw. kapillären Blutgefäße führt zu **typischen Krankheitsbildern** im Bereich des Auges (**Retinopathie**), der Nieren (**Glomerulosklerose**), der **Beine (Gangrän)** und des Nervensystems (**Neuropathie**).
Zu (1), (2) und (4): Der **diabetische Fuß** tritt als **Folgezustand der diabetischen Gefäßkrankheit** auf. Ursächlich sind **Veränderungen an den Gefäßwänden,** wie sie in nahezu allen Gefäßbereichen auftreten. Eine **nicht enzymatische Glykosilierung von Proteinen der Basalmembran der Gefäße** bei länger bestehender Hyperglykämie wird als Hauptursache der **Gangrän** diskutiert. Der betroffene Fuß wird durch die gleichzeitig bestehende **Neuropa-**

thie gefühllos, sodass Verletzungen nicht mehr bemerkt werden, und weist zudem noch schlechte Wundheilungseigenschaften auf. Es resultieren **trophische Ulzera**. Mit der Zeit kann es zur Dunkelfärbung (Brand = **Gangrän**) betroffener Gliedmaßen kommen, die unter Umständen von einer Amputation gefolgt wird.
Siehe auch Lerntext V.52.
Zu (5): Die **hyperostotische Osteoarthropathie**, die bei bestimmten Formen des Diabetes mellitus gefunden wird, kann durch eine gesteigerte Wirkung von Wachstumsfaktoren (z.B. IGF-1) an ossären Insulinrezeptoren erklärt werden. Diabetiker neigen auch vermehrt zur **Osteoporose**.

H00

Frage 5.103: Lösung B

Insbesondere die Schmerzlosigkeit und Lokalisation der Ulzera erlaubt eine Abgrenzung zu Ulcera cruris. **Trophische Hautveränderungen** bei chronisch venöser Insuffizienz betreffen vor allem die Region hinter dem medialen Fußknöchel im Bereich der insuffizienten Cockett-Perforation.
Diabetisches Fuß-Syndrom (2 Pathomechanismen):
- **ischämisch** als Folgezustand der **diabetischen Angiopathie** ⇒ **kühler Fuß, keine Fußpulse** tastbar, **Gangrän** (Brand, Dunkelfärbung) betroffener Gliedmaßen, zudem **schlechte Wundheilungseigenschaften**
- **neuropathisch** (70% d. F.) ⇒ **warm und rosiges Aussehen** ohne AVK, **gefühllos**, sodass Verletzungen nicht bemerkt werden ⇒ **schmerzlose Ulzera** am lateralen Fußrand, Ferse, Fußballen.

F97

Frage 5.104: Lösung B

Siehe Kommentar zu Frage 5.103.

H96

Frage 5.105: Lösung E

Siehe Kommentar zu Frage 5.103.

H96

Frage 5.106: Lösung D

Das **diabetische Fußsyndrom** tritt bei etwa 25% der Diabetiker auf. Im Rahmen der reduzierten Infektabwehr kommt es dabei oft zu chronischen Infektionen. Das Keimspektrum umfasst aerobe grampositive Kokken und gramnegative Keime. Septische Verläufe werden v.a. durch Anaerobier bedingt. Typische lokale, oberflächliche Infektionen durch **Staph. aureus** sind Furunkel, Karbunkel, Panaritium, Schweißdrüsenabszess, Impetigo und Wundinfektionen.

Der **neuropathisch infizierte Fuß** ist erfolgreich durch völlige Ruhigstellung, tägliche Reinigung der Wunde und sorgfältiges Abtragen der Nekrosen sowie gezielte antibiotische Therapie zu behandeln. Bis zum Erhalt des Antibiogramms (Abstrichdiagnostik) sind Staphylokokken-wirksame knochengängige Antibiotika wie z.B. Clindamycin (Sobelin® Kps.) und Gyrasehemmer wie Ciprofloxacin (Ciprobay®) oder Ofloxacin (Tarivid®) indiziert. **Pyogene Infektionen durch Staph. aureus** erfordern die Kombination aus einem Isoxazolylpenicillin (z.B. Dicloxacillin, Flucloxacillin) und einem Aminoglykosid (z.B. Gentamycin), da etwa 80% **aller Staph. aureus-Stämme** Penicillinase bilden und somit gegen die anderen Penicilline resistent sind.

F98

Frage 5.107: Lösung ∗∗∗
Diese Frage wurde aus der Wertung genommen.

Retinopathie, Glomerulosklerose, Neuropathie und „small vessel disease" der **intramuralen Koronararterien** sind Folge der **diabetesspezifischen Mikroangiopathie**.
Diabetische Augenerkrankung:
- **Retinopathie** mit intraretinalen Blutungen, Lipidablagerungen, Degenerationsherde und Gefäßproliferationen **(Retinopathia proliferans)**, Blutungen in den Glaskörper
- Im Rahmen der **Rubeosis iridis** kann sich durch Gefäßneubildung ein **Neovaskularisationsglaukom** (früher: hämorrhagisches **Sekundärglaukom**) entwickeln.
- diabetische Linsentrübung (Katarakt) mit **hydropischer Linsenschwellung** und **transitorischen Refraktionsänderungen**

Diabetische Nephropathie:
Die **diabetische Nephropathie** bestimmt die **Prognose des juvenilen Diabetikers**.
Pathogenese: noduläre Glomerulosklerose (Kimmelstiel-Wilson) und Arterio-Arteriolosklerose der Niere ⇒ Albuminurie, Ödembildung, **hyporeninämischer Hypoaldosteronismus** sowie renale Hypertonie
- **Stadium I** ⇒ Stadium der **Nephromegalie** mit **Überfunktion** und Hyperfiltration, GFR stark erhöht, Mikroalbuminurie bis Proteinurie v.a. unter körperlicher Belastung; unter Insulintherapie teilweise reversibel
- **Stadium II** ⇒ **Latenzstadium** mit morphologischen Nierenveränderungen, GFR permanent um 5–30% gesteigert, Mikroalbuminurie unter körperlicher Belastung.

Etwa 40% der Diabetiker entwickeln nach ungefähr 10 Jahren das

- **Stadium III** ⇒ beginnende **Nephropathie** mit gesteigerter Urinalbuminausscheidung auch in Ruhe, arterieller Hypertonie und zunehmender Albuminurie. Die GFR ist noch gesteigert.
- **Stadium IV** ⇒ **manifeste diabetische Nephropathie** mit Proteinurie > 0,5 g/24 h (und arterieller Hypertonie sowie bei 30% der Patienten nephrotisches Syndrom). Bleibt die Hypertonie unbehandelt, nimmt die GFR pro Monat um ca. 1 ml/min ab.
- **Stadium V** ⇒ Stadium der terminalen **Niereninsuffizienz** mit Proteinurie und Hypertonie

F94

Frage 5.108: Lösung D

Zur **Entwicklung der diabetischen Nephropathie:** Siehe Kommentar zu Frage 5.107.
Zu **(A)** und **(C)**: Der **Urinbefund** umfasst im Laufe der Erkrankung **Proteinurie, Mikrohämaturie und Zylindrurie.**
Zu **(B)**: **Azotämie** bezeichnet die **Erhöhung des Harnstoff-Stickstoffs im Blut,** die bei der fortgeschrittenen Niereninsuffizienz besteht.
Zu **(E)**: **Isosthenurie** bezeichnet die Folge einer Einschränkung der maximalen Konzentrierfähigkeit der Nieren. Während gesunde Nieren osmotisch wirksame Bestandteile täglich mit 750 ml Harn ausscheiden können, werden dazu etwa 3 Liter Urin unter einer Isosthenurie benötigt.

F99

Frage 5.109: Lösung A

Siehe Kommentar zu Frage 5.107.

F00

Frage 5.110: Lösung B

Im Rahmen eines diabetischen Spätsyndroms besteht eine **diabetische Retinopathie** mit intraretinalen Blutungen, Lipidablagerungen, Degenerationsherden und **Gefäßproliferation** (Retinopathia proliferans) am Augenhintergrund.
Die **diabetische Nephropathie** bestimmt die **Prognose des juvenilen Diabetikers. Noduläre Glomerulosklerose** (Kimmelstiel-Wilson) und **Arterio-Arteriolosklerose** der Niere führen zu Albuminurie, **Ödembildung** sowie **renaler Hypertonie**.
Siehe auch Kommentar zu Frage 5.107.

F00

Frage 5.111: Lösung C

Die **diabetische Neuropathie** betrifft sowohl das **autonome** als auch das **zentrale Nervensystem**. Die **Neuropathie** kann bei schlecht eingestelltem Diabetes mellitus **auch akut** auftreten. Die **chronische Polyneuropathie** ist auch bei guter Stoffwechselführung **nicht** zu umgehen.

Sensomotorische Polyneuropathie
- **distal betonte Parästhesien** und **Sensibilitätsausfälle**, bisweilen auch starke Schmerzen (z.B. **Burning-feet-Syndrom**), vermindertes Vibrationsempfinden
- **abgeschwächte Eigenreflexe** oder **Areflexie** (Achillessehnenreflex und Biceps-Sehnen-Reflex nicht auslösbar)

Autonome diabetische Neuropathie
- **kardiovaskuläre Neuropathie** ⇒ **Verlust der Herzfrequenzvariabilität** (⇒ u.a. fehlender Herzfrequenzanstieg beim Aufstehen oder während In- und Exspiration), **Ruhetachykardie** (Vagusschaden)
- **diabetische Gastroenteropathie** ⇒ **Magenentleerungsstörungen** (**Gastroparese** durch Vagusschädigung) und **Hypomotilität** von Dünn- und **Dickdarm**
- **urogenitale Neuropathie** ⇒ **Blasenentleerungsstörungen, erektile Impotenz**
- **gestörte Pupillenreflexe, Abnahme der Schweißsekretion**

F96

Frage 5.112: Lösung D

Siehe Kommentar zur Frage 5.111.

H93

Frage 5.113: Lösung B

Zu **(B)**: Die **Arthritis psoriatica** tritt bei etwa 5% der Patienten auf, die unter einer Psoriasis leiden. Auch idiopathische Formen treten, wenn auch nur selten, auf. Bei dieser Erkrankung kann ein **zentraler (Spondylitis psoriatica mit Sacroiliitis)** von einem **peripheren Typ mit Oligo- bzw. Polyarthritis** unterschieden werden.
Zu **(A)**: Als **Cheiroarthropathie** wird die beim Diabetes mellitus auftretende Erkrankung der Interphalangeal- und Metakarpophalangealgelenke bezeichnet. Sie kann bei über lange Zeit schlecht eingestellten Diabetikern auftreten und wird auf Bindegewebsstoffwechselstörungen zurückgeführt.
Zu **(C)**: Die **Spondylosis hyperostotica** ist eine Sonderform des degenerativen Rheumatismus der Wirbelsäule. Sie tritt hauptsächlich im 4.–7. Lebensjahrzehnt auf und tendiert unter zunehmenden Schmerzen vor allem im mittleren Rückenbereich zu einer deutlichen Rückenversteifung, ohne vollständige Ankylose.
Die Krankheit ist sehr **oft mit einem Diabetes mellitus (50%) kombiniert**. Röntgenologisch finden sich vor allem an der Brustwirbelsäule Knochenspangen (Osteophyten), die sich gussartig über die Vorderflächen von Brustwirbeln und Bandscheibenräumen hinziehen. An der Halswirbelsäule entstehen die Spondylophyten seltener. Die Iliosakralgelenke bleiben frei.
Zu **(D)** und **(E)**: Siehe Lerntext V.52.

5.6 Endokrines Pankreas und Kohlenhydratstoffwechsel

[H97]

Frage 5.114: Lösung C

Zu **(C):** Die **Alveolarproteinose** (Rosen-Castleman-Liebow-Syndrom) bezeichnet eine **ätiologisch ungeklärte** Ansammlung gekörnter, eiweiß- und fetthaltiger Stoffe in den Alveolen größerer Lungenbezirke.
Zu **(A):** Beim **Typ-I-Diabetes** findet man zu Beginn der Erkrankung eine entzündliche Reaktion des Inselgewebes der Bauchspeicheldrüse, deren genetische Disposition auf Merkmalen des **Chromosoms 6** beruht. Personen mit den **HLA-Antigenen DR3** und/oder **DR4** haben eine erhöhte Disposition diese Form des Diabetes zu entwickeln.
Beim **Typ-II-Diabetes** fehlen solche Immunphänomene.
Zu **(B):** Im Rahmen des **diabetischen Spätsyndroms** resultiert durch Hypertriglyzeridämie die Ausbildung **einer Fettleber** (Steatosis der Leber).
Zu **(D):** Die **diabetische Nephropathie** resultiert aus einer Kombination von nodulärer Glomerulosklerose (Kimmelstiel-Wilson) und Arterio-Arteriolosklerose der Niere. Sie führt zu Albuminurie, Ödembildung sowie renaler Hypertonie.
Zu **(E):** Autonome diabetische Neuropathie
- **kardiovaskuläre Neuropathie** → **Verlust der Herzfrequenzvariabilität** (u.a. fehlender Herzfrequenzanstieg beim Aufstehen oder während In- und Exspiration), **Ruhetachykardie** (Vagusschaden)
- **diabetische Gastroenteropathie** → **Magenentleerungsstörungen (Gastroparese** durch Vagusschädigung) und **Hypomotilität** von **Dünn- und Dickdarm**
- **urogenitale Neuropathie** → **Blasenentleerungsstörungen, erektile Impotenz**
- weitere **Folgen** der **autonomen diabetischen Neuropathie** sind **gestörte Pupillenreflexe**, Abnahme der Schweißsekretion.

[H93]

Frage 5.115: Lösung C

Die freie Glukose des Blutplasmas kann nach Aufnahme in die Erythrozyten mit Hämoglobin reagieren (nicht enzymatische Reaktion). Durch Reaktion der freien Aldehydgruppe der Glukose mit Aminogruppen des Hämoglobins entstehen Fructosaminderivate, die bis zu ihrem Abbau nachweisbar sind. Das **nicht enzymatisch glykosilierte Hämoglobin A_{1c}** gilt als aussagekräftiger **Langzeitparameter** zur Beurteilung einer diabetischen Stoffwechsellage für den vergangenen Zeitraum von 4 bis 6 Wochen, da die Höhe des Blutzuckers mit dem %-Anteil des HbA_{1c} eng korreliert. **Hämoglobin A_{1c}** wird aus einer Blutprobe bestimmt. Bei Gesunden beträgt sein Anteil am Gesamt-Hämoglobin weniger als 7%. **Falsch niedrige Konzentrationen** werden bei verkürzter Erythrozytenlebenszeit gemessen, **falsch hohe Werte** u. a. bei Niereninsuffizienz, Hyperlipoproteinämie und hochdosierter Salizylattherapie bestimmt.

Tab. 5.12 Beurteilung der diabetischen Stoffwechsellage mit Hämoglobin A_{1c}

Stoffwechsellage	% Hämoglobin A_{1c} des Gesamt-Hb
befriedigend	< 10
schlecht	10 bis 12
dekompensiert	> 12

[H99]

Frage 5.116: Lösung C

Mit zunehmender Glukosetoleranzstörung finden sich **erhöhte Werte der glykosilierten Hämoglobine** (HbA_{1a-c}). Ihre Bestimmung eignet sich zur **Therapiekontrolle** (BZ der letzten 6 Wochen = „Glukose-Gedächtnis").
Nüchternblutzuckerwerte von > 140 mg/dl im Plasma führen zu einer deutlichen Zunahme des HbA_{1c}-Wertes auf über 10% (**normal** < 7%; **gut eingestellter Diabetiker** < 8%). Ab einem HbA_{1c} Wert > 12% spricht man von einer dekompensierten Stoffwechsellage.
Therapieziele
- Vermeidung lebensbedrohlicher Stoffwechselentgleisungen **(diabetisches Koma)**
- **Vermeiden kurzfristiger Blutzuckeranstiege** (krankhafte Blutzuckerspitzenwerte) zur **Verminderung diabetischer Folgekrankheiten**
- Nüchternblutzucker **< 120 mg/dl**; postprandial **< 180 mg/dl**
- HbA_{1c} **< 7%**
- Vermeiden hypoglykämischer Zustände

Ketoazidotisches Koma — V.53

Wesentliche Voraussetzung für die Entstehung des **ketoazidotischen Komas** ist die exzessive Bildung von Ketonkörpern mit daraus resultierender Ketonämie.
Folgende pathologische Mechanismen sind ursächlich an der **Ketonkörpersynthese** beteiligt:
1. Die durch den Insulinmangel gesteigerte Lipolyse führt zum vermehrten Anfall freier Fettsäuren.
2. Ein verminderter Glukoseumsatz im Pentosephosphatzyklus führt zum Mangel an NADPH, der wiederum die Fettsäuresynthese blockiert.
3. Die aus 1. und 2. resultierende erhöhte Konzentration freier Azylverbindungen blockiert

zusätzlich ein weiteres Enzym der Fettsäuresynthese, die Azetyl-CoA-Karboxylase.
4. Da es an Glukose als Energielieferanten intrazellulär mangelt (es besteht zwar eine Hyperglykämie, die Glukosepermeation in die Zellen ist jedoch gestört), werden freie Fettsäuren über die β-Oxydation zu Azetyl-CoA-Verbindungen abgebaut.
5. Das in großen Mengen anfallende Azetyl-CoA kann wegen eines relativen Mangels an Oxalacetat nicht vollständig in den Zitratzyklus zur Energiegewinnung eingeschleust werden.
6. In der Folge wird Azetyl-CoA über alternative Stoffwechselwege zur **Ketonkörper- und Cholesterinbiosynthese** verwendet (Ketonämie, Hyperlipoproteinämie, Hypercholesterinämie).

Die Ketonkörper Azetessigsäure und β-Hydroxybuttersäure beanspruchen durch Abgabe von H^+-Ionen die Alkalireserven des Körpers. Es kommt daher zur **metabolischen (Keto-)Azidose** mit negativem Basenexzess.
Folgen
- massiver korrespondierender **Elektrolytverlust** (Na^+, K^+) → Hypokaliämie, Exsikkose
  Anmerkung: Bei massiver Exsikkose kann initial auch eine relative Hyperkaliämie auftreten.
- **Kussmaul-Atmung** (Versuch einer respiratorischen Kompensation der metabolischen Azidose) mit respiratorischen H_2O-Verlusten.

Der **Wasserverlust** durch die zusätzlich bestehende osmotische Diurese kann bei schweren Formen bis zu 6 l/d betragen. Dadurch kommt es zur Hypovolämie, Kreislaufzentralisierung und Gefahr des Nierenversagens.
Die **Therapie** des ketoazidotischen Komas konzentriert sich auf folgende Gesichtspunkte:
- Insulinersatz
- Beseitigung der Hypovolämie
- Ausgleich der Elektrolytverluste
- Beseitigung der Ketoazidose

Initial werden 10–15 IE Normalinsulin i. v. appliziert, danach ca. 5 IE Normalinsulin/h über Dosierpumpe.
Der **Blutzucker sollte dabei nicht schneller als 100 mg/dl pro Stunde** und zunächst nicht auf Werte unter 250 mg/dl **gesenkt werden,** da hierdurch weniger Hypokaliämien und Hypoglykämien im Verlaufe der Behandlung induziert werden. Bei Blutzuckerwerten von 250–300 mg/dl reduziert man die Dosis von Normalinsulin auf 2 IE/h bei gleichzeitiger Infusion von 5%iger Glukoselösung.
Um eine **Insulinresistenz** zu durchbrechen, müssen die Dosen verdoppelt werden.

Elektrolytausgleich:
- Natriumsubstitution im Rahmen der Flüssigkeitssubstitution
- Kaliumsubstitution 2 Std. nach Behandlungsbeginn, in Abhängigkeit von der Höhe des Serum-K^+ und vom pH-Wert
- Phosphatsubstitution bei Serum-Phosphat < 0,5 mmol/l

H94
Frage 5.117: Lösung A

Siehe Lerntext V.53.

F96
Frage 5.118: Lösung B

Metabolische Folgen des **absoluten Insulinmangels**
- Insulinmangel → verminderte periphere Glukoseverwertung → **Hyperglykämie** (Leitsymptom)
- Glykogenolyse ↑, **Glukoneogenese in der Leber** ↑, **Proteolyse** und **Lipolyse** (freie Fettsäuren ↑)
- **Fettsäuren** ↑, **Triglyzeridsynthese** ↓ → Fettsäureabbau (β-Oxidation) ↑ → freie Azylverbindungen im Blut ↑ → **Bildung von Ketonkörpern in der Leber**

Ketoazidotisches Koma (Typ I-Diabetes)
Wesentliche Voraussetzung für die Entstehung des **ketoazidotischen Komas** ist die gesteigerte **Bildung von Ketonkörpern.**
- Die **Ketonkörper** Azetessigsäure und β-Hydroxybuttersäure beanspruchen die Alkalireserven des Körpers. Es kommt daher zu einer **metabolischen (Keto-)Azidose (Additionsazidose).**
- Weitere Folgen sind **Elektrolyt- und Wasserverlust** (initial 4–7 Liter) mit nachfolgender **Exsikkose.** Der **Wasserverlust** führt zur **Hypovolämie.** (Die Exsikkose ist allerdings **weniger stark ausgeprägt** als beim **hyperosmolaren Koma!**)
- Durch **tiefe, frequente Atemzüge** besteht der Versuch einer **respiratorischen Kompensation** der metabolischen Azidose.
- **Weitere Symptome** sind Polydipsie, Vomitus, Muskelschwäche, Apathie und Bewusstseinsverlust, ggf. auch **Pseudoperitonitis** mit **Bauchdeckenspannung** (**Cave:** Verwechslung mit Appendizitis im Kindesalter!).

Blutgasanalyse:
- pH-Wert < 7,36
- Standardbicarbonat < 21 mmol/l
- Basenabweichung – 2 mmol/l

Labor:
- **Bicarbonatkonzentration, pH-Wert** und **pCO₂ ↓** (Versuch der respiratorischen Kompensation)

Hyperosmolar-hyperglykämisches Koma (Typ II-Diabetes)
- Beim **Typ-II-Diabetes** kommt es im hyperosmolaren Koma **zu keiner ausgeprägten Ketoazidose**, weil die **vorhandene Insulinmenge ausreicht**, um eine extreme Lipolyse im Fettgewebe zu verhindern.
- Das **hyperosmolar-hyperglykämische Koma** unterscheidet sich vom ketoazidotischen durch die **fehlende Azidose**, die bestehende **Hyperosmolarität** und die wesentlich stärkere Hyperglykämie (600–1000 mg/dl) → **osmotisch bedingte Polyurie** (oft > 6 Liter) → **hypertone** (relative Hypernatriämie) **Dehydratation** → **Hypovolämie** (→ Kreislaufzentralisation) → **prärenales Nierenversagen, Bewusstseinsstörungen** und Hirnschädigung.

F94

Frage 5.119: Lösung D

Muskelarbeit führt durch eine Steigerung des Energieverbrauchs zu einer **Senkung des Blutglukosespiegels** und steigert die Insulinempfindlichkeit der Peripherie. Unter Injektionstherapie mit Insulin besteht bei muskulärer Arbeit die Gefahr von Hypoglykämien.
Bei einem dekompensierten Diabetes mellitus kann Muskelarbeit allerdings zum paradoxen Blutglukoseanstieg führen.

Insulintherapie — V.54

Bis vor kurzer Zeit wurde Insulin in reiner Form aus tierischen Bauchspeicheldrüsen hergestellt, die jeweils nur das Insulin einer Tiergattung enthielten. Heute wird grundsätzlich mit **Humaninsulin** behandelt. Diabetiker, die schon seit längerer Zeit tierisches Insulin (Schwein, Rind) erhalten und damit gut eingestellt sind, können bei dieser Therapie jedoch bleiben.

Eine Insulintherapie wird durchgeführt bei:
- **Typ-I-Diabetes**
- **Typ-II-Diabetes:** Eine **rechtzeitige Insulingabe** wird empfohlen, wenn Diät und die Anwendung oraler Antidiabetika nicht zu einer guten Einstellung der Blutzuckerwerte führen.
- **Schwangerschaft**, wenn Diät allein nicht zu einer guten Einstellung der Blutzuckerwerte führt
- **diabetischen Komplikationen** (z.B. Coma diabeticum)
- ggf. **vor operativen Eingriffen** bei Diabetikern

Therapieziele sind:
- Vermeidung lebensbedrohlicher Stoffwechselentgleisungen (diabetisches Koma)
- Verminderung diabetischer Folgekrankheiten durch das Vermeiden kurzfristiger Blutzuckeranstiege (krankhafte Blutzuckerspitzenwerte)

Bei der **konventionellen Insulintherapie** erhält der Patient ein Kombinationsinsulin morgens und abends in einer vorher festgelegten „starren Insulindosierung". Um Blutzuckeranstiege nach der Nahrungsaufnahme abzufangen, muss daher die Nahrungszufuhr (ca. 50% des Kalorienbedarfs als Kohlenhydrate, 30% als Fett, 20% als Eiweiß) in **kleinen Mahlzeiten über den Tag verteilt** werden mit einer zusätzlichen **Spätmahlzeit** zur Nacht. Da der Insulinspiegel zwischen den Mahlzeiten unphysiologisch hoch ist, sind häufige Zwischenmahlzeiten erforderlich, um eine Unterzuckerung zu vermeiden.
Für die konventionelle Insulintherapie gilt daher: Isst der Patient zu wenig, ist seine Insulindosis zu hoch! oder anders ausgedrückt: **Der Patient muss essen, weil er Insulin zugeführt hat!**
Rasch resorbierbare Kohlenhydrate wie Süßigkeiten und Kuchen sind zu meiden, da sie zu **schädlichen Blutzuckerspitzenwerten** führen. Auch eine vermehrte **körperliche Aktivität** führt dabei zur Unterzuckerung (Hypoglykämie).
Für die Insulinbehandlung des Diabetes stehen **schnell wirksame Insuline, Verzögerungsinsuline** mit **mittellanger** und **langer Wirkungsdauer** sowie **Gemische** aus Normalinsulin und Verzögerungsinsulinen zur Verfügung.
Schnell wirksame Insuline (Normal- bzw. Altinsulin) senken den Blutzucker schnell, aber nur für kürzere Zeit. Sie eignen sich daher vorzugsweise zur Bekämpfung akuter diabetischer Stoffwechselentgleisungen und zur Neueinstellung von Diabetikern.
Bei **Langzeitinsulinen** (Wirkungsdauer über 24 h) besteht eine geringe Flexibilität der Anwendung, sodass z.B. bei längerer sportlicher Betätigung die Gefahr einer Unterzuckerung besteht.
Bei **Intermediärinsulinen** (mittellang wirkende Insuline) resultiert der Wirkungseintritt innerhalb der ersten 60 Minuten. Nach 4 bis 8 Stunden ist eine volle Wirkung erreicht, die dann bis zu 24 Stunden anhält.
Bei der **intensivierten Insulintherapie** imitiert man den **basalen Insulinspiegel** durch die zweimalige Injektion eines Intermediärinsulins oder die einmalige Gabe eines Langzeit- bzw. NPH-Insulins. Die abendliche Injektion erfolgt in der Regel zwischen 22–24 Uhr. **50–60% der Tages-**

dosis verteilen sich auf die bedarfsbezogenen Gaben von **Normalinsulin**. Die Höhe der einzelnen Dosen richtet sich dabei nach der Größe der Mahlzeit, dem zuvor gemessenen Blutzuckerwert, der Tageszeit oder der beabsichtigten körperlichen Belastung.

Bei der **Insulinpumpentherapie** wird ausschließlich **Normalinsulin** verwendet, das mittels einer kleinen, tragbaren Pumpe kontinuierlich meist ins Hautfettgewebe infundiert wird. Zusätzliche Insulingaben lassen sich über das Insulindosiergerät abgeben. Unter einer Insulinpumpentherapie ist der Insulinbedarf meist niedriger! Sie wird bevorzugt in der Schwangerschaft und bei diabetischen Folgekrankheiten eingesetzt.

Die Ergebnisse einer Studie bei **Typ-I**-Diabetikern (**D**iabetes **C**ontrol and **C**omplication **T**rial) zeigen, dass **ausschließlich durch eine intensivierte Insulintherapie die Rate diabetischer Spätschäden vermindert wird und ein Fortschreiten bereits vorhandener Schäden verhindert werden kann.**

Dabei kam es allerdings auch häufiger zu einer Unterzuckerung (Hypoglykämie).

Komplikationen einer Insulintherapie:
- **Unterzuckerung** (Hypoglykämie) als Folge einer Überdosierung bei fehlender oder zu geringer Nahrungszufuhr, vermehrter körperlicher Aktivität, Gewichtsreduktion, Wechselwirkungen mit anderen Arzneimitteln und Alkohol.
- **Lipodystrophie:** Abbau des Fettgewebes an den Injektionsstellen
- **Antikörperbildung gegen Insulin:** Auf Grund der Eiweißstruktur kann therapeutisch verabreichtes Insulin die Entwicklung einer Antikörperproduktion (IgG und IgE) auslösen.
- **Insulinresistenz** durch Antikörper gegen Insulin

Bei einer Hypoglykämie sollte **Traubenzucker** griffbereit sein. Führt dies zu keiner Besserung, kann u. a. **Glukagon** intramuskulär verabreicht werden.

Morgendlicher Blutzuckeranstieg (Hyperglykämie) kann u. a. folgende **Ursachen** haben:
- Die einmalige morgendliche Gabe eines Verzögerungsinsulins hat eine zu **kurze Wirkungsdauer**, sodass morgens der Blutzucker wieder ansteigt.
- Der Patient bekommt eine zu hohe abendliche Insulindosis, wobei die anfangs resultierende Hypoglykämie von einem **reaktiven Blutzuckeranstieg** gefolgt ist.
- Ein erhöhter Insulinbedarf in der 2. Nachthälfte kann auch durch eine vermehrte nächtliche **Wachstumshormonsekretion** (bes. Typ I-Diabetes) bedingt sein.

- Nach länger dauernder **Muskelarbeit** (z. B. Sport am Wochenende) sinkt der Insulinbedarf, sodass an dem entsprechenden aber auch nachfolgenden Tag ein verminderter Insulinbedarf besteht.

H95

Frage 5.120: Lösung C

Behandlung des Typ-I-Diabetikers:
In jedem Fall ist eine Insulin sparende **Diät** einzuhalten. Zusätzlich ist **der Typ-I-Diabetiker lebenslang auf die Zufuhr von Insulin angewiesen,** da sein Insulinmangel die Folge einer Zerstörung Insulin produzierender B-Zellen in der Bauchspeicheldrüse ist. **Insulin muss** daher **substituiert werden. Orale Antidiabetika** sind **nicht indiziert,** da eine verminderte Produktion von Insulin vorliegt, die auch auf eine medikamentöse Stimulation nicht anspricht.

Therapieziele:
- **Nüchternblutzucker** < 120 mg/dl
- **Harnzucker im Streifentest negativ, keine Azetonurie**
- $HbA_{1c} < 7\%$
- Vermeidung lebensbedrohlicher Stoffwechselentgleisungen (diabetisches Koma)
- Verminderung diabetischer Folgekrankheiten durch das Vermeiden kurzfristiger Blutzuckeranstiege

Siehe auch Lerntext V.54.

Diabetesbehandlung in der Schwangerschaft — V.55

Erst durch die **Insulintherapie** wurden für Diabetikerinnen Schwangerschaften möglich und die Fehlbildungshäufigkeit ihrer Kinder gesenkt. Voraussetzung dafür ist das Erreichen normaler Blutzuckerwerte bereits **3 Monate vor der geplanten Konzeption.**

Nicht insulinpflichtige Patientinnen können durch das Einhalten einer **Diät** normale Blutzuckerwerte erreichen. Meist ist jedoch **ab der Mitte der Schwangerschaft** eine **zusätzliche Insulingabe** erforderlich. Wegen der möglichen Antikörperbildung gegen Insulin ist nur noch Humaninsulin zu empfehlen.

Bei **insulinpflichtigen Diabetikerinnen** kann der **Insulinbedarf während der Schwangerschaft stark ansteigen,** sodass mehrfach täglich Injektionen von Einzeldosen notwendig werden. Bei guter Kooperationsfähigkeit und Selbstdiagnostik kann die Anwendung einer **Insulinpumpe** die Behandlungssicherheit erhöhen.

Auch ein **Gestationsdiabetes,** der nach der Schwangerschaft wieder rückbildungsfähig ist, kann auftreten.
Die zu beobachtende starke Gewichtszunahme **(Makrosomie)** von Feten diabetischer Mütter geht auf überhöhte Blutzuckerwerte und nachfolgende fetale Hyperinsulinämien (vermehrter Insulingehalt des Blutes) zurück. Hierdurch wird das Auftreten eines **Atemnotsyndroms** (respiratory distress syndrome) **bei Neugeborenen** begünstigt, da die hohe Insulinkonzentration im Fruchtwasser die Lungenreifung **(Lezithinsynthese)** behindert. Neugeborene diabetischer Mütter haben oft niedrige Blutzuckerwerte.
Orale Antidiabetika eignen sich nicht für die Behandlung eines Diabetes in der Schwangerschaft. Sulfonylharnstoff-Derivate müssen vor einer geplanten Schwangerschaft in jedem Fall abgesetzt und durch Insulin ersetzt werden.

H95

Frage 5.121: Lösung A

In der Schwangerschaft bedeutet eine gute **Diabeteseinstellung** folgendes:
- **HbA$_{1c}$-Konzentration** $< 8\%$
- quantitativer Glukoseverlust durch den Urin < 1 g/Tag
- **Nüchternblutzuckerspiegel** ca. 76 mg/dl (4,2 mmol/l)
- **postprandialer Blutzucker** bei 120 mg/dl (6,6 mmol/l)

Siehe Lerntext V.55.

F97

Frage 5.122: Lösung C

Medikamentöse Verzögerung der Glukoseaufnahme aus dem Darm
Füll- und Quellstoffe:
Faserreiche **Quellballaststoffe** führen zu einer **Verzögerung der Kohlenhydratresorption.** Guar (Glucotard® 3 mal 5 g **vor** dem Essen) ist das **unverdauliche Polysaccharid** der indischen Büschelbohne. Es wird täglich mit reichlich Flüssigkeit **vor der Mahlzeit** eingenommen. Die Nahrung erhält dadurch eine **viskose Beschaffenheit,** verweilt länger im Magen und wird im Darm langsamer aufgeschlossen. Nachteilig ist, dass nicht nur Kohlenhydrate, sondern auch **Medikamente** verzögert resorbiert werden können.
α-Glukosidasehemmer:
Acarbose (z.B. Glukobay® 3 mal 50 bis 100 mg/d) **hemmt kompetitiv** die **Enzyme, die Stärke und Rohrzucker** in der Dünndarmschleimhaut spalten und führt so zu einer **Abflachung der Blutzuckerspitzenwerte** nach der Nahrungsaufnahme. Die Verzögerung der Resorption geht allerdings mit einem vermehrten bakteriellen Abbau der Kohlenhydrate einher, der zu **Flatulenz** und **Meteorismus** führt.

F99

Frage 5.123: Lösung E

Zur **diabetischen Stoffwechselentgleisung** kommt es durch schweren Insulinmangel und/oder Überschuss an insulinantagonistischen Hormonen (z.B. Katecholamine ⇒ Tachykardie bei Fieber). Dieser absolute oder relative Insulinmangel kann bereits entstehen, wenn sich der Insulinbedarf durch fieberhafte Infektionen (hier: v.a. Pneumonie) oder im Rahmen einer Entzündung erhöht.
Zu **(E):** Etwa die **Hälfte** der **adipösen Typ-II-Diabetiker** können auf eine medikamentöse Therapie verzichten, wenn unter sonst normalen Stoffwechselbedingungen eine **Normalisierung des Körpergewichts** erreicht wird.
Erst wenn diese Maßnahmen erfolglos bleiben, sind als nächster therapeutischer Schritt **orale Antidiabetika** indiziert. Sind die genannten Maßnahmen immer noch unzureichend, muss das fehlende **Insulin** durch Injektionen substituiert werden.

H98

Frage 5.124: Lösung C

Sulfonylharnstoffe führen zu einer **Stimulation der Insulinsekretion,** indem sie die Sensitivität der β-Zellen gegenüber physiologischen Stimulatoren (u.a. Glukose) erhöhen. Sie führen **auch beim Gesunden** zu einer deutlichen **Blutzuckersenkung.** Insbesondere der Einsatz wirkungsstarker Präparate mit langer Halbwertszeit wie **Glibenclamid** (etwa 8 h) kann zu protrahierten Hypoglykämien führen. **Glimepirid** weist demgegenüber ein geringeres Hypoglykämie-Risiko für die Patienten auf.
Zu **(B):** Der **„Insulin-Sensitizer" Troglitazon** sensibilisiert insbesondere Muskelgewebe für die Insulinwirkung. Diese neue Substanz eignet sich vor allem im Prädiabetes-Stadium (Insulinresistenz) als Monotherapie.
Bei manifestem Typ-II-Diabetes ist eine Kombinationstherapie mit Sulfonylharnstoffen, Metformin oder mit Insulin erforderlich.
Zu **(D):** Biguanide verzögern die **Glukoseresorption** bei der Nahrungsaufnahme, **steigern** die **Glukoseverwertung** und **hemmen** die **Glukoneogenese** in der Leber. Sie führen weder zu einer Hypoglykämie noch verstärken sie eine Hyperinsulinämie.
Zu **(E):** Acarbose hemmt kompetitiv die **Enzyme,** die **Stärke und Rohrzucker** in der Dünndarmschleimhaut spalten und führt so zu einer **Abflachung der Blutzuckerspitzenwerte** nach der Nahrungsaufnahme.

5.7 Stoffwechsel und Ernährung

Hungerstoffwechsel — V.56

Der Stoffwechsel im Hungerzustand gleicht in einigen Punkten dem bei Diabetes mellitus. Absolute Nahrungskarenz führt zum Absinken des Insulinspiegels mit konsekutiv mäßiger Hyperglykämie und einem relativen Übergewicht diabetischer Hormone (Adrenalin, Glukagon, Glucocorticoide). Solange die Glykogenvorräte in Leber und Nieren ausreichen, wird dem Gehirn Glukose auf dem Weg der Glykogenolyse und Gluconeogenese zugeführt. Muskelglykogen dient nur der muskeleigenen Energiegewinnung, da dem Muskelgewebe die Glukose-6-Phosphatase fehlt.

Sind diese Reserven erschöpft, tritt die Wirkung von Glukagon, Adrenalin, Noradrenalin und Corticoiden in den Vordergrund. Diese diabetogenen Hormone führen zu einer gesteigerten Gluconeogenese aus Aminosäuren (**Proteinkatabolismus**) und zur verstärkten Lipolyse. Über Aktivierung der Fettgewebslipasen werden die Depottriglyzeride des Fettgewebes (etwa 150 g/d) gespalten, was zu einem Anstieg des Glyzerin- und Blutfettsäurespiegels führt. Der oxidative Abbau von Fettsäuren bei relativem Kohlenhydratmangel führt zu Bildung von **Ketonkörpern**, die jedoch von der Muskulatur (auch Herzmuskel) und – bei längerem Fasten – auch vom Nervensystem utilisiert und zu CO_2 und H_2O verstoffwechselt werden können. In der Muskulatur wird gleichzeitig die Fettsäureoxidation forciert, wodurch Ketonkörper für das ZNS, das selbst keine Fettsäuren oxydieren kann, eingespart werden.

Vor ihrer Verbrennung in der β-Oxidation müssen die Fettsäuren durch die Azyl-CoA-Synthase zu Thioestern aktiviert werden. Das entstehende Azyl-CoA wird dann unter Energiegewinn in der β-Oxidation zu Azetyl-CoA-Bausteinen abgebaut, die in den Zitratzyklus eingeschleust werden können oder in der Leber der Ketonkörpersynthese dienen. Azyl-CoA als Triglyzeridabbauprodukt hemmt durch negatives Feedback die Fettsäureneusynthese.

Die Stickstoffausscheidung im Urin sinkt ab (**Eiweißsparmechanismus**). Auch die Calcium-, Phosphat- und Magnesiumbilanz wird negativ. Gleichzeitig kann eine Hungerazidose durch den Anstieg freier Säuren bestehen, ohne dass die Alkalireserve herabgesetzt ist. Glukosurie und Hyperglykämie erreichen dabei allerdings keine hohen Werte (höchstens 200–250 mg%). Die Reduktion des Körpergewichts beträgt nach einer Woche etwa 13% und nach etwa 30 Tagen bis zu 21% des Ausgangswichtes. Bei länger anhaltendem Hungerzustand tritt im Gegensatz zum Diabetes mellitus keine Ketoazidose ein, da die Gluconeogenese und Fettsäureutilisation endokrinologisch kontrolliert ablaufen und eine Basalsekretion von Insulin weiterbesteht.

Hypoglykämie — V.57

Unter Hypoglykämie versteht man die Verminderung des Blutzuckerspiegels unter 60 mg%. Sie ist Ausdruck eines Missverhältnisses zwischen Glukoseverwertung und -angebot.

Pathogenetisch teilt man die Hypoglykämien nach dem Zeitpunkt ihres Auftretens in *Nüchtern- bzw. Arbeitshypoglykämien und reaktive Hypoglykämien* ein. Weiterhin unterscheidet man Hypoglykämien infolge einer Insulinüberproduktion und solche extrainsulinärer Ursachen.

Der Zellstoffwechsel des zentralen Nervensystems reagiert auf Hypoglykämie besonders empfindlich, da Glukose der Hauptenergielieferant ist. Durch Sympathikusreiz wird vermehrt Adrenalin ausgeschüttet, was sich in Blässe, Konzentrationsmangel, Nervosität, Schwitzen, Zittern, Herzklopfen, Reizbarkeit und Heißhunger äußert. Auch Konvulsionen können auftreten. Als Extremzustand einer Hypoglykämie gilt das *Coma hypoglycaemicum*.

Das **Coma hypoglycaemicum** tritt vorwiegend bei Diabetikern auf, deren Insulindosis zu hoch eingestellt ist. Auch eine zu rasche Injektion von Insulin sowie die Einnahme oraler Antidiabetika können hypoglykämische Reaktionen bis hin zum Koma bewirken. Dabei haben hypoglykämisches und diabetisches Koma nur den Bewußtseinsverlust gemeinsam. Beim Coma hypoglycaemicum fehlen die ketoazidotische Hyperpnoe, der Acetongeruch und der Babinski-Reflex. Auch werden typische Hyperglykämiezeichen wie Exsikkose und trockene Haut vermisst. Beim Vorliegen eines hypoglykämischen Komas führt die Zufuhr von 20–40 ml einer 40%igen Glukoselösung zur raschen Besserung, während das diabetische Koma unbeeinflußt bleibt.

Nüchtern- bzw. Arbeitshypoglykämie infolge Insulinüberproduktion

Als Ursachen kommen in Betracht:
1. Inselzelladenom, Inselzellkarzinom
2. Hyperinsulinismus bei Neugeborenen diabetischer Mütter

- **Inselzelltumoren**

Tumoren insulinbildender Zellen führen zu einer Steigerung der basalen Insulinausschüttung. Bei hohem Nüchterninsulinspiegel treten spontane Hypoglykämien mit Heißhunger und Schweißausbrüchen auf. Im Verlauf der Krankheit haben die hypoglykämischen Anfälle die Neigung, an Schwere und Häufigkeit zuzunehmen. Einige Patienten werden durch den vermehrten Verbrauch kohlenhydratreicher Lebensmittel adipös. Ursächlich liegt meist ein benignes Adenom der Insulin bildenden β-Zellen **(Insulinom)** zugrunde. Solche Adenome sind auch bei der Operation nur mühsam aufzufinden, da sie in 75% der Fälle nur 1–3 cm Durchmesser erreichen.

Folgende Tests ermöglichen die Diagnose:

Hungertest:
Während eintägiger Nahrungskarenz werden in mehrstündigen Intervallen Blutzuckerwerte, Seruminsulin und C-Peptid bestimmt. Für das Vorliegen eines organischen Hyperinsulinismus spricht ein Absinken des Blutzuckers unter 45 mg% sowie das Auftreten hypoglykämischer Symptome und deren Ansprechen auf intravenöse Glukosezufuhr.

Tolbutamidtest:
Die Gabe von Tolbutamid oder ketoplastischen Aminosäuren wie Leuzin lassen beim Insulinom den Plasmainsulinspiegel rasch ansteigen und führen zu ausgeprägter Hypoglykämie.

Insulin-RIA:
Zur Insulinbestimmung stehen radioimmunologische Tests zur Verfügung.

Therapie:
Die hypoglykämischen Anfälle beim Insulinom können u. a. mit Diazoxid und Somatostatin verhindert werden, was in der Diagnosestellung berücksichtigt werden kann.

Durch den bei spontanen Hypoglykämien auftretenden Heißhunger ist bei etwa $1/4$ der Fälle eine Adipositas feststellbar, die durch die antilipolytische Wirkung des Insulins zusätzlich gefördert wird. Vorbehandlung mittels Reduktionskost löst erneut hypoglykämische Symptome aus.

- **Neugeborenenhypoglykämie**

Postnatal treten bei Neugeborenen physiologischerweise leichte Hypoglykämien auf, da die Glukosezufuhr über die Plazenta nun beendet ist. Mit sofortiger Gegenregulation wird vermehrt Adrenalin ausgeschüttet, was den Blutglukosespiegel wieder auf normale Werte reguliert. Hierzu werden die Glykogenreserven in der Leber des Neugeborenen mobilisiert.

Kinder diabetischer Mütter weisen allerdings gehäuft schwere Hypoglykämien post partum auf. Ursächlich wird die Dauerstimulation der β-Zellen dieser Kinder durch Hyperglykämien der Mutter angenommen.

Auch *intrauterine Mangelernährung* kann zur postpartalen Hypoglykämie führen. In diesen Fällen ist das Leberglykogen erniedrigt und möglicherweise liegt auch eine mangelnde Adrenalinausschüttung aus dem NNM vor.

Die *Therapie* dieser neugeborenen Kinder besteht in einer dauernden Glukosezufuhr in den ersten Lebenswochen.

Nüchtern- bzw. Arbeitshypoglykämie infolge extrainsulinärer Ursachen:
1. **Tumorhypoglykämie**
2. **Ausfall endokriner Insulinantagonisten** (STH-, Glucocorticoidmangel)
3. **Glykogenspeicherkrankheiten**
4. **Mangel an Fruktose-1,6-Bisphosphatase (Fruktoseintoleranz)**
5. **chronische Lebererkrankungen und Alkoholismus**

Eine seltene Ursache von Hypoglykämien sind **Tumoren** *außerhalb des Pankreas,* die Glukose in großer Menge metabolisieren oder insulinähnliche Blutzucker senkende Peptide ins Blut abgeben. Häufig haben diese Geschwülste einen abdominellen, speziell retroperitonealen Sitz. Sie wachsen langsam, kommen in allen Lebensaltern vor und sind histologisch den Sarkomen und Fibromen zuzuordnen.

- **Ausfall endokriner Insulinantagonisten**

Der Ausfal endokriner Insulinantagonisten kann zu relativem Hyperinsulinismus führen, wie er bei der *Hypophyseninsuffizienz* mit Ausfall von STH oder der *Nebennierenrindeninsuffizienz* mit Ausfall der Glucocorticoide auftreten kann. Bereits am Aussehen der Kranken kann man diese Formen der Hypoglykämie voneinander unterscheiden: Morbus Addison führt zur pathologischen Pigmentierung der Haut, Hypopituitarismus geht mit blasser Haut einher und führt zur Hypotrichose. Bereits bei geringfügiger Verminderung des Blutzuckers oder auch beim Tolbutamidtest treten hypoglykämische Symptome auf.

- **Glykogenspeicherkrankheiten**

In der Krankheit manifestieren sich *Enzymdefekte* (Glykogenosen, Galaktosämie, Fruktoseintoleranz), die infolge mangelnder Glukoseproduktion zu spontanen Hypoglykämien führen können.

- **Mangel an Fruktose-1,6-Bisphosphatase**

Ein *Mangel an Fruktose-1,6-Bisphosphatase* führt über die Blockierung der Glukoneogenese zur verminderten Glukosefreisetzung. Besonders nach längerem Fasten treten daher hypoglykämische Zustände auf.

- **Chronische Lebererkrankungen und Alkoholismus**

Destruktive Leberkrankheiten wie die toxische Hepatose, Zirrhose, Leberdystrophie oder Metastasenleber führen *durch Parenchymausfall* zu einer *Verminderung der Glukoneogenese und Glykogenolyse.* Die hierbei verminderte Glukoseabgabe ins Blut kann permanente Glukosezufuhr erforderlich machen.

Zur *Alkoholhypoglykämie* kommt es infolge verminderter Glukoneogenese und Glykogenolyse.

Alkoholzufuhr kann bei chronischen Alkoholikern zu Hypoglykämien mit komatösen Zuständen führen, deren Ursache wahrscheinlich eine verminderte Glukoseabgabe der Leber ist. Da Alkohol die Glukoneogenese in der Leber direkt hemmt, treten nach chronischem Missbrauch hypoglykämische Zustände bereits wenige Stunden nach Nahrungsentzug auf.

Reaktive Hypoglykämie infolge Insulinüberproduktion
1. leuzininduzierte Hypoglykämie
2. postprandial erhöhte Insulinspiegel bei **latentem Diabetes mellitus**
3. **vegetative Labilität** → Hyperinsulinismus

- **Leuzininduzierte Hypoglykämie**

Störungen im Aminosäurenstoffwechsel führen zum intrazellulären Mangel der betreffenden Aminosäure, was die Insulinausschüttung anregt. Der Leuzinhypoglykämie liegt eine *erhöhte Ansprechbarkeit der β-Zellen auf L-Leuzin* zugrunde, die bei Proteinzufuhr zu hypoglykämischen Zustandsbildern führen kann. Eine leuzinarme Diät, die auch im Erwachsenenalter beizubehalten ist, ist therapeutisch wirksam.

- **Latenter Diabetes mellitus**

Bei latentem Diabetes mellitus können mehrere Stunden nach der Nahrungsaufnahme *reaktiv* (hoher BZ) erhöhte Insulinspiegel im Blut auftreten.

- **Vegetative Labilität**

Bei der sog. *Spontanhypoglykämie* (reaktive Hypoglykämie) treten vegetativ sympathische Symptome in den Vordergrund des Krankheitsgeschehens. Bewusstseinstrübung und Reizerscheinungen des ZNS werden nicht beobachtet. Während im Hungertest kein signifikantes Absinken des Blutzuckers erfolgt, führen kohlenhydratreiche Mahlzeiten sowie einfache Glukosebelastung innerhalb kurzer Zeit zu reproduzierbaren hypoglykämischen Phasen. Zwei Stunden nach Belastung der β-Zellen kann der Blutzuckerwert unter 60 mg% absinken. Man erklärt dies *durch übermäßige Insulinausschüttung bei Nahrungszufuhr*, der eine Hyperaktivität des Nervus vagus oder Übererregbarkeit der β-Zellen zugrunde liegt.

Reaktive Hypoglykämie infolge extrainsulinärer Ursachen

Hereditäre Fruktoseintoleranz und hereditäre Galaktoseintoleranz können symptomatische Hypoglykämien nach Nahrungszufuhr auslösen. Die zugrunde liegenden Enzymdefekte führen über eine Hemmung der Glukoneogenese und verminderten Glykogenabbau zur postprandialen Hypoglykämie. Als Folge dieser Hypoglykämien treten zerebrale Schäden, Krämpfe, Tremor und Bewusstseinstrübungen auf. Therapeutisch wird versucht, die Kinder galaktose- bzw. fruktosefrei zu ernähren.

F99

Frage 5.125: Lösung D

Ätiologie der Hypoglykämie

Nüchternhypoglykämie infolge Insulinüberproduktion:
- **Insulin produzierende Tumoren** ⇒ Inselzelladenom (90%), Inselzellkarzinom (10%)
- Hyperinsulinismus bei **Neugeborenen diabetischer Mütter**

Nüchternhypoglykämie infolge **extrainsulinärer Ursachen:**
- **Tumorhypoglykämie** (u.a. Sarkome und Fibrome ⇒ Produktion insulinähnlicher Peptide (z.B. IGF II)
- **Ausfall endokriner Insulinantagonisten** (STH-, Glucocorticoidmangel ⇒ relativer Hyperinsulinismus)
- **Glykogenspeicherkrankheiten**
- **chronische Lebererkrankungen** (Parenchymausfall ⇒ Glukoneogenese und Glykogenolyse ↓) und **Alkoholismus** (Glukoneogenese ↓, verminderte Glukoseabgabe der Leber)
- **Insulin-Autoimmunsyndrom** (Autoantikörper vom IgG-Typ gegen Humaninsulin ⇒ reaktive Hyperinsulinämie; oft Spontanremissionen)

Reaktive Hypoglykämie:
- Hypersensitivität der β-Zellen auf L-Leuzin (leuzininduzierte Hypoglykämie)
- postprandial erhöhte Insulinspiegel bei **latentem Diabetes mellitus**
- **intermittierende Überstimulation** der **Inselzellen** nach Magenoperation (Dumpingsyndrom) oder bei autonomer diabetischer Gastropathie

Reaktive Hypoglykämie infolge **extrainsulinärer Ursachen:**
- **idiopathische** (reaktive) **Hypoglykämie** bei **vegetativ labilen Patienten**
- **Enzymdefekte:** z.B. Fruktoseintoleranz
- **Arzneimittel-induzierte Hypoglykämien:**
  - **Hypoglycaemia factitia** bei mißbräuchlicher Anwendung von Sulfonylharnstoffen und Insulin (Homozid, Suizid)
  - **Medikamente** ⇒ β-Rezeptorenblocker, Salicylsäure, Salicylate, Pentamidin, das Somatostatin-Analogon Octreotid, Disopyramid, Haloperidol, Mebendazol

Zu (D): Absolute Nahrungskarenz führt zum Absinken des Insulinspiegels mit konsekutiv mäßiger **Hyperglykämie** und einem relativen Übergewicht diabetogener Hormone (Adrenalin, Glukagon, Glucocorticoide). Solange die Glykogenvorräte in Leber und Nieren ausreichen, wird dem Gehirn Glukose auf dem Weg der Glykogenolyse und Glukoneogenese zugeführt. Sind diese Reserven erschöpft, tritt die Wirkung von Glukagon, Adrenalin, Noradrenalin und Corticoiden in den Vordergrund. Diese diabetogenen Hormone führen zu einer gesteigerten Glukoneogenese aus Aminosäuren (Proteinkatabolismus) und zur verstärkten Lipolyse.

| H94 |

Frage 5.126: Lösung D

Adipositas kommt im Rahmen verschiedener Krankheitsbilder vor. Als Folge von Schädigungen im Bereich des Zwischenhirns kann eine Hyperphagie mit nachfolgender Fettsucht auftreten **(hypothalamische Fettsucht).** Die Neigung zur Adipositas beim **Stein-Leventhal-Syndrom** kann mit einer **vermehrten ovariellen Bildung von Glucocorticoiden** erklärt werden.
Selten sind einige **mit Adipositas einhergehende Syndrome** (n. Siegenthaler):
- **Prader-Willi-Labhart-Syndrom** (Adipositas, Myotonie, leichter Zwergwuchs, Oligophrenie, Hypogonadismus und Hypogenitalismus sowie Glukoseintoleranz)
- **Laurence-Moon-Biedl-Syndrom** (Adipositas, Oligophrenie, Minderwuchs, Hypogenitalismus, Missbildungen der Extremitäten, Schwerhörigkeit, Diabetes insipidus und andere Anomalien)
- **Morgagni-Morel-** (oder **Achard-Thiers-)Syndrom** (Adipositas, Hirsutismus, Glukoseintoleranz, Hypertonie, Hyperostosis frontalis interna und Gefäßkomplikationen)

Zu **(B):** Beim **Cushing-Syndrom** bestehen Stammfettsucht und Hypercholesterinämie.
Zu **(C):** Beim **Insulinom** werden einige Patienten durch den vermehrten Verbrauch kohlenhydratreicher Lebensmittel adipös.
Zu **(D):** Bei der Erstmanifestation des insulinpflichtigen **Typ I Diabetes mellitus** treten Leistungsminderung, **Gewichtsverlust** und Polyurie auf.

Steatorrhoe — V.58

Die **Steatorrhoe** (Fettstuhl) bezeichnet eine Stuhlfettausscheidung von über 7 g/24 h. Die mit der Nahrung aufgenommenen Fette werden vorwiegend im Dünndarm unter der Wirkung lipidspaltender Enzyme des Pankreas sowie des Dünndarmsekrets aufgespalten.
Die Spaltprodukte der Lipide gehen mit konjugierten Gallensäuren eine Komplexbildung ein (Mizellenbildung), die ihre Resorption in wasserlöslicher Form ermöglicht.
Mögliche **Ursachen** einer Steatorrhoe sind
- Pankreasinsuffizienz, Pankreatektomie (Wegfall lipidspaltender Enzyme)
- Mangel an konjugierten Gallensäuren (bei Cholestase, Dekonjugation der Gallensäuren durch pathologische Darmflora, Resorptionsstörungen von Gallensäuren im Ileum)

Der Ausfall lipidspaltender Enzyme und die fehlende Mizellenbildung bei Gallensäuremangel bewirken o. g. Fettstühle.
Sekundär bilden sich Symptome einer Hypovitaminose sämtlicher fettlöslicher Vitamine (A, D, E, K) aus.

Im Darm kommt es zur „Kalkseifenbildung" durch Fettsäuren, die die Calciumresorption stören.

Verringerter Gallensalzgehalt
  im Dünndarm
  ↓
Mangelnde Emulgierung der
  Nahrungsfette
  ↓
Steatorrhoe ⇒ Diarrhoe, Unterernährung, Plasma-Protein ↓
  ↓
Mangelnde Absorption von:

Vitamin A → Nachtblindheit, Hautschäden

Calcium und Vitamin D → Osteomalazie, Kyphose, Frakturen, Demineralisation

Vitamin K → Petechien, Prothrombinzeit ↑

Vitamin E → Fertilitätsstörungen möglich

Abb. 5.17 Steatorrhoe

Zöliakie und einheimische Sprue — V.59

Bei der Zöliakie des Kindes und der einheimischen Sprue des Erwachsenen handelt es sich klinisch und pathogenetisch um die gleiche Erkrankung. Unter **Einwirkung hochmolekularer Nahrungsgetreideproteine (Gluten, Gliadin) kommt es zur Zottenreduktion der Dünndarmmukosa** und schweren Veränderungen am Resorptionsepithel des Jejunums mit abgeflachtem Oberflächenepithel, breiten und verkürzten Zotten, stark verlängerten Krypten und dichter Rundzellinfiltration in der Lamina propria. Der genaue Schädigungsmechanismus ist noch unklar. Nach der Enzymtheorie der Glutenwirkung soll bei Sprue-Kranken eine spezifische Mukosapeptidase fehlen, wodurch sich Gluten und Gliadin in der Schleimhaut anreichern. Eine andere Erklärung für die Zottenreduktion macht eine zellgebundene Immunreaktion in der intestinalen Mukosa für die Schleimhautveränderungen verantwortlich. Ein Gliadin-Enterozyten-Rezeptoren-Komplex könnte mit immunkompetenten Lymphozyten in Kontakt treten, wodurch eine Immunantwort ausgelöst wird und die Enterozyten zerstört werden.
Es besteht zumeist eine **generelle Malabsorption** mit Störung der pankreotropen Hormone (Sekretin und Cholezystokinin-Pankreozymin), die zur verminderten exokrinen Pankreassekretion führen kann. Durch den generalisierten Enzymschwund in den Zotten lässt sich frühzeitig

als Folge des Verlusts der intestinalen Disaccharidase eine Laktoseintoleranz nachweisen.
Leitsymptome sind Durchfälle mit fettglänzendem Stuhl, Gewichtsverlust, Adynamie, Anämie, Ödeme und Calciummangel. Die Nahrungslipide werden zum Teil als **Kalkseifen** mit dem Stuhl ausgeschieden. Durch konsequente Verwendung von Reis-, Soja- oder Kartoffelmehl anstelle von Getreideprodukten, lässt sich die Symptomatik bessern. Die fettlöslichen Vitamine E, D, K und A müssen in regelmäßigen Abständen parenteral substituiert werden.

---- **Primäre Hyperlipoproteinämien** ---- V.60 ----

Nach Frederickson stuft man Erkrankungen mit erhöhter Plasmalipoproteinfraktion nach **elektrophoretischer Trennung** in 5 verschiedene Lipoproteinmuster ein. Es handelt sich um eine deskriptive Zuordnung des Lipoproteinmusters zu einer Fettstoffwechselstörung.
Sowohl primäre, familiär gehäufte als auch sekundäre, symptomatische Hyperlipoproteinämien weisen ähnliche Lipoproteinmuster auf und können nur unter Einsatz zusätzlicher klinischer und biochemischer Untersuchungen abgeklärt werden.
Siehe Tabelle 5.15.

---- **Sekundäre Hyperlipoproteinämien** ---- V.61 ----

Sekundäre Hyperlipoproteinämien sind *Folge anderer Grunderkrankungen*, die nicht auf einer Störung des Lipidstoffwechsels beruhen. Die Vermehrung einzelner oder mehrerer Lipoproteinfraktionen ist mit der Behandlung der Grundkrankheit rückläufig und somit einer Therapie besser zugänglich.
Mögliche Ursachen sind:
diätetische Faktoren:
- *Alkoholismus*, da in Darm und Leber vermehrt Fettsäuren synthetisiert werden und im Fettgewebe eine vermehrte Lipolyse stattfindet.
- *lipidreiche Ernährung*
- *hyperkalorische*, kohlenhydratreiche Ernährung

Organerkrankungen:
- *nephrotisches Syndrom* (→ kompensatorischer Anstieg der Lipoproteine)
- *Urämie*
- *Pankreatitis* (→ lipaseresistente Lipoproteine)
- *Lebererkrankungen* (→ Lipasemangel)
- *Cholestase*

Stoffwechselerkrankungen:
- *Diabetes mellitus* (→ Fettsäuremobilisation steigt)
- *diabetische Azidose* (→ Lipoproteinlipaseaktivität nimmt ab)
- *Gicht* (→ freie Fettsäuren werden vermehrt mobilisiert)
- *Hypothyreose*, Akromegalie
- Glykogenosen
- Dys- und Paraproteinämien
- idiopathische Hyperkalzämie
- *Gravidität*
- *Stress*
- *Medikamente*
  - Ovulationshemmer
  - Steroide

Tab. 5.13 Lipoproteinmuster bei sekundärer Hyperlipoproteinämie

Typ:	I	IIa IIb	III	IV	V
Synonyma:	fettinduzierte Hypertriglyzeridämie, Hyperchylomikronämie	Hypercholesterinämie	„Broad-β-disease" (kohlenhydratinduzierbar)	endogene Hypertriglyzeridämie (kohlenhydratinduzierbar)	endogen-exogene Hypertriglyzeridämie (kohlenhydrat- und fettinduzierbar)
Mögliche Ursachen:	Alkoholismus, Pankreatitis, diabet. Azidose, Hypothyreose, Porphyrie	Lebererkrankungen, nephrot. Syndrom, Hypothyreose, Plasmozytom	diabet. Azidose, Lebererkrankungen	Alkoholismus, diabet. Azidose, Pankreatitis, Hypothyreose, Glykogenosen, Lipidspeicherkrankheiten	Alkoholismus, diabet. Azidose, nephrot. Syndrom, Pankreatitis

Symptomatik:
prim. HLP: → Arcus lipoides corneae, fish eye, Xanthelasmen, tuberöse Xanthome an Ellbogen und Knien, Achillessehnenxanthome, eruptive Xanthome am Stamm und an den Oberschenkeln, Narben nach operativer Xanthom- oder Lipomentfernung, Gefäßstatus: Stenosegeräusche, fehlende Pulse

sek. HLP: → Struma, Adipositas, Lebervergrößerung, Diabetes mellitus, Nierenerkrankung, Ödeme, Gichttophi

Zur Pathogenese sekundärer Hyperlipoproteinämien:

Alkoholismus
Alkoholismus fördert die Fettsäuresynthese im Darmepithel und in der Leber. Hinzu kommt noch eine im Fettgewebe gesteigerte Lipolyse sowie eine Hemmung der Lipoproteinlipase. Dies führt zu einer Vermehrung der Chylomikronen und prä-β-Lipoproteine. Vom Zieve-Syndrom spricht man, wenn Hyperlipidämie, hämolytische Anämie und Ikterus kombiniert auftreten.

Lebererkrankungen
Mangel an hepatischen Lipasen führt zur vermehrten Bindung von Triglyzeriden an LDL, sodass eine atypische triglyzeridreiche LDL-Fraktion entsteht. Ferner ist die α-Lipoproteinsynthese vermindert, was sich in der Elektrophorese zeigt.

Pankreatitis
Bei der Pankreatitis treten abnorme Lipoproteinkomplexe auf, die lipaseresistent sind. Es besteht eine Vermehrung von prä-β-Lipoproteinen und/oder Chylomikronen. Die Pathogenese ist bisher ungeklärt.

Diabetes mellitus
Die diabetische Ketoazidose führt zu einer Aktivitätsminderung von Lipoproteinlipasen mit konsekutiver Einschränkung der Triglyzeridverwertung. Beim Diabetes mellitus fehlt zudem die antilipolytische Wirkung des Insulins. Daher ist die Lipolyse gesteigert, und es kommt zu einem vermehrten Anfall von freien Fettsäuren, die in der Leber eine vermehrte Triglyzeridsynthese induzieren. Demzufolge findet man in der Elektrophorese eine Verbreiterung der Chylomikronen- und prä-β-Lipoproteinbande.

Hyperalimentation
Durch lipidreiche Nahrung entsteht eine Chylomikronämie.
Überschüssige Kohlenhydrate werden als Depotfett gespeichert. Die Verwertung der Nahrungslipide ist verlangsamt. Es resultiert ein Anstieg der prä-β-Lipoproteine.

Nephrotisches Syndrom
Die Leber reagiert auf den starken *Eiweißverlust* mit einer vermehrten Proteinsynthese. Die Konzentration der Lipoproteine nimmt zu; gleichzeitig ist die Triglyzeridsynthese gesteigert. Es kommt zum Anstieg der prä-β- und β-Lipoproteine im Blut.

Hypothyreose
Bei der Hypothyreose besteht ein Defekt des Lipoproteinlipase-Systems, der zu einem verminderten Verbrauch von Lipoproteinen führt. Der Cholesterinkatabolismus ist vermindert.

Tab. 5.14 Diätetische Behandlung von Hyperlipoproteinämien

LDL ↑ (Typ IIa, IIb) (Cholesterin)	VLDL ↑ (Typ IIb, III, IV, V) (Triglyzeride)
1. gesättigte Fettsäuren ↓	1. Gewichtsabnahme
2. mehrfach ungesättigte Fettsäuren ↑	2. kein Alkohol
3. Nahrungscholesterin ↓	3. gesättigte Fettsäuren ↓ mehrfach ungesättigte Fettsäuren ↑
	4. Zucker ↓

Folgende **Diätvorschriften** zur Senkung der Plasmacholesterinwerte sind zu empfehlen:
- Kalorienverringerung bei Adipositas
- Reduktion der Zufuhr gesättigter Fette auf etwa 10 % des energetischen Nahrungswerts und der Cholesterinaufnahme auf weniger als 300 mg/d bei einem Verhältnis von 0,75 zwischen mehrfach ungesättigten zu gesättigten Fettsäuren
- erhöhte Zufuhr von Nahrungsmitteln, die reich an gelatinierenden Faserstoffen, wie z. B. Pektinen sind
- ein erhöhter Proteinanteil pflanzlicher Herkunft

H93

Frage 5.127: Lösung C

Ursache der überwiegend autosomal dominant vererbten **Hypercholesterinämie** sind defekte Lipoproteinrezeptoren, die normalerweise den Cholesterintransport durch die Zellmembran sowie die Synthese des Cholesterins regulieren. Bei der Hyperlipoproteinämie vom Typ II besteht eine **Defizienz oder Funktionsuntüchtigkeit des LDL-Rezeptors,** die auf einer Mutation des Rezeptorgens beruht. LDL kann dadurch nicht oder nur in vermindertem Maß von der Leber oder extrahepatischen Zellen über diesen Rezeptor aufgenommen werden. Die rückgekoppelte Hemmwirkung eines hohen Cholesterinspiegels im Blut auf die Synthese von Cholesterin ist aufgehoben.

Während bei der **Hyperlipoproteinämie vom Typ IIa** eine isolierte Erhöhung der LDL- und Apo-Protein B-Konzentration im Serum vorliegt, besteht bei der **Hyperlipoproteinämie vom Typ IIb** gleichzeitig eine vermehrte VLDL-Konzentration. Elektrophoretisch sind die β-Lipoprotein-(IIa)- und die prä-β-Lipoprotein-(IIb)-Fraktionen verbreitert. Infolge des stark erhöhten Cholesterinspiegels ist das Arteriosklerosenrisiko bei den Erkrankten erhöht.

Symptome der Erkrankung:
- Frühzeitig tritt eine Arteriosklerose des Gefäßsystems mit Angina pectoris und Herzinfarkt auf. Durchblutungsstörungen treten oft bereits im Kindesalter auf.
- Es finden sich Xanthome der Haut und Sehnen sowie Xanthelasmen an den Augenlidern.
- Infolge zirkulärer Lipidablagerungen am Hornhautrand der Augen bildet sich ein grau-gelber Ring (Arcus lipoides corneae).

Lokalisation der Xanthome:
Hypercholesterinämie
- Sehnenxanthome v.a. im Bereich der Achilles- und Fingerstrecksehnen
- planare Xanthome im Bereich der Zwischenfingerfalten
- Xanthelasmen (Augenlider)

Ausgeprägte Hypertriglyzeridämie
- eruptive Xanthome vorwiegend an Gesäß und Unterarmstreckseiten

Hyperlipoproteinämie Typ III
- gelbe Handlinienxanthome

Zu **(A):** Bei der **rheumatoiden Arthritis** treten anfangs Schwellungen der Gelenke, später fibröse und knöcherne Versteifung mit ulnarer Deviation und Bajonettstellung der Finger auf. Auch Granulomknoten im subkutanen Gewebe und an hautnahen Knochenregionen (z.B. Ellbogenregion) kommen vor.

Zu **(B):** Beim **Diabetes mellitus** kann u.a. eine **Lipodystrophie** auftreten.

Zu **(D):** Die **Arthritis urica** ist eine Monoarthritis, die vor allem die Großzehengrundgelenke betrifft. **Gichttophi** treten bevorzugt an der Brust, Zehe, Fußrist, Achillessehnen und den Bursae praepatellares und olecrani auf.

Zu **(E):** Bei der **Osteodystrophia generalisata**, die als Knochenerkrankung **beim primären Hyperparathyreoidismus** auftritt, kommt es zur Demineralisation und subperiostalen Resorption (v.a. Radialseite der Mittelphalangen) der Knochen.

H98

Frage 5.128: Lösung B

Symptome der Hypercholesterinämie:
- Eine frühzeitige **Arteriosklerose** des Gefäßsystems führt zu **Angina pectoris** (⇒ Herzinfarkt), **peripherer AVK** und ggf. auch **cerebralem Insult**. Durchblutungsstörungen treten oft bereits im Kindesalter auf.
- **Gefäßstatus:** Stenosegeräusche, fehlende Pulse
- Es finden sich **Xanthome** der **Haut** (z.B. **Zwischenfingerfalten**) und **Sehnen** (z.B. **Fingerstrecksehnen-, Achillessehnenxanthome**) sowie **Xanthelasmen** im Bereich der Augenlider.
- Infolge zirkulärer Lipidablagerungen am Hornhautrand bildet sich ein grau-gelber Ring **(Arcus lipoides corneae).**

H99

Frage 5.129: Lösung B

Die Abbildung zeigt einen rundlich, gut abgegrenzten, rötlichen erbsgroßen Tumor mit glänzend-glatter Oberfläche, der als **Xanthoma tuberosum** bezeichnet wird und im Rahmen von Fettstoffwechselstörungen (Hypercholesterinämie) meist eruptiv aufschießend oft seitensymmetrisch an Gesäß, in den Strecksehnen der Finger in den Patellar- und in den Achillessehnen sowie an den Ellbogen auftreten kann.

Die **Typ-IIa-Hyperlipoproteinämie** kann in zwei Formen auftreten:
- Ursache der **polygenen Form der Hypercholesterinämie** (häufigste Form) sind **Funktionsstörungen der Lipoproteinrezeptoren**, die normalerweise den Cholesterintransport durch die Zellmembran sowie die Synthese des Cholesterins regulieren. Dabei besteht eine ausgeprägte **Aktivitätsminderung des LDL-spezifischen Apo-B/E-Rezeptors** als Reaktion auf die nahrungsbedingte Cholesterinakkumulation in der Leber.
- Ursachen der seltenen **autosomal-dominant** vererbten **Hypercholesterinämie** ist eine **Defizienz** oder **Funktionsuntüchtigkeit** des **LDL-Rezeptors** (Apo-B/E-Rezeptor), die auf einer Mutation des Rezeptorgens auf dem **Chromosom 19** beruht. LDL kann dabei nur in vermindertem Maß von der Leber oder extrahepatischen Zellen über diesen Rezeptor aufgenommen werden. **Vollständiger Rezeptormangel** bei **homozygoten Merkmalsträgern** bedingt Cholesterinspiegel zwischen 600 und 1000 mg/dl, sodass die **Patienten bereits im Jugendalter durch Myokardinfarkte gefährdet** sind. Die rückgekoppelte Hemmwirkung eines hohen Cholesterinspiegels auf die neue Synthese von Cholesterin ist aufgehoben. Ohne extrakorporale LDL-Elimination erreichen diese Patienten kaum das 20. Lebensjahr.

Tab. 5.15 Primäre Hyperlipoproteinämien (nach Frederickson u. Mitarb.)

Lipoproteinmuster χ Prä-β β Chylomikronen (Start)	normal	I	IIa	IIb	III	IV	V
Typ		I	IIa	IIb	III	IV	V
Synonyma		fettinduzierte Hypertriglyzeridämie, Hyperchylomikronämie	Hypercholesterinämie	gemischte Hyperlipidämie	„broad-β-disease"	endogene Hypertriglyzeridämie	endogen-exogene Hypertriglyzeridämie
Klinik Vorkommen		sehr selten	etwa 10%	etwa 15%	< 5%	etwa 70%	< 5%
Xanthome		eruptiv	tendinös, tuberös	tendinös, tuberös	plan, tuberoeruptiv	tuberoeruptiv	tuberoeruptiv
Arteriosklerose		–	+++	+++	+++	++	+?
Labor Serum		milchig	klar	klar bis trüb	klar bis trüb	klar bis milchig	trüb bis milchig
Triglyzeride		↑	normal	↑	↑	↑	↑
Cholesterin		normal	↑	↑	↑	normal oder ↑	normal oder ↑
Triglyzeride/Cholesterin		> 8	< 2	~1	1–2	1–5	> 5
Lipoproteinlipase		↓	normal	normal	normal	normal	normal oder ↓
Glukosetoleranz		normal	normal	häufig ↓	häufig ↓	häufig ↓	häufig ↓
Therapie: Diät		extrem fettarm	fettmodifiziert cholesterinarm	fettmodifiziert cholesterin- und kalorienarm	kalorien- und cholesterinarm fettmodifiziert Zucker ↓	kalorien- und cholesterinarm fettmodifiziert Zucker ↓	kalorien- und fettarm Zucker ↓
Medikamente			Cholestyramin Nikotinsäure D-Thyroxin Sitosterin Statine	Nikotinsäure Clofibrat D-Thyroxin Sitosterin Statine	Clofibrat Nikotinsäure Statine	Clofibrat Nikotinsäure	Clofibrat Nikotinsäure

Zu **(B):** Die **Hyperchylomikronämie** (Hyperlipoproteinämie Typ I) beruht auf einem autosomal-rezessiv vererbten Defekt des Postheparin-Lipoproteinlipase-Systems (Mangel an Lipoproteinlipase oder des Aktivatorproteins Apo-C-II), der zu einem stark verzögerten Abbau der Chylomikronen führt. **Klinisch** fallen die oft jugendlichen Patienten durch **eruptive Xanthome vorwiegend an Stamm und Gesäß** sowie Hepatosplenomegalie und anfallsartige abdominelle Schmerzen auf. Als Folge der Hyperchylomikronämie besteht ein erhöhtes Pankreatitisrisiko, jedoch kein vermehrtes Herzinfarktrisiko.

--- **Metabolisches Syndrom** --- V.62 ---

Unter dem metabolischen Syndrom versteht man das gemeinsame Auftreten von **Adipositas**, Hyper- und **Dyslipoproteinämie** (Hypertriglyzeridämie mit niedrigem HDL-Spiegel), **Hyperurikämie** und **Hypertonie** sowie zunehmende **Glukoseintoleranz** bis **Diabetes mellitus Typ II**.
Pathogenese: Bei genetischer Disposition führt Über- und Fehlernährung sowie Bewegungsmangel zur Glukoseintoleranz durch periphere Insulinresistenz mit konsekutiver Hyperinsulinämie, die von einer Zunahme der VLDL-Triglyzeride, HDL-Verminderung und Hypertonie begleitet wird. Exzessive Triglyzeridspeicherung kann dabei zur Leberverfettung führen.

Tab. 5.**16** Diagnostische Kriterien (metabol. Syndrom wahrscheinlich, wenn > 3 Punkte):

Befunde	Bewertung
positive Familienanamnese (Diab. mell., Infarkt)	2 Punkte
bauchbetonte Fettverteilung	1 Punkt
Hypertonie	1 Punkt
Hypertriglyzeridämie (> 170 mg/dl)	1 Punkt
Hyperurikämie (> 6,5 mg/dl)	1 Punkt

Behandlungsziele:
- Verbesserung der **Selbstkontrolle des Essverhaltens**
- **kontinuierliche Gewichtsabnahme** durch **hypokalorische Diät** (Diätberatung!)
- Steigerung des Energieverbrauchs **(körperliches Training)**
- **purinarme Diät** (bis max. 300 mg Harnsäure/Tag)
- **Hypertoniebehandlung** durch natriumarme Diät

Erst wenn diese Maßnahmen keine ausreichende Wirkung zeigen, ist eine medikamentöse Therapie indiziert.

H99

Frage 5.130: Lösung B

Das gemeinsame Auftreten von **Adipositas**, Hyper- und **Dyslipoproteinämie**, **Hyperurikämie**, **Hypertonie** und zunehmender **Glukoseintoleranz** (bis **Diabetes mellitus Typ IIb**) wird als metabolisches Syndrom definiert.
Ätiologie: Bei **genetischer Disposition** führen Über- und Fehlernährung sowie Bewegungsmangel zur Glukoseintoleranz durch periphere Insulinresistenz mit konsekutiver **Hyperinsulinämie**, die von einer Zunahme der VLDL-Triglyzeride, HDL-Verminderung und Hypertonie begleitet wird.
Zu empfehlen ist ein regelmäßig durchgeführtes **moderates Ausdauertraining** mit einer Belastung von ca. 60% der maximalen Leistungsfähigkeit. Durch **körperliche Aktivität** kommt es zu einer **Zunahme der Sensitivität der Insulinrezeptoren** im Muskel. Insbesondere bei **Typ-II-Diabetikern** mit erhaltener Insulinsekretion kann das Hormon am Muskel wirksam werden und Glukose in die Muskelzelle gelangen. Außerdem führt Sport durch Erhöhung des Kalorienverbrauchs zur **Gewichtsabnahme**, die darüber hinaus mit einem blutdrucksenkenden Effekt verbunden sein kann.
Mit dieser Kenntnis scheiden als mögliche Antworten (A) (orale Antidiabetika), (C) (Insulingabe), (D) (orale Antidiabetika) und (E) (orale Antidiabetika) aus.

F99

Frage 5.131: Lösung D

Siehe Lerntext V.62.

F99

Frage 5.132: Lösung A

Als **metabolisches Syndrom** bezeichnet man das gemeinsame Auftreten von Adipositas, Hyper- und Dyslipoproteinämie, Hyperurikämie, Hypertonie und Glukoseintoleranz bis zum Diabetes mellitus II. Am Anfang des metabolischen Syndroms steht eine **zelluläre Insulinresistenz** (z. B. Skelettmuskelzellen), sodass erhöhte Insulinspiegel notwendig sind. Die daraus resultierende **Hyperinsulinämie** wiederum führt zu Adipositas und unterstützt die Entwicklung einer Arteriosklerose.
Die **Hyperinsulinämie** wird von einer Zunahme der VLDL-Triglyzeride, HDL-Verminderung und Hypertonie begleitet.
Zu **(B):** Die **Porphyrinstoffwechselstörung** ist eine erbliche oder erworbene Störung des Hämstoffwechsels und führt zu einer vermehrten Bildung von Porphyrinvorstufen oder Porphyrinen.
Zu **(C):** Die **Hyperfibrinolyse** tritt meist im Rahmen einer Verbrauchskoagulopathie auf. Man unterscheidet eine Hyperfibrinolyse bei

- unvollständigem, hereditärem α_2-Antiplasminmangel
- erworbenem α_2-Antiplasminmangel sowie
- eine reaktive Hyperfibrinolyse und eine
- lokale Hyperfibrinolyse

Zu **(D):** Beim **metabolischen Syndrom** kann meist eine Verminderung des HDL-Cholesterins beobachtet werden.

Zu **(E):** Eine **Acetonämie** wird z. B. bei schlecht eingestelltem Diabetes mellitus beobachtet.

F98

Frage 5.133: Lösung B

Typische Befunde des **metabolischen Syndroms** sind:
bauchbetonte Adipositas
+ **essenzielle Hypertonie**
+ **Typ-II-Diabetes mellitus** (Hyperinsulinämie)
+ **Hypertriglyzeridämie** mit niedrigem HDL-Spiegel
≙ „tödliches Quartett"
Siehe auch Lerntext V.62.

H99

Frage 5.134: Lösung D

Als **metabolisches Syndrom** (Wohlstandssyndrom) wird das Zusammentreffen folgender Faktoren bezeichnet:
- **Stammbetonte Fettsucht**
- **Dyslipoproteinämie (erhöhte Triglyzeride, erniedrigtes HDL)**
- **essenzieller Hypertonus**
- **Glukosetoleranzstörung bzw. Diabetes mellitus Typ II**
- Zu Beginn des metabolischen Syndroms besteht eine Insulinresistenz der insulinabhängigen Gewebe wie z. B. der Skelettmuskulatur, sodass erhöhte Insulinspiegel benötigt werden.
- Hyperinsulinämie führt zu verstärktem Hungergefühl und in der Folge zu Adipositas.
- Hyperurikämie.

F00

Frage 5.135: Lösung E

Das gemeinsame Auftreten von **Adipositas**, Hyper- und **Dyslipoproteinämie**, **Hyperurikämie**, **Hypertonie** und zunehmender **Glukoseintoleranz** (bis **Diabetes mellitus Typ IIb**) wird als **metabolisches Syndrom** definiert.
Bei **genetischer Diposition** führen Über- und Fehlernährung sowie Bewegungsmangel zur Glukoseintoleranz durch periphere Insulinresistenz mit konsekutiver **Hyperinsulinämie**, die von einer Zunahme der VLDL-Triglyzeride, HDL-Verminderung und Hypertonie begleitet wird.

F98

Frage 5.136: Lösung D

Metabolisches Syndrom
- **Definition:** gemeinsames Auftreten von **Adipositas,** Hyper- und **Dyslipoproteinämie, Hyperurikämie, Hypertonie,** zunehmende **Glukoseintoleranz** bis **Diabetes mellitus Typ II**
- **Ätiologie:** Bei **genetischer Disposition** führen Über- und Fehlernährung sowie Bewegungsmangel zur Glukoseintoleranz durch periphere Insulinresistenz mit konsekutiver **Hyperinsulinämie,** die von einer Zunahme der VLDL-Triglyzeride, HDL-Verminderung und Hypertonie begleitet wird.

Durch **körperliche Aktivität** kommt es zu einer **Zunahme der Sensitivität der Insulinrezeptoren** im Muskel. Insbesondere bei **Typ-II-Diabetikern** mit erhaltener Insulinsekretion kann das Hormon am Muskel wirksam werden und Glukose in die Muskelzelle gelangen. Außerdem führt Sport durch Erhöhung des Kalorienverbrauchs zur **Gewichtsabnahme.**
Zu empfehlen ist ein regelmäßig durchgeführtes **moderates Ausdauertraining** mit einer Belastung von ca. 60% der maximalen Leistungsfähigkeit. Körperliche Anstrengung mit > 80% der maximalen Leistungsfähigkeit kann insbesondere zu **Beginn der anaeroben Phase** zum Ansteigen von Blutzucker, freien Fettsäuren und Ketonkörpern im Blut führen und ist daher zu vermeiden.

Hyperurikämie --- V.63

Unter **primärer Hyperurikämie** und *Gicht* versteht man eine *angeborene Störung des Harnsäurestoffwechsels,* die zu einer positiven Harnsäurebilanz mit Konzentrationsanstieg der Harnsäure im Blutplasma und in der extrazellulären Flüssigkeit führt.
Zwei Ursachen sind möglich:
1. Überproduktion von Harnsäure, wobei beim *Lesch-Nyhan-Syndrom,* einer im Jugendalter auftretenden Gicht mit zusätzlich neurologischer Symptomatik und Selbstverstümmelung, der Enzymdefekt nachgewiesen werden konnte. Hier besteht ein *Hypoxanthin-Guanin-Phosphoribosyl-Transferase-Defekt,* der, X-chromosomal lokalisiert, häufiger bei Knaben auftritt. Eine Mutation im Bereich des Strukturgens führt zur Bildung eines Proteins, das der Hypoxanthin-Guanin-Phosphoribosyl-Transferase immunologisch gleicht (molecular mimikry), aber enzymatisch unwirksam ist. Die resultierende Verminderung der IMP- und GMP-Spiegel bedingt eine Reduktion der Rückkopplungshemmung der 5-Phosphoribosyl-1-Amin-Synthese mit nachfolgender Stimulation der Purinnukleotidsynthese.

Eine häufige Ursache der primären Hyperurikämie ist ein angeborener Defekt der Xanthin-Oxidase. Auch können Aktivitätssteigerungen der Phosphoribosyl-Pyrophosphat-Synthetase oder Aktivitätsverluste der Adenin-Phosphoribosyl-Transferase die Rückkopplungshemmung der Purinsynthese aufheben, sodass eine gesteigerte de-novo-Synthese resultiert.

2. **Störung der tubulären Harnsäuresekretion:** In 95% der Fälle besteht eine angeborene *verminderte renale Harnsäuresekretion*. Gleichzeitig ist die Harnsäureausscheidung in den Darm (etwa 10% der Gesamtausscheidung) vermindert. Durch Überschreiten des Löslichkeitsvermögens werden Mononatriumuratkristalle ausgefällt und in zahlreichen Geweben abgelagert. Hauptsächlich Synovia, Gelenkkapsel, Gelenkknorpel sowie Sehnenansätze und das Nierenparenchym sind betroffen. Männer erkranken dabei 6- bis 10-mal häufiger als Frauen.

Die oben genannten Mechanismen führen zu einer Vermehrung des Harnsäurepools von 1 auf 30 oder mehr Gramm im Körper, was schließlich beim Überschreiten der pH-abhängigen Löslichkeitsgrenze von 6–8 mg/100 ml zur Ausfällung von Uratkristallen führt.

Mikrokristalline Uratablagerungen im Niereninterstitium führen zu einer chronischen diffusen sklerosierenden interstitiellen Nephritis, der sogenannten **Gichtniere**. Sie ist eine Kombination von vaskulären Glomerulaveränderungen (Glomerulosklerose), interstitiell entzündlichen Infiltraten und Pyelonephritis, die *mit Uratsteinbildung* einhergehen kann. Die entsprechenden klinischen Symptome sind Hypertonie, Isosthenurie, Hyperkaliämie (Azidose), Nierenkoliken und in späteren Stadien Niereninsuffizienzerscheinungen.

Gelenkschäden: Jeder 2. Gichtkranke entwickelt im Verlauf der Erkrankung sichtbare *Tophi*, die bevorzugt an der Brust, Zehe (→ Podagra), am Fußrist, Achillessehnen sowie der Bursae praepatellares und olecrani auftreten. In $^2/_3$ der Fälle kommt es zur plötzlich einsetzenden *Monarthritis des Großzehengrundgelenks* mit starken Schmerzen, Rötung, Schwellung und allgemeinen Entzündungszeichen. Solche Schmerzattacken treten bei der renal bedingten Hyperurikämie nicht auf. Die Bildung sog. Gichttophi stellt eine Fremdkörperreaktion mit Freisetzung unspezifischer Bradykinine dar. Bei meist nur subfebrilen Temperaturen ist eine Leukozytose die Regel, ebenso wie eine mäßige Senkungsbeschleunigung. Die Schwellung besteht einige Tage bis zu einer Woche und ist oft auch über diese Zeit hinaus schmerzempfindlich.

Zu den Gichtanfall auslösenden Faktoren zählt neben purinreicher Ernährung der Konsum von Alkohol, da die dabei entstehende Laktatazidose die renale Harnsäuresekretion hemmt.

Sekundäre Hyperurikämie
Gichtsymptome werden als sekundäre *Gicht bei vermehrtem Zelluntergang* infolge hämolytischer Krankheiten, Polyzythämie und Leukämie sowie unter Radiatio und Zytostatikatherapie beobachtet. Auch kann die renale Harnsäuresekretion infolge Nierenschadens (z. B. chronische Nephritis) oder unter der Therapie mit Saluretika vom Benzothiadiazintyp gehemmt sein. Die Löslichkeit der Harnsäure bei sauren pH-Werten ist deutlich geringer als bei neutralen pH-Werten. Exzessiver Alkoholabusus kann über die entstehende Laktatazidose ebenfalls die renale Harnsäuresekretion behindern und zur Entstehung einer sekundären Hyperurikämie führen. Bei Abmagerungskuren besteht ein erhöhtes Risiko für Gichtanfälle, da die resultierende „Hungerazidose" zu einer eingeschränkten renalen Harnsäure-Clearance führt.

Die **diabetische Ketoazidose** kann zur Hyperurikämie führen, weil Ketonkörper die tubuläre Harnsäureausscheidung hemmen. Bei einer **Fruktoseinfusion** resultiert ebenfalls eine verminderte renale Harnsäureausscheidung.

Die vermehrte **Zufuhr von Nukleoproteiden mit der Nahrung** (z. B. Innereien, Fleischextrakt, Ölsardinen, Hering, Wildfleisch) begünstigt ebenfalls das Auftreten einer Hyperurikämie. Demgegenüber ist das Purinderivat **Coffein unbedenklich,** da es durch Demethylierung nicht zu reiner Harnsäure abgebaut wird. Erhöhte Harnsäurespiegel bei Patienten mit leichten Leberschäden werden nicht auf die Leber (= Bildungsstätte der Harnsäure), sondern auf eine begleitende Verschlechterung der Nierenfunktion zurückgeführt.

H95

Frage 5.137: Lösung E

Eine **hohe Flüssigkeitsaufnahme** von mindestens 2000 ml/Tag ist bei allen Gichtpatienten und besonders jenen, die chronische Bildner von Harnsäuresteinen sind, erwünscht. Auch das **Alkalisieren des Urins** ist zu empfehlen. Da **medikamentöse Maßnahmen** zur Herabsetzung der Serumharnsäurekonzentration sehr effektiv sind, erscheint eine konsequente Herabsetzung des Puringehalts der Nahrung („streng **purinarme Kost**") nicht mehr zwingend notwendig. Allerdings sollten Nahrungsmittel mit hohem Puringehalt gemieden werden. Dazu zählen insbesondere Fleischextrakte, Innereien und bestimmte Fischsorten (z. B. Hering). **Milchprodukte** sind dagegen purinfrei.

Wichtig ist eine **Zurückhaltung bei alkoholischen Getränken** (→ **Laktatazidose**). Bier enthält neben dem **hyperurikämisierenden Alkohol** größere Mengen von Guanosin, das ebenfalls den Serum-Harnsäurespiegel stark erhöht. Da Übergewicht ein entscheidender Risikofaktor für Hyperurikämie und Gicht ist, muss eine **Gewichtsreduktion** bei adipösen Patienten angestrebt werden.

6 Niere, Harnwege, Wasser- und Elektrolythaushalt

6.1 Allgemeines

H95

Frage 6.1: Lösung C

Der **plasmaonkotische Druck** tritt an Membranen auf, die für Eiweiße undurchlässig sind, den Blutkapillaren. Kleine Moleküle wie z.B. Elektrolyte können diese Membran passieren. Die wesentlichen Träger des onkotischen Druckes sind **Albumine**. Im Plasma herrscht etwa ein onkotischer Druck von 35 cm Wassersäule. Für die Isotonie der Extrazellulärflüssigkeit entscheidend ist das **Natrium**.
Von großer Bedeutung für den Flüssigkeitsaustausch zwischen Plasma und Interstitium ist das Wechselspiel von hydrostatischem und onkotischem Druck in den Kapillaren.
Im arteriellen System der Kapillare überwiegt der hydrostatische, im venösen System der onkotische Druck. Es kommt zu Ödemen, wenn eine Ungleichheit im Wechselspiel auftritt.

H94

Frage 6.2: Lösung D

Die **selektive Proteinurie** ist das Resultat einer elektrophoretischen Differenzierung einer Proteinurie und betrifft die überwiegende Ausscheidung von **Albumin und Transferrin**. Diese Form der Proteinurie findet man bei leichten glomerulären Schäden wie z.B. bei der **Minimalläsionenglomerulonephritis**.
Zu **(A):** Die **membranoproliferative Glomerulonephritis** ist eine schwere Glomerulonephritis, wobei 50% der Patienten innerhalb von 5 Jahren niereninsuffizient werden. Typisch ist eine **unselektiv glomeruläre Proteinurie** mit Ausscheidung aller Plasmaeiweiße unabhängig vom Molekulargewicht.
Zu **(B):** Die **Amyloidose** ist eine generalisierte oder lokalisierte extrazelluläre Proteinablagerung im Interstitium von Organen, im Bereich der Nieren vor allem entlang der Basalmembranen. Es können kleinmolekulare tubuläre sowie glomerulär tubuläre Mischproteinurien auftreten.

Zu **(C):** **Bence-Jones-Proteinurien** sind prärenale Proteinurien mit übermäßigem Anfall von Leichtketten (bei monoklonaler Leichtketten-Gammopathie).
Zu **(E):** Die **interstitielle Nephritis** zeigt kleinmolekulare tubuläre Proteinurien mit charakteristischem Vorkommen von $β_2$-Mikroglobulin.

H98 !

Frage 6.3: Lösung E

Siehe Lerntext VI.1.
Zu **(E):** Eine **eiweißreiche Kost** spielt als Ursache für eine isolierte Proteinurie bei ansonsten Nierengesunden keine Rolle.

Differenzialdiagnose Proteinurie — VI.1

Als **Proteinurie** bezeichnet man eine Eiweißausscheidung im Harn von mehr als 250 mg/dl. Die täglich filtrierte Albuminmenge liegt bei etwa 1–2 g. Durch Molekulargewicht-bezogene tubuläre Rückresorption ist die tägliche Proteinausscheidung jedoch begrenzt (< 150 mg/dl). **Formen der Proteinurie:**

- **funktionelle Proteinurie:** Auftreten in der Schwangerschaft, bei Fieber, bei Nierenvenenthrombosen und **kardialer Stauung (Rechtsherzdekompensation – Stauungsniere)**, Schock
- **tubuläre Proteinurie:** Diese wird verursacht durch Störungen der tubulären Rückresorption der normalerweise glomerulär filtrierten niedermolekularen Plasmaproteine. Charakteristischerweise fehlen den geringen Eiweißmengen (< 2 g täglich) die Albumine. Die Störung findet sich bei renal rubulärer Azidose, Cystinose und Fanconi-Syndrom.
- **glomeruläre Proteinurie:** Sie wird durch eine erhöhte Durchlässigkeit der Glomerulumkapillaren für Proteine bedingt. Ursachen sind Zysten, Pyelonephritiden, Obstruktion der Harnwege sowie arteriosklerotische Läsionen.
- **präglomeruläre Proteinurie:** Bei der **orthostatischen Proteinurie** verschwindet die Eiweißausscheidung im Urin nach längerem konsequentem Liegen. Sie ist vermutlich durch einen erhöhten Druck in der V. cava inferior bedingt.
    - Bei der **Marschhämoglobinurie** kommt es infolge besonderer Disposition des Patienten zur Traumatisierung der Erythrozyten in den Fußsohlen mit nachfolgender Hämoglobinurie.
    - Die **Bence-Jones-Proteinurie** tritt bei 50% aller Plasmozytome auf und scheint für die Entstehung der **Myelomniere**, einer progredienten Niereninsuffizienz der Plasmozytompatienten von Bedeutung zu sein.

- **postrenale Proteinurie:** Bei entzündlichen Erkrankungen der ableitenden Harnwege können Immunglobuline in den Harn sezerniert werden. Auch Zellabstoßung, Blut- und Lymphübertritt können dabei zur postrenalen Proteinbeimengung führen.

H99

Frage 6.4: Lösung D

Zu **(A):** Die **Bence-Jones-Proteinurie** kommt bei 50% aller Plasmozytome vor und scheint für die Entstehung der Myelomniere, einer progredienten Niereninsuffizienz der Plasmozytompatienten von Bedeutung zu sein. Bence-Jones-Proteine lassen sich dank ihres geringen Molekulargewichtes und der damit verbundenen hohen renalen Clearance leicht im Urin nachweisen. Es handelt sich dabei meist um die leichten Ketten eines IgG, die glomerulär filtriert werden.
Zu **(B):** Die erhöhte Proteinausscheidung im Harn kann **renale Ursachen** (z. B. tubuläre Proteinurie, glomeruläre Proteinurie) und **extrarenale Ursachen** (z. B. orthostatische Proteinurie, Marschhämoglobinurie) haben.
Zu **(C):** Eine **tubuläre Proteinurie** ist durch Störungen der tubulären Rückresorption der normalerweise glomerulär filtrierten niedermolekularen Plasmaproteine bedingt. Charakteristischerweise fehlen den geringen Eiweißmengen (< 2 g täglich) die Albumine.
Zu **(D):** Die **orthostatische Proteinurie** ist vermutlich durch einen erhöhten Druck in der V. cava inferior bedingt und hat nichts mit einer arteriellen Hypotonie zu tun. Die Proteinurie verschwindet nach längerem konsequenten Liegen.
Zu **(E):** Die **diabetische Nephropathie** (Glomerulosklerose Kimmelstiel-Wilson) ist eine Mikroangiopathie mit diffuser oder nodulärer Verbreiterung des Mesangiums. Als Frühsymptom gilt die Mikroalbuminurie von 30–300 mg/24 h oder 20–200 mg/l. Es besteht eine Korrelation zwischen Häufigkeit und Schwere der diabetischen Nephropathie mit der Dauer des Diabetes und der Güte der Stoffwechselführung.

H98

Frage 6.5: Lösung E

Zu **(1):** Bei einer **hochgradigen Retention harnpflichtiger Substanzen** ist die Kontrolle von Wasser-, Elektrolyt- und Säure-Basen-Haushalt von besonderer Bedeutung. Eine Bilanzierung der Elektrolyte im Serum und Harn ist regelmäßig erforderlich. Hierbei spielt der Kaliumspiegel eine wichtige Rolle wegen kardialer Nebenwirkungen.
Die Natriumreabsorption nimmt bei fortgeschrittener Niereninsuffizienz erheblich ab. Es kann zu tubulären Funktionsstörungen im Sinne einer Salzverlustniere kommen. Dies führt zu einem Rückgang der Diurese.
Auf eine **ausreichende Kochsalzzufuhr** ist somit zu achten, da ein **Kochsalzmangel** die häufigste Ursache für einen Diureserückgang darstellt.
Zu **(2):** Bei einer **Dekompensation der Niereninsuffizienz** kommt es zu einem Rückgang der Diurese und einem Gewichtsanstieg mit **Ödembildung.** In diesem Fall müssen regelmäßige Gewichtskontrollen erfolgen. Die Kochsalzzufuhr muss eingeschränkt werden, wobei sich die tägliche NaCl-Zufuhr nach dem Verlust im Urin richtet.
Zu **(3):** Im Falle einer **Hyperkaliämie und metabolischer Azidose** muss keine Kochsalzeinschränkung erfolgen, da häufig ein Natriummangel die Ursache ist. Im distalen Tubulus kann eine verminderte Natriumkonzentration zu einer Kaliumretention führen.
Zu **(4):** Bei einer **Niereninsuffizienz im Terminalstadium** ist die **Hypertonie** meist Folge einer Salz-Wasser-Retention. In diesem Fall sollte eine Dialysebehandlung durchgeführt werden und natürlich die Kochsalzzufuhr eingeschränkt werden.

F99

Frage 6.6: Lösung A

Eine **signifikante Bakteriurie** ist anzunehmen bei einer Keimzahl von 10^5/ml im Mittelstrahlurin. Der Urinbefund sollte kontrolliert werden. Es ist eine Keimdifferenzierung mit Antibiogramm anzustreben.
Bei klinischen Symptomen oder antibiotisch vorbehandelten Patienten sollten auch niedrigere Keimzahlen als pathologisch betrachtet werden. Werden Enterokokken oder Mischkulturen im Mittelstrahlurin nachgewiesen, so sollte der Befund durch Blasenpunktion kontrolliert werden, da häufig eine Kontamination vorliegt. Ein Keimnachweis im Blasenpunktat ist immer echt, da eine Kontamination ausgeschlossen werden kann.

H93

Frage 6.7: Lösung A

Häufige Ursachen einer **Hämaturie** sind:

prärenal	renal	postrenal
– Antikoagulanzien	– Glomerulonephritis	– Urolithiasis
– hämorrhagische Diathese	– Pyelonephritis	– Tumoren
	– Hypernephrom	– Zystitis
	– Niereninfarkt	– Traumen
	– Papillennekrose	
	– Nierentuberkulose	
	– Traumen	
	– Marschhämaturie	

Zu **(A)** und **(B)**: Die **minimal proliferierende interkapilläre Glomerulonephritis** mit nephrotischem Syndrom kommt vorwiegend im Kindesalter vor. Sie ist eine eigenständige Krankheitsgruppe. Während bei der Immunkomplexnephritis, der Antibasalmembrannephritis und der IgA-Nephritis die Hämaturie zu den Leitsymptomen zählt, äußert sich die „Minimal-changes-Erkrankung" vor allem i. S. eines nephrotischen Syndroms mit Proteinurie, Hypoproteinämie, Ödemen und Hyperlipidämie. Eine Mikrohämaturie kann in bis zu 20% der Fälle beobachtet werden.

F98

Frage 6.8: Lösung B

Kreatinin wird überwiegend durch glomeruläre Filtration aus dem Blut eliminiert. Infolgedessen muss bei eingeschränkter glomerulärer Filtrationsrate (GFR) die Konzentration des Plasmakreatinins proportional ansteigen.
Die Höhe der GFR ist altersabhängig. Bei gesunden Personen zwischen 20 und 50 Jahren liegt die GFR bei ca. 120 ml/min. In höherem Alter sinkt die GFR stetig und beträgt bei Menschen zwischen 80 und 90 Jahren nur noch die Hälfte des früheren Normalwertes. Zu einem Anstieg des Plasmakreatinins kommt es erst, wenn die GFR unter 50% ihres Normalwertes liegt.
In dem geschilderten Fall muss bei der einseitig nephrektomierten Patientin auf Grund des operativen Eingriffes deshalb mit einer leichten Erhöhung des Serumkreatinins (Normalwert: 0,5–1,2 mg/dl, 40–110 µmol/l) postoperativ gerechnet werden.

F98

Frage 6.9: Lösung C

Nach dem Prinzip der **Sediment-Gesichtsfeld-Methode** gelten folgende Referenzbereiche:

Tab. 6.1   Das normale **Harnsediment** (aus Memorix)

Sedimentuntersuchung		
Zylinder:	hyaline	gelegentlich
	granulierte	–
	Wachs	–
	Erythrozyten	–
	Leukozyten	–
	Epithelien	–
Leukozyten		Männer 0–2/GF
		Frauen 0–5/GF
Erythrozyten		0–3/GF
Epithelien		bei Frauen möglich
Fettkörper		
Bakterien		–

In Kombination mit der klinischen Symptomatik spricht der Befund am ehesten für eine **Reizblase**. Die Reizblase ist ein unklarer Reizzustand, der bei jüngeren und älteren Frauen auftritt und sich durch zystische Beschwerden äußert, ohne dass ein pathologischer Befund vorliegt.
Nach Ausschalten aller organischen Ursachen ist eine Psychotherapie anzuraten.

Zylinder im Harnsediment und deren Bedeutung: Matrix der **Zylinder** im Harnsediment ist das Tamm-Horsfall-Protein. Es werden folgende Zylinderarten unterschieden:

- **hyaline Zylinder:** Sie bestehen aus dehydratisiertem Tamm-Horsfall-Protein und können bei verschiedenen Nierenkrankheiten und bei extrarenalen Erkrankungen (z. B. Fieber) sowie nach Diuretikagabe auftreten.
- **Pigmentzylinder:** (Hämoglobin oder Myoglobin) Sie haben die Struktur granulierter Zylinder und sind von braunroter Färbung.
- **granulierte Zylinder:** Sie lassen sich oft bei akuten und chronischen Erkrankungen nachweisen.
- **Wachszylinder:** Man findet sie meist bei der chronischen Niereninsuffizienz.
- **Fettkörnchenzylinder:** Sie entstehen z. B. beim nephrotischen Syndrom und bei diabetischer Nephropathie durch Lipideinlagerungen in hyaline Zylinder.
- **Erythrozytenzylinder:** Ihr Auftreten weist auf glomerulonephritische und vaskuläre Erkrankungen hin.
- **Leukozytenzylinder:** Sie weisen auf eine Pyelonephritis hin.
- **Tubulusepithelzylinder:** Bei ihrem Auftreten im Harnsediment muss an eine tubuläre Nephropathie bzw. Nekrose gedacht werden.

Zu **(A)**: Eine **Harnwegsinfektion** geht einher mit Dysurie und Pollakisurie. Der Urin enthält vermehrt **Leukozyten**, auch Erythrozyten können vermehrt sein.
Zu **(B)**: Es wird über eine **Dysurie** geklagt, insofern ist die Patientin symptomatisch.
Zu **(D)**: Eine **Pyelonephritis** äußert sich durch Fieber, evtl. Schüttelfrost und dysurische Beschwerden. Häufig besteht ein Klopfschmerz im Bereich des betroffenen Nierenlagers. Im Urinsediment können eine Leukozyturie und evtl. Leukozytenzylinder nachgewiesen werden.
Zu **(E)**: Bei der **Nierentuberkulose** ist die Harnreaktion meist sauer, Eiweiß positiv. Es finden sich reichlich Leukozyten, vereinzelt Erythrozyten. Es können häufig TBC-Bakterien im Harn nachgewiesen werden.

[F95]

Frage 6.10: Lösung B

Es handelt sich in dem geschilderten Fall um eine **asymptomatische Bakteriurie**. Eine Bakteriurie ist anzunehmen, wenn eine Keimzahl von 10^5 Keime/ml im Mittelstrahlurin nachgewiesen wird. Eine Leukozyturie ist fast immer obligat verbunden mit einer signifikanten Bakteriurie. Es liegen keine typischen Symptome wie z.B. Pollakisurie, Dysurie, Rückenschmerzen oder Fieber vor. Die angegebene Müdigkeit hat andere Ursachen.
Zu **(A)**: Ein **behandlungsbedürftiger Harnwegsinfekt** liegt vor bei entsprechender klinischer Symptomatik.
Zu **(C)**: Eine **symptomatische Bakteriurie** wäre mit klinischen Symptomen verbunden.
Zu **(D)**: Eine **akute Pyelonephritis** ist klinisch gekennzeichnet durch Fieber, Schüttelfrost, Dysurie und klopfschmerzhaftes Nierenlager. Im Urin gelingt meist der Nachweis von Leukozytenzylindern.
Zu **(E)**: Eine **akute Glomerulonephritis** zeigt verschiedene Verläufe von leichten Symptomen bis hin zu rapid progressiven Veränderungen. Im Urin kann je nach Form eine Hämaturie und Proteinurie nachgewiesen werden. Typisch sind im Sediment Erythrozytenzylinder.

[F95]

Frage 6.11: Lösung C

Bei einer **asymptomatischen Bakteriurie** genügt die Empfehlung reichlich Flüssigkeit aufzunehmen und eine Urinkontrolle durchführen zu lassen, da eine asymptomatische Bakteriurie keine negativen Auswirkungen auf das Urogenitalsystem erwarten lässt.
Zu **(A): Strikte Bettruhe** wäre bei schweren Nierenerkrankungen wie z.B. Pyelonephritis oder Glomerulonephritis erforderlich.
Zu **(B)**: Eine **antibiotische Therapie** wäre z.B. bei einem symptomatischen Harnwegsinfekt oder Pyelonephritis erforderlich.
Zu **(D)**: Ein **i.v. Pyelogramm** dient zum Nachweis anatomischer Anomalien, eines Refluxes, einer Pyelonephritis sowie von Obstruktionen und Harnsteinen.
Zu **(E)**: Eine **Zystoskopie** wird beim Verdacht auf Blasentumoren oder Zystitiden durchgeführt.

---- Hyposthenurie ---- VI.2 ----

Die Störung des Konzentrationsvermögens **(Hyposthenurie)** besteht in einer gegenüber der Norm herabgesetzten Variabilität der Harnkonzentration zwischen maximaler und minimaler Harnosmolalität (Normwerte: max. spez. Gewicht < 1.025, max. Harnosmolalität < 850 mosmol (mmol)/kg H_2O). Bei **Asthenurie** ist es unmöglich, den Harn nennenswert über die minimale Harnkonzentration bei Wasserdiurese zu konzentrieren.

Die harnkonzentrierenden Effekte der Niere und des ADH (antidiuretisches Hormon) unterliegen auch beim Gesunden verschiedenen Einflüssen. Die folgende Tabelle gibt einen Aufschluss über die Konzentrationseinschränkungen der Niere bei metabolischen, endokrinen und hämodynamischen Faktoren:

Zunahme des Konzentrationsvermögens bei	Abnahme des Konzentrationsvermögens bei
– gesteigerte Eiweißzufuhr	– Unterernährung
– Eiweißkatabolismus	– Diabetes insipidus
– gesteigerte Harnstoffausscheidung	– **Hypokaliämie**
– exogene Hyperthermie	– **Hyperkalzämie**
– Glucocorticoide	– **Hydratisierung**
– Aldosteron	– osmotische Diurese
– Vasopressin	– Hypothermie
– Senkung der GFR (glomeruläre Filtrationsrate) um $1/3$	– Hypoxie
	– Thyroxin
	– Adrenalin
	– Prostaglandin E_1
	– Blutdrucksteigerung
	– Fieber
	– schwere Arbeit
	– Zunahme der Nierengesamtdurchblutung und des intrarenalen Drucks
	– Senkung der GFR um $2/3$

Bezüglich der Harnkonzentration gilt, dass je mehr nicht resorbierbare Soluta unter nutritiven und metabolischen Einflüssen ausgeschieden werden, um so niedriger ist die maximal erreichbare osmotische Harnkonzentration.

[F93]

Frage 6.12: Lösung D

Siehe Lerntext VI.2.

[F90]

Frage 6.13: Lösung C

Chronische Obstruktionen der Niere (z.B. gynäkologische Malignome, Kolonkarzinome) verlaufen häufig bis zum hochgradigen Verlust von Nierenparenchym schmerzfrei. Sie sind im Gegensatz zum akuten Harnstau durch den Verlust der renalen Konzentrationsfähigkeit, der in Polyurie und Nykturie resultiert, gekennzeichnet. Im weiteren Verlauf treten dann tubuläre Azidose und renaler Salzverlust auf. Schließlich kommt es zu einer renalen Hypertonie und einer chronischen Niereninsuffizienz. Bei dem dargestellten Fall handelt es sich bereits um eine chronische Niereninsuffizienz mit Anstieg von Kreatinin (Normwert i.S. bis 10 mg/l oder 88 µmol/l) und Harnstoff (Normwerte 12–50 mg/dl oder 2,0–8,3 mmol/l) sowie Polyurie.

Zu **(B)**: Bei der **Nierenamyloidase** ist oft die Proteinurie das einzige Symptom, später kann es bis zur terminalen Niereninsuffizienz kommen. Diagnostiziert wird die Erkrankung mittels histologischer Untersuchung der Rektumschleimhaut.

Zu **(D)**: Die Symptome der **Strahlenzystitis** bestehen in Pollakisurie, Nykturie, imperativem Harndrang, Dysurie, terminaler Hämaturie und suprapubischen Schmerzen.

Zu **(E)**: Die **Kreatininclearance** liegt normalerweise zwischen 90–125 ml/min und wird nach folgender Formel berechnet:

$$\frac{(150 - \text{Alter}) \times \text{Körpergewicht (kg)}}{\text{Serumkreatinin (µmol/l)}}$$

Männer: + 10%
Frauen: − 10%

oder

$$\frac{\text{Urinvolumen (ml)} \times \text{Urinkreatinin (µmol/l)}}{\text{Plasmakreatinin (µmol/l)} \times \text{Zeit (min)}}:$$

Wie aus dem folgenden Nomogramm zur Kreatininclearance hervorgeht, entspräche eine Kreatininclearance von 50 ml/min einem Serumkreatininwert von etwa 20 mg/l.

(Lösung C 50%, Lösung D 18%, Lösung E 14%)

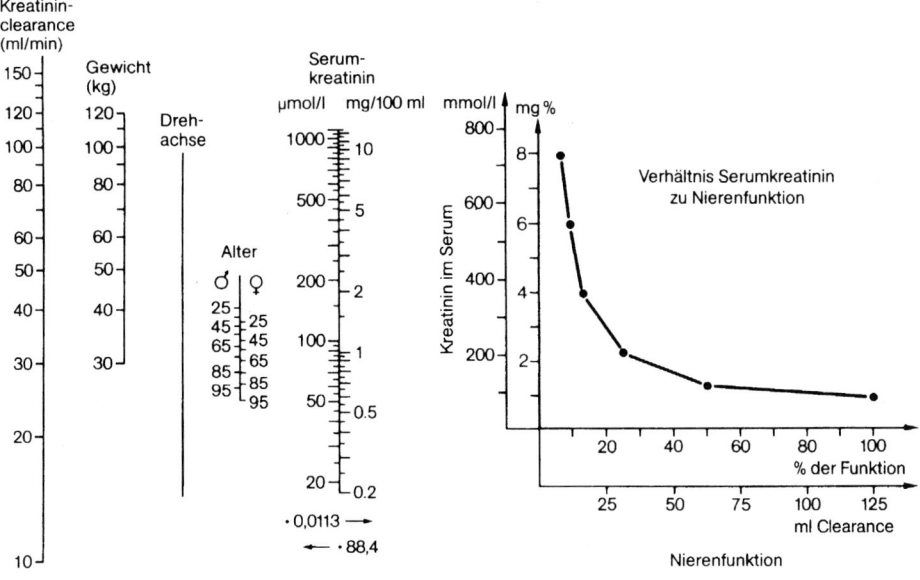

Abb. 6.1 Nomogramm zur Kreatininclearance (aus Droste, v. Planta: Memorix, Konstanten der Klinischen Medizin, VCH Weinheim, 1993)

6.2 Erkrankungen

Chronische Niereninsuffizienz — VI.3

Die **chronische Niereninsuffizienz** ist definiert als irreversible Abnahme des Glomerulumfiltrates bei zunehmendem Untergang von funktionsfähigem Nierengewebe.
Ursachen:
- chronische Glomerulonephritis ca. 20%
- diabetische Nephropathie ca. 20%
- chronische Pyelonephritis und interstitielle Nephritis ca. 15%
- polyzystische Nephropathie ca. 10%
- vaskuläre Nierenschäden auf Grund einer Hypertonie ca. 10%
- Analgetikanephropathie ca. 5%
- andere Nierenerkrankungen

Stadieneinteilung der chronischen Niereninsuffizienz:
Stadium I: kompensiertes Dauerstadium
Stadium II: Stadium der kompensierten Retention (Azotämie)
Stadium III: Stadium der dekompensierten Retention (Präurämie)
Stadium IV: terminale Niereninsuffizienz (Urämie)

Symptomatik:
- allgemeine Symptome (allgemeine Schwäche, Pruritus, urämischer Fötor, Kopfschmerz, Café-au-lait-Farbe der Haut)
- **Lunge:** „Fluid lung", Lungenödem, Pleuritis, Pneumonie
- **ZNS:** Somnolenz, Sopor, Koma, Psychosen, Polyneuropathie, tonisch-klonische Krämpfe, Reflexsteigerung
- **Gastrointestinaltrakt:** Übelkeit, Erbrechen, Gastroenteritis, Blutungen
- **renale Osteopathie:** Osteomalazie (Calzitriolmangel), Osteoklasie (Parathormonüberschuss)
- **Herz-Kreislauf:** Hypertonie, Herzinsuffizienz, Herzrhythmusstörungen, Perikarditis
- **Hämatologie:** Thrombozytopenie, immunologische Funktionsstörungen

Die **Anämie** einer chronischen Niereninsuffizienz ist meistens normochrom und normozytär. Die Hämoglobinkonzentration liegt zwischen 7–10 g/dl. Es liegt eine geringe Erhöhung der Erythropoese im Knochenmark vor, die Retikulozytenzahl ist ebenfalls leicht erhöht. In erster Linie sind als Ursachen ein Erythropoetinmangel und toxische Knochenmarksschädigung durch retinierte harnpflichtige Substanzen zu nennen. Daneben besteht eine verkürzte Erythrozytenlebensdauer. Die meist zu beobachtende gesteigerte **Hämolyse** durch gestörten Erythrozytenstoffwechsel und Retention toxischer Substanzen im Plasma ist in der Regel nur gering ausgeprägt. Beim hämolytisch-urämischen Syndrom allerdings werden die Erythrozyten durch Einengung der Nierenstrombahn (Mikroangiopathie bei intravasaler Gerinnung) mechanisch geschädigt, sodass eine **schwere Hämolyse** resultiert.

Diagnostik:
- Blutwerte: Erhöhung des Kreatinins, Harnstoffs, verminderte Kreatininclearance, Elektrolytstörung, metabolische Azidose, evtl. gestörte Glukosetoleranz
- **Urinwerte:** meist Isosthenurie (spez. Gewicht um 1010, Osmolalität < 600 mosmol/kg, Harnstoff < 1 g/dl), evtl. Glukosurie.
- **Ultraschalluntersuchung:** Schrumpfnieren bei chronischer Glomerulonephritis oder Pyelonephritis mit unregelmäßiger Oberfläche, evtl. Darstellung von Zystennieren, evtl. Nierenbeckenstauung bei obstruktiven Störungen der ableitenden Harnwege

Therapie:
- Therapie der Grunderkrankung: z.B. antibiotische Behandlung einer Pyelonephritis
- Eiweißrestriktion zur Verminderung des anfallenden Harnstoffs (z.B. Schwedendiät, Kartoffel-Ei-Diät)
- Überwachung des Wasser-, Elektrolyt- und Säuren-Basen-Haushaltes (z.B. Behandlung einer Hyperkaliämie, NaCl-Zufuhr entsprechend des Natriumverlustes im Urin, Ausgleich einer metabolischen Azidose)
- reichlich Flüssigkeitszufuhr zur Erhöhung der Harnstoffausscheidung (Diurese tgl. ca. 2,5 l)
- Therapie von Komplikationen (z.B. nephrogene Hypertonie, nephrotisches Syndrom, renale Osteopathie, renale Anämie)
- Beachtung der veränderten Pharmakokinetik bei der Gabe von Medikamenten
- Beachtung der Indikationen zur extrakorporalen Hämodialyse, Peritonealdialyse, Hämofiltration, evtl. Nierentransplantation

Hepatorenales Syndrom — VI.4

Als **hepatorenales Syndrom** bezeichnet man eine Oligurie bei dekompensierter Leberzirrhose ohne Anhalt für eine primäre Nierenerkrankung. Angiographisch gelingt der Nachweis einer hochgradigen Vasokonstriktion und eine Einschränkung der Nierendurchblutung. Verursacht wird die Minderdurchblutung durch verschiedene vasoaktive Stoffe (z.B. Renin-Angiotensin, Kinine, Prostaglandine).
Laborchemisch sind eine erniedrigte Natriumausscheidung im Urin (< 10 mmol/24 h), eine höhere Plasma- und Harnosmolalität, ein nor-

males Harnsediment und das Fehlen einer Proteinurie charakteristisch. Es liegt eine Hyponatriämie vor, das Kreatinin ist in der Regel auf > 200 µmol/l erhöht.
Zu den **auslösenden Faktoren** gehören:
gastrointestinale Blutung
aggressive Diuretikatherapie bei Leberzirrhose
Aszitespunktionen ohne Volumensubstitution
erhebliche Flüssigkeitsverluste, z. B. bei massiver Diarrhö
Die **Prognose** des hepatorenalen Syndroms ist schlecht und eine Hämodialyse in der Regel sinnlos, solange die zugrunde liegende Leberinsuffizienz nicht gebessert ist. Nach Lebertransplantation normalisiert sich in der Regel die Nierenfunktion wieder, da es sich nicht um eine organische, sondern um eine Funktionsstörung handelt.

kreatinin ist abhängig von der Muskelmasse des Patienten. Eine verminderte Aufnahme von **Eiweiß** führt dementsprechend zu einer geringeren Ansammlung von Harnstoff, als Endprodukt des Proteinstoffwechsels.
Zu **(B)**: Eine Verbesserung der Nierenfunktion ist offensichtlich nicht eingetreten, da das Serumkreatinin unverändert geblieben ist.
Zu **(C)**: Interkurrente **Infekte** können zu einer Verschlechterung der Nierensituation und damit zu einer Erhöhung von Kreatinin und Harnstoff im Serum führen.
Zu **(D)**: Eine **Abnahme der renalen Durchblutung** würde bei vorgeschädigter Niere zu einer zunehmenden Retention der harnpflichtigen Stoffe führen.
Zu **(E)**: Eine **Exsikkose** führt zu einer Verschlechterung der Nierensituation mit Erhöhung von Kreatinin und Harnstoff.

H97 **!**

Frage 6.14: Lösung A

Zu **(A)**: Eine **Albumininfusion wegen Hypoproteinämie** führt nicht zu einem hepatorenalen Syndrom, sondern kann bei großen Mengen infundierten Albumins zu einer Diffusion in den Alveolen führen und dort besonders bei beatmeten Patienten zu pulmonalen Problemen führen (Lungenödem). Siehe Lerntext VI.4.

F95 **!!**

Frage 6.17: Lösung D

Im fortgeschrittenen Stadium der **Niereninsuffizienz** mit einem Abfall des Glomerulumfiltrats < 40 ml/min entwickelt sich zunehmend eine **metabolische Azidose**. Sie entsteht durch Retention von respiratorisch nicht flüchtigen Säuren im Organismus bei gleichzeitig vermindertem Plasmakarbonat.
Im oligo anurischen Stadium entwickelt sich bei verminderter Sekretion eine **Hyperkaliämie.**
Die renale Phosphatausscheidung ist schon bei einem Absinken der Phosphatclearance < 60 ml/min vermindert. Infolgedessen kommt es zu einer **Hyperphosphatämie**, die wiederum hemmt die renale Produktion des aktiven Vitamin D-Metaboliten. Infolgedessen kommt es zu einer verminderten Calciumresorption im Darm mit konsekutiver Sekretion des Parathormons (sekundärer Hyperparathyreoidismus).
Magnesium verhält sich bei der chronischen Niereninsuffizienz ähnlich wie Kalium. Im terminalen Stadium wird häufig eine Erhöhung des Serummagnesiums beobachtet.

H96 **!**

Frage 6.15: Lösung C

Als **hepatorenales Syndrom** wird das fortschreitende, prinzipiell reversible oligurische Nierenversagen bei dekompensierter Leberzirrhose bezeichnet.
Pathogenetisch handelt es sich vermutlich um eine Mangeldurchblutung von Arealen der Nierenrinde. Ursache sind wahrscheinlich verschiedene vasoaktive Faktoren, wie z. B. Renin-Angiotensin, Prostaglandine, Kinine und sympathische Neurotransmitter. Außerdem werden Leukotriene und falsche Neurotransmitter sowie Endotoxine als pathogenetische Faktoren diskutiert.
Das hepatorenale Syndrom wird oft durch eine gastrointestinale Blutung oder eine forcierte Diurese ausgelöst.

F00 **!!**

Frage 6.18: Lösung B

Bei einer **fortgeschrittenen chronischen Niereninsuffizienz** ist mit einer **metabolischen Azidose** zu rechnen. Folglich sind der pH-Wert und der Bikarbonatwert deutlich erniedrigt. Auf Grund einer kompensatorischen Hyperventilation ist auch der pCO_2-Wert erniedrigt.
Zu **(A)**: Diese Konstellation des **Säure-Basen-Haushaltes** entspricht einer **respiratorischen Azidose** mit erniedrigtem pH-Wert und erhöhtem pCO_2-

H94

Frage 6.16: Lösung A

Im Stadium der vollen Kompensation und kompensierten Retention ist die Kontrolle von **Harnstoff und Kreatinin** bedingt aussagekräftig. Der **Serumharnstoff** variiert in Abhängigkeit von der zugeführten bzw. katabolisierten Eiweißmenge, Serum-

Wert. Kompensatorisch kommt es hierbei zu einer Bikarbonaterhöhung.
Zu **(C)**: Ausgeglichener Säure-Basen-Status.
Zu **(D)**: Die Konstellation entspricht einer **respiratorischen Alkalose** mit erhöhtem pH- und erniedrigtem pCO_2-Wert. Durch kompensatorische Basenverluste ist das Standardbikarbonat erniedrigt.
Zu **(E)**: Hier wird eine **metabolische Alkalose** gezeigt, in deren kompensatorischer Folge es zu einer Erhöhung des pCO_2-Wertes kommt.

H98   **!!**
Frage 6.19: Lösung D

Da Patienten mit einer **Niereninsuffizienz** nicht fähig sind, konzentrierten Urin auszuscheiden, müssen sie entsprechende Mengen an Flüssigkeit aufnehmen, um die tägliche Ausscheidung harnpflichtiger Substanzen zu gewährleisten. Deshalb sollte Patienten mit kompensierter Niereninsuffizienz keine Flüssigkeitsrestriktion angeraten werden.
Auf Grund der Tatsache, dass die Variationsbreite der Urinosmolalität, die die erkrankte Niere erreichen kann (250–350 mosmol/kg) begrenzter ist als bei normaler Nierenfunktion (40–1200 mosmol/kg), ist die Person mit normaler Nierenfunktion in der Lage, die tägliche Menge **harnpflichtiger Substanzen** von 600 mosmol in 500 ml Urin pro Tag auszuscheiden, verglichen mit dem schmalen Bereich der Niereninsuffizienz, wo 1,7 bis 2,4 l/d erforderlich sind.

F00   **!**
Frage 6.20: Lösung E

Beim **urämischen Syndrom** werden diverse Organsysteme in den Krankheitsprozess involviert:
- **Herz/Kreislauf:** Hypertonie, urämische Perikarditis, akzelerierte Arteriosklerose
- **Lunge:** Auf Grund einer Hyperhydratation kommt es zu einer interstitiellen Wassereinlagerung („fluid lung")
- **Haut:** Hämorrhagische Diathese, Pruritus
- **Magen-Darmtrakt:** Unspezifische Symptome wie z. B. Übelkeit, Erbrechen
- **ZNS:** Neuromuskuläre Veränderungen, Polyneuropathie, Enzephalopathie, Myopathie, Muskelkrämpfe
- **Endokrines System:** Gestörter Vitamin-D-Stoffwechsel mit konsekutiver Osteopathie
- **Immunsystem:** Eingeschränkte zelluläre Immunabwehr

Zu **(E)**: Die **portale Hypertension** ist nicht Folge einer Urämie, sondern tritt z. B. bei Leberzirrhose, Milzvenenthrombose und konstriktiver Perikarditis auf.

H00   **!!**
Frage 6.21: Lösung E

Zu **(A)** bis **(D)**: Die chronische Niereninsuffizienz ist Ursache des **renalen sekundären Hyperparathyreoidismus**. In den Nieren entsteht weniger wirksames Calcitriol (= 1,25-$(OH)_2$-Vitamin D_3). Die eingeschränkte glomeruläre Filtrationsrate führt zum **Anstieg des Serumphosphats**. Da hohe Phosphatspiegel die Synthese von Vitamin D inhibieren, kommt es durch den fehlenden **Synergismus zwischen Vitamin D und Parathormon** zum Absinken des Calciumserumspiegels.
Durch das fehlende Vitamin D_3 im Serum wird **weniger Calcium intestinal** resorbiert. Kompensatorisch versucht der Organismus diesen niedrigen Calciumspiegel durch reaktive Erhöhung der Parathormonsynthese auszugleichen. **Laborchemisch** resultiert außerdem eine **erhöhte alkalische Phosphatase**, die durch die Osteomalazie bedingt ist.
Zu **(E)**: Wie oben aufgeführt kommt es beim renalen **sekundären Hyperparathyreoidismus** zu einer **Hyperphosphatämie**.

H00   **!!**
Frage 6.22: Lösung B

Siehe Lerntext V.40.
Zu **(B)**: Es handelt sich bei dem geschilderten Fall am ehesten um einen **primären Hyperparathyreoidismus**. Ursache ist eine Mehrsekretion von Parathormon in den Epithelkörperchen, **bedingt durch:**
- Adenome
- Hyperplasie der Epithelkörperchen
- selten: Karzinome der Epithelkörperchen

Als **Folge** treten auf:
- massive Erhöhung des **Serumcalciums**
- **Phosphaturie**
- **Bildung von Nierensteinen** durch Kalkablagerungen im Nierenpapillenbereich
- **Demineralisierung und Osteoporose** durch Zunahme der Osteoklastenaktivität
- **Subperiostale Knochenzysten**
- **Reaktive Erhöhung der alkalischen Phosphatase**
- Cholelithiasis
- Duodenalulcera
- Abnahme der neuromuskulären Erregbarkeit

Zu **(A)**: Die **idiopathische Hyperkalzurie** zeichnet sich durch eine erhöhte Calciumausscheidung im 24-Stundenurin aus. Bei der **renalen Form** liegt die Primärstörung in einem erhöhten renalen Calciumverlust mit der Tendenz zu **abfallenden Serumcalciumkonzentrationen**. Bei der **intestinalen Form** findet sich eine primär gesteigerte Calciumabsorption bei normalem oder leicht erhöhtem Vitamin D-Spiegel im Serum.

Zu **(C):** Der **sekundäre Hyperparathyreoidismus**, dessen Ursache eine chronische Niereninsuffizienz ist, geht mit einer verminderten Bildung des Vitamin D einher, woraufhin die Calciumresorption abnimmt. Da zusätzlich die renale Clearance vermindert ist, führt dies zu einer weiteren **Verminderung des Serumcalciumspiegels**.

Zu **(D):** Die **Oxalose** ist eine seltene autosomal-rezessiv vererbbare Erkrankung, der ein Enzymdefekt zugrunde liegt, sodass Glyoxylsäure nicht in Glycin umgewandelt werden kann. Es kommt deshalb zu einem vermehrten Oxalsäureanfall. Daraus resultieren Nephrolithiasis sowie extrarenale Oxalatablagerungen vor allem in Gefäßwänden, Knochenmark und Herzmuskel. Eine Erhöhung des Serumcalciums kann nicht beobachtet werden.

Zu **(E): Xanthinsteine** sind selten. Sie entstehen gelegentlich bei Patienten, die wegen einer Hyperurikosurie mit Allopurinol behandelt werden. Eine Hyperkalzurie tritt nicht auf.

F96

Frage 6.23: Lösung B

Die Ausscheidung von **Lithium** geschieht primär (95%) durch glomeruläre Filtration mit erheblicher Rückabsorption über die proximalen Tubuli. Dabei entsteht ein Konkurrenzmechanismus mit Natrium. Eine unzureichende Natriumzufuhr führt zu Kumulation von Lithium im Blut.

Zu den wichtigsten Folgen einer Lithiumintoxikation gehören die renalen Komplikationen. Ca. 25% der Patienten entwickeln einen **ADH-resistenten nephrogenen Diabetes insipidus** mit Polyurie und Polydipsie. Ursache ist die Hemmung der Adenylatcyclaseaktivität durch Lithium, die zur Blockierung des renalen tubulären Transportes führt. Nach Absetzen von Lithium sind die Symptome meist vollständig reversibel.

Zu **(A), (C), (D)** und **(E):** Ursache der o.g. Nierenfunktionseinschränkung ist ein bei Lithiumtherapie sich entwickelnder **nephrogener Diabetes insipidus**.

Akutes Nierenversagen — VI.5

Als **akutes Nierenversagen** bezeichnet man eine im Allgemeinen reversible Niereninsuffizienz, wobei es gewöhnlich zu einer Anurie/Oligurie mit Anstieg der Retentionswerte (Harnstoff, Kreatinin) kommt. In ca. 15% der Fälle verläuft das akute Nierenversagen normo- oder polyurisch. Dabei beobachtet man lediglich einen Anstieg der Retentionswerte im Blut.

Als Ursache des **akuten Nierenversagens** werden prärenale, intrarenale und postrenale Faktoren unterschieden.

---

1. **prärenal** (80% aller Fälle)
   - Schock
   - Hypovolämie
   - Hämolyse (Transfusionszwischenfall)
   - Exsikkose (Erbrechen, Durchfall)
   - Myolyse (Muskelquetschung)
   - endogene Intoxikation (Peritonitis, Ileus, Diabetes mellitus)
2. **intrarenal**
   - akute Glomerulonephritis (Immunkomplex-G., antiglomeruläre Basalmembran-Krankheit)
   - Nierenarterienverschluss
   - exogene Intoxikation (Pilze, Quecksilber, Tetrachlorkohlenstoff)
   - Morbus Weil
3. **postrenal**
   - Abflussbehinderung (Tumor, Steine, Koagel, Strikturen, Prostatahypertrophie)
   - Blasenatonie (MS. Querschnittsyndrom, Neurolues)

Das **akute Nierenversagen** kannn in 4 Stadien eingeteilt werden.
1. **Nierenschädigung**
2. **Oligurie-Anurie**
   Hauptgefahren:
   - Hyperkaliämie, metabolische Azidose, Urämie
   - Überwässerung mit Lungen- und Hirnödem
3. **Polyurie**
   bedingt durch ADH-Refraktarität der distalen Tubuli und der Sammelrohre, mit Konzentrationsunfähigkeit der Nieren und täglicher Urinausscheidung von mehreren Litern
4. **Restitution**
   Herstellung der Leistungsfähigkeit der Nieren nach etwa einem halben Jahr

Die Hauptgefahren im **an- oder oligurischen Stadium** eines **akuten Nierenversagens** sind:
- Hyperkaliämie
- metabolische Azidose
- Urämie
- Überwässerung

weitere Komplikationen:
- Magen-Darm-Trakt: Ulzera, Peritonitis
- Lunge: Schocklunge (ARDS), Fluid lung, Pneumonie
- ZNS: Hirnödem
- Blut: Anämie, Thrombozytopenie, evtl. Leukozytose
- Immunsystem: Abwehrschwäche, Pneumonie, Sepsis
- Herz-Kreislauf: Hypertonie, Herzinsuffizienz, Herzrhythmusstörungen

Diagnostik:
- Klinik
- Labor: Retentionswerte im Serum, Elektrolyte, Urin (Sediment, Eiweiß, spezifisches Gewicht, Elektrolyte im Harn)

- Ultraschall: große Nieren, evtl. Konkremente
- Röntgen-Thorax: Lungenödem, Fluid lung

Therapie:
- Behandlung der Grundkrankheit
- medikamentöse Steigerung der Diurese (Furosemid bis 2 g tgl.)
- Bilanz von Elektrolyten und Flüssigkeit
- Verhinderung einer Überwässerung
  Hierzu wird ein Flüssigkeitsdefizit von 400–500 ml/d durch Perspiratio insensibilis zugrunde gelegt. Eventuelle Flüssigkeitsverluste (Erbrechen, Durchfall) werden zusätzlich ersetzt. Kontrollparameter ist das Gewicht, wobei eine Gewichtszunahme von 0,5 kg/d erwünscht ist.
- Ernährung: eiweißarm-, kalium- und natriumarme Mischkost, hohe Kalorienzufuhr mittels Kohlehydrate und Fette
- Dialysetherapie bei:
  - Serumharnstoff > 150 mg/dl
  - Oligoanurie < 300 ml Urin/d
  - urämische Perikarditis
  - „Fluid lung", Hirn- oder Lungenödem
  - nicht beherrschbare Hyperkaliämie/metabolische Azidose

H96 **!!**
Frage 6.24: Lösung D

Im geschilderten Fall handelt es sich um ein **nicht oligurisches akutes Nierenversagen**. Typisch sind die nicht sehr stark verminderte Urinausscheidung **(Oligurie würde bedeuten < 500 ml/d)** und der Anstieg der Retentionswerte. Ca. 15% der Fälle mit akutem Nierenversagen verlaufen normo- oder polyurisch. Die Ursache des Nierenversagens ist durch eine toxische Nierenschädigung mit Röntgenkontrastmittel hervorgerufen worden (prärenales Nierenversagen). Der Kreatininwert im Serum ist deutlich erhöht (Normalwert 7–15 mg/l), ebenso Serumkalium (Normwert 3,5 bis 5,5 mmol/l), die Urinosmolalität liegt mit 312 mosmol/l deutlich unterhalb der Norm (Normwert 800–1400 mosm/l) als Ausdruck der eingeschränkten Konzentrationsfähigkeit der Niere.

Zu **(A)**: Gegen eine **chronische Niereninsuffizienz** spricht der klinische Verlauf sowie die Laborparameter. Häufig beobachtet man bei der chronischen Niereninsuffizienz eine sog. Salzverlustniere auf Grund einer abnehmenden Natriumreabsorption. Kalium ist oft lange Zeit normal, da die Sekretion im distalen Tubulus gesteigert ist. In der Regel besteht eine Isosthenurie sowie eine Urinosmolalität < 600 mosm/l.

Zu **(B)** und **(C)**: In dem o.g. Fall handelt es sich nicht um eine Oligurie, da die täglichen Urinmengen > 500 ml/d liegen. Der Zusammenhang zu einem **toxischen Nierenversagen** ist evident.

Zu **(E)**: Eine **postrenale Azotämie** kann vorliegen, wenn Abflussbehinderungen der ableitenden Harnwege vorliegen (Nierenbecken bis zur Harnröhre).

H96 **!!**
Frage 6.25: Lösung C

In dem geschilderten Fall ist es innerhalb von 3 Tagen zu einer **Anurie**, einem Anstieg von Serumkreatinin (normal: 5–11 mg/l) und einer massiven Erhöhung von LDH und der CK gekommen. Bei dieser Befundkonstellation handelt es sich am ehesten um eine **Rhabdomyolyse**, die sekundär zu einem **akuten Nierenversagen** geführt hat. Ursache für die Rhabdomyolyse können gesteigerter Sauerstoffverbrauch (z.B. schwere physische Anstrengung), Muskelischämie (z.B. Medikamentenintoxikation), Hypokaliämie und Alkoholintoxikation sein.

Laborchemisch ist die Myoglobinurie von Bedeutung, daneben besteht eine deutliche Erhöhung der Muskelenzyme CK und LDH im Serum.

Unklar ist, weshalb eine Rhabdomyolyse zu einem akuten Nierenversagen führt, da Myoglobin nach Injektion bei Versuchstieren nicht nephrotoxisch wirkt. Myoglobin oder andere aus Muskeln stammende Bestandteile können durch direkte toxische Wirkung auf die Tubulusepithelzellen oder durch eine Induktion intratubulärer Zylinderbildung ein akutes Nierenversagen hervorrufen. Hypovolämie und Azidose tragen vermutlich zum akuten Nierenversagen bei, indem sie die intranephronale Zylinderbildung fördern. Außerdem hemmt Myoglobin das Stickstoffoxid und triggert die intrarenale Vasokonstriktion und Ischämie bei Patienten mit verminderter Nierenperfusion.

Zu **(A)**: Das Krankheitsbild der **Unterkühlung** führt von anfänglichem Frösteln, Kältezittern, Muskelsteife bis hin zur Benommenheit, Absinken des Blutdruckes und der Körpertemperatur. Bei weniger als 20 °C gilt die absolut tödliche Schwelle als überschritten. Der Tod tritt infolge Herzversagens ein.

Zu **(B)**: Eine **Dehydratation** führt bei einem Defizit von freiem Wasser (hypertone Dehydratation) zu einer Verminderung des intra- und extrazellulären Volumens. Es kann zur Oligurie, trockenen Schleimhäuten und Fieber kommen. Hämoglobin und Hämatokrit sowie die Serumosmolalität sind erhöht.

Zu **(D)**: Die Klinik der **Drogenintoxikationen** ist geprägt durch Herz-Kreislaufstörungen, Atemstörungen, neurologischen Erscheinungen bis hin zu Krampfanfällen.

Zu **(E)**: Bei einer **Hämolyse** lässt sich laborchemisch eine Erhöhung für LDH, HBDH, Serumeisen, indirektes Bilirubin und Retikulozyten nachweisen. Hb, Erythrozytenzahlen und Hämatokrit sind erniedrigt. Eine CK-Erhöhung tritt nicht auf.

Frage 6.26: Lösung B

Siehe Kommentar zu Frage 6.25.
Zu **(A)** und **(D)**: Eine **Rhabdomyolyse** führt zu einem tubulären Nierenversagen.
Zu **(C)**: Bei **Lungenembolie** findet sich keine CK-Erhöhung.
Zu **(E)**: Die **Polymyositis** ist eine entzündliche Systemerkrankung der Skelettmuskulatur mit lymphozytärer Infiltration. Typisch sind Muskelschwäche, muskelkaterartige Myalgien sowie Schwierigkeiten beim Aufstehen und Heben der Arme über die Horizontale. Die Muskelenzyme CK, LDH und GOT sind erhöht.

Frage 6.27: Lösung A

Bei dem dargestellten Krankheitsbild handelt es sich um ein **akutes Nierenversagen im Rahmen eines Crush-Syndroms**.
Das Syndrom wird meist nach der Bergung verschütteter Unfallopfer beobachtet, bei denen Beine, Arme und Teile des Körperstammes unter der Last schwerer Gegenstände über mehrere Stunden komprimiert waren. Dabei kommt es durch die anhaltende Quetschung größerer Muskelareale zu einer Rhabdomyolyse mit Freisetzung intrazellulärer Muskelbestandteile in den Kreislauf. Während der Zeit der Einquetschung treten keine systemischen Auswirkungen der Quetschungsverletzung ein. Erst nach der Bergung werden durch die wiedereinsetzende Zirkulation toxische Konzentrationen intrazellulärer Bestandteile freigesetzt. Daraufhin entwickelt sich eine Myoglobinurie, Hyperphosphatämie, Hyperkaliämie, Hyperurikämie, Gerinnungsdefekte und eine metabolische Azidose.
Die Harnanalyse im dargestellten Fall ist typisch für ein akutes Nierenversagen mit einer Osmolalität < 600 mosmol/l und Natrium > 35 mmol/l.

Frage 6.28: Lösung C

Bei Verschüttungsopfern steht eine Prävention des akuten Nierenversagens im Vordergrund. Bereits am Unfallort sollen große Mengen kristalloider Flüssigkeit infundiert werden, um die Diurese aufrechtzuerhalten.
Wenn wie in dem dargestellten Fall bereits ein akutes Nierenversagen mit Anurie besteht, ist die Indikation für die **Dialyse** gegeben.

Frage 6.29: Lösung D

Eine isosthenurische **Polyurie** im Rahmen eines akuten Nierenversagens kann zu einer **Dehydratation (Exsikkose)** sowie zu einem Verlust von Elektrolyten (Kalium, Natrium) führen. Besonders wichtig ist die Behandlung einer Hypokaliämie, da ansonsten Herzrhythmusstörungen auftreten können. Zudem kann es zu thrombembolischen Komplikationen kommen. Die Zufuhr großer Flüssigkeitsmengen ist erforderlich.
Zu **(4)**: Eine **Hypoproteinämie** ist in der polyurischen Phase des akuten Nierenversagens nicht zu erwarten.

Frage 6.30: Lösung D

Ein **akutes Nierenversagen** durch Applikation von **Röntgenkontrastmittel** wird insbesondere bei Patienten mit vorgeschädigten Nieren und/oder Therapie mit potenziell nephrotoxischen Substanzen beobachtet.
Zu **(D)**: Die Ursachen einer **Überwässerung (Hypoosmolalität)** können folgende sein:
- exzessive Zufuhr von Wasser
- adäquat erhöhte ADH-Sekretion (z.B. Leberzirrhose mit Aszites, nephrotisches Syndrom, Herzinsuffizienz)
- inadäquat erhöhte ADH-Sekretion (z.B. subdurale Blutung, akute intermittierende Porphyrie)
- Wasserintoxikation auf Grund direkter renaler Störungen (z.B. akute und chronische Niereninsuffizienz, Hypothyreose)

Eine Niereninsuffizienz, die durch Röntgenkontrastmittel hervorgerufen wurde, ist durch eine akute Abnahme der GFR, ein unauffälliges Urinsediment und durch eine niedrige fraktionelle Natriumausscheidung gekennzeichnet.
Zu **(A)**: Ein **Diabetes mellitus mit Mikroangiopathie** führt zu einer Glomerulosklerose Kimmelstiel-Wilson. Als Frühsymptom tritt eine Mikroalbuminurie auf. Die Schwere der Nephropathie korreliert mit der Dauer des Diabetes und der Stoffwechseleinstellung.
Zu **(B)**: Bei Patienten mit **Plasmozytom** kann sich eine sog. Myelomniere entwickeln, die durch die Effekte der Leichtketten auf die Nierentubuli bedingt ist. Zudem kann eine Nephrokalzinose infolge Hyperkalzämie auftreten, die letztendlich zur Niereninsuffizienz führt.
Zu **(C)**: Eine **arterielle Hypertonie mit Azotämie** entspricht einer Niereninsuffizienz im Stadium der kompensierten Retention (Stadium II) mit Kreatininerhöhungen bis 6 mg/dl. Die Applikation von Röntgenkontrastmittel stellt somit einen erheblichen Risikofaktor für ein akutes Nierenversagen dar.

Zu **(E)**: Die **Sichelzellanämie** stellt die häufigste Hämoglobinopathie dar. Sie ist eine autosomal dominante Erbkrankheit mit qualitativer Hämoglobinvermehrung. Heterozygote Anlagenträger sind meist asymptomatisch, bei Homozygoten kommt es zu hämolytischen Anämien und vasookklusiven Krisen mit Organinfarkten (**Nieren-**, Milz-, Gehirn-, Knocheninfarkt).

H98 !
Frage 6.31: Lösung D

Die häufigste Todesursache des **multiplen Myeloms** ist die Niereninsuffizienz. Die Nierenveränderungen werden durch die Ausscheidung von **Lambda- und Kappa-Leichtketten (Bence-Jones-Proteine)** verursacht. In der Folge kommt es mit Tamm-Horsfall-Glykoproteinen zur Eiweißpräzipitation in den Tubuli mit Tubulusverschluss.
Zusätzlich kann eine **Amyloidose** (AL-Amyloid) und eine **Nephrokalzinose** infolge Hyperkalzämie auftreten. Beim Auftreten einer Hyperkalzämie kommt es zur Polyurie und zu einer raschen Progredienz der Niereninsuffizienz. Durch Dehydratation kann ein irreversibles Nierenversagen auftreten.
Auf Grund der reduzierten Immunlage kann es zu **Infektionen** i. S. einer Pyelonephritis oder Glomerulonephritis kommen mit konsekutiver Niereninsuffizienz.
Zu **(D)**: Eine **Hyperlipidämie** hat keinen Einfluss auf die Nierenschädigung bei multiplem Myelom.

F99 !
Frage 6.32: Lösung E

Siehe auch Lerntext II.33.
Zu **(E)**: **Zirkulierende Antibasalmembranantikörper** werden beim **Goodpasture-Syndrom** beobachtet (Antibasalmembrannephritis).
Zu **(A)**: Beim **multiplen Myelom** beobachtet man in etwa 30% der Fälle eine Hyperkalzämie durch Osteolysen. Diese kann zu einer Nephrokalzinose mit zunehmender Niereninsuffizienz führen.
Zu **(B)**: Durch toxische Effekte der Leichtketten (**Bence-Jones-Proteine**) kommt es zu einer Schädigung der Nierentubuli mit zunehmendem nephrotischen Syndrom.
Zu **(C)**: Die **Myelomzellen** infiltrieren das Nierengewebe und führen so zu einer allmählichen Niereninsuffizienz.
Zu **(D)**: Vor allem bei Bence-Jones-Proteinurie beobachtet man eine **Amyloidausfällung** in den Nierentubuli, die neben der Hyperkalzurie zu einer Atrophie der Tubuluszellen und einer interstitiellen Fibrose bis hin zum Nierenversagen führt.

H94 !
Frage 6.33: Lösung E

Bei dem Patienten liegt offenbar ein **funktionell bedingtes Nierenversagen infolge Dehydratation** vor. Dafür spricht die Analyse des Urins:

Tab. 6.2 Harnbefunde bei Nierenversagen

Harnbefund	akutes Nierenversagen organischer Ursache	funktionelles Nierenversagen
Spezifisches Gewicht	< 1015	> 1015
Osmolalität (mosm/kg)	< 600	> 900
Harnstoff (mg/dl)	< 1000	> 1000
Urin/Harnstoff	< 5	> 10
Natrium (mmol/l)	> 35	< 30

Die Natriumkonzentration liegt in dem geschilderten Fall bei 20 mmol/l, die Osmolalität bei 950 mosmol/kg, sodass von einem funktionellen Nierenversagen ausgegangen werden kann.

H94 !
Frage 6.34: Lösung E

Da es sich bei dem geschilderten Patienten um ein **funktionelles Nierenversagen** durch Dehydratation handelt, ist die vorrangige Therapiemaßnahme die **Volumensubstitution**. Erfolgt bei einem funktionellen Nierenversagen keine Flüssigkeitszufuhr, kann sich ein akutes Nierenversagen ausbilden.

Akute Glomerulonephritis — VI.6

Die **akute Glomerulonephritis** ist durch das akute nephritische Syndrom charakterisiert und zeichnet sich aus durch plötzlichen Beginn mit
- Hämaturie,
- Proteinurie,
- Azotämie,
- Salz-, Wasserretention.

Bei erheblicher Einschränkung der GFR kommt es zur Oligo-Anurie. Durch die Wasserretention entsteht eine Überlastung des Kreislaufs mit konsekutiver Hypertonie und Ödemen.
Folgende Erkrankungen können Ursache einer **akuten Glomerulonephritis** sein:
1. **Infektionskrankheiten:** Poststreptokokken-Glomerulonephritis, andere postinfektiöse Glomerulonephritis (Sepsis, Typhus, Meningokokkämie, „Shunt-Nephritis", Pneumokokkenpneumonie, Mumps, Masern, Varizellen, ECHO-, Coxsackieviren, Malaria, Toxoplasmose)
2. **Systemerkrankungen:** systemischer Lupus erythematodes, Goodpasture-Syndrom, Vaskulitis

3. **primäre Glomerulonephritiden:** mesangiokapilläre Glomerulonephritis, IGA-Nephropathie (Berger-Krankheit)
4. **verschiedene Ursachen:** Serumkrankheit, Guillain-Barré-Syndrom

[H96] **!**
Frage 6.35: Lösung A

Vgl. Kommentar zu Frage 6.9.
Bei der **akuten Glomerulonephritis** findet man charakteristischerweise **Erythrozytenzylinder**. Erythrozytenzylinder werden jedoch auch bei vaskulären Nierenerkrankungen beobachtet. Im Urin Gesunder werden Erythrozytenzylinder nur nach extremer körperlicher Belastung gefunden.
Zu **(B):** Das Auftreten von **Leukozytenzylindern** ist ein Hinweis für eine Pyelonephritis, kommt jedoch auch bei primären sog. glomerulären Erkrankungen, wie z.B. Lupusnephritis, vor.
Zu **(C): Epithelzylinder** können nach akutem Nierenversagen und bei Tubulusschäden beobachtet werden.
Zu **(D): Hyaline Zylinder** bestehen aus dehydratisiertem Tamm-Horsfall-Protein und können bei verschiedenen Nierenerkrankungen und bei Fieber sowie nach Diuretikagabe auftreten.
Zu **(E): Myoglobinzylinder** werden bei muskulärer Überanstrengung, Crush-Syndrom sowie z.B. bei Verbrennungen nachgewiesen.

---- Minimal-changes-Glomerulonephritis ---- VI.7 ----

Die **Minimal-changes-Erkrankung** ist häufigste Ursache für ein nephrotisches Syndrom bei Kindern. Der Blutdruck ist normal; es besteht eine normale oder leicht eingeschränkte GFR. In ca. 20% der Fälle kann eine ausgeprägte Mikrohämaturie nachgewiesen werden. Die Proteinurie beträgt mehr als 3 g/d. Lichtmikroskopisch lassen sich geringe oder keine Veränderungen der glomerulären Kapillaren nachweisen, allerdings beobachtet man elektronenmikroskopisch eine diffuse Verwischung der Podozytenfortsätze (Deckzellfüße). Spontanremissionen werden in ca. 30% der Fälle beobachtet.
Therapie: Eine Spontanheilung ist bei Erwachsenen in 30% der Fälle und bei Kindern in 50% der Fälle zu erwarten.
Steroide fördern die Remissionstendenz. Auch Zytostatika (z.B. Chlorambucil, Cyclophosphamid) haben bei Versagen der Steroidtherapie gute Erfolge gebracht, werden jedoch zurückhaltend wegen der erheblichen Nebenwirkungen eingesetzt. Die Prognose ist sehr gut, die 10-Jahresüberlebensrate beträgt ca. 90%.

[H94] **!!**
Frage 6.36: Lösung C

Therapie der Wahl bei der Behandlung einer **Minimalläsionenglomerulonephritis** ist die Gabe von **Corticosteroiden**. Sie führen in 80% der Fälle zu einer Heilung. Bei Therapieresistenz können zusätzlich Immunsuppressiva indiziert sein.

---- Goodpasture-Syndrom ---- VI.8 ----

Beim **Goodpasture-Syndrom** handelt es sich um eine Autoimmunerkrankung unbekannter Genese. Es wird ein Defekt der zellulären Immunität diskutiert. Klinisch imponieren Hämoptysen, die zu hochgradiger Eisenmangelanämie führen. Röntgenologisch sind schmetterlingsförmige, von den Hili ausgehende Verschattungen nachzuweisen. Die Mehrzahl der Patienten weist einen pathologischen Urinbefund (Proteinurie, Hämaturie) auf. In einigen Fällen imponieren lediglich Hämoptysen ohne klinisch nachweisbare Nierenfunktionsstörung. Hier zeigt die Immunfluoreszenz an den lichtoptisch kaum auffälligen Glomerula Ablagerungen von Antibasalmembranantikörpern. Auch entlang der alveolären Basalmembran können lineare IgG-Ablagerungen demonstriert werden.
Im Gegensatz zur Immunkomplexnephritis werden bei der **Antibasalmembrannephritis** die spezifischen Antikörper direkt an die entsprechenden Antigene der glomerulären Basalmembran gebunden. Diese imponieren immunhistologisch als lineare Ablagerungen entlang der Kapillarschlingenwände. Daraus resultiert schließlich eine Proliferation der glomerulären Zellwände und eine Zerstörung der Kapillarwände. Außerdem kommt es zu einer extrakapillären Proliferation von Zellen der Bowman-Kapsel, die halbmondförmig die Kapillarschlingen umgeben.

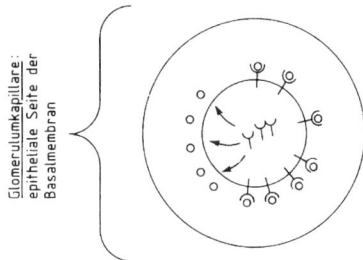

Abb. 6.2 Schematische Darstellung der **Antibasalmembrannephritis**. Antiglomeruläre Basalmembranantikörper sind linear an den entsprechenden Antigenen der Basalmembran angelagert.

Die Antibasalmembrannephritis ist mit 5% aller vorkommenden Glomerulonephritiden relativ selten und gehört in erster Linie zum Krankheitsbild des **Goodpasture-Syndroms** und einigen Fällen der **rapid-progressiven-Glomerulonephritis**. Dieser Krankheitstyp verläuft häufig rasch progressiv und kann innerhalb kurzer Zeit zum Tode führen.

Als therapeutische Maßnahmen kommen Plasmapherese, Immunsuppression (Cyclophosphamid, Methylprednisolon) und in schwer verlaufenden Fällen Nierentransplantationen und bilaterale Nephrektomie in Betracht.

F00 !!
Frage 6.37: Lösung B

Siehe Lerntext VI.8.
Beim **Goodpasture-Syndrom** gelingt der serologische Nachweis von Antikörpern gegen die glomeruläre Basalmembran (Anti-GBM-AK). Die Autoantikörper gegen die pulmonale Basalmembran zeigen eine Kreuzreaktion mit der glomerulären Basalmembran.
Die Antibasalmembran-Nephritis gehört zur Gruppe der **rapid progressiven Glomerulonephritiden (Typ I)**.
Typ II: Immunkomplex-rapid-progressive Glomerulonephritis: Hierbei lassen sich glomeruläre Ablagerungen von Immunkomplexen in granulärer Form nachweisen.
Typ III: ANCA-assoziierte Vaskulitiden:
Renale Form der **Wegener-Granulomatose** (mit Nachweis antineutrophiler cytoplasmatischer Antikörper mit cytoplasmatischem Fluoreszenzmuster (cANCA).
Panarteriitis nodosa mit renaler Verlaufsform (mit Nachweis von antineutrophilen cytoplasmatischen Antikörpern mit perinukleärem Fluoreszenzmuster (pANCA).
Zu **(A):** Die renale Beteiligung des **Lupus erythematodes** zeigt eine Glomerulonephritis unterschiedlicher Histologie (mesangiale Glomerulonephritis, diffus proliferative Glomerulonephritis).
Zu **(C):** Die **Purpura Schönlein-Henoch** ist eine Hypersensitivitätsvaskulitis, wobei meist Kinder im Vorschulalter betroffen sind. Im Bereich der Nieren kommt es zu einer mesangioproliferativen Glomerulonephritis mit mesangialen IgA-Ablagerungen.
Zu **(D):** Die **gemischte Kryoglobulinämie** gehört ebenfalls zu den Hypersensitivitätsvaskulitiden. Kryoglobuline sind meist IgM-Globuline, die bei Abkühlung präzipitieren.

F93 !!
Frage 6.38: Lösung E

Zu **(E):** Die rapid progressive Glomerulonephritis ist gekennzeichnet durch eine starke **Proteinurie**. Eine mikromolekular-tubuläre Proteinurie (Albuminurie) ist typisch für eine beginnende diabetische Nephropathie.
Zu **(A):** Bei der **rapid progressiv verlaufenden Glomerulonephritis** treten oft starke Proteinurien mit Verlusten bis zu 30 g/d auf. Allerdings schließen Proteinurien < 5 g/d eine rapid progressive Form nicht aus.
Zu **(B):** Eine **Oligurie** bzw. **Anurie** kommt im Endstadium der rapid progressiven Form der Glomerulonephritis vor.
Zu **(C):** Der **Rheumafaktor** kommt bei weniger als 5% auch bei Gesunden vor. Bei Menschen über 65 Jahre kommt er in 10–20% bei Gesunden vor. Der Rheumafaktor ist oft positiv bei Kollagenerkrankungen, die die Ursache für eine rapid progressive Glomerulonephritis sein können.
Zu **(D):** Eine durch Mittelstrahlurin nachgewiesene Bakteriurie von 10^4 Keimen pro ml gilt als nicht signifikant. Erst Keimzahlen von 10^5 pro ml sind als behandlungsbedürftig.

F93 !!
Frage 6.39: Lösung C

Siehe Lerntext VI.8.
Beim **Goodpasture-Syndrom** werden spezifische Antikörper direkt an die Antigene der glomerulären Basalmembranen gebunden. Es resultiert schließlich eine Zerstörung der Kapillarwände. Durch Antigenverwandtschaft zwischen alveolärer und glomerulärer Basalmembran kommt es zum typischen Krankheitsbild:
– Lungenblutung (Hämoptysen, röntgenologisch Lungenverschattung)
und
– rapid progressive Glomerulonephritis.

Berger-Nephritis (IgA-Nephritis) — VI.9

Die **Berger-Nephritis** ist eine mesangioproliferative Glomerulonephritis mit ausschließlich oder überwiegenden Präzipitaten von IgA im Mesangium. Sie stellt die häufigste Form der idiopathischen Glomerulonephritis (15–40%) dar.
Symptomatik:
Leitsymptom ist die rezidivierende **Mikro-Makrohämaturie**. Oft kann auch eine geringe Proteinurie nachgewiesen werden. Die Entstehung der Makrohämaturie ist unklar, da sich Basalmembranrupturen nicht nachweisen lassen. Das Filtrationsvermögen ist nicht eingeschränkt, es liegt in der Regel keine Niereninsuffizienz oder Hypertonie vor.

Als subjektive Symptomatik wird meist nur ein inkonstanter ziehender Schmerz in beiden Nierenlagern geklagt. Stimuliert durch Infekte, meist der oberen Luftwege, kommt es zu symptomlosen Makrohämaturien von ein bis mehreren Tagen Dauer. Das IgA ist im Serum nicht immer erhöht. Da meist keine Funktionseinschränkung der Niere vorliegt und die histologischen Veränderungen nur gering ausgeprägt sind, ist die Prognose meist gut. Allerdings wurden auch Verläufe mit Chronifizierung und zunehmender Niereninsuffizienz beobachtet.

Therapie:
Es kann nur symptomatisch behandelt werden:
- **Proteinurie** < **1 g/24 h** bei normalem Serumkreatinin: keine Therapie
- **Proteinurie** > **1 g/24 h** mit oder ohne Hypertonie: ACE-Hemmer wegen antiproteinurischer und progressionsverzögernder Wirkung
- **Proteinurie** > **1 g/24 h** mit fortschreitender Niereninsuffizienz: evtl. Gabe von Fischöl und Therapie mit Corticosteroiden und Azathioprin oder Cyclophosphamid
- **rasch progredienter Verlauf:** Corticosteroid-Pulstherapie in Kombination mit Azathioprin oder Cyclophosphamid, alternativ hochdosiert Immunglobuline.

Prognose: In 20–30% der Fälle kommt es innerhalb von 25 Jahren nach der Diagnosestellung zu einer terminalen Niereninsuffizienz.

F98

Frage 6.40: Lösung B

Die **mesangioproliferative Glomerulonephritis** stellt mit 50% aller Glomerulonephritiden die häufigste Form im Erwachsenenalter dar. Man unterscheidet zwischen der allergischen Glomerulonephritis **(IgA-Berger-Nephritis)** und der chronisch endokapillären Glomerulonephritis. Die **IgA-Nephritis** macht in Deutschland 25% aller Glomerulonephritiden aus.
Zu **(A):** Im Kindesalter dominiert die **Glomerulonephritis mit Minimalveränderungen.**
Zu **(C), (D)** und **(E):** Die **perimembranöse, die akute Poststreptokokken-** und die **membranproliferative Glomerulonephritis** kommen seltener vor.

F00 !

Frage 6.41: Lösung B

Siehe Lerntext VI.9.
Die **Berger-Nephritis** ist eine diffuse oder fokal-segmentale mesangioproliferative Glomerulonephritis, wobei sich immunhistologisch mesangiale Ablagerungen von IgA nachweisen lassen.

Leitsymptom im Frühstadium ist die **Mikro- und Makrohämaturie.** Diese tritt nach unspezifischen Infekten der oberen Luftwege auf. Im weiteren Verlauf kann eine Proteinurie und bei 30–50% der Patienten eine Hypertonie auftreten.
20–30% der Patienten entwickeln innerhalb von 25 Jahren eine terminale Niereninsuffizienz.

Perimembranöse Glomerulonephritis — VI.10

Die **(peri)membranöse Glomerulonephritis** ist charakterisiert durch einen unterschiedlichen Niederschlag von Immunkomplexen an der Außenseite und später in der Basalmembran. Es findet sich, abgesehen vom Endstadium nur eine geringe mesangiale Proliferation, die anfangs nur durch quantitative Zellzählung nachgewiesen werden kann.
Nach Ehrenreich und Churg werden 4 Stadien unterschieden, von der diskontinuierlich subepithelialen Ablagerung in dünner Schicht (abgrenzbar von der Basalmembran) bis hin zu einer inhomogen stark verdickten Schicht infolge Einlagerung von Immunkomplexen und einer ausgeprägten diffusen Spikesbildung. Schließlich kommt es zu einer ausgeprägten mesangialen Proliferation mit Schlingenkollaps und evtl. Halbmondbildung. Die Erkrankung stellt ein typisches Beispiel für eine Immunkomplexnephritis dar. Sie kann idiopathisch oder bei bekannten Ursachen auftreten. Bisher wurden folgende Ursachen nachgewiesen:
- Lues
- paraneoplastisches Syndrom
- Morbus Hodgkin
- Sarkoidosen
- Diabetes mellitus (vereinzelt)
- bei Patienten mit Australia-Antigen (Hepatitis)
- Medikamenteneinwirkung: z.B. Gold, Quecksilber, Penicillamin; nach Absetzen der Droge oft reversibel
- Malaria
- Streptokokken
- DNS-Antigen

Häufiger ist jedoch die idiopathische Form, bei der Ursachen nicht nachgewiesen sind.

Klinik:
Fast immer verläuft die Erkrankung als nephrotisches Syndrom (Proteinurie > 3 g/d).
Bei bekannter Ursache bessert sich das Krankheitsbild nach Auslassen der Noxe meist rasch. Oft bleiben jedoch histologisch nachweisbare Veränderungen zurück.
Spontane Remissionen sind bei Kindern häufiger als bei Erwachsenen. In ca. 30% der Fälle entwickelt sich innerhalb weniger Jahre eine terminale Niereninsuffizienz, die dialysepflichtig wird.

Therapie:
Therapeutische Maßnahmen konzentrieren sich auf die symptomatische Therapie des nephrotischen Syndroms. Steroide und Immunsuppressiva werden eingesetzt (z.B. Chlorambucil).
Da häufig Nierenvenenthrombosen beobachtet werden, sollte eine Antikoagulanzientherapie durchgeführt werden.
Prognose:
25% Spontanremissionen, 25% partielle Remissionen, 50% Progression zur Niereninsuffizienz.

F95

Frage 6.42: Lösung A

Zu **(A):** Bei Patienten mit **chronischer Glomerulonephritis** nimmt die Schwere und Häufigkeit der **Hypertonie** mit der Schwere der Niereninsuffizienz zu. Die Beziehung zwischen Hochdruck und dem Grad der Niereninsuffizienz ist durch die Schwere der arteriosklerotischen Läsionen bedingt, die mit dem Grad der Niereninsuffizienz korreliert.
Zu **(B):** Eine konsequente Behandlung der **Hypertonie** bei chronischer Glomerulonephritis führt nicht zur Normalisierung der Nierenfunktion, kann jedoch den Prozess der Progredienz verlangsamen.
Zu **(C):** Unter den **sekundären Hypertonieformen** ist die renale Hypertonie die häufigste (ca. 5%). Es dominieren dabei die renoparenchymatöse Hypertonie durch parenchymatöse Nierenerkrankungen (fast 5%), während die **Hypertonie durch Nierenarterienstenose** nur eine untergeordnete Rolle spielt (<1%).
Zu **(D):** Bei einer **chronischen Glomerulonephritis** findet man eine Stimulierung der **Reninsekretion** durch niedriges Natriumload, verursacht durch eine verminderte Glomerulusfiltration. Die Folge ist eine vermehrte Angiotensinbildung mit erhöhtem Blutdruck.
Zu **(E):** In der Frühphase der **chronischen Niereninsuffizienz** mit Hypertonie findet man eine Erhöhung des zirkulierenden Blutvolumens und Schlagvolumens. Erst später entwickelt sich der Typ des Widerstandshochdruckes, der vermutlich durch Angiotensin hervorgerufen wird.

F97

Frage 6.43: Lösung B

Am ehesten handelt es sich bei der Abbildung um eine **fokal-segmental-sklerosierende** Glomerulonephritis. Charakteristisch ist die Vermehrung der Mesangiummatrix und eine Verdickung der Basalmembran. Typisch ist die fokale Hyalinbildung.
Die Erkrankung gehört zur Gruppe der Minimalchanges-Glomerulonephritis, wobei das nephrotische Syndrom dominiert. 50% der Patienten entwickeln nach 5–10 Jahren eine terminale Niereninsuffizienz.

Zu **(A):** Die **Dysurie** ist ein Symptom, das im Rahmen einer Blasenentleerungsstörung (z.B. Prostataadenom, Harnwegsinfekt) vorkommt.
Zu **(C):** Eine **Chylurie**, Fettbeimengung im Urin kommt vor bei angeborenen Anomalien der Lymphbahnen mit Anschluss an das Nierenbecken.
Zu **(D): Nierenkoliken** werden bei Urolithiasis beobachtet.
Zu **(E):** Zu den **Glomerulonephritiden,** deren Leitsymptom eine **Hämaturie** darstellt, gehören die endokapilläre diffus proliferative und die mesangioproliferative und mesangiale IgA-Glomerulonephritis.
Bei der endokapillären diffus proliferativen Glomerulonephritis findet man vermehrt vorkommende und geschwollene Mesangium- und Endothelzellen. Das Endothel ist von der Basalmembran abgelöst und partiell lassen sich Ag-Ak-Komplexe oder C_3-Komplementablagerungen als „humps" (Höcker) nachweisen.
Die mesangioproliferative und mesangiale IgA-Glomerulonephritis zeigen eine Vermehrung von Mesangiumzellen sowie Ablagerungen von Immunglobulinen und C_3-Komplement im Mesangium.

H91

Frage 6.44: Lösung C

Nierenarterienstenosen können uni- und in seltenen Fällen auch bilateral auftreten. Bei jüngeren Patienten ist die Genese meist eine fibromuskuläre Dysplasie, bei älteren arteriosklerotischen Veränderungen. Eine Größendifferenz der Nieren von >1,5 cm kann für eine Nierenarterienstenose sprechen. Wenn eine Nierenarterienstenose von hämodynamischer Bedeutung besteht, wird die betroffene Niere im Laufe der Zeit kleiner und der Parenchymsaum schmäler, die Echodichte kann jedoch variieren. Gelegentlich tritt eine kompensatorische Hypertrophie der kontralateralen Niere auf.

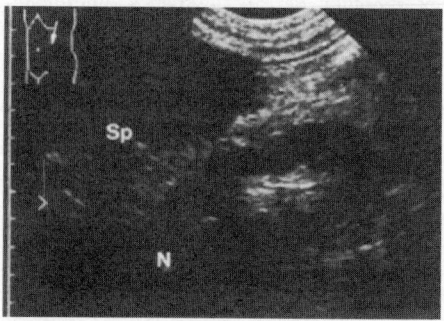

Abb. 6.3 Nierenarterienstenose links
Der Längsdurchmesser misst ca. 10 cm und ist deutlich kleiner als rechts (13,5 cm). Der Parenchymsaum ist etwas verschmälert und echoarm; dopplersonographisch und angiographisch nachgewiesene Nierenarterienstenose (aus: Rettenmaier/Seitz (Hrsg.), Sonographische Differenzialdiagnostik, Chapman & Hall, Weinheim, 1994)

6.2 Erkrankungen

H91

Frage 6.45: Lösung B

Die **chronische Pyelonephritis** stellt sich sonographisch durch eine Verkleinerung der betreffenden Niere dar. Außerdem fallen unregelmäßige Buckelungen der Oberfläche und umschriebene Parenchymsaumverschmälerungen mit Verdichtung und Vergröberung des Binnenreflexmusters als Folge von Fibrosierungs- und Schrumpfungsprozessen auf. Als wesentliches Kriterium gilt dabei die fokale Parenchymrarefizierung und herdförmige Veränderungen, die eine Abgrenzung zur Glomerulonephritis erlaubt. Differenzialdiagnostisch ist bei zirkumskripten Parenchymverdichtungen jedoch auch an Narben nach Infarkten zu denken.

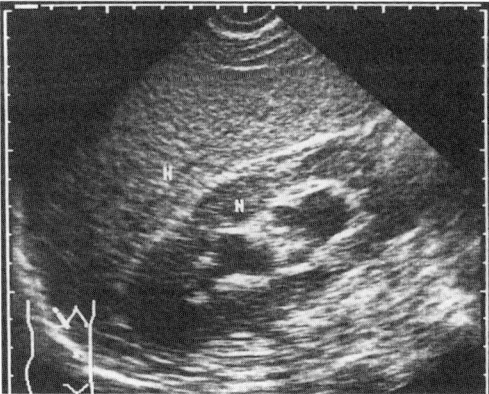

Abb. 6.4 Chronische Pyelonephritis: narbige Parenchymeinziehungen, Strukturverdichtung, echoarme Nierenbeckenläsionen (Abszesse, Urosepsis, entgleister Diabetes) (aus: Schmidt, G., Ultraschall-Kursbuch, 2. Aufl., Georg Thieme Verlag, Stuttgart, 1996)

Zu **(D)**: Beiderseits große, glatt begrenzte Nieren können bei einem großen, gesunden Menschen physiologisch sein. Daneben kann es bei folgenden Krankheiten zu einer beiderseitigen Nierenvergrößerung kommen (Normwerte: Länge 10–12 cm, sagittaler Durchmesser 3–5 cm, Breite 4–6 cm):
– Diabetes mellitus (Frühstadium)
– akutes Nierenversagen
– akute Glomerulonephritis
– Rechtsherzinsuffizienz
– multiple Nierenzysten
– Glykogenspeicherkrankheit (Typ I)
– Amyloidose
– beidseitiger Malignombefall
– polyzystische Nierendegeneration

Zu **(E)**: Zystische Veränderungen in beiderseits vergrößerten Nieren können für eine polyzystische Nierendegeneration sprechen. Aber auch multiple Zysten in beiden Nieren können zu einer Nierenvergrößerung führen.

H91

Frage 6.46: Lösung A

Sonographische Veränderungen sind bei der **chronischen Glomerulonephritis** über lange Zeit oft nicht nachweisbar. Erst im weiteren Verlauf lassen sich charakteristischerweise Organverkleinerungen und Parenchymsaumverschmälerungen (Abnahme des Parenchym-Pyelon-Index – Normal: 1,8 : 1,0 bzw. im Alter 1,1 : 1,0) darstellen. Noch am auffälligsten scheint die homogene Verdichtung des Parenchymsaummusters mit den darin erkennbaren echoärmeren Markpyramiden zu sein.
Erst im Spätstadium können Oberflächenveränderungen und Vergrößerungen des Parenchymsaummusters bei schlechter Differenzierbarkeit des Sinus reualis beobachtet werden.

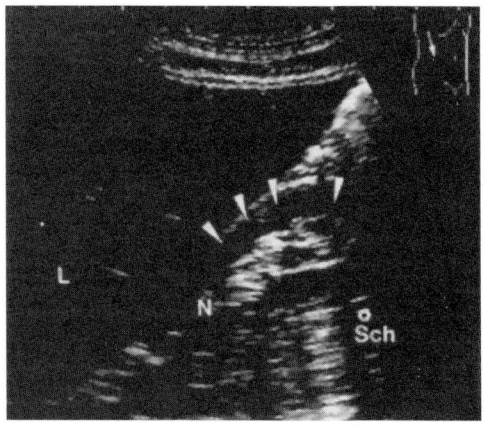

Abb. 6.5 Chronische Glomerulonephritis, dialysepflichtige Niereninsuffizienz
Verkleinerte Niere mit glatter Oberfläche und gleichmäßig verschmälertem, vermehrt echogenem Parenchymsaum; Markpyramiden (▶) gut zu erkennen. Die Binnenstruktur ist insgesamt noch gut differenzierbar. Schallschatten (Sch) aus benachbarten Darmanteilen (aus: Rettenmaier/Seitz, siehe Abbildung 6.3)

H99

Frage 6.47: Lösung E

Die **Nierenbiopsie** gilt als Goldstandard für die Diagnostik der meisten Nierenerkrankungen. Das Ergebnis der Nierenbiopsie führt zu einer Änderung der exakten Diagnose in mehr als 40% der Fälle und zu einer Änderung der Therapie bei mehr als 30% der Patienten.
Folgende **Indikationen** bestehen für eine **Nierenbiopsie:**
● Proteinurie: z. B. bei **nephrotischem Syndrom**
● Transplantatniere: **Abstoßungsreaktion**, primäre Funktionslosigkeit länger als 10 Tage; unklare Nierenfunktionsverschlechterung

- Hämaturie: isolierte mikroskopische Hämaturie länger als 6-12 Monate persistierend; zusätzliche Proteinurie oder Hypertonie
- **akutes Nierenversagen: bei unklarer Ursache, Möglichkeit einer rasch progressiven Glomerulonephritis oder akuten interstitiellen Nephritis.**
- Schwangerschaft: schweres nephrotisches Syndrom; unklares akutes Nierenversagen; besonderer Verlauf bei systemischem Lupus erythematodes
- Systemerkrankung: Immunologische und neoplastische Systemerkrankungen mit Nierenbeteiligung (z.B. Amyloidose, Vaskulitiden).

Zu **(E)**: Bei **Nierenzysten** ist eine Nierenbiopsie nicht erforderlich, da sie keinen Informationsgewinn erbringt.

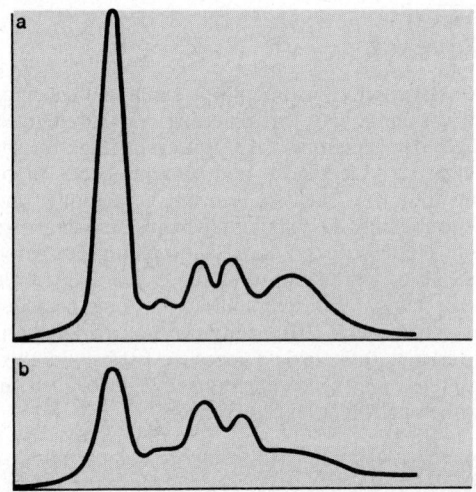

Abb. 6.6 a u. b a Normales Serumelektropherogramm (Papierelektrophorese), b Elektropherogramm bei nephrotischem Syndrom (aus: Siegenthaler W. Klinische Pathophysiologie, 7. Aufl., Georg Thieme Verlag, Stuttgart, New York, 1994)

---Nephrotisches Syndrom---VI.11---

Das **nephrotische Syndrom** ist ein Symptomenkomplex, der durch primäre und sekundäre Nierenkrankheiten sowie allgemeine Noxen, die die Nieren mit beeinträchtigen, verursacht wird.
Die typischen Kennzeichen eines nephrotischen Syndroms sind
- Proteinurie (> 3,5 g/24 h)
- Hyperlipidämie und Lipidurie
- Ödeme
- Dys- und Hypoproteinämie (Serumalbumine < 2,5 g%)

Besonders betroffen sind die Albumine und γ-Globuline, während α_1-, α_2- und β-Globuline noch relativ hohe Werte aufzeigen. Folge der enormen Proteinurie sind Ödeme im Bereich der Augenlider, der unteren Extremitäten, Höhlenergüsse, Anasarka, Aszites, Penis- und Skrotalödeme.
Im Urin findet man außer den Eiweißkörpern noch hyaline Zylinder, die auch physiologischerweise in geringerer Menge auftreten, granulierte Zylinder, Epithelzylinder und doppelbrechende Substanzen (Malteser Kreuze), die durch ausgeschiedenes Cholesterin hervorgerufen werden.
Therapeutische Maßnahmen beim nephrotischen Syndrom sind:
- Kochsalzrestriktion (unter 3 g/d)
- differenzierte Eiweißzufuhr (120 g/d)
- Diuretikagabe
- evtl. Antikoagulanzienprophylaxe wegen Gefahr der Thromboembolie
- Corticosteroide bei glomerulären Minimalveränderungen

Prognose und Verlauf des **nephrotischen Syndroms** sind je nach Ursache ganz verschieden zu beurteilen.

Vier Typen werden unterschieden (n. Hornbostel u. a.):
Typ 1: Ausheilung nach einem einzigen Schub (vor allem Kinder betroffen)
Typ 2: Rezidivneigung mit vollständigen Remissionen
Typ 3: eingeschränkte Nierenfunktion trotz partieller oder kompletter Remission
Typ 4: rasche Progredienz des nephrotischen Syndroms mit schlechter Prognose
Nach Hornbostel u.a. können beim nephrotischen Syndrom des Erwachsenen 1/3 gebessert und 1% geheilt werden. Bei einem weiteren Drittel der Patienten ist das nephrotische Syndrom nicht zu beeinflussen, 4% verschlechtern sich und 30% sterben.
Das nephrotische Syndrom auf Grund einer Minimalläsionenglomerulonephritis kommt typischerweise bei Kindern vor und spricht gut auf eine Corticosteroidtherapie an. Die Spontanremissionsrate beträgt 50-70%.

F96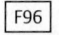

Frage 6.48: Lösung B

Siehe Lerntext VI.11.
Charakteristische Symptome des **nephrotischen Syndroms** sind:
- Proteinurie (> 3,5 g/24 h)
- **Hyperlipidämie** und Lipidurie

- Ödeme
- **Dys- und Hypoproteinämie mit Hypoalbuminämie (< 2,5 g%)**. Insbesondere kommt es zu einem Verlust der kleinmolekularen Proteine (Albumin, Immunglobuline, Antithrombin III, **Thyroxin bindende Globuline**).
- **Hyperkoagulabilität des Blutes** durch AT III-Verlust mit der Gefahr eines erhöhten Thromboserisikos.

Zu **(B)**: Folge eines nephrotischen Syndroms ist auch eine Störung des **Vitamin D$_3$-Metabolismus**. Entsprechend dem Schweregrad des nephrotischen Syndroms entsteht im Rahmen der Proteinurie ein Mangel an 25-Hydroxy-Cholecalciferol, das über den Harn verloren geht. Daraus resultiert schließlich eine **Hypokalzämie** mit Verminderung des ionisierten Calciums und **Hypokalziurie**.

H00 **!!**
Frage 6.49: Lösung E

Siehe Lerntext VI.11.
Zu **(A)** bis **(D)**: Folgende Ursachen kommen für das **nephrotische Syndrom** in Frage:
- **Glomerulonephritis** (80% der Fälle) (D)
- **Diabetes mellitus** (B)
- Plasmozytom
- **Amyloidose** (A)
- **Kollagenosen** (z. B. **Lupus erythematodes**) (C)
- Nierenvenenstauung (z. B. Nierenvenenthrombose)
- Immunologische Ursachen (z. B. Goldpräparate)
- Toxische Ursachen (z. B. Schwermetalle, Antiepileptika vom Oxazolidintyp, Penicillamin)

Zu **(E)**: Eine **interstitielle Nephritis** kann zu einer Proteinurie führen, die jedoch in der Regel **nur gering bis mäßig** ausgeprägt ist.

H00 **!!**
Frage 6.50: Lösung C

Siehe Lerntext VI.11.
Zu **(C)** und **(D)**: Beim **nephrotischen Syndrom** führt die Verminderung des Plasmavolumens zu einer **Aktivierung** des Renin-Angiotensin-Aldosteron-Systems, in deren Folge es zur **Wasser- und Salzretention** am distalen Tubulus der Niere kommt.
Zu **(A)**: Hauptursache für das nephrotische Syndrom ist die **Proteinurie**.
Zu **(B)**: Auf Grund der Proteinurie kommt es beim **nephrotischen Syndrom** zu einem verminderten onkotischen Druck mit einer Flüssigkeitsverschiebung vom Plasma ins Interstitium. Das Plasmavolumen wird dadurch vermindert und es resultieren ausgeprägte Ödeme.
Zu **(E)**: Beim **nephrotischen Syndrom** sind die Albumine und γ-Globuline erniedrigt bei einer **relativen Zunahme von α^2- und β-Globulinen**.

F98 **!!**
Frage 6.51: Lösung C

Siehe Lerntext VI.7.
Das **nephrotische Syndrom bei Glomerulonephritis mit Minimalveränderungen** ist die häufigste Ursache für ein nephrotisches Syndrom im Kindesalter. Die Proteinurie beträgt mehr als 3,5 g/d. Infolgedessen kommt es auf Grund des verminderten onkotischen Druckes zu ubiquitären Ödemen. Eine Spontanheilung ist bei Kindern in 50% und bei Erwachsenen in 30% der Fälle zu erwarten. Die Gabe von Cortison führt häufig zu einer Heilung der Erkrankung.
Zu **(A)**, **(B)**, **(D)** und **(E)**: Ödeme auf Grund **mangelnder Eiweißzufuhr** bzw. wegen **eiweißverlierender Enteropathie** lassen sich nicht mittels Gabe von Cortison bessern. Das Gleiche gilt für eine **Eiweißsynthesestörung bei fortgeschrittener Leberzirrhose** und für die **dilatative Kardiomyopathie**.

H00 **!!**
Frage 6.52: Lösung B

Zu **(A)**, **(C)**, **(D)** und **(E)**: Die **Lipoidnephrose mit nephrotischem Syndrom** ist klinisch gekennzeichnet durch das plötzliche Auftreten von:
- ausgeprägten **Ödemen** (A), Lidödemen, Anasarka, Aszites, durch
- **Hypoproteinämie** bei großer
- **Proteinurie** (D) und
- **Hyperlipidämie**

Durch die Flüssigkeitsverschiebung des Plasmavolumens ins Interstitium resultiert eine **Hypovolämie** (C). Ursache ist eine Minimal-changes-Glomerulonephritis, die plötzlich auftritt, gelegentlich nach einer unspezifischen Infektionskrankheit. Die **Diagnose** ist **nur durch eine Nierenbiopsie** zu sichern. **Therapeutisch** ist die Gabe von **Glucocorticoiden** indiziert (E).
Zu **(B)**: Eine **Makrohämaturie** ist nicht typisch für eine Lipoidnephrose. Sie tritt z. B. bei hämorrhagischer Diathese, Hypernephrom und Traumen auf.

H99 **!!**
Frage 6.53: Lösung B

Das dargestellte **Elektropherogramm** entspricht einem **nephrotischen Syndrom**.
Es herrscht eine ausgeprägte Proteinurie vor, die sich in Form der Hypalbuminämie zeigt. Daneben besteht eine Dysproteinämie, die sich in Form einer relativen Zunahme von α$_2$- und β-Globulinen sowie einer niedrigen γ-Globulinfraktion zeigt.
Zu **(A)**: Beim **Antikörpermangelsyndrom** (z. B. IgA-Mangel, Mangel an IgG-Subklassen) wird eine Verminderung der γ-Zacke im Elektropherogramm beobachtet.

Zu **(C):** Charakteristisch für eine **Leberzirrhose** ist im Elektropherogramm eine Vermehrung der γ-Globuline und eine Abnahme der Albuminfraktion. Typisch ist auch die breite γ-Zacke und ihre Verschmelzung mit der β-Zacke.

Zu **(D):** Die **Makroglobulinämie Waldenström** ist durch eine Proliferation von lymphoiden Zellen im Knochenmark mit massiver Produktion von **monoklonalem IgM (Makroglobulin)** gekennzeichnet. In der Elektrophorese erkennt man die monoklonale Paraproteinämie an ihrem schmalen Peak der γ-Zacke.

Zu **(E):** Auch beim Plasmozytom liegt eine monoklonale Gammopathie vor (meistens IgG, seltener IgA, IgD oder Leichtketten). In der Elektrophorese kann dementsprechend eine schmalbasige Vermehrung (M-Gradient) im Gammabereich nachgewiesen werden.

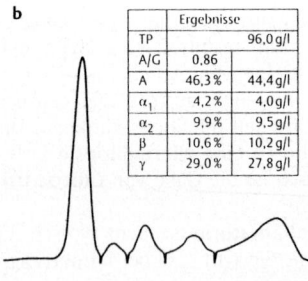

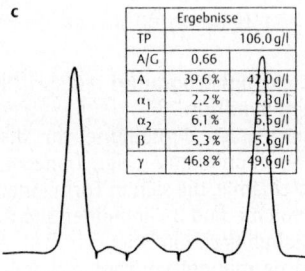

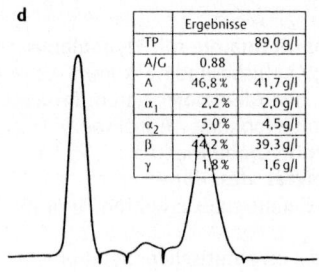

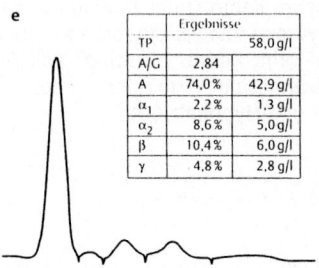

Normalbereiche

TP		66–86 g/dl
A/G	2,3–1,6	
A	60,0–72,0%	39,6–61,9 g/l
α_1	1,7–4,4%	1,1–3,8 g/l
α_2	4,5–10,5%	3,0–9,0 g/l
β	7,9–12,0	4,6–11,2 g/l
γ	8,0–15,0%	5,3–15,5 g/l

Normale und pathologische Elektrophoresediagramme (a) normal, (b) polyklonale IgG-Vermehrung, (c) monoklonale IgG-Vermehrung, (d) monoklonale IgA-Vermehrung, (e) Hypo-γ-Globulinämie. (TP: Gesamteiweiß; A/G; Albumin/Globulin-Ratio; A: Albumin; α_1, α_2, β, γ: Globuline)
(aus Begemann, M., Praktische Hämatologie, 11. Aufl., Georg Thieme Verlag, Stuttgart, 1999)

Akute interstitielle Nephritis — VI.12

Die **akute interstitielle Nephritis** ist eine Erkrankung, die im Interstitium der Niere lokalisiert ist, **abakteriell**, nicht eitrig und nicht destruktiv entzündlich abläuft. Glomeruli, Tubuli und Gefäße, die zunächst noch gesund sind, werden aber sekundär betroffen.
Bezüglich der Ätiologie werden belebte und unbelebte Noxen unterschieden:
- **belebte Noxen:**

Hierunter fallen in erster Linie Infektionskrankheiten, wobei es besonders im Verlauf von Streptokokkeninfektionen zu einem Auftreten der Nierenerkrankung kommt. Als Prototyp wird die Scharlachfrühnephritis angesehen. Als

weitere Grundkrankheiten kommen Typhus, Diphtherie, Sepsis, Phlegmonen und Endokarditis lenta vor. Typischerweise tritt die Nierenbeteiligung bei Leptospireninfektionen auf. Die akute interstitielle Nephritis wurde auch bei Masern, Grippe, Hepatitis, Fleckfieber und Morbus Bang beobachtet.
- **unbelebte Noxen:**
Darunter fallen vor allem Medikamente wie **Antibiotika** (z.B. Penicilline, Sulfonamide), **nicht steroidale Antiphlogistika** und Antikoagulanzien. Auch nach Pockenschutzimpfungen und **Nierentransplantatabstoßungen** ist eine akute interstitielle Nephritis beobachtet worden.

F96 **!!**
Frage 6.54: Lösung C

Als **tubulo-interstitielle Nephritis** wird eine akute, chronische oder primäre Entzündungsreaktion des Niereninterstitiums und der Tubuli bezeichnet. Die Ursachen sind vielfältig. Häufigste Ursache der akuten Form sind Antibiotika und nicht steroidale Antiphlogistika (z.B. Diclofenac, Phenylbutazon). Bei der chronischen Form dominieren urogenitale Infekte.
Ursachen der tubulo-interstitiellen Nephritis:
- Analgetikakombinationen, Antibiotika (z.B. Methicillin, Ampicillin, Gentamicin u.a.)
- nicht steroidale Antirheumatika (z.B. Diclofenac, Phenylbutazon)
- **Cadmium**, Blei
- Diuretika (z.B. Thiazide, Furosemid)
- Cimetidin (H$_2$-Blocker)
- **Hyperkalzämie**
- **Hypokaliämie**
- Hyperurikämie
- **Transplantatabstoßung**
- hyperergische Reaktionen
- antitubuläre Antikörper
- Neoplasien
- Infektionen
- Balkannephropathie
- chronische Glomerulonephritis
- Radiatio (durch Thorotrast)
- Obstruktionen der ableitenden Harnwege

Zu **(C):** Eine **tubulo-interstitielle Nephritis** tritt auf bei **Hyperkalzämie**.

F00 **!!**
Frage 6.55: Lösung B

Siehe Lerntext VI.12.
In dem geschilderten Fall handelt es am ehesten um ein **nephrotisches Syndrom bei interstitieller Nephritis** auf Grund der Einnahme von nichtsteroidalen Antirheumatika.

Es liegt eine Schädigung des Niereninterstitiums und der Tubuli vor.
Die akute abakterielle interstitielle Nephritis ist eine Erkrankung, die im Interstitium der Niere lokalisiert ist, abakteriell, nicht-eitrig und nicht destruktiv entzündlich abläuft. Glomeruli, Tubuli und Gefäße, die zunächst noch gesund sind, werden aber sekundär betroffen.
Bezüglich der Ätiologie werden belebte und unbelebte Noxen unterschieden:
- Belebte Noxen:
Hierunter fallen in erster Linie Infektionskrankheiten, wobei es besonders im Verlauf von Streptokokkeninfektionen zu einem Auftreten der Nierenerkrankung kommt. Als Prototyp wird die Scharlachfrühnephritis angesehen. Als weitere Grundkrankheiten kommen Typhus, Diphtherie, Sepsis, Phlegmonen und Endokarditis lenta in Frage.
- Unbelebte Noxen:
Darunter fallen vor allem Medikamente wie Antibiotika (z.B. Penicilline, Sulfonamide), nicht steroidale Antiphlogistika und Antikoagulantien. Auch nach Pockenschutzimpfungen und Nierentransplantatabstoßungen ist eine akute interstitielle Nephritis beobachtet worden.

Das **histologische Bild** zeigt herdförmige dichte Infiltrationen des Interstitiums durch eosinophile Granulozyten sowie Lymphozyten und Plasmazellen.
Granulierte Zylinder entstehen durch Verschmelzung von abgeschilferten Tubuluszellen und sind nicht für eine bestimmte Nierenkrankheit pathognomonisch.

Zu **(A):** Zu einer **Nierenamyloidose** führen chronisch entzündliche Erkrankungen (z.B. rheumatoide Arthritis, Reiter-Syndrom, Colitis ulcerosa), chronisch-infektiöse Erkrankungen (z.B. Tuberkulose, Bronchiektasen) und neoplastische Erkrankungen (z.B. Nierenzell-Carcinom, Morbus Hodgkin). Daneben gibt es hereditäre Amyloidosen (z.B. familiäres Mittelmeerfieber) und Dialyse-assoziierte Amyloidosen.
Es kommt bei der Nierenamyloidose zu einer extrazellulären Proteinablagerung im Interstitium.
Es entwickeln sich meist im Verlauf von vielen Jahren Proteinurie, nephrotisches Syndrom und Niereninsuffizienz.
Zu **(C):** Die **minimal change-Nephropathie** ist bei Erwachsenen in etwa 20% der Fälle Ursache eines nephrotischen Syndroms. Die Ätiologie ist unbekannt. Lichtmikroskopisch sind die Glomeruli weitgehend unauffällig bei negativer Immunhistologie.
Zu **(D):** Die Laborkonstellation, der histologische Befund und die Klinik sprechen für eine renale Ursache der Erkrankung.
Zu **(E):** Eine **membranöse Glomerulonephritis** führt häufig zu einem nephrotischen Syndrom. Als Ursache kommen ebenfalls neben immunologi-

schen, neoplastischen und infektiösen Erkrankungen auch Pharmaka (z.B. nicht steroidale Antirheumatika) in Frage. Histologisch ist sie durch eine Verdickung der glomerulären Basalmembran mit chrakteristischen „Spikes" auf der Außenseite der Membran definiert. Dabei entsprechen die Spikes subepithelialen Ablagerungen von IgG und Komplement.

F00 **!!**
Frage 6.56: Lösung C

Es handelt sich bei dem geschilderten Fall vermutlich um eine **Nierenschädigung bei Arzneimittelreaktion** auf Grund der Einnahme von nicht steroidalen Antiphlogistika (z.B. Diclofenac, Indometacin) im Sinne einer **Hypersensitivitätsnephropathie**. Dabei kann sich eine akute diffuse tubulointerstitielle Nephropathie entwickeln. Es kommt zu einem akut-entzündlichen Prozess, der die Tubuli betrifft.
Makroskopisch sind die Nieren vergrößert. Die pathologischen Veränderungen im Interstitium der Nieren umfassen Infiltrationen mit polymorphkernigen Leukozyten, Lymphozyten, Plasmazellen sowie Eosinophile. In schweren Verläufen können auch tubuläre Nekrosen und eine Regeneration der Tubuluszellen nachweisbar sein.
Die glomeruläre Filtrationsrate nimmt ab, woraus eine Retention von Salz und Wasser resultiert. Ausgeprägte Zunahmen des extrazellulären Volumens verursachen Bluthochdruck, Stauung der Lungengefäße sowie Ödeme in der Peripherie. Auffällig ist eine Hämaturie, ein Exanthem, sowie eine Eosinophilie. Insgesamt handelt es sich um einen vorübergehenden entzündlichen Prozess, der nach Absetzen des Medikaments zu einer kompletten Rückbildung der renalen Läsionen führt. Selten werden irreversible Schäden beobachtet. Die Gabe von Steroiden ist in diesem Fall nicht wirksam.
(Vgl. auch Kommentar zu Frage 6.56 – Nephrotisches Syndrom bei interstitieller Nephritis)
Zu **(A):** Die nur geringe Eiweißausscheidung spricht gegen ein **nephrotisches Syndrom**.
Zu **(B):** Das klinische Bild kann zur Verwechslung mit einer **akuten Glomerulonephritis** führen. Wird jedoch eine Hämaturie und Azotämie von einem Exanthem, einer Eosinophilie und einer Medikamentenexposition begleitet, sollte eine Hypersensibilitätsreaktion als Ursache einer Nephritis als diagnostische Möglichkeit in Betracht gezogen werden.
Zu **(D):** Eine **Nephrosklerose** entwickelt sich auf dem Boden eines arteriellen Hypertonus über viele Jahre. Es handelt sich jedoch bei dem geschilderten Fall um einen Normotoniker.
Zu **(E):** Die o.g. Befundkonstellation spricht für eine renale Ursache der Ödeme.

F00 **!!**
Frage 6.57: Lösung D

Im Vordergrund der Behandlungsmaßnahmen steht die Beseitigung des **auslösenden Agens,** in diesem Fall das Absetzen der Antiphlogistika. Etwa 25% der Fälle zeigen eine Spontanremission, bei 30–40% kann ein nephrotisches Syndrom auftreten, etwa 20–25% werden dialysepflichtig.
Zu **(A):** Die Verabreichung von **Herzglykosiden** kann bei kardial bedingten Ödemen infrage kommen.
Zu **(B), (C)** und **(E):** Eine **salzarme Diät,** die Gabe von **Diuretika** sowie Verabreichung von **Antihypertonika** sind Sekundärmaßnahmen zur symptomatischen Therapie von Ödemen und Hypertonus.

H95 **!!**
Frage 6.58: Lösung C

Zu **(A), (B), (D)** und **(E):** Siehe Lerntext VI.12.
Zu **(C): Alkoholabusus** kommt nicht im Zusammenhang mit einer akuten abakteriellen Nephritis vor.

F94 **!!**
Frage 6.59: Lösung D

Die **akute interstitielle (abakterielle) Nephritis** ist eine allergische interstitielle Nephritis, die durch Medikamente hervorgerufen wird. Hierbei kommen insbesondere **Antibiotika** (z.B. Penicilline, Antimalariamittel, Sulfonamide) sowie **nicht steroidale Antirheumatika** (z.B. Diclofenac, Ibuprofen) in Betracht.
Klinisch imponieren Fieber, Arthralgien, Exantheme, Hämaturie, Eosionophilie, Proteinurie sowie eine Erhöhung der Retentionswerte.
Nierenbioptisch können lymphoplasmazelluläre Infiltrate im Interstitium der Nierenrinde nachgewiesen werden.
Therapie: Meiden der auslösenden Medikamente sowie die Gabe von **Corticosteroiden.**

F99 **!!**
Frage 6.60: Lösung A

Am ehesten handelt es sich in diesem Fall um eine **akute nicht bakterielle interstitielle Nephritis.** Dies ist eine Form der allergischen interstitiellen Nephritis, die meist durch **Medikamente** hervorgerufen wird, die als Haptene wirken. Insbesondere Antibiotika und nicht steroidale Antirheumatika kommen in Betracht.
Typische klinische Zeichen sind:
- Fieber, allgemeine Schwäche, Arthralgien und Exantheme

- Eosinophilie, Hämaturie und Proteinurie
- Erhöhung der Retentionswerte

Im weiteren Verlauf kann daraus ein akutes Nierenversagen resultieren.

Zu **(B)**: Die **Poststreptokokkenglomerulonephritis** entwickelt sich als Sekundärerkrankung mit Immunkomplexbildung nach Streptokokkeninfektion. Leitsymptome sind Mikrohämaturie und Proteinurie. Daneben werden häufig Ödeme und Hypertonie beobachtet. Der ASL-Titer ist erhöht, Komplement C_3 während der ersten Woche erniedrigt und der Anti-DNAse-B-Titer in 90% der Fälle bei Hautinfektionen mit Streptokokken erhöht.

Zu **(C)**: Charakteristische Symptome bei **paranephritischem Abszess** sind:
- langsam beginnender nach frontal und kaudal ausstrahlender Flankenschmerz
- Muskelverspannungen
- Fieber, Übelkeit, Erbrechen
- Leukozytose

Zu **(D)**: Ein **Lupus erythematodes** führt in 60–70% zu Nierenveränderungen. Klinisch imponiert die Ausbildung eines nephrotischen Syndroms mit Proteinurie > 3,5 g/d, einer Hyperlipoproteinämie und Ödemen. Zudem kann oft eine renale Hypertonie beobachtet werden.

Zu **(E)**: Die **Urosepsis** wird meist durch gramnegative Bakterien hervorgerufen. Typische klinische Symptome sind Schüttelfrost, Hyperpyrexie, Tachykardie, Tachypnoe, Unruhe, Blässe und Blutdruckabfall. Folgende **laborchemische Befunde** sind charakteristisch:
- Thrombozytopenie
- verlängerte Blutungszeit
- gestörte Gerinnung
- Azidose
- Hyperkaliämie.

Papillennekrose der Niere — VI.13

Papillennekrosen kommen bei der primär abakteriellen chronischen interstitiellen Nephritis (z. B. Phenacetinniere) vor und zeigen sich in der Urographie als kleine punkt- bis strichförmige Kontrastmitteldepots innerhalb der Papillen in der Ein- oder Mehrzahl beider Nieren. Es fallen nach Vernarbung diskrete Kelchbecherverplumpungen und mäßige narbige Oberflächeneinziehungen in Kelchbecherpapillennähe mit mäßiger Verschmälerung des Parenchymsaums auf. Später entsteht eine zunehmende Kontrastmittelaufhellung im inneren Markinterstitium und damit eine homogene Schrumpfung des Parenchymsaums mit zunehmender Lipofibromatose.

Sonographisch können bei Papillennekrosen runde oder dreieckige echofreie Areale im Bereich der Markpyramiden nachgewiesen werden. Relativ typisch für die Analgetikanephropathie sind kranzförmig angeordnete Verkalkungen vornehmlich im Bereich der Papillenspitzen. **Papillennekrosen** können auch beim diabetischen Nierenschaden nachgewiesen werden, die man sich aus dem gemeinsamen Auftreten von Glomerulosklerose und/oder Mikroangiopathie und bakterieller Infektion erklärt.

Oft sind schwere Infektionen der Nierenpyramiden bei vaskulären Nierenerkrankungen und Harnwegsobstruktionen für Papillennekrosen verantwortlich. Besonders anfällig sind Patienten mit Diabetes mellitus, Sichelzellanämie, chronischem Alkoholmissbrauch und Gefäßerkrankungen.

Symptome treten in Form von Hämaturie, Flankenschmerzen, Schüttelfrost und Fieber auf. Es kann auch zu einem akuten Nierenversagen kommen. Auch ein chronischer Harnwegsinfekt kann gelegentlich zu einer Papillennekrose führen.

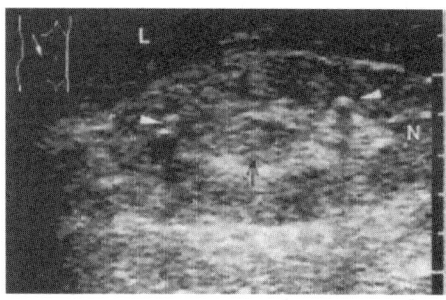

Abb. 6.7 Chronisch interstitielle Nephritis mit Papillenverkalkungen
Die leicht verkleinerte Niere weist einen deutlich verdichteten Parenchymsaum auf. Im Bereich der Papillenspitzen sind helle Echos mit Schallschatten Hinweise für Papillenverkalkungen (▶). Ein Parenchymzapfen (→) wölbt sich zum Pyelonkomplex vor. Langjähriger Phenacetinabusus, Kreatinin ca. 4,0 mg/dl (aus: Rettenmaier, Seitz, Sonographische Differentialdiagnostik, Bd. 1 Chapman & Hall, Weinheim, 1994)

Frage 6.61: Lösung C

Zu **(C)**: Die **progressive systemische Sklerose** ist eine Systemerkrankung des Bindegewebes mit Kollagenanhäufung und Fibrose von Haut und inneren Organen sowie obliterierender Angiopathie. Im Bereich der Niere verursacht die Erkrankung multiple Niereninfarkte sowie eine nephrogene Hypertonie. **Nephrolithiasis** ist nicht charakteristisch für die progressive systemische Sklerose.

Zu **(A):** Die **Analgetika-Phenacetinnephropathie** ist eine chronische tubulo-interstitielle Nephritis nach längerem Gebrauch von Analgetika. Zu den **Komplikationen** gehören:
- Papillennekrosen
- Tubulusschädigung mit gemindertem Konzentrationsvermögen
- Lipofuszinähnliche Pigmentierung in den Markkegeln der Niere und der Leber
- bakterielle Infekte
- Niereninsuffizienz

Es besteht ein erhöhtes Risiko an einem **Urotheliom** und Mammakarzinom zu erkranken.
Zu **(B):** Die **polyzystische Nierendegeneration** kann autosomal rezessiv oder autosomal dominant vererbt werden. Typische Symptome sind
- Flankenschmerzen
- evtl. **Makrohämaturie**
- Proteinurie

Zu **(D):** Beim **Alport-Syndrom** (hereditäre Nephritis) handelt es sich um eine seltene autosomal dominant vererbbare Erkrankung mit Nephritis und Nervenschädigung. Charakteristisch ist eine **Innenohrschädigung** mit Hörausfall in den oberen Frequenzen und Augenhintergrundveränderungen (Retinitis punctata albescens, seltener Retinitis pigmentosa).
Zu **(E):** Die **Oxalose** ist eine **extrem seltene Erkrankung**, der ein autosomal rezessiv vererblicher Enzymdefekt zugrunde liegt. Da Glyoxilsäure durch das Fehlen einer spezifischen Transaminase nicht in Glycin umgewandelt werden kann, kommt es zu einem vermehrten Oxalsäureanfall. Daraus resultieren folgende Veränderungen:
- Nephrolithiasis und deren Folgen (Koliken, Pyelonephritis, Hämaturie, Niereninsuffizienz)
- extrarenale Oxalatablagerungen vor allem in Gefäßwände, Knochenmark und **Herzmuskel (Herzrhythmusstörungen).**

---- Harnweginfektion ---- VI.14 ----

Die **Harnweginfektion** wird definiert als Anwesenheit von Bakterien im Harntrakt oberhalb des Blasensphinkters. Als signifikante Bakteriurie gilt eine **Keimzahl** von 10^5 und mehr pro ml/Urin im Mittelstrahlurin. Beim **Blasenpunktionsurin** ist jeder Keimnachweis als echt einzustufen. Außerdem Leukozyturie, Leukozytenzylinder bei Pyelonephritis.
Ursachen:
- Harnabflussstörungen (z.B. Obstruktionen, Blasenfunktionsstörungen)
- Gravidität
- Analgetikaabusus
- immunsuppressive Therapie
- Stoffwechselstörungen

Symptomatik:
Meist sind die Infektionen aszendierend zustande gekommen, seltener hämatogen.
Häufigster Erreger ist E. coli, danach folgen Klebsiellen, Proteus, Enterokokken, Pseudomonas und Staphylokokken.
bei Urethritis: Harnröhrenausfluss, Dysurie, Pollakisurie
bei Zystitis: Dysurie, suprapubische Schmerzen, Pollakisurie
bei akuter Pyelonephritis: Fieber, Schüttelfrost, Dysurie, klopfschmerzhafte Nierenlager
bei chronischer Pyelonephritis: Kopfschmerzen, Abgeschlagenheit, Brechreiz, Gewichtsabnahme, dumpfe Rückenschmerzen
Therapie: Behandlung nach Antibiogramm; zur blinden Anbehandlung Ampicillin, Cotrimoxazol, Gyrasehemmer

H95

Frage 6.62: Lösung B

Zu **(B):** Die **Dysurie** ist Zeichen einer akuten Entzündung der ableitenden Harnwege.
Zu **(A):** Typische Zeichen für eine **akute Harnwegentzündung der ableitenden Harnwege** sind:
- Dysurie
- Pollakisurie (häufiger Harndrang mit geringen Harnmengen)
- evtl. Nykturie
- Schmerzen suprapubisch (bei Zystitis)

Zu **(C):** Prärenal bedingte Ursachen für Funktionsstörungen der Harnwege sind:
- Exsikkose (Hypovolämie)
- Blutdruckabfall
- toxische Nierenschädigung (z.B. Hämolyse, Myolyse, Arzneimittel)

Zu **(D):** Bei einem **akuten Nierenversagen** werden prärenale, renale (z.B. Glomerulonephritis, Nierenarterienverschluss) und postrenale Ursachen (z.B. Prostataadenom, Harnröhrenstriktur) differenziert.
Zu **(E):** Die **diabetische Neuropathie** des Urogenitalsystems entspricht einer Schädigung des Parasympathikus. Dabei treten Blasenatonie und -entleerungsstörungen evtl. mit Restharnbildung und damit eine Prädisposition für Harnwegsinfekte auf.

---- Akute Pyelonephritis ---- VI.15 ----

Die **akute Pyelonephritis** ist charakterisiert durch Fieberanstieg mit Schüttelfrost und Erbrechen. Es lassen sich ein oder doppelseitige Schmerzen im Bereich der Nierengegend eruieren mit Ausstrahlungssymptomatik in die Leisten und das Genitale. Selten kommen kolikartige Beschwerden hinzu. Gelegentlich können

Diarrhöen dem Krankheitsbild vorangehen. Es bestehen Pollakisurie, Dysurie und evtl. Blasentenesmen. Selten entwickelt sich eine Hypertonie. Bei schweren Verläufen wird ein mittelgradiger Anstieg der Retentionswerte ohne schwere Azidose beobachtet.
Laborchemie:
Laborchemisch finden sich eine Leukozytose mit Linksverschiebung sowie eine Anämie und eine beschleunigte BSG. Als Ausdruck der Nierenbeteiligung findet sich im Urin eine Proteinurie (meist < 3 g/d), im Sediment sind Leukozyten und Bakterien. Beweisend für eine Pyelonephritis sind Leukozytenzylinder im Harn. Häufig ist eine Mikrohämaturie, selten eine Makrohämaturie. Als weitere qualitative Methode außer der bakterioskopischen Untersuchung gilt die Grieß-Probe (Teststreifen-Nitrittest).
Entscheidend ist die bakteriologische Identifizierung des pathogenen Keimes mittels Antibiogramm. Hierbei wird Mittelstrahl- oder suprapubischer Urin gewonnen.
Therapie:
Entscheidend für den Verlauf der Erkrankung ist die adäquate antibiotische Therapie. Um einen Übergang in das chronische Stadium nachzuweisen, sind nach Abklingen der akuten Symptome Nierenfunktionstests erforderlich. Hierzu sind die Phenolrotprobe, der PSB-Plasmatest, der Konzentrationsversuch und die endogene Kreatinin-Clearance geeignet. Um Abflussbehinderungen auszuschließen ist evtl. ein intravenöses Pyelogramm erforderlich.
In seltenen Fällen kann eine akute Pyelonephritis zum dialysepflichtigen Nierenversagen führen. Dann ist das Interstitium der Niere mit neutrophilen Granulozyten durchsetzt, wobei häufig Mikroabszesse bestehen.

H00 **!!**

Frage 6.63: Lösung E

Zu **(A)** bis **(D):** Bei der **bakteriellen interstitiellen Nephritis** sind am ehesten folgende Erreger zu erwarten (Blasenpunktionsurin):
- **E. coli (**zu 60%) (A)
- **Klebsiella pneumoniae** (13%) (D)
- **Proteus mirabilis** (11%) (C)
- **Enterokokken** (5%) (B)
- Pseudomonas (5%)
- Staphylokokken (2%).

Zu **(E): Streptococcus pyogenes** (A-Streptokokken) ist ein typischer Erreger von Angina, Erysipel und Impetigo.

---**Chronische Pyelonephritis**---VI.16--

Als Ursache der **chronischen Pyelonephritis** kommt ein **chronisch bakterieller Infekt** der Niere infrage.
Folgende Faktoren begünstigen die Entstehung einer chronischen Pyelonephritis:
- Obstruktion (Prostataerkrankungen, Nephrolithiasis, Tumoren, Urethrastrikturen, Urethralklappe)
- Analgetikaabusus, Corticosteroidlangzeittherapie
- Stoffwechselstörungen (Gicht, Diabetes mellitus, Nephrolithiasis, Hypokaliämie)
- Lage- und Formanomalien der Nieren und ableitenden Harnwege
- iatrogen bedingte Ursachen (z.B. Katheterisierung)
- Gravidität, Querschnittlähmung
- vesikoureteraler Reflux (vor allem Kindesalter)

Symptomatik:
Oft sind die Symptome der chronischen Pyelonephritis uncharakteristisch:
- allgemeine Schwäche
- Kopfschmerzen
- Übelkeit
- Gewichtsabnahme
- dumpfe Rückenschmerzen

Komplizierend kann es zu Folgeerscheinungen kommen:
- Urosepsis
- eitrige Nephritis und Nierenkarbunkel
- paranephritischer Abszess
- Hydro-Pyonephrose
- arterielle renale Hypertonie
- tubuläre Partialfunktionsstörungen (Natriumverlustniere, Kaliumverlustniere, Konzentrationsstörungen)
- Entwicklung einer Niereninsuffizienz

Therapie:
- Antibiose nach Antibiogramm
- Behandlung der Komplikationen

F95

Frage 6.64: Lösung C

Lokale prädisponierende Faktoren beim Auftreten einer **Pyelonephritis** sind **Nephrolithiasis**, Zystitis, Stenosen der Ureteren, Tumoren im Nierenbecken, Ureterstenosen, Descensus vaginae, Missbildungen (z.B. doppeltes Nierenbecken), Hydronephrose, **Prostataadenokarzinom**, Prostatitis, **neurologische Störungen der Harnblase, z.B. bei multipler Sklerose,** Nephroptose. Oftmals entwickelt sich auf Grund der o.g. Faktoren ein **vesiko-ureteraler-Reflux** mit Aszension von Keimen. Begünstigend können außerdem Hufeisennieren, Zystennieren sowie Nierenhypoplasien wirken.

Zu **(C):** Eine **Streptokokkenangina** führt in der Regel nicht zur Pyelonephritis, kann jedoch eine Glomerulonephritis verursachen.

Diagnostik der Nierenarterienstenose — VI.17

Zur Sicherung der Hochdruckwirksamkeit einer **Nierenarterienstenose** sollen nach Siegenthaler (Innere Medizin) folgende Kriterien erfüllt sein:

1. **Saralasin-Test:**
   Hierbei wird durch Infusion von Angiotensin II-Antagonisten (1-Saralasin-Angiotensin II) die pressorische Angiotensin II-Wirkung kompetitiv gehemmt und der Blutdruck gesenkt. Als signifikant gilt ein Abfall des Mitteldrucks um 8% (Captopril-Test). Außerdem kommt es nach Gabe von Captopril zu einem massiven Reninanstieg (> 180 μU/ml).

2. **Hoher Nierenvenenreninquotient:**
   Hierbei wird der Nierenvenenreninquotient zwischen stenosierter und nicht stenosierter Niere errechnet. Bedingt wird die unterschiedliche Reninkonzentration durch eine unterschiedliche **Reninsekretion** beider Nieren und durch eine unterschiedliche **Plasmadurchströmung**. Die Wahrscheinlichkeit der Hochdruckwirksamkeit einer Nierenarterienstenose ist umso größer, je höher der Nierenquotient ist. Quotienten oberhalb von 2 zugunsten der stenosierten Seite zeigen praktisch immer eine Hochdruckwirksamkeit an, bei 1,5 bis 2,0 ist in den meisten Fällen eine renovaskuläre Hypertonie anzunehmen, fraglich sind die Fälle mit einem Quotienten von < 1,5.

3. supprimierte Reninkonzentration der kontralateralen Niere

4. **Jod-Hippuran-Clearance** der nicht betroffenen Niere noch normal oder nur minimal eingeschränkt:
   Mit dieser Isotopenuntersuchungsmethode lässt sich eine einseitige renale Minderdurchblutung nachweisen. Diese Verfahren ist wegen der geringeren Strahlenbelastbarkeit dem intravenösen Pyelogramm vorzuziehen, zudem entsprechen die falsch positiven und falsch negativen Befunde denen des intravenösen Pyelogramms.

5. **Farbdopplersonographie der A. renalis** gilt als empfindlichste Methode.

6. **digitale Subtraktionsangiographie,** wobei die intraarterielle Untersuchung qualitativ höherwertigere Bilder liefert, als die venöse Methode
   Mit Hilfe der **Renovasographie** kann der morphologische Beweis für die Nierenarterienstenose erbracht werden. Allerdings kann mit dieser Methode nicht der Stenosegrad oder die Ausprägung der Kollateralisierung bestimmt werden.

Die **Natriumkonzentration** im Urin der betroffenen Niere ist niedriger, weil eine erhöhte Wasserresorption bei kleinerer Filtratmenge resultiert, die durch eine vergrößerte Rückresorption von Natrium bedingt ist.

Tab. 6.3 Experimentelle Zustände und deren Auswirkungen auf Renin, Aldosteron und Blutdruck (nach Gross u. a.)

Zustand	Renin (peripheres Blut)	Renin (Nierenvenenblut)		Blutdruck	Aldosteron
		li	re		
1. Norm	=	=	=	=	=
2. Konstriktion einer Niere (re)	↑	↓	↑	↑	↑
3. Natriumentzug	↑	↑	↑	= oder ↓	↑
4. Natriumbelastung	↓	↓	↓	= oder ↑	↓
5. Unilaterale Nephrektomie (re)	=	=	%	=	=
6. Konstriktion einer Nierenarterie (re) und kontralaterale Nephrektomie	=	%	=	↑	=

Legende: ↑ = erhöht, ↓ = erniedrigt, = = normal, re = rechts, li = links, % = nicht nachweisbar

[F97]
Frage 6.65: Lösung A

In dem geschilderten Fall handelt es sich am ehesten um eine **Nephrosklerose** auf dem Boden einer seit Jahren bestehenden arteriellen Hypertonie. Es kommt überwiegend am Gefäßapparat der Nieren zu Veränderungen, allerdings sind auch Glomeruli und Tubuli betroffen.
Es wird über nur geringe Symptome wie z. B. gelegentliche Nykturie geklagt. Es lässt sich eine leichtgradige Proteinurie und Mikroerythrozyturie nachweisen. Im fortgeschrittenen Stadium entwickelt sich eine Niereninsuffizienz. Es kann selten eine Proteinurie über 2 g/Tag nachgewiesen werden.
Neben der benignen Nephrosklerose wird noch eine maligne Form beschrieben, deren Ätiologie unbekannt ist. Chrakteristisch ist das akute Einsetzen einer rasch progredienten Niereninsuffizienz mit Oligo- bis Anurie, Hämolysezeichen und Verbrauchskoagulopathie.
Zu **(B):** Die **Poststreptokokkenglomerulonephritis** entwickelt sich als Sekundärerkrankung mit Immunkomplexbildung nach Streptokokkeninfektion. Klinisch treten Ödeme, Hypertonie und rostbraun gefärbter Urin auf. Die Proteinurie beträgt 3–5 g/d.
Zu **(C):** Das **nephrotische Syndrom** ist durch eine massive Proteinurie > 3,5 g/d gekennzeichnet. Ödeme und eine Verminderung des Gesamteiweißes sind die Folge.
Zu **(D): Zystennieren** lassen sich sonographisch nachweisen. Die Nieren sind meist vergrößert, im fortgeschrittenen Stadium lassen sich oft Nierenbecken und Rinde nicht mehr identifizieren.
Zu **(E):** Die typischen Symptome bei der **chronischen Pyelonephritis** sind:
- Gewichtsabnahme
- dumpfe Rückenschmerzen
- Brechreiz
- Abgeschlagenheit
- Kopfschmerzen

---- Niereninfarkt ──────────────── VI.18 ─

Der **Niereninfarkt** entsteht durch embolischen oder thrombotischen Verschluss kleiner Nierenarterien, vor allem bei Patienten mit Vorhofflimmern. Häufig wird die Erkrankung nicht bemerkt oder diagnostiziert.
Klinik:
Der Patient hat bei klinischer Symptomatik einen plötzlich auftretenden, nicht kolikartigen Lendenschmerz.
Laborchemisch zeigt sich eine Protein-, Leukozyt- und Erythrozyturie. Daneben besteht oft eine makroskopische Hämaturie. Bei septischen Embolien können Nierenabszesse auftreten.
LDH ist in den ersten Tagen im Serum erhöht, etwa am 4. Tag auch im Urin. GOT und AP zeigen nur geringe Veränderungen.

Ein Blutdruckanstieg wird häufig nach 4–8 Tagen nachgewiesen.
Diagnostik:
Große Niereninfarkte stellen sich im i. v. Pyelogramm oder Nierenszintigramm sowie im Farbdopplersonogramm dar, kleinere Infarkte können nur angiographisch nachgewiesen werden. Für die Diagnosestellung bietet eine absolute Arrhythmie (Embolusquelle) wichtige Hinweise.
Die Nierenfunktion ist entsprechend des Infarktausmaßes mehr oder weniger eingeschränkt. Eine Normalisierung kann im weiteren Verlauf durch Hypertrophie der Restniere eintreten.
Röntgenologisch lassen sich im Spätstadium Verkalkungen nachweisen. Anatomisch-pathologisch zeigen sich an Stelle des Niereninfarktes scharfrandige narbige Einziehungen.
Therapie:
Abhängig von dem Ausmaß des Geschehens Gabe von Antikoagulanzien und symptomatische Hochdruckbehandlung.

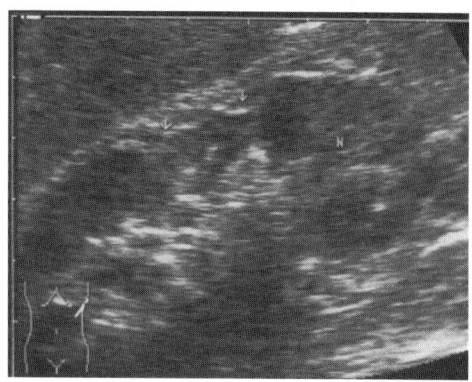

Abb. 6.**8** Sonographisch Infarktnarbe: dreieckförmiger Parenchymschwund (Pfeile) der linken Niere (N), leichte Nierenverkleinerung (Distanzmarken) (aus: Schmidt G., Ultraschall-Kursbuch, 3. Aufl., Georg Thieme Verlag Stuttgart, 1999)

---- Nierenzellkarzinom ──────────── VI.19 ─

Das **Nierenzellkarzinom** entwickelt sich histologisch aus Tubulusepithelzellen. Das Hypernephrom ist stark vaskularisiert, wobei die Tendenz zu zentralen verkalkenden Nekrosen besteht. Tumorzapfen in der Nierenvene können in die kontralaterale Niere und aszendierend in den rechten Vorhof wachsen.
Der **Tumor metastasiert** vorwiegend in die Lunge (50–60%), das Skelett (30–40%), die Leber (30%) und das Gehirn (15%). Daneben werden die regionalen Lymphknoten zu über 30% betroffen.

Klinik:
Die klassischen Symptome
- Makrohämaturie
- Flankenschmerz
- palpabler Abdominaltumor deuten bereits ein fortgeschrittenes Tumorwachstum mit Einbruch in die Nierenkapsel an.

Eine Varikozele links zeigt sich bei Männern, wenn ein Verschluss der V. cava inferior oder der V. renalis sinistra vorliegt.
Unspezifische Symptome sind:
- intermittierendes Fieber
- BSG-Erhöhung
- Gewichtsverlust
- Leistungsabfall
- Anämie, seltener Polyglobulie (Ausdruck einer pathologischen Erythropoetinbildung in den Tumorzellen)

Außerdem können
- Hyperkalzämie (Parathormon),
- Cushing-Syndrom (Glucocorticoide),
- Galaktorrhö (Prolaktin),
- Hypertonie (Renin),

durch vermehrte Produktion der in Klammern benannten Hormone auftreten.
Das **Stauffer-Syndrom** umfasst folgende Symptome:
- Hepatosplenomegalie
- Erhöhung der alkalischen Phosphatase
- Erhöhung der α_2-Globuline
- Verminderung des Serumalbumins
- Verlängerung der Prothrombinzeit
- pathologische Bromsulfathaleinretention
- pathologischer Thymol-Trübungstest

Dieses reversible Leberdysfunktionssyndrom kann bei Nierenzellkarzinom in manchen Fällen beobachtet werden.

Diagnostik:
- Sonographie (kann jedoch nicht zwischen benignen und malignen Tumoren differenzieren)
- Röntgenübersichtsaufnahme (Verkalkungen)
- i. v. Ausscheidungsurogramm
- Computertomogramm
- Nierenangiographie (Gefäßneubildungen, -verlagerungen)
  (Über den Angiographiekatheter kann auch eine Embolisation der Tumorgefäße durchgeführt werden, um eine Metastasierung zu verhindern.)

Therapie:
Es wird eine Nephrektomie bei einseitigem Karzinom ohne Metastasierung kombiniert mit Vor- und Nachbestrahlung, evtl. auch Teilresektion bei nur einer Niere durchgeführt. In Einzelfällen kann bei hormonabhängigen Tumoren auch die Gabe von Testosteron oder Gestagen versucht werden.

Nierenamyloidose — VI.20

Als **Amyloidose** wird die Einlagerung einer homogenen Eiweißsubstanz in die inneren Organe bezeichnet, wobei primär Nieren, Herz, Magen-Darm-Trakt, Gelenke, Zunge und Nerven betroffen sind. Die primären Amyloidosen werden bei etwa 15% der Fälle mit Plasmozytom oder Makroglobulinämie nachgewiesen (AL-Protein). Sekundäre Amyloidosen kommen in der Folge von chronischen Infektionen oder Entzündungen, wie z.B. Osteomyelitis, Tuberkulose, Lepra oder rheumatoider Arthritis, vor.

Klinik:
Oft kann als einziges Symptom der Nierenamyloidose eine Proteinurie eruiert werden, die jedoch nicht immer nachweisbar ist. Daneben können Funktionsstörungen anderer Organe eine Rolle spielen, die eine Nierenmitbeteiligung überdecken.
Im Verlauf der Nierenamyloidose kann die Proteinurie das Vollbild eines nephrotischen Sydroms erreichen. Es kann sich auch eine chronische Niereninsuffizienz entwickeln, wobei sich komplizierend eine Hypertonie oder Nierenvenenthrombose hinzugesellen kann. Oft endet dies in einer terminalen Niereninsuffizienz, die dialysierpflichtig werden kann. Selten kommt es auch zu einem Diabetes insipidus, wobei die Amyloidablagerungen in den Sammelrohren und Vasa recta des Nierenmarks als Ursache diskutiert werden.

Diagnostik:
Die Diagnose kann durch lichtmikroskopische Untersuchungen einer Rektumschleimhautbiopsie gesichert werden, wobei die Amyloidablagerungen in der Kongorot-Färbung unter polarisiertem Licht eine typische grüne Doppelbrechung zeigen. Die Untersuchung des Harns in der Elektrophorese gibt Hinweise auf ein unselektives Proteinuriemuster. Auch Bence-Jones-Proteine können beobachtet werden.

Therapie:
Eine kausale Therapie der Amyloidose ist bisher nicht bekannt.
Bei der sekundären Form der Amyloidose wurden Remissionen beobachtet. Dies setzt jedoch die Heilung der Grundkrankheit voraus. In Studien wurde die erfolgreiche Gabe von Zytostatika bei der primären Form beschrieben. Auch Versuche mit DMSO (Dimethylsulfoxid) sollten erfolgreich gewesen sein.
Die Fünfjahresüberlebensrate wird mit etwa 20% angegeben.

F96 **!**

Frage 6.66: Lösung A

Siehe Lerntext VI.20.
Eine **sekundäre Nierenamyloidose** kann bei folgenden Erkrankungen beobachtet werden:
- Plasmozytom (Amyloid vom Leichtkettentyp), Morbus Waldenström
- rheumatoide Arthritis
- Morbus Bechterew
- Kollagenosen (z. B. Sklerodermie)
- Colitis ulcerosa, Morbus Crohn
- Malignome (Morbus Hodgkin)
- infektiöse Ursachen: Osteomyelitis, Bronchiektasen, TBC, Lepra, Lues

Familiäre Nierenamyloidose kommt vor z. B. beim familiären Mittelmeerfieber (autosomal rezessiv vererblich).
Zu **(A):** Die **Hepatitis A** heilt in der Regel folgenlos aus.

Diabetische Nephropathie – Stadien —— VI.21

Als **diabetische Nephropathie** wird die diabetische Glomerulosklerose als organspezifische Form einer allgemeinen Mikroangiopathie bezeichnet.
Die Nierenkrankheit wird in der Regel erst nach einem Diabetesverlust von 15–20 Jahren manifest. Nach Mogensen wird die diabetische Nephropathie in folgende Stadien eingeteilt:
I. **Frühveränderungen** mit renaler Hypertonie und Überfunktion: Unter Belastungsbedingungen kann es zu einer vermehrten **Albuminausscheidung** kommen, während eine Proteinausscheidung in diesem Stadium noch nicht auftritt.
II. In diesem Stadium treten **renale Läsionen** auf ohne klinische Anzeichen für eine Nierenerkrankung. Morphologisch entwickeln sich die ersten Veränderungen.
III. **beginnende diabetische Nephropathie** mit zunehmender **Albuminurie,** jedoch ohne vermehrten Proteinverlust
IV. Stadium der **manifesten diabetischen Nephropathie** mit Nachweis von Proteinurie, Bluthochdruck, zunehmender Ödementwicklung und Rückgang der glomerulären Filtrationsrate
V. **Endstadium** der Niereninsuffizienz mit Urämie

F93

Frage 6.67: Lösung B

Siehe Lerntext VI.21.
Zu **(A)** und **(B):** Die **diabetische Nephropathie** betrifft etwa 10% aller Diabeteskranken, aber 50% aller Patienten vom Typ I. Die mittlere Dauer bis zur klinischen Manifestation einer Glomerulosklerose mit Proteinurie liegt bei ca. 15 Jahren.
Zu **(C):** Als Folge der funktionellen Frühveränderungen mit renaler Hypertrophie und Überfunktion kommt es zunächst unter Belastung zu einer Albuminausscheidung. Mit der Höhe des Blutdruckes nimmt auch die Mikroalbuminurie zu.
Zu **(D):** **Röntgenkontrastmittel** sind nur unter besonderen Vorsichtsmaßnahmen der Hydrierung und Diurese in geringen Mengen zu verabreichen, da sie leicht ein akutes Nierenversagen bei vorhandener diabetischer Nephropathie auslösen können.
Zu **(E):** Patienten, die über 10–12 Jahren an einem Diabetes mellitus leiden, haben in ca. 50% der Fälle ophthalmoskopisch und zu etwa 70% angiographisch eine diabetische Vaskulopathie. Die **Ophthalmopathie** tritt nach der glomerulären Proteinurie, jedoch vor der Hypertonie auf.

Renal-tubuläre Azidose —————— VI.22

Bei der **klassischen renal-tubulären Azidose (Typ I)** besteht ein Defekt in der H^+-Ionensekretion im distalen Tubulus. Dadurch wird der Patientenurin nicht unter pH 5 angesäuert. Auch unter Säurebelastung ist dies nicht möglich. Die Erkrankung wird autosomal dominant vererbt. Da die fixen Säuren als Natriumsalz ausgeschieden werden, wird Plasmabikarbonat verbraucht und relativ mehr Natrium als Chlorid ausgeschieden. Natrium wird im distalen Tubulus gegen Kalium ausgetauscht.
Entsprechend der Vorgänge am distalen Tubulus resultiert eine **hyperchlorämische, hypokaliämische Azidose.** Daneben können eine **Hyperkalzurie** und **Hypozitraturie** beobachtet werden, die zur Nephrolithiasis führen können.
Durch die negative Calciumbilanz wird ein Hyperparathyreoidismus ausgelöst, der zu vermindertem Wachstum und Spontanfrakturen führen kann.
Diagnostik:
Im Ammoniumchloridbelastungstest kann eine Senkung des Urin-pH unter 6 beobachtet werden. Außerdem besteht eine verminderte Zitronensäureausscheidung im 24-Stunden-Urin.
Therapie:
Dauersubstitution von Natrium-Kalium-Citrat. Wenn die Therapie rechtzeitig begonnen wird, kann eine Nephrolithiasis verhindert werden.
Die seltenere **proximale renal-tubuläre Azidose (Typ II)** ist charakterisiert durch eine proximaltubuläre Bikarbonatrückresorptionsstörung.

Die distale H⁺-Ionenabgabe ist meist nicht gestört. Der pH des Urins kann bis 5,5 abfallen. Klinisch imponieren Wachstumsverzögerung, Osteomalazie und Nephrokalzinose. Dabei kommt es schon bei normalen oder erniedrigten Plasmabikarbonatspiegeln zu einer hohen Bikarbonatausscheidung im Urin.
Einen gesicherten Erbgang gibt es bei dieser Form der Erkrankung nicht. Vermutet wird eine geschlechtsgebundene rezessive Vererbung.
Therapie:
Es wird eine Alkalitherapie durchgeführt.
Die renal-tubuläre Azidose vom Typ I und II kann auch im Rahmen anderer Krankheiten (z.B. multiples Myelom, Morbus Wilson, Intoxikationen) auftreten.
Früher wurde eine **renal-tubuläre Azidose Typ III** definiert, die jedoch mit Typ I identisch ist.
Hyperkaliämische distale renal-tubuläre Azidose (Typ IV)
Hierbei handelt es sich um eine nicht vererbbare Krankheit, die bei Aldosteronmangel, Morbus Addison, obstruktiven Erkrankungen der ableitenden Harnwege und bei der Therapie mit nicht steroidalen Antiphlogistika auftritt. Diese Form der renal-tubulären Azidose kann mit Diuretika, Kationenaustauscher und Diät behandelt werden.

H92 !
Frage 6.68: Lösung C

Siehe Lerntext VI.22.
Zu **(1):** Der **primäre Hyperparathyreoidismus** führt zu einer Hyperkalzämie, die mit hohen Serumkonzentrationen von Parathormon einhergeht. Daraus resultiert eine Hyperkalzurie, die zu einer Übersättigung an **Calciumphosphat** und/oder Calciumoxalat führt. In der Folge treten ohne Therapie Calciumphosphat/oder -oxalsteine auf.
Zu **(2):** Die **distale renal-tubuläre Azidose** führt zu einer Übersättigung von Calciumphosphat. Es bilden sich Calciumphosphatsteine mit Nephrokalzinose.
Zu **(3):** **Thiaziddiuretika** führen zu einer Senkung der Calciumkonzentration im Urin bei Hyperkalzurie und werden deshalb therapeutisch eingesetzt.

H98 !
Frage 6.69: Lösung B

Bei der klassischen **renal-tubulären Azidose** besteht ein Defekt in der H⁺-Ionensekretion im distalen Tubulus. Dadurch wird der Urin nicht unter pH 5 angesäuert. Da die fixen Säuren als Natriumsalz ausgeschieden werden, wird Plasmabikarbonat verbraucht und relativ mehr Natrium als Chlorid ausgeschieden. Natrium wird im distalen Tubulus gegen Kalium ausgetauscht.
Daraus resultiert eine hyperchlorämische, hypokaliämische Azidose. Daneben können eine Hyperkalzurie und Hypozitraturie beobachtet werden, die zur Nephrolithiasis führen können. Therapeutisch wird Natrium-Kalium-Citrat eingesetzt, hierdurch können auf Dauer Nephrolithiasis und Nephrokalzinose verhindert werden.
Bei Überkorrektur kann die bereits bestehende Hypokalzämie verstärkt werden, woraus neuromuskuläre Symptome i.S. von **gesteigerter Erregbarkeit und Tetanie** resultieren können.
Zu **(A), (D)** und **(E): Tetraplegie, Abschwächung bzw. Fehlen der Bauchdeckenreflexe und eine seitengleiche Abschwächung der Muskeleigenreflexe** sind Folgen einer Hyperkalzämie.
Zu **(C):** Der **Babinski-Reflex** ist ein Pyramidenzeichen und wird hervorgerufen auf Grund einer Läsion des Tractus corticospinalis. Diese ist im Fall einer Hypokalzämie nicht zu erwarten.

H99 !!
Frage 6.70: Lösung A

In den letzten 3 Jahrzehnten ist die Hämodialyse zu einer Methode geworden, die es dem Patienten ermöglicht, über das Endstadium der Niereninsuffizienz hinaus in einem guten Zustand am Leben zu bleiben. Die längste Überlebenszeit unter Dialysebehandlung beträgt etwa 23, nach der Transplantation etwa 24 Jahre. Die Mehrzahl der Patienten mit **autosomal-dominanter polyzystischer Nierendegeneration** erreicht im 5. Lebensjahrzehnt das Terminalstadium der Niereninsuffizienz. Oft findet man bei diesen Kranken auch Zysten der Leber, Milz, Lunge, Schilddrüse, Hoden und Pankreas. Zudem besteht ein erhöhtes Risiko für zerebrovaskuläre Komplikationen. Im Vergleich zu den anderen in der Frage genannten Krankheiten hat die **autosomal-dominante polyzystische Nierendegeneration** die beste Prognose.
Zu **(B):** Die **primäre Oxalose** ist ein autosomal-rezessiv vererbter Enzymdefekt, der zu frühzeitiger Oxalatsteinbildung und zu Ablagerungen von Oxalaten im Gewebe führt. Histologisch findet man in der Niere Zeichen der Pyelonephritis sowie zahlreiche Oxalatkristalle. Die Glomerula sind primär nicht betroffen. Die Prognose des Leidens ist ungünstig. Die Patienten sterben unbehandelt bis zum Alter von 20 Jahren. Auch unter Dialysetherapie weisen die Patienten eine sehr ungünstige Prognose auf.
Zu **(C):** Das **multiple Myelom** kann mit verschiedenen glomerulären Läsionen assoziiert sein. Bei 10–15 % kommt es zu einer Amyloidose. Häufig entsteht ein nephrotisches Syndrom. Eine Leichtkettennephropathie ist durch Ablagerungen monoklonaler

Ig-Leichtketten entlang der glomerulären und tubulären Basalmembran lokalisiert. Die Prognose der Erkrankung ist ungünstig, 20 % der Patienten sterben an Nierenversagen.

Zu **(D):** Ohne künstlichen Ersatz der Nierenfunktion sterben 50 % der **Diabetiker** innerhalb von 7 Jahren. Ist die Kreatininkonzentration auf mehr als 2 mg/dl angestiegen, so beträgt die mittlere Überlebenszeit unbehandelt 2,8 Jahre.

Durch den Einsatz der **Hämodialyse** hat sich die Prognose deutlich verbessert, allerdings wird die Überlebenszeit von nierensuffizienten Nichtdiabetikern noch nicht erreicht.

Zu **(E):** Die **Amyloidose** tritt entweder im Rahmen einer Systemerkrankung, primär oder hereditär auf. Alle Formen können die Glomeruli betreffen. Die renale Amyloidose ist eine progressive Erkrankung, für die keine etablierte Therapie existiert. Auch unter Dialysetherapie sehr ungünstige Prognose.

Frage 6.71: Lösung A

In etwa 20 % der Fälle bei **kongenitalen Zystennieren (dominante Form)** lassen sich knollige Tumoren in beiden Nierenlagern tasten. In über 90 % findet sich ein pathologischer Urinbefund i. S. von Proteinurie, Erythrozyturie und Hämaturie.

Zu **(B):** Leitsymptom des **Nierenbeckenkarzinoms** ist die Hämaturie (60 % der Fälle). Daneben finden sich Flankenschmerz, Varikozele des linken Hodens und paraneoplastische Syndrome.

Zu **(C):** Typische Symptome bei **Nierenvenenthrombose** sind Proteinurie sowie evtl. eine linksseitige venöse Stauung des linken Hodens bei Männern.

Zu **(D):** Charakteristisch für eine **Amyloidniere** ist gewöhnlich eine Proteinurie, die zu einem nephrotischen Syndrom führt.

Zu **(E):** Infolge einer Hyperkalzämie kann es bei der **Plasmozytomniere** zu einer Nephrokalzinose bis hin zum nephrotischen Syndrom kommen.

Frage 6.72: Lösung C

Die sonographische Abbildung zeigt echofreie rundliche Areale im Bereich der gesamten vergrößerten Niere. Parenchym und Pyelon sind nicht mehr eindeutig differenzierbar. Dies ist ein typischer Befund bei **Zystenniere**.

Zu **(A):** Bei der **Harnstauungsniere** kommt es zu einer Aufweitung des Nierenbecken Kelchsystems bis hin zu einer hydronephrotischen Sackniere mit nicht mehr darstellbarem Nierenparenchym.

Zu **(B):** Die **Markschwammniere** ist eine zystische Erweiterung der Sammelrohre im Papillenbereich. Hier kann es zu Konkrementbildungen kommen. Sie kann nicht sonographisch, sondern nur urographisch nachgewiesen werden. Hierbei fallen perlschnurartige Konkremente in den Nierenpapillen und radiär angeordnete Kontrastmittelstreifen im Nierenmark auf.

Zu **(D):** Eine **Nierentuberkulose** kann sich als echoarme oder echofreie Struktur (eingeschmolzene Tuberkulose) im Bereich der Nieren darstellen.

Zu **(E):** Eine **Nierenzyste** stellt sich als echofreie rundliche Struktur im Bereich der Niere dar.

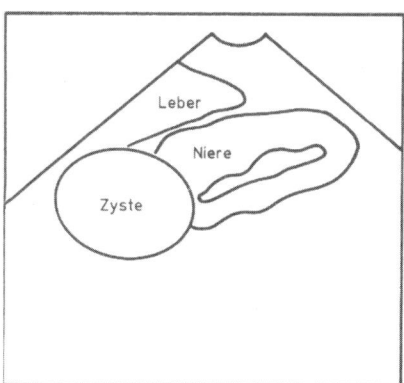
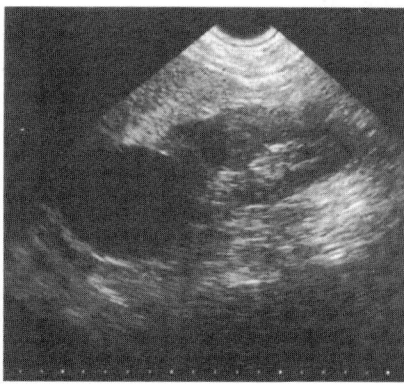

Abb. 6.9 Nierenzyste rechts (aus: Weiss, H. u. A., Ultraschallatlas Bd. 2, Internistische Ultraschalldiagnostik, Chapman & Hall, Weinheim, 1994)

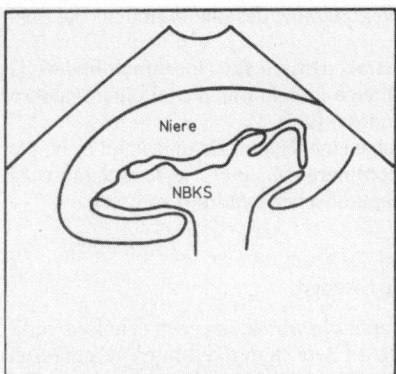 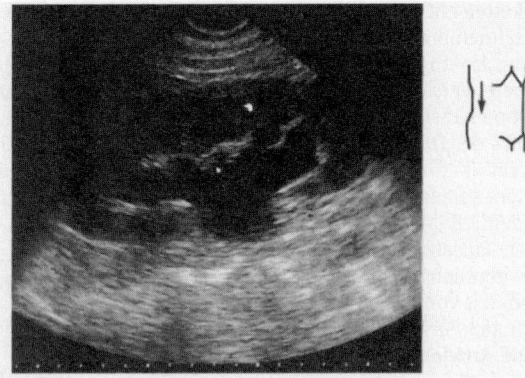

Abb. 6.**10** Harnstauungsniere rechts (aus Weiss, Ultraschallatlas 2, VCH edition medizin, Weinheim, 1990) (NBKS = Nierenbeckenkelchsystem)

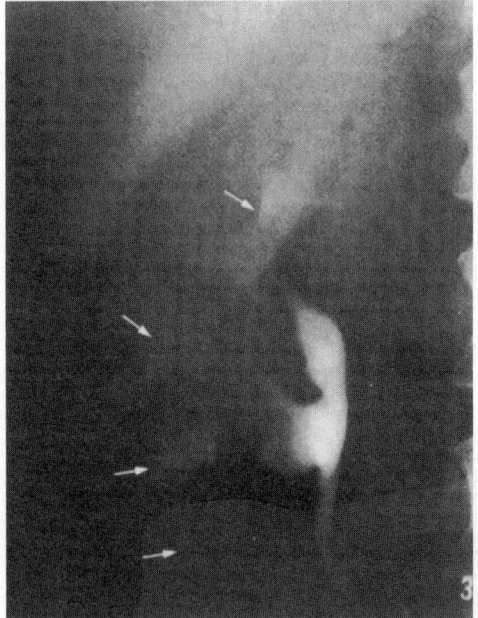 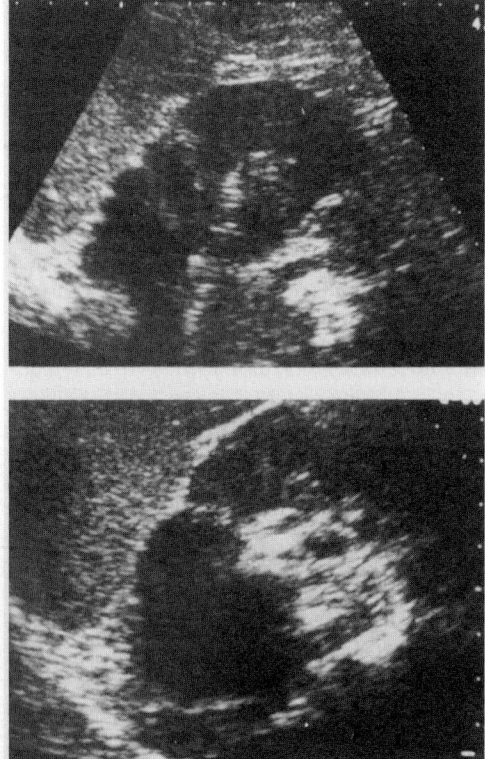

Abb. 6.**11** Markschwammniere
Das Urogramm zeigt eine typische Markschwammniere mit rasierpinselartiger Kontrastierung der Markkegel (→). Diese Frühform der Markschwammniere ist den Schnittbildmethoden nicht zugänglich (aus: s. Abb. 6.13)

Abb. 6.**12** Destruktion des oberen Pols einer linken Niere auf Grund einer Urotuberkulose
a, b Im Längsschnitt von ventrolateral ist der Längsdurchmesser der Niere mit 8,7 cm verkürzt. Der untere Nierenanteil bis etwa in Nierenmitte ist sonographisch weitgehend normal, nach kranial ist die an der Milz grenzende Oberfläche narbig eingezogen, eine normale Binnenstruktur ist nichr mehr zu erkennen. Am Oberpol der Niere liegen größere echoarme Bereiche. In einer mehr ventral gelegenen Schnittebene konfluieren die echoarmen Bereiche. Nach kaudal wird der hydronephrotische kraniale Nierenanteil gegen das Parenchym durch einen stark reflektierenden Narbenstreifen demarkiert (aus: s. Abb. 6.13)

Frage 6.73: Lösung C

In dem geschilderten Fall handelt es sich offensichtlich um einen Patienten im fortgeschrittenen Stadium mit **Zystennieren**.
Es liegt eine Erhöhung von Serumkreatinin vor (normal 0,5–1,1 mg/dl) sowie ein vermutlich in der Folge der Nierenerkrankung aufgetretener arterieller Hypertonus.
Der sonographische Befund zeigt echofreie rundliche Areale im Bereich der gesamten vergrößerten Niere. Parenchym und Pyelon sind nicht mehr eindeutig abgrenzbar.
Zu **(A):** Eine **Hepatosplenomegalie** ist sonographisch eindeutig zu diagnostizieren. Dabei zeigt sich die Milz als etwas echoärmeres Gebilde als die Leber.
Zu **(B):** Das **Phäochromozytom** ist ein meist benigner Tumor mit Lokalisation zu über 90% im Nebennierenmark. Er führt zu Hypertonie und Niereninsuffizienz. Sonographisch stellt sich der Tumor als meist reflexarmes Gebilde mit wenigen reflexreichen Anteilen dar.
Zu **(D):** Untypisch für ein **Magenkarzinom** ist der hohe Retentionswert. Sonographisch bzw. endosonographisch können die Tumorlokalisation und Tumorausdehnung sowie Lymphknoten- und Fernmetastasen festgestellt werden.
Zu **(E):** Untypisch für ein **Kolonkarzinom** ist in dem geschilderten Fall der Tastbefund beidseits im Hypochondrium. Sonographisch kann die Frage nach der Tumorgröße sowie eine Beteiligung des Ureters und der Harnblase beantwortet werden. Auch Lymphknotenvergrößerungen und Fernmetastasen (z. B. Leber) können beobachtet werden.

Frage 6.74: Lösung B

Erneutes Auftreten von Fieber und Flankenschmerzen nach vorangegangener zunächst erfolgreicher antibiotischer Therapie lässt an einen abgekapselten Prozess denken, der mittels Antibiotika nicht erreicht werden kann, wie z. B. einen **perinephritischen Abszess**. Dieser kommt bei der **polyzystischen Nierendegeneration** häufig vor.
Typische Symptome sind der langsam beginnende, nach frontal und kaudal ausstrahlende Flankenschmerz, Muskelverspannungen, Schonhaltung des Hüftgelenkes, Fieber, Übelkeit, Erbrechen und Leukozytose. Bei der Palpation lässt sich häufig ein druckdolenter, atemverschieblicher, raumfordernder Prozess tasten.
Radiologisch lässt sich eine Verdrängung und unscharfe Konturierung der betroffenen Niere sowie ein verwischter Psoasschatten nachweisen.

Zu **(A):** Leitsymptom des **Nierenkarzinoms** ist die Hämaturie. Daneben imponieren unklares Fieber, BSG-Erhöhung und Anämie.
Zu **(C):** Die **Hydronephrose** entsteht bei einer Harnabflussstörung und kann zu pyelonephritischen Fieberschüben, manchmal mit Schüttelfrost und Schmerzen durch vermehrte Nierenkapselspannung führen. Über der betroffenen Niere lässt sich ein diskreter Klopf-Druckschmerz auslösen. Im Zusammenhang mit Zystennieren kann eine Hydronephrose auftreten. Infizierte Hydronephorsen lassen sich gut mittels Antibiotika behandeln.

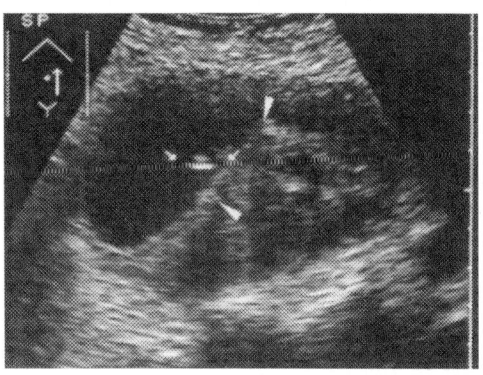

Abb. 6.13 Infizierte Hydronephrose
Bei bekannten Nierenbeckensteinen Fieber um 39 °C, klopfschmerzhaftes Nierenlager. Sonographisch echofreie Hydronephrose, kein Restparenchym mehr abgrenzbar. Im zentralen Nierenbecken Sediment zwischen den Steinen (▶). FNP (∅ 0,7 mm, kleine Pfeile: Nadelspitze): Pus; positiver bakteriologischer Befund (aus: Rettenmaier/Seitz, Sonographische Differential-Diagnostik, Chapman & Hall, Weinheim, 1994)

Zu **(D):** Ein **Prostataadenom** führt zu Miktionsstörungen bis hin zum Harnverhalt. Im o. g. Fall eher unwahrscheinlich.
Zu **(E):** Leitsymptom der **Ureterolithiasis** ist der kolikartige Schmerz mit Ausstrahlsymptomatik in das Genital.

Frage 6.75: Lösung B

Das dargestellte Krankheitsbild entspricht am ehesten einer **medikamentös-toxischen Alveolitis**. Eine ganze Reihe von Medikamenten kann eine solche Erkrankung hervorrufen. Unter den Antibiotika kann es nach Gabe von Sulfonamiden, Nitrofurantoin, Erythromycin, Tetracyclinen und Penicillinen auftreten.
Die pathogenetischen Zusammenhänge sind im Einzelnen nicht geklärt.
Die Patienten klagen über Husten, Fieber und gelegentlich Zyanose. Auskultatorisch lassen sich

feuchte Rasselgeräusche feststellen, gelegentlich können Pleuraergüsse vorkommen.
Das Röntgenthoraxbild zeigt eine diffuse retikulonoduläre Zeichnungsvermehrung.
Das Absetzen des Medikamentes führt in der Regel zur Besserung der Symptomatik.
Zu **(A):** Klinisch stehen beim **Goodpasture-Syndrom** leichtere bis schwere Lungenblutungen mit Hämoptoe im Vordergrund.
Zu **(C):** Bei **Linksherzinsuffizienz** würde man röntgenologisch ein vergrößertes Herz mit Lungenstauung und evtl. Pleuraergüssen erwarten.
Zu **(D):** Bei einer Niereninsuffizienz kann es bei Überwässerung zu einer **Fluid lung** (interstitielles Lungenödem) kommen. Klinisch ist kein Befund zu erheben, nur röntgenologisch lassen sich die Veränderungen nachweisen.
Zu **(E):** Die **Mykoplasmenpneumonie** gehört zu den primär atypischen Pneumonien. Nach einer Inkubationszeit von etwa 3 Wochen klagen die Patienten über Kopfschmerzen, Fieber und trockenen Husten. Das Röntgenbild zeigt auch bei unauffälligem Verlauf oft ausgedehnte, beiderseitige parahiliäre Infiltrationen, gelegentlich mit Pleuraergüssen vergesellschaftet.

EPH-Gestose —————————— VI.23

Die **EPH-Gestose** ist eine häufige und schwere Komplikation während der Schwangerschaft. Sie tritt überwiegend nach der 24. Schwangerschaftswoche auf und erfordert wegen der Schwere der Erkrankung eine stationäre Behandlung.
Drei Kardinalsymptome sind:
– Ödeme (E)
– Protinurie (P)
– Hypertonie (H)
Diagnostische Maßnahmen zur Erkennung von Ödemen sind vor allem die genaue Gewichtskontrolle.
Für die Hypertonie sprechen systolische Werte über 140 mmHg und diastolische Werte über 100 mmHg.
Die Proteinurie wird am besten mit dem **Urinstatus** festgestellt. Hierbei können sich Eiweißverluste von über 20–30 g/Tag ergeben. Ursache ist eine gesteigerte Permeabilität der Glomeruluskapillaren.
Oft ist eine akute Pyelonephritis Auslöser einer EPH-Gestose.
Treten die Symptome einer EPH-Gestose ohne vorbestehende Nieren- oder Hochdruckkrankheit gegen Ende der Schwangerschaft auf, ist die Prognose in der Regel günstig, wobei es im Allgemeinen zu einer vollkommen Reversibilität kommt.

F94

Frage 6.76: Lösung D

Bei der **Schwangerschaftshypertonie** werden 3 Formen unterschieden:
- **Schwangerschaftsinduzierte Hypertonie,** die sich nach der 20. Schwangerschaftswoche entwickelt und **als EPH-Gestose oder Präeklampsie bezeichnet** wird
  Bei der **EPH-Gestose,** die durch die Trias: „**Ö**deme, **P**roteinurie, **H**ypertonie" gekennzeichnet ist, besteht während der Spätschwangerschaft eine Mikrozirkulationsstörung mit generalisiertem Arteriolenspasmus. Der genaue pathogenetische Mechanismus des Hypertonus bei dieser Erkrankung ist noch unbekannt.
- **präexistente Hypertonie**
- **arterielle Hypertonie mit aufgepfropfter Präeklampsie (Pfropfgestose),** die sich im Rahmen einer präexistenten chronischen Hypertonie in 30% der Fälle entwickelt

Die perinatale Sterblichkeit von Mutter und Kind werden durch das Ausmaß der Hypertonie bestimmt. Grundsätzlich sollte die Entbindung möglichst bei reifem Kind vorgenommen werden. Wenn ein vorzeitiger Schwangerschaftsabbruch bei EPH-Gestose eingeleitet werden soll, sind stets die kindlichen und mütterlichen Risiken (Lungenunreife bzw. Schnittentbindung) gegeneinander abzuwägen.
β-Blocker sind **in der Schwangerschaft** beim Fehlen von Kontraindikationen **Antihypertensiva** der Wahl, da sie auf die Entwicklung einer Pfropfgestose prophylaktisch wirksam sind und die bestehende Proteinurie reduzieren. $β_1$-selektive Antagonisten sind vorzuziehen, da sie im Falle einer Tokolyse die uterusrelaxierende Wirkung von $β_2$-Agonisten nur gering abschwächen.
α-Methyl-Dopa kann den Eintritt einer Eklampsie verhindern. Nach der Gabe dieser plazentagängigen Substanz wurde allerdings im ersten Trimenon ein verminderter Kopfumfang bei Neugeborenen festgestellt, der innerhalb des ersten Lebensjahres allerdings rückläufig war und nicht von Auffälligkeiten der geistigen Entwicklung begleitet wurde. Bei drohender Eklampsie können auch **Dihydralazin** oder **Urapidil intravenös** verabreicht werden.
Für andere Antihypertensiva bestehen in der Schwangerschaft relative oder absolute Kontraindikationen.

H98

Frage 6.77: Lösung D

Uralyt-U (ein Alkali-Citrat-Gemisch) wird zur Behandlung der Hyperurikämie, besonders bei Nephrolithiasis neben Allopurinol und Urikosurika zur Alkalisierung des Harns eingesetzt.

Damit wird eine Verbesserung der Wasserlöslichkeit der Harnsäure erreicht. Der pH sollte bei 6,5 und 7 gehalten werden. Eine Anhebung über 7 bis 7,5 ist nicht zweckmäßig, da dann die Gefahr anderer Harnwegskonkremente besteht (z. B. Phosphatsteine). Auch bei den seltenen **Zystinsteinen** wird neben einer Senkung der Zystinausscheidung eine Erhöhung des Urin-pH mittels Uralyt-U versucht.

Zu **(A):** Zur Behandlung von **Oxalatsteinen** wird eine oxalatarme Diät empfohlen (kein Spinat, Rhabarber), die jedoch nicht sehr wirksam ist, da im Intermediärstoffwechsel Oxalat anfällt. Es werden jedoch Harnsteininhibitoren wie Magnesium- und Citratkombinationen eingesetzt.

Zu **(B):** Bei **Calciumphosphatsteinen** muss ein Hyperparathyreoidismus ausgeschlossen werden. Eine calciumreduzierte Diät wird empfohlen (Meiden von Milchprodukten). Evtl. kommt die orale Gabe von Aluminiumhydroxid, welches Phosphate im Darm bindet, infrage.

Zu **(C): Dihydroxyadeninsteine** kommen bei der seltenen autosomal rezessiv vererbten Erkrankung mit Defekt der Adeninphosphoribosyltransferase vor. 90 % der homozygoten Merkmalsträger haben Nephrolithiasis. Die Therapie besteht in reichlicher Gabe von Flüssigkeit, purinarmer Diät und Gabe von Allopurinol, das die Oxidation von Adenin hemmt.

Zu **(E): Struvitsteine** bestehen aus Magnesium-Ammonium-Phosphat. Therapeutisch wird versucht, den Urin-pH mittels Gabe von L-Methionin auf 5,8–6,2 zu senken.

F94

Frage 6.78: Lösung A

Wenn **Konkremente** nicht zu Harnstau oder floriden Harnwegsinfekten führen, verursachen sie oft keine Beschwerden. In dem dargestellten Fall wird nur ein kleines Nierenbeckenkonkrement gefunden, das vermutlich symptomlos ist und eher einem Zufallsbefund entspricht. Eine Niereninsuffizienz durch Glomerulonephritis oder eine Pollakisurie kann dadurch nicht erklärt werden. Eine Mikrohämaturie liegt bei mehr als 5 Erythrozyten/mcl vor.

H00 !

Frage 6.79: Lösung C

Zu **(C): Harnsäure** besitzt einen pKs von 5,8 und ist in Wasser löslich. Der menschliche Organismus scheidet in Abhängigkeit purinarmer oder -reicher Nahrung täglich ungefähr 1 g Harnsäure über die Niere aus.

Erblich bedingte Stoffwechselstörungen des Purinhaushalts sowie eine verminderte renale Harnsäureausscheidung begünstigen die herdförmige Ablagerung von harnsauren Salzen in den Gelenken, am Ohrknorpel und im **Nierengewebe**.

Neben der Dauertherapie der Gicht mit Urikosurika oder Urikostatika kommt die **Alkalisierung des Harns (pH 6,5 – 7,0)** mit Natriumhydrogencarbonat, Kaliumcitrat oder Hexakalium-Hexanatrium-Pentacitrat infrage, um die Wasserlöslichkeit der Harnsäure zu verbessern.

Die Alkalisierung des Harns sollte einen pH-Wert von 7 nicht überschreiten, da sonst andere Stoffe (z. B. Phosphate) zur Konkrementbildung in der Niere führen können.

Zu **(A):** Neben der Alkalisierung des Harns ist auf eine **ausreichende Flüssigkeitszufuhr (mindestens 2 l täglich)** zu achten, um einen ausreichenden Harnfluss zu gewährleisten.

Zu **(B): Thiaziddiuretika** können selbst zu einer Anhebung des Harnsäurespiegels im Blut führen und sollten deshalb in diesem Fall nicht eingesetzt werden.

Zu **(D):** Es kommt eine **Alkalisierung des Harns** in Betracht.

Zu **(E): D- Penicillamin** führt selbst in etwa 6 % der Fälle zu einer Nephrose und ist deshalb kontraindiziert bei der Behandlung von Uratsteinen.

6.6 Störungen des Wasserhaushalts

F91

Frage 6.80: Lösung C

Im Rahmen der parenteralen Ernährung lässt sich ein standardisierter Wasser- und Elektrolytbedarf, der allen Anforderungen gerecht wird, nicht fixieren. Auf Grund der vielfältigen Reaktionen auf Stress und Trauma, wie z. B. durch Stimulation der Nebennierenrindenaktivität, des Hypophysenvorderlappens, des Angiotensin-Renin-Aldosteron-Systems usw. ist der Flüssigkeits- und Elektrolytbedarf im Einzelfall nur mit Hilfe **exakter Bilanzierung** bestimmbar.

Zusätzliche Verluste (Sondenverluste, Drainageverluste, Durchfall usw.) müssen zusätzlich ersetzt werden.

Wasserverluste über die Perspiratio insensibilis werden mit 10 ml/kg Körpergewicht/24 h angenommen. Bei erhöhten Temperaturen über 37,5 °C rektal erhöhen sich diese Verluste um 2 ml/kg Körpergewicht/24 h/1 °C Temperaturerhöhung. Bei Dauerbeatmung mit optimal angefeuchtetem Beatmungsgas wird die Hälfte des errechneten Wertes zugrunde gelegt.

Bei Berücksichtigung aller Faktoren wird man für die parenterale Ernährung eine durchschnittliche Flüssigkeitsmenge von **40 ml/kg/Tag** oder 1500 ml/m^2 Körperoberfläche/Tag zugrunde legen müssen.

Die tägliche Kontrolle des Körpergewichts und des zentralen Venendrucks ist dabei unerlässlich.

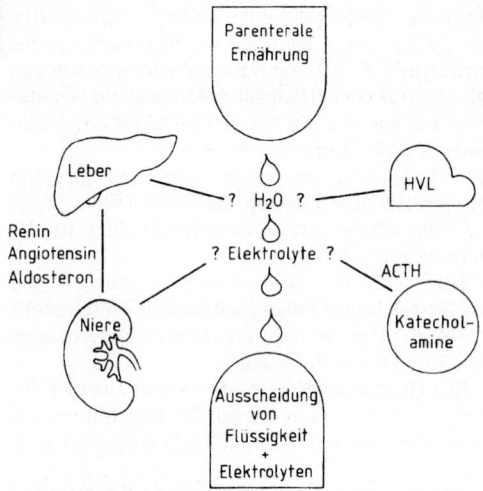

Abb. 6.14 Die Bedeutung der Bilanz für die parenterale Ernährung

Die Flüssigkeitsbilanz des Erwachsenen pro Tag setzt sich folgendermaßen zusammen:
Einfuhr (circa):
1500 ml Trinkmenge
 800 ml aus fester Nahrung
 200 ml Oxidationswasser

2500 ml gesamt

Ausfuhr (circa):
1500 ml Urin
 800 ml Perspiratio insensibilis
 200 ml Stuhl

2500 ml gesamt

H92
Frage 6.81: Lösung B

Den Patienten bedrohen beim **akuten Nierenversagen** vor allem eine Überwässerung, Hyperkaliämie, Azidose und Urämie.
Bei Anurie ohne andere Flüssigkeitsverluste wird eine endogene Wasserbilanz aus Oxidationswasser (300–400 ml) minus Perspiratio insensibilis (Abgabe von Wasser durch Haut und Lunge = 700–900 ml) mit einem täglichen Nettowasserverlust von 400–500 ml errechnet. Dies entspricht dem obligaten Wasserverlust.
Für die tägliche Flüssigkeitszufuhr sind deshalb bei Patienten mit akutem Nierenversagen 400–500 ml und der Ersatz der übrigen messbaren Wasserverluste des Vortages (Erbrechen, Durchfälle) zu veranschlagen. Diese Werte sind jedoch nur bei normothermen Erwachsenen gültig.
Schwankungen ergeben sich bei fieberhafter Verstärkung der Perspiration, Flüssigkeitsequestration bei Ileus, Zustrom an Oxidationswasser, bei inneren schwer abschätzbaren Blutungen und bei Abnahme der Perspiratio insensibilis bei beatmeten Patienten in klimatisierter Umgebung.

6.7 Störungen des Natrium- und Wasserhaushaltes – spezielle Formen

F95 !
Frage 6.82: Lösung B

Zu **(B):** Patienten mit **Hypernatriämie** zeigen Zeichen des Wassermangels (hypovolämische Hypernatriämie z. B. bei extrarenalem oder renalem Wasserverlust). Es treten Exsikkose, Muskelschwäche, Tachykardien und Bewusstseinsstörungen auf.
Zu **(A):** **Hyperkalzämie** verursacht renale Symptome i. S. von Polyurie, Polydipsie, Nephrolithiasis und Nephrokalzinose. Elektrokardiographisch zeigen sich QT-Verkürzungen sowie Arrhythmien.
Zu **(C):** Elektrokardiographisch kommt es bei der **Hyperkaliämie** zu einer PQ-Verlängerung, einer P-Abflachung, einer QT-Verkürzung, spitzen T-Wellen mit terminalem Übergang in Sinuswellen sowie schenkelblockartigen Deformierungen des Kammeranteils.
Zu **(D):** Elektrokardiographische Zeichen bei Hypokaliämie sind Abflachungen der T-Wellen, ST-Senkung, U-Welle sowie eine TU-Verschmelzung mit Auftreten von Extrasystolen.
Zu **(E):** Typische klinische Merkmale bei **Hypokalzämie** sind eine gesteigerte Erregbarkeit bis hin zu einer hypokalzämischen Tetanie mit Krampfanfällen sowie Pfötchenstellung und Stimmritzenkrampf.

H96 !
Frage 6.83: Lösung B

Eine **Serumnatriumkonzentration** von 115 mmol/l bedeutet eine massive **Hyponatriämie** (Normalwert: 135–150 mmol/l).
Als Ursache kommen infrage:
1. **Natriummangel**
- Verluste von gastrointestinalen Sekreten (z. B. Erbrechen)
- Verluste über die Haut (z. B. Verbrennungen)
- Verluste über die Niere (z. B. Niereninsuffizienz)
2. **Natriumverschiebungen aus dem extrazellulären in den intrazellulären Raum und den Knochen**
- Kaliummangel
- generalisierte Ödeme
- postoperative Hyponatriämie

6.7 Störungen des Natrium- und Wasserhaushaltes – spezielle Formen

3. **Wasserüberschuss**
- exogene Überwässerung
- eingeschränkte Wasserausscheidung z. B. bei Niereninsuffizienz
- erhöhte ADH-Aktivität bei thorakalen Prozessen (z. B. **kleinzelliges Bronchialkarzinom**)
- Vermehrung des extrazellulären Volumens durch erhöhte Konzentration von Glukose, Mannit und Sulfat

Zu **(A)**: Ein Serumnatrium von 115 mmol/l ist pathologisch, jedoch mit dem Leben vereinbar.

Zu **(B)**: Beim **kleinzelligen Bronchialkarzinom** kann es zu einer paraneoplastischen Endokrinopathie kommen. Eine Hyponatriämie tritt beim Syndrom der inappropriativen ADH-Sekretion (SIADH) auf. Dabei kommt es zur Produktion von ADH-wirkungsgleichen Peptiden. Ähnliches kann auch bei Pankreas- und Duodenalkarzinomen sowie bei malignen Lymphomen beobachtet werden.
Das Karzinom kann auch andere Hormone, wie z. B. ACTH (Cushing-Syndrom) und Calcitonin (Hyperkalzämie) produzieren.

Zu **(C)**: Es wird eine Wasserverschiebung aus dem Extrazellulär- in den Intrazellulärraum verursacht.

Zu **(D)**: Das **Schwartz-Bartter-Syndrom** (SIADH = Syndrom der inadäquaten ADH-Sekretion) entspricht einer erhöhten ADH-Sekretion mit Wasserretention und Verdünnungshyponatriämie. Es kommt z. B. paraneoplastisch (z. B. kleinzelliges Bronchialkarzinom) vor. Neben einer Hyponatriämie (häufig < 110 mmol/l) und Hypoosmolarität des Serums wird ein konzentrierter, hypertoner Urin ausgeschieden (> 300 mosmol/kg).

Zu **(E)**: Die o. g. Laborkonstellation entspricht einer **Hyponatriämie**.

H99
Frage 6.84: Lösung E

Die **Hyponatriämie** kann bei diesem Patienten durch eine inadäquat hohe Diuretika-Dosierung von Aldosteron-Antagonisten verursacht sein. Werte < 130 mmol/l sind behandlungsbedürftig, Werte < 120 mmol/l sind lebensbedrohlich.
Bei **erhöhtem EZV** (Hyperhydratation) ist die **Wasserrestriktion** wichtigste therapeutische Maßnahme.
In schweren Fällen kann die Gabe von Schleifendiuretika bei gleichzeitiger NaCl-Infusion 0,9–3 %ig erwogen werden. Der Serumnatriumspiegel soll wegen der Gefahr der zerebralen Myelinolyse langsam (in 24 h höchstens um 12–15 mmol/l) bis 130 mmol/l angehoben werden.

F96
Frage 6.85: Lösung A

Beim **Schwartz-Bartter-Syndrom** handelt es sich um eine pathologisch erhöhte ADH-Sekretion mit Wasserretention und Verdünnungshyponatriämie. Ursache können sein:
- **Malignome (z. B. Bronchialkarzinom)**
- Lungenerkrankungen
- Störungen des ZNS
- Hypothyreose

Daneben kann ein Schwartz-Bartter-Syndrom auch durch Medikamente (z. B. Zytostatika) induziert werden.

H96 **!**
Frage 6.86: Lösung B

In dem geschilderten Fall läge mit 219 mmol/l (Normalwerte: 135–150 mmol/l) Serumnatrium eine erhebliche **Hypernatriämie** vor. Dies ist jedoch sehr unwahrscheinlich, da Brechdurchfall zu Natriumverlusten führt. Man müsste also eher eine Hyponatriämie erwarten.

Zu **(A)**: Der o. g. **Serumnatriumwert** stellt eine erhebliche Entgleisung des Körpernatriumbestandes dar.

Zu **(C)**: Ein Serumnatriumwert von 219 mmol/l bedeutet eine **Hypernatriämie**.

Zu **(D)**: Eine **Hypernatriämie** geht meist auch mit einer Hyperchloridämie einher. Bei anhaltendem Brechdurchfall kommt es auch zu Verlusten von Chlorid, Kalium und Bikarbonat.

Zu **(E)**: Es besteht eine **Erhöhung des Serumnatriums**. Infolgedessen liegt ein hypertoner Hydratationszustand vor.

F00 **!**
Frage 6.87: Lösung D

Eine Überhydrierung eines Patienten bei **An- bzw. Oligurie** führt zu **Ödemen (periphere Ödeme, interstitielles- und alveoläres Lungenödem)** und damit zu einer **Gewichtszunahme**. Außerdem kommt es zur Entwicklung eines arteriellen Hypertonus durch Hyperhydratation.
Normalerweise fördert der Filtrationsdruck (Differenz zwischen hydrostatischem Kapillardruck und Gewebsdruck) die Extravasation von Plasmaflüssigkeit. Gleichzeitig wird der Rückstrom von interstitieller Flüssigkeit in den Intravasalraum durch den kolloidosmotischen bzw. onkotischen Druck, der auf dem höheren Eiweißgehalt des Plasmas beruht, begünstigt.
Bei Überwässerung reicht der onkotische Druck nicht mehr aus, um den Rückstrom der Flüssigkeit zu gewährleisten, d. h. der onkotische Druck sinkt

ab mit der Folge einer generalisierten Ödembildung.
Zu **(D)**: Die **hämolytische Anämie** gehört nicht zum Syndrom der Überhydrierung.

[F00] !
Frage 6.88: Lösung A

Siehe Lerntext V.3.
Das **Syndrom der inadäquaten ADH-Sekretion (Schwartz-Bartter-Syndrom)** ist gekennzeichnet durch
- eine **Hyponatriämie** und damit Hypoosmolarität des Serums
- hypertonen Urin (> 300 mosmol/l)
- normale Funktion der Nebennieren und Nieren
- erhöhtes Plasma-ADH

Klinische Symptome sind:
- Inappetenz
- Übelkeit, Erbrechen, Kopfschmerzen
- Persönlichkeitsveränderung
- neurologische Symptome wie Somnolenz, Stupor, Krämpfe, Verwirrtheit
- keine Ödeme wegen zu geringer Wasserretention

Zu den **Ursachen** gehören:
- kleinzellige Bronchialkarzinome
- **Medikamente wie z.B. trizyklische Antidepressiva, Neuroleptika, Cyclophosphamid, Vincristin, Morphin, Nikotin**
- Porphyrie
- Schädel-Hirn-Trauma
- Apoplex

Zu **(B)**: Es besteht eine **Hyponatriämie**.
Zu **(C)** und **(D)**: Das **Schwartz-Bartter-Syndrom** auf Grund der pathologisch erhöhten ADH-Sekretion zu einer Wasserretention und Verdünnungshyponatriämie mit erniedrigter Plasmaosmolalität.
Zu **(E)**: Auf Grund erhöhter ADH-Sekretion kommt es zu einer geringeren Diurese mit konzentrierter (hypertoner) Urinausscheidung.

[F99]
Frage 6.89: Lösung B

Bei dem 58-jährigen Patienten handelt es sich mit hoher Wahrscheinlichkeit um ein **Syndrom der inadäquaten ADH-Sekretion (SIADH)** als Nebenwirkung von Doxepin.
Das SIADH (Schwartz-Bartter-Syndrom) ist gekennzeichnet durch
- eine Hyponatriämie und damit Hypoosmolarität des Serums
- hypertonen Urin (> 300 mosmol/l)
- normale Funktion der Nebennieren und Nieren
- erhöhtes Plasma-ADH

Klinische Symptome sind:
- Inappetenz
- Übelkeit, Erbrechen, Kopfschmerzen
- Persönlichkeitsveränderung
- neurologische Symptome i.S. von Somnolenz, Stupor, Krämpfen, Verwirrtheit
- keine Ödeme, wegen zu geringer Wasserretention

Zu den Ursachen gehören:
- kleinzellige Bronchialkarzinome
- **Medikamente wie z.B. trizyklische Antidepressiva, Neuroleptika, Cyclophosphamid, Vincristin, Morphin, Nikotin**
- Porphyrie
- Schädel-Hirn-Trauma
- Apoplex

Zu **(A)**: Eine **ernährungsbedingte Hyponatriämie** entspricht einer hypotonen Dehydratation. Dabei besteht ein Natriummangel mit relativem Überschuss an freiem Wasser. Es treten Kopfschmerzen, Hypotension, Benommenheit und Krämpfe auf.
Zu **(C)**: Bei einer **hypertonen Dehydratation** liegt ein erhöhter Natriumspiegel im Blut vor.
Zu **(D)**: Bei einer **isotonen Hyperhydratation,** z.B. durch übermäßige Zufuhr von isotoner Elektrolytlösung, kommt es zu einer Vergrößerung des Extrazellulärvolumens mit Ödemen und Pleuraergüssen sowie Aszites.
Zu **(E)**: Der **zentrale Diabetes insipidus** ist eine Störung des neurohypophysären Systems mit Mangel an ADH (antidiuretisches Hormon) und damit verbundener Ausscheidung von exzessiven Mengen eines nicht konzentrierten Urins. Laborchemisch lässt sich meist ein erhöhtes Plasmanatrium nachweisen. Typische Symptome sind Polyurie, Asthenurie und Polydipsie.

6.8 Kalium

[H99]
Frage 6.90: Lösung E

Siehe Lerntext V.28.
Beim **Conn-Syndrom** kommt es durch einen aldosteronproduzierenden NNR-Tumor oder einer mikronodulären bzw. makronodulären Hyperplasie der Zona glomerulosa zu einer gesteigerten Natriumrückresorption, wobei die K^+, H^+- und NH_4^+- sowie die Mg^{2+}-Ausscheidung zunimmt. Daraus resultiert eine
- **Hypokaliämie** sowie eine metabolische Alkalose und ein **arterieller Hypertonus**.
- Da der primäre Aldosteronismus zu einer Suppression der renalen Reninsekretion führt, kann eine **Hyporeninämie** nachgewiesen werden.

Klinisch imponieren:
- Muskelschwäche
- Obstipation
- Poliurie, Polydipsie, Hyposthenurie
- Parästhesien und evtl. Tetanie

Zu (E): Ödeme gehören nicht zum Krankheitsbild des Conn-Syndroms.

H95

Frage 6.91: Lösung C

Zu (A), (B), (D) und (E): Ursachen eines generalisierten **Pruritus** können folgende Erkrankungen sein:
- Hauterkrankungen und Allergien
- Cholestase
- Diabetes mellitus
- primär biliäre Zirrhose
- Niereninsuffizienz
- maligne Lymphome
- Polycythaemia vera
- seniler Pruritus
- psychogener Pruritus

Zu (C): Bei einer **Nebenniereninsuffizienz** mit Ausfall der Nebennierenhormone ist ein Pruritus nicht zu erwarten.

F00 !

Frage 6.92: Lösung B

Amilorid ist ebenso wie Triamteren ein im distalen Tubulus wirksames Diuretikum. Es besitzt eine relativ schwache natriuretische Wirkung (Hemmung von etwa 4% des filtrierten Natriums). Die Bedeutung des Diuretikums liegt mehr in der Hemmwirkung auf die Kaliumsekretion. Amilorid wird vor allem in Verbindung mit Diuretika der Benzothiadiazin-Gruppe eingesetzt.

Zu (A): **Dopamin** steigert in einer Dosierung von 100 bis 300 µg/min i.v. durch Stimulierung der D_1-Rezeptoren die Nierendurchblutung und die Diurese. Eine Kalium retinierende Wirkung ist nicht bekannt.

Zu (C): **Furosemid** ist ein stark wirksames Schleifendiuretikum und führt zu Verlusten von Kalium.

Zu (D): **Metoprolol** ist ein β-Rezeptorenblocker. Eine diuretische und Kalium sparende Wirkung ist nicht bekannt.

Zu (E): **Acetazolamid** ist ein Carboanhydrasehemmer mit nur schwacher diuretischer Wirkung. Wegen des Verlustes von $KHCO_3$ im Harn kommt es zu einer Hypokaliämie und zu einer metabolischen Azidose.

---**Ursachen einer Hypokaliämie**--- VI.24

Einer **Hypokaliämie** können folgende Ursachen zugrunde liegen:
1. **nicht ausreichende Kaliumzufuhr** (z. B. Anorexia nervosa, neoplastische Erkrankungen des oberen Gastrointestinaltraktes)
2. **exzessiver Kaliumverlust** (z. B. Pylorusstenose, Pankreatitis, Ileus, Laxanzienabusus)
3. **gesteigerte renale Kaliumausscheidung** (z. B. Diuretikaabusus, Tubulopathien wie renaltubuläre Azidose, Glomerulonephritis, Pyelonephritis, primärer Aldosteronismus, Einnahme von Corticoiden (Mineralocorticoide), Dialysebehandlung)
4. **Transmineralisationsvorgänge** (z. B. familiäre, hypokaliämische Muskelparese, Coma diabeticum (Reparationsphase), exzessive Adrenalinausschüttung)

Durch Kaliumverluste der Zellen kommt es zu entsprechenden Austauschvorgängen. Dabei werden aus der Zelle austretende Kaliumionen durch 2 Natriumionen und 1 Wasserstoffion ersetzt. Daraus resultiert eine Säuerung der Zellen, und in der Folge kommt es zu einer **metabolischen hypokaliämischen Alkalose** im Extrazellularraum. Bei zusätzlichem Wasserstoffionenverlust (z. B. durch Erbrechen) kann die alkalotische Stoffwechsellage noch verstärkt werden.

F99

Frage 6.93: Lösung E

Zu (E): Ein **Blutzucker** von 17,4 mmol/l (3,17 g/l) bedeutet eine erhebliche Hyperglykämie (Normwert 3,89–6,1 mmol/l bzw. 0,7–1,09 g/l), die sich allein durch die Gabe von 0,5%iger Glucoselösung nicht erklären lässt. Am ehesten ist bei dieser Befundkonstellation an eine diabetische Stoffwechsellage zu denken.

Zu (A): Durch anhaltendes Erbrechen kann es zu erheblichen **Kaliumverlusten** kommen. Ein Serumkaliumwert von 3,2 mmol/l kann sich dadurch erklären (Normwert: 3,5–5,0 mmol/l).

Zu (B): Bei häufigem Erbrechen muss auch mit **Natriumverlusten** gerechnet werden. (Normwert: 135–145 mmol/l).

Zu (C): Die **Serumosmolalität** liegt in dem geschilderten Fall mit 282 mosmol/kg im unteren Normbereich (Normwert: 280–296 mosmol/kg). Sie wird wesentlich durch Natrium bestimmt. Bei einem niedrigen Serumnatriumspiegel ist die Osmolalität entsprechend niedrig.

Zu (D): Mit einem **Blut-pH** von 7,5 liegt eine leichte metabolische Alkalose vor (Normalwert pH 7,37–7,45), die sich durch Verluste von saurem Magensaft erklären lässt.

Siehe auch Lerntext VI.26.

Frage 6.94: Lösung B

Zu **(B):** Auf Grund der geringen **Serumnatrium- und kaliumkonzentrationen** und in Anbetracht der damit verbundenen metabolischen Alkalose ist die Restriktion von osmotisch frei verfügbarem Wasser und Infusion von 0,9%iger NaCl-Lösung mit Kaliumsubstitution geboten.
Zu **(A):** Eine **Infusion hochprozentiger Glucoselösung** würde zu einer weiteren Erhöhung des Blutglucosespiegels führen.
Zu **(C): Kalium bindende Kunstharze (z.B. Resonium)** werden eingesetzt zur Therapie bei Hyperkaliämie. Sie tauschen im Darm Natrium oder Calcium gegen Kalium aus.
Zu **(D): Diuretika** können zu einer weiteren Entgleisung des Mineralhaushaltes führen. Z. B. führen Furosemid oder Thiazide zu Kalium- und Natriumverlusten.
Zu **(E):** Die **Infusion von 1,4%iger Natriumbikarbonatlösung** kann bei einer metabolischen Azidose indiziert sein. Durch die Gabe von Natriumbikarbonat wird ein Abatmen von CO_2 erreicht.

Frage 6.95: Lösung D

Zu **(D):** Eine **metabolische Azidose** ist ein charakteristischer Befund bei der **Hyperkaliämie**. Dabei kommt es zu einem intra-extrazellulären Austausch zwischen H^+-Ionen und K^+-Ionen.
Zu **(A): Beim Cushing-Syndrom** kommt es zur Hypokaliämie wegen der mineralocorticoiden Wirkung.
Zu **(B):** Die Hypokaliämie beim **Laxanzienabusus** ist durch den Kaliumverlust über den Darm bedingt.
Zu **(C): Natriuretika** (Diuretika) führen über Kaliumverluste der Niere zu einer Hypokaliämie.
Zu **(E): Chronisches Erbrechen** führt zur Hypokaliämie durch Kaliumverluste über die Magenflüssigkeit.

Frage 6.96: Lösung B

Eine **Anurie** mit Abnahme des Urinflusses in den distalen Tubuli führt zu einer Verminderung der Kaliumsekretion, daneben verstärkt eine begleitende renale metabolische Azidose die **Hyperkaliämie** durch Kaliumaustritt aus den Zellen. Es besteht die Gefahr einer **Hyperkaliämie**.
Zu **(A):** Eine **Hypokaliämie** korreliert meist mit einer **Alkalose**.
Zu **(C):** Es kommt unter einer **Anurie** zu einer Überwässerung ohne echten Natriummangel.
Zu **(D):** Im Rahmen der Anurie bei metabolischer Azidose kommt es auf Grund renaler Parenchymverluste zu einer eingeschränkten bzw. fehlenden Bildung von **Vitamin D** mit einer daraus resultierenden **Hypokalzämie**.

Zu **(E):** Wegen verminderter Sekretion von Magnesium im Stadium der **Anurie** kommt es zu einer **Hypermagnesiämie**.

Frage 6.97: Lösung D

Zu **(D):** Bei der **Nebennierenrindeninsuffizienz** mit erhöhtem ACTH (Morbus Addison) – primäre Form – kommt es zum Erlöschen sämtlicher Corticosteroide. Es treten bezüglich der Elektrolyte
- **Hyperkaliämie,**
- Hyponatriämie,
- evtl. Hyperkalzämie,
- Lymphozytose und Eosinophilie auf.

Bei der sekundären Form der **Nebennierenrindeninsuffizienz** ist die Aldosteronproduktion wegen Mangel an ACTH nur wenig betroffen, sodass Elektrolytstörungen nicht dominieren.
Zu **(A):** Bei der **klassischen renal-tubulären Azidose (Typ I)** besteht ein Defekt in der H^+-Ionensekretion im distalen Tubulus. Dadurch wird der Patientenurin nicht unter pH 5 angesäuert. Auch unter Säurebelastung ist dies nicht möglich. Die Erkrankung wird autosomal dominant vererbt. Da die fixen Säuren als Natriumsalz ausgeschieden werden, wird Plasmabikarbonat verbraucht und relativ mehr Natrium als Chlorid ausgeschieden. Natrium wird im distalen Tubulus gegen Kalium ausgetauscht.
Entsprechend der Vorgänge am distalen Tubulus resultiert eine **hyperchlorämische, hypokaliämische Azidose.** Daneben können eine **Hyperkalzurie** und **Hypozitraturie** beobachtet werden, die zur Nephrolithiasis führen können.
Siehe auch Lerntext VI.22.
Zu **(B)** und **(C):** Die **Hypokaliämie** durch Laxanzienabusus und Diuretikaabusus ist auf Grund der damit verbundenen Kaliumverluste über die Niere bzw. den Darm zu erklären.
Zu **(E):** Übermäßiger **Lakritzegenuss** führt zu einem Hyperaldosteronismus mit vermehrter Natriumretention und Kaliumausscheidung. Die Folge ist eine Hypokaliämie.

Frage 6.98: Lösung B

Die Ursachen für eine **Hyperkaliämie** sind vielfältig:
1. **Azidose** (z.B. diabetisches Koma)
2. Zellschäden mit Kaliumfreisetzung (z.B. Weichteilverletzung, hämolytische Krise)
3. überhöhte Kaliumsubstitution z.B. bei Niereninsuffizienz
4. ungenügende Kaliumausscheidung z.B. bei Niereninsuffizienz
5. Pseudohyperkaliämie (z.B. Hämolyse der Blutprobe)

6.9 Kalzium und Phosphat

H94

Frage 6.99: Lösung D

Ursachen der **Hypernatriämie**:
- hypervolämische Hypernatriämie durch Infusion hypertoner NaCl- oder NaHCO$_3$-Lösungen (z.B. 8,4%ig).
- hypovolämische Hypernatriämie mit Zeichen des Wassermangels (z.B. ungenügende Wasserzufuhr – Urinosmolalität > 800 mosmol/l oder bei renalem Wasserverlust – Urinosmolalität < 800 mosmol/l).

Zu **(A)**: Eine **Thiazidbehandlung** kann zu einem Verlust von Kalium sowie von Natrium führen.
Zu **(C)**: Eine **Alkalose** führt zu einem Kaliummangel durch Kaliumverschiebung aus dem Extrazellulärraum in die Zellen. Außerdem kann es zu einer Verminderung der ionisierten Ca^{++}-Fraktion kommen.
Zu **(E)**: Ein **Laxanzienabusus** führt zu einem Verlust von Kalium über den Darm. Er ist die häufigste Ursache für eine chronische Hypokaliämie.

6.9 Kalzium und Phosphat

Hyperkalzämie –   VI.25
Ursachen und Symptome

Als **Ursachen** kommen für eine **Hyperkalzämie** folgende Erkrankungen in Betracht:
- Malignome mit Knochenmetastasierung (z.B. Mamma-, Bronchus-, Prostata-, Schilddrüsenkarzinome, Plasmozytom)
- Malignome ohne Knochenmetastasierung (Pseudohyperparathyreoidismus bei Bronchus-, Nieren-, Pankreas-, Gallenwegs-, Kolon-Ca)
- primärer Hyperparathyreoidismus

Seltenere Ursachen sind:
- Milch-Alkali-Syndrom
- Boeck-Sarkoidose
- Hyperthyreose
- Vitamin D-Intoxikation
- Immobilisierungshyperkalzämie bei Paraplegie, Morbus Paget

Folgende **Symptome** treten bei schwerer Hyperkalzämie auf (Hyperkalzämiesyndrom):
- Anorexie, Erbrechen, Meteorismus, Obstpation
- Polyurie mit Übergang in Oligurie, Polydipsie mit Iso- und Hyposthenurie
- Dehydratation, Gewichtsabnahme
- Psychosen, Somnolenz, Koma
- akute Pankreatitis
- Hornhauttrübungen, Ablagerungen in der Konjunktiva
- EKG: QT-Verkürzung, U-Welle

Sehr selten bei:
- Neurofibromatose
- Hypothyreose
- Akromegalie
- Tuberkulose
- Morbus Addison

F98 **!**

Frage 6.100: Lösung D

In etwa 75% der Fälle wird die **hyperkalzämische Krise** durch einen primären Hyperparathyreoidismus ausgelöst. Eine hyperkalzämische Krise droht, wenn das Serumcalcium den kritischen Wert von 4 mmol/l (16 mg/dl) erreicht oder überschritten hat. Das klinische Bild ist durch allgemeine, renale, kardiale, intestinale, neurologische und psychische Symptome gekennzeichnet.
- allgemeine Symptome: **Körpertemperaturerhöhung**
- renale Symptome: Polyurie, Polydipsie, **Exsikkose**, Anurie, Oligurie, Hyperkalzurie
- kardiale Symptome: **Tachykardie**, Q-T-Zeit-Verkürzung, Digitalisüberempfindlichkeit
- intestinale Symptome: Übelkeit, Erbrechen, Obstipation, Ileus, diffuse Leibschmerzen
- neurologische Symptome: Adynamie, Myopathie, Hyporeflexie
- psychische Symptome: Erschöpfung, Verstimmung, endogenes Psychosyndrom, Stupor, **Somnolenz**, Koma

Zu **(D)**: **Karpopedalspasmen** sind Hand- und Fußkrämpfe, die bei hypokalzämischer oder normokalzämischer Tetanie beobachtet werden können.

H95

Frage 6.101: Lösung D

Bei der **Tetanie** besteht eine neuromuskuläre Übererregbarkeit, die sich paroxysmal besonders an den Extremitätenenden und perioral durch passagere Kontrakturen bemerkbar macht: Karpopedalspasmen und Spitzmund. Als Ursachen kommen in Betracht:
- Hypokalzämie
- Hypomagnesiämie
- Alkalose
- Infusion erheblicher Mengen von Citratblut

Zu **(A)**: Bei **Hypermagnesiämie** treten Muskelschwäche und Somnolenz auf.
Zu **(B)**: Als Folge einer **Vitamin D-Intoxikation** kann es zu einer Hyperkalzämie kommen. Es treten dann Muskelschwäche und Müdigkeit auf.
Zu **(C)**: Infolge einer **Hyperkapnie** kann es zu Müdigkeit und Muskelschwäche kommen.
Zu **(E)**: Bei einer **Ketoazidose** (z.B. beim diabetischen Koma) treten Müdigkeit bis hin zu komatösen Zuständen auf.

H96

Frage 6.102: Lösung A

Zu **(A):** Bei der **Sarkoidose (M. Boeck)** findet man erhöhte Spiegel von 1,25-Vitamin D_3. Ursache ist eine vermehrte Bildung dieses Metaboliten in der Niere sowie ein verminderter Abbau des Vitamins. Die dadurch bedingte Hyperkalzämie scheint mit der Calciumaufnahme zu korrelieren, sodass therapeutisch eine verminderte Calciumzufuhr empfohlen wird.

Zu **(B):** Die **Nebennierenrinde** synthetisiert folgende Hormone:
- Mineralocorticoide, deren Hauptvertreter Aldosteron Natrium retiniert und Kalium sezerniert
- Glucocorticoide, dessen Hauptvertreter Cortisol die Glukoneogenese mit Hyperglykämie und Proteinabbau stimuliert. Die **hypokalzämische** Wirkung von Cortisol wird durch Hemmung der enteralen Calciumresorption und Förderung der renalen Calciumausscheidung verursacht.
- Androgene, die zur Virilisierung und Proteinsynthese beitragen

Zu **(C):** Bei der **einheimischen Sprue** kommt es durch Malabsorption zu einer **Hypokalzämie.**

Zu **(D):** Intestinale **Karzinoide** können zu plötzlichen Durchfällen führen, die auf eine gesteigerte Motilität zurückgeführt werden. In deren Folge kann es durch Malabsorption zur Hypokalzämie kommen.

Zu **(E):** Die **exokrine Pankreasinsuffizienz** ist ein Erscheinungsbild bei chronischer Pankreatitis. Charakteristisch sind Fettstühle. Eine Hyperkalzämie tritt nicht auf.

F00 **!!**

Frage 6.103: Lösung E

Siehe Lerntext VI.25.
Folgende Erkrankungen gehen mit einer **Hyperkalzämie** einher:
- Maligne Tumoren (häufigste Ursache ca. 60% der Fälle)
- Paraneoplastische Syndrome (ektope Bildung parathormonverwandter Peptide)
- Primärer Hyperparathyreoidismus (20% der Fälle)
- Hyperthyreose
- Nebennierenrindeninsuffizienz
- medikamentöse Ursachen (Vitamin-D- oder A-Intoxikation, Milch-Alkali-Syndrom, Thiaziddiuretika)
- Sarkoidose
- Immobilisation

Zu **(E):** Eine **respiratorische Alkalose** findet sich z. B. bei der Hyerventilationstetanie. Dabei besteht eine Normokalzämie.

Tab. 6.4 Ätiologie der Hyperkalzurie (nach Gross/Schölmerich)

resorptive Hyperkalzurie	absorptive Hyperkalzurie	diätetische Hyperkalzurie	renale Hyperkalzurie
• gesteigerte Knochenresorption	• Vitamin D-Überdosierung	• Hyperalimentation von Calcium (> 800 mg/d) z. B. Milch	• eingeschränkte renale Calciumresorption
• primärer und sekundärer Hyperparathyreoidismus	• gesteigerte Bildung von Vitamin D-Metaboliten (z. B. Sarkoidose)	• eiweißreiche Kost (> 90 g Eiweiß/d)	
• Knochenmetastasen	• Hyperparathyreoidismus, primär und sekundär		
• multiple Myelone Leukämie			
• Osteoporosen (z. B. durch Morbus Cushing, Corticosteroide, Immobilisation)			

6.11 Säure-Basen-Haushalt

[H93]

Frage 6.104: Lösung C

Metabolische Azidosen sind gekennzeichnet durch Anhäufung von H$^+$-Ionen oder durch Bikarbonatverluste.
Folgende **Ursachen** kommen in Betracht:
- **endogene Säurebelastung** (z.B. bei diabetischer Ketoazidose, Fieber, Hyperthyreose, Laktatazidose)
- **exogene Säurebelastung** (z.B. bei Aufnahme von Methylalkohol, Paraldehyd)
- **Basenverluste** (z.B. bei Diarrhöen, Gallen-Pankreas-Fisteln)
- **renal** (z.B. bei Niereninsuffizienz, chronischer Pyelonephritis, renal-tubulärer Azidose)

Bei der nicht kompensierten metabolischen Azidose befindet sich der pCO$_2$ im Normbereich, Standardbikarbonat und pH sind vermindert.
Der aktuelle pH errechnet sich dabei aus der Henderson-Hasselbalch-Gleichung:

$$\text{pH} = \log \frac{[\text{HCO}_3^-]}{[\text{H}_2\text{CO}_3]} + \text{pk}'$$

Bei der kompensierten metabolischen Azidose kommt es zu einer vermehrten Abatmung von CO$_2$, wodurch nach der o.g. Gleichung der Quotient größer wird und der pH-Wert ansteigt. Der pCO$_2$ vermindert sich im arteriellen Blut.
Die **Hyperkaliämie** kommt durch den intra-extrazellulären Austausch zwischen H$^+$-Ionen und K$^+$-Ionen entsprechend dem Blut-pH zustande.

Tab. 6.5 Metabolische und respiratorische Störungen des Säure-Basen-Haushalts

Störung	pCO$_2$	Standardbikarbonat	pH
respiratorische Azidose	↑	↔	↓
respiratorische Alkalose	↓	↔	↑
metabolische Azidose	↔	↓	↓
kompensierte metabolische Azidose (Hyperventilation)	↓	↓	↔
metabolische Alkalose	↔	↑	↑
kompensierte metabolische Alkalose (Hypoventilation)	↑	↑	↔

↔ = normal ↑ = erhöht ↓ = erniedrigt
Normwerte:
pCO$_2$ = 35–46 mmHg (m), 32–43 mmHg (w)
Standardbikarbonat = 21–26 mmol/l
pH = 7,38–7,42

Klinisch führt der respiratorische Kompensationsmechanismus zu einer vertieften, beschleunigten Atmung (Hyperventilation = Abatmung von CO$_2$). Der O$_2$-Partialdruck vermindert sich nicht.
Zu (3): **Chronisches Erbrechen** führt durch Verluste von saurem Magensaft zu einer metabolischen Alkalose.
Zu (4): Eine **alveoläre Hypoventilation** führt durch Erhöhung des pCO$_2$ und Erniedrigung des pH zu einer respiratorischen Azidose.

[H00] **!!**

Frage 6.105: Lösung A

Zu **(A)**: **Metabolische Azidosen** sind gekennzeichnet durch eine Anhäufung von H$^+$-Ionen oder durch Bikarbonatverluste.
Im Säure-Basen-Status zeigt sich dementsprechend ein **erniedrigter pH-Wert** von 7,36 (normal 7,38–7,42). Der **pCO$_2$-Wert ist ausgeglichen** (normal 35–46 mmHg). Es besteht ein Basenmangel, der **Base excess (BE) ist negativ**.
Ursachen für eine metabolische Azidose sind:
- endogene Säurebelastung (z.B. Laktazidose, Hyperthyreose)
- exogene Säurebelastung (z.B. Aufnahme von Paraldehyd)
- Basenverluste (z.B. Diarrhoen)
- renal (z.B. Niereninsuffizienz)

Zu **(B)**: Diese Konstellation des **Säure-Basen-Haushaltes** entspricht einer **respiratorischen Azidose** mit erniedrigtem pH-Wert und erhöhtem pCO$_2$-Wert. Kompensatorisch kommt es zu einer Bikarbonaterhöhung.
Zu **(C)**: Ausgeglichener Säure-Basenstatus.
Zu **(D)**: Die Konstellation entspricht einer **respiratorischen Alkalose** mit erhöhtem pH- und erniedrigtem pCO$_2$-Wert. Durch kompensatorische Basenverluste ist das Standardbikarbonat erniedrigt.
Zu **(E)**: **Metabolische Alkalose**, siehe Kommentar zu Frage 6.106.

[H00] **!!**

Frage 6.106: Lösung E

Zu **(E)**: Zu einer **metabolischen Alkalose** kommt es entweder durch einen Entzug von Wasserstoffionen oder Anstieg von Bikarbonat.
Entsprechend findet man im Säure-Basen-Status einen **erhöhten pH-Wert** (normal 7,38–7,42) und einen **normalen bis erhöhten pCO$_2$**. Es besteht ein Basenüberschuss, der **Base excess (BE) ist positiv**.
Ursachen für eine metabolische Alkalose sind:
- Erbrechen
- Hypokaliämie
- Überdosierte Bikarbonatzufuhr
- Mineralcorticoidexzesssyndrom
- Diuretikatherapie mit nicht Kalium sparenden Diuretika.

Zu (A): Metabolische Azidose, siehe Kommentar zu Frage 6.105.

Zu (B): Diese Konstellation des **Säure-Basen-Haushaltes** entspricht einer **respiratorischen Azidose** mit erniedrigtem pH-Wert und erhöhtem pCO_2-Wert. Kompensatorisch kommt es zu einer Bikarbonaterhöhung.

Zu (C): Ausgeglichener Säure-Basenstatus.

Zu (D): Die Konstellation entspricht einer **respiratorischen Alkalose** mit erhöhtem pH- und erniedrigtem pCO_2-Wert. Durch kompensatorische Basenverluste ist das Standarbikarbonat erniedrigt.

H99

Frage 6.107: Lösung E

Die **dekompensierte metabolische Azidose** ist gekennzeichnet durch einen **Bikarbonatverlust** bzw. eine Anhäufung von H^+-Ionen.
Als Ursache kommt eine endogene Säurebelastung (z.B. diabetische Ketoazidose), eine exogene Säurebelastung (z.B. Aufnahme von Methylalkohol), Basenverluste (z.B. Diarrhö) oder renale Störungen (z.B. Niereninsuffizienz) in Betracht.

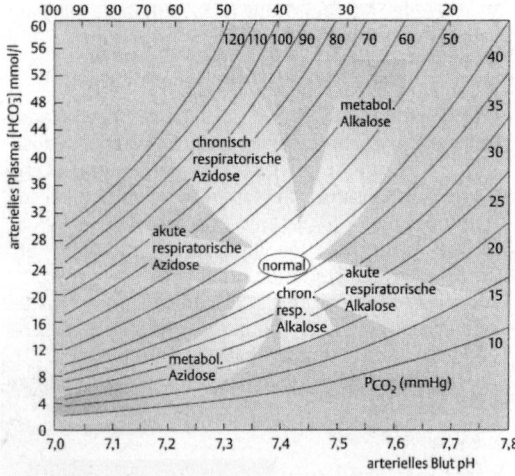

Abb. 6.**15** Säure-Basen-Nomogramm (aus: Grabensee, B., Checkliste Nephrologie, Georg Thieme Verlag, Stuttgart, 1998)

Zu (A): Der **pCO_2-Wert** ist bei der dekompensierten metabolischen Azidose unverändert, bei respiratorischer Kompensation durch Abatmung von CO_2 erniedrigt.

Zu (B): Der Verdacht auf eine Störung des Säure-Basenhaushaltes ergibt sich, wenn folgende Parameter auffällig sind:
1. Veränderung des **Blut-pH**
2. Veränderung des **pCO_2**
3. Veränderung der **Bikarbonatkonzentration** (vgl. Nomogramm oben).

Verhältnisse der o.g. Veränderungen sind in der Henderson-Hasselbalch-Gleichung dargestellt.

$$pH = 6{,}1 + \frac{\log HCO_3^-}{0{,}03 \times pCO_2}$$

Zu (C): Der **Base excess** (BE) normal 0 bis +/– 2,5 ist **positiv** bei Alkalose und negativ bei Azidose.

Zu (D): Der **aktuelle pH-Wert** ist bei der dekompensierten metabolischen Azidose deutlich erniedrigt.

H91

Frage 6.108: Lösung B

Die in der Frage angegebene Blutgaskonstellation entspricht einer **respiratorisch kompensierten metabolischen Azidose**. Der pH-Wert als Säurekorrelat ist fast normal, pCO_2 ist als Folge der Hyperventilation erniedrigt. Das Standardbikarbonat ist ebenfalls erniedrigt. Eine Substitution von Bikarbonat wird bei Werten von unter 15–18 mmol/l empfohlen. Hierbei kommt die Gabe von Natriumbikarbonat, Natriumcalcium- oder Natriumkaliumcitratsalzen in Betracht.
Normwerte: pCO_2 = 38–42 mmHg
Standardbikarbonat = 21–26 mmol/l

──── **Metabolische Alkalose** ──── VI.26 ──

Bei der **metabolischen Alkalose** findet man bei erhöhtem pH-Wert ein erhöhtes Standardbikarbonat vor, der pCO_2-Wert ist bei der nicht kompensierten Form noch im Gleichgewicht.
Eine **metabolische Alkalose** wird entweder durch einen Entzug von Wasserstoffionen oder Anstieg von Bikarbonat verursacht. Folgende Störungen können zugrunde liegen:
1. Erbrechen (Verlust von saurem Magensaft – HCl)
2. Hypokaliämie (intra-extrazellulärer Austausch zwischen Wasserstoffionen und Kaliumionen in Abhängigkeit vom Blut-pH)
3. überdosierte Azidosetherapie durch Bikarbonatzufuhr (Austausch extrazellulärer Kaliumionen gegen intrazelluläre Wasserstoffionen)
4. Diuretikatherapie mit nicht Kalium sparenden Diuretika
5. Mineralcorticoidexzesssyndrome (hypokaliämische Alkalose)

Klinische Symptome der **metabolischen hypochlorämischen Alkalose** treten in Form von tetanischen und zerebralen Erscheinungen auf:
1. **Zerebrale Symptome**
- Schwindel
- Sehstörungen
- Angstzustände durch Vasokonstriktion zerebraler Gefäße

2. **Tetanische Symptome**
Durch Abnahme des ionisierten freien Calciums und Verteilungsstörungen von Calcium und Magnesium zwischen intra- und extrazellulärem Raum resultieren eine Hyperpolarisation und Übererregbarkeit der Muskel- und Nervenzellen:
- Hyperästhesien
- Parästhesien
- Kribbelgefühl
- Ameisenhaufen insbesondere im Bereich der oberen Extremitäten und perioral (Pfötchenstellung).
3. **Vermehrte Atemarbeit, hervorgerufen durch Bronchospastik**
4. **Hypokaliämie und Kaliurie bei chronischer Alkalose.**

7 Bewegungsapparat

7.1 Entzündliche Gelenkerkrankungen

Rheumatoide Arthritis — VII.1

Die **rheumatoide Arthritis** ist als chronisch abakterielle Entzündung anzusehen, die verschiedene Extremitätengelenke befallen kann und oft schubweise oder progredient schwere Gelenkzerstörungen und damit hochgradige Behinderungen verursacht.
Ätiologie und Pathogenese sind bisher noch unklar. Infektionserreger wurden bisher nicht nachgewiesen. Primäre Störungen endokriner Drüsen kommen nicht infrage.
Von der Autoimmunpathologie her besteht die Hypothese, dass autodestruktive Immunreaktionen in Gang gesetzt werden. Eine genetisch bedingte Disposition scheint dabei eine Rolle zu spielen.
Epidemiologische Untersuchungen zeigen auf, dass die rheumatoide Arthritis bei allen Völkern vorkommt, sie jedoch in den gemäßigten Zonen häufiger anzutreffen ist als in den Tropen. Frauen sind stets häufiger betroffen als Männer (3:1).
Folgende Kriterien sind von der **American Rheumatism Association** für die Diagnose der chronischen Polyarthritis in aufsteigender Wahrscheinlichkeit entwickelt worden:
1. Morgensteifigkeit
2. Bewegungsschmerz oder Druckdolenz in mindestens einem Gelenk
3. Schwellung in mindestens einem Gelenk
4. Schwellung in mindestens einem weiteren Gelenk
5. symmetrische Schwellung von Gelenken mit gleichzeitiger Beteiligung der gleichen Gelenke auf beiden Körperseiten Endgelenkbeteiligung, auch wenn symmetrisch, genügt bei diesem Kriterium nicht.
6. subkutane Knötchen über knöchernen Vorsprüngen, auf der Streckseite oder juxtaartikulär
7. typische Röntgenveränderungen für eine chronische Polyarthritis (mindestens Osteoporose)
8. Nachweis des Rheumafaktors
9. pathologisches Muzinpräzipitat der Synovialflüssigkeit
10. charakteristische histologische Veränderungen der Tunica synovialis mit drei oder mehr der folgenden Befunde:
    - villöse Hypertrophie
    - Proliferation der oberflächlichen Synovialiszellen
    - ausgesprochene Infiltration mit chronischen Entzündungszellen (Lymphozyten, Plasmazellen) mit einer Tendenz zur Bildung von lymphoiden Knötchen
    - Ablagerungen kompakten Fibrins an der Oberfläche oder interstitiell
    - Herde von Zellnekrosen.
11. charakteristische histologische Veränderungen im Knoten mit granulomatösen Herden mit zentralen Zonen von Zellnekrosen.

Bewertungskriterien:
- mögliche chronische Polyarthritis: 2 der Symptome von 1.–6. sind nachweisbar
- wahrscheinliche chronische Polyarthritis: wenn 3 der o. g. Symptome nachweisbar sind
- eindeutige chronische Polyarthritis: wenn 5 der o. g. Symptome nachweisbar sind
- klassische chronische Polyarthritis: wenn > 6 der o. g. Symptome nachweisbar sind

Folgende Symptome gehen über Jahre als Prodromalstadium der **chronischen Polyarthritis** voraus (nach Gross/Schölmerich):
- körperliche Abgeschlagenheit (ca. 44 %)
- rasche intellektuelle Ermüdbarkeit (ca. 43 %)
- Gewichtsabnahme (ca. 31 %)
- subfebrile Temperaturen (23 %)
- vermehrte Schweißneigung (54 %)
- Parästhesien (74 %)
- Durchblutungsstörungen einzelner Finger (30 %)
- schmerzhafte Empfindungen im kalten Wasser (44 %)
- Spannungsgefühl (77 %)
- morgendliche Steifheit der Finger (79 %)
- zunehmende Unbeholfenheit (70 %)
- Akrozyanose (21,5 %)
- Heiserkeit (5,7 %).

Daneben treten Pigmentverschiebungen der Haut an Stirn und Händen auf, glanzlose Haare, rissige Nägel, plötzlich auftretende Ergüsse an großen Gelenken (intermittierende Hydrarthrose) und in regelmäßigen Abständen vorwiegend an kleinen Gelenken in wechselnder Lokalisation auftretende Gelenkergüsse (Rheumatismus palindromicus), Tendovaginitis, Bursitis und Hygrome sowie Karpaltunnelsyndrom durch Kompression des N. medianus.

Folgende Laborbefunde sprechen für eine chronische Polyarthritis:
1. stark beschleunigte BSG
2. Erhöhung des α-Globulins bei der Serumelektrophorese im aktiven Stadium
3. Leukozytose im akuten Schub
4. positives CRP (C-reaktives Protein) im aktiven Stadium
5. γ-Globulinerhöhung im chronischen Stadium
6. mäßige normochrome Anämie
7. Erniedrigung des Serumeisenspiegels
8. Nachweis von Rheumafaktoren bei 70–90% der Fälle (seropositive rheumatoide Arthritis)
9. antinukleäre Antikörper (ANA) bei ca. 30–40%
10. zirkulierende Immunkomplexe bei ca. 50%
11. verminderter Komplementspiegel in der Synovia (C_3, C_4).

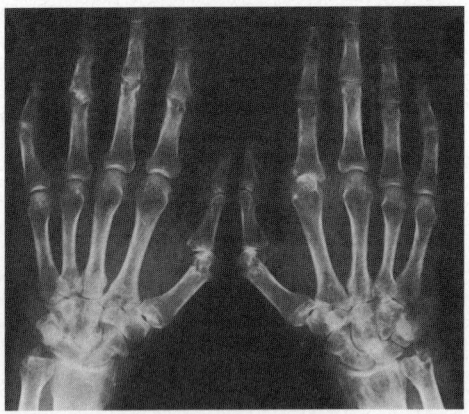

Abb. 7.1 Typische Röntgenbefunde bei rheumatoider Arthritis an der Hand: gelenknahe Osteoporose („phlogistisches Kollateralphänomen"), Gelenkspaltverschmälerungen, zystische Spongiosaauflockerung, Usuren (Erosionen), Destruktionen einzelner Fingergrund- und -mittelgelenke (Pfeil), Ankylosen (beginnende Os-carpale-Bildung), Fehlstellungen (Subluxationen) mäßig fortgeschrittenes Stadium (Laufzeit der Erkrankung 4 Jahre) (aus: Siegenthaler W. et al., Lehrbuch der inneren Medizin, 3. Aufl., Georg Thieme Verlag, Stuttgart, New York, 1992)

Zu Beginn der chronischen Polyarthritis der kleinen Gelenke sind folgende **röntgenologische Veränderungen** nur in etwa 10% der Fälle sichtbar:
- Verschmälerung der Gelenkspalten
- gelenknahe Osteoporose
- beginnende Unschärfe an den Gelenkflächen.

Betroffen sind vor allem Handwurzel- und Fingergrundgelenke.

Veränderungen im Spätstadium sind:
- subchondrale Zystenbildung
- Knorpelschwund
- wie ausgestanzt wirkende Knorpeldefekte (Usuren)
- Knochenzerstörung (Erosionen der Knorpel-Knochengrenze)
- Exostosen
- knöcherne Ankylose.

Viszerale und extraartikuläre Erscheinungen der **chronischen Polyarthritis** sind an folgenden Organen lokalisiert:
- Herz (rheumatoide Myokarditis)
- Gefäße (Arteriitiden)
- Nervensystem (Parästhesien, Neuropathien)
- Skelettmuskulatur (Muskelatrophie)
- Lunge (Caplan-Syndrom)
- Leber und Niere (interstitielle Entzündungen, Amyloidose)
- Auge (Keratokonjunktivitis, rheumatische Episkleritis, Skleromalacia perforans)
- Lymphknotenschwellung.

Zur **Behandlung** der rheumatoiden Arthritis bietet sich die medikamentöse, psychische, chirurgische und physikalische Therapie je nach Stadium der Erkrankung an.

Die physikalische Therapie wird in jedem Stadium angewandt. Möglichst früh wird versucht, die Erhaltung bzw. Wiederherstellung der Gelenkfunktion zu erreichen. Dazu dient die **Bewegungstherapie**.

Sie wird unterstützt durch **Massagen**, die die Durchblutung fördern und die Muskulatur lockern.

Hypertherme Anwendungen bei chronischer Polyarthritis, wie Wickel und Packungen, aber auch Kurz- und Mikrowellen können bei geringer Krankheitsaktivität durch die Durchblutungsförderung den Schmerz günstig beeinflussen.

Bei einem akuten Schub der Erkrankung sind Wärmeanwendungen kontraindiziert.

Kryotherapie kommt bei starker entzündlicher Aktivität zum Einsatz. Die **Balneotherapie** ist bei geringer Aktivität des Prozesses indiziert.

Medikamentöse Therapie:
1. **Nicht steroidale Antirheumatika** (NSAR): z.B. Diclofenac, Ibuprofen, Indometacin, ASS
2. **Selektive COX 2-Inhibitoren:** z.Z. nur Rofecoxib, Celecoxib mit geringeren gastrointestinale Nebenwirkungen.

3. **Glucocorticoide:** besonders bei hochaktiver rheumatoider Arthritis
4. **Basistherapeutika:** Sie sind in etwa 60–70% der Fälle gut wirksam. Der Wirkmechanismus ist nicht genau bekannt. Der Wirkungseintritt findet oft erst nach Monaten statt. Die Basistherapeutika sollten möglichst früh eingesetzt werden, um Gelenkdestruktionen zu verhindern.
   - **Methotrexat:** Es ist Mittel der Wahl bei mittelschwerer und schwerer rheumatoider Arthritis (RA). Methotrexat ist ein Folsäureantagonist mit immunsuppressiver Wirkung. Zu den Nebenwirkungen zählen gastrointestinale Störungen, Knochenmarksdepression, Haarausfall, selten eine Pneumonitis oder Leberfibrose. Die Dosierung liegt bei 7,5 bis 15 mg pro Woche als Einzeldosierung.
   - **Goldverbindungen:** Häufige **Nebenwirkungen** sind Leber-, Knochen - und Nierenschäden, seltener kommen Dermatitis, Stomatitis und Pankreatitis vor.
   - **D-Penicilliamin:** Ähnlich wirksam wie Goldverbindungen, allerdings ist mit einer höheren Nebenwirkungsrate zu rechnen. Es treten Exantheme, Stomatitis, Geschmacksverlust und Knochenmark- sowie Nierenschäden auf.
   - **Sulfasalazin:** Das Präparat zeichnet sich durch einen raschen Wirkungseintritt aus, wirkt jedoch nur bei leichteren Fällen. Nebenwirkungen treten in Form von Übelkeit, Erbrechen, Hepatitis, Oligospermie und Allergie auf.
   - **Chloroquin:** Das Medikament ist nur bei leichten Fällen wirksam. An Nebenwirkungen sind gastrointestinale Beschwerden, Neuropathie, Kardiomyopathie und Augenschäden bekannt.
   - **Alkylantien:** Von den Alkylantien wird vor allem **Cyclophosphamid** gegeben. Es kommt bei schwersten Erkrankungen zum Einsatz. Relativ häufig treten dabei Blasenentzündungen, Haarausfall und Neigung zu Infektionen auf.

Chirurgische Intervention:
- Synovektomie
- Rekonstruktive Chirurgie und prothetischer Gelenkeinsatz.

Radiologische Therapie:
Radiosynoviorthese: Dabei werden radioaktive Suhstanzen (^{90}Yttrium, ^{186}Rhenium, ^{169}Erbium) mittels Betastrahler in Gelenke injiziert. Es bestehen keine systemischen Nebenwirkungen.

F97 **!!**

Frage 7.1: Lösung B

Zu **(B):** **Kreuzschmerzen** in den frühen Morgenstunden sind nicht charakteristisch für die rheumatoide Arthritis. Sie entsprechen mehr dem Bild der ankylosierenden Spondylitis.
Zu **(A):** Die **Morgensteifigkeit** gehört ebenso wie Durchblutungsstörungen einzelner Finger zu den Frühsymptomen der rheumatoiden Arthritis.
Zu **(C):** Typisch für die **rheumatoide Arthritis** sind der anfängliche Bewegungsschmerz und Schwellung der Fingergrund- und proximalen Interphalangealgelenke. Zentripetales Fortschreiten der Erkrankung ist charakteristisch.
Zu **(D):** **Rheumaknoten** finden sich bei der rheumatoiden Arthritis in etwa 20% der Fälle. Sie lassen sich subkutan und in Sehnen, besonders an den Streckseiten der Gelenke, nachweisen.
Zu **(E):** Im Frühstadium der Erkrankung erkennt man bei der röntgenologischen Untersuchung der Hände eine gelenknahe Osteoporose. Später können Knorpelschwund mit Verschmälerung der Gelenkspalten und Zysten sowie Usurenbildung nachgewiesen werden.

F00 **!!**

Frage 7.2: Lösung E

Das **Schmetterlingserythem im Gesicht** ist eine typische Hautveränderung beim **Lupus erythematodes**. Sie kommt in 70% der Fälle vor und ist ein charakteristisches Erythem an Wangen und Nasenrücken mit Aussparung der Nasolabialfalten. Diese Veränderung findet sich bei der rheumatoiden Arthritis nicht.
Zu **(A), (B), (C)** und **(D):** Symmetrischer arthritischer Gelenkbefall, Raynaud-Syndrom bei digitaler Vaskulitis, Allgemeinsymptome wie Fieber, Gewichtsabnahme, Nachtschweiß und Hautblässe sind Symptome, die sowohl bei der **rheumatoiden Arthritis als auch beim systemischen Lupus erythematodes** vorkommen können.

F96 **!!**

Frage 7.3: Lösung B

Siehe Lerntext VII.1.
Typische Röntgenbefunde der **rheumatoiden Arthritis** sind anfangs gelenknahe Osteoporose, später Erosionen der subchondralen Grenzlamellen und Knorpelschwund mit Verschmälerung des Gelenkspaltes, daneben Auftreten von Zysten- und Usurenbildung.

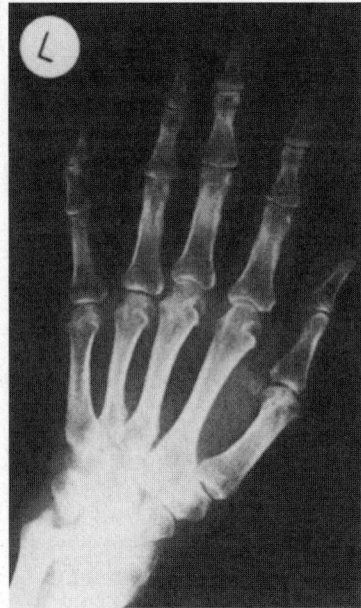

Abb. 7.2 Gelenkspaltverschmälerung der proximalen Interphalangeal-(PIP-)Gelenke und zystische Erosionen am Kapselansatz der Metakarpophalangeal-(MCP-)Gelenke; (aus: Schettler G., Greten H., Innere Medizin, 9. Aufl., Georg Thieme Verlag, Stuttgart, New York, 1998)

F96 **!!**
Frage 7.4: Lösung D

Siehe Lerntext VII.13.
Charakteristische Röntgenbefunde bei **Polyarthrose der Fingergelenke** sind:
- Gelenkspaltverschmälerung
- subchondrale Spongiosasklerose
- osteophytäre Neubildung des Knochens am Gelenkrand sowie Spondylophytenbildung.

F99 **!!**
Frage 7.5: Lösung E

Siehe auch Lerntext VII.1.
Die Abbildung zeigt eine typische **Schwanenhalsdeformität** im Rahmen einer **rheumatoiden Arthritis**. Dabei besteht eine Beugefehlstellung im Fingergrund- und -endgelenk sowie eine Überstreckung des Fingermittelgelenkes.
Zu **(A):** **Heberden-Knoten** sind Knötchen, die seitlich im Bereich des Fingerendgelenks im Rahmen einer Interphalangealarthrose auftreten können.
Zu **(B):** Eine **Daktylitis** ist eine Entzündung, die den gesamten Finger betrifft und z. B. bei einer Psoriasisarthritis (Befall im Strahl) oder einer Infektion auftreten kann.

Zu **(C):** Eine **Knopflochdeformität** kommt bei einer rheumatoiden Arthritis vor und entsteht durch eine Schädigung des Bandapparates der Fingermittelgelenke. Dadurch gleiten die Strecksehnen aus ihrer Halterung nach volar, sodass das Mittelgelenk zwischen den seitlich gelegenen Ausläufern der Strecksehnen nach dorsal wie durch ein **Knopfloch** hindurchschlüpft. Aus dieser Veränderung entsteht eine Beugestellung des Mittelgelenkes und eine Hyperextension des unter Zug geratenen Fingerendgelenkes.
Zu **(D):** Eine **Strecksehnenruptur** des Fingerendgelenkes zeigt den typischen Hammerfinger.

F00 **!!**
Frage 7.6: Lösung E

Die **rheumatoide Synoviitis** an den Gelenken ist durch ödematöse Aufquellung und Hyperämie der **Membrana synovialis** sowie durch eine massive Infiltration des Stromas mit Lymphozyten und Plasmazellen gekennzeichnet, die Immunglobuline mit Rheumafaktoreigenschaften synthetisieren.
Kinine (Polypeptide) führen zur Einwanderung von Granulozyten sowie von Makrophagen und Mastzellen in die Gelenkhöhle. Daneben kommt es zum Einstrom großmolekularer **Serumproteine (Fibrinogen)** in das Gelenk.
Die **Hyaluronsäure tritt** in der Synovialflüssigkeit, dem Knochen und im Bindegewebe auf. Im Rahmen der akuten Entzündung des Knorpels bei Arthritis kommt es zu einer Abnahme der Hyaluronsäurekonzentration.
Bei stark entzündlichen Prozessen ist die **Viskosität** der Synovia herabgesetzt. Der Eiweißgehalt ist erhöht. **Rhagozyten** (Granulozyten mit „weintraubenähnlichen" Einschlüssen, bestehend aus phagozytierten **rheumafaktorhaltigen Immunkomplexen**) lassen sich phasenkontrastoptisch bei rheumatoider Arthritis nachweisen. Komplementfaktoren sind als Hinweis auf intraartikulär ablaufende Immunprozesse erniedrigt.
Die Gelenkflüssigkeit zeigt bei schon makroskopisch auffälliger Trübung einen erhöhten Zellgehalt (> 5000 Zellen/μl) mit Überwiegen der Granulozyten (> 65 % im Ausstrich bei rheumatoider Arthritis).
Zu **(A):** Der Befund spricht für ein **rheumatisches Fieber**.
Zu **(B):** **Negativ doppelbrechende Kristalle** im polarisierten Licht sprechen für eine Gichtarthritis, positiv doppelbrechende Kristalle für eine Chondrokalzinose.
Zu **(C):** **Grampositive Kokken** können z. B. bei einer Gonokokkenarthritis nachgewiesen werden.
Zu **(D):** Der Nachweis von **LE-Zellen** spricht für das Vorliegen eines Lupus erythematodes.

7.1 Entzündliche Gelenkerkrankungen

F00 **!!**

Frage 7.7: Lösung D

Siehe Lerntext VII.1.
Ein **Antistreptolysintiteranstieg** spricht für das **rheumatische Fieber**.
Zu **(A), (B), (C)** und **(E)**: Morgensteifigkeit der Gelenke, Arthritis der Fingergrundgelenke, positiver Rheumafaktor und erhöhtes C-reaktives Protein gehören zu den klassischen Merkmalen der rheumatoiden Arthritis.

F99 **!!**

Frage 7.8: Lösung D

Die **rheumatoide Synovitis** an den Gelenken ist durch ödematöse Aufquellung und Hyperämie der **Membrana synovialis** sowie durch eine massive Infiltration des Stromas mit Lymphozyten und Plasmazellen gekennzeichnet, die Immunglobuline mit Rheumafaktoreigenschaften synthetisieren.
Kinine (Polypeptide) führen zur Einwanderung von Granulozyten sowie von Makrophagen und Mastzellen in die Gelenkhöhle. Daneben kommt es zum Einstrom großmolekularer **Serumproteine (Fibrinogen)** in das Gelenk.
Die Gelenkflüssigkeit zeigt bei schon makroskopisch auffälliger Trübung einen erhöhten Zellgehalt (> 5000 Zellen/µl) mit Überwiegen der **Granulozyten** (> 65 % im Ausstrich bei rheumatoider Arthritis).
Die **Hyaluronsäure** tritt in der Synovialflüssigkeit, dem Knochen und im Bindegewebe auf. Im Rahmen der akuten Entzündung des Knorpels bei Arthritis kommt es zu einer Abnahme der Hyaluronsäurekonzentration.
Bei stark entzündlichen Prozessen ist die **Viskosität** der Synovia herabgesetzt. Der Eiweißgehalt ist erhöht. **Rhagozyten** (Granulozyten mit „weintraubenähnlichen" Einschlüssen, bestehend aus phagozytierten **rheumafaktorhaltigen Immunkomplexen**) lassen sich phasenkontrastoptisch bei rheumatoider Arthritis nachweisen.
Komplementfaktoren sind als Hinweis auf intraartikulär ablaufende Immunprozesse erniedrigt.
Zu **(D)**: **Harnsäurekristalle** werden bei der **Hyperurikämie (Gicht)** beobachtet.

F00 **!**

Frage 7.9: Lösung E

Siehe Lerntext VII.1.
Zu **(A), (B)** und **(D)**: Charakteristisch für die **rheumatoide Arthritis** ist der Nachweis des **Rheumafaktors**. Dabei handelt es sich um Antikörper gegen **IgG-Globuline**. Rheumafaktoren werden in der entzündeten Synovialmembran produziert und entwickeln hier unter Komplementbildung Immunkomplexe. Der Rheumafaktor kann bei 70 % der Patienten mit rheumatoider Arthritis nachgewiesen werden (seropositive rheumatoide Arthritis). Allerdings wird er auch bei anderen Krankheiten, v. a. **Kollagenosen** mit wechselnder Häufigkeit gefunden.
Der **Rheumafaktor** ist für die rheumatoide Arthritis nicht spezifisch, jedoch hat er insofern prognostischen Wert, als hohe Titer einen progressiven Verlauf mit extraartikulärer Beteiligung erwarten lassen. Wenn ein Patient mit rheumatoider Arthritis eine Vaskulitis oder Rheumaknoten aufweist, können Rheumafaktoren immer nachgewiesen werden. Außerdem gibt es eine Reihe anderer Erkrankungen, die mit einem positiven Rheumafaktor einhergehen:
- Sklerodermie
- systemischer Lupus erythematodes
- Sjögren-Syndrom
- chronische Lebererkrankungen
- Sarkoidose
- interstitielle Lungenfibrose
- Mononucleosis infectiosa
- Hepatitis B
- Tuberkulose
- Lepra
- Lues
- subakute bakterielle Endokarditis
- viszerale Leishmaniose
- Schistosomiasis
- Malaria.

Zu **(C)**: **Rheumafaktoren** kommen bei weniger als 5 % der gesunden Bevölkerung vor, jedoch steigt die Rheumafaktorhäufigkeit im Alter über 65 Jahre auf 10–20 % an.
Zu **(E)**: Der **Rheumafaktor** stellt keinen genetischen Marker für entzündliche rheumatische Erkrankungen dar. Wie oben beschrieben haben auch Gesunde in einem geringen Prozentsatz Rheumafaktoren.

F97 **!**

Frage 7.10: Lösung D

Zu **(D)**: **Rheumafaktoren** können bei der rheumatoiden Arthritis in 70–80 % der Fälle nachgewiesen werden (seropositive rheumatoide Arthritis).
Zu **(A)**: Beim **Felty-Syndrom**, einer Sonderform der rheumatoiden Arthritis, findet man eine ausgeprägte Granulozytopenie. Serologisch lassen sich antinukleäre Antikörper nachweisen, die z. T. spezifisch mit granulozytären Antigenen reagieren. Siehe Lerntext VII.2.
Zu **(B)**: **HLA-B27** wird typischerweise beim Morbus Bechterew, der reaktiven Arthritis mit Reiter-Syndrom, der Arthritis psoriatica sowie bei der juvenilen rheumatoiden Arthritis mit Sakroiliitis gefunden.
Zu **(C)**: Erhöhte **Harnsäurekonzentrationen** sprechen für eine Gichterkrankung.
Zu **(E)**: Ein **Antistreptolysintiteranstieg** lässt sich beim rheumatischen Fieber nachweisen.

H96 !!
Frage 7.11: Lösung A

Die **rheumatoide Synovitis** an den Gelenken ist durch ödematöse Aufquellung und Hyperämie der **Membrana synovialis** sowie durch eine massive Infiltration des Stromas mit Lymphozyten und Plasmazellen gekennzeichnet, die Immunglobuline mit Rheumafaktoreigenschaften synthetisieren.
Zu (A): Kinine (Polypeptide) führen zur Einwanderung von Granulozyten sowie von Makrophagen und Mastzellen in die Gelenkhöhle. Daneben kommt es zum Einstrom großmolekularer **Serumproteine (Fibrinogen)** in das Gelenk.
Zu (B): Die **Hyaluronsäure** tritt in der Synovialflüssigkeit, dem Knochen und im Bindegewebe auf. Im Rahmen der akuten Entzündung des Knorpels bei Arthritis kommt es zu einer Abnahme der Hyaluronsäurekonzentration.
Zu (C) und (D): Bei stark entzündlichen Prozessen ist die **Viskosität** der Synovia herabgesetzt. Der Eiweißgehalt ist erhöht. Rhagozyten (Granulozyten mit weintraubenähnlichen Einschlüssen, bestehend aus phagozytierten rheumafaktorhaltigen Immunkomplexen) lassen sich phasenkontrastoptisch bei rheumatoider Arthritis nachweisen. Komplementfaktoren sind als Hinweis auf intraartikulär ablaufende Immunprozesse erniedrigt.
Zu (E): Die Gelenkflüssigkeit zeigt bei schon makroskopisch auffälliger Trübung einen erhöhten Zellgehalt (> 5000 Zellen/µl) mit Überwiegen der **Granulozyten** (> 65% im Ausstrich bei rheumatoider Arthritis).

F96 !!
Frage 7.12: Lösung E

Siehe Lerntext VII.1.
Die **rheumatoide Arthritis** beginnt meist an den kleinen Gelenken und schreitet zentripetal fort. Nicht betroffen sind die distalen Interphalangealgelenke II-V sowie BWS und LWS.
Typische Symptome sind:
- Bewegungsschmerzen (schmerzhafter Händedruck)
- Morgensteifigkeit (Frühsymptom)
- teigige Schwellung der Fingergrund- und proximalen Interphalangealgelenke
- herabgesetzte Griffstärke
- Muskelatrophie im Interossalbereich des Handrückens.

Zu (E): Eine **Rötung** ist nicht typisch für eine rheumatoide Arthritis.

H97 !!
Frage 7.13: Lösung C

Zu (C): Fingergelenksbefall im Strahl und Wurstfinger sprechen für eine **Psoriasis-Arthritis**.
Für die **rheumatoide Arthritis** sind die von (A)–(B) und (D)–(E) angegebenen Befallsmuster typisch (siehe auch Lerntext VII.1):
Zu (A): Es tritt eine symmetrische Schwellung der Fingermittel- und -grundgelenke ohne Beteiligung der Endgelenke auf.
Zu (B): Ein weiteres Kriterium der American Rheumatism Association für die Diagnose der **rheumatoiden Arthritis** ist die Druckschmerzhaftigkeit, vor allem die Querdruckschmerzhaftigkeit der Fingergrundgelenke, z. B. beim Händedruck.
Zu (D) und (E): Im Spätstadium der **rheumatoiden Arthritis** treten Gelenkdeformationen mit meist deutlichen Funktionseinbußen auf, wie z. B. die **ulnare Deviation** und palmare Subluxation der Finger in den Grundgelenken, **Knopflochdeformität** mit Beugekontraktur im Fingermittelgelenk bei Überstreckung im Endgelenk sowie die **Schwanenhalsdeformität** mit Beugekontraktur des Fingergrundgelenkes, Überstreckung des Fingermittelgelenkes und Beugekontraktur des Fingerendgelenkes.

H97 !!
Frage 7.14: Lösung C

In mehr als $^2/_3$ der Fälle beginnt die **rheumatoide Arthritis** an verschiedenen kleinen Finger- und Zehengelenken symmetrisch. In 88% sind Hand- und Fingergrundgelenke beteiligt. Der Gelenkbefall schreitet zentripetal fort.
Zu (A): Erst im Spät- oder chronischen Stadium (nach 1 Jahr und später) tritt bei der **Borreliose** eine Arthritis auf. Typisch sind der Beginn mit **oligo-/monoartikulärem** Befall und symptomfreie Intervalle. Die arthritischen Erscheinungen können Tage und Wochen andauern und jahrelang rezidivieren. Selten wird eine erosive Arthritis beobachtet.
Zu (B): Charakteristisch bei der **Psoriasisarthritis** ist der Gelenkbefall im Strahl, d. h., alle Gelenke eines Fingers oder Zehs sind betroffen. Auch asymmetrische Oligo-/Polyarthritiden großer Gelenke kommen vor.
Zu (D): Auch bei der **reaktiven Arthritis** ist der **mono-/oligoartikuläre Gelenkbefall** die Regel. Meist ist die untere Extremität betroffen.
Zu (E): Bei der **Arthritis urica** kommt es oft nachts zu einer schmerzhaften Monarthritis des Großzehengrundgelenkes (Podagra) mit Hautrötung und starker Schmerzhaftigkeit. Auch andere Gelenke wie Sprung-, Knie- und Daumengrundgelenk (Chiragra) können befallen werden.

F99 **!!**

Frage 7.15: Lösung E

Siehe auch Lerntext VII.1.
Zu **(A):** Typische Symptome der **rheumatoiden Arthritis** sind die Morgensteifigkeit und Schmerzen früh morgens und in Ruhe.
Zu **(B):** Charakteristisch ist der gleichzeitige **symmetrische Befall der Fingergrund- und -mittelgelenke** mit zentripetalem Fortschreiten der Erkrankung. Die Fingerendgelenke sind nicht betroffen.
Zu **(C):** Das **Akute-Phase-Protein CRP** ist bei der **rheumatoiden Arthritis** ebenso wie die Blutsenkungsgeschwindigkeit erhöht. Außerdem besteht eine hypo- bis normochrome Entzündungsanämie, eine leichte Thrombozytose und Leukozytose, α- und γ-Globuline sind erhöht, ebenso kann eine Erhöhung des Kupfers im Serum nachgewiesen werden. Das Eisen im Serum ist erniedrigt.
Zu **(D):** Der Rheumafaktor ist bei der rheumatoiden Arthritis in 70–80% der Fälle nachweisbar.
Zu **(E):** Eine **klinisch manifeste Sakroiliitis** kommt vor allem bei HLA-B27-assoziierten Erkrankungen, wie z.B. Morbus Bechterew, vor. Eine Beteiligung der Wirbelsäule wird allerdings auch bei der rheumatoiden Arthritis in etwa 25% beobachtet. Dabei sind die Wirbelbogengelenke in erster Linie im kranialen Bereich betroffen (z.B. atlanto-axiale Dislokation).

H99 **!!**

Frage 7.16: Lösung A

Siehe Lerntext VII.1.
Der Spontanverlauf der **rheumatoiden Arthritis** ist unterschiedlich und kann nicht sicher prognostiziert werden.
Bei 15–30% der Fälle wird ein milder, von Voll- und Teilremissionen gekennzeichneter chronisch-rezidivierender Verlauf beobachtet.
Bei 50–70% der Fälle verläuft die rheumatische Erkrankung linear progressiv.
Bei weniger als 10% der Erkrankten tritt ein sich selbst limitierender Krankheitsprozess auf.
Mit einer **aggressiven Verlaufsform** muss in folgenden Fällen gerechnet werden:
- **Hohe Rheumafaktortiter** als Zeichen für eine hohe Entzündungsaktivität.
- **Befall von mehr als 20 Gelenken.**
- **Tastbare Rheumaknoten sowie Vorhandensein extraartikulärer Manifestationen** (z.B. Autoimmunthyreoiditis, Keratokonjunktivitis sicca, Amyloidose, reaktive Hepatitis).

Die Ätiologie der **rheumatoiden Arthritis** ist unbekannt. Allerdings wurde in den letzten Jahren eine genetische Krankheitsdisposition bestätigt, die durch Familienuntersuchungen bereits lange erkannt worden war. Ca. 70% der Erkrankten sind Träger des Erbmaterials **HLA-DR4**, das allerdings auch bei der Normalpopulation in ca. 30% der Fälle gefunden wird. Ein schwerer Verlauf der rheumatoiden Arthritis findet sich bei Verwandten 1. Grades von Patienten mit seropositiver Krankheit etwa 4-mal häufiger als die Prävalenzraten erwarten lassen würden. Etwa 10% der Patienten mit rheumatoider Arthritis haben einen durch die Krankheit betroffenen Verwandten.
Zu **(A):** Ein **akuter Erkrankungsbeginn** mit starkem Krankheitsgefühl, starker Entzündung und Schwellung mehrerer Gelenke stellt noch kein Indiz für eine aggressive Verlaufsform der rheumatoiden Arthritis dar.

H98 **!!**

Frage 7.17: Lösung A

Die geschilderte Symptomatik spricht am ehesten für eine **seronegative** rheumatoide Arthritis. Wenngleich auch die Diagnose entsprechend den diagnostischen Kriterien des American College of Rheumatology (ACR) nicht als gesichert gelten kann (siehe Lerntext VII.1).
Die rezidivierenden Kniegelenkschwellungen sind Folgen der Synovialitis, die Kiefergelenkbeschwerden sind als Form der Arthritis anzusehen. Auch die Tendovaginitis ist ein typisches Zeichen der rheumatoiden Arthritis.
Da der Rheumafaktor negativ ist, ist von einer seronegativen rheumatoiden Arthritis auszugehen. Je nach Aktivität ist die BSG normal oder erhöht nachzuweisen.
Zu **(B):** Typische Kriterien für die **Polymyalgia rheumatica** sind:
- Morgensteifigkeit
- symmetrische starke Schmerzen im Schulter- und Beckenbereich, Druckempfindlichkeit der Oberarme
- depressive Stimmungslage
- Gewichtsverlust
- hohe BSG.

Zu **(C):** Beim **rheumatischen Fieber** imponieren Fieber, wandernde Gelenkschmerzen mit Schwellung, Hauterscheinungen (Erythema marginatum), kardiale Symptome (Pankarditis), Pleuritis (selten) und Chorea minor. Die BSG ist deutlich erhöht.
Zu **(D):** Das **Fibromyalgiesyndrom** ist eine nicht entzündliche Erkrankung mit unklarer Ursache. Es betrifft vor allem Frauen mittleren Alters und ist durch die Trias:
- Müdigkeit
- multilokuläre Schmerzen
- Schlafstörungen

charakterisiert. Typisch sind druckschmerzhafte „tender points" an Rumpf und Extremitäten. Die BSG ist nicht erhöht.

Zu **(E):** Der **systemische Lupus erythematodes** entspricht einer Vaskulitis/Perivaskulitis von kleinen Arterien und Arteriolen und befällt verschiedene Organe (siehe Lerntext). Es treten Arthralgien, Myalgien, Hautveränderungen, Fieber, pulmonale und kardiale Manifestationen (Pleuraergüsse, Endokarditis), gastrointestinale Manifestationen, hämatologische Veränderungen und renale Komplikationen auf. Die BSG ist deutlich erhöht.

F96 **!!**
Frage 7.18: Lösung A

Die Abbildung zeigt Veränderungen der Hände i. S. einer **fortgeschrittenen rheumatoiden Arthritis** mit Schwellung der Fingergrundgelenke und ulnarer Deviation der Finger. Zudem fällt eine Muskelatrophie im Interossealbereich auf.
Zu **(B):** Die **Gichtarthritis** zeigt sich typischerweise als Monarthritis meist im Bereich des Großzehengrundgelenkes („Podagra") mit Erwärmung und schmerzhafter Schwellung. Daneben können Sprung-, Knie- und Daumengrundgelenk betroffen sein. Gelegentlich kommt es zu polyartikulären Gichtanfällen mit atypischer Gelenkmanifestation.
Zu **(C):** Bei der **Chondrokalzinose** kommt es zu einer Ablagerung von Calciumpyrophosphat-Dihydrat-Kristallen im Knorpel mit kristallinduzierter Synovitis. Vor allem sind Kniegelenke, weniger häufig Hand-, Ellenbogen-, Hüft-, Schulter- und Sprunggelenke befallen.
Zu **(D):** Typisch für die **Sklerodermie** sind die Hautveränderungen. Daneben kann sich die Erkrankung auch im Gastrointestinaltrakt (ca. 80%), der Lunge (Lungenfibrose) und im Herzen sowie den Nieren niederschlagen.
Zu **(E):** Bei der **Polyarthrose** sind die Daumensattel-(Rhizarthrose), Fingermittel-(Bouchard-Arthrose) und -endgelenke (Heberden-Arthrose) betroffen. Dabei kommt es zu einer Schwellung und schließlich Fehlstellung der Finger.

F93 **!!**
Frage 7.19: Lösung D

Siehe Lerntext VII.1.
Zu **(A):** Die **Radiosynoviorthese mit ^{90}Yttrium** ist eine wirkungsvolle Therapiealternative zur Synovektomie. Systemische Nebenwirkungen treten nicht auf.
Zu **(B):** Die **intraartikuläre Gabe von Glucocorticoiden** kann bei einer Exazerbation einer rheumatoiden Arthritis mit erheblicher Entzündungsreaktivität indiziert sein.
Zu **(C): Goldpräparate** greifen in den pathogenetischen Mechanismus der Erkrankung ein und vermindern dadurch die systemische Entzündungsaktivität.

Zu **(D): Calcitonin** gehört nicht zur medikamentösen Therapie bei rheumatoider Arthritis. Es kann bei einer Osteoporose indiziert sein.
Zu **(E):** Eine **Synovektomie** kann bei Patienten mit persistierender Monarthritis sinnvoll sein. Die besten Erfolge wurden im Kniebereich erzielt. Um eine Ruptur von Sehnen zu verhindern, kann eine frühzeitige Synovektomie am Handgelenk notwendig werden.

H94 **!!**
Frage 7.20: Lösung C

Bei einer **akuten Kniegelenkarthritis** im Rahmen einer chronischen Polyarthritis kommen als physikalische Maßnahmen **kryotherapeutische Methoden** zur Anwendung (z. B. Coldpacks), um die Entzündungssymptome zu lindern. Daneben können medikamentös **nicht steroidale Antiphlogistika** eingesetzt werden, um die Prostaglandinsynthese zu hemmen (z. B. ASS, Diclofenac). Bei schweren rheumatischen Schüben können kurzfristig auch Corticoide gegeben werden.
Zu **(2): Hochfrequenzelektrotherapie** (VHF-Mikrowelle) führt, im akuten Schub einer rheumatoiden Arthritis angewendet, zu einer Verschlechterung der Symptomatik. Die physikalische Methode kann jedoch nutzbringend im chronischen Stadium eingesetzt werden.

H98 **!!**
Frage 7.21: Lösung D

Siehe Lerntext VII.1.
Zu **(A):** Die **krankengymnastische Bewegungstherapie** ist bei der Behandlung der **rheumatoiden Arthritis** von enormer Relevanz. In hochakuten Phasen und bei schweren Allgemeinreaktionen ist jedoch Schonung vorrangig. Hauptziel der Therapie ist es, eine Funktionsverbesserung zu erreichen und die Schmerzen zu lindern.
Zu **(B):** Das Erlernen von **Gelenkschutzmaßnahmen** wird im Rahmen der Ergotherapie veranlasst. Diese Gelenkschutzübungen dienen der Entlastung rheumatisch betroffener Gelenke.
Zu **(C):** Die **funktionsgerechte Lagerung der Gelenke** spielt bei der rheumatoiden Arthritis eine wesentliche Rolle, um sekundäre Fehlstellungen und Kontrakturen zu vermeiden.
Zu **(E):** Die Gabe von **Methotrexat**, einem Immunsuppressivum, gehört zur sog. Basistherapie bei rheumatoider Arthritis. Methotrexat kann den pathogenetischen Mechanismus der rheumatischen Erkrankung beeinflussen und deren Progredienz aufhalten.
Zu **(D):** Eine Langzeittherapie mit **Allopurinol** kann bei einer Hyperurikämie erfolgen, ist jedoch bei der rheumatoiden Arthritis nicht indiziert.

7.1 Entzündliche Gelenkerkrankungen

F97 **!!**
Frage 7.22: Lösung C

Ziel der physikalischen Therapie bei dem geschilderten Fall im **akuten Schub einer rheumatoiden Arthritis** ist es, eine funktionsgerechte Stellung der Gelenke in Ruheposition zu erreichen und **sekundäre Fehlstellungen und Kontrakturen zu vermeiden.**
Die funktionsgerechten Lagerungen der unteren Extremitäten sind folgende:
- Hüftgelenk: gestreckt
- Knie: **gestreckt**
- Oberes Sprunggelenk: rechtwinklig gebeugt
- Fuß-/Zehengelenke: unbelastete Mittelstellung.

Bei der akuten Gelenkentzündung ist unbedingt zu **vermeiden:**
- Spitzfußstellung
- Beugehaltung der Knie-, Hüft- und Handgelenke
- Adduktion des Armes
- Kyphosierung der LWS.

Die Patientin sollte auf einer ebenen, nicht zu weichen Unterlage gelagert werden. Durchhängende Federn im Bettrost können zu einer Beugekontraktur im Hüftgelenk führen.
Zu **(A):** Diese Lagerung führt zu einer **Kontraktur der Kniegelenke.**
Zu **(B):** Hochlagerung des rechten Beines führt zu einer **Kontraktur des entsprechenden Hüftgelenkes.**
Zu **(D):** Eine Stufenbettlagerung führt zur Kontraktur beider Hüft- und Kniegelenke.
Zu **(E):** Die **stabile Seitlagerung** wird bei bewusstlosen Patienten durchgeführt zur Freihaltung der Atemwege.

F98 **!!**
Frage 7.23: Lösung D

Siehe Lerntext VII.1.
Eine persistierende Entzündung bei **rheumatoider Arthritis** kann zu verschiedenen charakteristischen Deformationen führen. Dazu gehört eine Schwäche der stützenden Weichteilstrukturen, die Zerstörung oder Schwächung von Bändern, Sehnen und Gelenkkapseln, Knorpeldestruktion, ein Ungleichgewicht der Muskulatur und unausgeglichene physikalische Kräfte, die beim Gebrauch der beteiligten Gelenke auftreten.
Im geschilderten Fall ist es infolge der o. g. pathologischen Prozesse zu einer **Fingerstrecksehnenruptur** des 4. und 5. Fingers rechts gekommen.
Zu **(A):** Das **Karpaltunnelsyndrom** wird durch eine Schädigung des Nervus medianus im Karpaltunnel hervorgerufen. Charakteristisch sind nächtliche Dysästhesien im Bereich der drei Mittelfinger.
Zu **(B):** Beim **Morbus Dupuytren** handelt es sich um eine idiopathische Proliferation der Palmaroneurose mit Schrumpfung und hierdurch bedingter Beugekontraktur der Finger. Die Ursache der Erkrankung ist unklar, hauptsächlich werden Männer nach dem 40. Lebensjahr befallen. Im Gegensatz zur Fingerstrecksehnenruptur entwickelt sich der Morbus Dupuytren über längere Zeit hinweg.
Zu **(C):** Typisch für die **Medianuslähmung** ist die sog. Schwurhand, die durch eine **Parese der Fingerbeugung in den Interphalangealgelenken I–III** bedingt ist.
Zu **(E):** Bei der **oberen Plexuslähmung** sind die von den C5-C6-Wurzelfasern innervierten Muskeln betroffen. In der Folge kommt es zu einer schlaffen Lähmung der Mm. deltoideus, biceps, brachioradialis, supinator, supra- und infraspinatus. Der Arm hängt schlaff in Innenrotationsstellung mit nach hinten gedrehter Handfläche.

H98 **!!**
Frage 7.24: Lösung E

Im **akuten Stadium der rheumatoiden Arthritis** ist jegliche Form der **Wärmeanwendung (z. B. Fango) kontraindiziert**. Vielmehr sollten in dieser Situation kryotherapeutische Maßnahmen (Kältepackungen) zum Einsatz kommen, die die Krankheitsaktivität dämpfen.

H97 **!**
Frage 7.25: Lösung B

Zu **(A):** Die Lagerung der Extremitäten in funktionsgerechter Stellung gehört zu den entscheidenden Maßnahmen, um Kontrakturen zu verhindern, d. h. Hüftgelenke gestreckt, Knie gestreckt, oberes Sprunggelenk rechtwinklig gebeugt, Fuß- und Zehengelenke in unbelasteter Mittelstellung.
Zu **(B):** In der **akuten Phase der rheumatoiden Arthritis** sind Wärmeanwendungen kontraindiziert, vielmehr kommen Kältepackungen zum Einsatz, die die Krankheitsaktivität dämpfen.
Zu **(C): Tägliche Bewegungsübungen** sind unbedingt erforderlich und verfolgen entsprechende therapeutische Ziele:
- Erhaltung und Steigerung der Muskelkraft
- Erhaltung und Verbesserung der Flexibilität
- Erhaltung und Ökonomisierung der Koordination
- Aufhebung von Muskelatrophien
- Mobilisation von Kontrakturen
- Kompensation knöcherner Fehlstellungen.

Zu **(D)** und **(E):** Die **Ergotherapie** ist eine Beschäftigungsbehandlung für den Rheumapatienten zur Förderung seines körperlichen und geistigen Leistungsvermögens. Folgende Methoden werden angewandt:
- funktionelle Ergotherapie: Anwendung von Übungsgeräten und Spielen zur Gelenkmobilisation und Kräftigung

- ablenkende Ergotherapie: Förderung kreativer Eigenschaften zur psychischen Aktivierung
- Schienenversorgung: Anfertigung von Schienen zum Erhalt der funktionellen Gelenkstellung
- Gelenkschutzübungen zur Entlastung rheumatisch betroffener Gelenke
- Hilfsmittelversorgung zur Wiederherstellung und Erhaltung der Selbstständigkeit
- Arbeitsplatzadaption mittels Hilfsmittelanpassung und Training.

H00 **!**
Frage 7.26: Lösung C

Die **lokale Kryotherapie** beeinflusst im Wesentlichen die Vasomotorik der Haut- und Muskelgefäße, die Entladungsfrequenz kältensensitiver Rezeptoren, die Nervenfaserfunktion und den Muskeltonus.
Zu **(C): Therapieziele der Kryotherapie** sind
- Schmerzlinderung
- Muskeldetonisierung
- Entzündungshemmung

Zu **(A):** Die **analgetische Wirkung der Kryotherapie** beruht im Wesentlichen auf einer afferent-reflektorischen Hemmung des C-Faser-Systems. Der zu therapierende Schmerz wird in seiner Intensität und Perzeption (Wahrnehmung) durch die anders geartete Qualität und Quantität des künstlich erzeugten kältebedingten Schmerzes gelindert bzw. verdeckt.
Zu **(B):** Die durch eine lokale Gewebsentzündung verursachte Mehrdurchblutung und die pathophysiologischen Veränderungen des Mikromilieus werden durch die **Kryotherapie** in ihrer Ausprägung gedämpft. Durch den lokalen Wärmeentzug kommt es zu einer Vasokonstriktion der oberflächlichen Gefäße und einer Abnahme der Hautdurchblutung. Daraus resultiert ein gedrosselter Zellmetabolismus. Damit wird die Aktivität von Enzymen, die an der Synthese algetischer und vasoaktiver Substanzen (z.B. Serotonin, Bradykinin) beteiligt sind, eingeschränkt.
Zu **(D):** Die **Kryotherapie** wird auch besonders bei Krankheitsbildern mit spastischer Muskeltonuserhöhung eingesetzt. Die Muskeltonus senkende Wirkung kommt durch das reziproke Ansprechen von Alpha- und Gamma-Motoneuronen auf den Kältereiz zustande. Die Kälteanwendung lähmt nach und nach sämtliche Hautrezeptoren und entzieht dem Muskeltonus die Förderung und Rückkoppelung aus der Haut.
Zu **(E):** Durch die Vorbehandlung der spastischen Muskulatur mithilfe der **Kryotherapie** kann der antagonistische, die Bewegungsausführung hemmende Muskeltonus gesenkt und durch die nachgeschaltete **Krankengymnastik** die Willkürinnervation schwacher Agonisten aktiviert und damit die Bewegungskoordination insgesamt verbessert werden.

H94 **!!**
Frage 7.27: Lösung E

Bei der Behandlung der **rheumatoiden Arthritis** kommen auch Basistherapeutika zum Einsatz, die jedoch erst nach 2–3 Monaten ihre Wirksamkeit zeigen. Der Wirkmechanismus ist nicht im Einzelnen klar.
Zu diesen Antirheumatika gehören: Goldpräparate, Chloroquin, Salazosulfapyridin, D-Penicillamin, Immunsuppressiva (z.B. Methotrexat) und Zytostatika (z.B. Cyclophosphamid). Siehe auch Lerntext VII.1.
Zu **(E): Pyrimethamin** ist ein Antimalariamittel und bewirkt eine Hemmung der Dihydrofolsäure-Reduktase.

H99
Frage 7.28: Lösung B

Goldpräparate wie z.B. Tauredon können zu erheblichen Schäden der Nieren führen.
Dabei kommt es im Rahmen einer membranösen Glomerulonephritis zu
- Albuminurie bis zum nephrotischen Syndrom
- Hämaturie
- Goldnephrose.

Daneben sind Haut, Schleimhaut und Knochenmarksschäden gefürchtet.
Zu **(A): Hydroxychloroquin** kann zu gastrointestinalen Symptomen, Hautphänomenen (z.B. Alopezie, Hautpigmentierung), Retinopathie und Thrombozytopenie und Leukozytopenie führen.
Zu **(C):** Folgende unerwünschte Wirkungen sind bei Therapie mit **Methotrexat** bekannt geworden:
- gastrointestinale und urogenitale Beschwerden (z.B. Impotenz)
- Transaminasenanstieg und Leberfibrose
- Depressionen
- Leuko- und Thrombozytopenie
- Lungenaffektionen wie z.B. Pneumonitis.

Zu **(D):** Bei der Behandlung mit **Azathioprin** muss mit folgenden Nebenwirkungen gerechnet werden:
- Erbrechen, Übelkeit
- Knochenmarkschäden (Thrombo-Leukozytopenie)
- cholestatische Hepatose.

Zu **(E):** Zu den unerwünschten Wirkungen von **Cyclophosphamid** gehören:
- Knochenmarkdepression (Panzytopenie)
- Haarausfall
- ZNS-Störungen
- Stomatitis
- Gastroenteritis
- hämorrhagische Cystitis.

7.1 Entzündliche Gelenkerkrankungen

[H99] **!!**
Frage 7.29: Lösung C

Siehe Lerntext VII.1.
Antimalariamittel, Sulfasalazin und Goldpräparate gehören zu den sog. Basistherapeutika und haben in der Behandlung der **rheumatoiden Arthritis** einen festen Stellenwert. Diverse Studien haben den Nutzen der Medikamente bewiesen.
Radioaktives Yttrium (^{90}Y) wird im Rahmen der Radiosynoviorthese eingesetzt. Dabei wird die radioaktive Substanz in die entzündeten Gelenke injiziert. Die Methode ist eine wirkungsvolle Therapiealternative zur Synovektomie. Systemische Nebenwirkungen sind nicht zu erwarten.
Zu **(C): Harpagophyti radix** ist der Extrakt aus der südafrikanischen Teufelskralle. Dieses Phytotherapeutikum wird ebenso wie Boswelliasäure (indischer Weihrauchbaum) zur unterstützenden Behandlung bei rheumatischen Erkrankungen angeboten. Wissenschaftliche Belege für die Wirkung der Arzneien liegen nicht vor.

[F97] **!!**
Frage 7.30: Lösung C

Basistherapeutika sind in 50–70 % der Fälle wirksam. Der Wirkungseintritt erfolgt nach 2–3 Monaten, bei Methotrexat häufig schon nach 4 Wochen.
Zu den **Basistherapeutika** bei der Behandlung der rheumatoiden Arthritis gehört das Immunsupressivum **Methotrexat**. Es ist ein Folsäureantagonist und zur Therapie der rheumatoiden Arthritis hochwirksam. Es ist indiziert bei rasch progredienten, hochaktiven Fällen. Methotrexat wird einmal wöchentlich in niedriger Dosis appliziert (7,5–15 mg). Als Nebenwirkungen sind gastrointestinale Beschwerden, Leberenzymerhöhung, Knochenmarkdepression, Haarausfall und Arthralgien/Myalgien bekannt. Außerdem ist es ein relativ preiswertes Medikament. Es muss mit monatlichen Medikamentenkosten zwischen 50–100 DM gerechnet werden.
Zu **(A): Aurothiomalat** gehört zu den Goldverbindungen und wird parenteral appliziert. Nebenwirkungen sind im Gegensatz zu den Tablettenformen (Auranofin) sehr häufig (1/3 der Patienten). Besonders Leber-, Knochenmark- und Nierenschäden wurden beschrieben.
Zu **(B): Azathioprin**, ein Immunsuppressivum, ist ein Purinanalogon. Wichtigste Nebenwirkung ist die Knochenmarkdepression. Außerdem wurde die mögliche Induktion von malignen Neoplasien beschrieben. Es ist ein Reservemittel zur Behandlung der rheumatoiden Arthritis.
Zu **(D): Ciclosporin A** ist ein weiteres Immunsuppressivum. Es ist indiziert bei schweren Verläufen mit Versagen der gängigen Basistherapie und bei vaskulitischen Komplikationen.

Zu **(E): Hydroxychloroquin** ist nur bei leichten Fällen in 50 % der Fälle wirksam. Es besteht die Gefahr der Retinopathie.

[H99] **!!**
Frage 7.31: Lösung E

Siehe Lerntext VII.1.
Methotrexat ist ein Folsäureantagonist mit immunsuppressiver Wirkung. Die niedrig dosierte Gabe von 5–15 mg einmal pro Woche hat sich bewährt.
Es hat eine 10^5-mal höhere Affinität zur Dihydrofolatreduktase als das natürliche Substrat Dihydrofolsäure. Dadurch wird die Umwandlung von Dihydrofolsäure zu Tetrahydrofolsäure blockiert. Dieser Block kann durch Gabe von Tetrahydrofolsäure **(Leukovorin, Citrovorum-Faktor)** aufgehoben werden.
Eine Knochenmarkdepression mit Zytopenie tritt bei 5 % aller behandelten Fälle mit Methotrexat auf.
Zu **(A):**
Unter der Applikation von **Co-Trimoxazol** kann es zu einer Suppression des Knochenmarks kommen mit nachfolgender Leuko- und Thrombozytopenie bis zur Agranulozytose. Mit diesen Nebenwirkungen ist besonders bei Störungen des **Folsäurehaushaltes** zu rechnen.
Zu **(B):** Auf Grund der Suppression des Knochenmarks unter **Gabe von Goldsalzen** ist mit Panzytopenie und Agranulozytose zu rechnen.
Zu **(C):** Wie oben beschrieben ist **Methotrexat** ein Folsäure-Analogon. Bei Folatmangel ist deshalb das Risiko einer Knochenmarksuppression größer.
Zu **(D): Methotrexat** wird zu 50–90 % unverändert renal mit einer Halbwertszeit von 2 bis 4 Stunden eliminiert. Eine **Niereninsuffizienz** könnte zu einer Kumulation von Methotrexat und damit zu einer Verstärkung der Nebenwirkungen (z. B. Knochenmarkssuppression) führen.

[H97] **!!**
Frage 7.32: Lösung B

Basistherapeutika sind langfristig wirkende Antirheumatika, die den pathogenetischen Mechanismus der rheumatischen Erkrankung beeinflussen und deren Progredienz aufhalten können. Sie sind indiziert bei einem progredienten Krankheitsbild mit lokalen und systemischen Entzündungszeichen, bei kontinuierlichem Glucocorticoidbedarf, viszeralen Komplikationen und erosiv-destruierendem Verlauf.
Zu diesen Substanzen gehören:
- **Goldsalze i. m.** (z. B. Natriumaurothiomalat) und **Methotrexat** bei hoher Entzündungsaktivität (mehr als 6 Gelenke betroffen, BSG > 30 mm/h). Penicillamin wird wegen hoher Nebenwirkungsrate kaum mehr eingesetzt.

- Chloroquin, Sulfasalazin und **Goldsalze p. o.** bei geringer Entzündungsaktivität (weniger als 6 Gelenke betroffen)
- Azathioprin, Cyclophosphamid und Ciclosporin bei therapieresistenter Polyarthritis und hoher systemischer Entzündungsaktivität.

Zu **(A)**, **(C)**, **(D)** und **(E)**: Die hier genannten Substanzen gehören nicht zu den Basistherapeutika.

F99 **!!**

Frage 7.33: Lösung C

Siehe auch Lerntext VII.1.
Ziel der Behandlung im **akuten Schub einer rheumatoiden Arthritis** ist es, die Entzündung zu lindern und die Beweglichkeit der Gelenke zu erhalten. Dafür stehen folgende Maßnahmen zur Verfügung:
- **medikamentös:**
1. **nicht steroidale Antiphlogistika:** z.B. Diclofenac zur Hemmung der Prostaglandinsynthese
2. **Glucocorticoide:** hochdosierte Stoßtherapie im akuten Krankheitsschub mit starker Entzündungsaktivität oder bei viszeralen Komplikationen; niedrig dosierte Therapie, wenn die Basistherapie nicht ausreicht.
- **physikalisch:**
3. **Kryotherapie:** Lokal angewandt hat diese Form der Therapie analgetische und antiphlogistische Effekte.
4. **Bewegungsübungen:** Z.B. im Thermalbad haben Bewegungsübungen den Zweck, die Gelenke beweglich zu halten.
5. **Lagerung:** Die Lagerung sollte in funktionell günstiger Stellung erfolgen zur selektiven Entlastung der betroffenen Gelenke.

Zu **(C)**: **Allopurinol** wird zur Behandlung der Gicht eingesetzt.

F98 **!!**

Frage 7.34: Lösung D

Siehe Lerntext VII.1.
Zu **(A)**: Medikamentös werden zur antiphlogistischen und analgetischen Therapie **nicht steroidale Antirheumatika**, wie z.B. ASS, Diclofenac, Ibuprofen etc., eingesetzt. Allerdings ist kein langfristiger Erfolg zu erwarten.
Zu **(B)**: **Glucocorticoide** werden zur Behandlung der rheumatoiden Arthritis als Reservesubstanz angesehen, da sie schwere Nebenwirkungen haben können. Bei einem schweren Schub werden sie kurzfristig eingesetzt.
Zu **(C)**: **Sulfasalazin** gehört zu den sog. Basistherapeutika. Der genaue Wirkmechanismus ist unbekannt. Basistherapeutika sollten frühzeitig eingesetzt werden, damit Gelenkdestruktionen verhindert werden können.

Zu **(D)**: **Allopurinol** ist ein Urikostatikum und wird zur Behandlung der Hyperurikämie eingesetzt.
Zu **(E)**: **Antimalariamittel**, wie z.B. Chloroquin, sind Basistherapeutika zur Behandlung der **rheumatoiden Arthritis**. Der Wirkmechanismus ist nicht im Einzelnen geklärt.

H98 **!!**

Frage 7.35: Lösung B

Das **C-reaktive Protein (CRP)**, ein Akute-Phase-Protein, spiegelt die Masse des entzündeten Gewebes wider. Bei einer akuten Entzündung und Infektion korreliert die Höhe des CRP-Wertes mit der Entzündungsaktivität.
Bei der **rheumatoiden Arthritis** werden in über 90% der Fälle erhöhte CRP-Werte vorgefunden. CRP-Werte bis 50 mg/l deuten auf eine milde Form, Werte > 100 mg/l zeigen eine schwere Erkrankung an. Schmerzmittel, Ruhe und nicht steroidale Antirheumatika beeinflussen den CRP-Wert kaum, während Basistherapeutika entsprechend der klinischen Besserung einen CRP-Abfall bewirken.
Zu **(A)**: Die **Immunelektrophorese** wird bei Verdacht auf eine Paraproteinämie eingesetzt. Der Rheumafaktor ist ein Autoantikörper der Klasse IgM. Er ist nur im Zusammenhang mit einer klinischen Symptomatik diagnoseweisend. Der absolute Titer ist kein sicheres Maß für die Krankheitsaktivität.
Zu **(C)**: Der **Antistreptolysintiter** dient dem Nachweis von Antikörpern, die gegen Streptokokken-Antigene gerichtet sind (z.B. bei rheumatischem Fieber).
Zu **(D)**: **Antinukleäre Antikörper (ANA)** kommen bei der rheumatoiden Arthritis in nur 30–40% der Fälle vor und geben keine Auskunft über die Entzündungsaktivität.
Zu **(E)**: **HLA-B27** korreliert vor allem mit Spondylarthritiden, wie z.B. ankylosierende Spondylitis, reaktive Arthritis, Reiter-Syndrom, Arthritis psoriatica, juvenile rheumatoide Arthritis.

F95 **!**

Frage 7.36: Lösung B

Zu **(A)**: **Auranofin** ist ein Goldpräparat und kann folgende Nebenwirkungen verursachen: Dermatitis, Glomerulonephritis, Thrombozytopenie, Agranulozytose und Stomatitis.
Zu **(B)**: **Indometacin** gehört zu den Arylessigsäure-Derivaten. Unter den Nebenwirkungen dominieren gastrointestinale Störungen. Daneben kann es zu Schwindel und Kopfschmerz kommen, selten werden Hautreaktionen, Ikterus und Blutungsneigung beobachtet. Allerdings können Überempfindlichkeitsreaktionen auftreten, die zu **Bronchospasmen bis hin zum Schock** führen können.

Zu **(C): Tilidin** gehört zu den Morphinderivaten. Unerwünschte Wirkungen sind Übelkeit, Erbrechen, Schwitzen und Sedation. Es kann zu einer Atemdepression kommen.
Zu **(D): D-Penicillamin** kann schwere Nebenwirkungen zur Folge haben. Es dominieren Hautreaktionen (25% der Fälle), Blutbildveränderungen (Leukopenie, Thrombozytopenie, Agranulozytose) sowie Nieren- und Leberschäden. Außerdem können Schäden der neuromuskulären Übertragung auftreten.
Zu **(E):** An unerwünschten Wirkungen bestehen nach der Gabe von **Chloroquin** gastrointestinale Störungen, Hautveränderungen (Alopezie, Pigmentierung, Keratopathie) sowie Retinopathien und Blutbildveränderungen (Thrombo- und Leukozytopenien).

F97 !
Frage 7.37: Lösung B

Bei dem geschilderten Fall handelt es sich am ehesten um ein **rheumatisches Fieber**. Es wird hervorgerufen durch β-hämolysierende Streptokokken der Gruppe A. Allerdings ist die Erkrankung eine streptokokkenallergische Zweiterkrankung (infektinduzierte Autoimmunreaktion). Diese tritt 10–20 Tage im Anschluss an eine Infektion des oberen Respirationstraktes auf. Neben Fieber treten „wandernde" Gelenkschmerzen mit Bevorzugung der großen Gelenke auf. Die Gelenke sind, wie das Handgelenk auf der Abbildung, geschwollen und stark schmerzhaft. Häufig sind Hauterscheinungen (Erythema anulare rheumaticum) und subkutane Knötchen (Erythema nodosum). Gefürchtet ist die Herzbeteiligung, wobei das ganze Herz befallen werden kann: Endo-, Myo- und Perikarditis (Pankarditis). Selten ist eine Pleurabeteiligung und eine Chorea minor (rheumatische Spätmanifestation).
Laborchemisch fällt eine BSG-Erhöhung sowie eine Leukozytose und evtl. eine Infektanämie auf.
Zu **(A):** Die **chronische Polyarthritis** beginnt meist an den kleinen Gelenken, besonders der Finger und zeigt einen symmetrischen Befall. Neben einer Erhöhung der BSG ist die Leukozytose in der Regel nur gering ausgeprägt.
Zu **(C):** An der akuten **Sarkoidose (Löfgren-Syndrom)** erkranken vorwiegend junge Frauen. Zur typischen Trias gehören Arthritis (häufig Sprunggelenk), Erythema nodosum und bihiläre Lymphadenopathie. Zusätzlich bestehen Fieber, Husten und BSG-Erhöhung. Evtl. kann eine Leukopenie nachgewiesen werden.
Zu **(D):** Das akute Bild einer **eitrigen Arthritis (z. B. Gonokokken)** ist durch akutsynovitische Gelenksymptome mit Schwellung, Überwärmung und schmerzhafter Bewegungseinschränkung gekennzeichnet. Initial tritt häufig eine migratorische Polyarthritis auf. In 30–40% der Fälle bleibt eine purulente Oligoarthritis zurück.
Zu **(E):** Ein **systemischer Lupus erythematodes** zeigt meist eine Polyarthritis (80%). Die Laborparameter bieten eine erhöhte BSG, Komplement C3- und C4-Verminderung sowie eine Erhöhung für $α_2$-/γ-Globuline. Es tritt eine Leukopenie auf.

F99 !
Frage 7.38: Lösung C

Zu **(1):** Ursache für das **rheumatische Fieber** ist eine Infektion mit **b-hämolysierenden Streptokokken** (z.B: Angina tonsillaris). Nach einer Latenzzeit von 10–20 Tagen kommt es zu einer Zweiterkrankung, dem rheumatischen Fieber, durch Bildung kreuzreagierender Antikörper. Es besteht eine von Gelenk zu Gelenk springende akute Polyarthritis.
Zu **(2):** Das **Erythema anulare** (Erythema marginatum) gehört zu den Frühmanifestationen des rheumatischen Fiebers. Es sind flüchtige, nicht juckende, rosa bis dunkelrot gefärbte, vor allem am Stamm (seltener an den Extremitäten, fast nie im Gesicht) auftretende, ringförmig konfigurierte Hautefloreszenzen. Zu den weiteren Hautmanifestationen gehören subkutane Knoten.
Zu **(3):** Die **Polyarthritis** des **rheumatischen Fiebers** klingt nach etwa 4 Wochen folgenlos ab. Die Prognose des rheumatischen Fiebers wird durch die Karditis (Klappenfehler) bestimmt.
Zu **(4):** Zu den allgemeinen therapeutischen Maßnahmen des **rheumatischen Fiebers** gehören Ruhigstellung, Kontrakturprophylaxe und Krankengymnastik. Zur antiphlogistischen Behandlung bieten sich **Acetylsalicylsäure und Glucocorticoide** bei einer Karditis an. Zur antibiotischen Therapie wird Penicillin verabreicht, bei Allergie Erythromycin. Eine Rezidivprophylaxe mit Penicillin muss bei Erwachsenen über mindestens 5 Jahre erfolgen.

F98 !
Frage 7.39: Lösung E

Zu **(A):** Das **rheumatische Fieber** ist eine streptokokkenallergische entzündliche Systemerkrankung, die sich an folgenden Organen manifestieren kann:
- Herz (rheumatische Karditis)
- ZNS (Chorea minor)
- Gelenke (akute Polyarthritis)
- Haut- und Subkutangewebe (subkutane Knötchen, Erythema anulare rheumaticum, Erythema nodosum)

Zu **(B):** Als Ursache des **rheumatischen Fiebers** werden β-hämolysierende Streptokokken der Gruppe A angeschuldigt. Als Folge der Infektion tritt eine **infektinduzierte Autoimmunreaktion** (streptokokkenallergische Zweiterkrankung) auf. Auch scheint eine genetische Prädisposition eine Rolle zu spielen.

Zu **(C):** Das Autoimmunphänomen beim **rheumatischen Fieber** beruht auf folgender Erkenntnis:
Das typenspezifische M-Protein der β-hämolysierenden A-Streptokokken zeigt eine Kreuzreaktivität mit den sarkolemmalen Antigenen Tropomyosin und Myosin. Daraus erklärt sich die immunkomplexbedingte Kapillarschädigung im Myokard (Aschoff-Knötchen) und auf den Herzklappen (Endocarditis verrucosa).
Bei Patienten mit Chorea minor lassen sich kreuzreagierende Antikörper gegen Antigene des Nucleus caudatus und subthalamicus nachweisen.
Zu **(D):** Auf Grund der in (C) aufgeführten pathogenetischen Reaktionen kann das gesamte Herz betroffen sein. Es können eine Myokarditis, Perikarditis und eine Endokarditis auftreten. Bei Befall der Herzklappen resultieren **Herzklappenvitien (z. B. Mitralvitium).**
Zu **(E):** Mittel der Wahl ist die Gabe von **Penicillin.** Bei Penicillinallergie werden Cephalosporine oder Erythromycin angeboten. Etwa 95 % der Fälle mit rheumatischem Fieber klingen in 3–6 Monaten ab. Je jünger die Patienten sind, um so größer ist die Rezidivgefahr. Sie beträgt etwa 50 %. Zur antiphlogistischen Behandlung werden Acetylsalicylsäure sowie Cortison eingesetzt. Es wird eine antibiotische Rezidivprophylaxe von 5 Jahren für Erwachsene und 10 Jahren für Kinder und Jugendliche bis zum 25. Lebensjahr empfohlen. Entscheidend bei der Therapie ist der frühzeitige Behandlungsbeginn mit Penicillin, um den Krankheitsprozess im Stadium der Exsudation zu erfassen, da bereits eingetretene narbige Veränderungen an den Herzklappen nicht mehr reversibel sind.

F00 **!**
Frage 7.40: Lösung C

Das **rheumatische Fieber** wird hervorgerufen durch β-hämolysierende Streptokokken der Gruppe A. Allerdings ist die Erkrankung eine streptokokkenallergische Zweiterkrankung (infektinduzierte Autoimmunreaktion). Diese tritt 10–20 Tage im Anschluss an eine Infektion des oberen Respirationstraktes auf.
Neben Fieber treten „wandernde" Gelenkschmerzen mit Bevorzugung der großen Gelenke auf. Die Gelenke sind, wie das Handgelenk auf der Abbildung, geschwollen und stark schmerzhaft. Häufig sind Hauterscheinungen (Erythema anulare rheumaticum) und subkutane Knötchen (Erythema nodosum). Gefürchtet ist die **Herzbeteiligung**, wobei das ganze Herz befallen werden kann: Endo-, Myo- und Pankarditis. Selten ist eine Pleurabeteiligung und eine Chorea minor (rheumatische Spätmanifestation).
Laborchemisch fallen eine BSG-Erhöhung sowie eine Leukozytose und evtl. eine Infektanämie auf.

Für die **Karditis** hat der **Anti-Streptolysin 0-Titer** eine Bedeutung. Wegen der hohen Durchseuchung gelten erst Titer über 300 IE und/oder Titerbewegungen als Ausdruck eines Infektes. Im Gegensatz zur Streptokokkenangina bleibt der Titer beim rheumatischen Fieber nach überstandener Streptokokkeninfektion hoch.
Der **ADB-Titer (Anti-Desoxyribonukleotidase B)** steigt besonders bei einer Infektion mit Streptokokken der Haut. Diese kann eine Glomerulonephritis induzieren.
Zu **(A):** Das **positive Ergebnis von Blutkulturen** sagt lediglich etwas über eine Infektion mit Streptokokken aus.
Zu **(B):** Die **BSG (Blutsenkungsgeschwindigkeit)** ist ein unspezifischer Laborparameter, der lediglich Anhalt z. B. für eine Entzündung oder Infektion im Körper gibt.
Zu **(D):** Ein **progredient tödlicher Verlauf** ist nicht charakteristisch für eine rheumatische Karditis. Bei rechtzeitiger Therapie mit einem Antibiotikum (Penicillin) und Rezidivprophylaxe ist die Prognose günstig.
Zu **(E):** Als typischer pathologischer Befund bei der **rheumatischen Karditis** sind Myokardfibrillennekrosen und Aschoff-Knötchen (Ansammlung von Rundzellen und Riesenzellen um fibrinoides Material).

Felty-Syndrom — VII.2

Das **Felty-Syndrom** ist durch folgende Symptomtrias charakterisiert:
- rheumatoide Arthritis
- Granulozytopenie
- Splenomegalie

Es kommt bei ca. 1 % der Fälle mit rheumatoider Arthritis vor.
Bevorzugt werden Frauen betroffen zwischen 45 und 65 Jahren.
Klinisch bestehen:
- ausgeprägte Allgemeinsymptome (z. B. remittierendes Fieber)
- Infektneigung (Bronchopneumonie, Harnwegsinfekte)
- Gewichtsverlust
- vaskulitische Unterschenkelgeschwüre
- Hepatosplenomegalie
- Lymphknotenschwellung
- Pleuritis, Perikarditis
- Augensymptome (Episkleritis)
- renale Symptome
- Neuropathie.
- Laborchemisch besteht eine Granulozytopenie (< 2000/µl Zellen). Als Ursache wird eine verminderte Granulozytenüberlebensdauer durch vermehrte Sequestration in der Milz und Reifungshemmung im Knochenmark durch verschiedene Seruminhibitoren

diskutiert. Häufig gehen die hämatologischen Veränderungen mit einer normozytären Anämie sowie Thrombozytopenie einher. Außerdem fällt eine Hypergammaglobulinämie auf. DNA-spezifische Antikörper sind beim Felty-Syndrom eher eine Seltenheit. Charakteristisch sind granulozytenspezifische ANA (85% der Fälle) sowie ein positives HLA-DR 4 (95% der Fälle).
Serumkomplementfaktoren sind gelegentlich erniedrigt. Typisch für die Vaskulitis ist eine Ablagerung von Immunkomplexen, die IgG und IgM enthalten.

Therapie:
Die therapeutischen Ansätze der arthritischen Erscheinungen entsprechen denen der rheumatoiden Arthritis. Glucocorticoide können bei Unterschenkelgeschwüren und Granulozytopenie nutzbringend eingesetzt werden. Eine Splenektomie wird skeptisch beurteilt.

H00 **!!**

Frage 7.41: Lösung C

Siehe Lerntext VII.2.
Zu **(C):** Das **Felty-Syndrom**, eine Sonderform der rheumatoiden Arthritis, ist durch folgende **Symptom-Trias** gekennzeichnet:
- **rheumatoide Arthritis**
- **Granulozytopenie**
- **Splenomegalie**

Ursache für die Granulozytopenie ist eine verminderte Überlebensdauer der Granulozyten auf Grund vermehrter Sequestration in der Milz und Reifungshemmung im Knochenmark durch verschiedene Seruminhibitoren. Die Symptome gehen häufig auch mit einer normozytären Anämie und Thrombozytopenie einher.
Zu **(A), (B), (D)** und **(E): Systemischer Lupus erythematodes, Sjögren-Syndrom, rheumatisches Fieber** sowie **Weichteilrheumatismus** gehen nicht mit einer Splenomegalie und Granulozytopenie einher.

F96

Frage 7.42: Lösung B

Siehe Lerntext VII.2.
Das **Felty-Syndrom** kommt bei etwa 1% der Patienten mit rheumatoider Arthritis vor. Bevorzugt werden Frauen zwischen 45 und 65 Jahren betroffen.
Charakteristisch sind:
- seropositive rheumatoide Arthritis
- Granulozytopenie
- Splenomegalie
- Lymphknotenschwellung.

Typisch sind granulozytenspezifische ANA (in 85% der Fälle) und ein positives HLA-DR 4 (95% der Fälle).

Zu **(2): Flüchtige lachsfarbene Exantheme** sind charakteristisch für das **Still-Syndrom**, bei dem zusätzlich hohes Fieber und eine ausgeprägte Leukozytose dominieren.
Zu **(5):** Eine **Akrodermatitis atrophicans** lässt sich im 3. Stadium der Lyme-Borreliose nachweisen.

Fibromyalgiesyndrom — VII.3

Das Fibromyalgiesyndrom (generalisierte Tendopathie, Weichteilrheumatismus) ist definiert als
- polytope Schmerzhaftigkeit des Bewegungsapparates mit besonderer Beteiligung der Sehnenansätze und der assoziierten Muskulatur,
- multipel auftretende, vegetativ funktionelle Störungen,
- psychische Störungen (z. B. Depressionen).

Die **Ätiologie** der Erkrankung ist unklar. Es gibt jedoch nach neueren Forschungsergebnissen einen Anhalt für einen Mangel an Tryptophan und Serotonin im Serum.

Die **Diagnose** wird nach anamnestischen Faktoren und körperlichen Untersuchungsbefunden (**„tender points"**) gestellt.
Für ein Fibromyalgiesyndrom spricht, wenn an mindestens 11 der 18 folgenden Körperpunkte (9 auf jeder Körperhälfte) bei Palpation Schmerz angegeben wird (siehe auch Abbildung 7.3):
- subokzipitale Muskelansätze (1)
- Querfortsätze der Halswirbelkörper C5–C7 (2)
- M. trapezius (3)
- M. supraspinatus (4)
- Knochenknorpelgrenze der 2. Rippe (5)
- Epicondylus lateralis humeri (6)
- Regio glutealis lateralis (7)
- Trochanter major (8)
- medial proximal des Kniegelenkes (9).

Bei der Untersuchung sollten Kontrollpunkte an anderen Körperstellen nicht schmerzhaft sein.
Des Weiteren sollten mindestens 3 der folgenden vegetativen und funktionellen Störungen nachweisbar sein:
- Tremor
- Parästhesien
- kalte Akren
- trockener Mund
- Hyperhidrose der Hände
- Dermographismus
- orthostatische Beschwerden
- funktionelle kardiale Beschwerden
- respiratorische Arrhythmie
- funktionelle Atembeschwerden
- Globusgefühl
- gastrointestinale Beschwerden
- Schlafstörungen
- Dysurie.

Laborbefunde sind in der Regel unauffällig.

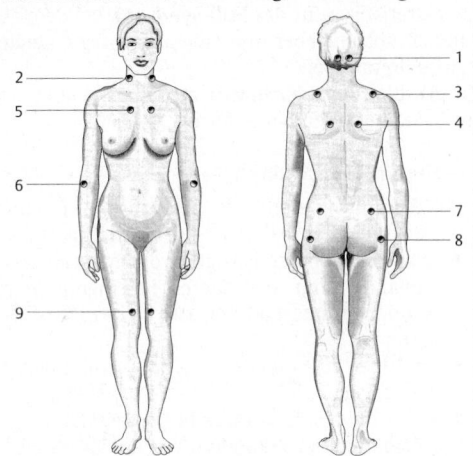

Abb. 7.3 Lokalisation der „tender points" nach den Fibromyalie-Klassifkationskriterien des American College of Rheumatology. (aus: Hettenkofer, Rheumatologie, 3. Aufl., Georg Thieme Verlag Stuttgart, New York, 1998)

Therapie:
Es gibt keine kausale Therapiemöglichkeit. Im Vordergund der Behandlungsstrategie steht die Aufklärung der Krankheit, psychotherapeutische Maßnahmen, physikalische Behandlungsmethoden (z. B. Krankengymnastik, Massagen) sowie eine medikamentöse, Therapie (Analgetika wie z. B. Paracetamol, Muskelrelaxanzien wie z. B. Tolperison, Tetrazepam und evt. Antidepressiva wie z. B. Amitriptylin).
Auch Akupunktur, Neuraltherapie und TENS (transkutane elektrische Nervenstimulation) können zum Einsatz kommen.

F97 **!**
Frage 7.43: Lösung C

Unter dem Begriff **Fibromyalgiesyndrom** versteht man primär nicht entzündliche, schmerzhafte Veränderungen der Muskulatur, Faszien, Sehnen, Ligamente, Unterhautbindegewebe und Fettgewebe.
In erster Linie sind **Frauen** betroffen. Die Erkrankung betrifft vor allem Menschen im 3.–5. Lebensjahrzehnt.
Typische Symptome sind ziehende Schmerzen und Steifigkeit der betroffenen Muskulatur, Müdigkeit, Schwäche und Kraftlosigkeit. Es lassen sich palpatorisch strang- und spindelförmige Verhärtungen bzw. Verspannungen mit umschriebener **Druckschmerzhaftigkeit** (Triggerpunkte) nachweisen.
Laborchemisch zeigen sich keine Veränderungen.
Zu **(C):** Erhöhte Serumkonzentrationen der **CK** sind typisch für die Poly-/Dermatomyositis.

F98 **!**
Frage 7.44: Lösung E

Unter dem **Fibromyalgiesyndrom** versteht man primär nicht entzündliche, schmerzhafte Veränderungen an Muskeln, Faszien, Sehnen, Sehneninsertionen, Ligamenten, Sehnenscheiden, Schleimbeuteln und Unterhautbinde- sowie -fettgewebe.
Zu **(A):** Die Patienten klagen beim **Fibromyalgiesyndrom** über ziehende Schmerzen und Steifigkeit in betroffenen Muskeln sowie über lokale Ermüdbarkeit, Schwächegefühl, Kraftlosigkeit und Koordinationsunsicherheit. Die Schmerzen beginnen akut und sind chronisch rezidivierend.
Palpatorisch lassen sich strang- und spindelförmige Verhärtungen bzw. Verspannungen mit umschriebener Druckschmerzhaftigkeit (Triggerpunkte) an **Sehnenansatzpunkten** nachweisen.
Zu **(B):** Laborchemisch lassen sich beim **Fibromyalgiesyndrom** keine Auffälligkeiten nachweisen.
Zu **(C):** Auch **Rheumafaktoren** und **antinukleäre Faktoren** finden sich beim **Fibromyalgiesyndrom** nicht.
Zu **(D):** In erster Linie sind Frauen in der **3.–5. Lebensdekade** betroffen, wobei oft ein Zusammenhang mit physisch oder psychisch belastenden Lebenssituationen besteht.
Zu **(E):** Eine eindeutige **HLA-Assoziation** besteht nicht.

H99 **!!**
Frage 7.45: Lösung D

Das **Fibromyalgie-Syndrom** ist eine Unterform des „Weichteilrheumatismus" und klinisch gekennzeichnet durch einen lokal umschriebenen **Weichteilschmerz**, der ohne sichtbaren Lokalbefund i. S. von Steife oder Funktionsbeeinträchtigung einhergeht.
Leitsymptom sind Schmerzpunkte („Tender points"), die der Patient angibt und vom Arzt ausgelöst werden können.
Oft werden die Beschwerden von **neurovegetativen Symptomen** begleitet i. S. von Schlafstörungen, Abgeschlagenheit, Kopfschmerzen, **Colon irritabile** und Wetterfühligkeit.
Das Fibromyalgie-Syndrom kann als Folge von Traumen bei entzündlichen oder degenerativen rheumatischen Erkrankungen sowie bei beruflicher oder sportlicher Überbeanspruchung auftreten.
Die Diagnose gilt als gesichert, wenn entsprechend den Kriterien des *American College of Rheumatology bei generalisiertem Schmerzsyndrom 11 der 18 spezifischen Tender points bei der Palpation* nachgewiesen werden können:
Lokalisation: Okziput, M. trapezius bzw. Supraspinatusregion, 2. Rippe, Epicondylus humeri lateralis, untere Halswirbelsäure, Glutäalregion, Trochanter major, Knie.

Zur **Therapie** kommen medikamentöse Maßnahmen (Myotonolytika, Psychopharmaka), physikalische Maßnahmen (Krankengymnastik, Massage) und Akupunktur sowie Neuraltherapie (Injektionsbehandlung) infrage.

Zu **(A)** bis **(D)**: Erhöhungen von **Myoglobin und CK** im Serum gehören nicht zum Krankheitsbild des **Fibromyalgiesyndroms**, sondern können andere Erkrankungen (z.B. Muskelerkrankungen, Herzinfarkt) zugeordnet werden.

Spondylitis ankylosans — VII.4
(Morbus Bechterew)

Die **Spondylitis ankylosans** (Morbus Bechterew, ankylosierende Spondylitis, Spondylitis ankylopoetica, ankylosierende Spondylarthritis) ist ein chronisch entzündlicher Prozess durch unbekannte Faktoren.

Die Diagnose wird anhand typischer Symptome gestellt:
- Steifheit und Schmerzen im LWS-Bereich
- Steifheit und Schmerzen im BWS-Bereich
- Einschränkung der respiratorischen Beweglichkeit des Thorax
- Schmerzen in der Lendenregion, die in Ruhe (nachts) auftreten und sich durch Bewegung bessern
- röntgenologischer Nachweis einer bilateralen Sakroiliitis
- röntgenologischer Nachweis von Syndesmophyten der BWS bzw. HWS
- akute, rezidivierende Iritis
- HLA-B27 positiv.

Verdachtsdiagnose → 2 klinische Symptome länger als 3 Monate
sichere Diagnose → 2 der drei zuerst genannten klinischen Symptome und ein Röntgenkriterium

Die Spondylitis ankylosans (Morbus Bechterew) kann in 4 Stadien eingeteilt werden (nach K. Vosschulte et al.):

Stadium 0
Initialstadium ohne sichere Röntgenbefunde; Wirbelsäulen- oder Hüftschmerz vor allem nachts, „Ischiasschmerz", Fersenschmerz, Iritis, Sternumschmerz, rezidivierende Kniegelenksergüsse, Polyarthritis, Thorakodynie, Gonarthritis, Urethritis, Balanitis

Stadium I–IV
manifeste Spondylitis mit sicheren Röntgenbefunden

Stadium I
- beginnende Versteifung der Wirbelsäule
- Wirbelsäulen- und Rückenschmerzen
- evtl. **Iritis**
- beginnende Sakroiliitis im Röntgenbild zu erkennen

Stadium II
- irreversible Versteifung in einem Abschnitt der Wirbelsäule
- Wirbelsäulen-, Rücken- und Nackenschmerzen
- evtl. Iritis
- Röntgen: Anulusverknöcherung in LWS oder thorakolumbalem Übergang; Intervertebralgelenkveränderungen; fortschreitende Sakroiliitis

Stadium III
- fortgeschrittene Versteifung von Wirbelsäule und Thorax (Verknöcherung der Rippenwirbelgelenke – dadurch Einschränkung der Thoraxentfaltung bei tiefer Inspiration)
- variable Schmerzsyndrome (Iritis, poly- bzw. monoarthritische Symptome der Knie-, Hüft-, Schulter-, Hand- und Fußgelenke; Verknöcherung der Sehnenansätze – Fersenschmerz)
- Röntgen: Anulusverknöcherungen in 2 Hauptabschnitten der Wirbelsäule (meist LWS und BWS), Sakroiliakalankylose, Verknöcherung der Rippenwirbelgelenke, evtl. auch Intervertebralgelenkverknöcherung

Stadium IV
- Endstadium mit Ankylosierung der gesamten Wirbelsäule und des Thorax, oft Versteifung stammnaher Gelenke
- Röntgen: Bandscheibenrandverknöcherung (fakultativ auch der kleinen Gelenke) in allen Abschnitten der Wirbelsäule, totale Verknöcherung der Sakroiliakalgelenke.

Von der Spondylitis ankylosans sind bevorzugt junge Männer befallen. Das Verhältnis männlich:weiblich beträgt 3:1, ca. 1% der Bevölkerung sind betroffen.

Frage 7.46: Lösung B

Röntgenologische Zeichen einer **Sakroiliitis** sind unscharf begrenzte Gelenkkonturen mit gelenknahen Sklerosierungen und Erosionen.
Die Sakroiliitis findet sich bei folgenden Erkrankungen:
- Spondylitis ankylosans
- Colitis ulcerosa und Morbus Crohn (genetisch assoziiert – Sakroiliitis verläuft unabhängig von der Darmerkrankung)
- Psoriasis-Arthritis
- Still-Syndrom
- Morbus Whipple
- postinfektiöse Arthritiden (z.B. nach Chlamydieninfektionen – Morbus Reiter).

Zu **(B)**: Das **rheumatische Fieber** wird durch β-hämolysierende Streptokokken verursacht. Es kommt zu Arthralgien. Eine Sakroiliitis ist in diesem Zusammenhang nicht bekannt.

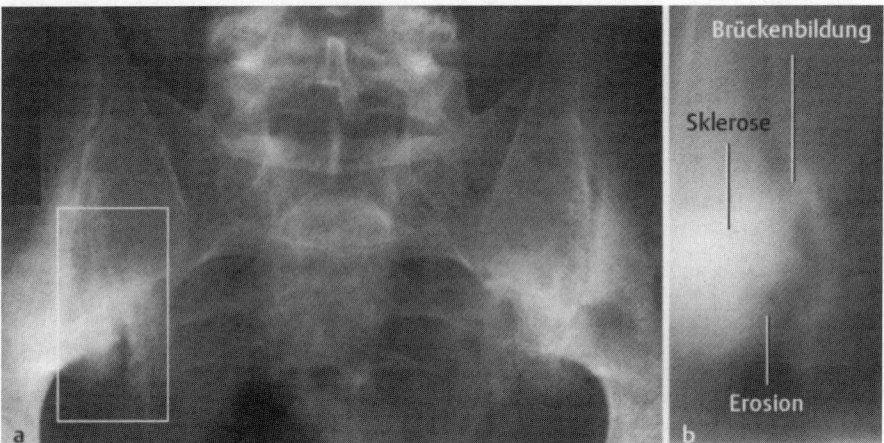

Abb. 7.4 Sakroiliitis im konventionellen Röntgenbild. Die kaudalen Abschnitte der Iliosakralfuge sind unscharf und vermehrt sklerosiert. In der Tomographie (b) sind große Erosionen erkennbar. (aus: Bohndorf K., Imhof H., Radiologische Diagnostik der Knochen und Gelenke, Georg Thieme Verlag, Stuttgart, New York, 1998)

F99 !
Frage 7.47: Lösung B

Eine **Uveitis anterior (Iridozyklitis)** findet sich häufig bei folgenden Systemerkrankungen:
- **Spondylitis ankylosans (25%)**
- Sarkoidose (25%)
- Morbus Reiter (12%)
- Morbus Crohn (5%)
- Colitis ulcerosa (5%)
- Morbus Behçet (5%).

Relativ selten findet man eine Iridozyklitis bei der Borreliose.

H95 !
Frage 7.48: Lösung C

Zu **(C):** ANCA (antineutrophile zytoplasmatische Antikörper mit perinukleärem Fluoreszenzmuster) sind nicht typisch für die Spondylitis ankylosans, jedoch charakteristisch bei der Wegener-Granulomatose und der Panarteriitis nodosa.
Zu **(A):** Die Kalkaneodynie gehört bereits im Initialstadium des Morbus Bechterew neben Wirbelsäulen- und Hüftschmerz sowie Iritis, Sternumschmerz und Arthritis zu den unspezifischen Symptomen.
Zu **(B):** Mit dem **Mennell-Zeichen** kann eine Bewegungseinschränkung des Iliosakralgelenkes nachgewiesen werden.
Zu **(D):** In etwa 80–100% der Fälle kann bei der **Spondylitis ankylosans** das HLA-B27 nachgewiesen werden.
Zu **(E):** Im Endstadium der **Spondylitis ankylosans** können röntgenologisch Gelenkspaltverschmälerungen und Bandscheibenverknöcherungen in allen Abschnitten der Wirbelsäule festgestellt werden. Es besteht dann eine totale Verknöcherung der Sakroiliakalgelenke.

H96 !!
Frage 7.49: Lösung D

Röntgenbefunde der Spondylitis ankylosans:
- **Stadium 0** → **Initialstadium ohne** sichere Röntgenbefunde
- **Stadium 1** → **Sakroiliitis** mit unscharf begrenzter Gelenkstruktur und gelenknaher Sklerosierung (→ zunehmende Verminderung des Gelenkspalts)
- **Stadium II** → Anulusverknöcherung im LWS-Bereich oder im thorakolumbalen Übergang, Intervertebralgelenk-Veränderungen **(Syndesmophyten); fortschreitende Sakroiliitis**
- **Stadium III** → Verknöcherung der Rippenwirbelgelenke und Einschränkung der Thoraxentfaltung bei tiefer Inspiration, **Anulusverknöcherungen in 2 Hauptabschnitten der Wirbelsäule** (meist LWS und BWS), **Sakroiliakalankylose,** Verknöcherung der Rippenwirbelgelenke, gel. auch Intervertebralgelenkverknöcherung
- **Stadium IV** → **Ankylosierung der gesamten Wirbelsäule** und des **Thorax, Bandscheibenrandverknöcherung** (fakultativ auch der kleinen Gelenke) in allen Abschnitten der Wirbelsäule (**„Bambus-Stab"**), totale Verknöcherung der Sakroiliakalgelenke, oft Versteifung stammnaher Gelenke.

7.1 Entzündliche Gelenkerkrankungen

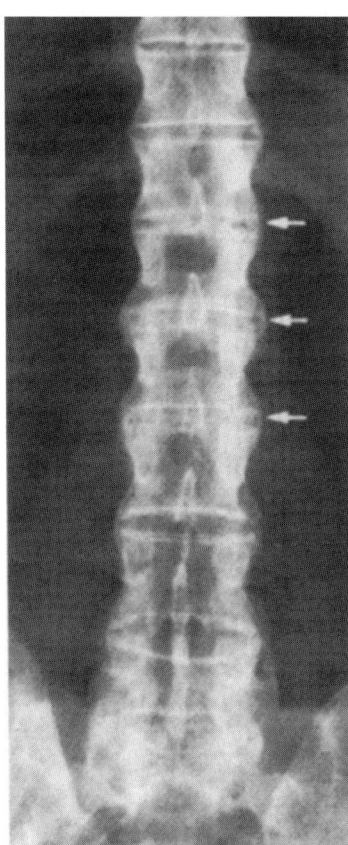

Abb. 7.5 Bambusstabform der Wirbelsäule mit vollständig überbrückenden Syndesmophyten (Pfeile) bei Spondylitis ankylosans. (aus: Hettenkofer, Rheumatologie, 3. Aufl., Georg Thieme Verlag, Stuttgart, New York, 1998)

Zu **(A): Keilwirbel** treten als **angeborene Defektbildung** (s. a. Halswirbel) oder als **Krankheits- und Unfallfolge** auf.
Zu **(B): Fischwirbel** treten u. a. als typischer Befund bei der **Osteoporose** auf.
Zu **(C): Schmorl(Knorpel-)Knötchen** entstehen initial als Prolaps von später verkalkendem Bandscheibengewebe durch eine angeborene oder erworbene Lücke der knorpeligen Deckplatte in die Spongiosa des Wirbelkörpers u. a. bei der **Scheuermann-Krankheit**.

H97 !

Frage 7.50: Lösung D

Charakteristisch für die **rheumatoide Arthritis** ist der Nachweis von **Rheumafaktoren**. Dabei handelt es sich um Antikörper gegen den Fc-Teil der IgG-Globuline. Rheumafaktoren werden in der entzündeten Synovialmembran produziert und entwickeln hier unter Komplementbindung Immunkomplexe. Der Rheumafaktor kann bei 70% der Patienten mit rheumatoider Arthritis nachgewiesen werden (seropositive rheumatoide Arthritis). Allerdings kann er auch bei anderen Krankheiten, vor allem Kollagenosen, mit wechselnder Häufigkeit auftreten.

H97 !

Frage 7.51: Lösung E

HLA-B27 (Human Leucocyte Antigen Group A) kann bei der **Spondylitis ankylosans** (Morbus Bechterew) in über 90% der Fälle nachgewiesen werden. Allerdings sind auch andere Erkrankungen mit dem Antigen assoziiert:
Reiter-Syndrom, Psoriasis-Arthritis, reaktive Arthritiden (z. B. Yersinia enterocolitica, Salmonellen, Shigella flexneri). Daneben gelingt der Nachweis von HLA-B27 auch bei etwa 5–10% der gesunden Bevölkerung.
Zu **(A): Antimitochondriale Antikörper (AMA)** werden in über 95% bei primär biliärer Leberzirrhose gefunden. Zudem wird AMA assoziiert mit der Lues II, dem systemischen Lupus erythematodes, dem medikamenteninduzierten Lupus erythematodes der medikamenteninduzierten Hepatitis und der autoimmunhämolytischen Anämie.
Zu **(B): Antikörper gegen Doppelstrang-DNA** können charakteristischerweise in 60–90% der Fälle beim systemischen Lupus erythematodes nachgewiesen werden.
Zu **(C): Basalmembranantikörper** kommen bei der rapid-progressiven Glomerulonephritis und dem Goodpasture-Syndrom vor. Hierbei lassen sich im Serum und an der Basalmembran der Glomerula in linearer Verteilung IgG-Autoantikörper gegen glomeruläre Basalmembran (Anti-GMB-Ak) nachweisen.

H00 !!

Frage 7.52: Lösung C

Siehe Lerntext VII.4.
Zu **(C):** Charakteristisch für die **Spondylitis ankylosans** ist der lageunabhängige tief sitzende Rückenschmerz, der die Patienten in den frühen Morgenstunden aus dem Schlaf weckt. Die Schmerzen können auch ischialgiform ausstrahlen und bis zur Wade und auch in die Leistenregion projiziert werden.
Typischerweise bessern sich die Beschwerden nach dem Aufstehen und nach Bewegung. Häufig fällt auch ein Steifigkeitsgefühl in der LWS nach dem Aufstehen und in den Morgenstunden auf.
Zu **(A): Statische Wirbelsäulenerkrankungen** wie z. B. Skoliosen oder Kyphosen führen zu Beschwerden im Bereich der Wirbelsäule vor allem unter Belastung.

Zu **(B)** und **(D)**: **Degenerative Wirbelsäulenerkrankungen** wie z. B. **Spondylosis hyperostotica** und **Spondylarthrosen** zeigen einen Druck-, Klopf- und Stauchungsschmerz im geschädigten Wirbelsäulensegment. Im LWS-Bereich kann es bei bestimmten Bewegungen zu einer Lumbalgie kommen, oft begleitet von einer Ischiasneuralgie. Die Lendenmuskulatur ist bis zur Bewegungssperre verspannt, das Aufrichten tut weh oder ist unmöglich.

Zu **(E)**: Eine **Spondylitis tuberculosa** entsteht durch hämatogene Streuung aus reaktivierten Herden oder durch direkte Ausbreitung aus angrenzenden paravertebralen Lymphknoten. Die Tuberkulose der Wirbelsäule betrifft häufig 2 benachbarte Wirbelkörper, wobei gleichzeitig die dazwischenliegende Bandscheibe zerstört wird. Im Extremfall kommt es durch Befall des Rückenmarkes zu einer Querschnittslähmung. Die Beschwerden der Spondylitis tuberculosa äußern sich durch lokal begrenzte Schmerzen im entsprechenden Wirbelsäulensegment.

F94 **!!**

Frage 7.53: Lösung D

Im Rahmen der **ankylosierenden Spondylitis** kommt es zu einer zunehmenden Versteifung der Wirbelsäule und der Kostovertebralgelenke. Die Atembreite von 3 cm spricht für eine deutliche Einschränkung der Beweglichkeit des Thorax. Auf Grund der thorakoskeletalen Mitbeteiligung treten Thoraxschmerzen auf, die eine Angina-pectoris-Symptomatik imitieren können. Durch eine Entzündung an den Insertionsstellen der kostovertebralen Muskulatur kann es bei tiefer Einatmung zu einem pleuritischen Brustschmerz kommen.

Zu **(A)**: Im Gegensatz zur ankylosierenden Spondylitis ist der Brustkorb bei der **Spondylosis hyperostotica** gebläht und bewegt sich zu wenig in der Ausatemphase, eine Erstarrung ist jedoch nicht typisch.

Zu **(B)**: **Degenerative Bandscheibenveränderungen** führen in der Regel nicht zu einer Einschränkung der Atembreite.

Zu **(C)**: Die **Osteoporose** führt nicht zu einer Einschränkung der Atembreite.

Zu **(E)**: Die Symptome der **Pleuritis tuberculosa** im Sinne pleuritischer Schmerzen entwickeln sich meist abrupt. Normalerweise bildet sich der Erguss ohne Behandlung zurück.

H98 **!**

Frage 7.54: Lösung B

Das **Mennell-Zeichen** ist bei Entzündung der Iliosakralgelenke oft positiv. Dabei liegt der Patient auf einer Seite und zieht das unten liegende Bein mit beiden Händen im Kniegelenksbereich nach oben. Nun umfasst der Untersucher das gestreckte, oben liegende Bein mit einer Hand und zieht dieses, indem das Becken mit der anderen Hand fixiert wird, nach hinten. Bei dieser Übung gibt der Patient meist einen lokalisierten Schmerz im Bereich des Sakroiliakalgelenkes an.

Zu **(A)**: Das **Ott-Zeichen** dient zur Überprüfung der thorakalen Wirbelsäulenfunktion. Sie wird gemessen an einer Strecke, die von der Vertebra prominens (C7) an der Wirbelsäule 30 cm nach kaudal verläuft. Bei gesunder Brustwirbelsäule wird bei maximaler Ventralflexion eine Zunahme dieser Strecke um 3–6 cm gemessen.

Zu **(C)**: Beim **Lasègue-Zeichen** wird das Bein des auf dem Rücken liegenden Patienten gestreckt hochgehoben und der Fuß dorsal flektiert. Bei Bandscheibenläsionen resultieren dabei Schmerzen als Folge der Kyphosierung der Lendenwirbelsäule und Dehnung der Spinalnerven.

Zu **(D)**: Beim **Schober-Test** wird die Fähigkeit zur Kyphosierung der Brust- und Lendenwirbelsäule geprüft. Im Lumbalbereich wird eine Strecke von L5 aus 10 cm kranialwärts markiert, um die Zunahme der Distanz nach maximaler Beugung zu messen. Die Entfaltbarkeit dieser Strecke beträgt bei Gesunden 3–5 cm.

Zu **(E)**: Das **Seitbeugen der Lendenwirbelsäule** ist bei entzündlichen und degenerativen Affektionen der Wirbelsäule frühzeitig beeinträchtigt.

---**Therapie bei Spondylitis ankylosans**——**VII.5**---

Eine kausale Therapie der **Spondylitis ankylosans** ist bisher nicht bekannt. Es kommen medikamentöse, physikalische und ggf. chirurgische Maßnahmen in Betracht.

medikamentös:
Es werden vor allem antiphlogistisch wirksame Medikamente gegeben, wie z. B. nicht steroidale Antirheumatika (Diclofenac, Indometacin). Im floriden Stadium bei entzündlicher Gelenkbeteiligung und akuter Uveitis können Steroide eingesetzt werden. Eine Basistherapie wie bei der rheumatoiden Arthritis (Goldpräparate, Penicillamin, Immunsuppressiva) ist wenig wirksam. Allerdings ist die Gabe von Salazosulfapyridin bei peripherer Arthritis indiziert.

physikalisch:
Physikalische Maßnahmen sollten möglichst frühzeitig zum Einsatz kommen und den weiteren Krankheitsverlauf begleiten. Es wird versucht, die Motilität der Bewegungsorgane so lange wie möglich aufrechtzuerhalten. Es kommen Wärmeanwendungen zum Einsatz, die die Schmerzen lindern sollen (z.B. Thermal-, Radon-, Moor-, Sole-, Überwärmungsbäder, Dampfduschen, Saunabehandlung). Ultraschallbehandlungen erfolgen bei hautnahen, lokalisierten Schmerzzuständen, wie z.B. bei Lumbal-

gien, Zervikalgien. Der gesteigerte Muskeltonus kann durch die klassische Unterwassermassage gedämpft werden, auch Stangerbäder sind wirksam.
Entscheidend ist jedoch die gezielte Krankengymnastik im Bewegungsbad oder im Trockenen mittels Bodenübungen, Hockergymnastik, Atemgymnastik und Kriechübungen.
Schmerzlinderung kann eine Röntgenbestrahlung der Wirbelsäule besonders im Frühstadium bringen.

operativ:
Im fortgeschrittenen Stadium der ankylosierenden Spondylitis können operative Maßnahmen erforderlich sein, um eine Aufrichtung bei extremer Wirbelsäulenkyphose zu erreichen. Auch die prothetische Versorgung von Gelenken (z. B. Hüftgelenk) kann notwendig werden.

H98 !!
Frage 7.55: Lösung D

Siehe Lerntext VII.5.
Zu **(D):** Da der **Spondylitis ankylosans** ein entzündlicher Prozess zugrunde liegt, ist eine **Extensionsbehandlung** nicht sinnvoll, die Schmerzsymptomatik könnte sich verstärken. Die Extensionsbehandlung wird bei degenerativen Prozessen, allgemeinen Verspannungen und Skoliose eingesetzt.

F00 !!
Frage 7.56: Lösung A

Siehe Lerntext VII.5.
Mittels der **physikalischen Therapie bei der Spondylitis ankylosans** wird versucht, die Motiliät der Bewegungsorgane so lange wie möglich aufrecht zu erhalten.
Zu krankengymnastischen Behandlungsmethoden zählen:
- Unterwasserbewegungstherapie
- Übungen auf der Matte
- Klapp'sches Kriechverfahren (Mobilisierung der Wirbelsäule durch Bewegungen aus dem „Vierfüßlerstand")
- Übungen auf dem Hocker, der Sprossenwand, am Schlingentisch
- Übungen mit dem Pezziball
- Komplexbewegungen
- Ergometertraining

Zu **(B):** Es gibt keine spezielle **Ernährungstherapie** bei der Spondylitis ankylosans. Kochsalzarme Diät ist bei Hypertonikern geeignet.
Zu **(C): Gefäßtraining** ist sinnvoll bei der arteriellen Verschlusskrankheit.

Zu **(D):** Die **Bindegewebsmassage** ist angezeigt bei Patienten mit vegetativen Syndromen, Verspannungen der Muskulatur und Myogelosen.
Zu **(E): Antihistaminika** werden bei Krankheiten allergischer Ursache und zur Behandlung von Magenerkrankungen (H_2-Antagonisten) eingesetzt.

F98 !
Frage 7.57: Lösung D

Die **Iridozyklitis** bei **Spondylitis ankylosans** stellt eine akute Infektion dar und muss zunächst behandelt werden.
Die vorgesehene **Moorbadekur** ist ein Verfahren der Wärmetherapie. Diese ist indiziert bei subakuten und chronischen Zuständen entzündlicher und degenerativer Gelenk- und Wirbelsäulenerkrankungen (z. B. Morbus Bechterew). Die Moorbäder haben eine wärmeinduzierte Durchblutungssteigerung mit einer Ödemneigung und verstärkter Lymphbildung zur Folge, woraus, auch unter dem Gesichtspunkt einer metabolischen Stimulierung, eine exsudativ phlogistische Komponente zu erwarten ist. Deshalb stellen akut entzündliche Vorgänge, Blutungen, akute Zustände nach Trauma, Fieberzustände, floride infektiöse Prozesse, Thrombophlebitiden und Thrombosen eine Kontraindikation dar.
Die Kur muss dementsprechend unterbleiben und kann erst angetreten werden, wenn die akute Erkrankung ausgeheilt ist.
Zu **(A), (B)** und **(C):** Die Kur kann wegen Kurunfähigkeit nicht angetreten werden.
Zu **(E):** Warme **Schwefelbäder** werden bei degenerativen und entzündlichen Gelenkerkrankungen im subakuten und chronischen Stadium angewandt. Sie haben hyperämisierende Wirkung und sind ebenso wie Moorbäder bei akuten entzündlichen Prozessen kontraindiziert.

Arthritis psoriatica — VII.6

Die **Arthritis psoriatica** tritt etwa bei 5% der Patienten mit Psoriasis vulgaris auf.
Typische Symptome sind:
- häufiger Befall im Strahl mit Entzündung des Basal-, Mittel- und Endgelenkes eines Fingers oder Zehs
- bevorzugter Befall der Finger und Füße, meist asymmetrisch
- häufig gleichzeitiges Bestehen einer Nagelpsoriasis (Ölflecken, Tüpfelnägel, Grübchen, Onycholyse u. a. m.)
- gelegentlich Symptome wie bei der rheumatoiden Arthritis (symmetrischer Befall, positiver Rheumafaktor, selten Rheumaknoten) oder ankylosierenden Spondylitis mit peripherer Gelenkbeteiligung, HLA-B27, Iritis.

Verlauf:
Der Verlauf der Psoriasis-Arthritis ist wechselhaft und kann chronifizieren ähnlich der rheumatoiden Arthritis mit schweren Gelenkveränderungen. Die Gelenkveränderungen können einer Psoriasis vorausgehen.
Das arthrologische Befallsmuster der **Psoriasis-Arthritis** kann nach Wright wie folgt eingeteilt werden:
- Typ I: distale Polyarthritis (vorwiegend distale Interphalangealgelenke) – ca. 5–15%
- Typ II: deformierende Polyarthritis (Arthritis mutilans) – Hände, Füße, große Gelenke – ca. 5%
- Typ III: symmetrische Polyarthritis (ähnlich wie rheumatoide Arthritis, Verläufe jedoch milder) – ca. 15%
- Typ IV: asymmetrische Olig-(Mon-)arthritis (Befall im „Strahl") – ca. **40–70%**
- Typ V: Polyarthritis mit **ankylosierender Spondylitis** – 10–30%.

Röntgendiagnostik:
Die röntgenologischen Befunde ähneln weitgehend denen der rheumatoiden Arthritis:
- Gelenkspaltverschmälerungen
- periostale Reaktionen
- Usuren
- Osteolysen.

Unterschiede zur rheumatoiden Arthritis gibt es bzgl. der Lokalisation der Befunde im Bereich der Hände.

Labordiagnostik:
In etwa 15–25% der Fälle wird eine Hyperurikämie beobachtet. Die Entzündungsparameter weichen nicht sonderlich von der Norm ab.

Therapie:
Diese entspricht den Grundsätzen der Behandlung der rheumatoiden Arthritis. Die Gelenkbeschwerden bessern sich manchmal nach einer Strahlentherapie der Hautefloreszenzen (PUVA). Vereinzelt wird auch mit immunsuppressiven Mitteln (z.B. Methotrexat) behandelt. Gelegentlich sind Glucocorticoide bei akuten Fällen indiziert.

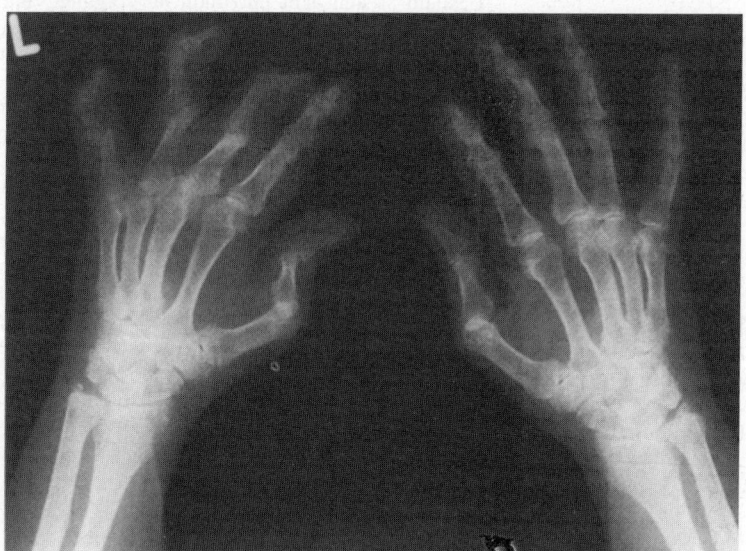

Abb. 7.6 Röntgenbefund der Hände bei Psoriasisarthritis. Überwiegend asymmetrischer Befall der linken Hand mit Destruktionen besonders der proximalen und distalen Interphalangealgelenke III, IV und V und des Metakarpophalangealgelenks II (beginnend). 90°/90°-Deformität des linken Daumens. Usur der Endphalanx des 5. Fingers rechts. Deutliche Weichteilschwellung der betroffenen Finger (Aufnahme von Herrn Dr. R. Gamp, Chefarzt der Rheumaklinik im Barbarahospital Duisburg-Hamborn). (aus: Hettenkofer, Rheumatologie, 3. Aufl., Georg Thieme Verlag, Stuttgart, New York, 1998)

F94 !
Frage 7.58: Lösung A

Die **Arthritis psoriatica** tritt bei etwa 5 % der Patienten mit Psoriasis vulgaris auf. Typisch ist der **häufige Befall im Strahl mit Entzündung des Basal-, Mittel- und Endgelenkes eines Fingers oder Zehs**. Meist tritt die Erkrankung asymmetrisch auf. Häufig ist das gleichzeitige Bestehen einer Nagelpsoriasis. Gelegentlich treten Symptome wie bei der rheumatoiden Arthritis auf. Die gesamte Rheumaserologie ist jedoch negativ.

F95 !!
Frage 7.59: Lösung C

Zu **(1):** Die Fingerendgelenke II-V werden bei der **rheumatoiden Arthritis** nicht betroffen. Oft zeigen sich Bewegungsschmerzen und Schwellungen der Fingergrund- und proximalen Interphalangcalgelenke. Die Krankheit schreitet dann zentripetal fort.
Zu **(2):** Die **Polyarthrose** ist eine vor allem die Finger- und Zehengelenke bilateralsymmetrisch befallende generalisierte Arthrose. Es bilden sich an den Fingerendgelenken periartikuläre harte Knötchen, die die Endglieder nach vorn und ulnar abbiegen. Nach Traumen und Überanstrengung kommen Entzündungen vor.
Zu **(3):** Beim akuten Gichtanfall kommt es plötzlich zu einer starken Monarthritis. Meist ist das Großzehengrundgelenk, seltener Daumengrund-, Knie- oder Sprunggelenk betroffen.
Zu **(4):** Die **Psoriasis-Arthritis** tritt unter verschiedenen lokalisatorischen Varianten und Verlaufsformen in Erscheinung.
Folgende Typen werden unterschieden:
Typ I: vorwiegender Befall der **distalen Interphalangealgelenke**, oft in Kombination mit einer Nagel-Psoriasis – ca. 5–15 % der Fälle
Typ II: progredient verlaufende, deformierende Polyarthritis (Arthritis mutilans) – ca. 5 % der Fälle
Typ III: symmetrisch verlaufende Polyarthritis, ähnlich wie bei der rheumatoiden Arthritis – ca. 15 % der Fälle
Typ IV: asymmetrische Oligo-Monarthritis mit häufigem Befall im Strahl III – ca. 40–70 % der Fälle
Typ V: asymmetrische Polyarthritis, ankylosierende Spondylitis – ca. 10–30 % der Fälle.

H94 !
Frage 7.60: Lösung E

Zu **(1):** Die **systemische Sklerodermie** gehört zu den Kollagenosen. Als Initialsymptome zeigen sich meistens ein Raynaud-Phänomen, arthritische Symptome oder Hautverdickungen.
Zu **(2):** Der **Lupus erythematodes disseminatus** wird ebenfalls den Kollagenosen zugerechnet. Muskel- und Gelenkbeschwerden treten in über 80 % der Fälle auf.

Zu **(3):** Auch die **Dermatomyositis** ist eine Kollagenose, wobei vor allem die Sklettmuskulatur und die Haut beteiligt sind. Es können distale Arthritiden mit Synovitis bis zu flüchtigen Arthralgien auftreten.
Zu **(4):** Bei der **Gonorrhö** kann es zu einer reaktiven Arthritis kommen, wobei in erster Linie eine Monarthritis des Kniegelenks auftritt.
Zu **(5):** Bei etwa 3–5 % aller Psoriatiker tritt eine **Arthritis** auf. Charakteristisch ist der Befall aller Gelenke eines Fingers oder einer Zehe (Strahlbefall). Es werden allerdings auch asymmetrische Oligo- oder Polyarthritiden größerer Gelenke beobachtet.

H97 !!
Frage 7.61: Lösung D

Im fortgeschrittenen Stadium der **rheumatoiden Arthritis** findet man im Bereich des Skeletts als Folge der Synovitis am atlantookzipitalen Gelenk eine Lockerung des Ligamentum transversum dentis mit konsekutiver **atlanto-axialer Dislokation**. In der Folge treten entsprechende neurologische und vaskuläre Komplikationen wie Parästhesien, Paresen, Schwindel, Sprachstörungen und Synkopen auf. Im schlimmsten Fall kann es zu einer tödlichen Intrusio des Dens in das Foramen occipitale magnum kommen.
Die Diagnostik erfolgt mittels Röntgenaufnahme, Computertomographie oder Magnetresonanztomographie.

H97 !!
Frage 7.62: Lösung B

Das arthrologische Befallsmuster der **Psoriasis-Arthritis** kann nach Wright wie folgt eingeteilt werden:
- Typ I: distale Polyarthritis (vorwiegend distale Interphalangealgelenke) – ca. 5–15 %
- Typ II: deformierende Polyarthritis (Arthritis mutilans) – Hände, Füße, große Gelenke – ca. 5 %
- Typ III: symmetrische Polyarthritis (ähnlich wie rheumatoide Arthritis, Verläufe jedoch milder) – ca. 15 %
- Typ IV: asymmetrische Olig-(Mon-)arthritis (Befall im „Strahl") – ca. **40–70 %**
- Typ V: Polyarthritis mit **ankylosierender Spondylitis** – 10–30 %.

Die **Sakroiliitis** tritt bei der Psoriasis-Arthritis unter dem Bild der ankylosierenden Spondylitis vom Typ V nach Wright auf. Häufig kann das Histokompatibilitätsantigen HLA-B27 nachgewiesen werden.
Zu **(A):** Die **verruköse Endokarditis** kommt in Spätfällen bei Patienten mit rheumatischem Fieber vor. In der Folge kommt es zu Stenosen bzw. Insuffizienzen an der Aorten- oder Mitralklappe.

Zu **(C)**: Die **Fingerpolyarthrose** stellt degenerative Veränderungen an den Fingergrund-, -mittel- und -endgelenken dar.

Zu **(E)**: Die **Spondylolisthesis** (Wirbelgleiten) kann in der seitlichen Röntgenaufnahme als bewegungsunabhängig fixierte Verschiebung eines zumeist lumbalen Wirbelkörpers nach ventral nachgewiesen werden. Voraussetzung für das Auftreten einer Spondylolisthesis ist die Spondylolyse. Klinisch bestehen oft keine Beschwerden. Ursache sind meist degenerative Veränderungen, aber auch tumoröse, entzündliche, traumatische oder dysontogenetische Fälle kommen vor.

Reiter-Syndrom ────────── VII.7

Der Morbus Reiter gehört zum rheumatischen Formenkreis mit unklarer Ätiologie.

Synopsis des Reiter-Syndroms
1. **Harnwegmanifestation:**
- Urethritis (> 75%) mit Dysurie und Harnröhrenausfluss, nicht selten werden Gonokokken im Rahmen einer Mischinfektion gefunden
- Prostatitis (80%)
- Zystitis
- Vesikulitis.
2. **Haut- und Schleimhautaffektionen:**
- Glans penis (Balanitis)
- Keratoderma blenorrhagicum (9–15%)
- subunguale Keratose
- Onycholysis.
3. **Periphere Arthritis:**
- asymmetrisch auftretende Arthritis mit Priorität der unteren Extremitäten und Beteiligung des Kreuzdarmbeingelenks
- HLA-B27-Positivität.
4. **Augenbeteiligung:**
- Konjunktivitis (> 90%)
- Iridozyklitis
- Ophthalmitis
- Keratitis.
5. **Herzbeteiligung:** (6–7%)
- Mesaortitis (AV-Block, Schenkelblock)
- Aorteninsuffizienz (2%), bei chronischen Fällen durch Dilatation des Klappenringes und Verdickung der Aortenklappensegel
- Myokarditis.
6. **Viszerale Beteiligung** (selten):
- Pleuritis sicca und Beteiligung des Nervensystems (Neuropathie, Meningoenzephalitis u. a.)
- Amyloidose (in einzelnen Fällen).

Die Symptomatik der Reiter-Erkrankung beginnt häufig einige Tage bis Wochen nach einer **urogenitalen Infektion** oder nach einer **Durchfallerkrankung**.

Enthesiopathien (Insertionstendinitiden) in Form von Veränderungen an den Insertionsstellen von Sehnen und Bändern können zu einem plantaren Fersensporn (Fibroostitis) und anderweitig lokalisierten Beschwerden (Tuberositas tibiae, Tuber ossis ischii) führen.

In 75–95% der Fälle mit Morbus Reiter kann das HLA-B27 (Human Leucocyte Group A) nachgewiesen werden.

Therapie:
Die Behandlung erfolgt symptomatisch mit analgetisch-antiphlogistischen Antirheumatika (z.B. Diclofenac, Indometacin). Bezüglich der Urethritis sind Tetrakycline oder Makrolide (z.B. Erythromycin) Mittel der Wahl. Die Prognose des Morbus Reiter ist gut. Zumeist heilt die Erkrankung nach 1 bis 3 Monaten allmählich ab. 10% der Fälle nehmen einen chronischen Verlauf, die meist Träger des HLA-B27 sind. Bei diesen Patienten lassen sich röntgenologisch erosive Gelenkveränderungen im Bereich der Vorfüße teilweise mit reaktiver Periostitis und Sakroiliitis nachweisen. Es werden auch fließende Übergänge in das Krankheitsbild der ankylosierenden Spondylitis beobachtet.

F00 **!!**

Frage 7.63: Lösung C

Zu den klassischen Manifestationen des **Reiter-Syndroms** gehören:
- Beteiligung der **Harnwege: Urethritis**, Prostatitis, Zystitis, Vesikulitis
- Beteiligung der **Gelenke:** periphere **Arthritis**
- Beteiligung der Haut- und Schleimhäute: Keratoderma blenorrhagicum (9–15%), Onycholysis, Balanitis
- Beteiligung der Augen: **Konjunktivitis,** Iridozyklitis, Ophthalmitis, Keratitis
- Herzbeteiligung: Myokarditis, Mesaortitis
- Viszerale Beteiligung: Amyloidose, Pleuritis sicca

Zu **(A)**: Das Versiegen von Tränenfluss und Speichelflüssigkeit spricht für ein **Sjögren-Syndrom**.

Zu **(B)**: Die hier angegebenen Symptome entsprechen einem **Karpaltunnelsyndrom** z.B. bei rheumatoider Arthritis.

Zu **(D)**: Die Symptomatik kommt typischerweise bei einer **Kälteagglutininkrankheit** vor.

Zu **(E)**: Schmerzende Oberschenkeladduktoren und Reithosenanästhesie kommt bei einer Schädigung der spinalen Segmente S1–S5 vor (Kauda-, Konus-Syndrom).

H00 **!!**

Frage 7.64: Lösung D

Zu **(A), (B), (C)** und **(E):** Das Bild zeigt **aphthöse Veränderungen** der Mund- und Zungenschleimhaut. Diese kommen im Rahmen eines **Reiter-Syndroms** vor mit folgender **Symptom-Tetrade**.

- **Arthritis** (C)
- **Iridozyklitis** (B), **Konjunktivitis**
- **Urethritis**
- **Reiter-Dermatose** (aphthöse Läsionen der Mund- und Genitalschleimhaut (A), Balanitis circinata, psoriasiforme Hautveränderungen, **sterile Pustulationen der Haut** (E), Keratodermie der Handflächen und Fußsohlen)

Zu **(D)**: Die **Sicca-Symptomatik** gehört nicht zum Reiter-Syndrom. Sie kommt im Rahmen einer rheumatoiden Arthritis **(Sjögren-Syndrom)** vor.

HLA-B27-assoziierte Erkrankungen — VII.8

In den letzten Jahren wurde eine Reihe von Assoziationen einer Anzahl von Krankheiten und speziellen **HLA-Antigenen** (Human Leucocyte Group A) gefunden. Auf Grund der Korrelation von HLA-Antigenen zu bestimmten Krankheiten lässt sich ein relatives Erkrankungsrisiko errechnen.
Die Häufigkeit von HLA-B27 bei rheumatischen Erkrankungen geht aus folgender Tabelle hervor:

Tab. 7.1 Häufigkeit der HLA-B27-Antigene bei rheumatischen Erkrankungen

Syndrom	Häufigkeit von HLA-B27 in %
Reiter-Syndrom	75–95
Ankylosierende Spondylitis (Bechterew-Krankheit)	80–100
Psoriasis-Arthritis	bis 65
reaktive Arthritiden	
• Yersinia enterocolitica	60–80
• Salmonellen	60–95
• Shigella flexneri	bis 80
gesunde Bevölkerung	5–10

F97
Frage 7.65: Lösung C

Folgende Erkrankungen sind mit dem **HLA-B27** assoziiert:
- Morbus Bechterew
- reaktive Arthritis (z. B.: **Yersinienarthritis**)
- Arthritis psoriatica
- enteropathische Arthritiden mit Sakroiliitis bei Morbus Crohn, Colitis ulcerosa und Morbus Whipple
- juvenile rheumatoide Arthritis mit Sakroiliitis.

Zu **(A), (B), (D)** und **(E)**: **Gichtarthritis, Chondrokalzinose, Borrelienarthritis und rheumatisches Fieber** gehen nicht mit einer Erhöhung des HLA-B27 einher.

H97 /
Frage 7.66: Lösung A

Siehe Kommentar zu Frage 7.65.
Zu **(A)**: **Die Borrelienarthritis** geht nicht mit einer Erhöhung des HLA-B27 einher.

F96 /
Frage 7.67: Lösung D

Die **reaktive Arthritis** tritt vornehmlich bei Patienten auf, die das HLA-B27-Gen geerbt haben. Damit sind Spondylarthropathien im Anschluss an Darm- oder Urogenitalinfekte gemeint, die bei Patienten mit dem Histokompatibilitätsantigen HLA-B27 auftreten.
Die Krankheit tritt vor allem bei Personen zwischen 18 und 40 Jahren auf. Die Geschlechterrelation beträgt annähernd 1 : 1.
Zu **(A)**: Die allgemeine Prävalenz und Inzidenz der **reaktiven Arthritis** ist wegen der auslösenden Infektionen und der prädisponierenden genetischen Faktoren in verschiedenen Bevölkerungsgruppen schwer zu beurteilen. Eine einheitliche Vererblichkeit gibt es nicht.
Zu **(B)**: Es werden gängige **nicht steroidale Antirheumatika (NSAR)** verabreicht, eine bestimmte Auswahl gibt es nicht. Gelegentlich sind Corticoide notwendig.
Zu **(C)**: Eine Beeinflussung der Erkrankung durch Transfusion HLA-differenten Blutes ist nicht bekannt.
Zu **(E)**: Die genetische Disposition von HLA-B27 gilt für die rheumatische Komplikation der Erkrankung, nicht jedoch für die Häufigkeit der initiierenden Infektion. HLA-B27-positive Patienten haben meist eine schlechtere Prognose als die B27-negativen. Ansonsten ist die Bestimmung des HLA-B27 bzgl. des Verlaufes ohne prognostischen Nutzen.

Postinfektiöse reaktive Arthritiden — VII.9

Postinfektiöse reaktive Arthritiden sind akut bis subakut verlaufende sterile Synovitiden, die in einem Abstand von Tagen bis zu Wochen oder Monaten nach gastroenteralen, urogenitalen oder sonstigen Infekten mit bestimmten Erregern auftreten können.
Die Pathogenese ist noch unklar. Es werden jedoch pathogene Immunreaktionen, wie z. B. kreuzreagierende Antikörper gegen mikrobielle Produkte arthrogener Erreger sowie körpereigene Antigensubstrate und zirkulierende Immunkomplexe, als Ursache der artikulären sowie extraartikulären Symptome diskutiert. Zu den Erregern der reaktiven Arthritis nach **gastrointestinalen Infekten** gehören:
- Yersinia enterocolitica
- Yersinia pseudotuberculosis

- Campylobacter jejuni
- Salmonella typhimurium
- Shigella flexneri.

Zu den Erregern der reaktiven Arthritis nach **urogenitalen Infektionen** gehören:
- Chlamydia trachomatis
- vermutlich auch Neisseria gonorrhoeae und Ureaplasma urealyticum.

Das Reiter-Syndrom wird zu den reaktiven Arthritiden gezählt, das durch Konjunktivitis, Polyarthritis und Haut- sowie Schleimhauterscheinungen charakterisiert ist. Es wird im Anschluss an gastroenterale sowie nach urogenitalen Infektionen beobachtet.

Daneben treten reaktiv-infektiöse Arthritiden nach Infektionen mit β-hämolysierenden Streptokokken (rheumatisches Fieber mit Herzbeteiligung) sowie Borellien (Lyme-Krankheit) und Meningokokken, Röteln-Viren und Hepatitis-B-Viren auf.

F95

Frage 7.68: Lösung C

Reaktive Arthritiden, wie z. B. nach Yersinien- oder Chlamydieninfektionen, werden meist durch gramnegative Erreger verursacht. Die Gelenksymptomatik bricht meist 1–3 Wochen, selten nach bis zu 2 Monaten, nach einer vorangegangenen Enteriitis oder Urethritis aus.

Zu **(A):** Es tritt eine **Mon-/Oligoarthritis** auf, wobei die untere Extremität bevorzugt wird. Der Gelenkbefall ist asymmetrisch.

Zu **(B):** Das **Reiter-Syndrom** wird zu den postinfektiösen Arthritiden gezählt, das durch Konjunktivitis, Urethritis und Arthritis mit teilweise zusätzlichen Haut- und Schleimhautveränderungen vergesellschaftet ist.

Zu **(C):** Reaktive Arthritiden sind **seronegativ**, das heißt es werden keine Rheumafaktoren oder antinukleären Faktoren vorgefunden.

Zu **(D):** Laborchemisch auffällig sind eine beschleunigte BSG, Erhöhung des **CRP** (Akute-Phase-Reaktion) sowie eine Leukozytose.

Zu **(E):** Häufig können bei reaktiven Arthritiden **HLA-B27-Antigene** nachgewiesen werden:
- Yersinia enterocolitica: 60–80% der Fälle
- Salmonellen: 60–95% der Fälle
- Shigella flexneri: bis zu 80% der Fälle.

F94 **!**

Frage 7.69: Lösung B

Das dargestellte Krankheitsbild entspricht dem einer **reaktiven Arthritis**. Diese stellt eine entzündliche Gelenkerkrankung dar, die als Zweiterkrankung nach gastrointestinalen Infekten oder urogenitalen bakteriellen Infekten auftritt. Nach einer durchschnittlichen Latenzzeit von etwa 2 Wochen treten dabei arthritische sowie andere Symptome, wie z. B. Konjunktivitis, Urethritis oder Reiter-Dermatose auf. Etwa 2/3 der Fälle heilen nach einem halben Jahr aus.

Zu **(A):** Das **rheumatische Fieber** tritt nach einem Intervall von ca. 10–20 Tagen als Zweiterkrankung nach einem Infekt des oberen Respirationstrakts durch β-hämolysierende Streptokokken auf.

Zu **(C):** Die **juvenile chronische Arthritis** kann plötzlich oder allmählich beginnen und äußert sich in mäßigem oder hohem Fieber, Exanthemen, Milz-, Leber- und Lymphknotenschwellung sowie Anämie. Es können alle Gelenke betroffen sein. Ein Zusammenhang mit einer vorausgehenden Enteritis ist nicht bekannt.

Zu **(D):** Die **Psoriasisarthropathie** geht häufig mit einer Hautpsoriasis einher. Eine Enteritis in diesem Zusammenhang ist nicht bekannt.

Zu **(E):** Eine vorangegangene Enteritis steht nicht charakteristischerweise im Zusammenhang mit einem **Lupus erythematodes**.

Zu den typischen Beschwerden zählen neben Gelenkbeschwerden Hautveränderungen und allgemeine Symptome wie Abgeschlagenheit, Schwäche, Gewichtsverlust und Fieber.

---**Bakterielle Arthritis**---------VII.10---

Das Erregerspektrum der **bakteriellen Arthritis** ist altersabhängig:
- 2–15 Jahre: Staphylococcus aureus dominierend, daneben Streptokokken
- 16–50 Jahre: Neisseria gonorrhoeae dominierend
- > 50 Jahre: Staphylococcus aureus dominierend.

Häufigster **Befall** beim Erwachsenen:
- Kniegelenke (50%)
- Hüftgelenke (25%)
- Schultergelenke (15%)
- Ellenbogengelenke (10%)
- Sprung-, Hand- und Sternoklavikulargelenke (5–7%)
- Ileosakralgelenke (2%).

Zur Diagnosestellung ist der bakteriologische Nachweis des Erregers entscheidend. Dazu dient das **Gelenkpunktat**, wobei meist schon mikroskopisch (Grampräparat), teilweise jedoch erst durch Kultur bzw. Tierversuch der Nachweis gelingt. Zudem zeigt die Synovialflüssigkeit
- eine stark **erhöhte Gesamtzellzahl** (> 50000/μl) durch massive Vermehrung der Granulozyten,
- eine deutlich **verminderte Glukosekonzentration** des Gelenkergusses,
- eine deutliche **Erhöhung des Laktatgehaltes**.

7.1 Entzündliche Gelenkerkrankungen

Die **therapeutischen Maßnahmen** müssen sofort eingeleitet werden, da die bakterielle Arthritis immer eine Notsituation darstellt:
- Schon bei Verdachtsdiagnose erfolgt **Antibiotikagabe** – orientierend am Alter des Patienten (siehe Erregerspektrum). Eine intraartikuläre Injektion ist kontraindiziert, da die Antibiotika gut synoviagängig sind und bei lokaler Gabe die Gefahr der Reizung (chemische Synovitis) besteht. Begleitend können zur analgetisch-antiphlogistischen Therapie Antirheumatika (nichtsteroidal) gegeben werden.
- Im Akutstadium wird die **Kryotherapie** als physikalische Maßnahme zur Behandlung des Entzündungsprozesses eingesetzt.
- **Wiederholte Gelenkpunktionen** werden zur Entlastung und Entfernung von entzündlichem Exsudat und Erregern durchgeführt, im Akutstadium auch Gelenkspülungen mit steriler, physiologischer Kochsalzlösung. Die offene **Drainage** sollte bei abgekapselten Ergüssen und schwierigem Gelenkzugang durch Motilitätseinschränkung und Pyarthrose erwogen werden.
- Chirurgisches Vorgehen (**Synovektomie**) ist wegen der schlechten Prognose bei der infektiösen Koxitis im Kindesalter vorgesehen.
- Zur weiteren Behandlung ist zur Vermeidung von Gelenkkontrakturen die tägliche Durchbewegung (mindestens einmal) des betreffenden Gelenkes erforderlich.

Frage 7.70: Lösung B

Die Fallbeschreibung deutet auf eine **Infektarthritis** vermutlich bakterieller Genese hin. Als vordringlichste Maßnahme sollte eine **Kniegelenkpunktion** zur kulturellen Aufarbeitung des Keims durchgeführt werden.
Eine bakterielle Arthritis wird am häufigsten durch folgende Erreger verursacht:
- Neisseria gonorrhoeae
- Staphylococcus aureus
- Streptococcus pneumoniae
- Streptococcus pyogenes
- Haemophilus influenzae
- gramnegative Erreger (z. B. E. coli, Salmonellen, Pseudomonas).

Bei einer Infektarthritis ist etwa in der Hälfte der Fälle das Knie betroffen. Die Gelenkflüssigkeit ist bei der Infektarthritis trüb bzw. eitrig. Es werden Leukozytenzahlen von 10 000 bis 100 000/mm^3 gemessen, über 90% der Zellen sind Neutrophile. Der Glukosegehalt des Punktates ergibt oft weniger als 50% einer simultanen Blutzuckerbestimmung.

Frage 7.71: Lösung B

Die **infektiöse Arthritis** ist eine lokale bakterielle Infektion, die hämatogen metastatisch bzw. traumatisch oder nach Gelenkpunktion entstehen kann, meist durch Tuberkulose- oder Gonokokkenerreger.
Klinisch besteht ein hochakutes, meist monarthritisches Bild mit
- Rötung
- Schwellung und
- ausgeprägtem Spontan-Berührungs-Bewegungsschmerz.

Begleiterscheinungen sind Fieber und unspezifische Entzündungszeichen (z. B. BSG-Erhöhung, Leukozytose).
Zu **(4)** und **(5):** Tastbares Bewegungsreiben sowie röntgenologisch nachweisbare osteophytäre Randanbauten sind Zeichen **degenerativer Knochenerkrankungen**.

Frage 7.72: Lösung D

Zu **(A), (B), (C)** und **(E):** Das Erregerspektrum der **bakteriellen Arthritis ist altersabhängig:**
- 2–15 Jahre: Staphylococcus aureus dominierend, daneben Streptokokken
- 16–50 Jahre: Neisseria gonorrhoeae dominierend
- > 50 Jahre: Staphylococcus aureus dominierend.

Der Nachweis von Haemophilus influenzae, Staphylococcus aureus, Streptococcus pneumoniae sowie Mycobacterium tuberculosis aus dem Gelenkpunktat macht in der Regel keine Schwierigkeiten.
Zu **(D): Chlamydia trachomatis** gehört zu den Erregern der **postinfektiösen reaktiven Arthritis** nach urogenitalen Infektionen. Ein Erregernachweis aus dem Gelenkpunktat ist deshalb nicht möglich.

Frage 7.73: Lösung A

Zu **(A):** Eine **Yersinienarthritis** tritt meist etwa 8–14 Tagen nach einer vorangegangenen Gastroenteritis auf. Es kommt dann meist zur Oligoarthritis mit bevorzugtem Befall der großen Gelenke.

In der Synovialflüssigkeit ist die Zellzahl erhöht, krankheitsspezifische Befunde fehlen jedoch. Der kulturelle Nachweis fällt negativ aus.
Zu **(B)**: Bei einer **Streptokokkenarthritis** (Streptococcus pyogenes) ist das Gelenkpunktat meist schon eitrig. Die Gesamtzellzahl ist hoch (10 000 – 100 000), der Ausstrich granulozytär und die Kultur positiv.
Zu **(C)**: Bei der **gonorrhoischen Arthritis** ist meist das Knie- oder Handgelenk betroffen. In 25–50 % lässt sich Neisseria gonorrhoeae durch Ausstrich oder Kultur in der Synovialflüssigkeit nachweisen.
Zu **(D)**: Im Rahmen einer **miliaren Tuberkulose** lässt sich in etwa 1 % der Fälle eine arthritische Beteiligung nachweisen. In der Synovialflüssigkeitsanalyse kann nur eine relativ geringe Erhöhung der Zellzahl nachgewiesen werden. Mycobacterium tuberculosis kann kulturell in der Mehrzahl der Fälle nachgewiesen werden.
Zu **(E)**: Erreger einer **Staphylokokkenarthritis** lassen sich kulturell aus dem Gelenkerguss nachweisen.

7.2 Arthropathien bei Stoffwechselerkrankungen

Arthritis urica — VII.11

Die **Gichtarthritis** tritt bei erhöhtem Harnsäuregehalt des Blutes durch Kristallisation von Mononatriumurat im Gewebe auf.
Normwerte für Harnsäure: bis 7,0 mg/dl (für Männer) bis 6,5 mg/dl (für Frauen).
Prädilektionsstellen sind:
- **Großzehengrundgelenk** (Podagra)
- **Daumengrundgelenk** (Chiragra).

Der polyartikuläre Befall ist relativ selten und betrifft vor allem ältere Frauen nach der Menopause.
Im weiteren Verlauf mit chronischer Entwicklung entstehen Ablagerungen der Kristalle in Knorpel, Sehnen, Bursae, Unterhautfettgewebe sowie in der Niere (Parenchym).
Auslösende Faktoren eines Gichtanfalles sind:
- Stress
- exzessive Nahrungsaufnahme
- Alkoholabusus
- chirurgische Eingriffe.

Die **Röntgenaufnahmen** zeigen ausgeprägte Gichttophi der Grundgelenke. Ihnen geht eine Zerstörung des gelenknahen Knochens durch Harnsäure voraus.

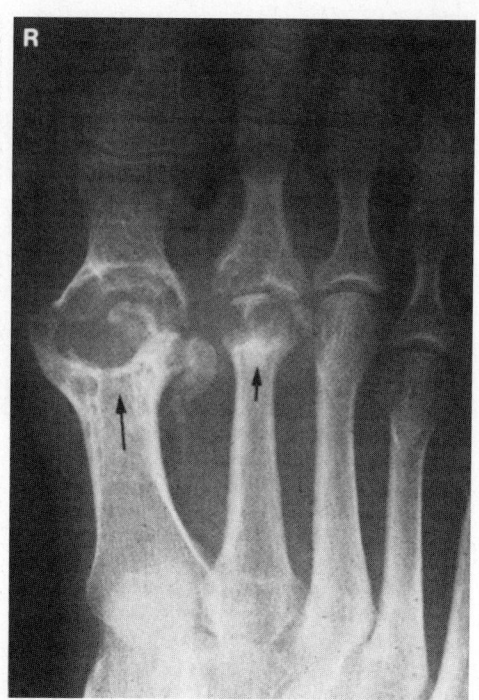

Abb. 7.7 Arthritis urica. Rechter Fuß. Ausgestanzte Lockdefekte in den Zehenstrahlen I und II durch Gichttrophi (↑). (aus: Thurn P. et al., Einführung in die radiologische Diagnostik, 10. Aufl., Georg Thieme Verlag, Stuttgart, New York, 1998)

Tophi der Weichteile kommen in Schleimbeuteln, periartikulären Geweben, Sehnenscheiden sowie der Subkutis der Ohrmuschel vor.
Typisch sind scharf ausgestanzte Usuren an den Knochenenden.

Tab. 7.2 Stadieneinteilung der Harnsäuregicht (nach H. Hornbostel u. a.)

Prägicht	Manifeste Gicht		
Stadium I	II	III	IV
asymptomatische Hyperurikämie	akuter Gichtanfall	interkritische Phase	chronisch tophöse Gicht

Therapie:
Colchicin ist das Mittel der Wahl zur Anfallsbehandlung der Arthritis urica. Colchicin ist antimitotisch wirksam. Beim akuten Gichtanfall wirkt es über eine Verminderung der Beweglichkeit der chemotaktisch durch die Harnsäurekristalle angezogenen Leukozyten. Dadurch wird der vermehrte Leukozytenzerfall verhindert, bei dem entzündungsfördernde Enzyme freigesetzt werden. Colchicin wirkt nicht auf den Harnsäu-

respiegel und beeinflusst die Gicht weder antiphlogistisch noch analgetisch.
Außerdem kommen Antiphlogistika wie Phenylbutazon, Indometacin oder Diclofenac zum Einsatz.
Zur Dauertherapie werden **Allopurinol** (Urikostatikum) oder **Benzbromaron** (Urikosurikum) gegeben.
Diätetische Maßnahmen umfassen die Begrenzung nukleinsäurereicher Nahrung (z. B. Innereien) und die Einschränkung von Fleischprodukten und Alkohol. Kaffee kann weiter getrunken werden, da die enthaltenen methylierten Purine nicht zu Harnsäure metabolisiert werden.

H98 !
Frage 7.74: Lösung D

Die geschilderte Symptomatik spricht am ehesten für einen **akuten Gichtanfall** (Podagra). Typisch sind die plötzlich auftretenden Schmerzen mit Hautrötung, Überwärmung und Schwellung im Bereich des betroffenen Gelenkes, häufig nach Ess- oder Trinkexzessen. Oft wird der Anfall durch allgemeine Entzündungszeichen wie Fieber, Leukozytose und erhöhte BSG begleitet.
Zu **(A):** Ein **akuter Bandscheibenvorfall** ist gekennzeichnet durch Schmerzen im Bereich der Wirbelsäule mit häufiger Ausstrahlsymptomatik in das entsprechende Bein bei LWS-Bandscheibenprolaps. Es treten keine Entzündungserscheinungen auf.
Zu **(B):** Leitsymptom der **akuten Myositis** ist die Muskelschwäche, hinzu kommen fakultativ Schmerzen sowie Muskelschwund.
Zu **(C):** Bei der **venösen Insuffizienz** stehen im Vordergrund der Symptomatik Schmerzen, Schwere- und Spannungsgefühl sowie nächtliche Krämpfe, Juckreiz und Parästhesien in der betroffenen Extremität.
Zu **(E):** Die Symptome der **multiplen Sklerose** sind sehr vielfältig. Zu den häufigsten Initialsymptomen gehören:
- Paresen oder Ataxien
- Optikusneuritis
- Sensibilitätsstörungen
- Doppelbildersehen, meist durch Parese des M. rectus lateralis bedingt.

H99 !
Frage 7.75: Lösung D

Die **Natriumuratkristalle** in der Synovialflüssigkeit zeigen im polarisierten Licht eine starke Doppelbrechung und leuchten gelb. Im Polarisationsmikroskop können optisch negative (Natriumurat) von optisch positiven Kristallen (Calciumpyrophosphat) unterschieden werden. Sie liegen meist extrazellulär vor, jedoch kann im akuten Stadium eine verstärkte Phagozytose durch Granulozyten auftreten. Die Kristalle überragen dann die Zellgrenze. Der Nachweis von Uratkristallen sichert die Diagnose Gicht.
Zu **(A):** Eine **Hypercholesterinämie** geht nicht zwangsweise mit einer Gichtarthritis einher.
Zu **(B):** Eine **BSG-Erhöhung** ist ein unspezifischer Parameter und beweist eine Gichtarthritis nicht.
Zu **(C):** **Oxalatkristalle im Urin** sprechen nicht für eine Gicht, sondern Uratsteine.
Zu **(E):** Das Vorhandensein von **HLA-B27** spricht nicht für eine Gicht, sondern eher z. B. für eine Spondylitis ankylosans.

Chondrokalzinose — VII.12

Die **Chondrokalzinose** (Pyrophosphatgicht, Pseudogicht) ist gekennzeichnet durch eine Störung des Phosphatstoffwechsels im Knorpel, die zur Ablagerung von Calciumpyrophosphatdihydrat im Gelenkknorpel sowie in Menisken und Bandscheiben führt.
Über eine Aktivierung polymorphkerniger Leukozyten und Makrophagen mit Freisetzung von lysosomalen Enzymen führt die Ausfällung von **Calciumpyrophosphatkristallen** zu einer Kristallsynovitis in der Gelenkflüssigkeit. Im polarisierten Licht können positiv doppelbrechende Kristalle nachgewiesen werden. Es sind vorwiegend ältere Menschen betroffen.
Befallen werden im Gegensatz zur Gicht vor allem die Kniegelenke, weniger häufig Rand-, Ellenbogen-, Hüft-, Schulter- und Sprunggelenk.
Röntgenologisch imponieren linien- und streifenförmige Verschattungen parallel zur Gelenkfläche an den Menisken der Kniegelenke, Schultergelenke und der Symphyse, die durch Ablagerungen von Calciumpyrophosphat entstehen.
Die Chondrokalzinose kommt nur selten familiär vor.

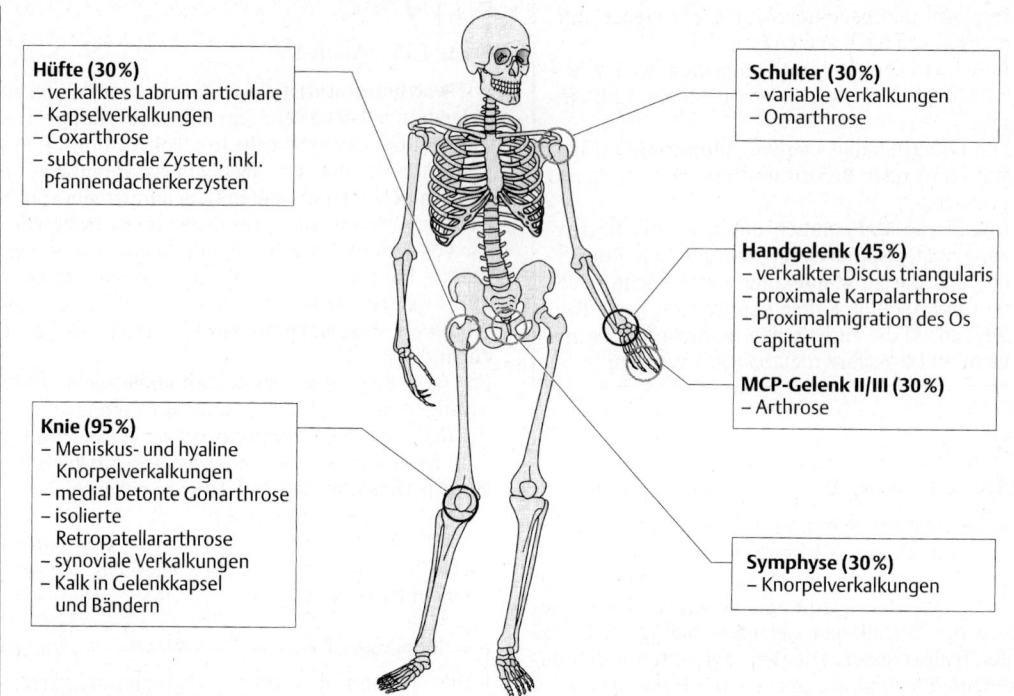

Abb. 7.8 Befallstopik der Pyrophosphatarthropathie mit typischen Befallsmustern: Bevorzugt befallen – und zwar beidseitig – sind Knie- und Handgelenke, im Gegensatz zur Gicht nicht die Zehen- und Fingergelenke. In Klammern angeführte Prozentzahlen geben die relative Häufigkeit des Auftretens an einzelnen Gelenken an. (aus: Bohndorf, K., Imhof, H., Radiologische Diagnostik der Knochen und Gelenke, Georg Thieme Verlag, Stuttgart, New York, 1998)

H93

Frage 7.76: Lösung C

Zu **(1)**: Die **Chondrokalzinose** führt zu Ablagerungen von Calciumpyrophosphatdihydrat-Kristallen im Knorpel mit Auslösung einer akut kristallinduzierten Synovitis. Im weiteren Verlauf kommt es zu Verkalkungen im Bereich des Knorpels mit entsprechenden degenerativen Veränderungen.

Zu **(2)**: Bei der nicht deformierenden Arthritis der **Colitis ulcerosa** handelt es sich um eine wandernde Poly- oder Monarthritis. Am häufigsten sind Knie-, Fuß- und Handgelenke betroffen. Die Synovialanalyse zeigt Befunde wie bei einer akuten Arthritis ohne Nachweis von Kristallen und Erregern.

Zu **(3)**: Die **Alkaptonurie (Ochronose)** ist eine seltene Störung des Tyrosinabbaus. Es besteht ein Mangel an Homogentisinsäureoxidase, wobei es zur Kumulation von Homogentisinsäure im Bindegewebe kommt. Im Verlauf von vielen Jahren resultiert daraus eine spezielle Form der degenerativen Arthritis.

7.3 Degenerative Gelenkerkrankungen

Arthrosis deformans großer Gelenke — VII.13

Die **Arthrosis deformans** ist charakterisiert durch einen unphysiologischen Abbau von Gelenkknorpel, der zu einer Bewegungseinschränkung und Schmerzen betroffener Gelenke führt. Bei im Einzelnen noch nicht geklärter Ätiologie kommt es bei der **Arthrose** zu einer Nekrose von Chondrozyten, die wiederum zu einer Minderung der Synthese von Proteoglykanen und Kollagen führt. Daraus resultiert ein vermindertes Wasserbindungsvermögen und eine Beeinträchtigung der elastischen Widerstandskraft, die in einer Demaskierung des Kollagengerüsts mit gesteigerter Vulnerabilität der Knorpeloberfläche resultiert. Es kommt im weiteren Verlauf zu Ein- und Abrissen von Fasern und Abriebverlusten, zu einer zunehmenden Zerstörung des Knorpels über enzymatische Degradation.

Am Gelenkknorpel fallen makroskopisch extraossäre Erosionen auf. Außerhalb der Tragzonen bilden sich Osteophytenkränze. Es entwickeln sich Geröllzysten im gelenknahen Knochen und Schleiffurchen auf der subchondralen Kortikalisplatte. Zunehmend kommt es zu Konturverlusten und fixierten Subluxationen.
Typisch für Arthrosen großer Gelenke ist der Anlauf- und Ermüdungsschmerz, der im Ausbreitungsgebiet der sensiblen Innervation des Gelenks empfunden wird. Bei der Coxarthrose wird der Schmerz am Oberschenkel vorn innen, im Gesäß und im Knie empfunden. Bei der Gonarthrose hat der Patient Schmerzen im ganzen Gelenk oder am medialen Gelenkrand. Der Anlaufschmerz wird zum Dauerschmerz und verschwindet erst nach längerer Ruhe wieder.
Im Bereich der Wirbelsäule können degenerative Veränderungen zu Bandscheibenvorfällen mit Wurzelirritationen mit entsprechender Schmerzsymptomatik führen.
Röntgendiagnostik:
Typische röntgenologische Befunde sind:
- Gelenkspaltverschmälerung
- subchondrale Spongiosasklerose
- osteophytäre Neubildung des Knochens am Gelenkrand
- Spondylophyten
- Geröllzysten.

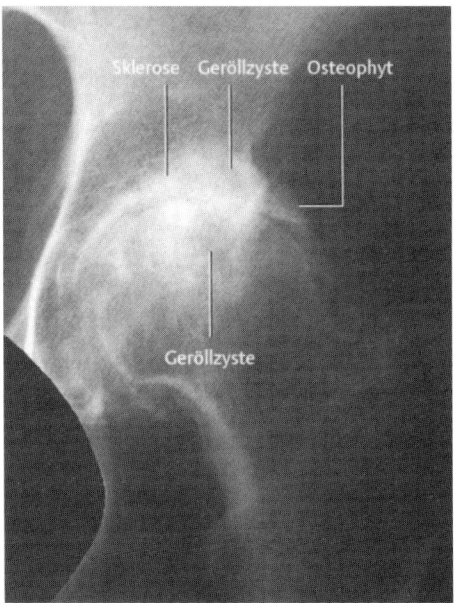

Abb. 7.**9** Zeichen der Degeneration am Beispiel einer fortgeschrittenen Koxarthrose. (aus: Bohndorf, K., Imhof, H., Radiologische Diagnostik der Knochen und Gelenke, Georg Thieme Verlag, Stuttgart, New York, 1998)

Laborchemisch sind die Entzündungsparameter in der Regel nicht erhöht, ebenso werden auch keine serologischen Befunde erhoben.
Therapie:
Allgemeinmaßnahmen:
Reduktion von Übergewicht
Verzicht auf schwere körperliche Arbeit
konservative Maßnahmen:
Applikation nicht steroidaler Antirheumatika (NSAR – z. B. Diclofenac)
evtl. lokal anzuwendende Glucocorticoide, Lokalanästhetika
physikalische Maßnahmen:
Bewegungstherapie
Lagerungs- und Extensionsbehandlung
Massagen, Ergotherapie
im Akutstadium: Kryotherapie
im subakuten Stadium: Wärmeanwendung, Kurzwelle, Bewegungstherapie, Gehschule
Röntgenbestrahlung:
wenn konservative Maßnahmen ausgeschöpft sind und operative Interventionen nicht infrage kommen; relativ günstig bei Schulter- und Kniegelenk
orthopädietechnische Hilfsmittel:
Orthesen in Form von Gehhilfen, Schienen, Schuhzurichtungen, Schuheinlagen, Sitzhilfen
operative Maßnahmen:
Gelenk erhaltende Operationen (z. B. Umstellungsosteotomie)
Gelenk eliminierende Eingriffe (z. B. Arthrodesen, Resektionsarthroplastiken)
Gelenk ersetzende Operationen (z. B. Hüfttotalprothese).

H95 !
Frage 7.77: Lösung B

Charakteristisch für die **Arthrose** ist der Anlauf- und Ermüdungsschmerz, der im Ausbreitungsgebiet der sensiblen Innervation des Gelenkes empfunden wird. Bei der Coxarthrose wird der Schmerz an Oberschenkelinnenseite, im Gesäß und im Knie empfunden. Bei der Gonarthrose hat der Patient Schmerzen im ganzen Gelenk oder am medialen Gelenkrand. Der Anlaufschmerz wird zum Dauerschmerz und verschwindet erst nach längerer Ruhe wieder.
Zu **(A):** Typische Beschwerden bei der **rheumatoiden Arthritis** sind die Morgensteifigkeit, der Bewegungsschmerz sowie Gelenkschwellungen.
Zu **(C):** Bei einem **Gichtanfall** im Rahmen der Arthritis urica findet man typische Entzündungszeichen eines oder mehrerer Gelenke im Sinne von Calor, Dolor, Rubor, Tumor und Functio laesa.
Zu **(D):** Bei einem **Gelenktrauma** bestehen meist erhebliche Ruheschmerzen mit Gelenkerguss und Schwellung.

H95 !
Frage 7.78: Lösung B

Die **Arthrose** stellt eine degenerative Veränderung der Gelenke dar (z.B. Cox-/Gonarthrose). Im Gegensatz dazu besteht bei einer **Arthritis** eine Entzündung des entsprechenden Gelenkes. Während die laborchemischen Entzündungsparameter bei der Arthrose meist im Normbereich liegen, sind diese bei der Arthritis erhöht. Dazu gehören:
- Blutsenkungsgeschwindigkeit
- CRP
- Leukozytose $> 10\,000 \times 10^6/l$.

Zu (1), (2) und (5): Druckschmerz bei Palpation, Bewegungsschmerz bei Belastung sowie Bewegungsbehinderung bei passiver Prüfung der Gelenkbeweglichkeit sind unspezifische Zeichen und sowohl einer Arthritis als auch einer Arthrose entsprechend.

H98 !
Frage 7.79: Lösung A

Die **Coxarthrose** gehört zu den degenerativen Gelenkerkrankungen.
Im **Stadium I** werden belastungsabhängige Schmerzen geklagt, wobei röntgenologisch eine Gelenkspaltverschmälerung nachweisbar ist.
Im **Stadium II** sind die Gelenk- und Weichteilstrukturen bereits bei Bewegung schmerzhaft. Röntgenologisch kann eine subchondrale Sklerosierung und Knorpelusurierung beobachtet werden.
Im **Stadium III** tritt bereits Ruheschmerz auf, der auf eine Entzündung der das Gelenk umkleidenden Weichteile hinweist. Im Röntgenbild sieht man eine Zystenbildung, Knorpelanschliff und Osteophytenbildung.
Die **therapeutischen Maßnahmen** sind konservativer Art. Im **Frühstadium** können physikalische und funktionelle Methoden eingesetzt werden. Bei chronischen Beschwerden werden Wärmebehandlungen angewandt, bei aktivierter Arthrose dagegen Kälte. Bei stärkeren Schmerzen ist eine **analgetische/antiphlogistische Therapie** angezeigt, wobei primär **nicht steroidale Antiphlogistika** eingesetzt werden. Auch die **intraartikuläre Injektion von Glucocorticoiden** ist möglich. Muskelrelaxanzien werden bei reflekorischer Muskelverspannung gegeben.
Eine **orthetische Versorgung** kann hilfreich sein. Z.B. dienen **Gehstützen** der Entlastung des Hüftgelenkes.
Eine **Hüftgelenksendoprothese** sollte wenn möglich nach dem 60. Lebensjahr und bei weit fortgeschrittenen Arthrosen vorgenommen werden, da die Haltbarkeit von Gelenksprothesen limitiert ist. Weitere chirurgische Maßnahmen sind die Synovialektomie, die Umstellungsosteotomie und Gelenkversteifungen.

Zu (A): Die **systemische Glucocorticoidtherapie** ist wegen der zu erwartenden Nebenwirkungen bei nur kurzfristigem Erfolg im Rahmen einer Behandlung von degenerativen Gelenkerkrankungen nicht indiziert.

F95 !
Frage 7.80: Lösung E

Unter den physikalischen und krankengymnastischen Maßnahmen dominieren bei der **aktivierten Gonarthrose:**
- Entlastung, evtl. Schwimmen
- Quadrizepstraining, Elektrotherapie, Schwefelbäder
- Knieführungsapparat bei aktiven jüngeren Patienten, Kniebandage mit freier Patella, weiche Sohlen, niedrige Absätze.

Bei der **Arthritis** sollte im akuten Stadium Kälteanwendung erfolgen. Daneben kommen die Hydro-, Balneo-, Elektro-, Bewegungs- und Massagetherapie zur Anwendung.
Medikamentös werden bei beiden Erkrankungen **nicht steroidale Antiphlogistika** sowie **Glucocorticoide** lokal appliziert.
Zu (E): **Sulfasalazin** gehört zu den Basismedikamenten zur Behandlung der rheumatoiden Arthritis, das bei entzündlichen Darmerkrankungen mit Gelenkbeteiligung schon seit längerem eingesetzt wird. Bei etwa 15–55% der Erkrankten ist mit einem positiven Ansprechen zu rechnen. Der pharmakologische Angriffspunkt ist noch weitgehend unklar.
Für die Behandlung einer Arthrose ist das Medikament nicht geeignet.

F95 !!
Frage 7.81: Lösung C

Zu (A): Typisch für die **Polyarthrose** ist der Anlauf- und Ermüdungsschmerz. Bei der **rheumatoiden Arthritis** dominiert als Frühsymptom die morgendliche Steifigkeit und Durchblutungsstörungen einzelner Finger.
Zu (B): Charakteristisch für die **rheumatoide Arthritis** ist eine chronische Synovialitis mit **Pannusbildung** und Knorpelzerstörung. Bei der **Polyarthrose** lässt sich eine Gelenkspaltverschmälerung sowie eine osteophytäre Neubildung des Knochens am Gelenkrand nachweisen, wobei Knorpeldefekte von bindegewebigem Ersatzgewebe bedeckt sind.
Zu (C): Typische röntgenologisch nachweisbare Veränderungen bei **Polyarthrose** sind: Gelenkspaltverschmälerung, **subchondrale Spongiosasklerose** sowie osteophytäre Neubildung des Knochens und Spondylophyten. Auch bei der **rheumatoiden Arthritis** kann eine Rarefizierung und Sklerosierung der Spongiosastruktur nachgewiesen werden.

7.3 Degenerative Gelenkerkrankungen

Zu **(D)**: Typische röntgenologische Veränderungen bei **rheumatoider Arthritis** sind wie ausgestanzt wirkende Knorpeldefekte **(Usurierung)** des Knochens. Daneben können subchondrale Zystenbildung, Exostosen, knöcherne Ankylose und anfangs gelenknahe Osteoporose nachgewiesen werden.
Zu **(E)**: Die Entzündungsparameter sind bei der **Polyarthrose** negativ. Bei der **rheumatoiden Arthritis** sind BSG, **CRP** sowie α_2- und γ-Globuline erhöht.

H95 !
Frage 7.82: Lösung B

Zu **(A), (C), (D)** und **(E): Kälteanwendung** wird vor allem zur Linderung einer Entzündung, z. B. bei einer aktivierten, sekundär entzündeten Gonarthrose, eingesetzt.
Eine spezielle Kontraindikation für die lokale Kryotherapie ist bei folgenden Erkrankungen zu beachten:
- Raynaud-Syndrom
- Kälteurtikaria
- Kryoglobulinämie
- Kälteüberempfindlichkeit
- starke Cold-pressure-Reaktion (kälteinduzierter Blutdruckanstieg)
- paroxysmale Kältehämoglobinurie
- schwere Herz-Kreislauf-Krankheiten.

Zu **(B): Weichteilhämatome** stellen keine Kontraindikation für eine Kryotherapie dar.

F97 !
Frage 7.83: Lösung B

Zu **(B)**: Das Indikationsgebiet von **Jod** umfasst die Radiojodtherapie bei Strumapatienten und die Schilddrüsendiagnostik sowie die Darstellung von Organen mittels Kontrastmittel. Jod wird nicht in der Balneotherapie eingesetzt, da ein Jodismus auftreten könnte (Jodschnupfen, -ausschlag, -husten, -konjunktivitis).
Zu **(A): Kohlensäurebäder** werden schon seit langem zur Behandlung von Herz-Kreislauferkrankungen benutzt. Man nimmt dazu zum einen gasförmige Kohlensäure, die unter Druck ins Badewasser geleitet wird. Eine andere Möglichkeit ist der Zusatz von Kohlensäure mittels Zugabe von kohlensauren Salzen und Säuren in das Bad. Es kommt dann zu einer starken Blutfüllung der oberflächlichen Hautgefäße.
Zu **(C)**: Bei chronischen Dermatosen (z. B. Akne, Psoriasis) und rheumatischen Erkrankungen werden **Schwefelbäder** eingesetzt. Hergestellt wird das Bad mithilfe von Kalium sulfuratum oder Schwefel-Badezusätzen.
Zu **(D)**: Ein **Moorbad** ist ein aus Torf und Wasser zubereitetes Bad mit breiiger Konsistenz. Durch seine Inhaltsstoffe (Mineralsalze, Östrogene, Gerb- und Huminsäuren) findet es seine Anwendung bei entzündlichen, rheumatischen und degenerativen Gelenkerkrankungen sowie bei mangelnder endokriner Aktivität des weiblichen Organismus.
Zu **(E)**: An Orten mit kochsalzhaltigen Quellen setzt man **Solebäder** zur Behandlung von Erkrankungen des Bewegungsapparates ein. Für die häusliche Anwendung benutzt man 2–3%ige Kochsalzlösung.

─── **Interphalangealarthrose** ─── VII.14

Die **Interphalangealarthrose**, die häufig bei einer Polyarthrose auftritt, kann sich an verschiedenen Gelenken der Hand manifestieren:
1. **Heberden-Knötchen:** Sie lassen sich als erbsgroße nur wenig druckdolente, unverschiebliche Knötchen an den seitlichen Partien der distalen Interphalangealgelenke nachweisen.
2. **Bouchard-Knoten:** Dies sind diffuse Gelenkauftreibungen an den Fingermittelgelenken.
3. **Rhizarthrose:** Sie zeichnet sich durch degenerative Veränderungen am Daumengrundgelenk aus. Sie tritt meist mit einer Heberden- oder Bouchard-Arthrose auf.

Meist werden Frauen ab dem 50. Lebensjahr betroffen. Im Röntgenbild können eine Verschmälerung des Gelenkspaltes, Randwülste, Bildung von Detrituszysten und eine Verdichtung der knöchernen Gelenkenden beobachtet werden. Deformationen sind in fortgeschrittenem Stadium sichtbar. Laborwerte sind nicht verändert. Die BSG kann leicht erhöht sein.

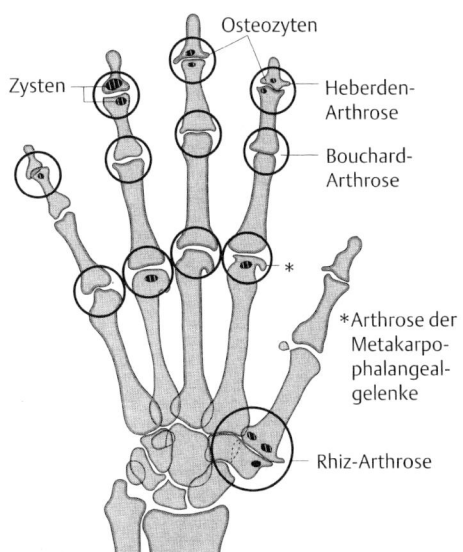

Abb. 7.**10** Arthrosis deformans der Hand. (aus: Thurn P. et al., Einführung in die radiologische Diagnostik, 10. Aufl., Georg Thieme Verlag, Stuttgart, New York, 1998)

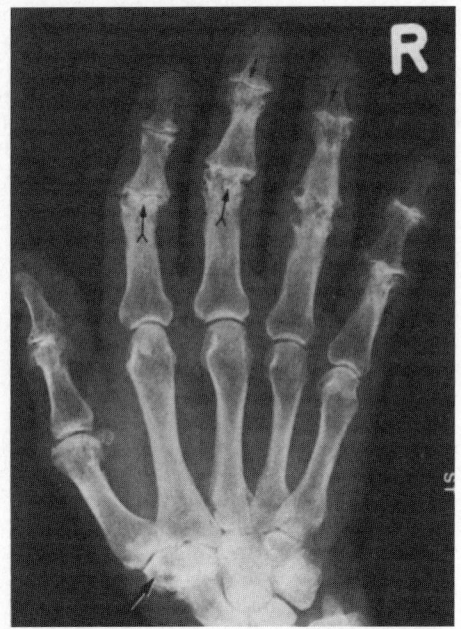

Abb. 7.11 Polyarthrose der Handgelenke. Digitale Radiographie: Konventionelle Aufnahme. Gelenkspaltverschmälerungen, Usurierungen, Zysten und Sklerosen an den mittleren (→) und distalen (→) Phalangealgelenken sowie im Karpometakarpalgelenk (→). (aus: Thurn P. et al., Einführung in die radiologische Diagnostik, 10. Aufl., Georg Thieme Verlag, Stuttgart, New York, 1998)

F99 **!!**

Frage 7.84: Lösung D

Siehe auch Lerntext VII.14.
Zu **(A): Heberden'sche Knötchen** lassen sich als erbsgroße, nur wenig druckdolente, unverschiebliche Knötchen an der Seite der distalen Interphalangealgelenke nachweisen.
Zu **(B):** Die Verdickungen der Fingermittelgelenke werden als **Bouchard-Knoten** bezeichnet.
Zu **(C):** Meist im Zusammenhang mit Bouchard- und Heberden-Knoten tritt die **Rhizarthrose** auf. Sie ist eine degenerative Veränderung am Daumengrundgelenk.
Zu **(D):** Die **Laborwerte** sind bei der Fingergelenkspolyarthrose in der Regel nicht verändert.
Zu **(E):** Typische röntgenologisch nachweisbare Veränderungen bei der **Fingergelenkspolyarthrose** sind **Gelenkspaltveränderungen, subchondrale Spongiosasklerosierung sowie osteophytäre Neubildung des Knochens und Spondylophyten.**

F99 **!!**

Frage 7.85: Lösung C

Siehe auch Lerntext VII.14.
Die Abbildung entspricht dem Krankheitsbild der **Interphalangealarthrose** (Heberden-Knoten). Typisch sind die seitlichen Verdickungen im Bereich der Endgelenke.
Zu **(A):** Bei der **chronischen Polyarthritis** sind die Fingerendgelenke in der Regel nicht betroffen.
Zu **(B):** Typisch für die **Gicht** ist die Monarthritis, seltener die Oligo- oder Polyarthritis. Dabei ist häufig das Großzehengrundgelenk, seltener Sprung-, Daumen- oder Kniegelenk betroffen. Bei Altersgicht kann es gelegentlich zu polyartikulären Gichtanfällen mit atypischer Gelenklokalisation kommen.
Zu **(D):** Die **Psoriasis-Arthritis** betrifft anfangs vor allem einzelne distale Interphalangealgelenke von Fingern und Zehen; typisch ist der Befall im Strahl (Grund-, Mittel- und Endgelenk eines Fingers).
Zu **(E):** Die **Ochronose** (Alkaptonurie) ist eine autosomal rezessiv erbliche Anomalie des Tyrosinstoffwechsels. Das Enzym Homogentisinsäuredioxygenase fehlt. Deshalb lagert sich Alkapton besonders in Sehnen und Knorpeln ab, und es kommt zu progredienter Arthrose bevorzugt der großen Gelenke (Gon-, Cox- und Omarthrose).

H98 **!!**

Frage 7.86: Lösung E

Die typischen **röntgenologischen Befunde** bei einer **Fingerpolyarthrose** (siehe Lerntext VII.13) sind:
- Gelenkspaltverschmälerung
- subchondrale Spongiosasklerose
- osteophytäre Neubildung des Knochens am Gelenkrand
- Spondylophytenbildung.

Zu **(A): Periostale Verkalkungen** sind charakteristisch für eine ankylosierende Spondylitis.
Zu **(B):** Eine **Lamellierung der Kompakta** kann z. B. bei der Osteoporose/Osteomalazie beobachtet werden.
Zu **(C): Gelenknahe Osteoporose und Grenzlamellendefekte** sind röntgenologische erste Zeichen für eine rheumatoide Arthritis.
Zu **(D): Gelenkknorpelverkalkungen** kommen bei der **ankylosierenden Spondylitis** vor.

F98 **!!**

Frage 7.87: Lösung C

Im Gegensatz zur **rheumatoiden Arthritis** liegen die Laborparameter bei der Fingerpolyarthrose im Normbereich.
Zu **(A)** und **(E): BSG und CRP** sind bei der **rheumatoiden Arthritis** im Vergleich zur **Polyarthrose** erhöht.

Zu **(B): Serumeisen** ist bei der **rheumatoiden Arthritis** erniedrigt, bei der **Fingerpolyarthrose** im Normbereich.

Zu **(C):** Der **Antistreptolysintiter** ist bei der **rheumatoiden Arthritis** ebenso wie bei der **Fingerpolyarthrose** unauffällig. Er lässt sich jedoch bei allen Erkrankungen nachweisen, die mit Streptokokken verbunden sind. Er ist von besonderer Bedeutung beim **rheumatischen Fieber**. Erst Titer ab 300 IE gelten wegen der Durchseuchung der Bevölkerung mit Streptokokken als pathologisch.

Zu **(D): Rheumafaktoren** finden sich bei der **rheumatoiden Arthritis** in 70–80% der Fälle (seropositive rheumatoide Arthritis), bei der **Fingerpolyarthrose** ist der Rheumafaktor in der Regel negativ (der Rheumafaktor kommt bei 5% aller Gesunden vor).

7.5 Degenerative Veränderungen der Wirbelsäule

H00

Frage 7.88: Lösung A

Zu **(A):** Durch die **klassische Massage** wird vor allem eine direkte mechanische Beeinflussung des Gewebes bewirkt. Sie führt zu einer Verstärkung der kapillären Perfusion und des Lymphflusses mit Steigerung der Gewebsclearance, zu einer Beeinflussung des Muskeltonus durch Stimulation oder Herabsetzung der Muskelspindelaktivität sowie zur mechanischen Lösung von Adhäsionen. Diese Effekte sind erwünscht bei **Muskelverspannungen im Rahmen eines degenerativen Wirbelsäulensyndroms**.

Zu **(B)** bis **(E):** Kontraindiziert ist die klassische Massage allgemein bei:
- fieberhaften Erkrankungen
- Entzündungen (z. B. **Thrombophlebitis** (B), **Polymyositis** (D), **Polymyalgie** (E))
- infektiösen Hautleiden und anderen Hautaffektionen dystrophischer Natur (**M. Sudeck** (C)).

Spondylosis hyperostotica — VII.15

Die **Spondylosis hyperostotica** (Morbus Forestier) ist eine Sonderform des degenerativen Rheumatismus der Wirbelsäule. Sie tritt hauptsächlich im 4.–7. Lebensjahrzehnt auf und tendiert unter zunehmenden Schmerzen vor allem im mittleren Rücken zu einer deutlichen Rückenversteifung, ohne völlige Ankylose.
Die Krankheit ist sehr oft mit Diabetes mellitus (50%) kombiniert.
Röntgenologisch finden sich vor allem an der Brustwirbelsäule gussartig über Vorderflächen von Brustwirbeln und Bandscheibenräumen sich hinziehende Knochenspangen (Osteophyten). An der Halswirbelsäule erscheinen die Spondylophyten seltener. Die Iliosakralgelenke bleiben frei.

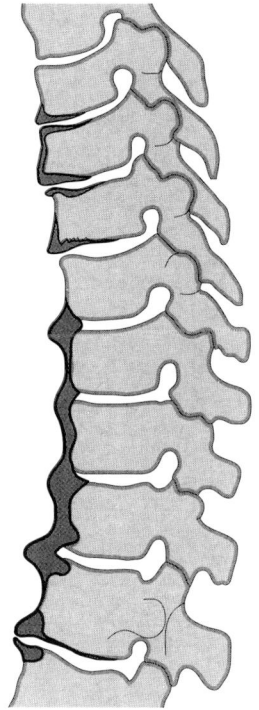

Abb. **7.12** Hyperostotische Spondylophyten im unteren Thorakalbereich in typischer „Zuckergussform" bei Spondylosis hyperostotica. (aus: Hettenkofer, Rheumatologie, 3. Aufl., Georg Thieme Verlag, Stuttgart, New York, 1998)

F99

Frage 7.89: Lösung B

Am ehesten handelt es sich bei der dargestellten Befundkonstellation um eine **Spondylosis hyperostotica**. Sie ist eine Sonderform des degenerativen Rheumatismus der Wirbelsäule und tritt vor allem im 4.–7. Lebensjahrzehnt auf. Die Erkrankung tendiert hauptsächlich im mittleren Rückenabschnitt zu einer deutlichen Rückenversteifung ohne vollständige Ankylosierung.
Röntgenologisch zeigen sich hyperostotische Spondylophyten, Verkalkungen der Rippenwirbelgelenke, Längsbandossifikationen überwiegend rechtsseitig; keine Sakroiliitis!

Zu **(A):** Bei der **Spondylitis psoriatica** können röntgenologisch paravertebrale Ossifikationen, eine uni-

laterale **Sakroiliitis**, Parasyndesmophyten, Osteolysen und Knochenerosionen nachgewiesen werden.
Zu **(C)**: Bei einer Wirbelbeteiligung des **Morbus Reiter** ist auch eine **Sakroiliitis** charakteristisch.
Zu **(D)**: **Colitis ulcerosa** gehört ebenso wie **Morbus Crohn** zu den enteropathischen Arthritiden, die bevorzugt das Achsenskelett betreffen und eine **Sakroiliitis** hervorrufen können.
Zu **(E)**: Eine **Chondrokalzinose** entsteht durch Ablagerungen von Calciumpyrophosphatdihydrat-Kristallen vor allem im Faserknorpel von Menisken und hyalinem Knorpelgewebe sowie Bandscheiben. Im Bereich der Wirbelsäule führt der Befall der Bandscheiben zu Lumbalgien und akuten Schmerzattacken.

H96

Frage 7.90: Lösung E

Zu **(A)**, **(C)** und **(D)**: Die **Spondylosis deformans** ist eine degenerative Erkrankung der Bandscheibe und der Wirbelkörper. Es bilden sich osteophytäre Randwülste oder rabenschnabelartige Zacken. Typisch ist der Druck-, Klopf-und Stauchungsschmerz des betroffenen Segmentes sowie Druck- und Dehnungsschmerz der entsprechenden Nerven. Kreuzschmerzen mit Ausstrahlen in das Gesäß sowie Einschränkung der LWS-Beweglichkeit bei positivem Mennell-Zeichen können dem Krankheitsbild entsprechen.
Im Extremfall kann es zu einem **Bandscheibenvorfall** im LWS-Bereich kommen (am häufigsten L4/5 und L5/S1). Dabei bricht der Gallertkern der Bandscheibe in den Wirbelkanal ein. Die Schmerzen sind häufig sehr stark ausgeprägt und entsprechen der o.g. Symptomatik. Eine Sonderform der Spondylosen ist die **Spondylosis hyperostotica** (Morbus Forestier), die besonders bei Diabetikern zu beobachten ist. Sie tritt im 4.–7. Lebensjahrzehnt auf und tendiert unter zunehmenden Schmerzen vor allem im mittleren Wirbelsäulenbereich zu einer deutlichen Versteifung ohne völlige Ankylose.
Zu **(B)**: Die typische Schmerzsymptomatik bei der Spondylitis ankylopoetica (Morbus Bechterew) ist der nächtliche bzw. morgendlich auftretende Kreuz-/Gesäßschmerz, oftmals mit Ausstrahlen in beide Oberschenkel. Das Mennell-Zeichen (Kreuzschmerzen, wenn beim seitlich liegenden Patienten das untere Bein maximal gebeugt, das andere Bein retroflektiert wird) ist positiv, die BSG ist oft nur im akuten Schub erhöht.
Zu **(E)**: Beim **Plasmozytom** treten osteolytische Herde im Knochen oder Osteoporose auf bei gleichzeitiger Vermehrung der Plasmazellen im Knochenmark. Zu den Hauptlokalisationspunkten gehören Schädel, Rippen, Wirbel, Becken, Femur und Humerus. Charakteristisch ist die laborchemisch nachweisbare extreme Beschleunigung der **Blutsenkung**

(1 h-Wert: > 100 mm n.W.). Allgemeine Abgeschlagenheit, Schwäche, Gewichtsverlust, Nachtschweiß und Knochenschmerzen sind die typischen subjektiven Beschwerden.

7.6 Wirbelsäulenerkrankungen bei metabolischem Grundleiden

Osteomalazie — VII.16

Die **Osteomalazie** ist ein Symptom bei verschiedenen Grundkrankheiten bzw. Störungen des Calciumphosphatstoffwechsels. Zugrunde liegt eine Mineralisationsstörung der neugebildeten Knochenmatrix.
Im Jugend- und Kindesalter bis zum Schluss der Epiphysenfugen wird sie als Rachitis bezeichnet. Es liegt eine Vermehrung des Osteoids vor. Ursachen sind (nach Gross, Schölmerich, Lehrbuch der Inneren Medizin):
1. Vitamin D-Mangel (mangelnde orale Zufuhr, mangelnde UV-Strahlung, Malabsorptionssyndrom)
2. Vitamin D-Stoffwechselstörungen (durch Phenylhydantoin, bei chronischer Niereninsuffizienz)
3. renal-tubuläre Funktionsstörungen (Phosphatdiabetes, renale tubuläre Azidose)
4. Phosphatasemangel (Mangel an alkalischer Phosphatase)
5. Knochenmatrixstörung (Fibrogenesis imperfecta ossium)
6. Knochenumbaustörungen (passager bei Nebenschilddrüsenresektion und Fluortherapie)

Histologisch ist eine abnorme Anhäufung von unverkalkter Knochengrundsubstanz (Osteoid) besonders dort zu erkennen, wo eine lebhafte Knochengewebsregeneration existiert (Stellen starker mechanischer Beanspruchung). Das röntgenologische Korrelat bilden band- oder spaltförmige Aufhellungen (Pseudofrakturen oder **Looser-Umbauzonen**). Dadurch kann es zu regelrechten Kontinuitätstrennungen kommen.

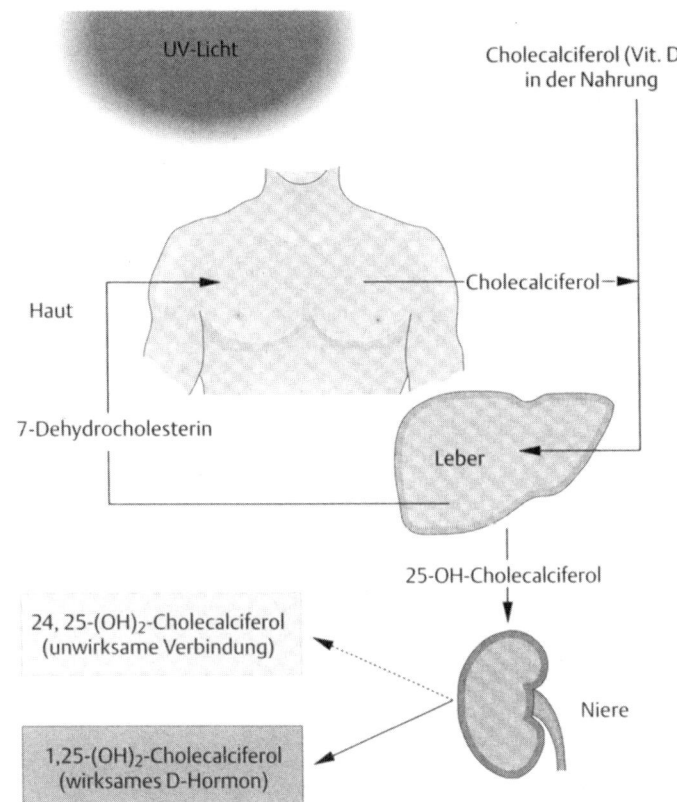

Abb. 7.**13** Schema des Vitamin-D-Stoffwechsels (aus: Hettenkofer, H.-J. (Hrsg.): Rheumatologie. Diagnostik – Klinik – Therapie. 3. Aufl., Georg Thieme Verlag, Stuttgart, 1998)

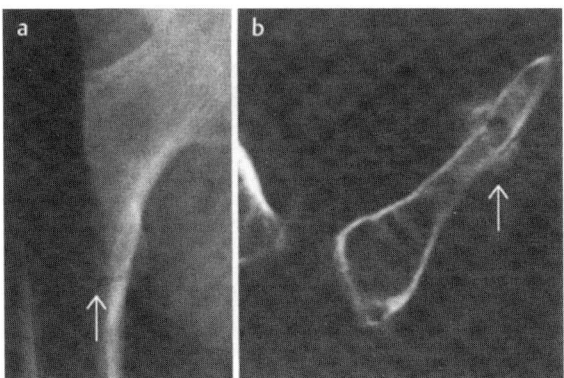

Abb. 7.**14** Looser'sche Umbauzonen (→). **a** Femur einer 43-jährigen Frau. Diese Patientin hatte eine Osteomalazie bei renaler Osteodystrophie. Die Befunde fanden sich beidseits **symmetrisch**. **b** Unilaterale Looser'sche Umbauzone im Becken-CT (Schambeinast) einer Patientin mit Osteomalazie (aus: Bohndorf, K., Imhof, H.: Radiologische Diagnostik der Knochen und Gelenke, Georg Thieme Verlag, Stuttgart, 1998)

690   7 Bewegungsapparat

H00 **!!**

Frage 7.91: Lösung D

Siehe Lerntext VII.16.

Zu **(D):** Die **Osteomalazie** ist eine Erkrankung, bei der die Mineralisation der organischen Matrix des Skeletts gestört ist. Zu einer Störung des Vitamin D-Stoffwechsels auf Leberebene kann es bei Patienten kommen, die Antikonvulsiva wie z. B. **Phenytoin**, Phenobarbital oder Carbamazepin zu sich nehmen. Dadurch kommt es zu einer komptitiven Hemmung der Vitamin D-Aufnahme.

Zu **(A): Herzglykoside** können kardiale, gastrointestinale und neurotoxische Nebenwirkungen haben. Eine negative Beeinflussung der Knochenmatrix ist nicht bekannt.

Zu **(B): Östrogene** führen bei Frauen nach der Menopause zu einer **Stimulation des Knochenwachstums** und werden deshalb zur Prophylaxe oder Therapie einer postmenopausalen Osteoporose gegeben.

Zu **(C):** Negative Auswirkungen auf den Knochenstoffwechsel sind bei **nicht steroidalen Antirheumatika** (z. B. Diclofenac) nicht bekannt.

Zu **(E): Hydrochlorothiazid** führt zu einer Calciumretention und somit zu einer verminderten tubulären Calciumausscheidung. Man kann das Diuretikum auch zur Sekundärprophylaxe calciumhaltiger Harnsteine einsetzen.

Osteoporose — VII.17

Die **Osteoporose** ist die häufigste Knochenerkrankung, an der 6% der Gesamtbevölkerung leiden. Frauen sind häufiger als Männer betroffen. Am häufigsten ist die **primäre** Form (95%), deren Ursache unbekannt ist. Wahrscheinlich spielt der postmenopausale Estrogenausfall eine Rolle.

Gründe für die **sekundäre** Osteoporose sind Cushing-Syndrom, Steroidtherapie, rheumatische Erkrankungen, Hyperthyreose, Diabetes mellitus, Malabsorptionssyndrom, Laktoseintoleranz.

Pathophysiologisch liegt ein Ungleichgewicht zwischen Knochenan- und abbau vor zu Gunsten des Knochenabbaus bzw. zu Ungunsten des Knochenanbaus.

Klinische Symptome:
Schon bei geringer Belastung kommt es zur Knochenbrüchigkeit mit entsprechenden **Frakturen**. Daneben können **Wirbelkörperverformungen** nachgewiesen werden, die zu Wirbelkörpereinbrüchen führen können. Hieraus resultieren die Hyperkyphose (Gibbus-Bildung) und die Hyperlordose mit Größenabnahme.

Schmerzen entstehen häufig durch Nervenkompression und Wirbelkörpereinbrüche mit subperiostalen und subligamentären Blutungen. Die chronischen Beschwerden haben ihre Ursache in den osteoporotischen Wirbelkörperdeformierungen, was zu lokalen Fehlbelastungen mit muskulärer Dysbalance führt. Auch sekundäre Arthrosen können als Folge der Osteoporose chronische Schmerzen verursachen. Hinzu kommen schmerzhafte Ansatzmyotendinosen.

Röntgendiagnostik:
Eine verminderte Schattendichte kann bei einer Entmineralisierung von mehr als 30% festgestellt werden. Im Gegensatz zur Osteomalazie sind die Knochenstrukturen scharf gezeichnet. Oft besteht zwischen den Zwischenwirbelscheiben und der Spongiosa der Wirbelkörper kein Dichteunterschied. Die Brustwirbelsäule ist etwa doppelt so häufig betroffen wie die Lumbalwirbelsäule. Es bilden sich Keil- und Fischwirbel.

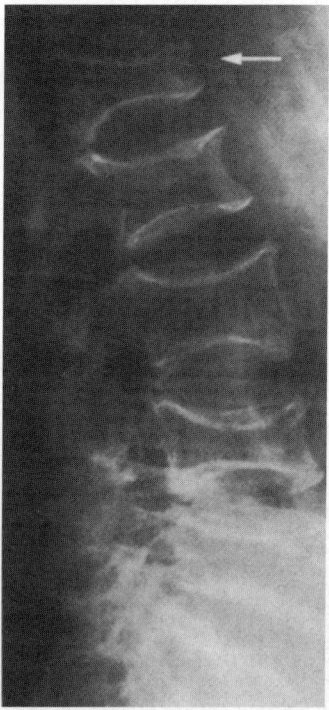

Abb. 7.**15**   Hochgradige Osteoporose. Bikonkavform der Lendenwirbelkörper (Fischwirbel). Verbreiterung der Zwischenwirbelräume. Kompressionsfraktur des 1. LWK (←). (aus: Thurn P. et al., Einführung in die radiologische Diagnostik, 10. Aufl., Georg Thieme Verlag, Stuttgart, New York, 1998)

Knochendichtemessung (Densitometrie)
3 Bestimmungsmethoden:
- Quantitative Computertomographie
- Dual-Photonen-Absorptiometrie
- Dual-Energy-X-Ray-Absorptiometrie.

Bei Osteoporose kann mittels Densitometrie ein verminderter Mineralgehalt des Knochens nachgewiesen werden. Bei Langzeitkontrollen ergibt sich ein erhöhter Verlust an Knochenmasse.

Knochenbiopsie:
Labordiagnostik:
Im Gegensatz zur Osteomalazie sind Serumcalcium, Serumphosphat, alkalische Phosphatase und Parathormon im Normbereich.

Therapie:
Die analgetische Therapie steht im Vordergrund der Behandlung. Es kommen Antirheumatika, Anabolika, herkömmliche Analgetika und Psychopharmaka zum Einsatz.
Außerdem kommt die Gabe von Estrogenen bzw. Estrogen/Gestagengemische (postklimakterisch, bei Frauen mit Ovarektomie), Natriumfluorid (fördert den Knochenan- weniger den Knochenabbau), Calcitonin (hemmt den Knochenabbau und hat analgetische Effekte), Phosphonaten (hemmt den Knochenabbau), Wachstumshormon (stimuliert den Knochenumsatz) und Vitamin D (bei Kombination von Osteomalazie und Osteoporose) zum Einsatz.
Die Osteoporose verläuft schubweise. Nach jahrelangen stabilen Phasen kann es zur erneuten Exazerbation kommen.

F98

Frage 7.92: Lösung A

Siehe Lerntext VII.17.
Zu **(A)**: Im Gegensatz zur **Osteomalazie** liegen Serumcalcium, Serumphosphat, alkalische Phosphatase und Parathormon im Normbereich.
Zu **(B)**: Die **Osteoporose** führt durch Wirbelkörperverformungen und -einbrüche sowie durch Hyperkyphose und Hyperlordose zu einer **Größenabnahme**.
Zu **(C)**: Eine verminderte Schattendichte im Röntgenbild kann bei einer Entmineralisierung von mehr als 30% festgestellt werden. Die Knochenstrukturen sind jedoch im Vergleich zur Osteomalazie scharf begrenzt. Oft besteht zwischen den Zwischenwirbelscheiben und der Spongiosa der Wirbelkörper kein Dichteunterschied.
Zu **(D)**: Auf Grund der verminderten Mineralisation der Wirbelkörper bei **Osteoporose** kommt es zu **bikonkaver Verformung**, z.B. Lendenwirbel (Fischwirbel), und zu sog. Keilwirbeln.
Zu **(E)**: Klinisch imponieren bei der **Osteoporose** Knochenschmerzen, Spontanfrakturen Rundrücken und Gibbusbildung. Es besteht Klopfschmerzhaftigkeit im Bereich aller Dornfortsätze.
Siehe auch Abbildung 7.16.

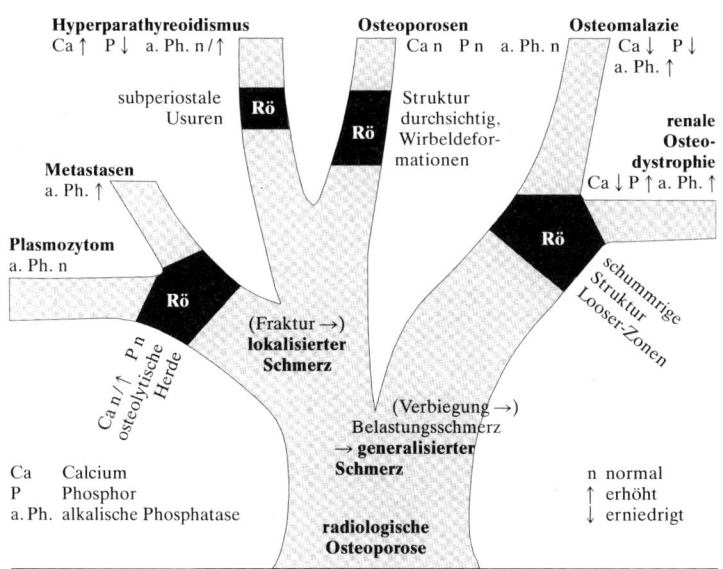

Abb. 7.16 Der „Osteoporosebaum" des Radiologen (aus: von Planta, Memorix Innere Medizin, Chapman & Hall, Weinheim, 1996)

[H99] **!!**
Frage 7.93: Lösung A

Charakteristisch für die **Osteoporose** sind Knochenschmerzen besonders im Rücken. Durch Zusammensintern von Wirbelkörpern kommt es zu Gibbusbildung, Rundrücken und Körpergrößenabnahme.
Zu **(B)**: Patienten mit **Riesenzellarteriitis** klagen neben typischen Schläfenkopf- und Augenschmerzen über symmetrische starke Schmerzen im Schulter- und Beckengürtelbereich, Morgensteifigkeit und depressive Stimmungslage.
Zu **(C)**: Im Rahmen eines **paraneoplastischen Syndroms** (z.B. Bronchialkarzinom) können Neuropathien und Myopathien auftreten. Das Lambert-Eaton-Syndrom ist charakterisiert durch eine myasthenieartige Schwäche der proximalen Extremitätenmuskulatur.
Zu **(D)**: Typisch für die **Polymyositis** sind muskelkaterartige Myalgien sowie eine Muskelschwäche im Bereich der proximalen Extremitätenmuskulatur.
Zu **(E)**: Für die **Polymyalgia rheumatica** sprechen symmetrische heftige Schmerzen im Schulter-/Beckengürtelbereich, Morgensteifigkeit und depressive Stimmungslage.

[F93]
Frage 7.94: Lösung B

Zu **(A)**: Die Gelenkbeteiligung bei **Hämophilie** ist zurückzuführen auf rezidivierende Gelenkblutungen. Sie betrifft 80% der Patienten. Ort der Blutung ist die Synovialmembran. Beim chronischen Hämarthros kann es schon in frühen Jahren zu schwerer Knorpelzerstörung kommen.
Zu **(B)**: Bei der **alkoholtoxischen Pankreatitis** ist eine Gelenkbeteiligung nicht bekannt.
Zu **(C)**: Zu einer Arthropathie bei **Hyperparathyreoidismus** kommt es wegen Schwächung des subchondralen Knochens durch den parathormoninduzierten Knochenabbau. Der genaue pathogenetische Mechanismus ist noch nicht hinreichend bekannt.
Zu **(D)**: Als Folge der Eisenüberladung des Organismus kommt es zu einer Arthropathie bei **Hämochromatose**. Die Pathogenese ist jedoch auch hier noch nicht klar. Es wurde beobachtet, dass die hämochromatotische Arthropathie mit Calciumpyrophosphatablagerungen in den Gelenken einhergeht.
Zu **(E)**: Akute Oligoarthritiden kommen bei der **Sarkoidose** in etwa 40% der Fälle vor. Als Ursache werden zirkulierende Immunkomplexe angenommen. Vermutlich liegt der begleitenden Arthritis eine unspezifische Synovitis zugrunde.

[H99]
Frage 7.95: Lösung D

Offensichtlich handelt es sich bei der geschilderten Erkrankung um eine **Hämochromatose**. Es kommt im Rahmen der Erkrankung zu einer exzessiven Ablagerung von Eisen in verschiedenen Organen. Dabei wird eine primäre von der sekundären Form unterschieden:
1. Primäre (hereditäre) Hämochromatose: Die seltene perinatale Form geht mit einer Leberzirrhose intrauterin einher und endet stets letal. Die adulte Form wird autosomal rezessiv vererbt.
2. Sekundäre Hämochromatose: z.B. bei hämatologischen Erkrankungen mit defekter Hämoglobinsynthese vorkommend (Thalassämie) und exogen induzierte Form (z.B. Transfusionen, Alkoholiker).

Typische klinische Symptome sind:
- Leberzirrhose (ca. 75% der Fälle)
- Diabetes mellitus (ca. 70% der Fälle)
- Arthropathie (ca. 30% der Fälle)
- Sekundäre Kardiomyopathie
- Hautpigmentierung (ca. 75% der Fälle – Melanin)
- Endokrine Störungen (z.B. Nebennieren, Hypophyse).

Laborchemisch imponiert ein deutlich erhöhtes Serumeisen, Plasmaferritin (> 700 μmol/l) und Transferrinsättigung ($> 70\%$).
Zu **(A)**: **Bouchard-Arthrose** ist eine degenerative Erkrankung der Fingermittelgelenke und geht ohne Veränderungen der Laborparameter einher. Klinisch imponieren Knötchen an den betroffenen Prädilektionsstellen.
Zu **(B)**: Zu einer **chronischen Polyarthritis** passt in dem geschilderten Fall nicht die exzessive Erhöhung der Eisen- und Ferritinwerte.
Zu **(C)**: In dem beschriebenen Fall ist die Harnsäure im Serum nur gering erhöht. Prädilektionsstellen der **Gichtarthritis** sind eher Großzehengrundgelenk, Sprung-, Knie- und Daumengelenk. Zudem sind die erhöhten Ferritin- und Eisenwerte nicht typisch für eine Hyperurikämie.
Zu **(E)**: Beim **rheumatischen Fieber** werden bevorzugt die großen Gelenke befallen. Eisen- und Ferritinwerte sind nicht erhöht.

[H93]
Frage 7.96: Lösung E

Der **Morbus Paget** stellt eine lokalisierte Osteopathie des höheren Lebensalters dar, wobei ein gesteigerter Knochenabbau und ein gesteigerter Knochenanbau mit **vermehrter ungeordneter Knochenneubildung** zu beobachten ist. Das Becken ist am häufigsten befallen, danach folgen Femur, Tibia, Schädel und Lendenwirbel.

7.7 Knochentumoren, Wirbelmetastasen

H92
Frage 7.97: Lösung E

Zu **(E):** Vor Entwicklung der **Chemotherapie** war die Prognose des **Osteosarkoms** ausgesprochen schlecht. Es traten häufig schnell Metastasen in der Lunge auf. Die Überlebensraten von Patienten mit Osteosarkom bei Zytostatikabehandlung betragen ca. 60–80%. Es kommen Methotrexat, Doxorubicin, Cisplatin sowie die Kombination Bleomycin, Cyclophosphamid und Dactinomycin zum Einsatz.

Zu **(A):** Die Behandlung des **Rektumkarzinoms** besteht kurativ in einem restaurativem Resektionsverfahren bzw. einer abdominoperinealen Rektumexstirpation.

Zu **(B):** Das **Pankreaskarzinom** kann mittels Radikaloperation und Lymphadenektomie kurativ, bzw. palliativ durch Einbringen von Stents in den D. choledochus behandelt werden. Es besteht auch die Möglichkeit palliativ zu bestrahlen.

Zu **(C):** Zur Behandlung des **Prostatakarzinoms** kommen in erster Linie operative Verfahren in Betracht (radikal). Je nach histologischer Differenzierung wird eine Bestrahlung oder eine Hormontherapie (hochdifferenzierte Form) durchgeführt (Estrogene, Antiandrogene, LH-RH-Agonisten Estramustin-Phosphat). Zytostatika werden nur als Tertiärtherapie eingesetzt (Endoxan®, 5-Fluorouracil), da durch Estracyt (ein Doppelester aus Stickstoff-Lost und dem natürlichen Estrogen 17-β-Estradiol) gute Erfolge erzielt wurden.

Zu **(D):** Beim extrem seltenen **Nebennierenrindenkarzinom** wird eine Adrenalektomie vorgenommen. Postoperativ erfolgt eine vorübergehende Steroidsubstitution solange, bis die atrophische kontralaterale Nebenniere wieder ausreichend Hormone produziert.

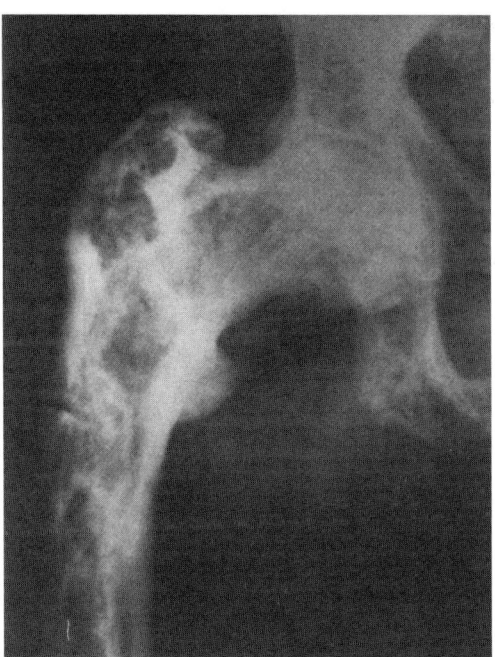

Abb. 7.**17** „Ermüdungsfraktur" bei Osteodystrophia deformans Paget. 79-jähriger Patient (aus: Siegenthaler W. et al., Lehrbuch der inneren Medizin, 3. Aufl., Georg Thieme Verlag, Stuttgart, New York, 1992)

Ein Drittel der Patienten bleibt beschwerdefrei, wobei der Rest folgende Symptome aufweisen kann:
- lokale Knochenschmerzen
- Verbiegung und Verkürzung der Beine („Säbelscheidentibia")
- Zunahme des Kopfumfanges
- Coxa vara
- Labor: alkalische Phosphatase erhöht, Hydroxyprolin erhöht im Urin.

Infolge vermehrter Knochendurchblutung kann es zu einer Volumenbelastung des Herzens kommen (hohe Blutdruckamplitude, erhöhtes Herzminutenvolumen).

Zu **(E): Café-au-lait-Flecken** treten z. B. beim Albright-Syndrom auf (Osteodystrophia fibrosa disseminata).

7.8 Erkrankungen der Muskulatur

Polymyalgia rheumatica — VII.18

Die **Polymyalgia rheumatica** ist eine zu chronischem Verlauf neigende entzündliche Allgemeinerkrankung des älteren Menschen, wobei die Ätiologie unklar ist.
Typische Befunde sind:
- Schmerzen im Nacken, in den Schultern, im Rücken und seltener im Beckengürtel – Auftreten der Symptome vor allem in der zweiten Nachthälfte und am Morgen
- Allgemeinsymptome (Mattigkeit, Appetitlosigkeit, Gewichtsabnahme, Nachtschweiß und subfebrile Temperaturen)

– ein- bzw. beidseitige Kopfschmerzen in der Stirn-Schläfen-Region, aber auch im Hinterkopf und selten im ganzen Kopf lokalisiert
– Typisch ist eine sich schlängelnde, verdickte, druckempfindliche, pulsationslose, sichtbar hervortretende Temporalarterie (Arteriitis temporalis).

Histologisch handelt es sich bei der Erkrankung um eine **generalisierte Riesenzellarteriitis** mit multiplem Auftreten. Infolgedessen werden bei der Riesenzellarteriitis nicht nur die A. temporalis, sondern auch die Augengefäße befallen, was bis zur Erblindung führen kann. Ferner können die Äste der A. carotis, die Extremitätenarterien, der Truncus brachiocephalicus sowie die A. vertebralis in Mitleidenschaft gezogen werden.

Die Riesenzellarteriitis der Koronargefäße ist ein häufiger Befund bei tödlich endenden Erkrankungen von Polymyalgia rheumatica.

Laborchemisch sind die BSG stark erhöht (oft ist der erste Wert schon dreistellig) und die α_2-Globulin-Fraktion vermehrt.

Die **Polymyalgia rheumatica** betrifft fast nur ältere Menschen über 50 Jahren, Frauen sind häufiger betroffen.

Im Gegensatz zur Polymyalgia rheumatica ist bei der Polymyositis die Aktivität der vom Muskel stammenden Enzyme erhöht (CK, SGOT, SGPT, LDH, Aldolasen), der Muskelbiopsiebefund pathologisch und die Potenziale im EMG verringert.

Die Polymyalgia rheumatica hat eine gute Prognose und kann in 1/2 bis 2 Jahren unter **Corticosteroidtherapie** abheilen.

H00 !!

Frage 7.98: Lösung D

Zu **(D):** Die **Polymyalgia rheumatica** betrifft vor allem die Altersgruppe über 50 Jahre, wobei meist ältere Frauen (75%) betroffen sind.

Charakteristische Veränderungen bei Polymyalgia rheumatica:
- Symmetrische ziehende **Schmerzen** vor allem **im Bereich des Schulter- und/oder Beckengürtels** und gelegentlich auch der Kaumuskulatur durch Myalgien/Arthralgien,
- Druckempfindlichkeit der Oberarme
- Morgensteifigkeit
- Depressive Stimmungslage

Zu **(A), (B), (C)** und **(E):** Eine symmetrische Polyarthritis kleiner Gelenke (A), Daktylitis (B), Sakroiliitis (C) sowie eine Wadenmuskelatrophie (E) sind nicht charakteristisch für das Krankheitsbild der **Polymyalgia rheumatica**.

F93

Frage 7.99: Lösung C

Zu **(A):** Leitsymptom der **Polymositis** ist die Schwäche der proximalen Extremitätenmuskulatur. Außerdem bestehen oft Muskelschmerzen und Fieber. Häufig haben die Patienten Schwierigkeiten beim Aufstehen und Heben der Arme über die Horizontale.

Zu **(B):** Die **Dermatomyositis** ist eine Polymyositis mit Hautbeteiligung. Außer den bei der Polymyositis typischen Beschwerden haben die Patienten Hautveränderungen i. S. eines typischen schmetterlingsförmigen, lilafarbenen Erythems im Gesicht mit weißlichen atrophischen Flecken. Außerdem bestehen oft Augenlidödeme.

Zu **(C):** Wahrscheinlich wird die **Myositis ossificans** durch Mutation in Form einer progressiven Metaplasie des Bindegewebes mit apikokaudal fortschreitender Verknöcherung des muskulären Bindegewebes, der Faszien, Aponeurosen und Sehnen sowie des Gelenkknorpels verursacht. Es zeigt sich für 1–2 Wochen eine Schwellung und Verhärtung der entsprechenden Areale, die mit Schmerzen einhergehen. Gelegentlich besteht Temperaturerhöhung. Nach der beschriebenen Symptomatik kommt es zur Verknöcherung, die nach etwa 3 Monaten röntgenologisch sichtbar wird. Am häufigsten betroffen sind Schläfen-, Stirn-, Hinterhauptregion, Schulter- und Beckengürtel sowie die Stammmuskulatur.

Es wird neben der o. g. progressiven Form auch eine **lokalisierte Form** der **Myositis ossificans** beschrieben, die nach Muskeltraumen und neurologischen Erkrankungen auftritt. Dabei können ebenfalls Verknöcherungen der Muskeln, Sehnen, Gelenkkapseln, besonders im Bereich der großen Gelenke auftreten.

Zu **(D):** Bei der **Polymyalgia rheumatica** bestehen heftige symmetrische Schmerzen im Schulter-, Becken- und Nackenbereich. Daneben können oft Morgensteifigkeit und depressive Verstimmung beobachtet werden.

Zu **(E):** Bei der **generalisierten Tendomyopathie** handelt es sich um schmerzhafte Veränderungen der Sehnenansätze.

H97 !!

Frage 7.100: Lösung E

Die **Polymyalgia rheumatica** betrifft vor allem die Altersgruppe über 50 Jahre, wobei meist ältere Frauen (75%) betroffen sind.

Charakteristische Veränderungen bei Polymyalgia rheumatica sind:

- Symmetrische ziehende Schmerzen vor allem im Bereich des Schulter- und/oder Beckengürtels bedingt durch Myalgien/Arthralgien, gelegentlich auch der Kaumuskulatur
- Druckempfindlichkeit der Oberarme
- Morgensteifigkeit
- depressive Stimmungslage.

Zu **(E)**: Häufig bietet als einziger Laborparameter die Blutsenkungsgeschwindigkeit oder das **CRP** einen auffälligen Befund. Gelegentlich lässt sich eine leichte Leukozytose und/oder Anämie nachweisen.

F97 **!!**
Frage 7.101: Lösung C

Charakteristisch für die **Polymyalgia rheumatica** sind symmetrische heftige Schmerzen im Schulter-/Beckengürtel, Morgensteifigkeit und depressive Stimmungslage. Laborchemisch fällt eine hohe BSG und evtl. eine leichte Leukozytose bzw. Anämie auf, kein Nachweis von Antikörpern. Die CK ist normal.
Zu **(A)**: Eine **Periarthropathia humeroscapularis** äußert sich in Form einer schmerzhaften Bewegungseinschränkung des Schultergelenks. Röntgenologisch fällt – durch eine chronische Entzündung bedingt – die Verkalkung der Sehnenscheiden, der Supraspinatus- oder der langen Bizepssehne auf. Laborchemisch sind keine Auffälligkeiten zu konstatieren.
Zu **(B)**: Für die **Polymyositis** sind muskelkaterartige Myalgien sowie eine Muskelschwäche im Bereich der proximalen Extremitätenmuskulatur charakteristisch. Laborchemisch fällt eine Erhöhung der Muskelenzyme (CK, GOT, LDH) sowie der BSG auf. ANA finden sich in 50% der Fälle.
Zu **(D)**: Eine **muskuläre Überbeanspruchung** geht nicht mit einer BSG-Erhöhung einher und bessert sich in der Regel nach einigen Tagen.
Zu **(E)**: Beim **Schulter-Hand-Syndrom** fallen neben der schmerzhaften Bewegungseinschränkung der Schulter in der Regel reflexdystrophische Symptome an der Hand im Sinne der Sudeck'schen Algodystrophie auf.

F00 **!!**
Frage 7.102: Lösung B

Die **Polymyalgia rheumatica** ist eine zu chronischem Verlauf neigende entzündliche Allgemeinerkrankung des älteren Menschen. Zu den typischen Befunden gehören Schmerzen im Nacken, in den Schultern, im Rücken und seltener im Beckengürtel. Die Beschwerden treten häufig in der zweiten Nachthälfte und zum Morgen auf.
Therapie der Wahl ist die Gabe von **Glucocorticoiden**. Initial werden 20–50 mg/d je nach Schwere der Erkrankung verabreicht, wobei oft eine schnelle Besserung der Symptomatik erreicht wird. Schrittweise wird die Behandlung auf schließlich 5–10 mg/d reduziert. Die Therapie sollte wegen der Rezidivgefahr auf mindestens 2 Jahre festgelegt werden.
Unbehandelt kommt es in etwa 30% der Fälle zur Erblindung.
Zu **(A)**, **(C)**, **(D)** und **(E)**: **Betablocker, Alkylantien, Goldpräparate und Immunglobuline** sind erfolglos bei der Polymyalgia rheumatica.

F94 **!!**
Frage 7.103: Lösung D

Die **Polymyalgia rheumatica mit Augenbeteiligung** spricht bei der Behandlung sehr gut auf Corticosteroide an. Um eine Erblindung zu vermeiden, sollte möglichst umgehend mit der Therapie begonnen werden. Es bietet sich die anfängliche Gabe von Prednisolon 50 mg/d an, wobei eine stufenweise Reduktion erfolgen sollte. Entscheidend sind dabei die Symptome. Eine Erhaltungsdosis von 5–10 mg/d sollte mindestens 1 Jahr lang appliziert werden.

F94 **!!**
Frage 7.104: Lösung A

Bei der **Spondylitis ankylosans** ist eine kausale Therapie nicht bekannt. Die wichtigste Behandlung ist deshalb eine konsequente Bechterew-Gymnastik, um ankylosierende Prozesse zu bremsen. Bei Bedarf ist die Gabe von **nicht steroidalen Antirheumatika** angezeigt.
Corticosteroide sollten nur kurzfristig und bei schweren entzündlichen Schüben gegeben werden. Besteht eine periphere Arthritis, kann der Versuch mit Salazosulfapyridin gemacht werden.

F99 **!!**
Frage 7.105: Lösung C

Siehe auch Lerntext VII.18 und Kommentar zu Frage 7.109
Zu **(A)**, **(B)**, **(D)** und **(E)**: Weit weniger typisch ist das Zusammentreffen von **Polymyalgia rheumatica** mit **rheumatoider Arthritis, Fibromyalgie, Schilddrüsenmalignom oder Hypothyreose**.

H95 **!!**
Frage 7.106: Lösung D

Zu **(A)**, **(B)**, **(C)** und **(E)**: Die **Riesenzellarteriitis** geht mit folgenden Symptomen und Veränderungen einher:
- Arteriitis temporalis Horton mit Fieber, Adynamie, Schläfenkopfschmerzen, Augenschmerzen und Sehstörungen (Erblindung in 30% der Fälle)
- Polymyalgia rheumatica mit symmetrischen starken Schmerzen im Schulter- und Beckengürtelbereich, Morgensteifigkeit und depressiver Stimmungslage.

Laborchemisch fällt eine stark erhöhte BSG bzw. ein erhöhtes CRP (C-reaktives Protein) auf, daneben evtl. eine leichte Leukozytose und Anämie.
Zu **(D)**: Das **Erythema nodosum** ist eine unspezifische auf Überempfindlichkeit beruhende Hautreaktion und kommt z. B. bei Infektionen mit Yersinien und Streptokokken vor.

H99 **!!**
Frage 7.107: Lösung C

Die **Arteriitis temporalis** ist gekennzeichnet durch die Entzündung mittlerer und größerer Arterien, vor allem aber der **A. temporalis** und **Äste der Karotiden**. die Erkrankung kann mit der Polymyalgia rheumatica assoziiert sein.
Charakteristisch sind folgende Kriterien:
- Alter der Patientin 55 Jahre und älter
- erstmaliges Auftreten von Kopfschmerzen
- klinisch auffällig sind: druckschmerzhafte, pulslose, angeschwollene Temporalarterien, okuläre Komplikationen (Amaurosis fugax, Doppelsehen) mit möglicher Amaurosis durch eine ischämische **Opticusneuritis**. Es werden oft Schmerzen im Bereich der Kopfhaut und eine Claudicatio des Kiefers und der Zunge geklagt. Es wurden eine Claudicatio der Extremitäten, Schlaganfälle, Myokardinfarkte, Aortenaneurysmen und -dissektionen sowie Infarkte der viszeralen Organe beschrieben.
- BSG in der ersten Stunde deutlich über 50 mm nach Westergren.

Histologisch können bei der **Arteriitis temporalis** in der Hälfte der Fälle Granulome oder mehrkernige Riesenzellen nachgewiesen werden. Betroffen sind die Media und die glatte Muskulatur der Arterie.
Zu **(C)**: Ein **Glaucoma chronicum simplex** ist nicht mit der Arteriitis temporalis assoziiert.

H97 **!!**
Frage 7.108: Lösung E

Die **Arteriitis gigantocellularis Horton** (Arteriitis temporalis Horton) gehört zur Gruppe der Riesenzellarteriitis. Betroffen ist vor allem das Versorgungsgebiet der A. carotis, was sich äußert als **Arteriitis temporalis**.
Typische Symptome sind Schläfenkopfschmerzen, Masseterschmerz, Augenschmerzen, Sehstörungen, Amaurosis fugax. Es besteht Erblindungsgefahr. Zu den Allgemeinsymptomen gehören Gewichtsverlust, Abgeschlagenheit, Depression, evtl. Fieber. Die **Arteria temporalis** ist schmerzhaft verdickt tastbar und pulslos.
Die Diagnose wird gesichert durch Biopsie/Histologie der A. temporalis (Riesenzellarteriitis). Charakteristisch ist das prompte Ansprechen auf Cortison. Unbehandelt kommt es in 30 % der Fälle zur Erblindung.

Zu **(A)** bis **(D)**: Die **Arteriitis temporalis Horton** betrifft vor allem das Versorgungsgebiet der A. carotis, gelegentlich können auch die Aorta und A. subclavia oder die A. brachialis befallen sein.

F99 **!!**
Frage 7.109: Lösung D

Die **Arteriitis temporalis** ist gekennzeichnet durch die Entzündung mittlerer und größerer Arterien, vor allem aber der A. temporalis und Äste der Karotiden. Die Erkrankung kann mit der Polymyalgia rheumatica assoziiert sein.
Charakteristisch sind folgende Kriterien:
- **Alter der Patienten 55 Jahre und älter**
- **erstmaliges Auftreten von Kopfschmerzen (oft frontotemporal)**
- klinisch auffällig sind: druckschmerzhafte, pulslose, angeschwollene Temporalarterien, okuläre Komplikationen **(Amaurosis fugax – auch einseitig,** Doppeltsehen) mit möglicher Amaurosis durch eine ischämische Optikusneuritis.
- **BSG in der ersten Stunde deutlich über 50 mm/h nach Westergren.**

Histologisch können bei der **Arteriitis temporalis** in der Hälfte der Fälle Granulome oder mehrkernige Riesenzellen nachgewiesen werden. Betroffen sind die Media und die glatte Muskulatur der Arterie.
Zu **(D)**: Die Patienten sind in der Regel über **55 Jahre** alt. Frauen sind häufiger als Männer betroffen.

F97 **!**
Frage 7.110: Lösung E

Zu **(A)–(D)**: Bei der **Polymyositis** handelt es sich um eine Systemerkrankung der Skelettmuskulatur mit lymphozytärer Infiltration.
Klinisch imponiert eine Myositis der **proximalen Extremitätenmuskulatur mit Muskelschwäche**. Die Muskeln sind in den betroffenen Bereichen **atrophiert**. Häufig kommt es zu **muskelkaterartigen Myalgien (60 %)**.
Laborchemisch fällt eine Erhöhung der **Muskelenzyme (CK, GOT, LDH)** auf.
Zu **(E)**: **Muskelfaszikulationen** gehören nicht zum Bild der Polymyositis.

F98 **!!**
Frage 7.111: Lösung D

Zu **(A)**: Die **Polymyalgia rheumatica** ist eine zu chronischem Verlauf neigende entzündliche Allgemeinerkrankung des älteren Menschen. Zu den typischen Befunden gehören Schmerzen im Nacken, in den Schultern, im Rücken und seltener im Beckengürtel. Die Beschwerden treten häufig in der zweiten Nachthälfte und zum Morgen auf.

Zu **(B)**: Die **Polymyositis** ist eine entzündliche Systemerkrankung der Skelettmuskulatur, bei der **Dermatomyositis** kann zusätzlich eine Hautbeteiligung beobachtet werden.
Laborchemisch fällt eine Erhöhung der Muskelenzyme **Kreatinkinase (CK)** und der **Aldolase** auf. Zudem kann Myoglobin nachgewiesen werden. Auch andere Enzyme wie LDH, GPT und GOT werden vermehrt freigesetzt. Es finden sich außerdem eine Erhöhung der BSG und Blutbildveränderungen. Bei einem Teil der Patienten können Rheumafaktoren und ANA nachgewiesen werden.
Pathognomonisch sind Antikörper gegen die Histidyl-Transfer-RNA-Synthetase („Jo-1"), die jedoch bei der Dermatomyositis nur in 5% und bei der Polymyositis in 30% der Fälle vorkommen.
Zu **(C)**: Nach den ACR-Kriterien von 1990 (American College of Rheumatology) kann ein **Fibromyalgie-Syndrom** diagnostiziert werden, wenn folgende Symptome auftreten:
- Schmerz in mindestens 3 Körperregionen (linke und rechte Körperseite, oberhalb und unterhalb der Gürtellinie) über mindestens 3 Monate. Es müssen mindestens **11 schmerzhafte von 18 getesteten tender points** nachweisbar sein.
- funktionelle Beschwerden (Schlafstörungen, Abgeschlagenheit, Migräne, Diarrhö etc.)
- vegetative Symptome wie z.B. Tremor, Hyperhidrosis etc.

Zu **(D)**: Ein **Schmetterlingserythem** ist eine typische Hauterscheinung bei **Lupus erythematodes.**
Zu **(E)**: **Rheumaknötchen** gehören beim **rheumatischen Fieber** zu den Hauptkriterien (Jones Kriterien der American Heart Association) neben
- Karditis
- Polyarthritis
- Chorea
- Erythema marginatum oder anulare.

7.9 Erkrankungen der Sehnen, Sehnenscheiden und Bursen

Karpaltunnel-Syndrom VII.19

Das **Karpaltunnel-Syndrom** wird durch **Kompression des Endastes des N. medianus unter dem Ligamentum carpi volare** hervorgerufen. Es wird angenommen, dass in diesen Fällen eine abnorme Enge des Karpaltunnels besteht. Frauen in der 2. Lebenshälfte sind häufiger betroffen als Männer. Die Erkrankung beginnt häufig mit nächtlichen, schmerzhaften, oft brennenden Parästhesien am Mittelfinger und anschließend an der Beugeseite der ersten 3 Finger und in den angrenzenden Hautarealen. Die gesamte Hand kann von Missempfindungen und Schmerzen erfasst werden, die bis zur Ellenbogengegend nach proximal ausstrahlen. Im weiteren Verlauf kommen die sensiblen Reizsymptome auch tagsüber vor, es tritt eine Hypästhesie auf, und es stellen sich Paresen und Atrophie in den Mm. abductor pollicis brevis und opponens pollicis ein. Auch die Schweißsekretion (Ninhydrintest) ist im Medianusgebiet vermindert. Im fortgeschrittenen Stadium können im EMG Denervierungszeichen der betroffenen vom N. medianus versorgten Muskeln nachgewiesen werden.

Diagnostik des Karpaltunnelsyndroms:
- **Bestreichen der Finger:** Verminderung der Schweißsekretion (objektivierbar mittels Ninhydrin-Test)
- **Flaschenzeichen:** Beim Umgreifen des Flaschenbodens mit der Hand bleibt ein Zwischenraum zwischen erster Digitalfalte und Flasche.
- **Elektroneuro- bzw. -myogramm:** Hinweise für sensible bzw. motorische Ausfälle
- **Beklopfen des Karpaltunnels (Hoffmann-Tinel-Zeichen):** Auslösung von elektrisierenden Parästhesien im Innervationsgebiet des N. medianus
- **Stauung des Oberarmes mit der Blutdruckmanschette (Tourniquet-Test nach Gilliat):** Provokation von Beschwerden
- **Röntgenaufnahmen zur Bestätigung der Diagnose:** Röntgenaufnahmen beider Hände, seitliche Aufnahmen, Karpaltunnel-Spezialaufnahmen zum Nachweis von Fehlstellungen nach Radiusfraktur, überschießende Kallusbildung, Pseudarthrosen, tumorartige Knochenveränderungen.

Das Karpaltunnel-Syndrom tritt in folgendem Zusammenhang auf:
- bei Beschäftigung mit chronischer oder häufig wiederholter Extension der Hand (z.B. Bügeln, Tischlerarbeiten, Bedienen von Hebeln an Maschinen)
- bei **Akromegalie** infolge ödematöser Schwellung der Synovia
- bei **Hypothyreose** im Zusammenhang mit Muskel- und Gelenkschmerzen
- bei **rheumatoider Arthritis** sowie Sklerodermie
- als Ursache bei Schwangerschaftsparästhesien.
Es wird postuliert, dass die Ödemneigung in der 2. Hälfte der Schwangerschaft zu einer Enge im Karpaltunnel führt.

Behandlung des Karpaltunnel-Syndroms:
- Injektion von Hydrocortison in den Karpaltunnel kann im Frühstadium Linderung der Symptome bringen.
- Spaltung des Ligamentum carpi volare, jedoch in vielen Fällen nicht ausreichend, wenn eine rheumatische Genese vorliegt
- Synovektomie

H93

Frage 7.112: Lösung D

Siehe auch Lerntext VII.19.
Es handelt sich offenbar um ein **Karpaltunnelsyndrom**, wobei der **N. medianus-Ast** unter dem Lig. carpi volare komprimiert wird.
Es kommen folgende **therapeutische Maßnahmen** in Betracht:
- Injektion von Hydrocortison in den Karpaltunnel kann im Frühstadium Linderung der Symptome bringen.
- Spaltung des Ligamentum carpi volare, jedoch in vielen Fällen nicht ausreichend, wenn eine rheumatische Genese vorliegt
- Synovektomie

F94

Frage 7.113: Lösung C

Das **Supraspinatussyndrom** ist den Periarthropathia humeroscapularis-Syndromen untergeordnet und nicht primär durch eine Erkrankung des Humeroskapulargelenkes hervorgerufen, sondern durch krankhafte Prozesse im periartikulären Gewebe. Hierbei stehen die *degenerativen* Ursachen im Vergleich zu den entzündlichen im Vordergrund.

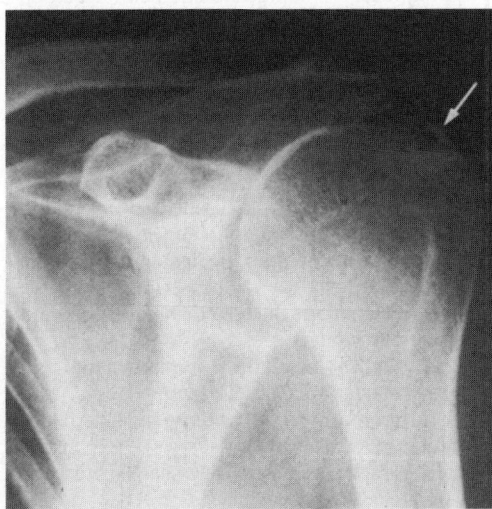

Abb. 7.**18** Periarthropathia humeroscapularis, Typ tendopathica. Verkalkung der Supraspinatussehne (Pfeil) (aus: Siegenthaler W. et al., Lehrbuch der inneren Medizin, 3. Aufl., Georg Thieme Verlag, Stuttgart, New York, 1992)

Klinisch stehen der Schmerz und die Bewegungseinschränkung im Vordergrund. Es besteht eine Schmerzausstrahlung vor allem im Sehnen-Muskel-Gebiet im Bereich des Oberarmes und Nackens. Bei der Bewegungsprüfung treten Schmerzen beim seitlichen Heben des Armes zwischen 80 und 120 Grad auf **(schmerzhafter Bogen)**.
Im weiteren Verlauf kann es zu einer **partiellen Ankylosierung** der Schulter kommen.
Röntgenologisch lässt sich bei etwa 20% der betroffenen Patienten eine **periartikuläre Verkalkung** nachweisen.
Bei Ruptur der **Supraspinatussehne** steigt der Humeruskopf bei der Kontraktion des M. deltoideus oder beim Aufstützen des ausgestreckten Armes gegen das Akromion auf. Das Höhertreten des Humeruskopfes kann röntgenologisch in einer a.p. Aufnahme bei 45 Grad nachgewiesen werden.

H94

Frage 7.114: Lösung B

Als **Bursitis** bezeichnet man eine Schleimbeutelentzündung. Die Schleimbeutel liegen zwischen den Sehnen, Muskeln und Knochenvorsprüngen. Als Therapie der Wahl gilt bei der **Bursitis subdeltoidea** zunächst **Kälteapplikation** (keine Wärme!). Zur weiteren Behandlung können Mobilisation, Antirheumatikagabe sowie lokale Applikation von Steroiden angezeigt sein.

7.13 Systemerkrankungen des Binde- und Stützgewebes mit fakultativen Manifestationen am Bewegungsapparat

— Lupus erythematodes —————— VII.20 —

Der **Lupus erythematodes** betrifft zu 90% Frauen, allerdings überwiegt jenseits des 60. Lebensjahres das weibliche Geschlecht nur noch im Verhältnis 2:1.
Der systemische Lupus erythematodes gilt als Autoimmunkrankheit. Er führt in zahlreichen Organen zu einer Vaskulitis/Perivaskulitis der kleinen Arterien und Arteriolen verbunden mit Ablagerungen von Immunkomplexen. Diese bestehen aus DNA, Anti-DNA, Komplement und Fibrin.

Die **Ätiologie** der Krankheit ist unbekannt, pathogenetisch vermutet man ein Virusgeschehen, wobei es zu einer Zytolyse mit Freisetzung von DNA kommt und in der Folge eine Immunreaktion gegen DNA ausgelöst wird.

Klinisch imponieren folgende Beschwerden:
- unspezifische Beschwerden wie Fieber, Schwäche, Gewichtsverlust, selten Lymphadenopathie (ca. 95% der Fälle)
- Hautveränderungen (ca. 70%), wie z.B. Schmetterlingserythem, Schuppenbildung, follikuläre Hyperkeratose, Lichtempfindlichkeit der Haut, oronasale Ulzerationen, seltener Raynaud-Syndrom
- Muskel- und Gelenkbeschwerden i.S. von Polyarthritis (ca. 80%) und Myositis (ca. 40%)
- Nierenveränderungen, wie z.B. Glomerulonephritis, bis hin zum nephrotischen Syndrom (ca. 70%)
- kardiopulmonale Veränderungen (ca. 60–70%), wie z.B. Pleuritis/Perikarditis, Mykoarditis, Libman-Sacks-Endokarditis, pulmonale Infiltrationen
- neurologische Veränderungen (ca. 60%), wie z.B. epileptische Anfälle, Psychosen, Hirnnervensyndrome und extrapyramidale Symptome.

Laborchemisch auffallend sind folgende Befunde:
- allgemeine Befunde, wie z.B. Erhöhung von BSG, CRP und der α_2/γ-Globuline, erniedrigt sind C3 und C4. Es besteht meist eine hypochrome Anämie.
- immunologische Befunde:

Nach dem **American College of Rheumatology (ACR)** gilt die Diagnose systemischer Lupus erythematodes als wahrscheinlich, wenn 4 der folgenden 11 Kriterien zutreffen:
1. Schmetterlingserythem
2. Lupus discoides
3. Photosensibilität
4. orale oder nasale Ulzeration
5. Arthralgien
6. Proteinurie
7. Krampfanfälle
8. Pleuritis, Perikarditis
9. hämolytische Anämie, Leuko- oder Thrombozytopenie
10. DNA-Antikörper, Sm-Antigen, LE-Zellen, Phospholipidantikörper
11. ANA (antinukleäre Antikörper)

Therapie:
Entscheidend für das therapeutische Konzept ist die Stadieneinteilung des Lupus erythematodes:
1. **Systemischer Lupus erythematodes:** In leichten Fällen nicht steroidale Antirheumatika und Hydroxychloroquin, bei entzündlichen Schüben Corticosteroide. In schweren Fällen Steroid-Pulstherapie, evtl. Azathioprin und Plasmapherese.
2. **Kutaner Lupus erythematodes:** Retinoide, steroidhaltige Externa, Lichtschutzsalbe.
3. **Medikamenteninduzierter Lupus erythematodes:** Auslassen der verantwortlichen Medikamente.

Prognose:
Die 10-Jahresüberlebensquote beträgt 80–85%. Die häufigsten Todesursachen sind:
- Urämie
- Herzversagen
- neurologische Komplikationen
- Sepsis.

Tab. 7.3 Antinukleäre Faktoren

Antikörper	Häufigkeit bei LE (%)	Nachweismethode	Diagnostische Signifikanz	
			wenn vorhanden	wenn fehlend
Anti-Desoxynukleoprotein	> 95	IFT (homogen)	gering	schließt LE weitgehend aus
Anti-DNS (nativ)	ca. 65	IFT (Crithidia), Farr-Test	hoch bei LE	kann fehlen
Anti-nRNP (ribonuklease-sensitives Kernantigen)	20–50	IFT (gesprenkelt), KBR	gering	typisch für Sharp-Syndrom
Anti-Sm (Glykoprotein des Kerns)	50–80	IFT (gesprenkelt), KBR	mäßig	gering
Anti-RNS (Nukleolus)	10–20	IFT (nukleolär)	typisch für Sklerodermie	gering

IFT = Immun-Fluoreszenz-Test
KBR = Komplementbindungsreaktion

F98 **!!**

Frage 7.115: Lösung B

Siehe Lerntext VII.20.
Zu **(A):** Eine Nierenbeteiligung ist beim **Lupus erythematodes disseminatus** häufig (ca. 70%). Es können verschiedenste Veränderungen an Glomeruli und Arteriolen beobachtet werden:
- **minimal lupoide Glomerulusläsion** (mesangiale Ablagerungen von Immunglobulinen und Komplement)
- **diffus proliferierende Lupusnephritis** (Mesangium- und Endothelzellvermehrung, Basalmembranverdickung und fibrinoide Nekrosen)
- **mesangiale Lupusnephritis** (Mesangiumzellproliferation und/oder -sklerose, granuläre Immunglobulin- und Komplementablagerungen)
- **fokal- und diffus-proliferierende Lupusnephritis** (diffuse Mesangiumproliferation mit Nekrosenbildung)
- **membranöse Lupusnephritis** (Verdickung der glomerulären Kapillarwand durch subepitheliale Ablagerung von Immunglobulinen und Komplement)
- **sklerosierende Lupusnephritis** (Endstadium der proliferativen Form mit ausgeprägter Sklerosierung der Glomeruli)

Eine **interstitielle Nephritis** spielt sich primär im Niereninterstitium ab, erst sekundär sind Tubuli und dann auch Glomeruli betroffen. Die granulomatöse Form der interstitiellen Nephritis kommt bei der **xanthogranulomatösen Pyelonephritis vor.**
Zu **(B):** Beim **systemischen Lupus erythematodes** kommt es zu Ablagerungen von Immunkomplexen, die aus DNS, Anti-DNS, **Komplement** und Fibrin bestehen. Dadurch kommt es zu einem erhöhten Komplementverbrauch im Serum (C3 und C4 erniedrigt).
Zu **(C):** Eine **Bence-Jones-Proteinurie** findet sich beim Multiplen Myelom (IgG-, IgA- und L-Ketten-Plasmozytom).
Zu **(D):** Eine **retroperitoneale Fibrose** wird in eine primäre und sekundäre Form unterschieden. Die primäre Form (Morbus Ormond) ist ätiologisch ungeklärt und kommt selten vor. Es wird ein Defekt der enzymatischen Fibrinolyse vermutet. Die sekundäre Form kann nach längerer Methysergid-Medikation auftreten. Die Fibrosen entstehen lokal in der Umgebung benachbarter Entzündungsprozesse (Pankreatitis, Morbus Crohn).
Zu **(E):** Ursache für die **essenzielle Kryoglobulinämie** ist in 80% der Fälle eine chronische Hepatitis C. Die sekundäre Form kommt z.B. bei Morbus Waldenström und Plasmozytom vor. Kryoglobuline sind in der Kälte präzipitierende Immunglobulinkomplexe. Zumeist kommen IgM-IgG-Komplexe vor, wobei monoklonales IgM als Autoantikörper mit polyklonalem IgG reagiert.

H00 **!!**

Frage 7.116: Lösung D

Siehe Lerntext VII.20.
Zu **(D):** Bei der vorliegenden Symptomatik muss ein systemischer **Lupus erythematodes** (LE) in die differenzialdiagnostischen Überlegungen einbezogen werden. Typisch sind Hautveränderungen (ca. 70%) wie z.B. **Schmetterlingserythem**, eine **Allergieneigung** sowie eine **Lichtempfindlichkeit der Haut**. Häufig kann noch eine übermäßige Schuppenbildung der Haut, eine follikuläre Hyperkeratose sowie oronasale Ulzerationen beobachtet werden. Eine **Polyarthritis** wird bei dem Krankheitsbild in ca. 80% der Fälle beobachtet.
Zur **Sicherung der Diagnose** dient der Nachweis von **antinukleären Faktoren (ANA)**. Wenn diese fehlen, kann ein LE weitgehend ausgeschlossen werden. Am spezifischsten ist der Nachweis von Anti-DNS-AK (nativ).
Zu **(A):** Der **Rheumafaktor** kann zwar bei der rheumatoiden Arthritis in 70–80% der Fälle nachgewiesen werden, ist jedoch nicht spezifisch für die Erkrankung, da eine ganze Reihe anderer Krankheiten (z.B. Sklerodermie, systemischer Lupus erythematodes, Hepatitis B) mit einem positiven Rheumafaktor einhergehen. Selbst bei Gesunden kann er in etwa 5% nachgewiesen werden.
Zu **(B):** Die **Urinporphyrine** werden beim Verdacht auf eine **Porphyrie** untersucht. Dabei treten auf:
- abdominelle Symptome (Bauchkoliken)
- neurologisch-psychiatrische Symptome (Polyneuropathie, Paresen, Epilepsie)
- kardiovaskuläre Symptome (Hypertonie, Tachykardie)

Zu **(C):** Die in diesem Fall genannten Symptome können nicht allein einer Allergie angelastet werden.
Zu **(E):** Die Untersuchung auf **Muskelenzymaktivitäten** und **antimitochondriale Antikörper** geschieht bei Verdacht auf eine **Polymyositis oder Dermatomyositis**. Leitsymptom der Erkrankung ist die Muskelschwäche der proximalen Extremitätenmuskulatur. Typische **Hautveränderungen** der Dermatomyositis sind:
- schmetterlingsförmiges lilafarbenes Erythem im Gesicht
- weißliche atrophische Flecken
- Rötung und Teleangiektasien der Augenlider

Eine **Polyarthritis** kommt **nur bei einer Sonderform** der Polymyositis vor, dem **Anti-Jo 1-Syndrom:** Dies ist charakterisiert durch **Myositis, Raynaud-Syndrom,** und häufig **Arthritis** und **Lungenfibrose**.

7.13 Systemerkrankungen des Binde- und Stützgewebes

H00 !!

Frage 7.117: Lösung A

Zu **(A):** Die Ätiologie der **primär sklerosierenden Cholangitis** ist unbekannt. Sie ist insgesamt sehr selten, überwiegend werden Männer > 40 Jahre betroffen. 70% der Erkrankten leiden an einer **Colitis ulcerosa**.
Zu **(B)** bis **(E):** Die Diagnose eines **Lupus erythematodes** gilt nach dem American college of Rheumatology als wahrscheinlich, wenn 4 der folgenden Kriterien zutreffen:
- Schmetterlingserythem
- Lupus discoides
- Photosensibilität
- Orale oder nasale Ulzerationen
- **Polyarthritis** (E) bzw. Arthralgien
- Proteinurie z. B. im Rahmen einer **Glomerulonephritis** (C)
- Krampfanfälle
- Pleuritis, **Perikarditis** (B), **Polyserositis** (D)
- Hämolytische Anämie
- Antinukleäre Antikörper
- DNA-Antikörper, Sm-Antigen, LE-Zellen, Phospholipidantikörper

F97 !!

Frage 7.118: Lösung B

Allgemeinsymptome, wie z. B. Abgeschlagenheit kommen beim **systemischen Lupus erythematodes** in 95% der Fälle vor. Hautveränderungen (Schmetterlingserythem) erscheinen bei mehr als 70% der Fälle, eine Polyarthritis wird in über 80% der Fälle nachgewiesen. In ca. 60% der Fälle kommt es zu einer Beteiligung der Lungen, die sich in einer interstitiellen Fibrosierung äußert und oft mit Pleuraergüssen einhergeht.
Zu **(A):** Bei der **progressiven Systemsklerose** kommen Hautveränderungen anfangs an den Händen vor, später kann ein zentripetales Fortschreiten festgestellt werden. 3 Stadien werden durchlaufen: Ödem, Induration und Atrophie. Charakteristisch sind die mimische Starre, Raynaud-Syndrom und Sklerodaktylie. Arthralgien sind nicht typisch.
Zu **(C):** Die **Dermatomyositis** entspricht einer Polymyositis mit Hautbeteiligung. Typisch ist das schmetterlingsförmige lilafarbene Erythem mit weißlich atrophischen Flecken im Gesicht. Daneben kann eine Beteiligung innerer Organe (Ösophagus, Herz) sowie eine Myositis der proximalen Extremitätenmuskeln mit Muskelschwäche nachgewiesen werden.
Zu **(D):** Beim **adulten Still-Syndrom** stehen klinisch hohes Fieber, flüchtige Exantheme und eine meist ausgeprägte Leukozytose im Vordergrund.
Zu **(E):** Die **mikroskopische Panarteriitis** entspricht einer nekrotisierenden Entzündung der mittelgroßen und kleinen Arterien im Bereich der Waden- und Unterarmmuskulatur sowie der inneren Organe. Klinisch imponieren:
- Allgemeinsymptome (z. B. Gewichtsverlust, Abgeschlagenheit)
- Muskel- und Gelenkschmerzen
- Nierenbeteiligung (glomeruläre Herdnephritis)
- Magen-/Darm-Affektionen (kolikartige Bauchschmerzen)
- Polyneuropathie
- Hautveränderungen (**knötchenartige Hautveränderungen**).

F00

Frage 7.119: Lösung D

Von den aufgelisteten Medikamenten scheint **Prednison** noch die Substanz zu sein, die am wenigsten Schäden in der Schwangerschaft erwarten lässt. Die Gefahr für eine Missbildung bzw. Wachstumsbeeinträchtigung wird als gering eingestuft, allerdings wurden vereinzelt Funktions- und Adaptionsstörungen des Feten beobachtet.
Zu **(A):** Bei allen Immunsuppressiva wie z. B. **Azathioprin, Methotrexat, Cyclophosphamid und Ciclosporin A** ist mit teratogenen Schäden sowie mit Abort und Fruchttod zu rechnen.

F96

Frage 7.120: Lösung C

Zu **(2):** Die **Porphyria cutanea tarda** ist eine seltene vererbte Störung der Hämsynthese, die durch eingelagerte Porphyrine im Gewebe zu einer chronischen Lichtempfindlichkeit führt. Charakteristisch ist die Rotfluoreszenz der Zähne im UV-Licht. Im Bereich der Haut kommt es unter Lichteinwirkung zu Erythem, Blasenbildung und Ulzerationen.
Zu **(3):** Beim **Lupus erythematodes** spielen Umweltfaktoren eine bedeutende Rolle. Starke Einstrahlungen von UV-Licht können einen LE auslösen. Ca. 25–30% aller Patienten sind photosensitiv, d. h. es besteht eine Allergie gegen Sonne.
Zu **(1), (4)** und **(5):** Eine **Photosensibilität** ist für die akute intermittierende Porphyrie, das Karzinoid-Syndrom und das Erythema chronicum migrans (Lyme-Borreliose) nicht charakteristisch.

H93

Frage 7.121: Lösung E

Zu **(A):** Es wird davon ausgegangen, dass **Virusinfekte** zu einer Zytolyse und Freisetzung von DNS führen, wodurch eine Immunreaktion gegen DNS ausgelöst wird. Auf Grund einer defekten Suppressorfunktion der T-Lymphozyten kommt es dann zu einer persistierenden Autoimmunreaktion.

Zu **(B):** Es wurde beobachtet, dass bei einigen Patienten UV-Exposition zu einem Aufflackern der Krankheit führte, vermutlich auf Grund einer Veränderung der Antigenität der DNA.
Zu **(C)** und **(D):** Es wurde festgestellt, dass Geschlechtshormone einen pathogenetischen Teilfaktor der Krankheit darstellen, wobei Estrogene die Antikörperantwort erhöhen, während Testosteron sie senkt. Es konnte beobachtet werden, dass Frauen und Männer mit SLE eine erhöhte Hydroxylierung von Estrogenen und Estronen zu 16 α-Hydroxy-estron haben, woraus eine verlängerte Estrogenstimulation resultiert.
Zu **(E):** Zu 90% sind Frauen vom **SLE** betroffen, die sich gewöhnlich im gebärfähigen Alter befinden.

F95

Frage 7.122: Lösung B

Prognostisch von entscheidender Bedeutung ist neben bakteriellen Infekten unter immunsuppressiver Therapie (ein Drittel der Todesfälle) die **Nephropathie**.
Nierenveränderungen werden bei 60–70% der Erkrankten angetroffen. In 5–10% ist mit einer terminalen Niereninsuffizienz zu rechnen. Prognostisch ungünstig wirkt sich auch die Beteiligung des ZNS aus (in ca. 60% der Fälle). Hierbei können Psychosen, epileptische Anfälle und extrapyramidale Störungen auftreten.

H95 **!!**

Frage 7.123: Lösung C

Beim **systemischen Lupus erythematodes** können eine Vielzahl von Organen befallen sein:
- Gelenke (> 80%)
- Hautveränderungen (> 70%)
- kardiopulmonale Veränderungen (60–70%)
- Nierenveränderungen (60–70%)
- neurologische Veränderungen (60%).

Serologisch können in einem hohen Prozentsatz ANA, zirkulierende Immunkomplexe und LE-Phänomene nachgewiesen werden.
Typisch für den LE sind Antikörper gegen doppelsträngige DNS (in 50% der Fälle).
Zu **(A):** Die **diabetische Glomerulosklerose** (Kimmelstiel-Wilson) ist eine typische Veränderung beim Diabetes mellitus. Sie stellt eine Mikroangiopathie mit diffuser oder nodulärer Verbreiterung des Mesangiums dar. Gelenkschmerzen und Polyserositis treten nicht auf.
Zu **(B):** Die **Minimalläsionenglomerulonephritis** tritt vor allem im Kindesalter auf. Eine Spontanheilung ist in 30% der Fälle bei Erwachsenen und in 50% der Fälle bei Kindern zu erwarten. Gelenkbeschwerden treten in der Regel nicht auf.

Zu **(D):** Bei der **Nierenvenenthrombose** imponiert eine Proteinurie und bei linksseitiger Thrombose beim Mann eine venöse Stauung des linken Hodens.
Zu **(E):** Die **Amyloidose** ist eine generalisierte oder lokalisierte extrazelluläre Proteinablagerung im Interstitium verschiedener Organe. Häufig sind Niere (Proteinurie, nephrotisches Syndrom), Herz (Kardiomyopathie), Magen-Darm-Trakt (Durchfälle), Nervensystem (Polyneuropathie) und Haut (lokale Ablagerungen) betroffen.

F96

Frage 7.124: Lösung D

Zu **(D):** **c-ANCA** ist ein cytoplasmatisches Antigen in neutrophilen Granulozyten und wird gehäuft bei der Wegener-Granulomatose nachgewiesen.
Zu **(A):** **Anti-Cardiolipin-Antikörper (ACLA)** sind Autoantikörper gegen Phospholipide. Sie kommen beim Lupus erythematodes in über 50% der Fälle vor.
Zu **(B):** **ss-DNA-Antikörper** sind überwiegend gegen Basengruppen auf der DNA gerichtet. Es gibt keine Reaktion mit ds-DNA. Man findet diese Antikörper beim Lupus erythematodes in über 50% der Fälle.
Zu **(C):** **ds-DNA-Antikörper** sind Autoantikörper gegen Doppelstrang-DNA. Sie werden überwiegend im aktiven Stadium des Lupus erythematodes (SLE) vorgefunden in über 65% der Fälle.
Zu **(E):** **Sm-Antikörper** sind Antigene in oder auf Skelettmuskelzellen.
Sie können in bis zu 30% beim Lupus erythematodes nachgewiesen werden. Außerdem werden sie gefunden beim Überlappungssyndrom mit Sklerodermie, Polymyositis oder rheumatoider Arthritis.

F00 **!!**

Frage 7.125: Lösung E

Antinukleäre Antikörper (ANA) umfassen die Gesamtheit aller Antikörper gegen nukleäre Antigene im Zellkern.
Sie kommen bei folgenden Erkrankungen besonders gehäuft vor:
- Systemischer Lupus erythematodes (95–100%)
- Sharp-Syndrom (gemischte Kollagenose – 100%)
- progressive Sklerodermie (30–90%)
- Felty-Syndrom (60–100%)
- Sjögren-Syndrom (50–95%)
- rheumatoide Arthritis (10–30/10–60%)
- Autoimmune chronisch-aktive Hepatitis (45–100%)
- Myasthenia gravis (35–50%)
- Leukämie (70%)
- autimmunhämolytische Anämie (40–50%)
- Mononukleose (30–70%)
- Immunthrombozytopenie (50–70%)

Zu **(A): Antiphospholipidantikörper** finden sich beim Lupus erythematodes in 20–50%. Die Antikörper können durch 2 Testmethoden differenziert werden: Anticardiolipin-AK (ACLA) und Lupusantikoagulans (LA). Patienten bei denen erhöhte Titer von Antiphospholipidantikörper gefunden werden, haben ein erhöhtes Risiko an arteriellen und venösen Thrombosen sowie an Thrombozytopenien zu leiden.
Zu **(B):** Bei **Rheumafaktoren** handelt es sich um Antikörper gegen IgG.
Zu **(C): Antinukleäre Antikörper** lassen sich differenzieren in Anti-Desoxynukleoprotein-AK, Anti-DNS-AK, Anti-nRNP (ribonukleasesensitives Kernantigen-ENA), Anti-Sm-AK (Glykoprotein des Kerns) und Anti-RNS-AK (Nukleolus).
Zu **(D): ANA** kann beim Lupus erythematodes in über 95% der Fälle nachgewiesen werden.

H93 *!!*
Frage 7.126: Lösung C

Siehe Lerntext VII.20.
Zu **(C):** Die Bestimmung von **CH 50** ist ein Screening-Test zur Diagnostik von Zuständen mit hyperkomplementärer Aktivität. CH 50 ist beim systemischen Lupus erythematodes erniedrigt, ebenso wie C_3 und C_4.

Progressive systemische Sklerodermie — VII.21

Die **progressive Sklerodermie** ist eine generalisierte Erkrankung des kollagenen Bindegewebes, die zu einer diffusen Fibrosierung im Bereich der Haut, des Magen-Darm-Trakts, der Lunge, der Niere, der Leber und des Pankreas führen kann. Wird lediglich die Haut befallen, spricht man von einer lokalisierten Form im Gegensatz zur systemischen Ausprägung (Symptome der systematischen Form).
Die **Ursache** der systemischen progressiven Sklerodermie ist nicht bekannt. Da jedoch in Hautbiopsien lymphozytäre Infiltrate und Antikörper gegen Kernantigene und Anti-RNA-Antikörper nachgewiesen werden können, sind Autoimmunmechanismen sehr wahrscheinlich.
Die Erkrankung ist weltweit verbreitet, tritt jedoch selten auf. **Frauen werden häufiger als Männer** betroffen, das Verhältnis liegt bei 4:1. Manifestationsalter ist das 3. bis 5. Lebensjahrzehnt.
Im Bereich des **Magen-Darm-Trakts** kann es zu einer Dysphagie durch Beteiligung des Ösophagus kommen. Anfallsweise auftretende Diarrhöen sowie Obstipation und Malabsorption können zu einem erheblichen Gewichtsverlust führen.
Bei etwa 50% der Erkrankten kann eine **Herzbeteiligung** nachgewiesen werden, durch herdförmigen Schwund der Herzmuskelzellen kann eine Herzmuskelinsuffizienz hervorgerufen werden, weniger häufig wird ein Cor pulmonale beobachtet. Man schätzt, dass etwa 15% der Erkrankten an Herzkomplikationen versterben.
Weitere klinische Symptome sind:
- Raynaud-Syndrom mit Osteolysen der Endphalangen und Ulzerationen der Fingerspitzen
- Mikrostomie
- Hautsymptome (Pigmentierung, Depigmentierung, Anhidrosis, Haarausfall, Teleangiektasien; zunehmende Sklerosierung und Übergreifen auf Bänder, Gelenkkapseln, Sehnen, Skelettmuskulatur und schließlich Einschränkung der Beweglichkeit mit konsekutiver Muskelatrophie)
- Ventilationsstörungen durch Bronchiektasen
- interstitielle Nephritis, die mit Hypertonie einhergehen kann
- allgemeine Osteoporose
- Katarakt
- pathologische Zahnveränderungen.

Laborchemisch können folgende Befunde festgestellt werden:
- in ca. 90% der Fälle Nachweis von **ANA**
- in ca. 40% der Fälle mit diffuser Verlaufsform Nachweis von **Anti-SCL 70** (Antitopoisomerase I)
- in ca. 70% der Fälle mit akraler Verlaufsform (CREST-Syndrom) Nachweis von **ACA** (anticentromere Antikörper)
- in ca. 5–10% der Fälle mit diffuser Verlaufsform und Polymyositis (Überlappungsform) Nachweis von **PM-SCL-Antikörpern**.
- in ca. 5–10% der Fälle mit diffuser Verlaufsform und Lungenfibrose Nachweis von **Fibrillarinantikörpern**.

Mittels der **Kapillarmikroskopie** lassen sich typischerweise bei der **progressiven systemischen Sklerose (PSS)** dilatierte Riesenkapillaren und eine Rarefizierung der Kapillaren nachweisen („slow pattern"). Außerdem fallen avaskuläre Felder auf („active pattern").
Bei der **Röntgenuntersuchung der Hände** können evtl. Kalkablagerungen (Calcinosis cutis) und Akroosteolysen beobachtet werden.
Therapie: Die Krankheit kann nicht geheilt werden. Im Frühstadium kann eine Behandlung mit Interferon wirksam sein. Zudem werden bei schweren Verläufen Immunsuppressiva oder D-Penicillamin eingesetzt. In klinischer Erprobung ist die extrakorporale Photopherese.
Prognose: Entsprechend des Ausmaßes der Schädigung innerer Organe beträgt die 10-Jahresüberlebensrate bei der diffusen Form etwa 70%.

[F96]

Frage 7.127: Lösung C

Siehe Lerntext VII.21.
Die **progressive Systemsklerose** ist eine generalisierte Erkrankung des kollagenen Bindegewebes. Die Erkrankung beginnt meist an den Händen und schreitet dann zentripetal fort.
Man unterscheidet 2 Verlaufsformen:
1. CREST-Syndrom: Calcinose, Raynaud-Syndrom, **Ösophagusbeteiligung, Sklerodaktylie und Teleangiektasien**
2. Diffuse Verlaufsform: Hierbei treten generalisierte Ödeme sowie Sklerose auf mit Beteiligung der inneren Organe.

Bei Beteiligung der Lunge kann es zu einer **fibrosierenden Alveolitis** kommen. Auskultatorisch fällt über die Lunge eine **Sklerophonie** auf, feine, relativ ohrnahe, feuchte Rasselgeräusche endinspiratorisch.
Zu **(C)**: Eine Nierenbeteiligung bei **Sklerodermie** führt zu Niereninsuffizienz und renalem Hypertonus. Laborchemisch imponieren Albuminurie, Hämaturie, Leukozyturie und Zylindrurie.

[H96]

Frage 7.128: Lösung C

Es handelt sich bei dem geschilderten Krankheitsbild um ein Raynaud-Syndrom im Rahmen einer **progressiven Sklerodermie**. Die **progressive Sklerodermie** stellt eine Systemerkrankung des Bindegewebes mit Kollagenanhäufung und Fibrose von Haut und inneren Organen dar. Zudem führt die Krankheit zu einer obliterierenden Angiopathie mit Haut- und Organinfarkten.
Die Hautveränderungen äußern sich durch „anfallsweises Absterben der Finger", die Haut wird straff und gespannt (Sklerodaktylie), es kommt zu Ulzerationen und Nekrosen der Fingerspitzen („Rattenbissnekrosen"). Es tritt eine mimische Starre des Gesichtes und ein Kleinerwerden der Mundöffnung („Mikrostomie") auf. Daneben entsteht eine radiäre Fältelung des Mundes („Tabaksbeutelmund").
Zu **(A)**: Die **chronische Kälteagglutininkrankheit** kommt bei der sekundären Form des Kälteagglutininsyndroms vor und ist oft vergesellschaftet mit Non-Hodgkin-Lymphomen mit monoklonaler IgM-Vermehrung (Morbus Waldenström). Normalerweise haben Menschen einen Kälte-AK-Titer bis zu 1:32. Beim Kälteagglutininsyndrom liegen die Titer deutlich höher (bis 1:1000). Bereits bei einem Absinken der inravasalen Temperatur auf 25 °C kann eine Agglutination beobachtet werden und es kann bei Kälteexposition zu einer Akrozyanose und komplementvermittelter Hämolyse kommen.

Typische Symptome sind: Akrozyanose, hämolytische Anämie, evtl. hämolytische Krise.
Zu **(B)**: Eine **diabetische Mikroangiopathie bei Diabetes mellitus** tritt in Form folgender Erkrankungen auf:
- Neuropathie und neuropathischer **Fuß**
- Retinopathie
- Glomerulosklerose
- Mikroangiopathie der intramuralen kleinen Koronararterien (small vessel disease).

Zu **(D)**: **Erfrierungen** werden in 3 Stadien eingeteilt:
- *Grad I:* Blässe, Abkühlung, Gefühllosigkeit
- *Grad II:* nach einigen Stunden entstehende Blasen, die ohne Narbenbildung abheilen
- *Grad III:* trockene Nekrosen oder blaurote Blutblasen, nach deren Platzen nasse Nekrosen entstehen; Abheilung unter Narbenbildung.

Zu **(E)**: Beim **Subklavia-Anzapf-Syndrom** kommt es auf Grund eines zentralen Verschlusses der A. subclavia zu einem Steal-Effekt des A. basilaris-Kreislaufes über die retrograd durchströmte A. vertebralis. Es finden sich bei der Stenose Strömungsgeräusche über der A. subclavia. Die Pulse im Stromgebiet der A. radialis und A. ulnaris sind abgeschwächt palpabel. Es kann auf Grund von Embolien, die von der Stenose ausgehen, zu Digitalarterienverschlüssen (sekundäres Raynaud-Syndrom) kommen. Im Allgemeinen verursacht der einseitige oder beidseitige Verschluss der A. subclavia nur geringe Beschwerden und ist oft ein Zufallsbefund.

[F98]

Frage 7.129: Lösung E

Siehe Lerntext VII.21.
Bei dem geschilderten Fall handelt es sich offenbar um eine **progressive systemische Sklerose**. Sie ist eine Erkrankung des kollagenen Bindegewebes, die zu einer diffusen Fibrosierung im Bereich der Haut, des Magen-Darm-Traktes, der Lunge, der Niere, der Leber und des Pankreas führen kann. Auf der Abbildung fällt eine Mikrostomie und mimische Starre des Gesichts auf.
Zu **(A)**: Eine **Belastungsdyspnoe** kommt durch eine Lungenfibrose mit restriktiver Ventilationsstörung zustande.
Zu **(B)**: Eine Wandstarre und Weitstellung der distalen 2/3 des Ösophagus führen zu einer gestörten Peristaltik mit konsekutiver **Dysphagie**.
Zu **(C)**: Bedingt durch die Hautschrumpfung kommt es bei der progressiven systemischen Sklerose zu schmerzlosen **Beugekontrakturen der Finger**.
Zu **(D)**: Bei der diffusen Verlaufsform der progressiven systemischen Sklerose gelingt der Nachweis von **Anti-SCL70 (= Antitopoisomerase 1)** in 40% der Fälle. ANA findet sich bei 90% der Patienten, ACA (anticentromere Antikörper) finden sich in

70% der Fälle bei der akral limitierten Verlaufsform (CREST-Syndrom).
Zu **(E):** Der hier beschriebene histologische **Muskelbiopsiebefund** entspricht am ehesten einer Polymyositis.

Wegener-Granulomatose — VII.22

Die **Wegener-Granulomatose** gehört zur Gruppe der Vaskulitiden. Dabei bilden sich ulzerierende Granulome im Bereich des Kopfes, der Lunge und Niere. Die Ursache der Erkrankung ist unbekannt. Man unterscheidet 2 Stadien:
- *Initialstadium:* lokal begrenzt mit Beteiligung von Kopf, Lunge und Niere (chronische Rhinitis mit blutendem Schnupfen, Sinusitis, Otitis, Ulzerationen im Oropharynx, Lungenrundherde, Mikrohämaturie)
- *Generalisationsstadium:* Lungenrundherde und -infiltrationen, evtl. Pseudokavernen, Hämoptoe, Episkleritis, Arthralgien, Myalgien, ZNS-Symptome sowie Fieber, Gewichtsverlust und Nachtschweiß.

Laborchemisch imponieren:
- BSG-Erhöhung
- Erythrozyturie
- Serum-Kreatininerhöhung
- Leukozytose, Thromboztose
- Anämie
- in etwa 85% der Fälle der Nachweis von **c-ANCA** (antineutrophile cytoplasmatische Antikörper = Anti-Proteinase-3-Antikörper).

Zur diagnostischen Klärung werden Biopsien aus dem Nasopharynx, der Lunge und evtl. den Nieren genommen. Dabei lassen sich Granulome, Vaskulitis und Glomerulonephritis nachweisen.
Therapie: Bei lokal begrenzten Fällen kann ein Therapieversuch mit Co-trimoxazol gemacht werden. Im Generalisationsstadium kommen Corticosteroide und Cyclophosphamid nach dem Fauci-Schema in Betracht. Die Überlebensraten nach 5 Jahren betragen dann etwa 85%.

F94 !
Frage 7.130: Lösung E

Die **Wegener-Granulomatose** ist eine Vaskulitis mit ulzerierenden Granulomen im Bereich des Kopfes, der Lunge und Glomerulonephritis.
Im lokal begrenzten Stadium (Kopf, Lunge, Nieren) zeigen sich Rhinitis, Sinusitis, Otitis sowie Ulzerationen im Bereich des Oropharynx. Daneben können eine Mikrohämaturie sowie Lungenherde auftreten.
Das generalisierte Stadium führt zum pulmo-renalen Syndrom und evtl. zusätzlichen Arthralgien, ZNS-Symptomen und Myalgien.

In dem geschilderten Fall sollte eine **Nasenschleimhautbiopsie** erfolgen (Granulome, Vaskulitis), außerdem sollte eine **Röntgenthoraxaufnahme** erfolgen (Rundherde, Einschmelzungen), ein **CT des Kopfes** (Nasennebenhöhlenverschattungen) sowie ein **Urinstatus** (Erythrozyturie – Glomerulonephritis) erfolgen.

H98 !
Frage 7.131: Lösung D

Zu **(A):** **Morbus Wegener** ist eine Vaskulitis mit ulzerierenden Granulomen im Bereich des Kopfes, der Lunge und Glomerulonephritis. Im Bereich der **kleinen Arterien und Kapillaren und Venen** treten sektorförmige Nekrosen mit ausgeprägter entzündlicher Infiltration der Gefäßwand und einer Intimaproliferation auf.
Zu **(B):** Die **mikroskopische Polyangiitis** ähnelt vom Krankheitsbild dem der Wegener-Granulomatose, allerdings lassen sich histologisch keine Granulome nachweisen. Der obere Respirationstrakt ist seltener betroffen. Im Vordergrund stehen klinisch eine Glomerulonephritis oder eine Entzündung kleiner pulmonaler Gefäße. Es sind **kleine Arterien und kapilläre Gefäße** betroffen.
Zu **(C):** Bei der **Panarteriitis nodosa** handelt es sich um eine nekrotisierende Entzündung im Bereich der mittelgroßen und kleinen Arterien der Waden- und Unterarmmuskeln und inneren Organe.
Zu **(D):** Die Hypersensitivitätsvaskulitis ausgelöst durch die **Purpura Schoenlein-Henoch** ist eine Vaskulitis der kleinen Gefäße mit IgA-haltigen Immundepots. Vorwiegend manifestiert sich die Erkrankung im Bereich der Haut, allerdings können auch innere Organe betroffen sein. Sie kommt vorwiegend bei Kindern oft im Anschluss an Atemwegsinfekte vor.
Zu **(E):** Die **Takayasu-Arteriitis** ist eine Riesenzellarteriitis, die zum Verschluss der vom **Aortenbogen** ausgehenden **großen Arterien** führt. Komplizierend kann es zum Befall der Koronararterien und der Aortenklappe kommen.

F99 !
Frage 7.132: Lösung C

Bei der **Wegener-Granulomatose** kann in 80% der Fälle eine Nierenbeteiligung (Glomerulonephritis, Mikroaneurysmen) beobachtet werden. In einem hohen Prozentsatz (50% im Initialstadium und > 95% im Generalisationsstadium) können bei den Patienten antineutrophile zytoplasmatische Antikörper **(ANCA)** nachgewiesen werden, wobei der Titer mit der **Krankheitsaktivität korreliert**.
Zu **(A)** und **(B):** Das Serumkreatinin kann im fortgeschrittenen Stadium der Erkrankung ansteigen, im Urinsediment werden Erythrozyten und Erythrozy-

tenzylinder nachgewiesen. Diese Parameter stellen jedoch keine Beurteilungskriterien für die Krankheitsaktivität dar.
Zu (D): **ANA (Antinukleäre Antikörper)** kommen typischerweise weniger bei Vaskulitiden, vielmehr bei Kollagenosen (z.B. LE, Sklerodermie) und rheumatoiden Erkrankungen (z.B. rheumatoide Arthritis) vor.
Zu (E): Die **Immunelektrophorese** führt bei der **Wegener-Granulomatose** zu keinen weiteren Erkenntnissen.

F00 !
Frage 7.133: Lösung C

Siehe Lerntext VII.22.
Am ehesten handelt es sich bei dem geschilderten Fall um eine **Wegener-Granulomatose.** Dafür spricht die Entzündung im Bereich des Respirationstrakts (Nase, Nasennebenhöhlen, Oropharynx, Lunge). Ursache ist eine Vaskulitis mit ulzerierenden Granulomen.
Die Lunge zeigt häufig Einschmelzungen (Pseudokavernen) im Rahmen von Rundherden.
Im Generalisationsstadium wird eine Beteiligung der Nieren beobachtet (rapid progressive Glomerulonephritis).
Zu (A): Auch beim **systemischen Lupus erythematodes** können oronasale Ulzerationen auftreten. Auch Infiltrate der Lunge kommen vor, jedoch keine Pseudokavernen. Die renale Beteiligung zeigt sich in Form einer mesangialen oder diffus proliferativen Glomerulonephritis, die häufig in einem nephrotischen Syndrom enden.
Zu (B): Die **Panarteriitis nodosa** ist eine nekrotisierende Entzündung der mittelgroßen und kleinen Arterien im Bereich der Waden- und Unterarmmuskulatur und der inneren Organe. Oronasale Ulzerationen kommen nicht vor, die Lunge ist nicht beteiligt. In 70% der Fälle wird eine glomeruläre Herdnephritis beobachtet.
Zu (D): **Nierenkarzinome** metastasieren hämatogen in Lunge, Knochen, Leber und Gehirn. Typisch ist die Hämaturie. Eine oronasale Ulzeration korreliert nicht mit der Erkrankung.
Zu (E): Vom **Goodpasture-Syndrom** werden bevorzugt Männer < 40 Jahren betroffen. Klinisch imponieren Hämoptysen, röntgenologisch nachweisbare Lungenverschattungen, nephrotisches Syndrom und rasch progredienter Verlauf.

F00 !
Frage 7.134: Lösung D

Die Therapie der Wahl bei der **Wegener-Granulomatose** im Generalisationsstadium ist die Verabreichung von Corticosteroiden und Cyclophosphamid nach dem Fauci-Schema. Nach 4 Wochen wird die Corticosteroiddosis in den Cushing-Schwellenbereich reduziert (5–10 mg Prednisolon). Wenn eine Teilremission erreicht ist, wird mit reduzierter Cyclophosphamiddosis weiterbehandelt und eine Methotrexat-Therapie begonnen. Ziel der Behandlung ist das Erreichen einer Vollremission.
Bei lokal begrenzter Wegener-Granulomatose (Initialstadium) kann ein Therapieversuch mit Cotrimoxazol erfolgen.

H00 !!
Frage 7.135: Lösung B

Siehe Lerntext VII.22.
Zu (B): **Colchicin** wird zur Behandlung eines akuten Gichtanfalles eingesetzt.
Zu (A), (C), (D) und (E): Die **Wegener-Granulomatose** ist eine Vaskulitis mit ulzerierenden Granulomen im Bereich der Respirationstraktes und mit Nierenbeteiligung. Die Therapie geschieht stadienabhängig:
- **Initialstadium** (lokal begrenzt): Therapieversuch mit **Cotrimoxazol** (E)
- **Generalisationsstadium:** **Corticosteroide** (A) und **Cyclophosphamid** (D) nach dem Fauci-Schema. Nach Erreichen einer Remission wird mit reduzierten Cyclophosphamid-Dosen weiterbehandelt oder eine low-dose-Therapie mit **Methotrexat** (C) angeschlossen. Ziel ist eine Vollremission.

Die 5-Jahresüberlebensrate liegt bei Behandlung nach dem Fauci-Schema bei etwa 85%.

H96 !
Frage 7.136: Lösung E

Siehe Lerntext VII.22.
Zu (A): Eine **allergische Konjunktivitis** ist auf die Schleimhaut des Auges begrenzt. Es treten keine Arthralgien auf.
Zu (B): Das **Sjögren-Syndrom** ist gekennzeichnet durch eine **Konjunctivitis sicca** mit Xerophthalmie (Augenaustrocknung). Daneben besteht eine Xerostomie (trockener Mund). Die sekundäre Form ist mit einer rheumatoiden Arthritis, Kollagenosen oder einer Hepatitis C vergesellschaftet.
Zu (C): **Pemphigus vulgaris** ist eine Autoimmunerkrankung der Haut mit Blasenbildung der Epidermis. Schlaffe Blasen finden sich auch im Bereich der Mundschleimhaut, des Pharynx oder Larynx.
Zu (D): Der **systemische Lupus erythematodes** ist eine Systemerkrankung der Haut und des Gefäßbindegewebes mit Vaskulitis/Perivaskulitis verschiedener Organe. Hautveränderungen treten in mehr als 70% der Fälle auf. Typisch sind Schmetterlingserythem, oronasale Ulzerationen, Lichtempfindlichkeit der Haut, Bildung roter Papeln mit Schuppenbildung und follikulärer Hyperkeratose. Im weiteren Verlauf kann ein **Sjögren-Syndrom** auftreten (vgl. (B)).

7.13 Systemerkrankungen des Binde- und Stützgewebes

F97 **!**
Frage 7.137: Lösung C

Die Abbildung zeigt das Bild eines Patienten mit vermutlich granulomatöser Skleritis im Rahmen einer **Wegener-Granulomatose**. Eine Augenbeteiligung kommt bei der Erkrankung in etwa 52 % der Fälle vor. Eine Nierenbeteiligung kann in 77 % der Fälle beobachtet werden. Häufig ist außerdem eine Lungenbeteiligung (85 %), HNO-Beteiligung (92 %) und Gelenkbeteiligung (67 %).
Zu **(A)**: Bei der **Sklerodermie** ist eine Nierenbeteiligung eher selten (10 % der Fälle mit multiplen Niereninfarkten und arterieller Hypertonie). Eine Sklerenbeteiligung wird nicht beschrieben.
Zu **(B)**: Eine typische Nierenbeteiligung bei **Gicht** sind Uratnephrolithiasis, eine Uratnephropathie mit primär abakterieller interstitieller Nephropathie und selten akuter obstruktiver Uratnephropathie.
Eine Erkrankung der Skleren wird in diesem Zusammenhang nicht beschrieben.
Zu **(D)**: Im Rahmen der **diabetischen Mikroangiopathie** kommt es zu einer Glomerulosklerose (Kimmelstiel-Wilson). Im Rahmen der Augenbeteiligung tritt eine Retinopathie auf.
Zu **(E)**: Die **Amyloidose** führt im Bereich der Nieren zu einer Proteinurie, nephrotischem Syndrom und Niereninsuffizienz. Glaskörpertrübungen, Hornhautdystrophie und Sicca-Syndrom sind charakteristische Zeichen bei Amyloidose.

H97 **!**
Frage 7.138: Lösung E

Die **Wegener-Granulomatose** ist eine nekrotisierende granulomatöse Entzündung im Bereich des Respirationstraktes, bei der eine Vaskulitis der kleinen Arterien und Venen besteht (siehe Lerntext VII.22).
Zu **(A)**: Bei der **Wegener-Granulomatose** können ischämische Nervenläsionen vom Multiplextyp oder symmetrische sensomotorische Paresen auftreten. Etwa 25 % der Patienten leiden an einer Mononeuropathia multiplex.
Zu **(B)**: Die Erkrankung geht im Generalisationsstadium (Stadium II) häufig mit einer **rapid progressiven Glomerulonephritis** einher. Im lokal begrenzten Initialstadium (Stadium I) kann eine fokale Glomerulonephritis auftreten.
Zu **(C)**: Im Röntgenbild der Lungen können bei Patienten mit Wegener-Granulomatose entweder diffuse, retikulo-noduläre **Infiltratbildungen** oder multiple, teils kleinere oder auch größere rundherdartige Verdichtungen gesehen werden. Diese können einschmelzen und Höhlenbildungen hinterlassen.
Zu **(D)**: **Hauterscheinungen** treten bei der Erkrankung in über 40 % der Fälle auf. Typisch sind nicht wegdrückbare Papeln im Bereich der Unterschenkel, Bläschen, palpable Purpura, Ulzera und subkutane Knoten.
Zu **(E)**: In einem hohen Prozentsatz (ca. 85 %) können bei Patienten mit **Wegener-Granulomatose antineutrophile zytoplasmatische Antikörper** (ANCA) nachgewiesen werden. Ein vermindertes gesamthämolytisches Komplement (CH50) wird z. B. beim Lupus erythematodes beobachtet.

H94 **!**
Frage 7.139: Lösung B

Zu **(B)**: Zur Diagnose der **Wegener-Granulomatose** werden Biopsien aus Nasenschleimhaut oder Lunge vorgenommen, wobei Granulome bzw. eine Vaskulitis nachgewiesen werden können. Daneben können **cANCA** (antineutrophile cytoplasmatische Antikörper mit zentralem Fluoreszenzmuster) positiv sein.
Der Nachweis von **Antikörpern gegen Doppelstrang-DNA** ist charakteristisch beim systemischen Lupus erythematodes.
Zu **(A)**: Die **Panarteriitis nodosa** ist eine Systemerkrankung, wobei die kleinen und mittleren Arterien und Arteriolen der inneren Organe sowie der Waden- und Unterarmmuskulatur befallen sind. Es finden sich kleine knötchenartige Verdickungen in perlschnurartiger Anordnung. Histologisch imponieren sektor- und knötchenförmige fibrinoide Verquellungen aller Wandschichten der Gefäße mit Intimaproliferationen und Medianekrosen.
Folgende Organbeteiligungen können auftreten:
– Nerven: Polyneuropathie (60 %), ZNS-Beteiligung (z. B. Epilepsie)
– Nieren: glomeruläre Herdnephritis (70 %)
– Muskel- und Gelenkschmerzen
– Intestinum: kolikartige Bauchschmerzen, Darminfarkte
– Koronararterien: Angina pectoris, Herzinfarkt
– Haut: knötchenartige Hautveränderungen.
Zu **(C)**: Die **progressive Sklerodermie** ist eine Systemerkrankung des Bindegewebes mit Anhäufung von Kollagen und Fibrose von Haut und inneren Organen sowie einer obliterierenden Angiopathie. Bzgl. der Hautveränderungen imponieren Raynaud-Syndrom, Mikrostomie, Tabaksbeutelmund und **Sklerosierung des Zungenbändchens**.
Zu **(D)**: Die **Vasculitis allergica** ist eine Erkrankung, bei der eine Überempfindlichkeitsreaktion gegenüber einer Antigenexposition vorliegt. Es werden kleine Gefäße befallen, wobei die Hautpartie am meisten betroffen ist. Es tritt häufig eine palpable Purpura auf, daneben können jedoch auch Papeln, Makulae, Vesikeln, Bullae, subkutane Knötchen und Ulzera sowie Urtikaria auftreten.

Zu **(E):** Bei der **Riesenzellarteriitis** dominieren Schläfenkopfschmerzen, Fieber, Adynamie, Augenschmerzen, Sehstörungen, Amaurosis fugax mit möglicher vollkommener Erblindung.

Raynaud-Phänomen — VII.23

Raynaud-Phänome lassen sich in primäre und sekundäre Formen unterteilen:
Primäre Raynaud-Phänomene:
Unter diesem sog. vasospastischen Phänomen versteht man rezidivierende, symmetrische Attacken bläulich oder weißlich verfärbter Finger. Ursachen sind:
- Kälteexposition
- Emotionen.

Meist sind jüngere Frauen betroffen. Häufig sind die Symptome mit Hypotonie und Migräne kombiniert, selten auch mit einer Prinzmetal-Angina.
Sekundäre Raynand-Phänomene:
Ursache sind akrale Arterienverschlüsse oder eine Mikroangiopathie, wie z. B. bei:
- Kollagenosen
- Arteriosklerose
- Thrombozytose
- Endangiitis obliterans
- Berufstraumata (z. B. Arbeiter mit Presslufthammertätigkeit)
- Zytostatika wie Bleomycin
- Kälteagglutinationskrankheit und Kryoglobulinämie
- Exposition von Polyvinylchlorid
- Embolien bei kostoklavikulärem Kompressionssyndrom.

H98 !

Frage 7.140: Lösung C

Siehe Lerntext VII.23.
Raynaud-Phänomene kommen im Rahmen verschiedener rheumatischer und sonstiger Erkrankungen vor:
- Kollagenosen (progressive Sklerodermie, Mischkollagenose, Lupus erythematodes)
- Rheumatoide Arthritis, Sjögren-Syndrom
- Thrombangiitis obliterans (Morbus Winiwarter-Bürger)
- Arteriosklerose
- Kälteagglutinationskrankheit und Kryoglobulinämie
- Morbus Waldenström
- Berufstraumata (Tätigkeit mit Preßlufthämmern)
- Exposition von Polyvinylchlorid
- Embolien bei kostoklavikulärem Kompressionssyndrom
- Thrombozytose.

Zu **(A):** Die Suche nach **antinukleären Antikörpern** bei Nachweis von Raynaud-Phänomenen ist sinnvoll, da evtl. eine Kollagenose (z. B. Lupus erythematodes) die Ursache sein kann.
Zu **(B):** Der Nachweis von **Rheumafaktoren** könnte einen Hinweis für eine rheumatoide Arthritis liefern.
Zu **(C): Raynaud-Phänomene** im Rahmen einer Yersiniose werden nicht beobachtet.
Zu **(D): Kryoglobuline** können bei der Kryoglobulinämie nachgewiesen werden. Diese kann mit Raynaud-Phänomenen einhergehen.
Zu **(E):** Der Nachweis von **Antikörpern gegen Topoisomerase I** (früher Scl 70) gelingt bei 20–50% der Patienten mit diffuser Sklerodermie. Das Initialsymptom dieser Erkrankung stellt meist ein ausgeprägtes Raynaud-Phänomen dar.

H00 !

Frage 7.141: Lösung D

Siehe Lerntext VII.23.
Raynaud-Phänomene kommen im Rahmen verschiedener rheumatischer und sonstiger Erkrankungen vor:
- Kollagenosen (**progressive Sklerodermie**, Mischkollagenose, Lupus erythematodes)
- Rheumatoide Arthritis, Sjögren-Syndrom
- Thrombangiitis obliterans (M. Winiwarter-Bürger)
- Arteriosklerose
- Kälteagglutinationskrankheit und Kryoglobulinämie
- M. Waldenström
- Berufstraumata (Tätigkeit mit Presslufthämmern)
- Exposition von Polyvinylchlorid
- Embolien bei kostoklavikulärem Kompressionssyndrom
- Thrombozytose

Zu **(A):** Beim **Lichen sclerosus et atrophicus** kommt es zu einer Verhärtung und Verengung der Vorhaut sowie einer Verdickung und Schrumpfung des Frenulums (syn. Craurosis penis).
Zu **(B):** Das **rheumatische Fieber** ist eine durch betahämolysierende Streptokokken der Gruppe A hervorgerufene Zweitkrankheit auf dem Boden einer abnormen Sensibilisierung mit nachfolgender Antikörperbildung. Das Raynaud-Phänomen kommt dabei in der Regel nicht vor.
Zu **(C):** Die **Sclerodermie en coup de sabre** gehört zu den zirkumskripten (lokalisierten) Sklerodermien, deren Veränderungen Verletzungen der Haut nach einem Säbelhieb gleichen. **Im Gegensatz zu der systemischen Form** kommen hierbei Raynaud-Symptome nicht vor.
Zu **(E): Lichen nitidus** ist eine bei Kindern auftretende Hauterkrankung, die vermutlich einer Variante des Lichen ruber planus entspricht. Dabei

bilden sich weißlich oder rötlich glänzende transparente Knötchen an Penis und Unterarmbeugeseiten, die sich nach längerer Zeit spontan zurückbilden. Ein Raynaud-Phänomen ist nicht typisch für die Erkrankung.

F96

Frage 7.142: Lösung B

Sekundäre Raynaud-Phänomene findet man bei folgenden Erkrankungen:
- **Kollagenosen (z. B. Sklerodermie = progressive Systemsklerose, Sharp-Syndrom)**
- Arteriosklerose
- Thrombozytose
- **Endangiitis obliterans**
- Berufstraumata (z. B. Presslufthammerarbeiten)
- Zytostatika
- Kälteagglutinationskrankheit
- Exposition von Polyvinylchlorid
- Embolien bei kostoklavikulärem Kompressionssyndrom.

Zu (B): Das **Paget-v.-Schroetter-Syndrom** stellt eine Thrombose der V. axillaris oder der V. subclavia dar. Die Symptome bestehen in Armschwellung, livider Hautmarmorierung, sichtbaren Kollateralvenen, Schweregefühl und Kraftlosigkeit im Arm.

F95

Frage 7.143: Lösung D

Es handelt sich bei dem geschilderten Fall am ehesten um eine **Panarteriitis nodosa**.
Die Erkrankung betrifft die kleinen und mittleren Arterien und Arteriolen im Bereich der inneren Organe, Waden- und Unterarmmuskeln (Myalgien). Makroskopisch imponieren kleine knötchenartige Verdickungen in perlschnurartiger Anordnung. Histologisch können sektor- und knötchenförmige fibrinoide Verquellungen aller Wandschichten der Gefäße mit Medianekrosen und Intimaproliferation nachgewiesen werden.
Klinisch können folgende Symptome beobachtet werden:
- Allgemeinsymptome (in 50% der Fälle): Müdigkeit, Abgeschlagenheit, Gewichtsverlust, Nachtschweiß
- Nierenaffektionen (in 70% der Fälle): glomeruläre Herdnephritis, renale Hypertonie, Harn: Mikrohämaturie, Proteinurie
- gastrointestinale Symptome (in 50% der Fälle): Koliken
- Muskel-Gelenkschmerzen (in 65% der Fälle)
- Polyneuropathie (in 60% der Fälle), evtl. ZNS-Beteiligung
- Hautveränderungen (in 40% der Fälle): knötchenartige Infiltrationen

- Herzbeteiligung (80% der Fälle): Koronararterienbeteiligung, Angina pectoris, Myokardinfarkt.

Laborchemisch: evtl. Nachweis von ANCA, BSG-Erhöhung, Leuko-Granulozytose, evtl. Thrombozytose, HBs-Ag positiv in 30% der Fälle.

Zu (A): Die **Riesenzellarteriitis** äußert sich als Arteriitis temporalis bei Befall im Versorgungsgebiet der A. carotis oder als Polymyalgia rheumatica. Bei der Arteriitis temporalis treten Fieber, Adynamie und Kopfschmerzen auf. Es kommt zu Augenschmerzen, Sehstörungen, Amaurosis fugax und teilweise zu einer Erblindung.
Die Polymyalgia rheumatica imponiert durch heftige Schmerzen im Schulter- und Gürtelbereich. Promptes Ansprechen auf Glucocorticoide ist bezeichnend für die Erkrankung.

Zu (B): Die **Polymyositis** tritt im Bereich der Extremitätenmuskulatur auf mit Muskelschwäche und -schmerzen. Es kann zu einer Beteiligung der inneren Organe kommen, wobei besonders Ösophagus (Schluckstörungen) und Herz (interstitielle Myokarditis) betroffen sind. Laborchemisch finden sich erhöhte Muskelenzymwerte (CK) sowie Autoantikörper (ANA, anti-PM-1, anti-Jo-1).

Zu (C): Typische Symptome einer **Hyperthyreose** sind Struma, psychomotorische Unruhe, Sinustachykardie, Herzrhythmusstörungen, Gewichtsverlust, gesteigerte Stuhlfrequenz, Myopathie und Osteopathie, bei Morbus Basedow zusätzliches Auftreten von Exophthalmus. Laborchemisch zeigt sich ein erhöhtes T_3 und T_4.

Zu (E): Die **Wegener-Granulomatose** ist eine Vaskulitis mit ulzerierenden Granulomen im Bereich des Kopfes, der Lunge und Niere.
Im Initialstadium treten je nach Befall chronische Rhinitis, Ulzerationen am Oropharynx, Lungenrundherde oder Mikrohämaturie auf.
Im Generalisationsstadium kommt es zu Fieber, Gewichtsverlust, Nachtschweiß, Hämoptoe, diffuser Glomerulonephritis, evtl. Episkleritis, Arthralgien, ZNS-Symptomen und Myalgien.

H95

Frage 7.144: Lösung A

Erythema nodosum sind rotblaue, schmerzhafte Flecken, die meist an den Schienbeinen auftreten und Ausdruck einer unspezifischen Überempfindlichkeitsreaktion sind.
Es kann auftreten bei Infektionen mit Yersinien oder Streptokokken, der Primärtuberkulose, Morbus Boeck, Arzneimittelallergie, Colitis ulcerosa und Morbus Crohn. Häufig kann jedoch keine Ursache gefunden werden (idiopathisches Erythema nodosum).

7.14 Systemische Begleiterscheinungen außerhalb des Bewegungsapparates bei Erkrankungen des Bewegungsapparates

Sicca-Syndrom — VII.24

Das **Sjögren-Syndrom (Sicca-Syndrom)** ist gekennzeichnet durch verminderte Speichelsekretion mit entsprechender Trockenheit der Schleimhäute sowie eine Keratoconjunctivitis sicca. Auch andere Drüsen können in Mitleidenschaft gezogen sein. Die Ursache der Erkrankung ist unbekannt. Autoimmunprozesse spielen vermutlich eine entscheidende Rolle.

Etwa 90% der Patienten sind Frauen mit einem Durchschnittsalter über 50 Jahre.

Typisches Zeichen beim Sjögren-Syndrom, das in etwa 50% der Fälle anzutreffen ist, sind rezidivierende, druckdolente Schwellungen der Speicheldrüsen, besonders der Parotiden. Histologisch lassen sich mononukleäre Infiltrate, Fibrosen und Ektasien der Drüsengänge darstellen mit Atrophie der Talg- und Schweißdrüsen.

Die Symptome am Auge werden durch entzündliche Veränderungen der Tränendrüsen bedingt mit einem Versiegen der Sekretion. Die Xerostomie behindert den Kau- und Schluckakt und manchmal auch die Phonation mit nachfolgender Heiserkeit.

Extraglanduläre Manifestationen wie interstitielle Nephritis, interstitielle Pneumonie oder Fibrose, Myositis, akute Pankreatitis und Lymphadenitis sind beobachtet worden.

Assoziationen mit anderen Autoimmunerkrankungen konnten nachgewiesen werden:
- Rheumatoide Arthritis (chronische Polyarthritis)
- Lupus erythematodes
- Polymyositis, Dermatomyositis
- Sklerodermie
- interstitielle Pneumonitis
- autoimmunhämolytische Anämie
- primär biliäre Zirrhose
- Purpura hypergammaglobulinaemica
- Periarteriitis nodosa.

H95
Frage 7.145: Lösung D

Siehe Lerntext VII.24.
Zu **(D):** Eine Assoziation des **Sjögren-Syndrom** mit der Polymyalgia rheumatica besteht nicht.

H98 !
Frage 7.146: Lösung B

Das **Löfgren-Sydrom,** die akute Sarkoidose, ist eine granulomatöse Systemerkrankung, betrifft primär junge Frauen und ist durch die Trias:
- Sprunggelenksarthritis
- Erythema nodosum
- bihiläre Lymphadenopathie

gekennzeichnet. Daneben können noch Husten, Fieber und BSG-Erhöhung auftreten.

Zu **(A):** Die **Wegener-Granulomatose** ist eine Vaskulitis mit ulzerierenden Granulomen im Bereich des Kopfes und der Lunge. Im Generalisationsstadium können Lungenrundherde, Glomerulonephritis, Arthralgien, Myalgien, ZNS-Symptome, Episkleritis, Fieber, Gewichtsverlust und Nachtschweiß auftreten.

Zu **(C):** Das **Still-Syndrom** beschreibt das Krankheitsbild der juvenilen, systemischen, rheumatoiden Arthritis. Es ist gekennzeichnet durch Polyarthritis, Fieber, Exantheme, Polyserositis von Perikard und Pleura, Hepatosplenomegalie, Anämie, Leukozytose und evtl. Lymphknotenschwellung. Der Rheumafaktor ist negativ, es besteht eine ungünstige Prognose.

Zu **(D):** Der **Lupus erythematodes** ist eine Systemerkrankung der Haut und des Gefäßbindegewebes verschiedenster Organe. Es tritt eine Vaskulitis/Perivaskulitis der kleinen Arterien und Arteriolen auf, wobei es zu Ablagerungen von Immunkomplexen kommt (siehe Lerntext VII.20).

Zu **(E):** Das **Kartagener-Syndrom** ist eine autosomal rezessiv erbliche Störung des mukoziliären Transports. Charakteristisch sind folgende Symptome:
- Situs inversus viscerum
- Bronchiektasen
- Hypo- oder Aplasie der Nasennebenhöhlen und Warzenfortsatzzellen und Nasenpolypen

Auch eine Beeinträchtigung der Spermiogenese wurde beschrieben.

H00

Frage 7.147: Lösung B

Zu **(B)**: Bei einem **Lymphödem nach Mammaamputation** kommen folgende physikalische Therapiemaßnahmen in Frage:
- Manuelle entstauende Massagen **(manuelle Lymphdrainage)**. Diese wird 3- bis 5-mal wöchentlich durchgeführt. Dadurch wird der Lymphstrom in die proximalen Anteile des Körpers gefördert.
- Hochlagerung der Extremität zum besseren Abfluss der Lymphe
- Tragen eines elastischen Strumpfes
- Applikation von trockenen Kältepackungen
- Langsame Ausführung isometrischer Spannungsübungen in Hochlagerung (z.B. Pumpübungen)
- Apparative intermittierende Drückungen (z.B. Lymphamat)
- Galvanische bzw. diadynamische Querdurchflutung zur Ödemresorptionsförderung

Zu **(A)**, **(C)**, **(D)** und **(E)**: Die **Ultraschalltherapie, Fangopackungen, temperaturansteigende Armbäder sowie Kurzwellendurchflutungen** sind Formen der Thermotherapie, die zu einer lokalen Erwärmung der Haut und zur Gefäßerweiterung führen. Es kommt zur Mehrdurchblutung, die bei einem Lymphödem nicht erwünscht ist und sogar zu einer Zunahme der Beschwerdesymptomatik führen kann.

8 Immunsystem und Bindegewebe

8.1 Immundefekte

F92

Frage 8.1: Lösung B

Antikörpermangelsyndrome (Immundefektsyndrom) können primär, also angeboren oder sekundär, d.h. erworben sein.
Am bekanntesten ist das erworbene Immunmangelsyndrom, durch HIV (AIDS) hervorgerufen. Antikörpermangelsyndrome können jedoch auch durch Malnutrition, Protein verlierende Enteropathie und intestinale Lymphangiektasie verursacht werden. Erworbene Immunmangelsyndrome können auch Folge von hyperkatabolen Zuständen wie der myotonen Dystrophie, lymphoretikulären Malignomen (z.B. Plasmozytom), Röntgenbestrahlung oder zytotoxischen Medikamenten sein.

Zu **(A)**: Die Bestimmung der **quantitativen Proteinausscheidung** ist sinnvoll, um ein **multiples Myelom** (Plasmozytom) zu erkennen, das im Anfangsstadium oft im Rahmen einer Niereninsuffizienz mit Proteinurie einhergeht.

Zu **(B)**: **CD4/CD8-Ratio** ist der Quotient aus T-Helferzellen und T-Supressorzellen, der normalerweise um 2 liegt. Bei einer Schädigung des Immunsystems mit Zerstörung der T-Helferzellen sinkt der Quotient auf < 1,2 ab. (T-Helferzellen werden als T_4-Lymphozyten bezeichnet, da sie das CD4-Antigen tragen. Entsprechendes gilt für T-Supressorzellen/CD8.) Durch Kenntnis des T-Helfer/T-Supressorzellen-Index wird jedoch nur noch ein pathologischer CD4/CD8-Ratio in Erfahrung gebracht. Ein Immunmangelsyndrom kann jedoch durch diesen Test nicht weiter eingegrenzt werden. (Bei AIDS-Verdacht würde ein AIDS-Test – HIV-Antikörpertest weiterführen.)

Zu **(C)**: Durch eine **Knochenmarkbiopsie** kann ein Tumor aus dem lymphoretikulären System (z.B. Myelom) diagnostiziert werden.

Zu **(D)**: Mit der **abdominellen Sonographie** können Lymphome oder eine Vergrößerung der Milz bei lymphoretikulären Neoplasien festgestellt werden.

Zu **(E)**: Der **Bence-Jones-Protein-Nachweis** im Urin dient der Diagnose eines Leichtketten-Plasmozytoms (Bence-Jones-Plasmozytom).

--- Komplementsystem --- VIII.1

Das **Komplementsystem** kann als Teil des Immunsystems aufgefasst werden. Es können insgesamt 9 Komplementkomponenten im Serum nachgewiesen werden. Das Komplementsystem wird durch Antigene, wie z.B. Endotoxine aktiviert und entfaltet eine breite biologische Wirkung, indem es Entzündungsvorgänge i.S. von Chemotaxis, Phagozytose und Anaphylaxie fördert. Daneben besteht eine direkte lytische und zytotoxische Wirkung auf Zellmembranen.
Die im Plasma gemessenen Komplementwerte sind abhängig von der Synthese und dem Komplementkatabolismus. Entsprechend diesem Mechanismus kann eine **Hypokomplementämie** auf Grund einer verminderten Synthese oder eines vermehrten Komplementverbrauchs resultieren.
Von klinischer Bedeutung ist die Bestimmung der C_3 und C_4-Fraktionen und/oder die totale hämolytische Aktivität des Serums.
Eine Komplementerhöhung (z.B. manchmal bei rheumatoider Arthritis) hat keine differenzialdiagnostische Bedeutung.
Normwerte für C_3: 145 ± 25 mg/100 ml
C_4: 20 ± 5 mg/100 ml
totale hämolytische Aktivität: 65–350 IE.

Eine **Hypokomplementämie** tritt bei folgenden Erkrankungen auf:
Primär:
angeborener Mangel einzelner Komplementkomponenten
Sekundär:
- Autoimmunerkrankungen (Lupus erythematodes, Dermatomyositis, Vaskulitis, rheumatoide Arthritis)
- Nierenerkrankungen (membranoproliferative Glomerulonephritis, akute postinfektiöse Glomerulonephritis)
- Infektionen (akute und chronische Hepatitis, Purpura Schönlein-Henoch, Sepsis, Plasmodium falciparum-Malaria)
- partielle Lipodystrophie
- Lebererkrankungen
- Dermatitis herpetiformis

Tab. 8.1 Allergische Reaktionstypen (nach Coombs und Gell)

Typ	Zeit	Agens	Krankheiten
I Soforttyp (Anaphylaxie)	Minuten	IgE	Anaphylaxie (Schock), Asthma bronchiale, allergische Rhinitis, Urtikaria, angioneurotisches Ödem
II zytotoxisch	4–8 h	IgG, (IgM)	Transfusionsreaktion, immunhämolytische Anämie, Goodpasture-Syndrom
III Immunkomplex (Arthus-Reaktion)	4–8 h	IgG, (IgA, IgM)	Serumkrankheit, allergische Alveolitis, Vaskulitis, systemischer Lupus erythematodes, Glomerulonephritis
IV Spättyp (zellvermittelt)	24–72 h	T-Zellen	Tuberkulinreaktion, Kontaktekzem, Transplantatabstoß, chronische Hepatitis

H94

Frage 8.2: Lösung C

Das **C-reaktive Protein** ist eine unspezifische, generelle Antwort auf einen entzündlichen Prozess bzw. Tumor und wird von der Leber verstärkt gebildet. Es ist mit der Blutsenkungsgeschwindigkeit zu vergleichen, wobei sich das CRP nach Abklingen einer Erkrankung schneller normalisiert.

H94

Frage 8.3: Lösung E

Das **Reinke-Ödem** (Laryngitis chronica hyperplastica) ist charakterisiert durch lappige polypös-ödematöse Stimmbänder, die in der Glottis flattern können (subepitheliales Ödem). Typisches Symptom ist die Heiserkeit.
Mit einem kongenitalen Defekt des C_1-Inhibitors geht das **rezidivierende angioneurotische Ödem** einher. Dabei treten episodische Schwellungen des Gesichts, der Gliedmaßen, der Luftwege und der Bauchorgane auf.

H93

Frage 8.4: Lösung E

Überempfindlichkeitsreaktionen wurden von Gell und Coombs nach beteiligten Abwehrmechanismen in 4 Typen eingeteilt. Später wurde der Typ V, die stimulierende Überempfindlichkeit, hinzugefügt. Kennzeichnend für die bezeichneten Mechanismen sind Schädigungen gesunder Gewebe und Zellen durch das Immunsystem. Es können isolierte und überlappende Phänomene auftreten:

H93

Frage 8.5: Lösung E

Die Tatsache, dass beim **Morbus Addison** Antikörper gegen Nebennierengewebe gefunden werden können, weist auf eine Autoimmunkrankheit hin. Zusätzlich finden sich zirkulierende Antikörper gegen **Schilddrüsengewebe** (Autoimmunthyreoiditis), **Nebenschilddrüsengewebe** (Autoimmunparathyreoiditis), Pankreaszellen **(insulinpflichtiger Diabetes mellitus)** und Gonaden. Weiterhin besteht eine erhöhte Inzidenz des Morbus Basedow bei festgestelltem Morbus Addison. Ein gemeinsames Auftreten von zwei oder mehr Autoimmunkrankheiten wird **polyglanduläres Autoimmunsyndrom II** bezeichnet. Bei diesen Patienten kann oft zusätzlich z. B. eine perniziöse Anämie, Alopezie, Vitiligo, nicht tropische Sprue und Myasthenia gravis nachgewiesen werden. Eine Vererbung der o. g. Krankheiten des polyglandulären Syndroms Typ II ist mit den HLA-Allelen B 8 und Dw 3 gekoppelt.

8.2 Autoimmunerkrankungen

H93

Frage 8.6: Lösung B

Als **akute Graft-versus-host-Erkrankung (GVHD)** bezeichnet man die Folge einer Immunreaktion mittransplantierter Lymphozyten, vermutlich T-Lymphozyten, gegen das Gewebe des Empfängers. Gewöhnlich sind die Haut (Hautausschlag), Magen-Darm-Trakt (Durchfall, Ileus) und die Leber betroffen (Transaminasenerhöhung). Ein schwerer Immunmangeldefekt begleitet die Erkrankung, wobei die Patienten häufig an tödlich verlaufenden Infekten versterben.
Zur Behandlung der Erkrankung werden Steroide, Antilymphozytenserum bzw. Antithymozytenserum eingesetzt. Auch monoklonale Antikörper gegen T-Zellen haben Erfolge gebracht.
Prophylaktisch kann eine Gammabestrahlung der Blutpräparate durchgeführt werden, daneben bietet sich die vorbeugende Gabe von Methotrexat oder Ciclosporin A nach der Transplantation an.

8.2 Autoimmunerkrankungen

F95

Frage 8.7: Lösung C

ANCA sind Antikörper gegen neutrophile Granulozyten. Es werden c-ANCA (zytoplasmatische Färbung) und p-ANCA (perinukleäre Färbung) unterschieden.
Die Indikation zur Bestimmung von ANCA gilt für folgende Erkrankungen:

Tab. 8.2 Indikationen für die ANCA-Bestimmung

Krankheit	Spezifität	Sensitivität
Wegener Granulomatose	97 %	87 %
Panarteriitis nodosa (mikroskopische Form)	97 %	87 %
rapid progrediente GN	90 %	91 %
Kawasaki-Syndrom (mukokutanes Lymphknotensyndrom)	88 %	75 %

Zu **(1)** und **(5):** Bei der **Riesenzellarteriitis** und der **Endangiitis obliterans** kann keine Spezifität für ANCA nachgewiesen werden.

H95

Frage 8.8: Lösung D

Bei **ANCA** (Anti-Proteinase-3-Antikörper)-**positiver Vaskulitis,** wie z. B. der Wegener-Granulomatose hat sich die Prognose nach Einführen der **Cyclophosphamid-Therapie** entscheidend verbessert und wurde damit Mittel der Wahl. Ohne Behand-lung lag die 1-Jahresüberlebenszeit bei < 20 %. Durch Cyclophosphamid stieg die Remissionsrate auf 93 % in über 4-jährigem Beobachtungszeitraum.
Zu **(A): Levamisol** gehört zu den Immunstimulanzien und wurde bei der chronisch aktiven Hepatitis eingesetzt, allerdings ohne signifikanten Erfolg.
Zu **(B): Ciclosporin A** ist ein zyklisches Polypeptid und gehört zu den Immunsuppressiva. Der wichtigste Indikationsbereich ist derzeit die Transplantationsmedizin.
Zu **(C): Metamizol** (Novalgin®) ist eine analgetisch wirksame Substanz.
Zu **(E): Pentoxifyllin** ist ein durchblutungsförderndes Mittel und wird z. B. bei arterieller Verschlusskrankheit gegeben.

Immunthrombozytopenien — VIII.2

Immunthrombozytopenien können durch Autoantikörper oder durch Isoantikörper gegen Thrombozyten verursacht sein.
Durch Autoantikörper gegen Thrombozyten verursacht:
- idiopathische thrombozytopenische Purpura (ITP) (akute postinfektiöse ITP, chronische ITP-Morbus Werlhof)
- durch Medikamente bedingte Immunthrombozytopenien (die meisten Medikamente können die Erkrankung auslösen)
- sekundäre Immunthrombozytopenien bei bekannten Grundkrankheiten (z. B. Lupus erythematodes, AIDS, Maligne Lymphome).

Durch Isoantikörper gegen Thrombozyten verursacht:
- neonatale Immunthrombozytopenie bei fetomaternaler Inkompatibilität
- Posttransfusionsthrombozytopenie bei wiederholten Blutübertragungen.

Laborchemie: Thrombozytenzahlen unter 140 000/μl. Bei intakter plasmatischer Gerinnung und Gefäßfunktion besteht eine Blutungsgefahr erst ab einer Thrombozytenzahl < 30 000/μl.
Symptomatik: Es kann zu verschiedenen Blutungen kommen, wie z. B. Schleimhautblutungen, Blutungen in die Meningen, welche eine häufige Todesursache darstellen, petechialen Blutungen, Spontanhämatomen und Epistaxis.

H92

Frage 8.9: Lösung B

Die Befundkonstellation und die klinische Symptomatik sprechen am ehesten für eine **autoimmune chronisch aktive Hepatitis.**
In 80 % der Fälle sind Frauen betroffen, wobei die Erkrankung in 50 % der Fälle vor dem 30. Lebensjahr

beginnt. Es besteht eine familiäre Disposition mit gehäuftem Vorkommen von HLA-B8 und -DR3. Typische Merkmale der Erkrankung sind:
- ständige **Erhöhung der Lebertransaminasen** mit Maxima während entzündlicher Schübe
- kein Nachweis von **Hepatitisantigenen**
- Erhöhung von **Gammaglobulinen und Gesamteiweiß**
- frühzeitige Verminderung der Syntheseleistung der Leber, erkennbar an **Quick** und **Albumin**
- meist erhebliche Beschwerden, Gelenkschmerzen
- häufiges Auftreten von **extrahepatischen Autoimmunerkrankungen**, wie z.B. Vaskulitis, rheumatoider Arthritis oder Autoimmunthyreoiditis
- Nachweis von typischen **Autoantikörpern,** je nach Subtyp:
ANA (antinukleäre Antikörper), LMA (Lebermembran Antikörper), LKM (Antikörper gegen mikrosomales Antigen aus Leber und Niere), SLA (Antikörper gegen lösliches zytoplasmatisches Leberzellantigen), SMA (Antikörper gegen glatte Muskulatur), AMA (antimitochondriale Antikörper)

Die **autoimmune chronisch aktive Hepatitis** wird mittels Immunsuppressiva behandelt und hat dann eine relativ günstige Prognose (10-Jahresüberlebensrate ca. 90%).

Zu (A): Erhöhte **Gallensäurewerte** im Serum sowie **Lipoprotein X im Serum** sprechen für eine Cholestase (z.B. Gallensteine im Ductus choledochus). Lipoprotein X (LP-X) ist ein pathologisches LDL, das einen hohen Anteil an freiem Cholesterin und Triglyceriden aufweist. Es tritt bei allen cholestatischen Erkrankungen auf. Daneben wäre eine Erhöhung der AP und der γ-GT zu erwarten.

Zu (C): **Mallory-Körperchen** in Leberepithelien sind charakteristisch für alkoholtoxische Leberschäden. Histologisch bestehen sie aus intrazellulärem, alkoholtoxischem Hyalin.

Zu (D): Die **Kupferausscheidung** ist abhängig von den Kupferspeichern. Beim Morbus Wilson wird eine erhöhte Kupferausscheidung vorgefunden. Heterozygote Merkmalsträger haben keine erhöhte Kupferausscheidung. Die Kupferausscheidung im Urin wird zur Therapiebeurteilung bei Gabe von Kupferchelatbildnern eingesetzt.

Zu (E): $α_1$-Globuline bestehen zu 85% aus $α_1$-**Antitrypsin.** Homozygote Merkmalsträger eines $α_1$-**Antitrypsinmangels** erkranken im Erwachsenenalter oft an einem Lungenemphysem. Als häufigste Manifestation ist jedoch eine asymptomatische Leberzirrhose bekannt. Sie kann von einer feinknotigen in eine grobknotige übergehen und sich zu einem hepatozellulären Karzinom entwickeln.

[H93]

Frage 8.10: Lösung D

Physiologische Mediatoren des Immunsystems **(Gammaglobuline)** können bei folgenden Krankheitszuständen als Immunmodulatoren therapeutisch eingesetzt werden:
- als Substitution bei Immundefekterkrankungen, wie z.B. angeborenen Immundefekten, Erkrankungen wie HIV-Infektion oder CVID (common variable immuno deficieny → Hypogammaglobulinämie), Noxen (z.B. Bestrahlung oder Zytostatika), bei Knochenmarktransplantationen
- zur Steigerung der körpereigenen Abwehr des normalen Immunsystems gegen Infektionen (z.B. Viren, Bakterien, Parasiten)
- zur Behandlung pathologischer Immunreaktionen, die zu Erkrankungen (Autoimmunerkrankungen, chronisch entzündliche Erkrankungen) führen können.

Zu **(D):** Die Substitution von Gammaglobulinen ist beim **selektiven IgA-Mangel** kontraindiziert wegen der Gefahr anaphylaktischer Reaktionen.

[H95]

Frage 8.11: Lösung D

Die **leukozytoklastische Vaskulitis** entspricht einer nekrotisierenden Vaskulitis der kleinen Gefäße mit Leukozyteninfiltrationen und zerfallenden Leukozytenkernen. Es lassen sich Ablagerungen von Immunkomplexen und Komplement nachweisen.

Als Ursache kommen infektiöse Erreger, Medikamente, Fremdeiweiß sowie Kollagenosen, Tumorerkrankungen und Kryoglobuline infrage. Die Patienten klagen über Fieber, Arthralgien und polyneuropathische Erscheinungen sowie tastbare Purpuraknötchen. Laborchemisch lässt sich eine Leukozytose und Eosinophilie nachweisen.

Therapeutisch kommt neben der Antigenausschaltung und der Behandlung der Grundkrankheit evtl. die Gabe von Corticosteroiden in Betracht.

Zu **(A):** Bei der **Endangiitis obliterans** treten Schmerzen, Zyanose und Kältegefühl in den Endgliedern auf, wobei es bis zu einer Nekrose und Gangrän kommen kann.

Zu **(B):** Die **Wegener-Granulomatose** ist eine Vaskulitis mit ulzerierenden Granulomen mit Befall der Lunge, des Kopfes und der Niere (Glomerulonephritis).

Zu **(C):** Bei der **Riesenzellarteriitis** klagen die Patienten über Schläfen-Kopfschmerzen, Fieber, Adynamie, Sehstörungen sowie Schmerzen im Bereich des Schulter- und Beckengürtels.

Zu **(E):** Das **Kaposi-Sarkom** ist ein Malignom, das epidemisch bei AIDS auftritt. Im Bereich der Haut kommt es zu braun-bläulichen Makulae und Tumorknoten, und es bilden sich polypöse Veränderungen im Gastrointestinaltrakt. Auch Lunge und Lymphknoten können betroffen sein. Polyneuropathien werden nicht beobachtet.

F98

Frage 8.12: Lösung D

Zu **(A):** Die **idiopathische Thrombozytopenie im Kindesalter** ist eine durch Autoantikörper bedingte Thrombozytopenie. Es werden Glucocorticoide eingesetzt, die die Plättchenzahl vorübergehend anheben. Bei weiter bestehender Blutung ist die Milzexstirpation indiziert. Ist diese Therapie ebenfalls erfolglos, werden **Immunglobuline, z. B. 0,4 g/kg/ Tag IgG intravenös** über 5 Tage verabreicht. Schwangere erhalten drei bis vier Wochen vor der Entbindung 20–30 mg Predisolon, die Neugeborenen hochdosiertes IgG.

Zu **(B):** Patienten mit **IgG-Mangel und rezidivierenden bakteriellen Infekten** wird eine Substitution mit humanen Gammaglobulinen empfohlen. Es genügt dabei, einen Serumspiegel von 5,0 g/l (Normwert: 8–18 g/l) aufrecht zu erhalten. Dadurch gelingt die Ausheilung eines bronchopulmonalen Infektes in Kombination mit Antibiotika besser.

Zu **(C):** Das **Kawasaki-Syndrom** ist eine akute, febrile multisystemische Erkrankung von Kindern. Sie ist gekennzeichnet durch eine nicht eitrige, zervikale Lymphadenitis und Veränderungen der Haut- und Schleimhäute, wie Ödem, geschwollene Konjunktiven und ein Erythem der Mundhöhle. In 25% der Fälle können Koronararterienaneurysmen nachgewiesen werden. Typisch ist das Nichtansprechen von Antibiotika. Wahrscheinlich handelt es sich um eine immunvermittelte Schädigung des Blutgefäßendothels.
Hochdosierte i.v. Gammaglobulingaben in Kombination mit ASS zeigten eine effektive Reduktion der Prävalenz von Koronararterienveränderungen bei frühzeitiger Verabreichung.

Zu **(D):** Ein sekundärer **IgA-Mangel** ist häufig mit chronisch entzündlichen Erkrankungen des Respirationstraktes und Magen-Darm-Kanals assoziiert. Er tritt nach intrauterinen Infektionen, wie Toxoplasmose, Röteln oder Zytomegalie-Virusinfektion auf. Er kommt aber auch nach Therapie mit Phenytoin, Penicillamin und anderen Substanzen vor.
Die Behandlung des **sekundären IgA-Mangels** geschieht vorwiegend symptomatisch, da IgA sich durch exogene Zufuhr nicht wirksam ersetzen lässt, sondern das Risiko der Entwicklung von Anti-IgA-Antikörpern erhöht wird. Falls Bluttransfusionen notwendig sind, sollten sie idealerweise nur Blut von Spendern erhalten, die auch einen IgA-Mangel haben.
In seltenen Fällen ist dann eine Behandlung mit Immunglobulinen sinnvoll, wenn zusätzlich ein IgG_2- und IgG_4-Mangel besteht.

Zu **(E):** Bei Patienten mit **sekundärem Antikörpermangel bei Myelom oder Non-Hodgkin-Lymphom mit erhöhter respiratorischer Infektanfälligkeit** wird die Substitution mit humanen Gammaglobulinen empfohlen. Die intravenöse Gabe wird der intramuskulären vorgezogen, da größere Mengen mit weniger Nebenwirkungen verabreicht werden können.

F98

Frage 8.13: Lösung D

Siehe Kommentar zu Frage 8.12, zu (D).

F98

Frage 8.14: Lösung A

Prione sind von Viren unterscheidbare infektiöse Partikel und weisen keine Nukleinsäure auf. Zudem kann keine Immunantwort des Wirts auf das Antigen beobachtet werden. Es besteht eine ungewöhnliche Resistenz gegenüber Nukleasen, Temperatur, UV- und Röntgenstrahlen sowie chemischen Einflüssen.
Folgende Erkrankungen sind Prion-assoziiert:
- **Creutzfeldt-Jacob-Erkrankung:** Es handelt sich hierbei um eine übertragbare, progressive Demenz mit motorischen und sensorischen Störungen mit tödlichem Ausgang. Die Erkrankung tritt weltweit verbreitet auf. Es wurden iatrogene Übertragungen von Mensch zu Mensch nachgewiesen. Ob eine familiäre Häufung auftritt, ist unklar.
- **Bovine spongiforme Enzephalopathie (BSE):** Die Erkrankung wurde erstmals in England nach Verfütterung von Scrapie-infiziertem Schaffleisch beobachtet. Das pathogene Potenzial für den Menschen ist noch nicht endgültig geklärt. Wenn der Erreger eine Mutante des Scrapie-Erregers ist, der zu einem Wirtswechsel geführt hat, wäre ein Wechsel auch vom Rind zum Menschen durchaus möglich.
- **Kuru:** Kuru ist eine progressive, zerebellare Ataxie mit starkem Tremor und verschiedenen emotionalen Störungen. Die Erkrankung trat endemisch in Papua-Neuguinea auf. Nur äußerst selten entwickelt sich eine Demenz. Pathologisch anatomisch besteht eine Ähnlichkeit zur Creutzfeldt-Jacob-Erkrankung. Kuru tritt vor allem bei Frauen und Kindern auf, die im Rahmen religiöser Riten rohes menschliches Gehirn gegessen hatten. Innerhalb von 6–9 Monaten führte die Erkrankung zum Tode. Nach Verbot des Kannibalismus ist die Erkrankung verschwunden.

Zu **(2):** Bei **Morbus Alzheimer** liegt makroskopisch eine Hirnatrophie, vor allem der Hirnrinde im fronto-temporalen und parieto-okzipitalen Bereich, vor. Die Ursache der Erkrankung ist unklar.

Zu **(4):** Bei **Morbus Binswanger** handelt es sich um eine subkortikale arteriosklerotische Enzephalopathie des Gehirns. Als Ursache kommen ein arterieller Hypertonus und Arteriosklerose mit umschriebenen multiplen Herden i.S. einer Enzephalomalazie infrage.

H98

Frage 8.15: Lösung D

Ciclosporin A, ein Immunsuppressivum, ist ein aus 11 Aminosäuren bestehendes cyclisches Peptid, das die Freisetzung von Interleukin 1 aus Makrophagen und von Interleukin 2 aus T-Helferzellen hemmt. Wegen der **fehlenden Wirkung auf das Knochenmark** wird die körpereigene Immunabwehr weniger stark beeinträchtigt als bei den zytotoxischen Stoffen. Ciclosporin wird vor allem zur Prophylaxe der Abstoßung bei Organtransplantationen, zur Prophylaxe bei Knochenmarktransplantationen und bei Bestehen einer Graft-versus-host-Reaktion angewendet.

Zu den **Nebenwirkungen** gehören:
- **Nephrotoxizität:** Besonders in hohen Dosen ist Ciclosporin akut nephrotoxisch, sowie bei Vorliegen einer Nierenerkrankung und in Kombination mit anderen nephrotoxischen Arzneistoffen (z.B. Aminoglykoside).
- **Hepatotoxizität:** Es kommt häufig zu einem Anstieg der Transaminasen und des Bilirubinspiegels.
- **Neurotoxizität:** Es treten Kopfschmerzen, Parästhesien, Hörminderung und Tremor auf.
- **Weitere Nebenwirkungen: Bluthochdruck,** Hypertrichose, Gingivahypertrophie.

In Kombination mit anderen Stoffen werden maligne Lymphome beobachtet, die auffällig häufig Hirnmetastasen hervorrufen.

Zu **(D):** Auf Grund der fehlenden Wirkung auf das Knochenmark sind **keine hämatologischen Auswirkungen** zu erwarten.

9 Infektionskrankheiten

9.2 Bakterielle Infektionskrankheiten

Lyme-Borreliose — IX.1

Die **Lyme-Borreliose** ist als kutane Erscheinungsform seit Jahrzehnten bekannt. Das neurologische Syndrom wurde als Bannwarth-Syndrom beschrieben. Der Erreger wurde jedoch erst 1982 (Borrelia burgdorferi) isoliert. Der Keim kann in einer Vielzahl von Tieren (Nagetiere, Hunde) nachgewiesen werden, die Übertragung erfogt durch Zecken (Gattung Ixodes) und möglicherweise durch andere Blut saugende Insekten. In bis zu 20% sind Zecken infiziert gefunden worden.

Die Borrelien wandern nach Zeckenbiss ringförmig nach außen und dringen in Lymphgefäße ein (Lymphadenitis). Die Streuung erfolgt hämatogen.

Klinik:
3 Stadien werden unterteilt:
1. Stadium:
Primär wird ein **Erythema chronicum migrans** beobachtet, das sich kontinuierlich vergrößert, wobei das Zentrum bläulich erscheinen kann. Begleitend können Fieber und Lymphadenitis auftreten. Die Effloreszenzen verschwinden nach Wochen und können rezidivieren. Später kann es zu einer **Acrodermatitis chronica atrophicans** kommen, die sich nach ödematösem Beginn im Laufe von Monaten zur Depigmentierung und Atrophie entwickelt.

2. Stadium:
Das 2. Stadium ist durch neurologische und seltener durch kardiale Symptome gekennzeichnet. Es findet sich eine Polyneuritis, Radikulitis und Beteiligung der Hirnnerven (Abduzensparese). Schmerzsymptome können den Erscheinungen vorausgehen.

Im Liquor besteht eine lymphozytäre Pleozytose und IgM-Vermehrung. Bei kardialer Beteiligung finden sich Veränderungen im EKG.

3. Stadium (Spätstadium):
Nach Wochen bis Jahren kann eine rezidivierende Monarthritis auftreten. Daneben sind demyelinisierende Prozesse möglich. Während der Schwangerschaft wurden Fruchttod und Missbildungen beobachtet.

Laborbefunde:
BSG-Beschleunigung, normochrome Anämie, Leukozytose mit Linksverschiebung, Transaminasenerhöhung, erhöhtes Gesamt-IgM, Proteinurie und Mikrohämaturie, im frühen Stadium zirkulierende Immunkomplexe und Kryoglobuline im Serum

Folgende Synovialanalyse ist typisch:
Zellzahlen bis zu 72000/mm^3 mit Überwiegen der Granulozyten

Diagnose:
Die Diagnose erfolgt meist serologisch mittels indirekter Immunfluoreszenz und ELISA-Verfahren. Bei neurologischen Erscheinungen finden sich fast immer erhöhte Titer, allerdings ist der Antikörpernachweis beim Erythema chronicum migrans nicht zuverlässig. Dann bewährt sich der Erregernachweis mittels PCR.

Eine Kultivierung der Erreger auf Spezialnährboden ist nicht immer erfolgreich.
Therapie:
Es besteht eine Sensibilität gegenüber Penicillinen, Erythromycin und Tetracyclinen.
Im Stadium 1 ist die Gabe von Doxycylin indiziert für mindestens 2 Wochen. Bei neurologischen Symptomen im Stadium II konnten Erfolge sowohl nach i.v. Penicillin in hohen Dosen über 4 Wochen als auch mit Tetracyclinen oder Cephalosporinen der 3. Generation (z.B. Ceftriaxon) nachgewiesen werden.

H97 **!!**
Frage 9.1: Lösung D

Zu **(A), (B), (C)** und **(E):** Die **Neuroborreliose** entspricht dem Stadium III der Borreliose. Es persistieren neben neurologischen Ausfallerscheinungen (tertiäre Neuroborreliose, progressive Enzephalomyelitis) und chronischen Hautveränderungen (Acrodermatitis chronica atrophicans) die Gelenkmanifestationen (chronische Lyme-Arthritis). Immunologisch besteht eine Antikörperbildung gegen Borrelienantigene (outer-surface-Proteine).
Die Diagnose der Erkrankung kann durch **Liquorkultur** erfolgen, ist jedoch selten erfolgreich. Dagegen führt die **Polymerase-Ketten-Reaktion (PCR)** fast regelmäßig zur Diagnose.
Intrathekale Antikörper können über den Serum-/Liquorindex festgestellt werden. Dabei wird der Quotient aus dem Anteil von spezifischen Antikörpern an Gesamt-IgG im Liquor zu dem entsprechenden Anteil im Serum errechnet. Sind die Werte höher als 4, spricht das Ergebnis für eine Neuroborreliose.
Zu **(D):** Auf eine serologische **Kreuzreaktivität**, nicht mit dem Erreger der FSME sondern mit der Syphilis, ist zu achten. Entsprechend können Seren von Syphilitikern (und Rückfallfieber), wenn nicht absorbiert wird, im Borreliosetest reagieren. Auch umgekehrt können Borrelioseseren im FTA-ABS positiv erscheinen. Allerdings bleibt der TPHA-Test negativ.

H99
Frage 9.2: Lösung A

Siehe Lerntext IX.1.
Lymphogranuloma inguinale ist eine besonders in den Tropen vorkommende Geschlechtskrankheit. Erreger ist Chlamydia trachomatis.
Zu **(B):** Eine **Meningoradikulitis** wird im Stadium II der Lyme-Borreliose beobachtet. Es kann dabei auch zu einer Beteiligung der Hirnnerven (Abduzensparese) kommen.

Zu **(C):** Eine **Perimyokarditis** kann ebenfalls im Stadium II der Lyme-Borreliose auftreten. Es kann dabei zu einem AV-Block kommen.
Zu **(D):** Bei der **Lyme-Arthritis** im Stadium II bzw. III ist vorwiegend das Knie- bzw. das Sprunggelenk betroffen.
Zu **(E):** Die **Acrodermatitis chronica atrophicans** tritt im Stadium III der Lyme-Borreliose auf. Typisch ist die pergamentförmige Beschaffenheit der Haut.

F93 **!!**
Frage 9.3: Lösung C

Die dargestellte, ringförmige Hautveränderung entspricht einem **Erythema chronicum migrans**. Diese Hautveränderung kommt im Stadium 1 der Lyme-Borreliose vor. Die Borrelien werden durch Zeckenbiss übertragen. Begleitend zum Erythema chronicum migrans können Fieber und Lymphadenitis auftreten. Die Effloreszenzen verschwinden nach Wochen und können rezidivieren.
Siehe Lerntext IX.1.

F99 **!!**
Frage 9.4: Lösung D

Das **Erythema chronicum migrans** tritt im Stadium I der Lyme-Borreliose auf, deren Erreger **Borrelia burgdorferi** ist. Es vergrößert sich kontinuierlich, wobei das Zentrum bläulich erscheinen kann. Es ist assoziiert mit Fieber und Lymphadenitis. Die Effloreszenzen verschwinden nach Wochen, können jedoch rezidivieren.

F99 **!!**
Frage 9.5: Lösung C

Impetigo contagiosa ist eine oberflächliche, eitrige Hautinfektion, die bei jüngeren Kindern von **Staphylokokken**, bei älteren von Streptokokken hervorgerufen wird. Die Erreger werden durch Schmierinfektionen übertragen. Es besteht eine hohe Kontagiosität. Häufig sind mehrere Patienten in einer Familie von Impetigo befallen.
Zu **(A): Erythema infectiosum (Ringelröteln)** ist eine seltene Infektion, die durch Parvovirus B19 hervorgerufen wird. Hauptsächlich tritt die Erkrankung im Schulalter auf. Die Inkubationszeit beträgt 6–14 Tage. Meist entsteht ohne Prodromalsymptome eine leicht erhabene, erysipelartige, beidseitige Wangenrötung. Am Stamm und an den Streckseiten der Extremitäten entsteht ein juckendes, makulopapulöses Erythem, das innerhalb von 5 Tagen ein charakteristisches polymorphes, ring- bis girlandenförmiges Aussehen annimmt. Die Hauterscheinungen klingen in der Regel nach 10–12 Tagen ab. Komplikationen sind selten.

Zu (B): Das **Erythema anulare** gehört zu den Frühmanifestationen des rheumatischen Fiebers. Es sind flüchtige, nicht juckende, rosa bis dunkelrot gefärbte, vor allem am Stamm (seltener an den Extremitäten, fast nie im Gesicht) auftretende, ringförmig konfigurierte Hauteffloreszenzen.
Zu (E): Die **Erythrodermia desquamativa** ist eine Säuglingsschälflechte, eine schwere Form des seborrhoischen Ekzems. Sie tritt meist im 2. Lebensmonat auf und ist gekennzeichnet durch eine Rötung und Schuppung der gesamten Haut, oft verbunden mit Erbrechen und Diarrhoe.

F99 **‼**
Frage 9.6: Lösung E

Siehe auch Lerntext IX.1.
Offensichtlich liegt bei dem Mädchen eine **periphere Fazialisparese** vor. Als Ursache kommt bei der geschilderten Symptomatik am ehesten eine **Borreliose** im Stadium II in Betracht. Diese ist gekennzeichnet durch **neurologische** und seltener kardiologische und arthritische Störungen. Im Rahmen einer Meningoradikulitis können Fazialisparese und Meningitis/Enzephalitis auftreten.
Zu (A): Bei einer **viralen Hirnstammenzephalitis** bestehen in der Regel Kopfschmerzen, erhöhte Temperaturen, Nackensteifigkeit und seltener Erbrechen, Lichtempfindlichkeit und Vigilanzstörungen.
Zu (B): Eine **Poliomyelitis** beginnt nach einem katarrhalischen Initialstadium mit Erbrechen und Diarrhöen von ein bis zwei Tagen und einem symptomfreien Intervall von einer Woche mit akutem Fieberanstieg, gefolgt von Adynamie und Areflexie. Anschließend folgt das paralytische Stadium mit spinalen schlaffen Paresen der Extremitäten und des Zwerchfells sowie der Interkostalmuskulatur. Oft besteht auch eine Bulbärparalyse mit Paresen des X., XI. und XII. Hirnnerven und Störungen der Atem- und Kreislauffunktion.
Zu (C): **Tumoren im Hirnstammbereich** können entsprechend ihrer Lokalisation unterschiedliche Beschwerden verursachen. Fazialislähmungen treten z. B. bei Tumoren im Bereich der kaudalen Brückenhaube auf. Entsprechend ihres Wachstums entwickeln sich die Symptome langsam und nicht wie in diesem Fall dargestellt innerhalb eines Tages.
Zu (D): Bei einer **Felsenbeinosteomyelitis, ausgehend von einer eitrigen Otitis media,** besteht ein erhebliches Krankheitsgefühl.

F99 **‼**
Frage 9.7: Lösung E

Zur **Diagnostik der Borreliose** können serologische Untersuchungen (IgM-AK) und der Erregernachweis mittels PCR weiterhelfen. Der Borrelien-DNA-Nachweis kann bei neurologischen Symptomen aus dem Liquor geführt werden, aus der Synovia bei Arthritis und durch Hautbiopsien im Stadium I.
Zu (A): Eine **Elektroenzephalographie** könnte z. B. bei einer viralen Hirnstammenzephalitis weiterhelfen, um die Anfallsbereitschaft zu erkunden.
Zu (B) und **(C):** Eine **kraniale Magnetresonanztomographie und eine kraniale Computertomographie („Knochenfenster")** wären sinnvoll bei der Diagnose eines Tumors im Hirnstammbereich und der Felsenbeinosteomyelitis.
Zu (D): Die Bestimmung der **BSG, des CRP und des großen Blutbildes** sind allgemeine Parameter, die Hinweise z. B. für ein Entzündungsgeschehen geben.

Typhus abdominalis — IX.2

Salmonella typhi ist weltweit verbreitet. Als Infektionsquelle ist stets der **infizierte Mensch** anzusehen, wobei Dauerausscheider, kaum jedoch akut Erkrankte die Hauptgefahr darstellen. Meist liegt eine indirekte Übertragung vor über kontaminierte Lebensmittel bzw. verseuchtes Wasser, es sind jedoch auch direkte Übertragungen von Mensch zu Mensch durch Schmutz- und Schmierinfektion möglich.
Die Zahl der Erkrankungen korreliert eindeutig mit den Lebensgewohnheiten und dem Lebensstandard einer Bevölkerungsgruppe.
Etwa 30% der Typhusfälle in der BRD werden aus dem Ausland importiert. Jährlich werden in der BRD ca. 30 000 Fälle gemeldet.
Der **Typhus abdominalis** verläuft in 3 Stadien:
Das **erste Stadium** (Stadium incrementi) – 1. Krankheitswoche – ist durch allgemeine Beschwerden wie Kopfschmerzen, Benommenheit, Schlaflosigkeit, Schwindel und Apathie gekennzeichnet. Es besteht weiterhin Obstipation, Meteorismus, **Splenomegalie**, Bradykardie und eine Leukopenie mit Lymphozytose und Fieber. Pathologisch anatomisch kommt es in der ersten Krankheitswoche zu einer **markigen Schwellung** der Solitärfollikel und Peyer-Plaques. Es kommt erst in der zweiten Woche zu einer Nekrose der Peyer-Plaques und in der 3. bzw. 4. Woche zu einer Verschorfung und Ulzeration.
Im **Stadium 2** (Stadium acmis) – 2. Woche – kann es zu metastatischen Nierenherden kommen, sodass der Urin im Sediment eine **Bakteriurie** zeigen kann. Unter einem **septischen Verlauf,** bei dem es vom Darm ausgehend zu einem Einbruch der Bakterien in die Blutbahn kommt, kann eine lokale Absiedlung der Keime beobachtet werden. Es treten perirenale, periproktitische, subphrenische Abszesse auf, ebenso Gehirn-, Haut-, Lungen-, Milz-, Knochen-, **Leberabszesse**, die dann zu fokalen Nekrosen führen.
Beim **Stadium 3** (Stadium decrementi) kommt es unter normalem Krankheitsverlauf zu einer Entfieberung und zu einer Verheilung der Geschwüre mit und ohne Narbenbildung.

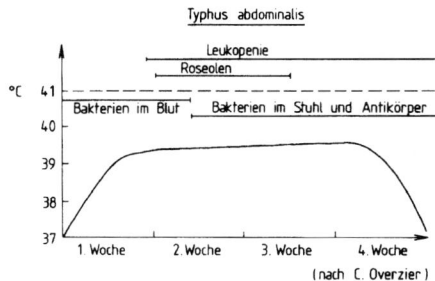

Abb. 9.1 Verlauf von Typhus abdominalis

Die Komplikationen bei Typhus sind auf Grund der in den meisten Fällen erfolgenden Frühbehandlung relativ selten, kommen aber vor allem bei Spätfällen noch vor:
Wenn Komplikationen auftreten, kommen sie meist in der 3. Krankheitswoche vor.
- **Darmblutungen** auf Grund von Nekrosen und Geschwürsbildung, die zur Arrosion von Blutgefäßen führen können.
- **Darmperforationen** können im selben Stadium auftreten, wobei insbesondere das Ileum betroffen ist.
- **Typhusrezidive** (10–20% der Fälle) treten nach einem fieberfreien Intervall von 7–10 Tagen auf und werden durch Persistenz von Salmonellen verursacht.
- **Herxheimer-Reaktion** kann bei zu massiver Anbehandlung mit Antibiotika auftreten, deshalb einschleichende Therapie mit Chloramphenicol oder alternativ Ampicillin bzw. Trimethoprim/Sulfonamid bzw. Gyrasehemmern (z. B. Ofloxacin, Ciprofloxacin), daneben zusätzlich Gabe von Lactulose, bei Galleausscheidern evtl. zusätzlich Cholezystektomie. Ein Dauerausscheider gilt als geheilt, wenn 10 Stuhlproben oder 3 Duodenalsaftproben negativ waren.

Therapie: Flüssigkeits- und Elektrolytersatz, Gabe von Gyrasehemmern (Ciprofloxacin) und Breitspektrum-Cephalosporinen (Ceftriaxon).
Prophylaxe: Es gibt einen Impfschutz für eine Dauer von 1–2 Jahren durch Typhus-Lebendimpfstoff (Typhoral L®).

F93 !
Frage 9.8: Lösung C

Siehe Lerntext IX.2.
Die geschilderten Symptome sind typisch für eine **Typhus abdominalis-Erkrankung** im 1. bis 2. Stadium.
Zu **(A):** Typische Symptome der **Salmonellenenteritis** sind Tenesmen, Durchfälle, Appetitlosigkeit, Bauchschmerzen, Kopfschmerzen und Erbrechen.

Zu **(B):** Beim **paralytischen Ileus** dominieren fehlende Peristaltik, Meteorismus und Druckschmerz des Abdomens sowie auch Erbrechen und gelegentlich Singultus.
Zu **(D):** Siehe Lerntext IV.14.
Charakteristische Symptome des **Morbus Crohn** sind abdominelle Schmerzen und Durchfälle, kolikartige Schmerzen im rechten Unterbauch, leichte Temperaturerhöhungen.
Zu **(E):** Typische Schmerzen der **infektiösen Mononukleose** sind fieberhafte Angina tonsillaris, Lymphknotenschwellung sowie typisches Blutbild mit Leukozytose und 40–90% mononukleären Zellen. Oft kann auch eine Splenomegalie nachgewiesen werden. Gelegentlich können eine Hepatitis mit Ikterus und ein Exanthem beobachtet werden.

H96 !
Frage 9.9: Lösung C

Typisch für eine **Typhus-/Paratyphuserkrankung** ist der langsame Beginn mit langsam ansteigenden Temperaturen. Charakteristisch ist die septische Fieberkontinua. Daneben lassen sich eine Hepatosplenomegalie sowie Roseolen der Bauchhaut nachweisen (septische Absiedlungen).
Weitere Symptome sind Kopfschmerzen, Husten, grauweißlich belegte Zunge mit freien rötlichen Rändern (Typhuszunge), Benommenheit sowie relative Bradykardie.
Anfangs besteht eine Obstipation, erst in der 2. Woche treten erbsbreiartige Durchfälle auf (nekrotische Entzündungen der Peyer' Plaques im Dünndarm).
Laborchemisch imponiert eine Leukopenie mit Linksverschiebung und toxischer Granulation (bei Paratyphus besteht allerdings eine Leukozytose), absoluter Eosinopenie sowie leichter Erhöhung der Lebertransaminasen.
Zu **(A): Fleckfieber** beginnt nach einer Inkubationszeit von 10–14 Tagen plötzlich mit Schüttelfrost und hohem Fieber (40°C), Kopf- und Gliederschmerzen. Nach 4–7 Tagen lässt sich ein makulöses Exanthem am Thorax beobachten, das sich über den gesamten Körper ausbreitet. Gleichzeitig mit dem Exanthem treten zerebrale Erscheinungen (Somnolenz, Stupor) auf.
Zu **(B):** Das **Dengue-Fieber** führt nach einer Inkubationszeit von 5–8 Tagen zu einem zweigipfligen hohen Fieber, manchmal mit flüchtigem makulopapulösem Exanthem oder geringfügiger hämorrhagischer Diathese. Typisch sind rheumaähnliche Gelenk- und Muskelschmerzen, die zu einer typischen Körperhaltung führen (der Name „Dengue" bedeutet „gezierte" Körperhaltung).
Zu **(D):** Die **invasive intestinale Amöbiasis** zeigt das Bild einer Kolitis. Es treten wässrige Durchfälle über blutig-schleimige Diarrhöen bis hin zu fulmi-

nanten Verläufen auf. Häufigste extraintestinale Manifestation ist der Leberabszess.

Zu **(E):** Typische Symptome aller **Malariaformen** sind plötzlich auftretendes Fieber, Schüttelfrost sowie Kopf- und Gliederschmerzen. Bei der **Malaria tertiana** sind die Krankheitserscheinungen meist nach 2 bis 3 Wochen abgeklungen. Organkomplikationen kommen in der Regel nicht vor. Es treten jedoch nach längerer Zeit gelegentlich Rezidive auf.

H00 !

Frage 9.10: Lösung A

Siehe Lerntext IX.2.

Zu **(A)** und **(E): Typhus abdominalis** beginnt schleichend mit langsam steigender Temperatur und führt zu Fieberkontinua ohne Schüttelfrost. **Sehr früh** können **Bakterien im Blut** nachgewiesen werden (Blutkultur) (A). Erst **nach der 2. Woche** der Erkrankung ist mit **Erregern im Stuhl** (E) zu rechnen, da anfangs zunächst eine Obstipation imponiert und später erbsbreiartiger Durchfall auftritt.

Zu **(B):** Die **Blutsenkung** ist für die Diagnose Typhus zu unspezifisch.

Zu **(C):** Die **Komplementbindungsreaktion** ist eine indirekte Methode zum Nachweis von Antikörpern im Untersuchungsmaterial (Serum). Sie wird in der Regel bei Typhus nicht eingesetzt.

Zu **(D):** Der **direkte Antikörpernachweis nach Widal** kommt bei Typhusverdacht infrage, mit hohen Titern ist jedoch erst in der 2.–3. Woche nach Fieberbeginn zu rechnen.

H99 H96 !

Frage 9.11: Lösung C

Siehe Kommentar zu Frage 9.9.

Zu **(A):** Bei **Typhus** ist der langsame Beginn der Krankheit mit langsam ansteigenden Temperaturen typisch. Charakteristisch ist die septische **Fieberkontinua** ohne Schüttelfrost.

Zu **(B):** Häufig wird bei **Typhus** eine **Hepatosplenomegalie** beobachtet.

Zu **(C):** Im Gegensatz zu den meisten bakteriellen Infekten beobachtet man bei **Typhus** eine **Leukopenie mit Linksverschiebung** und toxischer Granulation.

Zu **(D):** Trotz Fieber besteht bei Typhus eine **relative Bradykardie**.

Zu **(E):** Im Bereich der Haut führt **Typhus** als Form der septischen Absiedlungen zu **Roseolen der Bauchhaut**.

F97 !

Frage 9.12: Lösung A

Zu **(A):** Im Stadium I des **Typhus abdominalis** tritt eine **Bradykardie** auf.

Zu **(B):** Im Gegensatz zur Leptospirose kann beim Typhus abdominalis ein langsam ansteigendes Fieber beobachtet werden. Im weiteren Verlauf kommt es zu einem **septischen Fieberkontinuum** ohne Schüttelfrost.

Zu **(C)** und **(D):** Charakteristisch für den Typhus abdominalis sind eine **Splenomegalie** sowie **Roseolen der Bauchhaut** (septische Absiedlungen).

Zu **(E):** Durch die Toxinwirkung der Erreger (Salmonella typhi) kommt es zu einer **Somnolenz**.

F98 !

Frage 9.13: Lösung B

Siehe Lerntext IX.2.

Zu **(A):** Bei **Typhus abdominalis** können 4 Verlaufsformen unterschieden werden:
- zyklische Allgemeininfektion
- septische Allgemeininfektion
- Gastroenteritis
- Ausscheidertum.

Zu **(B):** Charakteristisch für **Typhus** ist die **septische Fieberkontinua**. Nach langsamem Beginn mit langsam steigender Temperatur kommt es in der ersten Krankheitswoche (Stadium incrementi) zu Schüttelfrost, Kopfschmerzen, Benommenheit, Splenomegalie und Bradykardie. Die Salmonellen dringen durch die Wand des Dünndarms ein und gelangen über den Lymph- und Blutstrom in das retikuloendotheliale System, wo sie sich vermehren. Etwa um den 10.–14. Tag, also am Ende der Inkubationszeit, treten die Salmonellen wieder in die Blutbahn ein und führen zu einer über 1–3 Wochen andauernden Bakteriämie, die eine Dissemination der Keime in alle Organe ermöglicht. In der vorantibiotischen Zeit betrug die Letalität 10–15 %, z. Zt. beträgt sie in Europa ca. 1 %.

Zu **(C):** Im Stadium 2 (2. Woche) tritt nach vorangegangener Obstipation **erbsbreiartiger Durchfall** auf. Im Darm bilden sich Geschwüre, und es können perirenale, periproktitische und subphrenische Abszesse vorkommen.

Zu **(D):** Zu den Komplikationen bei **Typhus** gehören:
- Darmblutungen
- Myokarditis
- Meningitis
- Psychosen
- Perforation der Darmgeschwüre
- Thrombosen
- Salmonellensepsis
- reaktive Arthritis
- metastatische Abszesse in Knochen und Gelenken.

Zu **(E):** In etwa 3–6% bei **Typhus** und 1–2% bei Paratyphus lassen sich Dauerausscheider feststellen. Man unterscheidet Galleausscheider (2/3 der Fälle) von Dünndarmausscheidern (1/3 der Fälle).

Leptospirose — IX.3

Leptospiren sind Parasiten höherer Tiere. Serologisch lassen sich etwa 90 verschiedene Typen unterscheiden. Die Erkrankung stellt eine Anthropozoonose dar, die durch ein Stadium der Generalisation, gefolgt von einem Stadium der Organschädigung charakterisiert ist.

Epidemiologie:
Einige Leptospirosen sind über die ganze Welt verteilt, andere kommen lokalisiert vor. Erregerreservoir sind Ratten, Schweine, Rinder, Schafe und andere Tiere. Übertragen wird die Erkrankung meist durch Kontakt mit leptospirenhaltigem Urin oder indirekt infiziertem Wasser in Sumpfgebieten oder Reis- und Rohrzuckerfeldern.

Klinik:
Die klinischen Symptome sind je nach Leptospirosetyp unterschiedlich.
Man unterscheidet die
- **ikterische Form:** fieberhafte Gelbsucht mit Nephritis (z. B. Morbus Weil, Siebentagefieber),
- **meningeale Form:** meist gutartige anikterische Meningoenzephalitis nach Polyneuritis (z. B. Schweinehüterkrankheit, Feldfieber),
- **grippale Form:** uncharakteristischer Infekt (z. B. Leptospirose bovis) und die
- **rein renale Form.**

Die meist schwer verlaufende Leptospirose – Morbus Weil – beginnt akut mit Schüttelfrost und Kollaps. Weitere Symptome im Verlauf sind Bradykardie, Kopf-, Muskel- und Wadenschmerzen, daneben Iridozyklitis, Konjunktivitis und meningeale Symptome. Ikterus folgt am Ende der ersten Woche und ist mit einer Hepatomegalie vergesellschaftet. Häufig sind Nasenbluten und petechiale Blutungen sowie polymorphe Exantheme.

Laborchemisch liegt eine Leukozytose mit Linksverschiebung vor, der Urinbefund zeigt Eiweiß, Leukozyten, Zylinder- und Erythrozyten. In 20% der Fälle kommt es zum letalen Verlauf infolge Leberkoma.

Die anderen Leptospiroseformen verlaufen in der Regel benigne.

Diagnostik:
Entscheidend ist der Erregernachweis aus dem Blut und Liquor in der 1. Woche und Urin (bis zu 40 Tagen) im Dunkelfeldmikroskop, Kultur oder Tierversuch.
Daneben kann der Antikörpernachweis durch Agglutination-Lysin-Reaktion im Serum ab Ende der 1. Krankheitswoche geführt werden. Das Titermaximum ist in der 3.–6. Woche zu erwarten.

Therapie:
Frühzeitig ist die hochdosierte Gabe von Penicillin (10–20 Mill. IE/die) oder alternativ Doxycyclin indiziert. Evtl. ist die Hämodialyse zu erwägen.

Prophylaktische Maßnahmen:
Bekämpfung des Erregerreservoirs; bei besonderer Exposition Desinfektionsmaßnahmen und Schutzkleidung; aktive Immunisierung des gefährdeten Personals.
Erkrankungen und Todesfälle von Leptospirose sind meldepflichtig.

F00   F95

Frage 9.14: Lösung E

Siehe Lerntext IX.3.
Die meningeale Form der **Leptospirose** (lymphozytäre Meningitis) verläuft meist gutartig. Die Prognose der Erkrankung ist von der Erregervirulenz abhängig. Die Virulenz korreliert am besten mit dem Auftreten eines Ikterus. Die meningeale Leptospirose verläuft in der Regel anikterisch. Dabei wird ein tödlicher Ausgang der Erkrankung nur selten beobachtet.
Betrifft die Leptospirose andere innere Organe (Morbus Weil) wird eine Letalitätsrate von teilweise über 50% beobachtet, wobei Nierenversagen und sekundäre Hämorrhagien die Ursache sind.
Zu **(A):** Die **Meningitis durch Haemophilus influenzae** wird hämatogen, otogen oder rhinogen verbreitet. Bei Kindern im Alter von 1 Monat bis 15 Jahren ist sie neben Neisseria meningitidis der Hauptverursacher. Die Sterblichkeitsrate bei dieser Form der Meningitis liegt bei etwa 5%. In Entwicklungsländern muss mit einer Sterblichkeit von über 25% gerechnet werden. Mit einer Spontanheilung ist in der Regel nicht zu rechnen.
Zu **(B)** und **(C):** Unter den bakteriellen Meningitiden hat die **Pneumokokkenmeningitis** die schlechteste Prognose mit der höchsten Sterblichkeit, gefolgt von der **Meningokokkenmeningitis.**
Zu **(D):** Im Rahmen einer **Tuberkulose** sind die Meningen relativ häufig von Erregern infiziert. Vor der Einführung einer effektiven Chemotherapie verlief die tuberkulöse Meningitis fast immer tödlich.

F97

Frage 9.15: Lösung E

Am ehesten liegt in dem geschilderten Fall eine **Leptospirose** vor. Charakteristisch ist der schlagartige Beginn mit hohem Fieber, Konjunktivitis, Exanthemen und Waden- sowie Kopfschmerzen als

Frühstadium. Als Organmanifestationen treten Hepatitis, Nephritis, Meningitis, Myokarditis sowie Iridozyklitis auf.
Zu den gefürchteten Komplikationen gehört das Nierenversagen.
Laborchemsich besteht eine Leukozytose, anfangs meist eine Leukopenie mit Linksverschiebung. Bei Beteiligung der Meningen handelt es sich um eine lymphozytäre Meningitis.
Zu (A): Bei der **Poliomyelitis** kommt es nach einer Inkubationszeit von 7–14 Tagen zu einem uncharakteristischen Stadium mit Fieber-, Hals-, Kopf- und Gliederschmerzen sowie Erbrechen und Durchfall. Im weiteren Verlauf entwickeln sich meningitische Zeichen, wobei die neurologischen Ausfälle unterschiedlich sein können. Zumeist sind die unteren Extremitäten betroffen (spinaler Typ). Bei Befall der Atemmuskulatur besteht Lebensgefahr. Im Anfangsstadium lässt sich im Liquor eine Pleozytose nachweisen, später ist der Liquor meist normal.
Zu (B): **Coxsackieviren** gehören zu den Enteroviren. Sie können akute Infektionen der Luftwege bis hin zu Pneumonien verursachen. Häufig bestehen Fieber sowie gastrointestinale und muskuläre Begleitsymptome. Das Blutbild zeigt meist eine Leukopenie. Die Viren lassen sich bei einer Virusmeningitis fast immer nachweisen.
Zu (C): Bei der **Meningokokkenmeningitis** handelt es sich um eine akute eitrige Meningitis mit schwerem Krankheitsbild. Fieber, Kopfschmerzen und Nackensteifigkeit sind typische Symptome. Der Liquor ist trübe und enthält mehr als 1000 Zellen pro µl, fast ausschließlich Granulozyten.
Zu (D): Die Zeckenenzephalitis wird durch das FSME-Virus hervorgerufen. Nach einer Inkubationszeit von 3–14 Tagen treten für 2–4 Tage Grippesymptome auf. Nach einem Intervall von etwa 8 Tagen kommt es dann zu einer Meningoenzephalitis. Charakteristisch sind Muskelzuckungen im Gesicht und im Bereich der Extremitäten, Bewusstseinsstörungen und evtl. psychotische Veränderungen. Der Liquor zeigt in der akuten Phase 300–15 000 Zellen/µl.

F97 !
Frage 9.16: Lösung B

Zu (A) und (E): Die **Leptospirose** wird durch den Erreger Leptospira interrogans hervorgerufen und verursacht schwere Krankheitsverläufe oft mit Todesfolge. Es kann zu folgenden Organmanifestationen kommen:
- Hepatitis (oft ikterisch)
- Meningitis, Myokarditis
- Leptospirennephritis mit Nierenversagen, Thrombozytopenie und hämorrhagischer Diathese.

Zu (B): Die Langzeitprognose nach **akuter Nierenschädigung** bei Leptospirose ist gut. In der Regel normalisiert sich die glomeruläre Filtrationsrate innerhalb von 2 Monaten. Bei wenigen Patienten sistiert eine tubuläre Dysfunktion mit herabgesetzter Harnkonzentrationsschwäche.
Zu (C): Die **renalen Symptome** der Leptospirose bestehen in erster Linie in Proteinurie, Pyurie, Hämaturie und Azotämie. Selten ist eine Dysurie. Es kann bei schwerem Verlauf zu akuten Nekrosen der Tubuli mit zusätzlicher Oligurie kommen. Da die renalen Dysfunktionen reversibel sind, sollte bei Patienten mit passagerer Azotämie eine Hämodialyse vorübergehend erwogen werden.
Zu (D): Die durchschnittliche Letalitätsrate bei Patienten mit **Leptospirose** liegt etwa bei 7%. Zum Tode führen meist sekundäre Hämorrhagien oder Nierenversagen. Im Überlebensfalle klingt die Erkrankung meist folgenlos ab.

F95 !
Frage 9.17: Lösung E

Der Patient im geschilderten Fall hat auf Grund der Diarrhöe offensichtlich erhebliche Mengen an Flüssigkeit verloren, was zu dem erhöhten Hämatokrit geführt hat („Eindickung des Blutes").
Da der weitere klinische Befund weitgehend unauffällig ist, scheint eine einfache **Reisediarrhöe** vorzuliegen, die meist durch E. coli verursacht wird.
Therapie:
Ausgleich der Flüssigkeits- und Elektrolytverluste.
Zu (A): Bei der **Amöbenruhr** kommt es zu blutig schleimigen Durchfällen, Tenesmen und leichtem Fieber. Komplizierend können Abszedierungen vor allem im Bereich der Leber vorkommen.
Therapie:
Antibiose mit Metronidazol wegen der Gefahr der Gewebeinvasion der Keime, bei Unverträglichkeit Gabe von Chloroquin.
Zu (B): Die **Ruhr** wird durch Shigellen hervorgerufen und geht mit Tenesmen und z.T. blutigen Stühlen einher. Es können Darmblutungen, -perforationen sowie reaktive Arthritiden auftreten.
Therapie:
Antibiotikatherapie nach Antibiogramm mit Co-trimoxazol, Ampicillin, Tetracyclin oder Gyrasehemmer.
Zu (C): Bei der einfachen **Salmonellen-Gastroenteritis** kommt es 6–24 h nach dem Essen infizierter Speisen zu Brechdurchfällen, Fieber und Abdominalkrämpfen. **Typhus** (Salmonella typhi und Salmonella paratyphi) ist ein schweres Krankheitsbild, das nach langsamem Beginn zu Splenomegalie, Fieber, Bradykardie und Leukopenie führt.
Therapie:
Bei Typhus und Paratyphus antibiotische Gabe von Cotrimoxazol oder Amoxicillin bzw. Gyrasehemmer.

Die Salmonellen-Gastroenteritis wird durch Zufuhr von Flüssigkeit und Elektrolyten behandelt, in schweren Fällen Co-trimoxazol, Amoxicillin oder Gyrasehemmer.
Zu **(D)**: Die **Lambliasis** wird meist durch Schmierinfektion oder peroral übertragen und bleibt oft symptomlos. Es können breiiger Durchfall ohne Blut und Schleim und Flatulenz und leichtes Fieber auftreten. Allerdings werden auch akute Verläufe mit Malabsorption beobachtet. Chronische Verläufe können auftreten.
Therapie:
Es wird eine antibiotische Therapie mit Metronidazol oder Tinidazol empfohlen.

F95 !

Frage 9.18: Lösung E

Siehe Kommentar zu Frage 9.17.

H00 !!

Frage 9.19: Lösung C

Die typische **Reisediarrhöe** wird **meist durch E. coli**, am häufigsten durch enterotoxin-bildende Stämme **(ETEC)** hervorgerufen.
Zu **(C)**: Bei der typischen **Reisediarrhöe** ist in der Regel nur der Flüssigkeits- und Elektrolythaushalt auszugleichen. Antibiotika sind meist nicht erforderlich, da eine hohe Tendenz zur Selbstheilung besteht.
Zu **(A)**: **Carbo medicinalis (Aktivkohle)** ist zur Prophylaxe ungeeignet, da es zur Obstipation führen würde. Eine Infektion wird dadurch nicht verhindert. Sie kann jedoch zur Therapie eingesetzt werden.
Zu **(B)**: Die **Reisediarrhöe** beginnt meist mit akut einsetzendem Durchfall, Übelkeit und teilweise Erbrechen ohne Absetzen von blutigen Stühlen. Es kommt dadurch zum Verlust von Flüssigkeit und Elektrolyten.
Zu **(D)**: Die durchschnittliche Dauer der **Reisediarrhöe** beträgt 2–10 Tage. Bei länger anhaltendem Verlauf ist an eine Infektion mit anderen Erregern wie z. B. Shigellen, Salmonellen oder Amöben zu denken.
Zu **(E)**: Eine **Meldepflicht** besteht für die einfache Reisediarrhöe nicht.

Botulismus ——————————————— IX.4

Botulinustoxin wird von Clostridium botulinum gebildet und gilt als das gefährlichste aller neurotropen Gifte. Vermutlich wird das autonome Nervensystem an der Endplatte (Blockade der myoneuralen Verbindungen) gelähmt.
Die hitzeresistenten Sporen gelangen durch Kontamination in Nahrungsmittel, wo sie unter nicht strikt anaeroben Bedingungen zu den Vegetativformen auskeimen, die ein hochaktives Exotoxin bilden.
Als Ursache für die Erkrankung kommen hausgemachte, gewürzte, geräucherte oder eingemachte Nahrungsmittel in Frage, bei denen durch ungenügende Sterilisation oder Konservierung keine vollständige Abtötung der Sporen erfolgte.
In einigen Fällen entsteht eine typische Gasbildung in Konserven, die zur Auftreibung des Verschlussdeckels (Bombage) führt.
Anfangsstadium: Übelkeit, Erbrechen, Meteorismus und Durchfall.
Nach ca. 1–2 Tagen: motorische und vegetative Störungen wie Akkommodationslähmung, Obstipation, Mydriasis, Anisokorie, abgeschwächte Lichtreaktion, Ptosis, Muskelschwäche, Schluckstörungen, Strabismus und Trockenheit der Schleimhäute sowie Durst.
Endstadium: Tod durch Atemlähmung infolge akuter Obstruktion der Luftwege oder Herzstillstand.
Therapie:
– Beatmung bei Zeichen der Ateminsuffizienz
– Abführmittel und Einläufe zur Elimination der Toxine
– bei Verdacht auf Botulismus sofortige Gabe von trivalentem ABE-Antitoxin
– Bei Wundbotulismus Gabe von Penicillin G erforderlich.
Prognose:
Mortalität ca. 10%, bei hospitalisierten Patienten etwa 2%, unbehandelt 70%.

F95

Frage 9.20: Lösung B

Vermutlich handelt es sich in dem geschilderten Fall um eine Vergiftung mit **Botulinustoxin.** Die Erkrankung kommt durch das Toxin von Clostridium botulinum zustande, das sich unter Luftabschluss (eingewecktes Gemüse und Fleisch) bilden kann. Durch Resorption im Darm gelangt es über den Kreislauf an cholinerge motorische Synapsen, wo es die Freisetzung von Acetylcholin hemmt.
Die Symptomatik beginnt dosisabhängig nach 2 h bis 8 Tagen mit symmetrischen Lähmungen ohne sensorische Ausfälle im Hirnnervenbereich. Es kommt zu Doppeltsehen, Sprach- und Schluckstörungen mit Trockenheit in Mund und Rachen. Im weiteren Verlauf kann Atemlähmung auftreten. Nebensymptome sind Erbrechen und Durchfall.
Die Retina ist unauffällig.
Zu **(A)**: Eine **Methylalkoholvergiftung** führt zu einer metabolische Azidose. Charakteristisch sind Sehstörungen, wobei der Visus getrübt, aber nicht aufgehoben ist als Ausdruck eines **Ödems der Re-**

tina. In Extremfällen kann es zu einer irreversiblen Amaurosis kommen.
Zu **(C):** Typische neurologische Symptome der **Zeckenenzephalitis** sind Hyperkinesien, Bewusstseinsstörungen, Sprachstörungen, leichte Paresen und Psychosen. Die Erkrankung wird auch durch FSME-Viren (Frühsommermeningoenzephalitis-Viren) verursacht und tritt nach einer Inkubationszeit von etwa 3–14 Tagen auf.
Zu **(D):** Vergiftungssymptome einer **Atropinvergiftung** sind weite Pupillen, Akkommodationslähmung, Mundtrockenheit, Schluckbeschwerden, trockene Haut, Tachykardie, Blasen- und Darmatonie. Weitere Vergiftungserscheinungen sind psychische Störungen i. S. von Halluzinationen, Desorientiertheit und Psychosen. Es besteht eine starke motorische Unruhe! Die Haut ist gerötet.
Zu **(E):** Bei der **Meningitis tuberculosa** können im fortgeschrittenen Stadium meningitische Symptome bis hin zu schweren neurologischen Paresen und mentalen Ausfällen (Koma) auftreten. Im Augenhintergrund können Miliartuberkel nachgewiesen werden.

F99 !
Frage 9.21: Lösung B

Siehe auch Lerntext IX.4.
Beim **Botulismus** wird Botulinustoxin von Clostridium botulinum gebildet und das autonome Nervensystem an der Endplatte (Blockade der myoneuralen Verbindungen) gelähmt.
Das **Anfangsstadium** der Erkrankung ist geprägt durch:
- Übelkeit
- Erbrechen
- Meteorismus
- Durchfall.

Nach weiteren **1–2 Tagen** entwickeln sich:
- motorische und vegetative Störungen wie Akkommodationslähmung
- Obstipation
- Mydriasis
- Anisokorie
- abgeschwächte Lichtreaktion
- Ptosis
- Muskelschwäche
- Schluckstörungen
- **Strabismus (Doppelbilder)**
- Durst
- Trockenheit der Schleimhäute.

Das **Endstadium** ist gekennzeichnet durch Tod mittels Atemlähmung infolge Obstruktion der Luftwege oder Herzstillstand.
Zu **(A), (C)** bis **(E): Hyperpyrexie, Halluzinationen, Nackensteife und Trismus** sind keine typischen Symptome bei Botulismus.

H99
Frage 9.22: Lösung A

Siehe Lerntext IX.4.
Botulinustoxin wird von Clostridium botulinum gebildet und gilt als das gefährlichste aller neurotropen Gifte. Hitzeresistente Sporen gelangen durch Kontamination in Nahrungsmittel, wo sie unter nicht strikt anaeroben Bedingungen zu den Vegetativformen auskeimen, die ein hochaktives Exotoxin bilden.
In erster Linie sind hausgemachte, geräucherte, gewürzte oder **eingeweckte Lebensmittel (z. B. eingemachte Bohnen)** als Ursache bekannt, bei denen durch ungenügende Sterilisation oder Konservierung keine vollständige Abtötung der Sporen erfolgte. Mitunter kann eine typische Gasbildung in Konserven beobachtet werden, die zur Auftreibung des Verschlussdeckels (Bombage) führt.
Zu **(B), (C), (D)** und **(E): Kondensmilch, selbst gekochtes Gulasch oder Salzkartoffeln sowie selbst gekelterter Apfelsaft** kommen für die Kontamination mit Botulinustoxin weniger in Betracht.

─── **Shigellenruhr** ─────────── IX.5 ─

Die **bakterielle Ruhr** oder **Shigellenruhr** findet sich vor allem in Ländern mit schlechten sanitären Anlagen. In den Tropen werden Infektionen mit Shigella dysenteriae vorgefunden, in den gemäßigten Zonen dominieren Shigella sonnei und Shigella flexneri.
Epidemiologie – Klinik:
Reservoir ist der Mensch. Für die Verbreitung der Erkrankung spielt der direkte Kontakt über Trinkwasser, Nahrungsmittel oder Fliegen die entscheidende Rolle. Die Infektion erfolgt oral. Sie führt im Darm zu einer fibrinösen ulzerösen Kolitis mit blutig schleimigen, eitrigen Durchfällen. Es gibt keine Immunität.
Nach einer Inkubationszeit von ca. 1–3 Tagen klagen die Patienten über Krämpfe, Übelkeit, Erbrechen, Fieber und Kopfschmerzen. Bis zu 40-mal werden blutig schleimige Durchfallstühle angesetzt. In schweren Fällen können Meningismus, Koma und Krämpfe auftreten, die zum Tod führen können. Allerdings gibt es auch klinische Varianten, die lediglich symptomlose Ausscheider sind. Bei den meisten Patienten sistiert die Ausscheidung spontan innerhalb von 2 Wochen. Laborchemisch kann eine mäßige Leukozytose mit Linksverschiebung auftreten.
Diagnostik: Der Nachweis der Erkrankung wird durch die Stuhlkultur geführt. Die serologische Diagnostik ist bedeutungslos. Koloskopisch kann eine geschwollene, mit fibrinösen Belägen bedeckte Schleimhaut bis zu ulzerösen Veränderungen nachgewiesen werden.

9.2 Bakterielle Infektionskrankheiten

Komplikationen:
- Schocksymptomatik mit Exsikkose vor allem bei alten Patienten und Kindern
- Darmperforation mit konsekutiver Peritonitis
- Bakteriämie von Darmbakterien (jedoch praktisch nie Shigellen)
- Shigellen-Rheumatoid i.S. einer serösen asymmetrisch auftretenden Arthritis der großen Gelenke, oft mit Urethritis und Konjunktivitis (Reiter-Syndrom).

Therapie:
symptomatische Maßnahmen i.S. von Elektrolyt- und Flüssigkeitszufuhr
Antibiotikagabe verkürzt die Krankheitsdauer, nach Antibiogramm Applikation von Ciprofloxacin, Tetracyclinen und Aminopenicillinen über 5 Tage. Kinder erhalten Co-trimoxazol.

H95 F91

Frage 9.23: Lösung C

Siehe Lerntext IX.5.
Zu **(A):** Die Symptome einer **Staphylokokkenenterotoxinvergiftung** treten innerhalb weniger Stunden auf. Die Durchfälle sind in der Regel nicht blutig.
Zu **(B): Typhus abdominalis** hat eine Inkubationszeit von 1–4 Wochen. Typisch ist der allmähliche Beginn mit Gliederschmerzen, Inappetenz und Nasenbluten, später erbsbreiartige Durchfälle.
Zu **(D):** Die Symptomatik des **Paratyphus** ähnelt der des Typhus, jedoch ist der Verlauf milder.
Zu **(E):** Die Inkubationszeit der **Amöbenruhr** beträgt ca. 4 Monate, selten weniger als 3 Wochen. Typische Symptome sind häufige Stuhlabgänge, Schleimbeimengungen mit blutiger Tingierung durch eine ulzerative Kolitis.

F94

Frage 9.24: Lösung D

Die **Shigellenruhr** findet sich meist in Ländern mit schlechten sanitären Anlagen. In den Tropen werden Infektionen mit Shigella dysenteria vorgefunden. Reservoir ist der Mensch. Die Verbreitung erfolgt durch direkten Kontakt mit dem Trinkwasser, Nahrungsmitteln oder Fliegen.
Die Shigellenruhr führt zu Magen-Darm-Krämpfen, Übelkeit, Erbrechen, **Fieber** und Kopfschmerzen. Es können Meningismus und Koma in schweren Fällen auftreten.
Der Darm zeigt eine fibrinöse **ulzeröse** Kolitis.
Die Erkrankung sistiert meist spontan nach ca. 2 Wochen. Todesfälle sind in Deutschland selten.
Therapeutisch kommt der Einsatz von Antibiotika, wie z.B. Ciprofloxacin, Tetracycline und Aminopenicilline infrage, die die Krankheitsdauer verkürzen.

H96

Frage 9.25: Lösung C

Zu **(A): Respiratorische Virusinfektionen** werden symptomatisch behandelt. Allerdings können bei einer bakteriellen Superinfektion Antibiotika eingesetzt werden.
Zu **(B):** Bei leichten vorübergehenden **Salmonellen-Enteritiden** findet eine Spontanheilung statt. Deshalb sind Antibiotika nicht erforderlich. Allerdings werden schwere Fälle mit Fieber und blutigen Stühlen einer Antibiotikatherapie unterzogen (z.B. Ciprofloxacin).
Zu **(C):** Die **Shigellose** ist eine akute fieberhafte Durchfallerkrankung mit blutigen, schleimigen Stühlen. Eine antibiotische Therapie ist deshalb notwendig. Es wird Ciprofloxacin, Co-trimoxazol oder Amoxicillin verabreicht.
Zu **(D): Unkomplizierte Verbrennungen und Verbrühungen** werden symptomatisch mittels kalter Umschläge bzw. lokal aufzutragenden Polyvidon-Jod-Verbänden behandelt.
Zu **(E):** Die **infektiöse Mononukleose (Pfeiffersches Drüsenfieber)** ist eine Virusinfektion (Epstein-Barr-Virus). Die Therapie wird symptomatisch durchgeführt.

Campylobacter-Infektion — IX.6

Campylobacter sind gramnegative, gebogene oder spiralige Keime der Gattung Campylobacter (früher Vibrio fetus). In ca. 3–8% sind sie als Ursache für eine akute bakterielle Gastroenteritis anzuschuldigen.

Epidemiologie:
Die Erkrankung stellt eine Zoonose dar und kommt weltweit bei den verschiedensten Wild- und Haustierarten vor.

Klinik:
Inkubationszeit ca. 3- max. 11 Tage
Es treten eine akute Gastroenteritis mit Fieber, Kopfschmerzen, Erbrechen und wässrige, häufig stark **blutige** Durchfälle auf. Kinder sind besonders häufig betroffen. Die Erregerausscheidung dauert in der Regel wenige Tage, kann aber bei unbehandelten Personen auch über Wochen und Monate bestehen. Meist ist der Verlauf gutartig.
Seltene Komplikationen sind:
- Thrombophlebitis
- Abszesse
- Cholezystitis
- Karditis
- Salpingitis
- Synovitis

Diagnose:
Der Erregernachweis erfolgt aus Stuhlproben, bei Septikämie auch aus Blutkulturen. Zur Anzüchtung werden **Selektivmedien** mit Antibiotikazusatz zur Hemmung der Begleitflora verwendet.

Ein Antikörpernachweis kann 1–2 Wochen nach Krankheitsbeginn versucht werden. Außer der Widal-Reaktion werden die Komplementbindungsreaktion, der indirekte Immunfluoreszenztest und ein modifizierter ELISA-Test empfohlen.

Therapie:
Campylobacter sind **sensibel** gegenüber:
- Erythromycin, Clarithromycin
- Ofloxacin, Ciprofloxacin
- Clindamycin
- Tetracyclinen
- Aminoglykosiden
- Chloramphenicol
- Furazolidon.

Resistenz besteht gegenüber:
- Penicillin
- Cephalosporinen
- Polymyxin B
- **Trimethoprim.**

Die Erkrankung ist nach Bundesseuchengesetz meldepflichtig (Verdacht, Erkrankung, Tod). Eine Schutzimpfung gegen Campylobacter besteht nicht.

Cholera — IX.7

Die Erreger der **Cholera asiatica** (Vibrio cholerae) bilden Enterotoxin, einige Stämme (El Tor) auch Hämolysin. Das Enterotoxin bindet sich an die Enterozyten des Dünndarms, wobei durch Aktivierung der Adenylatzyklase vermehrt ATP in zyklisches AMP (cAMP) umgesetzt wird. cAMP aktiviert eine „Ionenpumpe", die zu großem Wasser- und Chloridverlust des Darmes führt. Darmschleimhautulzerationen treten nicht auf.

Die **Cholera asiatica** hat eine Inkubationszeit von ca. 1–5 Tagen. Die Erkrankung beginnt mit Diarrhöen und Darmkrämpfen, wobei die wässrigen Stuhlentleerungen über 10 l/d betragen können. Als Folge des enormen Wasserverlustes treten Durst, Heiserkeit, abhebbare Haut sowie Muskelkrämpfe auf. Die exsikkierten Patienten zeigen Zeichen der Kreislaufinsuffizienz wie Hypotonie, Hypothermie und Asphyxie. In 6% der Fälle kommt es zur Oligurie bzw. Anurie mit finaler Urämie.

Therapiemaßnahmen
primäre Rehydratation und Ausgleich des Elektrolytverlustes
Nach **WHO-Richtlinien** sollte die Zusammensetzung wie folgt aussehen:

parenteral:
- Natrium 120 mmol/l
- Chlorid 80 mmol/l
- Azetat oder Bikarbonat 50 mmol/l
- Kalium 13 mmol/l
- Glukose 55 mmol/l.

Die Infusionsgeschwindigkeit sollte 50–100 ml/min betragen. Überwachung der Infusion durch Messung des zentralen Venendruckes und Beobachtung des Füllungszustandes der Halsvenen. Wenn die Exsikkose weniger stark ausgeprägt ist, kann auch eine orale Substitution erfolgen. Infusionsrichtlinien bei **p. o.** Substitution nach **WHO-Richtlinien:**
- Natrium 90 mmol/l
- Chlorid 80 mmol/l
- Bikarbonat 30 mmol/l
- Kalium 20 mmol/l
- Glukose 110 mmol/l.

Daneben können **Antibiotika** eingesetzt werden, die zur Verkürzung der Diarrhöe beitragen können:
- Tetracycline und Co-trimoxazol sind Mittel der Wahl.

Eventuell Gabe von **Corticosteroiden** zur Herabsetzung der Toxinwirkung:
- Prednisolon i. v.

H95

Frage 9.26: Lösung A

Zu **(A):** Bei der leichten Form der **Cholera** setzen die Patienten noch geformte und gefärbte Stühle ab, bei der schweren Form treten 20–30 Reiswasserstühle/d auf.
Zu **(B):** Die Stühle bei der **Amöbenruhr** sind himbeergeleeartig (breiige Durchfälle mit Schleimfäden und Blutspuren).
Zu **(C):** Bei der **Shigellenruhr** sind die Stuhlentleerungen von schmerzhaften Tenesmen begleitet. Es können Blut- und Schleimbeimengungen beobachtet werden.
Zu **(D):** Anfangs besteht bei der **Typhuserkrankung** eine Obstipation, erst in der 2. Woche tritt ein erbsbreiartiger Durchfall mit Blutspuren auf.
Zu **(E):** Leitsymptom der **Colitis ulcerosa** sind blutig schleimige Durchfälle.

[H00]

Frage 9.27: Lösung ***
Diese Frage wurde aus der Wertung genommen.

Siehe Lerntext IX.7.
Zu **(A):** Erreger der Cholera ist **Vibrio cholerae**. Der Keime wird über kontaminiertes Trinkwasser, Meeresfrüchte und Lebensmittel übertragen.
Zu **(B)** und **(C):** Das Enterotoxin von **Cholera asiatica** bindet sich an die Enterozyten des Dünndarms, wobei durch Aktivierung der Adenylatzyklase vermehrt ATP in zyklisches AMP (cAMP) umgesetzt wird. CAMP aktiviert die Ionenpumpe, die zu **großem Wasser- und Elektrolytverlust** des Darmes führt. **Darmschleimhautulzerationen treten nicht auf**. Die Krankheitsdauer liegt zwischen 2 und 7 Tagen. Die mittlere Letalität der Erkrankung beträgt 1–5%, ohne Therapie 40%.
Zu **(D):** Zu den Therapiemaßnahmen der **Cholera** gehören primär die Rehydratation und der Ausgleich des Elektrolytverlustes. Die wässrigen Stuhlentleerungen können zu einem Flüssigkeitsverlust von tgl. 10 Litern führen. Antibiotika können zur Verkürzung der Diarrhoe beitragen, wobei Chinolone und Makrolide eingesetzt werden. Zur Herabsetzung der Toxinwirkung werden evtl. Corticosteroide verabreicht.
Zu **(E):** Die Choleravibrionen werden in die beiden Biovare **"cholerae"** und **"El Tor"** entsprechend ihrer unterschiedlichen physiologischen Merkmale eingeteilt. Der Biovar „El Tor" ist erheblich widerstandsfähiger und deshalb ist die Anzahl **symptomloser Ausscheider** durch Vibrio „El Tor" viel größer als durch Vibrio cholerae. Chronische Dauerausscheider beider Biovare kommen selten vor. Die Erreger persistieren in der Gallenblase.

[F99] **!**

Frage 9.28: Lösung A

Siehe auch Lerntext IX.7.
Die Erreger der **Cholera asiatica** (Vibrio cholerae) bilden Enterotoxin, einige Stämme auch Hämolysin. Das Enterotoxin bindet sich an die Enterozyten des Dünndarms, wobei durch die Aktivierung der Adenylatzyklase vermehrt ATP in zyklisches AMP umgesetzt wird. cAMP aktiviert eine Ionenpumpe, die zu großem Wasser- und Chloridverlust des Darmes führt. Darmhautulzerationen treten nicht auf.
Die Patienten mit **Cholera** leiden an Diarrhoen, wobei die Stuhlentleerungen über 10 l/d betragen können. Dadurch kommt es zur Exsikkose und Zeichen der Kreislaufinsuffizienz wie Hypotonie, Hypothermie und Asphyxie. In 6% der Fälle beobachtet man eine Oligurie bzw. Anurie mit finaler Urämie. Deshalb gehört zu den primären **Therapiemaßnahmen** der Ersatz von **Flüssigkeit und Elektrolyten.**

Q-Fieber — IX.8

Das **Q-Fieber** wird durch Rickettsien (Coxiella burnetii) übertragen, typisch ist die Inhalation von rickettsienhaltigem Staub aus getrockneten Ausscheidungen von Rindern, Schafen und Ziegen.
Etwa drei Wochen nach Infektion treten Allgemeinsymptome in Form von Kopfschmerzen, Schüttelfrost und Fieber auf. Eine **interstitielle Pneumonie** ist die Regel. Das Sputum ist häufig blutig tingiert. Fast immer kann eine Leukozytopenie mit Linksverschiebung und Bradykardie nachgewiesen werden. Als einzige Rickettsiose fehlt beim Q-Fieber das Exanthem.
In etwa 20% der Fälle wird ein chronischer Verlauf beobachtet mit anhaltendem Fieber. In etwa 5% kommt es zu einer granulomatösen **Hepatitis**. Seltene Komplikationen sind Enzephalitis, Myo- und Endokarditis. Die Letalität beträgt etwa 1%. Therapie der Wahl ist die antibiotische Behandlung mit **Tetracyclinen,** alternativ kann Chloramphenicol gegeben werden. Bei schwersten Kopfschmerzen bringt die Lumbalpunktion durch Druckentlastung rasche Besserung. Die Erkrankung ist nach dem Bundesseuchengesetz meldepflichtig.

Tab. 9.1 Rickettsienerkrankungen

Krankheit	Erreger	geographische Verteilung	Arthropoden	Säugetier	prinzipieller Übertragungsweg auf den Menschen
Fleckfiebergruppe					
Rocky Mountain spotted fever	R. rickettsii	westliche Hemisphäre	Zecken	wilde Nagetiere, Hunde	Zeckenbiss
Fièvre Boutonneuse	R. conorii	Afrika, Europa, Mittlerer Osten, Indien	Zecken	Beuteltiere, wilde Nagetiere	
Queenslandzeckenbissfieber	R. australis	Australien	Zecken	wilde Nagetiere	
nordasiatische Zeckenbissrickettsiosen	R. sibirica	Sibirien, Mongolei	Zecken	Hausmaus und andere Nagetiere	Milbenstich
Rickettsienpocken	R. akari	USA, Russland, Afrika	Milben		
Typhusfiebergruppe					
murines Fleckfieber (endemisch)	R. typhi	weltweit	Flöhe	kleine Nagetiere	infizierte Flohfäzes werden in die Haut eingekratzt
klassisches Fleckfieber (epidemisch)	R. prowazekii R. canada	weltweit Nordamerika	Körperlaus, Zecken	Menschen, Flugeichhörnchen	infizierte Lausfäzes werden in die Haut eingekratzt
Brill-Zinsser-Krankheit	R. prowazekii	weltweit	Wiederausbruch Jahre nach der ursprünglichen Attacke des klassischen Fleckfiebers		
Tsutsugamushi-Fieber	R. tsutsugamushi	Asien, Australien, pazifische Inseln	trombikulide Milben	wilde Nagetiere	Milbenstich
Andere Rickettsienerkrankungen					
Q-Fieber	C. burnetii	weltweit	Zecken	kleine Säugetiere, Rinder, Schafe, Ziegen	Inhalation von trockenem infizierten Material

Lepra — IX.9

Die **Lepra** ist eine chronisch entzündliche Erkrankung, die durch Mycobacterium leprae verursacht wird. Es kann eine **tuberkuloide** und eine **lepromatöse Form** unterschieden werden. Die **tuberkuloide Form** manifestiert sich im Bereich der Haut und der peripheren Nerven, während die **lepromatöse Form** als generalisierte bakteriämische Form mehrere Organsysteme befällt mit ausgedehnten Läsionen der Haut, der peripheren Nerven, der oberen Luftwege, des retikuloendothelialen Systems, der Augen, Knochen und Testis.

Im **frühen Stadium** der lepromatösen Form bestehen die Hautläsionen, die immer zuerst auftreten, in zahlreichen, kleinen, symmetrischen, unscharf begrenzten hypopigmentierten Makulae, in erythematösen, glatten, glänzenden Oberflächen, die weder anästhetisch noch trocken sind. Daneben kommen kleine Papeln mit unscharfen Rändern vor. Es tritt frühzeitig eine Verdickung der Nasenschleimhaut auf, die oft eine chronische Rhinitis mit Ulzerationen verursacht. Im weiteren Verlauf kommt es zu einer Verdickung der Haut mit Verhärtung der Gesichtszüge und Ausbildung einer Facies leontina. Häufig schwellen die Lippen an, und es fallen Augenbrauen und Wimpern aus. Als Begleiterscheinung lassen sich oft eine Iritis und Keratitis beobachten. Durch Zerstörung des Nasenknorpels kann eine Sattelnase auftreten. Eine Laryngitis kann zu Heiserkeit und Stridor führen. Hinzu kommt eine zunehmende Zerstörung der dermalen Nerven mit progressiver Handschuh- und Pseudo-Strumpf-Anästhesie. Die Phalangen verkürzen sich zunehmend durch wiederholte Traumata, daneben kommt es zu Sekundärinfektionen, die zu Ostitis führen können.

Häufig beginnt die lepromatöse Lepra als **Borderline-Lepra**, wobei große Hautläsionen asymmetrisch verteilt auffallen.

Der **Nachweis** von Mycobacterium leprae erfolgt in den Hautläsionen durch Skarifikation der Haut nach der Wade-Methode. Die Dichte von Bakterien in Ausstrichen und Geweben wird als bakterieller Index bezeichnet.

Therapeutisch wird Dapson (DDS) eingesetzt. Daneben wirken auch Rifampicin, Clofazimin, Thiosemicarbazon. Wegen aufgetretener Resistenzen werden Kombinationen benutzt.

Unter Therapie, aber auch ohne, tritt oft eine sogenannte **Reaktion** ein, wobei angenommen wird, dass Antigen frei wird, das zu lokalen immunologischen Reaktionen führt. Dabei werden Erytheme, Schwellungen der Haut, Fieber, Herdexazerbationen, Ulzerationen und starke Schmerzen sowie neuritische Veränderungen beobachtet. Unbehandelt führt die Lepra zu schweren Verstümmelungen und Verkrüppelungen.

An **Rehabilitationsmaßnahme** erfolgt die physikalische Therapie sowie die rekonstruktive Chirurgie.

H91

Frage 9.29: Lösung D

Siehe Lerntext IX.9.

Listeriose — IX.10

Die **Listeriose** wird durch das Bakterium Listeria monocytogenes hervorgerufen, welches ubiquitär in Erde, Schlamm und Wasser vorkommt. Die Erkrankung betrifft vor allem folgende Patientengruppen:
- Schwangere und deren Feten
- Personen über 40 Jahre mit schweren Grundkrankheiten (Neoplasmen, Diabetes mellitus, Tuberkulose, AIDS, Alkoholismus).

Das Bakterium stellt ein grampositives, sporenloses, aerobes, bewegliches Stäbchen dar, das Körper-(O)-Antigene und Geißel-(H)-Antigene besitzt.

Bezüglich des Infektionsweges gibt es unterschiedliche Auffassungen. Folgende Übertragungswege sind denkbar:
- Eintrittspforte Magen-Darm-Trakt
- Genitaltrakt
- Übertragung Mutter auf den Feten diaplazentar oder durch Infektion des Neugeborenen in den Geburtswegen.

Morphologisch zeigt sich entweder eine granulomatöse Entzündung oder eine eitrige Entzündung mit vielen Monozyten.

Verschiedene Formen der Listeriose werden beobachtet:
- **Listerienmeningoenzephalitis**
Sie tritt nach hämatogener Infektion auf und manifestiert sich als granulomatöse Meningitis. Auch Hirnabszesse wurden besonders bei alten Patienten beobachtet.
- **Schwangerenlisteriose**
Sie kann mit unspezifischen Symptomen wie Fieber, Kopfschmerzen, Durchfall und Rückenschmerzen einhergehen oder asymptomatisch verlaufen.
- **Neugeborenenlisteriose**
Sie führt über eine diaplazentare Infektion meist zu Tot- oder Frühgeburt. Charakteristisch ist mekoniumhaltiges Fruchtwasser, Zyanose, Meningitis, Diarrhöe, Herdpneumonie und pustulöse Effloreszenzen an Rachenhinterwand und Haut.

– **Okuloglanduläre Listeriose**
Sie zeigt sich in einer purulenten Konjunktivitis, häufig mit Geschwürbildung der Kornea und Befall der regionären Lymphknoten.
Selten sind Septikämien, Polyserositis, pustulöse Dermatitis und Endokarditis.
Diagnostik:
Im Vordergrund steht der Nachweis von grampositiven Stäbchen im Grampräparat und in der Kultur von Mekonium, Blut, Liquor, Plazenta, Zervixabstrich.
Die serologischen Methoden (Agglutination, KBR) können nur bei Titeranstieg verwertet werden wegen des häufigen natürlichen Vorkommens.
Therapie:
Mittel der Wahl ist Ampicillin. Bei Penicillinallergie Gabe von Erythromycin oder Tetracyclinen.

F98 !
Frage 9.30: Lösung E

Siehe Lerntext IX.10.
Listeria monocytogenes kommt ubiquitär in Erde, Schlamm und Wasser vor. Vorwiegend sind Schwangere, Neugeborene und Patienten mit einer schweren Grundkrankheit betroffen.
Etwa 5% der Normalbevölkerung sind asymptomatische Stuhlausscheider.
Zu **(A):** Die wichtigste Form einer Infektion stellt die **Listerienmeningoenzephalitis** dar. Sie tritt nach hämatogener Infektion als granulomatöse Meningitis oder seltener als Hirnabszess bei älteren, geschwächten Patienten auf.
Zu **(E):** Als Mittel der Wahl wird **Ampicillin** eingesetzt, bei Penicillinallergie Minocyclin oder Erythromycin. Bei der septikämischen Verlaufsform wird eine Kombinationstherapie mit Gentamicin empfohlen.

H98 !
Frage 9.31: Lösung C

Zu **(C): Listeria monocytogenes** wird oral aufgenommen und durchtritt die Darmwand. Im weiteren Verlauf kommt es zu einer hämatogenen Generalisation, wobei vor allem Meningen (Listerienmeningoenzephalitis) und Plazenta besiedelt werden. Meist sind immungeschwächte Patienten betroffen.
Zu **(A): Neisseria gonorrhoeae** ist der Erreger der Gonorrhö (Tripper), einer sexuell übertragbaren Erkrankung. Komplizierend kann es zur Sepsis und Endokarditis kommen.
Zu **(B):** Die venerisch übertragbare Infektion durch **Chlamydia trachomatis** ist weit verbreitet und führt zu Urethritis und Zystitis.

Zu **(D): Trichomonaden** führen zu einer Trichomonas-Urethritis. Sie wird sexuell übertragen. Eine Übertragung ist auch bei latenten Infektionen möglich (Partnersanierung).
Zu **(E): Haemophilus ducreyi** ist ein Streptobacillus des weichen Schankers und Erreger des Ulcus molle. Die Geschlechtskrankheit ruft multiple druckschmerzhafte Genitalgeschwüre mit schmalem Randerythem, außerdem eine Lymphangitis und eine Lymphadenitis inguinalis (Bubo) hervor.

Milzbrand — IX.11

Milzbrand ist eine Anthropozoonose. Verursacher ist Bacillus anthracis. Am häufigsten ist der Hautmilzbrand, seltener kommen Lungen- und Darmmilzbrand vor. Die Erkrankung ist meldepflichtig.
Epidemiologie:
Milzbrand ist eine Berufskrankheit bei Landwirten, Tierärzten, Fleischern und bei Personen, die mit Tierwolle und -häuten in Kontakt kommen. Der Erreger ist weltweit vorhanden.
Tiere wie Pferde, Rinder, Schafe und Ziegen infizieren sich mit Anthraxsporen und übertragen die Erkrankung auf den Menschen. Der Erreger ist ein grampositives, aerobes, sporenbildendes Stäbchen mit Kapselbildung.
Durch Hautverletzung (Hautmilzbrand) oder Einatmen von Sporen (Lungenmilzbrand) oder den Genuß von sporenhaltigen Speisen (Darmmilzbrand) kommt es zu einer hämorrhagischen Entzündung.
Klinik:
Ca. 1–2 Tage nach der Infektion kommt es zu schmerzlosen Bläschen mit starkem kollateralem Ödem, das zentral ulzeriert (Pustula maligna). Fieber und Kopfschmerzen können begleitend auftreten. Es tritt eine Lymphknotenschwellung auf. Im weiteren Verlauf kann es zur Milzbrandsepsis, gefolgt von Meningitis und Enzephalitis kommen. Für den Lungenmilzbrand ist eine hämorrhagische Pneumonie typisch. Darmmilzbrand äußert sich als hämorrhagische Enteritis. Unbehandelt führt der Hautmilzbrand in 20–30% zum Tode, unter Antibiotikatherapie in < 1%.
Diagnostik:
Der Erreger wird im Grampräparat und in der Kultur aus Exsudat, Blut, Sputum, Stuhl und Liquor nachgewiesen.
Von unerfahrenen Untersuchern kann der Erreger mit dem apathogenen Bacillus cereus oder mit anderen aeroben Sporenbildnern verwechselt werden.

Therapie:
Therapie der Wahl ist beim Hautmilzbrand:
- 5 Mega IE Penicillin G/d für 10–14 Tage.

Beim Lungenmilzbrand und Sepsis:
- 20–40 Mega IE Penicillin G/d.

Bei Allergien bieten sich alternativ Tetracycline an, auch Cephalosporine sind wirksam.

H91

Frage 9.32: Lösung C

Siehe Lerntext IX.11.

Aktinomykose — IX.12

Die zervikofaziale Form der **Aktinomykose** ist am häufigsten, nur in ca. 20% der Fälle wird die thorakale (z. B. Pleuraempyem) und abdominelle Form beobachtet. Selten ist die Absiedlung in Haut, Knochen, Leber, Nieren, Hoden, Herzklappen oder Gehirn.

Diagnostik:
Mikroskopischer Nachweis der Erreger (Actinomyces israelii) im Eiter ist möglich (zum Teil als Drusen). Eine Anzüchtung des Erregers gelingt mit Spezialmedien unter anaeroben Bedingungen. Auch eine histologische Diagnostik ist möglich.

Therapie:
Der Erreger ist gut empfindlich gegen Penicillin G. Die Behandlung muss über lange Zeit und in hoher Dosierung durchgeführt werden:
zervikale Form: 3 Mio Einheiten tägl. für 6 Wochen
thorakale/abdominelle Form: 2 × tägl. 10 Mio Einheiten für 4–6 Wochen, anschließend Nachbehandlung mit einem Depot-Penicillin über 2–6–12 Monate.
Bei Penicillin-Unverträglichkeit ist die Gabe anderer Antibiotika (z. B. Tetracyclin, Clindamycin) möglich.
Wegen der stets vorliegenden Mischinfektion ist die zusätzliche Gabe von Metronidazol oder Doxycyclin sinnvoll. Manchmal ist eine chirurgische Intervention notwendig.

F89

Frage 9.33: Lösung B

Siehe Lerntext IX.12.
Zu **(B): Actinomyces israelii** ist ein grampositives, verzweigt wachsendes Stäbchen, das vor allem in der Mundhöhle des Menschen vorkommt. Durch Traumata (z. B. Zahnextraktion) können chronische Infektionen mit diesem Erreger hervorgerufen werden.
(Die Frage wurde von 93% der Studenten richtig beantwortet).

Legionellose — IX.13

Die **Legionellose** ist seit 1976 bekannt, Haupterreger ist Legionella pneumophila und weitere 23 Arten. Es sind gramnegative Stäbchen, die weltweit in Umweltquellen (z. B. Kühlwasser, Wasserleitungen) vorkommen. Auf speziellen Nährböden wachsen Legionellen aerob. Eine Spezialfärbung ist erforderlich. Männer werden in der Regel häufiger befallen (3:1), wobei Menschen über 50 Jahre häufiger betroffen sind. Prädisponierend sind auch immunsuppressive Faktoren (Nierentransplantationen, AIDS, maligne Neoplasien).

Klinik:
1. Pneumonie:
Hierbei treten nach einem Infekt der oberen Luftwege allgemeine Symptome i. S. von Abgeschlagenheit, Myalgien, Kopfschmerzen auf, die von nicht produktivem Husten, Schmerzen und Fieber gefolgt sind. Daneben können auch gastrointestinale Zeichen (Erbrechen, Diarrhöe) und zerebrale Symptome (Verwirrtheit) auftreten. Zu den selteneren Komplikationen gehören Myokarditis und Perikarditis.
Die Letalitätsrate liegt bei 15–20%.

2. Pontiac-Fieber:
Die Symptome sind wesentlich geringer ausgeprägt und bestehen in Myalgien, Kopfschmerzen, Fieber und katarrhalischen Erscheinungen. Nach 2–5 Tagen klingt die Erkrankung in der Regel ab.

Diagnostik:
Das leichter verlaufende Pontiac-Fieber wird meist erst nach durchgemachter Erkrankung erkannt.
Die Legionellen-Pneumonie weist röntgenologisch in der Regel eine fleckige, diffuse Infiltration auf. Es kann das Bild einer interstitiellen als auch einer lobären Pneumonie zeigen.
Zum Nachweis dient die direkte Immunfluoreszenz aus Sputum oder Bronchialsekret und die Kultur auf Spezialnährböden. Pleuraflüssigkeiten und Lungenbiopsie sind zur Diagnosefindung besonders geeignet. Auch der direkte Nachweis im Urin gelingt oft. Die Diagnose wird jedoch durch die indirekte Immunfluoreszenzmethode serologisch gesichert, wobei Titeranstiege um 2 Stufen bzw. ein Titer ≥ 1:256 als positiv angesehen werden.

Therapie:
Als Mittel der Wahl gilt die Gabe von **Makroliden** (z. B. Erythromycin, Clarithromycin) über 3 Wochen, evtl. in Kombination mit **Rifampicin**. Besonders bei immunsupprimierten Patienten werden beide Antibiotika in Kombination gegeben. Alternativ können Gyrasehemmer (Ofloxacin, Norfloxacin, Ciprofloxacin) eingesetzt werden. Doxycyclin und Co-trimoxazol wirken unsicher.

F00 **!**

Frage 9.34: Lösung D

Siehe Lerntext IX.13.
Mittel der Wahl bei der Behandlung einer **Legionellenpneumonie** ist die Antibiose mit einem **Makrolid** (z. B. Erythromycin, Roxithromycin) in Kombination mit **Rifampicin**. Bei Unverträglichkeit kommen Gyrasehemmer (Ofloxacin, Ciprofloxacin) infrage. Doxycyclin und Cotrimoxazol wirken unsicher.

F95

Frage 9.35: Lösung A

Die **chronisch lymphatische Leukämie** ist die häufigste Leukämieform (ca. 30%). Wegen der Hypogammaglobulinämie und der Granulozytopenie besteht eine Neigung zu bakteriellen Infekten. Die geschilderte Infektion entspricht am ehesten einer **Legionellose**.
Erreger ist Legionella pneumophila. Vor allem werden Menschen über 50 Jahre befallen, insbesondere Immunsupprimierte. Die Inkubationszeit beträgt etwa 2–10 Tage. Es treten Abgeschlagenheit, Myalgien und Kopfschmerzen verbunden mit nicht produktivem Husten und hohem Fieber auf. Daneben treten häufiger auch gastrointestinale Symptome i. S. von Erbrechen und Durchfällen auf sowie zerebrale Zeichen in Form von Verwirrtheitszuständen und Ataxie.
Zu **(B):** Eine **Listeriose** (Erreger: Listeria monocytogenes) tritt vor allem bei Immunsupprimierten schon bei kleiner Keimzahl auf. Es kommt zu fieberhaft septischer Symptomatik, teilweise mit Lymphadeniti. Gelegentlich gehen gastrointestinale Anzeichen der Sepsis voraus (Erbrechen, Diarrhoe, Bauchschmerzen). Als schwerste Komplikation ist eine Meningoenzephalitis mit einer Letalität von 20–50% bekannt.
Zu **(C): Typhus abdominalis** wird durch Salmonellen hervorgerufen. Nach einer Inkubationszeit von 1–2 Wochen kommt es zu Fieber, Kopf- und Gliederschmerzen und allgemeiner Schwäche. Die Infektion erfolgt durch kontaminiertes Wasser, Lebensmittel sowie durch direkten Kontakt mit Infizierten. Es besteht oft eine Leukopenie. Es treten im weiteren Verlauf Bronchitis, relative Bradykardie, Roseolen, Milzschwellung sowie oft Bewusstseinstrübung und Diarrhoe auf.
Zu **(D):** Die **Borreliose** wird durch Borrelia burgdorferi verursacht. Voraus geht ein Stich von einer Zecke der Gattung Ixodes, wonach die Borrelien in die Lymphgefäße einbrechen und sich hämatogen ausbreiten. Es kommen 3 Stadien vor. Zunächst kann ein Erythema migrans beobachtet werden, gleichzeitig können generalisierte Symptome i. S. von Fieber und Abgeschlagenheit auftreten. Später können neurologische Symptome, kardiale Störungen sowie Arthralgien imponieren.

Zu **(E):** Actinomyces israelii, Erreger der **Aktinomykose**, ist ein anaerober Keim und kann sich aus seinem Reservoir im Menschen, in dessen Mundhöhle er lebt, zu einem Krankheitserreger bei Traumen oder chronischen Entzündungen entwickeln. Dann treten vor allem im Unterkiefer- und Halsbereich schmerzhafte Läsionen auf, die sich per continuitatem ausbreiten. Komplizierend können der Thorax (Empyem, Bronchiektasen) sowie das Abdomen (Appendizitis) und das Gehirn (Hirnabszess) betroffen sein.

F98

Frage 9.36: Lösung D

Siehe Lerntext IX.13.
Die **Legionellenpneumonie** ist eine gefürchtete Erkrankung, die vor allem immunsupprimierte Patienten (z. B. AIDS) betrifft. Haupterreger ist Legionella pneumophila. Die Letalitätsrate liegt bei 15–20%.
Mittel der Wahl ist die Gabe von **Erythromycin** als intravenöse Infusion. Nach Entfieberung geht man auf orale Gaben von Clarithromycin oder Roxithromycin über. Auch Rifampicin ist wirksam. Alternativ können Gyrasehemmer (Ofloxacin, Norfloxacin, Ciprofloxacin) eingesetzt werden. Doxycyclin und Cotrimoxazol wirken unsicher.

H98 **!**

Frage 9.37: Lösung B

Unter **nosokomialer Pneumonie** versteht man eine während eines Krankenhausaufenthaltes erworbene Pneumonie. Die Übertragung resistenter Stämme erfolgt meist von Patient zu Patient, durch das Personal, durch Zimmerluft, Wasser oder Gegenstände.
Zu den häufigsten Erregern gehören:
- Staphylokokken
- Pseudomonas
- Klebsiellen
- Enterobacter
- E. coli
- Serratia.

Zu **(B): Mycoplasma pneumoniae** verursachen sog. atypische primäre Pneumonien, die in der Regel außerhalb des Krankenhauses erworben werden.

F00 **!**

Frage 9.38: Lösung C

Mycoplasma pneumoniae ist ein zellwandloses Bakterium und einer der häufigsten Erreger spontan erworbener atypischer Pneumonien. Er verursacht die häufigste bakterielle Pneumonie im Schulkindesalter. Betroffen sind meist zuvor gesunde Patienten, wobei die Mykoplasmenpneumonie meist „blande" „als grippaler Infekt" verläuft.

Symptome:
- meist langsamer Beginn
- Myalgien, Cephalgie bei oft nur mäßigem Fieber
- eher unproduktiver Husten
- geringer Auskultationsbefund bei positivem Röntgenbefund
- **Laborwerte:** Leukozytenzahl oft im Normbereich, relative Lymphozytose, oft Kälteagglutinine.

Röntgenthorax:
Im typischen Röntgenbefund können beidseitige konfluierende Verschattungen und knotige Aufhellungen („fleckige Bronchopneumonie") in den unteren Lungenlappen nachgewiesen werden. Lobäre Konsolidierung und Pleuraergüsse sind selten. Nach rascher klinischer Besserung sind die Infiltrate röntgenologisch oft noch lange nachweisbar.

Therapie:
Wirkungsvoll ist die Gabe antibiotisch wirksamer Substanzen wie **Doxycyclin** oder **Clarithromycin** **(Makrolid).** Die Behandlung sollte 2 Wochen lang erfolgen.

Tetanus — IX.14

Tetanus ist definiert als eine Erkrankung, die durch Tetanustoxin hervorgerufen wird. Auslösender Keim ist Clostridium tetani, ein weitverbreitetes anaerobes, sporenbildendes Stäbchen mit starker Toxinbildung.

Epidemiologie:
Tetanussporen können in Wunden gelangen und sich dort unter anaeroben Bedingungen gut vermehren. Durch eine **Wundinfektion** werden Toxine produziert, die entsprechende klinische Symptome nach sich ziehen. Bei Neugeborenen können die Infektionen vom Nabel ausgehen. Vor allem in Entwicklungsländern stellt die Tetanusinfektion ein großes Problem dar.

Klinik:
Die Inkubationszeit beträgt bei Tetanus 4–14 (–100) Tage. Die klinischen Symptome beginnen mit lokalen Schmerzen am Kinn und am Hals, in der Regel Fieberreaktion.
„Risus sardonicus" ist ein typischer Symptomenkomplex, der durch Krämpfe der Kaumuskulatur und der Gesichtsmuskulatur definiert ist. Im weiteren Verlauf kommt es zu **schmerzhaften Muskelspasmen** am ganzen Körper einschließlich der Bauchmuskulatur.
Die sensorischen Funktionen werden nicht angegriffen. Charakteristischerweise können die Krämpfe durch sensorische Reize (Licht, Lärm, Berührung) provoziert werden.

Diagnostik:
In Speziallaboratorien sind Anzüchtungen der Erreger aus der Wunde sowie ein Toxinnachweis aus dem Blut möglich.

Therapie:
Wenn keine Therapie erfolgt, beträgt die Letalität 80–90%. Durch eine Intensivbehandlung kann die Letalität bis auf 20% gesenkt werden. Bei Infekten sollte versucht werden, zirkulierende Toxine durch Tetanusantiseren zu neutralisieren. Dazu wird **Tetanushyperimmunglobulin** eingesetzt. Auf jeden Fall sollte eine aktive Impfung mit Tetanustoxoid wegen Gefahr eines Spätrezidivs durchgeführt werden.

Antibiotika spielen nur eine untergeordnete Rolle. Durch hohe Dosen von Penicillin G kann jedoch versucht werden, eine weitere Bildung von Tetanustoxin zu verhindern. Daneben sollten intensivmedizinische Maßnahmen erfolgen, einschließlich Gabe von Muskelrelaxanzien, Tranquilizer, ggf. β-Blocker, frühzeitige Tracheotomie mit künstlicher Beatmung, Ein- und Ausfuhrbilanz und sonstige symptomatische Therapieansätze.

Prophylaxe:
Als sicherer Impfschutz wird die 3-malige Injektion von **Tetanustoxoid** (Tetanol®) empfohlen, die in folgenden Abständen appliziert werden muss:

Grundimmunisierung:
- 2-mal 0,5 ml Tetanus-Toxoid im Abstand von 4–8 Wochen
- 3. Injektion nach 6–12 Monaten.

Auffrischimpfungen sollten routinemäßig alle 7–10 Jahre durchgeführt werden. Bei frischen Verletzungen ist bei Ungeimpften neben der Gabe von Tetanustoxoid die simultane Injektion von Tetanushyperimmunglobulin zu empfehlen.

Frage 9.39: Lösung D

Der **Risus sardonicus** tritt nach Infektion mit **Clostridium tetani** auf, einem weit verbreiteten anaeroben, Sporen bildenden Stäbchen mit starker Toxinbildung. Als Risus sardonicus wird dabei ein Krampf der Kaumuskulatur sowie der Gesichtsmuskulatur bezeichnet.
Siehe auch Lerntext IX.14.

Lues — IX.15

Lues (= Syphilis) ist eine durch **Treponema pallidum** hervorgerufene Infektionskrankheit, die meist durch Geschlechtsverkehr oder diaplazentar übertragen wird. Der Verlauf kann sich über ein primäres, sekundäres oder tertiäres Stadium über viele Jahre hinziehen und führt in vielen Fällen zum Tod.

9 Infektionskrankheiten

Epidemiologie:
Lues ist über die ganze Erde verbreitet. Als Keimreservoir gilt der Mensch. Eine Übertragung erfolgt weniger im Stadium I und selten im Stadium III, jedoch am häufigsten im Stadium II. In einigen Entwicklungsländern kommt Lues endemisch vor.

Klinik:
Die Erkrankung kann in 3 Stadien eingeteilt werden.

Stadium I: Inkubationszeit beträgt zwischen 2 und 3 Wochen. Zunächst entwickelt sich ein Primäraffekt an der Eintrittspforte. Bei der Frau sind die Labien, Introitus vaginae, Klitoris und Portio betroffen, beim Mann Präputium, Glans und Penisschaft. Auch extragenitale Lokalisationsbereiche wurden beobachtet wie Lippen, Zunge und Finger.

Zunächst imponiert ein erbsgroßes, gerötetes, derbes, indolentes Knötchen, das erodiert und häufig exulzeriert. Im weiteren Verlauf kommt es zum Anschwellen der regionären Lymphknoten, die indolent und nicht verbacken erscheinen.

Stadium II: Nach mehreren Wochen (7–8) beginnt die Generalisation, die mehrere Jahre andauern kann und von Latenzperioden unterbrochen wird. Es kommt dann zu einem Ausbruch von Exanthemen, dem eine allgemeine Lymphknotenschwellung vorausgeht und der von unbestimmten Allgemeinerscheinungen begleitet wird wie
- **makulöses Syphilid:** gelbbraune bis linsengroße Einzelherde mit Hauptsitz am Rumpf
- **papulöses Syphilid:** runde, derbe, gelbbraune bis erbsengroße Scheiben an Hohlhand und Fußsohle
- **Condylomata lata:** in der Genitalregion
- **Pigmentverschiebungen.**

Stadium III: Spätsyphilis, deren Auftreten in der Regel 4–8 (–20) Jahre nach Infektion zu beobachten ist. Es imponieren leicht zerfallende sogenannte **Gummen,** die nahezu an allen Organen vorkommen können. Die Erkrankung klingt in etwa 30% der Fälle in einem Latenzstadium ganz ab.

Die **angeborene Lues** hat folgenden Verlauf:
- häufig Fehlgeburt
- im Babyalter: Hepatosplenomegalie, Osteochondritis, makulopapulöse Syphilide, chronischer, oft blutiger Schnupfen
- Condylomata lata im Genitalbereich im Alter von 2–4 Jahren, auch häufig an anderen Organen wie Zehen und Mundwinkel nachzuweisen
- Lues tarda entsprechend Stadium III im Erwachsenenalter: **Hutchinson-Trias** (tonnenförmige Zähne mit halbmondförmigen Schneidekanten, Keratitis parenchymatosa, Taubheit), daneben Gummen an verschiedenen Organen wie z.B. Knochen (Sattelnase) und ZNS.

Diagnostik:
1. Erregernachweis im Gewebssaft (Dunkelfeld- oder Phasenkontrastmikroskop)
2. Serologische Untersuchung
a) TPHA-Test (Treponema pallidum-Hämagglutinationstest) – wird 2–3 Wochen post infectionem positiv
b) FTA-ABS-Test bzw. IgM-FTA-Test als Bestätigungstest
c) CMT (Cardiolipin-Mikroflockungstest) zur Bestimmung der Aktivität – positiv nach 4–6 Wochen post infectionem

Therapie der Syphilis:
Die Therapie wird unterschiedlich gehandhabt.

Lues Stadium I und II
USA
1 Injektion 2,4 MioIE i.m. Benzathin-Penicillin oder tägliche Injektionen von 0,6 MioIE Procain-Penicillin G für 8 Tage

BRD
tägliche Injektion von 1 MioIE Procain-Penicillin G für 14 Tage, bei Unzuverlässigkeit einmalige Gabe von Benzathin-Penicillin 2,4 MioIE
Serumkontrollen werden zur rechtzeitigen Erkennung eines Rezidivs nach 3, 6 und 12 Monaten nach Abschluss der Penicillin Behandlung empfohlen. Nach einem weiteren Jahr sollte eine Kontrolle bei den Patienten erfolgen, deren Krankheitsverlauf bereits ein Jahr überschreitet.

Lues III (Neurosyphilis)
Bei Lues III wird anstelle von Procain-Penicillin G in den USA das wässrige Penicillin G-Natrium für 14–15 Tage verwendet.
Benzathin-Penicillin G kommt wegen des zu niedrigen Liquorspiegels nicht zum Einsatz.
Serum- und Liquorkontrollen erfolgen mindestens noch 3 Jahre nach Behandlung. Bei Penicillinunverträglichkeit können Tetracycline (2 g für 20 Tage), Minocyclin (200 mg tgl. für 2 Wochen) oder Ceftriaxon (tgl. 2 g für 2 Wochen) gegeben werden.

Manchmal kann bei Beginn einer Penicillinbehandlung Fieber sowie ein syphilitisches Exanthem beobachtet werden. Selten tritt eine **Herxheimer-Jarisch-Reaktion** bei Antibiotikabehandlung auf, die durch einen Endotoxinschock gekennzeichnet ist.

9.2 Bakterielle Infektionskrankheiten

F93
Frage 9.40: Lösung D

Siehe Lerntext IX.15.
Zu **(A)** und **(D):** Zur Diagnostik der **Lues** mit Primäraffekt kann die **Dunkelfelduntersuchungsmethode** herangezogen werden. Treponema pallidum kann durch mikroskopische Untersuchung bei Dunkelfeldbeleuchtung nachgewiesen werden. Bei verdächtigen Ulzera und Condylomata lata wird die Oberfläche mit einem in Kochsalz getränkten Tupfer gereinigt. Auf der Läsion wird dann ein Transsudat ausgepresst, wovon einige Tropfen auf den Objektträger übertragen werden.
Dann wird das Präparat mit einem Deckglas abgedeckt und direkt bei Dunkelfeldbeleuchtung oder im Phasenkontrastmikroskop begutachtet. Es können bei der Erkrankung dann **bewegliche** Treponemen nachweisbar sein.
Zu **(E):** Zur **serologischen Diagnostik** einer Lues dient in erster Linie der Treponema pallidum-Hämagglutinationstest (TPHA) und der Fluoreszenz-Treponema-Antikörper-Absorptionstest (FTA), die beide spezifisch und empfindlich Antikörper gegen Treponema pallidum nachweisen können. Die Tests werden nach ca. 2–3 Wochen post infectionem positiv und bleiben oft lebenslang positiv.
Die **Wassermann-Reaktion** (VDRL = Veneral Disease Research Laboratory-Test) ist ein Kardiolipinflockungstest, nicht streng Lues-spezifisch und wird 4–6 Wochen post infectionem positiv. Nach einigen Monaten ist er wieder negativ.

F00 **!**
Frage 9.41: Lösung B

Siehe Lerntext IX.15.
Zu **(A):** **Klinische Beschwerdefreiheit** ist kein Ausheilkriterium für eine durchgemachte **Lues,** da selbst 5–50 Jahre nach Infektion neurologische-, Haut und Knochen- sowie Rückenmarkveränderungen auftreten können.
Zu **(B):** Der **VDRL-Test** ist der Nachfolgetest der Wassermann-Reaktion, der Lipoidantikörper nachweist, die im Verlauf der Treponemeninfektion im Serum auftreten. Er ist jedoch nicht streng spezifisch. 4–6 Wochen post infectionem wird der Test positiv und wenige Monate nach erfolgreicher Therapie wieder negativ. In seltenen Fällen persistiert ein niedriger Titer.
Zu **(C)** und **(D):** Der **FTA-ABS-Test** ebenso wie der **TPHA-Test** weisen spezifisch und empfindlich gegen Treponema pallidum gerichtete Antikörper im Serum nach. Beide werden nach etwa 2–3 Wochen post infectionem positiv und **bleiben auch nach Abheilung der Erkrankung jahrelang, evtl. sogar lebenslang positiv.**

Zu **(E): Eiweißfreier Liquor cerebrospinalis** sagt lediglich etwas über die Beteiligung der Lues an Meningen und Rückenmark aus.

H94
Frage 9.42: Lösung B

Zu **(B):** Die **Mesaortitis luica** tritt im Stadium III (Tertiärstadium) der Lueserkrankung auf, wobei es komplizierend zu Aortenaneurysma und Aorteninsuffizienz kommen kann. Eine Assoziation mit Malignomen ist nicht bekannt.
Zu **(A):** Bei **Thrombophlebitis migrans** fallen oberflächliche und multiple tiefe Venenthrombosen auf, die durch übliche Ursachen nicht erklärt werden können. Sie ist oft mit Malignomen assoziiert, vor allem ist an ein Pankreaskarzinom zu denken.
Zu **(C):** In etwa 10% der Fälle ist eine **Polymyositis** mit einem Tumor vergesellschaftet.
Zu **(D):** Dem **Syndrom der inadäquaten ADH-Sekretion** (Schwartz-Bartter-Syndrom) liegt eine pathologisch erhöhte ADH-Sekretion mit Wasserretention und Verdünnungshyponatriämie zugrunde. In erster Linie kommen ätiologisch paraneoplastische Prozesse (besonders kleinzelliges Bronchialkarzinom) infrage.
Zu **(E):** In etwa 10% der Fälle wird das **Cushing-Syndrom** durch paraneoplastische Prozesse verursacht (ektope ACTH-Sekretion), wobei am häufigsten ein kleinzelliges Bronchialkarzinom, seltener ein Karzinoid, zugrunde liegt.

F93
Frage 9.43: Lösung C

Häufigster Erreger einer **Harnwegsinfektion** ist mit Abstand **Escherichia coli** (ca. 60% der Fälle), es folgen Enterokokken, Proteus, Klebsiellen, Enterobacter und Pseudomonas aeruginosa – alle je ca. 5% der Fälle.
Seltener sind Infektionen mit Staphylococcus epidermidis und saprophyticus, B-Streptokokken, Anaerobier, Providencia, Alcaligenes und Serratia sowie Candida.

H97
Frage 9.44: Lösung D

Zu **(1): Chlamydia trachomatis** kommt bei einer nicht gonorrhoischen Urethritis als Keim am häufigsten vor (Serotypen D–K in etwa 40–80% der Fälle). Klinisch imponieren dysurische Beschwerden mit Harnröhrenausfluss, Jucken, Brennen oder Schmerzen beim Wasserlassen. Es kann eine **Leukozyturie** im Morgenurin auftreten. Zum Keimnachweis bietet sich am besten die Ligandenkettenreaktionsmethode (LCR) als DNA-Bestimmung an. Es können aber auch Kulturen vom frischen Urethralabstrich verwendet werden.

Mikroskopisch werden typische Einschlusskörperchen in der Giemsa-Färbung nachgewiesen. Der kulturelle Nachweis erfolgt in der Zellkultur, meist mit McCoy-Zellen.

Zu **(2): Mycoplasma hominis** kommt bei einer nicht gonorrhoischen Urethritis neben Chlamydia trachomatis, Ureaplasma urealyticum, Trichomonaden und Herpesviren vor. Die Anzüchtung der Erreger gelingt auf Agarmedien oder auf flüssigen oder diphasischen Nährböden (flüssiges Medium über einer Agarschicht). Die Identifizierung des Keims erfolgt orientierend anhand biochemisch-kultureller Merkmale und mittels Wachstumshemmung durch spezifische Antikörper oder Epifluoreszenz.

Die klinischen Erscheinungen entsprechen den unter (1) angegebenen.

Zu **(3):** Neben dem Lungenbefall kann **Mycobacterium tuberculosis** bei Kontamination des Urogenitaltraktes eine Ureterobstruktion verursachen. Zur Färbung werden vor allem 2 Verfahren angewandt:
- **Ziehl-Neelsen-Färbung:** Nachweis der Säurefestigkeit intakter Zellen. Mykobakterien sind rot, gegenüber sonst blau gefärbtem Material.
- Auramin-Fluoreszenz-Färbung: Mykobakterien stellen sich im Fluoreszenzmikroskop hellweiß–gelb auf schwarzem Grund dar.

Zum kulturellen Nachweis werden **Glycerin-Eiernährböden z.B. nach Löwenstein-Jensen** eingesetzt.

H95

Frage 9.45: Lösung D

Zu **(A)–(E):** Bei der prozentualen Häufigkeit der Bakterien im Rahmen eines **unkomplizierten Harnwegsinfektes** dominieren mit Abstand **Escherichia coli** (ca. 80–90%), bedeutend seltener sind Staphylokokken, Streptokokken, Klebsiellen, Proteus, Enterokokken und Pseudomonas.

F95

Frage 9.46: Lösung D

Zu **(D): Harnweginfekte** werden am häufigsten durch Escherichia coli hervorgerufen, es folgen Klebsiella, Proteus, Enterokokken, Pseudomonas und Staphylokokken. Anaerobier spielen in der Regel keine Rolle.

Zu **(A):** Eine **Durchwanderungsperitonitis** (sekundäre Peritonitis) besteht immer in einer Mischinfektion von aeroben und anaeroben Erregern aus dem Magen-Darmkanal. Vor allem ist mit E. coli sowie anderen Enterobakterien, Enterokokken, Bacteroides fragilis und anderen Anaerobiern zu rechnen.

Zu **(B):** Wichtigste Erreger des **Gasödems** (Gasbrand) ist Clostridium perfringens. Daneben werden auch andere anaerobe Clostridien-Arten nachgewiesen.

Zu **(C):** Bei einer **Aspirationspneumonie** kann fast immer eine Mischinfektion von anaeroben Keimen (Bacteroides, Fusobakterien, Peptostreptococcus) und aeroben Erregern (Pseudomonas-Arten, Enterobakterien) nachgewiesen werden.

Zu **(E):** Erreger der **Aktinomykose** ist Actinomyces israelii, ein fadenförmig anaerob wachsendes Bakterium, das eine chronische indurierende Entzündung mit Tendenz zur Abszess- und Fistelbildung verursacht.

Meningokokkensepsis ——————— IX.16

Meist ausgehend von unspezifischen Prodromalsymptomen, wie z.B. Husten, Kopf- und Halsschmerzen entwickelt sich hohes Fieber, Schüttelfrost, Arthralgien und Muskelschmerzen. Zudem können Hypotonie und Tachykardie auftreten. Bei etwa 75% der Patienten erscheint ein charakteristisches petechiales Exanthem, das meist in den Achseln, Flanken, Handgelenken und Knöcheln zu beobachten ist. In schweren Fällen, wie auf der Abb. 101 des Bildanhangs zu sehen, kommt es zu fleckförmiger Purpura und größeren Hautblutungen. Bei der fulminanten Meningokokkensepsis (Waterhouse-Friderichsen-Syndrom) treten Schocksymptome i.S. von kalten Extremitäten, Zyanose und Koma ein. Im weiteren Verlauf kommt es zu einer Thrombose von Venolen der Haut, **der Sinusoide der Nebennieren (Nebennierenrindeninsuffizienz)** und der Kapillaren der Glomeruli. Bei ca. 10–20% tritt eine fulminante Meningokokkensepsis auf, die mit einer hohen Mortalität vergesellschaftet ist.

Diagnostik:
Nachweis von Neisseria meningitidis in Kulturen von Blut, Liquor oder Abkratzpräparaten der Petechien bei Patienten mit typischem Krankheitsbild. Auch der Antigennachweis im Liquor durch Latexagglutination ist zur Diagnose hilfreich.

Therapie:
Frühe antibiotische Therapie mit Penicillin G hochdosiert (12–24 Mio/IE pro die) ist angezeigt. Die Therapie sollte 4–7 Tage über die Entfieberung hinaus fortgesetzt werden. Alternativ kann bei Penicillinallergie Ceftriaxon eingesetzt werden.

Zusätzliche symptomatische Maßnahmen, wie z.B. Beatmung, evtl. Katecholamine und Elektrolytsubstitution können notwendig sein.

F93

Frage 9.47: Lösung C

Siehe Lerntext IX.16.

H93

Frage 9.48: Lösung B

Die **Tularämie** ist eine infektiöse Erkrankung, deren Erreger Francisella tularensis ist, ein gramnegatives Bakterium.
Sie ist in erster Linie eine Zoonose. Zu den häufigsten tierischen Wirten zählen Kaninchen, Feldhasen, Eichhörnchen, Wühl- und Feldmäuse.
Die Krankheit wird durch Kontakt mit infizierten Tieren oder Kadavern erworben. Hunde und Katzen können die Erreger durch Biss- oder Kratzwunden übertragen.
Die **Inkubationszeit** beträgt etwa 4 Tage, wobei die Krankheit mit Fieber und Schüttelfrost schlagartig einsetzt, verbunden mit Kopfschmerzen, Erbrechen und Muskelschmerzen. Es kann mitunter eine Hepatosplenomegalie beobachtet werden. Es wird eine ulzeroglanduläre, typhoidale und pneumonische Form beobachtet. Am häufigsten ist die ulzeroglanduläre Form (ca. 75%). Es tritt dabei ein Ausschlag auf, und es bildet sich ein Ulkus. Es kann zu einem multiplen Auftreten der Hautformen kommen. Vergrößerte Lymphknoten können über Monate beobachtet werden.
Die Erkrankung ist normalerweise selbstheilend. Bei Ausbreitung der Erkrankung können komplizierend Osteomyelitis, Endokarditis und Meningitis auftreten. Antibiotisch können Streptomycin, Gentamicin sowie Tetracycline eingesetzt werden. Penicilline sind nicht wirksam.

--- **Ornithose** --- IX.17 ---

Die **Ornithose** stellt eine akute Infektionserkrankung durch den Erreger Chlamydia psittaci dar, der durch Vögel übertragen wird.
In der Bundesrepublik wird von 180–200 Fällen einer **Ornithose**/Jahr ausgegangen.
Die Übertragung erfolgt auf dem Luftweg mittels Tröpfcheninfektion, selten durch Vogelbiss direkt über die chlamydientragenden Vögel (Tauben, Papageien, Truthähne, Enten, Hühner). Sehr selten werden Übertragungen von Mensch zu Mensch beobachtet, wobei von sehr virulenten Chlamydienstämmen ausgegangen werden muss. Der Infektionsweg beginnt an den oberen Luftwegen (Schleimhäute). Daraufhin erfolgt eine bakteriämische Streuung in die Lunge sowie Leber und Milz.
Als Korrelat der interstitiellen Pneumonie findet sich eine vorwiegend lymphozytäre, entzündliche Reaktion mit hämorrhagischem Exsudat und Ödem in der Lunge. Seltener treten die Erscheinungen in Herz, Niere und Gehirn auf.
Die Inkubationszeit der **Ornithose** beträgt 7–15 Tage. Das Prodromalstadium ist gekennzeichnet durch:
- Fieber
- Hals- und Gliederschmerzen
- quälenden, trockenen Husten mit Auswurf.

Das **Fieber** steigt im weiteren Verlauf an und sinkt nach einer Kontinua während 1–2 Wochen wieder ab.
An Laborbefunden fallen folgende Parameter auf:
- oft sehr stark ansteigende **BSG**
- normale Leukozytenzahl oder **geringe Leukopenie** mit Linksverschiebung
- Verminderung der Eosinophilen
- **Transaminasen** können erhöht sein
- Urinstatus: häufig transitorische Proteinurie und Mikrohämaturie.

Der Lungenauskultationsbefund kann unauffällig sein oder fein ausklingende Rasselgeräusche sowie mäßig erhöhte Atemfrequenz aufweisen. Das **Röntgen-Thoraxbild** zeigt dann häufig eine vorwiegend interstitielle Infiltration.
Am informativsten für die Diagnose scheint der **Immundiffusionstest (Elek-Ouchterlony-Test)** zu sein. Dies ist ein Agardiffusionstest zum Toxinnachweis. Dabei werden gallertartige Nährmedien mit antitoxinhaltigen Filtrierpapierstreifen belegt und mit dem zu testenden Bakterienstamm beimpft. Daraufhin entstehen an der Berührungsstelle zwischen dem diffundierenden Toxin und Antitoxin charakteristische Präzipitationslinien. Die an einer Taubenzüchterlunge Erkrankten weisen Präzipitine gegen Kotextrakte in über 90% der Fälle auf. Bei exponierten Personen finden sich ebenfalls häufig Präzipitine, deren Zahl jedoch geringer ist. Die Kotantigene setzen sich aus Immunglobulin A, Heteropolysacchariden und Glykoproteinen zusammen.
Weitere Untersuchungen, die die Diagnose erhärten, sind ein erhöhter Titer im Hämagglutinationstest sowie eine erhöhte Konzentration an Allergen-spezifischen IgG.
Mittel der Wahl ist die Gabe von **Tetracyclinen** für 7–10 Tage. Bei Tetracyclinunverträglichkeit steht Erythromycin zur Verfügung. Daneben können zur symptomatischen Therapie Sauerstoff und Azetylsalizylsäure indiziert sein. Die Ornithose ist meldepflichtig.

9 Infektionskrankheiten

Tab. 9.2 Meldepflichtige Infektionskrankheiten

Krankheit (Erreger)	Meldepflicht in Deutschland		
Abdominaltyphus	V	E	T
AIDS		E	T
Botulismus	V	E	T
Brucellose		E	T
Campylobacter jejuni	V	E	T
Cholera	V	E	T
Creutzfeldt-Jakob-Erkrankung			
Diphtherie		E	T
Echinococcus spp.			
Enteroviren (ohne Polioviren)			
Enzephalitiden		E	T
Epstein-Barr-Virus			
Erythema chronicum migrans (Lyme disease)			
Fleckfieber	V	E	T
Gasbrand		E	T
Gastrointest. Infektionen und bakt. Lebensmittelvergiftungen	V	E	T
Gelbfieber		E	T
Gonorrhö			
Granuloma venereum (Donovanosis)			
Grippeartige Erkrankungen			T
Hämorrhagisches Fieber (viral)	V	E	T
Hepatitiden (viral)		E	T
HIV		E	T
Impfkomplikationen			
Keuchhusten			T
Konnatale Infektionen		E	T
Legionellose			
Lepra	V	E	T
Leptospirose		E	T
Listeriose	kongenital		
Lymphogranuloma inguinale			
Malaria		E	T
Masern			T
Meningitis/Sepsis durch Haemophilus infl.		E	T
Meningokokkenmeningitis		E	T
Milzbrand (Anthrax)	V	E	T
Mumps			
Ornithose	V	E	T
Paratyphus	V	E	T
Pest	V	E	T
Poliomyelitis	V	E	T

Krankheit (Erreger)	Meldepflicht in Deutschland		
Q-Fieber		E	T
Rickettsiosen	V	E	T
Rotaviren			
Röteln	kongenital		
Salmonellosen (andere)	V	E	T
Shigellosen	V	E	T
Streptokokken Gr. A Infektionen			T
Syphilis	kongenital		
Tetanus			
Tollwut	V	E	T
Toxoplasmose	kongenital		
Trachom		E	T
Tuberkulose		E	T
Tularämie	V	E	T
Ulcus molle			
Yersinia spp.			
Zeckenenzephalitis		E	T
Zytomegalie	kongenital		

V Verdacht; E Erkrankung, Erregernachweis, Ausscheider; T Todesfall
(aus: von Planta, Memorix Innere Medizin, 4. Aufl., Chapman & Hall, Weinheim, 1996)

H93

Frage 9.49: Lösung D

Siehe Lerntext IX.17.

F95

Frage 9.50: Lösung C

Die **Ornithose** (Papageienkrankheit) wird durch Chlamydia psittaci hervorgerufen. Sie verläuft grippeartig oder pneumonisch mit schwerem Krankheitsverlauf.
Folgende Symptome können auftreten:
- hohes Fieber (Kontinua über 2 Wochen) mit Schüttelfrost
- Kopfschmerzen
- Nasenbluten
- trockener Husten.

Mittel der Wahl ist die Gabe von Doxycyclin.
Zu **(C):** Eine **massive Hämoptoe** ist untypisch für die Ornithose.

9.3 Infektionen durch fakultativ pathogene Bakterien

Streptokokkenangina — IX.18

Bei **Streptokokkenangina** handelt es sich um eine Infektion mit Streptokokken der Gruppe A, gelegentlich auch der Gruppe C oder G. Sie stellt eine Tröpfcheninfektion dar.
Symptomatik:
Die Inkubationszeit beträgt 2–4 Tage, wobei plötzlich Halsschmerzen und Schluckbeschwerden auftreten. Zudem kommt es oft zu Fieber und Kopfschmerzen. Bei Kindern können auch Nausea, Erbrechen und Abdominalschmerzen hinzutreten. Oft sind die vorderen zervikalen Lymphknoten am Kieferwinkel vergrößert und druckdolent. Die Tonsillen sind vergrößert, gerötet und mit punktförmigem oder konfluierendem Exsudat belegt. Oft treten Husten und Heiserkeit hinzu.
Therapie:
Der Verlauf der Streptokokkenpharyngitis ist in der Regel kurz und selbstlimitierend. Nach einer Woche ist das Fieber in der Regel abgeklungen. Die katarrhalischen Symptome verschwinden nach Entfieberung. Allerdings können Wochen vergehen, bis die Tonsillen auf ihre normale Größe zurückgehen.

Die Therapie zielt auf die Verhütung des akuten rheumatischen Fiebers und auf dessen Folgeerscheinungen. Mittel der Wahl ist die Gabe von Penicillin (Oralpenicillin), da Streptokokken der Gruppe A darauf außerordentlich sensibel reagieren.

Tab. 9.3 Hauptlokalisationen von Streptokokken bei gesunden Trägern (aus Warrell, Infektionskrankheiten, S. 206)

Strepto- kokken	Rachen	Zähne	Andere orale Lokalisationen	Darm	Vagina
Gruppen A, C und G	(+)	–	–	–	(±)
Pneumo- kokken	(+)	–	–	–	(±)
Gruppe B	(+)	–	–	(+)	(+)
Sanguis, Mitior und Mutans	+	+	+	–	–
Salivarius	+	–	+	–	–
Milleri	+	+	+	+	(+)
Entero- kokken	–	–	–	+	(+)
Bovis	–	–	–	+	–

+ normale Flora; (+) häufiges Vorkommen;
(±) unregelmäßiges Auftreten;
– normalerweise nicht vorhanden

Tab. 9.4 Erkrankungen, die mit Streptokokkeninfektionen assoziiert sind. (Fast alle Streptokokken können eine Endokarditis auslösen; es wurden nur die häufigeren Erreger aufgeführt.)

Streptokokken	Erkrankungen
Gruppe A	**lokale Sepsis:** Tonsillitis, Wundinfektion, Impetigo und andere **systemische Infektionen:** akute Septikämie **andere akute Infektionen:** Scharlach, Erysipel **Spätfolgen** (nichtsuppurativ): rheumatisches Fieber, akute Poststreptokokkenglomerulonephritis
Gruppen C und G	lokale Sepsis und Septikämie[a]
Gruppe B	**Neugeborene:** früh einsetzende Septikämie mit oder ohne Meningitis; spät einsetzende Meningitis **Erwachsene:** Septikämie (und Endokarditis)
Gruppe R	Meningitis (gelegentlich Zoonosen)
Pneumokokken	Pneumonie, Otitis media, Meningitis, Septikämie, Peritonitis
Str. milleri	Abszesse in inneren Organen, insbesondere Gehirn, Leber und Lunge; Meningitis, Pleuraempyem, Peritonitis, Septikämie, Endokarditis
fäkale Streptokokken	Harnwegsinfektion, geringgradige Wundsepsis; Septikämie und Endokarditis
Str. sanguis, Str. mitior, Str. mutans und Str. bovis	häufige Erreger einer Endokarditis (*Str. mutans* ist wahrscheinlich die häufigste bakterielle Ursache für Karies)

[a] *Str. zooepidemicus* löst gelegentlich eine akute Glomerulonephritis aus

H94

Frage 9.51: Lösung E

Am häufigsten wird eine **Tonsillitis** durch **hämolysierende Streptokokken der Gruppe A** hervorgerufen. Der Nachweis gelingt durch einen entsprechenden Abstrich. Eine eitrige Angina ist jedoch auch durch hämolysierende Streptokokken der Gruppen B, C oder G möglich.

H93

Frage 9.52: Lösung A

Bei der jungen Patientin liegt offensichtlich eine **Streptokokkenangina** vor. Hierbei handelt es sich um eine Infektion mit Streptokokken der Gruppe A, gelegentlich auch der Gruppe C und G. Sie stellt eine Tröpfcheninfektion dar.

Symptomatik:
Die Inkubationszeit beträgt 2–4 Tage, wobei plötzlich Halsschmerzen und Schluckbeschwerden auftreten. Zudem kommt es oft zu Fieber und Kopfschmerzen. Bei Kindern können auch Nausea, Erbrechen und Abdominalschmerzen hinzutreten. Oft sind die vorderen zervikalen Lymphknoten am Kieferwinkel vergrößert und druckdolent. Die Tonsillen sind vergrößert, gerötet und mit punktförmigem oder konfluierendem Exsudat belegt. Oft treten Husten und Heiserkeit hinzu.

Therapie:
Der Verlauf der Streptokokkenpharyngitis ist in der Regel kurz und selbstlimitierend. Nach einer Woche ist das Fieber in der Regel abgeklungen. Die katarrhalischen Symptome verschwinden nach Entfieberung. Allerdings können Wochen vergehen, bis die Tonsillen auf ihre normale Größe zurückgehen.
Die Therapie zielt auf die Verhütung des akuten rheumatischen Fiebers und auf dessen Folgeerscheinungen. Mittel der Wahl ist die Gabe von Penicillin (Oralpenicillin), da es gegenüber Streptokokken der Gruppe A außerordentlich sensibel reagiert.

F96

Frage 9.53: Lösung C

Eine **Resistenz** der Bakterien gegen **Penicillin** kann folgende Gründe haben:
- β-Lactamasebildung
- Rezeptormangel bzw. schlechte Penicillin-Penetration durch die äußere Zellwandschicht
- fehlende Bakterienzellwand (z. B. Mykoplasmen)
- mangelnde Zellwandsynthese (Ruhestadium der Bakterien)
- mangelnde Aktivierung autolytischer Bakterienenzyme in der Zellwand (keine Abtötung der Bakterien)

Zu **(A): Moraxella catarrhalis** ist ein gramnegativer Kokkus. Es treten Otitis media, Sinusitis, eitrige Tracheobronchitis und Pneumonie auf. Resistenz gegen Penicillin besteht in 85% der Fälle. Zur Behandlung ist Penicillin/Clavulansäure geeignet.

Zu **(B):** Gegen **Staphylococcus aureus** besteht in 30–90% eine Primärresistenz, die örtlich verschieden ist.

Zu **(C):** Das Wirkungsspektrum von **Penicillin** umfasst bei guter bis mittlerer Empfindlichkeit folgende Bakterien:
- **Streptococcus pyogenes**
- Streptococcus viridans
- B-Streptokokken
- Streptococcus pneumoniae (Pneumokokken)
- anaerobe Streptokokken
- Gonokokken
- Diphtheriebakterien
- Spirochäten
- Actinomyces israelii
- Pasteurella multocida
- viele gramnegative Anaerobier (z. B. Fusobakterien).

Zu **(D):** Gegen **Haemophilus influenzae** besteht eine nur gering ausgeprägte Empfindlichkeit.

Zu **(E):** Resistenz gegen Penicillin besteht außerdem bei folgenden Bakterien:
- **Mykobakterien**
- Enterobakterien
- Salmonellen
- Bacteroides fragilis
- Nocardia asteroides
- Vibrio cholerae.

H99

Frage 9.54: Lösung B

Streptococcus pneumoniae ist der Erreger der Pneumokokkenpneumonie. Die chemotherapeutische Behandlung wird primär mit Penicillin durchgeführt, womit in der Regel eine Heilung erreicht wird und keine Persistenz der Erreger zu erwarten ist. Bei vereinzelt auftretenden Resistenzen kann Erythromycin bzw. Clindamycin verabreicht werden.

Zu **(A): Mycobacterium tuberculosis** ist ein zartes leicht gekrümmtes Stäbchen und obligat aerob. Es ist **säurefest** und kann im Magennüchternsaft kulturell angezüchtet werden. Der Keim ist besonders reich an Lipiden und Wachsen, die für den hydrophoben Charakter verantwortlich sind, woraus sich folgende Eigenschaften ableiten:
- Säurefestigkeit
- intrazelluläre Persistenz
- Resistenz gegen Komplementlyse
- Adjuvans-Wirkung
- Resistenz gegen Säuren, Laugen und einfache Desinfektionsmittel.

Zu **(C): Toxoplasma gondii** ist ein obligat intrazellulärer Parasit. Toxoplasmen werden aufgenommen, wobei anschließend eine besondere Art der Zweiteilung stattfindet. Nach vielen Teilungsschritten ist die Zelle vollständig von Parasiten ausgefüllt (Pseudozyste). Die Pseudozyste zerfällt und die Einzelparasiten dringen nach kurzer Zirkulation in neue Zellen ein. Nun setzt die Bildung von echten Zysten ein.
Die meisten Infektionen verlaufen blande. Allerdings können schwere Erkrankungen (z. B. Enzephalitis) bei geschwächter Abwehrlage auftreten. Die Standardtherapie Pyrimethamin und Sulfonamide wirken gegen die proliferierenden Stadien, die **Zysten** bleiben jedoch unangreifbar.
Zu **(D):** Das **Varizella-Zoster-Virus** ruft eine Primärinfektion hervor und kommt als endogenes Rezidiv in Form einer Gürtelrose (Zoster) erneut vor bei Immunschwäche. Der Zoster geht von der latenten persistierenden Infektion des Trigeminusganglions oder der Spinalganglien aus. Eine Virusreaktivierung in Kulturen von explantiertem Gangliengewebe ist bisher nicht gelungen.
Zu **(E):** Der Vermehrungszyklus des **AIDS-Virus** läuft folgendermaßen ab:
HIV adsorbiert an Oberflächenrezeptoren und penetriert in die Zelle, wobei es zu einem Verlust von äußerer Hülle und Kernmembran kommt. Im Zytoplasma ist es als RNA nachweisbar. Aus der RNA synthetisiert die reverse Transkriptase eine Kopie Doppelstrang-DNA (Provirus), die im Zellkern nachweisbar wird und sowohl episomal als auch chromosomal integriert vorliegt. Die chromosomal integrierte virale DNA verhält sich wie zelluläre DNA, wird bei Mitosen an die Tochterzellen weitergegeben und persistiert deshalb, solange die Zelle oder ihre Nachkommen leben. Diese **Persistenz** ist der Grund dafür, dass einmal infizierte Menschen lebenslang potenzielle Retrovirusträger sind.

H95
Frage 9.55: Lösung D

Zu **(A):** Eine **Staphylokokkensepsis** wird in erster Linie durch Hautinfektionen, Wund- oder Nabelinfektionen, selten durch Thrombophlebitis, Mastoiditis, Parotitis bzw. Pneumonie ausgelöst.
Zu **(B):** Es kommt häufig zu **septischen Metastasen** vor allem in Nieren, Knochenmark, Gelenken, Gehirn, Hirnhäuten, Lunge und Endokard.
Zu **(C):** Häufig liegt gleichzeitig eine septische Endokarditis vor. Ca. 10–15 % aller Endokarditiden werden durch Staphylokokken verursacht.
Zu **(D):** Eine **Staphylokokkensepsis** geht in der Regel mit einer **Leukozytose** einher ($> 14 \times 10^9/l$), im Differenzialblutbild besteht eine Linksverschiebung.

Zu **(E):** Bei Absiedlungen von septischen Metastasen in die Nieren kann es von einer Erythrozyturie bis hin zu einer Niereninsuffizienz kommen.

F99 **!**
Frage 9.56: Lösung D

Bei der **Staphylokokkenenterotoxinvergiftung** kommt es innerhalb 1–6 Stunden zu Brechdurchfällen und krampfartigen Leibschmerzen. Nach etwa 24 Stunden sind die Symptome verschwunden.
Zu **(A): Toxine von Clostridium botulinum** bewirken nach einem Anfangsstadium mit Übelkeit, Erbrechen und Durchfall nach 1–2 Tagen motorische und vegetative Störungen wie Akkommodationslähmung, Obstipation, Mydriasis, Anisokorie, Muskelschwäche, Schluckstörungen, Strabismus und letztendlich Tod durch Atemlähmung.
Zu **(B): Clostridium perfringens** ist ein anaerober Sporenbildner und findet sich häufig in Fleisch und Fleischprodukten. Das im Ileum entstehende Enterotoxin führt nach einer Inkubationszeit von 8–12 Stunden zu Leibschmerzen und wässriger Diarrhoe.
Zu **(C): Enterotoxine von Escherichia coli (ETEC)** bewirken nach einer Inkubationszeit von etwa 1 bis 4 Tagen eine Diarrhoe, Nausea, Vomitus, gelegentlich Fieber und kolikartige Bauchschmerzen.
Zu **(E):** Die Inkubationszeit der **Shigellenruhr** beträgt 1–3 Tage, sie kommt vor allem in warmen Ländern vor.

F98
Frage 9.57: Lösung B

Erreger der **Parotitis purulenta** ist meist **Staphylococcus aureus**, seltener sind Streptokokken die Ursache. Die Erkrankung findet sich bei schweren Grunderkrankungen und postoperativ. Sie entsteht meist aszendierend, allerdings kann sie auch als Sekundärinfektion durch Sekretstauung bei Speichelsteinen auftreten.
Bei Druck auf die Parotis quillt Eiter aus dem Ausführungsgang, der bakteriologisch untersucht werden kann.
Zur Verhinderung einer **Einschmelzung** ist die antibiotische Gabe von Dicloxacillin oder Cefadroxil erforderlich. Auch Makrolide wie Clarithromycin oder Roxithromycin können mit Erfolg gegeben werden. Bei schweren Fällen empfiehlt sich die Applikation von Cefazolin i. v.
Ist es zu einer Einschmelzung gekommen, erfolgt eine Punktion oder eine Stichinzision parallel zum Fazialisverlauf.

> H98

Frage 9.58: Lösung C

Am ehesten ist bei dem beschriebenen Krankheitsbild an eine **Sepsis durch gramnegative Bakterien** (z.B. Escherichia coli, Klebsiella, Bacteroides, Pseudomonas) zu denken. Als Streuquelle kommt vermutlich der zentrale Venenkatheter infrage. Die ständige Keimstreuung führt zu einem Temperaturanstieg, im weiteren Verlauf kommt es zum septischen Schock mit Blutdruckabfall, Oligurie (Schockniere), respiratorischer Insuffizienz und häufig zur Verbrauchskoagulopathie. Die Letalität liegt zwischen 40 und 90%.
Zu **(A):** Ein **Mesenterialinfarkt** verursacht starke Bauchschmerzen, Brechreiz und Stuhldrang. Im späteren Verlauf kommt es zu einem Schockzustand, fehlender Peristaltik und Abwehrspannung.
Zu **(B):** Die **akute Glomerulonephritis** führt zu einer Hämaturie, Proteinurie, Azotämie und Salz- und Wasserretention mit Überlastung des Herz-Kreislaufsystems im Sinne von Ödemen und Hypertonie.
Zu **(D):** Eine **Gefäßperforation durch den Katheter** ist sehr unwahrscheinlich. Es würde zu einer Blutung kommen mit möglicher Schockauswirkung und Tachykardie. Ein Temperaturanstieg ist nicht zu erwarten.
Zu **(E):** Eine **Harnleiterobstruktion** führt zu einer Harnleiterkolik mit ausstrahlenden Schmerzen in den Rücken-, Flanken- und Genitalbereich. Daneben kommt es häufig zu Erbrechen, Subileus und Blasentenesmen.

> F94

Frage 9.59: Lösung E

Häufigster Erreger einer **Sepsis mit Schock** ist bei den grampositiven Septikämien Staphylococcus aureus. Bei den gramnegativen Septikämien herrschen in erster Linie **Escherichia coli, Klebsiella, Pseudomonas aeruginosa, Proteus und Enterobacter** vor. Streptococcus faecalis ist kein typischer Erreger bei einem septischen Schock.

> H00 !

Frage 9.60: Lösung E

Zu **(A) bis (D):** Der **septische Schock** wird durch Einschwemmung von bakteriellen Toxinen ausgelöst, wobei es zu einer Aktivierung humoraler und zellulärer Mediatoren (z.B. Tumor-Nekrose-Faktor, Interleukine) kommt. Häufigste Erreger sind **Enterobakterien**, vor allem **Escherichia coli** (A). Daneben treten auch auf:
- **Proteus** (C)
- **Klebsiellen** (B)
- **Pseudomonas** (D)

Seltener sind grampositive Kokken, Staphylococcus aureus sowie Viren, Pilze und Parasiten. Die **häufigsten Ursachen** für septische Infektionen sind Harnweg- und Gallenweginfektionen, gynäkologische Infektionen, Peritonitis, Pneumonie, Meningitis, infizierte Wundkatheter und Immundefekte.
Zu **(E): Enterococcus faecium** gehört zur physiologischen Darmflora. Der Erreger führt zu Harnweginfekten und bakteriellen Endokarditiden. Ein septischer Schock ist nicht zu erwarten.

> H00 !

Frage 9.61: Lösung D

Das **diabetische Fußsyndrom** tritt bei etwa 25% der Diabetiker auf. Im Rahmen der reduzierten Infektabwehr kommt es dabei oft zu chronischen Infektionen. Das Keimspektrum umfasst aerobe grampositive Kokken und gramnegative Keime. Septische Verläufe werden v.a. durch Anaerobier bedingt.
Typische lokale, oberflächliche Infektionen durch **Staphylococcus aureus** sind Furunkel, Karbunkel, Panaritien, Schweißdrüsenabszesse, Impetigo und Wundinfektionen.
Der **neuropathisch infizierte Fuß** ist erfolgreich durch völlige Ruhestellung, tägliche Reinigung der Wunde und sorgfältiges Abtragen der Nekrosen sowie gezielte antibiotische Therapie zu behandeln. Bis zum Erhalt des Antibiogramms (Abstrichdiagnostik) sind Staphylokokken-wirksame knochengängige Antibiotika wie z.B. Clindamycin und Gyrasehemmer indiziert. Pyogene Infektionen durch Staphylococcus aureus erfordern die Kombination aus einem Isoxazolylpenicillin (z.B. Dicloxacillin) und einem Aminoglykosid (z.B. Gentamycin), da etwa 80% aller Staphylococcus aureus-Stämme Penicillinase bilden und somit gegen die anderen Penicilline resistent sind.

> F98 !

Frage 9.62: Lösung C

Zu den häufigsten Erregern einer Sepsis sind Staphylokokken, **Streptokokken** und gramnegative Darmbakterien, wie z.B. Escherichia coli, Klebsiella, Enterobacter, Proteus, Pseudomonas aeruginosa und Bacteroides zu rechnen.
In dem geschilderten Fall liegt eine erhebliche Abwehrschwäche auf Grund der Lymphogranulomatose vor. Von den aufgeführten Keimen kommt am ehesten **Streptococcus pneumoniae** (synonym für Pneumokokken) als Auslöser der Sepsis infrage. Streptococcus pneumoniae gehört zur serologischen Gruppe D der Streptokokken, wobei 80 Typen unterschieden werden. Die Pneumokokken-Sepsis tritt manchmal als Komplikation einer Pneumonie und bei Personen mit Abwehrschwäche, wie

z. B. nach Splenektomie, auf, oft auch ohne erkennbare Eintrittspforte. Charakteristisch ist der schnelle Verlauf mit septischem Schock und Mikrozirkulationsstörungen. Therapie der Wahl ist die hochdosierte intravenöse Gabe von Penicillin G.

Zu **(A)**: Gelegentlich kommt es bei myeloischer Insuffizienz zu einer **Candida-Sepsis**. Wichtigstes Symptom ist Fieber. Relativ häufig können Absiedelungen in Retina, Gehirn und Nieren beobachtet werden. Therapie der Wahl ist die Gabe von Amphotericin B und Flucytosin.

Zu **(B)**: **Salmonella typhi** ist der Erreger von Typhus und ist meist eine Importinfektion. Schocksymptome treten meist nach Behandlungsbeginn auf. Im geschilderten Fall ist diese Infektion sehr unwahrscheinlich.

Zu **(D)**: **Rickettsia prowazekii** ist der Erreger des Fleckfiebers. Diese Erkrankung ist in Mitteleuropa im letzten Jahrzehnt kaum noch aufgetreten. Sie wird meist aus Afrika oder Asien eingeschleppt. Die Erkrankung verläuft als interstitielle Pneumonie.

Zu **(E)**: Die Haupteintrittspforte einer **Staphylococcus epidermidis-Sepsis** sind intravenöse Fremdkörper (z. B. Venenkatheter, Dialyse-Shunts). Gelegentlich verläuft die Erkrankung auch als Endokarditis.

Klebsiella pneumoniae — IX.19

Klebsiella pneumoniae sind unbewegliche, Kapsel- und Schleim bildende gramnegative Stäbchen. Als Virulenzfaktor gilt die Kapsel im Sinne der Erschwerung der zellulären Abwehr. Häufig findet man Klebsiellen physiologischerweise im oberen Respirationstrakt. Diese können eine Zahl von unspezifischen Infektionen verursachen, wie z. B. in folgenden Bereichen:
- Meningen
- Gallenwege
- obere Luftwege
- Harnwege (Katheter!).

Tracheotomiewunden werden fast obligatorisch von Klebsiellen besiedelt. Besonders sind Patienten mit Abwehrschwäche betroffen (Pneumonie). Bei diesen Patienten kann auch eine Klebsiellensepsis mit septischem Schock auftreten. Typische Symptome sind:
- plötzliches Auftreten
- Husten, Auswurf, dick-blutiges Sputum
- Schüttelfrost
- Thoraxschmerzen
- hohes Fieber
- Dyspnoe und Zyanose.

Neben abwehrgeschwächten Patienten werden auch Säuglinge befallen, die häufig an schwer verlaufenden Enteritiden erkranken.

Klebsiella pneumoniae gilt neben Pseudomonas und Serratia als Hospitalismuskeim und verursacht nicht selten Wund- und Harnweginfektionen.

Therapie:
Klebsiella pneumoniae ist gegen viele Antibiotika bereits resistent (Ampicillin, Mezlocillin, gelegentlich auch Cephalosporine, Tetracycline und Chloramphenicol). Cephalosporine der 3. Generation, Aminoglykoside, Co-trimoxazol, Imipenem und Gyrasehemmer können erfolgreich eingesetzt werden.

Wegen der hohen Rezidivgefahr ist eine wochenlange Nachbehandlung (z. B. Cefixim, Ciprofloxacin) erforderlich.

F87

Frage 9.63: Lösung B

Siehe Lerntext IX.19.

Liquorbefund bei tuberkulöser Meningitis — IX.20

Der Liquorbefund der **tuberkulösen Meningitis** zeigt folgendes Bild:
- klares Aussehen, selten xanthochrom oder trüb. Nach längerem Stehenlassen des Liquors (> 12 h) kann ein „Spinngewebsgerinnsel" beobachtet werden, das sich gut für die Suche nach Tuberkelbakterien eignet.
- vorherrschender Zelltyp: Lymphozyten
- Eiweißgehalt: 45–500 mg/100 ml (Norm: 20–45 mg/100 ml)
- Glukosegehalt: vermindert auf < 35 mg/100 ml (Norm 50–80 mg/100 ml)
- kultureller Befund: meist positiv
- Bakterien häufig im Gram-Präparat.

Die Glukosekonzentration im Liquor wird als differenzialdiagnostisches Kriterium zur Virusmeningitis ermittelt, bei der sie im Gegensatz zur tuberkulösen Meningitis meist normal ist (Ausnahme Parotitis – ebenfalls in seltenen Fällen erniedrigter Liquorzucker). Bei **Meningitiden bakterieller Ursache** ist Glukose im Liquor regelmäßig vermindert. Bei der **Kryptokokkenmeningitis** liegt in ca. 50% der Fälle ein erniedrigter Liquorzucker vor.

F95 **!**

Frage 9.64: Lösung E

Der Liquorbefund bei der **tuberkulösen Meningitis** hat folgende Eigenschaften:
- **klarer Liquor**
- Zellzahl 20–500/µl, Lympho-/Monozyten, Spinngewebsgerinnsel nach längerem Stehen
- verminderter Zuckergehalt < 20 mg/dl
- vermehrter Eiweißgehalt
- verminderter Chloridgehalt
- kultureller Nachweis von Mykobakterien.

|H97| !
Frage 9.65: Lösung C

Bei der **serösen Form der Meningitis** ist der Liquor im Vergleich zur eitrigen Form meist klar, wobei die Zahl der überwiegend lymphozytären Zellen meist unter 1000 pro µl liegt. Der Liquorzucker kann normal oder leicht erniedrigt sein, der Proteingehalt ist leicht erhöht. Als Erreger findet man meist **Viren**. Differenzialdiagnostisch kommen jedoch auch infrage:
- **TBC-Meningitis**
- Listeriose
- **Leptospirose**
- **Lyme-Borreliose**
- **Pilzmeningitis**.

Nicht immer kann sicher eine eitrige von einer serösen Meningitis unterschieden werden. Deshalb ist neben dem Erregernachweis die Anamnese zusammen mit evtl. Begleit- oder Vorerkrankungen relevant.
Zu **(C):** Die **Streptokokkenmeningitis der Gruppe B** ist eine eitrige Meningitis, die vor allem bei Neugeborenen vorkommt. Makroskopisch ist der Liquor trübe, wobei die Zellzahl 1000 pro µl übersteigt und fast ausschließlich Granulozyten nachweisbar sind.

|H94| !
Frage 9.66: Lösung E

Lymphozytäre Meningitiden sind meist gutartige Virusinfektionen, die durch unterschiedliche Viren hervorgerufen werden. Vorwiegend sind es Enteroviren und Mumps, sowie seltener Frühsommermeningoenzephalitis (FSME) und lymphozytäre Choriomeningitis (LCM). Der Verlauf ist geprägt durch Kopfschmerzen und Nackensteifigkeit. Meist kommt es nach 2–8 Tagen zur Spontanheilung ohne Residuen. Am schwersten verläuft von den Virusmeningitiden die Choriomeningitis mit einer Dauer von 2–3 Wochen. Bakterielle Erreger einer lymphozytären Meningitis sind Tuberkulosebakterien, Cryptococcus neoformans und Leptospiren.
Neurologische Ausfälle treten in der Regel bei Virusmeningitiden nicht auf. **Ist eine lymphozytäre Meningitis mit Augenmuskellähmungen vergesellschaftet, spricht dies für eine tuberkulöse Genese.** Typisch sind dabei Fieber, Kopfschmerzen, Nackensteifigkeit, Miliartuberkel im Augenhintergrund. Der Liquor ist bei der **Meningitis tuberculosa** klar, es können Spinnengewebsgerinnsel nachgewiesen werden, die Zellzahl beträgt zwischen 20 und 500, Liquorzucker unter 20 mg/dl, Eiweiß erhöht.

Tab. 9.5 Liquor cerebrospinalis

	normal	virale Meningitis	bakterielle Meningitis	tuberkulöse Meningitis
Aspekt	wasserklar	klar	trüb	klar bis trüb
Druck (cm H$_2$O)	5–12	normal oder erhöht	> 20	normal oder erhöht
Zellen (pro l)	1–4 × 10^6	< 10^9 (Lymphoz. erhöht)	> 1,2 × 10^9 (v. a. Polymorphkernige erhöht)	< 1 × 10^9 (Mono- und Lymphoz. erhöht)
Glukose (% des Serumwerts)	50–80%	50–80%	< 40%	< 40%
Eiweiß	0,1–0,45	normal oder erhöht	meist > 1,0	meist 0,5–5,0
Laktat (mmol/l)	< 1,6	< 1,6	> 3,2	< 1,6
Direktpräparat	neg.	neg.	80% pos.	35% pos.

Cave: Die erwähnten Befunde sind zwar typisch, ihr Fehlen schließt jedoch die entsprechende Ätiologie nicht aus. Zum Beispiel spricht zwar eine Zellzahl > 1,2 × 10^9/l für eine bakterielle Meningitis, eine Zellzahl unter diesem Wert schließt sie jedoch in keiner Weise aus. (aus: Martin von Planta (Hrsg.), Memorix Innere Medizin, Chapman & Hall, Weinheim, 4. Aufl. 1996)

Zu (A): Bei der **Leptospirose** wird im Liquor eine Pleozytose vorgefunden mit einem frühen Anstieg der polymorphkernigen und später auch mononukleären Zellen. Zucker- und Proteinwerte sind im Liquor meist normal. Eine Enzephalitis, Myelitis, Radikulitis sowie eine periphere Neuritis sind ungewöhnlich.

Zu (B): Die **Listerienmeningoenzephalitis** tritt als granulomatöse Meningitis, seltener auch als Hirnabszess auf.

Zu (C): Die lymphozytäre Meningitis bei **Poliomyelitis** verläuft charakteristischerweise als klassisches Vollbild mit schlaffen Lähmungen. Oligosymptomatische Fälle sind eher selten.

Zu (D): Die **Toxoplasmose** verläuft selten als granulomatöse Meningoenzephalitis, meist stellt die Erkrankung jedoch eine gutartige parasitäre Infektion dar.

H00 !!
Frage 9.67: Lösung E

Eine **eitrige Meningitis** ist durch einen trüben Liquor und einer Zellzahl > 300/µl gekennzeichnet. Die Laktat-Konzentration im Liquor ist mit über 350 mg/l erhöht. Je nach Alter finden sich typische Erreger:
- **Neugeborene:** B-Streptokokken, Enterokokken, Listerien und gramnegative Darmbakterien (E. coli, Klebsiellen u.a.)
- **Kinder** (> 2. Lebensmonat), **gesunde Erwachsene:** Meningokokken und Pneumokokken
- **Kinder und ältere Erwachsene:** Haemophilus influenzae

Zu (E): **Vergrünende Streptokokken** sind eine inhomogene Gruppe von Streptokokken und Teil der Mundflora. Sie sind Erreger der Endokarditis lenta und können bei Patienten mit Abwehrschwäche (z.B. Leukämie) zu schwerer Sepsis mit Schock führen.

Zu (A): **Neisseria meningitidis (Meningokokkenmeningitis)** verursacht eine eitrige Meningitis, wobei ein Schnellnachweis von Meningokokken-Antigen mit dem Latex-Agglutinationstest möglich ist. Mittel der Wahl ist die hochdosierte Gabe von Penicillin G.

Zu (B): Die **Pneumokokken-Meningitis** verursacht durch **Streptococcus pneumoniae** entsteht hämatogen meist auf Grund einer Pneumonie.

Zu (C): Eine **Haemophilus-influenzae-Meningitis** wird hämatogen, rhinogen oder otogen verursacht und kommt bei Kindern und älteren Erwachsenen vor. Sie wird fast immer durch den Serotyp b hervorgerufen und hat eine ernste Prognose.

Zu (D): Die **B-Streptokokken-Meningitis (Streptococcus agalactiae)** ist bei Neugeborenen und Säuglingen relativ häufig. Es wird die Therapie mit hochdosiertem Penicillin G empfohlen.

F93
Frage 9.68: Lösung B

Eine **abgeschwächte Tuberkulinreaktion** bzw. **eine Tuberkulinanergie** (Fehlen einer kutanen Tuberkulinreaktion bei infizierten Personen) kommt bei einer Anzahl von Krankheiten (z.B. Masern, Sarkoidose) und bei immunsupprimierten Patienten (z.B. AIDS) vor. Außerdem kann eine Anergie bei ca. 15% der neu an aktiver Lungentuberkulose Erkrankten auftreten, die bereits eine Tuberkulose durchgemacht haben. Ein negativer Tuberkulintest kann bei Patienten mit Miliartuberkulose (ca. 50% der Fälle) und Pleuritis tuberculosa (ca. 30% der Fälle) beobachtet werden. Deshalb werden zum Ausschluss einer Anergie in manchen Zentren zusätzlich diverse Antigene bestimmt, die jedoch nicht standardisiert sind.

Zu (B): Die **Pollinose** ist eine durch Blütenstaub verursachte allergische Erkrankung. Eine Tuberkulinanergie ist nicht zu erwarten.

F99 !
Frage 9.69: Lösung E

Siehe auch Lerntext IX.20.

Zu (E): Die Zellzahl bei der **Meningitis tuberculosa** liegt bei $< 1 \times 10^9$ /l, wobei Lympho- und Monozyten erhöht vorgefunden werden. Der Eiweißgehalt ist ebenso wie der Chloridgehalt vermindert. Der Liquor ist klar.

Zu (A): Die **Meningitis tuberculosa** entwickelt sich meist durch Streuung eines tuberkulösen Knotens in den Subarachnoidalraum. Seltener ist eine hämatogene Aussaat.

Dadurch entstehen Hirnnervenstörungen (z.B. **Abduzensparese**) durch Verschluss basaler Arterien mit Ischämien oder Infarkt als auch durch Behinderungen der Liquorzirkulation.

Zu (B): Die **tuberkulöse Meningitis** entwickelt sich schleichend mit uncharakteristischen Allgemeinsymptomen wie Nachtschweiß, Gewichtsverlust und subfebrilen Temperaturen.

Zu (C): Der **Tuberkulintest** ist in der Regel positiv. Eine abgeschwächte Tuberkulinreaktion bzw. eine Tuberkulinanergie (Fehlen einer kutanen Tuberkulinreaktion bei infizierten Personen) kommt bei einer Anzahl von Krankheiten (z.B. Masern, Sarkoidose, AIDS) vor. Ein negativer Tuberkulintest kann bei Patienten mit Miliartuberkulose (ca. 50% der Fälle) und Pleuritis tuberculosa (ca. 30% der Fälle) beobachtet werden.

Zu (D): Der **Liquorzucker** ist bei tuberkulöser Meningitis vermindert ($< 0,2$ g/l) – Normwert: 0,2–0,45 g/l.

| H98 | ❗

Frage 9.70: Lösung C

Zu **(C)**: Bei dem geschilderten Fall handelt es sich am ehesten um eine zervikale Lymphknotentuberkulose.
Die **Halslymphknotentuberkulose** (tuberkulöse Lymphadenitis) ist eine chronische tuberkulöse Lymphadenitis der zervikalen Lymphknoten. Ein einzelner, vergrößerter Lymphknoten ist normalerweise die Erstmanifestation. Die Lymphknoten sind von gummenartiger Konsistenz und nicht schmerzhaft. Es können sich im weiteren Verlauf chronische Fisteln bilden. Die Diagnose wird durch chirurgische Biopsie gestellt.
Typische Symptome sind Nachtschweiß, subfebrile Temperaturen und Inappetenz.
Zu **(A)**: Charakteristisch für das **Pfeiffer-Drüsenfieber** ist eine fieberhafte Angina tonsillaris, eine generalisierte Lymphknotenschwellung (50% der Fälle) und häufig eine Milzschwellung.
Zu **(B)**: Das **Hodgkin-Lymphom** beginnt häufig im Kopf-Halsbereich und ist in der Regel in einer Lymphknotengruppe lokalisiert. Zu den Allgemeinsymptomen gehören Fieber (> 38 °C), Nachtschweiß und Gewichtsverlust.
Männer sind häufiger als Frauen betroffen (10:6). Der Häufigkeitsgipfel liegt im 3. und 7. Lebensjahrzehnt.
Zu **(D)**: Charakteristische Symptome der **Malaria** sind:
- Fieber evtl. mit Schüttelfrost
- Kopf- und Gliederschmerzen
- Hepatosplenomegalie
- evtl. Ikterus
- Schmerzen im rechten Oberbauch
- evtl. gastrointestinale Beschwerden wie Übelkeit, Erbrechen, Durchfall
- hämolytische Anämie
- Leukozyto- und Thrombozytopenie
- evtl. Hypoglykämie.

Eine zervikale Lymphknotenschwellung ist nicht typisch für die Malaria.
Zu **(E)**: Die **Leishmaniose tropica (Orientbeule)** kommt endemisch im Mittelmeerraum, im Sudan und im vorderen Orient vor. Ursache sind Protozoen des Genus Leishmania. Die Übertragung geschieht durch Sandfliegen, wonach die Parasiten auf dem Blutwege verschleppt werden. An der Einstichstelle kommt es zu einer juckenden Papel oder derben Knötchen, die sich zur Beule entwickeln und ulzerieren. Eine Lymphadenopathie ist selten. Die Heilung kann 1–2 Jahre in Anspruch nehmen. Danach stellt sich im Bereich der Erkrankung eine depigmentierte Narbe dar. Nach jahre- und jahrzehntelangem Intervall kann eine Manifestation an den Schleimhäuten des Nasen-Rachenraumes, insbesondere der Nase (Tapir-Nase) beobachtet werden.

Die Erkrankung beschränkt sich auf Haut und Lymphwege.
Allgemeinsymptome, wie z.B. erhöhte Temperaturen, Inappetenz und Nachtschweiß werden nicht beobachtet.
Zur Sicherung der Diagnose trägt der Antikörpernachweis und die Anamnese bei.
Die Erkrankung heilt in der Regel spontan ab. Bei behandlungsbedürftigen Fällen werden fünfwertige Antimonpräparate (Glucantime, Pentostam) eingesetzt.

| H99 |

Frage 9.71: Lösung E

Mycobacterium tuberculosis ist ein zartes leicht gekrümmtes Stäbchen und obligat aerob. Es ist **säurefest** und kann im Magennüchternsaft kulturell angezüchtet werden. Der Keim ist besonders reich an Lipiden und Wachsen, die für den hydrophoben Charakter verantwortlich sind, woraus sich folgende Eigenschaften ableiten:
- Säurefestigkeit
- intrazelluläre Persistenz
- Resistenz gegen Komplementlyse
- Adjuvans-Wirkung
- Resistenz gegen Säuren, Laugen und einfache Desinfektionsmittel.

Zu **(A)**: **Staphylococcus aureus** ist ein grampositiver Keim und bildet keine Sporen. Er kann auf vielen Nährböden angezüchtet werden, ist jedoch nicht säurefest.
Zu **(B)**: **Helicobacter pylori** besiedelt fast ausschließlich die Mukosa des menschlichen Magens und selten des Duodenums. Im Magensaft kann er nicht nachgewiesen werden. Basische Ammoniumionen, die bei der enzymatischen Harnstoffspaltung durch bakterielle Urease entstehen, schützen den Erreger vor der aggressiven Magensäure und können zu einer zytotoxischen Schädigung der Mukosa beitragen.
Zu **(C)**: **Tropheryma whippeli** sind stabförmige Bakterien. Sie infizieren den Dünndarm und führen zu Diarrhö/Steatorrhö, Malabsorptionssyndrom, Polyarthritis, Fieber und Polyserositis (Morbus Whipple). Sie sind nicht säurefest.
Zu **(D)**: **Salmonella typhi** sind relativ lange hitzebeständig, sind jedoch nicht säurefest und können mit einfachen Desinfektionsmitteln rasch abgetötet werden.

| H94 |

Frage 9.72: Lösung E

Zu **(E)**: Als Folge einer ausgedehnten hämatogenen Dissemination kommt es zur **Miliartuberkulose**. Röntgenologische Auffälligkeiten im Thoraxbild ergeben sich erst nach 4–6 Wochen. Die Diagnose der

Miliartuberkulose ist schwer zu stellen. Im Sputum des Patienten werden nur selten Mikroorganismen gefunden. Die transbronchiale Biopsie und Leberbiopsie sind nicht immer positiv. In 2/3 der Fälle ist die Knochenmarksbiopsie positiv. Eine Blutkultur steht nicht im Vordergrund der diagnostischen Überlegungen.

Zu **(A): Bakterielle Endokarditiden** werden am häufigsten durch α-hämolysierende Streptokokken verursacht (Str. viridans) – ca. 60–80% der Fälle, daneben auch von Staphylokokken (ca. 20–35%) und Enterokokken. Diagnostisch stehen wiederholte Blutkulturen besonders bei Fieberanstieg im Vordergrund.

Zu **(B):** Die Blutkultur ist bei der **Cholangitis** eine wichtige diagnostische Maßnahme zur Identifizierung des Erregers. Meist liegt eine aszendierende Infektion über das Duodenum vor, wobei am häufigsten Escherichia coli neben Klebsiella und Enterokokken gefunden werden.

Zu **(C):** Patienten mit **Leukämie** sind abwehrgeschwächt und können besonders leicht an Infektionen erkranken. Blutkulturen sind deshalb bei Fieber sinnvoll.

Zu **(D):** Bei V. a. **Typhus** erfolgt der Erregernachweis durch die Blutkultur. In den ersten 2 Wochen besteht eine persistierende Bakteriämie. Der Erregernachweis durch Stuhlkultur gelingt ab dem 10. Tag. Weitere diagnostische Maßnahmen sind die Harnkultur und die serologische Diagnostik (Gruber-Widal-Reaktion).

F98

Frage 9.73: Lösung C

Mycobacterium bovis ist neben M. tuberculosis der Erreger der Hauttuberkulose. Er gilt als obligat pathogener Keim. In seltenen Fällen kommt es zur Primärinfektion der Haut mit regionärer Lymphadenitis. Klinisch imponiert eine papulöse, dann ulzerierende Läsion, die über Monate bestehen kann.

Daneben wird eine Gruppe von **atypischen Mykobakterien** erwähnt, die mehr als 50 Species umfasst. Es werden obligat pathogene, fakultativ pathogene und apathogene Erreger unterschieden. Viele atypische Mykobakterien findet man ubiquitär in der Umgebung. Bei intakter Immunabwehr sind atypische Mykobakterien selten, allerdings treten sie mit zunehmender Häufigkeit bei Immundefizienzen auf (z. B. AIDS). Wegen ihrer Resistenz gegenüber Temperatur, pH-Schwankungen und zahlreichen Chemikalien sind diese Erreger häufig im Leitungswasser nachweisbar.

Fakultativ pathogene Mykobakterien:
Zu **(A): M. avium** ist ein Saprophyt auf der Bronchial- und Darmschleimhaut und kann auch zu systemischen Erkrankungen wie persistierender Bakteriämie sowie Absiedlungen in Knochenmark, Leber, Milz und Darm führen.

Zu **(B): M. simiae** kann in seltenen Fällen zu einem Befall der Lunge führen.

Zu **(D):** Unter einer Infektion mit **M. marinum** kann es zu Hautläsionen kommen.

Zu **(E): M. kansasii** führt zu einem Befall der Lunge, daneben kann es in seltenen Fällen zu einer Lymphadenitis bei Kindern kommen. Bei einer Immunschwäche tritt die Erkrankung häufig disseminiert auf.

─ Diphtherie ──────────────── IX.21

Die **Diphtherie** ist eine durch Korynebakterien hervorgerufene Krankheit, wobei eine Gewebsreaktion mit Pseudomembranbildung hervorgerufen wird, die mit Zeichen allgemeiner Vergiftung einhergeht. Das Korynebakterium ist weltweit verbreitet. Erregerreservoir stellt der Mensch dar. In den letzten Jahren haben Mortalität und Morbidität in der Bundesrepublik stark abgenommen.

Übertragen wird die Erkrankung durch Tröpfcheninfektion.

Die Diphtheriebakterien bilden Kolonien im Bereich des Nasopharynx und sezernieren ein **Toxin**, das in die Blutbahnen abgegeben wird und andere Organe angreift.

Die Komplikationen der **Diphtherie** werden in erster Linie durch das Auftreten eines peripheren Kreislaufversagens einer Myokarditis und von diphtherischen Lähmungen bestimmt.

Besonders gefürchtet ist das Auftreten einer toxischen **Myokarditis,** die sich in der 2. und 3. Krankheitswoche entwickeln kann.

Bereits in der ersten Krankheitswoche kann ein Kreislaufversagen eintreten.

An diphtherischen Lähmungen sind vor allem die Ausfälle der Hirnnerven zu nennen. Am häufigsten sind unilaterale oder beidseitige **Paresen des weichen Gaumens,** die in der 1.–2. Krankheitswoche auftreten, zu beobachten. An Spätlähmungen treten gemischt motorische Hirnnervenlähmungen auf, die zu **Akkomodationsstörungen,** Strabismus und fazialen, pharyngealen und laryngealen Ausfällen führen.

Bei der primären Larynxdiphtherie, der gefährlichsten Form der lokalisierten Diphtherie, ist die **Verlegung der Luftwege** auf Grund von pseudomembranösen Auflagerungen gefürchtet. Außerdem kann es zu einer diphtherischen Nierenerkrankung kommen, die unter dem Bild einer **toxischen Nephrose** mit großen Eiweißmengen im Urin verläuft.

Therapeutisch sollte zunächst der Patient isoliert werden.

Es sollte dann nach einem Abstrich unverzüglich mit der Behandlung mit **Antitoxin** begonnen

werden, welches das zirkulierende Toxin neutralisiert. Dafür bieten sich an:
- Humanes Diphtherieantitoxin (bis zu 20 000 IE i. m.)
- Heterologes Diphtherieantitoxin vom Pferd (falls humanes nicht erhältlich – bis 2000 IE/kg KG i. m.)

Zusätzlich wird **Penicillin** verabreicht, bei Penicillinallergie Erythromycin.

Prophylaxe:
- Aktive Impfung in der Regel als Kombinationsimpfstoff mit Tetanus und Polio. Die Grundimmunisierung besteht aus 3 Einzelimpfungen.

H99 !
Frage 9.74: Lösung B

Siehe Lerntext IX.21.
Eine **Rachendiphtherie** wird durch das Corynebacterium diphtheriae hervorgerufen und stellt eine ernste Erkrankung dar, die im weiteren Verlauf zu Myokarditis, Polyneuropathie, Nierenschäden und Kreislaufkollaps führen kann.
Therapeutisch sollte zunächst der Patient isoliert werden.
Es sollte dann nach einem Abstrich unverzüglich mit der Behandlung mit **Antitoxin** begonnen werden, welches das zirkulierende Toxin neutralisiert. Dafür bieten sich an:
- Humanes Diphtherieantitoxin (bis zu 20 000 IE i. m.)
- Heterologes Diphtherieantitoxin vom Pferd (falls humanes nicht erhältlich – bis 2000 IE/kg KG i. m.)

Zusätzlich wird **Penicillin** verabreicht, bei Penicillinallergie Erythromycin.
Zu (A): Als Antibiose wird **Penicillin** empfohlen.
Zu (C): Zur Durchführung einer **aktiven Diphtherieschutzimpfung** ist es zu spät. Allerdings sollte bei den gesunden Kontaktpersonen eine Immunisierung erfolgen.
Zu (D): Die systemische **Glucocorticoidgabe** ist bei der Diphtherie kontraindiziert, da die Immunlage zusätzlich geschwächt werden könnte.
Zu (E): Eine **Tonsillektomie im Akutstadium der Diphtherie** ist kontraindiziert, da eine Verschleppung der Keime zu befürchten ist.

H96
Frage 9.75: Lösung E

Wegen der Schwere der Erkrankung wird bei **Diphtherieverdacht** humanes **Diphtherieantitoxin** (Dosis bis zu 20 000 IE) oder **heterologes Diphtherieantitoxin vom Pferd** (falls humanes Antitoxin nicht erhältlich – Dosis 500–2000 IE/kg KG i. m.) appliziert. Zur zusätzlichen antibiotischen Therapie wird Penicillin verabreicht.
Zu (A): Mittel der Wahl bei der Behandlung der **pseudomembranösen Enterokolitis** (Komplikation bei Antibiotikatherapie) ist die Gabe von Vancomycin (Erreger Clostridium difficile).
Zu (B): Antibiotika spielen bei **Tetanus** nur eine untergeordnete Rolle. Zirkulierende Toxinmengen sollten unbedingt durch Tetanus-Antiseren neutralisiert werden. Dazu gibt man **menschliches Tetanus-Hyperimmunglobulin** i. m. Es wird später zur Verhinderung eines Spätrezidivs eine aktive Impfung mit Tetanustoxoid angeschlossen.
Zu (C): Das **Gasödem** wird durch anaerobe, Sporen bildende, grampositive Stäbchen (z. B. Clostridium perfringens) hervorgerufen. Es besteht eine Wundinfektion von nekrotischem Gewebsmaterial ohne Befall der Muskulatur, die mit Gasbildung und Sekretion einhergeht. Es werden chirurgische Maßnahmen (Exzision), Chemotherapie (Penicillin, bei Allergie Imipenem, Tetracycline, Metronidazol) und Sauerstoffüberdruckbehandlung durchgeführt.
Zu (D): Im Vordergrund der Therapie bei **Cholera** steht der Volumen- und Elektrolytersatz. Zusätzlich führt eine Chemotherapie (Co-trimoxazol oder Doxycyclin) zu einer Verkürzung der Diarrhö und der Ausscheidung.

---Escherichia coli-Infektionen---------IX.22-
Es werden 4 Gruppen von **Escherichia coli** unterschieden:
- **Enterotoxin bildende Escherichia coli (ETEC):** Diese Erregerform stellt die häufigste Ursache der Reisediarrhoe dar. Typisch sind wässrige Durchfälle. Es besteht kein Fieber. Der Enterotoxinnachweis gelingt durch PCR (Polymerasekettenreaktion). Im Stuhl sind keine Granulozyten nachweisbar.
- **Enteropathogene Escherichia coli (EPEC):** Sie sind eine bestimmte Serovar, die bei Säuglingsdiarrhoen vorkommt. Der Pathomechanismus beruht in einer Besiedlung des Epithels mit nachfolgender Störung der Epithelfunktion. Sie sind in letzter Zeit selten geworden.
- **Enteroinvasive Escherichia coli (EIEC):** Charakteristisch sind dysenterieartige Durchfälle mit Krämpfen und breiigen, evtl. auch blutigen Durchfällen. Vorkommen vor allem bei älteren Kindern und Erwachsenen. Die Inkubationszeit liegt bei 2–3 Tagen. Eine Diagnose ist meist nicht möglich.
- **Enterohämorrhagische Escherichia coli (EHEC):** Diese Form bildet im **Gegensatz zu Escherichia coli der normalen Darmflora Verotoxine.** Diese Shiga-ähnlichen Toxine töten bestimmte Zellen in Gewebekulturen ab. Sie verursachen vorwiegend durch Stö-

rung der Rückresorption eine wässrige bzw. hämorrhagische Diarrhö. Der Nachweis von EHEC gelingt durch einen Latextest mit auf sorbithaltigem Nährboden gewachsenen Erregern (Sorbitolpositivität). Gefürchtet sind lebensbedrohliche Komplikationen durch ein hämolytisch-urämisches Syndrom.

H97 **!**
Frage 9.76: Lösung A

Siehe Lerntext IX.22.
Zu **(B)**: Alle **Escherichia coli-Stämme** sind **gramnegativ**.
Zu **(C)**: Der kulturelle Nachweis von Escherichia coli kann mittels **Stuhlproben** erfolgen, ist jedoch problematisch, da langwierig.
Zu **(D)**: **Harnstoff** kann von Escherichia coli-Bakterien nicht verwertet werden.
Zu **(E)**: Die Erreger werden **auf fäkal-oralem** Wege übertragen, meist durch nicht abgekochtes Wasser oder Salatgemüse.

H96 **!**
Frage 9.77: Lösung B

Die **Reisediarrhö** wird am häufigsten durch **enterotoxische Escherichia coli (ETEC)** verursacht. Enterotoxine führen zu Durchfällen. Die Inkubationszeit beträgt 1–2 Tage. Es werden Verlaufsarten von leichter Diarrhö mit geringem Fieber, Erbrechen und Leibschmerzen bis hin zu bedrohlichen choleraähnlichen Symptomen beobachtet.
Zu **(A)**: **Enteropathogene Escherichia coli (EPEC)** rufen vor allem eine Säuglingsdiarrhö hervor.
Zu **(C)**: **Enteroinvasive Escherichia coli (EIEC)** verursachen Shigellenruhr-ähnliche Enteritiden. Im Gegensatz zu Shigellen ist eine hohe Infektionsdosis erforderlich.
Zu **(D)**: **Enterohämorrhagische Escherichia coli (EHEC)** können Verotoxine bilden und verursachen vorwiegend durch Störung der Rückresorption eine wässrige oder hämorrhagische Diarrhö. Vorwiegend werden Kinder und ältere Erwachsene betroffen. Es finden eine Schädigung der Endothelien und eine Beeinflussung der Gefäßmuskulatur statt. EHEC können ein hämolytisch-urämisches Syndrom und eine thrombozytopenische Purpura verursachen. Antibiotika werden mit eingeschränktem Erfolg eingesetzt (Gentamicin, Ciprofloxacin).
Zu **(E)**: **Salmonella typhi** ist Erreger des Typhus und führt zu einer schweren Infektion mit nekrotischer Entzündung im Bereich des Dünndarms. Extraintestinale Komplikationen sind Myokarditis, Meningitis, Nierenversagen, Thrombosen und Arthritis.

F97 **!**
Frage 9.78: Lösung C

Enterohämorrhagische E. coli (EHEC) können Verotoxine bilden. Reservoir sind Rinder (Hamburger, Rohmilch), Schweine und Geflügel. Es besteht eine Infektiosität. Die häufigsten Erkrankungen werden im Sommer und Herbst beobachtet.
Klinisch imponiert eine vorwiegend durch Störung der Rückresorption bedingte, wässrige oder hämorrhagische Diarrhö.
Nach einer Inkubationszeit von 3 bis 10 Tagen tritt eine hämorrhagische Kolitis auf mit abdominellen Schmerzen, Brechreiz und wässrigen Durchfällen. Komplizierend kann ein **hämolytisch-urämisches Syndrom** sowie eine **thrombotisch-thrombozytopenische Purpura** auftreten.
Diagnostisch sollte eine frühzeitige Stuhluntersuchung auf EHEC erfolgen.
Therapeutisch steht die Behandlung der Komplikationen im Vordergrund. Eine antibiotische Therapie (z.B. Gentamicin, Ciprofloxacin) ist von fraglichem Wert, da evtl. eine vermehrte Produktion von Toxin auftritt.
Zu **(A)**, **(B)**, **(D)** und **(E)**: Die genannten Erkrankungen korrelieren nicht mit dem Bild einer **EHEC-Infektion**.

Yersiniose —————————————— IX.23

Die **Yersiniose** ist eine Anthropozoonose. Erreger sind gramnegative Stäbchen – Y. pseudotuberculosis und Y. enterocolitica. Sie kommen weltweit vor. Erregerreservoir sind Tiere.

Tab. 9.6   Klinik der Yersiniose

Symptomatik	Y. enterocolitica	Y. pseudotuberculosis
• Lymphadenitis mesenterialis (Pseudoappendizitis)	häufig	Hauptangriffsort
• Enterokolitis	Hauptangriffsort	selten
• Arthritis	häufig	selten
• akute Ileitis	gelegentlich	selten
• Erythema nodosum	häufig	selten
• Septikämie	selten	selten

Diagnostik: Erregernachweis aus Stuhl, Darmbiopsien, Blut, evt. Durchführung einer PCR.
Therapie: Ausreichend Flüssigkeits- und Elektrolytzufuhr. Bei kompliziertem Verlauf Antibiotika (Cotrimoxazol, Tetrazykline, Cephalsporine der 3. Generation).

F94

Frage 9.79: Lösung D

Siehe Lerntext VII.9 und IX.23.
Die enterokolitische Form der **Yersiniose** (Yersinia enterocolitica) führt zu Durchfällen für ein bis zwei Wochen, die oft mit kolikartigen Unterbauchschmerzen und gelegentlich auch chronischem Durchfall einhergehen.
Wie auch nach anderen enteritischen Infektionen, wie z.B. Salmonellen, Shigellen, Campylobacter kann es auch nach einer Yersiniose zu einer **reaktiven Arthritis** kommen. Meist tritt diese nach einer Latenzzeit von etwa 2 Wochen auf. In einem hohen Prozentsatz (ca. 80%) kann das HLA-B27 nachgewiesen werden.

F94

Frage 9.80: Lösung A

Etwa 10–20 Tage nach einer Infektion des oberen Respirationstraktes mit β-hämolysierenden Streptokokken der Gruppe A kommt es zum Auftreten des **rheumatischen Fiebers** mit Allgemeinerscheinungen (Fieber, Kopfschmerzen, Schwitzen) und wandernder Arthritis. Komplizierend können kardiale Symptome, Hautveränderungen sowie Chorea minor in Erscheinung treten. Laborchemisch gelingt der Nachweis von erhöhtem ASL-Titer (Anti-Streptolysin 0) und ADB-Titer (Anti-Desoxyribonukleotidase B).

F00   H96   !

Frage 9.81: Lösung A

Grundsätzlich sollte jede Infektion nach Antibiogramm mit einem Monoantibiotikum behandelt werden.
Eine Kombinationstherapie kann sinnvoll sein:
a) zur Erzielung eines synergistischen Effektes
b) zur Vergrößerung des Wirkungsspektrums
c) zur Verhinderung einer Resistenzentwicklung
Folgende **Fälle** können eine Kombinationstherapie begründen:
- schwere Pseudomonas-Infektionen (Aminoglykosid + Acylaminopenicillin)
- Tuberkulose: zur Verhinderung bzw. Verzögerung einer Resistenzentwicklung
- Toxoplasmose: Sulfonamide und Pyrimethamin haben einen Doppelblockadeeffekt
- Candida: bei schweren Infektionen ist Gabe von Flucytosin und Amphotericin B effektiver als eine Monotherapie
- synergistischer Effekt bei der Gabe von Trimethoprim + Sulfonamid als Doppelblockade

- hochgradige Abwehrschwäche: meist liegen Mischinfektionen vor, deshalb Kombination eines neueren Cephalosporins + Aminoglykosid (oder Azlocillin)
- lebensbedrohliche Infektion (Sepsis): zur initialen Therapie Gabe eines neueren Cephalosporins + Aminoglykosid

Zu **(B)** und **(E)**: Die Kombination eines **β-Lactam-Antibiotikums (bakterizid wirksam)** mit **Makroliden oder Tetracyclin (bakteriostatisch wirksam)** ist unzweckmäßig, da die in der Wachstumsphase der Bakterien stattfindende Bakterizidie des Penicillins verhindert wird.
Zu **(C)**: **Fluorchinolone** haben bakterizide Wirkeigenschaften und sind deshalb nicht zur Kombination mit den bakteriostatisch wirksamen **Makroliden** geeignet.
Zu **(D)**: **Aminoglykoside** haben bakterizide Wirkeigenschaften, man sollte sie jedoch nicht untereinander kombinieren, da kein positiver Effekt zu erwarten ist. Allerdings wäre mit einer Verstärkung der Nebenwirkungen zu rechnen.

F99   !

Frage 9.82: Lösung C

Zooanthroponosen sind Krankheit und Infektionen, die natürlicherweise zwischen Wirbeltieren und Menschen übertragen werden.
Wichtige Zooanthroponosen sind:
- **Brucellosen:** Erregerreservoir sind Haustiere. Der Mensch ist Endglied der Infektionskette.
- **Psittakose/Ornithose:** Die Übertragung erfolgt durch Kot- und Federstaub von Papageien, Wellensittichen und anderen Vogelarten.
- **Leptospirose:** Sie ist eine weltweite Zoonose, Überträger sind Ratten, Mäuse und andere Nagetiere, auch Hunde und Schweine können bestimmte Serotypen der Erkrankung an Menschen weiterleiten.
- **Hantavirusassoziiertes pulmonales Syndrom:** Erregerreservoir sind Mäuse und Ratten. Durch Einatmen von virushaltigen Ausscheidungen der Tiere werden vor allem Land-/Waldarbeiter, Jäger, Soldaten und Flüchtlinge gefährdet.

Außerdem zählen Milzbrand, Q-Fieber, Tollwut, Toxoplasmose, Yersiniosen und Enteritis-Salmonellosen zu den Zooanthroponosen.
Zu **(C)**: Die **Chlamydienpneumonie** wird durch C. pneumoniae hervorgerufen. Reservoir ist ausschließlich der Mensch.

9.4 Virusinfektionen

[H98]

Frage 9.83: Lösung B

Exantheme sind akut auftretende, **generalisierte** Hautausschläge. Am häufigsten manifestieren sie sich in Form roter Flecken und Papeln und konfluierender, wegdrückbarer Erytheme. Morbiliforme Exantheme treten in der Folge von Viruserkrankungen und auf Grund einer Medikamentenunverträglichkeit auf.
Z. B. treten bei Masern als Prodromi zunächst Rhinitis, Husten, Konjunktivitis und Koplik-Flecken an der Wangenschleimhaut auf, deren Entstehung zeitlich mit dem 2. Fiebergipfel zusammenfällt. Im Rahmen der Generalisation beginnt dann hinter den Ohren, am Haaransatz und an der Stirn das Exanthem und breitet sich über den ganzen Körper aus, wobei es zur Konfluenz neigt.

Herpes zoster ──────────────── IX.24

Herpes zoster tritt bei Reaktivierung einer latenten Varizella-Zoster-Virusinfektion oft Jahre **nach früher durchgemachten Windpocken** auf. Es kommt zu einer Reaktivierung von Varizella-Zoster-Viren, die nach der Primärinfektion in den Spinalganglien persistieren. In der Regel bleibt die Erkrankung auf **ein Dermatom beschränkt**, sodass eine lokale Störung der zellulären Immunität diskutiert wird. Das Auftreten von Herpes zoster korreliert oft mit Immundefekten, malignen Erkrankungen und mit immunsuppressiver Therapie. Bei Hodgkin-Patienten kann in 15–35% die Virusinfektion nachgewiesen werden.
Klinik:
Die Inkubationszeit beträgt 2 bis 3 Wochen. Danach kommt es zu:
- Fieberanstieg
- Störung des Allgemeinbefindens (Mattigkeit, Inappetenz, Pharyngitis)
- heftige Schmerzen entsprechend dem Innervationsgebiet, wobei die nervale Irritation den Hauterscheinungen um 4–5 Tage vorangeht. Das Exanthem mit gruppierten, band- oder streifenförmigen Bläschen ist zunächst makulopapulös, später vesikulär.
- Lymphknotenschwellung.

Bei schweren Verläufen erfolgt eine Blutung in das Bläschenlumen (hämorrhagischer Zoster), und es kann zu nekrotischen Veränderungen des Bläschengrundes kommen.
Am häufigsten ist die Erkrankung im Versorgungsgebiet der Thorakalnerven (ca. 50%) zu finden, es folgen in absteigender Reihenfolge Halsnervenbereich (ca. 20%), Trigeminusbereich (ca. 15%) und Lumbal-Sakralregion (ca. 10%). Etwa 1% der Patienten zeigen einen Zoster duplex, wobei beide Körperhälften betroffen sind (nach Ballarini).

3 Verlaufsarten sind zu unterscheiden:
- **leichter Verlauf:** geringgradige Schmerzen ohne postzosterische Neuralgie
- **mittelschwerer Verlauf:** eingangs starke Schmerzen ohne nachfolgende Neuralgien
- **schwerer Verlauf:** unterschiedlich lange und starke postzosterische Neuralgien (meist bei älteren Menschen und Patienten mit malignen Erkrankungen).

Labor:
- mäßige Leukozytose
- Proteinurie bei Fieber
- Liquor: Pleozytose und Proteinvermehrung.

Therapie:
- Die kausale Therapie ist durch lokale Anwendung von 5% IDU (Idoxuridin) in DMSO (Dimethylsulfoxyd) möglich. Der Therapiebeginn sollte in den ersten 5 Tagen des Exanthems erfolgen. IDU in DMSO sollte über einen Zeitraum von 4 Tagen angewendet werden.
- Antibiotika können Sekundärinfektionen verhindern.
- **Acycloguanosin** (Aciclovir), Famciclovir, Valaciclovir als Virostatika haben sich bewährt. Sie hemmen als Triphosphate kompetitiv die virale DNA-Polymerase und dadurch die virale DNA-Synthese. Aciclovir kann intravenös, oral in Tablettenform und lokal in Form von Salben angewendet werden.
- Zur Behandlung der postzosterischen Neuralgie kann eine Stellatumblockade indiziert sein.
- Außerdem ist eine **passive Immunisierung** mit Varizella-Zoster-Immunglobulin und eine **aktive Immunisierung** mit abgeschwächten Varizella-Zoster-Viren als Lebendimpfstoff möglich.

[H96]

Frage 9.84: Lösung B

Zu **(A):** Rekurrierende Infektionen mit **Herpes-simplex-Viren** spielen sich häufig im Bereich der Lippen ab. Innerhalb von 1–2 Tagen entstehen entzündliche Infiltrate, die in Bläschen übergehen. Auch Auge und Genitalbereich können betroffen sein.
Zu **(B):** Typische Krankheitszeichen der **Zytomegalie-Virus-Infektion** sind interstitielle Pneumonie, Hepatosplenomegalie, thrombozytopenische Purpura und Lymphknotenschwellung.

Eine **Malakoplakie (Malacoplacia vesicae urinariae)** ist eine plattenförmige, gelblich gefärbte Schleimhautveränderung in den ableitenden Harnwegen auf Grund eines Schleimhautimmundefektes.
Die Symptome sind uncharakteristisch i.S. von Harndrang, Hämaturie, Dysurie oder Pollakisurie.
Zu **(C): Tropheryma whippelii** ist der Erreger des Morbus Whipple (intestinale Lipodystrophie). Die Dünndarmerkrankung ist durch Diarrhö/Steatorrhö, Polyarthritis, Fieber, Polyserositis, Lymphknotenschwellung und braune Hautpigmentierung gekennzeichnet. Bioptisch lassen sich Infiltrationen mit Makrophagen erkennen, die PAS-positive Glykoproteine enthalten. Makroskopisch imponieren Verplumpungen von Jejunalzotten mit Lymphknotenvergrößerungen, die zu einer Malabsorption führen.
Zu **(D): Salmonellen** durchdringen bei Typhus die Wand des Dünndarms und gelangen über den Lymph- und Blutstrom in das retikuloendotheliale Gewebe (Peyer-Plaques), wo sie sich vermehren.
Zu **(E):** Die **Papilloma-Viren (HPV)** werden in mehr als 50 verschiedene Typen unterschieden. Die Typen lassen sich verschiedenen Warzenarten zuordnen. Dabei werden maligne Entartungen beobachtet. Zu den HPV-Infektionen gehören auch die **bowenoide Papulose**. Sie lässt sich im Perianal- und Genitalbereich nachweisen.

F97

Frage 9.85: Lösung B

Durch gentechnologische Verfahren **(z.B. Polymerasekettenreaktion – PCR)** können z.B. Erreger von Infektionskrankheiten erkannt werden. Gegenüber den herkömmlichen Methoden, wie z.B. mikroskopische Verfahren oder Kulturnachweis, haben sie eine höhere Spezifität und Sensitivität.
Bei der PCR wird ein bestimmtes DNS-Fragment selektiv vermehrt. Dazu ist ein sog. „Primer" erforderlich, ein bekanntes oder künstlich hergestelltes Teilstück der zu amplifizierenden Sequenz, wodurch die Replikation eingeleitet wird. Unter definierten Bedingungen werden nun Kopien repliziert, sodass in kurzer Zeit die Sequenz von Tausenden von Kopien zur Verfügung steht. Somit können spezifische Genabschnitte oder kurze repetitive Sequenzen aus einer Zelle amplifiziert und untersucht werden.
Die Diagnostik einer **Herpes-simplex-Enzephalitis** gestaltet sich als außerordentlich schwierig. Der Virusnachweis wird deshalb mittels **PCR** geführt. Serologische Methoden versagen bei rekurrierenden Infekten oder bei Immuninkompetenz.
Zu **(A):** Die Ätiologie der **Multiplen Sklerose** ist unklar.

Die Diagnostik der Multiplen Sklerose erfolgt über die Darstellung der Entmarkungsherde mittels Kernspintomographie. Die neurophysiologische Diagnostik wird mittels visuell evozierter Potenziale durchgeführt. Dabei wird eine über der Sehrinde ableitbare Reizantwort des ZNS auf optische Reizung der Augen untersucht. Charakteristisch für die Multiple Sklerose ist die verlängerte Latenz als Folge einer verzögerten Impulsleitung.
Zu **(C):** Auch bei der **Alzheimer-Krankheit** ist die Ursache unklar. Bei der neurologischen Prüfung können nur selten diskrete extrapyramidale Syndrome nachgewiesen werden, das EEG ist unspezifisch, die kraniale Computertomographie ergibt meist einen Normalbefund oder eine allgemeine Hirnatrophie.
Zu **(D):** Zur Diagnostik der **Meningokokkenmeningitis** ist die Untersuchung des Liquors entscheidend. Meist ist er trübe und enthält > 1000 Zellen pro µl, davon fast ausschließlich Granulozyten. Der Eiweißgehalt ist erhöht, der Liquorzucker erniedrigt. Der Erregernachweis erfolgt mikroskopisch. Zusätzlich können Antigennachweise erbracht sowie eine Kultur angelegt werden.
Zu **(E):** Zur Diagnostik der **Poliomyelitis** wird die Liquoruntersuchung herangezogen. Anfangs ist die Zellzahl erhöht (polynukleäre Zellen), Eiweiß normal oder gering erhöht. Daneben sollte der Virusnachweis aus dem Stuhl versucht werden. Zusätzlich kann ein Antikörpernachweis im Serum erfolgen.

H97

Frage 9.86: Lösung E

Zu **(A):** Die **Herpes-simplex-Virus-Infektion** kann insbesondere bei immungeschwächten Patienten (z.B. AIDS) zu einer Beteiligung des Ösophagus führen und hier schmerzhafte ulzerierende Bläschen hervorrufen.
Zu **(B): Morbus Crohn** kann sich an jeder Stelle des Verdauungstraktes manifestieren, meist jedoch im terminalen Ileum und proximalen Kolon. Histologisch können Epitheloidzellgranulome und mehrkernige Riesenzellen nachgewiesen werden.
Zu **(C):** Die **Refluxösophagitis** führt zu makroskopisch erkennbaren Epitheldefekten und histologisch nachweisbarer, entzündlicher Schleimhautinfiltration. Komplizierend kann es zu Ulzerationen, Stenosen und Blutungen kommen.
Zu **(D):** Eine **Candidamykose** mit Befall des Ösophagus kann vor allem bei AIDS-Patienten beobachtet werden. Es kommt dabei zu weißen Belägen und Ulzerationen der Schleimhaut.
Zu **(E):** Ein **Mediastinalemphysem** führt nicht zu Entzündungen und Ulzerationen der Ösophagusschleimhaut.

H98

Frage 9.87: Lösung B

Zu **(A):** Bei der **infektiösen Mononukleose** wird häufig eine Spleno- und Hepatomegalie beobachtet, die mit einer Erhöhung der Lebertransaminasenwerte einhergeht. In 5 % der Fälle kommt es zum Bild einer Hepatitis, gelegentlich mit ikterischem Verlauf.

Zu **(B):** Die **Zoster-Infektion** stellt eine Reaktivierung von Varizella-Zoster-Viren dar, die nach der Primärinfektion in den Spinalganglien persistieren. Zu den Komplikationen zählen eine postzosterische Neuralgie, Zoster ophthalmicus, Zoster oticus und Zoster generalisatus. Eine Leberbeteiligung tritt nicht auf.

Zu **(C):** Bei der **Virushepatitis** kommt es meist zu einem massiven Anstieg von GPT und GOT, wobei die GPT höher als die GOT ist (de Ritis Quotient GOT/GPT < 1).

Zu **(D): Gelbfieber** wird durch das Gelbfiebervirus hervorgerufen. Bei mildem Verlauf treten Fieber, Kopfschmerzen, Übelkeit, Erbrechen, epigastrische Schmerzen, Photophobie, Albuminurie, leichte Bilirubinerhöhung und **Transaminasenerhöhung auf.** Bei schwerem Verlauf kommt es neben den genannten Symptomen zu Bluterbrechen, Oligurie, Uterushämorrhagien bis hin zum Kreislaufschock.

Zu **(E):** Die **Leptospirose** ist eine Infektionskrankheit mit Leptospira interrogans. Als Morbus Weil bezeichnet man die schwere Verlaufsform mit hepatorenaler Beteiligung. Dabei kommt es im Rahmen der Organmanifestation zu einer oft **ikterischen Hepatitis**, einer Nephritis und Meningitis. Siehe Lerntext IX.3.

Infektiöse Mononukleose — IX.25

Die **infektiöse Mononukleose** wird durch das Epstein-Barr-Virus hervorgerufen, seltener durch das Zytomegalievirus.
Zur Klinik gehören:
- katarrhalische Erscheinungen
- Fieber-Kontinua
- lokalisierte oder generalisierte Lymphknotenschwellung
- Milztumor (in 50 % der Fälle)
- makulöses, masernähnliches Exanthem (bei ca. 3 %)
- anikterische Hepatitis (5 % mit Ikterus)
- häufig Myokarditis
- Mitbeteiligung des ZNS in ca. 1 % der Fälle im Sinne von Polyneuritis, Hirnnervenparese oder Meningoenzephalitis.

Diagnose:
- Blutbild: Leukozytose, 40–90 % mononukleäre Zellen teilweise in Form von Lymphozyten oder Monozyten oder atypischen Lymphozyten (Drüsenfieberzellen, Virozyten)
- Nachweis heterophiler Antikörper gegen Schaf- und Pferdeerythrozyten. Die Paul-Bunnell-Reaktion ist in der Regel am 7. Tag positiv, bis zu 9 Wochen.
- Bestimmung von IgG-EB-Virus-Antikörpern
- Bestimmung von IgM-EB-Virus-Antikörpern

Eine vergrößerte Milz tritt bei der infektiösen Mononukleose in etwa 50 % der Fälle auf. Als seltene Komplikation ist die Milzruptur bekannt. Allerdings ist die Milz nur mäßig vergrößert. Durch Infiltration der Kapsel durch lymphoide Zellen kann es vor allem in der 3. und 4. Woche zu einer Spontanruptur kommen.

H98 H91

Frage 9.88: Lösung A

Mit Hilfe des Blutbildes kann schnell eine Mononukleose von einer möglichen Diphtherie als Ursache der Symptomatik differenziert werden.

Die **Mononukleose** mit der typischen Symptomatik einer generalisierten Lymphknotenschwellung, einer Pharyngitis mit diphtherieähnlichen Belägen und einer Splenomegalie zeigt im Blutausstrich eine Leukozytose von 12 000 bis 30 000 Zellen/Mikroliter und eine Vermehrung der Lymphozyten mit einem Anteil von atypischen Formen von etwa 20–40 %. Mononukleäre Zellen treten zu 60 % auf. Alle Krankheitssymptome bilden sich in der Regel nach 2–3 Wochen vollständig zurück. Allerdings wurden auch Verläufe bis zu einer Dauer von 6 Monaten beobachtet.

Die **Diphtherie** wird auf Grund des klinischen Krankheitsbildes diagnostiziert, wobei eine unverzügliche Antitoxinbehandlung frühzeitig notwendig ist, da eine bakteriologische Diagnostik 8–12 Stunden erfordert.

Differenzialdiagnostisch ist noch an eine **Leukämie** zu denken, wobei die klinische Symptomatik der akuten Leukämie durch die Insuffizienz des Knochenmarks geprägt ist. Es treten Nekrosen und Ulzerationen sowie Soorbefall im Bereich der Schleimhäute auf. Generalisierte Lymphknotenschwellungen kommen beim Erwachsenen im Gegensatz zu Kindern seltener vor. Das gleiche gilt für Milz und Leber. Der periphere Blutausstrich zeigt eine Anämie mit Verminderung der Retikulozyten und eine Thrombozytopenie. Die Leukozytenzahl kann erhöht oder im Erwachsenenalter häufiger normal oder erniedrigt sein. Das Differenzialblutbild zeigt eine erniedrigte Zahl der reifen Granulozyten und leukämischen Blasten.

Zu **(B):** Eine Röntgenaufnahme des Thorax würde bei den o. g. differenzialdiagnostischen Erwägungen nicht zur Diagnose führen.

Zu **(C):** Ausstrichpräparate bei **Diphtherie** können lediglich einen Verdacht ergeben, erforderlich ist

jedoch die Anlage einer Kultur, wobei das Ergebnis nach ca. 8–12 Stunden abgelesen werden kann.
Zu (D): Eine generalisierte Lymphknoten- und Milzschwellung ist nicht typisch für eine Streptokokkeninfektion. Ein **Antistreptolysintiter** gehört deshalb nicht zu den vordringlichen diagnostischen Maßnahmen.
Zu (E): Die Bestimmung des **Urinstatus** würde zur differenzialdiagnostischen Abklärung der o.g. Erkrankungen zunächst keinen entscheidenden Beitrag leisten.

H95
Frage 9.89: Lösung D

Zu (A): Die **infektiöse Mononukleose** verläuft in 5% der Fälle unter dem Bild einer Hepatitis mit starker Reaktion des RES (Rundzellinfiltrate in den periportalen Feldern, wenige Einzelnekrosen). Die Transaminasenwerte sind nicht höher als das 10fache der Norm. Insgesamt besteht eine gute Prognose.
Zu (B): Fast alle **Tuberkulostatika** können die Leber angreifen. Fast obligat ist Lebertransaminasenerhöhung mit teilweisem Ikterus nach Gabe von INH (INH-Hepatitis), die jedoch nach 2 Monaten Behandlung in der Regel zurückgeht.
Zu (C): Durch wiederholte **Halothannarkosen** kann es zu einer toxischen Hepatose mit Ikterus kommen.
Zu (D): Die **hereditäre Sphärozytose** (Kugelzellanämie) ist die häufigste angeborene hämolytische Anämie in Deutschland. Ursache ist ein Mangel an Spektrin, Cholesterin und Phospholipiden in der Erythrozytenmembran. Es können hämolytische Krisen mit Ikterus, Fieber und Oberbauchschmerzen auftreten. Laborchemisch imponieren eine normochrome Anämie und Hämolysezeichen: Retikulozytose, erhöhtes indirektes Bilirubin, erhöhtes LDH und erniedrigtes Haptoglobin. Eine Erhöhung der Lebertransaminasen wird nicht beobachtet.
Zu (E): Im Stadium der Organmanifestation (Stadium 2) tritt bei der **Leptospirose** eine Hepatitis mit oft ikterischem Verlauf und deutlicher Lebertransaminasenerhöhung auf.

F95 **!**
Frage 9.90: Lösung C

Bekannteste Infektion mit **Epstein-Barr-Viren** ist in unseren Breiten die infektiöse Mononukleose. Zu den EBV-assoziierten Malignomen gehört das **Burkitt-Lymphom,** das vor allem im afrikanischen Raum auftritt. Das amerikanische Burkitt-Lymphom ist nur in 15% der Fälle mit EBV-assoziiert.
Daneben ist das **anaplastische nasopharyngeale Karzinom,** eine recht häufige Neoplasie in Südostchina, häufig mit EBV assoziiert. Hier zeigen fast alle betroffenen Patienten EBV im resezierten Tumorgewebe.
Zu (2) und **(3): Harnblasenkarzinome** und das **Zervixkarzinom des Uterus** sind nicht EBV-assoziiert.

Zytomegalie — IX.26

Die **Zytomegalie** wird durch Viren der Familie Herpetoviridae hervorgerufen. Primär ist es eine Erkrankung, die vorwiegend im Kindes- und Säuglingsalter vorkommt. Einen gefährlichen Verlauf kann sie unter immunsuppressiver Therapie nehmen.
Epidemiologie:
Es wird angenommen, dass die Durchseuchung im Schul- und Adoleszenzalter etwa 30–40% beträgt und etwa 1–2% aller Lebendgeburten durch die Mutter infiziert werden. Das Zytomegalie-Virus ist weltweit verbreitet.
Die Übertragung geschieht durch:
- Sekrete aus dem Urogenitaltrakt
- Frischbluttransfusionen oder Blutbestandteile wie Thrombozyten und Granulozyten.

Klinik:
Die Erkrankung verläuft im Säuglings- und Kindesalter oft inapparent. Lebensbedrohliche Ausmaße kann eine interstitielle **Pneumonie** nehmen. Daneben imponieren:
- Hepatosplenomegalie
- thrombozytopenische Purpura
- Lymphknotenvergrößerungen.

Die diaplazentare Übertragung kann zu Missbildungen führen.
Histopathologische Befunde sind:
- basophile intranukleäre Einschlusskörper
- Granulationsgewebe mit Riesenzellen.

Laborbefunde:
- Lymphozytose
- gelegentlich Thrombozytopenie
- diskrete Erhöhung von GOT und GPT.

Diagnostik:
Das Virus kann im Speichel, Magensaft und **Urin** nachgewiesen werden. Zur Diagnose werden IgM-spezifische Antikörper bestimmt.
Therapie:
- Bei Patienten mit normalen Abwehrkräften ist keine Therapie erforderlich.
- Postexpositionelle Gabe von CMV-Immunglobulin ist notwendig bei **seronegativen Schwangeren.**
- Behandlung bei **Immunsupprimierten: Ganciclovir** und **CMV-Immunglobulin.**
- Bei AIDS-Patienten ist auch die Gabe von Foscarnet indiziert wegen dessen antiretroviraler Wirkung. Als Reservemittel kann **Cidofovir** verabreicht werden.
- Eine Rezidivprophylaxe mit Ganciclovir sollte bei AIDS-Kranken erfolgen.

Frage 9.91: Lösung D

Das **Zytomegalie-Virus** gehört zur Gruppe der Herpes-Viren.
Nahezu alle AIDS-Patienten sind CMV-seropositiv. Das Virus kann den Gastrointestinaltrakt, die Lunge, Gehirn, Nebennieren sowie die **Retina** befallen. Ca. 3 der AIDS-Patienten leiden unter einer CMV-Retinitis. Sie führt zu Gesichtsfeldeinschränkungen und zu Zentralskotom. Patienten ohne Behandlung können erblinden.
Zu **(A):** **Herpes-simplex-Infektionen** bei AIDS-Kranken führen zu ausgedehnten Haut- und Schleimhautulzerationen des Enddarmes, der Geschlechtsorgane, des Mundes und der Speiseröhre, wobei am häufigsten der perianale Befall ist.
Zu **(B):** **Zoster** tritt bei etwa 10% der AIDS-Patienten auf. Bei AIDS-Patienten neigen die segmentalen Hautläsionen zur Ausbreitung in mehrere Dermatome. Sie führen meist zu starken Neuralgien. Am Kopf tritt Zoster meist einseitig im Trigeminus-Innervationsbereich auf.
Zu **(C):** Die **Mononukleose** tritt bei etwa 30–60% der Infizierten in der Frühphase der Infektion auf. Klinisch imponieren Fieber, allgemeine Schwäche, Myalgien, Inappetenz, Übelkeit, Durchfall und Pharyngitis.
Zu **(E):** Die **Papilloma-Virus-Infektion (HPV)** tritt bei AIDS-Kranken meist erst spät auf und infiziert die Oligodendroglia des ZNS. Die Folge sind multiple Läsionen. Die Symptomatik ist vielfältig:
- Sprachstörungen
- Sehstörungen
- motorische Ausfälle
- epileptische Anfälle
- emotionale Störungen.

Influenza — IX.27

Unter einer **primären hämorrhagischen Grippepneumonie** wird eine Erkrankung der Lunge verstanden, die ohne vorausgehende Erkrankung durch das **Influenzavirus** (Myxoviren, deren Nukleokapsid RNS enthält – Stämme A, B, C, Untertypen A_0, A_1, A_2) verursacht wird. Als Ursache der regelmäßigen Influenzaepidemien wird die gesunkene Immunität der Bevölkerung verantwortlich gemacht. Primär wird das respiratorische Epithel befallen, die Verbreitung erfolgt durch Tröpfcheninfektion.
Klinik:
Fieber, Myalgien, Gelenkschmerzen, Husten, Hypotonie. Als Komplikation treten **Pneumonien** auf, in deren Verlauf es zu **hämorrhagischem Auswurf** kommen kann. Seltener sind Meningoenzephalitiden, Polyneuritiden, Aphasien, Hemiplegien, Psychosen und Myokarditiden.

Häufiger treten sekundäre Infektionen mit Pneumo-, Staphylo- und Streptokokken auf.
Gesichert wird die Diagnose durch direkte Virusisolierung oder durch serologische Tests (Hämagglutinationshemmtest, KBR). Impfungen durch inaktivierte Influenzavakzine sind möglich und schützen ca. 60–80% der Geimpften gegen eine homologe Infektion.
Neben einer allgemeinen symptomatischen Behandlung (Flüssigkeitsersatz, Wadenwickel bei Fieber) kann eine antibiotische Therapie (z.B. Makrolide) erfolgen, da Bakterien Wegbereiter einer Influenzapneumonie sein können.

Frage 9.92: Lösung C

Die dargestellte Symptomatik der Patientin entspricht am ehesten einer **Virusgrippe**. Nach einer Inkubationszeit von 1 bis 7 Tagen treten folgende Beschwerden auf:
- Schnupfen, Niesen, verstopfte Nase
- gerötete juckende Augen
- Halsschmerzen
- Frösteln.

Bei Beteiligung von Pharynx, Larynx und der Trachea können
- Schluckbeschwerden
- Heiserkeit
- Kopfschmerzen
- Reizhusten
- retrosternale Schmerzen beim Einatmen
- Lymphknotenschwellung und
- Fieber

auftreten.
Folgende Virusgruppen sind für die Erkrankung respiratorischer Infektionen oft Auslöser: Orthomyxoviren (Influenza Typ A–C), Rhinoviren, Adenoviren, respiratorische Synzytialviren und Parainfluenzaviren, Coxsackie- und ECHO-Viren sowie Coronaviren.
Zu **(A):** Typische Symptome bei der **Lobärpneumonie** sind:
- schlagartiger Beginn mit hohem Fieber und Schüttelfrost
- Husten und Atemnot
- oft Thoraxschmerzen beim Atmen durch Begleitpleuritis
- Auswurf mit rotbraunem Sputum.

Zu **(B):** Patienten mit **Lungenembolie und nachfolgender Infarktpneumonie** klagen über:
- Dyspnoe/Tachypnoe
- Thoraxschmerzen
- Husten
- Tachykardie
- Angstgefühl und Beklemmung

- Schweißausbruch und Synkopen bis hin zum Schock je nach Ausdehnung der Lungenembolie
- Hämoptysen
- Fieber.

Zu **(D):** Bei einem **entzündlichen Schub einer Emphysembronchitis** stehen
- Hustenreiz, retrosternale Schmerzen beim Husten
- zäher, spärlicher Auswurf sowie
- Fieber, Kopfschmerzen und evtl. Gliederschmerzen im Vordergrund.

Zu **(E):** Für die **Angina pectoris bei fieberbedingter Tachykardie** spricht retrosternales Brennen oder Druck unabhängig von der Atmung.

H97

Frage 9.93: Lösung C

Aufwendige Laboruntersuchungen sind bei der charakteristischen Anamnese und den klinischen Befunden der **Virusgrippe** nicht notwendig, da sich aus den Resultaten keine therapeutischen Konsequenzen ergeben.

Zu **(A):** Ein **EKG** wäre z.B. sinnvoll bei Angina pectoris zum Ausschluss eines Myokardinfarktes.

---- **Frühsommer-Meningoenzephalitis** ---- IX.28
(FSME)

Die **Frühsommer-Meningoenzephalitis** wird durch **Arboviren** hervorgerufen, die ihr Verbreitungsgebiet vom östlichen Europa bis nach Asien haben. Einzelherde werden auch in Süddeutschland und Österreich beobachtet.
Der wichtigste Überträger ist die Zecke Ixodes ricinus (Holzbock).
Inkubationszeit: 4–21 Tage
In ca. $2/3$ der Fälle inapparenter Verlauf.
Klinik:
Zumeist plötzlicher Anstieg von Fieber, verbunden mit Kopf- und Gliederschmerzen.
Das 2. Stadium ist geprägt durch Erbrechen, meningeale Reizerscheinungen, Schläfrigkeit, Stupor und Koma.
Neurologisch imponieren folgende Symptome:
- Tremor
- Dysarthrie
- choreatische Bewegungsstörungen
- Krämpfe
- Singultus
- Augenmuskellähmungen
- Hemi- und Paraplegie.

Die Krankheitsdauer beträgt zwischen 8 und 14 Tagen oder mehrere Wochen. Psychische und somatische Folgeerscheinungen treten auf:
- Wesensveränderungen
- geistige Defekte
- Epilepsie
- Taubheit, Blindheit

- Schlafstörungen
- Parkinsonismus.

Die Erkrankung hinterlässt eine lebenslange Immunität.
Diagnose:
In der frühen Krankheitsphase Isolierung des Virus aus Blut, Liquor, Hirngewebe in Mäusesäuglingen und Zellkultur.
Der Eiweißgehalt des Liquors ist in der Akutphase erhöht, die Zellzahl mäßig gesteigert.
Serologische Tests: Virusneutralisations-, Komplementbindungs- oder Hämagglutinationshemmtest.
Therapie:
Eine kausale Therapie ist nicht bekannt. Es kann eine passive Immunisierung mit FSME-Immunoglobulin durchgeführt werden. Sie ist bis zu 4 Tage nach Zeckenbiss wirksam.
Es besteht zur **Prophylaxe** für exponierte Personen bzw. Personen in Endemiegebieten die Möglichkeit einer **akiven Immunisierung** (3 Teilimpfungen, wobei eine Auffrischimpfung nach 3 Jahren notwendig wird).

H92

Frage 9.94: Lösung A

Siehe Lerntext IX.28.

---- **Tollwut** ---- IX.29

Die **Tollwut** ist eine fast immer zum Tode führende Viruserkrankung des ZNS.
Die Tollwut hat eine weltweite Verbreitung, Ausnahmen sind Großbritannien, Australien und Skandinavien.
Der wichtigste **Überträger** ist der Hund, bis zu 80% aller Fälle sind darauf zurückzuführen. Daneben wird eine Übertragung auch durch Katzen und Rinder beobachtet. Bei der Wildtollwut spielen neben Fuchs und Reh auch Dachse, Marder, Wiesel, Iltis, Hirsch und Hase, seltener Rabe, die Maus, das Eichhörnchen und das Wildschwein eine Rolle.
Die Übertragung findet meist durch Biss statt, seltener durch Belecken der Haut.
Die Inkubationszeit beträgt 8 Tage bis 8 Monate. 5–20% der Gebissenen erkranken.
Das Tollwutvirus ist für alle Warmblüter pathogen.
Der **Verlauf** der Krankheit beim Tier ist grundsätzlich gleich wie beim Menschen. Die Erkrankung beginnt mit Übelkeit und Erbrechen sowie z.T. mit einer depressiven Verstimmung (Stadium I). Im Stadium II treten Krämpfe v.a. im Bereich des Pharynx und Larynx auf, hinzu kommen Krampf- und Wutanfälle. Nach 3–4 Tagen

tritt der Tod ein, in manchen Fällen wird zuvor noch das Stadium III mit aufsteigenden Lähmungserscheinungen durchlaufen.
Die **Therapie** ist symptomatisch. Es besteht die Möglichkeit einer postinfektionellen Impfprophylaxe (aktiv und passiv). Besteht bei einem Haustier Tollwutverdacht, so ist es wenn möglich zu isolieren. Das Tier wird innerhalb von 5 Tagen sterben, wenn es wirklich an Tollwut leidet, geht es innerhalb 10 Tage nicht zugrunde, so liegt keine Tollwut vor, und es sind keine Maßnahmen notwendig.

F00

Frage 9.95: Lösung E

Wegen Unverträglichkeit der **Tollwut**-Lebendvakzine (durch L. Pasteur) wird nur noch mit abgetöteten Viren geimpft.
Die **Präinfektionsimpfung** erfolgt am 0., 3., 7. und 21. oder 0., 28. und 56. Tag. Eine weitere Auffrischung ist nach 2–5 Jahren erforderlich. Die **Postinfektionsimpfung** erfolgt nach dem Essener Schema am 0., 3., 7., 21. oder 0., 28., 56. Tag, mit je 1 ml Impfstoff i.m. Eine Auffrischung ist nach 1 Jahr und nach 2–5 Jahren erforderlich. Zusätzlich werden um die Bisswunde 20 IE humanes Rabies-Immunglobulin/kg Körpergewicht injiziert.
Zu **(A):** Die **Gelbfieberimpfung** wird mit Lebendimpfstoff mit attenuiertem Virus YF-Stamm „17 D" aus Hühnerembryonen vorgenommen.
Zu **(B):** Die **Masernimpfung** geschieht mit Lebendimpfstoff aus attenuierten Viren. Die Impfung sollte nicht vor dem 15. Lebensmonat erfolgen wegen Inhibition durch diaplazentar erworbene Antikörper.
Zu **(C):** Zur Prophylaxe von **Mumps** werden Lebendimpfstoffe genutzt.
Zu **(D):** Die Impfung gegen **Röteln** geschieht mittels Lebendimpfstoff mit attenuierten Rötelnviren. Es kann nach einer Impfung mit einer Schutzdauer von mindestens 20 Jahren gerechnet **werden**.

F97

Frage 9.96: Lösung E

Zu **(A), (B)** und **(C):** Das **Lassa-Fieber** gehört zur Gruppe der hämorrhagischen Fieber. Erreger ist ein Arena-Virus aus der Familie der Arenaviridae. Die Erkrankung kommt in Westafrika endemisch vor. Erregerreservoir sind offensichtlich **Nagetiere** (Mäuse, Hamster).
Zu **(D):** Das klinische Bild ist gekennzeichnet durch schwere Infektionszeichen mit Fieber, Hals- und Kopfschmerzen, Erbrechen, Myalgien und Proteinurie. Oft wird eine hämorrhagische Konjunktivitis beobachtet. In schweren Fällen kann eine hämorrhagische Diathese mit Gastrointestinalblutung, Hypotension und Anurie auftreten.
Die **Letalität** liegt bei 20%.
Zu **(E):** Eine **Impfung** gegen Lassa gibt es nicht. Es muss eine strenge Isolation der Erkrankten erfolgen. Die postexpositionelle Gabe von Ribavirin (Virustatikum) wird empfohlen.

F98

Frage 9.97: Lösung D

Zu **(A):** Für die **Pest** besteht Meldepflicht für Erkrankung, Verdachtsfall und Todesfall.
Zu **(B):** Für die **Cholera** besteht Meldepflicht für Erkrankung, Verdachtsfall und Todesfall.
Zu **(C):** Für **Gelbfieber** besteht Meldepflicht für Erkrankung und Todesfall.
Zu **(D): Fleckfieber (synonym für Typhus exanthematicus)** wird durch Rickettsia prowazekii hervorgerufen. Unter Gabe von Chloramphenicol und Tetracyclinen sind die Patienten normalerweise nach 2 Tagen beschwerdefrei. Es ist nicht bekannt, dass die Erkrankung in epidemischer Form auftritt, ohne dass in der Allgemeinbevölkerung eine Läuseplage besteht. Die Letalität beträgt ca. 10–20%. Es besteht Meldepflicht für Verdachtsfall, Erkrankung und Todesfall in Deutschland. Allerdings ist nach WHO-Richtlinien weltweit keine Meldepflicht vorgesehen.
Zu **(E):** Die **Ebolaviruserkrankung** findet sich in Zentralafrika. Die Übertragung erfolgt primär durch Kontakt mit infizierten Affen. Es treten Fieber, Erbrechen, Diarrhö, Exantheme, Konjunktivitis und hämorrhagische Diathese auf. Es besteht eine hohe Letalität.
Die Erkrankung ist bereits bei Verdacht meldepflichtig.

HIV-Infektion und AIDS — IX.30

AIDS (Acquired Immune Deficiency Syndrome) ist das Endstadium der HIV (Human Immunodeficiency Virus)-Krankheit. Charakteristisch ist das Versagen der zellulären Immunabwehr.
Als Erreger sind 2 Typen des HIV-Virus bekannt:
- **HIV-1:** weltweit verbreitetes Virus, häufigster Typ
- **HIV-2:** erstmals in Westafrika entdeckt, inzwischen auch Fälle weltweit bekannt.

Epidemiologie:
Die ersten Fälle wurden in den 60er und 70er Jahren entdeckt (Zaire), zunehmende Häufigkeit der Fälle seit 1980. Die Ausbreitung erfolgte weltweit über Zentralafrika in die Karibik, USA und Europa. In Zentralafrika erkranken Frauen und Männer etwa gleich häufig, in den USA und Europa sind jedoch vorwiegend homo- und bisexuelle Männer sowie i.v.-Drogenabhängige

betroffen. Allerdings ist eine Zunahme der heterosexuellen Bevölkerung zunehmend festzustellen.
Weltweit sind ca. 30 Mio. Menschen infiziert, etwa 65% in Afrika und 25% in Südostasien. In Europa sind etwa 200000 Menschen erkrankt. 70% aller AIDS-Meldungen stammen aus dem Mittelmeerraum. Entsprechend der Statistik von 1998 hat sich die Zahl der neu an AIDS erkrankten Personen in Deutschland verringert (1997: 843 Neuerkrankte, 1998: 753 Neuerkrankte). Dieser Trend lässt sich in ganz Europa beobachten. Die sinkende Zahl der AIDS-Neuerkrankungen wird vor allem als Folge der jüngsten Erfolge in der HIV-Therapie (Einführung der Protease-Inhibitoren, 3fach-Kombination) interpretiert. Allerdings bedeutet dies nicht gleichzeitig, dass die Zahl der jährlich neu HIV-Infizierten abnimmt.

Inkubationszeit:
Ca. 1 – max. 6 Monate nach Infektion lassen sich serologisch Antikörper nachweisen.

Infektionsweg:
- sexuell: homosexuelle Männer sind zu etwa 65% betroffen, heterosexuelle ca. 15% mit steigender Tendenz
- parenteral durch Drogenmissbrauch i.v. – ca. 15%, seltener im Rahmen von Verletzungen
- vertikale Übertragung von HIV-infizierter Mutter auf das Kind – Übertragungsrisiko ca. 15–20% ohne Therapie.

Pathogenese:
Zu den Zielzellen der HIV-Infektion gehören Zellen, die das CD4-Oberflächenantigen tragen, wie z.B. Makrophagen, T4-Lymphozyten, Monozyten und Langerhans-Zellen der Epidermis. Durch Zerstörung der T-Helferzellen sinkt die Zahl unter die Normgrenze (normal 400/µl), und es kommt zu einer Schädigung des Immunsystems.

Klinik:
Nach der Stadieneinteilung der **CDC-Klassifikation von 1993** (Centers for disease control) können 3 Stadien von HIV-Erkrankungen unterschieden werden (die früher gebräuchliche CDC-Klassifikation von 1987 wird nicht mehr verwendet):

Stadium I
Patienten, die bis auf eine unterschiedlich ausgeprägte Lymphadenopathie keinerlei Symptome einer HIV-Erkrankung zeigen

Stadium II
In diesem Stadium treten Erkrankungen oder Krankheitssymptome auf, die nicht in die AIDS-definierende Kategorie C der CDC-Klassifikation fallen.
Die häufigsten hierzu zählenden Erkrankungen sind:

- **Candida-Infektionen im oropharyngealen Bereich**
- orale Haarleukoplakie
- Herpes zoster.

Stadium III
Dieses Stadium entspricht dem Vollbild AIDS. Es ist durch folgende Erkrankungen definiert:
- **Pneumocystis carinii-Pneumonie**
- **ZNS-Toxoplasmose**
- ösophagealer Candidabefall oder Beteiligung von Bronchien, Trachea, Lunge
- chronische Herpes-simplex-Ulzera
- CMV-Retinitis
- generalisierte CMV-Infektion
- rez. Salmonellosen
- rez. Pneumonien innerhalb eines Jahres
- extrapulmonale Kryptokokkeninfektion
- chron. intestinale Kryptosporidieninfektion
- chron. intestinale Infektion mit Isospora belli
- Histoplasmose
- Tuberkulose
- **Infekt mit Mycobacterium avium**
- Kaposi-Sarkom
- maligne Lymphome
- Zervix-Karzinom
- HIV-Enzephalopathie
- progressive multifokale Leukoenzephalopathie
- Wasting-Syndrom.

Eine weitere Klassifikation entsprechend der Anzahl der CD4-Zellen/µl wurde ebenfalls von der CDC 1993 erstellt:

Tab. 9.7 HIV-Infektion: Einteilung nach den Kriterien des Center for Disease Control and Prevention (CDC)

CD4-Lymphozyten/µl	> 500	200–500	< 200
klinische Kategorie			
asymptomatisch	A1	A2	A3
Symptome, kein AIDS	B1	B2	B3
AIDS	C1	C2	C3

Stadium I ≙ A1, A2, B1
Stadium II ≙ A3, B2, B3
Stadium III ≙ C1–C3

Diagnostik:
Zur Diagnostik von AIDS wird ein **Antikörper-Screening-Test** (ELISA) mittels Enzymimmunoassays inzwischen der 2. Generation durchgeführt.
Er funktioniert nach folgendem Prinzip:
Vom Hersteller werden HIV gezüchtet, zentrifugiert, gereinigt und inaktiviert. Die viralen Antigene werden an eine Oberfläche (z.B. an die Wand eines Probengefäßes oder an Kügelchen) gebunden. In den Testlabors wird Patientenserum zugesetzt.

Nun binden sich die HIV-Antikörper des Serums an die viralen Antigene an der Gefäßwand. Hier befinden sich jetzt Antigen-Antikörper-Komplexe. Nun wird das Probengefäß gewaschen, um ungebundene Antikörper zu entfernen.

Danach gibt man einen enzymmarkierten Antikörper zu, der sich an die Antigen-Antikörper-Komplexe an der Gefäßwand bindet. Die Menge gebundenen Enzyms wird photometrisch gemessen und das Ergebnis mit demjenigen von mitgeführten negativen Seren verglichen.

Zur Sicherung der Diagnose wird ein **Antikörper-Bestätigungstest** (kommerzieller Western-Blot) mit guter Spezifität und Sensitivität durchgeführt. Als weiterer Erkennungstest kann der **indirekte Immunfluoreszenztest** erfolgen, der jedoch wegen der schlechteren Spezifität und Sensitivität nur selten angewendet wird.

- **Virusnachweis:** HIV-Isolierung (dauert Wochen), HIV-RNA, p24-Antigen zur Verlaufskontrolle HIV-Kranker
- **Virusquantifizierung:** wird mittels PCR durchgeführt und ist wichtig bei der Therapieverlaufskontrolle und aus prognostischen Gründen.

Therapie:
- **allgemeine therapeutische Maßnahmen:** gesunde Lebensführung, Vermeidung Resistenz mindernder Faktoren, Prophylaxe und Therapie opportunistischer Infektionen und Komplikationen, psychosoziale Hilfe
- **antivirale Therapie:** Die Therapie sollte so früh wie möglich beginnen. Es wird eine Reduktion der Viren unter die Nachweisgrenze angestrebt.
  1. **Proteaseinhibitoren:** Bildung unreifer, nicht infektiöser Virushüllen (z. B. Saquinavir, Indinavir, Ritonavir)
  2. **Nukleosidanaloga** (Nukleosidische Reverse Transkriptase Inhibitoren), wie z. B. AZT = Zidovudin, DDC = Zalcitabin, DDI = Didanosin, Abacavir
  3. **Nicht nukleosidische Reverse Transkriptase Inhibitoren** (z. B. Nevirapin, Lovirid, Delavirdin).

H98 **!!**

Frage 9.98: Lösung D

Siehe Lerntext IX.30.
Folgende **Infektionen** treten bei **AIDS** gehäuft auf:
- Pneumocystis carinii-Pneumonie
- **Kryptosporidiose:** Kryptosporidien sind weltweit vorkommende Protozoen, die durch Nagetiere, Wiederkäuer, Hühner und Menschen übertragen werden. Der Übertragungsweg ist fäkaloral. Bei nicht immungeschwächten Personen verursacht die Erkrankung eine akute, wässrige, doch fast immer selbst heilende Diarrhöe-Episode. Bei AIDS-Kranken ist der Krankheitsverlauf oft chronisch und lebensbedrohlich. Antibiotikagaben sind nur wenig erfolgreich. Entscheidend ist wegen der erheblichen Flüssigkeitsverluste die Substitution von Flüssigkeit und Elektrolyten.
- Toxoplasmose
- Candida-Infektionen
- Aspergillose
- Kryptokokkose
- Histoplasmose
- Tuberkulose
- atypische Mykobakterien
- bakterielle Pneumonien
- Salmonellen-Septikämie
- Zytomegalievirus-Infektionen
- Herpes-simplex-Infektionen
- Varizella-Zoster-Virus Infektionen
- HIV-Enzephalopathie
- orale Haarleukoplakie
- bazilläre Angiomatose

Weitere opportunistische Erkrankungen:
- **progressive multifokale Leukenzephalopathie:** Sie ist eine Entmarkungskrankheit des zentralen Nervensystems hervorgerufen durch ein Papova-Virus. Die Sicherung der Diagnose kann nur durch Hirnbiopsie erfolgen, hat jedoch keine therapeutische Konsequenz.
- HIV-assoziierte Thrombozytopenie
- Leishmaniose
- Isosporiasis
- Kokzidioidomykose
- Mikrosporidien-Infektionen.

Zu den häufig bei HIV auftretenden **Malignomen** gehören:
- Kaposi-Sarkom
- **Non-Hodgkin-Lymphome:** Etwa 15 % der AIDS-Patienten erkranken an Non-Hodgkin-Lymphomen. Am häufigsten sind Gastrointestinaltrakt, Knochenmark, Leber und ZNS betroffen. Die durchschnittliche Lebenserwartung beträgt etwa 6 Monate.
- Morbus Hodgkin
- **Zervixkarzinom:** In diversen Studien wurde eine erhöhte Prävalenz von zervikalen Dysplasien unter HIV-infizierten Frauen bestätigt. Die Dysplasien kommen ca. 10-mal häufiger vor als in nicht infizierten Vergleichskollektiven. Die Entstehung von Zervixkarzinomen wird durch HIV-Infektion gefördert.

Zu **(D):** Das **Retinoblastom** ist ein im Kindes- und Jugendalter vorkommender maligner Netzhauttumor, der histologisch dem Medulloblastom und Sympathoblastom ähnelt. Er wächst in den N. opticus und in die Meningen und führt zu einer Metastasierung in die Liquorräume. Eine Assoziation zu AIDS besteht nicht.

[F99] **!!**

Frage 9.99: Lösung A

Siehe Lerntext IX.30.

[H00]

Frage 9.100: Lösung D

Das **HIV-Virus** führt im Bereich des Auges in 60–80 % der Fälle zu einer Netzhautbeteiligung in Form des Mikroangiopathie-Syndroms. Typisch sind dafür im Bereich der Retina nachweisbare Cotton-wool-Herde und feine Blutungen, Mikroaneurysmen und Teleangiektasien.

Zu **(D):** Das **Zytomegalievirus** führt zu einem disseminierten Befall der Lunge, der Leber, des Gastrointestinaltraktes, des ZNS und des Auges. Hier führt die Erkrankung im Rahmen einer Spätmanifestation von AIDS zu einer rasch fortschreitenden **nekrotisierenden Retinitis**, die zu bleibendem Verlust der Sehkraft in den betroffenen Zonen führt. Man findet fundoskopisch perivaskuläre Hämorrhagien und Exsudate, die zumeist beiderseitig auftreten und sich mit der Zeit vergrößern. Die Folge ist eine **sekundäre Ablatio retinae** mit Erblindung.

Zu **(A)** und **(B):** Die Retinopathie bei **Herpes-/Varizella-Zoster-Viren** verlaufen verschieden. Sie verursachen eine schmerzhafte Entzündung des Auges, öfter auch mit Keratitis und Iritis. Fundoskopisch findet man multiple, meist beidseits auftretende blassgraue Läsionen. Die Gefahr einer Erblindung ist jedoch geringer als bei Zytomegalie-Viren-Infektionen.

Ferner können noch folgende opportunistische Infektionen zu Augensymptomen führen:

- **Pneumocystis carinii** kann eine schwere Chorioretinitis auftreten.
- **Toxoplasmose:** Die Retinitis bei Toxoplasmose ist von einer Zytomegalie-Retinitis oft nur schwer zu unterscheiden. Sie tritt im Rahmen einer ZNS-Toxoplasmose auf.

Zu **(C)** und **(E):** Die **infektiöse Mononukleose** und das **Papilloma-Virus** führen nicht zu einer Erblindung im Rahmen einer HIV-Infektion.

[F92] **!!**

Frage 9.101: Lösung B

Mycobacterium avium-intracellulare-Infektionen gehören zu den atypischen, nicht **tuberkulösen** Mykobakteriosen und kommen bei **AIDS-Patienten** und auch anderen Patienten mit Immunschwäche vor.

Es werden disseminierte Infektionen mit Beteiligung des Knochenmarks, der Leber, Lunge, Milz und des Intestinaltraktes beobachtet. Die Patienten leiden an Malabsorption, Fieber, Gewichtsverlust und Husten. In Blutkulturen können häufig Mykobakterien gezüchtet werden. Bioptisches Material zeigt eine schwache oder fehlende Granulombildung sowie eine große Zahl an Erregern. Keime lassen sich im Knochenmark, Urin, Blut, Stuhl oder Sputum nachweisen. Die definitive Diagnose wird durch Identifizierung der Mykobakterien bei der Biopsie gestellt.

Therapeutisch kann eine Polychemotherapie versucht werden. Im Vordergrund sollte jedoch die Verbesserung des Immunstatus stehen, die den Heilungsprozess besser vorantreibt als die antibiotische Behandlung.

Zu **(A):** Bei der **Miliartuberkulose** lassen sich bei der pulmonalen Form miliare Fleckschatten im Röntgenbild nachweisen. Außerdem kommt es bei der Erkrankung, die durch hämatogene Ausbreitung erfolgt, meist zu einer Absiedlung in Lunge, Meningen, Leber, Milz, Nieren, Nebennieren sowie der Chorioidea der Augen. Das Knochenmark ist seltener betroffen.

Zu **(C):** Die **Nocardiose** wird durch Nocardia-Spezies, meist durch N. asteroides verursacht. Die Bakterien sind aerob, mäßig säurefest und wachsen auf normalen Kulturmedien gut. In 75 % der Fälle kommt es zu pulmonalen Symptomen, wie Husten und Auswurf. Akute und fulminante Verläufe wurden beobachtet. Röntgenologisch fallen im Thoraxbild segmentierte oder lobäre Infiltrationen, gelegentlich auch Abszesshöhlen und Hiluslymphadenopathie auf. Häufig kommt es zu einer hämatogenen Ausbreitung in das Gehirn.

Zur **Diganostik** werden Eiter und Abstriche zur Mikroskopie und Kultur eingesandt. Auch Blutkulturen müssen gewonnen werden.

Therapeutisch werden Sulfonamide eingesetzt.

Zu **(D):** **Lepra** gehört nicht zu den Infektionen, die typischerweise mit AIDS assoziiert sind. Die lepromatöse Form befällt mehrere Organsysteme mit ausgedehnten Läsionen der Haut, peripheren Nerven, der oberen Luftwege, der Augen, der Knochen und Testis.

Im **frühen Stadium** der lepromatösen Form bestehen die Hautläsionen, die immer zuerst auftreten, in zahlreichen, kleinen, symmetrischen, unscharf begrenzten hypopigmentierten Makulae, in erythematösen, glatten, glänzenden Oberflächen, die weder anästhetisch noch trocken sind. Daneben kommen kleine Papeln mit unscharfen Rändern vor. Es tritt frühzeitig eine Verdickung der Nasenschleimhaut auf, die oft eine chronische Rhinitis mit Ulzerationen verursacht. Im weiteren Verlauf kommt es zu einer Verdickung der Haut mit Verhärtung der Gesichtszüge und Ausbildung einer Facies leontina. Häufig schwellen die Lippen an, und es fallen Augenbrauen und Wimpern aus. Als Begleiterscheinung lässt sich oft eine Iritis und Keratitis beobachten. Durch Zerstörung des Nasenknorpels kann eine Sattelnase auftreten. Eine Laryngitis

kann zu Heiserkeit und Stridor führen. Hinzu kommt eine zunehmende Zerstörung der dermalen Nerven mit progressiver Handschuh- und Pseudo-Strumpf-Anästhesie. Die Phalangen verkürzen sich zunehmend durch wiederholte Traumata, daneben kommt es zu Sekundärinfektionen, die zu Ostitis führen können.
Häufig beginnt die lepromatöse Lepra als **Borderline-Lepra**, wobei große Hautläsionen asymmetrisch verteilt auffallen.
Der Nachweis von Mycobacterium leprae erfolgt in den Hautläsionen durch Skarifikation der Haut nach der Wade-Methode. Die Dichte von Bakterien in Ausstrichen und Geweben wird als bakterieller Index bezeichnet.
Zu **(E): Atypische Corynebakterien**, wie z. B. Corynebacterium equi, können bei Immunschwäche zu Lungeninfektionen und Bakteriämie mit subkutanen Abszessen führen. Es sind dann bei Auftreten einer Pneumonie Infiltrate im Röntgenthoraxbild zu finden.

H92 !!
Frage 9.102: Lösung A

Die **Toxoplasmose** ist eine relativ häufige opportunistische Infektion bei **AIDS** und kommt in etwa 30 % der Fälle vor. Klinisch imponiert meist eine Toxoplasmose-Enzephalitis.
Typische **Symptome** sind Schüttelfrost, Fieber, Kopfschmerzen, Bewusstseinsstörungen, Konvulsionen und neurologische Ausfälle.
Im **Liquor** findet man Pleozytose, erhöhten Proteingehalt und erniedrigten Glukosegehalt. Nach Zentrifugieren des Liquors fallen Tachyzoiten auf. Im **Computertomogramm** stellt sich eine diffuse Enzephalitis und auch Massenläsionen dar. Nach Kontrastmittelgabe können Veränderungen i. S. von ringförmigen, nodulären oder zielscheibenförmigen Strukturen nachgewiesen werden. Die Läsionen findet man vor allem im Kortex sowie tief innerhalb der Basalganglien.
Differenzialdiagnostisch kommen Enzephalitiden auf Grund von Candida, Aspergillus, Mykobakterien und Kryptokokken infrage. Wegen therapeutischer Konsequenzen sollte möglichst eine bioptische Untersuchung erfolgen. Serologische Tests sind meist nicht aussagefähig.
Therapeutisch wird Pyrimethamin (+ Folinsäure) + Sulfonamid versucht. Alternativ steht Clindamycin zur Verfügung.
Zu **(B):** Beim **Hirnlymphom** werden Kopfschmerzen, Konvulsionen und neurologische Ausfälle beobachtet. Bei Tumoren im Temporalbereich werden Kommunikationsstörungen, visuelle Störungen sowie Aphasie mit kontralateraler Hemianopsie beobachtet. Gegen ein Hirnlymphom spricht in dem geschilderten Fall das Fieber.

Zu **(C):** Die **Herpesenzephalitis** verläuft oft schwer. Sie beginnt mit hohem Fieber, Kopfschmerzen sowie Verhaltens- und Wesensveränderungen. Nach der 1. Woche folgen oft Nackensteife, Erbrechen sowie motorische und sensible Ausfälle.
Computertomographisch kann ein Hirnödem diagnostiziert werden. Typische Veränderungen wie bei der Toxoplasmose findet man in der Regel nicht.
Zu **(D):** Unter einer **Encephalomyelitis disseminata** (Multiple Sklerose) versteht man eine monophasisch verlaufende Enzephalitis bzw. Myelitis mit akutem Krankheitsbeginn. Die Symptome sind meist auf eine Läsion der weißen Substanz von Rückenmark und Gehirn zurückzuführen. Die Erkrankung wurde in Zusammenhang mit einer Pocken- bzw. Tollwutimpfung beobachtet. Auch nach Mykoplasmen-, Röteln- und Varizelleninfektion wurde ein ähnliches klinisches Bild beobachtet. Es imponieren nach plötzlichem Krankheitsbeginn Kopfschmerzen, Verwirrtheitszustände, Lethargie, Koma sowie Nackensteife. Computertomographisch fällt ein Hirnöemauf.
Zu **(E):** Das **Kaposi-Sarkom** bei AIDS-Patienten tritt als multizentrischer Tumor in generalisierter Form auf und befällt vorwiegend die Haut, Mundschleimhaut, Gastrointestinaltrakt sowie Lymphknoten und Lunge.

H94 !!
Frage 9.103: Lösung B

Die **Pneumocystispneumonie** ist bei AIDS-Kranken die häufigste Pneumonieform (85 % der Fälle). Der Erregernachweis wird aus dem Sputum oder der Bronchiallavage geführt.

H94 !!
Frage 9.104: Lösung E

Die Milz spielt eine entscheidende Rolle bei der T-Zell-unabhängigen Immunreaktion und hat eine wichtige Funktion bei der Phagozytose von zirkulierenden opsonisierten Erregern. Während Erwachsene nur ein mäßig erhöhtes Infektionsrisiko haben, ist bei jüngeren Kindern die Wahrscheinlichkeit an einer fulminanten Infektion mit **Streptococcus pneumoniae,** Haemophilus influenzae oder Neisseria meningitidis zu erkranken, recht hoch.

H94 !!
Frage 9.105: Lösung A

Eine **zytostatische Therapie** wird besonders durch die Hemmung der Funktion des Knochenmarks begrenzt. Das Infektionsrisiko ist besonders hoch bei Granulozytenzahlen unter 1500/mm^3.
Typischerweise kann sie zu einer **gramnegativen Sepsis** führen.

F95 **‼**

Frage 9.106: Lösung D

Zu **(A):** Die **Pneumocystis-carinii-Pneumonie** wird den Mykosen zugeordnet. Sie ist die häufigste Erstmanifestation der HIV-Infektion und mit 85 % die häufigste opportunistische Infektion bei AIDS-Kranken. Diese Form der Pneumonie tritt bei gestörter **zellulärer Immunität** unter dem Bild einer plasmazellulären interstitiellen Pneumonie auf.

Zu **(B)** und **(C):** Bei **Neutropenie** (Granulozytopenie), durch zytotoxische Chemotherapie hervorgerufen, treten oft Infektionen mit Staphylococcus aureus (z. B. Hautinfektionen) auf. Bei aplastischer Anämie dominieren oft Candida species sowie Aspergillus species. Eine **gramnegative Sepsis durch Darmbakterien (z. B. E. coli, Proteus etc.)** kommt besonders häufig bei Patienten mit malignen hämatologischen Erkrankungen vor (Leukämie). Blutkulturen sowie der sofortige Beginn mit antibiotischen Substanzen sind erforderlich.

Zu **(D): ZNS-Toxoplasmose** tritt bei immunsupprimierten Patienten sowie insbesondere bei AIDS-Patienten **(T-Zelldefekt)** auf. Dabei können oft große raumfordernde Prozesse im Gehirn beobachtet werden, die sich durch Computertomographie oder Kernspintomographie nachweisen lassen.

Zu **(E):** Bei Störungen der humoralen Abwehr (**B-Zelldefekt** – z. B. Agammaglobulinämie, selektivem IgM/IgA-Mangel, chronisch lymphatischer Leukämie) kann es zu Infektionen mit Haemophilus influenzae (z. B. bei rez. Otitis media), Pneumocystis carinii, Neisseria meningitidis, Streptococcus pneumoniae und E. coli kommen.

H93 **‼**

Frage 9.107: Lösung B

Folgende **Komplikationen** sind im Rahmen von **AIDS** bekannt:

Opportunistische Infektionen:
- durch **Protozoen** verursacht:
  Toxoplasmose mit Pneumonie und ZNS-Befall, intestinale Kryptosporidiose, Isosporiasis, Stronglyoidiasis
- durch **Pilzinfekte:**
  Candidiasis, Kryptokokkose, Aspergillose, Histoplasmose, Pneumozystis-carinii-Pneumonie
- durch **bakterielle Infekte:**
  atypische Mykobakteriose
- durch **Virusinfektion:**
  Zytomegalievirus, Herpes-simplex-Virus
- **andere Infektionen:**
  oral hairy leukoplakia, Herpes zoster, Salmonellensepsis, Nokardiose, Tuberkulose, Candidastomatitis

Malignome:
Kaposi-Sarkom, ZNS-Lymphome, Non-Hodgkin-Lymphom von hohem Malignitätsgrad, Malignom des lymphatischen oder retikuloendothelialen Systems, das mehr als drei Monate nach einer der oben erwähnten Infektionen auftritt

anderes:
chronisch lymphoide, interstitielle Pneumonie, Psoriasis, andere Tumoren

Candida albicans ist der häufigste Erreger bei AIDS-Patienten.

Im Finalstadium, aber auch schon vorher, kann in fast 100 % der Fälle ein schwerer **Mundsoor** nachgewiesen werden.

Weitere Sekundärinfektionen sind (nach Gross/Schölmerich – in den USA):
- Pneumocystis-carinii-Pneumonie (PCP): 63 %
- Candida-Ösophagitis: 14 %
- Zytomegalie: 7 %
- Kryptokokkose: 7 %
- chronische Herpes simplex-Infektion: 4 %
- Kryptospiridiose: 4 %
- Toxoplasmose: 3 %
- andere opportunistische Infektionen: 3 %.

F93 **‼**

Frage 9.108: Lösung D

Der häufigste Erreger bei Patienten mit **AIDS** ist Candida albicans. Oft haben die Patienten einen schweren Mundsoor. Der Verdacht auf eine Soor-Ösophagitis besteht immer dann, wenn Schluckstörungen oder Kloßgefühl im Hals dazu kommen. Charakteristisch für eine orale Candidiasis ist das ungenügende Ansprechen auf topische Antimykotika. Oftmals gehen die Beschwerden unter einer topischen Therapie mit Amphotericin-B-Suspension oder Nystatin-Suspension nur kurzzeitig zurück und kommen bald wieder. Es empfiehlt sich dann nach kultureller Austestung die Behandlung mit einem systemischen Antimykotikum wie z. B. Ketoconazol oder Fluconazol.

Zu **(A):** Patienten mit erheblicher **Hypogammaglobulinämie** leiden an einem Mangel an IgG (200 mg/100 ml Serum). Dabei sind die IgG-synthetisierenden Zellen der Darmmukosa herabgesetzt oder fehlen. Es treten Symptome in Form von Durchfällen und globaler Malabsorption auf, eine Lamblieninfektion ist häufig. Oft kommen pulmonale chronische Infekte vor. Therapeutisch wird IgG parenteral substituiert.

Zu **(B):** Die am häufigsten auftretende Spezies bei oberflächlicher **Candidiasis** ist C. albicans. Weniger häufig sind C. tropicalis, C. parapsilosis und C. pseudotropicalis. In der Regel sind alle Keime gut mit topischer Anwendung eines Antimykotikums (z. B. Nystatin) zu behandeln.

Zu **(C):** Die akute **lymphatische Leukämie** kommt zu 80% im Kindesalter vor. Typische Symptome sind Fieber, Abgeschlagenheit, Nachtschweiß, bakterielle Infekte infolge Granulozytopenie, Soor, Blässe, Dyspnoe, Blutungen, evtl. Lymphknotenschwellungen, hypertrophe Gingivitis, Meningitis leucaemia, leukämische Hautinfiltrate und evtl. Knochenschmerzen.

Zu **(E):** Charakteristische Symptome bei der **Nebenniereninsuffizienz** sind:
- allgemeine Schwäche und rasche Ermüdbarkeit
- Pigmentierung der Haut
- Hypotonie
- Gewichtsverlust
- evtl. abdominelle Beschwerden wie Übelkeit, Erbrechen und Schmerzen.

H98 **!**
Frage 9.109: Lösung B

Siehe Lerntext IX.30.
Ganciclovir ist ein azyklisches Nukleosid-Analogon und hemmt die Nukleinsäure-(DNS)-Synthese von Zytomegalieviren in der infizierten Zelle. Gegenüber dem verwandten Aciclovir ist Ganciclovir gegen CMV 8- bis 20-mal stärker wirksam, aber gegen Herpes-simplex- und Varizella-Zoster-Virus schwächer. Ganciclovir hat zudem eine Wirkung gegen Epstein-Barr-Virus.
Ganciclovir wird bei lebensbedrohlicher Zytomegalie-Retinitis, vor allem aber bei immunsupprimierten Patienten (z. B. **AIDS**, Z. n. Transplantation, Zytostatikatherapie) eingesetzt. Nahezu alle AIDS-Infizierten sind CMV-seropositiv. Zudem kommt Ganciclovir zur Prävention einer Zytomegalie bei Transplantationspatienten mit erhöhtem CMV-Risiko infrage. Da bei vielen Patienten nach 2–14 Wochen posttherapeutisch ein Rezidiv auftritt, ist bis zur Besserung der Immunsituation eine Erhaltungstherapie notwendig. Bei anderen CMV-Erkrankungen (z. B. angeborene Zytomegalie) ist die Wirkung des antiviralen Mittels unsicher.

Zu **(A): Aciclovir** wird bei Herpes-simplex-Enzephalitis, Zoster, Varizellen und Herpes simplex bei allen AIDS-Infizierten und Immunsupprimierten eingesetzt, zudem bei Patienten mit Herpes genitalis, Herpes-simplex-Virusinfektionen des Neugeborenen und evtl. zur Prophylaxe von Varizella-Zoster-Infektionen bei angesteckten Patienten nach Organtransplantation.

Zu **(C): Zidovudin** ist ein Analogon des Nukleosids Thymidin und wirkt bei HIV-1-Infektionen als Virustatikum. Der Wirkmechanismus beruht bei der Virusvermehrung in der Verhinderung des sog. Rückschreibens der viralen RNS in DNS während der reversen Transkription.

Zu **(D): Didanosin** gehört zur Gruppe der Nukleosid-Analoga und wird zur Behandlung von AIDS-Infizierten eingesetzt. Es hemmt die Replikation von HIV in Zellkulturen.

Zu **(E): Amantadin,** das vor allem auf Grund seiner ZNS-Wirkung bei Parkinsonkranken eingesetzt wird, verhindert die Penetration von Viren in die Zelle und wirkt prophylaktisch gegen eine Influenza A-Virusinfektion (nicht gegen Influenza B-Viren).

F99 **!!**
Frage 9.110: Lösung C

In dem geschilderten Fall handelt es sich offensichtlich um eine Candida-Infektion bei einem **AIDS-Patienten**. Candida albicans ist der häufigste Erreger bei AIDS-Erkrankten. In bis zu 100% der Fälle wird ein schwerer Mundsoor nachgewiesen, eine **Candida-Ösophagitis** wie in dem geschilderten Fall findet sich bei etwa 14% der Fälle.
Mittel der Wahl ist die Gabe eines Antimykotikums, wie z. B. **Fluconazol** oder Nystatin.

Zu **(A): Ciprofloxacin** ist ein Gyrasehemmer mit einem breiten Wirkspektrum auf fast alle aerobe grampositive und gramnegative Bakterien.

Zu **(B): Aciclovir** ist ein Virustatikum und kann erfolgreich bei Herpeserkrankungen eingesetzt werden.

Zu **(D): Ganciclovir** ist ebenfalls ein Virustatikum, das besonders zur Behandlung des Zytomegalievirus eingesetzt wird.

Zu **(E): Griseofulvin** ist ein Antimykotikum mit fungistatischer Wirkung nur bei folgenden Mykoseformen:
- Trichophyton-Arten
- Microsporum audouinii
- Microsporum canis
- Microsporum gypseum
- Microsporum distortum
- Epidermophyton floccosum
- Tinea-Arten außer Pityriasis versicolor.

Bei allen anderen Pilzarten (z. B. Candida) ist Griseofulvin unwirksam.

H93
Frage 9.111: Lösung A

Die **Coxsackie-Viren** gehören zur Gruppe der ribonukleinsäurehaltigen Viren und werden in A- und B-Typen unterteilt.
Coxsackie-Viren können folgende Erkrankungen hervorrufen:
- aseptische **Meningitis**
- paralytische Erkrankungen
- Exanthemkrankheiten
- **Herpangina**
- Bornholmer Krankheit (epidemische **Pleurodynie**)
- grippale Infekte
- **Enzephalomyokarditis** bei Neugeborenen
- Perikarditis, Myokarditis.

Zu **(A):** Eine **eitrige Meningitis** spricht für eine bakterielle Genese.

[F95]

Frage 9.112: Lösung A

Zu **(1):** Zur Vorbeugung einer **Hepatitis A-Erkrankung** kann vorher eine passive (Gammaglobulin) oder aktive Immunisierung (formalininaktivierte Vakzine) durchgeführt werden. Das Mitführen von Medikamenten für den Erkrankungsfall ist nicht sinnvoll.

Zu **(2):** Eine **Reisediarrhö** wird in warmen Ländern oft durch E. coli verursacht. Das Mitführen von Loperamid oder einem Antibiotikum (z.B. Co-trimoxazol) kann den Krankheitsverlauf verkürzen.

Zu **(3): Gelbfieber** wird durch Flaviviren verursacht. Ein Impfschutz mit attenuiertem 17 D-Lebendimpfstoff hält 10 Jahre. Bei eingetretener Erkrankung kann nur symptomatisch therapiert werden.

Zu **(4):** Zur Chemoprophylaxe einer **Malariaerkrankung** bieten sich je nach Gebiet Chloroquin, Proguanil oder Mefloquin an. Als Stand-by-Medikament kann Halofantrin oder Mefloquin eingesetzt werden.

Zu **(5):** Erreger der **Chagas-Krankheit** ist Trypanosoma cruzi, das durch Haustiere auf Menschen übertragen wird. Klinisch äußert sich die akute Erkrankung fast immer in Form einer Myokarditis, die oft intensivtherapeutische Maßnahmen notwendig macht (z.B. Herzschrittmacher etc.).

[F94]

Frage 9.113: Lösung B

Es handelt sich bei der dargestellten Erkrankung vermutlich um **Windpocken.** Die Inkubationszeit liegt bei 2–3 Wochen, der Erkrankungsgipfel zwischen dem 2. und 6. Lebensjahr.

Klinisch imponiert ein flüchtiges Vorexanthem sowie Fieber. Die Erkrankung verläuft schubweise (Roseolen – Papeln – Bläschen – Krusten). Es resultiert dabei ein polymorphes Bild, wobei auch die Mundschleimhaut befallen wird. Der Allgemeinzustand ist wenig beeinträchtigt.

Im späteren Erwachsenenalter kann es zur Reaktivierung von Zoster/Varizellen-Viren kommen, die in den Spinalganglien persistieren.

Zu **(A):** Eine Meldung beim Gesundheitsamt ist bei **Varizellen** nicht erforderlich.

Zu **(C):** Ein **Waterhouse-Friderichsen-Syndrom** mit Verbrauchskoagulopathie und NNR-Einblutung tritt bei Meningokokkensepsis auf.

Zu **(D):** Die Therapie bei **Varizellen** besteht in symptomatischen Maßnahmen, wie z.B. Gabe von Sedativa, Antihistaminika. Bei abwehrgeschwächten Patienten kann die Applikation von Hyperimmunglobulin und Virustatika empfohlen werden.

Zu **(E):** Das Exanthem bei **Masern** ist großfleckig, konfluierend mit Beginn hinter den Ohren. Im späteren Verlauf zeigt sich eine feine Schuppung, daneben treten Halslymphknotenschwellungen auf. Im Bereich des Gaumens sind ein Enanthem und Koplik-Flecke (weißliche Flecke mit rotem Vorhof) zu finden.

[F96]

Frage 9.114: Lösung C

Der **Mumps** ist eine Allgemeininfektion, wird durch Viren hervorgerufen (Myxovirus parotidis) und führt zu einer Schwellung der Parotis. Es können auch die übrigen Speicheldrüsen betroffen werden **(serofibrinöse Sialadenitis)** ebenso wie andere Organe.

Zu **(A):** Im Bereich des Pankreas führt die Erkrankung zu einer **ödematösen Pankreatitis, wobei es in seltenen Fällen zu einer Pseudozystenbildung kommt.**

Zu **(B):** Im Vordergrund der Komplikationen steht die Meningoenzephalitis. Etwa 10% der Patienten erkrankten an einer meist gutartig verlaufenden, **abakteriellen Meningitis,** die eine hohe, fast ausschließlich lymphozytäre Pleozytose von 1000–2000 Zellen/µl aufweist.

Zu **(D):** Bei 20–30% der nach der Pubertät erkrankten Männer kommt es zu einer **serösen Orchitis.** Gelegentlich tritt auch eine Epididymitis auf. 30–40% der betroffenen Hoden atrophieren.

Zu **(E):** Auch die Nieren können bei **Mumps** betroffen sein. In seltenen Fällen wurde von einer **hämorrhagischen Glomerulonephritis** berichtet.

Eine **mesangioproliferative Glomerulonephritis** wird vermutlich durch Entzündungsvorgänge an den Glomeruli durch immunologische Steuerung hervorgerufen.

[H95]

Frage 9.115: Lösung D

In dem geschilderten Fall handelt es sich um **Dengue-hämorrhagisches Fieber,** das vor allem in Südostasien, (in) der Karibik und seltener in Mittelamerika vorkommt.

Erreger ist das Denguevirus. Die Inkubationszeit beträgt 4–5 Tage. Danach plötzlicher Fieberanstieg bei einer Fieberdauer von 2–7 Tagen. Anschließend treten hämorrhagische Manifestationen an Haut und inneren Organen auf bis hin zum hypovolämischen Schock. Es werden 4 Schweregrade unterschieden:

– Fieber mit Blutungsneigung, positiver Rumpel-Leede-Test
– zusätzliche spontane Blutungen aus Haut und Schleimhäuten
– zusätzliche leichte Schocksymptomatik
– schwerer hypovolämischer Schock mit Hämorrhagien.

Diagnostik: Nachweis eines Thrombozytenabfalls, Transaminasenanstieg, Komplementtitersenkung, Gerinnungsstörungen, virologische Diagnostik mittels Schnelltest: virale Antigene in peripheren Leukozyten mit Immunfluoreszenz.
Therapie: symptomatisch i. S. von Schockbehandlung, Elektrolytzufuhr und Azidosebehandlung.
Zu **(A):** Das **Wolhynische Fieber** kommt in Mexiko, Osteuropa und Nordafrika vor und wird ausgelöst durch Rickettsia quintana. Nach einer Inkubationszeit von 10–30 Tagen beginnt die Erkrankung mit Fieber und Muskel-/Knochenschmerzen. Typisch ist der symmetrische Schienbeinschmerz. Man findet während des Fiebers eine Splenomegalie sowie ein makulopapulöses Exanthem. Der Krankheitsverlauf ist gutartig.
Zu **(B):** Bei der **Malaria** können im dicken Tropfen spärlich Plasmodien angereichert werden. Alle 6 Stunden sollten Blutausstriche und dicke Tropfen angefertigt werden. Klinisch treten Schmerzen im Oberbauch, Leber- und Milzvergrößerung sowie evtl. Ikterus in Erscheinung. Es kann zu gastrointestinalen Symptomen, zu hämolytischen Krisen mit Rückenschmerzen sowie An- und Oligurie kommen.
Zu **(C):** Bei **Amöbenleberabszessen** klagen die Patienten über Druckgefühl im rechten Oberbauch und subfebrile Temperaturen nach vorangegangener Diarrhö.
Zu **(E):** Die **Zytomegalie** ist eine Viruserkrankung (Herpetoviridae), die vorwiegend Lunge, Leber und Urogenitaltrakt schädigt. Es kann zu interstitieller Pneumonie, Hepatosplenomegalie und thrombozytopenischer Purpura und Lymphadenitis kommen. Laborchemisch treten Lymphozytose, GOT- und GTP-Erhöhung sowie Thrombozytopenie auf.

9.5 Pilzinfektionen

F94 !
Frage 9.116: Lösung D

Eine **Candida-Infektion des Darmes** ist selten. Im Stuhl nachgewiesene Hefen haben in der Regel keine klinische Bedeutung. Bei rezidivierender Genitalcandidiasis kann der Darmtrakt als Reservoir dienen. In diesem Fall wäre eine orale Therapie mit einem Antimykotikum indiziert.
Zu **(A):** **Mundsoor** ist relativ häufig bei Patienten nach Antibiotikatherapie, bei AIDS-Kranken und Immungeschwächten (schwere Krankheiten).
Zu **(B):** Am häufigsten werden **Candida-Septikämien** durch lang liegende Venenkatheter verursacht, auch bei myeloischer Insuffizienz kann eine Sepsis auftreten.

Zu **(C):** Die **Soor-Ösophagitis** ist eine gefährliche Komplikation bei Patienten mit myeloischer Insuffizienz oder schweren T-Zelldefekten.
Zu **(E):** **Candida** ist eine häufige Komponente der normalen Körperflora (Darm, Mund).

F93 !
Frage 9.117: Lösung E

Zu **(A):** Prädisponierende Faktoren einer **Candida-Sepsis** sind (nach Warrell, Infektionskrankheiten):
- lokale Defekte, Fremdkörper, z. B. künstl. Herzklappen, **intravenöse Zugänge**
- Immundefekte (hauptsächlich T-Zelldefekte)
- Medikamente, wie z. B. Antibiotika
- Karzinome, Leukämien
- endokrine Erkrankungen, wie z. B. Diabetes mellitus
- hohes Alter, Schwangerschaft
- Mangelernährung
- chirurgische Eingriffe
- Drogenabhängigkeit.

Zu **(B)** und **(C):** Die Erreger der **systemischen Candida-Infektion** lassen sich nur schwer nachweisen. Oft müssen wiederholt Kulturen durchgeführt werden, um die Keime zu finden. Deshalb sollten mehrere Methoden gleichzeitig angewendet werden. Zusätzlich sollte der Antikörpertiter bestimmt werden, allerdings haben 20 % der Fälle keine nachweisbaren Antikörper. Positive Kulturen aus Sputum bzw. der Nachweis von Antikörpern beweisen nicht zwingend eine invasive Candida-Infektion, da auch Normalpersonen niedrige Antikörpertiter aufweisen. Der nachhaltigste Beweis einer Candidainvasion ist die Biopsie eines Hautknotens oder eines Lungeninfiltrates.
Zu **(D):** Zu den Invasionsbefunden einer **Candida-Infektion** gehören der pathologische Urinbefund (Urinkultur), metastatische Hautknoten. Druckempfindlichkeit der Muskulatur, Herzgeräusche bei Endokarditis, weiße **Retinaflecken** bei Retinabefall.
Zu **(E):** Die **systemische Candida-Infektion** bzw. **Candidasepsis** kommt weltweit vor, ist jedoch insgesamt selten.

F97 !
Frage 9.118: Lösung E

Hefepilz (Candida albicans in 80 % der Fälle) finden sich bei Gesunden im Stuhl, Vaginalabstrich und Oropharynx. Bei Abwehrschwäche kann es zu schweren Candidainfektionen kommen.
Der Nachweis gelingt durch:
- **Candida-Antigennachweis** im Serum, Bronchialsekret, Urin- und Lungengewebe
- **Antikörpernachweis:** Es wird ein mindestens 4facher Anstieg der Antikörpertiter innerhalb von 2 Wochen sowie IgM-Antikörper erwartet.

Bei immunsupprimierten Patienten ist der Test unzuverlässig. Folgende Tests werden durchgeführt:
- CHA: Candida-Hämagglutinationstest
- CIF: Candida-Immunfluoreszenztest
- Die **Blutkultur** ist besonders sinnvoll bei einer **Candidasepsis.**
- **D-Arabinitol** ist ein Bestandteil von Candida und kann wie Candida-Antigene im Serum bestimmt werden.

Zu **(E):** Die **Stuhlkultur** ist zum Nachweis der Invasivität einer Candidamykose unwichtig, da 50% aller Gesunden nachweisbar Hefepilze im Magen-Darm-Trakt haben.

F00

Frage 9.119: Lösung D

Die **Aspergillose** ist die häufigste Lungenmykose in Europa und wird durch den Erreger **Aspergillus fumigatus,** seltener durch andere Aspergillusarten verursacht. Die Übertragung erfolgt über die Atemwege durch Inhalation.
Folgende **Manifestationen** der Aspergillose sind bekannt:
- **Allergische bronchopulmonale Aspergillose** (Asthma bronchiale, exogen allergische Alveolitis
- **Aspergillom** (Rundherd, der sich in einer Kaverne bildet)
- invasive pulmonale Aspergillose (Pneumonie)
- extrapulmonale Aspergillose (Keratitis, Otomykose, Sinusitis, Endokarditis)

Therapie der Aspergillose:
Das **Aspergillom** wird chirurgisch saniert (Lungenteilresektion). Bei den weiteren Formen der Aspergillose ist die perorale Gabe von Corticosteroiden, Aerosolinhalationen mit Fungistatika und bronchusdilatierenden Substanzen angezeigt.

9.6 Infektionen durch Protozoen

Amöbiasis — IX.31

Erreger der **Amöbiasis** ist **Entamoeba histolytica,** wobei 2 Spezies unterschieden werden.
Die Erkrankung kommt weltweit vor, speziell jedoch in den Tropen und Subtropen.
Der **Infektionsweg** verläuft fäkal-oral durch Aufnahme von Zysten über die kontaminierte Nahrung.

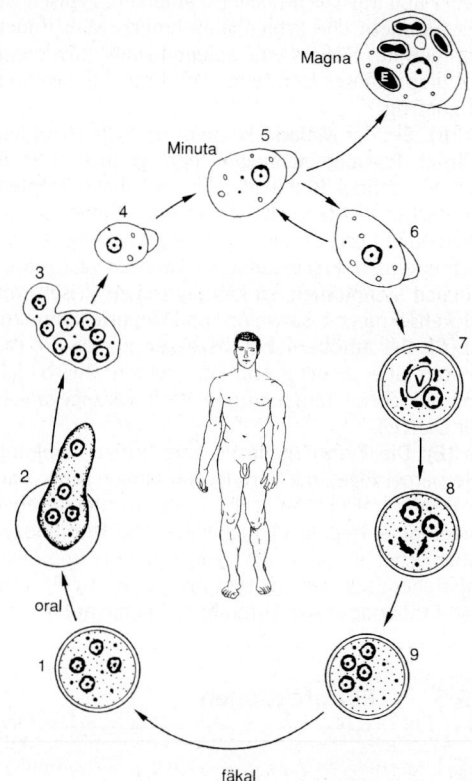

Abb. 9.**2** Entwicklungszyklus der Entamoeba histolytica. 1 Vierkernige Zyste wird oral aufgenommen. 2–4 Nach Exzystation im Dünndarm mehrfache Teilung zu einkernigen Trophozoiten. 5–6 Reife Trophozoiten, aus denen gewebeinvasive Magnaformen entstehen. 7 Einkernige Zyste mit Chromatinkörperchen und großer Glykogenvakuole. 8 Zweikernige Zyste mit Chromatinkörperchen. 9 Reife vierkernige Zyste (aus Lang, W.: Tropenmedizin in Klinik und Praxis. Thieme, Stuttgart 1993)

In der Folge kommt es zur **Amöbenruhr** mit himbeergeleeartigen Durchfällen, Bauchschmerzen und Tenesmen. **Koloskopisch** fallen ausgestanzte Ulzerationen der Kolonschleimhaut sowie selten granulomatöse Entzündungsreaktionen auf. Es werden auch fulminante Verläufe beobachtet mit toxischem Megakolon, Kolonperforation und Peritonitis.
Komplizierend kann ein **Leberabszess** auftreten. Zeitlich unabhängig vom Amöbendurchfall kommt es plötzlich zu Fieber, Übelkeit und rechtskostalen Schmerzen. Im weiteren Verlauf führt die Durchwanderung der Amöben in den Pleuraraum zu einem Pleuraschmerz mit Husten und Hämoptoe.
Diagnostik:
Die intestinale Form wird mittels mikroskopischem Erregernachweis aus dem Stuhl erbracht (Magnaform mit phagozytierten Erythrozyten). Des Weiteren kann der Antigennachweis durch PCR erfolgen.
Bei extraintestinalen Komplikationen (Leberabszess) ist die Sonographie, MRT und Serologie indiziert.
Therapie:
Bei der intestinalen Form ist die Gabe von **Metronidazol** für 10 Tage und anschließend lumenwirksame Kontaktamöbizide zur Abtötung von Zysten (z. B. Diloxanid) angezeigt. Bei extraintestinalen Komplikationen erfolgt evtl. die zusätzliche Verabreichung (neben Metronidazol) von Chloroquin. Eine Abszesspunktion sollte nur bei drohender Perforation erfolgen.

F94 **!!**

Frage 9.120: Lösung D

Die medikamentöse Therapie eines **Leberamöbenabszesses** besteht in der Gabe von **Metronidazol**. Bei Therapieversagen oder Unverträglichkeit kommt die Applikation von **Chloroquin** in Betracht. Große Leberabszesse werden durch geschlossene Nadelaspiration unter sonographischer Kontrolle abgesaugt. In diesem Fall sind eine Hospitalisierung, Bettruhe und evtl. eine flüssige Diät erforderlich.

F00 **!**

Frage 9.121: Lösung B

Bei etwa 70% der Patienten mit einer **Amöbeninfektion** kann als Spätkomplikation ein **Leberabszess** solitär oder multipel beobachtet werden. Bevorzugte Lokalisation ist der rechte Leberlappen. Dieser kann noch nach Monaten und Jahren auftreten. Es kann bei einer Ruptur des Leberabszesses zu einer Mitbeteiligung von Pleura und Bronchien sowie der Bauchhöhle kommen.
Seltener wird ein fulminanter Verlauf mit **toxischem Megakolon**, **Kolonperforation** und Peritonitis nachgewiesen.

F93 **!!**

Frage 9.122: Lösung E

Zu **(A):** Drei Formen von **Entamoeba histolytica** werden beobachtet:
- Gewebs- und Magnaform
- Darmlumen- und Minutaform
- Dauerform (Zysten).

Zu **(B):** Die Erkrankung kommt vor allem in warmen Ländern vor. Die Übertragung erfolgt von Mensch zu Mensch, im Zystenstadium durch verunreinigte Lebensmittel oder Trinkwasser.
Zu **(C):** Bei **Kolonulzeration** im Rahmen einer **Amöbenruhr** kommt es zum Absetzen lockerer Stühle oder Diarrhö mit frischen Blutbeimengungen. Das endoskopische Bild der Amöbenulzera ist unspezifisch. Für eine Amöbenruhr spricht normal aussehende Mukosa zwischen den Ulzera. Frühe Läsionen sind oft erhaben, und die enge Öffnung besitzt nur einen Durchmesser von wenigen Millimetern (flaschenförmige Ulzera).
Zu **(D):** Zu den häufigsten extraintestinalen Absiedlungen der Erreger gehört die Leberbeteiligung mit Ausbildung eines Leberabszesses. In 70% der Fälle tritt der Leberabszess solitär auf.
Zu **(E):** Die **parasitären Amöben** haben einen Durchmesser von ca. 16–20 μm, das Endoplasma erscheint granulär und enthält viele Bakterien und Partikel, von denen sich die Parasiten ernähren. Die Zysten haben eine kugelförmige Struktur und einen Durchmesser zwischen 10–15 μm.
Geißeln können nicht beobachtet werden.

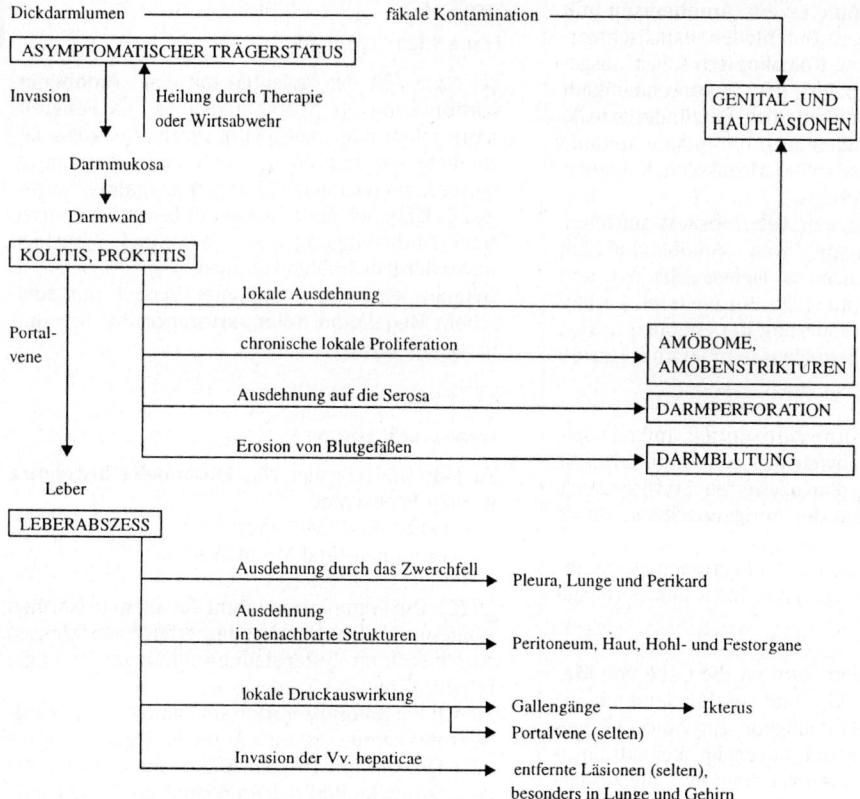

Abb. 9.3 Hauptausdehnung der Amöbenpathologie

F99 H94 **!!**
Frage 9.123: Lösung D

Am ehesten handelt es sich bei der geschilderten Symptomatik um einen **Amöbenleberabszess**. Dieser tritt meist Wochen bis Monat nach einer Amöbenruhr auf. Es bestehen ein Druckgefühl und Schmerzen im rechten Oberbauch. Der Abszess kann in den Bauchraum oder Pleuraraum und selten in den Perikardraum rupturieren.
Laborchemisch lässt sich eine Erhöhung der unspezifischen Entzündungsparameter (BSG, CRP, Leukozyten) sowie der Lebertransaminasen nachweisen.
Zu **(A):** Die Inkubationszeit der **Hepatitis A** beträgt ca. 15–45 Tage. Als Prodromalsymptome sind grippale und gastrointestinale Beschwerden (z. B. Diarrhoe) zu nennen. Die Lebertransaminasen GOT und GPT sind jedoch in der Regel deutlich höher ausgeprägt als in dem geschilderten Fall (500–3000 U/l) bei einem de Ritis-Quotienten GOT/GPT < 1.
Zu **(B):** Die Inkubationszeit des **Typhus abdominalis** beträgt etwa 1–3 Wochen. Im Gegensatz zu den meisten bakteriellen Infektionen besteht jedoch eine **Leukopenie** mit absoluter Eosinopenie. Evtl. kann eine leichte Lebertransaminasenerhöhung auftreten. Es bestehen meist eine Splenomegalie sowie Roseolen im Bereich der Bauchhaut.
Zu **(C):** Zu den typischen Symptomen einer **Malaria tertiana** gehören Fieber, Kopf- und Gliederschmerzen, Schmerzen im rechten Oberbauch, **Hepatosplenomegalie, Leuko- und Thrombozytopenie**, hämolytische Anämie und Hypoglykämie. Für die Malariaprophylaxe in Nepal wird nach dem derzeitigen Stand in Gebieten mit mittlerem Risiko (tiefer gelegene ländliche Gebiete) neben einer allgemeinen Expositionsprophylaxe und einer Notfall-Selbstbehandlung („Stand-by-Medikation") mit Mefloquin die Chemoprophylaxe mit Chloroquin und Proguanil empfohlen. In Gebieten mit geringem Risiko (ansteigende Täler des Himalaya) ist neben der allgemeinen Expositionsprophylaxe nur die Notfallselbstbehandlung mit Mefloquin indiziert.
Zu **(E):** Bei einem **Gallenblasenempyem** besteht ein ausgeprägter Druckschmerz unter dem rechten Rippenbogen, wobei dort eine Schwellung zu tasten ist. Dabei kommt es zu einer Eiteransammlung im Be-

reich der Gallenblase. Laborchemisch kann eine ausgeprägte Leukozytose mit Linksverschiebung (Leukozyten > 20 000/mm^3) beobachtet werden. Das Bilirubin ist normal oder kann geringfügig erhöht sein. Als Ursache kommt eine Cholezystolithiasis infrage.

Lambliasis — IX.32

Die **Lambliasis (Giardiasis)** ist weltweit verbreitet. Erreger ist ein Flagellat, der sich am Bürstensaum des Darmepithels in **Duodenum und Jejunum** festsaugt und vermehrt. Giardia Lamblia gehört zum Erregerspektrum der Reisediarrhö. Die Übertragung erfolgt von Mensch zu Mensch über aus dem Stuhl ausgeschiedene Zysten bzw. epidemisch über verunreinigtes Wasser.

Klinik:
Die Infektion verläuft oftmals symptomlos. Es kann jedoch kurzfristig zu einem reversiblen Malabsorptions-Syndrom führen mit Durchfällen, Stearrhö und Gewichtsverlust. Daneben bestehen Meteorismus, Übelkeit, Bauchkrämpfe und Fieber. Häufig kommt es zur spontanen Beendigung der Krankheit, protrahierte Verläufe wurden jedoch auch beschrieben.

Diagnostik:
Diagnostisch führen Stuhlproben zum Nachweis von Zysten weiter. Außerdem können Trophozoiten im Duodenalsaft beobachtet werden.

Therapie:
Mittel der Wahl ist die Gabe von **Metronidazol** für 3 Tage oder Tinidazol als Einmalgabe.

F90

Frage 9.124: Lösung E

Siehe Lerntext IX.32.

H97

Frage 9.125: Lösung E

Zu **(E):** Eine diaplazentare Übertragung der Toxoplasmose bei Erstmanifestation in der Schwangerschaft ist möglich. Danach besteht Immunität. Eine spätere „endogene Reaktivierung" ist nicht möglich.
Zu **(A):** Es wird davon ausgegangen, dass ca. 70–80% aller älteren Erwachsenen eine **subklinische Toxoplasmose** durchgemacht haben.
Zu **(B):** Die häufigste klinisch manifeste Form der **Toxoplasmose** ist die **Lymphadenitis toxoplasmotica**. Sie äußert sich in Form von generalisierten Lymphknotenschwellungen, oft mit unklarem Fieber, Kopf- und Muskelschmerzen bei erheblichem Krankheitsgefühl. Es besteht eine mäßig erhöhte BSG und ein uncharakteristisches Blutbild. Die Lymphknotentoxoplasmose heilt in der Regel folgenlos aus. Keine Selbstheilungstendenz wird jedoch bei Immunschwäche (z. B. AIDS) beobachtet.
Zu **(C): Toxoplasmose** ist im Tierreich weit verbreitet. Die Zysten der Toxoplasmose können im Muskelfleisch von unterschiedlichen Tieren gefunden werden. In allen Organen können Zysten mit ungeschlechtlichen Vermehrungsstadien auftreten. Zusätzlich kann in der Darmwand von Katzen eine geschlechtliche Vermehrung stattfinden.
Zu **(D):** Bei der **kongenitalen Toxoplasmose** können Totgeburten sowie angeborene zerebrale und **okkuläre** Schäden auftreten.

Kala Azar — IX.33

Kala Azar ist eine viszerale Leishmaniose, daneben gibt es die kutane Leishmaniose (Orientbeule) und die mukokutane Leishmaniose (amerikanische Haut-Schleimhaut-Leishmaniose).
Bei Kala Azar handelt es sich um eine chronische Infektionskrankheit, die durch Leishmania donovani hervorgerufen wird und vorwiegend in warmen Ländern (Indien, China, Bihar, selten Mittelmeerländer) vorkommt. Phlebotome (Mückenart) übertragen die Leishmaniosen. Infektionsreservoire sind Füchse, Hunde und Menschen.

Klinik:
Kennzeichnend sind:
– unregelmäßiges Fieber
– Haut- und innere Blutungen
– Hepatosplenomegalie
– Leukopenie
– Anämie
– Kachexie.

Diagnostik:
Beweisend ist der Erregernachweis im nach Giemsa gefärbten Punktausstrich aus Milz, Leber, Knochenmark oder Geschwürsrand. Daneben können zur Diagnostik der Tierversuch (Hamster), KBR, Immunfluoreszenz und Hämagglutination eingesetzt werden.

Therapie:
Neben allgemeinen Maßnahmen (eiweiß- und kohlenhydratreiche Kost, Transfusionen) werden chemotherapeutisch Pentostam, Glucantime und Pentamidin eingesetzt.

F96

Frage 9.126: Lösung B

Kala Azar ist eine chronische Infektionskrankheit, die durch Leishmania donovani hervorgerufen wird und vorwiegend in warmen Ländern vorkommt (Indien, China, selten Mittelmeerländer). Sie stellt die **viszerale** Form der Leishmaniose dar.

Zu **(A)**: Die **südamerikanische mukokutane Leishmaniose** wird durch Verschleppung von Parasiten auf dem Blutwege hervorgerufen. Diese Form der Leishmaniose beginnt zunächst mit einer Hautläsion, wobei es später nach jahrzehntelangem Intervall zu Manifestationen an den Schleimhäuten des Nasen-Rachen-Raumes kommt.

Zu **(C), (D)** und **(E)**: Bei der **Leishmaniose der alten Welt** (Orientbeule) tritt an der Einstichstelle eine juckende Papel oder Knötchen auf, die sich zu einer Beule entwickeln und ulzerieren kann. Es bildet sich eine ausgeprägte T-Zell-Immunität aus.
Man unterscheidet eine **L. tropica, L. major** und eine **L. aethiopica (diffuse kutane L.).**
Die **L. tropica** führt zu der o.g. Orientbeule. Die **L. major** führt zu einer Infektion der Haut mit Bevorzugung der unteren Extremitäten mit häufigem Befall der regionalen Lymphknoten.
Die **L. aethiopica** führt zu einer Hautleishmaniose mit langwierigem Verlauf und Entwicklung einer diffusen Hautbeteiligung.

H99 **!!**
Frage 9.127: Lösung D

Siehe Lerntext IX.33.
In dem vorliegenden Fall handelt es sich vermutlich um das Bild einer **viszeralen Leishmaniose**.
Erreger ist Leishmania donovani. Er kommt vor allem in warmen Ländern wie China, Indien, Bihar und seltener in Mittelmeerländern vor.
Nach einer Inkubationszeit von etwa 10 Tagen bis über ein Jahr treten folgende Symptome auf:
- unregelmäßiges Fieber
- Hepatosplenomegalie
- generalisierte Lymphknotenschwellung
- Thrombo-, Leukopenie
- Anämie
- Kachexie
- innere Blutungen.

Die Erreger vermehren sich im RES und schädigen die Organe. Durch Ausfall spezialisierter T-Helferzellen wird dies begünstigt.
Die **Diagnose** wird durch den Nachweis amastigoter Leishmanien in Retikulumzellen gestellt.
Der **Knochenmarkausstrich** zeigt Leishmania donovani im Zytoplasma einer Zelle. Teilweise lassen sich die äußerst kurzen Geißeln der Erreger erkennen.
Die Parasiten vermehren sich ungehindert und führen schließlich zum Zelltod. Die nun freigesetzten Leishmanien werden von Makrophagen aufgenommen, wodurch eine Ausbreitung des Befalls von Zelle zu Zelle stattfindet.

Zu **(A)**: Die **Thalassämie** beruht auf einer Mindersynthese der Globulinketten des Hämoglobins. Daraus resultiert bei der homozygoten Form ein schweres Krankheitsbild mit Hepatosplenomegalie und eingeschränktem Wachstum. Der Gesichtsausdruck ist mongoloid, typisch ist die Verschmälerung der Kortikalis (Röntgen: „Bürstenschädel"). Die heterozygote Form zeigt nur leichte Veränderungen wie allgemeine Leistungsschwäche und schnelle Ermüdbarkeit. Der **Knochenmarkausstrich** der **Major-Form** zeigt eine extreme Erythropoese-Steigerung, meist mit Linksverschiebung. Bei der **Minor-Form** fällt eine nur leichte Hyperplasie der Erythropoese auf.

Zu **(B)**: Charakteristische Symptome der **Malaria** sind:
- Fieber evtl. mit Schüttelfrost
- Kopf- und Gliederschmerzen
- Hepato-Splenomegalie
- evtl. Ikterus
- Schmerzen im rechten Oberbauch
- evtl. gastrointestinale Beschwerden wie Übelkeit, Erbrechen, Durchfall
- Hämolytische Anämie
- Leukozyto- und Thrombozytopenie
- evtl. Hypoglykämie.

Eine zervikale Lymphknotenschwellung ist nicht typisch für die Malaria.
Die Diagnostik der **Malaria** wird mittels Plasmodiennachweis im **Blutausstrich** („dicker Tropfen") durchgeführt. Es können so vorhandene Plasmodien angereichert werden.
In den **Erythrozyten** lassen sich junge Parasiten (Ringform) beobachten. Für Plasmodium vivax (Malaria tertiana) ist die Schüffner-Tüpfelung und für Plasmodium malariae (Malaria quartana) evtl. ein dunkles Band im Erythrozyten charakteristisch. Für Plasmodium falciparum (Malaria tropica) sprechen halbmondförmige Makrogametozyten.
Bei der Malaria tropica können im Extremfall alle Erythrozyten befallen sein, während bei der Malaria tertiana und quartana nur etwa 2% der Erythrozyten betroffen sind.

Zu **(C)**: Die **Zytomegalie** wird durch Viren der Familie Herpetoviridae hervorgerufen. Die Übertragung geschieht durch Sekrete aus dem Urogenitaltrakt und Frischbluttransfusion.
Bei immunkompetenten Personen verläuft die Infektion in über 90% symptomlos.
Typische klinische Symptome sind:
- Hepatosplenomegalie
- Thrombozytopenische Purpura
- Lymphknotenvergrößerung
- Fieber
- Myalgien, Arthralgien
- Leuko-, Thrombozytopenie
- Retinitis
- Enzephalitis
- Interstitielle Pneumonie
- Ösophagitis, Gastritis
- Colitis
- Hepatitis.

Diagnostisch erfolgt der Virusnachweis aus Urin, Blut und Bronchialsekret. Das Biopsiematerial zeigt Viruseinschlüsse in infizierten Riesenzellen.
Zu (E): Der Nachweis von **AIDS-Erregern** erfolgt durch Antikörperuntersuchung und durch Virusqualifizierung mittels PCR.

Kryptokokkose — IX.34

Cryptococcus neoformans ist ein Hefepilz und befindet sich weltweit im Erdboden. Daneben hält er sich in Vogelexkrementen auf und kommt gelegentlich beim gesunden Menschen vor. Die Durchseuchungsrate ist nicht bekannt, da ein spezifischer Hinweis fehlt.
Die Erkrankung tritt oft im Gefolge einer vorbestehenden, gravierenden Systemerkrankung (z. B. Lymphogranulom, Leukämie, relativ häufig bei AIDS (5%)) auf.

Klinik:
Primärinfektion erfolgt in der Lunge, röntgenologisch zeigen sich Infiltrate in den unteren Lungenfeldern. In der Regel nach einigen Wochen spontane Rückbildung bis auf fibröse Residuen. Kommt es zur hämatogenen Streuung, ist in erster Linie das ZNS betroffen (50%). In der BRD ist die häufigste klinisch apparente Form eine **subakute Meningoenzephalitis,** die gewöhnlich innerhalb weniger Monate zum Tode führt.
Die **Lumbalpunktion** zeigt einen erhöhten Liquordruck, erhöhte Proteine bei mäßig erhöhter Zellzahl.

Diagnose:
Sicherung der Diagnose durch Nachweis von Cryptococcus neoformans im Untersuchungsmaterial durch Färbung der Kapsel mit Tusche. In ca. 50% der Fälle kann der Keim so nachgewiesen werden. Zur Verbesserung des Direktnachweises muss der Liquor zentrifugiert werden (Verwechslung des Erregers mit Liquorzellen). Erst nach 4–6 Wochen ist mit einem Wachsen der Kultur zu rechnen. Zur Untersuchung werden Sputum, Urin, Prostatasekret und Knochenmark überprüft.
Der Nachweis von Antigenen im Blut ist möglich.
Neben der ZNS-Beteiligung können auch Haut (5%), Knochen (5%) und Urogenitalsystem beteiligt sein.

Therapie:
Amphotericin B und Fluorcytosin sind die Antimykotika der Wahl. Bei ZNS-Befall sollte die intrahekale Verabreichung erwogen werden. Daneben kommen Ketoconazol und Fluconazol zum Einsatz.

F94
Frage 9.128: Lösung C
Siehe Lerntext IX.34.

H98 *!*
Frage 9.129: Lösung D

Siehe Lerntext IX.34.
Zu **(D):** **Kryptokokkenerkrankungen** sind bei Mensch und Tier bekannt. Die Infektion ist nicht ansteckend.
Cryptococcus neoformans ist ein Hefepilz und befindet sich weltweit im Erdboden. Daneben hält er sich in Vogelexkrementen auf und kommt gelegentlich beim gesunden Menschen vor. Die Durchseuchungsrate ist nicht bekannt, da ein spezifischer Hauttest fehlt.
Zu **(A):** Die Erkrankung tritt besonders bei Patienten mit reduzierter Immunlage auf, wie z. B. bei Personen mit Lymphogranulom, Leukämie und **AIDS.** Bei HIV-Infizierten kommt die Erkrankung relativ häufig vor (5% aller Fälle).
Zu **(B):** Primär ist bei der **Kryptokokkose** die Lunge betroffen. Es kann dann zu einer hämatogenen Streuung vor allem in das ZNS (50%) kommen. In der BRD ist die häufigste klinisch apparente Form eine subakute Meningoenzephalitis, die gewöhnlich innerhalb weniger Monate zum Tode führt.
Zu **(C):** Bei HIV-Infizierten ähnelt die durch **Cryptococcus neoformans** hervorgerufene Meningitis den durch **Mycobacterium tuberculosis**, Histoplasma capsulatum, Coccidioides immitis oder Krebsmetastasen verursachten Meningitiden. Zur Sicherung der Diagnose dient die Lumbalpunktion. Bei etwa 90% der Patienten mit Kryptokokkenmeningitis können Kapselantigene des Pilzes im Liquor oder Serum mithilfe der Latex-Agglutination nachgewiesen werden.
Zu **(E):** Die **Kryptokokkose** ist eine Pilzerkrankung. Bei einem nicht vorgeschädigten Patienten mit auf die Lunge beschränkter oder regressiver Kryptokokkose kann unter sorgfältiger Beobachtung auf eine Therapie verzichtet werden. **Amphotericin B** und **Fluorcytosin** sowie evtl. Fluconazol sind bei Progression oder Streuung der Infektion wirksam.

Malaria — IX.35

Die **Malaria** wird in tropischen und subtropischen Gebieten beobachtet.
Sie ist neben der Tuberkulose die zweithäufigste Infektionskrankheit der Welt. Es kommen etwa 500 Millionen Neuerkrankungen pro Jahr vor. In Deutschland werden etwa 1000 importierte Fälle pro Jahr registriert, die häufigsten aus Kenia.
Es werden **4 Plasmodienarten** unterschieden: Siehe Tabelle 9.8

Tab. 9.8 Parasitologische und klinische Merkmale der Malaria (aus: Schettler G., Greten H., Innere Medizin, 9. Aufl., Georg Thieme Verlag, Stuttgart, New York, 1998)

Erkrankung	Erreger	Exoerythrozytäre Phase (entspricht der Inkubationszeit)	Erythrozytäre Phase	Klinische Merkmale
Malaria tropica	P. falciparum	7–15 Tage, bildet keine Leberhypnozoiten	48 Std., periodisches Fieber jedoch selten	potenziell tödlicher Verlauf, Therapieresistenz verbreitet, i. d. R. keine Rezidive nach erfolgter Abheilung
Malaria tertiana	P. vivax	12–18 Tage, bildet Leberhypnozoiten	48 Std.	benigne Verlaufsform, Rezidive bis 2 Jahre nach Infektion
	P. ovale			benigne Verlaufsform, Rezidive bis 5 Jahre
Malaria quartana	P. malariae	18–40 Tage, bildet keine Leberhypnozoiten	72 Std.	benigne Verlaufsform, Rezidive bis 30 Jahre nach Infektion möglich

Die **Übertragung** der Plasmodien geschieht durch die weibliche **Anophelesmücke:**
Aus dem Speichel der Mücke werden **Sporozoiten** in die Blutbahn des Menschen inokkuliert. Danach dringen die Sporozoiten innerhalb einer halben Stunde in Leberparenchymzellen ein. Dort kommt es zur Entwicklung zu **Gewebsschizonten** innerhalb von 1–2 Wochen, die mehrere Tausend **Merozoiten** enthalten können. Nach Aufplatzen der parasitierten Leberzelle gelangen die **Merozoiten** in die Blutbahn des Lebersinus und dringen in **Erythrozyten** ein. Dort erfolgt die Reifung zu **Schizonten** innerhalb von 2–3 Tagen. Danach kommt es zur Ruptur der Erythrozytenmembran und Ausbildung von **Gametozyten,** die sich beim Blutsaugen der Mücke zu **Sporozoiten** entwickeln.
Diagnostik:
- **dicker Tropfen:** Der frische Blutstropfen wird frisch zirkulär auf dem Objektträger ausgestrichen und angetrocknet. Es können damit auch spärlich vorhandene Plasmoiden angereichert werden.
- **QBC (quantitative buffy coat)** ist ein ähnlich sicherer Test, allerdings ist ein Fluoreszenzmikroskop erforderlich und daher für die Praxis weniger geeignet.
- **molekularbiologische Diagnostik:** Nachweis von Pl. falciparum-histidinreichem Protein-2 **(PfHRP-2)**, zur Notfalldiagnostik geeignet

- **Plasmodium-DNA** durch PCR (kein Routinetest)
- **Plasmodienantikörpernachweis** (IFAT – indirekter Immunfluoreszenzantigentest) für die Praxis nicht geeignet, da erst nach 6–10 Tagen positiv.

Symptomatik:
- Kopf- und Gliederschmerzen, evtl. Husten
- Oberbauchschmerzen bei **Leber- und Milzvergrößerung**
- Fieber evtl. Schüttelfrost mit kritischer Entfieberung, allerdings bei Malaria tropica nur geringe subfebrile Temperaturen
- Übelkeit, Erbrechen
- hämolytische Anämie (LDH erhöht, Haptoglobin erniedrigt)
- evtl. Leukopenie, Thrombozytopenie
- Hypoglykämie
- Leberenzymerhöhung und bei Beteiligung der Nieren Anstieg der harnpflichtigen Substanzen.

Therapie:
Die Therapie der Malaria sollte stationär erfolgen mit der Möglichkeit der intensivmedizinischen Betreuung. Wegen der Ausbildung von Resistenzen des Plasmodium falciparum wird die Therapie der **Malaria tropica** zunehmend erschwert.
Zur Wahl des geeigneten Therapeutikums richtet man sich nach dem klinischen Bild und der vermutlichen Resistenzlage:

Tab. 9.9 Malariatherapeutika (aus: Schettler G., Greten, H., Innere Medizin, 9. Aufl., Georg Thieme Verlag, Stuttgart, New York, 1998)

Medikament	Indikation	Plasmodium-falciparum-Resistenz	Therapeutische Dosierung	Unerwünschte Wirkungen (UW), Wechselwirkungen (WW), Kontraindikation (KI)
Chloroquin (z. B. Weimerquin®, Resochin®)	Therapie einfacher Malaria tropica ohne Verdacht auf Resistenz sowie M. tertiana u. quartana Prophylaxe, allein oder in Kombination mit Proguanil	Süd- u. Südostasien, Afrika, Amazonasbecken	• initial 600 mg Base (10 mg/kgKG) • nach 6 Std. 300 mg (5 mg/kgKG) • am 2. und 3. Tag je 300 mg	UW: Übelkeit, Kopfschmerzen, Blutdruckabfall, Haarausfall
Chinin (z. B. Chininum®)	Therapie der komplizierten Malaria; Therapie der einfachen M. tropica, wenn Parasitämie > 2% oder orale Medikation nicht möglich oder Mefloquin- oder Halofantrintherapie erfolglos war	Südostasien, insb. Thailand	• 20 mg/kgKG über 4 Std. in 5% Glucose (Aufladedosis), • nach 8 Std. 10 mg/kgKG über 4 Std. alle 8 Std. • frühestmögliche Umstellung auf orale Therapie (Chininsulf.), Gesamtdauer der Therapie 7–10 Tage	UW: Hypotonie, Hypoglykämie, Tinnitus, Seh- u. Hörstörungen, myokardiale Überleitungsstörung, vorzeitige Wehen WW: Mefloquin u. Halofantrin, Digoxin
Mefloquin (z. B. Lariam®)	Therapie der einfachen M. tropica ohne Organbeteiligung, wenn orale Medikation möglich und keine vorangegangene Prophylaxe o. Therapie mit Mefloquin o. Halofantrin erfolgt ist	Südostasien, insb. Thailand, beginnend in Afrika	• initial 750 mg • nach 8 Std. 500 mg • nach weiteren 8 Std. 250 mg (letzte Gabe entfällt bei KG < 60 kg), Gesamtdosis 25 mg/kgKG	UW: Übelkeit, Erbrechen, Schwindel, Konvulsionen, psychopathologische Erscheinungen, Bradykardie, KI: Schwangerschaft u. Kinder < 15 kg WW: Ca-Antagonisten, β-Blocker, Chinin, Halofantrin ($t_{1/2}$ Mefl: 21 d)
Halofantrin (z. B. Halfan®)	Therapie der einfachen M. tropica, äußerst restriktive Indikation, nur bei unauffälligem EKG, zur „Stand by"-Medikation nicht mehr empfohlen, nicht zur Prophylaxe		bei KG > 40 kg: • 3 mal 2 Tbl. (à 250 mg) jeweils im Abstand von 6 Std. als Eintagesdosis (= 1500 mg), • bei Nichtimmunen Wiederholung nach 1 Woche	UW: lebensbedrohliche ventrikuläre Rhythmusstörungen, Übelkeit, Schwindel, Juckreiz KI: Schwangerschaft, vorhandene QT-Zeit-Verlängerung sowie Medikamente, die diese verlängernd beeinflussen

Tab. 9.9 Fortsetzung

Medikament	Indikation	Plasmodium-falciparum-Resistenz	Therapeutische Dosierung	Unerwünschte Wirkungen (UW), Wechselwirkungen (WW), Kontraindikation (KI)
Sulfadoxin-Pyrimethamin (z. B. Fansidar®)	in Deutschland nicht mehr zugelassen, in Endemiegebieten häufig zur Therapie der M. tropica eingesetzt, nicht zur Prophylaxe	Südostasien, Ostafrika, Südamerika	Erwachsene: einmalig 3 Tbl. (1 Tbl. enthält 500 mg Sulfadoxin und 25 mg Pyrimethamin)	UW: Lyell-Syndrom, Stevens-Johnson-Syndrom, Agranulozytose KI: Schwangerschaft, Sulfonamidunverträglichkeit, Folsäuremangel
Primaquin	Rezidivprophylaxe nach Therapie einer Malaria tertiana	nicht zur Therapie von P. falciparum	15 mg/Tag für 14 Tage	UW: gastrointestinale Beschwerden KI: G-6-PDH-Mangel (Gefahr der MetHb-Bildung und Hämolyse)
Proguanil (z. B. Paludrine®)	Prophylaxe in Regionen mit Chloroquinresistenz, nur in Kombination mit Chloroquin wirksam		nicht zur Therapie	UW: Magen-Darm-Beschwerden, Haarausfall
Doxycyclin	Therapie und Prophylaxe bei mefloquin- und chininresistenter Malaria		200 mg täglich zusätzlich zur Chinintherapie	UW: phototoxische Wirkung, Störung der Zahnentwicklung, Fetopathien KI: Schwangerschaft, Kinder < 8 Jahren

Plasmodium ovale und **Plasmodium malariae** sind in der Regel chloroquinempfindlich. Bei **Plasmodium vivax** werden vereinzelt Resistenzen beobachtet. Deshalb sollte nach der Therapie noch eine zweiwöchige Rezidivprophylaxe mit Primaquin erfolgen.

Expositionsprophylaxe:
- Schutz vor Mücken (z. B. Fenstergitter)
- Moskitonetze
- helle, schützende Kleidung
- Anwendung von Repellentien (insektabweisende Präparate, z. B. Diethyltoluamid)
- kein Aufenthalt während der Dämmerung und nachts im Freien.

Chemoprophylaxe:
Die WHO hat entsprechend des Malariarisikos und der Resistenzlage der Parasiten die Welt in 3 Malariaregionen eingeteilt:
Zone A: Chloroquin
Zone B: Chloroquin und Proguanil, Stand-by-Mittel für den Notfall: Mefloquin
Zone C: wie Zone B, Reservemittel Doxycyclin für Gebiete mit Mefloquin-Resistenz.

9.6 Infektionen durch Protozoen

Frage 9.130: Lösung A

Bei der **Malaria tropica** ist der Fieberverlauf unregelmäßig. Die Parasitendichte nimmt rasch zu. In der Folge kann es zu Organkomplikationen mit tödlichem Ausgang kommen.
Im Vordergrund der Komplikationen stehen **Nierenversagen und zerebrales Koma**. Daneben können gelegentlich auch gastrointestinale Symptome auftreten. Es können auf Grund von Kapillarschäden Lungenödeme auftreten. Gefährlich sind Hypoglykämien unter Chinintherapie.
Es kommt zu einem aktivierten Gerinnungssystem mit Bildung von Thrombin-Antithrombinkomplexen. Nur selten tritt jedoch eine Verbrauchskoagulopathie auf.

Frage 9.131: Lösung C

In Anbetracht der geschilderten Anamnese und bestehenden Symptomatik mit Ikterus, Hepatomegalie, Fieber, Somnolenz und allgemeiner Abgeschlagenheit muss an eine Infektionskrankheit gedacht werden.
Zu **(1)**: Eine **Virushepatitis**, egal welcher Gruppierung, verläuft grundsätzlich gleich. Ikterische Verläufe werden in 1/3 der Fälle beobachtet. Häufig sind eine Hepatomegalie, evtl. Splenomegalie und Lymphknotenschwellungen.
Komplizierend kann es bei einem fulminanten Verlauf zu einem Leberkoma kommen.
Zu **(2)**: Die **Malaria tropica** gehört zur malignen Form der Malaria. Typische Symptome sind Fieber, Kopf- und Gliederschmerzen, Oberbauchbeschwerden, Ikterus und Hepatosplenomegalie, außerdem hämolytische Anämie, Leukozyto- und Thrombozytopenie sowie Hypoglykämie. Daneben kann infolge Zytoadhärenz parasitierter Erythrozyten eine Mikrozirkulationsstörung mit Ischämie auftreten. Infolgedessen beobachtet man Bewusstseinsstörungen, Verwirrtheit und Koma (zerebrale Malaria). Auch Niere (Nierenversagen) und Herz/Lunge (Kreislaufschock, Lungenödem) können beteiligt sein.
Zu **(3)**: Die **Malaria tertiana** gehört zu den benignen Formen der Malaria (neben der Malaria quartana). Es können ebenso wie bei der Malaria tropica Fieber, Kopf- und Gliederschmerzen, Oberbauchschmerzen, Hepatosplenomegalie, Ikterus, Hypoglykämie sowie hämatologische Begleiterscheinungen auftreten, allerdings werden Komplikationen i.S. von Koma und Mikrozirkulationsstörungen nicht beobachtet.
Zu **(4)**: **Leptospira interrogans** ist der Erreger der Leptospirose, die zu schweren Krankheitsverläufen mit hohem Fieber, Wadenschmerzen, Konjunktivitis, Exanthem, Hepatitis mit ikterischem Verlauf, Nephritis, Myokarditis und Meningitis mit Koma führen kann.

Frage 9.132: Lösung C

Die laborchemischen Parameter zeigen eine Anämie, eine Harnstofferhöhung sowie eine Erhöhung für die GOT an.
Der **Blutausstrich** unter dem Mikroskop zeigt zahlreiche **halbmondförmige Makrogametozyten sowie zahlreiche Erythrozyten, die von Plasmodium falciparum** befallen sind. Der Befund entspricht dem Krankheitsbild einer **Malaria tropica**.
Die **Malaria tertiana** zeigt mikroskopisch einen Befall der Erythrozyten mit Plasmodium vivax und ovale, wobei jedoch nur maximal 2% der Erythrozyten befallen sind. Außerdem fällt bei Befall mit Plasmodium vivax eine sog. Schüffner-Tüpfelung im Erythrozyten auf.
Die **Virushepatitis** wird mittels serologischer Techniken (Screening-Marker) und anhand der erhöhten Lebertransaminasen diagnostiziert.
Die Sicherung der Diagnose **Leptospirose** gelingt durch Isolierung des Erregers kulturell mit Blutkultur und aus Knochenmark, Eiter, Liquor und Urin. Meist wird jedoch die serologische Methode mittels Agglutinationsreaktion (Widal) bevorzugt.
Zu **(A)**: Die Gabe von **Corticosteroiden** wird bei der Autoimmunhepatitis durchgeführt, bei den anderen Formen der Virushepatitiden sind Corticoide nicht indiziert.
Zu **(B)**: Die symptomatische Therapie steht bei der Behandlung der **Virushepatitis A** im Vordergrund. Eine Isolierung erfolgt nur bei Kleinkindern und stuhlinkontinenten Patienten.
Zu **(C)**: Die intravenöse Gabe von **Chinin** ist bei der komplizierten **Malaria tropica** Mittel der Wahl. Bei Verdacht auf Resistenzen wird Chinin mit Doxycyclin kombiniert. Zusätzlich erfolgen symptomatische Maßnahmen wie Fiebersenkung und Elektrolytausgleich. Evtl. sollte bei schwerster Malaria tropica eine zusätzliche Blutaustauschtransfusion (bei Befall von mehr als 20% der Erythrozyten mit Plasmodien) durchgeführt werden.
Die Behandlung der **Malaria tertiana** besteht zunächst in einer Therapie mit Chloroquin. Um spätere Rezidive zu vermeiden, wird im Anschluss die Gabe von Primaquin empfohlen, das gegen Leberformen und Gameten wirksam ist.
Zu **(E)**: Schon der Verdacht auf eine **Leptospirose** reicht aus, um die Therapie mit Penicillin (bei Allergie Tetracycline) einzuleiten, da nur die frühe Antibiotikagabe den Verlauf günstig beeinflusst.

[H97] **‼**

Frage 9.133: Lösung B

Zu **(B):** Europa gilt als malariafrei. Es besteht keine Empfehlung zur Malariaprophylaxe.
Zu **(A):** Die **Malaria** kommt in tropischen und subtropischen Gebieten vor. Für Kenia gilt ein hohes Malariarisiko. Der unregelmäßige Fiebertyp 14 Tage nach Aufenthalt in Kenia könnte dem Krankheitsbild der Malaria tropica (Plasmodium falciparum) entsprechen, dem malignen Typ (betrifft 2/3 der Fälle). Sie ist von allen Malariaformen die gefährlichste.
Zu **(C):** Auch für Dar es Salaam (Tansania) ist ein hohes Malariarisiko bekannt. Hohes und unregelmäßiges Fieber kann für eine Malariaerkrankung sprechen. Es sollte bei dem geringsten Verdacht (fiebernder Patient und Tropenanamnese) die sofortige Krankenhauseinweisung und unverzügliche Diagnostik und Therapie erfolgen.
Zu **(D):** Regelmäßige Fieberschübe bei einem seit 6 Monaten in Deutschland lebenden nigerianischen Studenten spricht für die **benigne Form der Malaria** (Malaria quartana oder Malaria tertiana). Typisch für die Malaria quartana ist die intervallartig auftretende zweitägige Fieberpause, bei der Malaria tertiana die eintägige Fieberpause.
Zu **(E):** Für Nigeria sind Resistenzen von Malariaerregern gegen Chloroquin (Resochin®) bekannt. Deshalb lautet die aktuelle Prophylaxeempfehlung Einnahme von Mefloquin (Stand 1997). Somit ist in dem geschilderten Fall durchaus eine Malariaerkrankung wahrscheinlich.

[H97] **‼**

Frage 9.134: Lösung D

Siehe Lerntext IX.35.

[F98] **‼**

Frage 9.135: Lösung C

Zu **(A)** bis **(E):** Die Diagnostik der **Malaria** wird mittels Plasmodiennachweis im Blutausstrich („dicker Tropfen") durchgeführt. Es können so vorhandene Plasmodien nachgewiesen werden.
In den **Erythrozyten** lassen sich junge Parasiten (Ringform) beobachten. Für Plasmodium vivax (Malaria tertiana) ist die Schüffner Tüpfelung und für Plasmodium malariae (Malaria quartana) evtl. ein dunkles Band im Erythrozyten charakteristisch. Für Plasmodium falciparum (Malaria tropica) sprechen halbmondförmige Makrogametozyten.
Bei der Malaria tropica können im Extremfall alle Erythrozyten befallen sein, während bei der Malaria tertiana und quartana nur etwa 2% der Erythrozyten betroffen sind.
Siehe auch Lerntext IX.35.

9.7 Wurminfektionen

[H93]

Frage 9.136: Lösung E

Echinokokkuszysten (Echinococcus granulosus) sind Folge einer Infektion mit Larven des **Hundebandwurms**. Als Zwischenwirte der Echinokokken gelten Schaf, Rind, Schwein und Hirsch. Die Infektion erfolgt durch orale Aufnahme der Bandwurmeier. Aus diesen schlüpfen Larven, die die Darmwand durchdringen und in den Pfortaderkreislauf gelangen. Die Leber stellt den ersten Filter dar und ist Haupterkrankungsorgan. Daneben werden auch Lunge, Milz, Muskeln und Niere befallen.

[H00]

Frage 9.137: Lösung A

Zu **(A):** Mit hoher Wahrscheinlichkeit handelt es sich in dem geschilderten Fall um eine **Loiasis (Loa loa)**. Erreger ist der zu den Nematoden gehörende Loa loa. Die Erkrankung kommt nur in Zentralafrika vor. Die erwachsenen Würmer wandern im subkutanen Gewebe, die Mikrofilarien gelangen ins Blut und werden von Blindbremsen auf neue Wirte übertragen. Die Würmer können subkonjunktival sichtbar werden und bei dem Patienten ein Fremdkörpergefühl auslösen. Zudem können flüchtige Hautschwellungen (Kalabar-Beule) auftreten. Die Diagnose wird gestellt auf Grund der subkonjunktival sichtbar werdenden Würmer oder durch den Mikrofilariennachweis im Blut. Das Differenzialblutbild zeigt typischerweise wie bei anderen parasitären Erkrankungen eine Eosinophilie. Therapeutisch kommt Diethylcarbamazin (Hetrazan®) zum Einsatz, das mikrofilarizid wirkt.
Zu **(B):** Die **Chagas-Krankheit** wird durch Protozoen **(Trypanosoma cruzi)** hervorgerufen und durch Haustiere auf Menschen übetragen. Es ist die häufigste Ursache einer inflammatorischen dilatativen Kardiomyopathie in Südamerika. Klinisch äußert sich die akute Erkrankung fast immer in Form einer Myokarditis, die oft intensivtherapeutische Maßnahmen erfordert (Herzschrittmacher etc.).
Zu **(C):** Die **Bilharziose** wird durch **Schistosomen** hervorgerufen. Sie betrifft die Gebiete Afrikas, Süd-Ostasiens und Südamerikas. Typische Symptome sind Dysurie, Pollakisurie, Hämaturie. Komplizierend können Harnblasengeschwüre, Papillome, maligne Neoplasien, Hydronephrose, Steinbildung und Verkalkungen auftreten. Je nach Art des Erregers kann der Darm oder das ZNS befallen sein.
Zu **(D):** Die **Trichinose** ist eine Infektion des Intestinums hervorgerufen durch Nematoden **(Trichinella spiralis)**. Sie kommt weltweit vor. Charakteristische Symptome sind Myositis, Fieber, Erschöpfung, eosi-

nophile Leukozytose, periorbitale Ödeme und gelegentlich auch Myokarditis, Pneumonie und Enzephalitis. Die ersten Beschwerden äußern sich ca. 1–2 Tage nach Ingestion von ungenügend gekochtem, zystenhaltigem Fleisch (meist Schweinefleisch).
Zu **(E)**: Eine Wahrnehmungsstörung im Sinne einer **chronisch taktilen Halluzinose (Dermatozoenwahn)** liegt nicht vor. Die subkonjunktivalen Würmer können sichtbar gemacht, die Eosinophilie laborchemisch nachgewiesen werden.

F00   H97   **!**

Frage 9.138: Lösung C

Eine typische Erkrankung, die durch **Taenia solium (Schweinebandwurm)** hervorgerufen wird, ist die **Zystizerkose**.
Sie beruht auf einer Infektion mit **Eiern von Taenia solium**. Dabei fungiert der Mensch als Zwischenwirt, und er kann sich auf folgende Art und Weise infizieren:
- Kontakt mit Nahrungsmitteln oder Wasser, die fäkal kontaminiert sind
- **Selbstinfektion anal-oral bei einem Wurmträger**
- sehr selten durch Selbstinfektion oder Retroperistaltik und Einbringen der Proglottiden in den Magen.

Die Zystizerkose tritt vor allem in Gegenden auf, wo finnenhaltiges rohes oder ungenügend gekochtes Schweinefleisch gegessen wird, wie z.B. Mexiko, Südamerika, Indien und Ostasien.
Die Larven werden dabei in die Muskulatur, Leber, Gehirn und Fettgewebe verschleppt. Die Symptomatik hängt ab von der Menge der Larven (Zystizerkus). Es können Sehstörungen, Erblindung, Krampfanfälle, chronische Meningitis und neurologische Herdsymptome auftreten.
Zu **(A)**: Der **Fischbandwurm (Diphyllobothrium latum)** ist der größte menschliche Bandwurm. Der Endwirt (Mensch, Säugetiere) scheidet die Eier mit dem Stuhl aus. Damit sich Larven entwickeln können, müssen sie in das Wasser gelangen, wo als erster Zwischenwirt kleine Krebse und als zweiter Zwischenwirt Fische auftreten. Der Mensch infiziert sich durch den Genuß rohen oder ungenügend erhitzten Fischfleisches. Dann entwickelt sich im Jejunum des Endwirtes aus den Larven der Bandwurm.
Zu **(B)**: Die Larve des **Rinderbandwurmes (Taenia saginata)** wird im Darm des Zwischenwirtes (Rind) frei. Diese bohrt sich durch die Schleimhaut, dringt mit dem Blutstrom in alle Organe ein und bleibt dort als Finne liegen. Der Mensch nimmt die Finne mit roh genossenem Fleisch auf, wonach sich innerhalb von 5–12 Wochen im Dünndarm der Bandwurm entwickelt.

Zu **(D)**: **Echinococcus cysticus** ist der Erreger der zystischen Echinokokkose (Hundebandwurm). Endwirte sind Hunde bzw. ähnliche Raubtierarten. Finnenträger kann der Mensch als Zwischenwirt durch Wiederaufnahme von Eiern nicht werden.
Zu **(E)**: **Echinococcus multilocularis (Fuchsbandwurm)** ist der Erreger der alveolären Echinokokkose. Endwirte sind Fuchs und Katze. Die aus dem Kot von Wirtstieren aufgenommenen Eier werden in den Darm des Menschen weitergeleitet, wo sich Larven entwickeln, die mit dem Blutstrom zur Leber, Lunge, ZNS und anderen Organen gelangen. Die Finnen (flüssigkeitsgefüllte Blasen-Hydatiden) von Echinococcus multilocularis sind kleinblasig und wachsen infiltrativ. Wegen ihrer zerstörerischen Potenz ist die Erkrankung gefürchtet.

H99

Frage 9.139: Lösung C

Der geschilderte Patient leidet offensichtlich an Bandwurmbefall.
Die Larve des **Rinderbandwurmes (Taenia saginata) bzw. Schweinebandwurmes (Taenia solium)** wird im Darm des Zwischenwirtes (Rind/Schwein) frei. Diese bohrt sich durch die Schleimhaut, dringt mit dem Blutstrom in alle Organe ein und bleibt dort als Finne liegen. Der Mensch nimmt die Finne mit roh genossenem Fleisch auf, wonach sich innerhalb von 5–12 Wochen im Dünndarm der Bandwurm entwickelt.
Die klinischen Beschwerden sind uncharakteristisch wie Druckgefühl im Bauch, Appetitlosigkeit, Gewichtsabnahme.
Zu **(A)**: Die Beschwerden des **irritablen Kolons (Reizdarmsyndrom)** reichen von Darmkrämpfen, die sich meist nach Defäkation wieder bessern bis zu Durchfall und Schleimabsonderungen über den Darm.
Zu **(B)**: Die **pseudomembranöse Kolitis** tritt im Gefolge einer Antibiotikatherapie auf. Erreger ist Clostridium difficile. Es treten schwere blutige Durchfälle, Erbrechen sowie Fieber auf.
Zu **(D)**: Im Vordergrund der klinischen Symptomatik des **Morbus Crohn** stehen Abdominalschmerzen und Durchfälle meist ohne Blut. Es treten oft leichte Temperaturen auf, und es besteht oft ein Druckschmerz im Bereich des rechten Unterbauches.
Zu **(E)**: Die **intestinale Mykose** (z.B. durch Candida) geht mit allgemeinen Symptomen wie Meteorismus, Flatulenz, Darmkrämpf und mitunter Durchfall einher.

F99
Frage 9.140: Lösung B

Ascaris lumbricoides (Spulwurm) ist der größte menschliche Rundwurm, der als Parasit im Dünndarm lebt, wo er Eier legt. Die Eier werden über die Fäzes ausgeschieden. Bei enteraler Aufnahme von kontaminierten Speisen penetrieren die Larven die Darmschleimhaut und erreichen über Venen oder Lymphwege Leber, Herz und **Lunge.**
In der Lunge wandern die Larven vom Kapillarsystem durch die Alveolen und das Bronchialsystem zum Pharynx, wo sie verschluckt werden und in den Dünndarm gelangen. Etwa 2 Monate dauert die Entwicklungsphase von der Larve bis zum geschlechtsreifen Wurm. Bei schweren Infektionen können pulmonale Reaktionen mit Ödem und lokalen Pneumonien ablaufen.
Zu **(A): Enterobius vermicularis** (Oxyuriasis) befällt den Menschen mit intestinaler Infektion und charakteristischem perianalen Pruritus.
Zu **(C)** und **(D): Taenia solium** (Schweinebandwurm) und **Taenia saginata** (Rinderbandwurm) werden im Darm des Zwischenwirtes (Schwein, Rind) aus der Embryophore als Larve frei. Diese bohrt sich durch die Schleimhaut und kommt mit dem Blut in alle Organe, vor allem in die Skelettmuskulatur und bleibt dort abgekapselt als Finne liegen. Der Mensch nimmt die Finne in Form von roh genossenem Fleisch auf; sie entwickelt sich dann im Dünndarm zum Bandwurm.
Zu **(E): Trichuris trichiura** (Peitschenbandwurm) lebt im Zäkum oder oberen Kolon. Der weibliche Parasit legt dort die Eier, die mit den Fäzes ausgeschieden werden. Die Larven verbleiben nach fäkal-oraler Übertragung zunächst im Dünndarm und wandern später in den Dickdarm, wo sie mehrere Jahre verbleiben können.

10 Psychosomatische Krankheiten

10.3 Psychosomatische Aspekte spezieller Krankheitsbilder und Symptome

F93
Frage 10.1: Lösung C

Funktionelle Abdominalbeschwerden (FAB) können sich sowohl im Ober- als auch im Unterbauch äußern.
Patienten mit **Aerophagie** („arme Schlucker") oder einem **Reizmagen** klagen v. a. über Druckgefühl im Oberbauch, nachdem ihnen „etwas auf den Magen geschlagen ist". Ihre Persönlichkeit entspricht der des Ulkuskranken, wobei neurotische Symptome wie Phobien und zwanghafte Strukturen dominieren können. Psychodynamisch bestehen oral fixierte, frühkindliche Abhängigkeitsbedürfnisse. Die Neigung zu Pedanterie (Reaktionsbildung) und extremer Korrektheit findet sich auch bei Patienten mit funktionellen Unterbauchbeschwerden, deren Persönlichkeit von Fixierungen der analen Phase geprägt ist. Das **Reizkolon,** das mit zum Teil heftigsten Schmerzen einhergehen kann, wird ebenso wie die **emotionale Diarrhö** meist durch Angst- und Versagenssituationen (z. B. Examenssituation) ausgelöst. In der Persönlichkeit dominiert der Wunsch nach Leistung und Geltung im latenten Bewusstsein der eigenen Ohnmacht. Patienten mit funktionellen Abdominalbeschwerden wehren sich dem Therapeuten gegenüber oft gegen Gespräche mit affektiven Inhalten, sodass diese vom Arzt direkt angesprochen werden müssen **(aufdeckende Therapie).**

H96
Frage 10.2: Lösung C

Funktionelle Abdominalbeschwerden (FAB) können sich bei entsprechender Persönlichkeitsentwicklung sowohl im **Ober-** als auch im **Unterbauch** äußern (Reizmagen bzw. Colon irritable).
Das **Reizkolon,** das mit zum Teil heftigsten Schmerzen einhergehen kann, wird ebenso wie die **emotionale Diarrhö** meist durch Angst- und Versagenssituationen (z. B. Examenssituation) ausgelöst. In der Persönlichkeit dominiert der Wunsch nach Leistung und Geltung im latenten Bewusstsein der eigenen Ohnmacht. Die **Diagnosestellung** kann jedoch erst nach sorgfältiger Abklärung des klinischen Befundes erfolgen.
Im vorliegenden Fall besteht eine **erhöhte Fettausscheidung** im Stuhl (> 7 g/24 h), was auf eine **Maldigestion** schließen lässt, die im Rahmen der übrigen aufgezählten Erkrankungen auftreten kann.
Ursachen einer Steatorrhö:
- Mangel oder Fehlen lipidspaltender Enzyme bei **Pankreasinsuffizienz,** Pankreatektomie
- Mangel an konjugierten Gallensäuren bei **Cholestase,** Dekonjugation der Gallensäuren durch pathologische Darmflora, Resorptionsstörungen von Gallensäuren im Ileum
- **Störung des enterohepatischen Gallensäurekreislaufes** (→ chologene Diarrhö)

Zu **(A):** Bei der **Sprue** (Einwirkung hochmolekularer Nahrungsgetreideproteine (Gluten, Gliadin) → Zottenreduktion der Dünndarmmukosa und Veränderungen am Resorptionsepithel des Jejunums) besteht eine **generelle Malabsorption** mit **Störung der pankreotropen Hormone** (Sekretin und Cholezystokinin-Pankreozymin), die zur verminderten

exokrinen Pankreassekretion führen kann. Die Nahrungslipide werden im Rahmen der **Steatorrhö** zum Teil mit dem Stuhl ausgeschieden.
Zu **(B):** Die **chronische Pankreatitis** ist klinisch gekennzeichnet durch rezidivierende Schmerzen oftmals mit Ausstrahlungssymptomatik in den Rücken bzw. gürtelförmig. Auf Grund der Maldigestion kommt es zu **Fettstühlen,** Gewichtsabnahme, Meteorismus, Diarrhö und diabetischer Stoffwechsellage.
Zu **(D):** Das **Blind-loop-Syndrom** tritt **bei Umgehungsanastomosen** oder **Seit-zu-Seit-Anastomose des Dünndarms** auf. Als Folge einer **bakteriellen Fehlbesiedlung** leiden die Patienten unter **Steatorrhö** (→ nicht resorbierte, dekonjugierte Gallensäuren sind laxierend wirksam), Gewichtsverlust, **Vit. B$_{12}$-Mangel** (→ megaloblastäre **Anämie**) und **Hypokalzämie.**
Zu **(E):** Beim **Morbus Whipple** (intestinale Lipodystrophie) besteht eine **Blockade der Lymphdrainage durch PAS-positive Elemente.** Die **Lipodystrophia intestinalis** ist geprägt durch der Sprue ähnliche Symptome (Steatorrhö, Malabsorption, Durchfälle, Meteorismus), oft begleitet von Arthritis, Polyserositis (als chylöse Ergüsse), Endo- u. Perikarditis, Polyadenopathie.

Herzneurose — X.1

Von der **Persönlichkeitsstruktur** her handelt es sich bei Patienten mit Herzneurose um angstneurotische oder depressive Menschen. Dabei können depressive Symptome auch überkompensierend verleugnet werden. Solche Patienten versuchen die eigene Schwäche mit übertriebenem Optimismus und übertriebener Aktivität zu überspielen.
Charakteristisch für das Krankheitsbild ist eine auf das Herz zentrierte Angstkrankheit. Es besteht bei den Patienten die **Angst vor einem Herzstillstand,** die Angst vor einem erneuten Anfall und die Angst vor einer organischen Herzerkrankung. Andere Verlaufsformen zeigen phobische Züge. Klaustrophobien und die Platzangst (Agoraphobie) können dabei auftreten.
Herzneurotische Patienten sind meist Männer vor dem 40. Lebensjahr.
Funktionellen Herzbeschwerden (Herzneurose) liegen meist Trennungskonflikte zugrunde, die bis in die frühe Kindheit zurückreichen. Oft bestand eine starke Abhängigkeit zur Mutter. Der Patient fürchtet die Trennung und wünscht sie gleichzeitig herbei.
Zum Gesamtbild des Patienten gehören heftigste **Anklammerungstendenzen,** das Vermeiden von Situationen, die mit körperlicher Belastung verbunden sind und permanente Selbstbeobachtung. Das gesamte Erleben und Verhalten ist auf das Herz fixiert. Hypochondrische Vorstellungen beziehen sich mit Vorliebe auf innere Organe wie Herz, Magen, Darm oder Geschlechtsorgane. Das **Hypochondrium** ist anatomisch die Oberbauchgegend unterhalb der Rippen. Insofern ist die Begriffswahl der hypochondrischen Neurose für eine, durch eingebildete Symptome ausgelöste „Krankheit" dem Auftretensort entsprechend gewählt.
Patienten mit einer **Herzphobie** weisen innere Unruhe, Herzschmerzen, Palpitationen, niedergedrückte Stimmung, diffuse Ängstlichkeit, Angst vor Herzstillstand und hypochondrische Befürchtungen auf.
Zu Beginn eines akuten Anfalls wirkt der Patient angespannt. Es resultiert eine Tachykardie mit Frequenzen, die meist unter 150/min liegen. Durch die sympathikotone Reaktionslage treten Schweißausbruch und verstärkte Atmung auf. Die Patienten erleben diese Anfälle bei vollem Bewusstsein und empfinden dabei starke Todesangst. Bereits die Angst vor einem neuen Anfall kann einen solchen wieder provozieren. Die Patienten beobachten sich ständig selbst und fixieren ihr ganzes Erleben und Verhalten auf das Herz. Sie vermeiden Situationen, die mit körperlicher Belastung einhergehen und schonen sich. Müssen sie im Alltag eine plötzliche kardiale Belastung auf sich nehmen (Laufen, Aufregung), wähnen sie sich noch kränker, da der untrainierte Kreislauf auf diesen Reiz besonders stark reagiert.
Im Gegensatz zu Patienten mit Herzphobie neigt der **Patient mit koronarer Herzerkrankung** zum Dissimulieren vorhandener Beschwerden. Daraus entsteht die Gefahr einer Selbstüberschätzung der koronaren Belastbarkeit mit nachfolgendem Herzinfarkt. Auch nach durchgemachtem Herzinfarkt besteht die Tendenz, eigenem Leistungsstreben nachzugeben und die Erkrankung nicht wahrhaben zu wollen.

H93   F84

Frage 10.3: Lösung A

Zu **(A):** Patienten mit einer **Herzneurose** leben in ständiger Angst vor einem Herzstillstand bzw. einer organischen Herzkrankheit. Von der Persönlichkeitsstruktur her handelt es sich um angstneurotische oder depressive Menschen. Sie beobachten ständig alle mit dem Herz zusammenhängenden Erscheinungen und Beschwerden mit großer Ängstlichkeit.
Zu **(B):** Das Verhalten von Patienten mit **Colitis ulcerosa** wird als aggressive Submission bezeichnet. Es besteht eine höfliche, fast unterwürfige Haltung bei hintergründiger Aggression mit einer Tendenz zur depressiven Verstimmung. Eine Gruppe von Pa-

tienten zeigt übertriebene Selbstständigkeit und verleugnet das Abhängigsein von anderen, die andere, passive Gruppe gibt sich hilflos und ist ohne Durchsetzungsvermögen.

Zu (C): Patienten mit **Magersucht** zeigen ein trotzig oppositionelles Verhalten, geben sich eigensinnig bis autistisch und gelegentlich pseudogefügig.

Zu (D): Es gibt den passiven, abhängigen, depressiven **Ulkuspatienten,** der ungehemmt und direkt seine regressiven Wünsche darstellen kann; und es gibt den hyperaktiven, aggressiven Typus, dessen Wesensstruktur durch Reaktionsbildungen und Kompensationen bestimmt wird. Alle möglichen Abstufungen und Formen von Übergängen sind dabei möglich.

Zu (E): Patienten mit einer Neigung zur Bildung von **Ekzemen** sollen eine Tendenz zur Selbstbestrafung haben. Sexuell schuldhaft erlebte Regungen finden dabei in der Haut ein Konversionsorgan. Einige Patienten können das lebhafte Kratzen als eine Art von Lust beschreiben.

Angstneurose — X.2

Nach Freud liegt der Ursprung der Angst in einer Realangst. Hierbei kann der Geburtsakt als das Urerlebnis der Angst aufgefasst werden. Nach heutiger psychoanalytischer Auffassung ist die Ursache für Angstneurosen in der fehlenden Verbindung zwischen Selbst und Ideal-Selbst zu suchen. Die **angstneurotischen Patienten** konnten in frühester Kindheit einen Elternteil nicht als Vertrauensperson verinnerlichen. Da hierdurch die Verkörperung eines Ideal-Objekts ausbleibt, suchen sie weiterhin Schutz und Abhängigkeit bei „Mutterfiguren". Die elterliche Bezugsperson kann dabei entweder eine zu stark symbiotische Bindung aufgebaut oder das Kind in dominierender Art eingeschüchtert haben. Der neurotische Konflikt resultiert bevorzugt aus **Trennungssituationen von ambivalent besetzten Personen,** von denen die Trennung einerseits erwünscht wird, andererseits aber auch gefürchtet ist. Das wird durch die Beobachtung unterstützt, dass Angstneurosen bevorzugt zu einem Zeitpunkt auftreten, wenn die Trennung von Bezugspersonen bevorsteht oder vollzogen ist.

Die häufigste Form der angstneurotischen Reaktion ist die **Herzneurose.** Die Patienten fühlen sich bis zu dem Zeitpunkt völlig gesund, bis sie ihrer symbiotischen Beziehung nicht mehr sicher sind. Die Trennung von dem symbiotischen Partner wird dadurch kompensiert, dass das schützende Objekt partiell durch den eigenen Körper und speziell durch das Herz substituiert wird. Das Herz liefert demnach ersatzweise die letzte verfügbare „Objektrepräsentanz".

F96

Frage 10.4: Lösung A

Im Gegensatz zu Patienten mit koronarer Herzerkrankung ist die **Herzangstneurose** oft im jungen und mittleren Lebensalter anzutreffen. Herzneurotische Patienten sind meist Männer vor dem 40. Lebensjahr.

Von der **Persönlichkeitsstruktur** her handelt es sich vor allem um **angstneurotische** oder **depressive** Menschen.

Dabei können **depressive Symptome auch überkompensierend verleugnet** werden. **Dieser geringe Anteil von Patienten** versucht, die eigene Schwäche mit übertriebenem Optimismus und übertriebener Aktivität zu überspielen. Für den **überkompensierenden Patienten** ist es charakteristisch, dass er durch Aktivität und körperlichen Einsatz versucht, seine eigene Schwäche zu kompensieren. Er möchte nicht durch Sedativa zur Entspannung verurteilt sein.

Immer stellt diese Diagnose eine **Ausschlussdiagnose** dar. In jedem Fall muss eine gründliche körperliche Untersuchung andere Ursachen (Angina pectoris vera) ausschließen. Im Gegensatz zu Patienten mit Herzphobie neigt der **Patient mit koronarer Herzerkrankung** zum **Dissimulieren vorhandener Beschwerden.**

H96

Frage 10.5: Lösung B

Im Gegensatz zu Patienten mit koronarer Herzerkrankung ist die **Herzangstneurose** oft **im jungen und mittleren Lebensalter** anzutreffen. Herzneurotische Patienten sind meist Männer vor dem 40. Lebensjahr.

Charakteristisch für die **Herzneurose** ist eine auf das Herz zentrierte Angstkrankheit. Es besteht die **Angst vor einem Herzstillstand,** vor einem erneuten **herzphobischen Anfall** und die Angst vor einer organischen Herzerkrankung. Im Gegensatz zu Patienten mit einem Myokardinfarkt können **Klaustrophobie** und **Agoraphobie** (Platzangst) zusätzlich vorhanden sein.

Gemeinsam ist Patienten mit einem Myokardinfarkt und einer Herzneurose das **plötzliche Auftreten der Symptomatik.** Der herzphobische Anfall beginnt mit unspezifischen Vorzeichen wie allgemeiner Unsicherheit und Angespanntheit. Die Patienten sind **tachykard** und empfinden **starke Todesangst.** Im Rahmen der sympathikotonen Reaktionslage finden sich Blutdruckanstieg, Schweißausbruch und frequente Atmung. Nach solch einem 5 bis 60 Minuten dauernden Anfall, den der Patient bei vollem Bewusstsein erlebt, fixiert sich seine Aufmerksamkeit und Angstbereitschaft erneut auf das Herz.

Bereits die **Angst vor dem Auftreten eines neuen Anfalls** kann einen solchen wieder provozieren (**Circulus vitiosus**). Die Patienten beobachten sich ständig selbst und fixieren ihr ganzes Erleben und Verhalten auf das Herz. Sie **vermeiden Situationen, die mit körperlicher Belastung einhergehen** und schonen sich. Viele **geben** ihren **Beruf** ganz **auf** und sind unfähig, allein, ohne ärztliche Behandlung oder Betreuung durch nahestehende Angehörige zu leben. Sie vermeiden sexuelle Kontakte, Sport und jede Art von Aufregung. Müssen sie im Alltag eine plötzliche kardiale Belastung auf sich nehmen (Laufen, Aufregung), wähnen sie sich noch kränker, da der **untrainierte Kreislauf** auf diesen Reiz besonders stark reagiert.
Beachte: Trotz der charakteristischen Symptome des **herzphobischen Anfalls** stellt diese Diagnose eine **Ausschlussdiagnose** dar. In jedem Fall muss eine gründliche körperliche Untersuchung andere Ursachen (Angina pectoris vera) ausschließen.
Im Gegensatz zu Patienten mit **Herzphobie**, die oft heftigste **Anklammerungstendenzen**, das Vermeiden von Situationen, die mit körperlicher Belastung verbunden sind und permanente **Selbstbeobachtung** aufweisen, neigt der **Patient mit koronarer Herzerkrankung** zum **Dissimulieren vorhandener Beschwerden**. Daraus entsteht die Gefahr einer Selbstüberschätzung der koronaren Belastbarkeit mit nachfolgendem Herzinfarkt. Auch nach einem Herzinfarkt besteht die Tendenz, diesem Leistungsstreben nachzugeben und die Erkrankung nicht wahrhaben zu wollen.
Die Persönlichkeitsstruktur von **Infarktpatienten** zeigt vermehrt:
- zwangähnlich rigides **Leistungs- und Erfolgsstreben**
- hohe psychophysische Beweglichkeit und **hartnäckiges Festhalten an gesetzten Zielen**
- ständige **Neigung zur Beschleunigung des Arbeitstempos** → Zeitdruck und Terminnot
- **Ungeduldshaltung**
- **Rivalisierungstendenzen** und starken **Wunsch nach sozialem Prestige**

H97
Frage 10.6: Lösung D

Charakteristisch für die Herzneurose ist eine **auf das Herz zentrierte zunehmende Selbstbeobachtung und Aktivitätseinschränkung**. Es besteht die **Angst vor einem Herzstillstand**, vor einem erneuten **herzphobischen Anfall** und die Angst vor einer organischen Herzerkrankung. Andere Verlaufsformen zeigen phobische Züge. Die dabei auftretenden, durch **Introspektion** wahrnehmbaren Herzmissempfindungen (Palpitationen), werden vom Patienten als pathologisches Symptom gewertet und provozieren infolge angstbedingter Sympathikussti-mulation den herzphobischen Anfall. Dieser bestätigt den Patienten in seiner Angsthaltung (→ **Circulus vitiosus**).

F98
Frage 10.7: Lösung A

Am ehesten leidet dieser Patient an **funktionellen Herzbeschwerden**. Herzneurotische Patienten sind meist Männer vor dem 40. Lebensjahr. Im Rahmen der Missempfindungen sind die Patienten **tachykard** und weisen auf Grund der sympathikotonen Reaktionslage **Blutdruckanstieg, Schweißausbruch** und **hochfrequente Atmung** auf.
Trotz der charakteristischen Symptome **funktioneller Herzbeschwerden** stellt diese Diagnose eine **Ausschlussdiagnose** dar. In jedem Fall muss eine **gründliche körperliche Untersuchung** andere Ursachen (Angina pectoris vera oder vertebragene Thoraxschmerzen) ausschließen.
Kardial bedingte Thoraxschmerzen:
- KHK, Herzinfarkt, hypertensive Krise, Aortenvitien, hypertrophische Kardiomyopathie, Perikarditis, Bland-White-Garland-Syndrom (Fehlabgang der linken Koronararterie aus der A. pulmonalis)

Nicht kardiale Ursachen von Thoraxschmerzen:
- **intrathorakal:** Pleuritis, Lungenembolie, Pneumothorax (atemabhängige Schmerzen); Pleurodynie (Virusinfektion), Mediastinitis, Mediastinaltumor, Aneurysa dissecans, Ösophaguserkrankungen
- **vertebragene Thoraxschmerzen** (u.a. bei Osteochondrose, Morbus Bechterew), Thoraxwandsyndrom, Tietze-Syndrom (idiopathische Chondritis)
- **funktionelle Thoraxschmerzen** (Da Costa-Syndrom)
- **Oberbaucherkrankungen** (Pankreatitis, Gallenkolik)

Differenzialdiagnostische Hinweise:
- **Angina pectoris:** Schmerz dauert nur **Minuten**, spricht auf Nitropräparate an
- **Prinzmetal-Angina** (vasospastische Angina pectoris): meist zur gleichen Tageszeit, kein Enzymanstieg, nicht belastungsabhängig, oft Arrhythmien
- **Perimyokarditis:** oft Schmerzausstrahlung in die Schulter; Fieber, Dyspnoe ⇒ Labor, Echokardiographie, Auskultation: Perikardreiben
- **Lungenembolie:** Dyspnoe, Tachykardie ⇒ Enzymkonstellation, pO2 ↓
- **Pneumothorax:** Dyspnoe ⇒ Perkussion, Auskultation, Röntgen
- **Aneurysma dissecans:** proximaler Typ mit abgeschwächten bis fehlenden Pulsen und Blutdruckdifferenz zwischen beiden Armen

- **HWS-Osteochondrose:** Lage- bzw. bewegungsabhängige Schmerzen
- **Pleuritische Schmerzen** verschlimmern sich beim tiefen Atmen und können durch erhöhtes Pressen festgestellt werden.
- **Thoraxtrauma** oder eine **gebrochene Rippe** gehen aus der Krankengeschichte hervor.
- **Tumorinfiltration der Brustwand** kann lokale oder, falls interkostale Nerven betroffen sind, ausstrahlende Schmerzen hervorrufen.
- **Herpes zoster** kann bereits vor seinem Ausbruch Thoraxbeschwerden verursachen.
- **tiefsitzende, unklare Lungenbeschwerden** bei Lungenabszessen, tuberkulösen Kavernen oder einer Riesenbulla.

F99

Frage 10.8: Lösung B

Angina pectoris-Anfall (Leitsymptom der Koronarinsuffizienz)
- **Sekunden bis wenige Minuten anhaltender,** meist **retrosternaler Schmerz** (auch Druck- bzw. **Engegefühl**!)
- **Ausstrahlung** in den **linken Arm** (ulnar bis zu den Fingern) oder auch **Hals**, Unterkiefer, Schultergegend, rechter Arm bzw. Oberbauch möglich!
- rasches **Abklingen nach Ruhigstellung** und Nitroglyzerin-Gabe
- oft Angstgefühl (Sympathikotonus ↑)

Auslösende Faktoren:
Körperliche Anstrengung, Kälteexposition, psychischer Stress, „voller Magen" ($\Rightarrow$ Roemheld-Syndrom)

Zu **(C)** und **(E):** Bei der **HWS-Osteochondrose** bestehen lage- bzw. bewegungsabhängige Schmerzen. Bei der **Interkostalneuralgie** verschlimmern sich die Schmerzen atemabhängig regelmäßig beim tiefen Atmen oder können durch erhöhtes Pressen festgestellt werden.

Zu **(D):** Zur **Symptomatik der Refluxösophagitis** können **retrosternale** und epigastrische **Schmerzen, Dysphagie, Odynophagie** sowie **bei peptischer Refluxösophagitis** zusätzlich **Pyrosis** (= Sodbrennen) und saures Aufstoßen (Leitsymptom in 75% der Fälle) gehören.

--- **Zwangsneurose** --- X.3 ---

Im Gegensatz zu anderen Neuroseformen wird der Angstaffekt vom Zwangsneurotiker nicht verdrängt, sondern bleibt dem Kranken im Bewusstsein. Es ist also weniger der Zwangsinhalt, sondern dessen dominierender Charakter, der beim Zwangsneurotiker subjektiv zu starkem Leidensdruck und zu Depressivität führen kann. Auch außerhalb dieses psychischen Krankheitszustandes kommen leichte Zwangsphänomene bei anankastischen Persönlichkeiten vor. Kennzeichen sind das pedantische und perfektionistische Ordnungsstreben, äußerst sparsame Lebensführung und ein außerordentlich starkes Über-Ich **(Anankasten sind ihre eigenen Sklaven)**. Hierbei wird ein mehr oder minder starker Übergang zur Zwangsneurose beobachtet.

Zwangsneurotische Symptome entstehen als Kompromiss zwischen abzuwehrenden Impulsen und Abwehrtendenz. **Psychodynamisch** bezeichnet man die Abwehrmechanismen als Affektisolierung, Ungeschehenmachen und Reaktionsbildung.

Neben einer familiären Disposition beruht die zwangsneurotische Entwicklung auf einer Fixierung des Kindes in der analen Phase. In der modernen **Psychoanalyse** ist die Analproblematik zugunsten eines Konfliktes zwischen Gehorsam einerseits und Auflehnung andererseits gewichen. Dabei werden die Kinder durch erzieherische Interventionen in ihrem normalen Darmfunktionsrhythmus irritiert, reagieren anfangs auflehnend, beugen sich jedoch später den Strafandrohungen mit ängstlichem Gehorsam. Dieser Konflikt wird auf der Ebene zwischen Über-Ich und selbstbestimmenden Ich-Strebungen ausgetragen. In der **Verhaltenstherapie** wird die Zwangssymptomatik des Neurotikers als ängstliche Vermeidungsreaktion gesehen. Die Patienten haben demnach gelernt, sich Zwängen zu beugen, da sich sonst ihre innere Angst und Spannung verstärken würde.

--- **Hyperventilationssyndrom** --- X.4 ---

Das **Hyperventilationssyndrom** ist gekennzeichnet durch eine unphysiologische Steigerung der Atmung, die dem Patienten selbst nicht bewusst ist.

Die **Psychodynamik** besteht überwiegend in einer phobischen oder angstneurotischen Reaktion. Gemischt mit Seufzerzügen ist die Angstpolypnoe ein spezifischer Ausdruck von Abgespanntheit und Resignation.

Die Patienten glauben immer wieder an eine somatische Ursache der „Krankheitserscheinungen". Eventuell kommt daher die Gabe von Tranquilizern in Frage. In schweren Fällen ist die analytische Einzel- oder Gruppentherapie indiziert.

Therapie des Anfalls: Durch Rückatmung in einen Plastikbeutel (CO_2-Anreicherung) kann der akute Hyperventilationsanfall in seinem Verlauf gemildert werden.

Hyperventilationstetanie
Von der Hyperventilationstetanie sind oft ängstliche Patienten betroffen. Die Angst führt zu

einer verstärkten Atmung mit nachfolgender respiratorischer Alkalose. Im Rahmen der Alkalose treten die an Serumproteine gebundenen Wasserstoffionen ins Serum über, um die Alkalose zu mindern. An die frei gewordenen Valenzen der Proteine lagern sich freie ionisierte Calciumionen an. Es kommt daher zu einer Verschiebung von freiem Calcium zu an Protein gebundenem Calcium, wobei der Anteil freien Calciums abnimmt und das Protein-gebundene Calcium zunimmt. Da die membranstabilisierende Wirkung des Calciums ausschließlich durch das frei ionisierte Calcium zustande kommt, treten die Symptome einer Hypocalcämie auf, obwohl im Serum ein normaler Gesamtcalciumspiegel vorliegt. Als **Folge** der schnelleren Nervenleitfähigkeit treten Parästhesien und tetanische Krämpfe auf. Den Patienten wird schwarz vor Augen, da der hyperventilationsbedingte CO_2-Mangel im Blut (Hypokapnie) zusätzlich eine Engstellung der Hirngefäße bedingt.

H99

Frage 10.9: Lösung A

Die **Hyperventilationstetanie** ist gekennzeichnet durch eine **unphysiologische Steigerung der Atmung**, die dem Patienten selbst nicht bewusst ist. Typischerweise haben die Patienten **Angst, frequente Atmung, Parästhesien, kollaptische Zustände** und klagen über **Engegefühl in der Brust**, verbunden mit Hand- und Fußkrämpfen. Die Patienten glauben immer wieder an eine somatische Ursache der „Krankheitserscheinungen".
Folgen des hyperventilationstetanischen Anfalls:
- Die verstärkte Atmung führt zur **respiratorischen Alkalose**, die mit einer **Abnahme des freien Calciums** einhergeht, obwohl im Serum ein normaler Gesamtcalciumspiegel vorliegt.
- Als **Folge** der schnelleren Nervenleitfähigkeit treten **Parästhesien und tetanische Krämpfe** auf. Den Patienten wird „schwarz vor Augen", da der hyperventilationsbedingte CO_2-Mangel im Blut (Hypokapnie) zusätzlich eine **Engstellung der Hirngefäße** bedingt.
- Es resultieren **klinische Zeichen der Tetanie** mit mechanischer Übererregbarkeit der Nervenstämme:
- Kontraktion der Gesichtsmuskulatur bei Beklopfen des Fazialisstammes **(Chvostek-Phänomen)**
- Dorsalextension und Abduktion des Fußes beim Beklopfen des N. peronaeus am Fibulaköpfchen **(Lust-Zeichen)**
- Auftreten der Geburtshelferstellung der Finger beim kräftigen Druck auf die Nervenstämme des Oberarmes mittels eines Stauchschlauches **(Trousseau-Phänomen)**.

Therapie:
- **Beruhigen des Patienten** durch ärztliches Gespräch (Aufklärung des Patienten)
- **Rückatmung** in einen **Plastikbeutel** oder Hyperventilationsmasken $\Rightarrow$ **CO_2-Anreicherung** mildert den akuten Hyperventilationsanfall
- **Gabe von Tranquilizern** (z. B. Diazepam i. v.) zur unmittelbaren Sedierung

---

Anorexia nervosa — X.5

Für Patienten mit einer **Anorexia nervosa** ist die Trias Gewichtsabnahme, Obstipation und sekundäre Amenorrhö charakteristisch. Der Magerzustand wird verleugnet, und die Patientinnen fühlen sich weder körperlich noch seelisch krank.
Wenn die Patientinnen so tun, als ob sie der Aufforderung zu essen nachkämen **(Pseudogefügigkeit)**, können sie Ärzte und Pflegepersonal über die tatsächlich aufgenommene Nahrungsmenge täuschen. Im allgemeinen besteht aber ein trotzig oppositionelles Verhalten, das mit einer Therapieablehnung verbunden ist.
Psychodynamisch liegt eine neurotische Fehlentwicklung vor, bei der die weibliche Geschlechtsrolle abgelehnt wird. Dabei wird die Austragung des Konfliktes von der genitalen auf die orale Phase verschoben.
Nur in leichten Fällen ist eine Psychotherapie ambulant möglich.
Differenzialdiagnostisch müssen Erkrankungen organischer Ursache wie z.B. konsumierende Krankheiten, Tuberkulose und Sprue ausgeschlossen werden.
Diese orale Ambivalenz zeigt sich in einem Wechsel von Appetitlosigkeit und Heißhunger, der bis zu Lebensmitteldiebstählen reichen kann. Die Kranken weisen nur wenig follikelstimulierendes Hormon (FSH) und Luteinisierungshormon (LH) auf. Daher sind auch die Östrogenspiegel niedrig. Das LH-Releasing-Hormon wird in unphysiologischem Rhythmus mit veränderter Amplitude frei gesetzt. Außerdem fehlt das positive Feedback der Östrogene auf das LH mit dessen charakteristischem Anstieg in der Zyklusmitte als unmittelbarer Vorläufer der Ovulation. Erst nach Gewichtszunahme springt der normale Regelkreis wieder an.
Patienten mit Anorexia nervosa perfektionieren ihre **Nahrungsverweigerung** durch selbstinduziertes Erbrechen und Laxanzienabusus. Der Laxanzienabusus führt durch Hypokaliämie zur Obstipation.

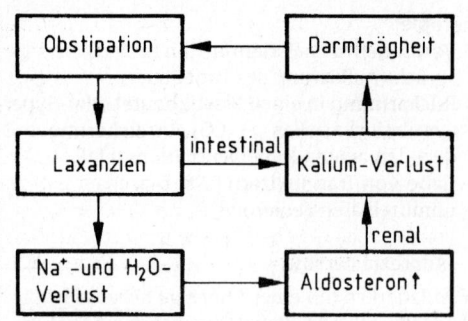

Abb. 10.1 Kreislauf der Obstipation nach Laxanzienabusus

Zur Pathogenese der Anorexia nervosa

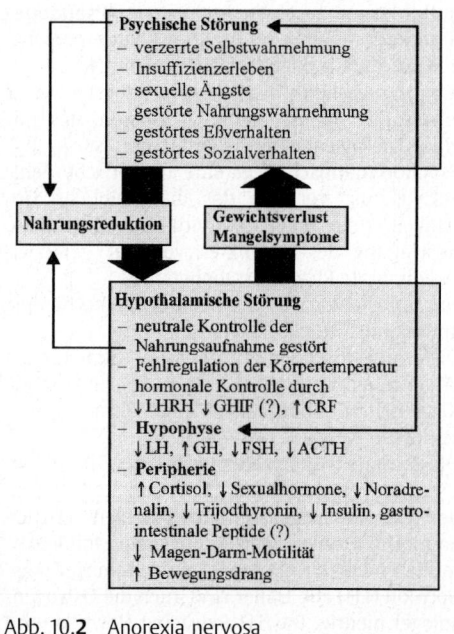

Abb. 10.2 Anorexia nervosa

F96

Frage 10.10: Lösung D

Die **Anorexia nervosa** ist eine schwere Krankheit, deren **Mortalität 5–10%** beträgt. Das **Manifestationsalter** der Erkrankung liegt **zwischen 15 und 25 Jahren**. Das **Geschlechtsverhältnis Frauen zu Männer** beträgt etwa **25:1**.
Für Patienten mit einer **Anorexia nervosa** ist die Trias **Gewichtsabnahme, Obstipation und sekundäre Amenorrhö** charakteristisch. Der Magerzustand wird verleugnet, und die Patientinnen fühlen sich weder körperlich noch seelisch krank.

Die Patienten sind trotz der infolge Essstörung ausgeprägten **Gewichtsabnahme** sehr agil und überaktiv. Sie neigen zu asketischen Idealen und haben oft fanatische intellektuelle Zielsetzungen. Viele Magersüchtige bestehen darauf, dass ihre Angehörigen gut essen, und kochen für sie mit Leidenschaft. Hierbei werden die eigenen **Triebansprüche an andere abgetreten**. Mitunter treten **orale Triebdurchbrüche** (bei 50% der Anorektikerinnen) auf, die sich z.B. als **Plünderung des Kühlschranks** bemerkbar machen können.
Es gesellt sich das triebhafte „Essen-müssen" zu Praktiken, die eine Gewichtsabnahme bedingen, wie **selbstinduziertes Erbrechen** und Abführmittelabusus. Es können **Dehydratation**, metabolische Azidose und niedriges Serumkalium auftreten. Dies alles wird bewusst, meist völlig konfliktlos und Ichgerecht praktiziert.
Die Patientinnen sind einer **Psychotherapie nur schwer zugänglich**, da es oft an ihrer Mitarbeit mangelt. Hinsichtlich des Erfolges steht die **Familientherapie** vor der **Verhaltenstherapie** und psychoanalytischen **Einzeltherapie**.
Auch nach einer Normalisierung des Körpergewichtes bleibt die **anorektische Primärpersönlichkeit** erhalten (→ **Rezidivgefahr** ↑). Spontanremissionen treten **äußerst selten** (weniger als **5%**) auf.

H92

Frage 10.11: Lösung E

Zu (E): Der akute, lebensbedrohliche Zustand mit einer Gewichtsabnahme unter 30 kg führt zu Kreislaufzwischenfällen. In diesem Fall muss durch **Sondenernährung** am besten bei gleichzeitigem Angebot von normalen Mahlzeiten eine Gewichtszunahme erzielt werden. Die Patienten werden bei absoluter Bettruhe gleichzeitig sediert. Danach ist eine **analytische Einzel- oder Gruppenpsychotherapie** erstrebenswert.
Die vorliegende Anamnese ist typisch für einen Patienten mit **Anorexia nervosa**.
Zu (A) und (D): Die Patientinnen stehen durchweg unter dem Einfluss dominierender Mütter oder tyrannischer Väter. Dabei identifizieren sich $^2/_3$ der Patientinnen mit dem schwachen Elternteil.
Da besonders von den Eltern im Rahmen der familiären Interaktion Nahrung wiederholt angeboten wird, die von den Patientinnen aus Angst vor einem Triebdurchbruch abgewehrt wird, ist es sinnvoll, eine stationäre psychotherapeutische Behandlung anzustreben.
Zu (B) und (C): Eine therapeutische Intervention im Sinne endokriner Substitutionstherapie führt eher zu einer Verstärkung der Nahrungsverweigerung. Erst nach Gewichtszunahme springt der normale hormonelle Regelkreis wieder an, und die körperliche Entwicklung kann dann normal verlaufen.

Aus **psychoanalytischer Sicht** besteht eine narzistische Abwehr, mit negativer Besetzung der eigenen Leiblichkeit und Rückzug von allen Objektbezügen. Das autogene Training ist nicht geeignet, diese Beziehung zum eigenen Körper zu verändern.

H92

Frage 10.12: Lösung E

Zu **(E):** Spontanremissionen treten äußerst selten (weniger als 5%) auf.
Zu **(A):** Die **Anorexia nervosa** ist eine schwere Krankheit, deren Mortalität 5–10% beträgt. Eine Heilung ist selten möglich. Nur etwa 5% der Patienten heiraten später.
Zu **(B): Anorektische Patienten** haben weder Krankheitsbewusstsein, noch Leidensdruck. Sie verleugnen den Magerzustand, ebenso wie vorhandene körperliche Schwäche. Zur Täuschung von Pflegepersonal geben sie sich pseudofügig und tun so, als ob sie der Aufforderung zum Essen nachkämen. Dabei erbrechen sie jedoch anschließend oder schaffen die Nahrung bereits vorher beiseite.
Die Patienten zeigen ein **trotzig oppositionelles Verhalten** und geben sich oft eigensinnig bis autistisch.
Zu **(C)** und **(D):** Auch nach einer Normalisierung des Körpergewichtes bleibt die **anorektische Primärpersönlichkeit** erhalten. Es finden sich auffällige Persönlichkeitszüge mit einer starken Neigung zu asketischen Idealen, fanatischer intellektueller Zielsetzung und hingebungsvoller Fürsorge für andere Menschen. Die fortschreitende Einengung der seelischen und geistigen Bezüge lässt an eine Abortivform der hebephrenen Schizophrenie denken.

F93 H86

Frage 10.13: Lösung E

Siehe auch Lerntext X.5.
Zu **(E):** Bei Patienten mit Anorexia nervosa findet sich relativ häufig eine **Tendenz zur motorischen Überaktivität.** Die Patienten sind schwer zur Ruhe zu bringen, machen lange Spaziergänge und sind ständig für andere unterwegs. Psychologisch wird dies als eine Flucht vor sich selbst gedeutet. Selbst bei extremer Abmagerung sind die Patienten im Bett noch überbeschäftigt und fallen durch ständiges Lernen oder Stricken auf.
Zu **(A)** und **(B):** Patienten mit Anorexia nervosa perfektionieren ihre Nahrungsverweigerung auch durch **selbstinduziertes Erbrechen,** mit dem die Umwelt auch über die verminderte Nahrungsaufnahme hinweggetäuscht werden kann. Dies alles wird bewusst, meist konfliktlos und Ich-gerecht praktiziert. Viele Magersüchtige bestehen darauf, dass ihre Angehörigen gut essen, und kochen für sie mit Leidenschaft. Hierbei werden die eigenen Triebansprüche an andere abgetreten. Magersucht ist psychodynamisch als ein Versuch zu sehen, sich außerhalb jeder menschlich triebhaften Regung zu stellen. Eine asketische Ich-Idealbildung mit unkörperlichem Selbstbild entspricht dem regressiven Zustand.
Zu **(C):** Mitunter treten orale Triebdurchbrüche auf, die sich z. B. als **Plünderung des Kühlschranks** bemerkbar machen können.
Zu **(D):** Die Patienten zeigen ein trotzig oppositionelles Verhalten und geben sich oft eigensinnig bis autistisch. Gelegentlich geben sie sich pseudofügig und täuschen damit andere Personen über die tatsächlich aufgenommene Nahrungsmenge.

F99

Frage 10.14: Lösung C

Das **Manifestationsalter** der **Anorexia nervosa** liegt **zwischen dem 15. und 25. Lebensjahr.** Das **Geschlechtsverhältnis Frauen zu Männer** beträgt etwa **25 : 1.**
- Für Patienten mit einer **Anorexia nervosa** ist die Trias **Gewichtsabnahme, Obstipation und sekundäre Amenorrhö** charakteristisch. Durch **Nahrungsverweigerung** und **selbstinduziertes Erbrechen** verlieren sie extrem an Gewicht. Der Magerzustand wird verleugnet, die **Patientinnen fühlen sich leistungsfähig und weder körperlich noch seelisch krank.**
- Oft besteht eine **Tendenz zur motorischen Überaktivität.** Selbst bei extremer Abmagerung sind die Patienten im Bett noch überbeschäftigt und fallen durch ständiges Lernen oder Stricken auf.
- **Psychodynamisch** besteht eine neurotische Fehlentwicklung, bei der die **weibliche Geschlechtsrolle abgelehnt** wird. Magersucht ist psychodynamisch als ein Versuch zu sehen, sich außerhalb jeder menschlich triebhaften Regung zu stellen.

Zu **(A), (B)** und **(D):** Hypophysenvorderlappeninsuffizienz, der überwiegende Teil der **Malignome** (⇒ Tumorkachexie) und die **Malabsorption** gehen demgegenüber mit **Leistungsminderung** und Abgeschlagenheit einher.
Zu **(E): Symbiotischer Wahn** (Folie à deux) bezeichnet die **Übernahme von Wahnvorstellungen enger Bezugspersonen** durch eine asthenische, Ich-schwache Persönlichkeit. Diese Form des induzierten Wahns tritt hauptsächlich im Rahmen einer engen, nach außen abgeschirmten Lebensgemeinschaft mit einem Wahnkranken auf, dessen Ideen übernommen und verinnerlicht werden. Therapeutisch ist eine Trennung vom primär Erkrankten anzustreben.

[F98]

Frage 10.15: Lösung C

Siehe Lerntext X.5.
Zu **(D):** Die schwere Hyperthyreose geht mit einer Sinustachykardie einher.
Zu **(A), (B)** und **(E):** Primäre **Nebennierenrindeninsuffizienz, Enteritis regionalis** und die Erstmanifestation des **Diabetes mellitus** gehen demgegenüber mit **Leistungsminderung** und Abgeschlagenheit einher.

[F95]

Frage 10.16: Lösung A

Siehe Kommentar zu Frage 10.10.

[H95]

Frage 10.17: Lösung E

Siehe Lerntext X.5.

[F97]

Frage 10.18: Lösung C

Siehe Lerntext X.5.

[H96]

Frage 10.19: Lösung C

Siehe Lerntext X.5.

[H94]

Frage 10.20: Lösung C

Siehe Lerntext X.5.

[H90]

Frage 10.21: Lösung B

Die **Anorexia nervosa** wird auch als Pubertätsmagersucht bezeichnet, da sie erst in der Pubertät auftritt. Zur sekundären Amenorrhö kommt es ein bis drei Jahre nach der Menarche, oft schon bevor sich die Abmagerung manifestiert.
Siehe Lerntext X.5.

[H92]

Frage 10.22: Lösung A

Zu **(A):** Die verminderte Nahrungszufuhr begünstigt das Entstehen einer **Obstipation,** mit der die Patienten ihren Laxanzienabusus begründen können. Resultierender Kaliumverlust führt seinerseits zur Obstipation.
Bei der überwiegenden Mehrzahl der Fälle von Pubertätsmagersucht kommt es zur sekundären Amenorrhö. Gewöhnlich tritt diese Störung etwa 3 Jahre nach der Menarche ein. Oft ist sie bereits vor einer sichtbaren Abmagerung vorhanden und überdauert das akute Krankheitsbild um mehrere Jahre.
Zu **(D)** und **(E):** Siehe Kommentar zu Frage 10.10.
Zu **(B)** und **(C):** Das **Manifestationsalter** der Erkrankung liegt zwischen 15 und 25 Jahren. Das **Geschlechtsverhältnis** Frauen zu Männer beträgt etwa 25:1. Die Patienten sind trotz der infolge Essstörung ausgeprägten Gewichtsabnahme sehr agil und überaktiv. Sie neigen zu asketischen Idealen und haben oft fanatisch intellektuelle Zielsetzungen. Es gesellt sich das triebhafte „Essen-müssen" zu Praktiken, die eine Gewichtsabnahme bedingen, wie Erbrechen und Abführmittelabusus. Dies alles wird bewusst, meist völlig konfliktlos und Ich-gerecht praktiziert.

[F00]

Frage 10.23: Lösung E

Die **Anorexia nervosa** ist eine schwere Krankheit, deren **Mortaliät 5–10%** beträgt. Das **Manifestationsalter** der Erkrankung liegt **zwischen 15 und 25 Jahren**. Das **Geschlechtsverhältnis Frauen zu Männer** beträgt etwa **25:1**.
Es finden sich **auffällige Persönlichkeitszüge** mit einer starken Neigung zu asketischen Idealen, fanatischer intellektueller Zielsetzung und hingebungsvoller Fürsorge für andere Menschen. Die Patienten geben sich oft eigensinnig bis autistisch.
Auch nach einer Normalisierung des Körpergewichtes bleibt die **anorektische Primärpersönlichkeit** erhalten (⇒ **Rezidivgefahr** ↑). **Spontanremissionen** treten **äußerst selten** (weniger als **5%**) auf.
Das Auftreten einer **Schizophrenie** bei Anorexia nervosa wird in der Literatur mit etwa 1–3% der Fälle angegeben.

Bulimia nervosa — X.6

Unter **Bulimia nervosa** versteht man ein pathologisch gesteigertes Hungergefühl, das durch Anfälle von Hyperphagie gekennzeichnet ist. Während beim Anorexie-Patienten eine Appetitabnahme wegen unbewusster emotionaler Faktoren besteht, ist der **Appetit bei der Bulimie übertrieben gesteigert**. Dabei wird das Essen zur Ersatzbefriedigung für versagte emotionale Tendenzen. Die unbewusste Grundlage des krankhaft gesteigerten Appetits bildet ein intensives Verlangen nach Geliebtwerden sowie aggressive Tendenzen zu besitzen bzw. zu verschlingen. Die daraus resultierende Adipositas kann als Abwehr gegen die weibliche Rolle interpretiert werden. Die Bulimie ist das Symptom einer neurotischen Störung der Gesamtpersönlichkeit.

Adipositas — X.7

Psychodynamische Zusammenhänge:
Nach dem Regressionskonzept besteht eine Fixierung auf orale Befriedigung, wobei Essen ein Ersatz für die fehlende Mutterliebe sei. Viel Essen soll dabei der Abwehr von Depressionen dienen.
Eine Beziehungsform, die direkte Liebesbezeugungen vermeidet und an deren Stelle orale Verwöhnung tritt, begünstigt das Auftreten von Fettsucht bei den Kindern. Als **auslösende Ursachen** der Fettsucht werden am häufigsten genannt:
1. Frustration, vor allem die Trennung von einem Liebesobjekt. Der Tod des Ehepartners führt statistisch signifikant zur Gewichtszunahme bei Frauen **(Kummerspeck)**.
2. Allgemeine Verstimmungen, Langeweile, Ärger, Angst vor dem Alleinsein
3. Herausforderungssituationen, die Risiko und Leistung beinhalten (z. B. Lernen für Examen), führen bei manchen Menschen zur gesteigerten Esslust, bzw. im Sinne einer Zunahme oraler Bedürfnisse, zum Rauchen.

In den zuvor genannten Fällen hat das Essen die Bedeutung einer **Ersatzbefriedigung**. Bereits Kindern wird dieses Gefühl vermittelt, wenn man ihnen bei Krankheit oder Kummer Süßigkeiten als Trost anbietet.
Es finden sich signifikant mehr Züge der **Depression**, viel Beschäftigung mit dem eigenen Körper, Angst, Impulsivität und Abwehrtendenzen. Dennoch lässt sich kein einheitlicher Typ des Fettsüchtigen beschreiben.

H99

Frage 10.24: Lösung E

Zu **(E)**: Für Patienten mit einer **Anorexia nervosa** ist die **Trias Gewichtsabnahme, Obstipation und sekundäre Amenorrhoe** charakteristisch.
Zu **(A)**: **Inselzelltumoren**: Bei **hohem Nüchterninsulinspiegel** treten spontane Hypoglykämien mit Heißhunger und Schweißausbrüchen auf. Einige Patienten werden durch den vermehrten Verbrauch kohlenhydratreicher Lebensmittel **adipös**.
Zu **(B)**: Beim Typ-II-Diabetes unterscheidet man den sogenannten Typ IIa (schlanker Typ-II-Diabetiker mit relativem Insulinmangel) vom Typ IIb mit ausreichender Insulineigenproduktion und **Insulinverwertungsstörung durch Übergewicht**.
Zu **(C)** und **(D)**: Durch Stress und emotionale Störungen kann infolge Hyperphagie der sog. „**Kummerspeck**" resultieren. Auch die **Bulimie** kann als psychische Störung durch Fresssuchtepisoden substantiell zur Kalorienaufnahme beitragen.

H94

Frage 10.25: Lösung D

Im Rahmen von Abmagerungskuren neigen adipöse Patienten vermehrt zur Depression.
Siehe Lerntext X.7.

F92   F86

Frage 10.26: Lösung B

Siehe auch Lerntext X.7.
Zu **(B)**: Die psychosomatische Gruppe der **Adipösen** zeichnet sich vor allem dadurch aus, dass Hungerempfinden und Appetit nicht durch physiologische Stimuli, wie Magenfüllung, sondern durch gewohnheitsmäßige und emotionale Faktoren bestimmt werden. Typischerweise kommt es dabei zu anfallsweisem Essen ohne Sättigung und vermehrter Nahrungsaufnahme bei Spannungs- und Konfliktsituationen.
Erkrankungen des Verdauungstraktes sind bei Adipösen in ähnlicher Häufigkeit wie bei anderen Bevölkerungsgruppen anzutreffen.
Beim **Ulcus duodeni** werden die Beschwerden oft durch die Nahrungsaufnahme gelindert. Hier werden zwei Arten von Ulkus-Persönlichkeiten unterschieden, die sich aus der oralen Fixierung ergeben. Die kleinere Gruppe lebt die oralen Wünsche offen aus und hat den Wunsch, umsorgt zu werden und die **Zuwendung anderer zu bekommen**, während die pseudo-unabhängigen Charaktere hyperaktiv sind und im Sinne einer Reaktionsbildung sowohl asketisches als auch **leistungsbetontes Verhalten** zeigen können.
Bei der **Colitis ulcerosa** findet man hinsichtlich der Einstellung zwei Gruppen von Persönlichkeiten:
Die aktive Gruppe zeigt **übertriebene Selbstständigkeit** und verleugnet das Abhängigsein von anderen, während die andere, passive Gruppe, ihre Abhängigkeit nicht verbergen kann und sich als **hilflos** darstellt.
Psychodynamisch liegt eine symbiotische Abhängigkeit von Müttern vor, die selbst meist psychopathologische Züge aufweisen. Das Essverhalten wird bei diesem Krankheitsbild nicht wesentlich von psychischen Faktoren beeinflusst.
Zu **(A)**: Adipöse Patienten dissimulieren: „Ich esse ja gar nicht so viel!" Oft beobachtet man bei ihnen auch das **Night-eating-Syndrom**, also das nächtliche Plündern des Kühlschranks.

— **Infarkt-Persönlichkeit** ——————— X.8 —

Nach den bisherigen Untersuchungen gelten bei Infarktpatienten folgende Stichworte zur Umschreibung der psychischen Struktureigentümlichkeit:
- zwangsähnlich rigides Leistungs- und Erfolgsstreben
- hohe psychophysische Beweglichkeit und hartnäckiges Festhalten an gesetzten Zielen
- ständige Neigung zur Beschleunigung des Arbeitstempos
- Ungeduldshaltung
- Zeitdruck und Terminnot
- Rivalisierungstendenzen
- starker Wunsch nach sozialem Prestige

H91

Frage 10.27: Lösung E

Das **Verhaltensmuster von Herzinfarktpatienten** zeigt neben anhaltendem Konkurrenzstreben eine hohe individuelle Bewertung, welche Anstrengung es kostet, sich anzupassen. Lebensveränderungen werden von Herzinfarktpatienten häufig als Belastung empfunden. In diesen Fällen kann auch die Entlastung vom Stress, sowie die damit verbundene Suche nach neuen Zielen, an der Entstehung eines Herzinfarktes beteiligt sein. Befriedigend ist dieses Phänomen allerdings noch nicht geklärt.

Selbst in der **akuten Infarktphase** tendieren die Patienten dazu, auftauchende Ängste und Depressionen zu verleugnen. Das mit den heftigen Brustschmerzen einhergehende Vernichtungsgefühl wird schon bald nach ärztlicher Intervention verleugnet.

Unmittelbar nach dem Infarktereignis ist der meist hyperaktive Koronarpatient von der Notwendigkeit der körperlichen und psychischen Schonung zu überzeugen. In Gesprächen soll die Angst vor augenblicklichem und künftigem Krankheitserleben vermindert werden. Möglicherweise bestehende Konflikte sollen in Gesprächen auf ein vernünftiges Maß relativiert darstellbar werden.

Das therapeutische Ziel in der **Postinfarktphase** besteht in einer Beeinflussung der Lebensführung, deren Sinn dem Infarktpatienten v. a. in themenzentrierten Gruppengesprächen nahegebracht wird.

Die Gruppenbehandlung von Herzinfarktpatienten hat eine Anleitung zur gesunden Lebensführung und ausgewogene Bewegungstherapie zum Ziel. Die Patienten sind jedoch meist nicht von ihrer leistungsbezogenen Einstellung abzubringen.

Die von Arthur Janov begründete Primärtherapie eignet sich nicht zur psychotherapeutischen Beeinflussung der Postinfarktphase, da nach dem Infarktgeschehen insbesondere plötzliche Anstrengungen vermieden werden sollen.

Siehe auch Lerntext X.8.

— **Colitis ulcerosa** ——————————— X.9 —

Die manifeste **Colitis ulcerosa** kann sich in jedem Alter entwickeln. Sie tritt auch beim Neugeborenen auf.

Am ehesten kann eine Störung der Bewältigung der Sauberkeitserziehung, also der analen Phase, postuliert werden. Die Patienten sind hergabebereit (Darmmotilität steigt), weisen jedoch gleichzeitige Verlustängste auf.

Bei diesen Kranken kommt es nicht zu einer echten Trennungs-Trauerarbeit, sondern zur **Autoaggression**. Dabei schafft die Abhängigkeit von Schlüsselpersonen eine besondere Verwundbarkeit. Die Patienten sind an ihre dominierenden, kontrollierenden und perfektionistischen Mütter im Sinne einer Unterwerfung und einer extremen starken Hingabe gebunden. Die Mütter zeigen ein übermäßiges Bedürfnis, die Darmfunktion der Kinder zu kontrollieren und jedes offene aggressive Benehmen zu unterdrücken (lt. Sperling).

Die **symbiotische Abhängigkeit von der Mutter oder einer Mutterersatzfigur** ist eine Grundvoraussetzung für das Entstehen einer Colitis ulcerosa. Bei männlichen Patienten kann es auch zu einer Fixierung auf den Vater kommen. Da die Patienten in einer symbiotischen Abhängigkeit zum jeweiligen Elternteil leben, müssen sie sich ständig bemühen, diese nicht zu gefährden. Daher werden alle aggressiven Einstellungen und Verhaltensweisen vermieden.

Auslösend für eine Colitis ulcerosa ist der reale oder vermutete Objektverlust (Mutter, Vater oder Lebenspartner).

H92

Frage 10.28: Lösung E

Auslöser für einen **Colitisschub** bei der Colitis ulcerosa ist ein realer oder vermuteter Objektverlust. Etwa $2/3$ der Colitis ulcerosa Fälle können auf Verlusterlebnisse wie Zurückweisung durch einen Lebenspartner, Tod einer wichtigen Bezugsperson oder Trennung von dieser zurückgeführt werden.

Die Patienten sind nicht in der Lage, eine normale Trennungs-Trauerarbeit zu leisten.

Beide Geschlechter sind ungefähr gleich häufig betroffen. Der Häufigkeitsgipfel liegt im frühen Erwachsenenalter und bei Patienten, die älter als 50 Jahre sind.

Man unterscheidet 2 Gruppen von Persönlichkeiten:

Eine Gruppe zeigt **übertriebene Selbständigkeit** und verleugnet das Abhängigsein von anderen, versucht allerdings die Personen, zu denen ein Abhängigkeitsverhältnis besteht, zu beherrschen und zu kontrollieren.

Die passive Gruppe erlebt sich dagegen als hilflos und ohne Durchsetzungsvermögen. Patienten dieser Gruppe versuchen Anerkennung durch übersteigerte Selbstlosigkeit und Leistungsbereitschaft zu erlangen. Das Verhalten wird auch als **„aggressive Submission"** bezeichnet, da eine fast unterwürfige Haltung bei hintergründiger Aggression besteht.

Therapie:
Wesentlich ist das Aufrechterhalten einer stabilen Arzt-Patient Beziehung **(Relationship-Therapie)**. Psychoanalytische Einzel- oder Gruppentherapie ist nicht in allen Fällen anwendbar.

Essenzielle Hypertonie — X.10

Für Patienten mit **essenzieller Hypertonie** wird eine gesteigerte Aggression bei gleichzeitig erhöhter Aggressionshemmung postuliert. Wenn ein Kind wegen seiner Aggressivität beim Umgang mit autoritären Bezugspersonen deren Zuneigung verlieren könnte, verwandelt es sich in einen fügsamen Menschen. Unbewusst bleibt jedoch der **Konflikt zwischen Aggression und Aggressionsabwehr** bestehen. Patienten mit essenzieller Hypertonie neigen zu hohen Ansprüchen an sich selbst, und verdrängen eigene Wünsche, wenn sie dadurch Bestätigung finden können. Sie wirken daher leistungswillig, pflichtbewusst und angepasst. Die Blutdruckerhöhung resultiert aus einer Zunahme des Sympathikotonus.

Ulcus duodeni — X.11

Es werden zwei Arten von Ulcuspersönlichkeiten, die sich beide aus einer oralen Fixierung entwickeln, unterschieden. Die kleinere Gruppe von Patienten lebt ihre oralen Wünsche offen aus und ist in ihrem Empfinden von anderen Menschen stark abhängig.
Der weitaus größere Teil **pseudounabhängiger Ulcuspersönlichkeiten** wehrt diese oralen Wünsche in Form von Reaktionsbildungen ab. Man findet bei diesen Patienten Hyperaktivität und Neigung zu asketischem Verhalten mit Überbetonung von Leistung.
Die **Persönlichkeit des pseudounabhängigen Ulcus-duodeni-Kranken** wird durch Reaktionsbildungen wie Leistung, Selbstständigkeit und Selbstgenügsamkeit bestimmt. Damit sollen Wünsche nach fortdauernder Zuwendung und Fürsorge abgewehrt werden.
Die Fixierung liegt durch Verwöhnung oder Versagen auf der oralen Libidostufe.
Sowohl der pseudounabhängige als auch der **manifest abhängige Ulcuskranke** ist auf fortdauernde Zuwendung und Fürsorge ausgerichtet. Ohne Reaktionsbildung werden die Versorgungswünsche stärker ausgelebt und deren Versagen als Frustration erlebt.
Die Mehrzahl der Ulcus-duodeni-Patienten ist nicht therapiemotiviert. Pseudounabhängige Patienten entfernen sich bald nach Abklingen des Ulkusschubes aus der Therapie des Arztes. Ihre Abhängigkeitswünsche akzeptieren sie nur während der akuten Phase der Erkrankung. Nach Abklingen der akuten Symptome rivalisieren sie mit dem Arzt und wehren sich gegen ein psychotherapeutisches Arbeitsbündnis.
Die **abhängigen Ulkuspatienten** befürchten ebenso wie die pseudounabhängigen Patienten ein Bewusstmachen ihrer oralen Bedürfnisse. Sie erwarten allerdings nach Abklingen der akuten Symptomatik ärztliche Unterstützung und Versorgtwerden.
Da die Veranlagung zur Ulkusbildung nahezu immer lebenslang erhalten bleibt, muss mit einer sehr lang dauernden psychotherapeutischen Behandlung gerechnet werden.

Asthma bronchiale — X.12

Ursachen für das Asthma bronchiale sind die Bronchialallergose, die Bronchialinfektion und spastische Faktoren, die auf einer abnormen Erregbarkeit des N. vagus oder einer erhöhten vagalen Ansprechbarkeit der glatten Bronchialmuskulatur beruhen. Diese unterschiedlichen Faktoren sind jedoch teilweise oder auch ganz psychosomatisch zu interpretieren.
Vor allem das intrinsische Asthma bronchiale schließt als Ursache Infekte, chemische und physikalische Noxen sowie physische und psychische Belastungen ein. Oft sind die einzelnen auslösenden Mechanismen nicht voneinander unterscheidbar, sodass man von einer Erkrankung mit multifaktorieller Genese sprechen kann.
Beim Asthma bronchiale kann bereits der Anblick einer Kunststoffblume, im Sinne einer **Reizgeneralisierung**, zum Auftreten einer allergischen Erscheinung führen. Dieser Effekt ist auf eine klassische Konditionierung zurückzuführen.
Ein Asthmaanfall ist willkürlich und unwillkürlich auslösbar durch veränderte Atemmotorik. Es handelt sich also um **gelerntes** Verhalten. Im Verlauf der Krankheit kommt es zur Bahnung, Erweiterung und Reizgeneralisierung, sodass über das eigentlich auslösende Allergen keine Aussagen mehr möglich sind.
Psychodynamisch soll der Hauptkonflikt der Patienten darin bestehen, dass unbewusste Motive das Hingezogensein zur Mutter bedrohen. Obgleich die Patienten mit dem entsprechenden Mutterobjekt verschmelzen wollen, verspüren

sie Angst, dadurch ihre Individualität verlieren zu können. Daher besteht im zwischenmenschlichen Bereich die gleichzeitige Angst vor zu großer Nähe wie auch vor zu großer Ferne.
Für den Behandler bedeutet dies, sich weder vom Patienten gefühllos zu distanzieren, noch allzu distanzlos (kumpelhaft) mit ihm umzugehen.
Neben der rein medikamentösen Therapie können gruppentherapeutische Ansätze versucht werden. Jedoch bleiben auch hierbei die organischen Grundlagen des allergischen Reaktionsprozesses unverändert bestehen.
Therapie:
Durch psychotherapeutische Intervention im Rahmen einer Gruppentherapie kann versucht werden, die Symptome zu bessern. Im weiteren Verlauf der Psychotherapie treten jedoch häufig Rückfälle auf, da der Patient gegenüber dem Übertragungsobjekt Arzt oder Psychotherapeut Angst vor zu großer Nähe hat.
Selbstverständlich muss trotz aufdeckender psychotherapeutischer Bemühungen die Grundtherapie mit bronchospasmolytischen Medikamenten und eine bestehende Corticoidtherapie fortgeführt werden. Zusätzlich können Verfahren wie Atemtherapie und autogenes Training Anwendung finden.

F94

Frage 10.29: Lösung B

Siehe Lerntext X.12.

F94

Frage 10.30: Lösung C

Migräneanfälle können durch die verschiedensten Anlässe ausgelöst werden (z.B. Änderungen des Schlaf-Wach-Rhythmus, Wetterwechsel, Lärmeinflüsse, Lichtreize), insbesondere dann, wenn intensive Anstrengungen unternommen werden, ein gestecktes Ziel zu erreichen. Die Kopfschmerzen setzen in den meisten Fällen erst dann ein, wenn die Anstrengung vorbei ist, ganz gleich, ob diese Anstrengung zum Erfolg führt oder nicht.
Psychodynamik: Zum Spannungskopfschmerz aus neurotischen Ursachen gehört der äußere und/oder innere **Leistungskonflikt**. Übergroße Ansprüche an die eigene Leistungsfähigkeit und Erwartungen in Bezug auf Erfolge und Anerkennung finden sich neben einem rigiden und unelastischen Charakter. Das **Persönlichkeitsbild** ist durch ein ehrgeiziges, gewöhnlich sich überforderndes Leistungsstreben gekennzeichnet. Dabei fällt oft **Perfektionismus** und ein **überhöhtes Anspruchsniveau** auf. Die oft zu beobachtende Anspannung der Kopfmuskulatur ist Begleiterscheinung und Ausdruck der frustranen, nicht zu einer Bestätigung und Befriedigung führenden inneren Anspannung.
Therapie: Vor allem der Spannungskopfschmerz auf neurotischer Grundlage bietet eine Indikation für eine fokale Kurztherapie oder für Gruppentherapie. Auch Verfahren wie das autogene Training sind zusätzlich von Nutzen.

H95

Frage 10.31: Lösung C

Zu **(C):** Insbesondere die „deutlichen **Ausfälle im Kurzzeitgedächtnis**" sprechen in diesem Fall für das Vorliegen eines Hirntumors.
Zu **(A):** Zum **Spannungskopfschmerz** aus neurotischen Ursachen gehört der äußere und/oder innere **Leistungskonflikt**. Das **Persönlichkeitsbild** ist durch ein ehrgeiziges, gewöhnlich sich überforderndes Leistungsstreben gekennzeichnet. Dabei fällt oft **Perfektionismus** und ein **überhöhtes Anspruchsniveau** auf. Die **Anspannung der Kopfmuskulatur** ist Begleiterscheinung und Ausdruck der frustranen, nicht zu einer Bestätigung und Befriedigung führenden inneren Anspannung.
Zu **(B):** **Migräneanfälle** können durch die verschiedensten Anlässe ausgelöst werden (z.B. Änderungen des Schlaf-Wach-Rhythmus, Wetterwechsel, Lärmeinflüsse, Lichtreize), insbesondere dann, wenn intensive Anstrengungen unternommen werden, ein gestecktes Ziel zu erreichen. Die Kopfschmerzen setzen in den meisten Fällen erst dann ein, wenn die Anstrengung vorbei ist, ganz gleich, ob diese Anstrengung zum Erfolg führte oder nicht.
Zu **(E):** Die **Arteriitis temporalis** tritt meistens bei Patienten im höheren Lebensalter, hauptsächlich in der sechsten bis siebten Dekade, auf. Die Vaskulitis betrifft vorwiegend die Temporalarterie. Aber auch das gesamte arterielle System, vor allem große Gefäße der oberen Körperhälfte, können betroffen sein.
Symptomatik: Müdigkeit, Fieber, **Gewichtsverlust**, Schwitzen; meist starke Kopfschmerzen als Frühsymptom, gel. **Visusverlust** oder **Gesichtsfeldausfälle** (→ Amaurosis fugax) beim Befall okulärer Arterien. Das Krankheitsbild ist eng assoziiert mit der Polymyalgia rheumatica.
Wegen des Risikos der Erblindung wird bei klinisch begründetem Verdacht auf eine **Riesenzell-Arteriitis** sofort eine **Therapie** mit Glucocorticosteroiden eingeleitet. Auch sollte eine beidseitige Biopsie der Temporalarterie durchgeführt werden, um die Diagnose zu sichern. Bei wiederholt auftretenden Rezidiven kommt die Anwendung von Cyclophosphamid in Betracht.

F97

Frage 10.32: Lösung C

Die Wahrnehmung von **Lichtblitzen** ist ein typisches Symptom der **Netzhautablösung**.
Reaktiv **depressive Verstimmungen** im Alter können zu einer so schweren Beeinträchtigung führen, dass sie differenzialdiagnostisch von einer endogenen Depression kaum zu trennen sind. Zu beachten ist, dass körperliche Begleitkrankheiten und Beschwerden dabei zeitweise hypochondrisch verstärkt werden! Bei der **larvierten Depression** stehen **körperliche und vegetative Störungen** – wie in der Frage angegeben – **im Vordergrund** der Symptomatik.

H97

Frage 10.33: Lösung E

Die unter **(A)** bis **(D)** genannten Verhaltensweisen sind typische Merkmale des sog. **Burn-out-Syndroms**. Die Betroffenen verlieren das Interesse an ihrer Beschäftigung und fühlen sich **emotional ausgebrannt**. Demzufolge kann die Einsatzbereitschaft auch in Notfall-Situationen vermindert sein. Methoden der **Verhaltens-Desensibilisierung** und Entspannung sind hilfreich. Psychotherapie, die darauf abzielt, Katharsis, Abreaktion und Einsicht zu erreichen, kann nützlich sein. Es ist zu bedenken, dass bei fehlendem Ausgleich insbesondere diese Personengruppe in besonderem Maße eine Anfälligkeit für Drogenkonsum entwickelt.

H95

Frage 10.34: Lösung D

Schluckbeschwerden, die sich als **Globusgefühl** im Hals äußern, können durch **psychische Belastungen** ausgelöst oder verschlimmert werden. Bei psychischer Erregung nimmt – über Vagusfasern vermittelt – die Anzahl simultaner Kontraktionen im Ösophagusbereich zu. Bei beschwerdeverstärkenden psychischen Faktoren sollte daher eine psychosomatische Diagnostik eingeleitet werden.
Zu **(B):** Auch eine mäßig ausgeprägte Struma kann zu **Schluckbeschwerden** führen. Bei nodösen **Strumen** oder der Erstdiagnose einer Struma im höheren Lebensalter ist eine szintigraphische Darstellung und die TSH-Bestimmung vor Einleitung einer Therapie empfehlenswert.
Zu **(C):** Pektanginöse, aber auch **Infarktschmerzen** können in Einzelfällen ausschließlich als leichtes retrosternales Oppressionsgefühl empfunden werden.
Zu **(E):** Klinische Symptome sind bei juxtasphinktären **Ösophagusdivertikeln** häufig, beim Zenker-Divertikel die Regel, bei den übrigen Divertikeln die Ausnahme. Juxtasphinktäre Divertikel sind dabei oft Ausdruck und nicht die Ursache von Motilitätsstörungen. Sie können aus einer Koordinationsstörung zwischen Sphinktererschlaffung und Motorik oberhalb des Sphinkters resultieren.

Examen
Frühjahr 2001

11 Fragen Examen Frühjahr 2001

Kapitel 1

11.1 Welcher der Befunde ist bei einer globalen Herzinsuffizienz **am wenigsten** wahrscheinlich?

(A) erhöhter Füllungsdruck der Herzkammern
(B) verminderter Blutgehalt im venösen System
(C) gesteigerte arteriovenöse Sauerstoffdifferenz
(D) Vermehrung des zirkulierenden Blutvolumens
(E) erhöhter enddiastolischer Druck der Herzkammern

11.2 Bei welcher der Krankheiten ist das Risiko für das Auftreten einer Linksherzinsuffizienz **am geringsten**?

(A) koronare Herzkrankheit
(B) dilatative Kardiomyopathie
(C) isolierte Aortenklappenstenose
(D) isolierte Pulmonalklappenstenose
(E) Bluthochdruck

11.3 Welche der Maßnahmen ist zur Behandlung eines lebensbedrohenden Lungenödems bei akuter Linksherzinsuffizienz unwirksam?

(A) stabile Seitenlagerung des Patienten
(B) druckunterstützte Spontanatmung (PSV)
(C) Überdruckbeatmung nach endotrachealer Intubation
(D) Aderlass
(E) Gabe von Diuretika

11.4 Eine 30-jährige, bislang herzgesunde Frau kommt wegen „Herzjagen", das seit einer Stunde besteht, in die Sprechstunde. Der Rhythmus ist regelmäßig, die Pulsfrequenz beträgt 190/min.

Welche Rhythmusstörung ist am wahrscheinlichsten?

(A) Adam-Stokes-Anfall
(B) Vorhofflimmern
(C) Vorhofflattern
(D) paroxysmale Vorhoftachykardie
(E) paroxysmale Vorhoftachykardie mit Block

11.5 In einer Schocksituation spricht ein normaler rechtsatrialer Druck bei leicht erhöhtem Pulmonalarteriendruck am ehesten für:

(A) Blutungsschock
(B) Linksherzinsuffizienz
(C) septischen Schock
(D) Herzbeuteltamponade
(E) akute Lungenembolie

11.6 Ein 75-jähriger, medikamentös nicht behandelter Patient klagt über Schwindel, Palpitationen und Leistungsschwäche. Die Abbildungen Nr. 122 und Nr. 123 des Bildanhangs zeigen zwei Ausschnitte aus dem 24-h-Langzeit-EKG, wobei die bradykarde Phase während der frühen Morgenstunden, die tachykarden Phasen zu verschiedenen Zeitpunkten während des Tages aufgezeichnet sind.

Was ist als Therapie am besten geeignet?

(A) Digitalisierung
(B) Orciprenalin
(C) Kalziumantagonisten vom Verapamil-Typ
(D) Betablocker
(E) Schrittmacher

11.1 (B)   11.2 (D)   11.3 (A)   11.4 (D)   11.5 (B)   11.6 (E)

11.7 Welche ist die häufigste kardiovaskuläre Ursache für den plötzlichen Herztod bei über 65-jährigen sportlich aktiven Menschen?

(A) chronisches Vorhofflimmern
(B) hypertrophe obstruktive Kardiomyopathie
(C) Aortenklappenstenose
(D) koronare Herzkrankheit
(E) renale Hypertonie

11.8 In der 4. Woche nach akutem Myokardinfarkt treten unter Temperaturanstieg erneut heftige retrosternale Schmerzen auf. EKG und Serumaktivität der CK-MB bleiben unverändert.

Es handelt sich am wahrscheinlichsten um ein/e

(A) Pleuritis nach Lungenembolie
(B) Perikarditis bei akutem Reinfarkt
(C) Postmyokardinfarkt-Syndrom (Dressler-Syndrom)
(D) Virusperikarditis
(E) beginnende Ruptur eines Infarktaneurysmas

11.9 Typisches Zeichen für eine Herztamponade bei Perikarderguss ist der Kollaps des rechten Ventrikels.

Ursache dafür ist am wahrscheinlichsten ein/e

(A) bei Inspiration verminderter Blutrückfluss zum Herzen
(B) bei Inspiration vermehrter Blutrückfluss zum Herzen
(C) Kompression des rechten Ventrikels durch den linken
(D) im Herzbeutel höherer Druck als im rechten Ventrikel
(E) Ischämie des rechten Ventrikels

11.10 Der tamponierende Perikarderguss ist durch einen Pulsus paradoxus charakterisiert.

Dieses Zeichen besteht in einem/r

(A) raschen Druckanstieg im kleinen Kreislauf bei Inspiration
(B) exspiratorischen Abfall des systolischen arteriellen Druckes um mehr als 10 mmHg
(C) Anstieg des systolischen arteriellen Druckes in Exspiration und Abfall bei Inspiration um mehr als 10 mmHg
(D) Pulsbeschleunigung bei Inspiration, Verlangsamung bei Exspiration
(E) Pulsverlangsamung bei Inspiration und Beschleunigung bei Exspiration

11.11 Bei welcher der Diagnosen ist bei einer 60-jährigen Patientin eine Rechtsherzhypertrophie **am wenigsten** wahrscheinlich?

(A) vaskuläre pulmonale Hypertonie
(B) Eisenmenger-Syndrom
(C) offenes Foramen ovale
(D) Lungenfibrose
(E) Pulmonalstenose

11.12 Bei der klinischen Untersuchung von Patienten mit dekompensiertem Cor pulmonale ist **am wenigsten** zu erwarten:

(A) Systolikum (Trikuspidalinsuffizienz)
(B) vergrößerte druckdolente Leber
(C) Caput medusae
(D) periphere Ödeme, Aszites, Pleuraerguss
(E) hepatojugulärer Reflux

11.13 Das Mitralklappenprolaps-Syndrom des Erwachsenen kann **nicht**

(A) mit Mitralinsuffizienz einhergehen
(B) klinisch asymptomatisch bleiben
(C) auskultatorisch durch spätdiastolische Clicks auffallen
(D) Angina-pectoris-ähnliche Beschwerden verursachen
(E) echokardiographisch diagnostiziert werden

11 Fragen Examen Frühjahr 2001

[F01]

11.14 Ein 50-jähriger Mann erkrankt aus vollem Wohlbefinden plötzlich mit heftigem Schmerz hinter dem Brustbein und kurzfristiger Bewusstlosigkeit. Er wird seit 2 Jahren wegen eines mäßigen Hochdrucks behandelt.

Bei der Untersuchung des schwerkranken, blassen Patienten mit feuchter, schweißiger Haut ist der Blutdruck 120/60 mmHg. Durch Extrasystolen unregelmäßiger Puls um 90–100/min. Sonst keine Auffälligkeiten.

Welche der Diagnosen ist am wahrscheinlichsten?

(A) periphere Lungenembolie
(B) Myokardinfarkt
(C) Spontanpneumothorax
(D) neurokardiogene Synkope
(E) Adams-Stokes-Anfall

[F01]

11.15 Bei einem 57-jährigen Patienten wird als Ursache seiner verminderten Gehstrecke eine arterielle Verschlusskrankheit vom Oberschenkeltyp, Stadium II nach Fontaine, festgestellt. Als konservatives, nicht medikamentöses Behandlungsverfahren ist zu empfehlen:

(A) lokale Thermotherapie
(B) intensive Kryotherapie
(C) Gehübungen in Form des Intervalltrainings
(D) Ruhigstellung mit Zinkleimverband
(E) Kurzwellendurchflutung im Kondensatorfeld

Kapitel 2

[F01]

11.16 Das **geringste** Risiko für das Auftreten venöser Thrombosen hat

(A) die medikamentöse Antikonzeption
(B) eine APC-Resistenz (Faktor V Leiden)
(C) eine ausgedehnte neoplastische Erkrankung
(D) eine Behandlung mit nichtsteroidalen Antirheumatika
(E) das postthrombotische Syndrom der unteren Extremität

[F01]

11.17 Ein Patient erlitt postoperativ eine Lungenembolie. Eine Antikoagulation mit Phenprocoumon (Marcumar®) wurde eingeleitet.

Für das Therapiemonitoring muss bestimmt werden:

(A) Blutungszeit
(B) Fibrinogenkonzentration im Serum
(C) aktivierte partielle Thromboplastinzeit
(D) Thromboplastinzeit (Prothrombinzeit)
(E) Thrombinzeit

[F01]

11.18 Bei einem 30 Jahre alten Patienten besteht seit 3 Monaten ein schmerzloser kirschgroßer Knoten in der rechten Supraklavikulargrube. Das Blutbild ist normal.

Was ist zunächst zu veranlassen?

(A) Exstirpation des Knotens mit histologischer Untersuchung
(B) Knochenmarkzytologie
(C) Gastroskopie
(D) Schilddrüsenszintigraphie
(E) Computertomographie des Abdomens

[F01]

11.19 Welcher der Befunde ist in der chronischen stabilen Phase einer chronischen myeloischen Leukämie am häufigsten?

(A) Vergrößerung der Milz
(B) Lymphknotenvergrößerungen
(C) pulmonale Infiltrate
(D) Osteolysen
(E) Auer-Stäbchen in leukämischen Blasten

[F01]

11.20 Eine erhöhte Aktivität der alkalischen Phosphatase in den reifen neutrophilen Granulozyten ist **am wenigsten** wahrscheinlich bei:

(A) Osteomyelosklerose
(B) Polycythaemia vera
(C) chronischer myeloischer Leukämie
(D) Plasmozytom
(E) akuten Entzündungsprozessen

11.14 (B)   11.15 (C)   11.16 (D)   11.17 (D)   11.18 (A)   11.19 (A)   11.20 (C)

11.21 Was kommt als Ursache eines M-Gradienten in der Eiweißelektrophorese **am wenigsten** in Frage?

(A) Morbus Waldenström
(B) monoklonale Gammopathie unklarer Signifikanz
(C) Kälteagglutininkrankheit
(D) Thalassämie
(E) Plasmozytom

11.22 Eine 16-jährige Patientin hat Petechien an den Unterschenkeln.

Was kommt als Ursache **am wenigsten** in Betracht?

(A) akute Leukämie
(B) Morbus Werlhof
(C) systemischer Lupus erythematodes
(D) Schoenlein-Henoch-Purpura
(E) Hämophilie A

11.23 Ein 12-jähriger Junge war bei normalem Gehen ausgerutscht. Nachfolgend entwickelte sich eine stark schmerzende Schwellung des rechten Kniegelenks. Eine Kniegelenkspunktion ergab reines Blut. Die Labordiagnostik zeigte: Quick 90%, aktivierte partielle Thromboplastinzeit 180 s (Referenzbereich 26–36 s), Fibrinogenkonzentration im Serum 3,7 g/L (Referenzbereich 2–4 g/L), Antithrombin III 80%, Blutungszeit 3,30 min.

Welche Ursache ist am wahrscheinlichsten für den Hämarthros?

(A) Fibrinogenmangel
(B) Thrombozytopathie
(C) Prothrombinmangel
(D) Hämophilie A
(E) Faktor-VII-Mangel

11.24 Bei einer 42-jährigen Patientin findet sich präoperativ ein Quickwert von 48% (INR 1,7).

Was kommt als Ursache **am wenigsten** in Betracht?

(A) Therapie mit Cumarinpräparaten
(B) perniziöse Anämie
(C) Sprue
(D) primäre biliäre Zirrhose
(E) angeborener Faktor-VII-Mangel

Kapitel 3

11.25 Was ist **kein** Ziel palliativer Behandlung von Tumorpatienten?

(A) Schmerzfreiheit
(B) Heilung
(C) Verbesserung der Lebensqualität
(D) psychische Stabilität
(E) Wachstumshemmung des Tumors

11.26 Was trifft als Krankheitscharakteristik für das Asthma bronchiale **am wenigsten** zu?

(A) nächtlich auftretende Atemnot
(B) giemende Nebengeräusche bei forcierter Ausatmung
(C) bei normaler FEV 1 (Einsekundenkapazität) deutlich erniedrigte VC (Vitalkapazität)
(D) im Röntgenbild des Thorax nachweisbares Volumen pulmonum auctum beim akuten Anfall
(E) Verbesserung der klinischen Symptomatik und der Atemwegsobstruktion durch β_2-Sympathomimetika

11.27 Welche der Erkrankungen ist mit den klinischen Erscheinungsformen „pink puffer" bzw. „blue bloater" verbunden?

(A) Mukoviszidose
(B) Lungenfibrose
(C) Lungenemphysem (COPD)
(D) kleinzelliges Bronchialkarzinom
(E) Lungentuberkulose

11.21 (D)   11.22 (E)   11.23 (D)   11.24 (B)   11.25 (B)   11.26 (C)   11.27 (C)

11.28 Ein 19-jähriger Patient mit Mukoviszidose, der bisher vom Pädiater betreut wurde, kommt in Ihre Behandlung.

Welche der nichtmedikamentösen Maßnahmen ist am wichtigsten?

(A) Wärmetherapie, z.B. Kurzwellenbestrahlungen des Thorax
(B) Solebäder
(C) physiotherapeutische Atemtherapie zum Lockern des Schleims und zur Förderung der Expektoration
(D) Bindegewebsmassage mit dem Ziel der Bronchospasmolyse
(E) reichliche Flüssigkeitszufuhr zur Sekretolyse

11.29 Als nosokomiale Pneumonie wird nach vorherrschender Lehrmeinung eine Pneumonie definiert, die

(A) außerhalb des Krankenhauses entstanden ist
(B) ausschließlich durch gramnegative Bakterien entsteht
(C) frühestens 48 Stunden nach Aufnahme in einem Krankenhaus manifest wird
(D) lediglich bei maschinell beatmeten Patienten vorkommt
(E) ausschließlich Pilzinfektionen assoziiert ist

11.30 Bei einem 58-jährigen Patienten (Raucher) mit chronischer Bronchitis tritt eine Oberlappenpneumonie auf, die sich nach Antibiotikatherapie völlig zurückbildet, nach 6 Wochen aber erneut an gleicher Stelle rezidiviert.

Was ist als Ursache am wahrscheinlichsten?

(A) Infarktpneumonie
(B) Pilzpneumonie nach Antibiotikatherapie
(C) poststenotische Pneumonie bei Bronchuskarzinom
(D) Antikörpermangelsyndrom
(E) Tuberkulose

11.31 Eine 36-jährige, bislang gesunde Frau kommt mit plötzlich aufgetretener starker Luftnot und Tachykardie in die Klinik. Die physikalische Untersuchung der Lungen ist unauffällig. Die Blutgasanalyse des arteriellen Blutes zeigt einen pO_2 von 8 kPa (60 mmHg) und einen pCO_2 von 4,3 kPa (32 mmHg). Abbildung Nr. 124 des Bildanhangs zeigt die p.-a. Thoraxröntgenaufnahme.

Welche der Diagnosen passt zu diesen Befunden am besten?

(A) Pneumothorax
(B) Lungenödem
(C) Perikarderguss
(D) Schocklunge (ARDS)
(E) Lungenembolie

11.32 Ein 68-jähriger Mann, starker Raucher, klagt seit 6 Monaten über zunehmende Atemnot mit Husten und teils blutig tingiertem Auswurf. Dabei Gewichtsabnahme von 5 kg, Körpertemperatur um 38 °C, Tuberkulintest positiv. Röntgenbefund: siehe Abbildung Nr. 125 des Bildanhangs.

Pleurapunktion: hämorrhagischer Erguss, Eiweißgehalt 44 g/L, erhöhter CEA-Wert, zytologischer Befund nicht eindeutig.

Welche Diagnose ist am wahrscheinlichsten?

(A) Lungenabszess nach Lungenembolie
(B) tuberkulöse Kaverne
(C) Bronchuskarzinom mit zentraler Einschmelzung
(D) metapneumonischer Abszess mit Pleuraschwarte
(E) Lungenechinokokkose

11.28 (C)   11.29 (C)   11.30 (C)   11.31 (E)   11.32 (C)

> [F01]

11.33 Welche der Aussagen zur Lungentuberkulose trifft am ehesten zu?

(A) Die Sicherung der Diagnose erfolgt durch den mikroskopischen Nachweis grampositiver Bakterien im Sputum.
(B) Schon bei Krankheitsverdacht besteht eine gesetzliche Meldepflicht.
(C) Isolierung aller Patienten ist gesetzlich vorgeschrieben.
(D) Bei unkompliziertem Krankheitsverlauf ist eine Behandlungszeit von 6–9 Monaten ausreichend.
(E) Die Regeltherapie erfolgt in einer Kombination aus Isoniazid, Refobacin und Pyrantel.

> [F01]

11.34 Welcher der Befunde ist beim Vorliegen eines Spannungspneumothorax **am wenigsten** zu erwarten?

(A) aufgehobenes Atemgeräusch über einer Thoraxhälfte
(B) Rasselgeräusche bds. über den basalen Lungenabschnitten
(C) einseitig abgeschwächter Stimmfremitus
(D) venöse obere Einflussstauung
(E) einseitig hypersonorer Klopfschall

> [F01]

11.35 Die Tuberkulose stellt weltweit noch immer eine erhebliche Gesundheitsbedrohung dar, die durch die sog. New-York-Stämme oder Kasachstan-Stämme zusätzlich verschärft wird.

Welche Aussage zu diesen Stämmen trifft zu?

(A) Es handelt sich um Stämme erhöhter Virulenz.
(B) Diese Stämme haben eine erhöhte Infektiosität.
(C) Sie gehören zu den atypischen Mykobakterien (MOTT).
(D) Analog zu Mycobacterium leprae können sie kulturell nicht nachgewiesen werden.
(E) Ihre klinische und epidemiologische Bedeutung beruht auf der Multiresistenz gegen Antituberkulotika.

Kapitel 4

> [F01] **!**

11.36 Ein 70-jähriger Patient klagt über Schluckbeschwerden, die seit drei Monaten an Intensität zunehmen. Er hat zwischenzeitlich 5 kg an Gewicht abgenommen. Die Ösophagogastroskopie zeigt 30 cm distal der Zahnreihe einen etwa 1 cm großen ulzerierten Tumor, der das Lumen einengt, jedoch noch die Passage des Gastroskops in den Magen erlaubt. Der endoskopische Verdacht auf Ösophaguskarzinom wird durch das histologische Ergebnis (Plattenepithelkarzinom) bestätigt.

Welche diagnostische Maßnahme ist in dieser Situation am besten geeignet, über die lokale Operabilität des Tumors zu befinden?

(A) Mediastinoskopie
(B) Ösophagusbreischluck
(C) Endosonographie
(D) Technetiumszintigraphie
(E) Röntgenaufnahme des Thorax

> [F01] **!!**

11.37 Eine 28-jährige Frau sucht wegen akut aufgetretener Durchfälle im Anschluss an einen Urlaubsaufenthalt in Zentralafrika die Sprechstunde auf.

Welche der genannten Diagnosen ist ohne weitere Anamnese und Diagnostik als Ursache **am wenigsten** wahrscheinlich?

(A) infektiöse Durchfallerkrankung
(B) Malaria tropica
(C) akute intermittierende Porphyrie
(D) Reizdarm-Syndrom (Colon irritabile)
(E) Morbus Crohn

| F01 | !! |

11.38 Eine 27-jährige Frau stellt sich in der internistischen Sprechstunde vor, weil sie sich seit fünf Wochen müde und abgeschlagen fühlt. Gelegentlich bestehen Temperaturerhöhungen bis 38 °C. Ihr Appetit ist deutlich geringer geworden, sie hat 3 kg an Gewicht abgenommen. Nach den Mahlzeiten treten häufig krampfartige Schmerzen im rechten Oberbauch auf. Nach Darmentleerungen ohne Blutbeimengung hat sie eine Linderung der Symptomatik.

Die wahrscheinlichste Verdachtsdiagnose ist

(A) rechtsseitige Divertikulitis
(B) rechtsseitige Salpingitis
(C) irritables Kolon
(D) Morbus Crohn des terminalen Ileums
(E) rechtsseitiges Kolonkarzinom

| F01 | !! |

Folgende Angaben beziehen sich auf die Aufgaben Nr. 11.39 und Nr. 11.40.

Eine 68-jährige sonnengebräunte Patientin (65 kg, 175 cm) in gutem Allgemeinzustand gibt an, seit der Rückkehr aus ihrem Urlaub auf den Kanarischen Inseln vor 7 Tagen keinen Stuhlgang mehr gehabt zu haben. Wegen eines zunehmend schmerzhaft aufgetriebenen Bauches habe sie keine feste Nahrung, sondern nur noch Flüssigkeit zu sich genommen. Vor etwa 10 Jahren sollen wiederholt Magengeschwüre aufgetreten sein. Zum Zeitpunkt der stationären Aufnahme hat sie Übelkeit und Erbrechen, ein meteoristisch geblähtes Abdomen, keinen Aszites, reichlich auskultierbare Darmgeräusche. Die Untersuchung des Rektums ist unauffällig, die Röntgenaufnahme des Abdomens ergibt den Befund in Abbildung Nr. 126 des Bildanhangs.

11.39 Was ist als Verdachtsdiagnose am wahrscheinlichsten?

(A) akute Pankreatitis
(B) Ulkusperforation
(C) mechanischer Ileus
(D) toxisches Megakolon
(E) narbige Pylorusstenose

11.40 Welche der Maßnahmen ist zu veranlassen?

(A) Gabe von Prostigmin
(B) Röntgendarstellung des oberen Intestinaltraktes mit Bariumsulfat (Magen-Darm-Passage)
(C) ERCP
(D) Rektummanometrie
(E) Laparotomie

| F01 | !! |

11.41 Eine 54-jährige Patientin in gutem Allgemeinzustand (Größe 162 cm, Gewicht 60 kg) klagt seit Jahren über vermehrte Blähungen, wechselnde Schmerzen im linken Unterbauch und Obstipation mit schafkotförmigen Stühlen, weshalb sie Laxantien anwendet.

Bei der Untersuchung werden folgende Pathologika gefunden:

Hämoccult®-Test positiv; gestielter Polyp von 1 cm Durchmesser im Colon descendens; vereinzelte kleine Divertikel im Sigma ohne Zeichen einer Divertikulitis; Melanosis coli; Hämorrhoiden Grad I.

Die subjektiven Beschwerden sind am ehesten zurückzuführen auf

(A) den Polypen
(B) die Sigmadivertikulose
(C) die Melanosis coli
(D) eine funktionelle Störung (Colon irritabile)
(E) das Hämorrhoidalleiden

| F01 | !! |

11.42 Ein 26-jähriger Mann mit blutigen Durchfällen seit 6 Wochen, krampfartigen Unterbauchschmerzen und geringem Fieber stellt sich in Ihrer Sprechstunde vor. Die körperliche Untersuchung war unauffällig. Eine bis zum Zökum durchgeführte Koloskopie zeigte eine diffuse Rötung und erhöhte Verletzlichkeit der Dickdarmschleimhaut vom Rektum bis zum Colon descendens unterhalb der linken Flexur. Die weiteren Dickdarmabschnitte waren koloskopisch unauffällig.

Welche Diagnose ist am wahrscheinlichsten?

(A) Morbus Crohn des Dickdarms
(B) Kollagenkolitis
(C) Colitis ulcerosa
(D) ischämische Kolitis
(E) pseudomembranöse Kolitis

11.38 (D)   11.39 (C)   11.40 (E)   11.41 (D)   11.42 (C)

F01 **!!**

11.43 Ein 67-jähriger Mann kommt wegen Schwindel und Abgeschlagenheit in die Sprechstunde. Es fällt eine Hautblässe auf, der eine hypochrome Anämie mit einer Hämoglobinkonzentration von 70 g/L entspricht. Die CEA-Konzentration im Serum ist auf das Dreifache der Norm erhöht. Es bestehen keine weiteren Beschwerden. Der Stuhlgang ist normal und enthält zur Zeit der Untersuchung kein sichtbares Blut, der Urin ist unauffällig.

Welche Verdachtsdiagnose ist anhand dieser Angaben zu stellen?

(A) Zökumkarzinom
(B) perniziöse Anämie
(C) Hämorrhoiden
(D) Sprue
(E) Ösophaguskarzinom

F01 **!!**

Folgende Angaben beziehen sich auf die Aufgaben Nr. 11.44, Nr. 11.45, Nr. 11.46, Nr. 11.47 und Nr. 11.48.

Ein 55-jähriger alkoholabhängiger Patient mit bekannter fortgeschrittener Lebererkrankung und Aszites kommt notfallmäßig in einem verwirrt-schläfrigen Zustand zur stationären Aufnahme.

11.44 Welche der Untersuchungen ist **nicht** indiziert?

(A) Blutzuckerbestimmung
(B) Computertomographie des Schädels
(C) Leberblindpunktion
(D) Bestimmung von Serumelektrolyten
(E) Probepunktion des Aszites

11.45 Im Serum des Patienten ist die Ammoniakkonzentration auf das Doppelte der Norm erhöht.

Was ist dafür **am wenigsten** wahrscheinlich die Ursache?

(A) blutende Ösophagusvarizen
(B) intensive Diuretikatherapie
(C) unterlassene Dauerbehandlung mit Laktulose
(D) mangelnde Eiweißaufnahme mit der Nahrung
(E) spontane bakterielle Peritonitis

11.46 Der Aszites lässt sich trotz einer ausreichend dosierten oralen Behandlung mit Diuretika nur unzureichend bessern.

Welcher der folgenden Zustände kommt dafür **am wenigsten** in Betracht?

(A) das Vorliegen eines hepatorenalen Syndroms
(B) das Vorliegen einer spontanen bakteriellen Peritonitis
(C) eine fehlende intestinale Resorption der Diruetika
(D) das Vorliegen einer Peritonealkarzinose
(E) eine ausgeprägte Hypalbuminämie und Hypovolämie

11.47 Welcher der folgenden Befunde ist hinreichend für den Verdacht auf eine spontane bakterielle Peritonitis?

(A) Leukozytose mit Linksverschiebung im peripheren Blut
(B) Nachweis von Staphylococcus aureus in der Blutkultur
(C) $1000 \cdot 10^6$ Granulozyten/L Aszites
(D) $1000 \cdot 10^6$ Erythrozyten/L Aszites
(E) Nachweis eines Verschlusses der V. portae

11.48 Welche der folgenden Behandlungsmaßnahmen entspricht der kalkulierten Therapie einer spontanen bakteriellen Peritonitis?

(A) Intensivierung der Behandlung mit Aldosteronantagonisten
(B) wiederholte Parazentesen
(C) systemische Therapie mit Glucocorticoiden
(D) parenterale Gabe von Cephalosporinen oder Gyrasehemmern
(E) orale Gabe von Laktulose und dem Aminoglykosid Neomycin

11.43 (A)   11.44 (C)   11.45 (D)   11.46 (C)   11.47 (C)   11.48 (D)

F01 **!!**
11.49 Ein 63-jähriger Patient kommt zur stationären Aufnahme wegen Schüttelfrost und Temperaturen von 40 °C. Bei der körperlichen Untersuchung finden sich ein Ikterus und ein Druckschmerz im rechten Oberbauch ohne Abwehrspannung.

Die Blutuntersuchung zeigt eine Leukozytose von 12 000 · 10^6/L und eine Erhöhung der GPT auf 50 U/L (Referenzwert < 41 U/L), der alkalischen Phosphatase auf 390 U/L (Referenzwert < 270 U/L) und des Bilirubins auf 77 µmol/L (45 mg/L).

Welche der diagnostischen Maßnahmen ist in dieser Situation zuerst zu ergreifen?

(A) Notfalllaparoskopie
(B) ^{75}SeHCAT
(C) Anlegen von Blutkulturen
(D) Ösophagogastroduodenoskopie
(E) i. v. Cholangiographie

F01 **!!**
11.50 Eine 28-jährige, in Scheidung lebende frühere Sprechstundenhilfe erkrankte an rezidivierenden, kurzdauernden Fieberepisoden. Die Fieberschübe traten unregelmäßig im Abstand von mehreren Wochen mit Schüttelfrost und Temperaturen bis 40 °C auf. Neben erheblichem Krankheitsgefühl mit Bauchschmerzen fand sich eine Leukozytose mit Linksverschiebung. Insgesamt wurden 8 derartige Episoden eindeutig beobachtet; dabei fand sich in einigen Blutkulturen einzeln oder in Kombination eine Mischflora aus E. coli, Enterokokken, Citrobacter, Pseudomonas fluorescens, Enterobacter agglomerans und Bacillus subtilis. Bei sehr eingehenden Untersuchungen in einer Universitätsklinik konnte keine Eintrittspforte für eine kryptogene Sepsis gefunden werden. Die Patientin wirkte auf ihre behandelnden Ärzte psychisch unauffällig. Ein konsiliarisch hinzugezogener Psychiater diagnostizierte jedoch eine als „borderline personality" bezeichnete Persönlichkeitsstörung.

Welches der Krankheitsbilder ist am wahrscheinlichsten?

(A) polymikrobielle Sepsis bei Kolonkarzinom
(B) Sepsis bei unerkannter Adnexitis
(C) kryptogene Sepsis bei AIDS
(D) Münchhausen-Syndrom
(E) Cholangitis mit Sepsis

Kapitel 5

F01
11.51 Was trifft für Verlauf und Prognose der koronaren Herzkrankheit bei Diabetes mellitus Typ II **am wenigsten** zu?

(A) Tendenz zu diffusen Koronararterienstenosierungen
(B) kardiovaskuläres Risiko in etwa entsprechend dem eines nichtdiabetischen Postinfarktpatienten
(C) Verbesserung der Langzeitprognose bei hohen Hb-A_{1c}-Werten
(D) mögliche vitale Gefährdung durch Rhythmusstörungen aufgrund autonomer Neuropathie
(E) hohe Wiederverschlussrate nach Ballondilatation (PTCA)

F01 **!!**
11.52 Eine 40-jährige Frau, die seit 10 Jahren einen insulinabhängigen Diabetes mellitus hat, berichtet über zunehmende Übelkeit und Erbrechen großer Mengen Mageninhalts. Darüber hinaus klagt sie über ein epigastrisches Völlegefühl. Aus Voruntersuchungen sind bei ihr eine diabetische Retinopathie und eine diabetische Nephropathie bekannt.

Was ist die wahrscheinlichste Diagnose?

(A) Magenkarzinom
(B) Ulcus duodeni mit Magenausgangsstenose
(C) psychosomatisch bedingtes Erbrechen
(D) ischämischer Dünndarminsult
(E) diabetische Gastropathie (Gastroparese)

F01
11.53 Welche der Aussagen zum hypophysären Morbus Cushing trifft zu?

(A) Der ACTH-Spiegel ist supprimiert.
(B) Die Patienten haben eine arterielle Hypotonie.
(C) Häufig ist die Glucosetoleranz pathologisch.
(D) Krankheitsursache kann eine ektope ACTH-Produktion sein.
(E) Die Osteopetrose ist ein mögliches Symptom der Erkrankung.

11.49 (C)   11.50 (D)   11.51 (C)   11.52 (E)   11.53 (C)

F01

11.54 Bei einer 37-jährigen Patientin hatte sich $1^1/_2$ Jahre nach subtotaler Strumaresektion trotz Rezidivprophylaxe mit Schilddrüsenhormonen ein Rezidiv einer Struma nodosa entwickelt.

Was kommt dafür als Ursache **am wenigsten** in Frage?

(A) Überdosierung von Thyroxin
(B) Struma maligna
(C) unzuverlässige Tabletteneinnahme
(D) noch bestehende Erhöhung der basalen TSH-Werte
(E) unzureichende chirurgische Entfernung kleiner Schilddrüsenknoten

F01

11.55 Welcher der folgenden Befunde ist bei einer Schilddrüsenüberfunktion für die Zuordnung zur Gruppe des Basedow-Typs (Immunthyreopathie) in Abgrenzung z.B. vom autonomen Adenom (unifokale funktionelle Autonomie) **am wenigsten** brauchbar?

(A) schwirrende Struma
(B) endokrine Orbitopathie (Exophthalmus)
(C) Nachweis von TSH-Rezeptor-Autoantikörpern
(D) prätibiales Myxödem
(E) erhöhter T_4/TBG-Quotient

F01

11.56 Welche der Diagnosen ist durch die sonographisch geleitete Feinnadelpunktion der Schilddrüse mit zytologischer Beurteilung **am wenigsten** sicher zu stellen?

(A) Schilddrüsenzyste
(B) subakute Thyreoiditis de Quervain
(C) Hashimoto-Thyreoiditis
(D) follikuläres Adenom der Schilddrüse
(E) entdifferenziertes Schilddrüsenkarzinom

F01

11.57 Die Konstellation einer reaktiv erhöhten ACTH-Konzentration bei erniedrigter Cortisolkonzentration im Plasma beweist:

(A) primäre Nebennierenrindeninsuffizienz
(B) sekundäre Nebennierenrindeninsuffizienz
(C) ektopes Cushing-Syndrom
(D) Paraneoplasie
(E) Mikroadenom der Hypophyse

F01

11.58 Welches der Medikamente bewirkt eine Steigerung der Insulinsekretion?

(A) Metformin (Biguanid)
(B) Rosiglitazon (Thiazolidindion)
(C) Glibenclamid (Sulfonylharnstoff)
(D) Acarbose (α-Glucosidasehemmer)
(E) Lispro (Insulinanalogon)

F01

11.59 Durch welche der Krankheiten wird eine sekundär diabetische Stoffwechsellage **am wenigsten** wahrscheinlich verursacht?

(A) Hämochromatose
(B) Akromegalie
(C) Morbus Addison
(D) Phäochromozytom
(E) Hyperthyreose

F01

11.60 Die wirksamste und kausale Maßnahme bei diabetischer Ketoazidose ist:

(A) orale Flüssigkeitszufuhr
(B) Injektion von Insulin
(C) Gabe von Bicarbonat
(D) Hafertag
(E) Therapie mit Sulfonylharnstoffpräparaten

11.54 (A) 11.55 (E) 11.56 (D) 11.57 (A) 11.58 (C) 11.59 (C) 11.60 (B)

11.61 Welche Aussage zum sekundären Hyperparathyreoidismus (sHPT) trifft am ehesten zu?

(A) In der Regel findet sich eine Hyperkalzämie.
(B) Intestinale Malabsorption kann zu einem sHPT führen.
(C) Auch schwere Nierenfunktionsstörungen gehen in der Regel nicht mit einem sHPT einher.
(D) Die Serumaktivität der alkalischen Phosphatase ist erniedrigt.
(E) Die Calciumausscheidung im Urin ist gesteigert.

11.62 Wichtigste Ursache des sekundären Hyperparathyreoidismus bei Niereninsuffizienz mit Hypokalzämie und Hyperphosphatämie ist:

(A) die mangelnde 1-α-Hydroxylierung von 25-OH-Vitamin D_3
(B) die mangelnde 25-Hydroxylierung von Vitamin D_3
(C) die unzureichende Vitamin-D-Zufuhr
(D) eine mangelnde UV-Strahlenexposition
(E) ein erhöhter Vitamin-D-Bedarf

Kapitel 6

11.63 Welches der herzwirksamen Glykoside wird bei der Behandlung älterer Patienten bzw. Patienten mit Niereninsuffizienz bevorzugt?

(A) Metildigoxin (z. B. Lanitop®)
(B) Digitoxin (z. B. Digimerck®)
(C) g-Strophanthin (Strodival®)
(D) β-Acetyldigoxin (z. B. Novodigal®)
(E) Digoxin (z. B. Lanicor®)

11.64 Ein 28-jähriger Mann wird am Boden liegend und bewusstseinsgetrübt von Freunden in seiner Wohnung aufgefunden. Bei der Aufnahme auf die Intensivstation leidet er an allgemeiner Schwäche und rechtsseitigen Schmerzen im Bereich des Beines, des Rückens und der Schulter. Der Patient ist für gelegentliche Alkoholexzesse bekannt. Die Serumkreatininkonzentration beträgt 400μmol/L (45 mg/L), der Harnstoff-Stickstoff 15 mmol/L (420 mg/L) und die Serumaktivität der Kreatinkinase (CK) 40 000 U/L (Referenzwert < 80 U/L). Im Urinsediment finden sich Erythrozyten und Pigmentzylinder, auch ist eine Proteinurie nachweisbar.

Was ist als Ursache des akuten Nierenversagens am wahrscheinlichsten?

(A) Unterkühlung
(B) hämolytisch-urämisches Syndrom
(C) Rhabdomyolyse
(D) akute diffuse glomeruläre Erkrankung
(E) postrenale Obstruktion

11.65 Die Therapie der ersten Wahl eines nephrotischen Syndroms bei Minimal-change-Nephritis ist die Gabe von

(A) D-Penicillamin
(B) Albumin
(C) Penicillin
(D) Glucocorticoiden
(E) Resochin

11.66 Welche der folgenden Erkrankungen liegt **am wenigsten** wahrscheinlich einem nephrotischen Syndrom zugrunde?

(A) Minimal-change-Nephritis
(B) membranöse Glomerulonephritis
(C) diabetische Glomerulosklerose
(D) Nephritis bei systemischem Lupus erythematodes
(E) chronische interstitielle Nephritis

11.67 Bei einem 60 Jahre alten Patienten mit terminaler Niereninsuffizienz, der 12 Jahre lang hämodialysiert wurde, wurden bei der Obduktion an den normal großen Nieren Veränderungen festgestellt (siehe Abbildung Nr. 127 des Bildanhangs).

Worum handelt es sich am wahrscheinlichsten?

(A) polyzystische Nierendegeneration vom Erwachsenentyp
(B) erworbene zystische Nierenerkrankung
(C) Metastasen eines malignen Melanoms
(D) bilaterales Nierenzellkarzinom
(E) Nierentuberkulose

11.68 Eine 70 Jahre alte Frau leidet seit mehr als 10 Jahren an einem nicht insulinpflichtigen Diabetes mellitus Typ II und an einer Claudicatio intermittens. Die Angiographie ergibt eine schwere Atherosklerose der Becken- und Beingefäße. In den folgenden Tagen tritt eine Oligurie auf, und das Serumkreatinin steigt von 165 µmol/L (19 mg/L) auf 420 µmol/L (47 mg/L). Eine Nierenbiopsie wird durchgeführt, sie zeigt den histologischen Befund in Abbildung Nr. 128 des Bildanhangs.

Worum handelt es sich am wahrscheinlichsten?

(A) diabetische Nephropathie
(B) kontrastmittelinduziertes Nierenversagen
(C) akute Pyelonephritis
(D) renales Narbengewebe
(E) multiple Nierenzysten

11.69 Ein 79-jähriger Mann wird nach einem wegen eines Aortenaneurysmas erforderlichen operativen Eingriff auf der Intensivstation behandelt und erhält intravenös ausschließlich Dextrose und isotone Kochsalzlösung (1,5 L/d). Außerdem werden 80 mg Furosemid/d appliziert. Am 4. postoperativen Tag ist die Serumnatriumkonzentration auf 161 mmol/L und die Serumkreatininkonzentration von 88 µmol/L (10 mg/L) auf 124 µmol/L (14 mg/L) angestiegen. Das Körpergewicht hat um 5 kg abgenommen.

Was ist als Ursache der Hypernatriämie am wahrscheinlichsten?

(A) Syndrom der inadäquaten ADH-Sekretion (SIADH-Syndrom)
(B) durch Furosemid hervorgerufenes Defizit an freiem Wasser bei normalen NaCl-Ersatz
(C) unkontrollierte Zufuhr isotonischer NaCl-Lösung
(D) gastrointestinale Blutung
(E) chronisches Nierenversagen

11.70 Was kommt als Notfallmaßnahme bei bedrohlicher Hyperkaliämie **nicht** in Betracht?

(A) i.v. Gabe von Calciumgluconat
(B) Glucose-Insulin-Infusion
(C) manuelle Induktion von Erbrechen
(D) i.v. Gabe von Natriumbicarbonat
(E) i.v. Gabe von Salbutamolsulfat

11.71 Was ist als Ursache einer metabolischen Azidose **am wenigsten** wahrscheinlich?

(A) renale tubuläre Azidose (RTA)
(B) Urämie
(C) Gewebshypoxie (z.B. Schock)
(D) diabetisches Koma
(E) Behandlung mit Spironolacton (z.B. Aldactone®)

11.67 (B)   11.68 (B)   11.69 (B)   11.70 (C)   11.71 (E)

Kapitel 7

11.72 Eine 32-jährige Patientin wird wegen starker Dyspnoe und ausgeprägter Ödeme sowie Arthralgien stationär aufgenommen. Sie leidet bereits seit langem unter lichtempfindlicher Haut und Gelenkbeschwerden sowie an rezidivierenden Pleuraergüssen. Im Gesicht, auf dem behaarten Kopf und an Armen und Beinen finden sich frische Hautefforeszenzen, aber auch zahlreiche ältere, oberflächliche Narben und Pigmentverschiebungen. Blutdruck 155/105 mmHg, ausgedehnter rechtsseitiger Pleuraerguss. Eiweißausscheidung im Urin 6 g/L, Erythrozyturie, granulierte Zylinder im Sediment. BSG 65/97 mm, Gesamteiweiß 55 g/L, Albumine 35%, α_2-Globuline 21%, γ-Globuline 32%, Serumkreatininkonzentration 322µmol/L (36 mg/L).

Welche der Diagnosen ist am wahrscheinlichsten?

(A) nephrotisches Syndrom bei Minimal-change-Nephritis
(B) chronische Polyarthritis (rheumatoide Arthritis)
(C) systemischer Lupus erythematodes
(D) Gichtarthropathie und Gichtniere
(E) rheumatisches Fieber

11.73 Welche der Manifestationen ist charakteristisch für die chronische Polyarthritis (rheumatoide Arthritis)?

(A) Schmetterlingserythem
(B) symmetrische Schwellung der Fingergrundgelenke
(C) Destruktion der Zehenendgelenke
(D) Spondylodiszitis der Lendenwirbelsäule
(E) eitrige Urethritis

11.74 Was ist **am wenigsten** charakteristisch für den entzündlichen Kreuzschmerz bei Spondylitis ankylosans?

(A) Schmerzen in der 2. Nachthälfte
(B) Besserung bei Bewegung
(C) starke Schmerzen im Stehen (Claudicatio spinalis)
(D) frühmorgendliche Schmerzen
(E) Besserung im Tagesverlauf

11.75 Welches der klinischen Zeichen passt **am wenigsten** zum Krankheitsbild der Spondylitis ankylosans (M. Bechterew)?

(A) positives Zeichen nach Mennell
(B) positives Zeichen nach Lasègue
(C) eingeschränktes Schober-Maß
(D) eingeschränktes Ott-Maß
(E) pathologischer Flèche (Abstand Hinterkopf-Wand)

11.76 Ein 38-jähriger Patient mit Spondylitis ankylosans fragt nach einer nichtmedikamentösen Langzeittherapie, die Spätschäden (Einsteifung, Kyphosierung) verhindern kann.

Welches der Verfahren hat die größte Erfolgsaussicht?

(A) regelmäßiger Besuch eines Thermalbades
(B) Serien von klassischer Rückenmassage 3 mal jährlich
(C) jährlicher Kuraufenthalt im warmen Klima, z. B. Italien
(D) regelmäßige krankengymnastische Bewegungstherapie zur Schulung der aufrechten Haltung, Atemübungen (tägliches Trainingsprogramm und Gruppentherapie)
(E) medizinische Bäder, die zu Hause durchgeführt werden

11.77 Was passt **am wenigsten** zur Fingergelenkspolyarthrose?

(A) Bewegungsschmerzen
(B) Dupuytren-Kontraktur
(C) Druckschmerz des Daumensattelgelenkes
(D) derbe knotige Verdickung der Fingerendgelenke
(E) Auftreibung der Fingermittelgelenke

11.78 Was passt **am wenigsten** zur Riesenzellarteriitis?

(A) Gewichtsabnahme
(B) Assoziation mit Polymyalgia rheumatica
(C) Erhöhung des C-reaktiven Proteins
(D) Visusstörungen
(E) verdicktes, verkürztes Zungenbändchen

11.72 (C)   11.73 (B)   11.74 (C)   11.75 (B)   11.76 (D)   11.77 (B)   11.78 (E)

11.79 Welche medikamentöse Therapie ist die Behandlung der ersten Wahl der Polymyalgia rheumatica mit Augenbeteiligung?

(A) Antimalariamittel
(B) nichtsteroidale Antiphlogistika
(C) intramuskuläre Goldpräparate
(D) Glucocorticoide
(E) Allopurinol

11.80 Charakteristisches Merkmal des Fibromyalgie-Syndroms (generalisierte Tendomyopathie) ist die

(A) Spondylarthrose
(B) Druckschmerzhaftigkeit an mindestens 11 von 18 definierten Druckpunkten (tender points)
(C) Atrophie der proximalen Extremitätenmuskulatur
(D) Erhöhung der Serumkreatinkinaseaktivität (CK)
(E) Erhöhung von BSG und CRP

11.81 Welche der Aussagen zur Osteoporose trifft **am wenigsten** zu?

(A) Sie ist durch erniedrigte Knochendichte gekennzeichnet.
(B) Sie kann sich bereits im Frühstadium durch Rückenschmerzen manifestieren.
(C) Die Knochendichtemessung erlaubt in der Regel Rückschlüsse auf ihre Ursache.
(D) Eine medikamentöse Therapie mit Calcium, Vitamin D_3, Natriumfluorid, Bisphosphonaten ist möglich.
(E) Sie kann durch Glucocorticoidgabe bedingt sein.

11.82 Welches der Symptome passt **am wenigsten** zur chronischen Polymyositis?

(A) Muskelschwäche
(B) Muskelkater
(C) Muskeldruckschmerz
(D) Muskelfaszikulieren
(E) Muskelatrophie

Kapitel 9

11.83 Bei den Einschlüssen in den Erythrozyten (siehe Abbildung Nr. 129 des Bildanhangs) handelt es sich um

(A) Jolly-Körperchen
(B) Plasmodien
(C) Heinz-Innenkörper
(D) Cabot-Ringe
(E) Leishmanien

11.84 Die heute häufige Penicillinresistenz von Staphylococcus aureus (70–80% der Stämme) ist mit einer Parallelresistenz gegen weitere Antibiotika verbunden.

Welches der Antibiotika ist davon **am wenigsten** betroffen?

(A) Ampicillin/Amoxycillin
(B) Piperacillin
(C) Azlocillin
(D) Mezlocillin
(E) Oxacillin

11.85 Was ist **keine** durch β-hämolysierende Streptokokken der Gruppe A (Streptococcus pyogenes) verursachte Krankheit?

(A) subakute infektiöse Endokarditis
(B) Pharyngitis
(C) Scharlach
(D) Erysipel
(E) Impetigo contagiosa

11.86 Die bakterielle Endokarditis wird mit einem Penicillin behandelt und – um dem Phänomen der Toleranz gegen Penicilline in der Behandlung zu begegnen – durch

(A) Verdoppelung der Dosis des Antibiotikums
(B) eine geeignete β-Lactam-Kombination
(C) Zugabe eines Makrolids
(D) Zugabe eines Aminoglykosids
(E) Einschieben einer Therapiepause

11.79 (D)   11.80 (B)   11.81 (C)   11.82 (D)   11.83 (B)   11.84 (E)   11.85 (A)   11.86 (D)

11.87 Welche Aussage über Infektionen mit Listerien trifft **nicht** zu?

(A) Listerien sind sporenbildende gramnegative Stäbchen.
(B) Übertragung von der Mutter auf den Fötus, aber auch Infektion des Neugeborenen bei der Geburt ist möglich.
(C) Die Listeriensepsis führt häufig zu Meningitis.
(D) Die Therapie erfolgt durch Gabe von Ampicillin.
(E) Listerien können sich auch in gekühlten Nahrungsmitteln anreichern, z.B. in bestimmten Weichkäsesorten.

11.88 Welches der Arzneimittel ist zur Malariaprophylaxe bei einem Touristen **am wenigsten** geeignet?

(A) Chloroquin (Resochin®)
(B) Doxycyclin (Vibramycin®)
(C) Chloroquin in Kombination mit Proguanil (Paludrine®)
(D) Metronidazol (Clont®)
(E) Mefloquin (Lariam®)

11.89 Bei welcher Helminthenart erfolgt vor dem Darmbefall mit adulten Würmern eine symptomatische oder asymptomatische Wanderung der Larven durch die menschliche Lunge?

(A) Madenwurm (Enterobius vermicularis)
(B) Hundebandwurm (Echinococcus multilocularis)
(C) Spulwurm (Ascaris lumbricoides)
(D) Peitschenwurm (Trichuris trichiura)
(E) Rinderbandwurm (Taenia saginata)

11.90 Unter den genannten Erkrankungen ist Faszikulieren der Zunge (Zuckungen der Muskelfasern) in erster Linie ein hinweisendes Symptom für

(A) akute zerebelläre Ataxie nach Varizelleninfektion
(B) Ataxia teleangiectatica
(C) Duchenne-Muskeldystrophie
(D) spinale progressive Muskelatrophie Werdnig-Hoffmann
(E) Myasthenia gravis pseudoparalytica

11.87 (A)   11.88 (D)   11.89 (C)   11.90 (D)

11 Kommentare Examen Frühjahr 2001

Kapitel 1

Frage 11.1: Lösung B

Erhöht sind das **endsystolische Restvolumen** und das **enddiastolische Volumen** sowie der **enddiastolische Füllungsdruck** des insuffizienten Ventrikels, weil das insuffiziente Herz weniger Blut auswirft. Häufig besteht ein **erhöhtes venöses Blutangebot** am Herzen bei gleichzeitig erhöhtem Gesamtblutvolumen (D). Die **Kreislaufzeit** ist **verlängert**.
Vermindert sind die **Kontraktilität des Myokards** und das kardiale **Auswurfvolumen** bei gleichzeitig erhöhtem totalen peripheren Widerstand. Die **Auswurfgeschwindigkeit** ist **vermindert**, da eine reduzierte maximale Druckanstiegsgeschwindigkeit eine verlängerte Anspannungszeit zur Folge hat. Kann die weitere **Abnahme des Schlagvolumens** nicht mehr durch die Zunahme der Herzfrequenz ausgeglichen werden, nimmt das **HZV** ebenfalls ab (kardiale Dekompensation).
Zu (C): Die **arteriovenöse Sauerstoffdifferenz** ist beim low-output-failure vergrößert, während sie beim high-output-failure (z. B. Herzinsuffizienz bei Hyperthyreose) normal oder vermindert ist.

Frage 11.2: Lösung D

Ursachen der Herzinsuffizienz
- **Linksherzinsuffizienz** u. a. bei Hypertonie (Druckbelastung), Aortenstenose, Aorteninsuffizienz, Mitralklappeninsuffizienz, koronarer Herzkrankheit, Herzinfarkt, Myokarditis, dilatativer Kardiomyopathie, Rhythmusstörungen, Hyperzirkulation (Anämie, Fieber, Hyperthyreose), Hypoxie (Schock), Speicherkrankheiten.
- **Rechtsherzinsuffizienz** u. a. bei Pulmonalklappenstenose (D), Pulmonalarterienstenose, Trikuspidalklappenstenose bzw. -insuffizienz, pulmonaler Hypertonie (Cor pulmonale), Lungenembolie, Pericarditis constrictiva, Hämatoperikard, Endomyokardfibrose, Speicherkrankheiten.

Zu (D): Bei der **isolierten Pulmonalklappenstenose** besteht ein systolischer Druckgradient zwischen rechtem Ventrikel und A. pulmonalis mit niedrigem Druck bei kleiner Amplitude in der Pulmonalarterie. Es resultiert eine Hypertrophie des rechten Ventrikels. Der linke Ventrikel wird primär nicht belastet.

Frage 11.3: Lösung A

Das **Lungenödem** bezeichnet ein meist akutes, in manchen Fällen aber auch subakutes oder chronisches Krankheitsbild, das mit einer Vermehrung seröser Flüssigkeit in den Alveolen und im interstitiellen Lungengewebe einhergeht.
Therapie der akuten Linksherzinsuffizienz mit Lungenödem:
- Beseitigung der auslösenden Ursache (z. B. Rhythmusstörung, Hypertonus)
- **sitzende Lagerung** (Oberkörper hoch, Beine hängen lassen) ⇒ hydrostatischer Druck in Lungengefäßen ↓
- **Sauerstoff-Gabe**
- **Nitrate** (Senkung des venösen Rückstroms, Pulmonalarteriendruck ↓)
- **forcierte Diurese**
- blutiger (bei Polyglobulie) oder unblutiger **Aderlass** (Staubinden an den Oberschenkeln)
- **Sedierung**
- **druckunterstützte Spontanatmung (PSV)** oder **Überdruckbeatmung** bei therapierefraktärem Lungenödem
- **symptomatisch**: Senkung des **Hypertonus**; Behandlung von **Herzrhythmusstörungen**, bei Herzinsuffizienz mit PCWP ↑, HZV ↓ ⇒ **Dobutamin, Dopamin**

Frage 11.4: Lösung D

Zu (D): Typisch für die Symptomatik der **paroxysmalen supraventrikulären Tachykardie** ist ein schlagartiger Beginn und eine Dauer von Sekunden bis Stunden. Die Frequenz springt innerhalb eines Herzzyklus auf meist **160–220 Schläge/min,** was beim Betroffenen zu Schwindelgefühl, Angst, Atemnot und Angina pectoris-Symptomatik führen kann.
Einteilung:
- ektope atriale Tachykardie
- AV-Knoten-Reentrytachykardie (Reentry innerhalb des AV-Knotens)
- AV-junktionale-Reentrytachykardie bei Präexzitationssyndrom

Im vorliegenden Fall sprechen sowohl die Regelmäßigkeit der Herzaktion als auch die Herzfrequenz vorrangig für Lösung (D).
Zu (B): Anstelle von P-Wellen finden sich feinschlägige Flimmerwellen mit wechselnder Amplitude. Eine hohe Flimmerfrequenz von 350–400/min und unregelmäßige Überleitung im AV-Knoten führt zur absoluten Arrhythmie mit 40 bis 180 ventrikulären Herzaktionen/min. Es besteht eine unregelmäßige Folge morphologisch meist unauffälliger QRS-Komplexe.

Zu **(C):** Das **EKG bei Vorhofflattern** zeigt sägezahnartige Flatterwellen mit einer Frequenz von 250–350 Aktionen /min. Meist besteht ein **AV-Block mit 2:1-Überleitung** (Kammerfrequenz entsprechend reduziert).

F01 H94

Frage 11.5: Lösung B

Der mittlere Pulmonalarteriendruck ist bei einer Zunahme des pulmonalen Gefäßwiderstands, der als Folge einer Lungenembolie oder Linksherzinsuffizienz auftritt, erhöht. Bei der Lungenembolie besteht jedoch gleichzeitig eine Zunahme des ZVD.

Pulmonalarteriendruck und ZVD im Schock

Schockform	Pulmonalarteriendruck	ZVD
hypovolämisch	unverändert	vermindert
anaphylaktisch	unverändert/erhöht	vermindert
Papillarmuskelabriss	erhöht	unverändert/erhöht
Herzbeuteltamponade	nahezu unverändert	erhöht
septisch-hyperdynam	erhöht	vermindert
septisch-hypodynam	erhöht	erhöht

F01

Frage 11.6: Lösung E

Das **Bradykardie-Tachykardie-Syndrom** ist eine Variante des Sick-Sinus-Syndroms, bei dem Vorhofflattern und -flimmern mit ausgedehnten asystolischen Perioden abwechseln.
Lang anhaltende **asystolische Pausen** verursachen Synkopen. Tachykarde Phasen werden häufig als Herzklopfen wahrgenommen. Eine 24 h-Langzeit-EKG-Aufzeichnung, die alle Symptome erfasst, kann wie im vorliegenden Fall diagnostisch wegweisend sein.
Zu **(E):** Symptomatische Patienten benötigen als Primärtherapie die Implantation eines Schrittmachers (2-Kammer-System wie DDI, DDDR, DDIR oder VVI- oder VVIR-Schrittmacher).

F01

Frage 11.7: Lösung D

Der **plötzliche Herztod** wird in den meisten Fällen durch das Auftreten tachykarder ventrikulärer Herzrhythmusstörungen bei vorbestehender koronarer Herzkrankheit ausgelöst. Arrhythmogenes Substrat akuter und transitorischer Ischämieepisoden sind dabei vorrangig **hypoxische Myokardzellen**, die sich in Übergangsstadien zur Nekrose befinden. In den letzten Jahren konnte in experimentellen und klinischen Untersuchungen gezeigt werden, dass insbesondere präventive antiischämische Therapiemaßnahmen als „Antiarrhythmikum der Wahl" in diesem Patientenkollektiv einzusetzen sind.

F01

Frage 11.8: Lösung C

Das **Postmyokardinfarkt-Syndrom** (Dressler-Syndrom) tritt ab der 2. Woche nach akutem Myokardinfarkt auf. Es ist eine Spätkomplikation mit Fieber, (Spät-)Perikarditis und Pleuritis (selten). Bei der Labordiagnostik finden sich: Leukozytose, hohe BSG, stark erhöhtes CRP, Vermehrung der Alpha-2-Globuline, verminderter Serumspiegel der Komplementfaktoren C3 und C4 sowie Antikörper gegen Herzmuskelantigene. Es besteht eine immunoreaktive Entzündung im Bereich des Myokardgewebes und an den serösen Häuten.

F01

Frage 11.9: Lösung D

Das **Pumpversagen des Herzens** (kardiogener Schock) tritt bei Herztamponade infolge Füllungsbehinderung der Ventrikel auf. Dabei ist die diastolische Vorhof- und Ventrikelfüllung behindert, während die Systole ungestört ablaufen kann. Es kommt zu einer Erhöhung der Füllungsdrücke, zum Druckanstieg in den Vorhöfen und zu einer Abnahme des Schlagvolumens.

Klinische Zeichen:
- obere **Einflussstauung** mit Anschwellen der Jugularvenen
- ZVD ↑, **Blutdruckabfall** durch kleine Auswurfmenge
- **paradoxer Venendruck** (steigt inspiratorisch, sinkt exspiratorisch = Kußmaul'scher Venenpuls)
- **Pulsus paradoxus** (syst. Druck ↓ bei Inspiration), Tachykardie
- **leise Herztöne**, ggf. protodiastolischer Galopp
- **Dyspnoe**, Zyanose, **ggf. kardiogener Schock**
- bei längerer Dauer ⇒ Leber- und Nierenstauung (**Proteinurie**)

Diagnostik
- **Echokardiographie:** auch kleinere Ergüsse (> 30 ml) feststellbar; mit zunehmender Ausdehnung des Ergussvolumens deutliche **Perikardseparation**, „swinging heart"
- **EKG**: wie Perimyokarditis (Außenschichtschaden), bei starkem **Perikarderguss** ⇒ **Niederspannungs-EKG**, gelegentlich **elektrischer Alternans** (von Schlag zu Schlag wechselnde Position des Herzens ⇒ alternierndeVerminderung der QRS-Amplitude).

- bei **Herzbeuteltamponade** ⇒ **elektromechanische Dissoziation** ⇒ **RR ↓ mit Pulslosigkeit** bei gleichzeitig weiterbestehendem **Sinusrhythmus im EKG**.
- **Röntgen**: Vergrößerung des Herzschattens mit typ. Zeltform („Bocksbeutel") ab etwa 200 ml Ergussmenge
- **Rechtsherzkatheter**: ZVD ansteigend (RR abfallend), Druck im rechten Vorhof ↑, Angleichung der Druckwerte im rechten Vorhof, rechten Ventrikel und der A. pulmonalis (diastolisch)

F01

Frage 11.10: Lösung C

Siehe Kommentar zu Frage 11.9.

F01

Frage 11.11: Lösung C

Zu **(C)**: Das persistierend offene **Foramen ovale** septi interatrialis ist in den meisten Fällen hämodynamisch ohne Bedeutung, da die darüber liegende Falte geschlossen bleibt.
Zu **(A), (B), (D)** und **(E)**: Ätiopathogenese des Cor pulmonale
- **primäre idiopathische pulmonale Hypertonie** (selten)
- **Strukturreduktion** (Folge eines Verlustes oder Verödens von Lungengefäßen bzw. Kapillaren) bei **obstruktiver Ventilationsstörung/Lungenemphysem**, nach massivem Verlust von Lungengewebe (auch Lungenresektion), Lungenzysten, **Lungenfibrose**, Tuberkulose, M. Boeck, Pneumokoniosen, Bronchiektasen
- **Gefäßobstruktion** durch multiple **Mikroembolien**, primäre Pulmonalsklerose, **Vaskulitiden** (Arteriitis pulmonalis)
- **Gefäßkonstriktion** (Euler-Liljestrand-Mechanismus) bei Aufenthalt in großer Höhe (alveoläre Hypoxie), Atemrhythmus-Störungen wie das Pickwick-Syndrom (⇒ alveoläre Hypoventilation), Thoraxdeformitäten (z. B. Kyphoskoliose), neuromuskuläre Störungen der Atemmuskulatur
- **Funktionsstörungen** bei angeborenen Herzvitien mit Links-rechts-Shunt und Überlastung des kleinen Kreislaufs (ASD, VSD), arterio-venösen Fisteln

Zu **(B)**: Als **Eisenmenger-Syndrom** (Definition nach P. Wood) werden angeborene Herzfehler mit primärem Links-rechts-Shunt (z. B. Ventrikelseptumdefekt, persistierender Ductus arteriosus Botalli) bezeichnet, bei denen sich eine pulmonale Widerstandserhöhung mit konsekutiver Shuntumkehr entwickelt (Eisenmenger-Reaktion). Nähert sich der pulmonale Gefäßwiderstand dem Widerstand des systemischen Kreislaufs, resultiert ein Rechts-Links-Shunt.

F01

Frage 11.12: Lösung C

Das chronische **Cor pulmonale** bezeichnet eine **Hypertrophie und Dilatation des rechten Ventrikels** als Folge einer **Struktur-, Funktions- oder Zirkulationsstörung der Lunge** mit **pulmonaler Hypertonie** (American Thoracic Society).
Einteilung:
- **Latentes** Cor pulmonale ⇒ pulmonale Hypertonie nur unter Belastung.
- **Manifestes** Cor pulmonale ⇒ pulmonale Hypertonie mit Rechtsherzhypertrophie ohne Stauungszeichen.
- **Dekompensiertes** Cor pulmonale ⇒ pulmonale Hypertonie mit Rechtsherzinsuffizienz in Ruhe.

Klinische Befunde:
Kompensiertes Cor pulmonale
- **Belastungsdyspnoe**, rasche Ermüdbarkeit bei Belastung, **Zyanose**, substernale Schmerzen
- **Belastungssynkopen** bei Hustenanfällen, gelegentlich Herzrasen/Rhythmusstörungen
- systolisches Heben linksparasternal
- **Auskultation** ⇒ permanente Spaltung des 2. Herztons mit Betonung des Pulmonalklappentons

Dekompensiertes Cor pulmonale (⇒ **manifeste Rechtsherzinsuffizienz**)
- Halsvenenstauung, Hepatomegalie (B), periphere Ödeme (D), relative Pulmonal- oder Trikuspidalinsuffizienz
- **Auskultation** ⇒ zusätzlich diastolisches Graham-Steel-Geräusch über der Pulmonalklappe; syst. Geräusch über der Trikuspidalklappe (A), Galopprhythmus
- **BGA** ⇒ arterielle Hypoxämie, Hyperkapnie; **respiratorische Azidose** mit entsprechenden Elektrolytverschiebungen

Zu **(C)**: Das **Caput medusae** tritt als Folge einer Stauung im Kollateralkreislauf epigastrischer Venen der vorderen Bauchwand, die mit der V. cava inferior in Verbindung stehen, bei schwerer portaler Hypertension auf.

F01

Frage 11.13: Lösung C

Beim **Mitralklappenprolaps** (Morbus Barlow) besteht eine systolische Vorwölbung des hinteren oder beider Mitralsegel in den linken Vorhof. In besonders ausgeprägten Fällen können die Zeichen einer Mitralinsuffizienz bestehen.
Typische Befunde
- hochfrequenter systolischer Zusatzton bei der Auskultation (**mesosystolischer Klick**), **systolisches Geräusch** wechselnden Charakters, spätsystolisches Geräusch mit Crescendocharakter (vgl. (C))

- Neigung zu **Herzrhythmusstörungen** (selten ventrikuläre!) oder **Repolarisationsstörungen**
- **atypische Thoraxschmerzen** oder Palpitationen
- **echokardiographisch** nachweisbare abnorme Beweglichkeit des Mitralsegels

F01
Frage 11.14: Lösung B

Zu **(B):** Bei diesem Patienten besteht aufgrund der beschriebenen Symptomatik (heftiger retrosternaler Schmerz) vermutlich ein **Myokardinfarkt**. Insbesondere beim Hinterwandinfarkt treten vagotone Reaktionen mit Brechreiz, Bradykardie und niedrigem Blutdruck gehäuft auf. Weitere typische Infarktzeichen sind:
- anhaltende, dumpfe **Schmerzen im Oberbauch, Brustkorb oder Halsbereich**
- Ausstrahlung in die **Ulnarseite** der Arme
- oft **Schweißausbruch**, Übelkeit und Atembeklemmung
- ggf. Zeichen der akuten Linksherzinsuffizienz.

Zu **(A): Lungenembolie** ⇒ Dyspnoe, Tachykardie ⇒ Enzymkonstellation (CK normal), pO2 erniedrigt

Zu **(C):** Der **Pneumothorax** geht mit einer Dyspnoe und typischem Auskultationsbefund einher. Differenzialdiagnostische Hinweise ergeben sich aus Perkussion, Auskultation und Röntgenbefund.

Zu **(D) und (E):** Der **Adams-Stokes-Anfall** bezeichnet das Aussetzen der Ventrikelfunktion (Pulslosigkeit) beim Übergang von unvollständiger Blockierung (**AV-Block I. und II. Grades**) zum totalen AV-Block. **Symptomatik:** vorübergehende **Bewusstlosigkeit** und **Apnoe** mit **langsam zunehmender Zyanose**, bei längerer Anfallsdauer auch **Muskelkrämpfe**, nachfolgende Hyperventilation. Kurzdauernde (synkopale) **kardiovaskulär bedingte Bewusstseinsverluste** können auch bei **neurokardiogener (vagovasaler) Synkope** auftreten. Hierbei wäre allerdings die Schmerzanamnese untypisch!

Inspektionsbefunde bei Thoraxschmerzen
- „unruhiger" Patient bei Dyskardie, Gallenkolik, kardiogenem Schock, Myokardinfarkt, Lungenembolie, Perikardtamponade, akut dissezierendem Aortenaneurysma.
- „stiller" Patient bei Herzinfarkt, schwerer Aortenstenose, hypertensivem Notfall, Pneumothorax, Pneumonie, Kardiomyopathie, malignen Erkrankungen.
- sitzender Patient bei Perikarditis, Pankreatitis, Hiatus-Hernie, Refluxösophagitis, manchen Lungenembolien, Lungenödem, Myokardinfarkt, hypertensivem Notfall, akut dissezierendem Aortenaneurysma.
- blass-zyanotischer, schwitzender Patient bei (kardiogenem) Schock, Lungenödem

F01
Frage 11.15: Lösung C

Stadieneinteilung und Therapie der AVK nach Fontaine:
Fontaine I ⇒ beschwerdefrei bei fehlenden Fußpulsen
Fontaine IIa ⇒ **intermittierendes Hinken** (Claudicatio interrmittens) **bei Gehstrecke > 200 m**, **Therapie:** Gehtraining
Fontaine IIb ⇒ **Gehstrecke < 200 m** ⇒ **Interventionsindikation**
Fontaine III ⇒ **Ruheschmerz** ⇒ **Operationsindikation**
Fontaine 1 V ⇒ **Trophische Störungen** (Nekrose, Gangrän) ⇒ **Operationsindikation**

Zu **(C): Therapieverfahren im Stadium II**
- Behandlung der Risikofaktoren
- aktives **Gefäß- und Muskeltraining** (**organbezogen**)
- ggf. **Angioplastie oder Thrombolyse**
- **Verbesserung der Erythrozytenfluidität** (Pentoxifyllin, Naftidrofuryl, Buflomedil)

Nicht eindeutig belegte Wirksamkeit besteht im Stadium II für:
- Thrombozytenaggregationshemmer oder Antikoagulation
- Verbesserung der Fließeigenschaften des Blutes durch Senkung des Hämatokrits oder des Fibrinogens

Die übrigen in dieser Frage genannten Therapieformen finden bei der AVK keine Anwendung.

Kapitel 2

F01
Frage 11.16: Lösung D

Erhöhtes Thromboserisiko bei
- **Gefäßwandschädigung** bei Entzündungen (Phlebitis, Endokarditis, Arteriitis), durch Traumen oder im Rahmen der Arteriosklerose
- **Verlangsamter Blutströmung** bei Aneurysmen, Varizen, Herzinsuffizienz oder Vitien, die mit Wirbelbildung einhergehen (E)
- **Zirkulationsstörungen** bei **Immobilisation** (Bettlägerigkeit, Adipositas, **Phlebitiden** oder durch Abknicken der Vena poplitea bei längerem Sitzen ⇒ Flugzeugthrombose)
- **erhöhter Blutviskosität** bei Polyglobulie, Polyzythämie oder erhöhter Thrombozytenzahl.
- **Mangel an den physiologischen Gerinnungsinhibitoren** Antithrombin III, Protein-C und Protein-S u.a. bei Leberzirrhose (⇒ **verminderte Synthese**), Verbrauchskoagulopathie (⇒ **erhöh-**

ter Verbrauch), nephrotischem Syndrom oder exudativer Enteropathie (⇒ **erhöhter Verlust**)
- **a**ktiviertes **P**rotein **C (aPC)-Resistenz** durch Mutation des Faktor V-Gens (B)
- **Störung der Fibrinolyse,** bedingt durch Plasminogenmangel oder erhöhte Aktivität des Plasminogen-Aktivator-Inhibitors (Akute-Phase-Protein) oder verminderte Freisetzung von t-PA (tissue-Plasminogen-Aktivator)
- **Phospholipidantikörper-Syndrom** (⇒ **Blockade** des Phospholipidkomplexes **Prothrombinase**)
- **Östrogenen, Kontrazeptiva** (A)**, Gravidität und Wochenbett;** sie gehen mit einem erhöhten thrombotischen Risiko einher, das durch zusätzliches Rauchen deutlich gesteigert werden kann.
- **Malignomen** v. a. im Beckenbereich (3-fach erhöhtes Risiko) durch begleitende Hyperfibrinogenämie, Thrombozytose und plasmatische Gerinnungsstörungen (C)

F01

Frage 11.17: Lösung D

Die **Laborüberwachung der oralen Antikoagulation** erfolgt durch die **Bestimmung** der **Thromboplastinzeit** (syn. Prothrombinzeit) **nach Quick.** Üblich sind Angaben in Prozent der Norm. Therapeutisches Ziel ist die **Einstellung des Quickwertes auf 15–30 %** der Gerinnbarkeit eines Normalplasmapools (= 100 %).
Merke ⇒ Bei **verlängerter Prothrombinzeit** besteht ein **erniedrigter Quick-Wert!**

F01

Frage 11.18: Lösung A

Im vorliegenden Fall ist die **Lymphknotenexstirpation** zum histologischen Ausschluss von bösartigen Neubildungen, Hodgkin- bzw. Non-Hodgkin-Lymphomen oder regionären Lymphknotenmetastasen indiziert.
Zu **(C)** und **(E):** Lymphknoten hinter dem linken Sternoklavikulargelenk an der Einmündungsstelle des Ductus thoracicus in die linke Jugularvene (**Virchow-Drüse**: links supraklavikulär tastbarer Lymphknoten) sind bevorzugter Absiedlungsort lymphogener Frühmetastasen von Geschwülsten aus dem Magen-Darm-Trakt.

F01

Frage 11.19: Lösung A

Zu **(A):** Die Symptomatik der CML ist in der chronisch stabilen Phase durch Granulozytose und **Splenomegalie,** ggf. Leistungsminderung, Nachtschweiß sowie sternalen Kompressionsschmerz gekennzeichnet.

Labor:
- Philadelphia-Chromosom bei etwa 90 % aller Patienten mit CML nachweisbar
- Es besteht eine zunehmende Anämie. Die Zahl der Retikulozyten ist nicht erhöht.
- Leukozytenzahl meist > 30.000/ mcl Blut, kann aber auch Werte über 400.000/ mcl Blut erreichen
- Verminderung der alkalischen Leukozytenphosphatase (Charakteristikum der CML)
- Knochenmark zellreich, enthält kein Fett. Die myeloische Hyperplasie ist insbesondere durch eine Vermehrung der Myeloblasten und Promyelozyten charakterisiert.

Zu **(E): Auerstäbchen** im Zytoplasma finden sich in bis zu **25 %** der Fälle bei der **akuten Myeloblasten-Leukämie (AML).**

F01

Frage 11.20: Lösung C

Die **alkalische Phosphatase** stammt zum großen Teil aus Osteoblasten, wird von der Leber aufgenommen und in den Darm ausgeschieden. Die Isoenzyme der alkalischen Phosphatase sind u. a. von Bedeutung zur Abklärung von Knochenprozessen (Knochenmetastasen, Hyperparathyreoidismus, Osteomalazie) sowie als Gallengangsphosphatase (stark erhöht bei Cholestase).
Als zytochemisches **Charakteristikum der CML** gilt die **Verminderung der alkalischen Leukozytenphosphatase,** die demgegenüber bei reaktiver Granulozytose (E), Osteomyelosklerose (A), Polycythaemia vera (B) oder leukämoiden Reaktionen erhöht ist.

F01

Frage 11.21: Lösung D

Als **M-Gradient** (M für Myelom) wird die durch Paraproteine hervorgerufene hohe, spitze, schmalbasige Zacke im beta- bzw. gamma-Bereich der Elektrophorese bezeichnet. Bei nahezu allen Patienten mit Leichtkettenplasmozytom kann ein homogener M-Gradient in der Urinelektrophorese nachgewiesen werden.
Paraproteine sind Immunglobuline, die von proliferierenden Zellen der Plasmazellreihe gebildet werden. Ihrer Struktur nach sind es entweder vollständige Immunglobuline oder einzelne Peptidketten (L-Ketten, H-Ketten), meist ohne Antikörperspezifität. L-Ketten-Proteine (Bence-Jones-Proteine) haben ein geringes Molekulargewicht und können im Urin nachgewiesen werden. Sie treten bei folgenden Krankheiten (hauptsächlich: Non-Hodgkin-Lymphomen!) auf:

- Plasmozytom (Synonym: M. Kahler, multiples Myelom, plasmozytisches Non-Hodgkin-Lymphom) (E)
- M. Waldenström (Non-Hodgkin-Lymphom mit massiver Produktion von monoklonalem IgM (Makroglobulin) (A)
- paraneoplastisch bei chronisch lymphatischer Leukämie und weiteren Non-Hodgkin-Lymphomen,
- benigne monoklonale Gammopathie
- chronische Form der Kälteagglutininkrankheit (oft bei lymphoproliferativen Erkrankungen bzw. Non-Hodgkin-Lymphomen) (C)

Zu **(D)**: Die Diagnosestellung der **Thalassämie** erfolgt durch Hb-Elektrophorese (HbF und HbA2↑).

F01

Frage 11.22: Lösung E

Blutungen bei Thrombozytopenien können jedes Organ betreffen. In der Haut treten sie **charakteristischerweise als Petechien** oder in Form einer Purpura auf. Während die unter (A) bis (D) genannten Antwortmöglichkeiten sich auf eine erworbene **Blutungsneigung bei Thrombozytopenie** (akute Leukämie, Morbus Werlhof) und **Vaskulitiden** (Purpura Schoenlein-Henoch, Lupus erythematodes) beziehen, ist die Hämophilie A (Koagulopathie, (E)) auf ein **Fehlen** (10%) **oder verminderte Aktivität des Faktor VIII:C** zurückzuführen. Die daraus resultierende – insgesamt viel stärkere – Blutungsneigung führt im typischen Fall zu **großflächigen Blutungen** nach Mikrotraumen (keine Petechien!), **Muskelblutungen** sowie **Gelenkeinblutungen mit der Gefahr einer Früharthrose** sowie Schleimhautblutungen im Gastrointestinal- und Urogenitaltrakt. Die Patienten sind **gefährdet** durch **Blutungen im Bereich des Zungengrundes** (⇒ Ersticken möglich). Auch ein minimales Schädeltrauma kann zu intrakraniellen Blutungen führen. Daher erfolgt eine prophylaktische Substitution!

F01

Frage 11.23: Lösung D

Symptomatik (Hämarthros) und Laborbefunde sprechen für die Diagnose einer Hämophilie A. Die **Hämophilie A ist durch das Fehlen** (10%) **oder verminderte Aktivität des Faktor VIII:C verursacht**. Zwei Drittel der Fälle sind vererbt (**X-chromosomal rezessiv**), der Rest ist auf Spontanmutationen am X-Chromosom zurückzuführen. In aller Regel sind nur Männer von den Krankheitserscheinungen betroffen. **Frauen sind Konduktorinnen** des mutierten X-Chromosoms.

Laborwerte:
- **Blutungszeit und Fibrinogenkonzentration** normal
- **Thromboplastinzeit** normal
- **partielle Thromboplastinzeit (PTT)** ↑
- **Faktor-VIII-Spiegel bzw. Faktor-IX-Spiegel im Plasma** ↓
- **Faktor-VIII-assoziiertes Antigen** im Plasma **normal** (Unterschied zu von-Willebrand-Syndrom.)

Differenzialdiagnose der Koagulopathie:
- **Thrombinzeit (TZ)** ↑ ⇒ Dys-, Hypo- oder Afibrinogenämie

Thrombinzeit (TZ) normal und
- TPZ + PTT normal ⇒ Faktor-XIII-Mangel
- TPZ ↑ + PTT ↑ oder normal ⇒ Prothrombinmangel, Faktor V-, VII-, X-Mangel
- TPZ normal + PTT ↑ ⇒ Hämophilie A oder B, v. W.-Syndrom, Faktor XI-, XII-oder HMW-Kininogen-Mangel

Zu **(A)**: Hypofibrinogenämie ⇒ Quick-Test oft erniedrigt, PTT normal, Thrombinzeit verlängert ⇒ geringe frühzeitig einsetzende Blutungen bei chirurgischen Eingriffen.

F01

Frage 11.24: Lösung B

Zu **(B)**: Die **perniziöse Anämie** entsteht als Folge eines Vitamin-B12-Mangels bei atrophischer Autoimmungastritis Typ A, hervorgerufen durch Autoantikörper gegen Parietalzellen und Intrinsic factor. Im **Blutausstrich** finden sich **hyperchrome Megalozyten** sowie meist eine Leuko- und **Thrombopenie**. Der Quickwert ist dabei nicht beeinflusst.

Zu **(A), (C)** und **(D)**: Die Prothrombinzeit (Quick-Test) ist ein Suchtest für Veränderungen der Faktoren V, VII, X, Prothrombin und Fibrinogen. Zu dem verminderten Quickwert kann eine erworbene **Hypoprothrombinämie** bei **Vitamin-K-Mangel** oder **Leberzellschaden** geführt haben.

Ursachen eines Vitamin-K-Mangels:
- **Cholestase** (häufigste Ursache)
- **Schädigung der Darmflora**
- Resorptionsstörungen bei **Malabsorptionssyndromen** (z. B. Sprue)
- chronische **Lebererkrankungen**
- **Medikamente** (z. B. Cumarinderivate, Antibiotika)

Laborwerte bei Leberparenchymstörung:
- **Thromboplastinzeit** ↑ (erniedrigter Quick-Wert)
- partielle Thromboplastinzeit **(PTT)** ↑
- Fibrinogen **normal** oder ↓
- Antithrombin III ↓

Laborwerte bei Vitamin K-Mangel:
- Bestimmung von **A-Carboxyprothrombin** (Protein wird bei Fehlen von Vitamin K induziert)
- Leitsymptom: **Thromboplastinzeit** ↑ (erniedrigter Quick-Wert)
- partielleThromboplastinzeit **(PTT)** ↑
- Fibrinogen **normal**

Zu **(E):** Zu den Faktoren des **Prothrombinkomplexes** zählen die Faktoren II, **VII**, IX und X. Beim sehr seltenen angeborenen Mangel von Prokonvertin (F. VII) ist die partielle Thromboplastinzeit (PTT) normal und der Quickwert vermindert. Es resultiert eine hämorrhagische Diathese ähnlich der Bluterkrankheit, die auch als Parahämophilie B bezeichnet wird.

Kapitel 3

F01

Frage 11.25: Lösung B

Die **Palliativbehandlung** von Tumorpatienten dient der Erhaltung vitaler Funktionen und der Beseitigung bestimmter Symptome, ohne die zugrunde liegende Erkrankung beseitigen zu können.
Sie dient der Schmerzfreiheit, psychischen Stabilität, Verbesserung der Lebensqualität und Wachstumshemmung des Tumors. Z.B. wird durch eine Palliativoperation (Anus praeter bei Kolonobstruktion, Ösophagusendoprothese bei Dysphagie, Verbundosteosynthesen bei pathologischen Frakturen) die Lebensqualität gebessert und eventuell die Überlebenszeit des Patienten verlängert.

F01

Frage 11.26: Lösung C

Zu **(C): Lungenfunktionsprüfung beim Asthma bronchiale:**
- totale **Lungenkapazität** (TLC), **funktionelles Residualvolumen** (FRC) und **Residualvolumen** (RV) meist ↑
- **Verhältnis** von **RV** zu **TLC meist** ↑
- **Vitalkapazität** (VC) und forcierte Vitalkapazität (FVC) kann normal oder eingeschränkt sein
- **FEV$_1$** deutlich ↓ **(Broncholysetest** mit Gabe eines **β$_2$-Mimetikums** ⇒ **Anstieg > 20 %)**
- exspiratorischer **Spitzenfluss (= exspiratorischer maximaler Atemstrom = Peak Flow)** ↓
- **Resistance** (Atemwegswiderstand) ↑
- **Verhältnis FEV$_1$/VC** und **FEV$_1$/FVC in der Regel** < 60 %

Zu **(A)** und **(B): Asthmaanfälle** gehen mit hörbar giemender Ausatmung, Hustenanfällen und Kurzatmigkeit einher. Bei zunehmendem Schweregrad treten Asthmaanfälle mehrmals täglich und nachts auf.

Zu **(D):** Als **Volumen pulmonum auctum** wird beim akuten Asthmaanfall das pathologisch vergrößerte Lungenvolumen in der **Röntgenthoraxaufnahme** (maximale Inspirationsstellung, Zwerchfelltiefstand) bei extremer funktioneller, reversibler Lungenüberdehnung bezeichnet.

Zu **(E): β$_2$-Sympathomimetika** weisen **bronchodilatatorische** Wirkung auf und sind in der Akuttherapie des Asthmaanfalls die wirksamste Substanzklasse. Auch steigern sie die mukoziliäre Clearance und senken den pulmonalarteriellen Druck.

F01

Frage 11.27: Lösung C

Zu **(C):** Das Lungenemphysem bezeichnet eine **irreversible Erweiterung der Lufträume distal der Bronchioli terminales** infolge Wanddestruktion (WHO).

Klinische Einteilung nach Dornhurst, Burrows und Fletcher:
- **Typ PP** („pink puffer" = dyspnoischer, kachektischer Typ) ⇒ **leptosom**, erhebliche Dyspnoe mit respiratorischer **Partialinsuffizienz**, trockener Reizhusten
- **Typ BB** („blue boater" = bronchitischer Typ) ⇒ **adipös**, kaum Dyspnöe, erhebliche **Zyanose** mit Polyglobulie, respiratorischer **Globalinsuffizienz**, Husten mit Expektorat ⇒ entwickelt **frühzeitig Cor pulmonale**

F01

Frage 11.28: Lösung C

Die **Mukoviszidose** ist ein autosomal-rezessiv vererbtes Leiden, bei dem es infolge einer abnormen Zusammensetzung exokriner Drüsensekrete zur Obstruktion von Drüsenausführungsgängen mit zystisch-fibröser Umwandlung der befallenen Organe kommt. Eine vorwiegend intestinale Verlaufsform, die zur chronischen Verdauungsinsuffizienz führt, kann von einer vorwiegend pulmonalen Verlaufsform mit Atelektasenbildung, obstruktivem Lungenemphysem, pulmonaler Hypertonie und Rechtsherzdekompensation unterschieden werden.

Physikalische Therapie bei Mukoviszidose
- **Inhalation** mit Druckluft-betriebenem Düsenvernebler 3- bis 6-mal täglich mit 0,9 %-iger NaCl-Lösung oder Sekretolytika. Die Mukolyse hat zum Ziel, den zähen Schleim zu verflüssigen, um ihn mit Hilfe der sich anschließenden Physiotherapie leichter abhusten zu können. Bei Vorliegen obstruktiver Symptome Anwendung eines Bronchospasmolytikums mittels Dosier-Aerosol vor der Inhalation.

- **Atemtherapie:** Erlernen einer ökonomischen Atmung durch Schulung von Ein- und Ausatmung, von Atembewegungen und Hustentechniken.
- **Lagerungsdrainage** mit Klopf- und Vibrationsbehandlung zur mechanischen Entfernung des Sekretes. **Autogene Drainage:** langsam durch die Nase einatmen, Lunge ganz füllen, anhalten der Luft, dann schnell und maximal ausatmen („huffing"), mehrere Male hintereinander; Sekret durch Abhusten oder Räuspern entfernen.
- **Sekretlösende Maßnahmen:** Z.B. manuelle Techniken durch Therapeuten mit Unterstützung von Angehörigen und Pflegepersonal.
- **Atemgymnastik** zur Stärkung der Atemmuskulatur, Sport (z. B. Jogging, Trampolinspringen) zur Sekretmobilisation.

F01

Frage 11.29: Lösung C

Zu **(C):** Als nosokomiale – **d.h. im Krankenhaus erworbene** – Pneumonie gelten alle Formen der **Pneumonie**, deren Manifestationszeitpunkt > 72 Stunden nach Krankenhausaufnahme liegt. Diese sog. „early-onset-diseases" treten bei 0,5–1% aller stationär behandelten Patienten überwiegend innerhalb der ersten 5 Tage nach Krankenhauseinweisung auf und werden überwiegend durch bakterielle Kolonisation der oberen Atemwege hervorgerufen. Erreger und Resistenzraten unterscheiden sich von Krankenhaus zu Krankenhaus. Häufige Erreger sind: Staphylococcus aureus, gramnegative Keime (Klebsiellen, Pseudomonas, Serratia, Proteus).

Klinische Formen der Pneumonie
- Verlauf ⇒ **typische** und **atypische Pneumonien**
- Ätiologie ⇒ **primäre** (ohne prädisponierende Vorerkrankung), **sekundäre** und **opportunistische Pneumonien**
- Infektionsort (⇒ **unterschiedliches Erregerspektrum!**) ⇒ **spontan erworbene ambulante** und im Krankenhaus erworbene **nosokomiale Pneumonien**

F01

Frage 11.30: Lösung C

Hinweiszeichen eines Bronchialkarzinoms
- bei **chronischer Bronchitis** ⇒ zunehmende Intensität und Unbeeinflussbarkeit
- bei **endobronchialem Tumorwachstum** ⇒ rezidivierender Husten mit oder ohne Hämoptyse
- bei rezidivierender **Infektion** poststenotischer Lungenareale (C) ⇒ **Retentionspneumonien** ⇒ Nachtschweiß, Fieber, Thoraxschmerz
- bei **Atelektasenbildung** ⇒ Verkürzung des Klopfschalls und Verlust des Atemgeräusches
- **Gewichtsverlust**, Schwächegefühl, zunehmende Dyspnoe

Mehr als 90% aller Lungen- und Bronchialtumoren sind Bronchialkarzinome, die die häufigste Krebserkrankung bei Männern (22%) sind. Die Erkrankung tritt am häufigsten im Alter zwischen 55 und 70 Jahren auf. Tabakrauchinhalation besteht als ätiologischer Faktor in etwa 85% der Fälle. Anamnese und Befund ergeben den Hinweis auf eine poststenotische Pneumonie bei Bronchuskarzinom.

F01

Frage 11.31: Lösung E

Zu **(E):** Für die Diagnose einer **Lungenembolie** spricht neben dem Röntgenbefund die Befundkonstellation einer plötzlich aufgetretenen Dyspnoe und Tachykardie in Verbindung mit Abnahme des pO_2. Ohne Infarzierung kann das Röntgenthoraxbild normal sein, oder es kann eine geringere Gefäßzeichnung im Areal der Embolie bemerkt werden.
Beim Vorliegen einer Lungenembolie zeigt das Röntgenthoraxbild im typischen Fall eine periphere Aufhellungszone nach dem Gefäßverschluss (Westermark-Zeichen), einen Kalibersprung der Gefäße mit Verschattung im infarzierten Bereich sowie eine reflektorische Anhebung des Diaphragmas auf der betroffenen Seite.

F01

Frage 11.32: Lösung C

Ringschatten im Röntgenbild können bei tuberkulösen Kavernen, Emphysemblasen, Bronchialkarzinom, Bronchiektasen, Lungenzyste bzw. -abszess oder Echinokokkuszyste nachweisbar sein.
Die Thoraxaufnahme (p.a.) lässt im Bereich des rechten Lungenoberfeldes eine große ringförmige Verschattung mit zentraler Einschmelzung erkennen. Ein ausgedehnter basaler **Pleuraerguss** bedingt die dichte Trübung des rechten Hemithorax.
Zu **(C):** Sowohl das blutig tingierte **Pleuraexsudat** (Proteinanteil im Erguss > 3,0 g/dl) als auch der **erhöhte CEA-Spiegel** (u.a. bei Lungen-, Pankreas- und Brustkrebs) legen neben der typischen Anamnese – Raucher mit rapidem Gewichtsverlust, anhaltendem Husten mit blutig tingiertem Auswurf – die Diagnose eines Bronchialkarzinoms nahe.
Differenzialdiagnose (ergibt sich u.a. aus dem Krankheitsverlauf)
- nicht segmental begrenzte Pneumonien
- endobronchiale und fokale Manifestationen einer Tuberkulose
- systemische Mykosen und Autoimmunerkrankungen (rheumatoide Arthritis, Wegener-Granulomatose)
- solitäre Lungenherde durch gutartige Neoplasmen, Lungenzyste bzw. -abszess, Infektionen und Kollagenosen, Coccidioides immitis

F01

Frage 11.33: Lösung D

Zu **(A):** Die Diagnose-Sicherung erfolgt durch
- Nachweis von **Mycobacterium tuberculosis** im **Tierversuch**
- **kulturelle** Untersuchungen von Sputum, Magensaft an mindestens drei aufeinander folgenden Tagen (verschluckte säurefeste Stäbchen), Kehlkopfabstrich, Harn, Ejakulat, Menstrualblut, Pleuraflüssigkeit oder Gewebsproben ⇒ **Isolation des Erregers** und Resistenzbestimmung
- **Nachweis von Mykobakterien-DNA**

Zu **(B):** Bei Krankheitsfeststellung und Todesfall besteht für eine aktive Tuberkulose gesetzliche Meldepflicht.

Zu **(C):** Nur die **Initialtherapie** der ansteckungsfähigen, sog. „offenen" Tbc erfolgt in **Infektionsabteilungen** mit Isolation der Patienten für 1–2 Wochen nach Therapiebeginn.

Zu **(D)** und **(E):** Zur Therapie der Lungen-Tb reichen 6 Monate aus, wenn zu Beginn drei Sputumausstriche negativ sind, was anzeigt, dass die Zahl der Erreger relativ gering ist. **Mehrfachtherapie mit Antituberkulotika:**
Isoniazid plus Rifampicin in Kombination mit einem oder zwei der folgenden Präparate: **Ethambutol, Pyrazinamid, Streptomycin.**
Anmerkung: Das als Distraktor genannte Pyrantel wirkt gegen Madenwurm-, Spulwurm- und Hakenwurminfektionen. Refobacin hat als Wirkstoff Gentamycin.

F01

Frage 11.34: Lösung B

Der **Spannungspneumothorax** (Ventilpneumothorax) ist eine Sonderform des offenen Pneumothorax. Aufgrund eines Ventilmechanismus, bei dem inspiratorisch Außenluft in die Pleurahöhle eindringt, exspiratorisch diese jedoch nicht verlassen kann, entsteht ein Überdruck in der Pleurahöhle der verletzten Seite.
Symptome:
- Blässe, kalter Schweiß, Tachykardie, zunehmende Dyspnöe
- fehlendes Atemgeräusch auf der betroffenen Seite
- einseitig tiefstehende, kaum atemverschiebliche Lunge
- einseitig hypersonorer Klopfschall
- Verlagerung der Mediastinalorgane zur gesunden Seite
- venöse Einflussstauung (extraperikardiale Herztamponade)

F01

Frage 11.35: Lösung E

Seit der Einführung von Anti-Tuberkulose-Medikamenten und ihres oft inadäquaten Einsatzes kämpft man gegen die **Antibiotikaresistenz von Mycobacterium tuberculosis**. In einer weltweiten Analyse (50 000 Tb-Fälle in 35 Ländern) fand die **WHO** in über einem Drittel der untersuchten Gebiete Mykobakterien, die gegen mehrere zur Therapie eingesetzte Pharmaka resistent waren.
Risiko-Zonen, in denen Resistenzen gegen zwei und mehr zur Therapie eingesetzte Medikamente gehäuft auftreten, sind u. a. Russland und Indien mit 7% bzw. 13%, Lettland mit 22% und die Dominikanische Republik mit 9%. Aber auch in Estland, Argentinien und einzelnen Großstädten in den USA sind Tbc-Fälle durch multiresistente Erreger verursacht.
Zu **(C): Atypische Mykobakterien sind weniger virulent als Tuberkelbakterien**, sodass ein Defekt in der lokalen oder allgemeinen Abwehr des Wirts Voraussetzung für eine Erkrankung ist. Eine Übertragung von Mensch zu Mensch ist sehr selten. Die meisten dieser Erkrankungen werden durch **M. avium, M. intracellulare und M. scrofulaceum** hervorgerufen.

Kapitel 4

F01 !

Frage 11.36: Lösung C

Bei einem gesicherten Ösophaguskarzinom ist die Frage nach dem Infiltrationsgrad und dem Befall regionärer Lymphknoten von Interesse, da durch diese Information die Indikation zur Operabilität gestellt werden kann.
Ösophaguskarzinome führen zu einer Destruktion der endosonographisch darstellbaren Wandschichten. Meistens sind Ösophaguskarzinome reflexarm oder zeigen ein unregelmäßiges Reflexmuster. Wenn sich die Ösophagusstenose passieren lässt, kann eine zuverlässige endosonographische Stadieneinteilung des Tumors erfolgen. Insbesondere lässt sich die Tumorinfiltration ins Perikard und in die Aorta beobachten.
Zur Beurteilung der Tumorausdehnung ist zusätzlich ein Computertomogramm geeignet.
Zu **(A):** Die **Mediastinoskopie** ist vor allem bei Bronchialkarzinom (Metastasensuche) sowie bei V. a. Sarkoidose und unklaren Lymphknotenveränderungen im Mediastinum indiziert. In den letzten Jahren hat sich die Indikation zur Mediastinoskopie hauptsächlich auf die Differenzialdiagnose der Sarkoidose konzentriert.

Zu **(B)**: Durch den **Ösophagusbreischluck** erhält man bei bekanntem Ösophaguskarzinom keine nennenswerte Mehrinformation. Lediglich das Maß der Lumeneinengung kann näher bestimmt werden. Diese Untersuchung steht oft am Anfang der Diagnostik.
Zu **(D)**: Die **Technetiumszintigraphie** ist keine geeignete Methode zur Darstellung der Ausdehnung von Ösophaguskarzinomen. Die szintigraphische Methode wird angewandt zur Bestimmung von Myokardnarben oder Distributionsphänomenen im Bereich des Herzens, zur Darstellung von Lungenarterienembolien i.S. einer Perfusionsszintigraphie und bei Schilddrüsen-, Nieren- und Lebererkrankungen.
Zu **(E)**: Die **Röntgenaufnahme** des Thorax steht am Anfang einer Untersuchungsreihe bei Prozessen im Bereich des Thorax. Beim dargestellten Fall bringt diese Untersuchung keine weitere Information.

F01 *!!*
Frage 11.37: Lösung C

Eine **akute intermittierende Porphyrie** erscheint bei dem geschilderten Fall am wenigsten wahrscheinlich zu sein, da die Erkrankung nicht mit Durchfällen einhergeht. Typisch sind Bauchkoliken und andere Abdominalschmerzen („Appendektomienarbe" typisch).
Zu **(A)**: **Infektiöse Durchfallerkrankungen** kommen natürlich nach einem Afrikaaufenthalt immer in Betracht.
Zu **(B)**: Eine **Malaria tropica** kann neben Fieber, Kopf- und Gliederschmerzen auch mit gastrointestinalen Symptomen wie Übelkeit, Erbrechen und **Durchfall** einhergehen.
Zu **(D)**: Symptome eines **Reizdarmsyndroms** sind abdominelle Schmerzen, Blähungen, Völlegefühl sowie Obstipation im Wechsel mit **Durchfall**.
Zu **(E)**: Leitsymptome des **M. Crohn** sind Abdominalschmerzen und Durchfälle meist ohne Blut.

F01 *!!*
Frage 11.38: Lösung D

Vgl. Lerntext „Morbus Crohn" IV.14.
Am ehesten handelt es sich bei der beschriebenen Symptomatik um das Krankheitsbild eines **Morbus Crohn des terminalen Ileums**.
Typisch sind krampfartige Schmerzen im rechten Unterbauch, eventuell Resistenzen sowie **leichtes Fieber**. Der Häufigkeitsgipfel der Erkrankung liegt zwischen dem 20. und 40. Lebensjahr. Im Stuhl lässt sich in der Regel kein Blut nachweisen.

Zu **(A)**: Eine **Divertikulose** bzw. **Divertikulitis** im Alter von 27 Jahren kommt praktisch nicht vor. Die Prävalenz liegt bei 40-jährigen Patienten um die 10%, bei 50-jährigen Patienten um die 30% und bei 80-jährigen Patienten um die 50%.
Zu **(B)**: Eine **rechtsseitige Salpingitis** äußert sich durch Schmerzen und erhöhte Temperaturen. Eine Linderung der Symptomatik nach Defäkation tritt jedoch nicht auf.
Zu **(C)**: Patienten mit **irritablem Kolon** klagen nicht über erhöhte Temperaturen. Auch eine Gewichtsabnahme ist nicht typisch für das Krankheitsbild.
Zu **(E)**: Ein **rechtsseitiges Kolonkarzinom** ist im Alter von 27 Jahren sehr unwahrscheinlich, da 90% der kolorektalen Karzinome nach dem 50. Lebensjahr auftreten.

F01 *!!*
Frage 11.39: Lösung C

Die Symptomatik weist auf einen **mechanischen Ileus** hin. Dafür sprechen der aufgetriebene Leib, auskultierbare Darmgeräusche (im Gegensatz zum paralytischen Ileus: „Totenstille"), Übelkeit und Erbrechen. Die Röntgen-Abdomen-Übersichtsaufnahme zeigt diverse „stehende Schlingen" im Bereich des linken Abdomens sowie Flüssigkeitsspiegel und Dünndarmquerfältelung (Kerckring-Falten).
Zu **(A)**: Leitsymptom der **akuten Pankreatitis** ist der Oberbauchschmerz, der akut beginnt und nach allen Seiten ausstrahlt. Daneben imponieren Übelkeit, Erbrechen, Meteorismus und in 75% ein **paralytischer Ileus**. Ein Aszites kann in 75% der Fälle nachgewiesen werden.
Zu **(B)**: Typisch für die **Ulkusperforation** ist der plötzliche, heftige Schmerz im Epigastrium. Die Röntgenübersichtsaufnahme des Abdomens im Stehen zeigt eine **subphrenische Luftsichel** (freie Luft im Abdomen).
Zu **(D)**: Das **toxische Megakolon** stellt eine schwere Komplikation z.B. bei der Colitis ulcerosa oder M. Crohn dar. Dabei kommt es zu einer Überblähung des Abdomens, Peritonitis und Perforationsgefahr des Darmes. Es besteht ein aufgetriebenes Abdomen mit Subileus, Schock und hohem Fieber. In der Röntgenleeraufnahme des Abdomens zeigt sich eine massive Dilatation besonders des Colon transversum.
Zu **(E)**: Bei einer **narbigen Pylorusstenose (Magenausgangsstenose)** kommt es zu schwallartigem Erbrechen und Gewichtsabnahme des Patienten. Ein mechanischer Dünndarm- oder Dickdarmileus tritt dabei nicht auf.

[F01] !!
Frage 11.40: Lösung E

Häufige Ursachen für einen **mechanischen Ileus** sind bei über 60-jährigen Patienten:
- Tumoren
- Briden, Adhäsionen
- Inkarzerationen.

Zur Diagnostik ist in diesem Fall eine **Laparotomie** dringend erforderlich.
Zu **(A): Prostigmin** wird verabreicht, wenn ein paralytischer Ileus (z. B. bei akuter Pankreatitis) besteht.
Zu **(B):** Eine **Magen-Darm-Passage** wird durchgeführt bei V. a. Ulcus und Stenosen im Ösophagus/Magenbereich.
Zu **(C):** Eine **ERCP** erfolgt bei Gallengangsstenosen, Choledocholithiasis und Pankreasprozessen.
Zu **(D):** Zur Bestimmung von Kontraktrionsabläufen bzw. der Motilitat des Rektums wird eine **Rektummanometrie** durchgeführt (z. B. bei Megakolon, M. Hirschsprung).

[F01] !!
Frage 11.41: Lösung D

In dem geschilderten Fall handelt es sich am ehesten um eine funktionelle Störung des Dickdarms, ein **Colon irritabile**. Typische Symptome sind:
- abdominelle krampfartige Schmerzen meist im linken Unterbauch
- Wechsel von Obstipation zu Diarrhöe
- Druckgefühl im Bauch
- Völlegefühl, Blähungen
- schafkotartiger Stuhl
- Schleimbeimengungen zum Stuhl, jedoch kein Blut
- Besserung der Beschwerden nach Defäkation.

Der positive **Hämoccult-Test** wird vermutlich durch die Hämorriden bzw. den Polypen verursacht, die jedoch nicht die Ursache der Beschwerden darstellen.
Zu **(A):** Die Beschwerden werden durch das Colon irritabile verursacht, der positive **Hämoccult-Test** kann durch den Polypen erklärt werden.
Zu **(B):** Die **Sigmadivertikulose** macht keine Beschwerden, allerdings kann eine Divertikulitis auftreten, die zu Schmerzen, Temperaturanstieg und erhöhter Blutsenkung führen kann.
Zu **(C):** Die **Melanosis coli** ist eine schwärzliche Pigmentierung der Dickdarmschleimhaut und tritt nach längerem Laxanzienabusus auf. Es besteht keine Symptomatik.
Zu **(E):** Das **Hämorridalleiden** kann Ursache des positiven Hämoccult-Testes sein. Es kann zu Schmerzen im Bereich der Analregion, Jucken und Blutungen kommen.

[F01] !!
Frage 11.42: Lösung C

Siehe Lerntext „Colitis ulcerosa" IV.13.
Die geschilderte Symptomatik spricht am ehesten für eine **Colitis ulcerosa**. Charakteristisch sind blutig-schleimige Durchfälle (Leitsymptom) verbunden mit Tenesmen und eventuell subfebrilen Temperaturen. Der Häufigkeitsgipfel liegt zwischen dem 20. und 40. Lebensjahr. Überwiegend kommt die Colitis ulcerosa bei Nichtrauchern und Ex-Rauchern vor.
Koloskopisch stellt sich eine entzündlich gerötete, ödematöse Schleimhaut dar, die bei Kontakt blutet.
Zu **(A):** Beim **M. Crohn** imponieren kolikartige Schmerzen im rechten Unterbauch verbunden mit Durchfällen, die jedoch meist ohne Blut auftreten.
Zu **(B):** Eine **Kollagenkolitis** tritt z. B. im Rahmen einer progressiven systemischen Sklerose auf. Dabei kommt es im Darm zu einer Muskelatrophie und Bindegewebsfibrose, die das Muskelgewebe ersetzt. Zu den klinischen Symptomen gehören Obstipation und manchmal Diarrhöe. Selten kommt es zu einem paralytischen Ileus. Blutige Durchfälle treten nicht auf.
Zu **(D):** Die Patienten mit **ischämischer Kolitis** sind meist älter als 65 Jahre. Meist ist das linke Kolon betroffen. Klinisch kommt es zu plötzlich einsetzenden kolikartigen Schmerzen mit eventuell blutigem Stuhl.
Zu **(E):** Die **pseudomembranöse Kolitis** entsteht nach Antibiotikatherapie und wird durch den Erreger Clostridium difficile hervorgerufen. Die Erkrankung schädigt das Epithel von Dick- und Dünndarm. Durch Epithelinvasion kommt es im Dünn- und Dickdarm zu Hämorrhagie und erosiver Entzündung.
Endoskopisch lässt sich im Sigmoid oder Kolon eine pseudomembranöse Entzündung nachweisen. Es treten schwere blutige Durchfälle, Übelkeit und Erbrechen auf.

[F01] !!
Frage 11.43: Lösung A

CEA-Werte, die den 3- bis 4-fachen Wert der Obergrenze des Referenzbereiches übersteigen, machen eine maligne Erkrankung wahrscheinlich. Eine maligne Erkrankung ist praktisch gesichert, wenn im weiteren Verlauf die Konzentrationen ansteigen oder über dem 8fachen des Normwertes liegen. Erhöhte Werte für CEA finden sich bei kolorektalen Tumoren, die auf die Schleimhaut beschränkt sind (Dukes A) in 0–20%, bei Einbruch in die Submukosa (Dukes B) in 40–60%, bei regionalen Lymphknoten (Dukes C) in 60–80% und bei Fernmetastasen (Dukes D) in 80–85% der Fälle. Ein weiteres Indiz für einen kolorektalen Prozess ist das Alter des Patienten. Hämoccult und Stuhlunregelmäßigkeiten

sind am häufigsten negativ bei Tumoren im oberen Teil des Kolons.
Zu **(B)**: Die **perniziöse Anämie** ist gekennzeichnet durch einen Vitamin-B_{12}-Mangel, in deren Folge es zu einer megalozytären, **hyperchromen Anämie** kommt.
Zu **(C)**: Ein **Hämorridalleiden** geht in der Regel nicht mit einem dreifach erhöhten CEA-Wert einher. Oft können frische Blutungen nachgewiesen werden.
Zu **(D)**: Die **Sprue** ist eine allergische Reaktion gegenüber der Gliadinfraktion des Glutens. Klinisch treten Diarrhoe/Steatorrhoe auf. Erhöhte CEA-Werte kommen in der Regel nicht vor.
Zu **(E)**: Symptome treten bei einem **Ösophaguskarzinom** sehr uncharakteristisch und spät auf. Es können Gewichtsverlust, retrosternale Schmerzen und Dysphagie auf die Erkrankung hindeuten. Es besteht keine besondere Sensitivität von CEA für Ösophaguskarzinome.

F01 **!!**
Frage 11.44: Lösung C

Offensichtlich handelt es sich in dem geschilderten Fall um einen Patienten mit hepatischer Enzephalopathie im Rahmen einer **dekompensierten Leberzirrhose**.
Eine **Leberblindpunktion** ist kontraindiziert, da mit Blutgerinnungsstörungen zu rechnen ist und es zu lebensbedrohlichen Blutungen kommen könnte.
Zu **(A)**: Im Rahmen der Alkoholkrankheit kann es komplizierend zu **Hypoglykämien** kommen, die durch eine Hemmung der Glukoneogenese durch Alkohol entsteht. Es könnte jedoch auch eine Hyperglykämie vorliegen im Rahmen einer Mitschädigung der Pankreasfunktion.
Deshalb ist die **Blutzuckerbestimmung** sicher sinnvoll. Außerdem sollte der Ammoniakspiegel bestimmt werden.
Zu **(B)**: Eine **Computertomographie des Schädels** ist in dem vorliegenden Fall sinnvoll zur Ursachenfindung für den somnolenten Zustand des Patienten. Somit können Verletzungen und Blutungen im Bereich des Gehirns ausgeschlossen werden.
Zu **(D)**: Im Rahmen der **hepatischen Enzephalopathie** kommt es oft zu Elektrolytentgleisungen, vor allem zu einer Hypokaliämie.
Zu **(E)**: Mithilfe einer **Probepunktion des Aszites** können bakteriologische, laborchemische (Eiweißgehalt, LDH) und zytologische Fragestellungen (Tumorzellen, Leukozyten, Erythrozyten) beantwortet werden. Z.B. Keimnachweis bei spontan bakterieller Peritonitis.

F01 **!!**
Frage 11.45: Lösung D

Ursache für die **erhöhte Ammoniakkonzentration im Blut** im Rahmen einer hepatischen Enzephalopathie können sein:
- vermehrte Ammoniakproduktion im Darm (z.B. **Ösophagusvarizenblutung**, Mallory-Weiss-Blutung – 1000 ml Blut beinhalten 200 g Eiweiß)
- eiweißreiche Mahlzeiten bei Obstipation bzw. ungenügender Einnahme von **Laktulose** zur Darmentleerung (Unterdrückung der ammoniakbildenden Darmflora)
- verstärkter Eiweißkatabolismus bei fieberhaften Infektionen (z.B. **bakterielle Peritonitis**)
- intensivierte Therapie mit **Diuretika** und Hypovolämie
- Therapie mit Benzodiazepinen und anderen Sedativa sowie Analgetika.

Zu **(D)**: Nur eine vermehrte **Eiweißaufnahme** führt bei hepatischer Enzephalopathie zu einer erhöhten Ammoniakkonzentration im Blut.

F01 **!!**
Frage 11.46: Lösung C

Von einer fehlenden intestinalen Funktion zur Resorption von **Diuretika** sollte in dem vorliegenden Fall am wenigsten ausgegangen werden. Es sollten Laktulosegaben erfolgen zur regelmäßigen Unterdrückung der ammoniakbildenden Darmflora.
Zu **(A)**: Beim **hepatorenalen Syndrom** besteht eine Oligurie im Rahmen einer dekompensierten Leberzirrhose ohne Hinweis auf eine Nierenerkrankung. Es kommt zu einem rasch fortschreitenden Nierenversagen. Ursache kann eine aggressive Diuretikatherapie sein. Diuretika sollten beim hepatorenalen Syndrom abgesetzt werden.
Zu **(B)**: Eine **spontane bakterielle Peritonitis** kann als Komplikation des Aszites auftreten. Es kommt zu Fieber und zu abdominellen Schmerzen. Im Aszites lassen sich Granulozyten, Keime und eventuell Blut nachweisen. Durch eine Diuretikatherapie alleine lässt sich somit der Aszites nicht behandeln. Eine Antibiotikatherapie ist erforderlich.
Zu **(D)**: Bei Vorliegen einer **Peritonealkarzinose** kann die orale Diuretikatherapie versagen, da es zu einer ständigen Nachproduktion der Flüssigkeit kommt. Hier kommt eine Aszitespunktion in Betracht.
Zu **(E)**: Bei einer ausgeprägten **Hypalbuminämie und Hypovolämie** lässt sich oft mit Diuretika keine ausreichende Diurese erreichen. Diuretika können hier sogar zu einem Nierenversagen führen.

F01 !!
Frage 11.47: Lösung C

Klinische Symptome einer **spontanen bakteriellen Peritonitis** sind:
- Fieber
- abdominelle Schmerzen.

Gesichert wird die Diagnose durch das Ergebnis der Aszitespunktion: hier > 250 Granulozyten/µl. Zudem wird der Keimnachweis im Aszites geführt. Im Blut gelingt der Keimnachweis häufig nicht. Meist wird die Erkrankung durch E. coli hervorgerufen.
Behandelt wird nach Antibiogramm mittels Breitspektrumantibiotika wie z. B. mit Cefotaxim oder Gyrasehemmern (z. B. Ciprofloxacin).
Zu **(A):** Eine **Leukozytose mit Linksverschiebung im peripheren Blut** reicht zur Diagnostik nicht aus.
Zu **(B):** Meist wird die spontane bakterielle Peritonitis durch **E. coli** verursacht.
Zu **(D):** **Erythrozyten** im Aszites sind nicht hinreichend für den Verdacht auf eine Peritonitis. Es könnte sich z. B. auch um einen Tumor handeln.
Zu **(E):** Der Nachweis eines **Verschlusses der V. portae** ist nicht ausreichend für den Verdacht auf eine Peritonitis.

F01 !!
Frage 11.48: Lösung D

Die **Therapie einer spontanen bakteriellen Peritonitis** erfolgt am besten nach Antibiogramm. Da meist E. coli die Ursache der Erkrankung sind, kann parenteral die Gabe von **Cephalosporinen** (z. B. Cefotaxim) oder **Gyrasehemmern** erfolgen.
Zu **(A), (B), (C)** und **(E):** Eine Intensivierung der Behandlung mit Aldosteronantagonisten, wiederholte Parazentesen, systemische Gabe von Glucocorticoiden oder die orale Gabe von Lactulose mit Neomycin ersetzen nicht die Applikation eines Antibiotikums.

F01 !!
Frage 11.49: Lösung C

Vermutlich handelt es sich bei dem 63-jährigen Patienten um eine **bakterielle Cholangitis.**
Typisch dafür ist die **Charcot-Trias:**
- Schmerzen im rechten Oberbauch
- Ikterus
- Fieber.

Häufigste Erreger sind E. coli und Enterokokken. In 90% der Fälle sind Gallensteine die Ursache für die Entzündung.
Zur Diagnostik:
Zunächst sollte ein **Antibiogramm** bzgl. der Erreger erstellt werden. Dazu sind **Blutkulturen** erforderlich.

Wegen der hohen Sensitivität wird primär eine **Sonographie** durchgeführt. Bei Choledocholithiasis würde dann eventuell eine ERCP erfolgen.
Zu **(A):** Die **Notfalllaparoskopie** mit Biopsie und Histologie wird z. B. bei der Beurteilung einer Leberzirrhose eingesetzt.
Zu **(B):** Der **^{75}SeHCAT-Test** wird bei einem Gallensäureverlust-Syndrom angewandt. Dabei wird ^{75}Se-markierte Homotaurocholsäure als Marker einer Gallensäuremalabsorption (verminderte Retention von ^{75}SeHCAT) eingesetzt.
Zu **(D):** Da aufgrund der Symptomatik von Problemen im Gallengangsystem auszugehen ist, sollte dort die Diagnostik begonnen werden. Eine **Ösophagogastroduodenoskopie** könnte später im Rahmen einer ERCP nützlich sein.
Zu **(E):** Eine **i. v. Cholangiographie** zur Feststellung von Choledochocystolithiasis ist weitgehend zu Gunsten von Sonographie und ERCP abgelöst worden.

F01 !!
Frage 11.50: Lösung D

Das **Münchhausen-Syndrom** ist eine neurotische Fehlhaltung von Patienten, die versuchen, durch falsche anamnestische Angaben und dringliche Schilderung nicht real vorhandener Symptome (z. B. Bauchschmerzen) eine stationäre Aufnahme und evtl. einen operativen Eingriff zu erreichen. Frauen dominieren im Verhältnis von etwa 3 : 1 bis 4 : 1 gegenüber Männern.
Die selbstschädigenden Handlungen erfolgen meist nach subjektiv sehr gravierenden Versagungssituationen. Der Patient gerät dadurch in einen akut-dissoziativen, psychosenahen Bewusstseinszustand, innerhalb dessen der Artefakt realisiert. Dadurch wird eine Art von Flucht in die Krankenrolle ermöglicht, die der Patient als betont beschützend und geborgenheitsspendend erlebt.
Das **artifizielle Fieber** ist das häufigste Symptom unter den artifiziellen Störungen und findet sich in 90% der Fälle mit über längere Zeit bestehenden Fieberzuständen. Bei 50% lassen sich Fieberthermometermanipulationen nachweisen, ferner wird die Selbstinokulation von Mikroorganismen oder die Injektion von Fremdstoffen beobachtet. In dem geschilderten Fall scheint letzteres vorzuliegen, da organische Ursachen ausgeschlossen wurden. Auch das psychiatrische Konsil spricht dafür.
Zu **(A):** Ein **Kolonkarzinom** bei einer 28-jährigen Patientin wäre eine absolute Ausnahme, da ca. 90% der Kolonkarzinome nach dem 50. Lebensjahr auftreten.
Zu **(B):** Häufigste Herde für eine Sepsis sind:
- Urogenitaltrakt (Harnwegsinfektionen, postpartale Infektionen)
- Haut (Wundinfektionen)

- HNO-Bereich (Tonsillitis, Sinusitis)
- Lunge (z.B. Pneumonie)
- Darm (z.B. Peritonitis)
- Gallenwege (z.B. **Cholangitis**).

An **Komplikationen** treten vor allem auf:
- Oophoritis
- Pelveoperitonitis
- Douglas-Abszess.

Zu einer Sepsis im Rahmen einer Adnexitis kommt es z.B. bei einer Endometriose.
Häufigste Erreger einer **Adnexitis** mit Sepsis sind Strepto-, Staphylo- und Gonokokken sowie Chlamydien, Clostridien, E.coli und Pseudomonas.
Zu **(C):** Wenn keine Eintrittspforte nachweisbar ist, liegt eine „kryptogene Sepsis" vor.
Haupterreger bei **kryptogener Sepsis bei AIDS** sind jedoch Staphylokokken (Staphylococcus aureus) und Salmonellen, daneben Pneumokokken und Pseudomonas.
Eine AIDS-Erkrankung ist in Anbetracht der Anamnese sehr unwahrscheinlich.
Zu **(E):** Eine **Cholangitis mit Sepsis** ist ein schweres Krankheitsbild. Typisch für eine Sepsis sind die Fieberschübe mit Schüttelfrost sowie Leukozytose mit Linksverschiebung. Da keine offene Pforte für eine Sepsis gefunden wurde, ist von einem „inneren Herd" auszugehen. Bei der Cholangitis sind folgende Symptome typisch (Charcot-Trias):
- Schmerzen im Oberbauch
- Fieber häufig rezidivierend
- Ikterus.

Als Ursache der Cholangitis kommen primär Konkremente infrage, daneben sollte an Tumoren gedacht werden. Da in der Klinik **keine Ursachen** für eine Cholangitis mit Sepsis gefunden wurden, kann somit eine Gallengangsentzündung ausgeschlossen werden.

Kapitel 5

F01

Frage 11.51: Lösung C

Mit zunehmender Glukosetoleranzstörung finden sich **erhöhte Werte der glykosilierten Hämoglobine** (HbA_{1a-c}). Ihre Bestimmung eignet sich zur **Therapiekontrolle** (BZ der letzten 6 Wochen = „Glukose-Gedächtnis") und weist schlecht eingestellte Diabetiker aus. Gelingt es bei Patienten mit Typ-2-Diabetes mellitus, den Hämoglobin A_{1c}-Wert durch Stoffwechselkontrolle über 15 Jahre um durchschnittlich 1% zu senken, wird dadurch das Risiko für die Entwicklung von Diabetesfolgen insgesamt um 21% vermindert. Auch nimmt dabei die Häufigkeit Diabetes-bezogener Todesfälle um 25%, die Gesamtmortalität um 17%, die Inzidenz von Myokardinfarkten um 18%, die Schlaganfallinzidenz um 15% und das Risiko mikroangiopathischer Diabetesfolgen um 35% ab (United Kingdom Prospective Diabetes Study).

F01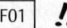

Frage 11.52: Lösung E

Vermutlich liegt bei der Patientin eine **diabetische Gastropathie (Gastroparese)** vor. Die Symptome sind unspezifisch und treten zumeist nach Nahrungsaufnahme, aber auch nüchtern auf.
Im Vordergrund der Symptomatik stehen:
- Völlegefühl
- Übelkeit
- Brechreiz
- Erbrechen
- Oberbauchbeschwerden.

Es können aber auch dyspeptische Beschwerden wie frühzeitiges Sättigungsgefühl, häufiges Aufstoßen und Blähungen vorkommen. Allerdings kann die Erkrankung auch völlig stumm verlaufen.
Die diabetische Gastroparese kann bereits in den ersten Jahren des Diabetes mellitus vorkommen und tritt bei Typ I und II gleichermaßen auf. Therapeutisch kommt die Gabe von Metoclopramid in Frage.
Zu **(A):** Für ein **Magenkarzinom** sprächen Gewichtsabnahme, Widerwille gegen Fleisch, Leistungsknick und subfebrile Temperaturen.
Zu **(B):** Typisch für das **Ulcus duodeni** ist der Spät-, Nacht- und Nüchternschmerz im Epigastrium. Bei Magenausgangsstenose tritt schwallartiges Erbrechen und Gewichtsabnahme hinzu.
Zu **(C):** Patienten mit **psychosomatisch bedingtem Erbrechen** wie z.B. bei Anorexia nervosa zeigen meist eine extreme Magerkeit. Organische Ursachen lassen sich nicht finden.
Zu **(D):** Leitsymptom des **ischämischen Dünndarminsultes** ist der heftige kolikartige oder krampfartige Schmerz, der meist im Mittelbauch lokalisiert ist. Zudem treten schwere Allgemeinsymptome wie Übelkeit und Erbrechen hinzu, später können eventuell anale Blutabgänge beobachtet werden.

F01

Frage 11.53: Lösung C

Zu **(B)** und **(C):** Stoffwechselwirkungen des Hyperkortizismus
- **Kohlenhydratstoffwechsel:** diabetogene Stoffwechsellage durch **Stimulierung der Glukoneogenese** und Hemmung der Glukoseverwertung (⇒ **Steroiddiabetes**)

- **Eiweißstoffwechsel:** infolge gesteigerter Glukoneogenese ⇒ **Eiweißverbrauch** ↑, Antikörpersynthese nimmt ab, **Myopathie** (⇒ Muskulatur wird schwächer)
- **Osteoporose (Hyperkyphose)** durch **negative Kalziumbilanz** und **verminderte Osteoblastenaktivität**
- **Fettstoffwechsel:** Vollmondgesicht mit **Plethora** (Gesichtsrötung), Stiernacken, Stammfettsucht, Fettablagerung in der Leber und **Hypercholesterinämie** durch den **Umbau von körpereigenen Fettdepots**
- Neigung zu **Hypernatriämie** und **Kaliummangel** (5% der Fälle) durch geringe mineraloaktive Glukokortikoidwirkung
- **Hypertonus** (85%) mit Neigung zu Herzinsuffizienz und Apoplexie (Zunahme von Angiotensinogen durch Kortisol)
- **Blut:** Leuko-, Thrombo- und Erythrozyten ↑, Lymphozyten ↓
- **Haut:** Akne, Ulzera, Striae rubrae, Ekchymosen, ggf. Furunkulose
- **Depressionen,** gelegentlich Euphorie, psychische Labilität

Zu **(A):** Der ACTH-Spiegel ist erhöht! Im **Dexamethason-Kurztest** (1–3 mg Dexamethason oral um 23 Uhr) besteht der **Nachweis einer ungenügenden Suppression des Cortisols am nächsten Morgen** (> 5 µg/dl). Nachweis einer gestörten Tagesrhythmik des freien Cortisols.

Zu **(D): Pathogenese des zentralen Morbus Cushing**
- **Adenom** des Hypophysenvorderlappens (Mikroadenom > 80% der Fälle)
- **hypothalamischer CRH-Exzess** (u.a. beim Gangliozytom) ⇒ **Corticotropin** ↑ ⇒ hypothalamische Fehlsteuerung
- **hypothalamisch induzierte Hyperplasie** der ACTH-produzierenden HVL-Zellen

Eine ektope ACTH-Produktion (z.B. im Rahmen einer Paraneoplasie) ist zwar möglich, ist aber keine Ursache für den zentralen Morbus Cushing, nach dem hier gefragt wird.

Zu **(E):** Die **Osteopetrose** (syn. Marmorknochenkrankheit) ist eine erbliche, klinisch meist um die Pubertät erkennbar werdende, seitensymmetrische Knochenbildungsstörung mit erhöhter Sprödigkeit der Knochen und Neigung zu Frakturen.

F01

Frage 11.54: Lösung A

Therapie der Struma nodosa
- **Jodmangel** ⇒ **Substitution** von Jod
- **Gabe von L-Thyroxin (T$_4$)** (z.B. Euthyrox®) ⇒ Entlastung der Schilddrüse ⇒ Aktivitätsminderung der Schilddrüse ⇒ Rückbildung des Drüsengewebes auf normale Ausgangsgröße innerhalb von 6 Monaten bis 1 Jahr

- **subtotale Strumaresektion,** um einer Obstruktion im Bereich der Trachea vorzubeugen; bei schnell wachsender oder großer Knotenstruma, erfolgloser medikamentöser Therapie, Zusatzbefund (z.B. „kaltem" Solitärknoten)
- **Radiojodtherapie** ⇒ das von der Schilddrüse in entsprechender Konzentration aufgenommene radioaktive Jodid (**Isotop J^{131} oder J^{125}**) wirkt durch die bei seinem radioaktiven Zerfall entstehende **β-Strahlung**, die das Zielgewebe zerstört. **Indikation** ⇒ Inoperabilität, Rezidivstruma, multifokale Autonomie
- Das **autonome Adenom** wird bei vorhandener Operabilität primär chirurgisch behandelt.

Prognose
- Das **Absetzen einer medikamentösen Struma-Therapie** führt meist zu einem **Rezidiv.** Daher erhalten die Patienten im Anschluss an die meist einjährige Behandlung mit L Thyroxin zur **Rezidiv-Prophylaxe Jodid** (100 µg / die).
- **Nach einer operativen bzw. nuklearmedizinischen Therapie** kann eine **Schilddrüsenunterfunktion** durch den Verlust funktionsfähigen Schilddrüsengewebes resultieren, die einer lebenslangen Hormonsubstitution bedarf.
- Regelmäßige **Kontrolluntersuchungen** sind notwendig, da bei zu hoher Dosierung hyperthyreote Symptome **(Hyperthyreosis factitia)** auftreten.
- Die **Rezidivstruma** weist in etwa 10–15% der Fälle ein Malignom auf.

F01

Frage 11.55: Lösung E

Beim **Morbus Basedow** besteht eine **immunogene Hyperthyreose**, die meist mit **Struma, Tachykardie** und in weniger als 50% der Fälle auch mit einem Exophthalmus einhergeht. **Humorale Immunglobuline**, die auch als **TSI (= thyreoideastimulierende Immunglobuline)** bezeichnet werden und **Antikörpereigenschaften gegen TSH-Rezeptoren** (syn. TSH-**R**ezeptor-**A**utoantikörper (**TRAk**)) aufweisen, sind bei 80% der Patienten nachzuweisen.

Thyreoidale Autonomie: Dem „heißen Knoten" liegt ein autonom Schilddrüsenhormone produzierendes unifokales Adenom der Schilddrüse zugrunde. **Unabhängig von TSH oder TSI** werden große Mengen **Thyroxin sezerniert.**

Labordiagnostik der Hyperthyreose
- Serum-T$_3$-Spiegel ↑; Serum-T$_4$-Spiegel in 90% der Fälle ↑
- **TSH** basal ↓
- **TRH-Test** negativ.

antithyreoidale Autoantikörper:
- meist gegen TSH-Rezeptoren (**TRAk**) ⇒ **kein** Verlaufsparameter!
- gegen Mikrosomen der Follikelepithelien (**MAK = anti TPO-Ak** = thyreoidale Peroxidase)

Zu **(A)**, **(B)** und **(D)**:
Symptomatik der Hyperthyreose
- psychomotorische Unruhe mit Tremor und Nervosität
- Sinustachykardie, Extrasystolen
- Gewichtsabnahme mit Hypoglykämien
- Wärmeintoleranz mit feucht-warmer Haut
- Diarrhöen durch Stimulation der glatten Muskulatur
- Adynamie mit Schwäche und Atrophie der Oberschenkelmuskulatur
- Achillessehnenreflexzeit verkürzt
- oft **schwirrend tastbare Struma**
- **prätibiales Ödem (Dermopathie) und endokrine Ophthalmopathie bei immunogener Hyperthyreose**
- Osteopathie durch negative Kalziumbilanz, Hyperkalzurie

Zu **(E)**: Beim **Low-T_3/T_4-Syndrom** besteht eine verminderte periphere Umwandlung von T_4 in T_3 bei niedrigem Serum-TBG.

- Serum -Na^+ ↓, Serum-K^+ ↑
- Hyperkalzämie (30% d.F.)

CRH-Stimulationstest
- **primäre** NNR-Insuffizienz ⇒ überschießender ACTH-Anstieg
- **sekundäre** NNR-Insuffizienz ⇒ aufgrund der hypophysären Läsion kein ACTH-Anstieg messbar
- **tertiäre** NNR-Insuffizienz ⇒ verzögerte, deutlich messbare ACTH-Reaktion auf die CRH-Stimulation
- **ACTH-Kurztest** (Synacthen®, 0,25 mg i.v.) ⇒ **Serum-Kortisol** nicht oder kaum stimulierbar

Zu **(C)**: CRH-Stimulationstest
- **hypophysäre ACTH-Hypersekretion** ⇒ CRH-Gabe ⇒ **Anstieg des Plasma-ACTH** (hochdosierte Dexamethason-Gabe ⇒ Suppression der Kortisolausscheidung im 24-Stunden-Urin auf unter 50% des Ausgangswertes)
- **ektope ACTH-Sekretion** ⇒ reagiert weder auf exogenes CRH noch auf hochdosierte Dexamethason-Gabe.

Frage 11.56: Lösung D

Mittels **Feinnadelpunktion** erfolgt die Aspiration von Zellen und Gewebefragmenten mit Hilfe einer in das suspekte Gewebe gezielt eingestochenen feinen Nadel. Sie dient der Abklärung von Herdbefunden in der Schilddrüse, sofern diese punktabel sind (etwa ab 1 cm Durchmesser) und nicht zu ungünstig liegen (dorsal, gefäßnah). Die **Feinnadelpunktion** eines tastbaren Knotens der Schilddrüse mit Aspirationszytologie und nachfolgender **zytologischer Diagnostik** weist Schilddrüsenmalignome mit bis zu 90% Sicherheit nach. Eine **Resektion** mit **Histologie** ist bei fortbestehendem Malignomverdacht indiziert, auch wenn die Zytologie negativ ausfällt.
Zu **(C)**: Bei der Hashimoto-Thyreoiditis findet man reichlich Lymphozyten im Feinnadelaspirat.
Zu **(B)**: Die histologische Untersuchung der Schilddrüse zeigt charakteristische Riesenzellinfiltrationen.
Zu **(D)**: Das Schilddrüsenadenom ist ein vom Follikelepithel der Schilddrüse abgeleitetes Adenom, das histologisch nicht sicher vom Schilddrüsenkarzinom abgrenzbar ist.

Frage 11.57: Lösung A

Laborwerte bei Nebennierenrindeninsuffizienz:
- Serum-Kortisol ↓ oder **nicht nachweisbar**
- **NNR-Autoantikörper** (> 70% der Fälle)
- Plasma-**ACTH-Konzentrationen** bei primärer NNR-Insuffizienz ↑ (> 22 pmol/l); bei sekundärer NNR-Insuffizienz↓

Frage 11.58: Lösung C

Zu **(C)**: **Sulfonylharnstoffe** führen zu einer **Stimulation der Insulinsekretion**, indem sie die Sensitivität der β-Zellen gegenüber physiologischen Stimulatoren (u.a. Glukose) erhöhen. Ihr blutzuckersenkender Effekt ist daher auch an das Vorhandensein von sekretionsfähigem Insulin gebunden. Gleichzeitig führen sie zu einer **Verminderung der Glukoseabgabe aus der Leber** und begünstigen die Insulinwirkung in peripheren Zellen. Sulfonylharnstoffderivate führen **auch beim Gesunden** zu einer deutlichen **Blutzuckersenkung**.
Alle zwei Jahre sollte durch einen **Auslassversuch** geprüft werden, ob die Notwendigkeit einer weiteren Therapie noch gegeben ist, da eine amerikanische Langzeitstudie ergeben hat, dass Sulfonylharnstoffe **nach etwa fünf Jahren Behandlungsdauer** nicht mehr in allen Fällen positive Wirkung zeigten.
Zu **(A)**: **Biguanide** (Metformin = Glukophage® 1–2 mal 500–850 mg /die **nach** dem Essen) **verzögern** die **Glukoseresorption** bei der Nahrungsaufnahme, **steigern** die **Glukoseverwertung** und **hemmen** die **Glukoneogenese** in der Leber. Sie führen weder zu einer Hypoglykämie, noch verstärken sie eine Hyperinsulinämie. Dadurch, dass sie in der Leber **die mitochondriale Oxidation der Milchsäure** und damit die **Laktatverwertung** behindern, kann **bei Nichtbeachtung von Kontraindikationen** ein Laktatrückstau, der zu einer **lebensbedrohlichen Laktatazidose** führt, hervorgerufen werden.
Zu **(B)**: Rosiglitazon (Avandia®) gehört zu einer Gruppe von oralen Antidiabetika, die als Thiazolidindione oder Glitazone bezeichnet werden und ist ein seit Mitte Juli 2000 in Deutschland im Han-

del erhältlich. Es ist indiziert zur oralen Kombinationsbehandlung des Typ-2-Diabetes mellitus bei Patienten, deren Blutzuckerkontrolle trotz einer oralen Monotherapie mit maximal verträglichen Dosen von Metformin oder Sulfonylharnstoffen ungenügend ist. Es gehört zu den sogenannten Insulinsensitizern, die den Blutzucker senken, indem sie die Insulinresistenz der peripheren Gewebe reduzieren und so dem körpereigenen Insulin wieder zu mehr Wirkung verhelfen.
Zu **(D):** **α-Glukosidasehemmer:** Acarbose (z.B. Glukobay® 3 mal 50 bis 100 mg/d) **hemmt kompetitiv** die **Enzyme** in der Dünndarmschleimhaut, **die Stärke und Rohrzucker spalten** und führt so zu einer **Abflachung der Blutzuckerspitzenwerte** nach der Nahrungsaufnahme.
Die Verzögerung der Resorption geht allerdings mit einem vermehrten bakteriellen Abbau der Kohlenhydrate einher, der zu **Flatulenz** und **Meteorismus** führt.
Zu **(E):** Das **Insulinanalog Lys-pro-Insulin** besitzt eine besonders schnell einsetzende und abklingende Wirkung.

F01

Frage 11.59: Lösung C

Zu **(C):** Patienten mit Nebennierenrindeninsuffizienz weisen aufgrund gestörter Gluconeogenese eine Tendenz zur Hypoglykämie auf.
Endokrine Störungen mit diabetischer Stoffwechsellage
- **Hypophysenadenome** mit vermehrter **STH-** bzw. **ACTH-Produktion**
- **Morbus Cushing** oder eine **Therapie mit Glukokortikoiden** führen zum **Steroiddiabetes** (Steroiddauertherapie ⇒ bis zu 20% der Fälle; Pathomechanismus; **Kortisol** ⇒ **Bindung von Insulin** an seinen **Rezeptor** ↓ (periphere **Insulinresistenz**) und **Gluconeogenese** ↑)
- **Hyperthyreose** ⇒ Insulinempfindlichkeit ↓, β-adrenerge Stimulation
- **Phäochromozytom** ⇒ Ausschüttung **diabetogener Hormone** wie **Adrenalin** und **Noradrenalin**
- **Glukagonom** ⇒ Glukagon ↑ ⇒ **Glykogen-Mobilisation, Gluconeogenese** ↑ bei gleichzeitiger **Hemmung** der Glykogensynthese und Lipogenese

Zu **(A):** Der Diabetes mellitus tritt im Rahmen der Pankreassiderose auf.

F01

Frage 11.60: Lösung B

Therapie des ketoazidotischen Komas
Sofortmaßnahmen bis zur stationären Aufnahme:
- Flüssigkeitszufuhr ⇒ 500 ml **physiologische Kochsalzlösung** i.v. (ausreichende Maßnahme bei kurzer Transportzeit)

bei längerer Transportzeit:
- **10 E Normalinsulin i.m.,** wenn kein Perfusor verfügbar, **oder 6–10 E Normalinsulin/Std. über Perfusor** bis zur Klinikaufnahme (im Sinne der Frage = kausale Maßnahme)
- **Primäres Therapieziel** ⇒ Blutglukosespiegel von 200–250 mg/dl, anschließende Normalisierung über 2–3 Tage

Stationäre Therapiemaßnahmen:
- bei fehlender Insulin-Wirkung nach 2 Stunden ⇒ Dosisrate verdoppeln
- bei **Abfall des Plasmakaliums** (⇒ **Insulinwirkung**) ⇒ Zufuhr von 10 bis 30 mmol/Std. als **Kaliumchloridlösung**
- **Natriumbikarbonat** nur, wenn pH < 7,1 (sonst Gewebshypoxie)
- **Phosphatsubstitution** (4–8 mmol/Std.) nur bei Serumwerten < 0,5 mmol/l
- **Kohlenhydratbilanz** von mindestens 150 g/Tag (Zufuhr minus renaler Ausscheidung) und **minimale Fettzufuhr**, bis die Ketose beseitigt ist

F01

Frage 11.61: Lösung B

Der **primäre Hyperparathyreoidismus** entsteht durch autonome Parathormonbildung bei Adenom, Karzinom oder primärer Hyperplasie der Nebenschilddrüse. Der **sekundäre Hyperparathyreoidismus** entsteht durch reaktive Steigerung der Parathormonsynthese (⇒ Hyperplasie aller Epithelkörperchen) bei chronischer Hypokalzämie. Der Rückkopplungsmechanismus zwischen Serumkalziumkonzentration und PTH-Sekretion ist dabei intakt. Der **tertiäre Hyperparathyreoidismus** entsteht nach extremer Ausprägung eines sekundären Hyperparathyreoidismus durch gestörten Feedback-Mechanismus bzw. Autonomisierung der Nebenschilddrüsenüberfunktion. Der **Pseudohyperparathyreoidismus** entsteht durch ektope Produktion von PTH (selten) oder durch das PTH-related peptide, das von epithelialen Tumoren gebildet wird.
Ursachen des **primären Hyperparathyreoidismus** (Parathormon ↑ ⇒ Hyperkalzämie)
- solitäre oder multiple **Adenome** der Nebenschilddrüse
- **primäre Hyperplasie** der Epithelkörperchen
- selten: **Karzinome** der Epithelkörperchen, auch im Rahmen der **multiplen endokrinen Neoplasie**

Ursachen des **sekundären Hyperparathyreoidismus** (Hypokalzämie ⇒ Parathormon ↑ bei angestrebter Normokalzämie):
- **chronische Niereninsuffizienz**
- **sekundärer intestinaler Hyperparathyreoidismus** bei verschiedenen Malabsorptions- und Maldigestionssyndromen (B)

Vitamin-D-Mangel: Da **Parathormon** seine **Wirkungen** am **Knochen** und im **Intestinum** nur in Anwesenheit von **Vitamin D** voll entfaltet (**permissiver Einfluss des Vitamin D**), kann der Serumspiegel des Ca^{2+} unter Vitamin-D-Mangel nicht auf Normalwerten gehalten werden. Dies gilt auch für die **hepatische Erkrankungen**, die zu einem gestörten Vitamin-D-Metabolismus führen oder für eine **Cholestase**, die mit einer Resorptionsstörung von Vitamin D einhergeht. **Folge** ist eine **reaktive** Steigerung der Parathormonsynthese (**regulativer, sekundärer Hyperparathyreoidismus**).

Laborwerte bei primärem Hyperparathyreoidismus:
- intaktes Parathormon ↑ (intakter Mid-region-assay)
- Kalzium ↑, Phosphat ↓
- alkalische Phosphatase ↑
- **Urin**: Kalzium ↑, Phosphat ↑ (Phosphaturie), Hydroxyprolin ↑

Führt eine **Kalziumgabe** nur zu einer **geringen Senkung der Phosphatausscheidung**, so kann **kein primärer (autonomer) Hyperparathyreoidismus** vorliegen.

Laborwerte bei sekundärem Hyperparathyreoidismus:
- intaktes Parathormon ↑
- **Kalzium normal** oder ↓, Phosphat **normal** oder ↑ (renale Ursache)
- alkalische Phosphatase ↑
- **Urin** ⇒ Zeichen der Grundkrankheit (ggf. Kreatinin ↑, Harnstoff ↑)

Tertiärer Hyperparathyreoidismus: überschießende PTH-Inkretion trotz Normo- oder sogar Hyperkalzämie

Pseudohyperparathyreoidismus: intaktes Parathormon niedrig-normal oder ↓

[F01]

Frage 11.62: Lösung A

Verminderte Serumkalziumwerte und Hyperphosphatämie sind auf eine Störung des Vitamin-D-Stoffwechsels des chronisch nierenkranken Patienten zurückzuführen:
- Störung der biologischen Vitamin-D-Aktivierung in der Niere → 1,25 Dihydroxycholekalziferol (Kalzitriol) ↓ → Beeinträchtigung der intestinalen Kalziumaufnahme → Hypokalzämie → sekundärer Hyperparathyreoidismus

- Zusätzlich ist im fortgeschrittenen Stadium der Niereninsuffizienz die Phosphat-Clearance vermindert, was über ein Aufrechterhalten des Löslichkeitsprodukts zur weiteren Verminderung des Serumkalziums führt. Die vermehrte Parathormonwirkung fördert die Phosphatausscheidung, was den späten Anstieg des Phosphatspiegels (erst wenn die GFR 1/3 der Norm beträgt) erklärt.

Kapitel 6

[F01]

Frage 11.63: Lösung B

Aufgrund seiner lipophilen Eigenschaften unterscheidet sich **Digitoxin** von den anderen Herzglykosiden erheblich. Digitoxin wird renal und biliär (enterohepatischer Kreislauf) ausgeschieden. Bei **Niereninsuffizienz** nimmt die biliäre Ausscheidung kompensatorisch zu, sodass keine Dosisanpassung erforderlich ist, da die Elimination konstant bleibt.

Zu **(A)**, **(C)**, **(D)** und **(E)**: Metildigoxin, Strophantin, β-Acetyldigoxin und Digoxin werden zu 70 bis über 90% renal eliminiert und führen deshalb zu einer Kumulation bei Niereninsuffizienz.

[F01] *!*

Frage 11.64: Lösung C

In dem geschilderten Fall handelt es sich offensichtlich um eine **Rhabdomyolyse**, in deren Folge es zu einem akuten Nierenversagen gekommen ist. Charakteristisch ist die exorbitant hohe Serumaktivität der Kreatinkinase und der Urinbefund mit Erythrozyten und Pigmentzylindern. Daneben kommt es zur Myoglobinurie.

Ursache für eine Rhabdomyolyse sind Alkoholintoxikation, Hypokaliämie, Muskelischämie (z.B. Medikamentenintoxikation) und ein gesteigerter Sauerstoffverbrauch (schwere physische Anstrengung).

Zu **(A)**: Das Krankheitsbild der **Unterkühlung** führt von anfänglichem Frösteln, Kältezittern, Muskelsteife bis hin zur Benommenheit, Absinken des Blutdruckes und der Körpertemperatur. Bei weniger als 20°C Körperkerntemperatur gilt die tödliche Schwelle als unterschritten. Der Tod tritt infolge Herzversagens ein.

Zu **(B)**: Bei einem **hämolytisch-urämischen Syndrom** lässt sich neben den erhöhten Retentionsparametern eine Erhöhung für LDH, HBDH, Serumeisen, indirektes Bilirubin und Reitukolzyten nachweisen. Eine CK-Erhöhung tritt nicht auf.

Zu **(D)**: Die **akute Glomerulonephritis** ist charakterisiert durch den plötzlichen Beginn von

- Hämaturie
- Proteinurie
- Azotämie sowie
- Salz- und Wasserretention,

in deren Folge es zu einer Hypertonie und Ödemen kommen kann. Untypisch ist eine Muskelenzymerhöhung.

Zu **(E):** Eine **postrenale Obstruktion** wie z. B. Harnleiterkonkremente führt zu starken Koliken und einer Stauung der entsprechenden Niere. Die Serumaktivität der Kreatinkinase ist dabei nicht erhöht.

F01 **!!**

Frage 11.65: Lösung D

Vgl. Lerntext „Minimal-changes-Glomerulonephritis" VI.7.

Die **Minimal-change-Nephritis** kommt fast nur bei Kindern und Jugendlichen vor.

Leitsymptom der Erkrankung ist eine massive Proteinurie im Sinne eines nephrotischen Syndroms. In ca. 20% der Fälle kann eine ausgeprägte Mikrohämaturie nachgewiesen werden.

Glucocorticoide fördern die Remissionstendenz. Die Prognose ist sehr gut, die 10-Jahres-Überlebensrate beträgt 90%.

Zu **(A)**, **(B)**, **(C)** und **(E):** Alle hier aufgeführten Substanzen sind bei der **Minimal-change-Nephritis** nicht indiziert. Bei Versagen der Steroidtherapie können Zytostatika (z. B. Chlorambucil, Cyclophosphamid) versucht werden.

F01 **!!**

Frage 11.66: Lösung E

Das **nephrotische Syndrom** ist charakterisiert durch :
- starke Proteinurie ($> 3,5$ g/die)
- Ödeme
- Hypoproteinämie
- Hyperlipoproteinämie.

Als Ursache kommt in 80% der Fälle eine **Glomerulonephritis** in Frage. Insbesondere Patienten mit einer **minimal-proliferierenden interkapillären GN**, fokal segmental sklerosierenden GN, **membranösen GN** und einer membranoproliferativen GN sind betroffen.

Daneben kann es bei folgenden Erkrankungen beobachtet werden:
- Diabetes mellitus (**diabetische Glomerulosklerose**)
- Plasmozytom
- Kollagenosen (z. B. **Lupus erythematodes**)
- Amyloidose
- Nierenvenenstauung
- bei Noxen (z. B. Penicillamin, Schwermetalle)
- immunologische Ursachen (z. B. Goldpräparate).

Zu **(E):** Die **chronische interstitielle Nephritis** ist eine Nierenerkrankung, die z. B. durch Medikamente (Phenacetin) verursacht wird. Dabei kommt es zu Papillennekrosen und im weiteren Verlauf zum Nierenversagen. Ein nephrotisches Syndrom wird nicht beobachtet.

F01

Frage 11.67: Lösung B

Erworbene Nierenzysten (Dialysenieren) zeigen zystische Veränderungen vor allem im Bereich des Nierenmarksaums. Häufig sind es Schrumpfnieren. Häufigkeit und Zystengröße korrelieren mit der Dialysedauer. Bei einer Dialysedauer von unter zwei Jahren zeigen mehr als 35% Nierenzysten, bei mehr als 8 Jahren können in 92% der Fälle Zysten der Nieren nachgewiesen werden. Zudem besteht eine gesteigerte Tumorentwicklung – häufig Adenome, gelegentlich können auch Nierenzellkarzinome beobachtet werden.

Zu **(A):** Die **polyzystische Nierendegeneration vom Erwachsenentyp** zeigt einen autosomal-dominanten Erbgang und beginnt meist in der 3. oder 4. Lebensdekade. Die Niere zeigt eine zystische Durchsetzung, wobei die Zysten mit einfachem, kubischem Epithel ausgekleidet sind.

Zu **(B):** Eine **erworbene zystische Nierenerkrankung (Dialysenieren)** ist das Ergebnis einer Weiterentwicklung von Schrumpfnieren bei Patienten mit chronischer Hämodialyse oder Peritonealdialyse. Häufigkeit und Zystengröße korrelieren mit der Dialysedauer.

Zu **(C):** Metastasen eines **malignen Melanoms** finden sich vorwiegend in der Lunge, Leber, Gehirn, Knochensystem, den Nebennieren, den Nieren und Milz. Eine Metastasierung der Nieren durch ein malignes Melanom ist hier jedoch nicht zu erkennen.

Zu **(D):** Beim **Nierenzellkarzinom** kann makroskopisch von einer Pseudokapsel umgebenes weißgelbliches Gewebe mit narbigen Partien und Blutungen nachgewiesen werden. Der Tumor ist stark vaskularisiert und neigt zur Ausbildung von zentralen, verkalkenden Nekrosen.

Zu **(E):** Bei einer **Nierentuberkulose** zeigen sich nodöse und kavernöse Herde mit Parenchymdestruktion. Auch die Ureteren sind betroffen. Man spricht von einer Kitt- oder Mörtelniere.

F01

Frage 11.68: Lösung B

In dem vorliegenden Fall handelt es sich um ein akutes Nierenversagen, das vermutlich durch die **Kontrastmitteluntersuchung** hervorgerufen wurde. Jodkontrastmittel können insbesondere bei Vorschädigung der Niere (z. B. diabetische Nephropathie) zu einem akuten Nierenversagen führen. Pathomorphologisch zeigen sich akute Tubulusnekrosen.

Zu **(A):** Typischer histologischer Befund für eine **diabetische Nephropathie** ist eine Basalmembranverdickung sowie eine Vermehrung des Mesangiums im Glomerulum. Im weiteren Verlauf kommt es zu einer zunehmenden Veödung der Glomerula mit der klinischen Folge einer Schrumpfniere und Niereninsuffizienz.
Zu **(C):** Die **akute Pyelonephritis** zeigt mikroskopisch eine Tubulusepithelzerstörung, granulozytäres Exsudat und Mikroabszesse überwiegend im Bereich der Nierenrinde.
Zu **(D):** **Renales Narbengewebe** kommt in der Abbildung nicht zur Darstellung.
Zu **(E):** **Nierenzysten** zeigen eine dünne Zystenwand mit glattem, einfachem Epithel und wässrigem Inhalt.

F01 **!**
Frage 11.69: Lösung B

Da die glomeruläre Filtrationsrate mit zunehmendem Alter abnimmt, ist besonders auf eine adäquate Flüssigkeits- und Mineralsalzzufuhr zu achten. In dem vorliegenden Fall führte eine übermäßige **diuretische Therapie mit Furosemid** zu einem Defizit an freiem Wasser bei normalem Kochsalzersatz und somit zu einem Nierenversagen mit Anstieg der Retentionswerte. Deshalb ist die diuretische Therapie zu reduzieren.
Zu **(A):** Das **SIADH-Syndrom** führt zu einer chronischen Hyponatriämie bei normalen Volumenverhältnissen. Es besteht eine in Relation zum Gesamtkörper-Natriumbestand und zur Serumosmolalität vermehrte ADH-Sekretion mit Antidiurese (Urinosmolalität > 200 mosmol/kg Wasser).
Zu **(C):** Bei einer **unkontrollierten Zufuhr isotonischer NaCl-Lösung** käme es zu einem Überangebot von freiem Wasser und der Entstehung von Ödemen. In dem vorliegenden Fall werden jedoch 1,5 l pro Tag angeboten, was adäquat erscheint.
Zu **(D):** Eine **gastrointestinale Blutung** führt zu einer Hypovolämie und Blutdruckabfall. Es liegt in der Regel eine Hyponatriämie vor.
Zu **(E):** Ein **chronisches Nierenversagen** führt zu einer metabolischen Azidose mit Anstieg der retentionspflichtigen Substanzen. Die Natriumreabsorption nimmt bei fortgeschrittener Niereninsuffizienz deutlich ab. Außerdem kommt es in manchen Fällen aufgrund einer tubulären Funktionsstörung zu einer Salzverlustniere, sodass eine erhebliche Hyponatriämie entsteht.

F01 **!!**
Frage 11.70: Lösung C

Therapie der **Hyperkaliämie:**
- Absetzen aller zur Hyperkaliämie führenden Substanzen (z.B. Triamteren, Amilorid, Spironolacton, Fleisch)
- Alkalisierung durch Gabe von Natriumbicarbonat (ca. 50 mmol) oder Acetolyt® (Hexacalciumhexanatrium-heptacitrat-Hydrat-Komplex)
- Förderung des Kaliumabstroms in die Zelle z.B. durch 25 g Glucose mit 12 IE Altinsulin innerhalb einer halben Stunde, evtl. wiederholen
- Kationenaustauscherharze (oral, rektal oder über Magensonde, Resonium A oder Calcium Resonium), wobei 1 g der Harze ca. 1 mmol Kalium im Darmlumen bindet
- Osmotisch induzierte Diarrhoe mit entsprechenden Laxanzien
- evtl. Peritoneal-Hämodialyse, wenn o.g. Maßnahmen nicht greifen
- bei schweren Herzrhythmusstörungen evtl. Infusion von 10–30 ml 10%-iger Calciumglukonatlösung innerhalb von 5 Minuten unter EKG-Kontrolle
- die Gabe von **Salbutamolsulfat (β-2-Sympatholytikum)** kann sinnvoll sein, da es den Kaliumspiegel vorübergehend absenken kann.

Zu **(C):** **Manuelle Induktion von Erbrechen** wird bei einer Hyperkaliämie nicht durchgeführt.

F01 **!!**
Frage 11.71: Lösung E

Ursache einer **metabolischen Azidose** ist entweder eine Anhäufung von Wasserstoff-Ionen oder Bikarbonatverlust.
Folgende **Ursachen** kommen in Betracht:
- **endogene Säurebelastung** (z.B. **diabetisches Koma, Schockzustände,** Fieber, Hyperthyreose, Laktazidose)
- **exogene Säurebelastung** (z.B. Aufnahme von Methylalkohol, Paraldehyd)
- **Basenverluste** (z.B. Diarrhöen, Gallen-Pankreas-Fisteln)
- **renal** (z.B. **Niereninsuffizienz/Urämie, renaltubuläre Azidose,** chronische Pyelonephritis).

Zu **(E):** Die Behandlung mit **Spironolacton** führt in der Regel nicht zu einer metabolischen Azidose. Es können jedoch Hyperkaliämie (besonders bei Niereninsuffizienz), Gynäkomastie, Impotenz, Amenorrhoe, Hirsutismus und gastrointestinale Reaktionen auftreten.

Kapitel 7

F01 ‼

Frage 11.72: Lösung C

Siehe auch Lerntext „Lupus erythematodes" VII.20.
Bei der Patientin ist es im Rahmen des schon fortgeschrittenen **systemischen Lupus erythematodes** zu einer Manifestation verschiedener Organsysteme gekommen:
1. **Hautbeteiligung:** Hauteffloreszenzen sowie oberflächliche Narben und Pigmentverschiebungen am Kopf sowie im Bereich der Arme und Beine (Häufigkeit bei LE: 70% der Fälle)
2. **Pulmonale Manifestation:** Pleuraerguss (Häufigkeit bei LE: ca. 60% der Fälle)
3. **Gelenkbeteiligung:** Arthralgien (Häufigkeit bei LE: 80% der Fälle)
4. **Kardiale Beteiligung:** vermutlich Herzinsuffizienz mit Ödembildung und Dyspnoe (Häufigkeit bei LE: ca. 50% der Fälle)
5. **Renale Manifestation:** nephrotisches Syndrom (Häufigkeit bei LE: ca. 70% der Fälle).

Außerdem können Myalgien, Fieber, gastrointestinale Symptome (Erbrechen, Übelkeit, Diarrhoe), Splenomegalie, Hepatomegalie, hämatologische Veränderungen (Anämie, Leukopenie, Thrombozytopenie, Lymphadenopathie) und neuropsychiatrische Symptome (Krampfanfälle, Migräne, Meningitis) auftreten.

Zu **(A)**: Ein **nephrotisches Syndrom** liegt bei dem o.g. Fall mit einer Proteinurie von 6 g/l, einer Hypalbuminämie und einer Hypoproteinämie vor. Allerdings lassen sich die Hautveränderungen und Arthralgien mit dem nephrotischen Syndrom nicht erklären.

Zu **(B)**: Im Gegensatz zum Lupus erythematodes ist der Krankheitsbeginn bei der **rheumatoiden Arthritis** am häufigsten während des 4. und 5. Lebensjahrzehnts, wobei 80% aller Patienten zwischen dem 35. und 50. Lebensjahr erkranken. Beim Lupus erythematodes sind bis zu 90% der Betroffenen Frauen, gewöhnlich im gebärfähigen Alter.
Bei der rheumatoiden Arthritis kann es durch Amyloidose auch zum nephrotischen Syndrom kommen.

Zu **(D)**: Männer sind von der **Gicht** wesentlich häufiger betroffen als Frauen (ca. 7-10:1). Sie kann im weiteren Verlauf zur Niereninsuffizienz führen. Die im Fall dargestellten Hautveränderungen und pulmonalen Symptome bei der noch relativ jungen Patientin passen nicht in das Bild einer Gichtarthropathie und Gichtniere.

Zu **(E)**: Eine **akute Glomerulonephritis** mit **rheumatischem Fieber** könnte für eine akute Poststreptokokken-Glomerulonephritis sprechen. Die Nephritissymptomatik tritt dabei erst nach einer Latenzperiode von ca. 6-10 Tagen auf. Charakteristisch ist eine Hypalbuminämie. Bei schwerem Verlauf werden Proteinausscheidungen von über 3,5 g/d beobachtet. Von kardialer Seite können eine Herzvergrößerung, Lungenstauung sowie Pleuraergüsse auftreten. Gegen die Diagnose spricht jedoch bei dem dargestellten Fall die Hauteffloreszenz.

F01 ‼

Frage 11.73: Lösung B

Vgl. Lerntext „Arthrosis deformans großer Gelenke" VII.13.
Charakteristisch für die **rheumatoide Arthritis** ist die symmetrische Schwellung der Fingermittel- und -grundgelenke ohne Beteiligung der Endgelenke.

Zu **(A)**: Das **Schmetterlingserythem** spricht eher für einen Lupus erythematodes.

Zu **(C)**: Die **Destruktion der Zehenendgelenke** kann z.B. bei der Gicht beobachtet werden.

Zu **(D)**: Eine **Spondylodiszitis der Lendenwirbelsäule** kommt beim M. Bechterew vor.

Zu **(E)**: Eine **eitrige Urethritis** könnte für einen M. Reiter sprechen.

F01 ‼

Frage 11.74: Lösung C

Vgl. Lerntext „Spondylitis ankylosans" VII.4.
Charakteristische Symptome bei der **Spondylitis ankylosans** sind besonders in der 2. Nachthälfte und frühmorgendlich auftretende Schmerzen im Bereich des Rückens bzw. Gesäßes, die eventuell in die Oberschenkel ausstrahlen können. Die Patienten werden davon in der **Nacht oder in den frühen Morgenstunden** aus dem Schlaf geweckt.
Typischerweise **bessern** sich die Beschwerden nach dem **Aufstehen** und nach Bewegung sowie im **Tagesverlauf**.

Zu **(C)**: **Starke Schmerzen im Stehen (Claudicatio spinalis)** sprechen eher für degenerative Prozesse z.B. der Bandscheibe sowie des Spinalkanals.

F01 ‼

Frage 11.75: Lösung B

Vgl. Lerntext „Spondylitis ankylosans" VII.4.
Beim **Lasègue-Zeichen** wird das Bein des liegenden Patienten gestreckt hochgehoben und der Fuß dorsal flektiert. Bei **Bandscheibenläsionen** resultieren dabei Schmerzen als Folge der Kyphosierung der Lendenwirbelsäule und Dehnung der Spinalnerven.

Zu **(A)**: Mit dem **Mennell-Zeichen** kann eine Bewegungseinschränkung des Iliosakralgelenkes nachgewiesen werden.

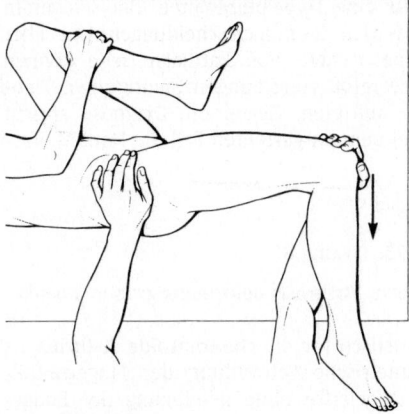

Mennell-Zeichen
Beim seitwärts liegenden Patienten, mit kontralateral maximal angebeugtem Hüft- und Kniegelenk zur Fixierung des Beckens, wird vom Untersucher das oben liegende Hüftgelenk überstreckt. Dies provoziert das Iliosakralgelenk.
(aus: Niethard, Pfeil: Orthopädie, Duale Reihe, 3. Aufl., Hippokrates Verlag, Stuttgart, 1997)

Zu **(C):** Beim **Schober-Zeichen** wird die Fähigkeit zur Kyphosierung der Brust- und Lendenwirbelsäule geprüft.

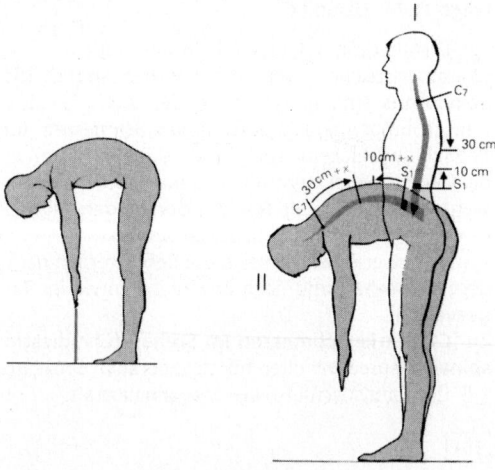

Finger-Boden-Abstand, Schober-Zeichen
Links: Finger-Boden-Abstand (FBA), aktives Hinabbeugen bei durchgedrückten Knien; rechts: Schober-Zeichen. I. Markieren einer Hautstelle 30 cm distal von C7 und einer zweiten 10 cm proximal von S1 bei aufrechtem Stand. II. Messen von C7 distal bis zur markierten Hautstelle (30 cm + x cm) sowie Messen von S1 proximal bis zur markierten Hautstelle (10 cm + x cm), jeweils nach aktivem Hinabbeugen bei durchgestreckten Knien.
(aus: Hußmann, J.: Memorix Spezial Chirurgie, VCH, Weinheim, 1993)

Zu **(D):** Das **Ott-Zeichen** dient zur Überprüfung der thorakalen Wirbelsäulenfunktion. Es wird an einer Strecke gemessen, die von der Vertebra prominens (C7) an der Wirbelsäule 30 cm nach kaudal verläuft. Bei gesunder Brustwirbelsäule wird bei maximaler Ventralflexion eine Zunahme dieser Strecke um 3–6 cm erreicht.

Zu **(E):** Das **Flèche-Maß**, als Maßstab für den Abstand zwischen Hinterkopf und Wand, ist bei der Spondylitis ankylosans aufgrund der Wirbelsäulenverbiegung („Pokerrücken") ebenfalls pathologisch verändert.

F01 !!
Frage 11.76: Lösung D

Wichtigste nichtmedikamentöse Maßnahme bei der **Spondylitis ankylosans** ist die **Krankengymnastik** in Kombination mit physikalischer Therapie. Die Technik der Krankengymnastik für die Wirbelsäule einschließlich der Atemgymnastik muss von dem Patienten unter Anleitung durch Fachkräfte erlernt werden. Der Patient muss das Übungsprogramm anschließend täglich durchführen.
Damit wird zumindest erreicht, dass bei fortschreitender Erkrankung der Versteifungsprozess in die funktionell günstigere Streckhaltung der Wirbelsäule gelenkt wird.
Ärztliche Aufgabe ist es, dem Patienten klar zu machen, dass die Spondylitis ankylosans nicht schicksalhaft zum Vollbild des M. Bechterew führen muss.
Zu **(A)**, **(B)**, **(C)** und **(E): Thermalbäder, Rückenmassagen, Kuraufenthalte und medizinische Bäder** sind zusätzliche flankierende Maßnahmen, mit denen bei der Spondylitis ankylosans eine Linderung erreicht wird.

F01 !!
Frage 11.77: Lösung B

Vgl. Lerntext „Interphalangealarthrose" VII.14.
Patienten mit einer **Fingergelenkspolyarthrose** klagen über einen gewissen **Bewegungsschmerz** sowie über eine Fingersteifigkeit, die jedoch nie der typischen Morgensteifigkeit bei rheumatoider Arthritis ähnelt.
Es besteht ein Druckschmerz über den betroffenen Gelenken, besonders bei entzündlichen Schüben der Polyarthrose. Es wird über eine Herabsetzung des Tastgefühls berichtet, über eine Parästhesie sowie über eine Kälteempfindlichkeit. Im späteren Stadium der Arthrose kann eine Achsabweichung der Finger meist nach radial beobachtet werden.
Die arthrotischen Veränderung der Fingerendgelenke werden **Heberden-Knoten,** die der Mittelgelenke **Bouchard-Knoten** und die Auftreibungen des Daumensattelgelenkes als **Rhizarthrose** bezeichnet.

Zu **(B):** Die **Dupuytren-Kontraktur** ist eine Beugekontraktur der Finger, bei der es zu einer Verhärtung und Schrumpfung der Palmaraponeurose mit Ausbildung derber Stränge und Knoten kommt. Die Ursache ist unklar. Häufig ist die Erkrankung mit Diabetes mellitus, Lebererkrankungen und Epilepsie vergesellschaftet.

[F01] **!!**
Frage 11.78: Lösung E

Die **Riesenzellarteriitis (Arteriitis temporalis)** ist gekennzeichnet durch die Entzündung mittlerer und größerer Arterien, vor allem aber der A. temporalis und Äste der Karotiden. Die Erkrankung kann mit der **Polymyalgia rheumatica** assoziiert sein. Charakteristisch sind folgende Kriterien:
- Alter der Patienten 55 Jahre und älter
- erstmaliges Auftreten von Kopfschmerzen
- klinisch auffällig sind: Gewichtsabnahme, druckschmerzhafte, pulslose, angeschwollene Temporalarterien, okuläre Komplikationen (Amaurosis fugax, Doppeltsehen) mit möglicher Amaurosis durch eine ischämische Opticusneuritis. Es werden oft Schmerzen im Bereich der Kopfhaut und beim Kauen geklagt. Es wurden eine Claudicatio der Extremitäten, Schlaganfälle, Myokardinfarkte, Aortenaneurysmen und -dissektionen sowie Infarkte der viszeralen Organe beschrieben.
- BSG in der ersten Stunde deutlich über 50 mm nach Westergreen und Erhöhung des C-reaktiven Proteins.

Histologisch können bei der Arteriitis temporalis in der Hälfte der Fälle Granulome oder mehrkernige Riesenzellen nachgewiesen werden. Betroffen sind die Media und die glatte Muskulatur der Arterie.
Zu **(E):** Ein **verdicktes, verkürztes Zungenbändchen** kommt typischerweise bei der systemischen Sklerodermie vor.

[F01] **!!**
Frage 11.79: Lösung D

Die **Polymyalgia rheumatica mit Augenbeteiligung** spricht sehr gut auf **Glucocorticoide** an. Um eine Erblindung zu vermeiden, sollte möglichst umgehend mit der Therapie begonnen werden. Es bietet sich die anfängliche Gabe von 50 mg/die an, wobei eine stufenweise Reduktion erfolgen sollte, die sich am Rückgang der Symptome orientiert. Eine Erhaltungsdosis von 5–10 mg/die sollte mindestens ein Jahr lang appliziert werden. Als Kontrollparameter bietet sich die BSG an.
Zu **(A), (B), (C)** und **(D): Antimalariamittel, nichtsteroidale Antiphlogistika und intramuskuläre Goldpräparate** können bei der rheumatoiden Arthritis sinnvoll eingesetzt werden, bei der Polymyalgia rheumatica mit Augenbeteiligung sind sie nutzlos. **Allopurinol** wird als Dauermedikation zur Behandlung der Hyperurikämie gegeben.

[F01] **!!**
Frage 11.80: Lösung B

Vgl. Lerntext „Fibromyalgiesyndrom" VII.3.
Das **Fibromyalgiesyndrom** ist eine Unterform des „Weichteilrheumatismus" und klinisch gekennzeichnet durch einen lokal umschriebenen **Weichteilschmerz**, der ohne sichtbaren Lokalbefund i.S. von Steife oder Funktionsbeeinträchtigung einhergeht.
Leitsymptom sind Schmerzpunkte („Tender points"), die der Patient angibt und vom Arzt ausgelöst werden können.
Oft werden die Beschwerden von neurovegetativen Symptomen begleitet i.S. von Schlafstörungen, Abgeschlagenheit, Kopfschmerzen, Colon irritabile und Wetterfühligkeit. Das Fibromyalgiesyndrom kann als Folge von Traumen, bei entzündlichen oder degenerativen rheumatischen Erkrankungen sowie bei beruflicher oder sportlicher Überanstrengung auftreten.
Die Diagnose gilt als gesichert, wenn entsprechend den Kriterien des American College of Rheumatology bei generalisiertem Schmerzsyndrom 11 der 18 spezifischen Tender points bei der Palpation nachgewiesen werden können.
Lokalisation:
Okziput, M. trapezius bzw. Supraspinatusregion, 2. Rippe, Epicondylus humeri radialis, untere Halswirbelsäule, Glutealregion, Trochanter major, Knie.
Zur **Therapie** kommen medikamentöse Maßnahmen (Myotonolytika, Psychopharmaka), physikalische Maßnahmen (Krakengymnastik, Massage) und Akupunktur sowie Neuraltherapie (Injektionsbehandlung) in Frage.
Zu **(A), (C), (D)** und **(E):** Spondylarthrose, Atrophie der proximalen Muskulatur, Erhöhung der CK sowie Erhöhung der BSG und CRP sind keine typischen Befunde des Fibromyalgiesyndroms.

[F01] **!!**
Frage 11.81: Lösung C

Vgl. Lerntext „Osteoporose" VII.17.
Die **Knochendichtemessung** (Osteodensitometrie) zeigt bei **Osteoporose** einen verminderten Mineralgehalt des Knochens und bei Langzeitkontrollen einen erhöhten Verlust an Knochenmasse. Die Ursache kann jedoch mittels der Methode nicht eruiert werden.
Zu **(A):** Die **Osteoporose** ist eine systemische Knochenerkrankung, die durch eine Verminderung der Knochenmasse und eine Verschlechterung der Mi-

kroarchitektur des Knochengewebes charakterisiert ist.

Zu **(B):** Schon im **Frühstadium** können Rückenschmerzen auftreten, später kommen Spontanfrakturen, Rundrückenbildung, Gibbusbildung und Körpergrößenabnahme hinzu.

Zu **(D):** Die medikamentöse **Therapie** besteht in der Gabe von Kalzium, Vitamin, da besonders im Alter auch ein Vitamin-D-Mangel vorliegt, Bisphosphonaten (Hemmung der Osteoklastentätigkeit), Calcitonin (Hemmung der Osteoklasten) und Fluoriden (Stimulierung der Osteoblasten).

Zu **(E): Sekundäre Ursachen der Osteoporose (5% der Fälle)** können sein:
- Hyperthyreose, Hyperkortisolismus, Hypogonadismus
- Malabsorptionssyndrom und Kalziummangel
- Immobilisation
- Medikamentöse Nebenwirkung von **Glukokortikoiden,** Heparin.

F01 **!!**

Frage 11.82: Lösung D

Die Polymyositis ist eine Erkrankung, die vermutlich durch autoimmune Prozesse verursacht wird. Es treten dabei Entzündungen der Muskulatur mit **symmetrischer, proximal betonter Schwäche** auf. Betroffen sind vornehmlich die Oberschenkel, Becken, Schultern und Oberarme, die oft von „**Muskelkater**"-Schmerzen und **Berührungsschmerzen** begleitet sind. Es kann ein deutlicher **Muskeldruckschmerz** ausgelöst werden, und im fortgeschrittenen Stadium kann eine Schluckstörung oder Parese der Atemmuskulatur auftreten.

Eine **Muskelatrophie** findet sich bei ca. 58%, **Muskelkontraktionen** kommen in etwa 38% der Fälle vor.

Daneben können ein Raynaud-Syndrom, Arthritis, Hautveränderungen sowie viszerale Manifestationen (Herzinsuffizienz, AV-Block) beobachtet werden.

Zu **(D): Muskelfaszikulationen** sind **Ausdruck einer Schädigung des zweiten motorischen Neurons** und treten bei der Polymyositis nicht auf.

Kapitel 9

F01

Frage 11.83: Lösung B

Der Blutausstrich zeigt Erythrozyten mit eingedrungenen **Plasmodien**, die teilweise in Ringform angelegt sind. Typischer Befund bei der **Malaria tropica**, die durch Plasmodium falciparum hervorgerufen wird.

Zu **(A): Jolly-Körper (Howell-Jolly-Körper)** sind Chromatinreste, die regelmäßig bei Fehlen oder Atrophie der Milz auftreten. Zusammen mit anderen Kernresten können sie bei bei überstürzter Blutneubildung beobachtet werden.

Zu **(C): Heinz-Innenkörper** sind tiefblaue exzentrisch gelegene Kugeln, die besonders mit Nilblaufärbung sichtbar werden. Sie kommen bei zahlreichen toxischen und enzymopenischen hämolytischen Anämieformen vor.

Zu **(D): Cabot-Ringkörper** stellen sich als violett anfärbbare Ringkörper innerhalb der Erythrozyten dar und kommen als Regenerationszeichen bei überstürzter Blutneubildung vor.

Zu **(E):** Die Diagnose einer **Leihmaniose** erfolgt durch den Nachweis der Parasiten in Punktaten der Leber oder Milz bzw. des Knochenmarkes und eventuell Lymphknoten. Dieses wird ausgestrichen und nach Giemsa gefärbt. Daneben ist eine Anzucht im Kaninchenblutschrägagar möglich. Die Kulturen werden auf die begeißelten, promastigoten Stadien bis zu 3 Wochen hin untersucht.

F01 **!!**

Frage 11.84: Lösung E

Zu **(E): Oxacillin,** ein Isoxazolylpenicillin, ist das einzige von den aufgeführten Penicillinen, das resistent gegen die von Staphylococcus aureus gebildete β-Lactamase ist. Außerdem sind auch Dicloxa- und Flucloxacillin β-Lactamase-fest.

Zu **(A): Ampicillin/Amoxycillin** sind resistent gegen die von gramnegativen Stäbchen gebildete Amidase. Sie sind jedoch nicht penicillinasefest, d.h. empfindlich gegen die von Staphylokokken gebildete β-Lactamase.

Zu **(B), (C),** und **(D): Piperacillin** gehört wie **Azlo- und Mezlocillin** zu den Acylaminopenicillinen, die ein ähnliches Wirkspektrum wie Ampicillin haben. Sie sind jedoch teilweise stärker wirksam gegen gramnegative Stäbchen und sind auch gegen Pseudomonas aeruginosa effektiv. Sie sind jedoch nicht penicillinasefest.

F01 **!!**

Frage 11.85: Lösung A

Streptococcus pyogenes kann folgende Erkrankungen verursachen:
- Infektionen der oberen Luftwege (z.B. Angina tonsillaris)
- Hautinfektionen (z.B. Impetigo, Wundsepsis)
- Scharlach
- Erysipel
- akute Poststreptokokken-Glomerulonephritis
- rheumatisches Fieber.

Zu **(A):** Ursache der **subakuten infektiösen Endokarditis** sind in 60% der Fälle **alpha-hämolysierende Streptokokken (Streptococcus viridans).**

Es folgen Staphylokokken (20%) sowie Enterokokken, gramnegative Bakterien und Pilze (ca. 10%). In 10% der Fälle kann der Erreger nicht eruiert werden.

[F01] **!!**
Frage 11.86: Lösung D

Idealerweise sollte der antibiotischen Therapie einer **bakteriellen Endokarditis** ein Antibiogramm zugrunde liegen. Allerdings wird wegen der Schwere der Erkrankung bereits vor Eintreffen des Kulturergebnisses mit der Behandlung begonnen.
Die **ungezielte** Therapie richtet sich nach dem Verlauf der Erkrankung:
– bei akutem Verlauf: wie bei Staphylokokkensepsis
– bei subakutem Verlauf: wie bei Streptokokkensepsis.
Unter Annahme einer Streptokokkeninfektion wird **Penicillin (20–30 Mio E/die)** hochdosiert verabreicht zusammen mit einem **Aminoglykosid (Gentamicin),** um einer Toleranzwirkung des Erregers entgegen zu wirken. Aminoglykoside eignen sich zur Kombination mit Penicillinen wegen deren synergistischen Wirkung (Bakterizidie).
Zu **(A):** Mit der **Verdoppelung der Dosis des Antibiotikums** könnte man eine Toleranzwirkung des Penicillins nicht verhindern. Toleranz des Antibiotikums bedeutet, dass Penicillin die Streptokokken nur bakteriostatisch hemmt, aber nicht abtötet. Durch eine Erhöhung der Dosis kann die Toleranz nicht überwunden werden.
Zu **(B):** Wegen der unter (A) genannten Gründe würde auch eine geeignete β-Lactam-Kombination keine Überwindung der Toleranz bedeuten. Es kommt auf die Bakterizidie des Antibiotikums an.
Zu **(C): Makrolide** haben keine synergistischen Effekte in Kombination mit Penicillinen, da sie bakteriostatisch wirksam sind.
Zu **(E):** Eine **bakterielle Endokarditis** stellt ein schweres Krankheitsbild dar. Eine Therapiepause könnte zu einer massiven Verschlimmerung des Gesundheitszustandes des Patienten führen. Damit kann einer Toleranzwirkung von Antibiotika nicht entgegengewirkt werden.

[F01] **!**
Frage 11.87: Lösung A

Vgl. Lerntext „Listeriose" IX.10.
Listerien sind grampositive, **sporenlose, grampositive,** aerobe, bewegliche Stäbchen, die Körper-(O)-Antigene und Geißel-(H)-Antigene besitzen.
Zu **(B):** Folgende Übertragungswege der **Listerien** sind möglich:
● Eintrittspforte Magen-Darm-Trakt
● Genitaltrakt
● Übertragung von der Mutter auf den Feten diaplazentar oder durch Infektion des Neugeborenen in den Geburtswegen.
Zu **(C):** Eine **Listeriensepsis** führt oft zu einer **Listerienmeningoenzephalitis,** die sich als granulomatöse Meningitis manifestiert. Auch Hirnabszesse werden besonders bei älteren Patienten beobachtet.
Zu **(D):** Mittel der Wahl bei der **Listeriose** ist die Gabe von **Ampicillin.** Bei Penicillinallergie kann die Applikation von Erythromycin oder Tetrazyklinen erfolgen.
Zu **(E):** Das Überleben von **Listerien** in Medien von saurem pH ist sehr gering. Allerdings kann die Multiplikation der Bakterien in gekühltem Zustand fortschreiten.

[F01] **!!**
Frage 11.88: Lösung D

Vgl. Lerntext „Malaria" IX.35.
Von der WHO wurde das Auftreten der **Malaria** in **drei Zonen** aufgeteilt. Entsprechend der Zone A, B oder C werden **medikamentöse Empfehlungen zur Expositionsprophylaxe** erteilt (ändert sich je nach aktueller Resistenzlage):
Zone A: Chloroquin
Zone B: Chloroquin + Proguanil + Mitführen eines Stand-by-Medikamentes für den Notfall (Mefloquin)
Zone C: Chloroquin + Proguanil oder Prophylaxe mit **Mefloquin.** Reservemittel **Doxycyclin** für Gebiete mit Mefloquin-Resistenz oder bei Kontraindikationen von Mefloquin.
Zu **(D): Metronidazol** ist ein Standardpräparat zur Behandlung von Anaerobierinfektionen und Protozoenerkrankungen (z.B. Trichomonaden, Amöben, Lamblien).

[F01] **!!**
Frage 11.89: Lösung C

Ascaris lumbricoides (Spulwurm) ist der größte menschliche Rundwurm. Er lebt als Parasit im Dünndarm, wo er Eier legt. Die Eier werden über die Fäzes ausgeschieden. Bei enteraler Aufnahme von kontaminierten Speisen penetrieren die Larven die Darmschleimhaut und erreichen über Venen oder Lymphwege Leber, Herz und Lunge.
In der Lunge wandern die Larven vom Kapillarsystem durch die Alveolen und das Bronchialsystem zum Pharynx, wo sie verschluckt werden und in den Dünndarm gelangen. Etwa zwei Monate dauert die Entwicklungsphase von der Larve bis zum geschlechtsreifen Wurm.
Bei schweren Infektionen können **pulmonale Reaktionen mit Ödem und lokalen Pneumonien** ablaufen. Es kommen jedoch häufig auch **asymptomatische** Infektionen vor.

Zu **(A): Enterobius vermicularis (Oxyuriasis)** befällt den Menschen mit intestinaler Infektion und charakteristischem perianalen Pruritus.

Zu **(B):** Die Infektion mit **Echinococcus multilocularis** erfolgt durch orale Aufnahme der Bandwurmeier. Aus diesen schlüpfen Larven, die die Darmwand durchdringen und in den Pfortaderkreislauf gelangen. Die Leber stellt den ersten Filter dar und ist Haupterkrankungsorgan. Daneben werden auch Lunge, Milz, Muskeln und Nieren befallen.

Zu **(D): Trichuris trichiura (Peitschenbandwurm)** lebt im Zäkum oder oberen Kolon. Der weibliche Parasit legt dort die Eier, die mit den Fäzes ausgeschieden werden. Die Larven verbleiben nach fäkaloraler Übertragung zunächst im Dünndarm und wandern später in den Dickdarm, wo sie mehrere Jahre verbleiben können.

Zu **(E):** Taenia solium (Schweinebandwurm) und **Taenia saginata (Rinderbandwurm)** werden im Darm des Zwischenwirtes (Schwein, Rind) aus der Embryophore als Larve frei. Diese bohrt sich durch die Schleimhaut und kommt mit dem Blut in alle Organe, vor allem in die Skelettmuskulatur, und bleibt dort abgekapselt als Finne liegen. Der Mensch nimmt die Finne in Form von roh genossenem Fleisch auf und entwickelt dann in seinem Dünndarm den Bandwurm.

F01

Frage 11.90: Lösung D

Muskelfaszikulationen sind ein Hinweis auf **Degeneration des zweiten motorischen Neurons.**

Zu **(D):** Die **spinale progressive Muskelatrophie Werdnig-Hoffmann** ist auf eine Vorderhornzelldegeneration zurückzuführen.

Als Frühsymptom werden **Muskelfaszikulationen** beobachtet. Im weiteren Verlauf treten atrophische Paresen entweder primär proximal (Schulter- bzw. Beckengürtel) oder an den kleinen Handmuskeln bzw. Unterschenkeln (Peronäaltyp) auf und breiten sich aus.

Zu **(A):** Eine **akute zerebelläre Ataxie nach Varizelleninfektion** ist sehr selten. Typisch sind Rumpf-, Stand- und Gangataxie. Es kann zu Blickrichtungsnystagmus und Intentionstremor kommen.

Zu **(B):** Eine **Ataxia teleangiectatica** (Louis-Bar-Syndrom) wird autosomal rezessiv vererbt. Frühsymptome sind Augenbewegungsstörungen. Im weiteren Verlauf kommt es zu einer progredienten zerebellär-extrapyramidalmotorischen Störung, zu Pigmentflecken, Polyneuropathie und Störung der zellvermittelten Immunität.

Zu **(C):** Bei der **Duchenne-Muskeldystrophie**, die meist im Kindesalter beginnt, kommt es zu einer langsam fortschreitenden Myopathie mit Schwäche und Atrophie der Muskeln im Beckengürtelbereich. Diese steigt zum Schultergürtel auf. Muskelfaszikulationen sind nicht typisch für die Erkrankung.

Zu **(E):** Bei der **Myasthenia gravis pseudoparalytica** handelt es sich um eine Autoimmunkrankheit mit Störung der neuromuskulären Übertragung. Es kommt zu einer krankhaft gesteigerten Ermüdbarkeit der Skelettmuskulatur. Frühsymptom ist das Doppeltsehen. Hinzu kommen ein- oder doppelseitige Ptosis. In 20% der Fälle tritt eine bulbäre Symptomatik mit Sprech-, Kau- und Schluckstörungen auf. Es kommt zu einer Schwäche der Rumpf-, Extremitäten- und Atemmuskulatur.

Abbildungs-
verzeichnis

Abbildungsverzeichnis

Abb.-Nr.	Diagnose, Beschreibung
1	EKG unter Digitaliswirkung
2	EKG bei WPW-Syndrom
3/4	EKG: absolute Arrhytmie bei Vorhofflimmern
5	EKG mit Zeichen einer Digitaliswirkung, Vorhofflimmern, ventrikuläre Extrasystolie, Bigeminus
6	EKG bei Hypokaliämie
7	Ruhe-EKG bei Belastungs-Angina pectoris
8	Belastungs-EGK (75 W) bei Belastungs-Angina pectoris
9	EKG bei Linksherzhypertrophie
10	EKG bei akutem Hinterwandinfarkt
11	EKG bei akutem Hinterwandinfarkt
12	EKG bei Perikarditis
13	EKG bei Perikarditis
14	Pericarditis constrictiva (Röntgenaufnahme Thorax p.a.)
15	Pericarditis constrictiva (Röntgenaufnahme Thorax seitlich)
16	Auskultationsbefund bei Aortenklappeninsuffizienz
17	Fundus hypertonicus
18	Lungeninfarkt (Pulmonalisangiographie)
19	Lungeninfarkt (Röntgenaufnahme des Thorax)
20	Gangrän bei arterieller Verschlusskrankheit
21	Hautulkus bei Riesenzellarteriitis
22	Purpura bei leukozytoklastischer Vaskulitis
23	Sphärozytose (Blutausstrich)
24	Sphärozytose (Blutausstrich)
25	Verklumpung der Erythrozyten im Blutausstrich bei Kälteagglutininkrankheit
26	Eisenmangelanämie (Blutausstrich)
27	Hunter-Glossitis bei perniziöser Anämie
28	Fragmentozyten im Blutausstrich bei hämolytisch-urämischem Syndrom
29	Zahnfleischveränderungen im Rahmen einer akuten Leukämie
30	Zahnfleischveränderungen im Rahmen einer akuten Leukämie
31	akute myeloische Leukämie (Blutausstrich)
32	chronisch myeloische Leukämie (Blutausstrich)
33	chronisch lymphatische Leukämie (Blutausstrich)
34	chronisch lymphatische Leukämie (Blutausstrich)
35	chronisch lymphatische Leukämie (Blutausstrich)
36	Elektropherogramm bei Plasmozytom
37	Nekrosen im Rahmen einer Verbrauchskoagulopathie
38	hereditäre Teleangiektasie (M. Osler)
39	Verlegung der Trachea (Röntgenaufnahmen)
40	Trommelschlegelfinger
41	Lungenemphysem (Röntgenaufnahme Thorax p.a.)
42	Lungenemphysem (Röntgenaufnahme Thorax seitlich)
43	Bronchiektasen (Röntgenaufnahme Thorax bzw. Bronchographie)
44	Sputum bei Bronchiektasen
45	Röntgenaufnahme Thorax: DD Miliartuberkulose, Alveolarzellkarzinom, Lymphangiosis carcinomatosa, Lungensarkoidose
46	Mykoplasmenpneumonie (Thoraxübersichtsaufnahme)
47	Serumelektrophorese bei Hypogammaglobulinämie
48	Goodpasture-Syndrom (Röntgenaufnahme Thorax liegend)
49	Lungenembolie (Röntgenaufnahme Thorax)
50	Bronchialkarzinom (Röntgenaufnahme Thorax p.a.)
51	Bronchialkarzinom (Röntgenaufnahme Thorax seitlich)
52	Patient mit Einflussstauung, Sahli-Girlande und Leistenhernie im Rahmen einer chronisch obstruktiven Lungenerkrankung
53	Bronchialkarzinom (Röntgenaufnahme Thorax p.a.)
54	Gynäkomastie bei Patient mit malignem Hodentumor
55	kavernöse Lungentuberkulose (Röntgenaufnahme Thorax p.a.)
56	Lungentuberkulose mit bronchiogener Streuung (Röntgenaufnahme Thorax p.a.)
57	Lungentuberkulose mit bronchiogener Streuung (konventionelle Tomographie)
58	Sarkoidose Stadium II-III (Röntgenaufnahme Thorax p.a.)
59	Morbus Boeck (Röntgenaufnahme Thorax p.a.)
60	Erythema nodosum bei akuter Sarkoidose
61	Pneumothorax links (Röntgenaufnahme Thorax p.a.)
62	malignes Lymphom (Röntgenaufnahme Thorax p.a.)
63	Refluxoesophagitis (Oesophagogastroskopie)
64	Dünndarmileus (Abdomenübersichtsaufnahme)
65	freie Luft („Luftsichel") im Bauchraum (Röntgenaufnahme Thorax)
66	reizlose Kolondivertikel (Koloskopie)
67	Morbus Crohn (Koloskopie)
68	Erythema nodosum bei Morbus Crohn

Abbildungsverzeichnis

Abb.-Nr.	Diagnose, Beschreibung
69	Analfissur
70	großer Sigmapolyp (Sigmoidoskopie)
71	familiäre Adonomatose (Rectoskopie)
72	Pigmentfleckenpolypose (Peutz-Jeghers-Syndrom)
73	Stuhlbefund bei hämorrhagischer Proktitis bzw. Proktosigmoiditis
74	Marisken
75	chronisch persistierende Hepatitis (Histologie)
76	chronische Hepatitis (Histologie)
77	Xanthome bei primär biliärer Leberzirrhose
78	Habitus bei fortgeschrittener Leberzirrhose
79	Abdominalbefund bei schwerer portaler Hypertonie
80	diffus infiltrierendes primäres Leberzellkarzinom (laparoskopischer Befund)
81	Cholezystolithiasis (Ultraschallbefund)
82	Lebermetastasen (laparoskopischer Befund)
83/84	Patient mit Akromegalie
85	Patientin mit Akromegalie und Struma
86	endokrine Ophthalmopathie
87	Patientin mit Hypothyreose
88	Patientin mit Cushing-Syndrom
89	Patientin mit Cushing-Syndrom
90	Pat. wie in Abb. 89, 1 Jahr nach Operation
91	Patient mit Klinefelter-Syndrom
92	Patient mit Klinefelter-Syndrom
93	schmerzlose Ulcera bei diabetischer Polyneuropathie
94	Ulkus im Rahmen einer diabetischen Mikroangiopathie
95	diabetische Retinopathie
96	Xanthome im Bereich der Fingerstrecksehnen
97	Xanthome im Bereich der Achillessehne
98	Xanthelasmen bei Hypercholesterinämie
99	Xanthoma tuberosum
100	fokal segmental sklerosierende Glomerulonephritis (Histologie)
101	nephrotisches Syndrom (Elektropherogramm)
102	interstitielle Nephritis (Histologie)
103	Zystennieren (Ultraschallbefund)
104	Schwanenhalsdeformität (bei rheumatoider Arthritis)
105	chronische Polyarthritis (rheumatoide Arthritis)
106	Fingerstrecksehenruptur (bei chronischer Polyarthritis)
107	Schwellung des rechten Handgelenkes im Rahmen eines rheumatischen Fiebers
108	aphthöse Veränderungen der Mund- und Zungenschleimhaut im Rahmen eines Reiter-Syndroms
109	Interphalangealarthrose (Heberden-Knoten)
110	Thenaratrophie bei Karpaltunnelsyndrom
111	Finger bei progressiver Sklerodermie
112	Gesicht bei progressiver Sklerodermie (mit Mikrostomie)
113	Wegener-Granulomatose (Konjunktivitis)
114	Wegener-Granulomatose (granulomatöse Skleritis)
115	Erythema chronicum migrans bei Borreliose
116	Purpura bei Meningokokkensepsis
117	Halslymphknotentuberkulose
118	Windpocken
119	viszerale Leishmaniose (Knochenmarkausstrich)
120	Malaria tropica (Blutausstrich)
121	Bandwurm
122/123	EKG bei Bradykardie – Tachykardie-Syndrom
124	Westermark-Zeichen bei Lungenembolie (Röntgenaufnahme Thorax p.a.)
125	Bronchuskarzinom mit zentraler Einschmelzung (Röntgenaufnahme Thorax p.a.)
126	mechanischer Ileus (Abdomenübersichtsaufnahme)
127	erworbene Nierenzysten (Dialysenieren)
128	Tubulusnekrosen bei kontrastmittelinduziertem Nierenversagen (Histologie)
129	Malaria tropica (Blutausstrich)

Bildanhang

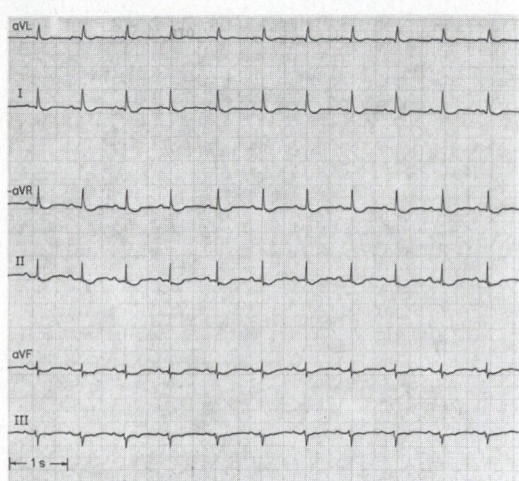

Abb. 1 zu Frage 1.3

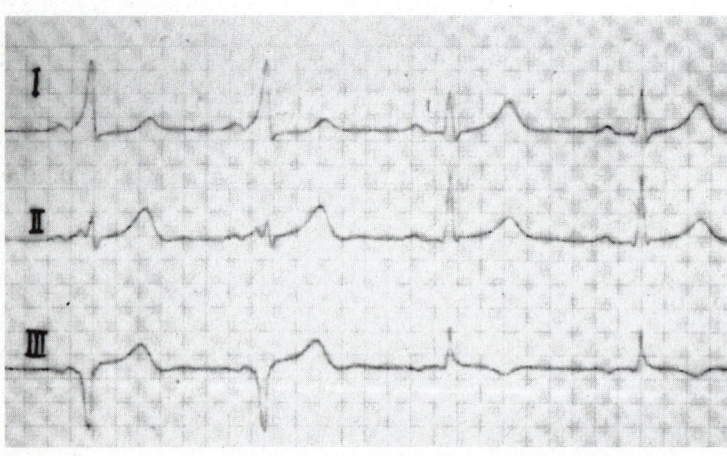

Abb. 2
zu den Fragen 1.25 und 1.26

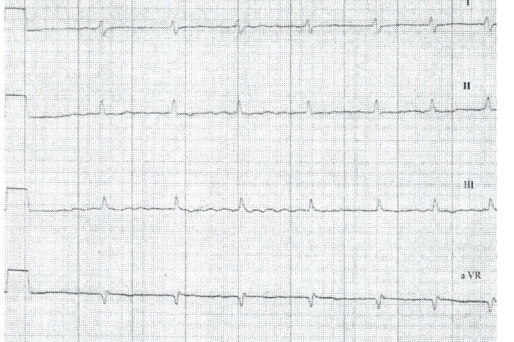

Abb. 3 zu Frage 1.32

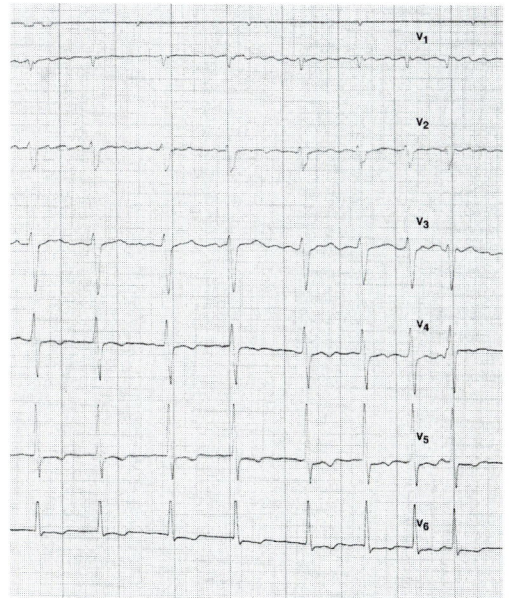

Abb. 4 zu Frage 1.32

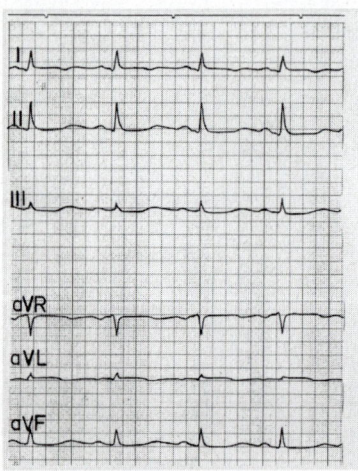

Abb. 5 zu Frage 1.33

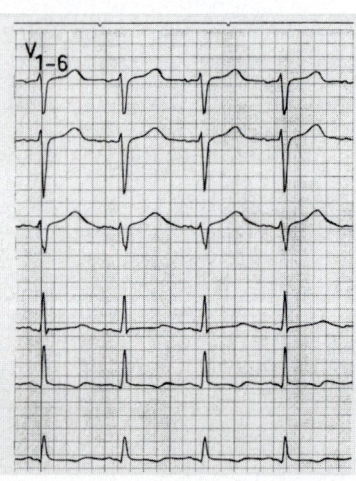

Abb. 6 zu Frage 1.48

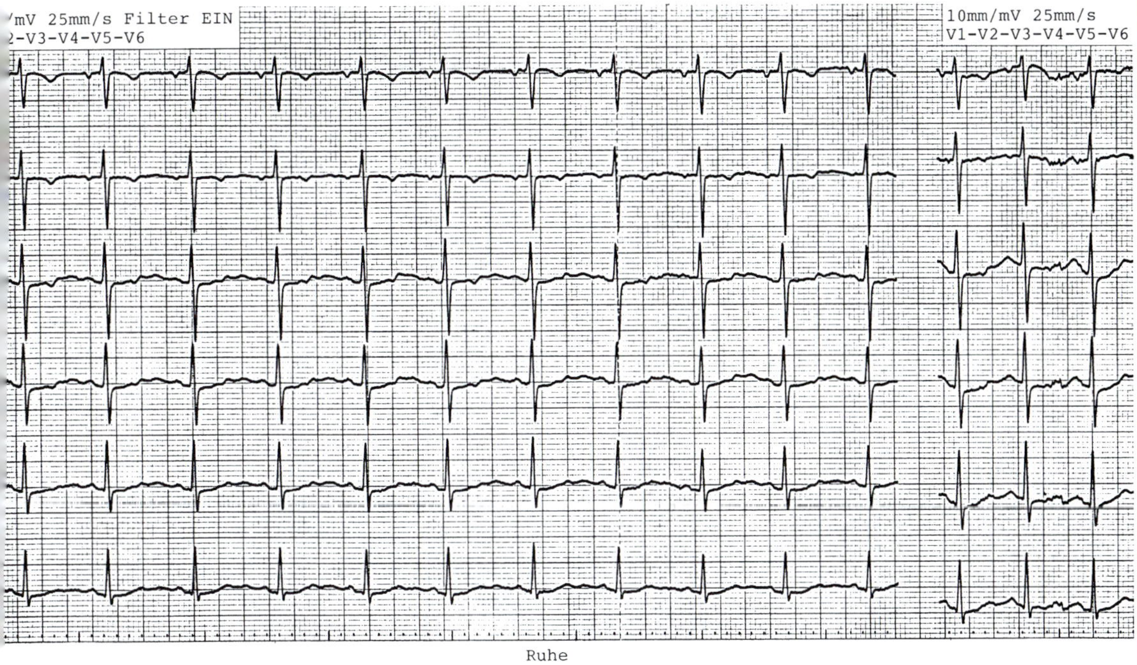

Abb. 7 zu Frage 1.76

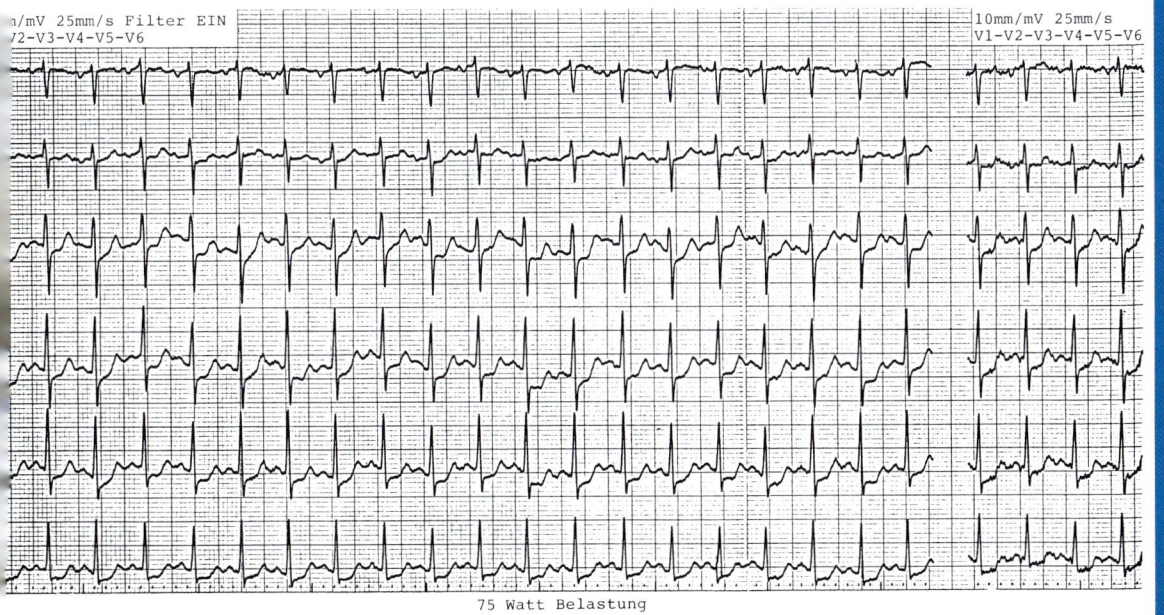

Abb. 8 zu Frage 1.76

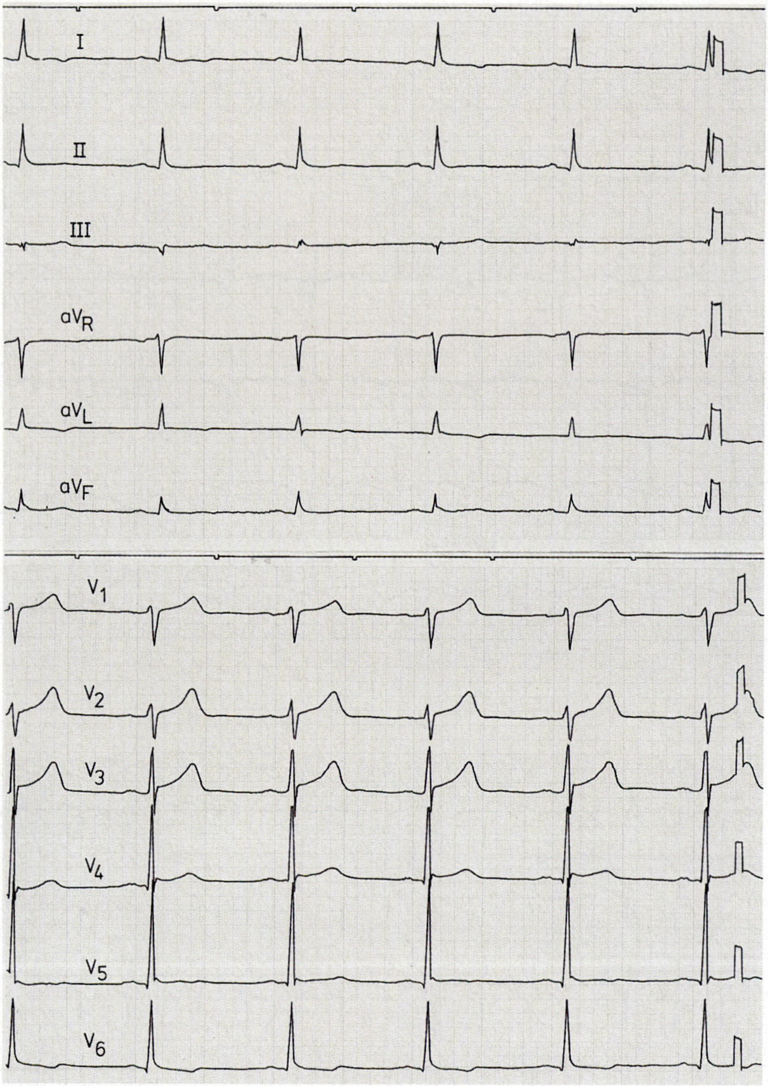

Abb. 9 zu Frage 1.82

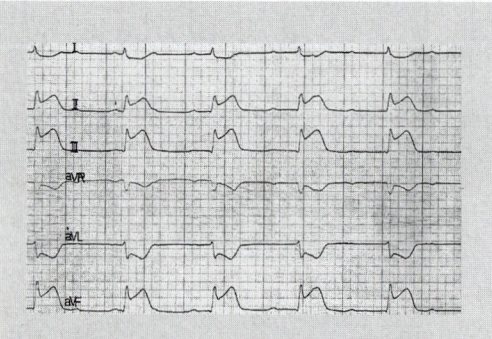

Abb. 10 zu den Fragen 1.86, 1.87 und 1.88

Bildanhang 845

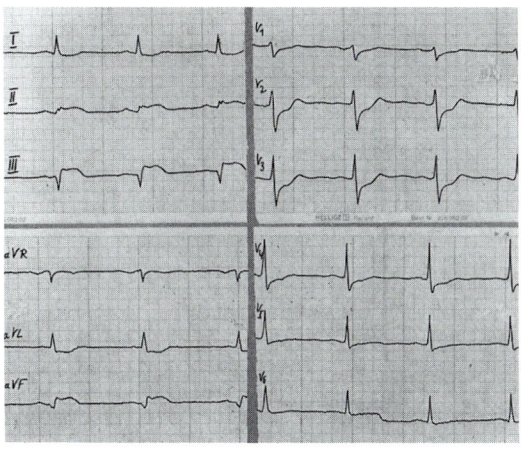

Abb. 11 zu den Fragen 1.89 und 1.90

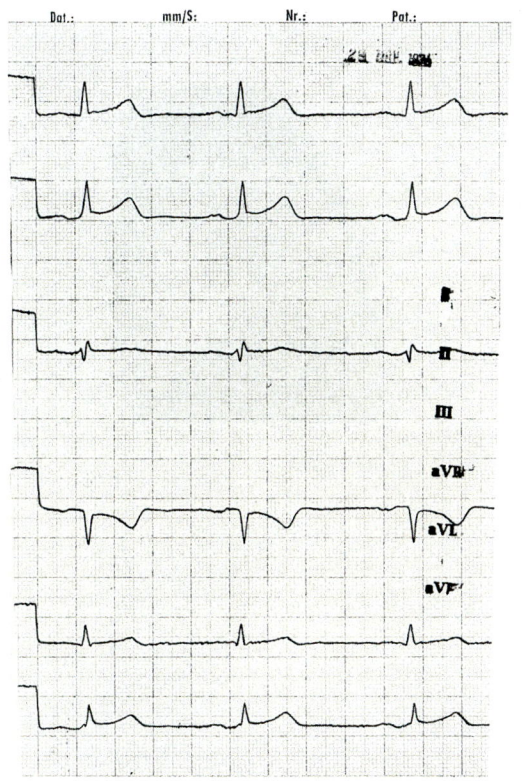
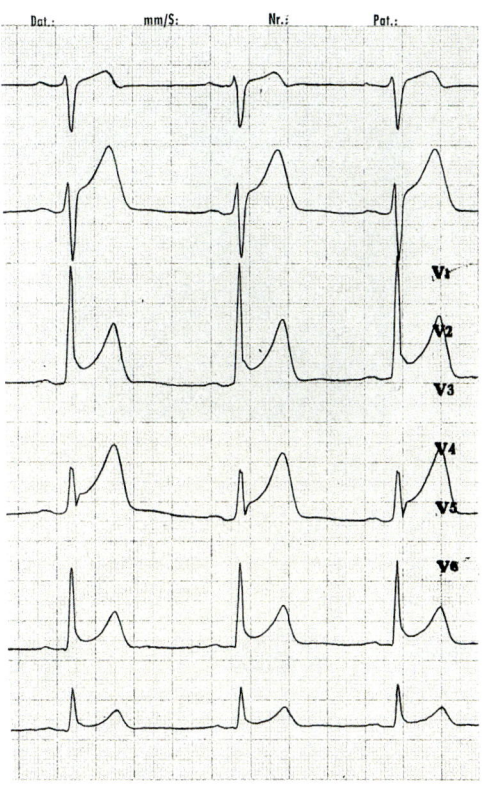

Abb. 12 zu Frage 1.117

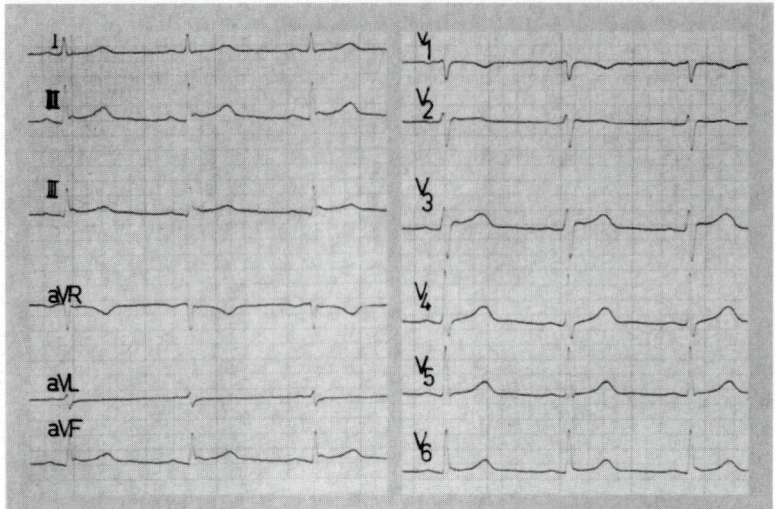

Abb. 13 zu den Fragen 1.122 und 1.123

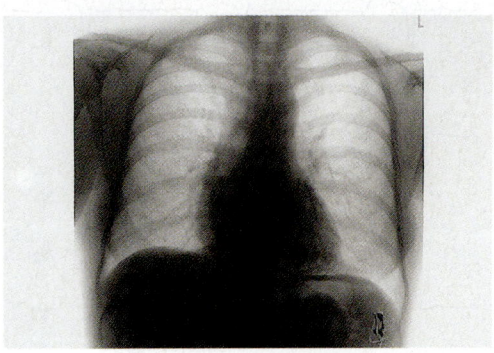

Abb. 14 zu Frage 1.124

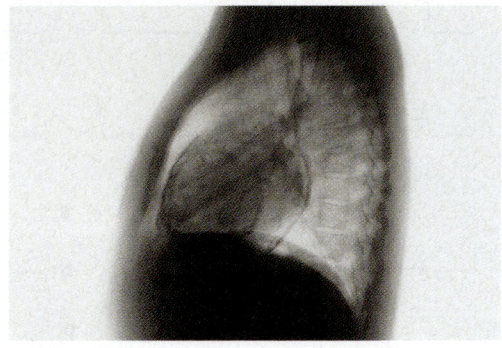

Abb. 15 zu Frage 1.124

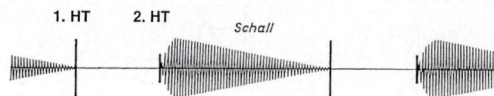

Abb. 16 zu Frage 1.148

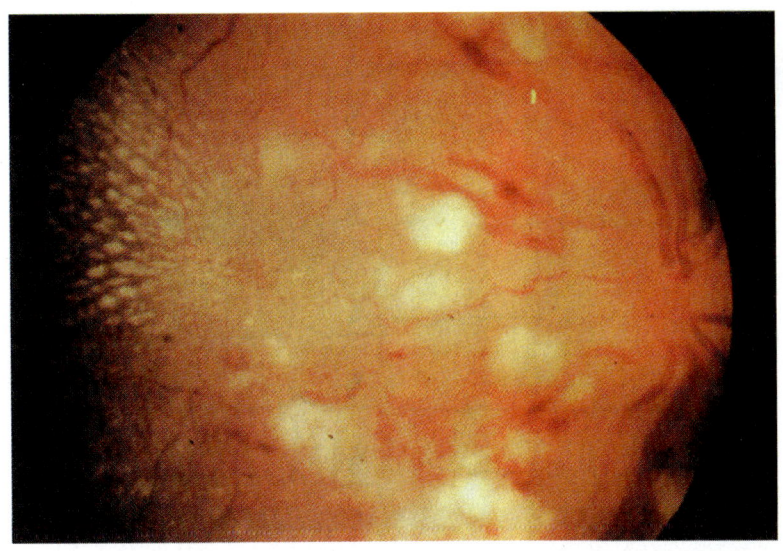

Abb. 17 zu Frage 1.172

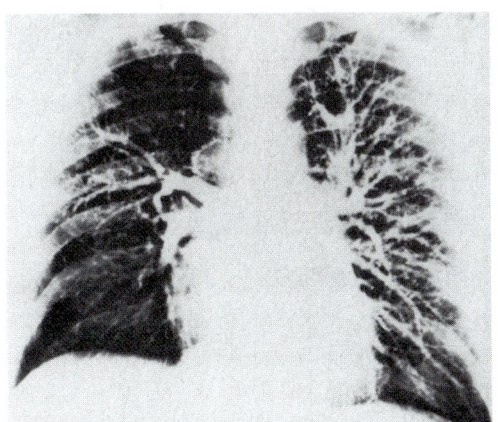

Abb. 18 zu den Fragen 1.190 und 1.191

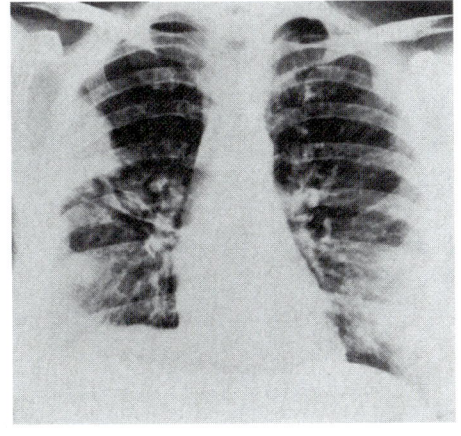

Abb. 19 zu den Fragen 1.190 und 1.191

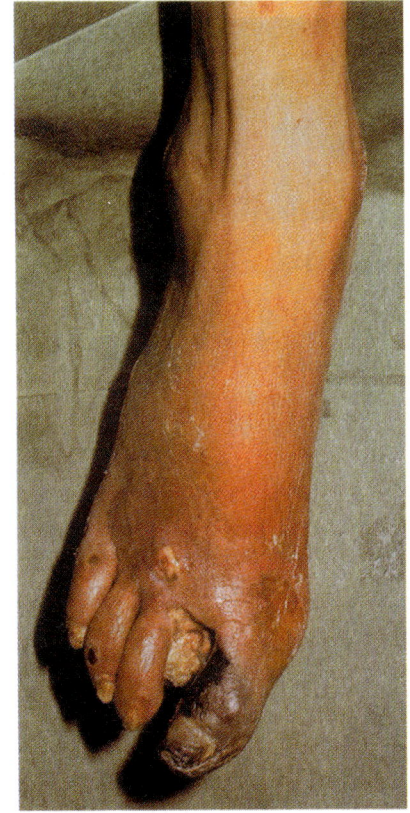

Abb. 20 zu Frage 1.197

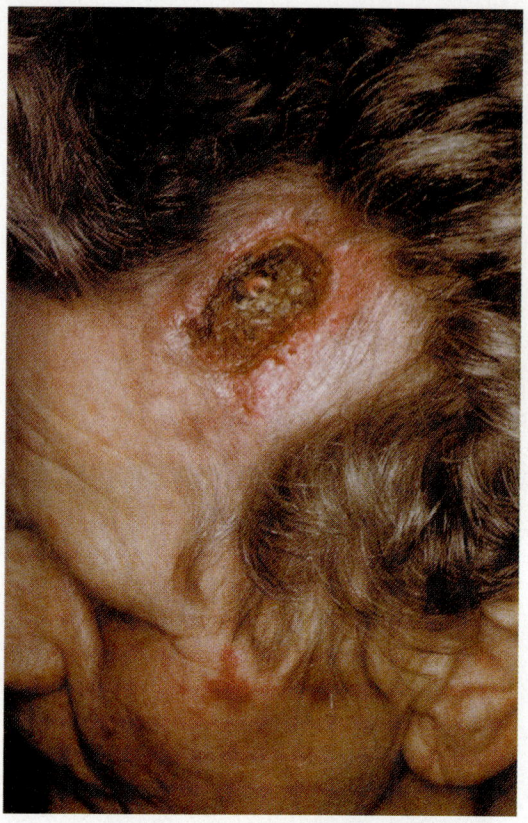

Abb. 21 zu Frage 1.204

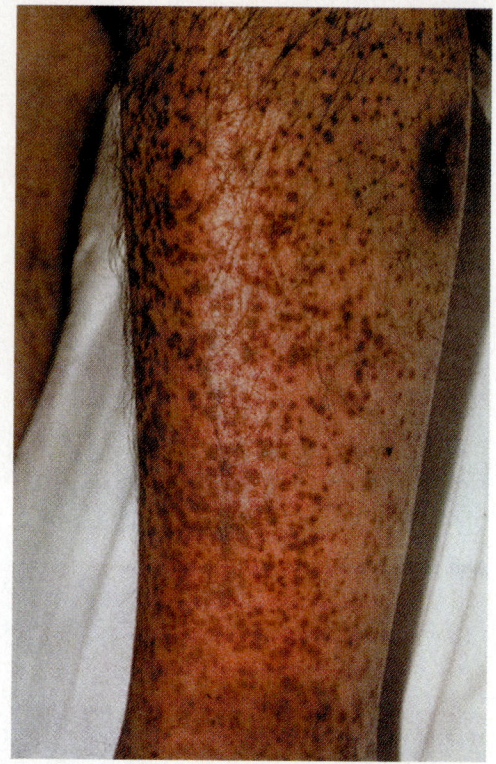

Abb. 22 zu Frage 1.208

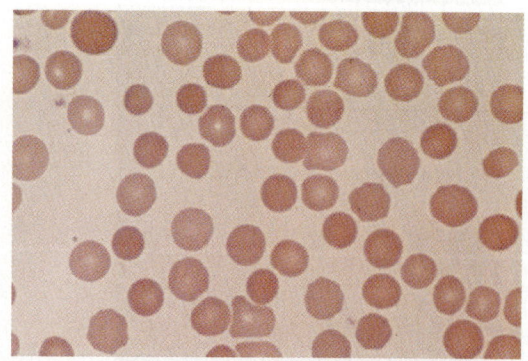

Abb. 23 zu Frage 2.16

Bildanhang

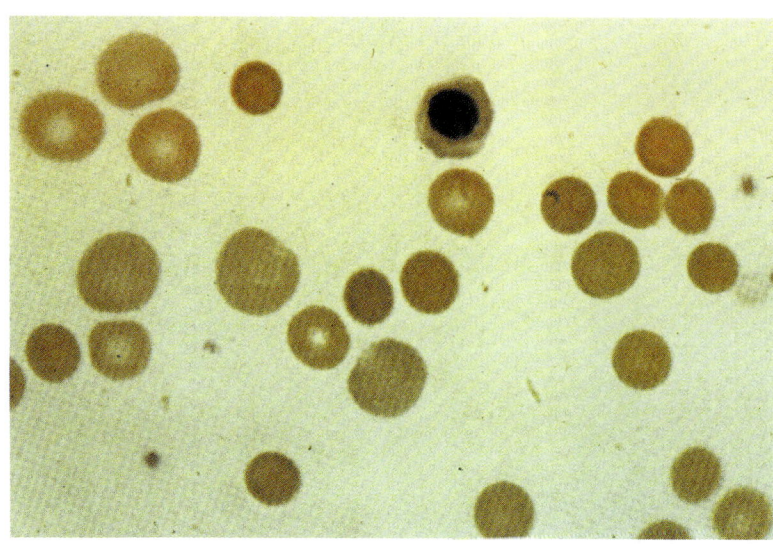

Abb. 24 zu Frage 2.21

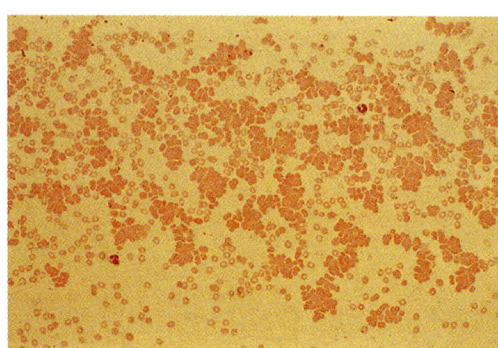

Abb. 25 zu Frage 2.25

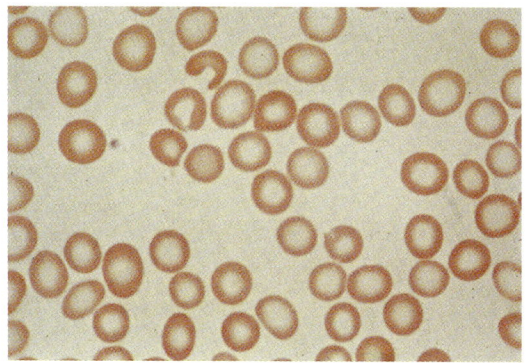

Abb. 26 zu Frage 2.36

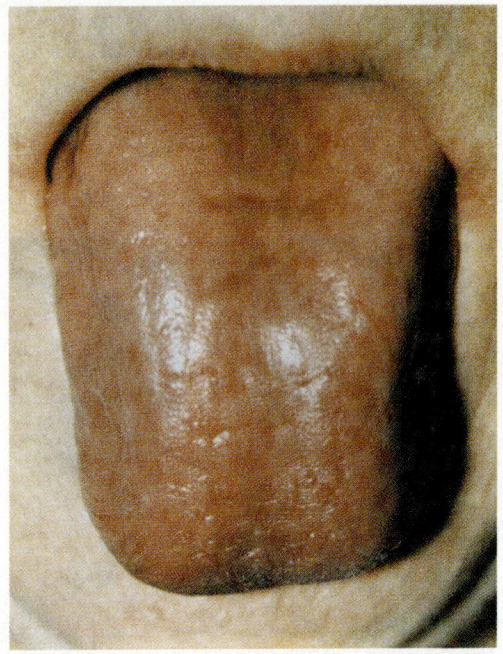

Abb. 27 zu Frage 2.47

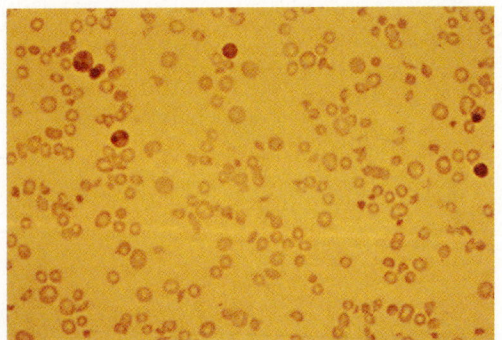

Abb. 28 zu Frage 2.52

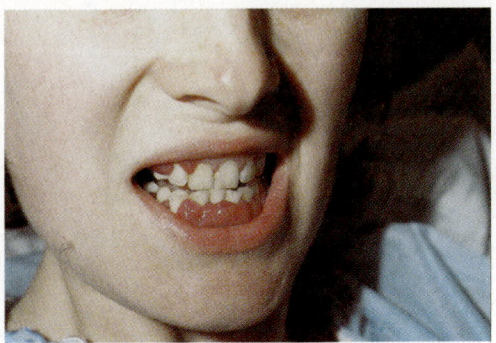

Abb. 29 zu Frage 2.60

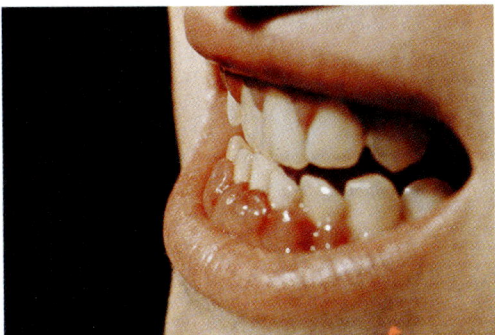

Abb. 30 zu Frage 2.61

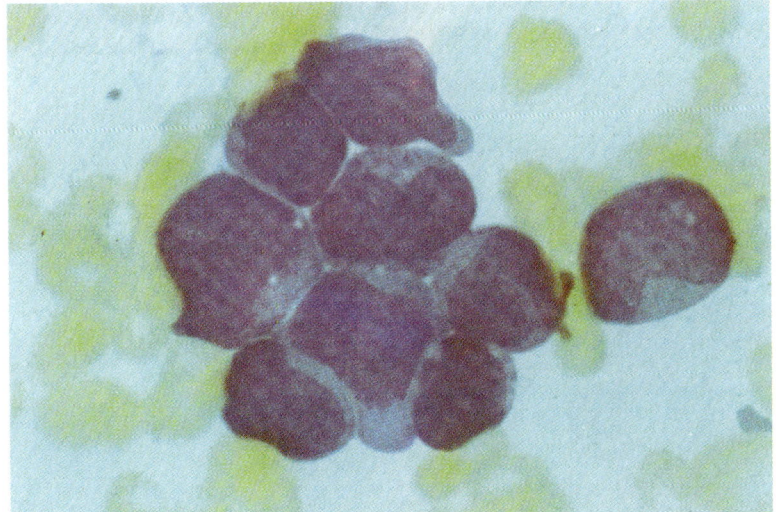

Abb. 31 zu Frage 2.62

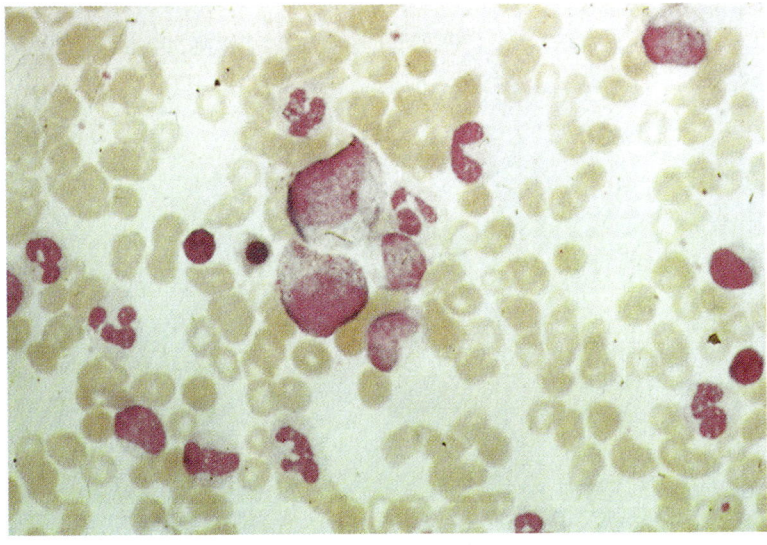

Abb. 32 zu Frage 2.75

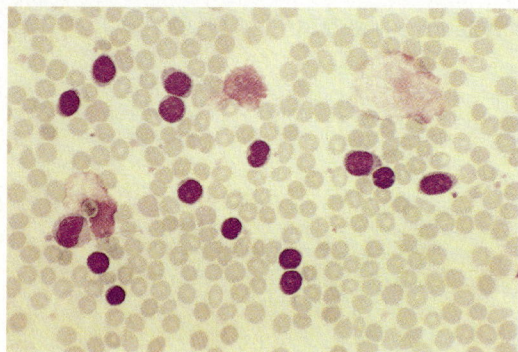

Abb. 33 zu Frage 2.78

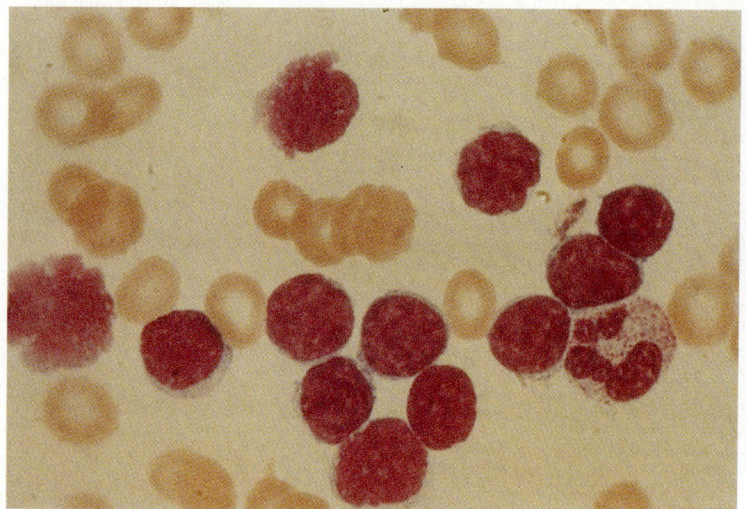

Abb. 34 zu Frage 2.82

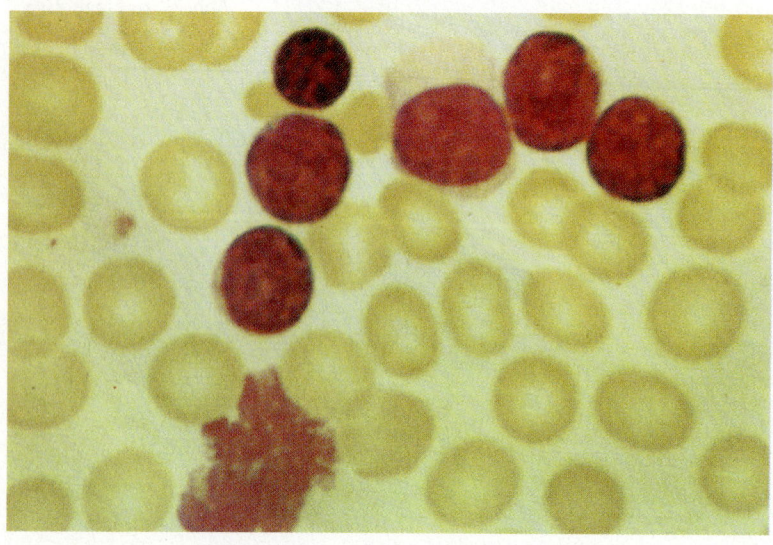

Abb. 35 zu Frage 2.85

Abb. 36 zu Frage 2.100

	Albumin	α_1	α_2	β	γ
Ref.-Wert %	57 – 68	1 – 6	5 – 11	7 – 13	10 – 18
Wert %	46,7	4,3	5,7	6,2	36,9
Ref.-Wert g/l	38 – 59	1,2 – 3,5	3,3 – 7,8	5,5 – 10,8	8,0 – 16,5
Wert g/l	41,1	3,8	5,0	5,5	32,5
Ges.EW g/l	88				

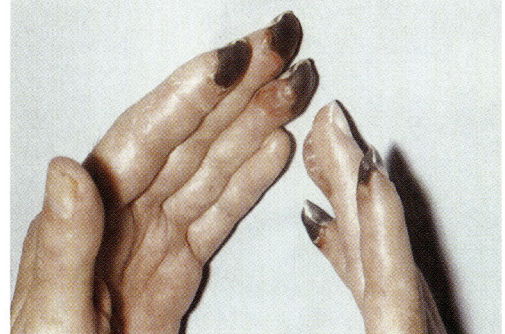

Abb. 37 zu Frage 2.134

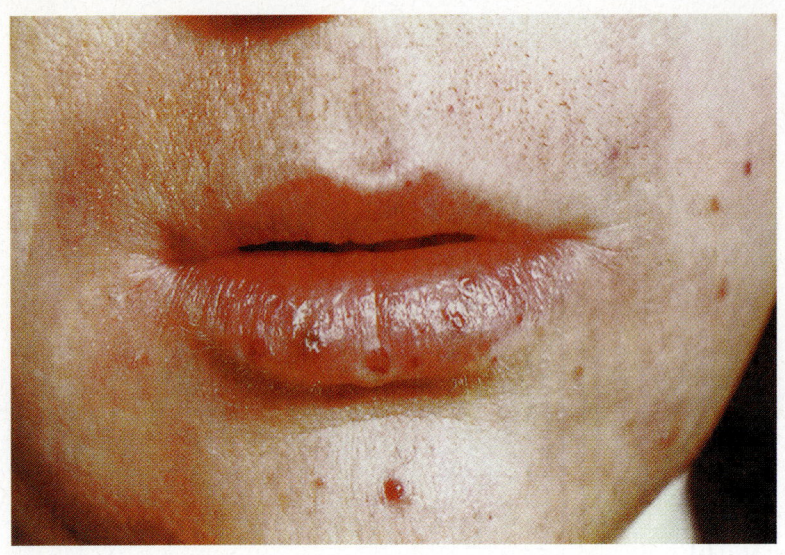

Abb. 38 zu Frage 2.138

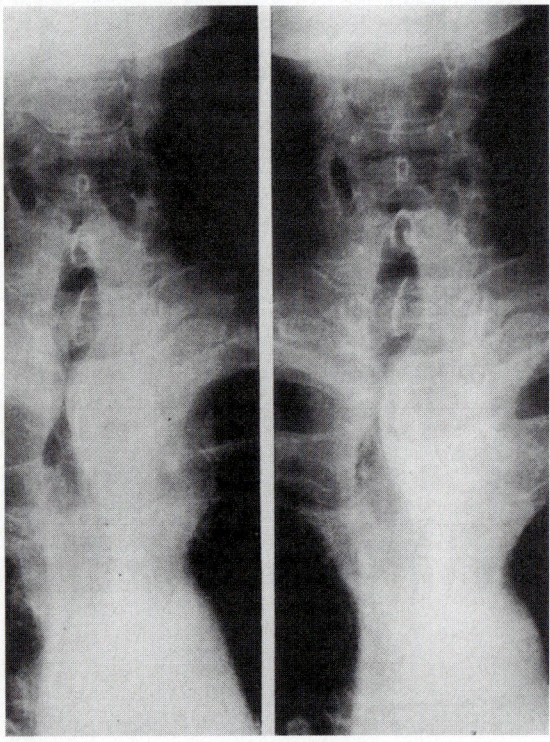

Abb. 39 zu Frage 3.4

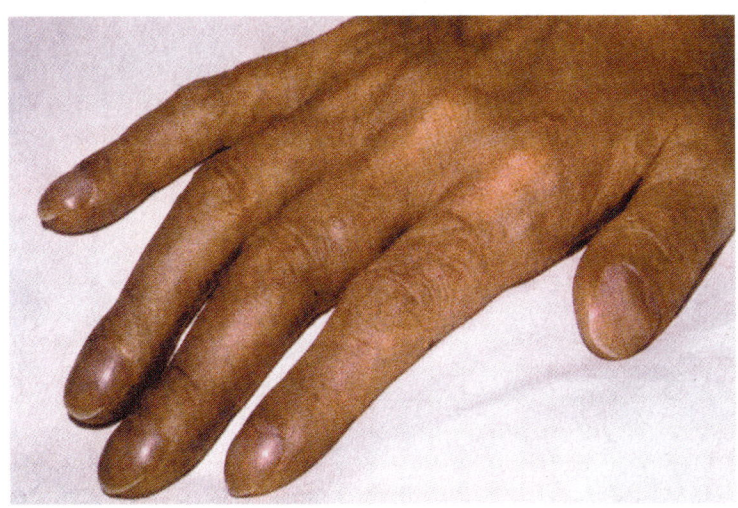

Abb. 40 zu Frage 3.16

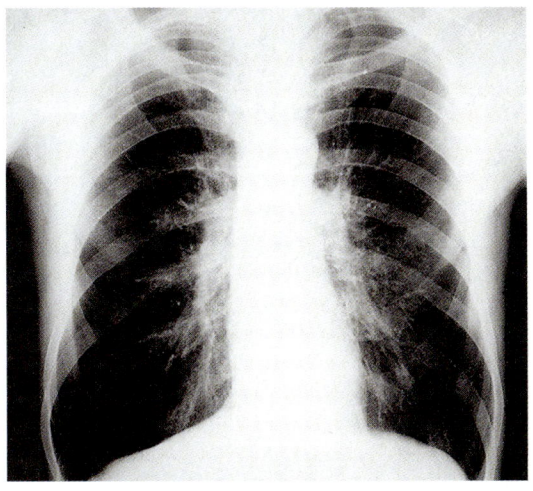

Abb. 41 zu Frage 3.34

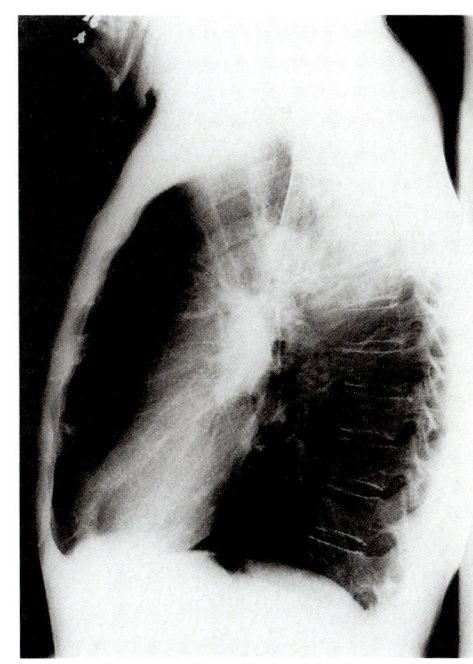

Abb. 42 zu Frage 3.34

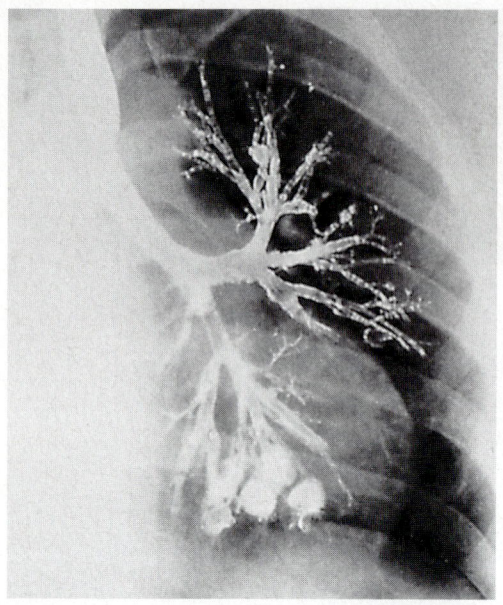

Abb. 43 zu Frage 3.46

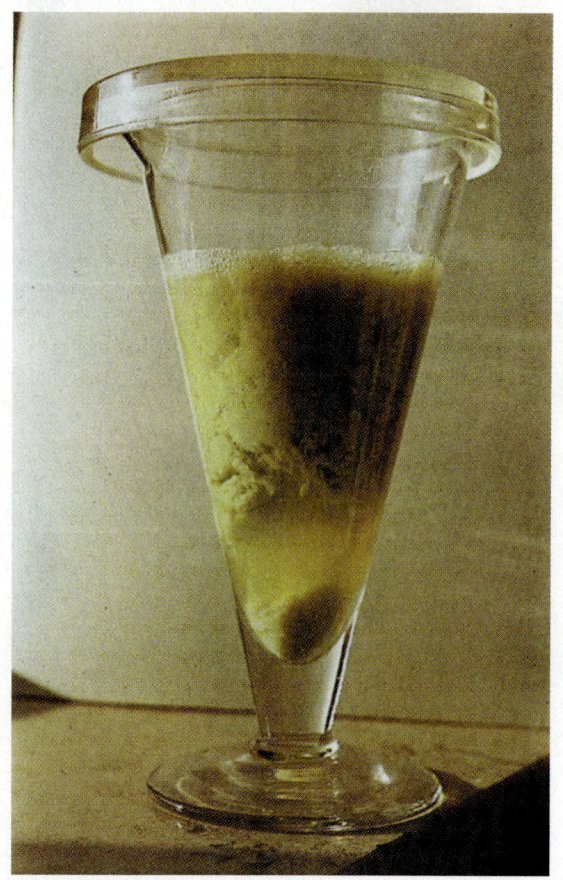

Abb. 44 zu Frage 3.47

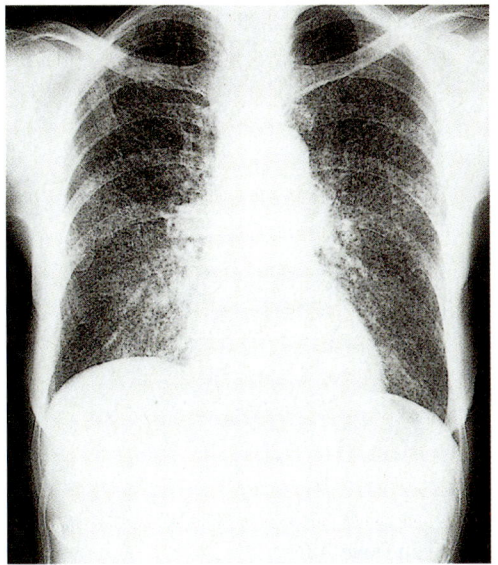

Abb. 45 zu Frage 3.55

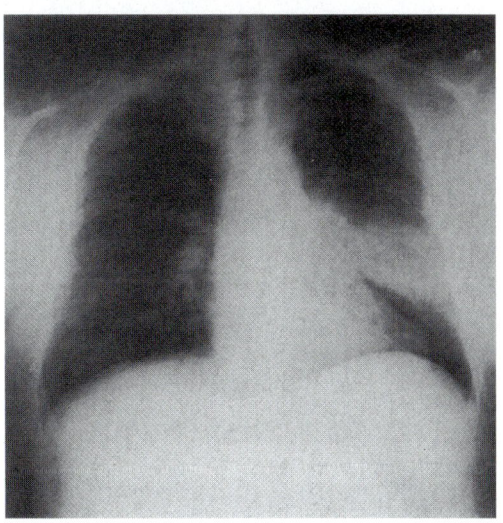

Abb. 46 zu Frage 3.57

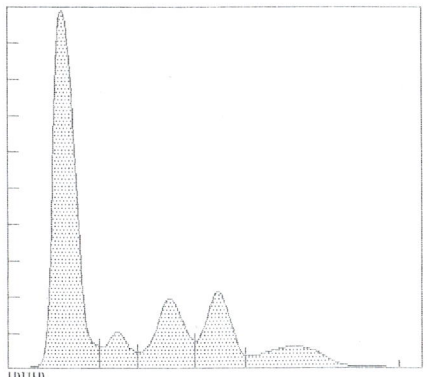

Abb. 47 zu Frage 3.59

```
Fraction          %             % Range
---------------------------------------------
Albumin        56.00          51.80      65.90
Alpha 1         5.98           2.30       6.10
Alpha 2        14.58 +         5.30      11.30
Beta           14.03           9.10      14.40
Gamma           9.41 -        10.70      23.10
```

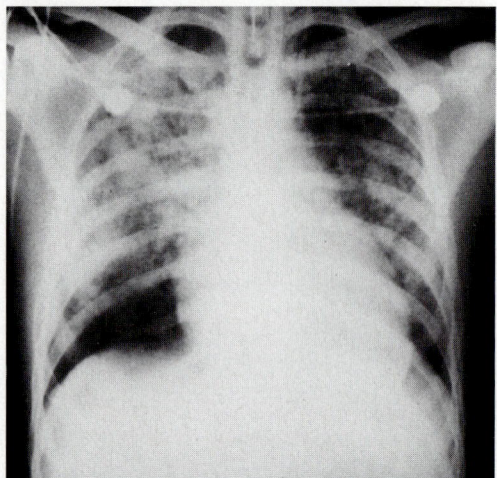

Abb. 48 zu den Fragen 3.63, 3.64 und 3.65

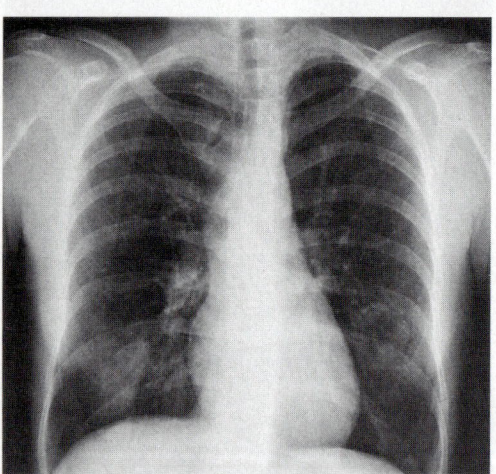

Abb. 49 zu Frage 3.84

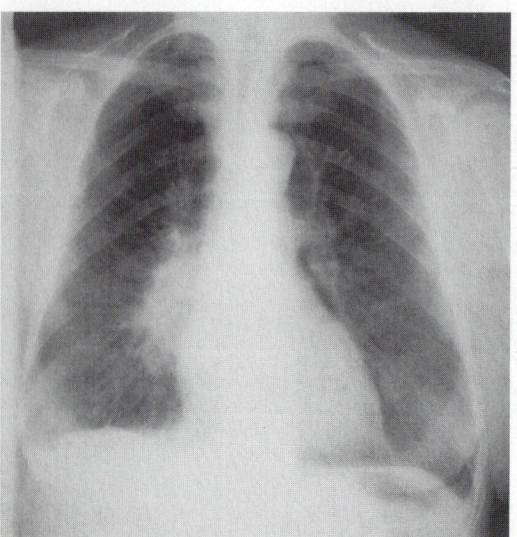

Abb. 50 zu Frage 3.95

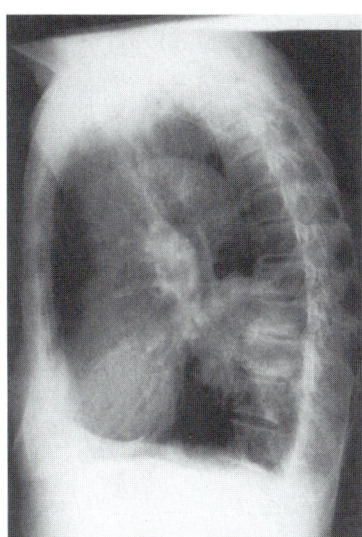

Abb. 51 zu Frage 3.95

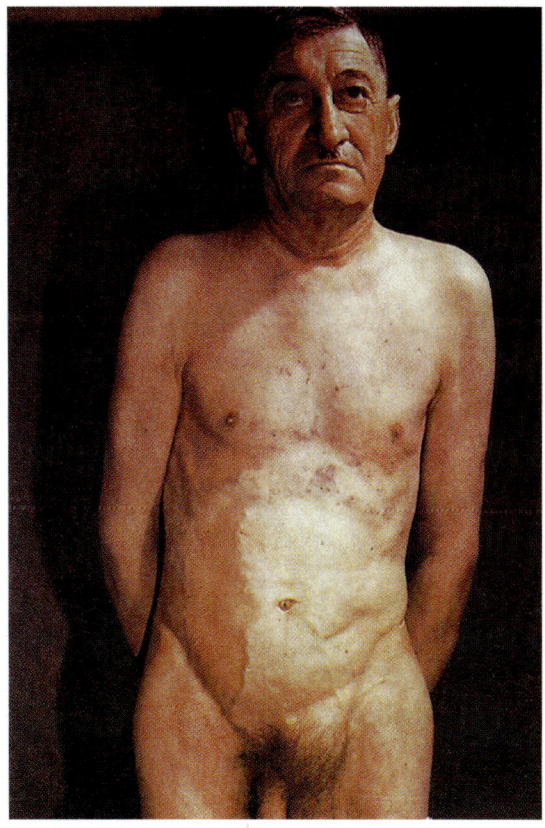

Abb. 52 zu Frage 3.97

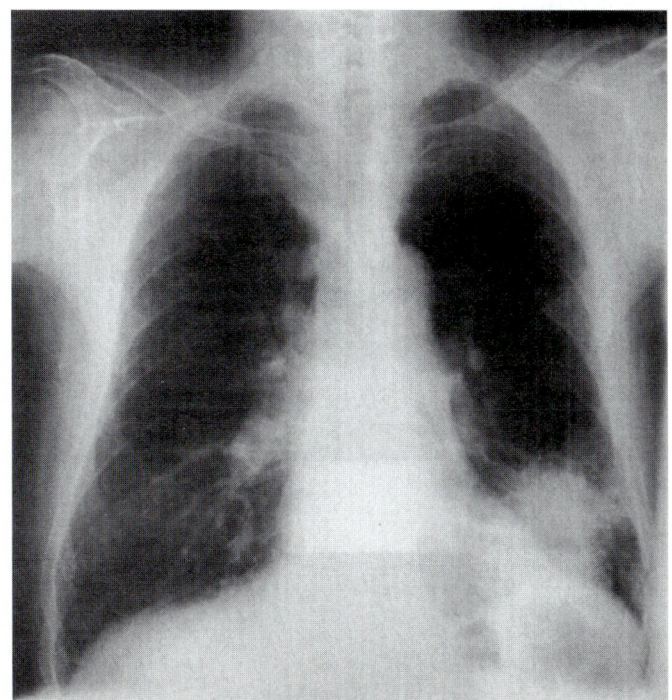

Abb. 53 zu Frage 3.99

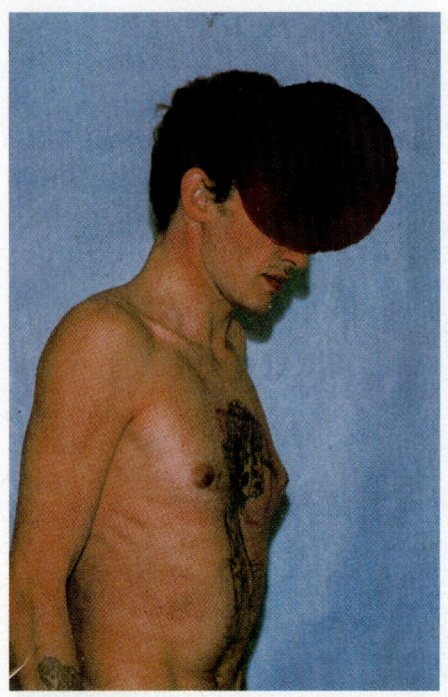

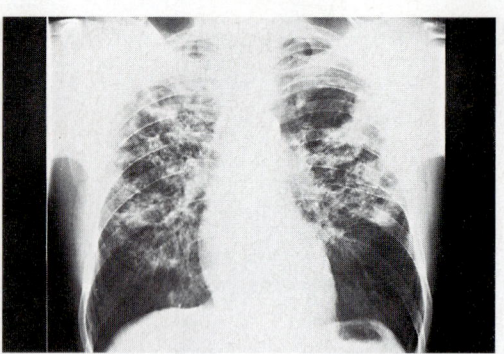

Abb. 55 zu Frage 3.106

Abb. 54 zu Frage 3.103

Abb. 56 zu Frage 3.108

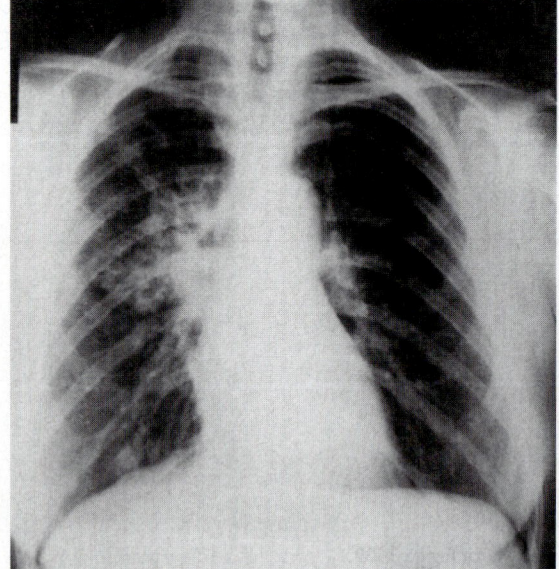

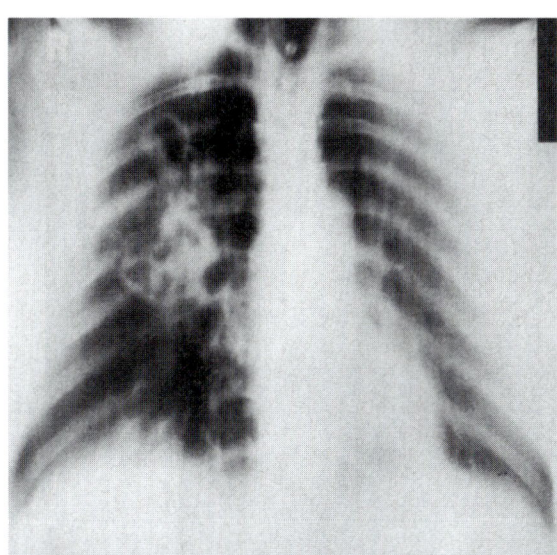

Abb. 57 zu Frage 3.108

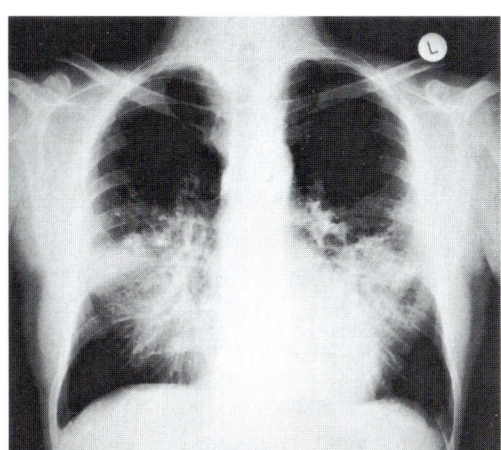

Abb. 58 zu Frage 3.116

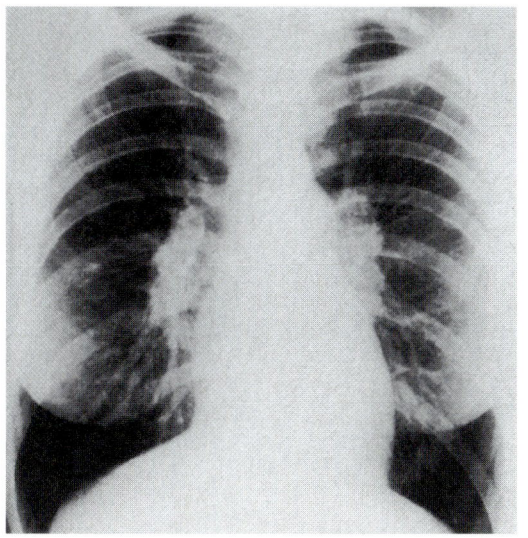

Abb. 59 zu Frage 3.120

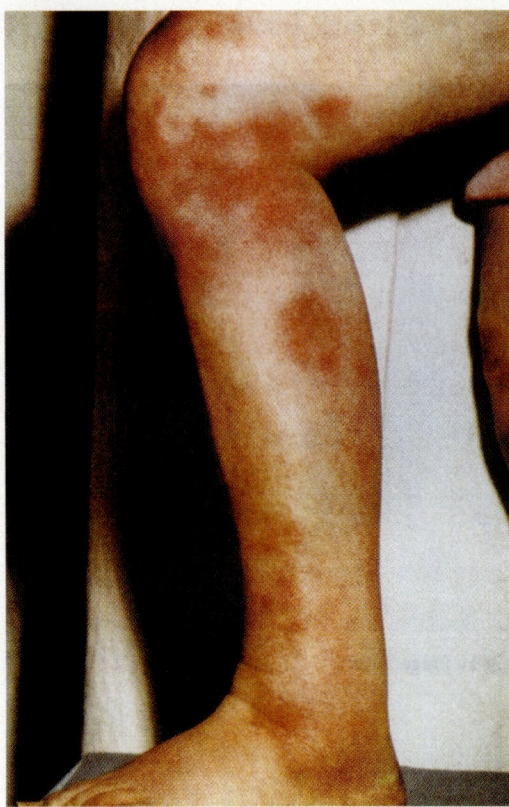

Abb. 60 zu Frage 3.121

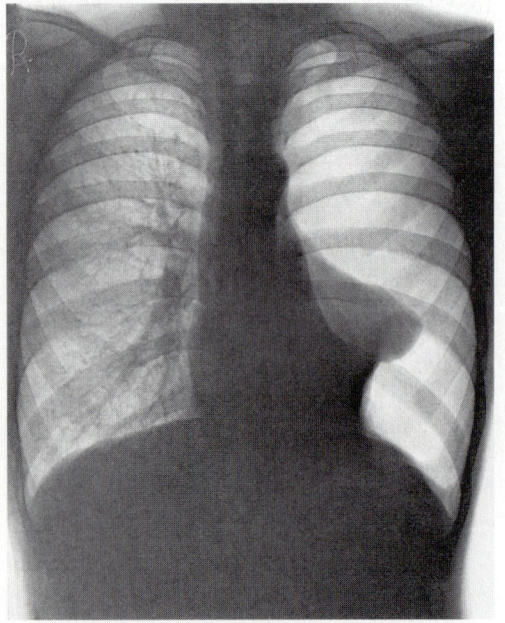

Abb. 61 zu Frage 3.123

Bildanhang

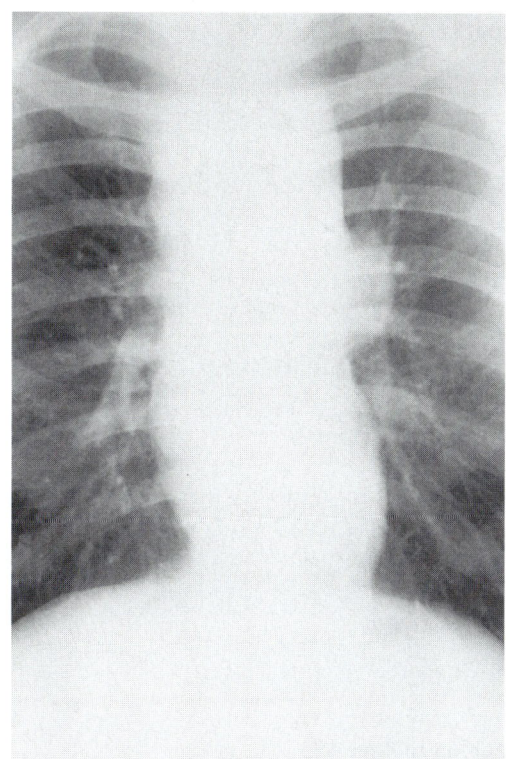

Abb. 62 zu Frage 3.126

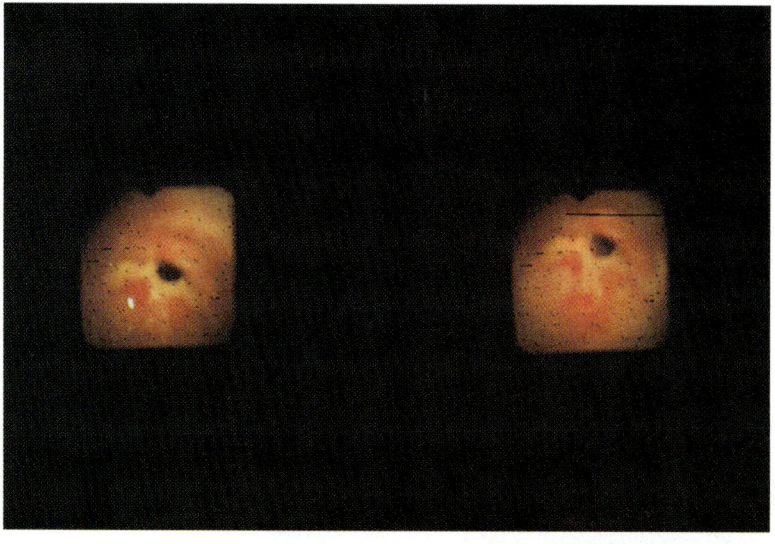

Abb. 63 zu Frage 4.7

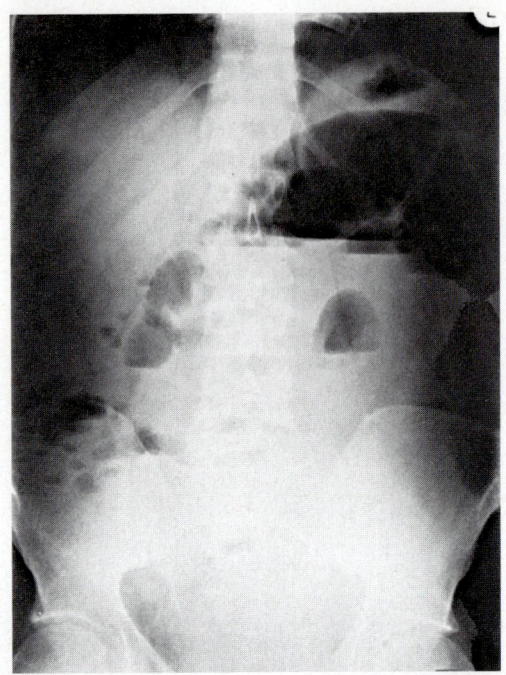

Abb. 64 zu Frage 4.32

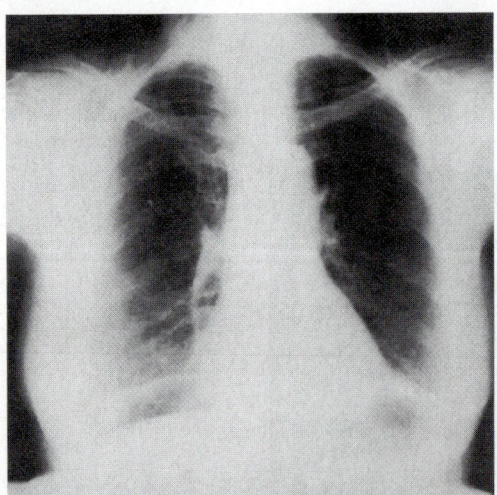

Abb. 65 zu Frage 4.35

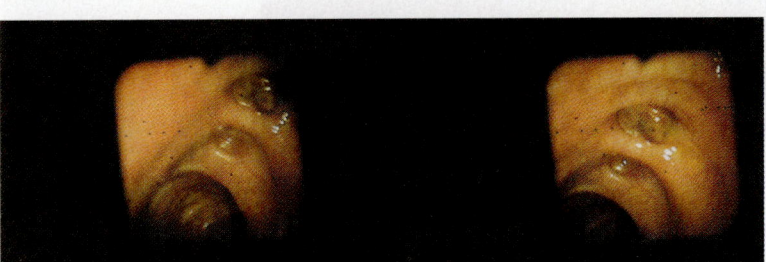

Abb. 66 zu Frage 4.52

Abb. 67 zu Frage 4.61

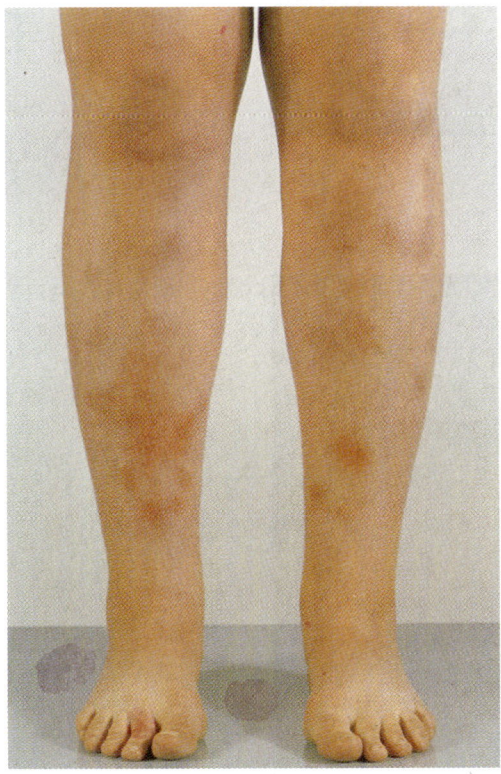

Abb. 68 zu Frage 4.64

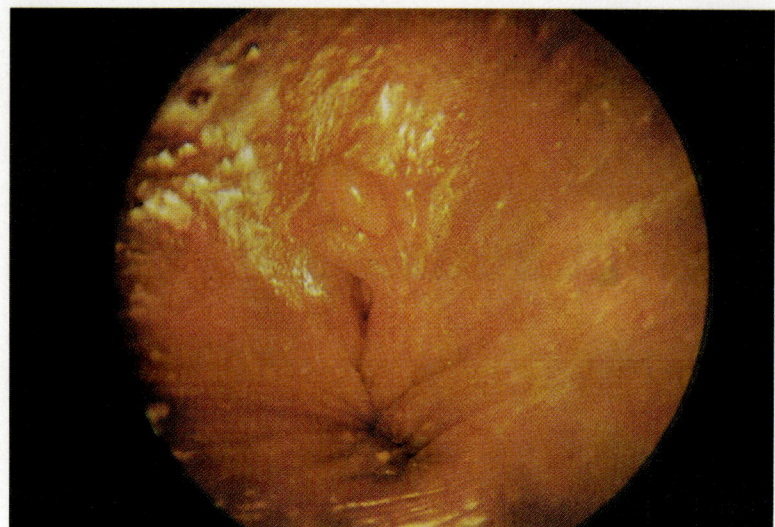

Abb. 69 zu den Fragen 4.77 und 4.78

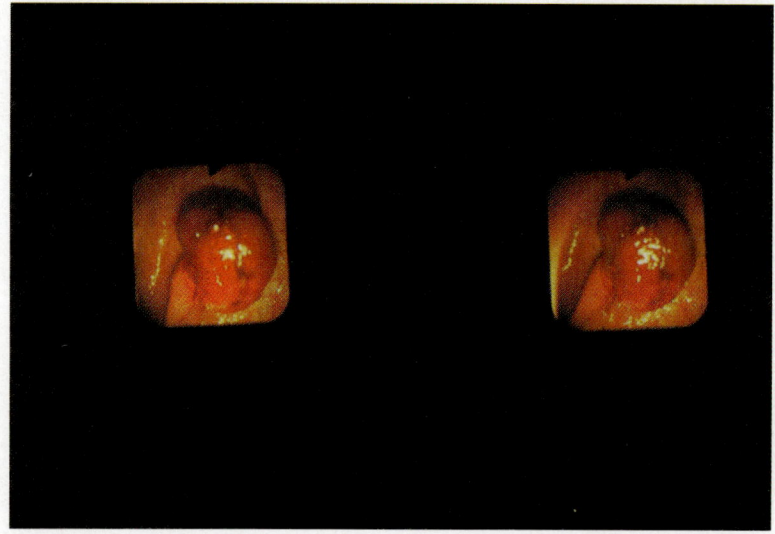

Abb. 70 zu Frage 4.81

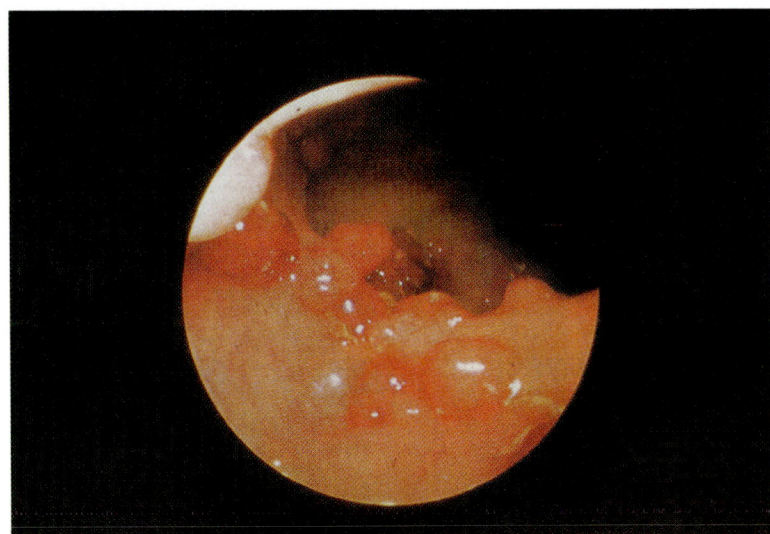

Abb. 71 zu den Fragen 4.82 und 4.83

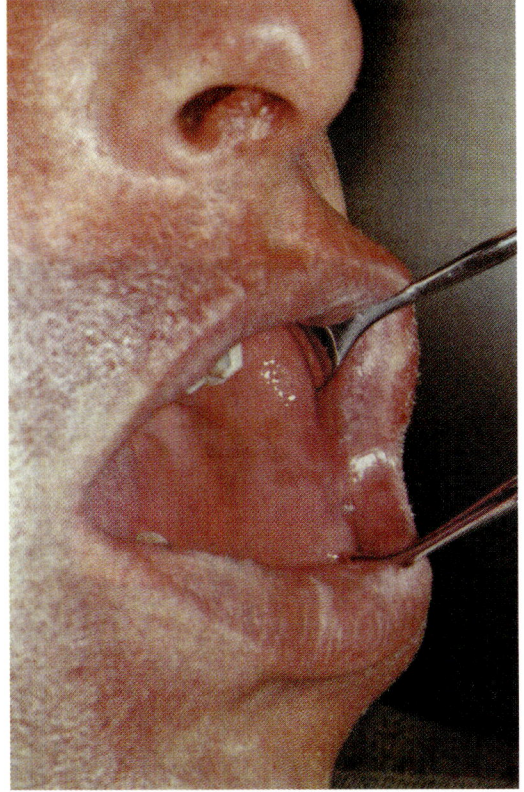

Abb. 72 zu Frage 4.93

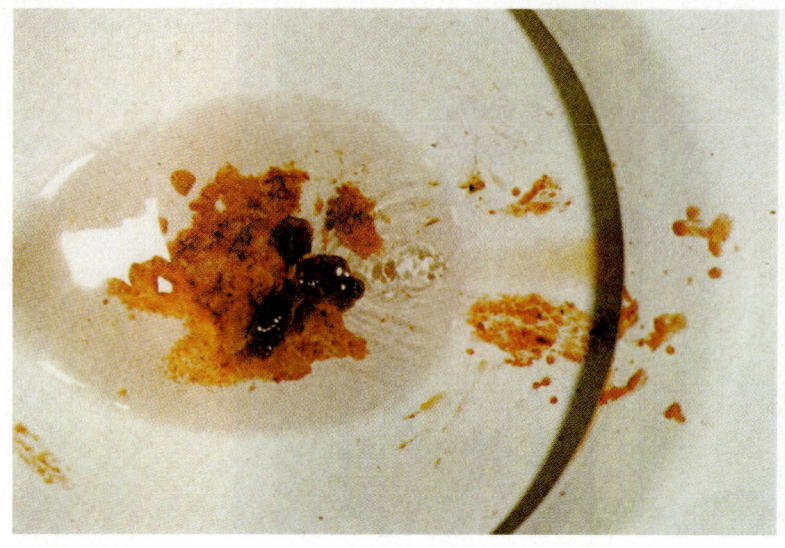

Abb. 73 zu Frage 4.94

Abb. 74 zu Frage 4.100

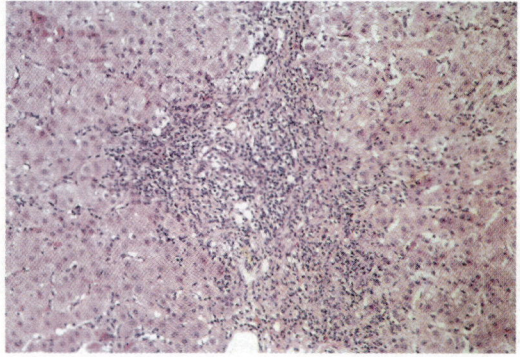

Abb. 75 zu Frage 4.105

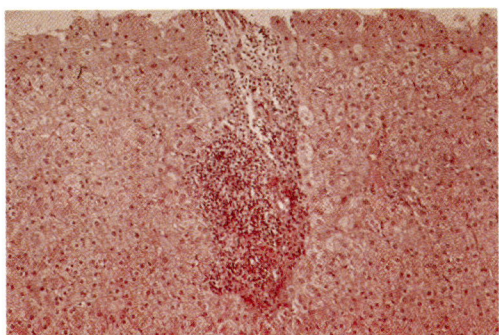

Abb. 76 zu Frage 4.114

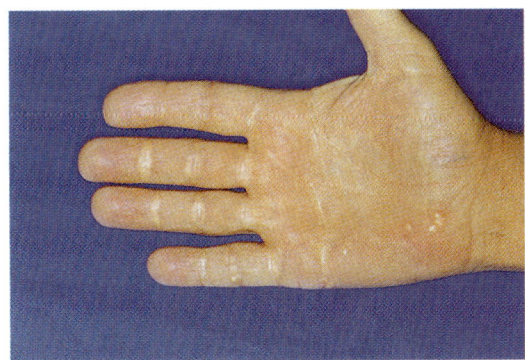

Abb. 77 zu den Fragen 4.123 und 4.124

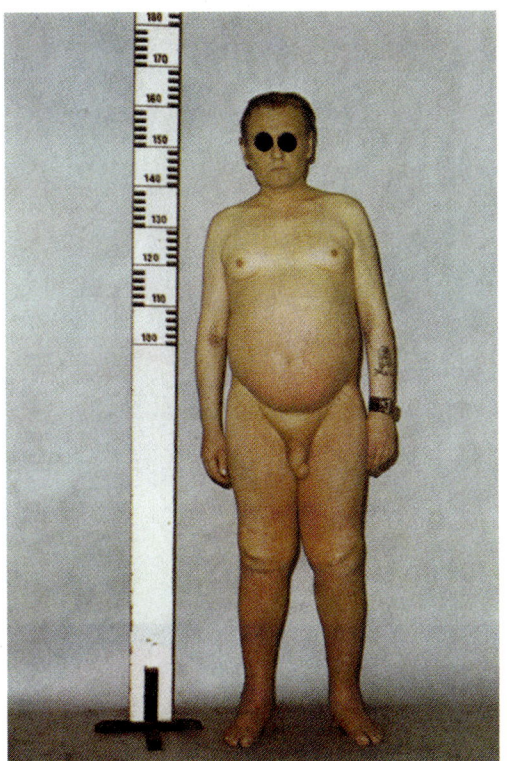

Abb. 78 zu Frage 4.127

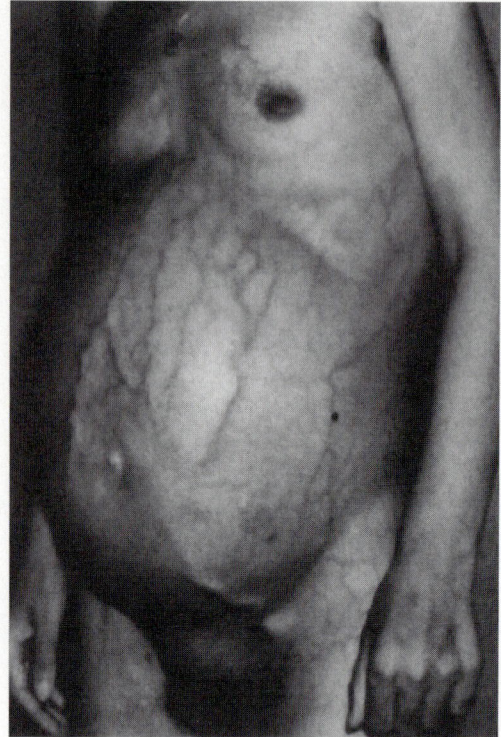

Abb. 79 zu Frage 4.129

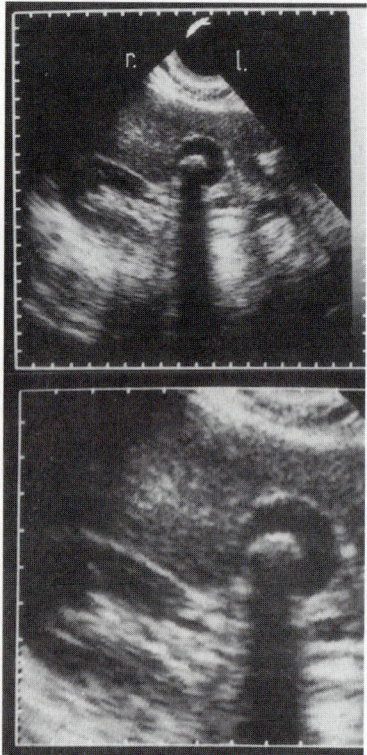

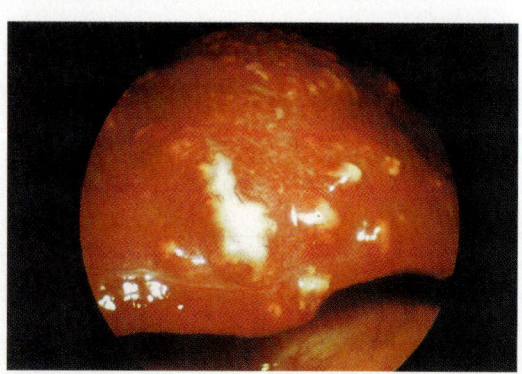

Abb. 80 zu Frage 4.135

Abb. 81 zu Frage 4.152

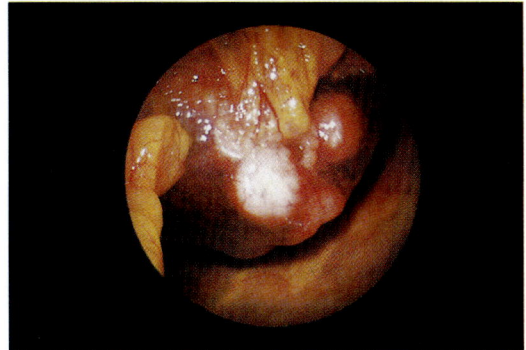

Abb. 82 zu den Fragen 4.180 und 4.181

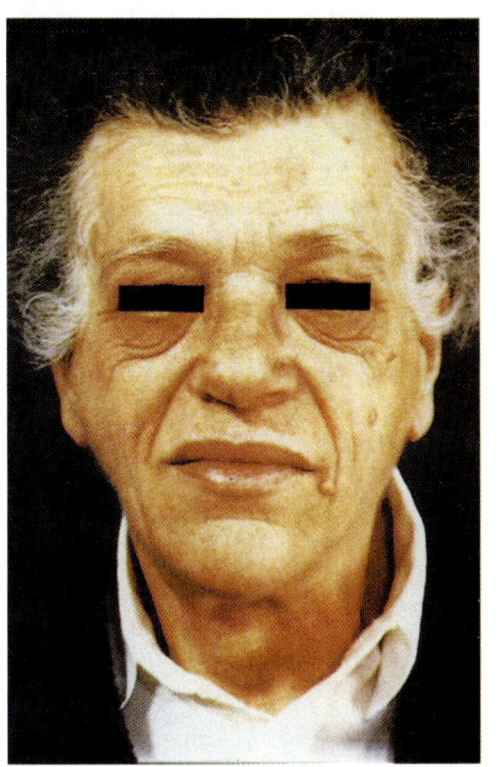

Abb. 83 zu Frage 5.15

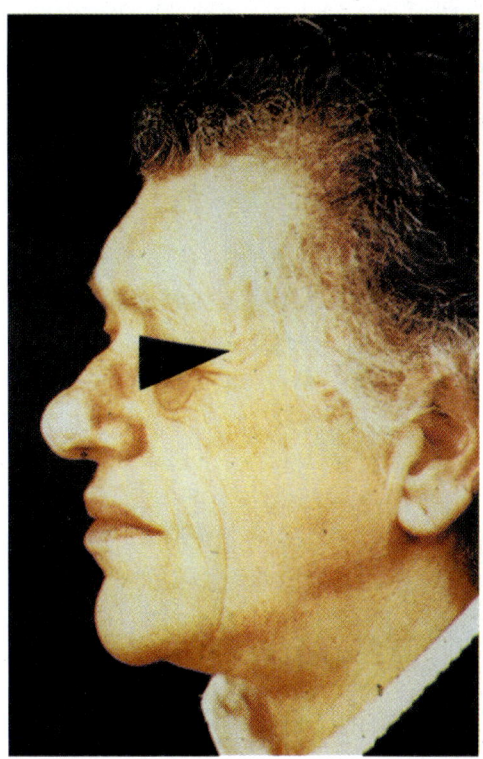

Abb. 84 zu Frage 5.15

Bildanhang

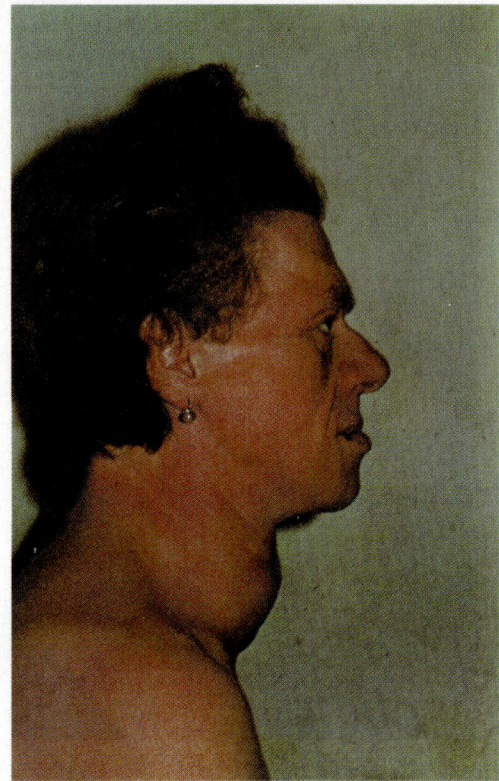

Abb. 85 zu den Fragen 5.16 und 5.17

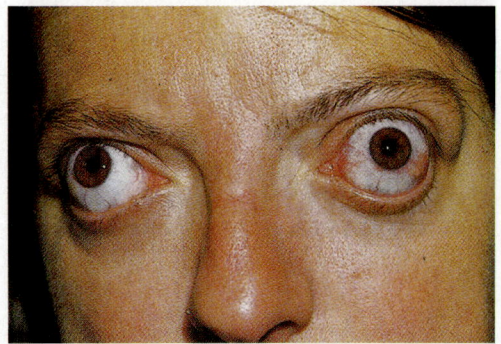

Abb. 86 zu Frage 5.35

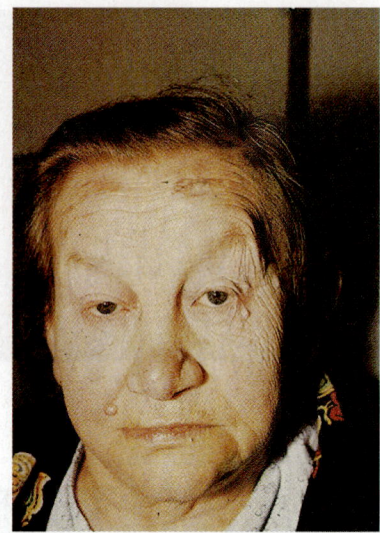

Abb. 87 zu Frage 5.41

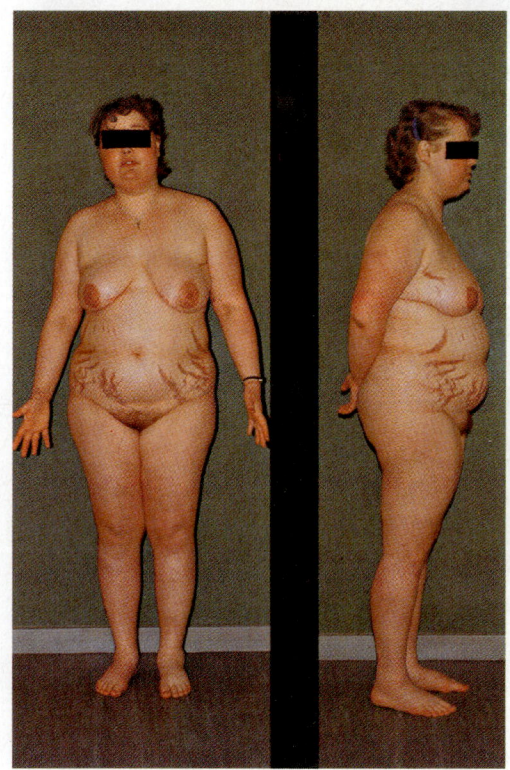

Abb. 88 zu Frage 5.62

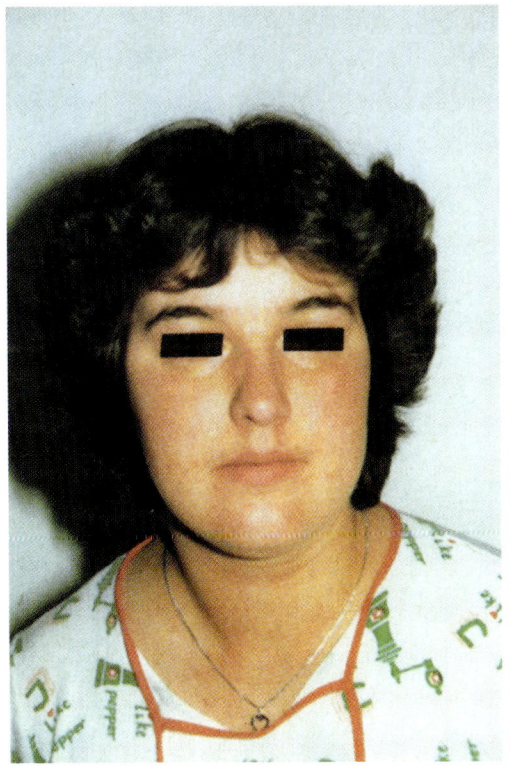

Abb. 89 zu Frage 5.64

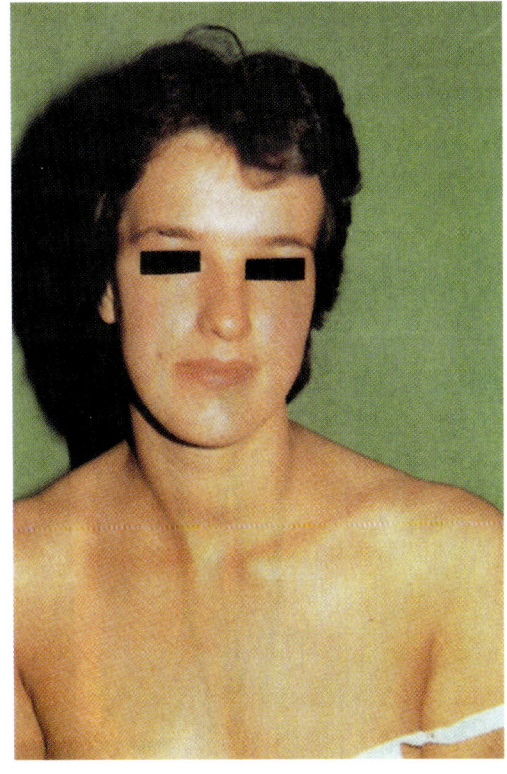

Abb. 90 zu Frage 5.64

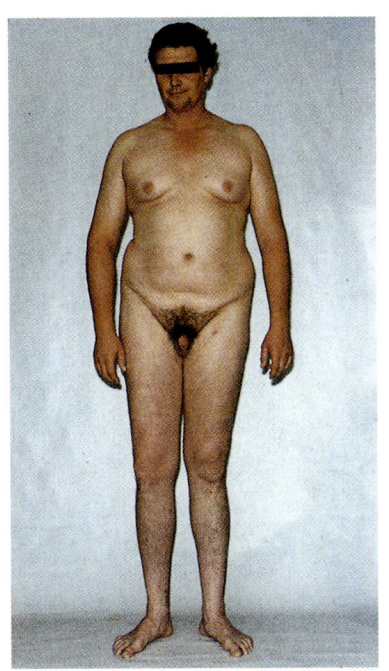

Abb. 91 zu Frage 5.66

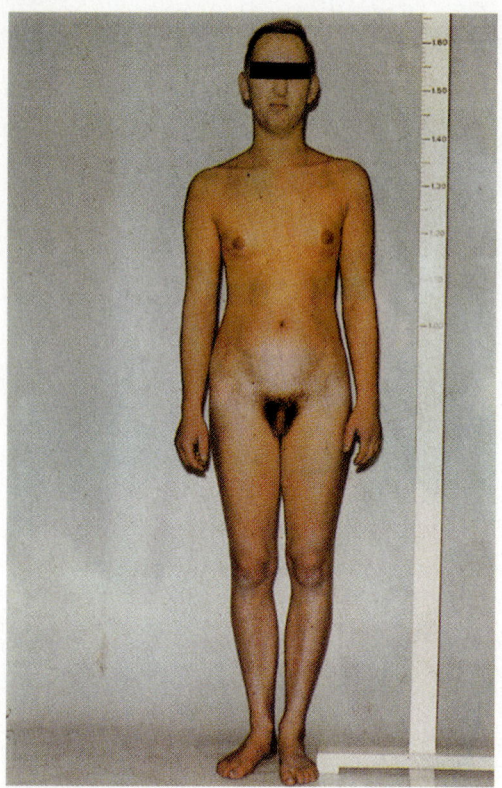

Abb. 92 zu Frage 5.67

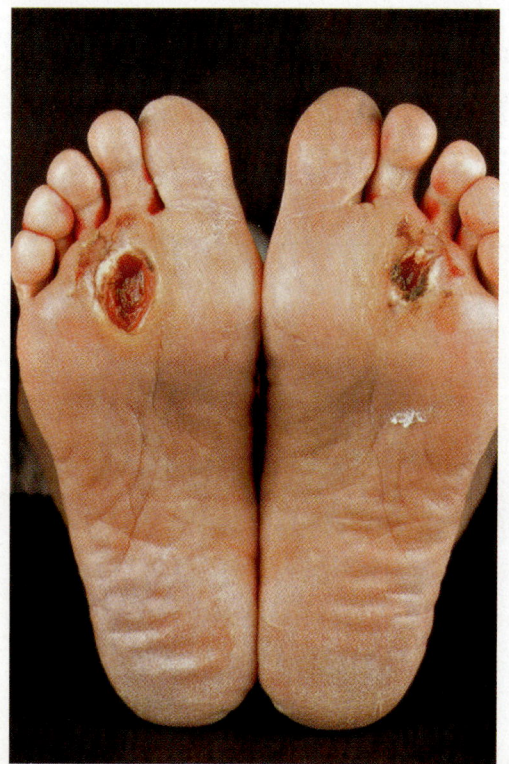

Abb. 93 zu Frage 5.103

Bildanhang 875

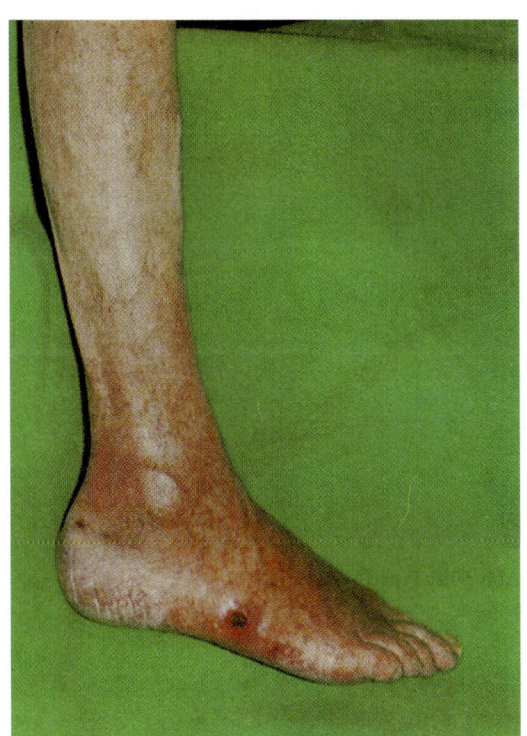

Abb. 94 zu Frage 5.104

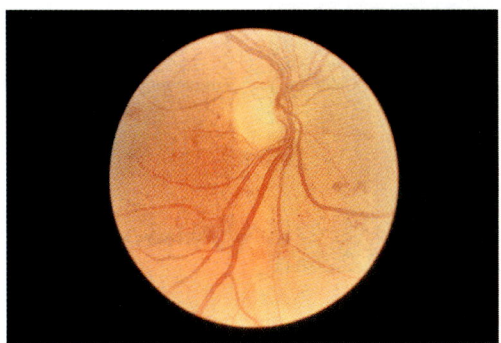

Abb. 95 zu Frage 5.110

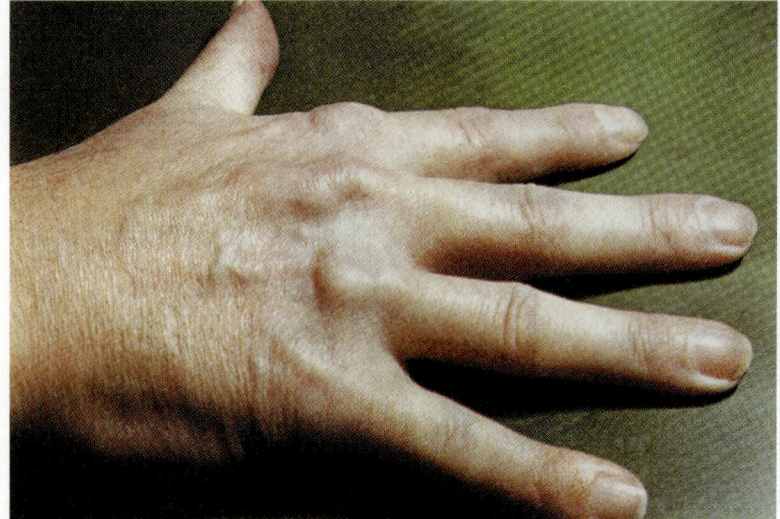

Abb. 96 zu Frage 5.127

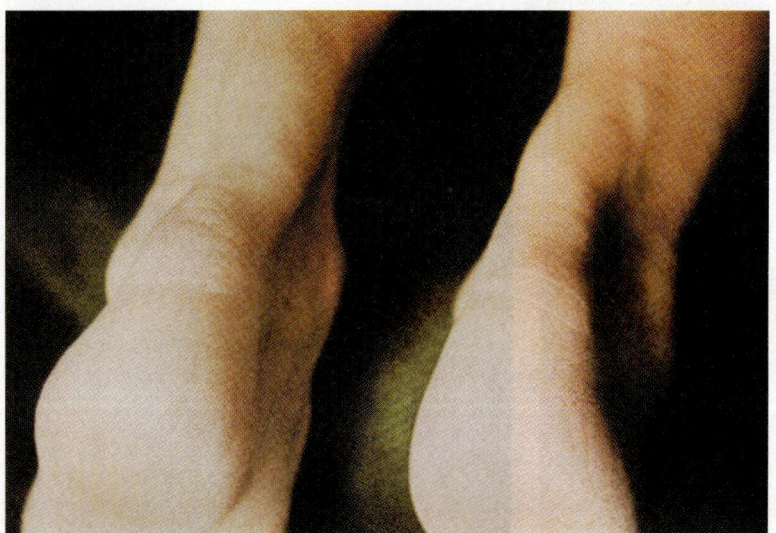

Abb. 97 zu Frage 5.127

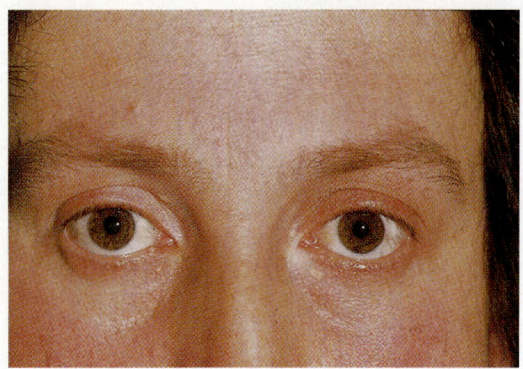

Abb. 98 zu Frage 5.128

Bildanhang **877**

Abb. 99 zu Frage 5.129

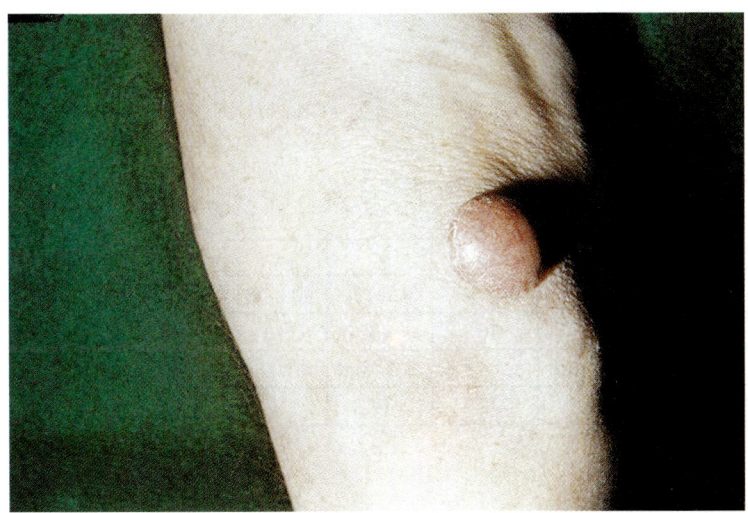

Abb. 100 zu Frage 6.43

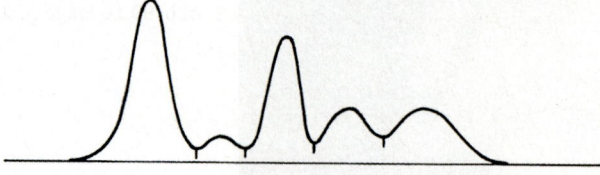

Abb. 101 zu Frage 6.53

		Albumin	α_1	α_2	β	γ
Ref.-Wert %		57 – 68	1 – 6	5 – 11	7 – 13	10 – 18
Wert %		15	5	30	40	10
Ref.-Wert g/l		38 – 59	1,2 – 3,5	3,3 – 7,8	5,5 – 10,8	8 – 16,5
Wert g/l		6	2	12	16	4
Ges. EW g/l	40					

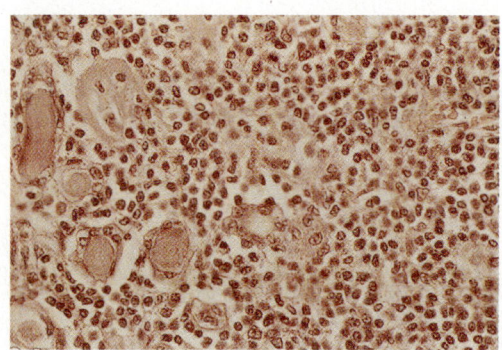

Abb. 102 zu Frage 6.55

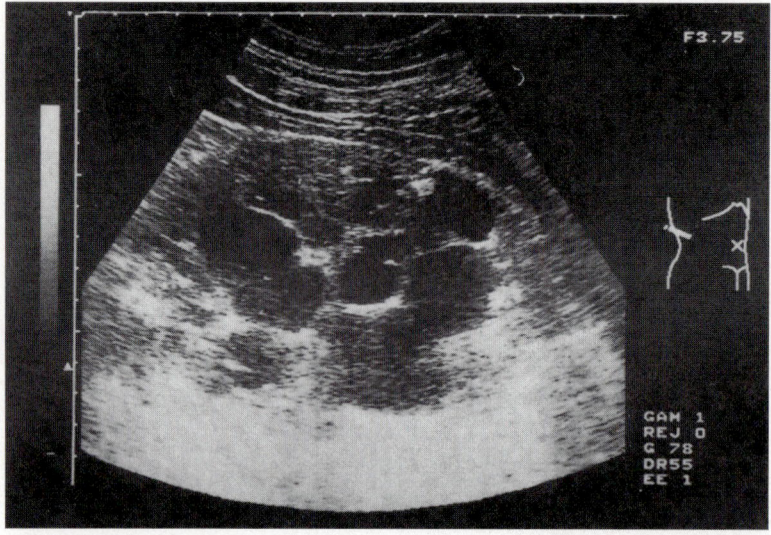

Abb. 103 zu den Fragen 6.72 und 6.73

Bildanhang **879**

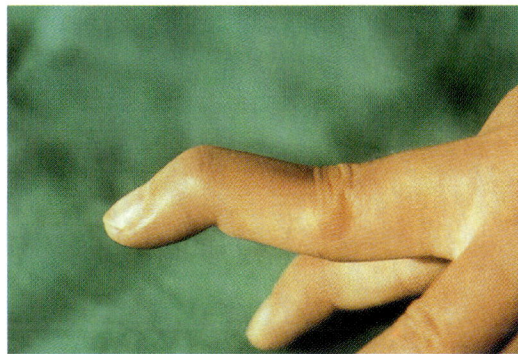

Abb. 104 zu Frage 7.5

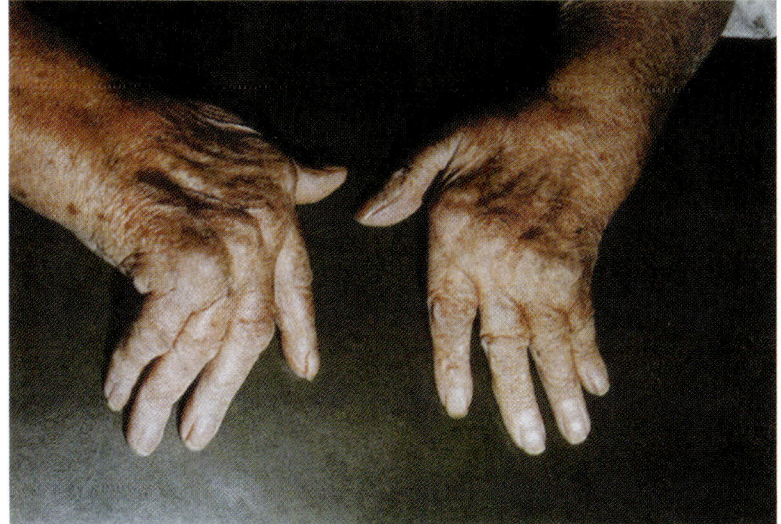

Abb. 105 zu Frage 7.18

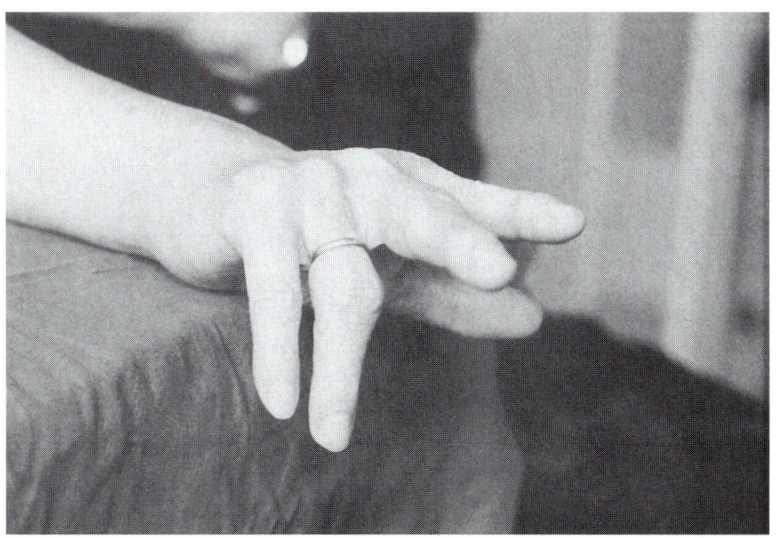

Abb. 106 zu Frage 7.23

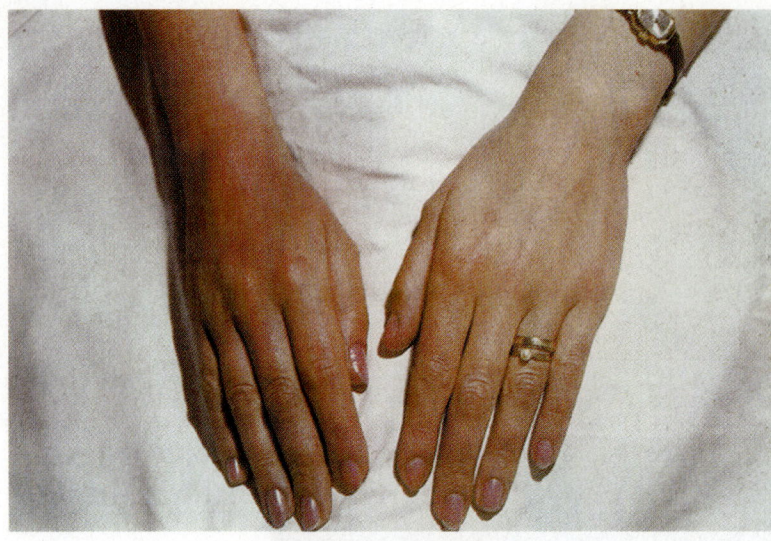

Abb. 107 zu Frage 7.37

Abb. 108 zu Frage 7.64

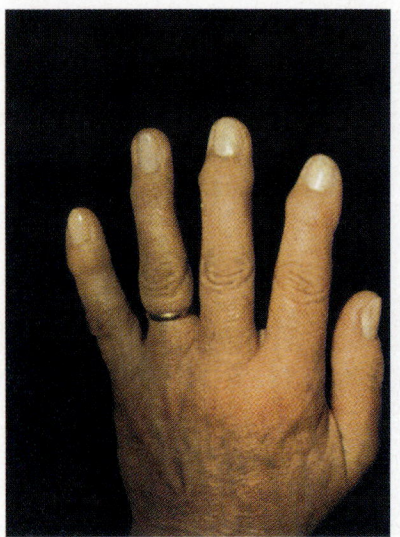

Abb. 109 zu Frage 7.85

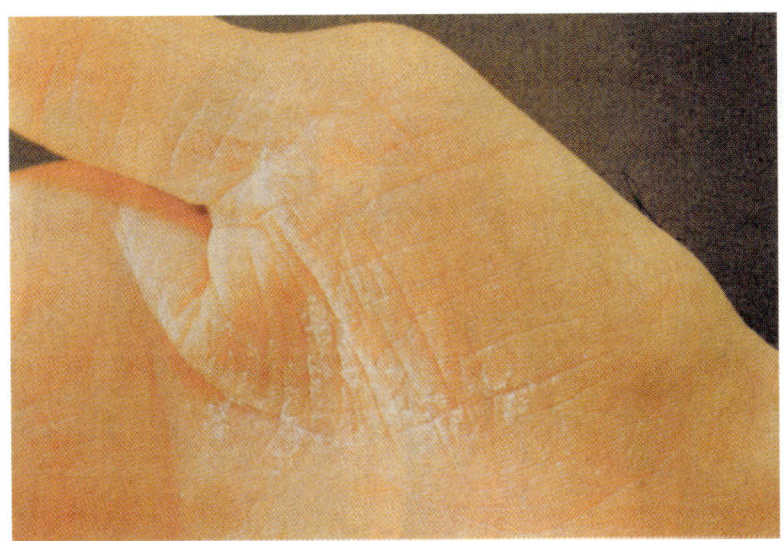

Abb. 110 zu Frage 7.112

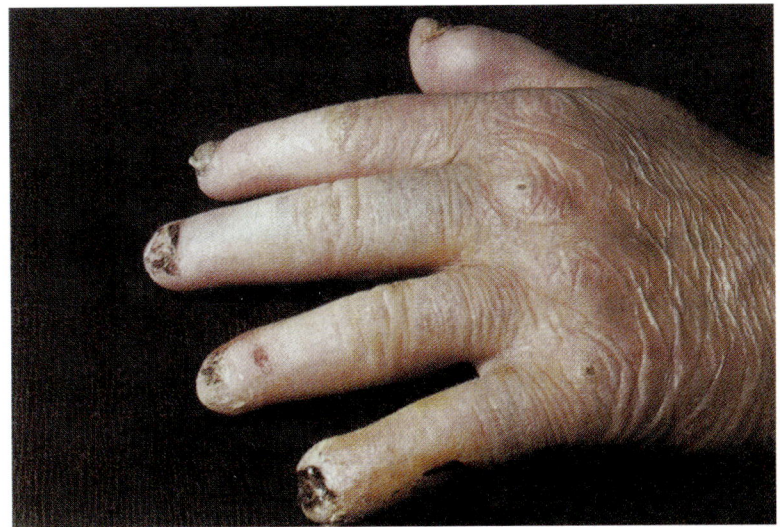

Abb. 111 zu Frage 7.128

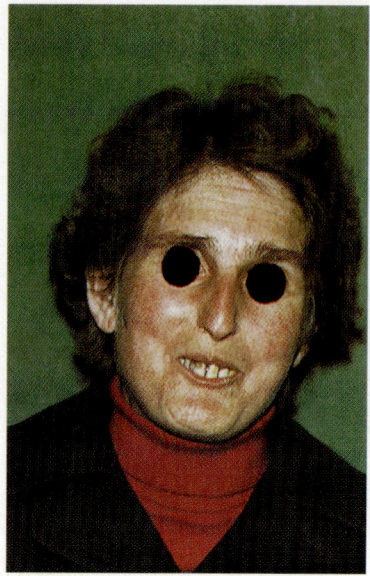

Abb. 112 zu Frage 7.129

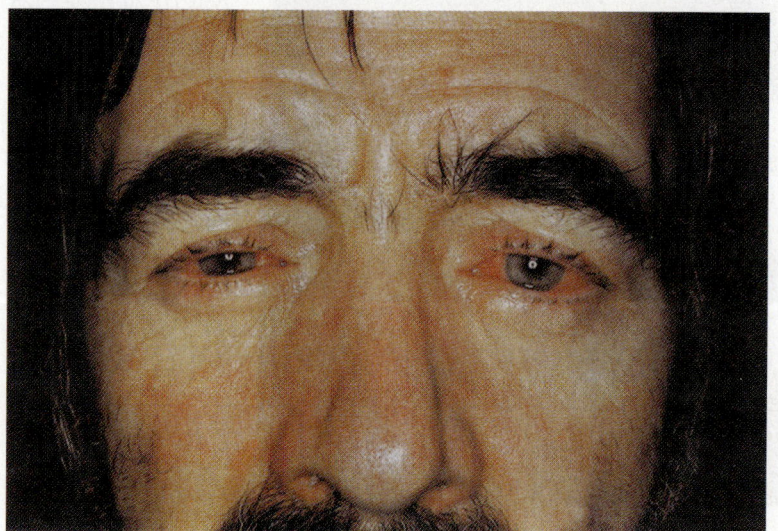

Abb. 113 zu Frage 7.136

Bildanhang 883

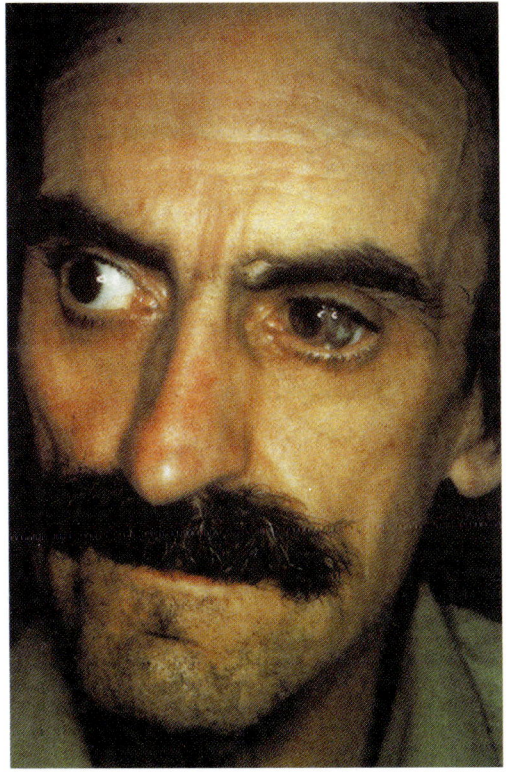

Abb. 114 zu Frage 7.137

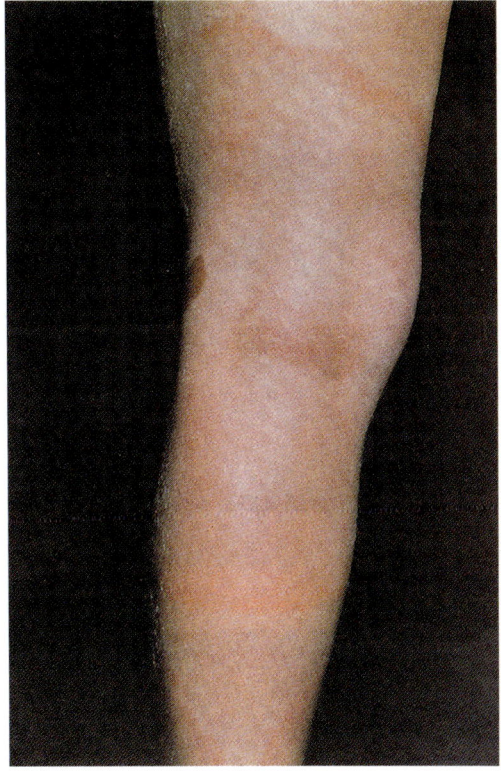

Abb. 115 zu Frage 9.3

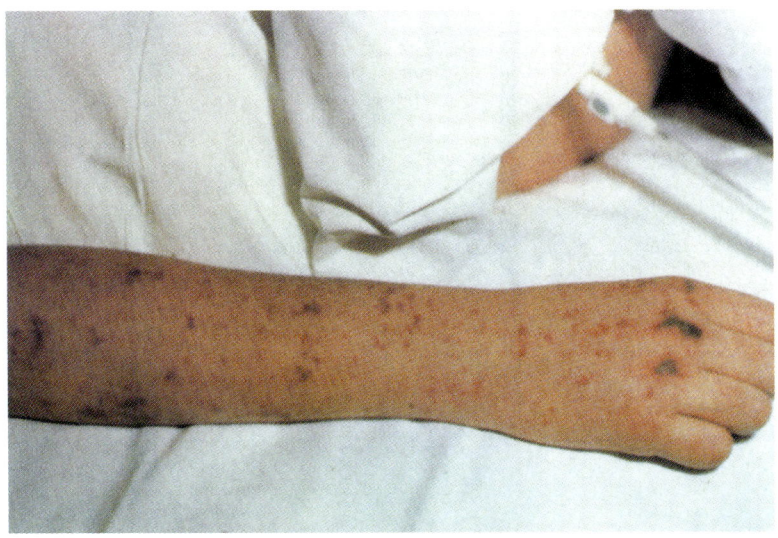

Abb. 116 zu Frage 9.47

884 Bildanhang

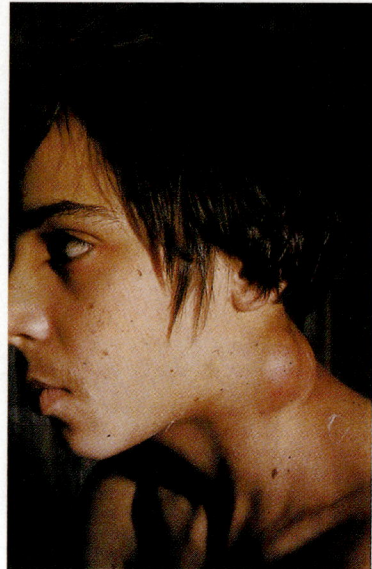

Abb. 117 zu Frage 9.70

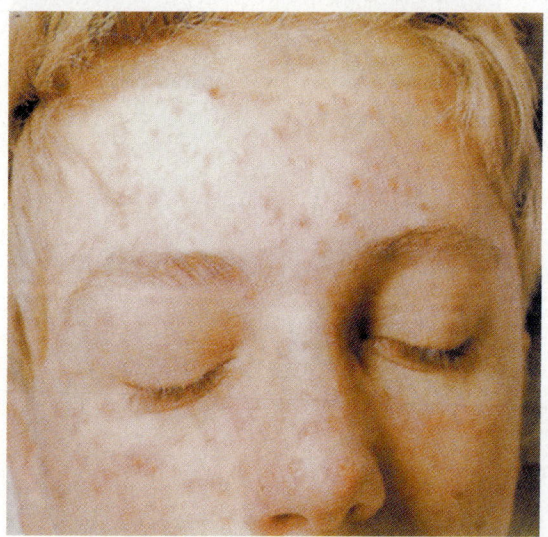

Abb. 118 zu Frage 9.113

Bildanhang **885**

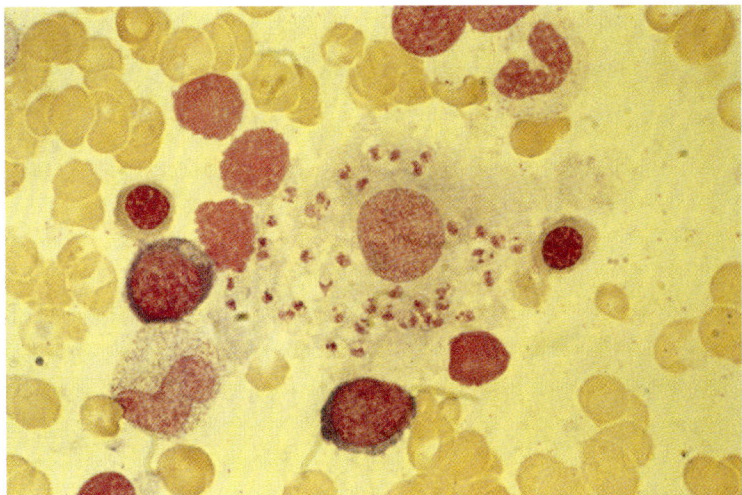

Abb. 119 zu Frage 9.127

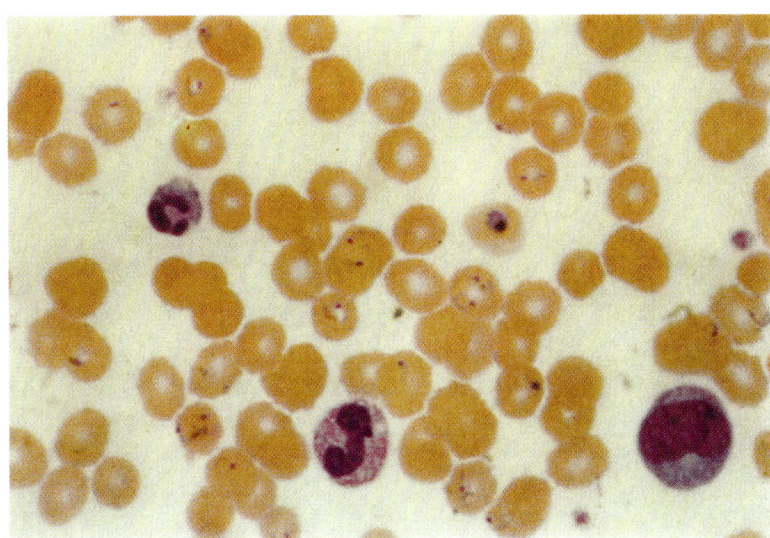

Abb. 120 zu Frage 9.132

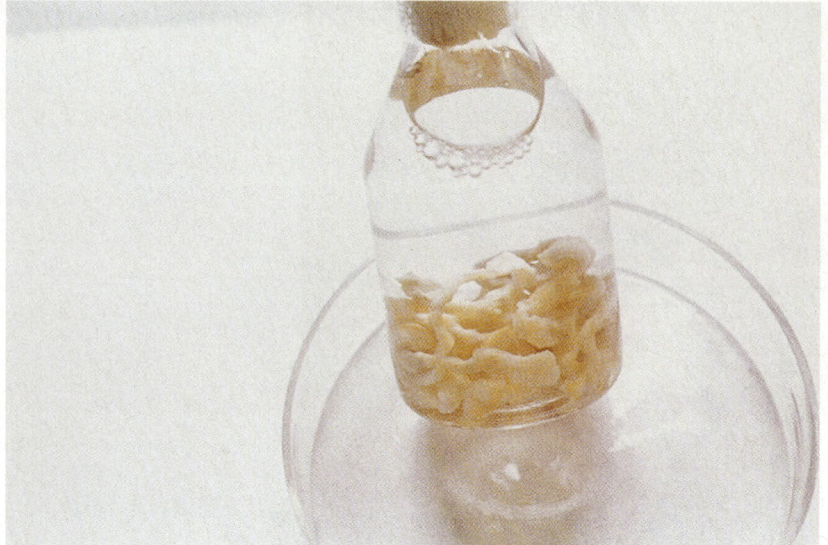

Abb. 121 zu Frage 9.139

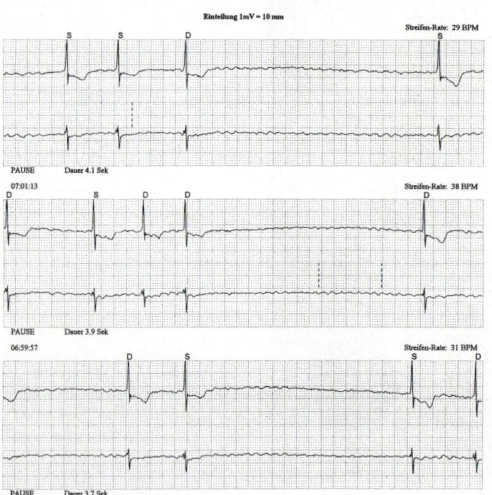

Abb. 122 zu Frage 11.6

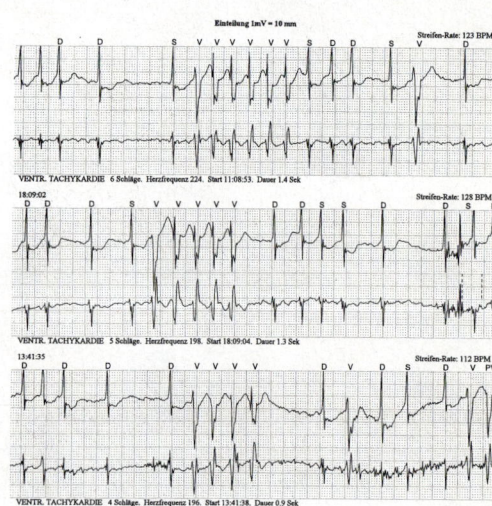

Abb. 123 zu Frage 11.6

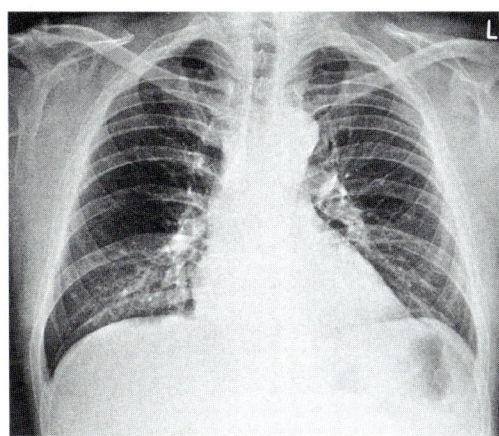

Abb. 124 zu Frage 11.31

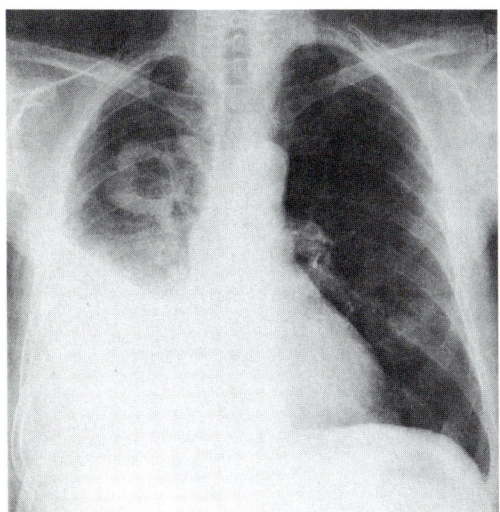

Abb. 125 zu Frage 11.32

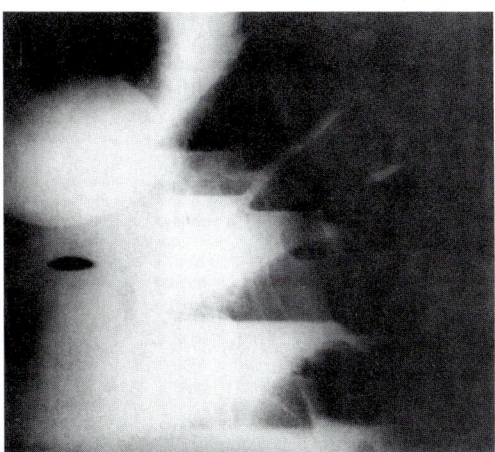

Abb. 126 zu den Fragen 11.39 und 11.40

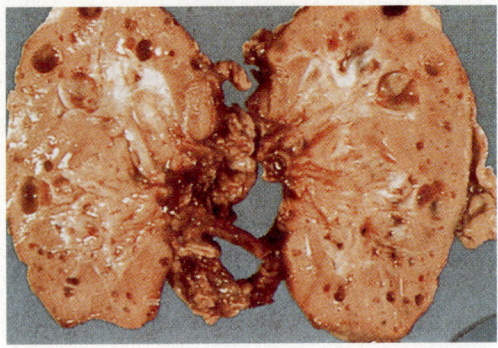

Abb. 127 zu Frage 11.67

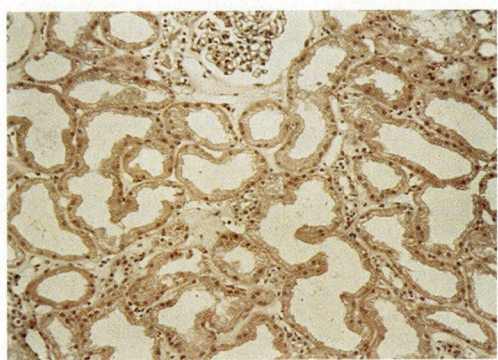

Abb. 128 zu Frage 11.68

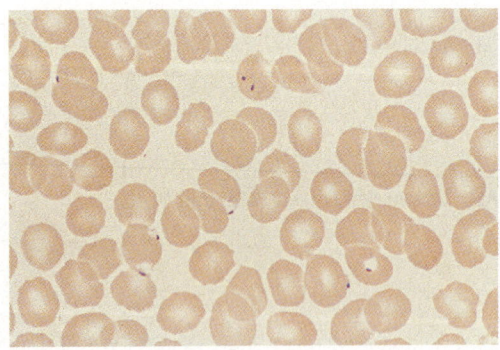

Abb. 129 zu Frage 11.83

Sachverzeichnis

Sachverzeichnis

A

Abklingquote 211
Abszess, perinephritischer 641
Acanthosis nigricans 457
Acarbose 597
ACE 438
ACE-Hemmer 211, 218, 295
ACE-Inhibition 218
ACE-Inhibitor 210
Acetyldigoxin 211
Achalasie 445–447
Achard-Thiers-Syndrom 601
Aciclovir 763
ACTH-Stimulationstest 557
Actinomyces israelii 731
Adams-Stokes-Anfall 234, 238
Addison-Krise 385, 560
Adenin-Phosphoribosyl-Transferase 608
Adenokarzinom 426
Adenomatose, familiäre 480
Adenome, tubuläre
– Kolon 479
Adenopathie, bihiläre 438
ADH-Ausschüttung 537
ADH-Mehrsekretion 539
ADH-Synthese 538
Adipositas 787
Adrenalin 566
adrenogenitales Syndrom (AGS) 291, 502, 567, 573
Adult respiratory distress-Syndrom (ARDS) 424
Adynamie 560
Afibrinogenämie 377, 379
Agranulozytose 345
AIDS 757
– Candida-Ösophagitis 763
– Komplikationen 762
– Pneumocystispneumonie 761
– Toxoplasmose 761
AIDS-Virus 741
air trapping 402
Ajmalin 225
Akanthozyten 325
Akromegalie 291, 542
Akromegalie-Begleitsymptome 542
Akrozyanose 332
Aktinomykose 731–732, 736
aktiviertes Protein C (aPC)-Resistenz 382

akutes Abdomen 560
Alkalisierung, Harn 643
Alkalose, metabolische 652
Alkaptonurie 682
Alkoholhepatitis 490, 498, 507–508
Alkoholismus 599, 603
Alkylanzien 361
Alopecia atrophicans 431
alpha-Fetoprotein 509
Alport-Syndrom 632
Altersemphysem 401
Alveolarproteinose 394, 407, 593
Alveolarzellkarzinom 394
Alveolitis 415
– medikamentös-toxische 641
Alzheimer-Krankheit 752
Amöbeninfektion 767
Amöbenleberabszess 765, 768
Amöbenruhr 767
Amöbiasis 477, 766
Amantadin 763
Amenorrhoe 571
Amenorrhoea nervosa 571
Amilorid 647
Aminoglykoside 472, 750
amphorisches Atmen 388
Amyloidose 609, 636, 639, 707
Anämie
– aplastische 341, 347
– aregeneratorische 321
– autoimmunhämolytische (AIHA) 333
– chronische Blutungsanämie 334, 341
– Diagnose 338
– hämolytische 499
– hyperchrom – makrozytär 338
– hyperregeneratorische 321
– hypochrome 336, 338
– hypogeneratorische 321
– Lederer-Anämie 331
– megaloblastäre 340, 341
– mikroangiopathische hämolytische 327
– perniziöse 340–342
– Sichelzellenanämie 341, 344, 620
– sideroachrestische 336, 341
Analfissur 478, 486
Analfistel 471
Analgetika-Phenacetinnephropathie 632
Analkarzinom 487
Analpapille, hypertrophe 487

Analprolaps 487
ANCA (antineutrophile zytoplasmatische Antikörper) 670, 713
Androgenresistenz 569
Aneurysma
– arteriovenöses 313
– dissecans 313
– dissecans aortae 314
– spurium 313
– verum 313
Angina abdominalis 305, 464
Angina pectoris 240, 247
Angioneuropathie 311
Angiotensin II-Antagonist 210, 211
Anisozytose 325
Ann-Arbor-Klassifikation 366
Anorexia nervosa 783
Anpassungshyperplasie 544
Anti-Cardiolipin-Antikörper 702
Antiarrhythmika 225
– Klasse I 224, 225
– Klasse II 224
– Klasse III 224
– Klasse IV 224
Antibasalmembrannephritis 621
Antibiogramm 750
Antihypertensiva 296
Antikörpermangelsyndrom 371, 627, 711
Antimetabolite 362
Antimitochondriale Antikörper (AMA) 671
Antinukleäre Antikörper 702
Antiphospholipid-Antikörper 385
Antiphospholipidantikörper-Syndrom 385
Antistreptolysintiter 666, 687
Antithrombin III (AT III) 381
α_1-Antitrypsin 381
Antitrypsinmangel 714
Antituberkulotika 434
Antrumgastritis 451
Anulozyten 325
Anurie 618, 648
Aortenisthmusstenose 287, 291
Aortenklappeninsuffizienz 271–272, 274, 291
Aortenstenose 268
Aortitis-Syndrom 308
arterielle Hypertonie 288
arterielle Hypotonie 296
arterielle Thrombose 300

arterielle Verschlusskrankheit 306
Arteriitis temporalis Horton 310, 696
Arthritis, postinfektiöse reaktive 677
Arthritis
– bakterielle 678
– Gelenkpunktat 678
– infektiöse 679
– reaktive 677
– rheumatoide 653
Arthritis psoriatica 592, 673
Arthritis urica 658, 680
– Colchicin 680
Arthrose 684
– Therapie 683
Arthrosis deformans 682
Asbest 416
Asbestose 416
Ascaris lumbricoides 778
Aspergillose 766
Aspirationspneumonie 412
Astbestkörperchen 416
Asthenie 560
Asthma
– Anstrengungsasthma 403
– intrinsic Asthma 403
– nicht allergisches infekt- bedingtes 403
– nocturnal Asthma 403
– physikalisch irritatives 403
Asthma bronchiale 403, 789
– Dyspnoe 405
Asthma cardiale 212
Asthmaanfall 404
Aszites, blutiger 510
Atelektase 408
Atelektasenbildung 427
Atemgeräusch, abgeschwächtes 388
Atemgrenzwert 399
Atherogenese 299
Atheroskleroserisiko 300
atlanto-axiale Dislokation 675
Atmungstypen 390
Atrophie blanche 318
Atropinvergiftung 724
Auer-Stäbchen 352
Auskultationsbefunde 387
Autoantikörper 332
Autoimmunerkrankung 551
Autoimmungastritis 451
autonomes Adenom 557
autonomes Schilddrüsengewebe 551
AV-Block 231

Azathioprin 472
– Nebenwirkungen 662
Azidose
– dekompensierte metabolische 652
– hypokaliämische 637
– metabolische 651
– renal-tubuläre 637–638, 648
Azoospermie 570

B

B-Lymphozyten 358
Bakteriurie
– asymptomatische 612
– signifikante 610
Bandscheibenvorfall 688
Basalmembran 413
Basalmembranantikörper 671
Basistherapeutika 663
Bayliss-Effekt 296
Beatmungspneumonie 412
Befeuchterlunge 414
Beinvenenthrombose, tiefe 315
Belastungs-EKG 242
Bence-Jones-Kettenbildung 364
Bence-Jones-Protein-Nachweis 711
Bence-Jones-Proteinurie 609–610
Berger-Nephritis 622–623
Bewegungstherapie 217
Biguanide 597
Bilanzierung, parenterale Ernährung 643
Bilharziose 776
Billroth I-Resektion 453
Billroth II-Resektion 453
Biot-Atmung 390
Blalock-Taussig-Operation 427
Bleiexposition 343
Bleiintoxikation 387, 465
Bleomycin 416
Blut- und Lymphsystem 321
Blutbildung 321
Blutdruckamplitude 294
Blutgerinnung 378
Blutpoolszintigraphie 513
Blutungen, Laboratoriums- untersuchungen 377
Blutungszeit 379
Borderline-Lepra 761
Borrelia burgdorferi 717
Borreliose 732
– Arthritis 658
– periphere Fazialisparese 718
Boswelliasäure 663
Botulinustoxin 724

Botulismus 723–724
Bouchard-Arthrose 692
Bouchard-Knoten 685
Bougierungstherapie 447
Bradykardie 229
Bronchialadenom 429
Bronchialatmen 387, 389
Bronchialkarzinom 426, 428
Bronchialobstruktion 398
Bronchiektasen 407
Bronchitis, chronische 396, 398
bronchoalveoläre Lavage (BAL) 394
Broncholysetest 397
Bronchustumor, zentraler 429
Brummen 388, 405
Brustdrüsen 567
Budd-Chiari-Syndrom 504
Bulimia nervosa 786
Bursitis 698
Bursitis subdeltoidea 698
Bypass-Operation, aortokoronare 250
Byssinose 414

C

c-ANCA 702
C-Peptid 585
C-Zell-Karzinom 556, 583
Caf-au-lait-Flecken 693
Calcitonin 574, 583
Calciumphosphatsteine 643
Calciumpyrophosphatkristall 681
Calciumstoffwechsel, Störungen 582
Campylobacter-Infektion 725
Candida albicans 762
Candida-Sepsis 383, 743, 765
Candidiasis 342, 762
Carbimazol 547
Carter-Robbins-Test 536
CAST-Studie 224
CEA 482
Chagas-Krankheit 764, 776
Cheiroarthropathie 592
Chemosis 550–551
Chemotherapie 355
– adjuvante 362
– regionale 362
Cheyne-Stokes-Atmung 390
Chinidin 225
Chlamydia trachomatis 730
Cholangiographie 523
Cholangiopankreatographie, endoskopisch retrograde 520

Sachverzeichnis

C

Cholangitis 510
- chronisch bakterielle 501
- destruierende, nichteitrige 490
- primär sklerosierende 522, 701

Choledochusrevision 518
Cholelithiasis 517
Cholera asiatica 475, 726–727
Cholesterinpleuritis 444
Cholezystitis 522
- akute 499, 523

Cholinesterase 386
Chondrokalzinose 660, 681–682, 688
Chorionkarzinom 432, 572
chronisch myeloproliferatives Syndrom 347
chronisch venöse Insuffizienz 317
chronische periphere arterielle Verschlusskrankheit 305
chronische Polyarthritis 665
chronische thrombozytopenische Purpura 375
Chylothorax 444
Chymotrypsinbestimmung 529
Ciclosporin A 380, 472
Cimino-Shunt 315
Ciprofloxacin 763
CK-MB 527
Clostridium tetani 733
Colitis ulcerosa 468–469, 788
- Differenzialdiagnose 474
- Operationsindikation 469

Colon irritable 466
Colonkarzinom
- Chemotherapie 483
- Strahlentherapie 483

Coma hypoglycaemicum 598
Condyloma acuminata 487
Conn-Syndrom 291, 562, 646
COP-Schema 361
Cor pulmonale 419, 421
Corticosteroid-Therapie 565
Coxarthrose 684
Coxsackie-Viren 722, 763
Crepitatio indux 388
Creutzfeldt-Joacob-Erkrankung 715
Crush-Syndrom 619
Cruveilhier-von-Baumgarten-Syndrom 504
Cushing-Syndrom 291, 502, 563, 735
Cyclophosphamid
- unerwünschte Wirkungen 662

C-Zell-Karzinom 556, 583

D

D-Xylose-Toleranztest 460
Da Costa-Syndrom 239–240
Daktylitis 656
Dalrymple-Phänomen 550
Dalrymple-Zeichen 551
Dapson 436
Dauerdyspnoe 401
Defektkoagulopathie 373
Demand-Schrittmacher 236
Dengue-hämorrhagisches Fieber 764
Dermatitis herpetiformis 457
Dermatomyositis 427, 694
Dermatozoenwahn 777
Dexamethason-Hemmtest 557
Dexamethason-Kurztest 559
Di-Guglielmo-Syndrom 386
Diabetes 586
Diabetes insipidus 535, 617
- zentraler 539, 646

Diabetes mellitus 583, 587, 603
- Erwachsenendiabetes 583
- juveniler 583

Diabetes-Diagnostik 585
diabetische Katarakt 590
diabetische Nephropathie 589, 591–592
diabetischer Fuß, Staphylococcus aureus 742
diabetisches Spätsyndrom 589
DIC 383
Didanosin 763
Differenzialdiagnose der Polyurie 537
Diffusionsstörungen der Atemgase 393
Digitalis-Antidot 212
Digitalispräparate 217
Digitoxin 211
Digoxin 211
Dihydroergotamin 299
Dihydroxyadeninsteine 643
2,3-Diphosphoglycerat-Mutase 328
Diphtherie 747
Diphtherieantitoxin 748
Diphyllobothrium latum 777
Dipsomanie 537
Disopyramid 225
disseminierte intravasale Gerinnung 383
Diuretika 211
Divertikulitis 459
- akute 468

Dobutamin 218
Dopamin 218
Doppeltsehen 550
Down-Regulation 213
Drogenintoxikation 618
Druck, plasmaonkotischer 609
Druck-Stromstärke-Kurve 399
ds-DNA-Antikörper 702
Dualtherapie 453
Dubin-Johnson-Syndrom 516
Ductus Botalli apertus 285
Dünndarmbiopsie 458, 460
Dünndarmileus 459
Durchwanderungsperitonitis 736
Durstversuch 536
Dysfibrinogenämie 377
Dyspnoe 391
- Asthma bronchiale 405
- kardiale 391
- pulmonale 391

E

Ebolaviruserkrankung 757
Echinococcus cysticus 777
Echinococcus multilocularis 777
Echinokokkuszyste 512, 776
Echinozyten 325
EDRF 237
Effort-Syndrom 239
Einschwemmkatheter 419
Eisenmangel 335
Eisenmangelanämie 335, 337, 341
Eisenresorption 334
Eiweißkatabolismus 563
Eiweißsparmechanismus 598
Eiweißverlustsyndrom, enterales 507
Elektrolytverlust 594
Elliptozyten 325
Ellis-Damoiseau-Linie 443
Embden-Meyerhof-Wege 328
Embolie 300
- arterielle 300–301
- paradoxe 300
- retrograde 300
- venöse 300

Emphysem, bronchostenotisches 401
Emphysemkissen 402
Enalapril 215
Encephalomyelitis disseminata 761
Endangiitis obliterans 314, 714
Endocarditis fibroplastica 266

Endokarditis 263
– akute bakterielle 263
– Fixer-Endokarditis 264
– infektiöse 263
– lenta 263
– Prothesenendokarditis 264
– rheumatische 267
– subakute bakterielle 263
– verruköse 675
endokrine Ophthalmopathie 549–550
Enterokolitis, pseudomembranöse 477
Entspannungsobstruktion 399
Enzephalopathie
– bovine spongiforme 715
– hepatische 506–507
– portosystemische 501
Enzymdefekte der aeroben Glykolyse 327
Enzymopathien 328
Eosinopenie 323
Eosinophilie 323
EPH-Gestose 289, 642
Epistaxis 384
Epithelkörperchen 574
Epstein-Barr-Virus 754
Eradikation 454
Erbrechen, psychogenes 457
ERCP 520, 534
Erhaltungsdosis 211
Erhaltungstherapie 362
Ernährung 598
Erythema anulare 665
Erythema infectiosum 717
Erythema nodosum 709
Erythrodermia desquamativa 718
Erythroleukämie 351, 386
Erythropoese 321
Erythropoetin 338
Erythropoetin-(EPO-)Behandlung, Nebenwirkungen 338
Erythropoese 321
Erythrozyten 325
Escherichia coli 748
essenzielle Thrombozythämie 347
ETEC 741
Ethambutol 434
Euler-Liljestrand-Mechanismus 426
Exanthema subitum 494
Exantheme 751
exsudative Enteropathie 462, 499
Extrasystole, interponierte Kammer-Extrasystole 226

F

Faktor V-Mangel 377
Faktor VII-Mangel 377
Faktor VIII-assoziiertes Antigen 379
Faktor X-Mangel 377
Faktor XI-Mangel 377
Faktor XIII-Mangel 377
Fallot-Tetralogie 286
Fanconi-Syndrom 373
Farmerlunge 414
Faustschlussprobe 307
Favismus 328
Felsenbeinosteomyelitis 718
Felty-Syndrom 657, 666–667
Fettstoffwechsel 566
Fettverteilung, bauchbetonte 606
Fibromyalgiesyndrom 659, 667–668
Fieber 367
– rheumatisches 666
Filtration 213
Fischbandwurm 777
Fistel, kolo-vesikale 471
Fistel, arteriovenöse 315
Flecainid 225
Fleckfieber 757
Fludarabin 361
Fluorapatit 575
Flussvolumenkurve 399
Folsäuremangel 340
Forbes-Albright-Syndrom 541
Fröhlich-Syndrom 544
Früh-Dumping-Syndrom 457
Frühsommer-Meningoenzephalitis (FSME) 756
frequenzadaptive Systeme 236
Fruktose-1,6-Bisphosphatase 599
FSH 569
Fuchsbandwurm 777
funikuläre Myelose 340
funktionelle Residualkapazität 399
Funktionsszintigraphie, hepatobiliäre 509

G

Gallenblasenempyem 498, 768
Gallenblasenkarzinom 525
Gallensäureverlustsyndrom 487
Gallensteinträger, asymptomatische 519
Galopp, protodiastolischer 214
Ganciclovir 763

Gangrän 590
Gastritis 451
– chronisch-atrophische 457
– chronische 451
– Typ A-Gastritis 452
– Typ B-Gastritis 451
Gastroenteropathie, exsudative 463
gastrointestinale Blutung 454
Gefäßkonstriktion 418
Gefäßobstruktion 418
Gelbfieber 753
Gelbfieberimpfung 757
Gelenkschäden 608
Gerinnungsinhibitoren 381
Germinalzellaplasie 570
Gesamtamylase 527
Gesamtinsuffizienz 571
Gesamtmetanephrine 566
Geschlechtschromatin 568
Gestationsdiabetes 597
Gichtarthritis 680
Gichttophi 608
Giemen 388, 405
Gingivitis, akute nekrotisierende ulzerierende 345
Gliadin 601
Gliadin-Enterozyten-Rezeptoren-Komplex 601
Glibenclamid 597
Glimepirid 597
Globalinsuffizienz 401
Globusgefühl, psychogenes 450
Glomerulonephritis 289, 413
– akute 620–621
– Erythrozytenzylinder 621
– fokal-segmentalsklerosierende 624
– membranöse 629
– mesangioproliferative 623
– perimembranöse 623
Glomerulosklerose
– Kimmelstiel-Wilson 589, 610
– noduläre 589
Glucose-H2-Atemtest 459
Glucose-6-P-Dehydrogenase-Mangel 328
Glukoseaufnahme 597
Glukosetoleranztest 585
α-Glukosidasehemmer 597
Gluten 601
Glykocholat-Atemtest 458
Glykogenspeicherkrankheiten 599
Glykosidempfindlichkeit 211
Glykosidintoxikation 212
Glykosidtoleranz 211

Goodpasture-Syndrom 413, 621–622
Gräfe-Zeichen 551
Graft-versus-host-Erkrankung 713
Granulopoese 355
Granulozytopoese 321
Granulozytose 322
GRH-Stimulationstest 542
Griseofulvin 763
Guar 597
Gumprecht-Kernschatten 357, 359
Gynäkomastie 432

H

Hämaturie 610
- Ursachen 610
Hämbiosynthese 343
Hämoccult-Test 484
Hämochromatose 692
- idiopathische 516
Hämoglobin, glykosiliertes 585
Hämoglobin A1c 593
Hämoglobinopathien 327
Hämoglobinzyanose 287
Hämolyse 333, 618
Hämolysezeichen 333
Hämophilie 377, 379, 692
Hämophilie A 378
Hämophilie B 378
Hämoptoe 391
Hämoptysen 407
hämorrhagische Diathese 371, 379
Hämorrhoiden 478
- Gradeinteilung 487
- Gummibandligatur 478
- innere 486
Hämosiderinablagerung 318
Hämothorax 444
H2-Atemtest 458
Haarzellenleukämie 347, 367
Haemophilus ducreyi 730
Haemophilus influenzae 740
Halbmondnephritis 413
Halslymphknotentuberkulose 746
Hamman-Rich-Syndrom 415
Harnstauungsniere 639
Harnweginfektion 632, 735
Harpagophyti radix 663
Hashimoto-Thyreoiditis 554
Hauttest 405
HbS 327
HBV-DNA-Nachweis 491

HBV-Serologie 491
HCV 493
Heberden-Knötchen 656, 685
Heerford-Syndrom 437
Heinz-Innenkörper 327, 328
Helicobacter pylori 451, 746
Helicobacter pylori – Gastritis 461
Heparin 376
Hepatitis
- alkoholtoxische 498
- autoimmune, chronisch aktive 713
- chronisch aktive 489–490
- chronisch persistierende 490
- chronische 494
Hepatitis A 495
Hepatitis A-Marker 495
Hepatitis B 487, 493
- alpha-Interferon 488
Hepatitis B-Impfung 492
Hepatitis C 493
- chronische 493
- Interferone 493
Hepatitis E 494
Hepatitis-Delta-Virus 492
Hepatitis-Virusmarker 488
hepatozelluläres Karzinom 510
hereditäres angioneurotisches Ödem 311
Hermaphroditismus verus 567
Hernien 449
Herpes zoster 751
Herpes-/Varizella-Zoster-Viren 760
Herpesenzephalitis 493, 761
Herzinfarkt 242, 420
Herzinsuffizienz 210
Herzneurose 779
Herzrhythmusstörungen 219
- tachykarde 224
Herzschrittmacher, künstliche 236
Herzschrittmacher-Systeme, antitachykarde 236
Herzstimulation, antibradykarde 236
Hexokinase 328
Hiatushernie 449
- axiale 449
- kardiofundale 449
- paraösophageale 449
Hili, tanzende 283
Hilusamputation 422
Hirnlymphom 761
Hirnvenenverschluss 320
HIV 757
HLA-B27 657

HLA-B27 Erkrankungen 677
HLA-DR4 659
Hodenteratom 510
Hodgkin-Lymphom 355
Hohmann-Zeichen 316
Horner-Syndrom 427
Hornhautaffektion 551
Hungerstoffwechsel 598
Hunter-Glossitis 340
Hutchinson-Trias 734
HVL-Insuffizienz 540
Hyaluronsäure 657
Hydronephrose, infizierte 641
Hydrozele 569
Hyperaldosteronismus 561
Hyperalimentation 603
hyperchrom-makrozytär 338
Hyperfibrinolyse 373, 384
hypergonadotrop 569
Hyperhidrosis 543
Hyperinsulinämie 606
Hyperkaliämie, Ursachen 648
Hyperkalzämie 427, 439, 580–581, 650
- Symptome 649
- Ursachen 649
Hyperkalzämiesyndrom 581
hyperkalzämische Krise 649
Hyperkalzurie
- Ätiologie 650
- idiopathische 616
Hyperkapnie 392
hyperkinetisches Herzsyndrom 294
Hyperkortizismus 563
Hyperlipoproteinämie
- primäre 602
- sekundäre 602
Hypernatriämie, Ursachen 649
hyperosmolar-hyperglykämisches Koma 588, 595
hyperostotische Osteoarthropathie 591
Hyperparathyreoidismus 575
- primärer 616
- renaler sekundärer 616
- sekundärer 617
Hyperphosphatämie 577, 615
Hyperpigmentierung 318, 560
Hyperplasie, fokalnoduläre 515
Hyperpnoe 391
Hyperprolaktinämiesyndrom 541
Hypersensitivitätsangiitis 312
Hypersensitivitätsnephropathie 630
hypersonorer Klopfschall 389
Hyperthyreose 291, 709

Hyperthyreose-Symptomatik 545
Hyperthyreosis factitia 547
Hypertonie 606
- endokrine 288
- essenzielle 288, 789
- kardiovaskuläre 288, 291
- maligne 293
- neurogene 289
- pharmakologisch induzierte 289
- pulmonale 418
- renoparenchymale 289
- renovaskuläre 290, 294
Hypertrichosis 543
Hypertrophie-Regression 296
Hyperurikämie 606–607
Hyperventilationssyndrom 782
Hyperviskositätssyndrom 369, 371
Hypertriglyzeridämie 606
Hypogammaglobulinämie 762
Hypoglykämie 598
- leuzininduzierte 600
Hypogonadismus 502, 568–569
hypogonadotrop 569
Hypokaliämie 227
- Ursache 647
Hyponatriämie 645
hypophysärer Zwergwuchs 543
Hypopituitarismus 540
Hyposthenurie 612
Hypothyreose 552, 603
Hypotonie 298
Hypovolämie 298, 588
Hypoxämie 392
Hypoxanthin-Guanin-Phosphoribosyl-Transferase-Defekt 607

I

IAA (Insulinantikörper) 584
ICSH 569
Icterus intermittens juvenilis 516
idiopathische thrombozytopenische Purpura 374, 380
IgA-Mangel 715
IgE-Bestimmung 406
IGF I (Somatomedin C) 542
IGF II (Insulin like Growth Factors) 542
Ikterus, Differenzialdiagnose 515
Ileumresektion 459
Immobilisation 318
Immundefekte 412
Immunkoagulopathien 373
Immunthrombozytopenien 713
Impetigo contagiosa 717

Incontinentia pigmenti 485
Induktionstherapie 362
Induration 318
Infarkt
- Enzymveränderungen 245
- nicht Q-Zacken-Infarkt 244
- Q-Zacken-Infarkt 243
- transmuraler 243
Infarkt-Persönlichkeit 788
Infarktdiagnostik 243
Infarktpneumonie 412
Infektanämie 335, 339
Infektarthritis 679
Infektionskrankheiten, meldepflichtige 738
Influenza 755
Inhalationsallergene 414
Inhalationsprovokationstest 406
Inselzelltumoren 598
Insuffizienzgrad 212
Insulin-RIA 599
Insulin-Sensitizer 597
Insulinantagonisten 599
Insulinbestimmung 585
Insulinmangel 588
Insulinom 599
Insulinpumpentherapie 596
Insulinresistenz 586
Insulintherapie 595
- intensivierte Insulintherapie 595
Interferenzdissoziation 220
α-Interferon 361, 363
Interphalangealarthrose 685
Intrinsic factor 340
Irritables Kolon 465
Irritant-Rezeptoren 399
Ischämie, myokardiale 237
Ischämiesyndrom 304
ischämische Kolitis, Differenzialdiagnose 474
Isoniazid 434

J

Janeway-Flecke 265
Jervell-Lange-Nielsen-Syndrom 554
Jodid 547
Jodid-Clearance 551
Jodmangel-Struma 544, 547

K

Kala Azar 769
Kalibersprung 420
Kalkaneodynie 670
Kalkseife 602

Kälteagglutininkrankheit 332, 704
Kälteexposition 332
Kaposi-Sarkom 714
Kardiomyopathie 254
- dilatative 255
- hypertrophisch nicht obstruktive 258
- hypertrophisch obstruktive 258
Kardioverter-Defibrillator 236
Karotinspiegel 458
Karpaltunnelsyndrom 661
Karpopedalspasmus 579, 649
Kartagener-Syndrom 710
47,XYY-Karyotyp 568
karzinoembryonales Antigen 482
Karzinoid 464
- metastasiertes 464
Karzinom
- anaplastisches 555
- follikuläres 555
- Klassifikation 481
- kleinzelliges 427
- kolorektales 481, 483
- medulläres 555
- nicht kleinzelliges 426
- papilläres 555
Katecholamine 218
Kavernenliquidation 434
Kawasaki-Syndrom 715
Keratoderma blenorrhagicum 440
ketoazidotisches Koma 594
Ketonkörpersynthese 593
Kiel-Klassifikation 367
Kieselsäure 417
Killerzellen, natürliche (NK-Zellen) 321
Klebsiella pneumoniae 743
Klinefelter-Syndrom 568
Knochenmarktransplantation 361
Knopflochdeformität 656
Knospe-Schema 360
Koagulopathien 372–373, 375
Kohlenhydratstoffwechsel 583
Kohlensäurebäder 685
Kolitis
- ischämische 475–476
- pseudomembranöse 477
Kollagenkolitis 477
Kolonangiodysplasie 486
Kolondivertikulose 467
Kolonkarzinom 467, 480, 483
- chirurgische Therapie 482
Kolonpolypen 478

Koma, ketoazidotisches 593
Kombinationstherapie 750
Kompartment-Syndrom 320
Komplementsystem 711
Kompressionsverband 318
Konjunktivitis 551
Konsensusstudie 215
Konsolidierungstherapie 362
Konvergenzschwäche 550
Koronarerkrankungen 237
Koronarspasmus 253
Korpusgastritis 451
Kraniopharyngeom 541
Kreatinin 611
Kreatininclearance 613
Kreuzprobe 333
Krise, thyreotoxische 549
Kryoglobulinämie, essenzielle 700
Kryoglobuline 708
Kryotherapie 662
Kryptokokkose 771
Kryptorchismus 569
Kugelzellanämie 754
Kuru 715
Kussmaul-Atmung 390, 594

L

L-Thyroxin 544, 546
Laboratoriumsuntersuchungen, Blutungen 377
Lagophthalmus 550
Lakritzegenuss 648
Laktatazidose 608
Lambert-Eaton-Syndrom 427
Lambliasis 769
Lanatosid C 211
Lasgue-Zeichen 672
Lassa-Fieber 757
Laurence-Moon-Biedl-Syndrom 601
Leberabszess 510, 512, 767
Leberblindpunktion 494
Lebererkrankungen 603
Leberhämangiom 513
Lebermetastase 511
Leberzelladenom 494, 500
Leberzellkarzinom 508
– primäres 509
Leberzirrhose 499, 501, 516, 572
– Alkoholabusus 501
– Aszites 502
– primär biliäre 500
– Ursache 496
Legionella pneumophila 412
Legionellose 731

Leishmaniose 770
– Knochenmarkausstrich 770
– tropica 746
– viszerale 770
Lepra 729, 760
Leptospirose 721–722
– meningeale Form 721
Lesch-Nyhan-Syndrom 607
Leukämie 350, 353
– akute 351
– akute lymphatische (ALL) 353
– akute myeloische (AML) 353
– chronisch lymphatische (CLL) 352–353, 357, 360, 732
– chronische myeloische (CML) 347, 352–354, 356
– Eosinophilenleukämie 323
– myelomonozytäre 351
Leukopenie 322
Leukozytose 322
Leydig-Zelltumor 569
LGL-Syndrom 220
Lichen nitidus 708
Lichen sclerosus et atrophicus 708
Lidocain 225
Links-Rechts-Shunt 286
Linksherzinsuffizienz 210
Linksschenkelblock 220
Linton-Test 307
Lipidzusammensetzung 300
Lipodystrophie 596
– intestinale 462
Lipoidnephrose 627
Liquor cerebrospinalis 744
Listeriose 729, 732
Lithium, Ausscheidung 617
Loa loa 776
Lobärpneumonie 409
Löfgren-Syndrom 437, 665, 710
Loiasis 776
Lorcainid 225
Lues 733
Lungenödem 425
Lungendehnbarkeit 413
Lungenembolie 302, 420, 422
– Schweregradeinteilung 423
Lungenemphysem 395, 401
– Typ BB blue boater 402
– Typ PP pink puffer 402
Lungenfibrose 415
– idiopathische 415
Lungengewebsdruck 426
Lungeninfarkt 422
Lungentuberkulose 435
Lupus erythematodes 698, 700–701
– Virusinfekte 701

– Schmetterlingserythem 655
Lyme-Borreliose 716
Lymphödem, Mammaamputation 711
Lymphabfluss 213
Lymphangiosis carcinomatosa 427
Lymphdrainage, manuelle 711
Lymphknotenbefall 365
Lymphoblasten 321
Lymphoblastenleukämie 351
Lymphogranuloma inguinale 717
Lymphogranulomatose 364
Lymphom
– immunozytisch malignes 367
– lymphatisch malignes 367
– zentroblastisch-zentrozytisches malignes 367
– zentrozytisches malignes 367
Lymphopoese 321
Lysin-Vasopressin-Test 557

M

M-VAC-Schema 361
Magenausgangsstenose 457
Magenpolypen 456, 457
Mahaim-Syndrom 220
Makroangiopathie 589
α_2-Makroglobulin 381
Makroglobulinämie Waldenström 370, 628
Makrosomie 597
Makrozyten 325
Malabsorption 458
Malaria 746, 770–771, 776
Malaria tertiana 768, 775
Malaria tropica 775
Malassimilationssyndrom 458
Maldigestion 458
Mallory-Körperchen 714
Mallory-Weiss-Syndrom 450, 455, 500
Manifestationsfaktor 586
Marisken 487
Markschwammniere 639
Masern 764
Massage, klassische 687
McGinn-White-Syndrom 304
MCH (mean corpuscular haemoglobin) 336
MCV (mean corpuscular volume) 336
Medianuslähmung 661
Mediatorenobstruktion 399
Medionecrosis aortae cystica 313
Megakaryoblasten 321

Meigs-Syndrom 443
Mekoniumileus 408
Melanom 361
Membrana synovialis 657
Meningeosis leucämica 362
Meningeosisprophylaxe 362
Meningitis
– eitrige 745
– Haemophilus influenzae 721
– lymphozytäre 744
– tuberkulöse 724, 743, 745
Meningokokkensepsis 736
Mennell-Zeichen 670, 672
Mesaortitis luica 735
Mesenterialarterienverschluss 305
– akuter 476
metabolisches Syndrom 292, 606
Methämoglobinämie 387
Methotrexat 663
– unerwünschte Wirkungen 662
Methylalkoholvergiftung 723
Methyldigoxin 211
Metopiron-Test 557
Mexiletin 225
Mikroadenomektomie 565
Mikroangiopathie 589
Mikrosphärozyten 330
Mikrosphärozytose 330
Mikrozyten 325
Miliartuberkulose 437, 746, 760
Milz 348
Milzbrand 730
Milzhämatom 525
Milzvenenthrombose 504, 527
Milzzyste 521
Minimal-changes-Glomerulonephritis 621
Mischblutzyanose 287
Mitose-Hemmstoffe 362
Mitralinsuffizienz 277
Mitralklappenprolaps 280
Mitralstenose 274–275
Möbius-Zeichen 551
MODY-Typ (maturity-onset diabetes in young people) 583
Monoblasten-Leukämie 349
Mononukleose 349, 370, 753
– infektiöse 493, 719, 753
Monozytenleukämie 351
Moorbad 685
Moraxella catarrhalis 740
Morbus Addison 485
Morbus Alzheimer 715
Morbus Barlow 279
Morbus Binswanger 716

Morbus Boeck 491, 494
Morbus Crohn 467, 470, 472–473, 475
– Behandlung 473
– Differenzialdiagnose 474
– extraintestinale Manifestationen 471
Morbus Dupuytren 661
Morbus Gilbert-Meulengracht 501, 516
Morbus Hirschsprung 486
Morbus Hodgkin 347, 349, 364–365
– Stadieneinteilung 365
Morbus Jüngling 437
Morbus Minkowski-Chauffard 330
Morbus Mntrier 455
Morbus Osler 385
Morbus Paget 692
Morbus Wegener 705
Morbus Werlhof 374
Morbus Whipple 462, 502
Morbus Wilson 323, 501
Morgagni-Morel-Syndrom 601
Mukostase 397
Mukoviszidose 408, 463, 529, 531
Multimeranalyse 376
multiple endokrine Neoplasie 535
multiples Myelom 638
Mumps 764
Mundsoor 485, 762
Mycobacterium avium-intracellulare 760
Mycobacterium bovis 747
Mycobacterium tuberculosis 736, 740, 746
Mycoplasma hominis 736
Mycoplasma pneumoniae 411, 732
Mycosis fungoides 361
Myeloblasten 321
Myeloblastenleukämie 351
myelodysplastisches Syndrom 338
Myelofibrose-Syndrom 347
Myelom 368
– multiples 620
Myelopoese 322
Mykobakterien 747
Myokarderkrankungen 254
Myokardinfarkt
– Enzymveränderungen 245
– Komplikationen 250
– Therapie 247
Myokarditis 267

Myositis, akute 681
Myositis ossificans 694
Myxödem 502

N

Nahrungsmittel, Allergie 471
Narbenemphysem 401
Nasenbluten 384
Natriumkanalblocker 225
Natriumuratkristalle 681
Nebenniere 556
Nebennierenapoplexie 557
Nebennierenrinde 558
Nebennierenrindenhyperplasie 563
Nebennierenrindeninsuffizienz 557, 648
Nebennierenrindenkarzinom 693
Neisseria gonorrhoeae 730
Nephritis
– akute interstitielle 628
– akute interstitielle (abakterielle) 630
– bakterielle interstitielle 633
Nephropathie, diabetische 610, 637
Nephrosklerose 635
nephrotisches Syndrom 499, 603, 627
Neugeborenenhypoglykämie 599
Neuroborreliose 717
Neuropathie 427, 590
– autonome diabetische 590
Nierenamyloidose 613, 629, 636
– familiäre 637
– sekundäre 637
Nierenarterienstenose 295, 624
– Diagnostik 634
Nierendegeneration
– autosomal-dominante polyzystische 638
– polyzystische 632
Niereninfarkt 635
Niereninsuffizienz 229, 615
– chronische 614–615
– Stadieneinteilung 614
Nierentuberkulose 639
Nierenversagen 620
– akutes 617
– funktionelles 620
Nierenzellkarzinom 635
Nitrosegas 425
NNR-Hormone, Biosynthese 568
Nocardiose 760

N–P

Non-Hodgkin-Lymphome 365, 367
– lymphozytische 357
Non-ulcer-Dyspepsie 455
normogonadotrop 569

O

Oatcell-Karzinom 433
Obstruktionen, chronische 612
Ochronose 682
Ödem 213
– angioneurotisches 712
Ödempathogenese 212
okkultes Blut 449
Oligospermie 570
Oligurie 645
Operationsindikation 469
Operationsvorbereitung 587
Opticusneuritis 696
Organhämosiderose 329
Organvenen 320
Orientbeule 746
Ornithose 737–738
Orthopnoe 391
Orthostasereaktion 230
Osler-Knötchen 265
Ösophagogastroduodenoskopie 506
Ösophaguskarzinom 449
Ösophagusspasmus 445
Ösophagusstenose 449
Ösophagusvarizenblutung 501, 505
Osteoarthropathia hypertrophica 427
Osteoblasten 575
Osteodystrophia fibrosa cystica generalisata 576
Osteomalazie 577, 688, 690–691
Osteomyelofibrose 346
Osteomyelosklerose 347
Osteopathie
– metabolische 574
– renale 576
Osteoporose 574, 577, 690–692
Osteosarkom, Chemotherapie 693
Ostium primum-Defekt 282
Ostium secundum-Defekt 283
Oszillographie 305
Ott-Zeichen 672
Ovalozytose 341
Ovarien 567, 571
Oxalatsteine 459, 643
Oxalose 617, 632
– primäre 638
Oxytozin 535

P

P-dextroatriale 419
P-pulmonale 419
Paget-v. Schroetter-Syndrom 709
Panarteriitis 701
Panarteriitis nodosa 706–707, 709
Pancoast-Tumor 427
Pancolitis ulcerosa 479
Pankarditis 266
Pankreas 583
Pankreasinsuffizienz, exokrine 529–530
Pankreaskarzinom 508, 532, 693
Pankreaskopfkarzinom 532–533
– Lebermetastasen 533
Pankreasmangeldiabetes 586
Pankreatitis 603
– akute 526–527
– akute ödematöse 524
– chronisch kalzifizierende 531
– chronische 528–529
Panmyelopathie 346–347
Panzerherz 504
Panzytopenie 346–347
Papillarmuskelabriss 298
Papillennekrose 631
Papilloma-Virus-Infektion 755
paradoxe Atmung 441
paraneoplastische Symptome 427
Paraproteinämie 364, 367
Paraquat 415
Parotitis purulenta 741
paroxysmale nächtliche Hämoglobinurie 344
partielle Thromboplastinzeit (PTT) 379, 381
Pathogenese 426
pathogenetische Faktoren 583
PCR (Polymerasekettenreaktion) 494
Peak-Flow-Bestimmung 396
PEB-Schema 361
Pel-Ebstein-Fieber 442
Pel-Ebstein-Typ 367
Perchlorat 548
Perfusionsszintigramm 522
Periarteriitis nodosa 314
Periarthropathia humero-scapularis 695
Pericarditis constrictiva 262
Pericarditis epistenocardica 251
Pericarditis fibrinosa/sicca 261
Perikard 258
Perikarderguss 258, 261

Perikarditis, chronisch konstriktive 504
Peritonitis, bakterielle 486
Perkussion 389
Perthes-Test 307
Petechien 372
Peutz-Jeghers-Syndrom 385, 480, 485
Pfeifen 388
Pfeiffersches Drüsenfieber 746
Pfortaderhochdruck 502–503
Pfortaderthrombose 511
Pfortaderverschluss 320
Phäochromozytom 291, 566
Phasentests 381
Philadelphia-Chromosom 354
Phlebitis saltans sive migrans 314
Phlebothrombose 317
Phlegmasia coerulea dolens 320
Phosphatase
– alkalische 527
– saure 527
Phosphatstoffwechsel, Störungen 581
Phosphodiesterasehemmer 211, 218
Phosphofruktokinase 328
Phosphoglyceratkinase 328
Phosphohexose-Isomerase 328
Phospholipidantikörper-Syndrom 382
Photophobie 550
PIAA (Proinsulinantikörper) 584
Pickwick-Syndrom 395
Pierre-Marie-Bamberger-Syndrom 430
Plasmakatecholaminbestimmung 566
Plasmathrombinzeit (PTZ) 381
Plasmazellen 509
Plasmazellnester 364
Plasminogen-Aktivator-Inhibitor 381
Plasmozytom 367–368, 371, 510, 619
– Osteolyse 688
Plattenepithelkarzinom 426, 433
Plethora 564
Pleuraerguss 427, 429, 442–443
Pleuraexsudat 443
Pleuramesotheliom 417
Pleurareiben 389
Pleuratranssudat 443
Pleuropneumonie 420
Plexuslähmung, obere 661

Pneumocystis-carinii-
  Pneumonie 411–412
Pneumokokken 412
Pneumonie
– eosinophile 425
– nosokomiale 732
Pneumonitis 425
Pneumothorax 420, 440
Pneumozystenpneumonie 411
Podagra 608, 681
Poikilozytose 325
Poliomyelitis 718
Pollinose 745
Polyarthritis, chronische
  653–654
Polyarthrose 656
Polychemotherapie 362
Polycythaemia vera 347, 352,
  362–363
Polydipsie 537
– psychogene 537
Polyglobulie, sekundäre 363
Polymyalgia rheumatica 309,
  659, 694–695
– Augenbeteiligung 695
– Corticosteroidtherapie 693
Polymyositis 427, 694–695, 709,
  735
Polyneuropathie 590
Polyp
– hyperplastischer 479
– juveniler 479
Polyposis, familiäre 473
Polyposis juvenilis 480
Polyurie 537
Porphobilinogen 324
Porphyria cutanea tarda 324, 701
Porphyrie 323
– akute intermittierende 324,
  465, 498
– hepatische 324
– intermittierende 516
portale Hypertension 504
Poststreptokokkenglomeru-
  lonephritis 635
postthrombotisches Syndrom
  319
Präexzitationssyndrome 220
Prader-Willi-Labhart-Syndrom
  601
Pratt-Warnvenen 318
Prione 715
proarrhythmischer Effekt 224
Procainamid 225
Proerythroblasten 321
Prognathie, mandibuläre 543
Proktosigmoiditis 486
Promyelozytenleukämie 351

Propylthiouracil 547
Prostatakarzinom 693
Protein C 381
Protein S 381
Proteinasen-Antiproteinasen-
  gleichgewicht 401
Proteinkatabolismus 598
Proteinurie 609
– selektive 609
Prothrombin-Mangel 377
Prothrombinkomplex 379
Protrusio bulbi 550
Provokationstest 405
Pruritus 577
PSA 510
pseudoallergische Reaktion 403
Pseudoglaukom 551
Pseudohypoparathyreoidismus
  579
Pseudopelade Brocq 431
Pseudoperitonitis 594
Psoriasis-Arthritis 674–675
Psychosyndrom 560
Pubertät, pseudoverfrühte 568
Pubertas praecox 568
Pulmonalarteriendruck 298
Pulmonalgefäßwiderstand 419
Pumpleistung 216
Punktionszytologie 555
Purpura Schoenlein-Henoch
  375
PUVA-Therapie 361
Pyelonephritis 289
– akute 632
– chronische 625, 633
Pyrazinamid 434
Pyruvatkinase 328
Pyruvatkinasemangel 327

Q

Q-Fieber 727
Quick-Wert 379–380
Quincke-Ödem 311

R

Rachendiphtherie 748
RADIANCE-Studie 217
Radiojodtherapie 548, 685
Radionuklidventrikulographie
  246
Radiosynoviorthese, 90 Yttrium
  660
Rasselgeräusche 389
– feuchte 388
Ratschow-Lagerungsprobe 307
Raynaud-Phänomen 708

Raynaud-Syndrom 311
Reaktionstypen, allergische 712
Rechts-Links-Shunt 286
Rechtsherzinsuffizienz 210, 217
Rechtsherzhypertrophie 421
Rechtsschenkelblock 220
Reed-Sternberg-Riesenzellen
  366
Reentry 220
Reflektionsmuster 552
Reflexbronchokonstriktion 399
Refluxösophagitis 445, 447–449,
  455
Reinke-Ödem 712
Reisediarrhöe 722–723
Reiter-Dermatose 677
Reiter-Syndrom 676
Reizgase 425
Reizhusten 427
Reizmagen 465
Rektumkarzinom 483, 693
– chirurgische Therapie 482
Rekurrensparese 450
Renin-Angiotensin-Aldosteron-
  System (RAAS) 295
Reperfusionstherapie 248
Residualvolumen 399
Resorption 213
Resorptionsquote 211
respiratorische Globalinsuffi-
  zienz 392
respiratorischer Alternans 389
Retentionspneumonie 412, 427
Rethrombose 248, 319
Retikulozytose 323, 342
Retinoblastom 759
Retinopathia proliferans 589
Retinopathie 589
Reye-Syndrom 500
Rezeptorentkoppelung 213
Rhabdomyolyse 619
Rhagozyten 657
Rheumafaktor 622, 657, 659,
  700
Rheumaknötchen 697
rheumatisches Fieber 665
rheumatoide Arthritis, Kryo-
  therapie 664
rheumatoide Arthritis
– Methotrexat 660
– seronegative 659
Rhizarthrose 685
Rickettsia prowazekii 743
Rickettsienerkrankungen 728
Riesenfaltengastritis 457
Riesenzellarteriitis 309, 695,
  708–709, 714
Rifampicin 434

Rinderbandwurm 777
Ringelröteln 717
Risus sardonicus 733
Röntgendiagnostik 428
Rosen-Castleman-Liebow-Syndrom 593
Rubeosis iridis 591

S

SA-Block 230
Salmonella typhi 743
Saluretika 218
Sarkoidose 437, 650
Sättigungsdosis 211
Säure-Basen-Status 392
Schachtelton 402
Schatzki-Ring 449
Schellong-Test 297
Schilddrüsendysplasie, fetale 553
Schilddrüsenüberfunktion, Behandlung 547
Schilddrüsenkreislauf 548
Schilddrüsenszintigraphie 552
Schilddrüsentumoren, bösartige 555
Schilddrüsenunterfunktion, Behandlung 546
Schilling-Test 459
Schistosomen 776
Schistosomiasis 467
Schistozyten 325, 327
Schlafapnoesyndrom 394
Schmerzen, polyneuropathische 340
Schnappatmung 390
Schober-Test 672
Schock
– kardiogener 298
– septischer, Ursachen 742
Schocklunge 424
Schrittmacher-EKG 236
Schrittmacher-Syndrom 236
Schrittmachertherapie 235
Schulter-Hand-Syndrom 695
Schwanenhalsdeformität 656, 658
Schwangerschaft, Diabetesbehandlung 596
Schwangerschaftsanämie 339
Schwangerschaftshypertonie 642
Schwartz-Bartter-Syndrom 645–646
Schweinebandwurm 777
Schwermetallvergiftungen 485
– Symptome 485

Sclerodermie en coup de sabre 708
Sediment-Gesichtsfeld-Methode 611
Sekreteliminierung 407
Sepsis 382
septisch-hyperdynam 298
septisch-hypodynam 298
Serumnatriumkonzentration 644
Seufzeratmung 390
Sheehan-Syndrom 540
Shigellenruhr 724
Shunt-Umkehr 284
Sicca-Syndrom 710
Sichelzellen 325
Sichelzellenanämie 341, 344, 620
Silikose 417
sinuatrialer Block 230
Sinus venosus-Defekt 283
Sinusbradykardie 229
Sipple-Syndrom 583
Sjögren-Syndrom 677, 710
Sklerodermie 660, 707
– progressive 707
– progressive systemische 703
Sklerose, progressive systemische 631, 704
Sm-Antikörper 702
Solebäder 685
Sonographie, abdominelle 530
Spannungspneumothorax 441
Spectrin 327
Spermatogenese 569
Spermiogenese 569
Sphärozyten 325
Sphärozytose 327, 341
– kongenitale 330
Spider-Nävi 504
Spirogramme 388
Splenektomie 361
Splenomegalie 348, 374
Spondylitis ankylosans 669–672
– Iridozyklitis 673
– Moorbadekur 673
– physikalische Therapie 673
– Röntgenbefund 670
– Therapie 672
Spondylolisthesis 676
Spondylosis
– hyperostotica 672
– tuberculosa 672
Spondylosis hyperostotica 592, 687–688
Spontanhypoglykämie 600
Sprue, einheimische 460, 529, 601

Sputumkultur 434
Sputumproduktion 407
ss-DNA-Antikörper 702
Stammfettsucht 563
Stammzellen 321
Stammzellenleukämie 351
Staphylococcus aureus 264, 740, 746
Staphylococcus epidermidis-Sepsis 743
Staphylokokkenarthritis 680
Stauffer-Syndrom 636
Steatorrhoe 601
Stein-Leventhal-Syndrom 571, 601
Stellwag-Zeichen 551
Sternberg-Riesenzellen 364
Steroiddiabetes 563
Stickstoffmonoxid 237
Stiernacken 563
Still-Syndrom 701
Stimmfremitus 390
Stirnkopfschmerzen 543
Stoffwechsel 598
Stomatozyten 325
Strahlenzystitis 613
Strecksehnenruptur 656
Streptococcus pneumoniae 740
Streptokokken 264
– Hauptlokalisation 739
Streptokokkenangina 739–740
Streptokokkenarthritis 680
Streptomycin 434
Stridor 389
Strophantin 211
Strukturreduktion 418
Struma 543
– diffusa 547
– luthyreote 544
– nodosa 547
Struma nodosa – Sonographie 552
Strumaresektion 545
Subclavian-steal-Syndrom 288
Subklavia-Anzapf-Syndrom 704
Substanzen, harnpflichtige 616
Sulfasalazin 471
Supraspinatussyndrom 698
Surfactant 424
β-Sympathomimetika 218
Syndrom
– hepatorenales 615
– nephrotisches 626–627, 629
Syndrom der inadäquaten ADH-Sekretion (SIADH) 539, 646
Syndrom der kranken Zilien 398
Synovitis, rheumatoide 656–658

T

T-Lymphozyten 358
Tachykardie-Bradykardie-Syndrom 235
Tachypnoe 391
Taenia saginata 777–778
Taenia solium 777–778
Takayasu-Arteriitis 705
Target-Zellen 325
Teleangiektasie Rendu-Osler 376
Testes 567
testikuläre Feminisierung 567
Testosteronmangel 569
Tetanie 579, 649
Tetaniegesicht 579
Tetanus 733
Thalassämie 327, 329, 341, 770
Thalassaemia major 329
Thalassaemia minor 329
Thiamazol 547
Thoraxdehnbarkeit 413
Thoraxraum, Schmerzen 238
Thrombasthenie 377
Thrombinzeit 380
Thrombolyse, Kontraindikationen 249
Thrombolysetherapie 380
Thrombopenie 374
Thrombophlebitis 317
Thrombophlebitis migrans 735
Thromboplastinzeit (TPZ) 379–381
Thrombopoese 321, 373
Thrombose
– arterielle 300
– perianale 478, 487
Thromboseneigung 427
Thromboserisiko 382
Thrombozyten 321
Thrombozytenfunktionsstörung 375
Thrombozytopathie 372, 377
Thrombozytopenie 373, 715
thrombozytopenische Purpura 374
Thyreoiditis de Quervain 554
Thyreostatika 547
Tiffeneau-Test 399–400
tödliches Quartett 607
Tolbutamidtest 599
Tollwut 756
Toxoplasma gondii 741
Toxoplasmose 366
Tränenträufeln 550
Tränentropfen 325
Transfusionslunge 344
Trendelenburg-Test 307
Trichinella spiralis 776
Trichinose 776
Trichomonaden 730
Trichuris trichiura 778
Trikuspidalinsuffizienz 280
Triosephosphat-Isomerase 328
Tripeltherapie 453
Troglitazon 597
Trommelschlegelfinger 392
Tropheryma whippeli 746
Trypanosoma cruzi 776
TSI (thyreoideastimulierende Immunglobuline) 551
Tuberkel 437
Tuberkelbakterien 436
Tuberkulinanergie 745
Tuberkulinreaktion, abgeschwächte 745
Tuberkulintest 745
Tuberkulose 433
– miliare 680
Tubulusatrophie 570
tufting 543
Tularämie 737
Tumoranämie 335, 339
Tumorhyperkalzämie 576
Turner-Syndrom 571
Typhus abdominalis 718–720, 732
Typhus exanthematicus 757

U

Überdehnungsemphysem 401
Überempfindlichkeitsreaktion 712
Uhrglasnägel 392
Ulcus cruris 319
Ulcus duodeni 454, 789
Ulcus ventriculi 455
Ulkuskrankheit 452
– gastroduodenale 452
– Helicobacter-pylori (HP)-positive 454
Unterkühlung 618
Unterzuckerung 596
Uralyt-U 642
Urat-Nephropathie 354
Urease 451
Ureterkompression 471
Urinporphyrine 700
Uroporphyrinogen I-Synthase 324
Urosepsis 631
Ursodesoxycholsäure 518

V

V. portae, Kollateralen 503
v. Willebrand-Faktor 376
Varikozele 570
Varizella-Zoster-Virus 741
Vasculitis allergica 707
Vaskulitis 713
– leukozytoklastische 714
Vasopathien 372
Vasopressin 535
vegetative Labilität 600
venöse Insuffizienz 317
Vena cava superior-Syndrom 427
Ventilationsstörung 397
– obstruktive 398
– restriktive 413
Ventrikelseptumdefekt 284
ventrikuläre Extrasystolen 226
Verödungstherapie 318
Verbrauchskoagulopathie 373, 383
Vesikuläratmen 388–389
Virilismus 563
Virusgrippe 756
Virushepatitis, akute 494
Viszeromegalie 543
Vitamine, fettlösliche 601
Vitamin B12-Mangel 340
Vitamin D 575
Vitamin D-Überdosierung 581
Vogelhalterlunge 414
Vollmondgesicht 563
Volumen pulmonum auctum 405
von Willebrand-Erkrankung 377
Vorhofflattern 223
Vorhofflimmern 221
Vorhofseptumdefekte 282
VVI-Schrittmacher 236

W

Wärmeautoantikörperanämie 331
Wassermann-Reaktion 735
Wasserverlust 594
Waterhouse-Friderichsen-Syndrom 557, 764
WDHA-Syndrom (watery diarrhöea hypokalemia achlorhydria syndrome) 535
Wegener-Granulomatose 310, 705–706, 709–710
– Therapie 706
Weichteilverkalkung 577

Western-Blot 759
Whipple-Erkrankung 461
Willebrand-Jürgens-Syndrom 376
Windpocken 764
Wirbelkörper-Spongiosa 575
Wiskott-Aldrich-Syndrom 373
Wolhynische Fieber 765
WPW-Syndrom, intermittierendes 220

X

Xanthin-Oxidase 608
Xanthinsteine 617
Xanthome 500, 604
Xylose-Toleranz-Test 459
XYY-Syndrom 568

Y

Yersinienarthritis 679
Yersiniose 749

Z

Zäruloplasminmangel 323
Zöliakie 460, 601
Zeckenenzephalitis 724
Zellzyklus 361
Zenker-Divertikel 449
Zidovudin 763
Ziehl-Neelsen-Färbung 736
Zieve-Syndrom 499
Zirrhose, biliäre 500
Zollinger-Ellison-Syndrom 457
Zooanthroponose 750
Zusatztuberkulose 417
ZVD im Schock 298
Zwangsneurose 782
Zweikammer-Schrittmachersysteme 236
Zwerchfellaktion 413
Zwerchfelllähmung 427
Zwerchfellparese 391

Zyanose 287
– periphere 287
– zentrale 287
Zylinder 611
Zystenniere 641
– kongenitale 639
Zystinsteine 643
zystische Fibrose-Transmembran-Regulator 408
Zystizerkose 777
Zytomegalie 754, 765, 770
Zytomegalievirus 760
Zytostatika 484
zytostatische Therapie 361

GK3 Innere Medizin, 13. Auflage

Ihre Meinung ist gefragt!

Sehr geehrte Leserin, sehr geehrter Leser,

ein gutes Buch sollte auch über mehrere Auflagen in Inhalt und Gestaltung den Bedürfnissen seiner Leser gerecht werden. Um dies zu erreichen, sind wir auf Ihre Hilfe angewiesen. Deshalb: Schreiben Sie uns, was Ihnen an diesem Buch gefällt, vor allem aber, was wir daran ändern sollen.
Für Ihre Mühe möchten wir uns mit einer **Verlosung** bedanken, an der jeder Fragebogen teilnimmt. Die Verlosung findet 1 × jährlich statt. Zu gewinnen sind 10 Büchergutscheine à DM 100,– (€ 50,–). Der Rechtsweg ist ausgeschlossen. Wir freuen uns auf Ihre Antwort, die wir selbstverständlich vertraulich behandeln.

Bitte schicken Sie diesen Fragebogen an:

Georg Thieme Verlag
Programmplanung Medizin
Dr. med. P. Fode
Postfach 30 11 20
70451 Stuttgart

Wie beurteilen Sie diesen Band:

Anzahl der Schemata ausreichend   ja ❏   nein ❏
Anzahl der Tabellen ausreichend   ja ❏   nein ❏
Anzahl der Lerntexte ausreichend   ja ❏   nein ❏

Wie beurteilen Sie die inhaltliche Qualität der Kommentare? Welche Kommentare sind besonders gut, welche Kommentare sind nicht ausreichend?

_____
_____
_____
_____
_____
_____

Wie beurteilen Sie die Lerntexte bzw. das Kurzlehrbuch?

_____
_____
_____
_____
_____
_____

Zu folgenden Themen wünsche ich mir einen Lerntext/ausführlichere Erklärungen:

_____
_____
_____
_____
_____

GK3 Innere Medizin, 13. Auflage

Wie beurteilen Sie den Schreibstil und die Lesbarkeit des Bandes?

Ist die Schwarze Reihe für dieses Prüfungsfach als Vorbereitung ausreichend? Haben Sie noch andere Lehrbücher benutzt? Welche?

Besonders gefallen hat mir an diesem Band:

Weitere Vorschläge und Verbesserungsmöglichkeiten?

Absender (bitte unbedingt ausfüllen)